HANDBUCH DER INNEREN MEDIZIN

BEGRÜNDET VON

L. MOHR UND **R. STAEHELIN**

VIERTE AUFLAGE

HERAUSGEGEBEN VON

G. v. BERGMANN†
MÜNCHEN

W. FREY
BERN

H. SCHWIEGK
MARBURG (LAHN)

VIERTER BAND

ERKRANKUNGEN DER ATMUNGSORGANE

DRITTER TEIL

REDIGIERT VON

W. LÖFFLER
ZÜRICH

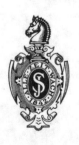

SPRINGER-VERLAG BERLIN HEIDELBERG GMBH 1956

ERKRANKUNGEN DER ATMUNGSORGANE

SPEZIELLER TEIL II

BEARBEITET VON

W. BEHRENS JR. · W. BOLLAG · U. COCCHI
A. F. ESSELLIER · H. GESSNER · E. HAEFLIGER · D. HÖGGER
G. JACCARD · P. JEANNERET · W. LÖFFLER · G. MARK · A. OTT
H. J. SCHMID · E. SCHWARZ · E. UEHLINGER · T. WEGMANN
E. WIESMANN

MIT 270 ZUM TEIL FARBIGEN ABBILDUNGEN

SPRINGER-VERLAG BERLIN HEIDELBERG GMBH 1956

ISBN 978-3-662-37610-2   ISBN 978-3-662-38394-0 (eBook)
DOI 10.1007/978-3-662-38394-0

Inhaltsverzeichnis.

Seite

Die Pneumokoniosen.

Die Lymphogranulomatose des Mediastinums und der Lunge. Von Dr. W. Bollag-Zürich und Dr. E. Schwarz-Novaggio. Mit 9 Abbildungen 908

Namen- und Sachverzeichnis für Band IV/1—4 befinden sich am Schluß des Teilbandes IV/4, S. 694 ff.

Die Lungentuberkulose.

A. Das Tuberkelbacterium.

(Mycobacterium tuberculosis.)

Von

E. Wiesmann.

1. Historischer Überblick.

a) ROBERT KOCH und die Entdeckung des Tuberkelbacteriums (TB).

Nachdem die Lungenschwindsucht tatsächlich schon lange vor Christi Geburt verbreitet und als Krankheitseinheit bekannt gewesen zu sein scheint, wurde der Erreger der Tuberkulose in den Jahren *1880—1882* von ROBERT KOCH entdeckt. ROBERT KOCH hat auch bewiesen, daß Veränderungen, die sich äußerlich klinisch wie pathologisch-anatomisch ganz verschieden manifestieren, *einheitlicher Ätiologie* sind. Diese großartige Feststellung hat begreiflicherweise ebensoviel Aufsehen erregt und Widerspruch erzeugt, wie die fundamentale Behauptung selbst, daß ein bestimmter Mikroorganimus der Erreger der Schwindsucht sei. Die Feststellung und die Beweisführung über die unitarische Ätiologie aller tuberkulösen Erkrankungen krönt in einzig dastehender Art die Arbeitsweise und das Denken von ROBERT KOCH.

Es mag Ermessenssache sein, zu beurteilen, wie groß das effektive Verdienst ROBERT KOCHs an der Entdeckung des Tuberkuloseerregers gewesen ist. Zweifellos haben ihm viele andere Vorarbeit geleistet. Beispielsweise waren Übertragungsmöglichkeiten verschiedener Art bereits gesichert und der dem TB verwandte Erreger der Lepra bekannt. Es besteht ebenfalls kein Zweifel, daß, wenn es ROBERT KOCH nicht gewesen wäre, früher oder später an seiner Statt ein anderer die Weltbühne betreten hätte, vielleicht ebenso, vielleicht auch weniger magistral, als er es tat. Alle diese Einwände vermögen aber nichts an der Tatsache zu ändern, daß ROBERT KOCH es war, der in souveränster Weise dieses Ei des Columbus seinen Mitmenschen hinstellte. Ihm gebührt höchste Anerkennung und Verehrung zugleich, denn für große Entdeckungen bedarf es nicht nur des Verstandes; Herz und Persönlichkeit sind ebensosehr vonnöten.

b) Die Kenntnis der Ätiologie der Tuberkulose.

Die gesicherte Entdeckung eines bestimmten Erregers der Tuberkulose bedeutet — abgesehen von der Person ROBERT KOCHs — einen gewaltigen Meilenstein in deren Geschichte. Jeder Epidemiologe und Mikrobiologe, der mit dem Studium und der Bekämpfung einer Infektionskrankheit betraut wird, wünscht als erstes Aufschluß über Art und Lebensbedingungen des Erregers. Solange wir diesen nicht kennen, tasten wir, geleitet von hypothetischen Vorstellungen, im Dunkeln. Es ist ganz undenkbar, daß wir in der Bekämpfung der Tuberkulose auch nur annähernd so weit gekommen wären, wie wir heute sind, wenn wir nicht seit 70 Jahren präzisen Aufschluß besäßen über den Erreger der Tuberkulose. Daß wir nicht noch weiter voran sind, ist einzig und allein unsere Schuld, weil wir — wenigstens in der Humanmedizin — nicht die Kraft und die Härte besaßen, unser Handeln konsequent einem folgerichtigen Denken anzugleichen.

c) Die ersten Feststellungen Robert Kochs.

In seinem Vortrag vom 24. März 1882 über *„Die Ätiologie der Tuberkulose"* erwähnt Robert Koch unter anderen, daß der Nachweis gelang, von „dem Körper fremdartigen, parasitischen Gebilden", die als Krankheitserreger gedeutet werden konnten. Mit Hilfe eines bestimmten Färbeverfahrens waren in allen tuberkulös veränderten Organen „charakteristische, bis dahin nicht bekannte Bakterien" zu finden.

Die angefertigten Deckglaspräparate wurden folgendermaßen gefärbt:

200 cm³ destilliertes Wasser wurden mit 1 cm³ einer konzentrierten, alkoholischen Methylenblaulösung vermischt, umgeschüttelt und erhielten dann unter wiederholtem Schütteln noch einen Zusatz von 0,2 cm³ einer 10%igen Kalilauge. Die zu färbenden Objekte blieben 20—24 Std in dieser Lösung. Durch Erwärmen der Farblösung auf 40° C konnte die Färbezeit auf $^1/_2$—1 Std abgekürzt werden. Die Deckgläschen wurden daraufhin mit einer konzentrierten, wäßrigen Lösung von Vesuvin übergossen und nach 1—2 min mit destilliertem Wasser abgespült.

Unter dem Mikroskop zeigten sich nun alle Bestandteile tierischer Gewebe braun, die TB dagegen schön blau gefärbt. Auch alle anderen, bis dahin untersuchten Bakterien, mit Ausnahme der Leprabacillen, nahmen bei diesem Färbungsverfahren eine braune Farbe an.

Robert Koch führt wörtlich aus:

„Die durch dieses Verfahren sichtbar gemachten Bakterien zeigen ein in mancher Beziehung eigentümliches Verhalten. Sie haben eine stäbchenförmige Gestalt, sind sehr dünn und ein viertel bis halb so lang, als der Durchmesser eines roten Blutkörperchens beträgt. Sie besitzen in bezug auf Gestalt und Größe eine auffallende Ähnlichkeit mit den Leprabacillen."

„Auch ungefärbt, in unpräpariertem Zustande, sind die Bacillen der Beobachtung zugänglich. Die Bacillen erscheinen als sehr feine Stäbchen, welche nur Molekularbewegung zeigen, aber nicht die geringste Eigenbewegung besitzen."

„An allen Punkten, wo der tuberkulöse Prozeß in frischem Entstehen und in schnellem Fortschreiten begriffen ist, sind die Bacillen in großer Menge vorhanden. Sobald der Höhepunkt der Tuberkeleruption überschritten ist, werden die Bacillen seltener und finden sich nur in kleinen Gruppen oder am Rande des Tuberkelherdes."

Wir sind auf diese erste Mitteilung über die Darstellung der TB eingegangen, weil sie wahrste *Pionierarbeit* bedeutet; denn Robert Kochs Beobachtungen wurden später in allen Teilen bestätigt. Bezüglich Diagnostik haben dieselben derart alles Wesentliche erfaßt, daß sie heute noch volle Gültigkeit besitzen und trotz einer Unzahl neu hinzugekommener Einzelkenntnisse nie Gefahr liefen, in den Schatten gestellt zu werden.

2. Morphologie der Tuberkelbakterien.

a) Allgemeine Daten.

Die TB haben Stäbchenform. Sie imponieren im Lichtmikroskop in gefärbtem Zustande als dünne Stäbchen von wechselnder Länge. Diese Stäbchen sind nicht immer gerade, sondern können gebogen sein und an den Enden Verdickungen aufweisen. Gelegentlich sieht man Formen, die als Sprossungen oder echte Verzweigungen imponieren. Der Bakterienleib ist nicht immer einheitlich gefärbt. Man kann stärker hervortretende Körperchen (Granula) beobachten. Solche wurden schon von ROBERT KOCH gesehen und von ihm als Endosporen gedeutet.

Elektronenoptische Untersuchungen haben bestätigt, daß der Querdurchmesser der TB geringfügig variiert zwischen 0,3 und 0,5 μ, während die Länge der Zelle erheblichen Schwankungen unterworfen ist, in der Regel 1—4 μ beträgt, in extremen Fällen nur 0,5 oder bis 8 μ. Im allgemeinen sind die in natürlichem Untersuchungsmaterial sich vorfindenden TB. von konstanterer Größe, als die auf künstlichen Medien kultivierten. Letztere zeigen teilweise erhebliche Differenzen, die allerdings weniger stamm- oder typenbedingt sind, als verursacht durch die Zusammensetzung des Nährsubstrates, durch das Alter der Kultur, durch alle möglichen äußeren Einflüsse sowie auch durch Wirkstoffe.

Über die Feinstruktur der TB fand man in der Literatur bis vor kurzem widersprechende Angaben. Elektronenoptische Aufnahmen jüngeren Datums haben uns wenigstens teilweise genaueren und präziseren Aufschluß erteilt. Manches ist aber auch heute noch nicht spruchreif. Als gesichert darf angenommen werden, daß die TB weder eine Kapsel noch Geißeln besitzen. Beides wurde nie nachgewiesen. Auch bilden die TB keine Sporen im herkömmlichen Sinne dieses Begriffes. Die Existenz eines Wachsmantels, welcher die Leibessubstanz der Bakterienzelle umgeben sollte, konnte nicht bewiesen werden, obwohl man sich seit 1882 durch all die Jahrzehnte hindurch an diese Vorstellung geklammert hat und mit ihr die Säurefestigkeit der TB zu erklären versuchte. Weil die Säurefestigkeit als solche nach wie vor wenigstens für den Routineuntersucher das wesentlichste und konstanteste Merkmal der TB ist, hat man sich begreiflicherweise und zu Recht bis heute immer wieder bemüht, diese Eigenschaft zu begründen und chemisch zu verankern.

b) Feinbau und innere Struktur.

Heute liegen zahlreiche, systematisch durchgeführte elektronenoptische Studien verschiedener Autoren vor, unter anderem von LEMBKE und RUSKA, von WESSEL sowie vor allem von WERNER.

Nach übereinstimmender Auffassung dieser Autoren konnte eine Wachs- oder Lipoidhülle auch elektronenoptisch nicht zur Darstellung gebracht werden. Höchstens Aufnahmen von alten TB-Zellen möchten den Anschein erwecken, als ob doch eine allerdings äußerst dünne Zellmembran vorhanden sein könnte. Sollte sie wirklich existieren, müßte sie als sehr dünne, vielleicht monomolekulare äußerste Schicht angenommen werden.

Funktionell betrachtet ist die Zelloberfläche der TB charakterisiert durch ihr *hydrophobes* Verhalten. Von WERNER elektronenoptisch beobachtete Phänomene deuten bestimmt darauf hin, daß die TB-Oberfläche — wie das angenommen wurde — tatsächlich hydrophoben Charakter hat. Die hydrophoben Eigenschaften der Zelloberfläche können durch Netzmittel in Hydrophile umgewandelt werden, indem die Zelloberfläche deren Moleküle adsorbiert; ein

Vorgang, der durch die Anwesenheit von Phosphationen begünstigt wird. Die Adsorbierbarkeit nicht bakteriotoxischer Netzmittel (das bekannteste ist das „Tween 80") an die TB-Zelle bzw. die Umwandlung einer hydrophoben in eine hydrophile Zelloberfläche, ist für experimentelle Zwecke und namentlich auch für serologische Untersuchungen von größter Bedeutung.

Innerhalb der Zellumgrenzung findet man — wenigstens bei jungen Zellen — ein homogenes, leicht opak erscheinendes Cytoplasma. Darin lassen sich 3 Arten verschieden strukturierter Gebilde nachweisen, nämlich:

1. Relativ große, in ihrer Größe allerdings variierende, rundliche Granula, im allgemeinen „Granula" benannt.

2. Kleine Granula, „Mikrogranula" benannt.

3. Vacuolen.

Granula. Die elektronenoptisch nachgewiesenen Granula dürfen nicht ohne weiteres mit den in gefäbten lichtmikroskopischen Präparaten festgestellten Granula identifiziert werden (letztere sind zum Teil Kunstprodukte), scheinen aber mit den fluorescenz-mikroskopisch erfaßten Granula weitgehend übereinzustimmen (die Granula speichern Fluorochrome). Auf die Bedeutung der Granula im Lebenscyclus der TB kann nicht eingegangen werden, da auch die modernen Anschauungen noch weitgehend hypothetischen Charakter tragen und nicht bewiesen sind. Die Zahl der Granula variiert, je nach Alter der Zelle, Nährsubstrat und TB-Stamm zwischen 2 und 8; ihr Durchmesser beträgt beim Typus humanus 125—250 mμ. Beherbergt eine Zelle nur 2 Granula, liegen dieselben fast immer bipolar, existiert eine größere Zahl von Granula, liegen dieselben gleichmäßig verteilt entlang der Longitudinalachse des TB.

Mit zunehmendem Alter der Bakterienzelle nehmen meistens auch die Granula zu. Trotzdem darf die Zahl der Granula nicht ohne weiteres Gradmesser des Alters der Zelle sein (Lembke). Werner hat auch in ganz jungen Bakterien des Stammes H 37 Rv gehäuft Granula vorgefunden und beim Stamm Vallée in 3 Wochen alten Bakterien überhaupt keine mehr feststellen können, obwohl die Bakterien noch vermehrungsfähig waren.

Die Granula dürfen nicht als Zellkerne angesprochen werden, wie dies teilweise geschehen ist. Verschiedene Beobachtungen, die bezüglich Granula gemacht wurden, sind mit dem Begriff „Zellkern" unvereinbar. Zellkerne sind ein unerläßliches Merkmal einer Zelle. Sie sind nicht das eine Mal vorhanden und das andere Mal nicht. Zellkerne, wenn solche schon existieren, müssen bei sämtlichen Umwandlungen der Zelle wieder nachweisbar sein, und, ähnlich der Zelle selbst, Teilungserscheinungen erkennen lassen. Die Zahl echter Zellkerne ist konstant. Die Tatsache, daß Granula keine Zellkerne sind, schließt nicht aus, daß dieselben am Lebenscyclus der Bakterienzelle namhaft beteiligt sind. Deren genaue Funktionen sind aber, wie schon betont, nicht sicher bekannt.

Mikrogranula. Neben den Granula (Makrogranula) findet man innerhalb der TB-Zelle auch Mikrogranula. Deren Durchmesser beträgt 20—50 mμ. In TB.-Zellen, welche Vacuolen enthalten, es ist dies vor allem beim aviären Typ der Fall, liegen diese Mikrogranula mehrheitlich in und um die Vacuolen. Ihre Funktion kennen wir ebenfalls nicht sicher. Man nimmt an, daß es sich um Nährstoffspeicherungen der Zelle handelt.

Vacuolen. Wie schon angedeutet, findet man vor allem in aviären TB, gelegentlich aber auch in humanen und bovinen, Vacuolen von durchschnittlich 200 mμ Durchmesser. Namentlich in jungen Zellen enthalten diese Vacuolen oft Mikrogranula. Man hat deshalb angenommen, daß letztere in erster Linie Bausteine für den weiteren Zellaufbau darstellen.

Werden die TB chemischen Einflüssen, wie Extraktion durch Äther unterworfen oder Elektronenstrahlungen ausgesetzt, stellen sich an Makro- wie Mikrogranula markante Veränderungen ein. Die Makrogranula erscheinen nach der Behandlung als leere Ringe und die Mikrogranula verschwinden vollständig (Ruska, Lembke und Ruska). Diese Veränderungen lassen gewisse Schlüsse zu bezüglich chemischer Zusammensetzung der Granula. Man nimmt an, daß die restierenden Bestandteile Proteincharakter haben, während die aufgelösten lipoider Natur sind.

c) Zellteilung.

Die lange Zeit vertretene These einer einfachen Querteilung der TB, wie sie bei zahlreichen Bacillen bewiesen ist, kann nur beschränkt aufrecht erhalten werden. Wohl schnüren sich in der großen Mehrzahl der Fälle die Tochterzellen durch eine transversale Einschnürung von der Mutterzelle ab. Die durch die Abschnürung entstandenen neuen Zellenden bleiben aber vorläufig aneinander haften. Nun kann sich die weitere Entwicklung auf zwei verschiedene Arten vollziehen. Entweder bleiben die durch die Abschnürung entstandenen neuen Zellenden zusammenhängend und die Tochterzelle winkelt sich langsam von der Mutterzelle ab, bildet also zur Mutterzelle eine Winkelstellung. Dieser Winkel wird immer kleiner, bis die Tochterzelle der Mutterzelle ganz anliegt, also parallel zu ihr gelagert ist. Diese Art der Zellvermehrung wurde als *Winkelwachstum* bezeichnet. Die zweite Art wird *gleitendes Wachstum* genannt. Hier verschiebt sich die Tochterzelle nach der Abschnürung entlang und parallel der Mutterzelle, bis die Längsseiten beider Zellen in ihrer ganzen Länge aneinandergelagert sind (s. Miehe, Roth). Das Resultat ist beim Winkelwachstum wie beim gleitenden Wachstum dasselbe, die beiden Bakterien liegen schließlich Seite an Seite eng aneinander. Roth hat ein Überwiegen des Winkelwachstums vor allem bei jungen Kulturen in flüssigen, tweenhaltigen Medien beobachtet. Er beobachtete weiter, daß die ersten zwei aneinanderliegenden Zellen sich strecken bis zum Mehrfachen ihrer ursprünglichen Länge und dann weiter sich teilen in mehrere Tochterzellen. Bei diesen weiteren Teilungen soll das gleitende Wachstum überwiegen.

Die Möglichkeit einer Längsteilung darf nach Beobachtungen von Werner nicht von der Hand gewiesen werden. Sprossungen und sichere echte Verzweigungen wurden bei virulenten TB äußerst selten beobachtet, häufiger dagegen bei avirulenten Stämmen und Kaltblüter-TB (Roth, Werner).

d) Koloniebildung.

Virulente und avirulente TB-Stämme zeigen im Aufbau ihrer Kolonien charakteristische Unterschiede. Die virulenten Stämme wachsen geregelter, indem die „Cords" bilden, die TB also zu langen Zügen geordnet, alle parallel eng aneinander liegen. Die avirulenten TB hingegen lassen im allgemeinen eine streng orientierte Anordnung der einzelnen Zellen vermissen. Man darf als gesichert annehmen, daß die Cordbildung enge Zusammenhänge besitzt zum Virulenzbegriff. Auf dieses Problem wird später gesondert eingegangen.

e) Zur Frage der filtrierbaren Formen des Tuberkuloseerregers.

Überalterte TB gehen allmählich in Auflösung über. Nach Werner bestehen die ersten, einer Bakteriolyse vorangehenden Phänomene in der Bildung coccoider Bakterienformen, im Verschwinden der Granula und in der Verdunkelung der Pole. Später beobachtet man eine Aufteilung des Cytoplasmas in kleinere Einheiten, immer noch innerhalb einer intakten Umwandung, und noch später findet man dann einzig strukturlose Trümmer ehemaliger Bakterienzellen. Alte Kulturen machen immer einen stark pleomorphen Eindruck.

Die Fragestellung ist naheliegend, ob Zusammenhänge bestehen können zwischen bakteriolytischen Vorgängen und eventuell existierenden filtrierbaren Formen des Tuberkuloseerregers. Diese Frage konnte bis heute nicht zuverlässig beantwortet werden. Wir wissen nicht bestimmt, ob es wirklich eine filtrierbare Form des Tuberkuloseerregers gibt.

Es sind immer wieder Beobachtungen mitgeteilt worden, die beweisen wollten, daß wirklich filtrierbare Formen des Tuberkuloseerregers existieren (s. Calmette). Die Verneiner filtrierbarer TB-Formen versuchten vor allem technische Fehlermöglichkeiten in den Versuchsanlagen heranzuziehen, um die entsprechenden positiven Feststellungen außer Beweiskraft zu setzen. Das Elektronenmikroskop hat uns vorläufig keinen weiteren Aufschluß erteilen können, ob eventuell ein komplizierterer Lebenscyclus der TB existiert. So dürfen wir uns nur ganz vage äußern und zum Ausdruck bringen, daß man auf dem Gesamtgebiet der Bakteriologie damit rechnen muß, daß es Entwicklungscyclen gibt, die noch nicht erforscht sind und die wir noch nicht kennen. Präzise Beobachtungen innerhalb der sog. PPLO-Gruppe haben ganz neue Aspekte eröffnet und sind dazu angetan, unsere Neugierde auch fernerhin wach zu halten. Wir dürfen auf alle Fälle nicht ohne weiteres von der Hand weisen, daß es auch innerhalb der Mykobakterien Entwicklungscyclen geben könnte, die wir einfach bis heute noch nicht erfassen konnten und die uns deshalb unbekannt sind.

Alle Forscher, welche sich mit dem Problem filtrierbarer TB-Formen beschäftigt haben — es waren dies, abgesehen von Fontès (1910), vor allem französische Autoren und unter diesen in erster Linie Calmette und seine Mitarbeiter — sind in annähernd gleicher Weise vorgegangen. Sie haben Kultur- oder TB-haltiges Tiermaterial durch Bakterienfilter, meistens durch Chamberland L_2-Kerzen, passieren lassen und anschließend mit den Filtraten Tierversuche angestellt. Die einen Autoren fanden in den Filtraten noch färbbare Granula, andere fanden darin keine sichtbaren Bestandteile mehr. Die im tierischen Wirtsorganismus hervorgerufenen Veränderungen waren ziemlich einheitlich. Eine klassische Impftuberkulose trat nie auf oder höchstens nach vielen Tierpassagen. Man fand nur mehr oder weniger flüchtige Lymphknotenschwellungen. In manchen Fällen sollen diese Lymphknoten TB-ähnliche Gebilde enthalten haben, in anderen Fällen konnten diese Feststellungen nicht bestätigt werden. Die Tuberkulinreaktion wurde bei einem kleinen Prozentsatz der Versuchstiere vorübergehend positiv. Nur einzelnen Autoren ist es gelungen, mit Filtraten TB.-Wachstum in Kulturmedien zu erzeugen. Diese positiven Befunde stehen, im Vergleich zu allen negativ verlaufenen, derart einsam da, daß ihnen allseits mit größter Skepsis begegnet wird.

Eine Gruppe von Forschern war der Auffassung, daß filtrierbar kleine Bestandteile der TB-Zelle, welche als solche ihre Virulenz eingebüßt hätten, wieder zu vollwertigen und virulenten TB auswachsen könnten. Calmette ging diesbezüglich weiter und hat eine eigentliche *Virusstufe* des Tuberkuloseerregers propagiert.

Ausführliche Literaturangaben über filtrierbare Formen des Tuberkuloseerregers finden sich bei Bassermann.

3. Chemische Zusammensetzung der Tuberkelbakterien.

Die TB bestehen zu 85% aus Wasser. Der Aschengehalt getrockneter Bakteriensubstanz beträgt nach KRESLING im Mittel 2,5%, nach KRAUS und SIEBERT 7,5%. Analysen derselben Autoren haben ergeben, daß die *Asche* folgende Zusammensetzung aufweist (s. MÖLLERS):

Cl 6,60%, PO_4 51,25%, SO_4 0,84%, SIO_2 0,19%, Na 9,18%, K 26,55%, Mg 3,22%, Ca 2,17%.

Wer die Daten chemischer Analysen von TB sichtet und verschiedenartige Ergebnisse miteinander vergleicht, muß sich immer im klaren sein, daß sich das untersuchte Bakterienmaterial in künstlichen Nährsubstraten aufbaute, und daß aus diesem Grunde nicht nur die Resultate, sondern auch die effektiven Werte, je nach verwendetem Nährsubstrat, erheblichen Schwankungen unterworfen sein können.

Organisch betrachtet bestehen der TB aus *Proteinen, Lipoiden* und *Kohlenhydraten.* Vereinfachend zusammengefaßt muß von diesen drei Fraktionen folgendes hervorgehoben werden:

a) Die Proteine.

Eine Zusammenfassung der Chemie der Proteine hat uns SEIBERT zur Verfügung gestellt. Allfällige Interessenten müssen diese Arbeit im Original nachlesen.

Pathogenetisch betrachtet sind die Proteine in erster Linie verantwortlich für die Immunitätsvorgänge im Wirt (Allergisierung). Sie bewirken Antikörperbildung und reagieren mit diesen Antikörpern spezifisch. Die Proteine sind mit Sicherheit Antigene.

b) Die Lipoide.

Mit der Chemie der Lipoide haben sich viele Forscher ganz besonders beschäftigt, weil die Säurefestigkeit der TB auf ihrem Anteil an Lipoidfraktionen beruht und weil die Lipoide es sind, welche die Bildung der spezifisch-tuberkuliden Gewebsveränderungen veranlassen (bekanntlich kann man für Tuberkulose spezifische Gewebsveränderungen auch mit toten TB oder mit chemisch isolierten lipoiden Substanzen erzeugen, dagegen nie mit den reinen Proteinfraktionen der TB). Über die Chemie der Lipoidfraktionen geben vor allem Auskunft die Arbeiten von ANDERSON (2 und 3) und Mitarbeitern, ferner von ASSELINEAU und von ASSELINEAU und LEDERER. Auch diese Arbeiten können nicht restlos resumiert werden und man sollte sie unbedingt im Original nachlesen.

Nach ASSELINEAU kann man folgende *Lipoidfraktionen* unterscheiden:

aa) *Fette*, löslich in Aceton.

bb) *Phosphatide*, sehr komplexer Natur, löslich in allen organischen Lösungsmitteln, ausgenommen Aceton.

cc) *Fettsäuren* der Fette und Phosphatide, gesättigte und ungesättigte, von meistens nicht restlos bekannter Konstitution.

dd) *Wachse*, je nach Löslichkeitsverhältnissen unterschieden in eine Fraktion A und in Fraktionen B, C und D.

ee) *Mykolsäuren* (aliphatische Säuren der Bruttoformel $C_{88}H_{176}O_4$).

ff) *Kohlenwasserstofflösliche* Lipoidfraktionen, Lipo-Polysaccharid Pmko., Cordfaktor [Bloch (2)].

Die Lipoide machen 15—25% der Bakterientrockensubstanz aus. Abgesehen vom Milieu, in welchem die TB gewachsen sind, ist die Lipoidmenge auch abhängig vom Alter der Bakterien. Junge Kulturen enthalten weniger Lipoide als alte.

Die Lipoide befinden sich *innerhalb* der Bakterienzelle und sind nicht eine Angelegenheit der Zelloberfläche.

Die Säurefestigkeit der Myobakterien hängt mit ihrem hohen Lipoidgehalt zusammen. Auch hier sind aber die Zusammenhänge komplex und kompliziert. An der Säurefestigkeit ist unter anderem auch die Permeabilität der Zellwand teilhaftig. Bekanntlich sind mechanisch zerstörte TB nicht mehr säurefest und auch aus intakten Zellen kann man mit siedendem Alkohol den Farbstoff herauslösen, die Zellen aber nachher ohne weiteres wieder von neuem färben.

Bei biologischer Beurteilung der Lipoide muß man sich immer klar sein darüber, daß sie nicht als isolierte Fraktionen zur Auswirkung gelangen, sondern daß sie innerhalb der Bakterienzelle wenigstens teilweise an Proteine und Polysaccharide gebunden sind.

In immunologischer Hinsicht sind die Lipoide echte Antigene, rufen also spezifisch gegen ihre chemischen Konstituenten gerichtete Antikörperbildung hervor.

c) Die Kohlenhydrate.

Sie sind ein integrierender Bestandteil der Protein- und Lipoidmoleküle, können aber auch aus entfetteten TB direkt durch Wasser extrahiert werden. Die Kohlenhydrate setzen sich vor allem zusammen aus verschiedenen Polysaccharidfraktionen. Ferner wurde aus TB aviärer Herkunft ein glykogenähnlicher Körper isoliert.

Die Polysaccharide besitzen sehr wahrscheinlich nur Haptencharakter. Sie vermögen also nur zusammen mit einem anderen Substrat (z. B. mit Proteinen) gegen sich selbst gerichtete Antikörperbildung anzuregen, sind jedoch nachher allein imstande, mit diesen Antikörpern spezifisch zu reagieren. Die Ergebnisse der experimentellen Untersuchungen, welche sich mit der Frage befaßten, ob die Polysaccharidfraktionen der TB voll antigenen Charakter hätten oder nur Haptene seien, gehen wohl deshalb auseinander, weil es äußerst schwierig ist, chemisch reine, proteinfreie Kohlenhydratfraktionen herzustellen.

Den Beziehungen zwischen Kohlenhydratanteil und Virulenz der TB wurde begreiflicherweise — in Analogie zu den bei anderen Bakterienarten gemachten Beobachtungen — besondere Beachtung geschenkt.

Wenn man versucht, sich über die Wirkung der einzelnen chemischen Substanzen im Wirtsorganismus Rechenschaft zu geben, muß man sich immer klar sein darüber, daß im natürlichen Infektionsablauf nie ein einzelner Stoff es ist, der sich äußert, sondern daß immer die Gesamtheit dieser Substanzen sich auswirkt.

Alle isolierten TB-Fraktionen haben gemeinsam, daß sie keine ausgesprochen toxische Wirkung auf normales, nicht-allergisches Wirtsgewebe ausüben. Im allergischen Gewebe allerdings kann man schon durch minimale Mengen entsprechender Substanzen toxische Reaktionen auslösen und erhebliche Gewebsveränderungen erzeugen. Es ist in diesem Falle aber nicht der chemische Bestandteil des TB an sich, welcher zu Veränderungen Anlaß gibt, sondern die Antigen-Antikörperreaktion im allergischen Wirt (s. auch Rich).

4. Fermentative Eigenschaften der Tuberkelbakterien.

Von allen namhaften Autoren ist in jüngerer Zeit immer wieder einhellig darauf aufmerksam gemacht worden, daß die chemisch rein dargestellten Bestandteile des TB keinen toxischen Effekt auf das normale Wirtsgewebe ausüben. Es sind demzufolge zumindest nicht die chemisch definierbaren Konstituenten allein, welche — von seiten des TB — für das im Wirtsgewebe sich abspielende Geschehen verantwortlich sind. Die TB müssen noch über andere, einem lebenden Organismus zukommende Eigenschaften verfügen; nämlich solche fermentativer Natur.

Die Lebensvorgänge eines jeden vermehrungsfähigen Organismus sind an fermentative Prozesse gebunden. Mit Hilfe solcher baut der Mikroorganismus aus einfachen, anorganischen Bausteinen komplizierte, körpereigene, organische Substanzen auf, vergrößert und vermehrt sich. Enzyme sind es, welche bei pathogenen Mikroorganismen für alle Vorgänge invasiver Natur verantwortlich zeichnen, indem sie Körperzellen zu schädigen und aufzulösen vermögen und sich vor allem auch gegen die cellulären Abwehrmaßnahmen des Makroorganismus richten.

Verständlicherweise sind die Fermente aller Bakterien, auch diejenigen der TB weit weniger genau erforscht, als beispielsweise die chemische Struktur der Zellen. Dabei ist die Bedeutung fermentativer Probleme kaum unterschätzt worden. Die Tatsache eines viel langsameren Vorwärtskommens auf enzymologischem Gebiete findet ihre Erklärung im Vorliegen ganz erheblicher technischer Schwierigkeiten. In vielen Fällen können die Enzyme als solche gar nicht erfaßt werden und sind nur zu beurteilen an Hand der Veränderungen, die durch ihr Einwirken entstehen. So besitzen wir dann oft einen ganz ordentlichen Einblick in die zutage tretenden Umwandlungen, können aber von den Enzymen nur sagen, sie hätten unter den und den Bedingungen das und das bewirkt. Erschwerend kommt hinzu, daß immer wieder mehrere Fermentsysteme miteinander gekoppelt sind und ineinanderwirken.

Den erwähnten Einschränkungen hat sich auch die Nomenklatur der Enzyme angeglichen. Sie nimmt nicht Bedacht auf die Enzyme an sich, sondern auf deren Funktionen. So sind für den Stoffwechsel der TB. *Esterasen, Carbohydrasen, Amidasen, Peptidasen, Caralasen, Oxydasen* u. a. m. verantwortlich. Alle diese Benennungen sagen uns nicht mehr und nicht weniger, als daß die betreffenden Fermente in bestimmter Art chemisch definierbare Stoffveränderungen bewirken können.

Die Erforschung der fermentativen Leistungen der TB. erlangte vor allem praktische Bedeutung bei der Eruierung des Wirkungsmechanismus antituberkulöser Wirkstoffe. Diese Wirkstoffe sollen gewisse Fermentsysteme im Bakterienstoffwechsel blockieren, die Fermente der Wirtszellen aber unbehelligt lassen. All diese Probleme sind nach wie vor hochaktuell. Vor allem das Auftreten wirkstoffresistenter Bakterienstämme und die Unmöglichkeit, dieses Resistentwerden wirkungsmechanisch genau zu erklären, hat uns gelehrt, daß unser Wissen über alle, mit enzymatischen Leistungen in Zusammenhang stehenden Vorgängen recht wenig fundiert ist.

Eine Zusammenstellung sowie eingehende Literaturangaben über die heute bekannten Enzyme der Mykobakterien findet man bei ZELLER und OWEN. Beide Autoren, von denen sich vor allem ZELLER sehr eingehend mit den Problemen der Enzymologie beschäftigt hat, kommen zum Schluß, daß die wirklich feststehenden Daten noch als äußerst prekär bezeichnet werden müssen.

Immerhin wurde festgestellt, daß ganz bestimmte Differenzen bestehen zwischen den Enzymen der Mykobakterien und denjenigen der Säugetiere. Solche Feststellungen sind, wie schon angedeutet, bedeutungsvoll, wegen der Wechselbeziehung zwischen Wirt und Parasit und vor allem wegen der sich daraus ergebenden therapeutischen Möglichkeiten.

Es würde zu weit führen, an dieser Stelle auf Einzelheiten einzugehen. Wer sich speziell für die Enzyme der TB interessiert, kommt nicht darum herum, sich vorerst allgemein-begrifflich in das Gebiet der Fermente zu vertiefen und sich mit der Fermentchemie zu befassen. Erst wenn solche Grundlagen existieren, vermag man die spezifizierte Problematik der TB-Enzymologie zu würdigen und vielleicht zu erfassen.

Bei Gesamtbeurteilungen muß man sich immer vor Augen halten, daß die verschiedenen Enzymsysteme eine Gemeinschaft darstellen und daß ihre Wirkung in engem Konnex steht mit den chemischen Bestandteilen der Bakterienzelle.

5. Wachstumserfordernisse der Tuberkelbakterien.

Robert Koch hat seine ersten TB-Stämme auf erstarrtem Blutserum gezüchtet und auf diesem, nach heutigen Begriffen veralteten Nährsubstrat, schon nach 10 Tagen Koloniebildung, also makroskopisch sichtbares Bakterienwachstum beobachtet. Aus dieser Tatsache allein geht hervor, daß die TB an ihr Nährsubstrat keine sehr hohen Ansprüche stellen.

Es hat sich denn später auch gezeigt, daß es möglich ist, auf rein synthetischen Nährmedien TB zu kultivieren und heute benützt man, wenigstens auf experimentellem Gebiete, mit Vorliebe solche Nährsubstrate. Als *Kohlenstoffquelle* verwendete man lange Zeit nur Glycerin. Dieses läßt sich aber durch Glucose und, je nach Mykobakterienstamm eventuell auch durch andere Zuckerarten ersetzen. Als *Stickstoffquelle* dienen anorganische Ammoniumsalze oder Aminosäuren. Von diesen sind aber nur einzelne verwertbar, allen voran das Asparagin (s. Youmans 1954). Unbedingt notwendige Nährstoffbestandteile sind weiterhin *Kalium-, Magnesium-, Phosphat-* und *Sulfationen*, ferner Spuren von *Eisen* und *Kupfer*. Die TB benötigen zu ihrer Vermehrung *Sauerstoff*. CO_2 scheint nicht unbedingt notwendig zu sein, hindert aber andererseits die Vermehrung nicht. Davies erhielt das stärkste Bakterienwachstum bei Anwesenheit von 20% O_2 und 2,5% CO_2.

Besondere Wuchsstoffe benötigen die Mykobakterien nicht. Eine Ausnahme macht das Johnsche Mycobacterium Paratuberculosis, welches aber nur in der Veterinärmedizin von praktischer Bedeutung ist. Die notwendigen Vitamine bauen die TB selbst auf. Werden fertige Vitamine dem Nährmedium zugesetzt, wirken sie, weil meistens überdosiert, höchstens wachstumshemmend.

Durch das TB-Wachstum wird das p_H des Nährmediums, welches ursprünglich 6,8 sein soll, erheblich verändert. Diese Veränderungen resultieren aus verschiedenartigen Prozessen. Die Zunahme des p_H ist vor allem bedingt durch vermehrte Ammoniumbildung, die Abnahme durch CO_2. Glucose wie Glycerin setzen Ammoniumbildung herab. Glucose erhöht die CO_2-Bildung, Glycerin dagegen wirkt vermindernd.

Glycerin und Zucker beeinflussen in starkem Maße die Atmungsvorgänge der TB. Je nach Quantität können sie dieselben fördern oder hemmen. Wenn aus irgendeinem Grunde die Oxydationsvorgänge sistieren, hört unter allen Umständen auch das Bakterienwachstum auf. Loebel stellte fest, daß der

Stamm H 37 auf einem bestimmten Medium 2,8 mm³ Sauerstoff verbrauchte je Stunde und je 1 mg Bakterienmasse. BLOCH (1) bewies, daß die gleiche Menge Jodessigsäure, welche die Oxydation von Glycerin und Glucose hemmt, auch ein Wachstum der TB verhindert. Weil die Oxydationsvorgänge für das Leben der TB so wichtig sind, hat man denselben auch im Zusammenhang mit antituberkulösen Wirkstoffen ganz besondere Beachtung geschenkt.

Dem synthetischen Grundsubstrat setzt man in der Praxis wachstumsverbessernde Bestandteile zu. Als solche dienen, je nach verwendetem Nährsubstrat, Serum, Eigelb, Kartoffelextrakt und Milch. Wie eingangs betont, sind diese Zusätze nicht unbedingt notwendig. Es hat sich aber immer wieder gezeigt, daß höheren Ansprüchen gerecht werdende Nährsubstrate notwendig sind, wenn nur minimale Bakterienmengen inoculiert werden, wie dies in der Untersuchungspraxis meistens der Fall ist. Einfachere Medien genügen erst dann, wenn man dieselben mit einer relativ großen Bakterienmenge beimpfen kann. Man erhält den Eindruck, als ob die Anwesenheit nicht mehr vermehrungsfähiger Bakterienzellen Einfluß hätte auf das Wachstum der jungen TB; eine Beobachtung übrigens, die man auch bei Mikroorganismen ganz anderer Art machen kann.

Aus Besagtem mag ersichtlich sein, daß es nicht schwierig ist, Nährböden herzustellen, welche ein Wachstum der TB ermöglichen. Auf diesen Nährböden erfolgt die Bakterienvermehrung ausschließlich in Form eines Oberflächenwachstums. In den bröckeligen Oberflächenkolonien sind massenhaft TB verschiedenen Alters und damit verschiedenartiger biologischer Fähigkeiten beisammen. Abgesehen von der Heterogenität dieses Bakteriengemisches ist es fast unmöglich, in Aufschwemmungen solcher Kolonien eine homogene Bakteriensuspension zu erzielen. Es sind dies gravierende Unzulänglichkeiten, weil sie ein präzises experimentelles Arbeiten verunmöglichen. DUBOS (3) und seine Mitarbeiter sahen sich deshalb veranlaßt, nach einem neuen, flüssigen Nährsubstrat zu fahnden, in welchem homogenes, submerses TB-Wachstum erfolgen sollte.

Einem synthetischen Nährsubstrat wird in Form von „Tween 80" (Markenname) = Polyoxyäthylenderivat von Sorbitmonooleat ein Netzmittel zugesetzt, welches für TB wenig toxisch ist. Man nimmt an, daß dieser Stoff mit Hilfe seiner hydrophoben Gruppe (Fettsäurekette) am TB haftet und mit seinen langen Alkoholketten den Bakterienleib nach außen hydrophil macht, so daß dieser frei in der wäßrigen Nährlösung suspendiert bleibt. Dem Medium wird ferner Serumalbumin zugesetzt. Dieses wirkt vor allem als Antagonist gegenüber bakteriotoxischen Effekten anderer Nährbodensubstanzen. DUBOS selbst hat seinem neuen Nährmedium weder Glucose noch Glycerin zugesetzt, weil die TB imstande sind, die Fettsäuren als Kohlenstoffquelle zu benützen. Andere fanden es angezeigt, dem DUBOSschen Medium nichtautoklavierte Glucose beizugeben in einer Endkonzentration von 0,5% (s. BERNHEIM).

6. Virulenz der Tuberkelbakterien.

Wir sind der Auffassung, daß man mit dem Wort „Virulenz" vorsichtiger und zurückhaltender umgehen sollte, als dies in der Regel geschieht. „Virulenz" stellt einen unpräzisen, nicht in allen Teilen erfaßbaren Sammelbegriff dar und die Virulenz eines Bakterienstammes kann im Grunde nur beurteilt werden am Maße der Pathogenität dieses Stammes einer bestimmten Wirtart gegenüber.

Wir gehen aber ebenso mit Bloch (4) durchaus einig, der sagt, der Begriff Virulenz umschreibe das funktionelle Verhalten eines Krankheitserregers seinem Wirte gegenüber, dieses Verhältnis werde durch eine Vielzahl komplexer Eigenschaften sowohl des Parasiten als des Wirtes bestimmt; obwohl der Begriff Virulenz ungenügend definiert sei, erweise er sich *im Gebrauch so praktisch*, daß man ihn nicht missen möchte.

Daß es nicht nur bei Erregern akuter Infektionskrankheiten Virulenzunterschiede gibt, sondern auch unter den TB, steht seit langem fest. Ebenso gesichert ist die Tatsache, daß TB-Stämme, namentlich durch Kulturpassagen, ihre Virulenz ganz oder teilweise einbüßen können. Möglichkeiten, virulente Stämme morphologisch, immunologisch oder chemisch sicher von avirulenten zu unterscheiden, gibt es nicht. Es ist dies auch nicht verwunderlich, eben weil der Begriff der Virulenz derart komplexer Natur ist [Dubos (1)]. Man muß immer wieder auf tierexperimentelle Untersuchungen abstellen und erhält auch dabei, wie schon betont, nur Aufschluß über das Verhalten eines TB-Stammes zu einem bestimmten Zeitpunkt, in einer bestimmten Wachstumsphase, einer bestimmten Wirtart gegenüber, wobei erst noch die Versuchsbedingungen genau definiert sein müssen.

Über Zusammenhänge zwischen chemischer Konstitution der TB und deren Virulenz ist wenig bekannt. Anderson (1) fand bei virulenten TB einen höheren Lipoidgehalt, als bei einem apathogenen Stamm, wobei auch noch Verschiedenheiten innerhalb einzelner Fraktionen festgestellt wurden. Dasselbe stellte Asselineau fest, der bei virulenten Stämmen vor allem die chloroformlöslichen Wachse vermehrt fand.

Middlebrook, Dubos und Pierce beschrieben als erste ein auffälliges Kennzeichen virulenter TB-Stämme: deren *Cord*bildung. In Kulturen gewachsene, virulente TB liegen in charakteristischer Weise parallel aneinander gelagert und bilden Zöpfe oder *Cords*. Im Gegensatz dazu vermehrt sich wenigstens ein Teil der nichtvirulenten Stämme regellos und die Bakterien erscheinen uns in ungeordneten Haufen. Obwohl Cordbildung auch bei avirulenten Stämmen vorkommt, z.B. beim BCG-Stamm (von dem immerhin zu sagen ist, daß er für den Goldhamster nicht vollständig apathogen ist), bleibt sie vorläufig doch das einzige äußerliche Merkmal virulenter TB.

Bloch (2) hat durch Aufschwemmung cordbildender Bakterienstämme in Paraffinöl, Petroläther oder analogen Kohlenwasserstoffen die Parallelverbände ihres Zusammenhaltes berauben können. Aus den eingedampften Extraktionsrückständen wurde in geringer Menge ein Produkt gewonnen, welches nach den bisherigen Kenntnissen nicht zur TB-Substanz zu gehören schien, das nur von cordbildenden und jungen TB gewonnen werden konnte und deshalb *Cordfaktor* benannt wurde.

Wiederholte Injektionen dieses Cordfaktors töten weiße Mäuse. Phagocytierter Cordfaktor hemmt die Wanderung der Leukocyten, einen Effekt, den auch virulente TB auslösen, avirulente Mykobakterien dagegen nicht. Mit Petroläther frisch extrahierte TB zeigen verminderte Virulenz und hemmen die Wanderung der Leukocyten nicht. Auf frische Nährmedien übertragen sind aber diese TB imstande, wieder Cords zu bilden und sie erweisen sich daraufhin erneut voll virulent. Bloch (4) ist der Auffassung, daß das Zellprodukt „Cordfaktor" namentlich in den ersten Stadien tuberkulöser Erkrankungen eine bedeutsame Wirkung ausübt. In dieser Richtung deuten ganz besonders neuere Untersuchungen von Bloch (3). Er hat festgestellt:

daß junge Kulturen mehr Cordfaktor bilden als alte;

daß junge (3 Tage alte) TB viel virulenter sind als 3 Wochen alte;

daß die experimentelle Mäusetuberkulose ganz verschieden verläuft, je nachdem man die Mäuse mit ganz jungen oder älteren Kulturen infiziert. Infiziert man die Tiere mit 3 Wochen alten Kulturen, sterben sie an einer chronischen Tuberkulose mit den für Tuberkulose typischen histologischen Veränderungen. Infiziert man die Mäuse dagegen mit ganz jungen Kulturen, gehen sie an einer Septicämie mit Läsionen in allen Organen rasch zugrunde. Eine tuberkulöse Myokarditis soll in den meisten Fällen direkte Todesursache sein. Bei diesem akuten Typ der Mäusetuberkulose fehlen die für Tuberkulose pathognomonischen Gewebsveränderungen.

In Übereinstimmung zu bringen mit den morphologischen Feststellungen der Cordbildung sind gewisse Farbreaktionen, die unter anderem von DUBOS und MIDDLEBROOK zu Kriterien der Virulenz herangezogen wurden. Der divergente Ausfall genannter Reaktionen wurde gedeutet als Folge verschiedenartiger Oberflächenbeschaffenheit virulenter und nichtvirulenter Stämme. Virulente und cordbildende TB können in alkalischem Milieu an ihrer Oberfläche Neutralrot speichern, avirulente, nicht cordbildende dagegen nicht. Nach BLOCH (4) können cordbildende TB in Abwesenheit von Sauerstoff Methylenblau nicht entfärben, während nicht cordbildende Mykobakterien diesen Farbstoff ohne weiteres reduzieren. Dieser Unterschied muß auf Besonderheiten der Zelloberfläche beruhen, denn extrahiert man cordbildende TB mit Petroläther im Sinne einer Extraktion des Cordfaktors, entfärben auch sie Methylenblau prompt, gleichwie avirulente Mykobakterien.

Der Cordfaktor ist bis dahin elektronenoptisch nicht erfaßt worden, was unter anderem damit zusammenhängen mag, daß er quantitativ in äußerst geringer Menge vorzuliegen scheint.

7. Resistenz der Tuberkelbakterien gegenüber physikalischen Einflüssen.

Die TB sind Parasiten und können sich, unter natürlichen Umweltsbedingungen, außerhalb der Wirtskörper nicht vermehren.

Die Widerstandsfähigkeit der TB gegenüber physikalischen Einflüssen ist nicht bedeutend, vorausgesetzt, daß die Bakterien nicht in einweißhaltiges Material eingebettet und dadurch geschützt sind. Aber auch in solchem Milieu gehen sie, analog den Vegetativformen anderer Bakterien, bei *Erhitzen* rasch zugrunde. Die entsprechenden Angaben verschiedener Autoren differieren. Man darf aber als gesichert annehmen, daß TB abgetötet werden:

bei	60° C	nach	10—20 min
bei	70° C		1—10 min
bei	80° C		1— 5 min
bei	90° C		1— 2 min
bei	100° C		sofort.

Niedrige Temperaturen schädigen die TB nicht. Im Gegenteil: die TB bleiben bei erniedrigter Außentemperatur länger lebensfähig.

Eintrocknen überleben nackte Bakterienleiber nur wenige Tage. Ebenso schädigt Sonnen- und Ultraviolettstrahlung die TB erheblich.

Im natürlichen Infektionsgeschehen sind die TB fast immer eingehüllt in eiweißhaltiges Wirtsubstrat. Je nach Art desselben werden die TB gegen alle äußeren Einflüsse, ausgenommen Erhitzen, ausgezeichnet geschützt und vermögen auch unter ungünstigen Umweltsbedingungen über 2—3 Monate lebens- und damit infektionsfähig zu bleiben. Es sind also weniger die TB selbst, als die aus dem Wirte stammenden, mechanisch wirkenden *Schutzstoffe*, welche zur Folge haben, daß das TB in der Praxis als relativ *widerstandsfähig* beurteilt werden muß.

Die TB an sich werden geschädigt durch alle gebräuchlichen Desinfektionsmittel, ausgenommen die quaternären Ammoniumbasen. Trotzdem eignen sich lange nicht alle Mittel für Desinfektionsmaßnahmen bei Tuberkulose. Man muß auch hier in erster Linie darauf bedacht sein, Desinficientia anzuwenden, welche imstande sind, in das Substrat, das die TB umgibt, einzudringen und dasselbe aufzulösen. Aus diesem Grunde werden *Chloramin* und ähnliche Produkte, welche Chlor freigeben, auch heute noch gerne angewandt. Gegen Alkalien und Säuren sind auch ungeschützte TB relativ resistent.

8. Klassifikation der Tuberkelbakterien und Nomenklatur.

Nach BREED, MURRAY und HITSCHENS in BERGEYs Manual of Determinative Bacteriology ordnen sich die TB wie folgt in das Pflanzenregnum ein:

Classis (II): Schizomycetes Nägeli.
Ordo (II): Actinomycetales Buchanan.
Familia (I): Mycobacteriaceae Chester.
Genus (I): Mycobacterium Lehmann und Neumann.

A. *Warmblüterparasiten:* Species 1a: *Mycobacterium tuberculosis*, var. *hominis*.
Species 1b: *Mycobacterium tuberculosis*, var. *bovis*.
Species 2: Mycobacterium avium.
Species 3: Mycobacterium paratuberculosis Johne.
Species 4: Mycobacterium leprae.
Species 5: Mycobacterium leprae murium.

B. *Kaltblüterparasiten und saprophytäre Arten:*
Species 6: Mycobacterium piscium.
Species 7: Mycobacterium marinum.
Species 8: Mycobacterium ranae.
Species 9: Mycobacterium Thamnopheos.
Species 10: Mycobacterium spp.
Species 11: Mycobacterium friedmannii.
Species 12: Mycobacterium lacticola.
Species 13: Mycobacterium phlei.

HAUDROY faßt 160 Stämme von nicht sicher klassifizierbaren Mykobakterien in einem „Inventaire des bacilles paratuberculeux" zusammen. Bei diesen „bacilles paratuberculeux" handelt es sich nicht um das JOHNEsche Mycobacterium paratuberculosis (in obigem Schema species 3), sondern um Mykobakterien, die zumindest ihrem Wesen nach in der erwähnten Klassifikation unter B, 6—13 einzureihen wären.

Erreger der menschlichen Tuberkulose sind die variatio hominis und die variatio bovis des Mycobacterium tuberculosis.

Seit der Entdeckung durch ROBERT KOCH wurden die Tuberkuloseerreger als Tuberkelbacillen oder Bacillus Koch (bacille de Koch) bezeichnet.

Unter „Bacillen" versteht man nach modernem Nomenklaturgebrauch nur noch Sporenbildner. Der Ausdruck „Bacillus" sollte deshalb aus Gründen der Konsequenz ersetzt werden durch „*Bacterium*".

Wir empfehlen deshalb, die Erreger der menschlichen Tuberkulose in Zukunft zu bezeichnen als *Tuberkelbakterien* oder *Mycobacterium tuberculosis*.

Anmerkung: Diagnostik siehe WIESMANN, Allgemeiner Teil, Bakteriologie, S. 482.

Literatur.

ANDERSON, R. J.: (1) The chemistry of the lipids of tubercle bacilli. Physiologic. Rev. 12, 166 (1932). — (2) The chemistry of the lipids of the tubercle bacillus. Yale J. Biol. a. Med. 15, 311 (1943). — (3) The chemistry of the lipids of the tubercle bacilli. Amer. Rev. Tbc. 48, 65 (1943). — ASSELINEAU, J.: Lipides du bacille tuberculeux. (Constitution chimique et activité biologique.) Fortschr. Tbk.forsch. 5, 1 (1952). — ASSELINEAU, J., u. E. LEDERER: Recherches récentes sur la chimie des lipides du bacille tuberculeux. Experientia (Basel) 7, 281 (1951).

BASSERMANN, F. J.: Probleme der Morphologie, Cytochemie und Wuchsform des Tuberkuloseerregers. In Tuberkulose-Bücherei. Stuttgart: Georg Thieme 1953. — BERNHEIM, F.: Metabolism of mycobacteria. Fortschr. Tbk.forsch. 4, 5 (1951). — BLOCH, H.: (1) Über den Stoffwechsel der Tuberkelbacillen. Schweiz. Z. Path. u. Bakter. 7, 589 (1944). — (2) Studies on the virulence of tubercle bacilli. J. of Exper. Med. 91, 197 (1950). — (3) Studies on the virulence of tubercle bacilli. J. of Exper. Med. 92, 507 (1950). — (4) Experimentelle Untersuchungen zur Virulenz der Tuberkelbacillen. Schweiz. med. Wschr. 1951, 37. — BREED, R. S., E. G. D. MURRAY, and A. P. HITSCHENS: Bergey's manual of determinative bacteriology, 6. Aufl. Baltimore 1948.

CALMETTE, A.: Infection bacillaire et la tuberculose, 4. Aufl. Paris: Masson & Cie. 1936. — COOPER, F. B.: An analysis of bacillus Calmette-Guérin. J. of Biol. Chem. 88, 485 (1930).

DAVIES, R.: The effect of carbon dioxide on the growth of the tubercle bacillus. Brit. J. Exper. Path. 21, 243 (1940), zit. bei BERNHEIM. — DUBOS, R. J.: (1) The bacterial cell. The nature of virulence, S. 188 f. Cambridge, Mass. 1946. (2) The experimental analysis of tuberculous infections. Experientia (Basel) 3, 45 (1947). — DUBOS, R. J., and B. D. DAVIS: (3) Factors affecting the growth of tubercle bacilli in liquid media. J. of Exper. Med. 83, 409 (1946). — DUBOS, R. J., and G. MIDDLEBROOK: Cytochemical reaction of virulent tubercle bacilli. Amer. Rev. Tbc. 58, 698 (1948).

FONTÈS, A.: Siehe BASSERMANN.

HAUDUROY, P.: Inventaire et description des bacilles paratuberculeux. Paris: Masson & Cie. 1946.

KOCH, ROBERT: Die Ätiologie der Tuberkulose. Vortr. v. 24. März 1882. In gesammelte Werke von ROBERT KOCH, Bd. 1, S. 428. Leipzig: Georg Thieme 1912. — KRAUS u. SIEBERT: Siehe MÖLLERS. — KRESLING: Siehe MÖLLERS.

LEMBKE, A.: Untersuchungen an den Erregern der Tuberkulose. Zbl. Bakter. I Orig. 152, 239 (1947). — LEMBKE, A., u. H. RUSKA: Vergleichende mikroskopische und übermikroskopische Beobachtungen an den Erregern der Tuberkulose. Klin. Wschr. 1940, 217. — LOEBEL: Siehe BERNHEIM.

MIDDLEBROOK, G., R. J. DUBOS, C. PIERRE: Virulence and morphological characteristics of mammalian tubercle bacilli. J. of Exper. Med. 86, 175 (1947). — MIEHE, H.: Z. Hyg. 62, 131 (1909), zit. bei W. ROTH. — MÖLLERS, B.: Die Tuberkelbacillen. In KOLLE, KRAUS u. UHLENHUTHS Handbuch der pathogenen Mikroorganismen, Bd. 5, Teil 2, S. 615f. 1928.

RICH, A. R.: The relation of the chemical constituents of the tubercle bacillus to pathogenesis. In RICH, The pathogenesis of tuberculosis, 2. Aufl., S. 3. 1950. — ROTH, W.: Morphologische Studien an Mikrokulturen über die „Cord-formation" von Mykobakterien. Schweiz. Z. Path. u. Bakter. 12, 451 (1949). — RUSKA, H.: Aussprache an der 1. Großdeutschen Tagung der Deutschen Vereinigung für Mikrobiologie in Wien. Zbl. Bakter. I Orig. 144, 149 (1939).

SEIBERT, F. B.: The chemistry of the proteins of the acid-fast bacilli. Bacter. Rev. 5, 69 (1941). — STEENKEN, W. J.: The isolation of purified protein derivatives and carbohydrates from tuberculins, and their biological properties. J. of Biol. Chem. 141, 91 (1941). Zit. bei RICH.

WERNER, H. G.: Electron-microscopic studies on the cellular morphology of tubercle bacilli. Fortschr. Tbk.forsch. 4, 53 (1951). — WESSEL, E.: Übermikroskopische Beobachtungen an Tuberkelbacillen vom Typus humanus. Z. Tbk. 88, 22 (1942).

YOUMANS, A. S., and G. P. YOUMANS: Studies on the metabolism of mycobacterium tuberculosis. J. Bakter. 65, 92, 96, 100 (1953); 67, 731, 734 (1954).

ZELLER, A., u. CH. A. OWEN: Encymology of the genus mycobacterium. Fortschr. Tbk.-forsch. 4, 38 (1951).

B. Die Tuberkulinempfindlichkeit.

Von

G. Jaccard.

Mit 2 Abbildungen.

I. Definition.

Der in diesem Abschnitt benützte Begriff „Tuberkulinempfindlichkeit" umfaßt alle Erscheinungen, welche mit dem Verhalten des Körpers oder seiner Zellen gegenüber den im Tuberkulin enthaltenen wirksamen Tuberkuloproteinen im Zusammenhang stehen.

Häufig werden für dieses Verhalten auch die Ausdrücke „tuberkulöse Allergie", „Tuberkulinallergie", „Tuberkulinüberempfindlichkeit" verwendet. Mit der von uns gewählten Bezeichnung meiden wir aber bewußt das Wort „Allergie". Zwar hat man heutzutage mehrheitlich den ursprünglichen Umfang des von Pirquet geprägten Begriffes auf ein handlicheres Maß eingeschränkt (Doerr). Doch haben bis jetzt lange nicht alle auf dem Gebiet der Tuberkulose arbeitenden Forscher diese neue Definition adoptiert. Zudem ist der Mechanismus der Tuberkulinempfindlichkeit noch nicht in allen seinen Einzelheiten bekannt, so daß über deren Zugehörigkeit zum Komplex der allergischen Erscheinungen noch keine einheitlich zustimmende Meinung besteht. Der Verfasser hält es daher für angebracht, in einem für einen möglichst weiten Kreis von Lesern bestimmten Handbuch eine Bezeichnung zu gebrauchen, welche von allen in gleicher Weise verstanden wird und kaum zu Mißverständnissen Anlaß geben dürfte.

Gegen die Wahl der Bezeichnung Tuberkulinempfindlichkeit kann allerdings eingewendet werden, daß dieser Begriff einen kleineren Umfang hat als derjenige der tuberkulösen Allergie, daß der tuberkuloseinfizierte Organismus nicht nur gegenüber den Tuberkuloproteinen, sondern auch noch gegen andere Konstituenten des Tuberkelbacillus sensibilisiert wird. Dieser Vorwurf ist theoretisch sicher berechtigt; praktisch liegen die Dinge jedoch so, daß es bis jetzt noch nicht gelungen ist, überzeugend nachzuweisen, daß neben der Eiweißfraktion der Tuberkelbacillen noch andere Bauelemente oder deren Abbauprodukte zu klinisch manifesten Sensibilisierungserscheinungen führen können. Im französischen Sprachgebiet entspricht die „allergie tuberculeuse" (Canetti) genau dem Inhalt der oben gegebenen Definition für die Tuberkulinempfindlichkeit. Ähnlich verhält es sich mit der „hypersensitivity" im englischen Sprachgebiet (Rich). Auf diese wichtige Frage wird an mehreren Stellen dieses Abschnittes zurückzukommen sein.

II. Das Tuberkulin.

1. Herstellung der Tuberkuline.

a) Alttuberkulin Koch.

Das bis jetzt meist verwendete Alttuberkulin wird nach den Angaben Kochs (a) folgendermaßen hergestellt: Züchtung von Tuberkelbacillen auf Peptonfleischextrakt mit 3—4% Glycerin bei 37°; die 8 Wochen alten Kulturen werden im strömenden Wasserdampf sterilisiert, im Wasserbad auf ein Zehntel ihres Volumens eingeengt und abfiltriert. Das klare, braune Filtrat ist wegen des hohen Gehaltes an Glycerin (etwa 40%) von sirupähnlicher Konsistenz und stellt nach Zugabe von 0,4—0,5% Phenol als Konservierungsmittel das Alttuberkulin Koch dar. Es enthält somit neben den während des kulturellen Wachstums in die Nährflüssigkeit abgegebenen Stoffen auch noch wasserlösliche Extraktivstoffe aus der Leibessubstanz der Bacillen.

b) Albumosefreies Tuberkulin.

Da die Bouillonbestandteile sowie das Pepton unspezifische, die Diagnostik störende Reaktionen auslösen können (FERNBACH, W. SCHMIDT), verwendet man mit Vorteil zum Züchten der Tuberkelbacillen *synthetische Nährböden* (z. B. nach SAUTON), die nur reine Chemikalien wie Asparagin, Ammoniumcitrat, Glycerin und kleine Mengen anorganischer Salze enthalten. Das mit solchen Kulturen, sonst aber genau gleich wie Alttuberkulin hergestellte Produkt nennt man insofern *albumosefrei*, als es neben dem spezifisch wirksamen Tuberkuloseprotein kein anderes Eiweiß oder dessen Spaltprodukte enthält.

c) Gereinigte Tuberkuline.

Versuche zur Reindarstellung des im Alttuberkulin enthaltenen wirksamen Tuberkuloproteins (s. weiter unten) führten in den Vereinigten Staaten von Amerika zur Herstellung des P.P.D. (*Purificatum Proteine Derivativum*) nach SEIBERT (b) (c), in Deutschland zum *G.T.* (*Gereinigtes Tuberkulin Hoechst*) nach PRIGGE und DOEHMEN, in Dänemark zum *P.T.* (*Purificatum Tuberculini*) nach JENSEN und Mitarbeitern, sowie zu weiteren ähnlichen Präparaten. Dabei wird im Prinzip so vorgegangen, daß aus hitzebehandelten und eingeengten Kulturfiltraten das Tuberkuloprotein durch Ultrafiltration und Fällung mit Trichloressigsäure oder Ammonsulfat in möglichst reiner Form gewonnen wird. Man erhält ein weißes, kristallines Endprodukt, das trocken in Ampullen aufbewahrt wird und sich sehr leicht in einer Verdünnungsflüssigkeit auflösen läßt.

d) MORO-Tuberkulinsalbe.

Zur Durchführung der Percutanprobe nach MORO wird eine Salbe verwendet, die man durch Vermischung von gleichen Teilen unverdünntem Alttuberkulin und Lanolin herstellt. Neuerdings braucht man für die Pflasterprobe (Patch test) eine Tuberkulinsalbe mit 300000 T.E. (s. weiter unten) je Kubikzentimeter in Tragant als Trägersubstanz.

e) Tuberkulin nach MERIEUX.

Es handelt sich um ein albumosefreies Tuberkulin von humanen Tuberkelbacillen, das durch Eindampfen im Vakuum noch 6mal stärker konzentriert wird als gewöhnliches Alttuberkulin. Wie die MORO-Salbe verwendet man es für die Percutanreaktion.

f) KOCHS Tuberkelbacillenemulsion (Neutuberkulin).

Dies ist eine Aufschwemmung von abgetöteten, „staubfein" zermahlenen Tuberkelbacillen in physiologischer Kochsalzlösung mit Zusatz von 0,5% Phenol. Sie dient zur Therapie, wird aber jetzt kaum verwendet.

g) Tebeprotin (TOENNIESSEN).

Bei diesem 1921 von TOENNIESSEN eingeführten Stoff wird, wie beim Neutuberkulin, das wirksame Eiweiß nicht aus erhitzten Kulturfiltraten, sondern aus den Bacillenleibern gewonnen. Die durch Waschen von den Nährbodenbestandteilen gereinigten Bacillen werden zunächst mit Mineralsäure vorbehandelt und hernach mit schwacher Kalilauge extrahiert. Nach BERKEFELD-Filtration wird schließlich aus diesem Extrakt der Eiweißkörper durch Essigsäure gefällt. Das Schlußprodukt ist ein schneeweißes Pulver, das in schwach alkalischer Lösung mit Zusatz von 0,5% Phenol zur Verwendung gelangt.

2. Chemie des Tuberkulins.

Das Alttuberkulin und auch das albumosefreie Tuberkulin stellen ein Gemisch verschiedenster Stoffe dar; neben den Bestandteilen der Nährböden finden sich darin zahlreiche, von den Bacillen gebildete, oder aus ihnen extrahierte wasserlösliche, organische Substanzen, die zu den Proteinen, den Kohlenhydraten und den Nucleinsäuren gehören. Lipoide kommen im Tuberkulin praktisch nicht vor.

a) Kohlenhydrate.

Eingehende Untersuchungen über die Kohlenhydratfraktion im Tuberkulin besitzen wir vor allem von MASUCCI, MCALPINE und GLENN und von HEIDELBERGER und MENZEL. Die Kohlenhydrate im Tuberkulin sind zur Hauptsache *Polysaccharide*, die denjenigen ganz ähnlich sind, welche sich aus dem Bacillenleib extrahieren lassen. Sie bauen sich zum Teil aus d-Arabinose und d-Mannose auf, zwei Zucker, die sonst in den Polysacchariden anderer Mikroorganismen noch nie gefunden wurden. Reinigt man Alttuberkulin vom Typus humanus durch Ultrafiltration von den Begleitsalzen und vom Glycerin, dann machen die Kohlenhydrate nach SEIBERT und Mitarbeiter (1938) 72,1% der verbleibenden organischen Substanz aus. Man kann unter den Tuberkulinpolysacchariden zwei Komplexe abgrenzen, die sich in bezug auf Molekulargewicht (9000 bzw. 100000), optische Aktivität, Pentosengehalt und antigene Eigenschaften unterscheiden [SEIBERT (c)]. Die Kohlenhydratfraktion besitzt hingegen gar keine spezifische Tuberkulinwirksamkeit.

b) Nucleinsäuren.

Nach SEIBERT (c) sind die Nucleinsäuren im Tuberkulin an Proteinmoleküle ganz verschiedener Größe gebunden. Der Gehalt an *freien Nucleinsäuren* (nach der oben beschriebenen Vorreinigung durch Ultrafiltration) steigt von 1,1% in unerhitzten Kulturfiltraten auf 10,0% im Alttuberkulin. Auch den Nucleinsäuren ist keine spezifische Wirksamkeit eigen.

c) Tuberkuloproteine.

Diese beanspruchen weitaus das größte Interesse. Schon R. KOCH (a) hatte die Vermutung geäußert, daß die wirksame Substanz im Tuberkulin ein *Eiweiß* sei. Diese Ansicht wurde in der Folge durch die Arbeiten zahlreicher Forscher, namentlich aber durch das große Werk von FLORENCE B. SEIBERT vollauf bestätigt, indem sich immer wieder zeigte, daß die spezifische Tuberkulinwirksamkeit einer untersuchten Fraktion parallel ihrem Eiweißgehalt geht, und daß sie durch Trypsinverdauung aufgehoben wird. Als Träger dieser Eigenschaft haben sich bis jetzt verschiedene, durch Elektrophorese und Ultrazentrifugation voneinander abgrenzbare Eiweißkomplexe erwiesen, von denen mindestens zwei im Alttuberkulin vorkommen und gegen physikalische und chemische Einflüsse recht beständig sind.

Geht man von *unerhitzten* Kulturfiltraten aus, so kann man nach SEIBERT (c) darin drei Proteine voneinander abgrenzen: Das Tuberkuloprotein A (das wahrscheinlich noch weiter unterteilt werden kann) ist farblos, sehr labil, gut löslich und hat ein Molekulargewicht von

32000—44000. Es besitzt die stärkste spezifische Wirksamkeit sowohl in bezug auf Hautreaktion als auch auf Tuberkulinschocktod am Meerschweinchen. Zudem wirkt es aber auch als *echtes Antigen* und führt zu einer Sensibilisierung vom *anaphylaktischen* Typ, die sich von der Tuberkulinempfindlichkeit deutlich unterscheidet (s. III 1). Das ebenfalls farblose Tuberkuloprotein B hat ein Molekulargewicht von 16000; es ist fast ebenso gut löslich und spezifisch tuberkulinwirksam wie A. Über seine Antigenität ist nichts Bestimmtes bekannt. Das Tuberkuloprotein C ist bernsteingelb, schlechter löslich; sein Molekül ist möglicherweise größer als dasjenige von A. Es ist eng mit den Nucleinsäuren verbunden. Seine spezifische Wirksamkeit ist paradoxerweise relativ niedrig für hochempfindliche, und relativ stark für schwach tuberkulinempfindliche Individuen. Über seine Antigenität wird vorläufig nichts berichtet.

Geht man von *erhitzten* Kulturfiltraten aus, dann findet man ein spezifisch stark wirksames Protein mit einem Molekulargewicht von 16000, und ein schwächer wirksames mit einem solchen von etwa 9000. Es ist bemerkenswert, daß durch *Erhitzen* die Fähigkeit des ursprünglichen Kulturfiltrates zur *anaphylaktischen Sensibilisierung graduell verlorengeht* (McCarter und Watson). Auch schon Küster und Maschmann und andere frühere Untersucher stellten die Sensibilisierungsfähigkeit von nichterhitztem Sauton-Tuberkulin fest. Man stellt sich vor, daß beim Erhitzen das sehr labile und antigen wirksame Tuberkuloprotein A zu kleineren, nicht mehr antigen wirksamen, aber immer noch spezifisch tuberkulinwirksamen Molekülen degradiert wird (Seibert, Pedersen und Tiselius). Dies ist auch der Grund, warum klinisch brauchbare Tuberkulinpräparate (Alttuberkulin, gereinigtes Tuberkulin) nur aus erhitzten Filtraten hergestellt werden können, denn unerhitzte Präparate führen bei wiederholter Applikation zu störenden Sensibilisierungserscheinungen vom anaphylaktischen Typ.

Spezifisch tuberkulinwirksame Eiweißfraktionen lassen sich aber nicht nur aus Kulturfiltraten, sondern auch aus den Leibern von *gewaschenen Bacillen* isolieren [Übersicht bei Seibert (c)]. Das Zellgerüst kann man dabei durch Ausfrieren, Eintrocknen, Ultraschalleinwirkung usw. aufzureißen versuchen. Zu diesen Bacilleneiweißen ist auch das Tebeprotin zu rechnen, das nach Toenniessen und Schwenkenbecher ein Molekulargewicht von 150000 besitzen und trotz dem Fehlen von Erhitzen im Herstellungsprozeß keine sensibilisierende Wirkung haben soll.

Maschmann und Küster hatten 1931 über die Trennung eines im Tuberkulin enthaltenen dialysablen „*Todstoffes*" (verantwortlich für den Tuberkulinschocktod) von einem nichtdialysablen „*Hautstoff*" (verantwortlich für die Hautreaktion) berichtet. Diese Ergebnisse haben aber, vor allem außerhalb Deutschlands, keine volle Anerkennung gefunden und konnten von Lindner in der Folge nicht bestätigt werden; sie sind auch mit der eben skizzierten Untersuchung der Tuberkuloproteine nicht recht in Einklang zu bringen, da diese gezeigt hat, daß gerade die höchste Haut- und die höchste Schockwirksamkeit im gleichen Protein A vereinigt sind.

Abschließend kann gesagt werden, daß die spezifische Tuberkulinwirksamkeit eine Eigenschaft vieler vom Tuberkelbacillus aufgebauter Eiweißkörper ist, sowohl derjenigen, die in die Kulturflüssigkeit gelangen, als auch derjenigen, welche Bausteine des Bacillus darstellen. Das erklärt uns bereits, wieso nicht nur Tuberkulin, sondern auch Tuberkelbacillen im empfindlichen Organismus Veränderungen vom Typus der Tuberkulinreaktion setzen können. Sichere Anhaltspunkte für die Anwesenheit bestimmter prosthetischer Gruppen in den aktiven Eiweißmolekülen besitzen wir nicht; möglicherweise sind es gewisse stabile Peptidgruppen innerhalb des Moleküls, welche als Träger der spezifischen Wirksamkeit in Betracht kommen (Lindner).

3. Entstehung des Tuberkuloproteins.

Über die Art und Weise, wie die aktive Substanz des Tuberkulins in der Kulturflüssigkeit gebildet wird, liegen in der Literatur nur spärliche exakte Angaben vor. Es scheint allgemein die Auffassung zu bestehen, daß *autolytische* Prozesse an den Tuberkelbacillen die Hauptrolle spielen.

Nach eingehenden Untersuchungen von Corper und Cohn (a) sind die autolytischen Fermente der Bacillen für die Bildung des Tuberkuloproteins verantwortlich zu machen. Diese Produktion setzt erst etwa bei einen Monat alten Kulturen ein, d. h. beim Altern derselben. Werden Bacillen solcher Kulturen sorgfältig gewaschen und dann auf ihre Tuberkulinbildungsfähigkeit unter verschiedenen Bedingungen geprüft, so kann man folgendes beobachten: Am meisten Tuberkuloprotein bilden Bacillen, die in *Toluol* (Tötung der Bacillen unter Schonung der Fermente) bei 37⁰ C gehalten werden; das Maximum der Produktion wird nach einer Woche erreicht. In der Kälte geht der Prozeß nicht. Stark gehemmt wird er, wenn die Bacillen im Autoklav erhitzt, oder ihre Fermente durch Cyankali blockiert werden; auch die lebenden, in Pufferlösungen gehaltenen Kontrollkulturen, sind weniger ergiebig als diejenigen in Toluol.

4. Standardisierung der Tuberkuline.

Schon R. KOCH (d) hat darauf hingewiesen, daß die Ausbeute an aktiver Substanz im Tuberkulin trotz unveränderter Arbeitsmethoden und gleicher Bacillenstämme stark variiere. Modernere Arbeitsmethoden haben daran wenig geändert; zwischen verschiedenen Chargen von Alttuberkulin können nach REGAMEY in bezug auf biologische Wirksamkeit Wertunterschiede bis 1:10 auftreten. Solche Unterschiede dürfen aber, im Hinblick auf eine zuverlässige Diagnostik und auf die Ausführung von Tuberkulinproben bei der sich immer mehr durchsetzenden Tuberkuloseschutzimpfung, nicht mehr länger toleriert werden.

Voraussetzung für eine Kontrolle der im Handel befindlichen Tuberkuline ist die Einführung eines international anerkannten *Standards*, sowie einer *Maßeinheit*. Seit 1928 wird, auf Anregung einer Standardisierungskommission des Völkerbundes, ein solches *Standard-Alttuberkulin* im dänischen Seruminstitut Kopenhagen aufbewahrt. Die gereinigten Tuberkuline (GT, PPD) werden vorläufig noch, wenigstens in Europa, diesem Standard angeglichen. In den USA. existiert seit 1941 ein Standard für gereinigtes Tuberkulin (PPD-S nach SEIBERT und GLENN).

Als *Tuberkulineinheit* (TE) gilt seit 1939 der 100000ste Teil von 1 cm³ Standard-Alttuberkulin, d. h. 1 cm³ dieses Tuberkulins enthält 100000 TE.

Die Beziehungen zwischen den Tuberkulineinheiten, den Verdünnungen von Alttuberkulin (für die Intracutanprobe) und den äquivalenten Mengen von gereinigtem Tuberkulin sind aus Tabelle 1 ersichtlich.

Tabelle 1.

Menge einer Verdünnung von Alttuberkulin		Entsprechende Menge GT	TE
0,1 cm³ 1:10000	(= 0,01 mg = 10^{-5} g[1])	0,00002 mg	1
0,1 cm³ 1:1000	(= 0,1 mg = 10^{-4} g)	0,0002	10
0,1 cm³ 1:100	(= 1 mg = 10^{-3} g)	0,002	100
0,1 cm³ 1:10	(= 10 mg = 10^{-1} g)	0,02	1000

[1] Verdünnungen nach LIEBERMEISTER (c).

Um Tuberkuline miteinander vergleichen zu können, ist man, angesichts der Eiweißnatur der Wirksubstanz, auf biologische Prüfungsmethoden angewiesen. Die älteste, schon von R. KOCH (d) angewendete, ist diejenige des *Tuberkulinschockes* am tuberkulösen Meerschweinchen; sie wurde bis 1953 in Deutschland in der von DÖNITZ angegebenen Form zur staatlichen Prüfung verwendet, und beruht auf der Zählung toter Tiere 24 Std nach subcutaner Injektion des zu prüfenden Tuberkulins an einer Reihe von tuberkulösen Meerschweinchen. Die individuell stark schwankende Schockempfindlichkeit der Tiere, sowie die oft bestehende Divergenz zwischen Haut- und Schockempfindlichkeit waren Gründe dafür, daß die Resultate dieser Methode nie recht befriedigen konnten (DAVY und TISON).

Man stützt sich daher jetzt allgemein auf die *intracutane* Prüfungsmethode an Tier oder Mensch. In Deutschland und in der Schweiz verwendet man die

Methode von PRIGGE und DÖHMEN und titriert die Wirksamkeit des Tuberkulins nach dem Dosisintervall, innerhalb dessen der Umschlag von uncharakteristischer zu deutlicher Intracutanreaktion an der Flanke tuberkulöser Meerschweinchen erfolgt; als Indicatorwert gilt eine Reaktionsfläche von etwa 40 qm² (entspricht einem Durchmesser der Papel von etwa 7 mm). Im staatlichen Seruminstitut von Kopenhagen wird nach den Angaben von HOLM und LIND zunächst eine intracutane Vorprobe beim Meerschweinchen ausgeführt, die Hauptprobe erfolgt dann intracutan beim Menschen; es sei allerdings schwierig, immer über die genügende Anzahl geeigneter Versuchspersonen zu verfügen. SEIBERT (c) findet es besonders wichtig, gereinigtes Tuberkulin am Meerschweinchen in demjenigen Konzentrationsbereich zu prüfen, der für die diagnostische Verwendung beim Menschen in Frage komme, und dies ist angesichts der konstitutionell schwächeren Tuberkulinempfindlichkeit dieses Tieres schwer zu erreichen. Im übrigen befürwortet sie ebenfalls die Intracutanreaktion am Menschen.

5. Haltbarkeit der Tuberkuline und Herstellung der Tuberkulinverdünnungen.

Sowohl die unverdünnten Stammlösungen von Alttuberkulin, als auch die trocken im Vakuum aufbewahrten, gereinigten Tuberkuline (GT, PPD) zeigen selbst bei jahrelanger Aufbewahrung keine Einbuße ihrer Wirksamkeit. CORPER und COHN (b) ließen Tuberkelbacillenkulturen 8 Jahre lang unberührt im Brutschrank stehen und konnten aus der verbleibenden Kulturflüssigkeit das wirksame Tuberkuloprotein fast ohne Aktivitätsverlust gewinnen; die autolytischen Fermente der Tuberkelbacillen sind also nur imstande, Tuberkulin zu bilden, nicht aber, dieses weiter abzubauen. Adäquat auf ein p_H von 7,0 hin gepufferte und ohne weiteren Zusatz versehene Verdünnungen von Tuberkulin bis 1:1000 können nach Angaben dieser Autoren in zugeschmolzenen braunen Ampullen 9 Jahre lang bei Zimmer- oder Kühlschranktemperatur (jedoch nicht im Brutschrank) ohne Aktivitätsverlust aufbewahrt werden. Verdünnungen in ungepufferter Kochsalzlösung sind hingegen nicht stabil.

Wegen dieser Aktivitätsverluste ist es allgemein üblich, nur frisch zubereitete Verdünnungen zu verwenden, oder diese höchstens 2 Wochen (1:100 und 1:1000) bzw. eine Woche (stärkere Verdünnungen) aufzubewahren (ICKERT). Dies gilt sowohl für das Alttuberkulin, als auch für das aufgelöste gereinigte Tuberkulin (GT, PPD). Als Verdünnungsflüssigkeit genügt bei sofortigem Gebrauch physiologische Kochsalzlösung, bei etwas längerer Aufbewahrung ist ein bactericider Zusatz von Phenol (0,5%) oder Chinosol (0,01%) zu fordern. Für die Herstellung der Verdünnungen können die gleichen graduierten 1 cm³-Ganzglasspritzen verwendet werden, die man für die Ausführung der MANTOUX-Reaktion braucht. Es ist unbedingt notwendig, darauf zu achten, daß die verwendeten Spritzen, Kanülen und Aufbewahrungsflaschen immer nur mit derselben Tuberkulinverdünnung in Kontakt kommen, da Tuberkuloproteinreste außerordentlich zähe an den Wandungen haften bleiben [ZIELER (c)] und durch die üblichen Reinigungsmaßnahmen nicht zu beseitigen sind, was namentlich bei der Herstellung starker Verdünnungen zu groben Fehlern Anlaß geben kann (ICKERT, CANETTI, NELSON, SEIBERT und LONG). Tuberkulin wird auch durch längeres Erhitzen im Autoklav nicht inaktiviert; ICKERT empfiehlt Schwefelsäure zur Reinigung. Nach NELSON und Mitarbeitern genügt Kochen in Seifenlösung während 10 min, oder Einlegen während 24—36 Std in eine Reinigungsflüssigkeit aus Schwefelsäure und Kaliumdichromat.

6. Tuberkuline verschiedener Tuberkelbacillentypen.

Die Kulturen aller Tuberkelbacillentypen, sowie auch diejenigen von säurefesten Saprophyten können als Ausgangsmaterial für die Herstellung von Tuberkulin gewählt werden. Zwischen den Tuberkulinen der verschiedenen Warmblütertuberkelbacillen besteht eine enge biologische Verwandtschaft. Es ist
allerdings schwierig, diese verschiedenen Tuberkulintypen miteinander zu vergleichen, erstens wegen der Fehlerquellen biologischer Testmethoden, zweitens
weil schon zwischen Tuberkulinchargen vom gleichen Bacillenstamm oft beträchtliche Wirkungsunterschiede zu beobachten sind (s. oben).

Wohl die zuverlässigsten Resultate wird man erzielen können, wenn man als
Vergleichsobjekt mit gleichen Methoden hergestellte gereinigte Tuberkuline verschiedener Typen wählt. Green hat in England PPD von verschiedenen Mykobakterien hergestellt und in bezug auf die Hautreaktivität an Gruppen von
je 8 Meerschweinchen geprüft, die jede mit einem dieser Typen infiziert worden
war. Die in Tabelle 2 eingesetzten Werte entsprechen der Anzahl Gewichts-
einheiten von heterologem PPD, die notwendig ist, um eine Hautreaktion gleicher
Stärke auszulösen, wie eine Gewichtseinheit des homologen PPD. Auch Jensen
und Lind haben entsprechende Versuche mit verschiedenen gereinigten Tuberkulinen durchgeführt und haben ähnliche Resultate erhalten, ebenso Seibert
und Du Four.

Tabelle 2. *Spezifität der gereinigten Tuberkuline verschiedener Bacillentypen.* (Nach Green.)

Sensibilisierende Infektion mit	Hautreaktion mit PPD von					
	T. humanus	T. bovinus	T. galli-naceus	Johnescher Bacillus	M. Phlei	BCG
M. Phlei	150	150	100	50	1	150
T. humanus	1	$^1/_2$	20	30	150	2
T. bovinus	1	1	40	30	150	2
T. gallinaceus.	20	40	1	3	100	40
Johnescher Bacillus . .	10	10	3	1	50	10
BCG	1	$^1/_2$	20	30	150	1

Erläuterungen der Zahlen siehe Text.

Diesen experimentellen Befunden entspricht auch die klinische Erfahrung.
Lind und Tolderlund prüften *humanes* und *bovines* gereinigtes Tuberkulin
an Patienten mit tuberkulöser Infektion, hervorgerufen durch den humanen
oder durch den bovinen Typus, und fanden keinen Unterschied in der Reaktionsweise dieser beiden Tuberkuline an beiden Patientengruppen. Holm hatte
bereits dasselbe für das Alttuberkulin der beiden Typen festgestellt. Nach
Lind und Holm ist gereinigtes *BCG-Tuberkulin* bei Personen mit aktiver Tuberkulose etwa 4mal schwächer als gereinigtes humanes Tuberkulin; prüft man
hingegen bei BCG-Geimpften, so erweisen sich beide Tuberkuline als ungefähr
gleich stark; es soll sogar Geimpfte geben, die nur mit BCG-Tuberkulin positiv
reagieren. Gleiche Erfahrungen konnte Quaiser machen. Ruziczka berichtet
über stärkere Reaktionen mit BCG-Tuberkulin bei BCG-Geimpften; dieses
Tuberkulin sei allerdings 7mal stärker eingedickt worden, um es gleichwirkend
wie Standardtuberkulin zu machen. W. Schmidt fand bei 50 Tuberkulösen
gleiche Durchschnittswerte für die Mantoux-Proben mit humanem und bovinem
Alttuberkulin. Dietl und Koszler prüften aviäres Tuberkulin an Kindern:
von 110 auf humanes Tuberkulin positiv reagierenden Kindern hatten 83 auch
eine positive Reaktion mit aviärem Tuberkulin; umgekehrt waren unter 18

human negativen Kindern 2 aviär positive (ohne Anhaltspunkte für eine Infektion mit dem T. gallinaceus). Nach B. Lange und E. Lange besteht beim Menschen ein gewisser Parallelismus zwischen der Wirkungsintensität von gewöhnlichem Alttuberkulin und derjenigen von Tuberkulinen verschiedener *saprophytärer* Mykobakterien, letztere geben allerdings viel schwächere Reaktionen.

III. Erzeugung und Wesen der Tuberkulinempfindlichkeit.

1. Tuberkulinempfindlichkeit und andere allergische Reaktionsformen.

Die Sonderstellung der Tuberkulinempfindlichkeit im Rahmen der allergischen Reaktionsformen wurde erst allmählich erkannt. Um dies zu veranschaulichen, ist ein kleiner Exkurs in einige Gebiete der allgemeinen Allergielehre notwendig.

Der Organismus kann beim Kontakt mit einer antigen wirkenden Substanz folgende Formen verstärkter Reaktionsfähigkeit erwerben:

a) **Anaphylaxie** (Richet). Dieser Zustand wird in der Regel durch eine einmalige Applikation eines geeigneten Antigens (z. B. artfremdes Serumeiweiß) erzeugt. Gelangt nun dieses Antigen erneut in die Blutbahn, so resultiert daraus bei großer Dosis ein nach wenigen Minuten einsetzender dramatischer zirkulatorischer Kollaps, bei kleinerer Dosis entstehen generalisierte Ödeme, Urticaria und die Beschwerden der „Serumkrankheit". Die Haut solcher Individuen reagiert bei intracutaner Applikation des Antigens mit einer in *wenigen Minuten bis Stunden* sich bildenden ödematösen Quaddel, die auch rasch wieder verschwindet.

b) **Arthus-Phänomen** (Arthus). Wird das artfremde Eiweiß wiederholt und in geeigneten Zeitabständen parenteral gegeben, so bildet sich neben dem oben beschriebenen anaphylaktischen Zustand eine von Injektion zu Injektion immer stärker werdende lokale Reaktionsfähigkeit an der Stelle des Antigeneintrittes. Diese kann schließlich so stark sein, daß es an der Injektionsstelle in Stunden zu einer äußerst intensiven Reaktion mit Hämorrhagien und Nekrosen kommt, die zur Einschmelzung der umliegenden Gewebe führt, und die man Arthus-*Phänomen* nennt.

c) **Allergische Krankheiten, Allergosen (Idiosynkrasien).** In diese Kategorie gehören wohlbekannte klinische Erscheinungen wie Heuschnupfen, Asthma bronchiale und Ekzem. Für die Prägung dieser Reaktionsformen sind besondere konstitutionelle Momente, die Art und der Eintrittsweg des Allergens, sowie auch eine bestimmte Gewebsdisposition verantwortlich zu machen. Unter geeigneten Versuchsbedingungen läßt sich aber auch bei ihnen die Bereitschaft zu einer anaphylaktischen Reaktion nachweisen [Rich (b)].

Diesen drei soeben skizzierten allergischen Reaktionsformen (Anaphylaxie, Arthus-Phänomen, allergische Krankheiten) liegt, obschon sie sich klinisch auf recht verschiedene Weise manifestieren, nach Ansicht der meisten Autoren [unter anderem Doerr, Rich (b)] der gleiche Mechanismus zugrunde. Von den gemeinsamen Merkmalen seien folgende wichtigste angeführt: der Höhepunkt der Reaktion wird in *kurzer Zeit* (in Minuten oder höchstens Stunden, je nach Eintrittspforte des Antigens) erreicht; das *Histamin* spielt bei der Gewebsreaktion eine wichtige Rolle; an der Reaktionsstelle kommt es meistens zu einer Ansammlung von *eosinophilen* Leukocyten, die Bereitschaft zu diesen allergischen Reaktionsformen läßt sich durch Serum *passiv* auf andere, nichtsensibilisierte Individuen *übertragen*.

d) Bei Infektionskrankheiten, namentlich bei solchen, die zu einem chronischen Verlauf neigen, kann eine besondere Art veränderter Reaktionsweise auftreten, welche sehr wahrscheinlich ebenfalls in den Formenkreis der Allergie gehört (vgl. die Ausführungen unter III 4), welche sich aber auf Grund verschiedener Merkmale deutlich von den oben beschriebenen allergischen Reaktionsformen abgrenzen läßt. Für diesen besonderen Zustand existieren Bezeichnungen wie *bakterielle Allergie, Infektionsallergie, infektiöse Überempfindlichkeit* u. a. m.; da er bei der Tuberkulose am eingehendsten studiert wurde und sich dort als Tuberkulinempfindlichkeit manifestiert, spricht man auch von einer Reaktion vom *Tuberkulintyp,* oder, indem man auf die besonderen zeitlichen Verhältnisse anspielt, von einer *Spätreaktion* („delayed reaction"). Neben der Tuberkulose führen auch zahlreiche andere Infektionskrankheiten wie Lepra, Lues, Rotz, Brucellosen, Pocken, Mykosen usw. in mehr oder weniger hohem Grade zu dieser Form von Sensibilisierung, ferner kann sie auch experimentell unter gewissen Bedingungen mit Eiweiß, namentlich Serumeiweiß, erzeugt werden [Dienes (b), Hanks, Metaxas und Metaxas-Bühler (c)].

Die Reaktion vom Tuberkulintyp unterscheidet sich in folgenden Punkten [nach Rich (b)] von den übrigen allergischen Reaktionen (welche letzteren wir hier der Einfachheit halber unter den Begriff der Anaphylaxie subsumieren):

α) Werden das Antigen bzw. Bakterien und ihre Produkte in die Haut verbracht, so entsteht bei der anaphylaktischen Reaktion eine ödematöse Quaddel, die ihren Höhepunkt schon nach kurzer Zeit erreicht und in wenigen Stunden wieder verschwindet (oder zur Nekrose fortschreitet wie beim Arthus-Phänomen). Die Reaktion vom Tuberkulintyp hingegen tritt nach einer Latenzzeit von einigen Stunden in Erscheinung und erreicht ihren Höhepunkt erst in den folgenden 24—48 Std; sie ist durch eine derbe Papel (mit oder ohne Erythem) charakterisiert, welche unter Umständen ebenfalls zu zentraler Nekrose und Einschmelzung führen kann.

β) Der Eintritt des Antigens in die *Blutbahn* bewirkt in beiden Fällen schwere Allgemeinerscheinungen, eventuell den Tod. Während aber der anaphylaktische Schock brutal in wenigen Minuten hereinbricht und rasch überwunden wird, oder mit dem Tod endet, ist das Erscheinen des *Tuberkulinschockes* ebenfalls *verzögert,* auch in schweren Fällen; der Tod erfolgt selten früher als 16—24 Std nach der Injektion.

γ) Im Gegensatz zur Anaphylaxie kann die Reaktionsfähigkeit vom Tuberkulintyp mit Serum *nicht passiv übertragen werden.* Die Übertragung durch lebende Zellen oder deren Extrakte bildet einen Sonderfall und soll weiter unten (III 2 d) besprochen werden.

δ) *Zellen* eines bakteriell empfindlichen Organismus werden *in vitro* (Gewebskulturen) beim Kontakt mit dem spezifischen bakteriellen Protein schwer geschädigt, während das für die Zellen eines anaphylaktischen Organismus beim Kontakt mit dem entsprechenden Antigen *in vitro* nicht der Fall ist.

ε) Die bei der anaphylaktischen Reaktion anzutreffende Tendenz zur Ansammlung von *eosinophilen Leukocyten* fehlt in der Regel bei der Reaktion vom Tuberkulintyp.

Diese scharfe Abgrenzung der *Frühreaktionen* des anaphylaktischen Typs von den *Spätreaktionen* des Tuberkulintyps verdanken wir in erster Linie den experimentellen Arbeiten von Dienes (a, b, c), obschon bereits Bessau (a) und Zinsser (1921) auf diese Unterschiede hingewiesen hatten. Auch Rich, Boquet, Sandor und Schaefer, Nikolajew, Aronson, Tezner, Laporte, Sylla, Canetti, Uehlinger und Siebenmann, v. Albertini, Keller setzen sich für diese Unterscheidung ein, wobei sie sich zum Teil auf Untersuchungen an Gewebskulturen stützen. Eine eingehende Besprechung dieses Problems erfolgt unter III 4.

Eine saubere Trennung der beiden Reaktionsformen ist nicht nur in theoretischer Hinsicht wertvoll, sondern auch aus praktischen Gründen von besonderem Interesse, denn gerade bei tuberkulösen Patienten kommen diese beiden Sensibilisierungsformen nicht selten nebeneinander vor. So z. B. neben der echten Tuberkulinempfindlichkeit die anaphylaktische Empfindlichkeit auf das im Alttuberkulin Koch enthaltene Pepton, ferner die mit den Kohlenhydraten der Tuberkelbacillen zu erzielende Anaphylaxie, vor allem aber die anaphylaktischen Frühreaktionen, die man nach Sensibilisierung durch unerhitzte Tuberkuloproteine (s. unter II 2c) erreichen kann. Schließlich beruhen zahlreiche sich widersprechende Forschungsergebnisse früherer Autoren, vor allem was die passive Übertragbarkeit der Tuberkulinempfindlichkeit anbelangt, zum großen Teil auf einer Verwechslung dieser beiden Zustände.

Diese begrifflich klare Unterscheidung der anaphylaktischen Reaktionen von der Tuberkulinreaktion soll aber nicht darüber hinwegtäuschen, daß zwischen diesen beiden Reaktionstypen Zusammenhänge und Übergänge bestehen können. Auf solche Korrelationen hat DIENES (b) als erster hingewiesen. Er injizierte tuberkulösen Meerschweinchen Eiklar in tuberkulös veränderte Lymphknoten oder Hoden und fand in der Folge an diesen Tieren bei Intracutantesten mit Eiklar statt der erwarteten Reaktion vom anaphylaktischen Typ unverkennbar verzögerte Reaktionen vom Tuberkulintyp. Übertrug er aber das Serum dieser Tiere auf nicht vorbehandelte Tiere, dann trat bei letzteren passiv eine Reaktionsbereitschaft vom anaphylaktischen Typ auf. HANKS konnte diese Befunde bestätigen und wies zudem nach, daß zur Induktion einer verzögerten Reaktion die Anwesenheit von tuberkulösem Gewebe nicht notwendig ist: er injizierte Tuberkelbacillen in den rechten Hoden von Meerschweinchen, entfernte am folgenden Tag diesen rechten Hoden und spritzte den Tieren 4 Std später Pferdeserum in den linken Hoden; 10 Tage später zeigten diese Tiere mit Pferdeserum Hautreaktionen vom Tuberkulintyp.

Des weiteren konnte DIENES nachweisen, daß jeder anaphylaktischen Empfindlichkeit eine kurze Phase von verzögerter Reaktionsfähigkeit vom Tuberkulintyp vorangeht. Sensibilisiert man nämlich Meerschweinchen gegen Eiklar oder sonst ein anderes eiweißhaltiges Antigen, so geben diese Tiere am 3. bis 6. Tag nach der sensibilisierenden Injektion Reaktionen vom Tuberkulintyp; die Fähigkeit zur anaphylaktischen Sofortreaktion stellt sich erst einige Tage später ein. RICH (b) konnte diese Befunde bestätigen, ebenso SIMON und RACKEMANN bei Untersuchungen an Menschen. Nach DIENES (b) stellt also die Tuberkulintypreaktion eine *Vorstufe* der anaphylaktischen Reaktion dar, die unter den besonderen Bedingungen der tuberkulösen und anderer Infektionen nicht oder nur unvollständig überwunden werden kann. METAXAS und METAXAS-BÜHLER (c) konnten beim serumallergischen Meerschweinchen beide Reaktionsformen gleichzeitig nachweisen und durch passive Übertragung voneinander trennen.

Diese Beobachtungen lassen die Komplexität des ganzen Problems erkennen, geben vielleicht aber auch den Schlüssel zum Verständnis gewisser Beobachtungen aus der Praxis der Tuberkulinproben. So kann man gelegentlich sehen [in Anlehnung an die analogen Beobachtungen v. PIRQUETs (b) bei wiederholter Pockenschutzimpfung], daß bei häufiger Wiederholung von Tuberkulinproben in kurzen Abständen die Reaktionen zeitlich immer rascher ablaufen. Besonders prägnant hat dies E. RIST für die subcutane Tuberkulinprobe beschrieben. Durch eine rasche Folge stark ansteigender Dosen (bis 3 g unverdünntes Alttuberkulin!) erzielte er schließlich Reaktionen mit ausgedehntem Ödem, die ihr Maximum in weniger als einer Stunde erreichten und sehr rasch wieder verschwanden. Nach einer Pause von 2—4 Wochen hatte diese ungewöhnliche Reaktionsweise wieder der anfänglich vorhandenen klassischen vom Tuberkulintyp Platz gemacht. Ähnliche Beobachtungen finden wir bei Fernbach.

2. Die Erzeugung der Tuberkulinempfindlichkeit.

a) Durch lebende Tuberkelbacillen.

Es ist eine allgemein bekannte Tatsache, daß eine Infektion mit lebenden Tuberkelbacillen bei Tier und Mensch mit wenigen Ausnahmen eine Tuberkulinempfindlichkeit erzeugt. Dies gilt für alle Warmblütertuberkelbacillen, wobei die Infektion mit dem einen Typ auch zur Sensibilisierung gegenüber Bacillen oder bacilläre Produkte der anderen Typen führt (s. unter II 6).

b) Durch abgetötete Tuberkelbacillen.

Im Rahmen von Immunisierungsversuchen bei Meerschweinchen gelang es Bessau (a) nachzuweisen, daß sich eine Tuberkulinempfindlichkeit auch mit toten Tuberkelbacillen erzeugen läßt. Er verwendete dazu Bacillen, die vorsichtig durch Hitze (2 Std bei 65° C) abgetötet worden waren. Die sensibilisierende Wirkung ist allerdings viel schwächer als diejenige von lebenden Bacillen, auch bei Anwendung viel größerer Dosen. Zudem ist diese Wirkung nur von kurzer Dauer (einige Monate). Diese Ergebnisse wurden in der Folge wiederholt bestätigt (Petroff und Stewart) und lassen sich auch auf den Menschen übertragen.

Es hat sich gezeigt, daß man den Grad der Sensibilisierung beträchtlich verstärken kann, wenn eine Suspension von abgetöteten Bacillen in Paraffin oder verschiedenen Mineralölen injiziert wird (Coulaud, Saenz). Hensel konnte mit 5 mg in Lanolin eingebetteter, hitzegetöteter Tuberkelbacillen bei Meerschweinchen eine Tuberkulinempfindlichkeit erzeugen, die fast so stark war, wie diejenige einer virulenten Infektion, und die bis 17 Monate lang andauerte. Derartige Sensibilisierungen eignen sich besonders gut für die experimentelle Erforschung der Tuberkulinempfindlichkeit, da hier die Versuche nicht durch eine begleitende bakterielle Invasion gestört werden.

c) Durch chemische Bestandteile des Tuberkelbacillus.

Die Tatsache, daß das Tuberkulin befähigt ist, den durch eine tuberkulöse Infektion umgestimmten Organismus zu einer besonderen Reaktion zu veranlassen, hat schon früh zur Vermutung geführt, daß dieses (oder das darin enthaltene Tuberkuloprotein) auch imstande sei, bei geeigneter Einführung für sich allein den Zustand der Tuberkulinempfindlichkeit in einem nicht infizierten Organismus zu erzeugen, daß es also, in Anlehnung an die Verhältnisse bei anderen allergischen Zuständen, die Eigenschaften eines *Antigens* besitze. Hier fehlt der Raum, auf die sehr zahlreichen Versuche einzugehen, die sich mit dieser Frage beschäftigt haben; es sei diesbezüglich auf die ausführliche Darstellung im Buch von Rich (b) verwiesen. Man kann zusammenfassend dazu sagen, daß alle Versuche, den menschlichen oder tierischen Körper mit Tuberkulin, oder mit den einzelnen chemischen Fraktionen desselben zu sensibilisieren, entweder völlig fehlgeschlagen oder zu einer Umstimmung geführt haben, die sich als anaphylaktische Frühreaktion bekundete (die anaphylaktogenen Eigenschaften der unerhitzten Tuberkuloproteine und der Kohlenhydrate des Tuberkulins sind im Kapitel II besprochen worden). Es ist somit nicht möglich, auf diesem Weg zu einer Sensibilisierung zu gelangen, die unzweideutig die Merkmale der Empfindlichkeit vom Tuberkulintyp trägt, sich in verzögerten Reaktionen bekundet und passiv nicht übertragbar ist. *Das Tuberkulin ist also*, wenigstens in bezug auf die Tuberkulinempfindlichkeit im Sinne unserer Definition, *kein Antigen, sondern ein Hapten* (ICKERT, PRIGGE, CATEL und WEIDMANN, BOQUET).

Seit MUCH haben zahlreiche Forscher die Vermutung geäußert, daß das Eiweiß nur in Kombination mit Lipoiden sensibilisierend wirke. RAFFEL und seinen Mitarbeitern ist es gelungen, dieser Vermutung eine konkrete Form zu geben. Er konnte nachweisen, daß sich bei Meerschweinchen und Kaninchen eine echte Tuberkulinempfindlichkeit erzeugen läßt, wenn man sie mit einer Mischung von *Tuberkuloprotein* und einer *gereinigten Wachsfraktion von Tuberkelbacillen* behandelt, oder diese beiden Substanzen getrennt im Abstand von wenigen Stunden injiziert. Dabei ist das Wachs für sich allein völlig unwirksam; es hat aber offenbar die Fähigkeit, die sensibilisierende Wirkung des Eiweißes in die Richtung einer Reaktionsbereitschaft vom Tuberkulintyp zu steuern. Dem entspricht auch, daß Tuberkelbacillen, die durch Extraktion ihrer Wachsfraktion beraubt worden sind, infolge dieser Behandlung gleichzeitig ihre Fähigkeit verlieren, eine Tuberkulinempfindlichkeit zu erzeugen. Unter den verschiedenen Stoffen, aus welchen sich das gereinigte Wachs zusammensetzt, scheint ein Lipopolysaccharid als wirksame Substanz in Frage zu kommen; dieses besitzt als Hauptbestandteil das Polysaccharid W, das im Tuberkulin nicht vorkommt, und an welchem Mykolsäure, einige andere Fettsäuren, sowie drei Aminosäuren gekoppelt sind.

Von besonderem Interesse ist, daß RAFFEL eine Reaktionsfähigkeit vom Tuberkulintyp auch dann erzeugen konnte, wenn er das gereinigte Wachs statt mit Tuberkuloprotein mit irgendeinem anderen Eiweiß (z. B. Eiklar) oder sogar mit einer organischen Substanz wie *Pikrylchlorid* verband. Damit ist eine Brücke geschlagen zu den Beobachtungen von DIENES und von HANKS, denen es gelungen war, durch Injektion von Eiklar oder Pferdeserum in tuberkulös veränderte Gewebe eine Reaktionsfähigkeit vom Tuberkulintyp gegenüber diesen Eiweißen zu erzeugen (s. C 11). Diese „künstliche" Tuberkulinempfindlichkeit ist nicht von einer gesteigerten antiinfektiösen Resistenz begleitet, was dafür spricht, daß „Allergie" und „Immunität" nicht parallel gehen (s. unter IX 2).

Diese Forschungsresultate von RAFFEL und seinen Mitarbeitern konnten von MYRVIK und WEISER vollumfänglich bestätigt werden. Es ist zu erwähnen, daß auch CHOUCROUN unabhängig von RAFFEL zu ähnlichen Resultaten gelangt war. Ebenso scheinen PARAF und Mitarbeiter bei Verwendung von α-disubstituierten Fettsäuren eine echte Tuberkulinempfindlichkeit erzeugt zu haben.

d) Passiv durch Übertragung von lebenden tuberkulinempfindlichen Zellen.

Wie noch später dargelegt werden wird (III 4b), ist die Tuberkulinempfindlichkeit als eine Eigenschaft der meisten Zellen des sensibilisierten Organismus nachzuweisen. Es ist also theoretisch zu erwarten, daß sich diese Eigenschaft durch Überimpfung solcher Zellen auch passiv auf einen nichtempfindlichen Organismus übertragen läßt. Bereits BAIL hat derartige Versuche angestellt, indem er die von tuberkulösem Gewebe durchsetzte Leber und Milz tuberkulöser Meerschweinchen als Brei gesunden Meerschweinchen intraperitoneal injizierte; diese Tiere gingen an typischem protrahiertem Tuberkulinschock zugrunde, wenn man ihnen 2—72 Std nach dem Organbrei Tuberkulin irgendwo subcutan injizierte. Das Problem ist dann in weniger grober Weise erst von CHASE wieder aufgenommen worden. Er entnahm tuberkulinempfindlichen Meerschweinchen Peritonealexsudatzellen und injizierte diese intravenös oder intraperitoneal gesunden Meerschweinchen. Nach einer Latenzzeit von 1—3 Tagen war es dann möglich, bei letzteren positive Tuberkulinhautreaktionen zu erhalten. Diese Befunde sind seither wiederholt [Metaxas und Metaxas-Bühler (a) (b), F. Schmid und Mitarbeiter, Cummings, Hoyt und Gottshall, Lawrence] bestätigt worden. Ebenfalls positive Ergebnisse hat Wesslén (a) mit der Übertragung von Lymphocyten aus dem Ductus thoracicus tuberkulinpositiver Tiere erhalten. F. Schmid und Hagge haben gezeigt, daß im durch Paraffinreiz erzeugten Peritonealexsudat tuberkulöser Meerschweinchen mononucleäre Elemente (Monocyten und Lymphocyten) vorherrschen, während in den Exsudaten tuberkulinnegativer Tiere die Polynucleären überwiegen.

Von besonderem Interesse für die Klinik sind die von Lawrence mitgeteilten Übertragungserfolge beim *Menschen:* heparinisiertem Blut von stark tuberkulinempfindlichen Spendern wurden Leukocyten entnommen, diese mehrmals gewaschen, in Tyrodescher Lösung resuspendiert und tuberkulinnegativen Empfängern intradermal injiziert. Nach kurzer Latenzzeit fallen sowohl an der Injektionsstelle als auch an entfernten Körperstellen Intracutanproben mit 0,005 mg PPD positiv aus (bis 30 mm Rötung und Papel). Die Latenzzeit beträgt etwa 6 Std, da beobachtet werden konnte, wie eine ehedem negative PPD-Probe 6 Std nach der Injektion der Zellsuspension aufflammte. Die Intensität der übertragenen Tuberkulinempfindlichkeit ist proportional der Tuberkulinempfindlichkeit des Zellspenders und der Menge der übertragenen Zellen. Die induzierte Empfindlichkeit ist beim Empfänger 4 Tage bis 3 Monate lang nachweisbar, nimmt graduell ab und kann dem gleichen Empfänger erneut wieder übertragen werden. Liquorzellen von Menschen mit tuberkulöser Meningitis können ebenfalls bei Meerschweinchen eine 1—4 Wochen lang nachweisbare Tuberkulinempfindlichkeit erzeugen (F. Schmid).

3. Faktoren, welche die Erzeugung der Tuberkulinempfindlichkeit beeinflussen.

a) Zahl und Virulenz der Erreger.

Zahl und Virulenz der Erreger haben insofern einen Einfluß auf die Erzeugung der Tuberkulinempfindlichkeit, als diese Faktoren erstens je nach Tierart das Angehen oder Ausbleiben einer sensibilisierenden Infektion bestimmen, und zweitens maßgebend auf die Länge der Inkubationszeit bis zum Auftreten der Allergisierung einwirken (Besprechung der Inkubationszeit unter V 1). Was das erstere anbelangt, so ist allgemein bekannt, daß z. B. Meerschweinchen infolge ihrer großen Empfänglichkeit auch nach kleinster Infektionsdosis an fortschreitender Tuberkulose erkranken. Bretey gelang es experimentell, 9 Meerschweinchen mit je einem einzigen Tuberkelbacillus parenteral zu infizieren, ein 10. Tier erhielt 3 Bacillen. 5 dieser Tiere erkrankten an fortschreitender Tuberkulose, die 5 übrigen konnten den Infekt überwinden, wurden aber *vorübergehend tuberkulinempfindlich.* Somit ließ sich mit dieser minimalen Bacillenmenge bei allen Tieren eine Tuberkulinempfindlichkeit erzeugen. Entsprechende Resultate hatten schon B. Lange, sowie Wámoscher und Stöcklin erhalten. Ähnliche Verhältnisse liegen wahrscheinlich auch beim Menschen vor, da nach B. Lange die spontane tuberkulöse Infektion des Menschen in der Regel auf eine sehr geringe Zahl von Tuberkelbacillen (oft auch nur ein einziger Bacillus) zurückzuführen ist.

Mit lebenden avirulenten Bacillen, sowie mit abgetöteten Bacillen läßt sich im Durchschnitt eine schwächere Tuberkulinempfindlichkeit erzeugen als mit virulenten Bacillen. Dies gilt namentlich für die Infektion mit dem *BCG-Stamm*, über die ausführlich im Abschnitt Tuberkuloseschutzimpfung berichtet wird.

BOQUET und BRETEY haben in ausgedehnten Versuchsreihen die Tuberkulinempfindlichkeit nach Infektion mit virulenten und avirulenten Bacillenstämmen geprüft. STEENKEN, OATWAY und PETROFF verdanken wir die entsprechenden Untersuchungen für R- und S-Varianten von Tuberkelbacillen. CANETTI (a) fand, daß auch unter den avirulenten Stämmen sehr große Unterschiede in bezug auf ihre sensibilisierende Wirkung bestehen. Nach UHLENHUTH und SEIFFERT ist die durch eine Infektion zu erzielende Tuberkulinempfindlichkeit geradezu ein Gradmesser für die Pathogenität des verwendeten Stammes. Sie konnten auch feststellen, daß die infolge avirulenter Infektion bedingte Abschwächung der Sensibilisierung vor allem die Hautempfindlichkeit betrifft, während die Tuberkulinschockdosis im Vergleich zur virulenten Infektion nicht besonders stark erhöht ist.

b) Eintrittspforte des Erregers.

Die Angaben verschiedener Autoren über den Einfluß des Inoculationsortes auf Entwicklungszeit und Intensität der Tuberkulinempfindlichkeit sind nicht einheitlich, dies wohl als Folge verschiedener Versuchsbedingungen. BOQUET und NÈGRE fanden beim Meerschweinchen ein rascheres Auftreten der Sensibilisierung nach subcutaner als nach intracutaner Inoculation, am raschesten ging es bei intravenöser Einführung der Bacillen. Demgegenüber stellten GASTINEL und NEVOT am Meerschweinchen in einer größeren Versuchsreihe, bei gleicher Infektionsdosis für die verschiedenen Inoculationsorte, die rascheste und intensivste Sensibilisierung bei der subcutanen und intramuskulären Infektion fest, wogegen die Einführung der Bacillen in die Venen, in den Hoden, die Trachea oder in das Peritoneum zu einer langsamen Sensibilisierung führte. Auch ELIZALDE und Mitarbeiter fanden eine langsamere Sensibilisierung nach intravenöser Applikation. Von besonderem Interesse ist, daß RAUCH nach Inhalationsimmunisierung mit einem Aerosol von lebender BCG-Vaccine keine Sensibilisierung (trotz hoher Immunitätslage) finden konnte.

c) Angeborene Resistenz des Organismus.

Es ist allgemein bekannt, daß Menschen oder Tiere mit einer hohen natürlichen Resistenz gegen eine tuberkulöse Infektion weniger oder überhaupt nicht tuberkulinempfindlich werden im Vergleich zu Individuen mit einer hohen Empfänglichkeit. Hier dürfte der oben erwähnte Faktor der Zahl der Erreger mitspielen, da die natürliche Resistenz des Organismus einen wesentlichen Einfluß auf die Vermehrung derselben ausübt [RICH (b)].

d) Konstitutionelle Bereitschaft zur Sensibilisierung.

Bereits Tierversuche zeigen, daß von Species zu Species und von Stamm zu Stamm erhebliche Unterschiede in der Sensibilisierungsfähigkeit bestehen können. Bekannt ist das Beispiel der weißen Ratten, welche bei tuberkulöser Infektion fast keine Tuberkulinempfindlichkeit entwickeln [WESSELS (a, b)]. Daß hier noch andere Faktoren als nur die oben erwähnte natürliche Resistenz im Spiele sind, erkennt man unter anderem daran, daß sich Kaninchen trotz ihrer hohen Widerstandsfähigkeit gegenüber humanen Tuberkelbacillen mit diesem Typ

leicht sensibilisieren lassen [Rich (b)]. Beim Menschen liegen ähnliche Verhältnisse vor, indem z. B. Individuen mit allergischen Krankheiten meistens eine
gegenüber dem Durchschnitt erhöhte Tuberkulinempfindlichkeit aufweisen
[Berger, Ickert (b), Carere-Comes, vgl. auch unter VI].

4. Intimer Mechanismus der Tuberkulinreaktion.

a) Tuberkulinempfindlichkeit und Antikörper.

Es unterliegt keinem Zweifel, daß bei der *anaphylaktischen* Reaktion, dem
Arthus-Phänomen, sowie den allergischen Krankheiten (Heuschnupfen usw.)
Antikörper eine maßgebliche Rolle spielen (Doerr). Dies geht am besten daraus hervor, daß man einerseits diese Zustände durch Einverleibung der entsprechenden Antikörper passiv auf andere Organismen übertragen kann, daß
es andererseits gelingt, durch Entfernung oder Absättigung der Antikörper jene
Reaktionen zu unterbinden.

Auch in bezug auf die Reaktionsfähigkeit vom *Tuberkulintyp* sind viele
solche Untersuchungen gemacht worden. Aber alle Versuche einer passiven
Übertragung der Tuberkulinempfindlichkeit durch Serum eines allergischen
Organismus, oder durch Extrakte aus tuberkulös veränderten Organen sind
entweder völlig mißlungen (unter anderem Joseph), oder haben so zweideutige
und unreproduzierbare Resultate ergeben, daß sie nicht als geglückt gelten
können [Rich (b)].

Wohl werden bei der tuberkulösen Infektion Antikörper gebildet, die sich
im Serum durch Komplementbindung, Präcipitation oder Agglutination leicht
nachweisen lassen, doch haben diese mit der Tuberkulinempfindlichkeit nichts
zu tun (s. unter IX 1). Bildung und Konzentration dieser Antikörper folgen
anderen Gesetzen als die Schwankungen der letzteren.

Wenn nun auch der für die Reaktionsfähigkeit vom Tuberkulintyp verantwortliche Antikörper bis jetzt experimentell nicht gefaßt werden konnte, so
sprechen doch zahlreiche Gründe für die Existenz eines solchen, wie bereits
v. Pirquet (b) angenommen hatte. Nach Rich (b) lassen sich folgende Argumente dafür ins Feld führen: erstens ist auch bei der anaphylaktischen Sensibilisierung nur derjenige Antikörper für die Reaktion maßgebend, der eng an
die Zellen gebunden ist, während der im Serum befindliche lediglich einen Überschuß darstellt. Somit würde bei der Tuberkulinempfindlichkeit nur gerade
soviel Antikörper gebildet, als notwendig ist, um die Zellen und Gewebe zu
sensibilisieren. Es ist allerdings bis jetzt nicht geglückt, aus solchen sensibilisierten Geweben eine Substanz mit Antikörpereigenschaften zu gewinnen.
Man muß schon Gewebe oder lebende Zellen in toto überimpfen, um diese Empfindlichkeit in die Hand zu bekommen (s. die Versuche von Chase und Lawrence unter III 2d).

Eines der wichtigsten Argumente für das Vorhandensein eines Antikörpers
bei der Sensibilisierung vom Tuberkulintyp ist wohl die außerordentlich hohe
Spezifität der Reaktion. Es wird noch weiter unten berichtet werden (IV 7),
auf was für ungeheuer große Verdünnungen von Tuberkulin der tuberkulöse
Organismus zu reagieren imstande ist [Liebermeister (a, b)]. Solche biologische Phänomene sind typisch für Antikörper-Antigenreaktionen.

Ein weiteres, für einen antikörperproduzierenden Mechanismus charakteristisches Merkmal ist die *anamnestische Reaktion*, die man, ähnlich wie bei der
anaphylaktischen Sensibilisierung, auch bei der Tuberkulinempfindlichkeit beobachten kann (s. unter V 3), und die darauf beruht, daß nach allmählichem

Erlöschen der Sensibilisierung die Körperzellen ihre Fähigkeit bewahren, bei einem erneuten Kontakt mit dem Antigen viel rascher wieder mit einer verstärkten Reaktion zu antworten, als dies nach dem erstmaligen Kontakt der Fall gewesen war.

Als weitere Argumente für die obengenannte Annahme sind nach RICH (b) schließlich noch folgende zu nennen: dieselbe konstitutionell bedingte Hyporeaktivität der weißen Ratte beiden Sensibilisierungsformen gegenüber; die Tatsache, daß in beiden Zuständen eine Desensibilisierung möglich ist; die Möglichkeit endlich, durch einen gleichen Kunstgriff (Suspension des antigenen Materials in Paraffinöl oder ähnliches, siehe unter III 2 b) in beiden Fällen eine verstärkte sensibilisierende Wirkung zu erzielen.

b) Ort der Reaktion.

Die Tatsache, daß sich bei der *Sensibilisierung vom anaphylaktischen Typ* Antikörper in der Blutflüssigkeit nachweisen lassen, soll nicht darüber hinwegtäuschen, daß sich die Antikörper-Antigenreaktion an *gewissen Geweben* auswirkt. Bei diesem Typ von Reaktion (prinzipiell gleiche Verhältnisse finden wir auch beim ARTHUS-Phänomen, sowie bei den Erscheinungen der allergischen Krankheiten wie Heuschnupfen, Asthma bronchiale usw.) beschränken sich diese Auswirkungen auf nur wenige Zellarten, nämlich auf die *Gefäßendothelien* und auf die *glatten Muskelzellen* (GERLACH; PAGEL; RICH und GREGORY; RICH und FOLLIS, v. ALBERTINI). Als direkte Folge davon treten Exsudation und Hämorrhagien durch die lädierte Gefäßwand, sowie Muskelkrämpfe auf. Diese primären Störungen können dann ihrerseits sekundär die Schädigung anderer Zellarten verursachen, was namentlich wegen der unterbrochenen Zirkulation aufzutreten pflegt.

Diese anaphylaktischen Einwirkungen auf Endothel- und Muskelzellen wurden namentlich an Gewebskulturen beobachtet, in welchen man Zellen sensibilisierter Tiere mit dem zu untersuchenden Antigen zusammenbringen kann. In solchen Versuchen erwiesen sich die anderen Körperzellen (Blutzellen, Bindegewebszellen, Leberparenchymzellen) als völlig unempfindlich dem Anaphylaktogen gegenüber [RICH (b); ARONSON; MOEN und SWIFT; BUCKLEY, BUCKLEY und GEY].

Grundsätzlich verschieden sind die Verhältnisse bei den *Reaktionen vom Tuberkulintyp.* Hier haben die Untersuchungen an Gewebskulturen oder Einzelzellen [RICH und LEWIS; ARONSON; MOEN und SWIFT; HEILMAN, FELDMAN und MANN; HOLDEN und Mitarbeiter; RAFFEL (b); BUCKLEY, BUCKLEY und KEEVE; MILLER; FAVOUR und Mitarbeiter; WITTE; LEAHY und MORGAN; WAKSMAN; JACCARD (b); BERDEL und WIEDEMANN) gezeigt, *daß wahrscheinlich alle Zellen eines derartig sensibilisierten Organismus beim Kontakt mit der spezifisch wirksamen bakteriellen Substanz eine Schädigung erfahren.* Nach F. SCHMID (a) sind nur die Zellen mesenchymaler Herkunft sensibilisierbar. Nur wenige Autoren haben diese Befunde nicht bestätigen können (LASFARGUES, BOQUET und DELAUNAY; BALDRIDGE und KLINGMAN), was vielleicht in den Durchführungs- und Auswertungsschwierigkeiten dieser biologischen Experimente begründet liegt. WAKSMAN sah nämlich bei wenig empfindlichen Zellen oder bei kleiner Tuberkulinkonzentration gelegentlich eine Steigerung der Migration und deutete dies als paradoxe Wirkung einer Grenzdosis, wie sie bei anderen Inhibitoren auch beobachtet werden kann.

Besonders bekannt sind die Untersuchungen von MOEN und SWIFT. Ihnen gelang es nachzuweisen, daß nicht nur die unmittelbar von tuberkulinempfindlichen Tieren entnommenen Zellen (Explantate von Milz und Hoden) in vitro durch Alttuberkulin (Verdünnung 1:300) geschädigt werden, sondern daß sich diese Wirkung auch auf mehrere nacheinander folgende Impfkulturen gewaschener Zellen erstreckt. Die Tuberkulinempfindlichkeit wird also auch außerhalb des Körpers, und ganz unabhängig von den Körperflüssigkeiten, von einer Zellgeneration auf die andere weitergegeben, wobei sich allerdings eine graduelle Abschwächung derselben bemerkbar macht.

WITTE untersuchte das Verhalten menschlicher Leukocyten im defibrinierten Blut Gesunder und Tuberkulöser bei Zusatz von Alttuberkulin und gereinigtem Tuberkulin (die Gegenwart des Serums wirkt sich insofern störend aus, als dadurch wahrscheinlich noch andere immunbiologische Faktoren zur Mitwirkung kommen) und konnte bereits nach 90 min, vor allem aber nach 24 Std, eine schädigende Wirkung feststellen. Diese unterscheidet sich allerdings nur quantitativ von den auch sonst zu beobachtenden Absterbevorgängen, und besteht in cytoplasmatischer Vacuolenbildung, Kerndeformierung und schließlich Cytolyse. Letztere ist vor allem bei den Polynucleären zu sehen, während sich Monocyten und Lymphocyten in sogenannt „pathologische Monocytoide" umwandeln; am resistentesten sind die eosinophilen Zellen.

Diese *Tuberkulincytolyse* wurde von FAVOUR und seinen Mitarbeitern in zahlreichen Arbeiten beschrieben. BERDEL und WIEDEMANN haben darauf einen besonderen Tuberkuloseaktivitätstest begründet. JACCARD (b) hat mit einer einfachen Versuchsordnung diese Cytolyse der Klinik zugänglich gemacht; nach seinen Erfahrungen (welche sich größtenteils mit denjenigen von FAVOUR, WITTE, BERDEL und WIEDMANN, und von WAKSMAN decken) zeigt nur ein kleiner Prozentsatz der Menschen mit positiven Tuberkulinhautproben eine signifikante Tuberkulincytolyse der weißen Blutzellen. Es besteht somit keine Parallelität zwischen der Empfindlichkeit der Haut und derjenigen der Leukocyten auf Tuberkulin. Eine Cytolyse findet man bei einem Teil von Tuberkulosepatienten (vorwiegend solchen mit einem frischen Prozeß) sowie bei gewissen klinisch gesunden, tuberkulinpositiven Individuen. Zur Ermittlung der biologischen Grundlagen und der praktischen Bedeutung dieser Cytolyse sind noch weitere Untersuchungen notwendig.

Schließlich seien hier die Versuche an der Cornea erwähnt, welche dank ihrer Gefäßlosigkeit ein besonders gut geeignetes Testobjekt für die Unterscheidung zwischen der anaphylaktischen Reaktion und der Tuberkulinreaktion darstellt.

c) Hypothesen über den für die lokale Tuberkulinreaktion verantwortlichen Mechanismus.

Zahlreiche Gründe sprechen dafür, daß bei der *anaphylaktischen Reaktion* das *Histamin* oder histaminähnliche Substanzen eine wichtige intermediäre Rolle spielen: das Reaktionsprodukt aus dem Zusammentreffen von Antigen und Antikörper bewirkt eine lokale Ausschüttung von Histamin, welches die geweblichen Veränderungen verursacht. Bei den Reaktionen vom *Tuberkulintyp* hingegen scheint keine Ausschüttung von Histamin zu erfolgen, wenigstens primär nicht. Dies ist bereits angesichts der Symptomatologie der Tuberkulinreaktion zu erwarten, welche sich ja wesentlich von derjenigen der Histaminanwendung unterscheidet. Auch gehen Histaminempfindlichkeit und Tuberkulinempfindlichkeit nicht parallel, wie KREIS und LE BARRE bei der Bestimmung von Histamin- und Tuberkulinreizschwelle an Kindern feststellen konnten.

Die widersprüchlichen Befunde, die sich aus der Auswertung von Antihistaminika im Verein mit Tuberkulinreaktionen ergeben, werden weiter unten besprochen (VII 1).

Über die Vorgänge, welche sich bei der Einwirkung des Tuberkulins an den empfindlichen Zellen abspielen und zu deren Schädigung führen, ist man höchst mangelhaft unterrichtet. Aus in vitro-Versuchen geht eindeutig hervor (s. unter III 4b), daß das Tuberkuloprotein auch gewaschene tuberkulinempfindliche Zellen schädigt, während normale Zellen keine Schädigung erfahren, und daß diese zellständige Reaktionsfähigkeit an Tochterzellen weitergegeben wird. Man wird deshalb zur Vorstellung geführt, daß das Tuberkuloprotein direkt auf die sensibilisierte Zelle einwirkt, ähnlich wie ein Toxin [RICH (b)], und daß jede einzelne dieser Zellen Antikörper sowie allenfalls dazwischengeschaltete, reaktive Substanzen besitzt, oder selbst zu bilden imstande ist. F. SCHMID spricht von einer durch Sensibilisierung erworbenen Reaktionsbereitschaft, die wahrscheinlich eine in oder an der Zelle ablaufende Antigen-Antikörperreaktion darstelle.

Faßt man die verschiedenen Untersuchungsergebnisse zusammen, so kommt man zur Feststellung, daß die Tuberkulinreaktion primär ein an jeder einzelnen sensibilisierten Zelle sich abspielendes, im Prinzip von extracellulären Faktoren unabhängiges Phänomen ist. Diese Feststellung ist auch gut mit der bereits mehrfach erwähnten Tatsache vereinbar, daß sich die Tuberkulinempfindlichkeit in der Regel passiv durch Körperflüssigkeiten nicht übertragen läßt. Nun liegen aber Beobachtungen dafür vor, daß diese relativ einfachen Zusammenhänge noch durch andere, ebenfalls spezifische Faktoren kompliziert werden können, und daß, namentlich im Verlauf aktiver Tuberkulosen, im Blutplasma gelegentlich Stoffe anzutreffen sind, die sich in die Reaktion zwischen Zelle und Tuberkulin einzuschalten vermögen.

Es wurde schon oben erwähnt, daß es RICH gelegentlich gelungen ist, durch Serumübertragung einen gewissen Grad von Tuberkulinempfindlichkeit zu erzeugen. FAVOUR und seine Mitarbeiter, welche die lytische Wirkung von Tuberkuloprotein auf Blutleukocyten tuberkulinpositiver Personen in vitro untersuchten, konnten beobachten, daß auch die Leukocyten von gesunden, tuberkulinnegativen Menschen für Tuberkuloprotein empfindlich gemacht werden, sofern man sie in Blutplasma einer tuberkulösen Person verbringt. Nach weiteren Untersuchungen der genannten Autoren soll es sich bei diesem im tuberkulösen Plasma vorhandenen Faktor um eine hitzelabile Substanz handeln, die nicht dialysierbar ist, sich 7 Tage lang bei 10^0 C aktiv aufbewahren läßt, und die sich in der Globulinfraktion befindet. Sie sei nicht identisch mit den schon lang bekannten präcipitierenden und agglutinierenden tuberkulösen Antikörper, welche hitzestabil sind. Ferner haben MILLER, VAUGHAN und FAVOUR nachweisen können, daß bei der Lyse der Leukocyten durch Tuberkuloprotein im tuberkulösen Plasma Komplement verbraucht wird. Die Frage ist nur, ob diese in vitro beobachtete Cytolyse ein gültiges Analogon zur Tuberkulinreaktion in vivo darstellt. Die Autoren geben selbst zu, daß sie dies nicht mit Sicherheit bejahen können. Es ist in diesem Zusammenhang immerhin erwähnenswert, daß CHASE bei seinen Versuchen, die Tuberkulinempfindlichkeit durch lebende Zellen zu übertragen, ebenfalls festgestellt hatte, daß eine Erhitzung des Materials auf 56^0 (d. h. eine Desaktivierung desselben) die Übertragung verunmöglichte. Nach neuesten Untersuchungen von WAKSMAN und BOCKING hingegen, welche im Tierexperiment Migrationshemmung durch Tuberkulin und Cytolyse durch Tuberkulin gleichzeitig untersuchten, besteht keine Korrelation zwischen diesen beiden Phänomen. Ein Komplement ist nur für die Cytolyse, nicht aber für die Migrationshemmung tuberkulinempfindlicher Gewebe notwendig.

PIROT, BARGE und BOURGAIN haben eine „reaction d'allergie au sérum humain chez le cobaye tuberculeux" beschrieben: bei einem Testmeerschweinchen wird durch subcutane Infektion eine inguinale tuberkulöse Lymphadenitis erzeugt. Umspritzt man die kranken Lymphknoten dieses Tieres mit 3—6 cm³ Serum eines Patienten, der an einer aktiven Tuberkulose leidet, dann entwickelt sich nach 2—6 Std um die Lymphadenitis herum eine etwa 36 Std lang dauernde hochrote Induration, die bisweilen hämorrhagischen Charakter annehmen und zum Tode des Tieres führen kann. Das gleiche Serum verursacht bei einem gesunden Kontrolltier praktisch keine Reaktion. Auch diese Autoren berichten, daß der für den positiven Ausfall ihrer Reaktion verantwortliche Serumfaktor durch Erhitzen auf 55⁰ inaktiviert wird. Sie messen der Reaktion einen diagnostischen Wert bei, namentlich in Fällen fraglich tuberkulöser Lymphknoten- und Knochenerkrankungen. Die „tuberkulinartige Wirkung", die WILDFÜHR mit Seren tuberkulöser Menschen an der Haut tuberkulöser Meerschweinchen fand, kann in diesem Zusammenhang ebenfalls erwähnt werden.

Schließlich seien noch die Befunde von STRÖDER und GREFERATH angeführt. Diese Autoren desensibilisierten tuberkulinpositive Kinder durch wiederholte Tuberkulinzufuhr. Mischten sie nun Serum dieser desensibilisierten Kinder in einem bestimmten Verhältnis mit Tuberkulin, und ließen sie es eine gewisse Zeit im Brutschrank stehen, so fielen mit diesem Gemisch ausgeführte Intracutanreaktionen bei sonst tuberkulinpositiven Kindern sehr häufig negativ aus. Eine ähnliche inhibierende Wirkung stellte LEES mit Serum eines an einer miliaren Lungenstreuung erkrankten Mannes fest. Diese Befunde stimmen genau mit denjenigen überein, welche LÖWENSTEIN bereits 40 Jahre früher erhoben hatte. LÖWENSTEIN führte für den die Tuberkulineinwirkung aufhebenden Stoff die Bezeichnung *Anticutin* ein.

Diese scheinbar ganz unzusammenhängenden Beobachtungen haben immerhin ein gemeinsames Merkmal: in der Blutflüssigkeit tuberkulöser Organismen lassen sich unter gewissen Bedingungen Faktoren nachweisen, welche in Gegenwart von Tuberkulin oder in tuberkulösem Gewebe einesteils ein der Tuberkulinreaktion analoges Geschehen produzieren, andernteils das Auftreten einer solchen Reaktion unterdrücken.

Die Stufentheorie von BERDEL und BUDDECKE stellt einen Versuch dar, diese verschiedenen Beobachtungen miteinander in Einklang zu bringen. Nach diesen Autoren führt die Auseinandersetzung des Organismus mit der tuberkulösen Infektion in verschiedenen Stufen zur erfolgreichen Abwehrbereitschaft. Die Leibesbestandteile des Tuberkelbacillus werden erst in Gegenwart unspezifischer geweblicher Abbauprodukte zum Vollantigen (= Pathergen), welches die Produktion von Antikörpern anregt. Diese sog. *„pathergischen Antikörper"* ergeben nun bei der Bindung mit dem Pathergen (d. h. mit dem im tuberkulösen Organismus zu Vollantigen ergänzten Tuberkulin) ein Reaktionsprodukt, das *„Phylergen"*, das gewebsschädigende Eigenschaften besitzt und selbst wiederum als Antigen wirkt. Dadurch wird nochmals die Bildung von Antikörpern veranlaßt. Letztere aber, die „phylergischen Antikörper", ergeben bei der Bindung mit dem Phylergen ein unschädliches Produkt, so daß sich aus dem Ablauf der gesamten Reaktionskette schlußendlich kein Schaden mehr ergibt für den sensibilisierten Organismus. Die Autoren belegen ihre theoretischen Überlegungen durch zahlreiche Experimente, wobei sie unter anderem die in Urin oder Blut vorkommenden Antikörper-Antigenbindungsprodukte durch Röntgen- oder Quarzlampenbestrahlung wieder zu trennen versuchen. Sie betonen, wie wichtig es ist, die Versuchsbedingungen so zu wählen, daß die eine oder andere Sorte von Antikörpern stark im Überschuß vorhanden ist, denn sonst, und das ist am häufigsten der Fall, heben sie sich in ihrer Wirkung auf. Auch CATEL (a) kommt zur Annahme einer durch 2 Antikörper gestuften Reaktionsfolge.

d) Auslösung der Herdreaktion.

Bringt man Tuberkulin in einen tuberkulinempfindlichen Organismus, so kann, je nach der Menge des Tuberkulins, neben der Lokalreaktion am Orte des Antigeneintrittes auch noch eine *Herdreaktion* in Erscheinung treten, d. h. eine temporäre Exacerbation an der Stelle eines oder mehrerer tuberkulöser Herde (Klinik der Herdreaktion siehe unter IV 6). Die verschiedenen Faktoren, die für die Auslösung einer derartigen Reaktion in Frage kommen, werden von RICH (b) ausführlich besprochen: Voraussetzung für das Zustandekommen der Herdreaktion ist, daß genügend Tuberkulin auf dem Blutwege an den tuberkulösen Herd gelangt. Die Untersuchungen von MENKIN haben ergeben, daß an entzündlichen Herden eine erhöhte Konzentration von intravenös einge-führtem Material erfolgt, wobei dies nicht nur für Metallsalze, kolloidal verteilte Farbstoffe, Bakterien und kleine feste Teilchen, sondern auch für artfremdes Eiweiß gilt. Neben einer dermaßen zustande kommenden spezifischen Tuber-kulinwirkung mögen aber nach RICH (b), ICKERT (b), sowie nach BERDEL und BUDDECKE bei der Herdreaktion noch Mechanismen von der Art des SANA-RELLI-SHWARTZMANN-*Phänomens* eine Rolle spielen. Zu ähnlichen Überlegungen führen auch die experimentellen Befunde von HOLZBERGER und PACKALÉN und von FREUND. Dieser letztere injizierte einmalig an tuberkulösen Meerschwein-chen oder Kaninchen Filtrate von Colibacillen und von Typhusbacillenkulturen intravenös oder intraperitoneal und beobachtete bei Mengen, die sonst für gesunde Tiere unschädlich sind, schwere hämorrhagische Reaktionen um die tuberkulösen Herde herum; oft gingen die Tiere an protrahiertem Kollaps ein. Solche unspezifische, eine Herdreaktion fördernde Faktoren, geben uns nach BERDEL und BUDDECKE vielleicht auch eine Erklärung dafür, warum bei gleicher tuberkulöser Exposition die Angestellten pathologischer Institute häufiger an exsudativ verlaufenden Reinfektionen erkranken als diejenigen von Tuber-kuloseheilstätten.

e) Auslösung der Allgemeinreaktion.

Gelangen genügende Mengen von Tuberkulin in den Kreislauf eines tuber-kulinempfindlichen Organismus, so resultieren daraus Allgemeinerscheinungen, die in schweren Fällen die Form eines protrahierten Kollapses annehmen und zum Tode führen können. Auch hier finden wir, im Gegensatz zum anaphylaktischen Schock, eine *verzögerte* Reaktion. Schon KOCH (d) hatte von einem Tuberkulin-tod nur dann gesprochen, wenn die Tiere frühestens 6 Std nach der Tuberkulin-injektion eingingen (über die Klinik der Allgemeinreaktion beim Menschen vgl. IV 6).

Da beim Auftreten einer Allgemeinreaktion in der Regel auch eine Herd-reaktion zu beobachten ist, vermutet SEIFFERT, daß erstere die sekundäre Folge der letzteren ist, und daß bei der Herdreaktion „toxische Substanzen" gebildet oder befreit werden. Dem stehen die Erfahrungen von TOENNIESSEN und FRIED-RICH gegenüber, welche beim Tier auch dann eine Allgemeinreaktion hervor-rufen konnten, wenn vorher der tuberkulöse Primärherd operativ entfernt worden war. TOENNIESSEN glaubt, daß das Fieber bei der Allgemeinreaktion durch spezifische Sensibilisierung des Wärmezentrums im Diencephalon zustande kommt. Auch RICH (b) ist der Ansicht, daß sich die Allgemeinreaktion aus der allgemeinen, jede einzelne Zelle des Organismus betreffenden Tuberkulinempfind-lichkeit ableiten läßt. Ähnliche Verhältnisse konnte er bei Tieren sehen, denen er durch Vaccination mit abgetöteten Pneumokokken eine Reaktionsfähigkeit vom Tuberkulintyp verliehen hatte, und welche auch beim völligen Fehlen von infektiösen Herden die Reinjektion der Vaccine mit schweren Allgemeinsym-ptomen beantworteten.

5. Histologie der Tuberkulinreaktion.

a) Lokalreaktion.

Im vorangehenden Abschnitt wurde dargelegt, daß das im Tuberkulin enthaltene Tuberkuloprotein Schädigung bis zur Nekrose aller Zellen eines sensibilisierten Organismus verursachen könne. Auf dieser Eigenschaft basieren die histologischen Merkmale der Reaktion des Körpers bei Einverleibung von Tuberkulin zu diagnostischen Zwecken.

Erste Berichte über die Histologie der Tuberkulinreaktionen stammen von BANDLER und KREIBICH, von ZIELER (a, b) und von DAELS. Spätere Untersucher haben ihre Befunde teils am Menschen [BESSAU (b), F. SCHMID (c), CATEL und WURM], teils am Laboratoriumstier [STEWART und RHOADS, NIKOLAJEW, DIENES und MALLORY, LAPORTE, RICH (b), GELL und HINDE, WESSLÈN, UEHLINGER und SIEBENMANN, F. SCHMID, DANZEISEN) gewonnen. Schließlich wurde in neuerster Zeit versucht, mittels der „Hautfenstermethode" Einblicke in die Cytologie der Tuberkulinreaktion zu gewinnen (REBUCK und YATES).

Fast alle Untersucher haben das Auftreten von *Nekrosen* am Ort der Tuberkulineinwirkung festgestellt. Diese befallen namentlich weniger gut durchblutete Gewebe, wie Fettgewebe, und verhalten sich in bezug auf Ausdehnung proportional der eingeführten Tuberkulinmenge und der Empfindlichkeit des betroffenen Organismus. 6—9 Std nach der Injektion kommt es zur Ödembildung, Fibrinausschwitzung und Exsudation von vorwiegend polymorphkernigen Leukocyten. Einzig DIENES und MALLORY sowie HINDE und GELL sahen bereits nach 3—4 Std eine vorwiegend monocytoide Reaktion. Nach 24—48 Std nehmen in den Infiltraten, die zur Hauptsache perivasculär gelegen sind, die histiomonocytären Elemente immer mehr zu. Nach 3—6 Tagen sind in der Nachbarschaft von Nekrosen kleine *Granulome* mit *Epitheloid-* und *Riesenzellen* zu finden, bis schließlich eine fibröse Narbe übrigbleibt. ZIELER fand noch $3^1/_2$ Monate nach einer Tuberkulinprobe am Menschen Granulome an der Inoculationsstelle. In bezug auf Einzelheiten gehen die Angaben der verschiedenen Autoren zum Teil erheblich auseinander, was wohl zur Hauptsache auf Unterschiede in den Versuchsbedingungen und der Untersuchungstechnik beruhen dürfte.

Für die Beurteilung von Tuberkulinhautreaktionen mit kleinen und kleinsten Tuberkulinmengen ist es wichtig, zu wissen, daß der tuberkulöse Organismus auch auf die Einverleibung unspezifischer Substanzen (z. B. NaCl-Lösung) ganz ähnlich wie eine schwache Tuberkulinreaktion antworten kann (DIENES und MALLORY).

Ein Punkt ist von jeher stark umstritten gewesen und hat bis in letzter Zeit zu lebhaften Kontroversen Anlaß gegeben: es ist die Frage, ob der Tuberkulinreaktion morphologisch ein spezifisches Substrat zugrunde liegt, oder ob sie vielmehr als unspezifische Reaktion auf das Eindringen eines Fremdkörpers zu gelten hat. Während ZIELER, DAELS, BESSAU und LAPORTE, CATEL und WURM in den histologischen Veränderungen eine spezifisch *tuberkulöse* oder *tuberkuloide* Struktur erblicken, werden dieselben von BANDLER und KREIBICH, STEWART und RHOADS, SELTER und BLUMENBERG, von F. SCHMID sowie vor allem von RICH (b) als unspezifisches Granulationsgewebe angesprochen. Demnach werden die Riesenzellen je nach Autoren als spezifisch tuberkulöse Zellen (LANGHANSsche Riesenzellen, ZIELER) oder als Fremdkörperriesenzellen (STEWART und RHOADS) taxiert. Als Argument zugunsten der tuberkulösen Struktur des Reaktionsgewebes wird unter anderem geltend gemacht, daß makroskopisch erloschene Tuberkulinreaktionen einige Wochen später wieder aufflammen können, wenn man Tuberkulin an einen anderen Ort injiziert, sich somit wie echte tuberkulöse Herde verhalten und zu einer kleinen Herdreaktion Anlaß geben (ZIELER, BESSAU, s. auch unter IV 5b). Andererseits ist bekannt, daß nekrotisches Fettgewebe in exquisiter Weise die Bildung von Fremdkörperriesenzellen anregt, und daß z. B. *Mallein* in der Haut normaler Meerschweinchen genau die gleichen histologischen Spätstadien verursacht wie das Tuberkulin (STEWART und RHOADS, LAPORTE). Uns scheint, daß man rein histologisch nicht zu einer Lösung des Problems gelangen kann, da es ja auch für die unzweifelhaft durch den Tuberkelbacillus gesetzten Gewebsveränderungen kein absolut spezifisches histologisches Bild gibt.

b) Herdreaktion (Fokalreaktion).

Das Auftreten von Fernreaktionen an tuberkulösen Herden nach Tuberkulineinverleibung wurde bereits in klassischer Weise von KOCH (an lupösen Hautgeschwüren) und von VIRCHOW (an tuberkulösen Lungenherden) beschrieben. Dabei können alle Stadien von einer flüchtigen perifokalen Hyperämie über kleinere Blutextravasate bis zur schwersten *hämorrhagischen Infarzierung* und Einschmelzung des ganzen Herdes beobachtet werden. Diesem morphologischen Substrat entsprechen auch die klinischen Erscheinungen der Herdreaktion (s. unter IV 6), die bei starker Tuberkulinüberdosierung katastrophale Folgen für den Organismus haben können (so z. B. auch am Auge, WILMER). Interessant ist, daß bei tuberkulösen Kaninchen oder Meerschweinchen die erstmalige parenterale Injektion von Coli- oder Typhusbacillenkulturen ähnliche hämorrhagische Erscheinungen an tuberkulösen Herden verursachen kann, wie das Tuberkulin (FREUND).

c) Allgemeinreaktion.

Auch in bezug auf die Allgemeinreaktion stammt die erste pathologisch-anatomische Beschreibung bereits von R. KOCH (d). Er fand bei tuberkulösen Meerschweinchen, die an Tuberkulinschock zugrunde gegangen waren, neben den schweren perifokalen Hämorrhagien noch zahlreiche kleinere Blutungsherde in Leber und Milz. Hier sind auch die besonders eingehenden Untersuchungen von SCHWARTZ zu erwähnen, die an tuberkulösen Kaninchen erfolgten. Wenn auch die intravenöse Erfolgsinjektion lebende virulente Tuberkelbacillen und nicht Tuberkulin enthielt, so ging doch ein Teil der Tiere unter den Erscheinungen des protrahierten Schockes vom Tuberkulintyp zugrunde. Das histologische Bild wurde beherrscht: 1. durch ein *entzündliches Ödem* (namentlich in den Lungen), 2. durch eine *extreme Hyperämie* bis zur hämorrhagischen Infarzierung (namentlich in der Milz), und 3. durch *Nekrosen* (vor allem in der Leber). Spontan nicht eingegangene, aber 2—8 Tage nach der Reinjektion getötete Tiere zeigten qualitativ dieselben, nur weniger ausgedehnten Veränderungen.

6. Desensibilisierung.

Die Kenntnis von der Möglichkeit, einen tuberkulinempfindlichen Organismus durch geeignete Einverleibung von Tuberkulin zu desensibilisieren, ist so alt wie das Tuberkulin selbst. Gibt doch R. KOCH gleichzeitig mit seiner Entdeckung des Tuberkulins auch schon die ersten Desensibilisierungseffekte beim Menschen bekannt, wobei er allerdings damals in Verkennung der tatsächlichen Verhältnisse nicht von Desensibilisierung, sondern von Immunisierung sprach. Seither gehört die Tuberkulindesensibilisierung zu den bei der Tuberkulose angewandten therapeutischen Maßnahmen und ist von einer großen Zahl von Forschern in allen Einzelheiten beschrieben worden. Hier seien unter anderem die eingehenden Arbeiten von BAUER und ENGEL und von FERNBACH genannt.

Die Tuberkulindesensibilisierung folgt ähnlichen Gesetzen wie die Desensibilisierung bei den anderen allergischen Reaktionsformen (Anaphylaxie, ARTHUS-Phänomen, allergische Krankheiten wie Heuschnupfen, Rhinitis vasomotoria usw.). Grundsätzlich kann sie auf zwei Wegen erreicht werden: erstens in der Weise, daß man durch einmalige Einführung einer großen Menge von Tuberkulin einen subletalen Tuberkulinschock auslöst; der Organismus befindet sich nachher im Zustand der sog. Antianaphylaxie (BESSAU) und reagiert eine gewisse Zeit lang nicht mehr auf Tuberkulin (UHLENHUTH und SEIFFERT). Nach BESSAU besteht zugleich auch eine Unempfindlichkeit gegenüber anderen Antigenen (z. B. artfremdem Serum), so daß er von unspezifischer Giftantianaphylaxie spricht. Dieses Verfahren eignet sich seiner großen Gefährlichkeit wegen nur für den Tierversuch. Das zweite, allgemein übliche Verfahren besteht darin, daß das Tuberkulin (oder Tuberkelbacillen) zu wiederholten Malen *in steigender Dosierung* injiziert wird, bis ein Zustand von völliger Reaktionslosigkeit auch großen Tuberkulinmengen gegenüber (ENGEL ging bis auf 20 cm³ unverdünntes Alttuberkulin!) eingetreten ist. Dabei wird nach FERNBACH zuerst die Ansprechbarkeit für Allgemein- und Herdreaktion herabgesetzt, während die Verminderung der lokalen Hautempfindlichkeit, wenn überhaupt, erst später feststellbar wird. Für RICH (b) liegt die Erklärung dieser Diskrepanz darin, daß lokal an der Injektionsstelle sehr viel mehr Tuberkulin an die reagierenden Zellen gelangen kann, während vor der Fernwirkung auf einen Herd eine starke Verdünnung erfolgte.

Angaben über Anzahl, Größe, zeitlichen Abstand und Ort der Injektion wechseln von Autor zu Autor. Zudem bestehen beim Menschen je nach Art und Ausdehnung der Tuberkulose und auch nach der Konstitution sehr große individuelle Unterschiede in der Desensibilisierbarkeit. ENGEL bevorzugt bei Kindern die *subcutane* Applikation, beginnt in der Regel mit 1 mg und schaltet Abstände von 4—5 Tagen zwischen den einzelnen Injektionen ein. Er läßt die Dosis ungefähr in der Reihenfolge von 1 mg — 5 mg — 10 mg — 50 mg — 100 mg — 500 mg — 1000 mg ansteigen, wobei er je nach der Allgemeinreaktion (Fieber) eine Dosis eventuell mehrmals wiederholt, bevor zur nächst höheren gegriffen wird. Nach Absetzen der Tuberkulininjektionen dauert es etwa 2 bis 3 Monate, bis sich die ursprüngliche Tuberkulinempfindlichkeit wieder retabliert hat. Nach ähnlichen Kriterien verfahren SCHULZ (a), KUTSCHERA-AICHBERGEN, LIEBERMEISTER (c), WILLIS und JOCZ, JAQUELIN, CORNET und VILLANOVA. BURNAND bevorzugt die *intracutane* Applikation. Beginnend an der Tuberkulinreizschwelle (s. unter IV 3 b) gibt er zwei Injektionen wöchentlich bis zu der von ihm eingehaltenen Maximaldosis von 1 cm³ Alttuberkulin der Verdünnung 1:10. Von den immunbiologischen Vorgängen, die sich bei der Desensibilisierung abspielen, weiß man noch kaum etwas Bestimmtes. Dies ist angesichts unserer mangelhaften Kenntnis über den intimen Mechanismus der Tuberkulinreaktion nicht verwunderlich. Setzt man voraus, daß auch bei dieser Reaktion spezifische Antikörper beteiligt sind (s. unter III 4a), so beruht nach RICH (b) die Desensibilisierung entweder darauf, daß man alle cellulär fixierten Antikörper mit einer genügend großen Menge Antigen absättigt, oder dann darauf, daß durch wiederholte kleine Gaben von Antigen die Antikörperproduktion so gesteigert wird, bis im Blut genügend frei zirkulierende Antikörper vorhanden sind, um das zugeführte Antigen noch vor dem Kontakt mit dem zellständigen Antikörper zu neutralisieren. Nach FERNBACH tritt bei der fraktionierten Desensibilisierung mit steigenden Dosen das letztere ein.

Wir haben schon im Abschnitt III 4c darüber berichtet, daß es manchen Autoren (PICKERT und LÖWENSTEIN, HAMBURGER und MONTI, FERNBACH, STRÖDER und GREFERATH) gelungen ist, Tuberkulin durch Mischung mit Serum desensibilisierter Personen unwirksam zu machen. Die dafür verantwortliche Substanz wurde auch als Anticutin bezeichnet (LÖWENSTEIN). Nach FERNBACH muß für das Zustandekommen dieser Inaktivierung Komplement im Serum vorhanden sein. Dementsprechend wurde auch festgestellt (BAUER und ENGEL, FERNBACH), daß im Verlaufe einer erfolgreichen Desensibilisierung der Gehalt des Serums an komplementbindenden Antikörpern steigt. Wahrscheinlich werden uns Experimente an überlebenden sensibilisierten Zellen tiefere Einblicke in das Wesen der Tuberkulindesensibilisierung vermitteln.

7. Heteroallergische Einflüsse.

Unter Heteroallergie versteht man nach URBACH und GOTTLIEB reaktive Erscheinungen, welche bei einer bestimmten Allergie durch die Einwirkung eines für diese Allergie nicht spezifischen Allergens ausgelöst werden. ICKERT (b), sowie MORO und KELLER sprechen von *Parallergie*. Auch in dieser Beziehung stimmt die Tuberkulinempfindlichkeit mit den anderen allergischen Erscheinungsformen überein, indem auf ihrem Gebiet derartige Einflüsse ebenfalls zu sehen sind. Vor allem weisen klinische Beobachtungen auf solche Vorkommnisse: allgemein bekannt sind Exacerbationen latenter tuberkulöser Prozesse durch unspezifische katarrhalische Infekte, die ganz ähnlich wie eine Herdreaktion nach Tuberkulinreaktion aussehen können. ICKERT (b) hat über derartige Erscheinungen ausführlich berichtet. Beobachtungen, wonach im Zustand starker Tuberkulinempfindlichkeit auch andere Allergene unspezifische Reaktionen verursachen können, stammen von RUSEFF für das *Abortin*, von HIGGINBOTHAM und von MASTBAUM für *Staphylokokken-* und *Colibacillenfiltrate*, von ANTONIAZZI für *Streptokokkenfiltrate*. Umgekehrt fand WEISSFEILER, daß tuberkulöse Meerschweinchen und Kaninchen auf die intracutane Einführung von *Staphylococcus aureus* viel weniger intensiv reagierten als nichttuberkulöse Kontrolltiere. Dies steht im Einklang mit der oft beobachteten Resistenz von Tuberkulösen gegenüber unspezifischen Infekten. Die früher aufgestellte Behauptung, wonach der tuberkulöse Organismus gegen einen anaphylaktischen Schock gefeit sei, konnte von PAGEL auf Grund tierexperimenteller Untersuchungen nicht bestätigt werden.

8. Unspezifische Faktoren.

Im Abschnitt III 4b wurde dargelegt, daß die Wirkung des Tuberkulins auf einen sensibilisierten Organismus primär in einer direkten Schädigung seiner Zellen zu suchen ist. Nur diese Zellschädigung, die bis zur ausgedehnten Nekrose führen kann, ist als spezifische Tuberkulinwirkung zu bezeichnen. Was hingegen an einer Tuberkulinprobe klinisch am meisten auffällt, ist nicht diese primäre Schädigung, sondern die sekundäre Reaktion des Körpers auf dieselbe. Daraus geht hervor, daß die Intensität dieser Reaktion in hohem Maße durch unspezifische Faktoren beeinflußt wird. Naturgemäß handelt es sich hier um Vorgänge, welche auch sonst bei jedem destruierenden oder entzündlichen Vorgang im Organismus mitspielen, und welche in den Rahmen des vegetativen Geschehens im weitesten Sinn des Begriffes zu stellen sind. Angesichts der Vielzahl und der Komplexität der davon berührten Fragen wird auf eine lückenlose Darstellung verzichtet, so daß im folgenden nur einige praktisch wichtige Punkte hervorgehoben werden.

a) Hautdurchblutung.

Schon lange sind Zusammenhänge zwischen der *vasomotorischen Innervation* der Haut und dem Ausfall der Tuberkulinproben bekannt. Die Durchblutung kann *allgemein* verändert sein, wie z. B. bei *Masern*, wo der Dermographismus ruber und die Tuberkulinhautreaktion in bezug auf Intensität parallel gehen (Schuberth, Kollar, Pilcher). Die Tuberkulinanergie, die bei dieser Krankheit meistens anzutreffen ist (s. auch unter VI), beruht höchstwahrscheinlich nicht auf einer verminderten Empfindlichkeit der einzelnen Körperzellen gegenüber dem Tuberkulin, sondern auf einer veränderten Hautdurchblutung (Heilman und Feldman).

Neben diesen allgemeinen können aber auch *lokale* Änderungen der Vasomotorik die Intensität der Reaktionen beeinflussen. Nicht selten beobachtet man, daß die Reaktionen an einem Arm stärker ausfallen als an der korrespondierenden Stelle des anderen Armes, wobei dann häufig ein aktiver Lungenherd auf der stärker reagierenden Seite liegt [Ickert (b)]. Umgekehrt ist bei Hemiplegien die Haut auf der gelähmten Seite weniger reaktionsfähig (Dolfini).

Von der vasomotorischen Innervation ist wahrscheinlich das *Diffusionsvermögen* der Haut abhängig, wenigstens teilweise. Le Melletier und Caulet fanden, daß sich bei tuberkulösen Patienten die Intensität von Mantoux-Reaktionen und die Geschwindigkeit der Farbdiffusion (intracutane Quaddeln von Trypanblau oder Methylenblau) umgekehrt proportional verhalten. Als Erklärung dafür nehmen sie an, daß bei hoher Diffusionsgeschwindigkeit das Tuberkulin rasch abtransportiert wird und daher geringere Gewebsschädigungen verursacht. Dementsprechend wirkt sich eine Steigerung der Diffusionsgeschwindigkeit (z. B. durch *Hyaluronidase*) im abschwächenden Sinne auf die Hautreaktivität aus (Eilertsen). *Rutin*, das eine Verminderung der Capillarpermeabilität bewirken sollte, hat nach Criep, Levine und Aaron keinen Einfluß auf die Stärke der Tuberkulinreaktion.

Die Probleme, welche mit der Wirkung von *Histamin* und *Antihistaminkörpern* auf die Tuberkulinreaktion zusammenhängen, werden an anderer Stelle (VII 1) besprochen.

b) Klimatische Einflüsse.

Über längere Zeiträume ausgeführte tägliche Bestimmungen der Hautreaktionsfähigkeit auf Tuberkulin an Tuberkulösen und an Kontrollpersonen (Ossoinig, Howe) haben Schwankungen ergeben, die 50—100% des Mittelwertes betragen können. Diese Schwankungen haben einerseits saisonmäßigen Charakter, indem die Reaktionen gegen Herbst und Winter abnehmen, um dann im Februar und März wieder zuzunehmen. Andererseits bestehen noch kurzdauernde Cyclen mit variablen Schwankungszeiten von 2—7 Tagen. Diese Cyclen verlaufen gleichsinnig bei allen Patienten und Kontrollen. Ein Vergleich mit zahlreichen klinischen Daten ergibt, daß dafür wahrscheinlich der *Kontraktionsgrad der peripheren Gefäße*, gemessen am *diastolischen Blutdruck*, verantwortlich ist (Howe). Bei steigendem Druck sinkt die Tuberkulinempfindlichkeit ab und umgekehrt.

c) Alter.

Der Einfluß des Alters auf die Tuberkulinempfindlichkeit wurde namentlich von Canetti (a) auf Grund seiner eigenen statistischen Erhebungen und derjenigen anderer Autoren untersucht. Er kam zum Schluß, daß die Tuberkulinreaktionen sowohl im Säuglings- als auch im Greisenalter abgeschwächt sind. Diese Abschwächung läßt sich nicht allein durch die diesen Altersstufen anhaftenden Besonderheiten der tuberkulösen Infektion erklären, sondern hängt wahrscheinlich noch mit unspezifischen, altersgebundenen Faktoren zusammen. Es ist z. B. experimentell erwiesen, daß sich junge Meerschweinchen weniger gut sensibilisieren lassen als ältere (KLEINSCHMIDT).

d) Geschlecht.

Auch in dieser Beziehung hat CANETTI (a) sein statistisches Material sowie die Angaben anderer Autoren ausgewertet. Er fand, daß beim *weiblichen* Geschlecht vom Zeitpunkt der Pubertät an im Durchschnitt eine etwas stärkere Tuberkulinallergie besteht als beim männlichen. Beobachtet man das Verhalten dieser Allergie in den verschiedenen Altersstufen, so findet man bei den Frauen im Zeitpunkt der Menopause einen stärkeren Rückgang der Empfindlichkeit, als im entsprechenden Zeitpunkt bei den Männern. Dies spricht nach CANETTI für einen Einfluß der weiblichen Sexualhormone auf die Tuberkulinreaktivität (s. auch unter VII 3).

IV. Prüfung der Tuberkulinempfindlichkeit.

1. Tuberkulinproben.

a) Cutanreaktion (v. PIRQUET).

Es handelt sich um eine Scarifikationsmethode. Nach Reinigung wird die Haut (meistens Volarseite des Vorderarmes) mit einer Impflanzette oder einer Kanüle oberflächlich geritzt, man kann auch einen eigens dazu konstruierten Bohrer verwenden und damit die Epidermis durchbohren. Auf die Scarifikationsstellen, die so oberflächlich sein sollen, daß eine sichtbare Blutung eben noch vermieden wird, gibt man einen Tropfen unverdünntes Alttuberkulin und läßt trocknen. Die Reaktion wird nach 48—72 Std abgelesen. Als Positivitätskriterium gilt das Auftreten einer Papel. v. PIRQUET hat auch die Verwendung von Tuberkulinverdünnungen für die Cutanprobe vorgeschlagen.

Um die Wirksamkeit der PIRQUET-Proben zu erhöhen, haben BOUVEYRON und später O. G. HANSEN einen Zusatz von *Adrenalin* zum Tuberkulin vorgeschlagen (3 Tropfen Adrenalin $1^0/_{00}$ auf 1 cm³ unverdünntes Alttuberkulin). Dieser sog. *Adrenalin-Pirquet* gibt nach USTVEDT eine geringere Zahl von unangenehm starken Reaktionen und ist leichter abzulesen als die gewöhnliche PIRQUET-Probe.

b) Percutanreaktion (MORO).

Diese Probe wird namentlich bei Kindern verwendet. Die Haut (über dem Sternum oder interscapulär) muß zunächst gut entfettet werden. Ein erbsgroßes Stück Tuberkulinsalbe (Tuberkulin + Lanolin āā) wird 1 min lang eingerieben. Bei positivem Ausfall haben sich nach 48—96 Std mindestens zwei erythematöse Papeln gebildet [MORO (a)].

c) Epicutanreaktionen.

Hier wird das Tuberkulin nicht eingerieben, sondern mittels eines saugkräftigen Materials in 24—48 Std dauerndem intimem Kontakt zur Haut fixiert. Dazu verwenden GROSS ein Wattebäuschchen, NATHAN und KALLOS ein Stoffläppchen, MALMBERG und FROMM, VOLLMER ein Heftpflaster [welches durch ein durchsichtiges Filmpapier ersetzt werden kann (GRUBB)]. Man nennt diese Proben auch *Läppchenproben* oder *Pflasterproben* (*Patsch-Test*). Das Ergebnis wird in der Regel nach 48 Std abgelesen und besteht bei positivem Ausfall in einer Anzahl von kleinen Papeln oder Bläschen. Folgende weitere Autoren haben über diese Proben berichtet: Grut; Dudley; Grozin; Dormer, Friedländer, Wiles und Schaffer; Pascher und Sulzberger; Singer, Sottilaro und Vollmer; Loewenthal; Wishart und Pequegnat; Baldwin; Kereszturi; Ustvedt.

d) Intracutanreaktion (Mendel, Mantoux).

Bei dieser am meisten verbreiteten Tuberkulinprobe wird die gewünschte Tuberkulinmenge (in der Regel 0,1 cm³ einer bestimmten Verdünnung) mittels einer feinen Kanüle in die Haut injiziert. Am besten verwendet man dazu eine graduierte 1 cm³-Ganzglasspritze. Der Kolben muß dicht sein, da die Injektion

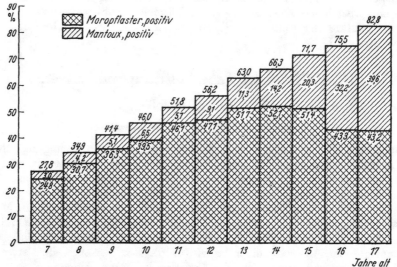

Abb. 1. Verhältnis zwischen Moro- und Mantoux-Reaktion in den verschiedenen Altersklassen unter 20386 Kindern in der Stadt Wiesbaden 1948. (Nach Catel und Daelen.)

unter erheblichem Druck erfolgt. Beim Einstich wird die Nadel tangential zur straff gespannten Haut gehalten, Schlifffläche nach oben. Es soll während der Injektion eine weißliche Quaddel von 8—10 mm Durchmesser entstehen. Die Reaktion wird nach 48 Std (nach Ustvedt besser nach 72 Std) abgelesen und besteht bei positivem Ausfall in einer derben, leicht erhobenen Papel mit gerötetem Hof (Kokardreaktion).

Ganz allgemein wird als Positivitätskriterium das Bestehen einer Papel gefordert; über die Mindestgröße derselben besteht keine übereinstimmende Meinung, zudem werden von vielen Autoren je nach den verwendeten Tuberkulinmengen unterschiedliche Forderungen gestellt. So verlangt Ickert (a) für eine positive Reaktion mit 1 T.E. (Umrechnungstabelle s. unter II 4) eine Papel mit einem mittleren Durchmesser von mindestens 5 mm, mit 10 T.E. soll er mindestens 10 mm betragen. Bonnevie und With schreiben vor: mindestens 10 mm für 100 und 10 T.E., 5 mm für 1 T.E., 3 mm für 0,1 T.E. und 2 mm für 0,01 T.E. (0,1 cm³ der Verdünnung 1:1000000). Canetti (a) verlangt mindestens 4 mm auch bei starken Verdünnungen; Nelson, Mitchell und Brown ziehen die Grenze bei 5 mm, Jensen, Bindslev und Mitarbeiter bei 8 mm für 100 T.E. und 10 T.E. und 7 mm für 1 T.E. Nach Ustvedt hat sich in den Untersuchungen der Weltgesundheitsorganisation gezeigt, daß auch schon Reaktionen

von 3—4 mm (nach 72 Std abgelesen) mit 1 T.E. als positiv zu taxieren. LÖFF-
LER und WERNLI empfehlen, die Grenze bei 6 mm zu ziehen.

Die Intracutanreaktion (MANTOUX) wird von der überwiegenden Mehrheit
der Autoren als die Prüfungsmethode der Wahl bezeichnet [ICKERT (a), LIEBER-
MEISTER (c), CANETTI (a), PINNER, ARONSON (b), BONNEVIE und WITH]. Auch
wir verwenden an der Klinik ausschließlich diese Probe. Ihr Nachteil einer
umständlicheren Technik und das psychische Trauma der Injektion werden
durch die Möglichkeit einer exakten Dosierung der eingeführten Tuberkulinmenge mehr als aufgewogen. HEIMBECK zieht die Cutanreaktion (PIRQUET)
vor. Eine PIRQUETsche Probe entspricht ungefähr einer MANTOUX-Probe mit
1 T.E. (0,1 cm³ der Verdünnung 1:10000) [CANETTI (a), JENSEN, BINDSLEV
und Mitarbeiter, USTVEDT (b), J. SCHMID und WYSS]. Die Epicutan- und Percutanreaktion geben nur bei Kindern zuverlässige Resultate (USTVEDT, J. SCHMID
und WYSS). Vom 12.—13. Altersjahr an erhält man damit jedoch immer mehr
falschnegative Resultate (s. Abb. 1), wahrscheinlich wegen der zunehmenden
Dicke der Hornschicht. Nach JENSEN und Mitarbeiter sowie nach USTVEDT (b)
entspricht bei den Kindern bis zu 13 Jahren eine MORO-Probe ungefähr einer
MANTOUX-Reaktion mit 1 T.E.

e) „Finnischer" Tuberkulintest.

Eine feine Injektionsnadel wird durch eine geringe Menge unverdünntes
Tuberkulin hindurch schräg wenige Millimeter in die Haut gestochen, einige
Male bewegt und wieder herausgezogen. Nach SALLINEN sind damit in Finnland
bei 1,2 Millionen Testproben ebenso gute Erfahrungen wie mit der MANTOUX-
Probe gesammelt worden. Dieser Test entspricht ungefähr einer MANTOUX-
Probe mit 1 T.E.

f) Subcutanreaktion.

Diese Probe ist aus der subcutanen therapeutischen Anwendung des Tuberkulins (R. KOCH) hervorgegangen, wird aber heute nur noch ausnahmsweise
verwendet. Injiziert werden 1—1000 T.E., je nach der zu erwartenden Empfindlichkeit des Exploranden (BANDELIER und ROEPKE, E. RIST, STEIDL und
HEISE). Für den Ausfall der Probe ist nicht die Lokalreaktion (Beschreibung
derselben unter anderem durch E. RIST), sondern die Stärke der *Allgemeinreaktion* maßgebend: die Temperatur soll vor und nach der Injektion in Abständen
von 2 Std gemessen werden. Ungefähr 6—8 Std nach der Injektion (die am
besten frühmorgens erfolgt) tritt bei Tuberkulinempfindlichen eine Fieberreaktion auf, die Temperaturerhöhung soll mindestens 0,5° über die Norm
betragen, kann aber bis auf 40° und mehr hinaufgehen. Bei febrilen Patienten
soll die Subcutanprobe nicht ausgeführt werden, ebenso nicht bei stark aktiven
tuberkulösen Lungenprozessen.

g) Schleimhautreaktionen.

Diese Proben werden, wenigstens in der Humanmedizin, heute nicht mehr
ausgeführt. Genannt seien die *Ophthalmoreaktion* von WOLFF-EISNER und von
CALMETTE, die *Vaginalreaktion* von SCHNUERER.

h) Prüfung mit lebenden avirulenten Tuberkelbacillen.

In neuerer Zeit ist auch empfohlen worden, die Prüfung der Tuberkulinempfindlichkeit mit *lebenden, avirulenten Tuberkelbacillen* vorzunehmen. Es
zeigt sich nämlich bei der Durchführung der BCG-Schutzimpfung immer wieder,
daß Personen, welche auf die Höchstdosis Tuberkulin (100 T.E.) negativ

reagieren, die Einführung von lebenden Bacillen dennoch mit einer beschleunigten Reaktion beantworten und somit eine bereits stattgehabte Umstimmung bekunden. Um solche unnötigen und zu unangenehmen Nebenerscheinungen neigenden Impfungen zu vermeiden, haben auf eine Anregung von USTVEDT (a) hin DELACHAUX und BERGIER, ARONSON und McGETTIGAN, FELBER (a, b), GAUD und Mitarbeiter, STEINER und WIGNIOLLE tuberkulinnegative Personen (MANTOUX-Probe mit 100 T.E.) vor der BCG-Impfung noch mit einer intracutanen Injektion einer kleinen Menge des verdünnten BCG-Impfstoffes geprüft. Gegen 10% der so Getesteten zeigten eine in wenigen Tagen ablaufende, lokale, papulöse oder ulceröse Reaktion im Sinne eines KOCHschen Phänomens, was ihre Fernhaltung von der Impfaktion rechtfertigt. Diese, im Gegensatz zur Tuberkulinallergie von den Autoren als *bacilläre Allergie* bezeichnete Reaktionsfähigkeit, soll zum Teil auch als Gradmesser der Immunität dienen können [FELBER (b)].

2. Ort der Tuberkulinproben.

Grundsätzlich eignet sich jede Hautstelle für die Durchführung einer Tuberkulinprobe. Entsprechend der verschiedenen Durchblutungsgröße bestehen jedoch ziemlich große regionale Unterschiede in der Hautempfindlichkeit (s. unter III 8 a). Aus Gründen der Zweckmäßigkeit werden meistens Stellen an den oberen Extremitäten oder am Oberkörper gewählt. Für die PIRQUET-Probe hat sich die Volarfläche des Unterarmes, für die MANTOUX-Intracutanprobe die Außenseite des Oberarmes eingebürgert, während die MORO-Percutanreaktion bei Kindern am besten in der Sternalgegend ausgeführt wird.

3. Messung der Tuberkulinempfindlichkeit.

a) Nach der Tuberkulinreaktionsfähigkeit der Haut.

Diese Art von Messung beruht darauf, daß bei gleichbleibender Tuberkulinmenge die Ausdehnung und Qualität der Reaktion als Maßstab genommen wird. Für eine solche quantitative Beurteilung eignet sich nur die MANTOUX-Probe, allenfalls noch diejenige von PIRQUET. In der Regel wird die Papel gemessen, wobei man an Stelle des mittleren Durchmessers auch den Flächeninhalt oder das Volumen der Papel angeben kann. Ein besonders eingehendes, in Deutschland ziemlich oft verwendetes Beurteilungsschema geht auf v. PIRQUET zurück.

b) Nach der Tuberkulinreizschwelle.

Hier wird als Kriterium der Empfindlichkeit die Mindestdosis Tuberkulin genommen, die eben noch eine positive Reaktion erzeugen kann. Für eine solche Messung eignet sich naturgemäß nur die Intracutanreaktion. Die Bestimmung der Tuberkulinreizschwelle wurde in Deutschland von LIEBERMEISTER (a, b) propagiert, der vor allem von ICKERT (a) Unterstützung erfahren hat. LIEBERMEISTER hat bei gewissen Kranken mit ungeheuren Verdünnungen bis 10^{-15} Alttuberkulin noch positive Reaktionen erzielen können und die Schwankungen dieser Tuberkulinempfindlichkeit im Verlaufe der Krankheit bei regelmäßiger Kontrolle beschrieben.

Auf diese Weise ist LIEBERMEISTER auch zu einer Benennung verschiedener *Grade von Tuberkulinempfindlichkeit* gelangt: *Nomergie* (durchgehend negative Reaktionen bei einem von Tuberkulose unberührten Organismus), *Dysergie* (*Pirquet* positiv, vielleicht auch negativ, Reizschwelle 10^{-15} bis 10^{-7}; entspricht der *Hochallergie* nach REDEKER), *mittlere Allergielage* (*Pirquet* positiv, Reizschwelle 10^{-6} bis 10^{-4}), *Euergie* (*Pirquet* negativ, Reizschwelle um 10^{-3}). Hier seien auch noch andere gebräuchliche Bezeichnungen angeführt: seit v. HAYEK wird oft jeder mit einer positiven Tuberkulinreaktion einhergehende Zustand als *Hyperergie* im Gegensatz zur *Normergie* des noch nie sensibilisierten Organismus bezeichnet. Werden in einem ehemals hyperergischen Organismus die Reaktionen wieder negativ, so spricht man von *Anergie*, und zwar von *positiver Anergie*, wenn damit eine Ausheilung oder Stabilisierung der Tuberkulose verbunden ist, oder von *negativer Anergie*, wenn bei schwerster Tuberkulose sub finem vitae oder infolge Kachexie ein Zustand von Tuberkulinunempfindlichkeit eintritt.

Zu erwähnen ist, daß v. GROER die Gesetze seiner *Allergometrie* auch auf die Tuberkulinreaktionen ausgedehnt hat. Nach ihm soll normalerweise bei der Intracutanprobe das Produkt aus dem mittleren Durchmesser der Reaktion und dem negativen Logarithmus der angewendeten Tuberkulinverdünnung konstant bleiben (homodyname Allergie). Ändert sich jedoch das Produkt, so spricht er von *heterodynamer* Allergie, wird das Produkt bei zunehmender Verdünnung größer, so besteht *Pleoesthesie* (prognostisch ungünstig), wird es hingegen kleiner, so besteht *Pleoergie* (prognostisch günstig). Ähnliche Beziehungen zwischen Tuberkulinmenge und Reaktionsgröße sind von WADLEY beschrieben worden. Verschiedene Autoren haben jedoch diese mathematische Betrachtungsweise kritisiert [CANETTI (a), SYLLA].

Nach v. GROER, KELLER sowie KORB sind *Tuberkulinreaktionsfähigkeit* (Ausmaß der Reaktion bei gleichbleibender Tuberkulinmenge) und *Tuberkulinempfindlichkeit der Haut* (Bestimmung durch die Tuberkulinreizschwelle) zwei Begriffe, zwischen welchen zwar eine gewisse Abhängigkeit besteht, die aber nicht gleichbedeutend sind. So hat KORB nachgewiesen, daß z. B. für die Beurteilung des Einflusses der Chemotherapie auf die Tuberkulinallergie Bestimmung der Reaktionsfähigkeit zuverlässigere Ergebnisse zeitigt, als diejenige der Tuberkulinreizschwelle. CANETTI hat an einem großen Beobachtungsgut beide Methoden gleichzeitig angewendet. Die Resultate sind für beide recht ähnlich, CANETTI (a) hält die Reizschwelle für das empfindlichere Kriterium; auch LIEBERMEISTER, ICKERT (a) und KREIS sind dieser Ansicht. Um das Verfahren der Reizschwellenbestimmung zu vereinfachen, und eine etwaige Beeinflussung der Tuberkulinempfindlichkeit durch rasch aufeinanderfolgende Proben zu verkleinern, injizieren ICKERT (a), BJÖRNSTADT, CANETTI (a) u. a. bis vier verschiedene Tuberkulinverdünnungen gleichzeitig in korrespondierende Hautbezirke und können so in kürzester Zeit das Resultat zahlreicher Proben erhalten.

4. Einfluß der Tuberkulinprüfungen auf die Tuberkulinempfindlichkeit.

Im allgemeinen wird angenommen, daß durch zeitlich rasch aufeinanderfolgende Tuberkulinproben die Tuberkulinempfindlichkeit gesteigert werden könne. Diese Ansicht geht vor allem auf die Feststellungen von LIEBERMEISTER zurück. Exakte Angaben finden wir bei VOIGT, der in einem Falle eine Steigerung der Reizschwelle von 10^{-9} auf 10^{-12}, in einem anderen eine solche von 12,5 mm Durchmesser bei 10^{-6} auf 13 mm bei 10^{-11} beobachtet hat. BJÖRNSTADT hat diese Frage an 162 Erwachsenen geprüft: 7—14 Tage nach Bestimmung der Tuberkulinreizschwelle durch Simultanprüfung mit MANTOUX-Proben 1:10 Millionen bis 1:10000 werden Patienten des Finseninstitutes nochmals der gleichen Prüfung unterzogen. Die Reizschwelle ist bei 110 unverändert, bei 44 vermindert und bei 8 erhöht. Die Senkung der Reizschwelle beobachtet er vor allem bei Patienten mit anfänglich schwacher Empfindlichkeit. Bei den 110 Personen mit unveränderter Reizschwelle besteht 56mal eine rascher einsetzende Reaktion, 50mal ist die Reaktionsgeschwindigkeit unverändert. Schließlich ist, was die Ausdehnung der Reaktion bei den Patienten mit unveränderter Reizschwelle anbelangt, diese 69mal gleich groß, 34mal stärker und 7mal schwächer ausgeprägt. Alles zusammengenommen findet Björnstadt bei 64% der Geprüften die eine oder die andere Art einer *Sensibilisierung* durch eine einmalige Tuberkulininjektion. Canetti (a) machte ähnliche Feststellungen bei der Prüfung der Reizschwelle bei 42 Greisen (simultan 1:10000, 1:1000 und 1:100 nach Mantoux): nach 30 Tagen war die Schwelle bei 20 Patienten unverändert, bei 22 war sie tiefer (19mal bei der nächsttieferen, 3mal bei der übernächsten Konzentration). Demgegenüber haben Nelson, Mitchell und Brown bei in verschiedenen Abständen wiederholten Intracutanprüfungen an einer großen Zahl von Kindern keine signifikanten Änderungen der Tuberkulinempfindlichkeit feststellen können. Sie folgern daraus, daß bei der üblichen diagnostischen Anwendung des Tuberkulins keine Sensibilisierung oder Desensibilisierung zu befürchten ist. Silveira kommt zu ähnlichen Schlußfolgerungen.

5. Nachträgliches Aufflammen von früheren Proben.

Diese nicht allzu seltene Erscheinung kann klinisch, und in gewissen Fällen auch epidemiologisch, von großer Bedeutung sein. Sie ist wahrscheinlich mit Aufflammphänomenen verwandt, die frühere Autoren (z. B. Biberstein und Oschinsky) bei der intracutanen Injektion von artfremdem Serum gelegentlich sehen konnten. In bezug auf Tuberkulin hat sie vor allem in Frankreich Beachtung gefunden und kann sich entweder als ein mehr oder weniger stark verspätetes, nachträgliches Aufflammen einer bis dahin negativ ausgefallenen Tuberkulinprobe manifestieren, oder als ein Wiederaufflammen einer bereits einmal positiv gewesenen und wieder erloschenen Probe.

a) Von anfänglich negativen Proben.

Eine eingehende Würdigung dieses Phänomens findet sich bei Canetti (a) („extériorisation spontanée de l'allergie"). Eine erste Publikation stammt von Janne. Kristensson injiziert bei tuberkulinnegativen Personen mehrmals im Abstand von wenigen Tagen 1 mg Alttuberkulin intracutan, impft darauf die Betreffenden an einer anderen Stelle mit BCG und beobachtet dann 1 bis 2 Monate nach der Impfung eine geringgradige entzündliche Reaktion an der Stelle der früher negativen Tuberkulinproben. Daniels beschreibt 14 solcher Fälle bei Krankenschwestern und einen bei einem Medizinstudenten. Es handelt sich fast immer um eine Intracutanprobe von 1 mg Alttuberkulin, das Aufflammen erfolgt 2—43 Wochen nach der Injektion und ist relativ häufig von klinischen Zeichen einer frischen, aktiven Tuberkulose begleitet oder gefolgt.

Besonders sorgfältige Beobachtungen anläßlich einer BCG-Impfaktion bei 52 Mädchen im Alter von 13—18 Jahren sammelten Duret, Boulenger und Levrel. Diese Mädchen, welche auf zwei Pirquet-Proben und zwei Mantoux-Proben mit 10 mg A.T. durchgehend negativ reagiert hatten, wurden am Oberschenkel durch Scarifikation mit BCG geimpft, nachher erfolgten wöchentliche Intracutanteste mit 10 mg Alttuberkulin bis zum Auftreten positiver Reaktionen. Ein klares Aufflammen der prävaccinalen negativen Reaktionen (Papel von mindestens 4 mm Durchmesser) trat bei 44 Fällen ein (86%), 4 weitere zeigten ein geringeres Aufflammen, die 4 restlichen Fälle, bei welchen auch die postvaccinalen Tuberkulinproben 2 Monate lang negativ blieben, wurden als Impfversager notiert. Was den Zeitpunkt des Aufflammens anbetrifft, so erfolgte dies 11mal bis zum 8. Tag nach der Impfung, ein weiteres Mal bis zum

15. Tag, 17mal bis zum 21. Tag (also 60% der Aktivierungen in den ersten 3 Wochen!), 6mal bis zum 28. Tag, 11mal bis zum 42. Tag und schließlich noch 2 Fälle bis zum 45. Tag. Die MANTOUX-Proben wurden in der Regel 2—3 Wochen früher aktiviert als die PIRQUET-Proben und sind auch viel deutlicher und häufiger (48:22) als die letzteren; eigenartig ist, daß von diesen prävaccinalen MANTOUX-Proben beim gleichen Mädchen die eine aufflammt, während die andere ohne ersichtlichen Grund negativ bleiben kann. Zu beachten ist auch, daß die aufgeflammten Infiltrate meistens mehrere Wochen bestehen bleiben, um dann langsam wieder abzuflauen. Es spielt keine Rolle, wie lange vor der Impfung die Probe ausgeführt wurde, auch bei einem Abstand von 10 Monaten kann noch ein Aufflammen eintreten. Was das zeitliche Verhältnis des Aufflammens zu den ersten positiven postvaccinalen Proben anbelangt, so erfolgt die nachträgliche Aktivierung 14mal (29%) vor dem Umschlag der postvaccinalen Proben, 26mal (54%) simultan dazu und 8mal (17%) nachher. Die Aufflammpapel kann 8—10 mm betragen, ist aber immer kleiner als die postvaccinalen Papeln. Schließlich ist festzuhalten, daß auch die ersten negativen postvaccinalen Kontrollproben im Zeitpunkt des Umschlages aktiviert werden können. Ähnliche Beobachtungen haben auch RIST und COURY; WUNDERWALD; COURY, DELLA TORRE und SIFFERLEN gemacht. Die letzterwähnten Autoren versuchten vergeblich, das Phänomen tierexperimentell zu reproduzieren. Ebenso wenig gelang es ihnen, 48 Std nach der Injektion von 100 mg Tuberkulin biologisch aktives Material an der Injektionsstelle nachzuweisen.

Hier muß allerdings erwähnt werden, daß DIENES und SIMON ein Aufflammphänomen bei Meerschweinchen beobachten konnten, welche gegen Menschenserum oder Schildkröteneiklar im Sinne einer verzögerten Reaktion vom Tuberkulintyp (s. unter III 1) sensibilisiert wurden. Bei 8 von 30 Tieren trat ein Aufflammen am Ort der ersten sensibilisierenden Injektion auf, und zwar immer dann, wenn die Allergie auch an anderer Stelle nachweisbar wurde. Das Phänomen hatte immer den Charakter einer verzögerten Reaktion, nie denjenigen einer anaphylaktischen, und zeigte in seinem Auftreten große individuelle Unterschiede.

Die Mehrzahl der genannten Autoren erblickt den besonderen Wert dieser Aufflammreaktionen darin, daß diese den genauen Zeitpunkt des Erscheinens der Tuberkulinempfindlichkeit nach frischer tuberkulöser Primoinfektion angeben, und damit zu einem wertvollen Indicator der letzteren werden. Für den Mechanismus, der diesen Aktivierungen zugrunde liegt, sind zahlreiche Hypothesen vorgeschlagen worden, alle Autoren sind sich aber darin einig, daß dieser noch ganz unabgeklärt ist.

b) Wiederaufflammen bereits positiv gewesener Proben.

Daß die Stelle einer bereits abgeklungenen Tuberkulinreaktion wieder entzündlich aufflammen kann, wenn an einer anderen Stelle erneut eine größere Menge Tuberkulin injiziert wird, haben bereits ZIELER (c) und v. BESSAU hervorgehoben. Der letztere maß diesem Aufflammen die Bedeutung einer echten kleinen Herdreaktion bei, da am Ort einer Tuberkulinprobe oft tuberkulöses Gewebe gebildet werde und längere Zeit nachweisbar bleibe.

Seit längerer Zeit abgeklungene positive Tuberkulinreaktionen können aber auch ohne erneute Tuberkulinapplikation wieder aufflammen. SOTTY hat den Fall einer Patientin mit Allgemeinbeschwerden nach operierten tuberkulösen Halslymphomen (Fistel) beschrieben, welche zwecks Desensibilisierung mit steigenden Dosen von Tuberkulin intracutan behandelt worden war, die aber mit der Verdünnung 1:100 eine ausgedehnte phlegmonöse Infiltration am Arm mit Knötchenbildung und Juckreiz bekam, was den Abbruch der Behandlung zur Folge hatte. In den nächsten 2 Jahren hatte sie nun mehrere Male Zustände von allgemeiner Müdigkeit und Dolenz der Halslymphknoten, die von einer juckenden Anschwellung der gleichen Armgegend begleitet waren. ANGLADE berichtet über 18 Fälle von *réactions à éclipse:* es handelt sich um erneute Positivierungen von alten PIRQUET- und MANTOUXproben (1 mg A.T.), die bei Kindern ohne ersichtlichen Grund (insbesondere ohne exogene Infektionsmöglichkeiten) im Verlaufe von Präventivkuren auftraten.

6. Nebenwirkungen der Tuberkulinapplikation.

a) Lokalreaktion.

Die *Lokalreaktion* kann ungewöhnlich heftig ablaufen und zu ausgedehnter zentraler Nekrose, oder zu phlegmonöser Ausbreitung führen (SOTTY) oder generalisierte Hauteruptionen veranlassen. PAISSEAU hat bei einem 3jährigen Knaben mit Primärtuberkulose am 4. Tag einer PIRQUET-Probe mit unverdünntem A.T. das Auftreten eines generalisierten *papulo-phlyktänulären Ausschlages* gesehen, nachdem auch die Lokalreaktion den gleichen Charakter gezeigt hatte. GEISSLER sah am 3. Tag nach der MORO-Probe ein *feinfleckiges Exanthem*. Solche Erscheinungen können allerdings auch als Ausdruck einer Allgemeinreaktion (s. weiter unten) aufgefaßt werden. Bereits R. KOCH (b) spricht von einem masernartigen Exanthem nach subcutaner Tuberkulininjektion.

Seit MORO (b) ist die Auslösung von *Erythema nodosum* durch eine Tuberkulinprobe bekannt. LÖFGREN hat folgenden Fall gesehen: eine 22jährige Krankenschwester, welche 3 Wochen vorher auf eine MANTOUX-Probe mit 1 mg A.T. negativ reagiert hatte, erhielt im Rahmen anderweitiger Untersuchungen erneut 0,1 mg A.T. intracutan an der Volarseite des Vorderarmes. Bereits am folgenden Tag trat eine starke Lokalreaktion auf mit Temperaturanstieg bis 39,4°. Am 3. Tag, als sich an der Reaktionsstelle eine große Blase gebildet hatte und fast der ganze Vorderarm geschwollen war, zeigten sich typische Herde von Erythema nodosum an den unteren Extremitäten. Nach LÖFGREN handelte es sich zweifellos um ein Zusammentreffen von einer Tuberkulinreaktion mit einer in Entstehung begriffenen Primärtuberkulose, wobei das Auftreten des Erythema nodosum durch das Tuberkulin entweder ausgelöst oder zum mindesten beschleunigt wurde. Auch WALLGREN, sowie GEISSLER berichten über Erythema nodosum nach einer Tuberkulinprobe.

Das Auftreten von lokaler oder generalisierter *Purpura* nach Tuberkulintest wurde schon von MORO beschrieben, über einen eingehend untersuchten Fall berichten WRIGHT und BACAL).

Eine Narbe hinterlassen lediglich die nekrotisierenden Hautreaktionen. Bei geeigneter Bereitschaft kann sich auch ein Narbenkeloid bilden (MUÑUZURI).

b) Herd(fokal-)reaktion.

Besonders wichtig ist die Fernwirkung des Tuberkulins auf tuberkulöse Herde, die *Herdreaktion* (s. auch unter III 5b). Die eindrücklichsten Beschreibungen solcher Herdreaktionen besitzen wir aus den Anfängen der Tuberkulinanwendung, als auf Vorschlag von R. KOCH (a) dieses Mittel in relativ hoher Dosierung subcutan gegeben wurde, um eben gerade dadurch die Elimination und die Heilung dieser Herde zu erzielen. Besonders schön konnte R. KOCH (b) den Vorgang an lupösen Herden verfolgen. Bei den Lungenkranken konstatierte er häufig 1—2 Tage nach der Tuberkulingabe eine Vermehrung der Sputummenge; Hämoptoen waren nicht selten. Die oft katastrophalen Folgen solcher Herdreaktionen sind nach den ersten Beobachtungen von VIRCHOW bald allgemein bekannt geworden, so daß man heutzutage die subcutane Tuberkulinapplikation nur noch selten, und unter Beachtung strenger Vorsichtsmaßnahmen (Ausschaltung aller Patienten mit Fieber oder mit aktiver Lungentuberkulose) durchführt.

Eine aufschlußreiche Beobachtungsserie pulmonaler Herdreaktionen mit Zuhilfenahme des Röntgenbildes stammt von STEIDL und HEISE. Diese verfügen über 419 Fälle verschiedenartiger oder fraglicher Tuberkulosen, die zu diagnostischen Zwecken 0,1—10 mg Alttuberkulin subcutan erhielten, und die vor, während und nach dem Test röntgenologisch untersucht wurden. Bei 58 dieser 419 Patienten traten unmittelbar nach der Injektion pulmonale Rasselgeräusche erstmals auf, oder verstärkten sich bereits vorhandene. 72 der 419 Patienten zeigten eine röntgenologisch sichtbare pulmonale Herdreaktion, bei 27 von 215 war das vorangehende Lungenbild als unverdächtig befunden worden. Normalerweise begannen solche Röntgenveränderungen (Infiltrate) bereits 1 bis 2 Tage nach der Probe wieder zurückzugehen und erreichten nach einigen Wochen den status quo ante. Nur in einigen Fällen blieb ein mehr oder weniger großer Schaden zurück; im ganzen haben sich fünf Patienten von der Subcutanprobe nicht vollständig erholt. Diesen muß allerdings eine viel größere Zahl von Patienten entgegengehalten werden, die vom Tuberkulinstimulus günstig beeinflußt worden sind. STEIDL und HEISE halten das Auftreten von Rasselgeräuschen für ein zuverlässigeres Kriterium als die oft schwer zu beurteilenden Röntgenveränderungen. Schließlich geben sie an, daß 10 Fälle auf der Höhe der Reaktion positives Sputum bekommen haben, 4 davon waren einige Tage später wieder negativ, die anderen blieben 11 Tage bis 5 Monate lang positiv.

c) Allgemeinreaktion.

Auch was die *Allgemeinreaktion* nach Tuberkulininjektionen anbelangt, die in Temperaturanstieg, allgemeinen Unwohlsein und Auftreten von Schmerzen (vor allem Kopf- und Rückenschmerzen) besteht, besitzen wir bereits von R. KOCH (b) recht ausführliche Angaben. Spätere Ergänzungen betreffen lediglich die Resultate besonderer Laboratoriumsmethoden. So kann nach KANOZ im Anschluß an Tuberkulinproben eine Zunahme der neutrophilen Leukocyten beobachtet werden (BRANDT und Mitarbeiter sahen hingegen bei intravenöser Verabreichung an tuberkulösen Kaninchen ein Abfallen der Zahl der Gesamtleukocyten und der Lymphocyten mit Minimum 6—9 Std nach der Injektion), ebenso auch die Zunahme der *Senkungsgeschwindigkeit der Erythrocyten* [KEPILÄ (a, b), KANOZ]. GRASSET und DOSSENA untersuchten das Verhalten des *Blutzuckers* bei gesunden und tuberkulösen Meerschweinchen nach 50—500 T.E. Alttuberkulin oder PPD intracutan und fanden bei den tuberkulösen Tieren einen viel stärkeren Anstieg desselben (Maximum nach 24 Std). JAHNKE und SCHOLTAN haben im Anschluß an eine starke Lokalreaktion eine beträchtliche Steigerung des γ-Globulingehaltes im Serumelektrophoresediagramm beobachtet. Für ICKERT (b) stellt die Allgemeinreaktion (wie auch die Lokalreaktion) sozusagen ein *Abbild des tuberkulösen Schubes* dar, wobei in der Kampfphase die sympathicotonen, in der Reparationsphase die parasympathicotonen Symptome überwiegen. Über die Reaktion im *Zentralnervensystem* berichten FRICK und LAMPL.

Nach ICKERT (b) können Allgemeinreaktionen sowohl durch percutane als auch durch intracutane und subcutane Tuberkulinproben provoziert werden.

Für CANETTI (a) sind sie aber bei der Intracutanreaktion (MANTOUX) recht selten. So fand er im Verlaufe von MANTOUX-Proben (0,1 mg = 10 T.E.) bei 4600 Erwachsenen (sowohl Gesunden als auch Trägern der verschiedensten Formen aktiver Tuberkulose) nur 8 ausgesprochene Fieberreaktionen (6 Frauen und 2 Männer). RICH (b) hat schwere Allgemeinreaktionen bei Laboranten beobachtet, die bei der Tuberkulinherstellung Dämpfe von erhitztem Tuberkulin eingeatmet hatten. In diesem Zusammenhang sei erwähnt, daß in der Fixierungsflüssigkeit tuberkulöser Organe Substanzen mit Tuberkulinwirkung (entsprechend einer Alttuberkulinverdünnung 1:50) nachgewiesen wurden; der gehäufte Kontakt mit dieser Flüssigkeit könnte eine Erklärung für die erhöhte Tuberkulosemorbidität der Pathologen geben (O. KOCH).

7. Spezifität der Tuberkulinproben.

Daß der Tuberkulinreaktion ein hoher Grad von Spezifität zukommt, ist eine seit R. KOCH allgemein anerkannte Tatsache. Wohl einer der besten Beweise dafür ist, wie ICKERT hervorhebt, die außerordentliche Tiefe der *absoluten Reizschwelle*, die nach LIEBERMEISTER bei 10^{-16} bis 10^{-17} cm³ liegt. Mit keiner anderen Substanz sei mit derartiger Verdünnung bei Tuberkulösen eine positive Reaktion zu erzielen. Auch das Phänomen des Wiederaufflammens früherer Tuberkulinproben (s. unter D5) spricht nach ZIELER (c) und RICH (b) für die Spezifität der Tuberkulinreaktion. Bei passiven Übertragungsversuchen erweist sich die Tuberkulinempfindlichkeit als streng spezifisch gegenüber der Allergie bei Infektion mit *Brucella abortus* (METAXAS-BÜHLER).

Diese Spezifität gilt allerdings nur unter gewissen Vorbehalten. Erstens ist darauf zu achten, daß im verwendeten Tuberkulin nicht noch andere Stoffe mit Antigen- oder Haptencharakter enthalten sind, wie dies z. B. mit den *Bouillonbestandteilen* des Alttuberkulins KOCH der Fall ist; beim gereinigten Tuberkulin sind solche Nebenerscheinungen kaum zu erwarten [SEIBERT (b), PRIGGE und DÖHMEN, CATEL (b), W. SCHMIDT). Dann muß in Erwägung gezogen werden, daß der *tuberkulöse Organismus ganz allgemein eine erhöhte Empfindlichkeit gegenüber unspezifischen Reizen und Traumata der verschiedensten Art aufweist.* Das geht namentlich aus den eingehenden histologischen Untersuchungen von DIENES und MALLORY (s. auch unter III 5) und aus den klinischen Beobachtungen von KREIS und RENAULT hervor. Die ersteren haben nämlich gezeigt, daß bei vielen tuberkulösen Tieren bereits das kleine Trauma einer intracutanen Injektion von physiologischer Kochsalzlösung, von Serum oder Eiklar, eine ausgeprägte Reaktion mit Ödem und initialer, polynucleärer Infiltration, sowie Überwiegen der mononucleären Elemente nach 24 Std auslöst, die von einer schwachen Tuberkulinreaktion oft nicht zu unterscheiden ist. An diese Tatsache muß man sich unseres Erachtens vor allem bei der Verwendung der von LIEBERMEISTER und von ICKERT gebrauchten, außerordentlich hohen Tuberkulinverdünnung erinnern. Es wird deshalb auch von den meisten Autoren gefordert, daß neben der eigentlichen Tuberkulinprobe auch eine entsprechende Kontrolle mit dem Verdünnungs- oder Konservierungsmittel ausgeführt werde. Die Tuberkulinreaktion kann erst dann als positiv gewertet werden, wenn sie sich deutlich von dieser parallel ausgeführten Kontrollreaktion unterscheidet und eine gewisse minimale Größe aufweist.

Wichtig ist es sodann zu wissen, daß andererseits hohe Tuberkulindosen auch bei Nichtinfizierten Reaktionen auslösen können. FURCOLOW und Mitarbeiter konnten bei Anwendung genügend hoher PPD-Dosen schließlich bei allen Geprüften positive Reaktionen erzeugen. USTVEDT (b) weist darauf hin, daß man

mit der allgemein gebräuchlichen oberen intracutanen Grenzdosis von 100 T.E.
(= MANTOUX 1:100) nicht allzu selten unspezifische positive Reaktionen bei
sicher nicht tuberkulös Infizierten sehen könne.

Schließlich dürfen *heteroallergische Einflüsse* nicht vergessen werden (s. unter
III 7). Auch muß man sich die Tatsache vor Augen halten, daß andere *Mykobakterien*, wie z. B. die saprophytären Mykobakterien (B. LANGE und E. LANGE),
oder gelegentlich auch der Lepraerreger [CANETTI (b)] eine positive Tuberkulinreaktion verursachen können. Dies ist in neuester Zeit durch Beobachtungen
amerikanischer Forscher anläßlich ausgedehnter Reihenuntersuchungen aktuell
geworden: PALMER, FEREBEE und PETERSEN haben etwa zehntausend 20jährige
Krankenschwesternschülerinnen in den Vereinigten Staaten auf ihre Tuberkulinempfindlichkeit untersucht. Alle erhielten eine erste Injektion von 0,0001 mg
PPD intracutan, und falls sie darauf mit einer Papel von weniger als 10 mm
reagierten, eine zweite Injektion von 0,005 mg PPD. Eine Papel von 5 mm und
mehr auf die schwache Dosis gilt als eindeutiges Zeichen einer stattgehabten
tuberkulösen Infektion (1. Gruppe), eine Papel von weniger als 5 mm auf die
stärkere Dosis als ebenso eindeutiges Fehlen von Tuberkulinempfindlichkeit
(4. Gruppe). Besonders interessant ist nun das Verhalten der intermediären
2. und 3. Gruppe (Papel von mehr als 10 mm für die stärkere Dosis bzw. Papel
von 5—10 mm für die stärkere Dosis). Während bei den Schwestern der meisten
Staaten der USA. die 1. und 4. Gruppe gegenüber der 2. und 3. Gruppe stark
überwiegen, zeigen die Schwestern, welche in den Staaten des Südostens (vor
allem im Mississippidelta) aufgewachsen sind, ein gegensätzliches Verhalten,
indem bei ihnen Reagenten der 2. und 3. intermediären Gruppe überwiegen,
oder wenigstens stark vertreten sind. Diese Erscheinung ist nach den genannten
Autoren als Einwirkung eines fremden Faktors zu deuten, der anderen Gesetzen
folgt, als der Gegensatz „tuberkulös-nichttuberkulös" (er ist z. B. in ländlichen
Bezirken stärker als in städtischen, während in diesen Südoststaaten bezüglich
tuberkulöser Infektion gerade das Umgekehrte gilt). Was die Ursache dieser
Erscheinung anbelangt, so denken PALMER, FEREBEE und PETERSEN in erster
Linie an eine gutartige, klinisch inapperzepte Infektion mit einem Bacillus
ähnlicher Antigenstruktur wie der Tuberkelbacillus.

Ähnliche Beobachtungen sind im Bulletin des *Comité national de défense contre
la tuberculose* in Ecuador, Ägypten und in gewissen Gegenden in Indien gesammelt
worden.

8. Alttuberkulin und gereinigtes Tuberkulin.

Den bahnbrechenden Arbeiten von FLORENCE SEIBERT ist die Darstellung
eines hochwirksamen, fast nur aus dem aktiven Protein bestehenden gereinigten
Tuberkulins zu verdanken (s. unter II 2), welches jetzt als G.T. oder PPD kommer-
ziell hergestellt wird und immer mehr im Begriffe steht, das Alttuberkulin zu
ersetzen. Es drängt sich daher auch eine Gegenüberstellung der klinischen
Erfahrungen mit diesen beiden Tuberkulinarten auf. PRIGGE und DÖHMEN
haben das gereinigte Tuberkulin (GT) 1944 in Deutschland eingeführt. Von den
seither in Deutschland publizierten Arbeiten über dieses Mittel seien diejenigen
von RÖDIGER, W. SCHMID, PACZOWSKY, GÖTZKY, HOFFMANN, TOENNIESSEN und
SCHWENKENBECHER, WEICKSEL und von CATEL (b), von den übrigen unter
vielen anderen diejenigen von SEIBERT (c), von JENSEN und LIND, von HED-
VALL, von DE MARÉ, von PARISH, von MEDLAR, SASANO, CALDWELL und NEED-
HAM und von BIRKHAUG, PANGBORN und CUMMEROW, von HAUDUROY erwähnt.

Fast alle Autoren geben dem gereinigten Tuberkulin den Vorzug vor dem
Alttuberkulin. Gerühmt daran wird vor allem die strengere Spezifität, da beim

GT unspezifische Reaktionen von Begleitstoffen praktisch wegfallen (Catel, W. Schmidt). Die Reaktionen sind nach Rödiger und W. Schmidt mit GT schärfer umschrieben und leichter ablesbar als mit Alttuberkulin. Zudem sollen Lösungen von GT viel länger haltbar sein, als Verdünnungen von Alttuberkulin (Catel). Auffallend ist jedoch, daß bei vergleichenden Untersuchungen mit Alttuberkulin und GT die meisten Autoren zwar ein Parallelgehen beider Reaktionen, jedoch durchwegs eine *etwas stärkere Wirksamkeit des Alttuberkulins* beobachtet haben.

So fand Rödiger, der an 486 Tuberkulosekranken mit beiden Präparaten die Reizschwelle bestimmte, für Alttuberkulin einen durchschnittlichen Schwellenwert von 0,1 TE, für GT bei den gleichen Kranken einen solchen von 1,0 TE. Noch größer war der Unterschied bei einer Gruppe von 14 Asthmakranken, indem für diese die entsprechenden Werte 0,01 bzw. 1 TE lauteten. Ähnliche Befunde erhob Götzky. Auch W. Schmidt, der bei 50 Fällen klinisch gesicherter Tuberkulose nicht die Reizschwelle, sondern die Reaktionsfähigkeit der Haut bei gleichbleibender Tuberkulinmenge (1 TE) als Kriterium wählte, kam zu gleichsinnigen Resultaten, indem die Durchschnittswerte der Reaktionen für humanes Alttuberkulin 13,9 mm, für bovines Alttuberkulin 13,7 mm und für GT 9,6 mm betrugen. Die Befunde von Kölitz, von Schomerus und Lauck, sowie von Scholz sprechen ebenfalls für eine etwas stärkere Wirksamkeit des Alttuberkulins verglichen mit dem GT. Erwähnenswert ist, daß auch mit dem amerikanischen PPD ähnliche Beobachtungen gemacht worden sind. Medlar, Sasano, Caldwell und Needham erhielten bei 2104 Meerschweinchen, denen fraglich tuberkulöses Material inoculiert worden war, mit Alttuberkulin 23,8% mehr positive Reaktionen (keine einzige falsch-positive Reaktion auf Grund der Sektionsbefunde!) als mit PPD. Birkhaug, Pangborn und Cummerow, welche BCG-Geimpfte gleichzeitig mit korrespondierenden Dosen von Alttuberkulin und PPD nachkontrollierten, erhielten mit Alttuberkulin bei fast 100% der Geimpften positive Reaktionen, mit PPD jedoch nur bei 60%. PPD-Negative, welche revacciniert wurden, reagierten oft mit einem Kochschen Phänomen, was darauf hinweist, daß sie dennoch sensibilisiert sein mußten, daß also das Alttuberkulin zuverlässigere Befunde ergibt.

Als Grund für diese Divergenz in der Wirkungsintensität der beiden Tuberkulinarten glaubt Rödiger den Umstand angeben zu können, daß AT und GT nach Prigge und Döhmen mit Hilfe des Tierversuches standardisiert werden, was nicht notwendigerweise eine gleiche Wirksamkeit beim Menschen in sich schließe. Nach Medlar und seinen Mitarbeitern hingegen kann das im PPD vorhandene Tuberkuloprotein kaum die einzige wirksame Substanz des Tuberkulins sein, und die stärkere Wirkung des AT erkläre sich eben dadurch, daß darin noch andere wirksame Substanzen enthalten seien.

V. Die Tuberkulinempfindlichkeit im Rahmen der tuberkulösen Infektion.

1. Inkubationszeit der Tuberkulinempfindlichkeit (präallergische Phase).

a) Im Tierexperiment.

Untersuchungen von Hamburger und Toyofuku, Römer und Joseph, Boquet und Bretey sowie von anderen Forschern haben im Tierversuch gezeigt, daß die *Länge der Inkubationszeit von der Infektionsdosis* abhängig ist.

So konnten BOQUET und BRETEY bei massiv infizierten Meerschweinchen (1 mg eines bovinen virulenten Stammes) schon nach durchschnittlich 5 Tagen das Auftreten der Tuberkulinempfindlichkeit beobachten, bei geringerer Infektion (0,01—0,001 mg) betrug die Latenzzeit 10—12 Tage. PARISH und OKELL fanden mit $^1/_2$ mg als Infektionsdosis etwa 7 Tage. Auch der Infektionsweg spielt eine Rolle, indem die Allergie am raschesten nach subcutaner Infektion nachweisbar ist (GASTINEL und NEVOT, BOQUET und NÈGRE).

b) Beim Menschen.

Da beim Menschen der genaue Zeitpunkt der Infektion fast nie bekannt ist, sind exakte Angaben über die Inkubationszeit bei ihm nur spärlich vorhanden. EPSTEIN diskutiert diese Frage eingehend und kommt zum Schluß, daß für die Intracutan- und Subcutanprobe mit $^1/_{10}$—1 mg Alttuberkulin (= 10—100 TE) eine *Inkubationsdauer von 3—7 Wochen* besteht, daß also diese Dauer nur innerhalb relativ geringer Grenzen schwankt. Einigermaßen genau läßt sich die Dauer der präallergischen Phase bei der Säuglingstuberkulose bestimmen. BERNARD hat sich besonders damit befaßt und fand eine mittlere Dauer von ebenfalls 3—8 Wochen, sah aber auch Fälle von weniger als 10 Tagen. In diesen letzteren war der Ausgang immer tödlich, während umgekehrt eine Inkubationszeit von mehr als zwei Monaten mit einer günstigen Prognose verbunden war. Dies stimmt mit den oben erwähnten, experimentell ermittelten Beziehungen zwischen Infektionsdosis und Inkubationsdauer gut überein. Bei den Tuberkulosen der irrtümlich mit virulenten Bacillen geimpften Säuglingen in *Lübeck* fand man die frühesten positiven Proben am 23., 27., 28., 33. und 34. Tag nach der Infektion (BÖCKER). Anläßlich einer Epidemie geradezu experimentellen Charakters auf den Faroer-Inseln fand POULSON unter Erwachsenen eine Inkubationsdauer von ungefähr 6 Wochen (PIRQUET-Probe), bei 2 Fällen mit genau bekanntem Infektionstag betrug sie maximal 40 bzw. 43 Tage. Diese Zeitspannen dürften aber in Wirklichkeit noch kürzer sein, da meistens keine Zwischenproben ausgeführt wurden. KIPFER sah bei einem 22jährigen Soldaten mit bekanntem Infektionsdatum die MANTOUX-Reaktionen nach 52—54 Tagen positiv werden (nachdem der Primärkomplex bereits 10 Tage früher sichtbar geworden war!). Das Aufflammen früherer negativer Tuberkulinreaktionen nach BCG-Impfung oder nach virulenter Infektion gibt ebenfalls Anhaltspunkte über die Dauer der präallergischen Phase (s. unter IV 5a). WUNDERWALD ermittelte auf diese Weise in 2 Fällen (nach BCG-Impfung) eine solche von 6 bzw. 7 Wochen.

2. Dauer der Tuberkulinempfindlichkeit.

a) Im Tierexperiment.

Es ist allgemein anerkannt, daß die Tuberkulinempfindlichkeit mindestens so lange nachweisbar bleibt, als sich im Körper noch ein tuberkulöser Prozeß abspielt, oder sich darin lebende Tuberkelbacillen befinden (vorbehalten bleiben bestimmte Formen der Anergie, s. V 6b). Bei tuberkuloseempfänglichen Tieren läßt sich daher ein Schwund derselben in der Regel nur nach Sensibilisierung mit toten oder mit avirulenten Bacillen beobachten. Die einmalig mit abgetöteten und in Lanolin eingebetteten Tuberkelbacillen inoculierten Meerschweinchen von HENSEL z. B. blieben 9—17 Monate lang tuberkulinempfindlich. Zahlreich sind entsprechende Beobachtungen nach Impfung mit BCG-Bacillen oder anderen avirulenten Stämmen. Die Resultate variieren stark, je nach Species und nach individueller Sensibilisierungsfähigkeit [CANETTI (a)]. SAENZ

und Canetti und Canetti (a) ermittelten beim Meerschweinchen eine Allergie-
dauer von mehr als 10 Monaten nach Infektion mit BCG, von 14—24 Monaten
nach einer solchen mit avirulenten humanen Stämmen; Zuger und Steiner
berichten über Inaktivierung der Tuberkulinreaktionen 24—52 Wochen nach
Impfung von Meerschweinchen mit dem avirulenten Stamm H 37 R a.

b) Beim Menschen.

Hier sind die Verhältnisse wegen der unkontrollierbaren Reinfektionsmög-
lichkeiten viel schwieriger zu überblicken. Die klinisch wichtige Frage der Negativierung von Tuberkulinreaktionen wird unter V 6 b besonders besprochen.
Am besten zu beurteilen ist die Dauer der Tuberkulinempfindlichkeit nach
BCG-Impfung. Nègre, Bretey und Lescure fanden sowohl bei Kindern wie
bei Erwachsenen, die mit BCG geimpft worden waren, und bei welchen eine
Reinfektionsmöglichkeit mit großer Wahrscheinlichkeit ausgeschlossen werden
konnte, ein Persistieren positiver Tuberkulinreaktionen (Prüfung nach Man-
toux mit 100 TE) während durchschnittlich 2—3 Jahren bei relativ großer
Schwankungsbreite. Diese Erfahrungen decken sich mit denjenigen zahlreicher
Autoren (Wallgren, Daelen und Lütgerath, Enell).

Genauere Angaben über die Dauer der Tuberkulinempfindlichkeit nach
klinisch beobachteter *natürlicher Tuberkuloseinfektion* sind nur spärlich vorhanden. H. Koch berichtet über einen 9jährigen Knaben, der 3 Jahre nach einer
tuberkulösen Peritonitis (mit positiver Pirquet-Probe) negativ geworden war
auf 100 TE intracutan. Diese Negativierung wird vom Autor als Ausdruck
einer vollkommenen Ausheilung der tuberkulösen Infektion gedeutet. Die meisten
Berichte über Negativierungen von Tuberkulinreaktionen (s. auch unter V 6 b)
beziehen sich auf die statistische Auswertung periodischer Reihentuberkulinisierungen, können uns daher über die effektive Dauer der Tuberkulinempfindlichkeit im einzelnen Falle keinen sicheren Aufschluß geben. Gewiß spielt auch
eine individuelle, zum Teil hereditär bedingte (Silveira) Bereitschaft zur Sensibilisierung auf Tuberkulin eine wichtige Rolle (Canetti).

3. Die anamnestische Reaktion. Die Tuberkulinempfindlichkeit nach Reinfektion.

Aus der allgemeinen Allergielehre ist bekannt, daß ein Organismus, der eine
früher erworbene Sensibilisierung allmählich verloren hat, beim nochmaligen
Kontakt mit dem gleichen Antigen in einem viel kürzeren Zeitraum resensibili-
siert werden kann, als dies bei einem erstmaligen Kontakt möglich ist. Diese
anamnestische Reinfektion findet sich auch bei der Tuberkulinempfindlichkeit.
Willis konnte experimentell nachweisen, daß Meerschweinchen, welche 2 Jahre
nach einer Infektion mit avirulenten Tuberkelbacillen ihre Tuberkulinempfindlichkeit völlig verloren hatten, im Anschluß an eine virulente Infektion viel
rascher tuberkulinpositiv wurden als nicht vorbereitete Kontrolltiere (Phänomen von Baldwin, Gardner und Willis). Später hat sich besonders
Canetti (a) mit diesem Problem befaßt. Mit Saenz zusammen reinfizierte er
8 Meerschweinchen, welche im Anschluß an eine Infektion mit avirulenten Tuberkelbacillen im Laufe von 9—26 Monaten wieder tuberkulinnegativ (Mantoux
1000 TE) geworden waren. Schon nach 4 Tagen zeigten alle Tiere starke, zum
Teil nekrotisierende Tuberkulinreaktionen, während Kontrolltiere erst nach
12—15 Tagen entsprechende Reaktionen aufwiesen. Nach diesen Autoren läßt
sich diese beschleunigte Resensibilisierung recht häufig feststellen, allerdings
in einem individuell stark schwankenden Grade.

Beim *Menschen* konnten ganz ähnliche Beobachtungen gemacht werden. WEILL-HALLÉ und SAYÉ [zit. nach CANETTI (a)] stellen fest, daß nach Revaccination von Kindern mit BCG die präallergische Latenzzeit kürzer ist als nach der Erstimpfung. LAFAY-COLETSOS und Mitarbeiter machten ähnliche Erfahrungen bei 99 BCG-Geimpften, die 15—47 Monate nach der Impfung wieder tuberkulinnegativ geworden waren. CANETTI und LACAZE impften 30 tuberkulinnegative (Mantoux 100 TE) Erwachsene (die meisten über 50jährig) subcutan mit 0,2 mg BCG. Bereits nach 6 Tagen waren bei 13 dieser Personen (43%) positive Tuberkulinreaktionen (gleiche Probe wie vor der Impfung) nachweisbar, während sonst die präallergische Phase nach BCG-Impfung von vorher sicher nie infizierten Personen in der Regel 4—6 Wochen dauert. COURCOUX, BOULENGER und MACLOUF suchten vergeblich, das Phänomen bei 86 jungen, tuberkulinnegativen Mädchen zu reproduzieren. Nach 9 Tagen reagierten nur 2 unter ihnen schwach positiv auf Tuberkulin. Bei älteren Erwachsenen jedoch, von denen zweifellos früher ein Teil tuberkuloseinfiziert gewesen war, läßt sich eine beschleunigte Rückkehr der Tuberkulinempfindlichkeit oft nachweisen (CANETTI).

Ähnliches gilt auch für Individuen, welche noch einen geringen Grad von Tuberkulinempfindlichkeit zurückbehalten haben. CANETTI (a) prüfte bei 46 Insassen eines Altersheimes vor und nach einer Impfung mit BCG (subcutan $^1/_2$ mg) bzw. mit abgetöteten virulenten Tuberkelbacillen sowohl die Tuberkulinreizschwelle als auch die Reaktionsfähigkeit der Haut. Bei 50% der Geprüften zeigte sich schon nach 5 Tagen eine Senkung der Reizschwelle um 1—2 Schwellenwerte, nach 15 Tagen war dies bei 75% der Fall. Diese erniedrigte Reizschwelle blieb bei den meisten während mindestens 6 Monaten bestehen. Wurde die Tuberkulinreaktionsfähigkeit der Haut (Ausmaß der Reaktion nach einer MANTOUX-Probe mit 100 TE) als Kriterium genommen, so trat die Verstärkung der Sensibilisierung etwas langsamer in Erscheinung und ließ sich auch weniger lange nachweisen als mit der Prüfung der Reizschwelle.

Was die Reinfektion mit virulenten Tuberkelbacillen anbelangt, so ist allgemein bekannt, daß Personen, welche in Kontakt mit Offentuberkulösen leben, häufig mit einer starken Steigerung ihrer Tuberkulinempfindlichkeit reagieren, wobei in der Regel gar keine klinisch faßbare, tuberkulöse Läsion aufzutreten pflegt. Nach ICKERT (b) kann in solchen Fällen die Reizschwelle bis auf 10^{-12} sinken.

CANETTI (a) stellt in bezug auf die Tuberkulinempfindlichkeit bei Reinfektion zusammenfassend fest, daß die Reinfektion in der Mehrzahl der Fälle eine Resensibilisierung verursacht. Diese Resensibilisierung erfolgt häufig in einer außerordentlich kurzen Zeitspanne. Sie ist um so ausgeprägter, je geringer der Grad der noch vorbestehenden Empfindlichkeit ist, und ihre Beständigkeit ist zum Teil von der Größe der Reinfektionsläsion abhängig. Schließlich ist CANETTI der Ansicht, daß wiederholte Tuberkulinproben an und für sich eine Resensibilisierung provozieren (Näheres darüber s. unter IV, 4).

4. Die Tuberkulinempfindlichkeit bei latenter tuberkulöser Infektion.

a) Als Indicator für den Durchseuchungsgrad einer Gemeinschaft.

Den Begriff der Tuberkulinempfindlichkeit bei latenter tuberkulöser Infektion hat namentlich CANETTI (a, b) in seinen verschiedenen Arbeiten geprägt. Unter *latenter Tuberkulose* versteht dieser Autor einen Zustand nach stattgehabter tuberkulöser Infektion mit persistierender Tuberkulinempfindlichkeit, aber ohne klinisch nachweisbare tuberkulöse Herde (allenfalls mit faßbaren Residuen einer alten, inaktivierten Tuberkulose). Auch heute noch fällt in den Kulturländern die Mehrheit der klinisch gesunden Erwachsenen unter diesen Begriff, und es ist eine allgemein bekannte Tatsache, daß die meisten dieser Tuberkulin-positiven zeit ihres Lebens diese Eigenschaft in mehr oder weniger hohem Grad beibehalten, somit in jenem Zustand von „latenter Tuberkulose" verharren.

Es stellt sich die Frage, warum die Tuberkulinempfindlichkeit bei einem Menschen nach überstandener Infektion nicht allmählich wieder erlischt. Von der künstlich gesetzten Tuberkulose wissen wir (s. unter V 2), daß sie zu einer Tuberkulinempfindlichkeit von begrenzter Dauer führt (einige Monate bis einige Jahre), und es gilt allgemein (Ickert), daß bei der biologischen Ausheilung der Tuberkulose die Tuberkulinreaktionen negativ werden. Die Persistenz eines Zustandes von latenter Tuberkulose kann deshalb auf eine Persistenz eines Herdes von tuberkulösem Gewebe im Körper zurückgeführt werden, oder er findet seine Erklärung nach Canetti in der Tatsache, daß die meisten Menschen im täglichen Leben immer wieder Kontaktmöglichkeiten mit Tuberkelbacillen finden. Diese wiederholten Kontakte wirken, ohne zu einer manifesten Er-krankung zu führen, resensibilisierend und verhindern ein Erlahmen der Tuber-kulinempfindlichkeit. Es ist demnach zu postulieren, daß die durchschnittliche Intensität der Tuberkulinempfindlichkeit eines Kollektivs als *Indicator für die Kontaktmöglichkeiten* innerhalb dieses Kollektivs bewertet werden darf. Daß diese Vermutung sehr wahrscheinlich zutrifft, läßt sich aus einer Fülle von epidemiologischen Beobachtungen unschwer ablesen. Von diesen seien aus Raumgründen lediglich einige der wichtigsten angeführt:

1942 berichteten Madsen, Holm und Jensen über großangelegte epidemio-logische Untersuchungen in drei verschiedenen dänischen Städten zur Abklärung der Häufigkeit der bovinen Infektion. Tuberkulinprüfungen an 15jährigen Schülern ergaben 20% Positive in der Stadt Ronne, 27% in Nakskov und 75% in Haderslev. Diese Zahlen können in direkten ursächlichen Zusammenhang gebracht werden mit der Häufigkeit der Rindertuberkulose in den Bezirken dieser Städte: während in Ronne und Nakskov die bovine Tuberkulose prak-tisch ausgemerzt ist, weist der Bezirk der Stadt Haderslev noch einen stark durchseuchten Viehbestand auf.

Als Beispiel für den Einfluß humaner Kontakte können die Erhebungen des *Prophit Tuberculosis Survey* in England 1935—1944 gelten, die mehrjährige Beobachtungen an etwa 10000 jüngeren Erwachsenen umfassen. Sie zeigen unter anderem, daß die Tuberkulinempfindlichkeit (Mantoux-Probe mit 100 TE) im Laufe eines Jahres bei 5—6% der Kontrollgruppe (Büroangestellte) erlischt, während die entsprechenden Zahlen für Krankenschwestern in allgemeinen Spitälern $3^1/_2$% und für Angehörige von Offentuberkulösen $1^1/_2$% betragen. Der Index der Negativierungen verhält sich somit deutlich umgekehrt pro-portional zur Größe der Kontaktmöglichkeiten. Auch die Untersuchungen von Peretti an Schulkindern eines linksrheinischen Landkreises in Deutschland führen zu den gleichen Schlüssen: die in der Nachkriegszeit infolge Wohnraum-not, Flüchtlingselend und Zunahme der Erwachsenentuberkulose vermehrten Kontaktmöglichkeiten haben zu einer Erhöhung des Prozentsatzes der tuber-kulinpositiven Kindern geführt, ohne daß gleichzeitig die Zahl der schweren Tuberkulosen im entsprechenden Alter zugenommen hätte.

b) Das Erlöschen der Tuberkulinempfindlichkeit.

Dieses Problem bedarf einer gesonderten Besprechung, da infolge des stetig anhaltenden Rückganges der tuberkulösen Durchseuchung der tuberkulin-negative Bevölkerungsteil dauernd an Bedeutung gewinnt. Während bis zur Zeit nach dem ersten Weltkrieg die Erwachsenen, namentlich in städtischem Milieu, fast in ihrer Gesamtheit auf Tuberkulin positiv reagierten (Sylla und

ROTHE), steigt seither der Prozentsatz der Nichtreagenten dauernd an. Die Gruppe dieser Nichtreagenten umfaßt sowohl Personen, die noch nie tuberkulös infiziert worden sind, als auch Individuen, welche nach biologisch abgeheilter tuberkulöser Infektion mangels Reinfektion ihre Tuberkulinempfindlichkeit allmählich verlieren. Das gegenseitige zahlenmäßige Verhältnis dieser beiden Gruppen ist für die verschiedenen Bevölkerungskollektive noch weitgehend unbekannt, obschon dessen Kenntnis aus zahlreichen Gründen von großer Bedeutung wäre.

Die Ermittlung von tuberkulinnegativ gewordenen Personen kann indirekt geschehen durch den Nachweis von sicheren tuberkulösen Residuen bei Nichtreagenten, oder besser direkt durch periodische Reihentuberkulinisierungen. Schon 1926 hat ICKERT (b) auf tuberkulinnegative Kinder mit verkalkten Primärkomplexen aufmerksam gemacht. Seitdem allerdings bekannt geworden ist, daß die *Histoplasmose* und die *Coccidioidomykose* sehr häufig zu Verkalkungen führen (PALMER, BEADENKOPF und LOOSLI), können intrathorakale Verkalkungen nicht mehr ohne weiteres als Beweis einer durchgemachten Tuberkulose betrachtet werden, obschon auf Grund der Untersuchungen von KOLLER und KUHN, BIRKHÄUSER, ROCHER sowie ZAPATERO angenommen werden darf, daß diese Mykosen in Mitteleuropa und Spanien praktisch nicht vorkommen.

Die sicherste Methode zum Nachweis von Negativierungen (Negativierungen infolge interkurrenter Krankheiten oder therapeutischer Maßnahmen s. unter VI und VII) stellen somit periodische Tuberkulinprüfungen dar. Es liegen zahlreiche derartige Beobachtungen vor, so diejenigen von H. KOCH, PARETZKY (a, b), KELLER und KAMPMEIER; SCHOMERUS und LAUCK; LONG; MADSEN, HOLM und JENSEN; BERGERON und Mitarbeiter; LJUNG; HARDY, SILVEIRA und die Erhebungen des *Prophit Tuberculosis Survey*. PARETZKY sah 78 Negativierungen bei Kindern und Jugendlichen im Laufe von 2 Jahren, diese stellten 5,9% der insgesamt Beobachteten dar. In der Folge wurden von 50 Negativierten 17 wieder positiv, während 33 negativ blieben. Die Konzentration der Negativierungen auf gewisse Familien ließ einen hereditären Faktor annehmen. KELLER und KAMPMEIER fanden unter 102 Medizinstudenten 21, unter 37 Krankenschwestern 9 Negativierungen. LONG beschreibt 276 (= 11%) Negativierungen aus einem Total von 2490 Positiven, wobei die Negativierungsrate im umgekehrten Verhältnis steht zur Intensität der ursprünglichen Tuberkulinempfindlichkeit und zu den Tuberkulosekontaktmöglichkeiten der Untersuchten. Im schon erwähnten Bericht von MADSEN, HOLM und JENSEN finden wir einen Negativierungsindex von 3,6 für die Städte Ronne und Nakskov mit seltener Rindertuberkulose, und einen solchen von nur 0,7% in der mit boviner Tuberkulose stark durchseuchten Stadt Haderslev. SILVEIRA schließlich fand in Brasilien viel höhere Negativierungsraten : 47,85% bei BCG-Geimpften und 34,61% bei den nichtgeimpften Kontrollpersonen. Diese Rate ist bei Jugendlichen besonders hoch, sie ist auch bei den Frauen etwas größer als bei den Männern. Der sensibilisierende Einfluß von Reinfektionen wird bestätigt, doch glaubt SILVEIRA, daß wiederholte Superinfektionen auch desensibilisierend wirken können.

5. Die Tuberkulinempfindlichkeit bei klinisch manifester Tuberkulose.

a) Primärtuberkulose.

Die Inkubationszeit der Tuberkulinempfindlichkeit bei einer Primärinfektion wurde unter V 1 besprochen.

BRAEUNING und REDEKER, LIEBERMEISTER (b), ICKERT (b), COURMONT, KIPFER und SCHMID weisen darauf hin, daß die Tuberkulinhautreaktion oft erst dann positiv zu werden beginnt, wenn röntgenologisch das Krankheitsbild der Primärtuberkulose mit dem bipolaren Herd schon klar ausgebildet ist. Die örtliche Allergie an der Infektionsstelle gehe demnach der allgemeinen, im besonderen der Hautallergie, voraus. Eine negative Tuberkulinhautreaktion dürfe bei diesem Krankheitsbild nicht irreführen; wichtig sei es, in periodischen Abständen die Reizschwelle zu prüfen. Wir selbst haben ähnliche Beobachtungen machen können. Von besonderem Interesse sind in dieser Beziehung die Feststellungen von UEHLINGER (c) an 17 *Spätprimärinfektionen* mit letaler Frühstreuung: bei 7 dieser Fälle waren die Tuberkulinreaktionen negativ. UEHLINGER glaubt, daß zwischen dieser Anergie und der bei diesen Fällen gefundenen ausgedehnten Verkäsung des lymphatischen Gewebes ein Zusammenhang bestehen könnte.

POULSON hat anläßlich einer tuberkulösen Gruppenepidemie auf den Faröerinseln unter 21 Primärtuberkulosen in 19 Fällen schon zu Beginn der klinischen Erscheinungen eine positiv gewordene PIRQUET-Probe festgestellt. Eine Patientin zeigte Hyluslymphome mit negativer PIRQUET-Probe, bei einer anderen wurde die Reaktion erst einen Monat nach Auftreten eines mit hohem Fieber verbundenen Lungenherdes positiv; dieselbe Patientin starb 2 Monate später an einer tuberkulösen Meningitis.

Was die Intensität der Tuberkulinempfindlichkeit während der Primärperiode anbelangt, so wird häufig betont, daß sie gerade in diesem Zeitpunkt *besonders stark sei*. CARERE-COMES und ROSSELLI finden unter 22 Primärtuberkulosen und Hiluslymphomen 71,9% starke Tuberkulinreaktionen im Vergleich zu einem Durchschnitt von 55,8% für alle Tuberkulosen. Das *Erythema nodosum* in der Primärperiode kann von starker Tuberkulinempfindlichkeit begleitet sein (LÖFGREN). NEUMANN erwähnt allerdings auch Fälle, bei welchen die Hautempfindlichkeit relativ schwach war, während auf viel kleinere Konzentrationen eine Allgemeinreaktion mit Fieber auftrat. Der gleiche Autor glaubt, daß die bei Primärtuberkulose nicht selten zu beobachtenden phlyktänulären Conjunctivitiden als Ausdruck einer besonders hohen Tuberkulinallergie zu betrachten sind. Auch LANDORF fand bei 433 Kindern mit aktiver Primärtuberkulose der Lungen viel stärkere Tuberkulinreaktionen (positiv bis zu 0,000001 mg Alttuberkulin) als bei Kindern mit ausgeheilter Primärtuberkulose. Diejenigen mit Erythema nodosum reagierten dabei nicht stärker als die übrigen.

b) Miliartuberkulose und tuberkulöse Meningitis.

Hier werden je nach Autor stark divergierende Angaben gemacht. LIEBERMEISTER (a) findet bei den *Miliartuberkulosen* eine ausgesprochene *Dysergie*, d. h. eine sehr stark erniedrigte Tuberkulinreizschwelle. Unter 9 Miliartuberkulosen sahen CARERE-COMES und ROSSELLI 3mal ein völliges Fehlen von Tuberkulinempfindlichkeit, bei zwei war sie gering, bei drei stark. Nach CANETTI (a) ist sie besonders stark zu Beginn der Krankheit, wird aber im weiteren Verlauf immer schwächer, um schließlich ganz zu erlöschen. Nach ICKERT (b) muß ja die Tuberkulinempfindlichkeit zu Beginn der Erkrankung hoch sein, da die miliaren Herde den morphologischen Ausdruck der Reaktionsfähigkeit des Organismus darstellen. Der Zeitpunkt der Untersuchung spielt daher für LANDORF, der in 3 von 18 Fällen eine negative Reaktion auf 3 mg Alttuberkulin intracutan sah, eine ausschlaggebende Rolle.

Ganz ähnliche Verhältnisse bestehen nach ICKERT auch bei der *Meningitis tuberculosa*. LANDORF fand in 11% seiner Fälle ebenfalls negative Reaktionen auf 3 mg Alttuberkulin intracutan.

Von den 11 Meningitiden, die CARERE-COMES und ROSSELLI auf Tuberkulinempfindlichkeit untersuchten, waren alle allergisch; eine reagierte schwach, 3 mittel und 7 stark auf Anatuberkulin *Petragnani*. TAYLOR, SMITH und VOLLUM fanden bei 63 tuberkulösen Meningitiden (Kinder) in den ersten Wochen des Spitalaufenthaltes im ganzen eine geringe Tuberkulinempfindlichkeit. 22% aller Fälle reagierten nicht auf 100 TE intracutan; Alter oder Ort des zugrunde liegenden tuberkulösen Prozesses schienen dabei keine Rolle zu spielen. Unter Streptomycintherapie war die Prognose bei den anergischen Kindern schlechter, doch wurde bei 7 der tuberkulinnegativen Fälle die Reaktion kurz ante exitum positiv, was gegen die negativierende Wirkung der terminalen Kachexie spreche.

c) Lungentuberkulose.

Entsprechend der vielgestaltigen Pathogenese der tuberkulösen Lungenveränderungen ist hier auch keine Einheitlichkeit in der Tuberkulinempfindlichkeit bei den verschiedenen Formen von Lungentuberkulose zu erwarten. Die

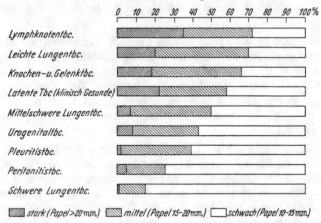

Abb. 2. Die Tuberkulinempfindlichkeit bei verschiedenen Tuberkuloseformen. Intensität der Tuberkulinreaktion nach MANTOUX mit 10 Einheiten Alttuberkulin (Durchschnittswerte in Prozenten). [Zusammengestellt nach G. CANETTI (a).]

zum Teil divergierenden Ansichten verschiedener Beobachter können nur verstanden werden, wenn man die verschiedenartigen zur Anwendung gebrachten Einteilungskriterien berücksichtigt. Je nachdem, ob man die Lungentuberkulosen z. B. nach der Stadienlehre von RANKE, nach dem Röntgenbild, nach dem klinischen Verlauf, oder nach radiologisch-anatomischen Kriterien einteilt, wird man bezüglich der Reagibilität auf Tuberkulin zu verschiedenen Schlüssen geführt werden. Es ist unmöglich, im Rahmen dieser Darstellung auf die gesamte über dieses Gebiet bestehende Literatur einzugehen, so daß nur eine Besprechung der wichtigsten neueren Arbeiten erfolgen kann.

Wohl die umfassendste und eingehendste Beobachtungsserie dieser Art ist diejenige von CANETTI (a), der seine Fälle (insgesamt 1288 15jährige bis 70jährige) nach rein röntgenologischen Gesichtspunkten einteilt.

Der Einfachheit halber bildet er nur 3 Gruppen: 1. geringgradige Lungentuberkulose (umschriebene noduläre Veränderungen, kleine Infiltrate, kleine isolierte Kavernen), 2. mittelschwere Lungentuberkulose (ausgedehntere einseitige oder geringgradigere bilaterale Veränderungen) und 3. schwere Lungentuberkulose (alle übrigen Fälle). Diesen drei Gruppen entsprechen ganz verschiedene Grade von Tuberkulinempfindlichkeit, sowohl gemessen nach der Reaktionsfähigkeit auf 10 TE nach MANTOUX als auch nach der Reizschwelle (s. Abb. 2), indem die *Empfindlichkeit abnimmt, je ausgedehnter der Lungenbefund ist.* Dies gilt unabhängig von Alters- und Geschlechtsunterschieden. Lichtenstein (a) war bereits früher auf Grund von Untersuchungen an 944 Phthisikern zu ähnlichen Feststellungen gelangt.

Daß im Terminalstadium der Phthise, beim Zusammenbruch der Abwehr, eine vollständige Reaktionslosigkeit aufzutreten pflegt (*negative Anergie* nach Hayek), ist allgemein bekannt (Ickert). Die zeitlichen Verhältnisse dieses Allergieschwundes sind von Woodruff an 54 Patienten mit schwerer Phthise mittels Reizschwellenbestimmung genauer verfolgt worden. Der Rückgang der Schwelle bei 1 TE (Mantoux-Reaktion) zur Schwelle bei 10 TE (0,1 cm³ Alttuberkulin 1:1000) vollzieht sich in einigen Monaten. Von da an bis zur völligen Anergie und zum Tod dauert es dann durchschnittlich nur noch 3 Wochen. Eine Ausnahme machen hier nur Silikotuberkulosen und Todesfälle infolge Blutungen. Eine Abnahme der Tuberkulinempfindlichkeit bei schwerer Lungentuberkulose ist somit nach diesem Autor als ein prognostisch ungünstiges Zeichen zu verwerten.

Clarke untersuchte die Reizschwelle bei 338 Patienten, die ebenfalls nach der röntgenologischen Ausdehnung ihrer Lungentuberkulose eingeteilt wurden. Im Gegensatz zu den obenerwähnten Autoren fand er keinen Zusammenhang zwischen der Ausdehnung der Läsionen und der Tuberkulinempfindlichkeit. Die Reaktionen waren stärker nach einer kurzen, als nach einer langen Dauer der aktiven Tuberkulose; inaktive Prozesse waren mit einer geringeren Empfindlichkeit verbunden.

Eine Einteilung der Fälle nach *Stadien* im Sinne des Rankeschen Schemas wird namentlich von Ickert vorgenommen. Dieser betont vor allem, wie wichtig der *Zeitpunkt* der Tuberkulinprüfung ist; je nachdem, ob man sich auf der Höhe eines Schubes befindet oder nicht, wird man ganz andere Resultate erhalten. Nach ihm sind die Herde und Infiltrate des Generalisationsstadiums durch eine sehr hohe Tuberkulinempfindlichkeit gekennzeichnet. Auch bei den *Frühinfiltraten* und *Nachschubinfiltraten* ist dies der Fall. Tuberkulöse Infiltrate seien mit den Tuberkulininjektionspneumonien von Virchow zu vergleichen.

d) Tuberkulöse Serositiden.

In bezug auf die Tuberkulinempfindlichkeit bei der *Pleuritis exsudativa tuberculosa* sind die Ansichten sehr geteilt. Ickert (b) geht von der Prämisse aus, daß die Pleuritis als allergische Erkrankung einer Sekundärinfiltrierung der Pleura entspricht und setzt daher eine hohe Empfindlichkeit voraus. Carere-Comes und Rosselli fanden unter 56 Pleuritikern 89,3% Tuberkulinpositive, von diesen waren 50% stark und 20% schwach empfindlich. Nach Liebermeister (a) verteilen sich die Reaktionen dieser Kranken ungefähr gleichmäßig auf Dysergie (starke Empfindlichkeit), mittlere Allergielage und Euergie (geringe Empfindlichkeit). Canetti (a) untersuchte 41 Fälle reiner exsudativer Pleuritiden und stellte 24mal (= 61%) eine schwache Reaktion auf eine Mantoux-Probe mit 10 TE fest (s. Abb. 2). Auch bei 30 Begleitpleuritiden (neben manifester Lungentuberkulose) fand er eher schwache Reaktionen. Clarke ist der Ansicht, daß ein Pleuraerguß die Tuberkulinempfindlichkeit erniedrigt.

Was die tuberkulöse Peritonitis anbelangt, so beobachtet Canetti (a) in 24 Fällen noch mehr schwache Reaktionen (75%) als bei seinen Pleuritiden, Pruvost und Mitarbeiter berichten ebenfalls über Abschwächung. Liebermeister hingegen findet bei dieser Krankheit häufig eine dysergische Reaktionslage, d. h. sehr starke Tuberkulinempfindlichkeit.

Über die Tuberkulinempfindlichkeit bei tuberkulöser *Perikarditis* liegen im Schrifttum keine systematischen Untersuchungen vor. JACCARD (a) hat die tuberkulösen Serositiden der Jahre 1942—1952 (Pleuritiden 1947—1952) im Krankengut der Medizinischen Universitätsklinik Zürich im Hinblick auf die Tuberkulinreaktionen durchgesehen. Die Resultate sind in der Tabelle 3 aufgeführt. Soweit es die Zahl der Fälle zuläßt, kann man auch aus diesen Beobachtungen den Schluß ziehen, daß die Tuberkulinempfindlichkeit bei diesen Formen von Tuberkulose im Durchschnitt nur mäßig stark ist.

Tabelle 3. *Tuberkulinempfindlichkeit bei den tuberkulösen Serositiden.* (Nach JACCARD.)

MANTOUX-Reizschwelle mit 0,1 cm³ der Alttuberkulinverdünnung	Pleuritis exsudativa	Peritonitis	Perikarditis	Polyserositis
1:1 000 000	13 (= 12,0%)	0	1	1
1:100 000	27 (= 25,2%)	3	1	5
1:10 000	55 (= 50,8%)	3	3	6
1:1000	11 (= 10,1%)	3	3	6
negativ auf 1:1000	2 (= 1,9%)	0	0	1

e) Urogenitaltuberkulose.

CANETTI (a) hat die Tuberkulinempfindlichkeit auch in 91 Fällen von Urogenitaltuberkulose untersucht. Er fand im Durchschnitt eher schwache Reaktionen (s. Abb. 2), die sich ungefähr mit denjenigen bei mittelschwerer Lungentuberkulose vergleichen lassen.

f) Knochen- und Gelenktuberkulose.

Nach LANDORF, der 28 Fälle untersuchte, sind die Tuberkulinreaktionen bei dieser Form von Tuberkulose im allgemeinen sehr stark, indem 89% seiner Fälle auf 0,0001—0,01 mg Alttuberkulin positiv reagierten. Zu den gleichen Schlüssen gelangt CANETTI (a), der sich auf die große Zahl von 574 Knochen- und Gelenktuberkulosen stützen kann. Der Durchschnitt aller seiner Fälle zeigt eine Reaktionslage, die ungefähr derjenigen der wenig ausgedehnten Lungentuberkulosen entspricht (s. Abb. 2). Im einzelnen weisen Erwachsene stärkere Reaktionen auf als Kinder (gemessen sowohl an der Reaktionsintensität für 10 TE intracutan als auch an der Tuberkulinreizschwelle), Frauen stärkere als Männer; auch mit zunehmender Dauer der Krankheit tritt eine gewisse Intensivierung derselben auf. Die Zahl der befallenen Gelenke spielt hingegen keine Rolle, während das Bestehen einer Fistel die Tuberkulinempfindlichkeit herabsetzt.

g) Hauttuberkulose.

Untersuchungen über die Tuberkulinempfindlichkeit bei der Hauttuberkulose liegen vor von SCHOLTZ, MARTENSTEIN und NOLL, BONNEVIE und WITH, KALKOFF und HÜCK. Herausgegriffen seien hier die beiden letztgenannten Arbeiten, nachdem auch schon die früheren Autoren übereinstimmend zur Feststellung von hoher Tuberkulinempfindlichkeit bei Hauttuberkulosen gelangt waren.

BONNEVIE und WITH haben insgesamt 1200 Personen mit Reizschwellenbestimmung getestet, worunter 435 Kontrollpersonen mit nichttuberkulösen Hautkrankheiten. Die tuberkulinpositiven *Kontrollpersonen* zeigen den Gipfelpunkt der Empfindlichkeit bei einem Schwellenwert von 0,01 mg Alttuberkulin

(= 1 TE). Für den *Lupus vulgaris* hingegen (294 Patienten) liegen die meisten Fälle bei einer Schwellendosis von 0,0001 mg (= 0,1 cm³ Alttuberkulin 1:1 Million). Die entsprechenden Werte betragen: für die *Tuberculosis verrucosa, ulcerosa* und *colliquativa* (25 Patienten) 0,001 mg, für die papulonekrotischen Tuberkulide (6 Fälle) 0,00001—0,000001 mg, für das *Erythema induratum Bazin* (25 Fälle) 0,00001 mg. Eine gleichzeitig neben einem Lupus bestehende aktive Lungentuberkulose erhöht die Reizschwelle auf die für die letztere Lokalisation üblichen Werte von 0,01—0,001 mg. Es ergibt sich somit eine außerordentlich hohe Tuberkulinallergie für die Hauttuberkulide, eine etwas geringere für die bacillären Hauttuberkulosen, so daß nach Ansicht von Bonnevie und With negative oder nur geringgradige Tuberkulinreaktionen stark gegen die tuberkulöse Natur einer Hautaffektion sprechen. Dem Ausfall der Tuberkulinreaktion ist also in der Dermatologie, im Gegensatz zu anderen tuberkulösen Lokalisationen, ein diagnostischer Wert beizumessen.

Zu ähnlichen Schlüssen sind Kalkoff und Hück gekommen. Die meisten ihrer Kontrollpersonen (keine nachweisbaren tuberkulösen Manifestationen) hatten einen Reizschwellenwert von 0,01 mg Alttuberkulin. Für den *Lupus vulgaris* (501 Fälle) lag der Gipfelpunkt der Empfindlichkeit bei 0,001 mg, für die Tuberculosis cutis colliquativa (83 Fälle) ebenfalls bei 0,001 mg. Eine gleichzeitig bestehende aktive Lungentuberkulose erhöht auch bei diesen Autoren die Reizschwelle auf 0,01 mg.

Die Tuberkulinempfindlichkeit beim *Morbus Besnier-Boeck-Schaumann* wird unter VI besprochen.

h) Lymphknotentuberkulose.

Übereinstimmend finden alle Autoren, daß die *Lymphknotentuberkulose in der Regel mit einer hohen Tuberkulinempfindlichkeit verbunden ist* [Canetti (a), Landorf, Liebermeister (a), Bonnevie und With, Kepilä (a), Brun].

Landorf stellte fest, daß 90,4% seiner Fälle von aktiver Halsdrüsentuberkulose auf intracutane Dosen von weniger als 0,1 mg Alttuberkulin positiv reagierten, daß die Empfindlichkeit somit ebenso stark war wie bei den Knochen- und Gelenktuberkulosen.

Bonnevie und With fanden unter 96 Patienten mit fistelnder Lymphknotentuberkulose (Alter von 5—70 Jahren) deren 62 mit einer positiven Mantoux-Reaktion auf 0,00001 mg oder weniger Alttuberkulin. Unter den nichtfistelnden tuberkulösen Lymphomen (40 Fälle) zeigten die Hälfte eine gleich hohe Empfindlichkeit, weitere 14 eine solche auf 0,001—0,0001 mg, während von 37 sicher nichttuberkulösen Lymphomen deren 28 auf 1 mg nicht reagierten und weitere 6 nur auf 0,01—1,0 mg. Nach diesen Autoren ist somit „die tuberkulöse Lymphadenitis auch ohne Mitbeteiligung der Haut von einer Tuberkulinempfindlichkeit begleitet, die der Empfindlichkeit der Hauttuberkulose annähernd entspricht".

Im großen Beobachtungsgut von Canetti (a) zeigen die Lymphknotentuberkulosen unter allen Tuberkulosen die stärkste durchschnittliche Tuberkulinempfindlichkeit (s. Abb. 2).

i) Augentuberkulose.

Bei der Augentuberkulose finden Liebermeister, Brun, Dubois-Poulsen und Dubois-Verlière eine *starke* Tuberkulinempfindlichkeit. Brun, der sich auf 740 Fälle stützt, findet in ungefähr der Hälfte dieser Fälle Lymphknotenvergrößerungen und glaubt, daß die besondere allergische Reaktionsbereitschaft mit diesen Lymphknotenveränderungen in Zusammenhang stehe.

k) „Tuberkulöser Fokalinfekt".

Mit diesem Ausdruck, der von WALTHER [zit. nach ICKERT (a)] geprägt wurde, bezeichnet ICKERT allergische Erscheinungen, z. B. Iridocyclitis, Asthma bronchiale, neurovegetative Störungen, Asthenie), welche durch einen chronischen, klinisch meist nicht faßbaren tuberkulösen Herd hervorgerufen und unterhalten werden. Andere Bezeichnungen dafür sind: „tuberkulöse Toxämie" (MARAGLIANO), „tuberkulöse Allergiker" [SCHULZ (b)], „tuberkulo-allergische Reaktionen" im Sekundärstadium (LIEBERMEISTER). Im französischen Sprachgebiet haben sich dafür die Begriffe „*état bacillaire chronique*" oder „*imprégnation tuberculeuse*" eingebürgert (BURNAND). Da der Fokalherd in der Regel unerkannt bleibt (kleine verkäste Mediastinal- oder Mesenteriallymphknoten, Adnexitiden usw.), beruht die Diagnose zur Hauptsache auf der Feststellung einer *hohen Tuberkulinempfindlichkeit* und auf dem oft schlagenden Erfolg einer desensibilisierenden Tuberkulintherapie.

6. Die klinische Bedeutung einer Tuberkulinreaktion.

a) Bedeutung einer positiven Reaktion.

Eine positive Tuberkulinreaktion sagt aus, daß der betreffende Organismus gegenüber den Proteinen des Tuberkelbacillus sensibilisiert ist (s. unter III.) Diese Sensibilisierung ist nicht nur im Zusammenhang mit klinisch aktiver Tuberkulose vorhanden, sondern bleibt auch nach klinischer Inaktivierung der Krankheit noch eine gewisse Zeit lang nachweisbar, bei einem Großteil der Bevölkerung sogar dauernd (Besprechung der „latenten Tuberkulose" unter V4). Diese weite Verbreitung positiver Reaktionen auch bei klinisch völlig gesunden Individuen schränkt natürlich die diagnostische Brauchbarkeit der Probe wesentlich ein. Noch bis zu Beginn des 2. Weltkrieges war es allgemein üblich (ICKERT), positive Reaktionen nur im frühen Kindesalter als Hinweis auf eine aktive Tuberkuose zu verwerten, da gegen 100% der Erwachsenen tuberkulinpositiv zu sein pflegten (SYLLA und ROTHE).

Seit den 30er Jahren wird aber eine Verlangsamung, zum Teil auch ein absoluter Rückgang der tuberkulösen Durchseuchung in den meisten Kulturländern beobachtet. Gleichzeitig erscheint eine Erhöhung des Primoinfektionsalters mit einer Abnahme des Prozentsatzes tuberkulinpositiver Kinder und jugendlicher Erwachsener (BR. LANGE und THON; MALMROS und HEDVALL; ICKERT; LÖFFLER; LÖFFLER und ZWINGLI; HEDVALL; UEHLINGER; WISSLER und JACCARD; MADSEN, HOLM und JENSEN; *Prophit Tuberculosis Survey*). Dieser Prozeß hält noch weiterhin an, man muß deshalb annehmen, daß in absehbarer Zeit positive Tuberkulinreaktionen auch im Erwachsenenalter von diagnostischer Bedeutung sein werden.

Es bleibt noch zu diskutieren, ob der *quantitativen Differenzierung positiver Tuberkulinreaktionen* ein diagnostischer Wert beizumessen ist. Die quantitativen Tuberkulinuntersuchungen sind namentlich von LIEBERMEISTER (a, b, c) propagiert worden und erfreuen sich einer immer häufigeren Verwendung [ICKERT (a, b), BONNEVIE und WITH, CANETTI (a)]. Die Intensität der Tuberkulinreaktionen bei den verschiedenen Formen von aktiver Tuberkulose ist unter V5 behandelt worden. Wenn man das dort Besprochene gesamthaft betrachtet, so muß man erkennen, daß eigentlich nur die Durchschnittswerte von einer tuberkulösen Lokalisation zur anderen gewisse Unterschiede aufweisen. Die für die eine bestimmte Lokalisation typische Intensität der Tuberkulinempfindlichkeit — z. B. die mäßig starke Empfindlichkeit bei Peritonitis tuber-

culosa — existiert nur als *statistische Größe* (Canetti), während unter den Einzelfällen bei den meisten Tuberkuloseformen so starke individuelle Unterschiede
zu beobachten sind, daß eine Tuberkulinreaktion diagnostisch gar nicht verwertet werden kann. Zudem kommt es noch sehr auf den Zeitpunkt der Prüfung im Rahmen des ganzen tuberkulösen Geschehens an (Ickert). Ausnahmen
machen hier höchstens die Hauttuberkulosen und Tuberkulide (Bonnevie und
With, Kalkoff und Hück), vielleicht auch die Lymphknoten- und die Knochen-
tuberkulosen (Canetti) — alles Formen, die durch recht starke Reaktionen
gekennzeichnet sind.

Viele Autoren haben sich mit der Frage einer *diagnostischen Tuberkulindosis*
beschäftigt, d. h. eines einfachen Tuberkulintestes, welcher erlauben würde,
die aktiven von den inaktiven Tuberkulosen zu unterscheiden (Aymann, Blair
und Galland, Holm und Sigurdsson, Hunt). Wegen der oben genannten
großen individuellen Unterschiede kann es aber eine solche Dosis gar nicht geben
(Sylla, Canetti). Man kann höchstens sagen, daß im Zweifelsfalle eine starke
Tuberkulinempfindlichkeit eher zugunsten eines aktiven tuberkulösen Prozesses auszulegen ist (Ickert, Schomerus und Lauck).

b) Bedeutung einer negativen Reaktion.

Die Interpretation negativer Reaktionen stellt zahlreiche Probleme, es haben
sich deshalb auch viele Autoren damit befaßt, unter anderem Paretzky, Hedvall (a), Fourestier und Blaque-Belair.

Paretzky hat diese Frage an einer Gruppe von Menschen studiert, welche
trotz andauerndem massivem Kontakt mit Offentuberkulösen auf 10 mg Alttuberkulin intracutan negativ reagierten. Er kam zur folgenden Gruppenein-
teilung:

1. Dauernd negativ Reagierende mit *hoher spezifischer Immunität* (90 Fälle).
Nur 4 wurden nach jahrelanger Beobachtung positiv bei negativem klinischem
Befund. Die hohe Immunität wird durch die häufigen Kontakte aufrecht erhalten, während nach längerem Aussetzen des Kontaktes durch eine plötzliche
massive Infektion eine manifeste Krankheit ausgelöst werden kann.

2. Personen, die früher tuberkulinpositiv waren, welche aber unter andauerndem Kontakt mit der Zeit ganz *desensibilisiert* werden (80 Fälle). Die natürliche Immunität war somit nicht genügend, um das Entstehen einer primären
Läsion zu verhindern, die zusätzlich erworbene Immunität verhindert jedoch
jedes weitere Haften der Keime. In einem Fall von eineiigen Zwillingen wurde
die günstige Abwehrlage beim einen Zwilling durch Masern unterbrochen, es
kam zur klinischen Erkrankung, während der masernfreie Zwilling gesund und
negativ blieb (unter andauerndem Kontakt).

3. Tuberkulinnegative, die im Laufe der Beobachtung Zeichen einer aktiven
Tuberkulose zeigten (bei ungefähr gleicher Exposition wie Gruppe 1). Hier muß
daher mit der Tuberkulinnegativität ein Zustand *geringer Immunität* gekoppelt sein.

4. Tuberkulinnegative, die mit der Zeit nach positiv umschlagen, ohne
jedoch klinisch krank zu werden, wo also eine günstige Immunitätslage besteht.
Zu dieser Gruppe scheint die Mehrzahl der Menschen zu gehören.

Nach Hedvall kann eine negative Tuberkulinreaktion (1 mg Alttuberkulin
intracutan) folgendes bedeuten:

1. der Betreffende ist noch *nie infiziert worden*. Dies ist heute der häufigste
Grund der negativen Tuberkulinreaktion, da die Durchseuchung der Bevölkerung immer mehr abnimmt.

2. der Betreffende ist zwar infiziert, aber:

a) die Infektion war *nicht wirksam*. Dies ist heute nach HEDVALL wegen der Ausmerzung der hochempfänglichen Individuen wahrscheinlich häufiger der Fall als früher.

b) er befindet sich noch in der *Inkubationszeit* (durchschnittlich 6—8 Wochen). Es ist wichtig zu wissen, daß sich bereits vor der Allergie ein sichtbarer Primärkomplex entwickeln kann.

c) ein Zustand früherer Tuberkulinpositivität hat sich wieder zurückgebildet

α) wegen *Meningitis tuberculosa, akuter Miliartuberkulose, Tuberkulose mit Kachexie* oder anderer Krankheiten mit *Kachexie*, ferner wegen *Masern, Keuchhusten, Pneumonie*; schließlich wegen *Tuberkulintherapie*.

β) bei akuter Lungentuberkulose ohne die obenerwähnten Komplikationen und trotz gutem Allgemeinzustand, wofür der Autor einige Beispiele bringt,

γ) infolge biologischer Ausheilung der Tuberkulose.

Einen weiteren Einteilungsvorschlag machen schließlich FOURESTIER und BLAQUE-BELAIR:

1. „*Natürliche Immunoanergie*": trotz massivem Kontakt oder wiederholter BCG-Impfung persistierende negative Tuberkulinreaktionen.

2. „*Spontane sekundäre Immunoanergie*": biologische Ausheilung bei Individuen, die zuerst tuberkulinpositiv waren.

3. „*Supra-tuberkulinische Pseudoanergie*": die Sensibilisierung ist so schwach, daß sie nicht mit Tuberkulin, sondern nur mit lebenden BCG-Bacillen nachweisbar ist.

4. „*Physiologische sekundäre Anergie*": Gravidität, Menopause, hohes Alter.

5. „*Medikamentöse sekundäre Anergie*": Antibiotica, Antihistaminica, ACTH, Cortison, Oestrogene, Vitamin C.

Alle Autoren sind sich darüber einig, daß tuberkulinnegative Personen, besonders wenn Kontaktmöglichkeiten mit Offentuberkulösen bestehen, von Zeit zu Zeit nachkontrolliert werden sollen, und daß dem *Umschlag von einer negativen zu einer positiven Reaktion eine große praktische Bedeutung beizumessen ist*. Denn dieses Phänomen hat in den meisten Fällen als Zeichen einer stattgehabten Primoinfektion zu gelten und ruft nach entsprechenden Maßnahmen zur Schonung und Kontrolle der betroffenen Person einerseits, zum Auffinden der Streuquelle andererseits.

7. Einfluß der Tuberkulosetherapie auf die Tuberkulinempfindlichkeit.

Unter V 5 wurde festgestellt, daß im terminalen Stadium einer Lungenphthise, d. h. beim Versagen der Therapie, die Tuberkulinempfindlichkeit bis zur vollständigen Anergie abnimmt (ICKERT, WOODROFF). Ferner beobachtet man bei ausgedehnten Lungentuberkulosen im Durchschnitt eine geringere Empfindlichkeit als bei kleineren Befunden (CANETTI, LICHTENSTEIN). Andererseits kann man nicht selten kurz vor oder während des Beginnes einer tuberkulösen Erkrankung eine starke Intensivierung der Tuberkulinreaktionen beobachten. Es ist deshalb naheliegend anzunehmen, daß sich der Einfluß der Therapie auch auf eine Änderung der Tuberkulinempfindlichkeit erstreckt, und daß eine Besserung des Zustandes sowohl eine Zunahme als auch eine Abnahme derselben bewirken kann. Dies entspricht der Auffassung einer dem tuberkulösen Schub parallel gehenden Änderung der Reaktionslage, wie sie zuerst von LIEBERMEISTER, NEUMANN und von ICKERT vertreten wurde. Solche Untersuchungen können allerdings nur unter Zuhilfenahme der quantitativ dosierbaren MANTOUX-Probe gemacht werden. Während LIEBERMEISTER und ICKERT als Gradmesser für die Tuberkulinallergie die Höhe der Reizschwelle für Tuberkulin bevorzugen, ist nach Korb die Tuberkulinreaktionsfähigkeit der Haut (Intensität der Reaktion bei gleichbleibender Tuberkulindosis, s. auch unter IV 3 a) besser geeignet, als Kriterium für die Schwankungen der Reaktionslage unter dem Einfluß der Therapie, insbesondere der Chemotherapie, zu dienen.

Die Untersuchungsergebnisse der verschiedenen Forscher sind in bezug auf diese Schwankungen nicht einheitlich ausgefallen, was angesichts der Unterschiede in der Zusammensetzung des Krankengutes, in den Einteilungs- und Nachprüfungskriterien und in der Tuberkulinisierungstechnik nicht zu verwundern braucht. Nach Liebermeister (c) wird bei erfolgreicher Therapie der Patient aus dem Zustand der *Dysergie* (starke Tuberkulinempfindlichkeit) in denjenigen der *Euergie* (mittlere Allergielage) gebracht. Auch Neumann, Horster und Ickert berichten über ähnliche Erfahrungen. Neal betrachtet das völlige Verschwinden der Tuberkulinempfindlichkeit (Reizschwellenbestimmung) bei Kollapstherapiepatienten als einen Hinweis dafür, daß die Krankheit biologisch ausgeheilt sei, und daß somit der Pneumothorax aufgegeben werden dürfe. Dies beobachtete er bei 8 von 30 Pneumothoraxträgern 11 Monate bis 4 Jahre nach Beginn des Kollapses. Tuttle, O'Brien und Graham sahen unmittelbar im Anschluß an Thorakoplastik (46 Fälle) in einer ersten Gruppe keine Änderung der Tuberkulinreaktionsfähigkeit (Mantoux-Probe 0,1 cm³ Alttuberkulin 1:1000), in einer zweiten Gruppe dagegen eine starke Verminderung derselben. Zu dieser zweiten Gruppe gehören vor allem prognostisch ungünstige Fälle mit stark exsudativer Tendenz und postoperativen Fieberschüben, welche als die Folge einer *Autotuberkulinisierung* gedeutet werden. Auch Bonsdorff sah einen Rückgang der Tuberkulinempfindlichkeit nach Pneumothorax oder Plastik. Umgekehrt berichtet Lichtenstein über eine leichte Steigerung der Empfindlichkeit im Verlaufe der Kollapstherapie. Schließlich sind die Befunde von Karan und Danford, sowie von Appel und Mitarbeitern uneinheitlich ausgefallen. Nach diesen Autoren, welche sich auf die Prüfung der Tuberkulinreaktionsfähigkeit stützten, besteht keine Korrelation zwischen Art und Verlauf der Krankheit einerseits und den Schwankungen der Allergie andererseits.

Der Einzug der *Chemotherapeutica* und der *Antibiotica* in die Therapie der Tuberkulose hat der Prüfung der Tuberkulinempfindlichkeit als Gradmesser für den Heilungsverlauf einen neuen Auftrieb verliehen. Obschon sich dadurch die Situation gegenüber früher grundsätzlich nicht geändert hat [Korb (a)], verdienen diese neuen Arbeiten eine gesonderte Besprechung. Im Tierversuch konnte von Feldman, Hinshaw und Mann, von Steenken und Wolinsky, sowie von Canetti und Saenz ein erheblicher Prozentsatz von Negativierungen, oder zum mindesten von starker Abschwächung der Tuberkulinreaktionen nach mehrmonatiger Streptomycinbehandlung gesehen werden. Eine Übersicht der Befunde beim Menschen bietet die Arbeit von Korb (b). Nach diesem Autor ist es, wie bereits erwähnt, von Bedeutung, ob die Allergielage mit der Tuberkulinreizschwelle oder mit der Reaktionsintensität bei gleichbleibender Tuberkulinkonzentration geprüft wird. Autoren, die das letztgenannte Verfahren benützen [Aue, Catel (b), Korb (a), Oekonomopoulos, Seri], sollen übereinstimmend im Verlaufe der Therapie eine Abschwächung der Tuberkulinreaktion beobachtet haben, während bei der Wahl der Reizschwelle als Indicator (Schaich und Mitarbeiter, Voigt, Wessing) die Befunde uneinheitlich ausgefallen seien.

Die verschiedenen Chemotherapeutica scheinen grundsätzlich gleich zu wirken. Arbeiten über die *Streptomycinwirkung* stammen von Allison und Nilson, Canada, Leitner und Mitarbeiter, Wessing, Wetterwald, Woodruff und Mitarbeiter, ZINI. Die *Thiosemicarbazon*wirkung wird von AUE, KORB, PACZOWSKY, VOIGT, WESSING u. a. beschrieben. Über die *Para-amino-salicylsäure* äußert sich mit wenigen Fällen WETTERWALD, schließlich liegen an Erfahrungen mit *Isoniazid* diejenigen von CRIEP und LEVINE, DÜGGELI und TRENDELENBURG sowie von BARONI vor. Zu erwähnen ist noch, daß KORB (a) auf Grund eigener experimenteller Untersuchungen dem Conteben (Thiosemicarbazon) neben der spezischen antibakteriellen Wirkung noch eine besondere antiallergische Komponente zuschreibt, welche bei den anderen Mitteln nicht nachweisbar sei.

Aus den oben erwähnten klinischen Arbeiten seien folgende herausgegriffen: WETTERWALD untersuchte bei 79 Lungentuberkulosen unter Streptomycintherapie sowohl das Verhalten der Tuberkulinreizschwelle als auch die Intensität der Reaktionen. Bei 52 (= 65,8%) dieser Patienten war eine deutliche Abschwächung der Reaktionen zu verzeichnen, welche sich vor allem in den ersten 3 Monaten der Behandlung zeigte. Parallel dazu ging bei der Mehrzahl dieser Patienten eine klinische Besserung einher, keiner verschlechterte sich. Bei 16 Patienten mit stationär bleibenden Reaktionen blieb der klinische Zustand stationär, oder nur wenig gebessert. Nur bei 3 Patienten war eine leichte Zunahme der Empfindlichkeit zu messen, zwei davon blieben klinisch stationär, einer verschlimmerte sich erheblich.

WESSING befaßt sich namentlich mit den Reizschwellenschwankungen unter *Thiosemicarbazon*. Er findet in einer Vorbeobachtungsperiode (8—10 Wochen) bei stationärer (28 Patienten), bzw. bei sich verschlechternder (19 Patienten) Tuberkulose ein Absinken der Tuberkulinreizschwelle in 10, ein Gleichbleiben in 13 und ein Anstieg in 12 Fällen. Unter der Behandlung mit Thiosemicarbazon (Conteben 0,1—0,25 g je Tag) ändert sich das Bild insofern, als bei monatelanger Verfolgung der Reizschwelle dieselbe bei 3 Patienten absinkt, bei 4 Patienten gleichbleibt und bei 42 ansteigt, d. h. daß bei 42 von 47 Patienten die Empfindlichkeit der Haut gegenüber Tuberkulin unter der Therapie abnimmt. Bemerkenswert ist dabei, daß diese Abnahme in keinem ursächlichen Zusammenhang mit einer Änderung der Tuberkulose stehen kann, denn sie erfolgt unabhängig davon, ob die Lungentuberkulose gleichzeitig sich bessert, gleichbleibt, oder sich verschlechtert. Es muß daher eine unspezifische Beeinflussung des allergischen Geschehens durch Conteben angenommen werden.

WOODRUFF und Mitarbeiter prüften die Änderungen der Tuberkulinreizschwelle unter Streptomycintherapie, zum Teil kombiniert mit PAS, an 36 Patienten mit *sehr ausgedehnter Lungentuberkulose* und fehlender, oder stark erniedrigter Tuberkulinempfindlichkeit. Während sonst bei solchen unbehandelten Fällen die Empfindlichkeit kurz vor dem Tode bis auf Null abzusinken pflegt (s. unter V5c), zeigten alle bis auf zwei ihrer behandelten Patienten einen Anstieg derselben bis auf eine positive Reaktion zur Alttuberkulinverdünnung 1:10000. Alle diese Patienten wiesen auch klinisch eine Besserung ihres Zustandes auf, wobei meistens die Steigerung der Tuberkulinempfindlichkeit der klinischen Besserung voranging. Die beiden Patienten mit gleichbleibender oder absinkender Empfindlichkeit verhielten sich hingegen refraktär gegenüber der Therapie und starben 2 bzw. 6 Monate später. ZINI machte an 27 Patienten mit schwerer Phthise ganz ähnliche Beobachtungen.

Diese wenigen, aus einer großen Zahl von Arbeiten herausgegriffenen Beispiele weisen auf die Komplexität des Problems hin. Möglicherweise lassen sich die zum Teil widersprechenden Befunde durch die Hypothese koordinieren, daß bei ausgedehnter Tuberkulose mit Kachexie und stark erniedrigter Reaktionsfähigkeit auf Tuberkulin die erfolgreiche Therapie zunächst eine Steigerung der Empfindlichkeit mit sich bringt, während umgekehrt diese Therapie bei mittelstark ausgedehntem Befund und mäßig bis stark gesteigerter Tuberkulinempfindlichkeit desensibilisierend wirkt und bis zur völligen Reaktionslosigkeit bei biologischer Ausheilung führen kann. Wir hätten somit, um mit v. Hayek zu sprechen, einen Übergang von der negativen Anergie über die Hyperergie zur positiven Anergie.

VI. Die Beeinflussung der Tuberkulinempfindlichkeit durch nicht tuberkulöse Krankheiten.

Am besten studiert ist die Abschwächung der Tuberkulinempfindlichkeit der Haut durch andere *Infektionskrankheiten*. Daß *Masern* eine temporäre Tuberkulinanergie verursacht, wird allgemein angenommen. Das gleiche gilt weniger ausgeprägt auch für andere *Viruskrankheiten*, wie *Röteln*, *Parotitis epidemica*, *Influenza*, *Varicellen* [Ickert (b), Debré und Jaquet, Bloomfield und Mateer]. Bentzon prüfte die Intensität einer Intracutanreaktion mit 5 TE PPD an 528 Fällen von Infektionskrankheiten bei Klinikeintritt und 2—3 Monate später. Er fand eine ausgesprochene Verminderung der Empfindlichkeit bei Masern, etwas weniger bei Scharlach, noch weniger bei Mononucleosis infectiosa; andere Infekte (Katarrhe der oberen Luftwege, Tonsillitis, Pneumonie, Gastroenteritis) hatten hingegen keinen Einfluß. Ähnliche Befunde konnte Maryssael erheben. Nalbant hingegen, der bei 147 Sanatoriumskindern mit behandlungsbedürftiger Lungentuberkulose den Einfluß interkurrenter Infektionskrankheiten auf den Verlauf der Grundkrankheit und auf die Tuberkulinempfindlichkeit (nach Mantoux) verfolgte, kam zu abweichenden Ergebnissen: nur bei 4 von 27 Masernfällen sah er eine Abschwächung der Tuberkulinempfindlichkeit, bei Varicellen überhaupt nie, bei Parotitis epidemica sogar eine vorübergehende Verstärkung der Reaktionen; einen verschlimmernden Einfluß dieser Krankheiten, sowie von Keuchhusten, Scharlach und Diphtherie auf den Tuberkuloseablauf lehnt er ab.

Über eine Grippeanergie berichteten bereits 1919 Debré und Jaquet, Bloomfield und Mateer. Delbove und Reynes untersuchten experimentell den Einfluß einer Superinfektion mit murinem und epidemischem *Fleckfieber* auf die Tuberkulinempfindlichkeit des tuberkulösen Meerschweinchens und fanden, daß die Tuberkulinreaktionen meistens während des Ablaufes des Fleckfiebers, gelegentlich schon in der Inkubationszeit negativ wurden und es bis 3 Wochen nach Rückgang des Fiebers blieben. Makari erhielt unter Patienten mit chronischer *Malaria* doppelt so viele positive Tuberkulinreaktionen wie in einer malariafreien Kontrollgruppe.

Die Abschwächung der Tuberkulinhautreaktionen während des Ablaufes von Infektionskrankheiten wird von zahlreichen Autoren als ein Zeichen einer spezifischen Desensibilisierung mit verminderter Resistenz des Organismus gegenüber der Tuberkulose aufgefaßt. Gegen diese Ansicht erheben sich jedoch gewichtige Argumente, die namentlich von Rich (b) ins Feld geführt werden. So liegen mehrere Beobachtungen darüber vor, daß bei den genannten Infektionskrankheiten die Reaktionsfähigkeit der Hautcapillaren vermindert ist (Schuberth, Kollar; Pilcher; Mitchell und Mitarbeiter), und daß die Hautirritabilität unspezifisch auch gegenüber anderen Stoffen und Traumata herabgesetzt ist. Der ungünstige Einfluß von Masern und Keuchhusten auf den Tuberkuloseverlauf bedarf nach Rich keiner besonderen immunbiologischen Erklärung, da die mit der Bronchitis dieser Krankheiten verbundenen Hustenanfälle

bereits einen hinreichenden mechanischen Grund dafür abgeben. Eine weitere
Stütze für diese Annahmen geben die Beobachtungen von HEILMAN und
FELDMAN; diese konnten nachweisen, daß tuberkulöse Meerschweinchen, welche
im Verlaufe von interkurrenten Infektionen negative Tuberkulinreaktionen be-
kommen hatten, die Empfindlichkeit ihrer Zellen gegenüber Tuberkulin bei der
Prüfung in Gewebskulturen unverändert behielten.

Nachdem frühere Autoren über eine Herabsetzung der Tuberkulinempfindlichkeit durch Leberkrankheiten, insbesondere durch die *Lebercirrhose*, berichtet
hatten, wird diese Annahme durch neuere Arbeiten, so von WORMS, PÉQUIGNOT
und CIVATTE, sowie von POINSO und DAVID in Frage gestellt. Die letzteren
Autoren fanden unter 80 Cirrhotikern 62 Tuberkulinpositive. Die Prognose
erwies sich bei den Tuberkulinnegativen als schlecht, die Reaktionslosigkeit
deutet auf ein terminales Versagen der Körperabwehr; die Tuberkulinempfindlichkeit kann bei Besserung des Allgemeinzustandes unter adäquater Therapie
wieder zurückkehren.

Bekannt ist auch die Abschwächung der Tuberkulinempfindlichkeit beim
Lymphogranuloma malignum Hodgkin. BASTAI fand unter 24 Fällen nur zwei
mit schwach positiven Hautreaktionen, die übrigen hatten durchgehend negative Intracutanreaktionen mit Alttuberkulin 1:30. Zu ähnlichen Resultaten
kamen STEINER, DUBIN, PARKER und Mitarbeiter, SOHIER, WALLHAUSER,
ROTTINO und HOFFMANN, HOYLE und Mitarbeiter. Gewisse Beobachtungen
sprechen dafür, daß auch die Leukämien mit einer gegenüber der Norm verminderten Tuberkulinempfindlichkeit einhergehen (PARKER und Mitarbeiter,
SOHIER).

Besonderes Interesse beansprucht die Tuberkulinunempfindlichkeit der
Haut, welche man beim *Morbus Besnier-Boeck-Schaumann* (Granulomatosis
benigna) anzutreffen pflegt (GRAVESEN, LEITNER, PAUTRIER, DRESSLER). (Eine
ausführliche Darstellung dieser Krankheit erfolgt in einem besonderen Abschnitt
dieses Handbuches, wo auch eingehend über ihre Beziehungen zur Tuberkulose
diskutiert wird). Die Tuberkulinempfindlichkeit ist allerdings beim Morbus
Besnier-Boeck-Schaumann nicht immer völlig aufgehoben. GRAVESEN fand
unter 81 Fällen nur 32, die auch mit 10 mg Alttuberkulin (1:10) eine negative
MANTOUX-Reaktion gaben; 8 waren positiv bis zu 0,01 mg (0,1 cm³ der Verdünnung 1:10000). Nach dem übereinstimmenden Urteil der meisten Autoren
sprechen positive Reaktionen mit 0,001 mg Tuberkulin entschieden gegen das
Vorliegen eines Morbus *Besnier-Boeck-Schaumann*. Nach ARANY hat das Serum
von Patienten mit Morbus Besnier-Boeck-Schaumann eine abschwächende
Wirkung auf gereinigtes Tuberkulin.

Die Ursache dieses besonderen Verhaltens liegt noch völlig im Dunkeln.
Diejenigen Autoren, welche die BOECKsche Krankheit als eine besondere Form
der Tuberkulose betrachten, deuten die Reaktionsfähigkeit gegenüber dem
Tuberkulin als *positive Anergie* im Sinne v. HAYEKS (SCHAUMANN, BOSTRÖM,
LEITNER, LEMMING, UEHLINGER, K. WURM, GLAUER, SPIRO). Die Autoren
hingegen, für welche sie eine Krankheit *sui generis* darstellt, weisen auf die
Parallele mit anderen das *reticuloendotheliale System* befallende Krankheiten
(malignes Lymphogranulom Hodgkin, Leukämien, maligne Reticulosen) und
suchen die Erklärung für die verminderte Reaktionsfähigkeit in der funktionellen
Hemmung dieses Systems (SOHIER, PAUTRIER, HOYLE und Mitarbeiter). Es
wird allerdings auch behauptet, daß umgekehrt eine Tuberkulose eine maligne
Entartung induzieren könne (GIRAUD und CAZAL). Zu erwähnen ist, daß LEM-
MING in einem Falle von BOECKscher Krankheit auch durch mehrmalige BCG-
Impfung keine positiven Tuberkulinreaktionen erzwingen konnte. Andererseits

sind Fälle bekannt, bei welchen das Hinzutreten einer echten aktiven Tuberkulose zu einem Morbus *Besnier-Boeck-Schaumann* von einer starken Zunahme der Tuberkulinempfindlichkeit begleitet war (Boström).

Beim *Gelenkrheumatismus* ist die Tuberkulinreaktion nach Ickert (b) häufig stark positiv, obschon die meisten Polyarthritiden sicher nichttuberkulöser Genese sind, vielmehr ein Antagonismus zwischen beiden Krankheiten besteht. Berger gibt eine zusammenfassende Darstellung der Beziehungen zwischen diesen beiden Krankheiten. Ähnliches gilt für das *Asthma bronchiale* (Sylla, Carere-Comes und Rosselli) und für die *peptischen Ulcera* [Carere-Comes, Liebermeister (c)].

VII. Beeinflußbarkeit der Tuberkulinempfindlichkeit durch Medikamente.

Wie im Abschnitt C dargelegt wurde, sind an einer Tuberkulinreaktion zwei Komponenten voneinander zu unterscheiden: erstens eine primäre spezifische Wirkung des Tuberkulins auf die sensibilisierten Zellen des Organismus, zweitens eine sekundäre unspezifische Reaktion des Körpers auf die Gewebsschäden, welche aus dem ersten Vorgang resultieren. Dementsprechend ist zu erwarten, daß sich die Wirksamkeit von Pharmaka einerseits auf die spezifische, andererseits auf die unspezifische Komponente der Reaktion erstrecken kann. Eine derartige Differenzierung ist aber, obschon deren klinische Bedeutung offenkundig ist, nur in den wenigsten bis jetzt vorliegenden Publikationen erfolgt, so daß sich die untenstehenden Ausführungen auf die Tuberkulinempfindlichkeit als Ganzes beziehen.

1. Antihistaminica.

Nachdem es sich gezeigt hatte, daß man mit Medikamenten von Antihistamincharakter wirksam in den Ablauf von anaphylaktischen Reaktionen eingreifen kann, war es naheliegend, die Wirksamkeit solcher Präparate auch bei der Sensibilisierung vom Tuberkulintyp zu erproben. Bis jetzt konnte allerdings ·der Nachweis nicht erbracht werden, daß im Mechanismus der Tuberkulinreaktion Histamin oder histaminähnliche Substanzen eine nennenswerte Rolle spielen (s. auch unter III 1 und III 4), so daß schon aus diesem Grunde keine abschwächende Wirkung der Antihistaminica auf die Tuberkulinreaktion zu erwarten ist. Eine Übersicht der zahlreichen diesbezüglichen Arbeiten zeigt auch, daß diese Annahme weitgehend zutreffen dürfte.

Die meisten Autoren haben den Einfluß einer allgemeinen Therapie (in der Regel perorale Applikation der Antihistaminica) auf den Ausfall der Tuberkulinhautreaktionen geprüft und sind mehrheitlich zum Schluß gekommen, daß unter diesen Umständen die Tuberkulinempfindlichkeit keine nennenswerte Veränderung erfährt [Birkhäuser (a); Courmont und Deries; Hunter, Le Roy und Davis; Friedman und Silverman, Massenberg und Rommeswinkel). Anglade (a); Henderson, Graub und Barrist fanden demgegenüber eine Abschwächung derselben. Bei der Ausführung der Tuberkulinreaktion in eine Quaddel eines Antihistaminicums (Breton und Guidoux) oder bei der Vermischung von Tuberkulin mit dem letzteren (Birkhäuser) beobachtet man abgeschwächte Reaktionen. Angesichts der sehr unterschiedlichen Versuchsbedingungen sind allerdings die meisten dieser Arbeiten kaum miteinander vergleichbar.

2. Cortison und ACTH.

Die Applikation von *Cortison* oder von *ACTH* bewirkt eine deutliche Hemmung bis völlige Aufhebung der Reaktionsempfindlichkeit der Haut auf Tuberkulin; dies gilt sowohl für den Menschen (WALLNER und Mitarbeiter, LONG und FAVOUR) als auch für sensibilisierte Laboratoriumstiere (BRYGOO, WEIMER und Mitarbeiter, CUMMINGS und HUDGINS). Diese Abschwächung bezieht sich wahrscheinlich nur auf die unspezifische Komponente der Reaktion, während die spezifische, primär nekrotisierende Wirkung des Tuberkulins durch Cortison nicht beeinflußt wird (BRYGOO). Dementsprechend konnte auch die Mehrzahl der Beobachter an Kulturen sensibilisierter Gewebszellen keinen Einfluß des Cortisons auf die Tuberkulinwirkung feststellen [BRYGOO (a); CUMMINGS und HUDGINS; HOLDEN, SEEGAL und ADAMS). Einzig LEAHY und MORGAN, welche das Cortison 24 Std vor dem Tuberkulin der Kulturflüssigkeit beifügten, sahen eine Abschwächung der cytotoxischen Wirkung des letzteren. Auch histologische Untersuchungen zeigen, daß Cortison lediglich die reaktive Entzündung, nicht aber die Initialnekrose im abschwächenden Sinne zu beeinflussen vermag (UEHLINGER und SIEBENMANN). Nach PIKE und SCADDING soll Cortison bei tuberkulinnegativen Patienten mit BOECKscher Krankheit nach wenigen Tagen einen Umschlag zu positiven Reaktionen verursachen.

3. Andere Pharmaka.

Verabreicht man über längere Zeit *Vitamin C* an tuberkulöse Tiere, so kann eine gewisse Abschwächung ihrer Tuberkulinhautempfindlichkeit beobachtet werden [STEINBACH und KLEIN; BIRKHAUG (a)]. *Oestrogene Sexualhormone* bewirken ebenfalls eine Herabsetzung der Hautreaktionsfähigkeit auf Tuberkulin (PARAF und DESBORDES, LURIE, HARRIS, ABRAMSON und ALLISON); es handelt sich nach diesen Autoren lediglich um eine unspezifische pharmakologische Wirkung, da nach Absetzen einer Oestradiolbehandlung bei tuberkulösen Kaninchen prompt wieder die ursprüngliche Reaktionsfähigkeit zurückkehrt. Abschwächend wirken ferner *Alloxan, Glucose-l-phosphat, Lysergsäure-diäthylamid* (CORNFORTH und LONG). Bei Mischung von Tuberkulin mit 15%iger *Isoniacidlösung* beobachtet FUST eine starke Hemmung der entzündlichen Reaktionen an tuberkulösen Kaninchen.

VIII. Die Bedeutung der Tuberkulinempfindlichkeit für das Erscheinungsbild der Tuberkulose.

In vorangehenden Abschnitten wurde dargelegt, daß die Einverleibung größerer Mengen von Tuberkulin zu lokalen, fokalen und allgemeinen Erscheinungen führen kann, die sich kaum von akut-entzündlichen Veränderungen im natürlichen Ablauf einer Tuberkulose unterscheiden. Die Annahme ist daher naheliegend, daß die klinische Symptomatologie und das pathologisch-anatomische Substrat dieser Krankheit zum Teil wenigstens durch die Reaktion des sensibilisierten Organismus auf die von den Bacillen gebildeten Tuberkuloproteine bestimmt werden [RÖMER, RANKE, PAGEL, CANETTI (a), RICH (b), BIELING und SCHWARTZ].

Man weiß schon lange, daß in tuberkulösen Herden Tuberkuloproteine [welche die wirksame Substanz im Tuberkulin darstellen (II 2 c)] gebildet werden (WELLS und LONG). Bringt man Tuberkuloproteine in die Lungenalveolen eines sensibilisierten Organismus, so entwickelt sich an dieser Stelle eine pneumonische Infiltration (RICH und McCORDOCK).

Die heftige Reaktion, welche man durch Injektion einer größeren Menge von Tuberkulin (s. unter IV 6) sowie von lebenden oder toten Tuberkelbacillen an den verschiedensten Stellen eines tuberkulösen Organismus erzeugen kann, und welche als KOCHsches Phänomen bekannt ist, beruht ebenfalls — zum mindesten was ihre entzündlich-exsudative Komponente anbelangt — auf tuberkulo-allergische Vorgänge (PAGEL, WEILAND). Es ist nämlich erwiesen, daß dieses KOCHsche Phänomen nur dann ausgelöst werden kann, wenn der Körper tuberkulinempfindlich geworden ist; durch Desensibilisierung kann sein Auftreten verhindert werden.

Eines der wichtigsten und prognostisch bedeutungsvollsten pathologisch-anatomischen Merkmale eines akut-entzündlichen tuberkulösen Prozesses ist das Entstehen von *Nekrosen*. Genau gleich verhält es sich mit der Tuberkulinwirkung auf sensibilisierte Gewebe, die primär ebenfalls in einer bis zur Nekrose führenden Zellschädigung beruht (III 4 a). Werden experimentell Tiere mit einer fortschreitenden Tuberkulose durch Tuberkulin desensibilisiert, dann kann man bei ihnen eine gegenüber Kontrolltieren deutlich verminderte Ausdehnung der Nekroseherde beobachten [BIRKHAUG (b)].

Alle diese Befunde weisen darauf hin, *daß die Tuberkulinempfindlichkeit der Gewebe als eine der wichtigsten Vorbedingungen für das Auftreten exsudativ-nekrotischer Herde zu betrachten ist*. Das Ausmaß der Schäden wird andererseits durch die Zahl der Bacillen und die Menge ihrer Abbauprodukte mitbestimmt [RICH (b)]. Dadurch wird die Tuberkulinempfindlichkeit zu einem außerordentlich bedeutungsvollen pathogenetischen Faktor im Erscheinungsbild der Tuberkulose gestempelt. Es sei hier nur an die *perifokale Entzündung* (BRAEUNING und REDEKER), an die *käsige Pneumonie*, an das *Erythema nodosum*, an die meisten Formen von *Augentuberkulose* erinnert. Allerdings gelingt es oft nicht, die Intensität der Tuberkulinhautreaktionen mit den klinischen Erscheinungen in Einklang zu bringen. Diese Divergenz dürfte unter anderem damit zusammenhängen, daß ein wesentlicher Teil der bei einer Tuberkulinreaktion beobachteten Erscheinungen als sekundäre, unspezifische Gewebsreaktion auf den spezifischen Tuberkulinschaden zu deuten ist, und daß unsere Kenntnisse über diese wahrscheinlich von Organ zu Organ wechselnde Gewebsreagibilität noch recht mangelhaft sind. Von RÖSSLE (1929) wurde zur Diskussion gestellt, ob nicht das tuberkulöse Granulom das morphologische Produkt einer allergischen Reaktion darstelle. Man ist heute jedoch eher der Ansicht, daß die Tuberkelbildung auf die Fremdkörperwirkung der *Lipoidfraktion* der Tuberkelbacillen zurückzuführen ist [H. WURM, RICH (b)], oder daß sie als Immunitätsreaktion aufzufassen ist (v. ALBERTINI).

In diesem Zusammenhang stellt sich auch die Frage, ob neben der Sensibilisierung gegenüber Tuberkuloproteinen auch noch eine solche gegenüber anderen Konstituenten des Tuberkelbacillus in der Pathogenese der Tuberkulose eine Rolle spielt (s. auch unter IX 1). Bei der Besprechung des Tuberkulins wurde auf die antigenen Eigenschaften der Kohlenhydrate des Bacillus hingewiesen (II 2 a). Theoretisch ist gewiß anzunehmen, *daß die tuberkulöse Allergie mehr als nur die Tuberkulinempfindlichkeit in sich schließt*. Bisher fehlen aber konkrete Anhaltspunkte dafür, daß eine Sensibilisierung gegenüber anderen Bauelementen als den Tuberkuloproteinen klinisch oder pathologisch-anatomisch manifest werden kann. Hier mag ein Hinweis auf die *Pleuritis exsudativa tuberculosa* angebracht sein: obschon diese eine exquisit exsudative Phase im Ablauf der Tuberkulose darstellt, ist es unwahrscheinlich, daß an deren Pathogenese die Tuberkulinempfindlichkeit maßgeblich beteiligt ist [JACCARD (a)].

IX. Die Tuberkulinempfindlichkeit im Vergleich zu anderen immunbiologischen Erscheinungen der Tuberkulose.

1. Tuberkulinempfindlichkeit und serologische Reaktionen.

Wenige Jahre nach der Entdeckung des Tuberkulins haben 1898 ARLOING und COURMONT Antikörper im Blutserum Tuberkulöser nachweisen können. Seither werden zu diagnostischen Zwecken einerseits Tuberkulinreaktionen, andererseits auf Antikörpernachweis beruhende serologische Reaktionen durchgeführt. Gut fundierte Untersuchungen über die gegenseitigen Beziehungen zwischen der Tuberkulinempfindlichkeit und dem Gehalt an tuberkulösen Serumantikörper im gleichen Organismus sind aber nicht so zahlreich, wie man auf Grund der theoretischen und praktischen Wichtigkeit dieses Problems anzunehmen geneigt wäre. Dies mag zum Teil damit erklärt werden, daß die Serodiagnostik, im Gegensatz zur Tuberkulinforschung mit ihrer gefestigten Tradition, bis zum heutigen Tag keine allgemein anerkannte, zuverlässige Methodik gefunden hat. Dadurch wird die Gewinnung vergleichbarer Daten sehr erschwert. Zudem hat das vorwiegend diagnostische Interesse der meisten Untersucher nur einmalige Proben veranlaßt, während die Wechselbeziehungen zwischen diesen beiden Erscheinungsformen von Sensibilisierung nur durch wiederholte Prüfungen am selben Individuum abgeklärt werden können.

Allgemein besteht die Auffassung, daß Tuberkulinhautempfindlichkeit und Gehalt an nachweisbaren Serumantikörpern bei der Tuberkulose nicht parallel gehen [CALMETTE, WITEBSKY und KLINGENSTEIN; HORSTER; COURMONT; ICKERT (b); GERNEZ-RIEUX und TACQUET; BAKER, FREUND und OPIE; RICH (b)]. Die meisten Untersucher sind der Ansicht, daß Serumantikörper in der Regel nur beim Bestehen einer aktiven Tuberkulose nachweisbar sind, während die Tuberkulinreaktionen auch bei klinischer Inaktivität stark positiv sein können. Nach HORSTER verhalten sich Antikörpergehalt und Tuberkulinempfindlichkeit gesetzmäßig gegensätzlich, indem bei Besserung des klinischen Bildes eine Herabsetzung der letzteren und ein Anstieg der Antikörper erfolgt; bei hämatogener Tuberkulose, vor allem bei Bacillämie, soll es umgekehrt sein. Besonderer Wert wird von COURMONT auf die nicht seltene klinische Beobachtung gelegt, daß im Verlaufe einer Primärtuberkulose die Seroreaktionen früher als die Tuberkulinreaktionen positiv werden. Dies wurde von TSUCHIYA auch an Meerschweinchen beobachtet, während andere Untersucher davon abweichende Resultate erhielten (CARERE-COMES und TESI). LIEBERMEISTER (b) führt diese Divergenzen unter anderem darauf zurück, daß man mit den bis jetzt üblichen serologischen Reaktionen immer nur Antikörperüberschüsse im kreisenden Blut nachweist, während der absolute Gehalt an Antikörpern und Antigenen noch weitgehend unbekannt ist.

Zu besprechen bleibt noch die Beeinflussung des Serumantikörpergehaltes durch Tuberkulininjektionen. Ob bereits die Applikation kleinerer Tuberkulinmengen zu diagnostischen Zwecken den Antikörpertiter zu beeinflussen vermag, steht noch nicht eindeutig fest; einige Beobachter nehmen dies an (BRODHAGE, SMITH und SCOTT, WITTE und GERICKE), andere lehnen es ab (GERNEZ-RIEUX und TACQUET). Daß aber im Verlaufe von Desensibilisierungskuren mit großen Mengen von Tuberkulin ein ausgeprägter Anstieg des Gehaltes an komplementbindenden Antikörpern stattfindet, ist namentlich von FERNBACH demonstriert worden. Diese Bildung von Antikörpern erfolgt nur bei tuberkulinpositiven Individuen; auch mit wiederholten intravenösen Injektionen bis zu 5 cm³ Alttuberkulin gelang es FERNBACH nicht, bei tuberkulinnegativen Kindern Antikörper zu erzeugen.

2. Tuberkulinempfindlichkeit und Immunität.

Angesichts der großen sozialmedizinischen Bedeutung der Tuberkulose als lang dauernde, therapeutisch bis vor kurzem relativ wenig beeinflußbare Krankheit, ist es verständlich, daß alle Probleme, die sich mit den Abwehrmöglichkeiten des Organismus gegenüber dieser bacillären Invasion befassen, auf besonderes Interesse gestoßen sind. Gerade die Frage nach der Bedeutung der tuberkulösen Allergie im Ablauf der Erkrankung gehört mit zu den umstrittensten Kapiteln der Tuberkuloseforschung. Die Schwierigkeiten, die dabei auftauchen, liegen sicher zum großen Teil in der Sache selbst begründet; es besteht jedoch kein Zweifel darüber, daß, zum mindesten in der Vergangenheit, rein sprachliche Unterschiede in den Begriffsbestimmungen nicht wenig zur Komplizierung dieses Fragenkomplexes beigetragen haben.

Die Diskussion wurde 1908 von Römer eingeleitet, der auf Grund ausgedehnter Tierversuche (Reinfektion von Meerschweinchen und Rindern, die mit wenigen Tuberkelbacillen vorinfiziert worden waren) zur Ansicht gelangte, daß Immunität und Überempfindlichkeit den gleichen Grundmechanismus hätten, und daß die eine die andere bedinge. Er gab aber zu, daß seine Beobachtungen keinen Beweis für diese Gleichartigkeit liefern, da diese nur ein „ziemlich gesetzmäßiges Nebeneinanderbestehen von Überempfindlichkeit und Immunität demonstrieren, nichts aber über deren kausalen Zusammenhang sagen". In den folgenden Jahren wurde die These, daß das Vorhandensein der Tuberkulinempfindlichkeit eine der wesentlichsten Voraussetzungen für die Bildung einer erworbenen spezifischen Immunität darstellt, von der Mehrzahl der Forscher vertreten. Eine Reihe von gewichtigen Argumenten sprach für diese Einstellung: erstens besteht in der Regel ein auffallender Parallelismus zwischen Tuberkulinempfindlichkeit und Immunität, indem meistens die erstere nicht ohne die letztere anzutreffen ist. Zweistens ist der Nachweis von protektiven Antikörpern bei der Tuberkulose immer wieder mißlungen, so daß man geneigt war, hier einen anderen Schutzmechanismus zu suchen. Drittens wirkt sich eine Entzündung hemmend auf die Ausbreitung von Bacillen aus; also wird sich die Bereitschaft zur verstärkten entzündlichen Reaktion, welche bei der Allergie besteht, im Sinne eines verstärkten Schutzes auswirken.

Nachdem sich wenige Forscher — so vor allem Calmette — immer gegen die Gleichstellung von Immunität und Tuberkulinallergie ausgesprochen hatten, waren es vor allem Rich und seine Mitarbeiter, welche sich seit 1929 für eine scharfe Trennung dieser beiden Begriffe einsetzten. Auf Grund zahlreicher Versuche gelangten sie zu folgenden Schlußfolgerungen (Rich 1951):

1. Weder beim Menschen noch beim Tier stimmen Tuberkulinempfindlichkeit und erworbene Immunität in ihrer Intensität überein.

2. Die allergische Reaktion der Gewebe, in welche Bacillen eingedrungen sind, kann weder die Frühstreuung derselben noch das Angehen einer Infektion verhindern, falls keine spezifisch gegen diese Bacillen gerichtete erworbene Immunität besteht.

3. Die spezifische erworbene Immunität bewirkt auch in Abwesenheit einer allergischen entzündlichen Reaktion einen wirksamen Schutz gegen Streuung und Zerstörungseffekte von Bacillen. Dafür sprechen folgende Argumente: a) eine wirksame Immunität kann ohne die gleichzeitige Entwicklung einer Allergie erworben werden; b) die Immunität eines gleichzeitig allergischen Tieres kann auf ein anderes Tier übertragen werden, ohne daß das letztere (bei anderen Infektionen als der Tuberkulose) allergisch wird; c) die erworbene Immunität bleibt intakt, wenn die Bereitschaft zu allergischen Reaktionen bis

auf Null gesunken ist; d) die erworbene Immunität bleibt ebenfalls intakt, wenn diese Reaktionsbereitschaft künstlich durch Desensibilisierung beseitigt worden ist.

Zu diesen von RICH in den Vordergrund gestellten Argumenten gesellen sich noch die in letzter Zeit von RAFFEL und von CHOUCROUN erhobenen Befunde bei der Erzeugung einer Sensibilisierung vom Tuberkulintyp mit chemischen Bestandteilen des Tuberkelbacillus (s. auch unter III 2 c): eine derart erzeugte Tuberkulinempfindlichkeit, die sich sonst in nichts von der bei einer bacillären Infektion erworbenen unterscheidet, wird von keiner nachweisbaren Resistenzsteigerung gegenüber einer Infektion mit Tuberkelbacillen begleitet (RAFFEL, CHOUCROUN).

Heutzutage ist die Zahl derjenigen kleiner geworden, die sich zur unitarischen Auffassung der Wesensgleichheit von Allergie und Immunität bekennen, oder welche die Existenz einer echten Tuberkuloseimmunität ablehnen (KALLÓS; HENSEL; RIEHM; TOPLEY und WILSON; PRIGGE; CATEL und DAELEN; F. SCHMID; H. SCHMIDT). Die Mehrheit der Tuberkuloseforscher erblickt jetzt in diesen Begriffen zwei voneinander unabhängige Eigenschaften, welche der von einer Infektion befallene Organismus erwerben kann (RICH, BIRKHAUG, BIELING, NÈGRE, SEIFFERT, ICKERT, CANETTI, WEILAND, ROTHMUND, WUNDERWALD, LJUNG, GEERAERD, BARIETY und BROCARD, NAGEL, DADDI und PANA, RAFFEL). Da bei der experimentellen Desensibilisierung tuberkulöser Tiere das Ausmaß der Infiltrate und der Käseherde in der Regel kleiner ist als bei nichtdesensibilisierten Kontrolltieren [BIRKHAUG (b), WILSON und Mitarbeiter, ELIZALDE und Mitarbeiter) wird die Tuberkulinallergie von manchen als ungünstiger Faktor bewertet (RICH, CANETTI, NAGEL). Die oft schlagartigen Erfolge, die wir in jüngster Zeit bei der Behandlung schwerer Tuberkulosen mit Cortison oder adrenocorticotropem Hormon (ACTH) erzielen konnten, scheinen die letztgenannte Betrachtungsweise zu stützen, denn diese Stoffe zeichnen sich eben gerade dadurch aus, daß sie in unspezifischer Weise die gesteigerte Reaktivität eines sensibilisierten Organismus zu dämpfen vermögen.

Literatur.

ALBERTINI, A. v.: Bedeutung der Allergielehre für die Pathologie. Schweiz. Z. Path. u. Bakter. **17**, 1 (1954). — ALLISON, S. T., and J. M. N. NILSON: Treatment of pulmonary tuberculosis with streptomycin. Amer. Rev. Tbc. **56**, 579 (1947). — ANGLADE, P. H.: (a) Cutiréactions et antihistaminiques. Rev. de Tbc. **8**, 169 (1943). — (b) Les cutiréactions à éclipse. Rev. de Tbc. **9**, 284 (1945). — ANTONIAZZI, E.: Modificazioni reciprocamente esercitate sulle reazioni cutanee da un'infezione tubercolare e un'infezione streptococcica focale contemporanea. Lotta Tbc. **8**, 1121 (1937). — APPEL, J. M., B. H. DOUGLAS, T. R. JOCZ and H. S. WILLIS: Relation between tuberculin allergy and clinical course. Amer. Rev. Tbc. **36**, 303 (1937). — ARANY, L. S.: Atypical tuberculin reactions. J. Amer. Med. Assoc. **152**, 491 (1953). — ARLOING, S., et P. COURMONT: Acad. Sci. 8. Aug. 1898. — ARONSON, J. D.: (a) Tissue culture studies on the relation of the tuberculin reaction to anaphylaxis and the Arthus phenomenon. J. of Immun. **25**, 1 (1933). — (b) Protective vaccination against tuberculosis. Amer. Rev. Tbc. **58**, 255 (1948). — ARONSON, J. D., and M. McGETTIGAN: The tuberculin reaction in relation to the local reaction to BCG-vaccine in initially vaccinated and in previously vaccinated persons. J. of Immun. **66**, 715 (1951). — ARTHUS, M.: Injections répétées de sérum de cheval chez le lapin. C. r. Soc Biol. Paris **55**, 817 (1903). — AUE, H.: Beeinflussung der lokalen Tuberkulinempfindlichkeit durch Thiosemikarbazon-Behandlung. Tuberkulosearzt **4**, 212 (1950). — AYMANN, D.: The intracutaneous quantitative tuberculin test in the diagnosis of active tuberculosis. J. Amer. Med. Assoc. **103**, 154 (1934).

BAIL, O.: Weitere Versuche betreffend die Übertragung der Tuberkulinempfindlichkeit. Z. Immun.forsch. Orig. **12**, 451 (1912). — BAKER, A. B.: Complement fixation as related to resistance and allergy in experimental tuberculosis. Amer. Rev. Tbc. **31**, 55 (1935). — BALDRIDGE, G. D., and A. M. KLINGMAN: The nature of the tuberculin reaction: failure to demonstrate in vitro cytotoxicity of tuberculin for the cells of sensitized animals. Amer. Rev. Tbc. **63**, 674 (1951). — BALDWIN, R. B. T.: The tuberculin test: a comparison of the patch test and the Mantoux test in West Africa Natives. Brit. J. Tbc. **1947**, 59. — Bandelier, B., u. O. Röpke: Die Klinik der Tuberkulose. Würzburg: C. Kabitzsch 1912. — Bandler, V., u. K. Kreibich: Erfahrungen kutaner Tuberkulinimpfungen (Pirquet) beim Erwachsenen. Dtsch. med. Wschr. **33**, 1629 (1907). — Bariéty, M., et H. Brocard: Le rôle de l'allergie et de l'immunité dans le développement de la tuberculose. Rev. de Tbc. **14**, 213 (1950). — Baroni, V.: Expériences cliniques et de laboratoire avec l'H.I.N. Schweiz. Z. Tbk. **9**, 283 (1952). — Bastai, P.: Über die klinische Bedeutung der Tuberkulinanergie bei malignem Lymphogranulom. Klin. Wschr. **1928**, 1606. — Bauer, J., u. St. Engel: Tuberkulose-immunität und spezifische Therapie. Beitr. Klin. Tbk. **13**, 427 (1909). — Beadenkopf, W. G., and C. G. Loosli: Histoplasmosis, tuberculosis and coccidioidomycosis. J. Amer. Med. Assoc. **146**, 621 (1951). — Bentzon, J. W.: The effect of certain infectious diseases on tuberculin allergy. Tubercle **34**, 34 (1953). — Berdel, W., u. E. Buddecke: Die allergische Stufenreaktion im tuberkulösen Organismus. Beitr. Klin. Tbk. **104**, 214 (1950). — Berdel, W., u. G. Wiedemann: Die Tuberkulinresistenz der Granulozyten als Aktivitätsindex der Tuberkulose. Beitr. Klin. Tbk. **107**, 529 (1952). — Berger, W.: Arthritis und Tuberkulose. Erg. inn. Med. **53**, 253 (1937). — Bergeron, André, Bucquoy et Beust: Les éclipses cutanées à la tuberculine chez l'enfant. Presse méd. **1942**, 553. — Bernard, L.: Zit. nach W. Neumann, Les débuts et les arrêts de la tuberculose pulmonaire. Paris: Masson & Cie. 1931. — Bessau, G.: (a) Über die Hervorrufung der lokalen Tuberkulinempfindlichkeit. Berl. klin. Wschr. **1916**, 801. — (b) Tuberkulinempfindlichkeit und spezifischer Tuberkuloseschutz. Klin. Wschr. **1925**, 337. — Biberstein, H., u. F. Oschinsky: Versuche über die Empfindlichkeit der menschlichen Haut gegen Tiersera. Arch. f. Dermat. **142**, 353 (1923). — Bieling, R.: Experimentelle Untersuchungen über Immunität bei Tuberkulose. Erg. Tbk.-forsch. **10**, 237 (1941). — Bieling, R., u. Ph. Schwartz: Über Immunitätsphänomene bei experimenteller Tuberkulose. Verh. dtsch. path. Ges. **25**, 334 (1930). — Birkhäuser, H.: (a) Über die Hemmung der Tuberkulinreaktion durch Antihistaminkörper. Schweiz. Z. Tbk. **1**, 230 (1944). — b) Tuberkulin- und Histoplasminproben im Basler Waisenhaus. Schweiz. Z. Tbk. **7**, 313 (1950). — Birkhaug, K. E.: (a) The rôle of vitamin C in the pathogenesis of tuberculosis in the Guinea-Pig. Acta tbc. scand. (Københ.) **13**, 45 (1939). — (b) Allergy and immunity (Iathergy) in experimental tuberculosis. Acta tbc. scand. (Københ.) **13**, 163 (1939). — Birkhaug, K., M. C. Pangborn and E. H. Cummerow: Studies of a purified tuberculin fraction in testing BCG-vaccinated subjects. Amer. Rev. Tbc. **66**, 335 (1953). — Björnstadt, R. T.: Untersuchungen über die durch intrakutane Tuberkulinreaktion hervorgerufene Sensibilisierung. Acta tbc. scand. (Københ.) **15**, 146 (1941). — Blair, J. E., and W. J. Galland: A differential quantitative tuberculin test. Amer. Rev. Tbc. **23**, 1 (1931). — Bloomfield, A. L., and J. G. Mateer: Changes in skin sensitiveness to tuberculin during epidemic influenza. Amer. Rev. Tbc. **3**, 166 (1919). — Böcker, M.: Über Tuberkulinempfindlichkeit bei der Lübecker Säuglingstuberkulose. Die Säuglingstuberkulose in Lübeck. Berlin: Springer 1935. — Bonnevie, P., u. T. K. With: Quantitative Untersuchungen zur Tuberkulinreaktion (mit der graduierten Intracutanmethodik) bei verschiedenen Formen von Hauttuberkulose und Tuberkuliden bzw. bei tuberkuloseverdächtigen Hautkrankheiten. Arch. f. Dermat. **175**, 181 (1937). — Bønsdorff, K.: On vaccination in the sensitiveness to tuberculin after surgical collapse-treatment of pulmonary tuberculosis. Acta tbc. scand. (Københ. **13**, 383 (1939). — Boquet, A., et J. Bretey: Développement et évolution de la sensibilité à la tuberculine chez le cobaye. Ann. Inst. Pasteur **52**, 252 (1934). — Boquet, A., et L. Nègre: Sur l'hypersensibilité aux tuberculines et aux bacilles de Koch dans la tuberculose expérimentale. Ann. Inst. Pasteur **40**, 11 (1926). — Boquet, A., G. Sandor et W. Schaefer: Essais de sensibilisation du cobaye par les constituants organiques du bacille de Koch. Ann. Inst. Pasteur **59**, 577 (1937). — Boström, G.: Régression des changements pulmonaires dans la lymphogranulomatose bénigne à la suite d'un érythème noueux. Acta dermato-vener. (Stockh.) **21**, 9 (1940). — Bouveyron, A.: Méthode pour amplifier les cutiréactions à la tuberculine et pour prévenir les réactions tuberculiniques à distance. Rev. de Tbc. **13**, 603 (1932). — Braeuning, H., & F. Redeker: Die hämatogene Lungentuberkulose des Erwachsenen. Tbk.bibl. **38** (1931). — Brandt, N. G., C. N. Sandage and J. Birkeland: Effect of intravenous injections of tuberculin on leucocytes of normal and tuberculous rabbits. Proc. Soc. Exper. Biol. a. Med. **74**, 315 (1950). — Bretey, J.: Infection tuberculeuse et réactions allergiques transitoires chez le cobaye à la suite de l'inoculation d'un seul bacille tuberculeux. Rev. de Tbc. **8**, 163 (1943). — Breton, A., et A. Guidoux: Histamine et substances anti-histaminiques dans le mécanisme de la cutiréaction à la tuberculine. Rev. de Tbc. **8**, 78 (1943). — Brodhage, H.: Die Haemagglutinations-Reaktion nach Middlebrook und Dubos zur Diagnose der Tuberkulose. Acta davosiana **10**, H. 10 (1951). — Brun, J.: Les manifestations allergiques siègeant à distance des foyers tuberculeux. Rev. de Tbc. **13**, 34 (1949). — Brygoo, P. R.: Action de la cortisone sur l'intradermo-réaction tuberculinique et la prémunition par le BCG. Presse méd. **1953**, 768. — Buckley, J. J., S. M. Buckley and M. K. Gey: Tissue culture studies on liver cells of anaphylactically (Arthus) sensitized animals in the presence of the sensitizing antigen. Bull. Johns Hopkins Hosp. 84, 195 (1949). — BUCKLEY, J. J., S. M. BUCKLEY and M. L. KEEVE: Tissue culture on liver cells of tuberculin sensitized animals in the presence of tuberculin (purified protein derivative). Bull. Johns Hopkins Hosp. 89, 303 (1951). — Bulletin du comité national de défense contre la tuberculose. Rev. de Tbc. 17, 712 (1953). — BURNAND, R.: La tuberculine, médicament constitutionnel. Schweiz. Z. Tbk. 1, 81 (1944). — BURNAND, R., H. JAEGER, F. VERREY, E. MARTIN, J. L. NICOD et P. HAUDUROY: Le problème des tuberculoses atypiques. Lausanne: Roth u. Paris: Masson & Cie. 1946.

CALMETTE, A.: L'infection bacillaire et la tuberculose chez l'homme et chez les animaux. Paris: Masson & Cie 1922. — CANADA, R. O.: Streptomycin therapy in progressive pulmonary tuberculosis. Amer. Rev. Tbk. 56, 508 (1947). — CANETTI, G.: (a) L'allergie tuberculeuse chez l'homme. Flammarion. Orléans 1946. — (b) L'allergie au cours de l'infection tuberculeuse latente. Bibl. tbc. Fasc. 3, 180 (1950). — CANETTI, G., et H. LACAZE: Données naturelles sur l'évulution et la signification de l'allergie tuberculinique. Les grandes tendances évolutives de l'allergie tuberculinique chez les sujets non tuberculeux. Allergie et réinfection. Ann. Inst. Pasteur 65, 435 (1940). — CANETTI, G., et A. SAENZ: Action de la streptomycine sur l'allergie produite par les bacilles tuberculeux vivants et morts. Ann. Inst. Pasteur 79, 95 (1950). — CARERE-COMES, O.: Ulcera peptica, tuberculosi e allergia. Rass. med. 1943, Nr 3/4. — CARERE-COMES, O., e M. ROSSELLI: La tuberculinoreazione nelle malattie tuberculari e non tuberculari dell'adulto. Policlinico 50 (1943). — CARERE-COMES, O., u. A. TESI: Tuberculin test and serum antibodies in the experimental tuberculosis and their behaviour in order to the anatomical evolution of the disease. Acta med. scand. (Stockh.) 131, 484 (1948). — CATEL, W.: (a) Theorie des Entstehungsmechanismus der Tuberkulinreaktion. Klin. Wschr. 1953, 1009. — (b) Die klinische Bedeutung des gereinigten Tuberkulins. Behringwerk-Mitteilungen 1953, H. 27. — CATEL, W., u. M. DAELEN: Die theoretische Begründung der Tuberculoseschutzimpfung nach CALMETTE und praktische Impferfahrungen in Hessen. Beitr. Klin. Tbk. 102, 531 (1950). — CATEL, W., u. W. SCHMIDT: Klinische und experimentelle Untersuchungen über das Wesen der lokalen Tuberkulinempfindlichkeit. Dtsch. med. Wschr. 75, 1140 (1950). — CATEL, W., u. S. WEIDMANN: Experimentelle Untersuchungen über die Antikörperbildungsfähigkeit von gereinigtem Tuberkulin, Mykolsäure und Phthionsäure. Mschr. Kinderheilk. 101, 217 (1953). — CATEL, W., u. H. WURM: Die histologische Spezifität der Tuberkulinreaktion. Mschr. Kinderheilk. 101, 403 (1953). — CHASE, M. W.: The cellular transfer of cutaneous hypersensitivity to tuberculin. Proc. Soc. Exper. Biol. a. Med. 59, 134 (1945). — CHOUCROUN, N.: Tubercle bacillus antigens. Biological properties of two substances isolated from paraffin oil extract of dead tubercle bacilli. Amer. Rev. Tbc. 56, 203 (1947). — CLARKE, R. W.: Degree of tuberculin sensitivity. Its significance in tuberculous patients. Amer. Rev. Tbc. 52, 424 (1945). — CORNFORTH, J. W., and D. A. LONG: Influence of organic phosphates on tuberculin sensitivity in BCG-infected guinea-pigs. Lancet 1952 I, 950. — CORPER, H. J., and M. L. COHN: (a) Autolysis of tubercle bacilli and the production of tuberculin (tuberculoprotein). Amer. Rev. Tbc. 48, 443 (1943). — (b) The stability of tuberculin. Tubercle 31, 122 (1950). — COULAUD, E.: Caractère de l'état allergique observé chez les animaux de laboratoire après injections de bacilles de Koch enrobés dans la paraffine. C. r. Soc. Biol. Paris 119, 368 (1935). — COURCOUX, A., P. BOULENGER et A. C. MACLOUF: Le phénomène de Baldwin-Gardner-Willis chez l'adolescent et le jeune adulte. Rev. de Tbc. 8, 165 (1943). — COURMONT, P.: Diagnostic sérologique des primo-infections tuberculeuses à réactions tuberculiniques négatives. Rev. méd. Suisse rom. 48, 705 (1948). — COURMONT, P., et G. DERIES: Action du 3277 R.P. (Phénergan Specia) sur la tuberculine et le bacille de Koch. Rev. de Tbc. 15, 429 (1951). — COURY, CH., DELLA TORRE M. et J. SIFFERLEN: Le phénomène tuberculinique du virage révélateur spontané. Rev. de Tbc. 10, 776 (1946). — CRIEP, L. H., and M. I. LEVINE: The effect of isoniazid on the tuberculin test. Amer. Rev. Tbc. 67, 535 (1953). — CRIEP, L. H., M. I. LEVINE and T. H. AARON: Inhibition of the tuberculin type reaction by antihistaminic drugs and rutin. Amer. Rev. Tbc. 59, 701 (1949). — CUMMINGS, M. M., M. HOYT and R. Y. GOTTSHALL: Passive transfer of tuberculin sensitivity in guinea pig. Publ. Health Rep. 62, 994 (1947). — CUMMINGS, M. M., and P. C. HUDGINS: The influence of cortisone on the passive transfer of tuberculin hypersensitivity in the guinea pig. J. of Immun. 69, 331 (1952).

DADDI, G., et C. PANÀ: Recettività e resistenza nella tuberculosi pulmonare. Vallecchi, Firenze 1947. — DAELEN, M., u. F. LUTGERATH: Wie lange dauert der Impfschutz nach BCG? Mschr. Kinderheilk. 101, 1 (1953). — DAELS, F.: Zur Kenntnis der kutanen Impfpapel bei der Tuberkulosediagnose nach v. PIRQUET. Med. Klin. 1908, 58. — DANIELS, M.: Delayed tuberculin reactions. Lancet 1943 II, 600 (245). — DANZEISEN, R.: Der Einfluß von Cortison und Ascorbinsäure auf die Tuberkulinreaktion im Tierversuch. Inaug.-Diss. Zürich 1953. — DAVY, P. E., et F. TISON: Variation des réactions cutanées chez les sujets allergiques selon les tuberculines employées. Rev. de Tbc. 13, 762 (1949). — DEBRÉ, R., et P. JAQUET: Grippe et tuberculose. L'anergie grippale et la tuberculose de l'adulte. Paris méd. **1920**, 24. — Delachaux, A., u. D. Bergier: Cuti-réactions au BCG. Schweiz. Z. Tbk. **7**, 54 (1950). — Delbore, P., et V. Reynes: Recherches expérimentales sur l'évolution simultanée de l'infection tuberculeuse et des infections typhoexanthématiques chez le cobaye. Ann. Inst. Pasteur **73**, 439 (1947). — Dienes, L.: (a) General reactions similar to the tuberculin shock in tuberculous guinea pigs sensitized with various antigens. J. of Immun. **20**, 221 (1931). — (b) Comparative studies of the anaphylactic and tuberculin types of hypersensitiveness. J. of Immun. **20**, 333 (1931). — (c) Factors conditioning the development of the tuberculin type of hypersensitivity. J. of Immun. **23**, 11 (1932). — Dienes, L., and T. B. Mallory: Histological studies of hypersensitive reactions. Amer. J. Path. **8**, 689 (1932). — Dienes, L., and F. A. Simon: The flaring up of injection sites in allergic guinea pigs. J. of Immun. **28**, 321 (1935). — Dietl, K., u. V. Koszler: Untersuchungen mit Geflügeltuberkulin. Beitr. Klin. Tbk. **92**, 697 (1939). — Doenitz, W.: Untersuchungen über die Wertbestimmung des gewöhnlichen Tuberkulins. Klin. Jber. **1900**, 225. — Doerr, R.: Abgrenzung und Mechanismus der allergischen Phänomene. Helvet. med. Acta **13**, 473 (1946). — Dolfini, G.: Cutireazioni regionali alla tubercolina e lesioni del sistema nervoso. Ref. Zbl. Tbk.forsch. **42**, 59 (1935). — Dormer, B. A., J. Friedländer, F. J. Wiles and R. Schaffer: Tuberculin patch test. Amer. Rev. Tbc. **48**, 324 (1943). — Dressler, M.: Über die Lungenbeteiligung bei der Granulomatosis benigna (Besnier-Boeck-Schaumannsche Krankheit). Erg. inn. Med. **62**, 282 (1942). — Dubin, I. N.: The poverty of the immunological mechanism in patients with Hodgkins' disease. Ann. Int. Med. **27**, 898 (1947). — Dubois-Poulsen et Dubois-Verlière: L'allergie cutanée tuberculinique dans les iridocyclites. Annales d'Ocul. **181**, 65 (1948). — Dudley, F.: The percutaneous tuberculin test. Lancet **1941 I**, 414. — Düggeli, O., u. F. Trendelenburg: Die klinischen Ergebnisse mit Isonicotinsäurehydracid bei Lungentuberkulose. Beitr. Klin. Tbk. **108**, 326 (1953). — Duret, M., P. Boulenger et J. Levrel: A propos du phénomène d'activation d'anciennes réactions cutanées tuberculiniques négatives. Sa constance après la vaccination par le BCG. Rev. de Tbc. **9**, 369 (1945).

Eilertsen, E.: Tuberculin tests with addition of hyaluronidase. Nord. med. Tidskr. **46**, 1748 (1951). — Elizalde, P. I., J. L. Monserrat and B. Anchezar: Tuberculosis experimental y desensibilizacion con histamina y con tuberculina, Evolucion del complejo primario cutaneo y pulmonar. Amer. Rev. Tbc. **52**, Abstr. 50 (1945). — Elizalde, P. I., O. Otoiz and B. Anchezar: Tuberculosis experimental y desensibilizacion tuberculinica. Amer. Rev. Tbc. **52**, Abstr. 51 (1945). — Enell, H.: Die Dauer der Immunität nach BCG-Vaccination. Resultat einer Nachuntersuchung von 4000 Kindern in den Volksschulen Stockholms. Mschr. Kinderheilk. **101**, 469 (1953). — Engel, St.: Über das Verhalten der kindlichen Tuberkulose gegen Tuberkulin. Beitr. Klin. Tbk. **13**, 245 (1909). — Epstein, B.: Die klinischen Ergebnisse der Calmetteschen Schutzimpfung. Mschr. Kinderheilk. **145**, 237 (1935).

Favour, C. B.: In vitro effect of tuberculin on cells. Bibl. tbc. Fasc. **5**, 219 (1951). — Felber, J. P.: (a) Test intradermique au BCG. Thèse Zurich 1950. — (b) Allergie tuberculinique, allergie bacillaire et immunité en tuberculose (Essai d'un test d'immunité). Rev. méd. Suisse rom. **74**, 154 (1954). — Feldman, W. H., H. C. Hinshaw and F. C. Mann: Streptomycin in experimental tuberculosis. Amer. Rev. Tbc. **52**, 269 (1945). — Fernbach, H.: Über langdauernde, ohne klinisch wahrnehmbare Herd- und Allgemeinreaktionen durchgeführte Tuberkulinkuren und über den nach ihnen auftretenden Unempfindlichkeitszustand. Beitr. Klin. Tbk. **81**, 301 (1932). — Fourestier, M., et A. Blaque-Belair: Hypo- et anergies cutanées tuberculiniques. Presse méd. **61**, 799 (1953). — Freund, J.: The effect of heterologous bacterial products upon tuberculous animals. J. of Immun. **30**, 241 (1936). — Freund, J., and E. L. Opie: Sensitization and antibody formation with increased resistance to tuberculous infection induced by heat-killed tubercle bacilli. J. of Exper. Med. **68**, 273 (1938). — Frick, E., u. F. Lamp'l: Experimentelle Untersuchungen über eine Tuberkulinallergische Reaktion des Zentralnervensystems. Zbl. Hyg. **137**, 130 (1953). — Friedman, E., and I. Silverman: Effect of antihistamine medication on tuberculin reaction in children. Amer. Rev. Tbc. **60**, 354 (1949). — Furcolow, M. L., B. Hewell, W. E. Nelson and C. E. Palmer: Quantitative studies of the tuberculin reaction. Publ. Health Rep. **56**, 1082 (1941).— Fust, B.: Tuberkulin-Inaktivierung durch Rimifon. Schweiz. med. Wschr. **1953**, 602.

Gastinel, P., et A. Nevot: Influence sur l'apparition de l'allergie cutanée chez le cobaye de la voie d'inoculation des bacilles tuberculeux. Ann. Inst. Pasteur **73**, 485 (1947). — Gaud, J., G. Ferrand et J. Clariond: Comparaison de l'allergie bacillaire et de l'allergie tuberculinique chez les sujets vaccinés par le BCG au Maroc. Semaine Hôp. **1953**, 2569. — Geeraerd, M.: Tuberculose et allergie. Brux. méd. **25**, 973 (1945). — Geissler, O.: Außergewöhnliche Tuberkulinreaktionen. Beitr. Klin. Tbk. **83**, 375 (1933). — Gell, P. G. H., and I. T. Hinde: The histology of the tuberculin reaction and its modification by cortisone. Brit. J. Exper. Path. **32**, 516 (1951). — Gerlach, W.: Studien über hyperergische Entzündung. Virchows Arch. **247**, 294 (1923). — Gernez-Rieux, Ch., et A. Tacquet: Intérêt de la réaction d'hémagglutination pour le diagnostic de la tuberculose et le contrôle de la vaccination par le BCG. Presse méd. **58**, 631 (1950). — GIRAUD, G., et P. CAZAL: Réticulose maligne et tuberculose ganglionnaire (pseudo-leucémie tuberculeuse). Sang **18**, 333 (1947). — GLAUNER, R.: Über die Epitheloidzellentuberkulose des Mediastinums und der Lungen (sog. BOECKsches Sarkoid der Lunge). Fortschr. Röntgenstr. **65**, 173 (1942). — GÖTZKY, P.: Vergleichende Untersuchungen mit Alt-Tuberkulin und gereinigtem Tuberkulin. Dtsch. med. Wschr. **1949**, 1139. — GRASS, H.: Eine für die Fürsorge besonders geeignete Abart der Tuberkulinhautprobe. Beitr. Klin. Tbk. **58**, 488 (1924). — GRASSET, E., u. P. DOSSENA: Variations de la glycémie consécutives à l'injection de tuberculine brute et purifiée chez le cobaye sain et tuberculeux — ses relations avec l'allergie tuberculeuse. Schweiz. med. Wschr. **1949**, 904. — GRAUB, M., and E. M. BARRIST: The effect of antihistaminic drugs upon the tuberculin reaction. Amer. Rev. Tbc. **61**, 735 (1950). — GRAVESEN, P. B.: Lymphogranulomatosis benigna. Zbl. Tbk.-forsch. **55**, 489 (1943). — GREEN, H. H.: Weybridge P.P.D. tuberculins. Vet. J. **102**, 267 (1946). — GROER, F. v.: Die Methodik und Technik der messenden Bestimmung und Verfolgung der Reaktionslage des Organismus (Pathergometrie einschließlich Allergometrie) mittels Hautreaktionen. In E. ABDERHALDENs Handbuch der biologischen Arbeitsmethoden, Bd. 5, S. 673. Berlin u. Wien: Urban & Schwarzenberg 1938. — GROZIN, M.: Tbc tuberculin patch test. Amer. Rev. Tbc. **48**, 241 (1943). — GRUBB, TH. C.: A modified tuberculin patch test. Amer. Rev. Tbc. **52**, 526 (1945). — GRUT, AAGE: Den perkutane Tuberkulinplasterprøve a. m. Monrod. Ref. Z. Tbk. **83**, 320 (1951).

HAMBURGER, F., u. R. MONTI: Über Tuberkuloseimmunität. Münch. med. Wschr. **1910**, 1330. — HAMBURGER, F., u. T. TOYOFUKU: Über das zeitliche Auftreten der Tuberkulinempfindlichkeit und der primären Lokalerscheinungen bei experimenteller Tuberkulose. Beitr. Klin. Tbk. **17**, 237 (1910). — HANKS, J. H.: The mechanism of tuberculin hypersensitiveness. J. of Immun. **28**, 105 (1935). — HANSEN, O. G.: The value of the addition of adrenalin to tuberculin used in the von Pirquet test. Ref. Zbl. Tbk.-forsch. **47**, 477 (1938). — HARDY, J. B.: Persistance of hypersensitivity to old tuberculin following primary tuberculosis in childhood. A long term study. Amer. J. Publ. Health. **36**, 1417 (1946). — HAYEK, H. v.: Das Tuberkuloseproblem. Berlin: Springer 1920. — HEDVALL, E.: (a) What does signify a negative tuberculinreaction? Acta tbc. scand. (Københ.) **12**, 264, 273 (1938). — (b) Tuberculin and tuberculin diagnosis. Acta med. scand. (Stockh.) Suppl. **170**, 52 (1946). — HEIDELBERGER, M., and A. E. MENZEL: Spezific and non-spezific cell polysaccharides of a human strain of tubercle bacillus, H. 37. J. of Biol. Chem. **118**, 79 (1937). — HEILMAN, D. H., and W. H. FELDMAN: Specific cytotoxic action of tuberculin. Amer. Rev. Tbc. **54**, 312 (1946). — HEILMAN, D. H., W. H. FELDMAN and F. C. MANN: The spezific cytotoxic action of tuberculin. The reaction of tissues from animals sensitized with heat-killed tubercle bacilli in petrolatum. Amer. Rev. Tbc. **52**, 65 (1945). — HEIMBECK, J.: Up Pirquet, down Mantoux. Lancet **1950**, 131. — HENDERSON, A. R.: The effect of antihistamine medication on the tuberculin reaction. Amer. Rev. Tbc. **60**, 811 (1949). — HENSEL, G.: (a) Über die Beziehungen des spezifischen Tuberkuloseschutzes zum Alter der künstlich erzeugten tuberkulösen Allergie. Beitr. Klin. Tbk. **93**, 132 (1939). — (b) Tuberkulinempfindlichkeit und ihre Erzeugung beim Menschen. Beitr. Klin. Tbk. **96**, 81 (1941). — HIGGENBOTHAM, M. W.: A study of heteroallergic reactivity of tuberculindesensitized tuberculous guinea pigs, in comparison with tuberculous and normal guinea pigs. Amer. J. Hyg. **26**, 197 (1937). — HINDE, I. T., u. P. G. H. GELL: The histology of the tuberculin reaction. Kongreßber. 1. Internat. Allergiekongr. Basel: S. Karger 1952. — HOFFMANN, E.: Klinische Erfahrungen bei Anwendung von Alt-Tuberkulin und gereinigtem Tuberkulin GT-Hoechst. Beitr. Klin. Tbk. **108**, 467 (1953). — HOLDEN, M., B. C. SEEGAL and L. B. ADAMS: The effect of tuberculin and cortisone singly and in combination on explanted tissues of guinea pigs, mice, and rabbits. J. of Exper. Med. **98**, 551 (1953). — HOLM, J.: Diss. Copenhagen 1934. — HOLM, J., and P. LIND: Standardization of tuberculin. Publ. Health Rep. **62**, 188 (1947). — HOLM, J., u. S. SIGURDSSON: Graduierte intracutane Tuberkulinreaktionen als Hilfsmittel bei der Differentialdiagnose zwischen tuberkulösen und nichttuberkulösen Erkrankungen. Acta tbc. scand. (Københ.) **6**, 289 (1932). — HOLZBERGER, PH., and T. PACKALÈN: Studies on nonspecific hyperergic reactivity at the site of the tuberculin reaction. Amer. Rev. Tbc. **69**, 205 (1954). — HORSTER, H.: Über ursächliche Beziehungen zwischen Antikörpergehalt des Blutes und dem Zustandekommen einer hämatogenen Tuberkulose, sowie dem Ausfall der intrakutanen Tuberkulinreaktion. Beitr. Klin. Tbk. **88**, 181 (1936). — HOWE, J. S.: Daily variations in the tuberculin reaction. Amer. Rev. Tbc. **37**, 264, 273 (1938). — HOYLE, C., J. DAWSON and G. MATHER: Skin sensitivity in sarcoidosis. Lancet **1954** II, 164. — HUNT, L. W.: Roentgenogramms of the chest and the intracutaneous ｛tuberculin test for adults. Arch. Int. Med. **64**, 49 (1939). — HUNTER, D., H. LE ROY and J. D. DAVIS: The effect of antihistaminics on the tuberculin skin reaction. Amer. Rev. Tbc. **62**, 525 (1950).

ICKERT, F.: (a) Die Technik der intrakutanen Tuberkulinreaktion, bzw. die Bestimmung der Tuberkulinreizschwelle. Münch. med. Wschr. **1941**, 219. — (b) Allergie und verwandte

Reaktionserscheinungen bei Tuberkulose. In H. BRAEUNING, Allgemeine Biologie und Pathologie der Tuberkulose. Leipzig: Georg Thieme 1943. — JACCARD, G.: (a) Die Tuberkulinempfindlichkeit der Haut bei den tuberkulösen Serositiden. Schweiz. med. Wschr. **1954**, 1385. — (b) Beobachtungen über die Wirkung von Tuberkulin auf die Leukocyten tuberkulinempfindlicher Menschen. Internat. Arch. Allergy a. Appl. Immunology **7**, 217 (1955). — JACQUELIN, A., A. CORNET et P. VILLANOVA: De quelques incidents de la tuberculinothérapie et de leur signification. Presse méd. **1941**, 884. — JAHNKE, K., u. W. SCHOLTAN: Plasmoproteine und Tuberkulose. Beitr. Klin. Tbk. **105**, 249 (1951). — JENSEN, K. A., G. BINDSLEV, S. MÖLLER, A. HANSEN and P. LIND: Old tuberculin and purified tuberculin. Tubercle **19**, 385, 433 (1938). — JENSEN, K. A., u. P. LIND: Specificity of purified tuberculin tested on guinea pigs. Acta tbc. scand. (København.) **17**, 37 (1943). — JOSEPH, K.: Zur Theorie der Tuberkulinüberempfindlichkeit. Beitr. Klin. Tbk. **17**, 461 (1910).

KALKOFF, K. W., u. I. HÜCK: Die Tuberkulinreizschwelle verschiedener Hauttuberkuloseformen einschließlich der BOECKschen Krankheit. Arch. f. Dermat. **186**, 374 (1947). — KALLÒS, P.: Fortschritte der Allergielehre (Forschung und Klinik). Basel: S. Karger 1939. — KANÓCZ, D.: Über einige biologische Wirkungen des Alttuberkulins. Beitr. Klin. Tbk. **85**, 15 (1934). — KARAN, A. A., and V. H. DANFORD: A clinical study of allergy and immunity. Amer. Rev. Tbc. **30**, 320 (1934). — KELLER, A. E., and R. H. KAMPMEIER: Tuberculin survey observations on medical students and undergraduate nurses at Vanderbilt university. Amer. Rev. Tbc. **39**, 657 (1939). — KELLER, W.: Tuberkulin, Tuberkulinempfindlichkeit und Tuberkulinreaktion. Beitr. Klin. Tbk. **106**, 185 (1951). — KEPILÄ, A.: (a) Om sänkningsreaktionen vid det intrakutana alttuberkulinprovet (Mantoux). Ref. Z. Tbk. **83**, 332 (1939). — (b) PIRQUETsche Tuberkulinprobe und Blutsenkung. Beitr. Klin. Tbk. **108**, 252 (1953). — KERESZTURI, C.: Present status of the tuberculin patch test. Amer. Rev. Tbc. **44**, 94 (1941). — KIPFER, R., u. J. SCHMID: Beitrag zur Frage der Inkubationszeit und ihrer dissoziierten Phasen bei der Lungentuberkulose. Schweiz. Z. Tbk. **9**, 65 (1952). — KLEINSCHMIDT, H.: Experimentelle Untersuchungen über den Verlauf der Tuberkulose beim neugeborenen und ausgewachsenen Meerschweinchen. Dtsch. med. Wschr. **1923**, 1324. — KOCH, H.: Vollkommene Ausheilung einer Tuberkuloseinfektion nachgewiesen durch klinische und biologische Untersuchungsmethoden. Z. Kinderheilk. **43**, 185 (1927). — KOCH, O.: Zur tuberkulösen Berufserkrankung der Ärzte, besonders der Pathologen. Tuberkulosearzt **5**, 498 (1951). — KOCH, R.: (a) Über bakteriologische Forschung. Vortrag vom 4. Aug. 1890 am 10. internat. medizin. Kongreß in Berlin. Dtsch. med. Wschr. **1890**, 756. — (b) Weitere Mitteilungen über ein Heilmittel gegen Tuberkulose. Dtsch. med. Wschr. **1890**, 1029. (c) Fortsetzung der Mitteilungen über ein Heilmittel gegen Tuberkulose. Dtsch. med. Wschr. **1891**, 101. — (d) Weitere Mitteilungen über das Tuberkulin. Dtsch. med. Wschr. **1891**, 1189. — KÖLITZ, E.: Bisherige Erfahrungen vergleichender klinischer Prüfung von Alt-Tuberkulin und „Gereinigtem Tuberkulin" (Hoechst). Arch. Kinderheilk. **143**, 163 (1951). — KOLLÁR, I.: Über Veränderungen der vasomotorischen Innervation bei Masern und ihre Bedeutung bei der PIRQUET-Reaktion. Mschr. Kinderheilk. **31**, 542 (1926). — KOLLER, F., u. H. KUHN: Über Histoplasmose. Schweiz. med. Wschr. **1948**, 1077. — KORB, G.: (a) Immunbiologische Vorgänge bei der Chemotherapie der Tuberkulose. Beitr. Klin. Tbk. **104**, 295 (1950). — (b) Tuberkulinreaktion und tuberkulostatische Therapie. Beitr. Klin. Tbk. **108**, 353 (1953). — KREIS, B.: Le seuil de l'intradermo-réaction tuberculinique. C. r. Soc. Biol. Paris **139**, 540 (1945). — KREIS, B. et LE BARRE: Sensibilité comparée à l'histamine et à la tuberculine chez l'homme. C. r. Soc. Biol. Paris **139**, 881 (1945). — KREIS, B., et J. RENAULT: Sur une cause d'erreur dans l'interprétation des réactions intradermiques. C. r. Soc. Biol. Paris **139**, 538 (1945). — KRISTENSSON, A.: Beobachtungen über die Tuberkulinreaktion bei BCG-Vaccination. Beitr. Klin. Tbk. **15**, 110 (1941). — KÜSTER, E., u. E. MASCHMANN: Die Reinigung von Tuberkulin und seine Auswertung. Dtsch. med. Wschr. **1931**, 1497. — KUTSCHERA-AICHBERGEN, H.: Tuberkulinbehandlung. Wien. med. Wschr. **1941**, Nr 43.

LAFAY-COLETSOS, L. H., S. DAUVÉ-COLLARDEAU et J. DELIGNÉ: A propos du BCG-rappel. Rev. de Tbc. **17**, 882 (1953). — LANDORF, N.: Die Tuberkulinempfindlichkeit bei verschiedenen Formen von Kindertuberkulose. Zbl. Tbk.-forsch. **47**, 621 (1938). — LANGE, B.: Bakteriologie der Tuberkulose. In H. BRAEUNING, Allgemeine Biologie und Pathologie der Tuberkulose. Leipzig: Georg Thieme 1943. — LANGE, B., u. E. LANGE: Die Reaktion des tuberkulösen Organismus auf intrakutane Verimpfung säurefester Saprophyten und deren Tuberkuline. Dtsch. med. Wschr. **1922**, 248. — LANGE, B., u. H. THON: Das Ergebnis von Tuberkulinreihenprüfungen bei jugendlichen Erwachsenen; ein Beitrag zur Epidemiologie der Tuberkulose. Dtsch. med. Wschr. **1939**, 884. — LAPORTE, R.: Histo-cytologie des réactions locales d'hypersensibilité chez le cobaye (réactions allergiques à la tuberculine et réactions anaphylactiques). Ann. Inst. Pasteur **53**, 598 (1934). — LASFARGUES, E., P. BOQUET et A. DELAUNAY: Cultures de tissus appliquées à la solution de problèmes immunologiques. Reactions tuberculiniques. Ann. Inst. Pasteur **73**, 169 (1947). — LAWRENCE, H. S.: The cellular transfer of cutaneous hypersensitivity to tuberculin in man. Proc. Soc. Exper. Biol. a. Med. **71**, 516 (1949). — LEAHY, R. H., and H. R. MORGAN: The inhibition by cortisone of the cytotoxic activity of PPD on tuberculin-hypersensitive cells in tissue culture. J. of Exper. Med. **96**, 549 (1952). — LEES, A. W.: A tuberculin neutralising factor in a patient with miliary pulmonary lesions. Lancet **1951 II**, 805. — LEITNER, ST.: Der Morbus Besnier-Boeck-Schaumann, chronische epitheloidzellige Reticuloendotheliose sive Granulomatose. Basel: Benno Schwabe 1942. — LEITNER, ST. J., O. WETTERWALD u. W. BEUTL: Das Verhalten der Tuberkulinempfindlichkeit bei der Streptomycinbehandlung der Tuberkulose. Schweiz. med. Wschr. **1951**, 87. — LEMMING, R.: An attempt to analize the tuberculin anergy in Schaumann's disease (Boeck's „sarcoid") and uveoparotid fever by means of BCG-vacination. Acta med. scand. (Stockh.) **103**, 400 (1940). — LICHTENSTEIN, M. R.: Quantitative tests on 944 tuberculous adults with TPT (Seibert). Amer. Rev. Tbk. **30**, 214 (1934). — LIEBERMEISTER, G.: (a) Spezifische und unspezische Tuberkulinwirkung. Dtsch. med. Wschr. **1937**, 345. — (b) Die Tuberkulose als Allgemeinkrankheit. Tbk.bibl. **72** (1939). — LIND, P., and J. HOLM: Specifity of purified tuberculin produced by the BCG-strain. Acta tbc. scand. (København.) **17**, 237 (1943). — LIND, P., and K. TOLDERLUND: Specifity of purified bovine tuberculin and purified BCG tuberculin. Acta tbc. scand. (København.) **17**, 252 (1943). — LINDNER, F.: Über die Chemie des Tuberkulins. Behringwerk-Mitteilungen 1953, H. 27. — LJUNG, O.: Über das Verschwinden der positiven Tuberkulinreaktion. Beitr. Klin. Tbk. **97**, 196 (1942). — LÖFFLER, W.: Die tuberkulöse Spät-Erstinfektion und ihre Entwicklungstendenz. Schweiz. med. Wschr. **1942**, 686. — LÖFFLER, W., u. A. WERNLI-HÄSSIG: Beitrag zur Tuberkulosebekämpfung durch den Praktiker. Schweiz. Ärzteztg **1949/50**. — LÖFFLER, W., u. F. ZWINGLI: Über tuberkulöse Gruppen-Primoinfektion im Militär und im Zivilleben. Schweiz. med. Wschr. **1943**, 761. — LÖFGREN, S.: The provocation factor in the pathogenesis of erythema nodosum. Acta med. scand. (Stockh.) **122**, 245 (1945). — LÖWENSTEIN, E.: Handbuch der pathogenen Mikroorganismen, Bd. V/2. Jena: Gustav Fischer 1928. — LOEWENTHAL, K.: Sensitivity of the tuberculin patch test (Vollmer-Lederle). Arch. of Dermat. **52**, 249 (1945). — LONG, E. R.: Tuberculin anergy and the variability of tuberculin. Amer. Rev. Tbc. **39**, 551 (1939). — LONG, J. B., and C. B. FAVOUR: The ability of ACTH and cortisone to alter delayed type bacterial sensitivity. Bull. Johns Hopkins Hosp. **87**, 186 (1950). — LURIE, M. B., T. M. HARRIS, S. ABRAMSON and J. M. ALLISON: The effect of estrogen on tuberculin skin sensitivity and on the allergy of the internal tissues. Amer. Rev. Tbc. **59**, 186 (1949).

MACCARTER, J. R., and D. W. WATSON: The relationship of the antigenicity, physical-chemical properties, and polysaccharide content of tuberculins to their intracutaneous activity. J. of Immun. **43**, 85 (1942). — MADSEN, I.: Untersuchungen über die Epidemiologie der Tuberkulose in Dänemark. Schweiz. med. Wschr. **1942**, 685. — MADSEN, I., J. HOLM u. K. A. JENSEN: Studies on the epidemiology of tuberculosis in Denmark. Copenhagen: E. Munksgaard 1942. — MAKARI, J. G.: Altered tuberculin sensitivity in chronic malaria. J. Trop. Med. **50**, 183 (1947). — MALMBERG, N., u. B. FROMM: Die Tuberkulinpflasterprobe — eine vereinfachte Methode zur Ausführung der perkutanen Tuberkulinprobe. Acta paediatr. (Stockh.) **10**, 433 (1931). — MALMROS, H., u. E. HEDVALL: Studien über die Entstehung und Entwicklung der Lungentuberkulose. Tbk.bibl. **1938**, Nr 68. — MANTOUX, CH.: L'intradermo-réaction à la tuberculine et son interprétation clinique. Presse méd. **1910**, 10. — MARAGLIANO, E.: La tossiemia tubercolare e la diagnosi precoce delle malattie tubercolari del polmone. Ref. Z. Tbk. **79**, 338 (1938). — MARÉ, M. DE: Vergleichende Studien mit einem gereinigten Tuberkulin, „Tuberkulin P.P.D." (Parke-Davis) sowie „Alttuberkulin Hoechst". Acta paediatr. (Stockh.) **26**, 285 (1939). — MARTENSTEIN, H., u. R. NOLL: Statistische Untersuchungen über die Tuberkulinreaktion. I. Mitt. Die intradermale Tuberkulinprüfung mit fallenden Konzentrationen bei Haut- und Geschlechtskranken. Arch. f. Dermat. **158**, 409 (1929). — MARYSSAEL, L.: Anergie tuberculeuse. Nouvelles recherches de cette anergie au cours des maladies infectieuses. Brux. méd. **25**, 891 (1945). — MASSENBERG, A., u. M. ROMMESWINKEL: Zur Wirkung der Antihistaminkörper bei der tuberkulösen Allergie. Z. inn. Med. **4**, 563 (1949). — MASUCCI, P., K. L. MCALPINE and J. T. GLENN: Some differential chemical changes accompanying the growth of human and bovine tubercle bacilli. Amer. Rev. Tbc. **24**, 737 (1931). — MEDLAR, E. M., J. I. SASANO, D. W. CALDWELL and E. L. NEEDHAM: Tuberculin tests with OT and PPD. Amer. Rev. Tbc. **43**, 534 (1941). — MELLETIER, J. LE, et I. CAULET: Réactions tuberculiniques et diffusion cutanée chez les tuberculeux pulmonaires. Rev. de Tbc. **17**, 512 (1953). — MENDEL: Über intrakutane Tuberkulinanwendung zu diagnostischen Zwecken. Beitr. Klin. Tbk. **13**, 139 (1909). — MENKIN, V.: Fixation of bacteria and of particulate matter at the site of inflammation. J. of Exper. Med. **53**, 647 (1931). — MÉRIEUX, M.: Préparation d'une tuberculine spéciale pour percuti-réaction. Presse méd. **1939**, 429. — METAXAS, M. N., u. M. METAXAS-BÜHLER: (a) Über passive lokale Tuberkulinallergie. Schweiz. Z. Path. u. Bakter. **11**, 414 (1948). — (b) Über Tbc.-Infektion bei passiv allergischen Meerschweinchen. Schweiz. Z. Path. u. Bakter. **12**, 468 (1949). —

(c) Frühreaktion und Spätreaktion bei der Serumallergie des Meerschweinchens und ihre Trennung durch passive Übertragung. Schweiz. Z. Path. u. Bakter. 17, 128 (1954). — Metaxas-Bühler, M.: Passive Übertragung der Allergie bei der Infektion des Meerschweinchens mit Brucella abortus. Internat. Arch. Allergy a. Appl. Immunology 1, 325 (1950). — Miller, J. M., and C. B. Favour: The lymphocytic origin of a plasma factor responsible for hypersensitivity in vitro of tuberculin type. J. of Exper. Med. 93, 1 (1951). — Miller, J. M., C. B. Favour, B. A. Wilson and M. A. Umbarger: Nature of the plasma factor responsible for in vitro lysis of leucocytes by tuberculoprotein. Proc. Soc. Exper. Biol. a. Med. 71, 287 (1949). — Miller, J. M., J. H. Vaughan and C. B. Favour: The rôle of complement in the lysis of leucocytes by tuberculoprotein. Proc. Soc. Exper. Biol. a. Med. 71, 592 (1949). — Mitchell, A. G., W. B. Wherry, B. Eddy and F. E. Stevenson: Studies in immunity. 1. Nonspecific factors influencing the reaction of the skin to tuberculin. Amer. J. Dis. Childr. 36, 720 (1928). — Moen, J. K., and H. F. Swift: Tissue culture studies on bacterial hypersensitivity. Tuberculin sensitive tissues. J. of Exper. Med. 64, 339 (1936). — Moro, E.: (a) Über eine diagnostisch verwertbare Reaktion der Haut auf Einreibung mit Tuberkulinsalbe. Arch. f. Dermat. 55, 216 (1908). — (b) Erythema nodosum und Tuberkulose. Münch. med. Wschr. 60, 1142 (1913). — Moro, E., u. W. Keller: Über die Parallergie. Klin. Wschr. 1935 I, 1. — Much, H.: Die Partigengesetze und ihre Allgemeingültigkeit. Leipzig: E. Kabitzsch 1921. — Muñuzuri, G. J.: Multiple Keloidbildung am Orte intrakutaner Tuberkulineinspritzungen. Ref. Zbl. Tbk.-forsch. 37, 691 (1932). — Myrvik, Q. and R. S. Weiser: The tuberculin reaction. V. The antigenicity of chloroform soluble tuberculoprotein Wax. J. of Immun. 68, 413 (1952).

Nagel, A.: Zur Frage der Immunität und Allergie bei der Tuberkulose. Z. Tbk. 79, 209 (1938). — Nalbant, J. P.: The effect of contagious diseases on pulmonary tuberculosis and on the tuberculin reaction in children. Amer. Rev. Tbc. 36, 773 (1937). — Nathan, E., u. P. Kallós: Über eine epikutane Tuberkulinreaktion bei Hauttuberkulose. Zugleich ein Beitrag zur immunbiologischen Sonderstellung der Haut. Klin. Wschr. 1931, 2392. — Neal, J. R.: Allergy as a guide in terminating artificial pneumothorax. Amer. Rev. Tbc. 32, 326 (1935). — Nègre, L.: Résistance antituberculeuse sans allergie conférée aux animaux de laboratoire par l'antigène méthylique. Ann. Inst. Pasteur 83, 429 (1952). — Nègre, L., et J. Bretey: Durée de l'allergie conférée à des enfants et à des adultes anergiques vaccinés par scarifications cutanées avec des suspensions concentrées de BCG. Rev. de Tbc. 10, 597 (1946). — Nelson, W. E., A. G. Mitchell and E. W. Brown: The possibility of sensitization to tuberculin. Amer. Rev. Tbc. 37, 286 (1938). — Nelson, W. E., F. B. Seibert and E. R. Long: Technical factors affecting the tuberculin test. J. Amer. Med. Assoc. 108, 2179 (1937). — Neumann, W.: Tuberkulose und Allergie. In Hansen, Allergie. Leipzig: Georg Thieme 1943. — Neymann, M. de, et E. Barré: Virage spontané au moment de la primoinfection tuberculeuse d'anciennes cuti-réactions pratiquées plusieurs semaines uo plusieurs mois auparavant. Rev. de Tbc. 8, 167 (1943). — Nikolajew, N. M.: Zur Morphologie und zum Mechanismus der kutanen Tuberkulinreaktion (v. Pirquet). Virchows Arch. 264, 458 (1927).

Oekonomopoulos, N.: Die Einwirkung von Streptomycin auf die Lungentuberkulose, auf die Intrakutan-Tuberkulinreaktion und auf das Tuberkulin als Antigen. Beitr. Klin. Tbk. 102, 1 (1949). — Ossoinig, K.: Über Schwankungen der Tuberkulinempfindlichkeit. II. Mitt. Beitr. Klin. Tbk. 64, 652 (1926).

Paczowsky, J.: (a) GT (PPD) bei extrapulmonaler Tuberkulose. Z. inn. Med. 4, 386 (1949). — (b) Zur Frage des quantitativen Tuberkulintestes mit GT (PPD). Z. inn. Med. 5, 265 (1950). — Pagel, W.: Zur Morphologie der Überempfindlichkeits- und Immunitätserscheinungen. Z. exper. Med. 77, 396 (1931). — Paisseau, G.: Hypersensibilité cutanée à la tuberculine. Eruption généralisée de papules phlycténulaires provoquée par une cutiréaction tuberculinique. Presse méd. 1946, 130. — Palmer, C. E.: Non tuberculous calcification and sensitivity to histoplasmin. Publ. Health Rep. 60, 513 (1945). — Palmer, C. E., S. H. Ferebee and O. S. Petersen: VI. Geographic differences in sensitivity to tuberculin as evidence of nonspecific allergy. Publ. Health Rep. 65, 1111 (1950). — Paraf, J., et J. Desbordes: Anergie tuberculinique et gestation. Rev. de Tbc. 15, 458 (1951). — Paraf, J., J. Desbordes, Buu-Hoi, A. R. Ratismamanga et P. Cagniant: Production du phénomène de Koch par des acides gras synthétiques α-α disubstitués. C. r. Soc. Biol. Paris 138, 12 (1944). — Paretzky, M.: (a) The disappearence of specific skin hypersensitiveness in tuberculosis. Amer. Rev. Tbc. 34, 370 (1936). — (b) The epidemiological aspects of the negative tuberculin reaction. Amer Rev. Tbc. 39, 754 (1939). — Parish, H. J.: The modern outlook on tuberculin. Tubercle 19, 337 (1938). — Parish, H. J., and C. C. Okell: Three notes on tuberculin. J. of Path. 32, 51 (1929). — Parker jr., F., H. Jackson jr., G. F. Hugh and T. D. Spies: Studies of diseases of the lymphoid and myeloid tissues. IV. Skin reactions to human and avian tuberculin. J. of Immun. 22, 277 (1932). — Pascher, F., and M. B. Sulzberger: Tuberculin patch test and Mantoux test: comparative study in cases of various dermatoses, including tuberculoderms. Arch. of Dermat. 49, 256 (1944). — Pautrier, L. M.:

La maladie de Besnier-Boeck-Schaumann. Une nouvelle grande réticulo-endothéliose. Paris: Masson & Cie. 1940. — PERETTI, E.: Über die Entwicklung der Kindertuberkulose in einem linksrheinischen Landkreise. Z. Tbk. 97, 206 (1951). — PETROFF, S. A., and F. W. STEWART: Immunological studies in tuberculosis. III. Concerning allergic reactions obtained in animals sensitized with killed tubercle bacilli. J. of Immun. 10, 677 (1925). — PICKERT, M., u. E. LÖWENSTEIN: Eine neue Methode zur Prüfung der Tuberkuloseimmunität. Dtsch. med. Wschr. 1908, 2262. — PILCHER, J. D.: Diminution in the circulation of the skin; a factor in decreasing the cutaneous tuberculin reaction. Amer. Rev. Tbc. 21, 669 (1930). — PINNER, M.: Pulmonary tuberculosis in the adult. Springfield: Ch. C. Thomas 1945. — PIROT, R., P. BARGE et M. BOURGAIN: La „réaction d'allergie" au sérum humain chez le cobaye tuberculeux. Sa valeur diagnostique et prognostique. Presse méd. 1946, 255. — PIRQUET, C. v.: (a) Die Allergieprobe zur Diagnose der Tuberkulose im Kindesalter. Wien. med. Wschr. 1907, 1369. — (b) Allergie. Erg. inn. Med. 5, 459 (1910). — POULSON, A.: A tuberculosis epidemic on the Faroe islands. Acta tbc. scand. (Københ.) 21, 58 (1947). — PRIGGE, R.: Grundlagen und Möglichkeiten der Tuberkulose-Schutzimpfung des Menschen. Med. Klin. 1948, 565, 597. — PRIGGE, R., u. H. DÖHMEN: Quantitative Untersuchungen über die Wirksamkeit von Alt-Tuberkulin und gereinigtem Tuberkulin. Beitr. Klin. Tbk. 100, 225 (1944). — Prophit Tuberculosis Survey: Tuberculosis in young adults. London: Lewis 1948. — PRUVOST, P., P. COLETSOS, AUBIN, BRILLE et KERBRAT: Inhibition ou extinction temporaire de l'allergie cutanée au cours d'une péritonite tuberculeuse. Rev. de la Tbc. 10, 256 (1946). — PYKE, D. A., and J. G. SCADDING: Effect of cortisone upon skin sensitivity to tuberculin in sarcoidosis. Brit. Med. J. 1952, No 4794, 1126.

QUAISER, K.: BCG-Tuberkulin. Sein diagnostischer Wert bei natürlich-infizierten und BCG-geimpften Kindern. Beitr. Klin. Tbk. 110, 507 (1954).

RAFFEL, S.: (a) A study of the relationship of resistance, allergy, antibody and tissue reactivity in tuberculosis to the components of the tubercle bacillus. California Med. 1946, 13. — (b) Chemical factors involved in the induction of infectious allergy. Experientia (Basel) 6, 410 (1950). — (c) Immunity, Hypersensitivity, serology. New York: Appleton-Century-Crofts 1953. — RAFFEL, S., L. E. ARNAUD, C. D. DUKES and J. S. HUANG: The rôle of the „wax" of the tubercle bacillus in establishing delayed hypersensitivity. J. of Exper. Med. 90, 53 (1949). — RAFFEL, S., and J. E. FORNEY: The rôle of the „wax" of the tubercle bacillus in establishing delayed hypersensitivity. J. of Exper. Med. 88, 485 (1948). — RANKE, K. E.: Primäraffekt, sekundäre und tertiäre Stadien der Lungentuberkulose. Dtsch. Arch. klin. Med. 119, 201, 297 (1916). — RAUCH, G.: Zur Frage der Inhalationsimmunisierung mit BCG-Aerosol. Vorläufige Mitteilung. Z. Aerosol-Forsch. 2, 406 (1953). — REBUCK, J. W., u. J. L. YATES: The cytology of the tuberculin reaction in skin windows in man. Amer. Rev. Tbc. 69, 216 (1954). — REDEKER, F.: Allergie und Tuberkulose (vom Standpunkt des Klinikers aus). Beitr. Klin. Tbk. 70, 259 (1928). — REGAMEY, R. H.: Bemerkungen über die Tuberkuline. Bull. Galenica 15, 11 (1952). — RICH, A. R.: (a) The rôle of allergy in tuberculosis. Arch. Int. Med. 43, 691 (1929). — (b) The pathogenesis of tuberculosis, 2. Aufl. Springfield: Ch. C. Thomas 1951. — RICH, A. R. and R. H. FOLLIS: Studies on the site of sensitivity in the Arthus phenomenon. Bull. Johns Hopkins Hosp. 66, 106 (1940). — RICH, A. R., and J. E. GREGORY: The experimental demonstration that periarteritis nodosa is a manifestation of hypersensitivity. Bull. Johns Hopkins Hosp. 72, 65 (1943). — RICH, A. R., and M. R. LEWIS: The nature of allergy in tuberculosis as revealed by tissue culture studies. Bull. Johns Hopkins Hosp. 50, 115 (1932). — RICH, A. R., and H. A. McCORDOCK: An enquiry concerning the rôle of allergy, immunity and other factors of importance in the pathogenesis of human tuberculosis. Bull. Johns Hopkins Hosp. 44, 273 (1929). — RICHET, CH., zusammen mit P. PORTIER: De l'action anaphylactique de certains venins. Bull. Soc. Biol. Paris 54, 170 (1902). — RIEHM, W.: Allergie als Abwehrbereitschaft gegenüber Allergenen, bzw. Krankheitserregern. Klin. Wschr. 32, 404 (1954). — RIST, E.: La réaction locale sous-cutanée à la tuberculine. Contribution clinique à l'étude de l'allergie. Presse méd. 1941, 425. — RIST, E., et CH. COURY: Nouveaux cas de virage spontané de la cuti-réaction à la tuberculine. Rev. de Tbc. 9, 109 (1944). — ROCHER, G.: Recherches sur l'existence de l'infection histoplasmique et coccidioidique en France. Ref. Zbl. Tbk. forsch. 57, 431 (1951). — RÖDIGER, E.: Klinische Erfahrungen mit „Gereinigtem Tuberkulin" (GT) bei Tuberkulosekranken. Med. Klin. 1948, 237. — RÖMER, P. H.: Spezifische Überempfindlichkeit und Tuberkuloseimmunität. Beitr. Klin. Tbk. 11, 79 (1908). — RÖMER, P. H., u. K. JOSEPH: Tuberkulose und Tuberkulinreaktion. Beitr. Klin. Tbk. 17, 427 (1910). — RÖSSLE, R.: Diskussionsbeitrag. Verh. dtsch. path. Ges. 24, 239 (1929). — ROTHMUND, W.: Von den Gestaltungsfaktoren des Tuberkuloseablaufes. Tuberkulosearzt 5, 265 (1951). — ROTTINO, A., and G. T. HOFFMANN: Studies of immunological reactions of patients with Hodgkin's disease: the tuberculin reaction. Amer. J. Med. Sci. 220, 662 (1950). — RUSEFF, C.: Tuberkulinstudien vom Standpunkt der Veterinärpraxis. Arb. Reichsgesdh.amt 72, 1 (1938). — RUZICZKA, O.: Über BCG-Allergie und Infektions-Allergie. Wien. med. Wschr. 1951, 734.

SAENZ, A.: Etat d'allergie intense, rapide et durable, conféré au cobaye par ingestion de bacilles tuberculeux morts enrobés dans de l'huile de vaseline; son méchanisme. C. r. Soc. Biol. Paris 120, 870 (1935). — SAENZ, A., et G. CANETTI: (a) Y a-t-il accélération de la réapparition de l'allergie chez les cobayes réinfectés après désensibilisation spontanée? C. r. Soc. Biol. Paris 134, 38 (1940). — (b) Sur l'importance du délai s'écoulant entre la mort du BCG et l'extinction de l'allergie tuberculinique qu'il confère. C. r. Soc. Biol. Paris 134, 38 (1940). — SALLINEN, P.: Reliability of the finnish tuberculin test, modified Trambusti test in studies of tuberculous allergy. Ref. Zbl. Tbk.forsch. 63, 288 (1953). — SCHAICH, W., L. STADLER und W. KEIDERLING: Ergebnisse einer zweijährigen Corteben-(TB 1/698)Behandlung der Tuberkulose in der Medizinischen Klinik Freiburg i. Br. und Heilstätte St. Blasius. Beitr. Klin. Tbk. 104, 465 (1951). — SCHAUMANN, J.: Lymphogranulomatosis benigna in the light of prolonged clinical observations and autopsy findings. Brit. J. Dermat. 48, 399 (1936). — SCHMID, F.: (a) Die passive Übertragbarkeit der Tuberkulinallergie. Beitr. Klin. Tbk. 105, 397 (1951). — (b) Übertragung der Tuberkulinallergie mit Liquorzellen. Tuberkulosearzt 5, 701 (1951). — (c) Ist die Tuberkulinreaktion morphologisch spezifisch? Z. Kinderheilk. 71, 154 (1952). — (d) Die Tuberkulincytolyse. Beitr. Klin. Tbk. 109, 151 (1953). SCHMID, F., H. ESSLER u. W. HAGGE: Die Zellgebundenheit der Tuberkulinallergie. Beitr. Klin. Tbk. 108, 237 (1953). — SCHMID, F., u. W. HAGGE: Beeinflussung unspezifischer Zellreaktionen durch die Tuberkulose-Allergie. Beitr. Klin. Tbk. 109, 139 (1953). — SCHMID, J., u. F. WYSS: Pirquet oder Mantoux? Praxis (Bern) 1951, 644. — SCHMIDT, H.: Allergie und Immunität. Dtsch. med. Wschr. 1954, 657. — SCHMIDT, W.: Vergleichende Untersuchungen über humanes, bovines und gereinigtes Tuberkulin (GT Hoechst). Dtsch. med. Wschr. 1949, 969. — SCHNUERER, J.: Die Diagnose der ansteckenden Tierkrankheiten mittels der neueren Immunitätsreaktionen mit Ausnahme des subkutanen Einverleibens von Tuberkulin und Mallein. IX. Internat. Kongr. tierärztl. Kongr. Haag 1909. — SCHOLTZ, W.: Über Wert und Spezifität der Tuberkulinreaktion bei Lupösen. Dermat. Z. 53, 775 (1928). — SCHOLZ, D.: Vergleichende Untersuchungen zwischen Alttuberkulin und gereinigtem Tuberkulin (GT Hoechst). Ärztl. Wschr. 1951, 569. — SCHOMERUS, E., u. F. LAUCK: Über das Ergebnis von Tuberkulinprüfungen an Freiburger Schulkindern mit B.A.G.-Pflaster und dem Tuberkulin „GT" (Gereinigtes Tuberkulin „Hoechst"). Beitr. Klin. Tbk. 105, 285 (1951). — SCHUBERTH, A.: Vasomotorenerregbarkeit und biologische Hautreaktion. Beitr. Klin. Tbk. 69, 273 (1928). — SCHULZ, E.: (a) Der tuberkulös überempfindliche Mensch. Tbk.bibl. 1939, Nr 75. — (b) Die Tuberkulose als allergische Krankheit. Med. Mschr. 5, 325 (1951). — SCHWARTZ, PH.: Empfindlichkeit und Schwindsucht. Leipzig: Johann Ambrosius Barth 1935. — SEIBERT, F. B. (a) The chemical composition of the active principle of tuberculin. XIX. Differences in the antigenic properties of various tuberculin fractions; Adsorption to aluminium hydroxyde and charcoal. J. of Immun. 28, 425 (1935). — (b) History of the development of purified protein derivative tuberculin. Amer. Rev. Tbc. 44, 1 (1941). — (c) Progress in the chemistry of tuberculin. Bibl. tbc. Fasc. 3, 1 (1950). — (d) Comparative immunizing capacity of BCG and the proteins and polysaccharides in tubercle bacillus culture filtrates. J. of Immun. 65, 297 (1950). — SEIBERT, F. B., and E. DU FOUR: A study of certain problems in the use of standard tuberculin. Fractionation of PPD, standardization of tuberculins, and the question of sensitization. Amer. Rev. Tbc. 58, 363 (1948). — SEIBERT, F. B., and A. M. FABRIZIO: The isolation and chemistry of a protein fraction of M. tuberculosis and its ability to sensitize cells. Amer. Rev. Tbc. 66, 314 (1952). — SEIBERT, F. B., and J. T. GLENN: Tuberculin purified protein derivative. Preparations and analyses of a large quantity for standard. Amer. Rev. Tbc. 44, 9 (1941). — SEIBERT, F. B., K. O. PEDERSEN and A. TISELIUS: Molecular weight, electrochemical and biological properties of tuberculin protein and polysaccharide. J. of Exper. Med. 68, 413 (1938). — SEIFFERT, W.: Resistenz und Allergie gegen Tuberkulose. Klin. Wschr. 1938 I, 721. — SELTER, H., u. W. BLUMENBERG: Nochmals zur Spezifität der Tuberkulinreaktion. Beitr. Klin. Tbk. 66, 105 (1927). — SERI, C.: Die Änderung der Tuberkulin-Allergie während der Streptomycin-Behandlung. Wien. Arch. inn. Med. 31, 104 (1950).— SILVEIRA, J.: Das Verschwinden der Tuberkulinallergie. Beitr. Klin. Tbk. 108, 282 (1953). — SIMON, F. A., and F. M. RACKEMANN: The development of hypersensitiveness in man. J. Allergy 5, 439, 451 (1934). — SINGER, P., J. J. SOTTILARO u. H. VOLLMER: A comparison of the tuberculin patch test and the collodion-tuberculin-test. Ref. Zbl. Tbk.forsch. 52, 521 (1945). — SMITH, D. T., and N. B. SCOTT: Clinical interpretation of the Middlebrook-Dubos hemagglutination test. Amer. Rev. Tbc. 62, 121 (1950). — SOHIER, R.: Intradermo-réactions et allergies comparées à la tuberculine et aux antigènes typho-paratyphoidiques et diphtériques au cours d'affections du tissu réticulo-endothélial et lymphoide. Ann. Inst. Pasteur 71, 223 (1945). — SOTTY, J. M.: A propos de plusieurs réactivations d'une réaction locale tuberculinique. Rev. de Tbc. 7, 148 (1942). — SPIRO, P.: Zur Ätiologie der BESNIER-BOECKSchen Krankheit. Ann. paedriatr. (Basel) 154, 199 (1939). — STEENKEN jr., W., W. H. OATWAY and S. A. PETROFF: Biological studies of the tubercle bacillus. III. Dissociation and pathogenicity of the R and

S variants of the human tubercle bacillus (H 37). J. of Exper. Med. **60**, 515 (1934). —
STEENKEN, W., and E. WOLINSKY: Streptomycin in experimental tuberculosis. Amer.
Rev. Tbc. **56**, 227 (1947). — STEIDL, J., and F. H. HEISE: Old tuberculin administred sub-
cutaneously for diagnosis. Amer. Rev. Tbc. 24, 300 (1921). — STEINBACH, M. M., and
S. J. KLEIN: Effect of crystalline vitamin C (ascorbic acid) on tolerance to tuberculine.
Proc. Soc. Exper. Biol. a. Med. **35**, 151 (1936). — STEINER, P. E.: Etiology of Hodgkin's
disease. II. Skin reaction to avian and human tuberculin proteins in Hodgkin's disease.
Arch. Int. Med. **54**, 11 (1934). — STEINER, P. M., et R. WIGNIOLLE: Contribution à l'étude
de l'allergie cutanée par la tuberculine et le test au BCG. Schweiz. Z. Tbk. **10**, 417 (1953). —
STEWART, F. W., and C. P. RHOADS: The significance of giant cells in the intradermal tuberculin reaction. Amer. J. Path. **2**, 571 (1926). — STRÖDER, J., u. W. GREFERATH: Die Übertragbarkeit erworbener Tuberkulinnegativität auf Tuberkulinpositive. Klin. Wschr. **1951**,
645. — SYLLA, A.: Die klinische Bedeutung des Tuberkulins. Erg. inn. Med. 54, 527 (1938). —
SYLLA, A., u. ROTHE: Über die praktische Bedeutung der Tuberkulinhautempfindlichkeit.
Med. Klin. **1937 I**, 665.

TAYLOR, L. M., H. V. SMITH and R. L. VOLLUM: The Mantoux test in tuberculous meningitis. Tubercle **34**, 296 (1953). — TEZNER, O.: Sofortreaktion und Spätreaktion als allergische Hautproben; ihre theoretische und praktische Bedeutung. Jber. Kinderheilk. **142**,
69, 220 (1934). — TOENNIESSEN, E., u. H. FRIEDRICH: Über die Abhängigkeit der Tuber-
kulinfieberreaktion vom tuberkulösen Herd. Dtsch. med. Wschr. **1926**, 1979. — TOEN-
NIESSEN, E., u. W. SCHWENKENBECHER: Vergleichende diagnostische Anwendung von Tebeprotin und gereinigtem Tuberkulin. Dtsch. med. Wschr. **1950**, 1019. — TOPLEY, W., and
G. S. WILSON: Principles of bacteriology and immunity. London: Arnold 1946. — TSU-
CHIYA, K.: The relation of hemoagglutination and tuberculin allergy. Ref. Zbl. Tbk.forsch.
64, 257 (1954). — TUTTLE, W. M., E. J. O'BRIEN and E. A. GRAHAM: Studies on tuberculin
hypersensitiveness. J. Thorac. Surg. **1937**, 544.

UEHLINGER, E.: (a) Bericht über eine Tuberkulose-Endemie in einer F. Battr. Schweiz.
med. Wschr. **1943**, 769. — (b) Über Morbus Boeck mit Übergang in Tuberkulose-Sepsis.
Schweiz. med. Wschr. **1945**, 474. — (c) Die pathologische Anatomie der tuberkulösen Spät-
erstinfektion. Erg. Tbk.forsch. **11** (1953). — UEHLINGER, E., u. R. SIEBENMANN: Der Einfluß von Cortison auf die Tuberkulinreaktion und auf das ARTHUS-Phänomen. Bull. schweiz.
Akad. Med. Wiss. 8, 203 (1952). — UHLENHUTH, P., u. W. SEIFFERT: Vergleichende Untersuchungen über die Tuberkulinempfindlichkeit nach Infektion mit Tuberkelbazillen verschiedener Virulenz. Z. Immun.forsch. **74**, 101 (1932). — URBACH, E., and P. M. GOTT-
LIEB: Allergy. New York: Grune & Stratton 1946. — USTVEDT, H. J.: (a) Compte-rendu
premier Congrès internat. du BCG. Paris 1948. — (b) La technique des tests tuberculiniques.
Bull. Org. mond. Santé 2, 381 (1950).

VIRCHOW, R.: Über die Wirkung des KOCHschen Mittels auf innere Organe Tuberkulöser.
Dtsch. med. Wschr. **1891**, 131. — VOIGT, G.: Theoretische und praktische Bedeutung der
Tuberkulinreizschwelle. Beitr. Klin. Tbk. **103**, 329 (1950). — VOLLMER, H.: Value of the
tuberculin patch test in case finding. J. of Pediatr. **16**, 627 (1940).

WADLEY, F. M.: The use of biometric methods in comparison of acid-fast allergens.
Amer. Rev. Tbc. **60**, 131 (1949). — WAKSMAN, B. H.: Studies of cellular lysis in tuberculin
sensitivity. Amer. Rev. Tbc. **68**, 746 (1953). — WAKSMAN, B. H., and D. BOCKING: A comparison of leukocyte lysis with certain other immunologic phenomena demonstrable in sera
of tuberculous rabbits. Amer. Rev. Tbc. **69**, 1002 (1954). — WALLGREN, A. J.: (a) Erythema
nodosum and pulmonary tuberculosis. Lancet **1938 I**, 359. — (b) 20 Jahre CALMETTE-
Vaccination in Schweden. Ann. paediatr. (Basel) **170**, 57 (1948). — WALLHAUSER, A.:
Hodgkin's disease. Arch. of Path. **16**, 522, 672 (1933). — WALLNER, L., J. R. THOMPSON
and M. R. LICHTENSTEIN: Clinical and histopathologic study of the effect of cortisone and
corticotropin on tuberculosis. Amer. Rev. Tbc. **66**, 161 (1952). — WÁMOSCHER, L., u. STOECK-
LIN: Infektionsversuche mit einzelnen Tuberkelbazillen. Zbl. Bakter. Orig. **104**, 86 (1927). —
WEICKSEL, P.: Differentialdiagnostische Betrachtungen bei Tuberkulinprüfungen mit Alttuberkulin (AT) und gereinigtem Tuberkulin (G.T. Hoechst). Z. klin. Med. **147**, 334 (1950). —
WEILAND, P.: Retikulo-endotheliales System und Tuberkuloseimmunität. Zbl. Tbk.forsch.
45, 105 (1937). — WEIMER, H. E., R. A. BOAK, E. BOGEN, H. E. DRUSCH, J. N. MILLER,
J. R. MOSHIN and C. M. CARPENTER: Comparative effects of corticotropin and cortisone on
experimental tuberculosis. Amer. Rev. Tbc. **68**, 31 (1953). — WEISSFEILER, J.: Hetero-
allergy in tuberculosis. Amer. Rev. Tbc. **32**, 719 (1935). — WELLS, H. G., and E. R. LONG:
The chemistry of tuberculosis. Baltimore: Williams & Wilkins Company 1932. — WESSELS,
C. C.: (a) Tuberculosis in the rat. Amer. Rev. Tbc. **43**, 449 (1941). — (b) The fate of tubercle
bacilli in the various organs of the rat. Amer. Rev. Tbc. **43**, 459 (1941). — WESSING, L.: Die
Tuberkulinreizschwelle bei antibiotischer und chemotherapeutischer Behandlung der Lungentuberkulose. Beitr. Klin. Tbk. **106**, 66 (1951). — WESSLÉN, T.: (a) Passive transfer of tuberculin hypersensitivity by viable lymphocytes from the thoracic duct. Acta tbc. scand.

(Københ.) **26**, 38 (1952). — (b) A histological study of the tuberculin reaction in animals with passively transfered hypersensitivity. Acta tbc. scand. (Københ.) **26**, 175 (1952). — Wetterwald, O.: Untersuchungen über das Verhalten der Tuberkulinreaktion bei der Streptomycinbehandlung der Lungentuberkulose. Beitr. Klin. Tbk. **105**, 301 (1951). — Wildführ, G.: Über den Tuberkulinnachweis im Serum Tuberkulosekranker. Z. inn. Med. **8**, 626 (1953). — Willis, H. S.: The waning of cutaneous hypersensitiveness to tuberculin and the relation of tuberculo-immunity to tuberculo-allergy. Amer. Rev. Tbc. **17**, 240 (1928). — Willis, H. S., and T. R. Jocz: Treatment of tuberculosis by tuberculin desensitization. Amer. Rev. Tbc. **39**, 318 (1939). — Wilmer, H. W.: Clinical aspects of ocular tuberculosis. Arch. of Ophthalm. **57**, 1 (1928). — Wilson, G. S., H. Schwabacher and I. Maier: The effect of the desensitization of tuberculous guinea-pigs. J. of Path. **50**, 89 (1940). — Wishart, F. O., and L. A. Pequegnat: Tuberculin testing. Canad. J. Publ. Health **37**, 7 (1946). — Wissler, H., u. G. Jaccard: Vergleichende Untersuchungen über den Verlauf der pulmonalen Primärtuberkulose bei Kindern und Erwachsenen. Schweiz. Z. Tbk. **6**, 297 (1949). — Witebsky, E., u. R. Klingenstein: Betrachtungen zur Serologie der Tuberkulose. Erg. Tbk.forsch. **5**, 123 (1933). — Witte, A., u. D. Gericke: Beitrag zur Hämagglutinationsreaktion nach Middlebrook und Dubos bei der Tuberkulose des Kindes und Jugendlichen. Mschr. Kinderheilk. **100**, 485 (1952). — Witte, S.: Morphologische und serologische Studien über Tuberkulinwirkungen an Leukozyten in vitro. Beitr. Klin. Tbk. **104**, 252 (1950). — Wolff-Eisner, A.: Die Ophthalmo- und Cutandiagnose der Tuberkulose. Würzburg: C. Kabitzsch 1908. — Woodruff, C. E.: Tuberculin allergy in patients critically ill with tuberculosis. Amer. Rev. Tbc. **53**, 583 (1946). — Woodruff, C. E., J. W. Steiniger, R. G. Kelly and H. Kreisel: The response to antimicrobial therapy of anergic and partially anergic tuberculous patients. Amer. Rev. Tbc. **67**, 286 (1953). — Worms, R., H. Péquignot et J. Civatte: L'anergie hépatique existe-t-elle? Semaine Hôp. **1952**, 3323. — Wright, H. P., and H. L. Bacal: Allergic tuberculous purpura. Amer. J. Dis. Childr. **53**, 1276 (1937). — Wunderwald, A.: Die Problematik der BCG-Impfung. In R. Griesbach, Die BCG-Schutzimpfung. Stuttgart: Georg Thieme 1954. — Wurm, H.: Allgemeine Pathologie und pathologische Anatomie der Tuberkulose des Menschen. In H. Braeuning, Allgemeine Biologie und Pathologie des Tuberkulose. Leipzig: Georg Thieme 1943. — Wurm, K.: Zur Frage des Zusammenhanges der Lymphogranulomatose und der Tuberkulose. Beitr. Klin. Tbk. **97**, 409 (1942).

Zapatero, J.: Tuberculina, histoplasmina, coccidioidina. Rev. expañ. Tbc. **19**, 363 (1950). — Zieler, K.: (a) Experimentelle Untersuchungen über „tuberkulöse" Veränderungen an der Haut ohne Mitwirkung von Tuberkelbazillen (toxische Tuberkulosen) und die Bedingungen ihres Entstehens. Münch. med. Wschr. **1908**, 1685. — (b) Experimentelle und klinische Untersuchungen zur Frage der „toxischen" Tuberkulosen der Haut. Arch. f. Dermat. **102**, 37, 257 (1910). — (c) Die Toxinempfindlichkeit der Haut des tuberkulös infizierten Menschen. Dtsch. med. Wschr. **1911**, 2075. — (d) Über das Wesen der Tuberkulinreaktion. Z. Immun.forsch. Orig. **34**, 240 (1922). — Zini, F.: Tuberculin allergy and the sedimentation rate of red cells in human tuberculosis treated with streptomycin. Acta med. scand. (Stockh.) **133**, 145 (1949). — Zinsser, H.: The tuberculin reaction and anaphylaxis as studied by the Dale method. Proc. Soc. Exper. Biol. a. Med. **18**, 123 (1921). — Zuger, B., and M. Steiner: Allergy and immunity in tuberculosis. II. Relationship of tuberculin cutaneous reactivity to experimental infection in the guinea-pig. J. of Immun. **46**, 91 (1943).

C. Angeborene Resistenz und erworbene Immunität bei der Tuberkulose.

Von

G. Jaccard.

Mit 1 Abbildung.

Noch mehr als bei den meisten Infektionskrankheiten bestehen bei der Tuberkulose große Unterschiede in der Empfänglichkeit des Wirtsorganismus dem *Erreger* gegenüber. Diese Unterschiede sind art- und rassegebunden, sie sind aber auch von Individuum zu Individuum nachweisbar und bei ein und demselben Individuum großen zeitlichen Schwankungen unterworfen. Ferner beruhen diese

Unterschiede teils auf angeborene Eigenschaften des Organismus, teils auf eine durch die Infektion erworbene zusätzliche Abwehrfähigkeit.

Man unterscheidet daher eine *angeborene Resistenz* (auch *natürliche Immunität* genannt) von einer *erworbenen Immunität*. Die Existenz dieser Abwehrmechanismen wird allgemein anerkannt, ihre Trennung ist allerdings, zumal in der Klinik der menschlichen Tuberkulose, im Einzelfall meistens ganz unmöglich. Im Interesse einer wissenschaftlich fundierten und übersichtlichen Darstellung bringen wir im folgenden eine vielleicht etwas schematisch anmutende, streng getrennte Behandlung dieser beiden Begriffe.

Viel umstrittener ist das Verhältnis der Immunität zu denjenigen Körperreaktionen, welche man heute unter dem Begriff der *Allergie* zusammenfaßt. Wir halten uns hier an die von DOERR befürwortete und jetzt mehrheitlich akzeptierte Trennung von Allergie und Immunität, obschon wir uns bewußt sind, daß dieser reduzierte Allergiebegriff in seinem Umfang der ursprünglichen PIRQUETschen Definition nicht mehr entspricht, und daß namhafte Forscher mit dieser Spaltung nicht einverstanden sind.

Unsere Darstellung stützt sich im wesentlichen auf die ausführlichen Werke von B. LANGE, A. R. RICH und S. RAFFEL, auf welche bezüglich Einzelheiten verwiesen sei.

I. Angeborene Resistenz.

Die Tuberkulose mit ihrem breiten Infektionsspektrum einerseits, ihrem jahre- bis jahrzehntelangen Verlauf andererseits, gibt uns wie kaum eine andere Infektionskrankheit die Möglichkeit, die Eigenarten und Schwankungen in der Empfänglichkeit des Wirtsorganismus zu studieren. Alle Beobachter sind sich darin einig, daß dabei der angeborenen Resistenz eine höchst wichtige Rolle zukommt. Diese beim Beginn einer tuberkulösen Infektion bereits primär vorhandene Eigenschaft ist für das Schicksal des befallenen Organismus wahrscheinlich viel wichtiger als die später hinzutretende erworbene Immunität.

Über die Empfänglichkeit des Makroorganismus kann man nicht sprechen ohne die Eigenschaften des Mikroorganismus zu berücksichtigen: der *Resistenz* des Empfängers entspricht die *Virulenz* des Erregers. Diese beiden Begriffe sind nicht einfach als reziproke Werte aufzufassen, wie man früher vielfach glaubte, sondern stellen voneinander unabhängige Eigenschaften der betreffenden Organismen dar. Es dürfte daher ohne weiteres klar sein, daß die Variationen der einen Größe nur dann beschrieben werden können, wenn die andere Größe konstant gehalten wird.

1. Art- und rassegebundene Unterschiede.

a) Artgebundene Unterschiede.

Das relativ breite Infektionsspektrum des Tuberkuloseerregers läßt artgebundene Unterschiede in der Resistenz des Empfängers besonders eindrücklich zur Geltung kommen. Die Tabelle 1 gibt einen Überblick der Empfänglichkeit verschiedener Tierarten gegenüber den wichtigsten Tuberkelbacillentypen. Eine derartige Zusammenstellung kann allerdings nur approximative Werte vermitteln, hängt doch der Erfolg einer Infektion ganz wesentlich von der Menge und der Eintrittspforte der Erreger ab; auch der Umstand, ob die Beobachtungen an freilebenden oder an in Gefangenschaft gehaltenen Tieren gewonnen werden, ist von Bedeutung. Die Kenntnis dieser Verhältnisse dürfte aber nicht nur dem

Veterinärarzt vorbehalten bleiben, sondern auch in der Humanmedizin von Wert sein. Denn die zur Zeit immer mehr in Erscheinung tretende Verlangsamung und Verminderung der tuberkulösen Durchseuchung der Bevölkerung bringt es mit sich, daß man häufiger in die Lage versetzt wird, die Infektionsquellen von Einzelfällen eruieren zu müssen, und da dürfen auch die Tiere als potentielles Virusreservoir nicht außer acht gelassen werden.

Der Mensch nimmt im Vergleich zu anderen Species in bezug auf seine Resistenz der tuberkulösen Infektion gegenüber eine intermediäre Stellung ein. Bei Affen und Meerschweinchen z. B. verläuft eine einmalige, quantitativ minimale Infektion mit dem Typus humanus fast obligat letal, während beim Menschen die Mehrzahl der in gleicher Weise Infizierten überhaupt keine Krankheitserscheinungen zeigt.

In diesem Zusammenhang ist auch ein Wort über das *Verhalten des Menschen gegenüber den verschiedenen Typen der Tuberkelbacillen* angezeigt. Die Tatsache, daß bis vor kurzem nur bei durchschnittlich 1—2% von Lungentuberkulosen *bovine* Bacillen als ursächliche Erreger nachzuweisen waren, hat die Meinung aufkommen lassen, dieser Typ sei für den Menschen weniger pathogen als der Typus humanus. Obschon es zutrifft, daß bei einer gemischten Infektion im menschlichen Organismus die bovinen Erreger allmählich von den humanen verdrängt werden, läßt sich nach neueren Arbeiten nicht nachweisen, daß

Tabelle 1. *Die Empfänglichkeit einiger Warmblüter für eine Infektion mit verschiedenen Tuberkelbacillentypen.* (Nach Rich.)

Art	Typus humanus	Typus bovinus	Typus gallinaceus
Mensch	+	+	0?
Rhesusaffe	++	++	0
Schimpanse	++	++	0
Meerschweinchen . .	++	++	0
Kaninchen	0	++	+
Schwein	±	±	±
Katze	0	+	±
Hund	±	±	0
Pferd	0	±	0?
Rind	0	+	±
Schaf, Ziege	0	+	±
Weiße Ratte	0	0	0
Weiße Maus	±	±	±
Huhn und die meisten Vögel . .	0	0	++
Papagei, Kanarienvögel . .	+	+	++

0 unempfänglich;
± wenig empfänglich;
+ stärker empfänglich;
++ sehr stark empfänglich

für eine experimentelle subcutane Infektion (mit Ausnahme des Menschen.)

zwischen der Pathogenität beider Typen für den Menschen ein wesentlicher Unterschied besteht (B. Lange, Rich). Wenn ein relativ großer Prozentsatz von Tuberkulosen bovinen Ursprungs günstig abläuft (Halslymphknotentuberkulose, abdomineller Primärkomplex), so hängt das mehr mit der Lokalisation der Herde als mit den speziellen Eigenschaften des Erregers zusammen. Die Gefahr einer bovinen Infektion wird am besten dadurch beleuchtet, daß in 10—30% aller tuberkulösen Meningitiden im Kindesalter Rindertuberkelbacillen als Ursache nachgewiesen werden können (Lange). Die abnehmende Durchseuchung mit einer humanen Infektion in jüngeren Jahren hat zur Folge, daß diese bovine Gefahr immer mehr an Bedeutung gewinnt, so daß jetzt schon in manchen Gegenden 30—50% aller Kindertuberkulosen durch bovine Stämme bedingt sind (Urech, Uehlinger).

Die Infektion des Menschen mit *Hühnertuberkelbacillen* ist möglich, kommt aber sehr selten vor. Nach Beitzke, der diese Frage eingehend geprüft hat, sind bis jetzt in der Literatur etwa 40 sichere oder wahrscheinlich sichere Fälle beschrieben worden. Das klinische und das pathologisch-anatomische Bild der Infektion des Menschen mit dem Typus gallinaceus unterscheidet sich nicht wesentlich von der klassischen Tuberkulose mit dem Typus humanus. Es sollen zwar Haut- und Schleimhautlokalisationen überwiegen, doch sind auch kavernöse Lungenprozesse, zum Teil mit tödlichem Ausgang, beschrieben worden.

b) Rassegebundene Unterschiede.

Bereits R. Koch beschrieb Resistenzunterschiede bei verschiedenen Mäuserassen. Experimentelle Untersuchungen haben seither gezeigt, daß solche Unterschiede auch zwischen verschiedenen Rassen von Rindern und Kaninchen bestehen.

Beim *Menschen* sind solche Vergleiche wegen des Wegfalles experimenteller Kontrollmöglichkeiten viel schwieriger durchzuführen. Man ist hierfür auf die Verwertung epidemiologischer und klinischer Daten angewiesen. Diese werden jedoch durch zahlreiche andere Faktoren mitbestimmt, was deren Interpretation außerordentlich erschwert.

Besonders bekannt ist die *geringe Resistenz der schwarzen Rasse* der Tuberkulose gegenüber. Eingehende Untersuchungen darüber liegen namentlich aus den Vereinigten Staaten von Amerika vor, wo die Gelegenheit besteht, das Verhalten von weißen und schwarzen Bevölkerungsgruppen unter annähernd gleichen sozialen und klimatischen Verhältnissen zu studieren. Diese Hinfälligkeit drückt sich nicht nur in einer stark erhöhten Mortalität aus, sondern zeigt sich vor allem in einem maligneren klinischen Ablauf der Erkrankung, welchem charakteristische pathologisch-anatomische Befunde entsprechen (Rich). Der klinische Ablauf ist durch eine raschere Entwicklung vorwiegend exsudativer Läsionen gekennzeichnet. Die Kurerfolge sind bei Negern im Durchschnitt deutlich schlechter als bei gleichbehandelten weißen Patienten. Die Tuberkulose erwachsener Neger bietet pathologisch-anatomisch sehr oft ein Bild, welches bei der weißen Rasse meist nur im Säuglings- und Kleinkindesalter anzutreffen ist: enorme Vergrößerung und Verkäsung der regionären Lymphknoten, die Lungenherde sind namentlich in den mittleren und basalen Partien anzutreffen, haben eine ausgesprochene Tendenz zum käsig-kavernösen Zerfall und dementsprechend eine geringe Neigung zur Fibrosierung. Bronchiale Durchbrüche verkäster Lymphknoten mit Bildung von käsigen Aspirationspneumonien sind recht häufig. Inwieweit diese Resistenzlosigkeit auch bei anderen farbigen Rassen besteht, ist schwer zu beurteilen. Tatsache ist, daß bei den meisten Farbigen (z. B. Indianer, Polynesier, Malayer) die Tuberkulosemortalität bedeutend höher ist als bei Europäern. Nur sind dafür neben der angeborenen Resistenz sicher auch noch andere Faktoren verantwortlich zu machen.

In diesem Zusammenhang ist immer wieder diskutiert worden, wie stark hier das Prinzip der *Auslese* oder *Selektion* als Folge einer Jahrhunderte während Durchseuchung von Kulturvölkern mitspielt. Es läßt sich nämlich regelmäßig beobachten, wie der erstmalige Kontakt eines Naturvolkes mit der westlichen Zivilisation zu einer anfänglich enormen und dann langsam abnehmenden Sterblichkeit an Tuberkulose führt. Andererseits bestehen auch innerhalb der europäischen Völker große Resistenzunterschiede (wie z. B. die geringe Resistenz der Irländer verglichen mit der überdurchschnittlichen der Juden in europäischen Großstädten), welche mit Unterschieden in Dauer und Intensität einer säkulären tuberkulösen Durchseuchung erklärt werden können.

2. Individuelle Unterschiede.

Jedem Arzt sind Beispiele dafür bekannt, daß zwischen einzelnen Individuen derselben Sippschaft frappante Unterschiede in der Anfälligkeit gegenüber einer tuberkulösen Infektion bestehen. Diese Unterschiede können auf mannigfache

Weise erklärt werden, wobei sich die dafür verantwortlichen Faktoren generell
in 2 Gruppen einteilen lassen: 1. Beeinflussung durch die vererbten Eigenschaften
des Individuums; 2. zusätzliche Beeinflussung durch die fluktuierenden äußeren
Milieubedingungen. Zudem ist untrennbar mit jeder bestehenden Tuberkulose
ein mehr oder weniger hoher Grad von erworbener spezifischer Immunität verbunden. Es ist daher praktisch unmöglich, bei einem bestimmten Menschen diese
verschiedenen Faktoren auseinanderzuhalten und deren Gewicht festzulegen.
Klinische Beobachtungen und statistische Erhebungen haben jedoch mit der Zeit
einigen derselben eine schärfere Profilierung gegeben. Es wird daher im folgenden
versucht, die wichtigsten dieser unspezifischen resistenzbestimmenden Ursachen
kurz zu umschreiben.

a) Vererbung.

Oft findet man in der Blutsverwandtschaft von Tuberkulösen andere Fälle
der gleichen Infektion. Dieser Eindruck wird durch statistische Untersuchungen
bestätigt, ist doch unter den Kindern tuberkulöser Eltern eine fast doppelt so
hohe Mortalität an Tuberkulose anzutreffen als unter der Durchschnittsbevölkerung. Tierexperimentelle Untersuchungen an genetisch möglichst einheitlichen
Versuchsreihen, sowie die Ergebnisse der Zwillingsforschung (UEHLINGER und
KÜNSCH, KALLMANN und REISNER), belegen eindeutig das Bestehen tuberkulose-
spezifischer Erbfaktoren. Über den Einfluß dieser Faktoren im genetisch viel
weniger einheitlichen familiären Milieu gehen jedoch die Ansichten weit auseinander, da zweifellos an der Ballung familiärer Tuberkulosefälle auch andere Faktoren mitbeteiligt sein können (Infektionsmöglichkeiten, soziale Verhältnisse, Mit-
beeinflussung durch andere Krankheiten usw.). So wird von den einen das Schicksal eines tuberkuloseinfizierten Menschen ganz überwiegend von seiner genetischen
Konstitution abhängig gemacht, während umgekehrt andere Autoren ein stärkeres Gewicht auf nichthereditäre Faktoren legen (RICH).

Eine vermittelnde Stellung nimmt DIEHL ein: „Eine familiäre Belastung
schließt generell eine Tuberkulosegefährdung für die Sippenangehörigen in
zweifachem Maße in sich: einmal infolge der erhöhten Ansteckungsgefährdung
durch den oder die belastenden Sippenangehörigen, und zweitens durch das
Erbgut. Am ‚Erfolg der Belastung' wirken beide Momente zusammen. Auf
Grund der massenstatistischen genealogischen Untersuchungen allein würde es
schwerfallen, das Wirkungsausmaß beider Gegebenheiten am Zustandekommen
(desselben) gegeneinander abzugrenzen. Auf Grund der gesicherten Ergebnisse
des Tierexperimentes und der Zwillingsforschung ist man aber berechtigt, das
Wirkungsausmaß des Genotyps am Zustandekommen (des Belastungserfolges)
wenigstens gleich demjenigen der Ansteckung zu setzen."

Die soeben geschilderten Deutungsschwierigkeiten lassen es begreiflich erscheinen, daß auch über den Erbgang dieser tuberkulosespezifischen Disposition
nichts Bestimmtes gesagt werden kann, obschon die Mehrzahl der Autoren ihr
einen *recessiven* Charakter zuschreibt.

b) Alter.

Ein Blick auf Abb. 1 zeigt uns, daß die Sterblichkeit an Tuberkulose je nach
Lebensalter deutliche Unterschiede aufweist. Wir sehen zugleich auch, daß diese
Altersunterschiede nur dann voll sichtbar werden, wenn die tuberkulöse Durchseuchung der Bevölkerung bereits in den ersten Kindheitsjahren stattfindet, wie
dies für die Jahre um die Jahrhundertwende noch der Fall war. Die heutigen
Verhältnisse sind nicht nur durch eine deutliche Heraufsetzung des Erstinfek-
tionsalters bestimmt, sondern erhalten ihr Gepräge sicher auch durch die geänderten

Lebensbedingungen und die großen Fortschritte in der Tuberkulosetherapie. Die nach Altersstufen geordnete Tuberkulosesterblichkeitskurve der Jahre 1949 bis 1951 (Abb. 1) gleicht sich immer mehr jener der Sterblichkeit an Alterskrankheiten an, wird dementsprechend immer ungeeigneter, uns über die altersbedingten

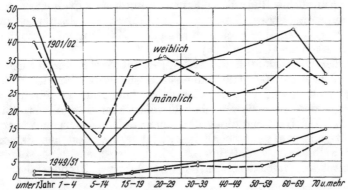

Abb. 1. Sterblichkeit an Tuberkulose in der Schweiz 1901/02 und 1949—1951 nach Alter und Geschlecht auf 10 000 Einwohner der entsprechenden Altersklasse, im Jahresmittel. (Aus A. SAUTER: Die Tuberkulosesterblichkeit.)

Unterschiede in der Gefährlichkeit und den Besonderheiten einer spontan ablaufenden tuberkulösen Infektion zu orientieren.

RICH hat versucht, die Ergebnisse der Sterblichkeitsstatistik mit denjenigen von Tuberkulinreihenuntersuchungen zu kombinieren: in der Tabelle 2 wird die

Tabelle 2. *Tuberkulosesterblichkeit tuberkulinpositiver Menschen in den Vereinigten Staaten von Amerika (1940) je nach Alter.* (Aus A. R. RICH: The Pathogenesis of Tuberculosis.)

Altersstufen	Absolute Zahl der Todesfälle an Tuberkulose	Prozentsatz der Infizierten in der Einwohnerschaft[1]	Tuberkulosetodesfälle auf 100000 Einwohner (beide Geschlechter)	Tuberkulosetodesfälle auf 100000 infizierte Einwohner (Schätzung) (beide Geschlechter)
0—1	496	0,5	24,6	4920
1—4	1047	10	12,3	123
5—9	469	25	4,4	18
10—14	775	35	6,6	19
15—19	3375	45	27,4	61
20—24	5752	55	49,6	90
25—29	6243	65	56,3	87
30—34	5775	75	56,4	75
35—39	5448	85	57,1	67
40—44	5438	90	61,9	69
45—49	5222	95	63,3	66
50—54	5058	95	69,7	73
55—59	4409	95	75,4	79
60—64	3641	95	77,0	81
65—69	2975	95	78,2	82
70—74	2179	95	84,8	89
75 und älter	2057	95	77,8	82

[1] Geschätzt nach den Resultaten von Tuberkulinreihenuntersuchungen.

Tuberkulosesterblichkeit verschiedener Altersstufen mit der auf Grund mehrerer Tuberkulinkataster geschätzten Durchseuchungsquote der entsprechenden Stufen in Beziehung gebracht und in der letzten Kolonne die Sterblichkeit je 100000 infizierte Individuen der jeweiligen Altersklasse errechnet. Dieses vom Autor selbst als roh bezeichnete Verfahren bringt recht eindrücklich die allgemein bekannte sehr niedrige Resistenz im Säuglings- und Kleinkindesalter, die hohe

Resistenz im Schulalter, und die beiden weiteren, allerdings lange nicht mehr so ausgeprägten Tiefpunkte der Resistenz im frühen Erwachsenen- und im Greisen- alter zum Ausdruck. Nimmt man das für die einzelnen Altersstufen typische Erscheinungsbild der Krankheit als Gradmesser für ihre Gefährlichkeit, so erhält man ein ganz ähnliches Bild: die malignen hämatogenen Streuungen mit Bildung multipler Organmetastasen kommen überwiegend im Säuglings- und Klein- kindesalter vor, lassen aber auch eine besondere Häufung im Postpubertäts- und Greisenalter erkennen (Uehlinger).

In *sexueller* Hinsicht zeigt die nach Alter geordnete Sterblichkeitskurve ge- wisse Besonderheiten: Die Tuberkulosesterblichkeit ist für das weibliche Ge- schlecht im zweiten und dritten Lebensjahrzehnt höher als für das männliche Geschlecht: in den Altersklassen über 30 Jahre überwiegt die Sterblichkeit bei den Männern. Die Ursachen dieses diskordanten Verhaltens sind noch nicht be- friedigend abgeklärt; es kann aber kein Zweifel darüber bestehen, daß das erhöhte Risiko des weiblichen Geschlechts zum Teil wenigstens eine Folge seiner in diese Lebensperiode fallenden höchsten reproduktiven Tätigkeit ist.

c) Ernährung.

Es ist schon lange bekannt, daß der Ernährungszustand einer Bevölkerung einen gewissen Einfluß auf die Tuberkulosesterblichkeit ausübt. Zeiten von Mangelernährung sind zwar meistens noch mit anderen die Tuberkulose ungünstig beeinflussenden Faktoren behaftet, doch liefern die unwillkürlichen Massen- experimente der beiden Weltkriege genügend Beweise dafür, daß eine selektiv den Ernährungssektor betreffende Notlage sofort einen Anstieg der Tuberkulose- sterblichkeit bewirkt. In Friedenszeiten lassen sich auch am Einzelindividuum entsprechende Beobachtungen machen. Von besonderer Wichtigkeit scheint in erster Linie eine genügende Versorgung mit hochwertigem Eiweiß zu sein. Diese Beobachtungen bilden die Grundlage einer zweckmäßigen Ernährung des tuber- kulösen Patienten.

d) Überanstrengung.

Der Begriff Überanstrengung ist schwer zu präzisieren. In der Pathogenese der Tuberkulose ist jede Art von physischer und psychischer Überlastung, jeder „*Stress*" von Bedeutung. Nur fällt es noch weniger leicht als beim Ernährungs- faktor, diesen Einfluß einwandfrei zu objektivieren. Statistische Untersuchungen darüber sind nicht bekannt. Hingegen werden immer wieder in der Literatur Einzelfälle beschrieben, welche die auslösende oder intensivierende Wirkung körperlicher oder seelischer Anspannung auf einen tuberkulösen Schub dartun. Dies geht auch aus der Tatsache hervor, daß möglichste Ruhigstellung und Ent- spannung mit zu den wesentlichsten Voraussetzungen einer erfolgreichen Tuber- kulosebehandlung gehören. Der Wirkungsmechanismus dieser Faktoren ist in seinen Einzelheiten unbekannt; neben mechanischen Momenten dürften hier der Einfluß auf die Stimmungslage des vegetativen Nervensystems und vielleicht auch auf gewisse Stoffwechselvorgänge von Bedeutung sein.

e) Andere Krankheiten.

In der Klinik spielen die wechselseitigen Beziehungen, die zwischen der Tuberkulose und einigen Krankheiten bestehen, eine wichtige Rolle. So weiß man, daß sich gewisse chronische Krankheiten wie Diabetes mellitus, Silikose, Lymphogranuloma Hodgkin recht häufig mit einer Tuberkulose paaren, und daß in diesen Fällen die Tuberkulose dann oft durch einen deletären Verlauf gekenn- zeichnet ist. Umgekehrt ist es immer wieder aufgefallen, wie gewisse interkurrente

Infektionskrankheiten eine Tuberkulose ungünstig beeinflussen können, so daß ihr Auftreten in Heilstätten besonders gefürchtet wird.

Der *Diabetes mellitus* verschlechtert die Abwehrfähigkeit des Organismus gegenüber Infektionskrankheiten im allgemeinen. Die Tuberkulose spielt dabei eine erhebliche Rolle, läßt sich doch unter Diabetikern eine aktive Tuberkulose 2—3mal häufiger feststellen als unter der Durchschnittsbevölkerung. Diese besondere Anfälligkeit geht auch aus dem maligneren Verlauf und der schlechten therapeutischen Beeinflußbarkeit der Diabetestuberkulose hervor. In der Betreuung von Diabetikern ist daher neben der adäquaten Einstellung des Stoffwechsels auch großes Gewicht auf die antiinfektiöse Prophylaxe zu legen. Die Gründe, welche der diabetischen Stoffwechsellage diese ausgesprochene Anfälligkeit für Infekte aller Art verleihen, sind noch wenig erforscht. Es scheint allerdings, daß hierfür nicht der erhöhte Blutzuckerspiegel an sich, sondern eine durch die Stoffwechselstörung verminderte Aktivität der phagocytierenden und antikörperbildenden Elemente des Blutes und des reticuloendothelialen Systems verantwortlich zu machen ist.

Unter den anderen endokrinen Störungen verdienen die Änderungen der *Schilddrüsenfunktion* eine gewisse Beachtung: es scheint, daß bei gesteigerter Schilddrüsentätigkeit eine geringe Anfälligkeit für Tuberkulose besteht, während umgekehrt eine Hypothyreose diese Krankheit begünstigt. Daß auch die Aktivität der *Sexualhormone* die Empfänglichkeit des Organismus beeinflussen kann, geht aus dem unter A 2 c Gesagten hervor, wonach die Pubertät und Zeiten einer gesteigerten weiblichen Genitalfunktion mit einer erhöhten Tuberkulosesterblichkeit einhergehen.

Ebenso wichtig wie der Diabetes ist die *Silikose* als prädisponierender Faktor für das Angehen einer Tuberkulose. Über die außerordentlich hohe Tuberkulosesterblichkeit unter den Angehörigen quarzstaubgefährdeter Berufe sowie die schlechte therapeutische Beeinflußbarkeit der Silikotuberkulose wird an anderer Stelle dieses Handbuches eingehend berichtet. Hier sei lediglich erwähnt, daß experimentelle Untersuchungen diese klinischen Erfahrungen voll bestätigt und zum Teil erweitert haben. So kann man z. B. die angeborene Resistenz gewisser Tierarten (weiße Ratte) gegenüber der Tuberkulose durch eine Vorbehandlung mit Quarzstaubinhalation vermindern. Die gleiche Maßnahme bewirkt eine Reduktion der erworbenen Immunität bei Meerschweinchen, und ermöglicht das Angehen einer progredienten Erkrankung nach Infektion mit sonst ganz avirulenten Bacillenstämmen (BCG). Nicht die aggressiven Fähigkeiten des Mikroorganismus werden dabei geändert, sondern die Milieubedingungen, welche dieser im Makroorganismus vorfindet. Hier dürfte wahrscheinlich die Tatsache von Bedeutung sein, daß Quarz im Organismus zum Teil in Lösung übergehen kann.

Besonders umstritten ist von jeher die Frage gewesen, ob der *chronische Alkoholismus* zu den die Tuberkulose fördernden Faktoren gerechnet werden muß. Gewiß zeigen zahlreiche Statistiken eine deutliche Häufung von Tuberkulose bei Alkoholikern, doch sind mit diesem Übel meistens noch andere ungünstige Momente verquickt wie schlechte Wohnverhältnisse, mangelhafte Ernährung, ungünstige berufliche Bedingungen, so daß immer eine ganze Reihe von Kausalfaktoren die Auslösung oder Verschlimmerung der Tuberkulose erklären können. Es steht daher noch nicht fest, ob chronischer Alkoholabusus an sich in der Lage ist, die körperliche Abwehrfähigkeit gegenüber der Tuberkulose zu untergraben.

Unter den *Infektionskrankheiten*, welche den Verlauf der Tuberkulose ungünstig beeinflussen, werden immer wieder *Masern*, *Keuchhusten* und *Grippe* genannt. Diese Ansichten gründen sich auf die Erfahrungen zahlreicher Ärzte.

Aber auch hier stehen einer einwandfreien Objektivierung dieser Verhältnisse viele Schwierigkeiten im Weg, und es gibt immer wieder sorgfältige Beobachter, welche diese Zusammenhänge ablehnen. Die deutlich abschwächende Wirkung der genannten Krankheiten auf die Tuberkulinreaktionen der Haut, welche oft als Beweis ihrer spezifisch „anergisierenden" Wirkung verwendet wird, beruht größtenteils auf unspezifische Momente, wie das ausführlicher im Kapitel über die Tuberkulinempfindlichkeit dargelegt wird. Alles in allem kann wohl gesagt werden, daß diese Infektionskrankheiten zwar nicht gesetzmäßig zu einer Verschlimmerung der Tuberkulose führen müssen, daß aber ihr interkurrentes Auftreten für jeden Tuberkulösen eine nicht zu unterschätzende potentielle Gefahr in sich birgt. Die Ursachen dieser Gefährdung sind wahrscheinlich mehr unter lokal einwirkenden mechanischen Faktoren (z. B. starker Husten) und einer allgemeinen Resistenzschwächung zu suchen, weniger in der Sphäre einer spezifischen immunbiologischen Beeinflussung.

Auch in der Reihe der *malignen Geschwülste* gibt es Beispiele für eine Beeinflussung der Tuberkuloseresistenz. Hier ist vor allem das *Lymphogranuloma Hodgkin* zu nennen, welches in seinen chronisch verlaufenden Formen solche Zusammenhänge zu beobachten gestattet. In durchschnittlich einem Fünftel aller Lymphogranulompatienten kann man eine koexistierende Tuberkulose finden (JACKSON und PARKER). Die Frage nach einem Zusammenhang zwischen *Bronchialcarcinom* und Lungentuberkulose ist heute besonders aktuell, hat aber noch keine allgemein anerkannte Beantwortung gefunden.

Am Schluß unserer Darstellung über die Wechselbeziehungen der Tuberkulose mit einzelnen Krankheitszuständen seien noch kurz die Begriffe *Syntropie* und *Dystropie* (v. PFAUNDLER) erwähnt, welche namentlich im deutschen Schrifttum gebraucht werden. Syntropie bedeutet eine positive, Dystropie eine negative gegenseitige Korrelation von Krankheiten. Während die oben genannten krankhaften Zustände in einem Syntropieverhältnis zur Tuberkulose stehen, ist einer ganzen Reihe von anderen Zuständen ein Dystropieverhältnis nachgesagt worden. Hierzu sollen namentlich Scharlach und Diphtherie, rheumatische Leiden, Asthma bronchiale, Hypertonie, Herz- und Nierenerkrankungen gehören (KLARE). Das seltene Zusammentreffen der Tuberkulose mit diesen letztgenannten Krankheiten beruht nach KLARE weniger auf direkte spezifische Hemmungen als auf der Tatsache, daß diese Krankheiten zum großen Teil Ausdruck einer „*reizbaren Konstitution*" sind, welche ihrerseits zu einem günstigen Verlauf der Tuberkulose disponiert.

II. Erworbene Immunität.

Unter erworbener Immunität versteht man die im Gefolge einer Infektion akquirierte Fähigkeit eines Organismus, sich über seine bereits vorhandene angeborene Resistenz hinaus zusätzlich dieser Infektion erwehren zu können. Es handelt sich somit um eine spezifisch gegen einen bestimmten Erreger gerichtete Abwehrbereitschaft, welche streng von anderen begleitenden Erscheinungen zu trennen ist; sie kann je nach Erreger verschieden hohe Grade erreichen und eine vollständige Feiung gewährleisten wie z. B. bei Röteln, oder nur partiell schützen.

Auch in zeitlicher Hinsicht können Unterschiede vorhanden sein; es gibt erworbene Immunitätszustände, welche auch nach Abklingen der Infektion zeitlebens nachweisbar bleiben (Masern), neben solchen, deren Vorhandensein an das Bestehen eines aktiven Krankheitsherdes geknüpft ist (Syphilis).

Diese kurze Übersicht wurde gegeben, um schon von Anfang an auf die zahlreichen Probleme hinzuweisen, welche mit dem Nachweis und der Abgrenzung einer erworbenen antituberkulösen Immunität verbunden sind. Schon der schubweise, sich auf Jahre bis Jahrzehnte erstreckende Verlauf dieser Erkrankung läßt erkennen, daß hier, wenn überhaupt, nur eine partielle Immunisierung zu erwarten ist, deren Unterscheidung von der gleichzeitig vorhandenen angeborenen Resistenz einerseits, von den vielen, das Krankheitsbild ebenfalls mitbestimmenden unspezifischen Faktoren andererseits, im Einzelfall meistens auf unüberbrückbare Schwierigkeiten stößt. Beobachtungen an ungezählten Tierversuchen, gewisse Gesetzmäßigkeiten im Erscheinungsbild und im Verlauf der menschlichen Tuberkulose, sowie in neuerer Zeit bekannt gewordene Resultate von Massenimpfungen mit dem avirulenten BCG-Stamm lassen jedoch an der Immunisierungsfähigkeit des Menschen gegenüber der Tuberkulose keinen Zweifel bestehen und geben uns zugleich wertvolle Anhaltspunkte über die Modalitäten dieses biologischen Vorgangs. Die dadurch angeschnittenen Fragenkomplexe belangen zwar in erster Linie Spezialgebiete der Immunologie, der pathologischen Anatomie und der Epidemiologie. Doch sind wahrscheinlich gerade der Internist und der praktische Arzt am meisten an einer sinngebenden Synthese dieser verschiedenen Kenntnisse interessiert, werden sie ja durch den Rückgang der tuberkulösen Durchseuchungsgeschwindigkeit in zunehmendem Maße vor entsprechende Probleme gestellt. Dieses Gebiet wird daher im folgenden etwas eingehender behandelt werden.

1. Tierexperimenteller Nachweis einer erworbenen Immunität.

Die Grundlagen der Immunitätsforschung auf dem Gebiet der Tuberkulose stammen von R. KOCH. Mit seinem berühmten *Grundversuch* konnte er erstmals den Nachweis einer erworbenen antituberkulösen Immunität erbringen. Er benützte dazu Meerschweinchen, welche er einige Zeit nach einer ersten Infektion mit virulenten Tuberkelbacillen ein zweites Mal infizierte: während der cutane Primärherd erst im Laufe von 10—14 Tagen sichtbar wurde, unaufhaltsam fortschritt, und es zu einem Anschwellen der benachbarten Lymphknoten kam, bildete sich an der Stelle der Superinfektion eine in wenigen Tagen ablaufende stürmische Reaktion, welche anschließend vollständig abheilte, ohne daß die regionären Lymphknoten befallen wurden. Dieser Sachverhalt ist seither von zahlreichen Untersuchern an verschiedenen Laboratoriumstieren bestätigt worden. Man weiß zwar heute, daß die stürmische Lokalreaktion an der Superinfektionsstelle, das sog. ,,KOCHsche Phänomen'', in erster Linie als Ausdruck einer Sensibilisierung des Organismus gegen die antigenen Produkte des Tuberkelbacillus zu bewerten ist. Es gelingt jedoch, durch geeignete Wahl der Superinfektionsdosis diese Nebenwirkung zu umgehen und die gesteigerte Fähigkeit des Organismus, eine neue Infektion zu unterdrücken, ungestört zu demonstrieren.

Bis zur Entwicklung eines nachweisbaren erworbenen Schutzes nach einer tuberkulösen Infektion vergeht eine gewisse Latenzzeit. Die Dauer dieser Latenzzeit ist, wie für die Entstehung der Tuberkulinempfindlichkeit, umgekehrt proportional der Zahl und der Virulenz der erstinfizierenden Erreger, und beträgt durchschnittlich 2—4 Wochen. Die Immunisierung setzt in der Regel langsamer ein als die Sensibilisierung und erreicht ihren höchstmöglichen Wert nur allmählich im Laufe der fortschreitenden Infektion.

Das Ausmaß des erreichbaren Schutzes geht nach B. LANGE parallel mit dem Umfang, der Dauer und der Intensität der tuberkulösen Erkrankung. Es führt dies zur Erkenntnis, daß sich der Körper dann am besten gegen eine von außen kommende Superinfektion wehren kann, wenn er von der immunisierenden Infektion am meisten in Anspruch genommen wird, bei einem an progressiver

Tuberkulose erkrankten Meerschweinchen also kurz vor dem Tode. Diese scheinbar paradoxe Situation ist leicht zu erklären: die sich allmählich entwickelnde, relativ bescheidene erworbene zusätzliche Schutzfähigkeit genügt für die Unterdrückung einer ebenfalls kleinen Superinfektionsdosis, sie ist aber im Zeitpunkt, da sie wirksam werden könnte, gegenüber den sich bereits ins Ungeheure vermehrt habenden Bacillen des Primärkomplexes und ihren massiven endogenen Streuungen völlig machtlos. Der oben genannte Autor konnte mit Versuchen am Schaf (das eine bedeutend höhere angeborene Resistenz gegenüber der Tuberkulose besitzt als das Meerschweinchen) nachweisen, daß der Grad der erworbenen Immunität mit dem Ausheilen der Erstinfektionstuberkulose wieder kleiner wird.

Experimentell ist es schwer festzustellen, wie lange die erworbene Immunität nach Abheilung der Tuberkulose noch erhalten bleibt, da solche Untersuchungen durch die Kurzlebigkeit der gebräuchlichen Laboratoriumtiere behindert werden, und der Zeitpunkt der Inaktivierung einer tuberkulösen Läsion *in vivo* nur approximativ zu schätzen ist. Man ist immerhin auf Grund verschiedener Beobachtungen zur Annahme berechtigt, daß dieser Schutz mindestens einige Jahre dauert. Und auch nach einem völligen Auslöschen desselben kann damit gerechnet werden, daß der Organismus, ähnlich wie für andere immunbiologische Reaktionen, die Fähigkeit zurückbehalten hat, im Falle einer erneuten Infektion seine Abwehr rascher wieder aufzubauen, als im Laufe der ersten Infektion (anamnestische Reaktion).

Zusammenfassend lassen sich aus den bis jetzt vorliegenden tierexperimentellen Untersuchungen folgende Schlüsse ziehen: *Nach Ablauf einer Latenzzeit tritt im tuberkulös infizierten Organismus zusätzlich zur bereits vorhandenen angeborenen Resistenz ein gewisser Grad von erworbener Abwehrfähigkeit auf. Die letztere ist um so größer, je intensiver die Infektion ist, und kann genügen, um das Auftreten einer Superinfektion völlig zu unterdrücken. Kommt die Infektion zur Ausheilung, so dauert die erworbene Immunität in reduziertem Ausmaß wahrscheinlich noch einige Jahre an.*

2. Erworbene Immunität beim Menschen.

Bruno Lange schrieb 1943: ,,Ob eine (tuberkulöse) Infektion progressiv ist oder nicht, ob sie akut oder chronisch verläuft, ob die fortschreitende Infektion zur Generalisation neigt oder auf ein bestimmtes Organ beschränkt bleibt ..., das hängt in der Hauptsache ab von der individuellen natürlichen Widerstandsfähigkeit des ganzen Organismus und seiner Organe, die erworbene Immunität spielt hierbei nur eine untergeordnete Rolle.`` Diese Geringschätzung der erworbenen Immunität bei der Tuberkulose ist charakteristisch für die bis zum zweiten Weltkrieg in Deutschland auf diesem Gebiet vorherrschende Meinung. Diese Einstellung stützt sich vor allem auf die Unmöglichkeit, in der Klinik und in der Statistik der Tuberkulose unumstößliche Beweise für die Existenz eines nennenswerten Grades von erworbenem Schutz zu finden, und führte logischerweise zu einer skeptischen Beurteilung des praktischen Wertes einer antituberkulösen Schutzimpfung.

Zwischen der, offensichtlich nicht in Frage kommenden, Annahme einer voll wirksamen erworbenen Immunität und der Tendenz, diesem Schutzmechanismus jegliche praktische Bedeutung streitig zu machen, besteht jedoch ein weiter Spielraum für eine intermediäre Stellungnahme. Es ist sicher kein Zufall, wenn ein Pathologe wie Rich sich als prominentester Verfechter einer solchen Zwischenlösung erweist, ist doch die pathologisch-anatomische Betrachtungsweise am ehesten in der Lage, Belege für eine solche Beweisführung zu liefern. Die von

RICH verfochtene These einer wesentlich in das tuberkulöse Geschehen eingreifenden erworbenen Immunität ist gerade im Hinblick auf die heute als Massenexperiment durchgeführte Tuberkuloseschutzimpfung von derartiger Aktualität, daß ihr im folgenden ein breiterer Raum zugestanden sei. Die meisten von diesem Forscher angeführten Argumente sind allerdings nicht neu; sie wurden zum Teil schon früher im gleichen Sinne verwendet. Es sei nur an RANKE erinnert, der gerade auf Grund der von ihm erhobenen pathologisch-anatomischen Befunde das Bestehen besonderer, durch eine tuberkulöse Infektion hervorgerufenen immunitären Zustände postulierte, welchen er einen bestimmenden Einfluß auf den weiteren Verlauf der Erkrankung zuschrieb. Seine Stadienlehre hat sich aber als zu starr und einseitig erwiesen, um den Tatsachen gerecht zu werden.

Die Besonderheiten im Zustandsbild und im Verlauf der menschlichen Tuberkulose, für welche als wesentliche Ursache eine erworbene Abwehrbereitschaft in Frage kommt, teilt RICH in 2 Kategorien ein: 1. solche, welche sich nur durch das Bestehen einer erworbenen Immunität verstehen lassen und 2. solche, für welche zur Not auch besondere Modalitäten der angeborenen Resistenz als Erklärung dienen könnten.

Zur ersten Kategorie gehören folgende Tatbestände:

a) Der Ablauf der Geschehnisse am tuberkulösen Primärherd wird in der überwiegenden Mehrzahl der Fälle durch das Dazwischentreten der erworbenen Immunität richtunggebend beeinflußt: es ist durch zahlreiche Beobachtungen nicht nur an Tieren, sondern auch am Menschen erwiesen, daß in einer ersten Phase einer Primärinfektion die Tuberkelbacillen sich sowohl an der Ersthaftungsstelle als auch in den entsprechenden Lymphnoten fast ungehemmt vermehren, so daß verhältnismäßig rasch *sehr bacillenreiche*, mehr oder wenig ausgedehnte *nekrotische Bezirke* entstehen. Nach einer gewissen Zeit tritt ein Umschwung auf, der in einer zweiten Phase die Vernichtung der Mehrzahl und nicht selten aller Bacillen bewirkt, und zur Abkapselung der Herde führt. Fast alle Menschen, die mit der Tuberkulose in Kontakt getreten sind, beherbergen einen verkästen oder verkalkten Primärkomplex als Beweis dafür, daß sich in ihnen der soeben geschilderte Vorgang abgespielt hat. Dieser Tatbestand kann nur so gedeutet werden: die zu Beginn der Infektion bereits vorhandene angeborene Resistenz kann nicht verhindern, daß sich die Bacillen an der Ersthaftungsstelle und in den regionären Lymphknoten frei vermehren und das Gewebe schädigen. Dieser Vorgang müßte bei den meisten Menschen zur Katastrophe führen (wie bei den seltenen Fällen unerbittlich fortschreitender Primärtuberkulose), würde nicht die erworbene Immunität dazwischen treten und den Körper befähigen, der Multiplikation der Erreger ein Ende zu setzen.

b) Der Mensch, der eine tuberkulöse Erstinfektion überwunden hat, ist fast ausnahmslos in der Lage, *die Bildung eines neuen bipolaren Komplexes zu verhindern*, auch wenn er dauernd in Kontakt mit Offentuberkulösen steht. Die erworbene Abwehrbereitschaft prägt nicht nur das Erscheinungsbild geweblicher Läsionen an der neuen Haftstelle (raschere Abgrenzung mit Granulationsgewebe und erhöhte Fibrosierungstendenz), sondern hindert den Transport von Bacillen zu den regionären Lymphknoten und hemmt die Vermehrung derjenigen, die dennoch zur Streuung gelangten.

Neben diesen beiden Hauptargumenten lassen sich nach RICH noch folgende Punkte anführen, welche sehr für die Existenz einer wirksamen erworbenen Immunität sprechen, die aber unter Umständen auch durch Besonderheiten und Schwankungen in der angeborenen Resistenz ihre alleinige Erklärung finden könnten:

c) Nach dem Gesetz von Marfan schützt eine in der Jugend durchgemachte Halslymphknotentuberkulose weitgehend vor dem späteren Auftreten einer Lungentuberkulose.

d) Das pathologisch-anatomische Substrat einer postprimären Tuberkulose unterscheidet sich meistens deutlich von demjenigen einer primären Läsion. Auch wenn die postprimäre Erkrankung letal verläuft, zeugen die Gewebsbilder von einem *protrahierteren Verlauf* mit stärkerer *Fibrosierung* und *geringerem Befallensein der Lymphknoten* im Vergleich zu einer ebenfalls fatal endenden Primärtuberkulose.

e) Die postprimäre Tuberkulose, als deren Prototyp die Lungenphthise gelten kann, *führt nur selten zur Entstehung fortschreitender Metastasen in anderen Organen.* Obschon unter solchen Umständen bacillämische Schübe zweifellos häufig sind, bewirken diese hämatogenen Streuungen in der Regel höchstens die Bildung kleiner, nur mikroskopisch nachweisbarer Herde mit geringem Bacillengehalt und starker Abkapselungstendenz. Es ist immer wieder erstaunlich zu sehen, wie lange stark bacillenhaltige postprimäre Lungenkavernen isoliert bleiben können, wenn man an die Häufigkeit denkt, mit welcher das Bestehen ähnlicher Primärherde von der Bildung fortschreitender pulmonaler und extrapulmonaler Streuherde begleitet wird.

f) Die Erfolge einer *Tuberkuloseschutzimpfung* müssen schließlich auch auf das Konto einer wirksamen erworbenen Immunität gebucht werden. Rich ist in dieser Beziehung allerdings zurückhaltend und hält die bis jetzt vorliegenden Impfresultate beim Menschen noch nicht für beweiskräftig genug, während der Wert einer Schutzimpfung beim Tier außer Frage steht.

Auf Grund dieser verschiedenen Argumente sieht sich Rich berechtigt, *der erworbenen Immunität eine wichtige Rolle zuzuschreiben.* Wörtlich sagt er: "Persuasive evidence has been accumulated that in man, as in experimental animals, infection with the tubercle bacillus incites the development of a degree of acquired resistance which exerts an important effect, both in restraining the primary infection itself, and in rendering the body less susceptible to reinfection."

Diese Konzeption gibt eine zwanglose Erklärung für die meisten Besonderheiten sowohl der menschlichen wie der experimentellen Tuberkulose. Es dürfte daher schwer fallen, von ihrer überzeugenden Kraft nicht beeindruckt zu werden, zumal sie sich zum großen Teil auf Tatsachen gründet, welche schon lange bekannt und anerkannt sind. Es mehren sich heute auch in Deutschland die Stimmen derjenigen, welche in der erworbenen Immunität bei der Tuberkulose des Menschen eine Erscheinung von mehr als nur untergeordneter Bedeutung erblicken, und welche konsequenterweise die Propagation der BCG-Schutzimpfung befürworten (Kleinschmidt, Wunderwald).

3. Erzeugung der erworbenen Immunität

a) durch virulente Tuberkelbacillen.

Wie soeben ausgeführt wurde, erzeugt eine Infektion mit virulenten Tuberkelbacillen sowohl beim Tier wie beim Menschen einen mehr oder weniger hohen Grad von erworbener Immunität. Da das Ausmaß dieser erworbenen Eigenschaft in einem direkten Verhältnis zur Schwere der Infektion steht, wirken sich Zahl und Virulenz der infizierenden Erreger im gleichen Sinne aus. Die erworbene Immunität wird daher um so größer sein, je höher die Zahl der Erreger, je größer ihre Virulenz und je umfangreicher die dadurch hervorgerufene Erkrankung ist.

b) durch avirulente Tuberkelbacillen.

Nach dem oben Gesagten muß bei einer Infektion durch wenig virulente oder avirulente Tuberkelbacillen mit einem geringeren Grad von erworbener Immunität gerechnet werden. Dennoch hat diese Möglichkeit einer willkürlichen Immunitätssteigerung eine sehr große praktische Bedeutung, da eine Tuberkuloseschutzimpfung mit virulenten Erregern nicht in Frage kommt. Dies ist eines der Hauptgründe, warum seit der Entdeckung des Tuberkelbacillus so intensiv nach ungefährlichen Typen oder Stämmen dieses Erregers gesucht worden ist. Eine ausführliche Darstellung der Tuberkuloseschutzimpfung und der damit verbundenen Fragen findet sich an anderer Stelle dieses Handbuches. Es sei hier lediglich darauf hingewiesen, daß sich bis jetzt der von CALMETTE und GUÉRIN herangezüchtete Stamm bovinen Ursprungs, der sog. *BCG-Stamm*, als am geeignetsten für die Belange einer Schutzimpfung erwiesen hat. Die Bacillen vom *murinen* Typus (*Vole*-Bacillus von A. Q. WELLS) wären wahrscheinlich ebenfalls geeignet; ihre praktische Verwendung hat sich aber bis jetzt nicht durchgesetzt.

Im Tierexperiment kann die immunisierende Wirkung einer Infektion mit avirulenten Bacillen einwandfrei nachgewiesen werden. Beim Menschen ist der Nachweis dieses Effektes mit außerordentlichen Schwierigkeiten verbunden. Das bis jetzt in sehr großem Umfang vorliegende Tatsachenmaterial läßt aber an der Nützlichkeit der BCG-Schutzimpfung kaum mehr Zweifel übrig. Allgemein wird als Indicator für den Erfolg der Impfung im Einzelfall das Auftreten einer positiven Tuberkulinreaktion benützt. Dieses Verfahren ist insofern berechtigt, als das Angehen einer Infektion mit virulenten oder avirulenten Tuberkelbacillen in der Regel im Organismus eine Sensibilisierung gegenüber den Proteinen dieser Erreger hervorruft. Die Tuberkulinempfindlichkeit läßt sich, im Gegensatz zur erworbenen Immunität, sehr leicht feststellen, was aber nicht darüber hinwegtäuschen darf, daß diese beiden immunbiologischen Funktionen, obwohl sie sich mehr oder weniger parallel entwickeln, voneinander unabhängig sind, die erstere somit strenggenommen nicht als Gradmesser der letzteren dienen kann.

c) durch abgetötete Erreger.

Man weiß, daß die Einverleibung von abgetöteten Tuberkelbacillen im Organismus das Auftreten einer Tuberkulinempfindlichkeit verursacht. Es ist aber noch umstritten, ob diese Sensibilisierung gleichzeitig von der Akquisition einer nennenswerten Immunität begleitet wird. RAFFEL, der diese Frage eingehend geprüft hat, ist der Ansicht, daß der immunitätserzeugende Faktor nur im lebenden Erreger vorhanden ist, ganz im Gegensatz zu den sensibilisierenden Faktoren, deren Trennung vom Mikroorganismus in letzter Zeit gelungen ist. Auf dieses wichtige Problem wird unter B 4 noch näher eingegangen.

4. Wesen der erworbenen Immunität.

Die hier angeschnittenen Fragen gehören größtenteils in das Gebiet der experimentellen Immunologie. Sie sind aber insofern für die Klinik von erheblichem Interesse, als sie eines der Grundprobleme der Tuberkuloseforschung berühren. Es sollen im folgenden kurz die Mechanismen besprochen werden, welche dem Organismus zur Verfügung stehen, um eine tuberkulöse Infektion zu bekämpfen. Unsere Ausführungen stützen sich in erster Linie auf die Arbeiten von S. RAFFEL.

Die Wirkung der erworbenen Immunität auf den Gang der Infektion besteht darin, daß die Zahl der Erreger im Herd vermindert und ihre Streuung in andere Organe erschwert wird. Wie dieses Endresultat zustande kommt, ist aber trotz einem recht großen Aufwand an Untersuchungen noch größtenteils unbekannt geblieben. Die Bilanz unseres Wissens ist immerhin nicht so negativ, wie es auf den ersten Blick erscheinen mag. Gewisse Richtungen, in welchen lange gesucht worden ist, haben sich allem Anschein nach als Sackgassen erwiesen, so daß die Möglichkeit besteht, daß man bald *per exclusionem* auf die richtige Spur gewiesen wird.

Erfahrungen bei anderen Infektionen haben gezeigt, daß dem Organismus für seine Abwehr folgende Mechanismen zur Verfügung stehen: 1. Humoraler Mechanismus; 2. cellulärer Mechanismus; 3. allergischer Mechanismus.

1. Humorale Abwehr. Zusammenfassend kann gesagt werden, daß die Übertragung der erworbenen Resistenz durch Serum oder Vollblut bis jetzt nicht sicher gelungen ist. Auch Experimente *in vitro* bezüglich Agglutination, Opsonisierung, Bakteriostase und Bakteriolyse durch Serum zeigen keine Parallelität mit dem Grad dieser Eigenschaft. Der Nachweis eines anderen dafür verantwortlichen Antikörpers gelingt ebenfalls nicht.

2. Celluläre Abwehr. Schon seit langem werden Zellelemente des reticuloendothelialen Systems als Träger der Immunitätsfunktion angesehen. Zweifellos gehen Tuberkelbacillen innerhalb der Phagocyten immuner Tiere rascher zugrunde als innerhalb derjenigen nichtinfizierter Tiere. Dies ist aber noch kein Beweis dafür, daß die verbesserte Abwehr primär in einer besseren Makrophagenleistung verankert ist. Jene kann ebensogut die sekundäre Folge anderer Ursachen sein. Aber auch so muß den phagocytierenden Zellen bei der Abwehr der Tuberkulose zum mindesten eine wichtige unspezifische Funktion zugesprochen werden.

3. Allergische Abwehr. Wie im Abschnitt über die Tuberkulinempfindlichkeit ausführlich dargelegt wird, ist fast jede tuberkulöse Infektion durch das Auftreten einer Sensibilisierung des Organismus gegenüber Bestandteilen des Tuberkelbacillus, namentlich seiner Proteine, gekennzeichnet. Diese verstärkte Reaktionsbereitschaft wurde von vielen Autoren als die Grundlage der erworbenen Immunität angesehen. Zahlreiche Untersuchungen haben aber gezeigt, daß sich bei der Tuberkulose Allergie (im engeren, modernen Sinne) und Immunität experimentell trennen lassen. Zudem ist es kürzlich tierexperimentell gelungen, ohne die Mitwirkung von ganzen Tuberkelbacillen, sondern nur durch Einverleibung einer Kombination einer gereinigten Tuberkelbacillenwachsfraktion mit irgendeinem Eiweiß eine Sensibilisierung hervorzurufen, welche alle Merkmale der Tuberkulinempfindlichkeit trägt (Raffel). Derart behandelte Tiere lassen jedoch jeglichen Grad von erworbener Immunität gegen eine tuberkulöse Infektion vermissen.

Soviel wir heute wissen, können somit für das Zustandekommen der erworbenen Immunität weder humorale, noch celluläre, noch allergische Mechanismen als im Vordergrund stehend verantwortlich gemacht werden. Es bleibt kaum etwas anderes übrig, als in der Richtung *geänderter Stoffwechselfunktionen* im Makro- und Mikroorganismus zu suchen: Der Erreger findet schon bei seinem ersten Eindringen in den Körper Lebensbedingungen, welche mit seiner Stoffwechseltätigkeit nicht vereinbart werden können, so daß er nicht Fuß fassen kann (= angeborene Resistenz), oder er induziert durch seine Anwesenheit im Körper eine Entstehung neuer Bedingungen, welche sich störend auf das Gefüge der bacillären Enzymsysteme auswirken (= erworbene Immunität).

Diese Hypothese wird vor allem durch zwei wesentliche Charakterzüge der erworbenen Immunität bei der Tuberkulose gestützt: erstens sind Entstehung und Nachweis dieser Reaktionsbereitschaft an das *Leben* sowohl des Erregers wie des Wirtsorganismus gebunden. Immunisierungsversuche mit toten Tuberkelbacillen sind, wie oben geschildert, negativ ausgefallen. Andernteils lassen sich die Wirkungen der erworbenen Immunität nur innerhalb des lebenden Organismus feststellen, im Gegensatz zu anderen immunbiologischen Leistungen, wie die Bildung von Serumantikörper oder die Tuberkulinempfindlichkeit, welche einem Nachweis *in vitro* ebenfalls zugänglich sind. Zum zweiten steht die erworbene Immunität in enger Beziehung zur *Virulenz* der Erreger. Das Wesen der letzteren ist zum großen Teil ebenfalls noch ungeklärt; wenn auch die Virulenz mit einigen morphologischen (Zopfbildung) und chemischen (Gehalt an gewissen Lipopolysacchariden, Säurefestigkeit) Besonderheiten der Bacillen parallel geht, ist ihre Grundlage wahrscheinlich im speziellen Vermögen dieser Erreger zu suchen, dank besonderer Stoffwechselleistungen aus einem bestimmten, avirulenten Varianten unzuträglichen Milieu Nutzen zu ziehen.

So betrachtet, *würde die erworbene Immunität in erster Linie auf die Fähigkeit des Körpers beruhen, besondere, nur virulenten Erregern eigene Stoffwechselleistungen zu unterbinden.* RAFFEL glaubt deshalb auch nicht, daß der Stimulus zum Erwerb dieser Abwehrbereitschaft die Eigenschaften eines Antigens besitzt. Diese Gedankengänge sind für die Klinik von großem Interesse: es scheint demnach, daß den immunitären Vorgängen der gleiche Wirkungsmechanismus zugrunde liegt wie den tuberkulostatischen Medikamenten bei der Behandlung der Tuberkulose; denn auch die letzteren besitzen die Fähigkeit, sich in den Stoffwechsel der Tuberkelbacillen einzuschalten und ihn mehr oder weniger lahmzulegen. Der ungemein reichhaltige chemische Aufbau dieser Erreger legt die Vermutung nahe, daß sie über einen hochspezialisierten Stoffwechsel verfügen, der entsprechend verwundbar sein muß. Daher dürfen wir auch hoffen, daß in absehbarer Zeit Stoffe gefunden werden, die noch elektiver und sicherer wirken als die jetzt gebräuchlichen Heilmittel, und die sozusagen imstande sein werden, die Funktion einer wirksamen Immunität zu übernehmen.

Literatur.

BEITZKE, H.: Über die Infektion des Menschen mit Hühnertuberkelbazillen. Erg. Tbk.-forsch. 11, 201 (1953).

DIEHL, K.: (a) Das Erbe als Gestaltungsfaktor der Tuberkulose. In H. BRAEUNING, Allgemeine Biologie und Pathologie der Tuberkulose. Leipzig: Georg Thieme 1943. — (b) Die Erbfaktoren bei der Tuberkulose des Menschen und Tieres. Bibl. tbc. 3, 148 (1950).

JACKSON, H., and F. PARKER: Hodgkin's disease and allied disorders. New York: Oxford University Press 1947.

KALLMANN, F. J., and D. REISNER: Twin studies on the significance of genetic factors in tuberculosis. Amer. Rev. Tbc. 47, 549 (1943). — KLARE, K.: Konstitution und Tuberkulose. In H. BRAEUNING: Allgemeine Biologie und Pathologie der Tuberkulose. Leipzig: Georg Thieme 1943. — KLEINSCHMIDT, H.: Noch einmal Tuberkuloseschutzimpfung nach CALMETTE. Dtsch. med. Wschr. 1949, 1123. — KOCH, R.: Fortsetzung der Mitteilungen über ein Heilmittel gegen Tuberkulose. Dtsch. med. Wschr. 1891, 101.

LANGE, B.: Die experimentellen Grundlagen der Lehre von der Tuberkuloseimmunität und Versuche einer Tuberkuloseschutzimpfung. In H. BRAEUNING, Allgemeine Biologie und Pathologie der Tuberkulose. Leipzig: Georg Thieme 1943.

PFAUNDLER, M. v., u. L. v. SEHT: Über Syntropie von Krankheitszuständen. Z. Kinderheilk. 30, 100 (1921).

RAFFEL, S.: Immunity. New York: Appleton-Century-Crofts 1953. — RICH, A. R.: The pathogenesis of tuberculosis, 2. Aufl. Springfield: Ch. C. Thomas 1951.

SAUTER, A.: Die Tuberkulosesterblichkeit. Bibl. tbc. 7, 40 (1954).

UEHLINGER, E.: Die hämatogene Tuberkulose der extrapulmonalen Organe. Schweiz. med. Wschr. 1933, 1150. — UEHLINGER, E., u. M. KUENSCH: Über Zwillingstuberkulose. Untersuchungen an 46 Paaren. Beitr. Klin. Tbk. 92, 275 (1939). — URECH, E.: La tuberculose humaine d'origine bovine. Schweiz. Z. Tbk. 6, 383 (1949).

WUNDERWALD, A.: Die Problematik der BCG-Impfung. In R. GRIESBACH, Die BCG-Schutzimpfung. Stuttgart: Georg Thieme 1954.

D. Die Epidemiologie der Tuberkulose.

Von

A. Ott.

Mit 33 Abbildungen.

I. Einleitung.

Die Epidemiologie der Lungentuberkulose ist gleichsam die Epidemiologie der Tuberkulose überhaupt, denn die weitaus häufigste Infektionsquelle ist der offentuberkulöse Lungenkranke. Die Behandlung der gesamten Tuberkuloseepidemiologie unter den Lungenkrankheiten ist deshalb gegeben.

1. Epidemiologische Begriffsbestimmungen.

Nach R. DOERR ist die Epidemiologie als jener spezielle Wissenszweig zu definieren, welcher die Infektionszustände von Menschenkomplexen quantitativ, zeitlich und qualitativ erfassen und auf ihre Ursachen zurückführen will.

Treten Infektionskrankheiten in einer bestimmten Bevölkerungsgruppe innerhalb eines begrenzten Zeitintervalls gehäuft auf, so spricht man von *Epidemien*; die Bevölkerungsgruppe kann groß oder klein sein. Erstreckt sich die Ausbreitung der Seuche jedoch auf mehrere Kontinente, so wird die Epidemie zur *Pandemie*. Bei manchen Infektionskrankheiten ist keine zeitliche Begrenzung, weder Anfang noch Ende des Seuchenausbruches erkennbar; sie dauern über Jahrzehnte und Jahrhunderte. Die Perennität ist das Merkmal der *Endemien*.

Die Tuberkulose ist eine Epidemie, d. h. sie tritt in einem bisher unberührten Lande vorerst sporadisch auf, breitet sich aus, erreicht einen Höhepunkt und verebbt wieder. In europäischen und einigen überseeischen Ländern, in denen sie den Gipfelpunkt einer Epidemiewelle überschritten hat und sich seit Jahrzehnten in der absteigenden Phase eines Wellenberges befindet, hat sie endemischen Charakter angenommen.

2. Statistische Epidemiologie.

Um das zeitliche und räumliche Ausmaß von Epidemien, Pandemien und Endemien zu erfassen, bedient sich die *statistische* Epidemiologie der Morbidität und Mortalität. Die *Morbidität* (Erkrankungshäufigkeit), immer bezogen auf eine bestimmte Infektionskrankheit, gibt an, wie viele Erkrankungen jährlich auf eine bestimmte Bevölkerungsgruppe, beispielsweise 1000 oder 10000 Personen, entfallen. Die *Mortalität* (Sterblichkeit) bezieht sich auf die Zahl der Todesfälle derselben Bevölkerungsgruppe. Die Morbidität gibt noch keine Auskunft über die Schwere der Erkrankungen, lediglich über die Zahl. Werden die Mortalitätsziffern verschiedener Krankheiten gegenübergestellt, so vermögen sie bereits über den Charakter der Erkrankungen auszusagen. Wesentlich eindeutiger vermittelt die *Letalität* (Tödlichkeit) die Intensität des Krankheitsverlaufs, indem sie bestimmt, wie viele Todesfälle auf 100 oder 1000 Erkrankte zu beklagen sind. Die Begriffe der Mortalität und Letalität sind klar voneinander zu trennen.

Bis zur Jahrhundertwende blieben *die latenten Infektionen*, d. h. Infekte ohne subjektive oder objektive Krankheitserscheinungen, in der epidemiologischen

Forschung unberücksichtigt. Die ersten Erkenntnisse über den latenten Infektionszustand einer Bevölkerung blieben durch die Zürcher Sektionsbefunde von O. NAEGELI der Tuberkuloseforschung vorbehalten. Genauere Kenntnisse vermittelten später die Tuberkulinreihen.

Die Zustandsberechnungen der latenten Infektionen, der Morbidität und der Mortalität während eines Jahres ergeben sog. *Querschnittsbilder*. Werden die jährlichen Resultate fortlaufend aneinandergereiht, lassen die *Jahresschwankungen* rhythmische Bewegungen[1] über Jahrzehnte oder Jahrhunderte (säkulare Schwankungen) erkennen.

3. Analytische und ätiologische Epidemiologie.

Sucht die Epidemiologie aus der fortlaufenden Registrierung der manifest Erkrankten, der latent Infizierten und der Todesfälle gewisse Gesetzmäßigkeiten im Seuchenablauf zu erkennen, so verläßt sie das Gebiet der reinen Tatsachenforschung und wird zur Ursachenforschung (K. KISSKALT). In der Tuberkuloseforschung ist in den letzten Jahrzehnten ein großes Beobachtungsmaterial zusammengetragen worden, das Kausalzusammenhänge zwischen der Größe der Sterbe- und Erkrankungsziffern und verschiedenen Ursachenfaktoren (Rasse, Konstitution, Alter und Geschlecht, Beruf, Wohndichte, Ernährung, allgemeine Gesundheitspflege, Klima) aufzeigen soll.

Diese von K. KISSKALT als induktive, von A. GOTTSTEIN als *analytische Epidemiologie* bezeichnete Forschungsmethode vermag wohl tatsächliche Zusammenhänge aufzudecken, läßt aber zumeist die Frage nach der *Kausalität* wieder offen. Selbst wenn ein für das Verhalten der Seuche ursächlicher Faktor, wie z. B. das Alter und das Geschlecht, den Charakter einer einfachen Bedingung hat, bleibt die Beantwortung einer Frage nach der Kausalität eine sehr komplexe Aufgabe.

Die *ätiologische* (deduktive oder synthetische) *Epidemiologie* beschreitet den umgekehrten Weg der analytischen, indem sie die Massenerscheinungen aus den Bedingungen der Einzelinfektionen abzuleiten versucht. Alle Bedingungen der Einzelinfektion und deren Realisierung in der Masse sind die Voraussetzungen für die Erfüllung einer ätiologischen Epidemiologie. Zwar hat die Tuberkuloseforschung in den letzten Jahren vieles über die Eigenschaften des Tuberkelbacillus, seine Ausscheidung aus dem Infizierten, den Infektionsweg und die Eintrittspforte, sowie über die natürliche oder erworbene Widerstandskraft des Empfängers zusammengetragen, doch stehen wir außerhalb des Experimentes immer wieder mehr oder weniger vor der vollzogenen Tatsache der Erkrankung mit ihrer großen Vielfalt speziell im Tuberkulosegeschehen.

II. Quantitative Veränderungen im manifesten Tuberkulosegeschehen der Völker.

1. Die Tuberkulosemortalität vor Beginn des 20. Jahrhunderts.

a) Ihre Wellenbewegungen.

Grundsätzlich verhält sich die Tuberkulose als Seuche wie andere Seuchen Sie breitet sich aus, erreicht einen Höhepunkt und verebbt wieder; die Tuberkuloseseuche kommt und geht. Auf Grund von Tuberkulosesterbeziffern unterscheidet A. GOTTSTEIN drei grundlegende Formen der Seuchenbewegung.

---

[1] Für die Wellenbewegungen wird auch der Ausdruck auf- oder absteigender Trend benützt.

Die *säkulare oder primäre Tuberkulosewelle* spiegelt nach Ausschaltung aller zeitbedingten Störungen des Kurvenganges in ihrem Verlauf über das Einzelleben hinaus das Kräftespiel der einander sich ablösenden Generationen von Wirt und Parasiten. Eine Anpassung des Wirtes durch natürliche, im Verlaufe von Generationen vererbbare Abwehrkräfte (?) oder eine allmähliche Ausschaltung der weniger Widerstandsfähigen durch den Vorgang der Auslese (Selektion) können die Kurve zum allmählichen Absinken bringen oder wenigstens ein Gleichgewicht herbeiführen.

A. GOTTSTEIN hat auf Grund von Angaben über die Tuberkulosesterbefälle seit dem 17. Jahrhundert für die Lungentuberkulose einen säkularen Wellenverlauf mit sehr weiter Amplitude für West- und Mitteleuropa nachweisen können. Bis in das erste Viertel des 19. Jahrhunderts hatte wahrscheinlich die

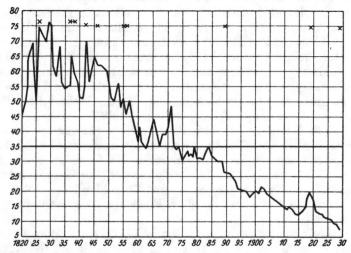

Abb. 1. Säkulare Kurve der Tuberkulosesterblichkeit in Hamburg 1820—1929 auf 10000 Lebende. Verstärkte Linie 35. Stand der Sterblichkeit 1875. Kurze Influenzaepidemien, Kriegsgipfel. (Nach GOTTSTEIN.)

Tuberkulosesterblichkeit in diesen Ländern eine ziemlich gleiche Höhe von etwa 20—30 auf 10000 Lebende. Nur Hungerjahre oder Influenzaepidemien brachten vorübergehend einen Wellenberg und im Anschluß ein kurzes Wellental im sonst ruhigen Verlauf der primären Kurve.

Die *sekundären Wellen* sind zeitlich begrenzbare Steigerungen der Norm der Erkrankungs- und Sterbezahlen und sind der säkularen Welle aufgepfropft. Sie stellen als solche Epidemien im engeren Sinne dar.

Von 1780—1880, also zur Zeit der Industrialisierung und Entstehung von Großstädten mit ihren über längere Zeit dauernden hygienischen Mißständen, setzte eine sehr hohe Wellenerhebung der Tuberkulosesterblichkeit ein, deren Scheitel zwischen 1830—1860 lag. Die Sterbeziffern an Lungentuberkulose waren um diese Zeitperiode mehr als doppelt so hoch als im vorhergehenden Jahrhundert (Abb. 1).

Gegenüber der Gegenwart und wahrscheinlich auch gegenüber dem 18. Jahrhundert war somit die Tuberkulosesterblichkeit in der ersten Hälfte des letzten Jahrhunderts in Europa abnorm hoch. Dieser Anstieg fällt zusammen mit der Industrialisierung und Bildung von Großstädten, der Abstieg mit der Verbesserung der allgemeinen Gesundheitspflege, und der ohnedies absteigenden Tendenz der säkularen Epidemiewelle. Das Zusammenfallen erhöhter Tuberkulosesterblichkeit mit zunehmender Bevölkerungsdichte und Industrialisierung kann in seiner Bedeutung eines ursächlichen Zusammenhanges nur für jene Zeit Gültigkeit haben, denn damals war die Industrialisierung noch mit großen hygienischen Mißständen verbunden.

Tertiäre Wellen beunruhigen im wesentlichen den Ablauf der sekundären. Als jahreszeitliche Schwankungen verlieren sie sich in den zumeist jährlichen Registrierungen. Deutlich treten Schwankungen, bedingt durch die von M. PFAUNDLER begründete Syntropie, die Begünstigung von Krankheiten durch andere, wie der Tuberkulose durch die Grippe, in Erscheinung („Schrittmacherkrankheiten"). Noch deutlicher kommen Tertiärwellen unter dem Einfluß von Kriegsereignissen und Naturkatastrophen zum Ausdruck. Die Richtung der primären oder säkularen Kurve bleibt dadurch jedoch unbeeinflußt. Automatisch erfolgt im nächsten Zeitabschnitt durch das vorzeitig erfolgte Absterben demnächst fälliger Sterbefälle, durch „vorzeitiges Abtragen einer Hypothek", eine Umkehr; die Kurvenlinie fügt sich wieder in den säkularen Verlauf („Umkehrvorgang").

b) Der Jahrhunderte- und Weltplan von HOFBAUER-FLATZECK.

Nach den Feststellungen von HOFBAUER-FLATZECK und anderen Autoren (GOTTSTEIN, PELLER, JAKOBI, SUNDBÄRG, VIRCHOW, AUGUST HIRSCH, OESTER-

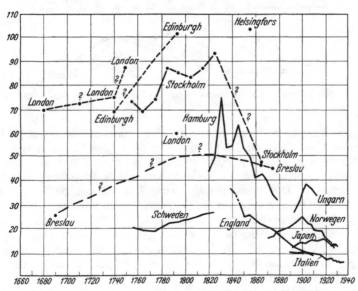

Abb. 2. Jahrhunderte- und Weltplan der Tuberkulose. NB.: Der Plan ist in vereinfachter Gestalt wiedergegeben unter Berücksichtigung nur der aufschlußreicheren Daten. — Für die Kurve der Stadt Hamburg sind nur die auf eine durch 5 teilbare Jahreszahl treffenden Ziffern verwertet. — Die Kurve für Ungarn betrifft die Mortalität an Tuberkulose aller Organe, alle anderen Ziffern sind Mortalitätsziffern für Lungentuberkulose (auf 10000 Einwohner berechnet). (Nach HOFBAUER-FLATZECK.)

LEN, SÖDERSTRÖM, zit. bei HOFBAUER-FLATZECK) befiel die Tuberkulose Europa und seine Städte nicht seit jeher mit gleicher Heftigkeit. Zu irgendeinem Zeitpunkt war sie in irgendeinem Lande oder einer Stadt noch verhältnismäßig schwach verbreitet, wurde dann häufiger, strebte einem Höhepunkt zu, um allmählich wieder auf einen verhältnismäßig niedrigen Punkt abzufallen und zunächst auf diesem zu verharren. Sie erreichte ihren Gipfel z. B. in London früher als in Stockholm, noch später in Hamburg. Ein von HOFBAUER-FLATZECK aufgestellter Jahrhunderte- und Weltplan (Abb. 2) zeigt überdies, daß die Seuche nicht nur zeitlich und örtlich verschieden auftrat, sondern daß sie auch in verschiedenen Ländern und Städten verschieden hohe Gipfelpunkte erreichte und daß auch das Tempo des Seuchenablaufes Unterschiede zeigt. In Schweden ist die Epidemiewelle auf dem dünn besiedelten Lande flacher und länger als in seiner dicht bevölkerten Hauptstadt Stockholm.

Weiter wurde in einem Bericht der Hygienesektion des Völkerbundes über den Stand der Seuchen vom 15. 2. 31 festgestellt, daß der Rückgang der Tuberkulose in Europa, Nordamerika und Australien durch die Zunahme in Südamerika, Afrika und Indien aufgewogen werde.

Zusammenfassend ergeben die tuberkulosegeschichtlichen Untersuchungen 4 Grundtatsachen (O. Geissler) *im Verhalten der Tuberkuloseseuche, nämlich die Verschiedenheit ihres Ablaufs nach Ort, Zeit, Intensität und Tempo.*

c) Interpolationen der Wellenbewegungen verschiedener Länder.

Der von Hofbauer-Flatzeck aufgestellte Jahrhunderte- und Weltplan wird in seiner Konzeption durch seine schematische Darstellung in Abb. 3 übersichtlicher und verständlicher.

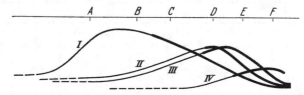

Abb. 3. Interpolationen der Wellenbewegungen verschiedener Länder. Halbschematisch!
(Nach Hofbauer-Flatzeck.)

Hofbauer-Flatzeck führt aus: „In der schematischen Darstellung der Abb. 3 könnten die Kurven *I—IV* die englische, preußische, bayerische und japanische Epidemie vorstellen. Die stark ausgezogenen Teile der Kurven sind sicher gestellt, die rückwärtigen Teile konstruktive Ergänzungen mit Wahrscheinlichkeitswert. Der Anfangspunkt aller Kurven am Nullpunkt muß um Hunderte von Jahren zurückverlegt werden. Zwischen den Zeitpunkten *B* und *D* mag ein Zeitintervall von 50 Jahren liegen. Punkt *D* gibt das Zustandsbild des Verhältnisses der englischen, preußischen, bayerischen und japanischen Kurven zueinander um 1880. In der absteigenden Phase der englischen Kurve sind weniger Tuberkulosesterbefälle als im Scheitelpunkt der preußischen und bayerischen Kurve, in allen drei Phasenpunkten aber mehr Tuberkulosesterbefälle zu verzeichnen als in der japanischen Kurve. Eine wesentlich andere Konstellation zeigt sich 50 Jahre früher im Zeitpunkt *B*. England weist in diesem Zeitpunkt wahrscheinlich erheblich mehr Sterbefälle auf als Preußen und Bayern, während im Zeitpunkt *E* oder *F*, also etwa 20 und 40 Jahre hinter dem Zeitpunkt *D* das umgekehrte Verhältnis vorliegt." *Nach* Hofbauer-Flatzeck *und* Gottstein *werden die hohen Scheitelpunkte der Epidemiewellen durch die Industrialisierung und Urbanisierung verursacht.*

Nach Arima (zit. nach Hofbauer-Flatzeck) ist die Tuberkulose schon vor Hunderten von Jahren von China nach Japan eingeschleppt worden, breitete sich vorerst in den Städten, seit 100 Jahren durch die Industrialisierung in diesen rascher aus, erreichte einen Gipfelpunkt und nahm wieder ab, während in ländlichen Regionen die Tuberkulose eher noch im Zunehmen ist. Also Phasenunterschiede im gleichen Lande!

Die Gesamtziffern der Tuberkulosesterblichkeit eines Landes verbergen als Durchschnittswerte regionale Differenzen, denen verschiedene seuchendynamische Vorgänge zugrunde liegen.

In der Ursachenforschung der Tuberkulose werden vielfach solche quantitative Abweichungen der Tuberkulosesterbeziffern verschiedener Länder während einer gleichen Zeitperiode auf wirtschaftliche, soziale und hygienische Unterschiede zurückgeführt. Aus dieser statischen Betrachtungsweise der Ziffern lassen sich keine bindenden Schlüsse in dieser Beziehung ableiten, weil die verglichenen Einzelziffern aus verschiedenen Phasen der Seuchenwellen herausgegriffen werden. Fehldeutungen aus dieser kausalen Betrachtungsweise liegen viele in der Literatnr vor.

d) Ursachen für die Zu- und Abnahme der Tuberkulosemortalität.

(,,Selbststeuerung", Vorgang der Auslese, ANDVORDs Generationenstatistik,
Bevölkerungsdichte und allgemeine Gesundheitspflege.)

Die Tuberkulose zeigt wie akute Infektionskrankheiten ein Kommen und Gehen. Der Unterschied gegenüber den akuten Infektionskrankheiten liegt nur darin, daß ihre epidemischen Wellen im Anstieg und Abfall weniger steil sind, weniger hohe Gipfelpunkte erreichen und sich über größere Zeiträume hinziehen. Auch die Tuberkulose läßt eine ,,Selbststeuerung" erkennen, auch sie folgt einem allgemeinen epidemiologischen Gesetz, wonach eine Seuche von selbst wieder abnimmt, nachdem sie einen Höhepunkt erreicht hat.

Nach neueren Erkenntnissen (BRUNO LANGE, LYDTIN, DIEHL und VER-SCHUER, DIEHL) erfolgt die *,,Selbststeuerung" einer Tuberkuloseepidemie* nicht nach der von RÖMER aufgestellten Lehre von dem Überstehen einer Ansteckung und erworbenen Immunität in der Kindheit und auch nicht nach der Theorie einer erworbenen und sodann sich vererbenden Widerstandsfähigkeit. Vielmehr dringt die Auffassung durch, daß im Verlaufe einer sich über einen größeren Zeitraum hinziehenden epidemischen Welle im wesentlichen durch den *Vorgang der Auslese* zunehmend die widerstandsfähigen Erbstämme überwiegen. Der norwegische Forscher ANDVORD wies an Hand von Generationsstatistiken nach, daß sich um 1880 in Christiansund ein Rückgang in der Tuberkulosesterblichkeit bei den Kindern zeigte, während ein Rückgang der Tuberkulosesterbefälle bei den Erwachsenen trotz Steigerung der Vorbeugungsmaßnahmen erst 20 Jahre später in Erscheinung trat. Die Tuberkulosemortalität sank in den höheren Altersstufen erst, nachdem die widerstandsfähigeren Jahrgänge nachrückten.

Außer den allgemeinen epidemiologischen Gesetzen und einer natürlichen Auslese von widerstandsfähigen Generationen spielen im Kommen und Gehen der Tuberkulose die zwei nach HOFBAUER-FLATZECK als ,,*Kardinalfaktoren der Tuberkuloseepidemie*" bezeichneten (peristatischen) Umstände *der Bevölkerungsdichte* und *der allgemeinen Gesundheitspflege* eine fördernde oder hemmende Wirkung auf den Verlauf der Seuche aus.

Ist der Tuberkelbacillus als Krankheitserreger unentbehrliche, obligate Voraussetzung, ,,*aggressorische Krankheitsbedingung*", so sind die Dichte einer Bevölkerung und der Stand ihrer allgemeinen Gesundheitspflege, ,,*akzessorische Bedingungen*", die den Verlauf der Seuche mitbestimmen. Alle anderen, in einem zahlreichen Schrifttum aufgeführten, ,,ursächlichen" Faktoren sind nur Teile dieser ,,Kardinalfaktoren". Diese hygienischen und wirtschaftlichen Einzelfaktoren, deren Verbesserung zum Teil auf sozialpolitischem Wege erfolgte und die Seuchenabwehr unterstützte, dürfen im *einzelnen* mit dem Rückgang der Tuberkulosesterblichkeit nicht in Kausalzusammenhang gebracht werden.

Wenn im vorigen Jahrhundert die Tuberkulosesterblichkeit in Großstädten so hohe Ziffern erreichte, so nur deshalb, weil die Übertragung von Mensch zu Mensch durch große Wohndichte sehr erleichtert war und weil auch in einem Großteil der Bevölkerung die allgemeine Gesundheitspflege auf sehr niedriger Stufe stand. Wo diese beiden Kardinalfaktoren weniger in Erscheinung traten, wie in Kreisen der Wohlhabenden und in ländlichen Wohnbezirken (VIRCHOW), grassierte die Tuberkulose nicht dermaßen.

2. Die Tuberkulosemortalität seit Beginn des 20. Jahrhunderts.

a) Das Abgleiten der Tuberkuloseepidemie in die endemische Phase. Infektiöse und soziale Komponente der Tuberkulosemortalität. Kritischer Tuberkulosepunkt und dessen Überwindung.

Dem Grundgesetz vom Kommen und Gehen einer Seuche folgt auch die Tuberkulose, nur zeigt ihre Epidemiewelle eine bedeutend breitere Amplitude. In der Endphase einer Epidemie nimmt die Tuberkulose den Charakter der Endemie an. HOFBAUER-FLATZECK führt als Beispiel der *Endemisierung der Tuberkulose* die Gegenüberstellung der Tuberkulose in Deutschland und Italien seit 1887 an. Der Vergleich erfolgt für Deutschland auf Grund der sächsischen Mortalität an Lungentuberkulose, weil für andere Gebiete keine so frühen Ziffern zur Verfügung standen (Abb. 4).

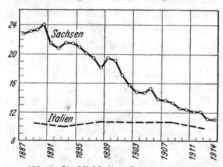

Abb. 4. Sterblichkeit an Lungentuberkulose o—o—o in Sachsen (nach WEBER); — — — in Italien (nach G. WOLFF). (Aus HOFBAUER-FLATZECK.)

In Italien hatte die Seuche mit der um 10⁰/₀₀ liegenden Mortalität an Lungentuberkulose am Ende des 19. Jahrhunderts endemischen Charakter angenommen (G. L'ELTORE), während in Sachsen die Tuberkulose noch hohe Wellen schlug und erst durch Verebben in die endemische Phase abglitt.

Erfolgt der Abstieg einer säkularen oder primären Tuberkulosewelle durch eine „Selbststeuerung" der Epidemie in eine endemische Phase, so stellt sich die Frage, wie nahe die Tuberkulosesterblichkeit durch diesen epidemiologischen Vorgang allein, also ohne das Zutun der allgemeinen Gesundheitspflege (allgemein-hygienische Maßnahmen und antituberkulöse im besonderen) dem Nullpunkt rücken würde. Zur Beantwortung dieser Frage ist die „infektiöse" Komponente der Tuberkulosesterblichkeit oder *Grundtuberkulose* („Wohlhabendenkurve") von der „sozialen" Komponente oder *Zusatztuberkulose* (GEISSLER) zu trennen.

Nach HOFBAUER-FLATZECK war in Deutschland die Sterblichkeit an Lungentuberkulose in den sozial besser gestellten Schichten schon seit der Jahrhundertwende auf der gleichen Höhe von etwa 8⁰/₀₀ geblieben und trotz guten allgemeinhygienischen und wirtschaftlichen Verhältnissen nicht unterschritten worden. GEISSLER folgerte hieraus, daß dieser Stand der Tuberkulosesterblichkeit auch bei der Arbeiterbevölkerung trotz großer Verbesserung der wirtschaftlichen und hygienischen Verhältnisse nicht unterschritten würde. Die „infektiöse" Komponente bleibe im Gegensatz zur „sozialen" Komponente nach einer Art Naturgesetz unverändert.

Dieser in einer endemischen Phase erreichte, von HOFBAUER-FLATZECK (f) als „*kritischer Tuberkulosepunkt*" oder „*Endemiepunkt*" bezeichnete Tiefstand der Tuberkulosesterblichkeit ist in manchen europäischen Ländern (z. B. Dänemark, Schweden, Norwegen, Deutschland, Schweiz) noch vor der Einführung der spezifischen Therapie unterschritten worden. Somit müßten die nach der Jahrhundertwende erzielten Fortschritte in der Individual- und Gruppenmedizin das natürliche Verharren der Tuberkulose auf einem kritischen Punkt der endemischen Phase durchbrochen haben. *Die Tuberkulosesterblichkeit sank nicht nur dank der „Selbststeuerung" der Epidemie, sondern auch dank der antituberkulösen Maßnahmen* (Heilstättenkur, Kollapstherapie, Isolierung Offentuberkulöser, Umgebungsuntersuchung, Schirmbild u. a. m.).

Die seit der 2. Hälfte des 19. Jahrhunderts begonnene, immer stärker und systematischer gebildete Abwehrfront gegen die Seuche war somit trotz der ohnedies sinkenden Tendenz der Tuberkulosesterblichkeit kein Schlag ins Wasser. Trotz erfolgter Auslese über Jahrhunderte und der Heranführung widerstandsfähigerer Generationen konnte zufolge des nun endemischen Charakters der Seuche und einer noch bis weit in die 1. Hälfte unseres Jahrhunderts reichenden totalen Durchseuchung in mittleren Altersstufen das Näherrücken der Tuberkulosesterblichkeit an den Nullpunkt nur mit einem immer intensiveren Individual- und Kollektivschutz erreicht werden; nur dieser vermochte das Kräftespiel zwischen Parasiten und Wirt zugunsten des letzteren zu entscheiden. *Ohne diese Erkenntnis aus der analytischen Epidemiologie müßten alle statistischen Erhebungen, wie sie seit der Jahrhundertwende immer exakter und differenzierter zur Beurteilung der Dynamik im Tuberkulosegeschehen durchgeführt werden, von der pessimistischen und lähmenden Anschauung eines nur „selbstgewollten" Rückgangs der Seuche überschattet sein.*

b) Die Tuberkulosesterblichkeit in der Schweiz seit 1901.

Da die Schweiz von den zwei Weltkriegen nur mittelbar berührt wurde und seit der Jahrhundertwende für die Todesursachen mit einem gut ausgebauten Meldesystem versehen war, vermag ihre Sterbestatistik ein zuverlässiges Bild vom quantitativen Wandel in der Tuberkulosesterblichkeit im Verhältnis zur allgemeinen Sterblichkeit, in den verschiedenen Tuberkuloseformen, nach Alter und Geschlecht und nach verschiedenen Landesregionen zu geben.

Die Tuberkulosesterbeziffern der Schweiz, erhoben vom Eidgenössischen Statistischen Amt, basieren auf der seit 1901 für die ganze Schweiz eingeführten anonymen Sterbekarte. Mit der Jahrhundertwende wurde auch die Todesursachennomenklatur revidiert und der Diagnostik angepaßt. Die nachfolgenden Tabellen und graphischen Darstellungen über die schweizerische Tuberkulosesterblichkeit von 1901—1952 wurden von A. SAUTER für die „Festschrift der Schweizerischen Vereinigung gegen die Tuberkulose anläßlich ihres 50jährigen Jubiläums" zusammengestellt. A. SAUTER bemerkt, daß man sich fragen kann, ob statistische Vergleiche zwischen den damaligen und heutigen Verhältnissen wegen den raschen Fortschritten in der Diagnostik einer strengen Kritik standhalten. Er fügt bei, daß man diesen Fehlerquellen am besten dadurch Rechnung tragen könne, daß man eine statistische Zahl um so weniger als verbindlichen Einzelwert ansieht, je weiter sie zurückliegt, und außerdem bei der Betrachtung der Verhältnisse im Beginn des Jahrhunderts mehr die Verlaufstendenz der Mortalitätskurven als ihre einzelnen Punkte ins Auge faßt. Diese *dynamische Betrachtungsweise* drängt sich bei allen unseren statistisch-epidemiologischen Feststellungen auf.

α) Allgemeine Sterblichkeit und Tuberkulosesterblichkeit.

In der ersten Hälfte des laufenden Jahrhunderts ging die allgemeine Sterblichkeit in der Schweiz von 175 auf 99 je 10000 Einwohner zurück, was einer Abnahme von 43,5% entspricht. Dagegen sank die Tuberkulosesterblichkeit im gleichen Zeitraum von 26,5 auf 2,5 je 10000 Einwohner oder um 90,5% im verflossenen Halbjahrhundert. Die Tuberkulosesterblichkeit verringerte sich somit zweimal so stark wie die Gesamtsterblichkeit.

Liefen die Kurven der Tuberkulosesterblichkeit und der übrigen Sterblichkeit (Abb. 5) in den ersten zwei Jahrzehnten ziemlich parallel, so beginnen sie in den 20er Jahren deutlich zu divergieren, da die Tuberkulosesterblichkeit eine gleichmäßig fallende Tendenz zeigt, während die Kurve der übrigen Sterblich-

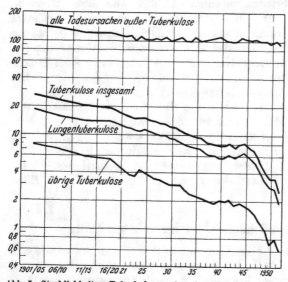

keit wesentlich weniger steil abfällt. In der Kurve der Gesamtsterblichkeit kommen immer wieder deutliche zackenförmige Erhebungen, den Grippejahren entsprechend, zum Vorschein. In der Tuberkulosesterblichkeit zeigen sich jedoch nur zwei kleine Gegenbewegungen in der Mitte und am Ende des 2. Weltkrieges (1942, 1944 und 1945). Der Anstieg der Tuberkulosesterblichkeit im Jahre 1942 erscheint in der schwierigen Periode der Anpassung an die Kriegskost, während der Anstieg in den Jahren 1944 und 1945 mit einem Ernährungsmanko von 10—16% des theoretischen Normalbedarfes (A. Fleisch) zusammenfällt.

Abb. 5. Sterblichkeit an Tuberkulose und an den übrigen Todesursachen in der Schweiz seit 1901, auf 10000 Einwohner (Ordinate logarithmisch).

Viel auffallender als diese kleineren Gegenbewegungen der Tuberkulosesterblichkeit während des 2. Weltkrieges sticht *der plötzliche Abfall in der Kurve seit 1947* hervor, da bisher die Kurve in gleichmäßigem Gleiten war. *Die Ursache für diesen verstärkten Abfall ist in der seit dem 4. Quartal des Jahres 1947 einsetzenden Behandlung mit spezifisch wirkenden Mitteln zu suchen.*

β) Die Sterblichkeit bei den verschiedenen Tuberkuloseformen.

Bei allen Tuberkuloseformen nimmt die Sterblichkeit von 1900—1947 gleichmäßig ab (Abb. 6). Im Grippejahr 1924 tritt bei den extrapulmonalen Tuberkulosen, im nachfolgenden Influenzajahr 1925 bei den pulmonalen Formen ein leichter Anstieg auf. Bei der Lungentuberkulose ist in den Kriegsjahren 1941 und 1942 sowie 1944 und 1945, bei den übrigen Tuberkulosen von 1940 bis 1942 ein weniger steiler Wiederanstieg zu erkennen.

Seit 1947 tritt bei der tuberkulösen Meningitis und Miliartuberkulose, stärker noch seit 1948 ein gegenüber früheren Jahren größerer Abfall in Erscheinung, der sich seit 1948 auch bei der Lungentuberkulose und allen übrigen Formen in verstärktem Maße zeigt. Zweifellos ein Erfolg der spezifischen Therapie, der aber als vorwiegende Verbesserung der Letalität epidemiologisch noch mit Vorsicht zu bewerten ist. Denn die spezifische Behandlung schließt nicht jede offene Tuberkulose, hält aber seinen Träger nun meistens am Leben!

γ) Die Tuberkulosesterblichkeit nach Alter und Geschlecht.

In Abb. 7 ist die Tuberkulosesterblichkeit an allen Tuberkuloseformen nach Geschlecht und Altersklassen zu Beginn und in der Mitte des Jahrhunderts dargestellt. Die um die Jahrhundertwende für jedes Geschlecht und die einzelnen Altersklassen kennzeichnenden Gipfel sind 50 Jahre später verschwunden. Nachdem der frühere Gipfel im Säuglings- und Kleinkindesalter vor allem durch die Expositionsprophylaxe später durch die spezifische Therapie und Resektion auch jener der Jugendlichen und jungen Erwachsenen abgetragen wurde, steigt die Kurve von einem Tiefpunkt der jungen Altersklassen regelmäßig an und erreicht ihren höchsten Punkt in den obersten Altersstufen, *die Kurve der Tuberkulosesterblichkeit hat sich im letzten Halbjahrhundert zur Sterblichkeitskurve der Alterskrankheiten umgeformt.*

Mit der 4. Lebensdekade überwiegt die Tuberkulosesterblichkeit der Männer nach Überwiegen der weiblichen Tuberkulosesterblichkeit in den vorherigen Altersstufen. Nach ICKERT ist diese,, Übersterblichkeit" der Männer auf eine bisher nicht geklärte geringere biologische Wertigkeit des männlichen Geschlechts bedingt. Nach statistischen Untersuchungen von A. KEUTZER ist es jedoch wahrscheinlich, ,,daß die höhere allgemeine Sterblichkeit der Männer besonders zwischen 50 und 65 Jahren keine für die Männer symptomatische Erscheinung ist, sondern ihren Grund in einer durch stärkere Auslese der Frauen zwischen 15 und 50 Jahren bedingten reduzierten Sterblichkeit der Frauen von übeɪ 50 Jahren hat". Weiter stellte A. KEUTZER fest, ,,daß die Unterschiede

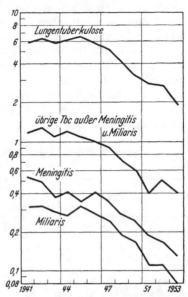

Abb. 6. Sterblichkeit an verschiedenen Tuberkuloseformen in der Schweiz 1941 bis 1952 auf 10000 Einwohner (Ordinate logarithmisch).

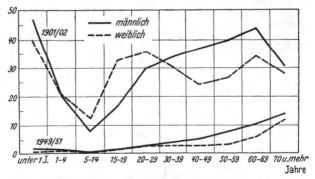

Abb. 7. Sterblichkeit an Tuberkulose in der Schweiz 1901/02 und 1949/51 nach Alter und Geschlecht auf 10000 Einwohner der entsprechenden Altersklasse, im Jahresmittel.

in der Sterblichkeit an Lungentuberkulose zwischen Männern und Frauen sich in allen Altersklassen dem Nullpunkt nähern".

δ) Die Tuberkulosesterblichkeit in den Kantonen.

Die Aufteilung der gesamten Tuberkulosesterblichkeit eines Landes nach Regionen deckt oft wesentliche Unterschiede auf, die epidemiologisch und seuchenprophylaktisch von besonderem Wert sind. In der Schweiz sind beim Vergleich der Sterbeziffern in jenen Kantonen, die wegen ihren klimatischen Verhältnissen als Heilstättenkantone bevorzugt sind, Korrekturen für die außerkantonalen und ausländischen Patienten anzubringen. Die Tabelle 1 zeigt nach erfolgter Korrektur durch das Eidgenössische Statistische Amt, daß im Jahresmittel 1946—1950 die Gebirgskantone Wallis und Schwyz, sowie der Mittelland- und Gebirgskanton Freiburg die höchsten Tuberkulosesterbeziffern aufweisen. *Die niedrigsten Ziffern finden sich in den Kantonen des Mittellandes und des Jura, wo Handel und Industrie den Lebensstandard hoben und die für die Tuberkulosebekämpfung notwendigen Geldmittel reichlicher zur Verfügung standen als in den ärmeren Gebirgsgegenden.*

Tabelle 1. *Tuberkulosesterbefälle und Tuberkulosesterblichkeit nach Kantonen 1946—1950, 1951, 1952.*

Kantone	Absolute Zahlen			Auf 10000 Einwohner		
	1946—1950	1951	1952	1946—1950	1951	1952
Zürich	288	187	144	3,9	2,4	1,8
Bern	415	267	213	5,3	3,3	2,6
Luzern	95	82	47	4,3	3,6	2,1
Uri	14	5	9	4,8	1,7	3,1
Schwyz.	49	33	20	7,0	4,6	2,8
Obwalden.	12	5	5	5,7	2,3	2,2
Nidwalden	11	2	5	5,6	1,0	2,6
Glarus	20	13	10	5,3	3,4	2,6
Zug	19	10	12	4,7	2,3	2,8
Fribourg	111	69	41	7,0	4,3	2,6
Solothurn	70	41	41	4,2	2,4	2,4
Basel-Stadt	89	56	42	4,7	2,8	2,0
Basel-Land	44	24	23	4,2	2,2	2,1
Schaffhausen	22	16	17	4,0	2,8	2,9
Appenzell A.-Rh. . . .	25	11	17	5,3	2,3	3,5
Appenzell I.-Rh. . . .	6	3	4	4,7	2,2	3,0
St. Gallen	156	120	71	5,2	3,9	2,2
Graubünden	143	120	61	10,6[1]/5,3[2]	8,7[1]	4,3[1]
Aargau	129	79	66	4,4	2,6	2,1
Thurgau	62	40	31	4,3	2,7	2,1
Ticino	86	59	30	5,0[1]/4,2[2]	3,3[1]	1,7[1]
Vaud	270	193	143	7,3[1]/6,2[2]	5,1[1]	3,7[1]
Valais	159	112	64	10,1[1]/9,9[2]	7,0[1]	4,0[1]
Neuchâtel	69	47	27	5,5	3,6	2,1
Genève	127	81	59	6,6	4,0	2,0
Schweiz	2491	1675	1202	5,4	3,5	2,5

[1] Heilstättenpatienten aus anderen Kantonen inbegriffen.
[2] Ohne Heilstättenpatienten aus anderen Kantonen.

c) Tuberkulosesterblichkeit und Peristase.

Die statistische Epidemiologie vermag *schädigende Einwirkungen von Umweltfaktoren, der Peristase* aufzudecken. Nach A. Gottstein und Hofbauer-Fletzeck (s. Abschnitt B1) war die außerordentlich hohe Sterblichkeit an Tuberkulose in der 1. Hälfte des vorigen Jahrhunderts durch die Industrialisierung und Urbanisierung bedingt. Im Gegensatz hierzu wurden in ärmeren Gebirgskantonen der Schweiz im Jahresmittel 1946—1950 die höchsten, in Kantonen des Mittellandes und des Jura mit regem Handel und zahlreichen Industrien die niedrigsten Tuberkulosesterbeziffern gefunden.

Ein Vergleich der sozialen Situation und der Tuberkulosesterbeziffern des Mittelland- und Jurakantons Solothurn mit jenen des Gebirgskantons Wallis in Abb. 8 zeigt, daß die rasch zunehmende Bevölkerungsdichte im heute relativ industriereichsten Kanton Solothurn das Absinken der Tuberkulosesterbekurve nicht aufhielt. Im Gegenteil, die Abnahme der Tuberkulosesterbeziffer ist im Kanton Solothurn nach der auf Grund der Todesursachenrubrik „Unbekannt" bereinigten Tuberkulosesterblichkeit von 1901/02—1949 gegenüber dem industriearmen Gebirgskanton Wallis 3mal so groß. Trotzdem aber der Kanton Wallis im Vergleich zum Kanton Solothurn hinsichtlich der Industrialisierung noch auf einer Entwicklungsstufe vor 1888 steht und an den im letzten Halbjahrhundert mit einer

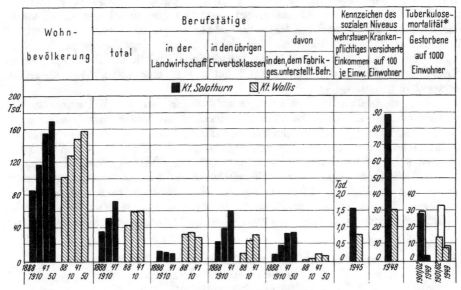

Abb. 8. Vergleich der Tuberkulosemortalität der Kantone Solothurn und Wallis im Hinblick auf die wirtschaftliche Entwicklung. (Nach A. OTT).

Industrialisierung verbundenen Sozialeinrichtungen (Krankenversicherung, Pensionskasse, Familienbeihilfe, Aufklärung über Hygiene, in den Gebirgstälern schwerer durchführbare Tuberkuloseprophylaxe) nicht in gleichem Maße teilhat, ist seine Tuberkulosesterblichkeit ebenfalls nennenswert gesunken, erreichte jedoch den „kritischen Tuberkulosepunkt" auch im Jahrfünft 1946—1950 noch nicht. Erst die zunehmende spezifische Behandlung vermochte die Sterbeziffer im Jahre 1951 unter diesen Punkt zu senken (A. OTT).

Der schädigende Einfluß der Industrialisierung und Urbanisierung auf die Tuberkulosesterblichkeit des vorigen Jahrhunderts durch die negativen Umweltfaktoren des engen Wohnens, ungenügender Kleidung und Ernährung, des Alkoholismus u. a. m. wiederholt sich heute in Ländern mit bedeutend verbesserten sozialwirtschaftlichen und hygienischen Verhältnissen bei einer Industrialisierung nicht mehr. Dagegen bleibt nach wie vor ein *infektiös schädigender Faktor* bei einem solchen Vorgang wirksam. Einmal kann sich die Durchseuchung generell beschleunigen, wenn eine bäuerliche Region zum Industriebezirk wird und zum anderen provoziert die Arbeitsaufnahme durch die schulentlassene Landjugend in der Industrie benachbarter Bezirke eine raschere Zunahme der jährlichen Infektionsrate in einer Altersstufe mit erhöhter endogener Krankheitsdisposition (A. OTT 2).

Der *schädliche Einfluß wirtschaftlicher Depressionen* kann heute, wie A. Ott (1) im Industriekanton Solothurn für die Wirtschaftskrisen der 20er und 30er Jahre nachwies, durch die Erhaltung des notwendigsten Lebensunterhalts und die Fortdauer der antituberkulösen Maßnahmen generell paralysiert werden.

Tiefgreifende Einbrüche in die allgemeinen Lebensbedingungen eines ganzen Volkes, wie sie die Schweiz durch mittelbare Berührung mit den zwei Weltkriegen 1914—1918 und 1939—1945 erlebte und die ihre Tuberkulosesterblichkeit vorübergehend ansteigen ließen, tragen nicht mehr den Stempel der sozialen Bedingtheit, weil sie durch eine höhere Gewalt die Gesundheit eines ganzen Volkes treffen.

Während der 2. Hälfte des Kriegsjahres 1944 und den ersten 3 Quartalen des Jahres 1945 waren in der Schweiz nach Fleisch die Lebensmittelrationen um 10—16% unter den Minimalbedarf gesunken und dies hatte eine Senkung des Körpergewichtes und des Hämoglobins zur Folge. In diesen Jahren erfolgte in der Tuberkulosesterblichkeit der Schweiz eine Gegenbewegung im sonst sinkenden Trend. Aber schon in der schwierigen Periode der Anpassung an die Kriegskost während des Jahres 1942 hatte sich eine kleine Gegenbewegung bemerkbar gemacht.

Neben ungenügender Ernährung machten sich in den Kriegsjahren noch weitere schädigende Umweltfaktoren bemerkbar, so eine Arbeitsüberlastung in der Industrie und Landwirtschaft wegen Mangel an Arbeitskräften durch die Mobilmachung der Armee. Sodann begünstigte die Massierung von Truppenkörpern tuberkulöse Gruppeninfektionen mit zum Teil tödlichem Ausgang.

Im Tuberkulosegeschehen der Einzelerkrankung ist die Abgrenzung endogen und exogen schädigender Einflüsse auf den Krankheitsausbruch und -verlauf oft schwierig. Daß aber exogene Faktoren in das tuberkulöse Krankheitsgeschehen schädigend einwirken können, vermochte die statistische Epidemiologie zu beweisen.

d) Die Tuberkulosemortalität in anderen europäischen und in überseeischen Ländern.
„Standardisierte" Sterbeziffern.

Die schweizerische Tuberkulosemortalitätskurve (Abb. 9) kann in der 1. Hälfte des 20. Jahrhunderts als Prototyp einer Kurve eines von den beiden Weltkriegen nur mittelbar berührten Landes betrachtet werden. Als solche zeigt sie nur zwei geringfügige Gegenbewegungen in der Mitte und am Ende des 2. Weltkrieges (Nahrungsmittelverknappung) u. a. m. im sonst gleichförmigen abfallenden Verlauf. Als Prototyp des Kurvenverlaufs eines in den zwei Weltkriegen vom Kriegsgeschehen unmittelbar betroffenen und in seinen sozialen Grundfesten erschütterten Landes kann die Tuberkulosesterbekurve Deutschlands (Abb. 9) angesehen werden. Diesen Kurven gegenüber vermittelt die Tuberkulosesterblichkeitskurve der Vereinigten Staaten von Amerika (Abb. 9) das Kurvenbild eines an den zwei Weltkriegen beteiligten, doch vom eigentlichen Kriegsgeschehen unberührten Kontinentes.

In diesen 3 Ländern bewegte sich die Seuche seit 1900 im absteigenden Ast einer Epidemiewelle, deren Gipfel um die Mitte des 19. Jahrhunderts überwunden wurde, und glitt in die Phase der zweiten Endemie (erste Phase = aufsteigender Ast der Epidemiewelle). Dagegen verlief die japanische Seuchenwelle wegen späterem Beginn der Industrialisierung um die Jahrhundertwende noch in der aufsteigenden Phase.

Der steile Wellenberg in der *deutschen Tuberkulosesterbekurve* während des 1. Weltkrieges und eine geringere Erhebung in den ersten Nachkriegsjahren (tertiäre Wellen nach Gottstein) wurden im abfallenden Trend ebenso rasch ausgeglichen wie die Gegenbewegung im 2. Weltkrieg. Hunger, Flüchtlings-strapazen und zeitweiliges Aussetzen der Seuchenprophylaxe nahmen in rascherem Ablauf ohnedies bald fällige Tuberkulosesterbefälle vorweg. Durch den Um-kehrvorgang — einem Wellenanstieg folgt ein Abfall unter den Ausgangspunkt des Wellenanstiges — und durch Normalisierung der nötigsten Lebensbedürfnisse wurde die abfallende Tuberkulosesterblichkeitskurve rasch geglättet, nicht zu-letzt, weil die Seuche seit Jahren in der endemischen Phase angelangt war, in die sie zum Teil durch sinkende Eigentendenz geglitten war.

Der Kurvenverlauf der *Tuberkulosesterblichkeit in den USA* zeigt nur im 1. Weltkrieg eine kleine Wellenerhebung, sonst einen gleichmäßig sinkenden Trend, der durch die spezifisch-medikamentöse Therapie nicht in gleicher Augen-fälligkeit anderer Länder verändert wird. Wo die Tuberkulosesterblichkeit in

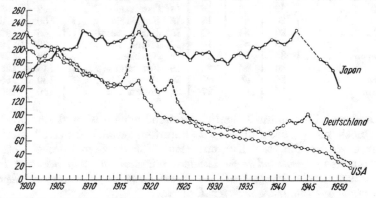

Abb. 9. Sterblichkeit an Tuberkulose (alle Formen) in Deutschland, Japan und USA auf 100000 Einwohner 1900 bis 1952. (Aus „Tuberkulose-Jahrbuch" 1952/53.)

diesem Zeitpunkt bereits auf einen solchen Tiefstand gekommen ist, läßt sich der volle Effekt der spezifischen Behandlung und Resektion nur in der Alters-gliederung der Sterbefälle aufzeigen (s. Abb. 7). Die Tuberkulostatica sind am wirk-samsten bei den akuten, exsudativen Fällen und diese finden sich zur Hauptsache in den Jahrgängen der Jugendlichen und jüngeren Erwachsenen. *Die endemi-sierte Tuberkulose wird durch die neuesten Fortschritte der Therapie zur Alters-sterbekrankheit.*

In *Japan* (Abb. 9) erreichte die Tuberkulose durch die seit einem Jahr-hundert einsetzende Industrialisierung erst im 1. Weltkrieg ihren höchsten Sterblichkeitspunkt. Der hierauf einsetzende abfallende Trend der säkularen Epidemiewelle wurde durch eine Gegenbewegung, die schon in den ersten 30er Jahren einsetzte und ihren Höhepunkt während des 2. Weltkrieges erreichte, unterbrochen. Schon vor Beendigung des 2. Weltkrieges setzte jedoch der sin-kende Trend wieder ein, ziemlich steil, noch steiler mit Beginn der spezifisch-medikamentösen Therapie.

Die rohen Tuberkulosesterbeziffern (taux bruts, crude rates), d. h. Gesamt-ziffern aller Altersklassen und beider Geschlechter, nach denen bisher Mortali-tätskurven erstellt wurden, sind als solche nicht ohne weiteres vergleichbar. Innerhalb der Altersstufen und der Geschlechter bestehen oft im gleichen Lande und wieder von Land zu Land erhebliche Unterschiede. Als genaue Vergleichs-basis wären sog. *„standardisierte" Ziffern* (taux „comparatifs", „standardized" rates) wünschenswert, die nach der Hypothese einer Bevölkerung mit identi-scher Altersstruktur für beide Geschlechter und für alle Länder ermittelt wären.

Nach diesem Prinzip hat die Weltgesundheitsorganisation[1] zu Erläuterungs-
zwecken für die Nachkriegsjahre eine Tabelle der Mortalität an Lungentuberkulose in verschiedenen Ländern aufgestellt (Tabelle 2).

Tabelle 2. *„Standardisierte" Ziffern der Mortalität an Lungentuberkulose in der Nachkriegszeit*
(auf 100000 Lebende).

Land	Total	Männer	Frauen	Land	Total	Männer	Frauen
1. Dänemark	16	19	13	10. Italien	39	50	29
2. Israel	21	26	15	11. Deutsche Bundes-			
Holland	21	25	18	republik	43	57	28
3. Schweden	24	28	19	12. Nordirland ...	48	57	39
Neuseeland	24	32	15	13. Schottland ...	49	57	42
4. Südafrika.....	26	36	16	14. Österreich ...	52	68	35
Australien	26	40	13	15. Frankreich ...	56	76	37
5. Canada	28	34	23	16. Berlin, total ..	66	92	39
6. USA	30	41	18	17. Irland	72	79	66
7. Norwegen	31	39	23	18. Spanien	99	127	70
8. Großbritannien ..	34	45	22	19. Finnland	115	158	73
9. Belgien	35	49	20	20. Portugal	130	168	92
Schweiz	35	43	27	21. Japan	140	169	111

In Ländern, in denen die Tuberkuloseseuche noch groß und eine Morbiditätsstatistik noch nicht durchführbar ist, könnten „standardisierte" Sterbeziffern
auch für einen verfeinerten Kurvenverlauf, für die dynamische Betrachtung
von Nutzen sein. *Insbesondere in Ländern mit niedriger und mittlerer Intensität
der Tuberkuloseseuche drängt heute die Beurteilung des Seuchengeschehens außer
der Mortalität auf die Hilfe weiterer Kriterien.*

e) Die Tuberkulosemortalität als bisheriges prüfendes Merkmal für den Ablauf der Tuberkuloseseuche.
Seine Ablösung durch das Kriterium der Tuberkulosemorbidität.

Mit der als medizinische Errungenschaft einzigartigen Verbesserung der
Tuberkulosebehandlung durch die Tuberkulostatica und die Resektion wurde
die Tuberkulosesterblichkeit sowohl in Ländern mit endemischem wie in solchen
mit noch epidemischem Seuchencharakter in wenigen Jahren derart rasch gesenkt,
daß die gegenwärtigen Sterbeziffern den wirklichen Stand der Seuche nicht mehr
genügend kennzeichnen. Der rasche Rückgang der Tuberkulosesterblichkeit durch
die wirkungsvollere Behandlung bedeutet vorerst eine wesentliche Verbesserung
der Letalität, doch keineswegs in gleichem Maße eine solche der Morbidität.

Wenn heute *Kavernen, die gefährlichsten Streuquellen*, erfolgreicher vernichtet
werden können, so werden durch die spezifisch-medikamentöse Therapie auch
schwerkranke Kavernenträger am Leben erhalten, ihre Kavernen aber nicht immer
geschlossen. Manche dieser Kavernenträger sind Donatoren von Bacillen, die
gegen die Tuberkulostatica resistent geworden sind, also besonders gefährliche
Streuquellen. Nicht jeder *bekannte Streuer* verhält sich diszipliniert und noch
schlüpft mancher *unbekannte Streuer* durch die Maschen unseres Abfangnetzes.

*Die Ubiquität der Krankheitskeime und tuberkuloseanfälliger Menschen erklärt
das hartnäckige Verhalten der Seuche in der endemischen Phase. Dieser in ihrer
weiteren Entwicklung zu beurteilen, bleibt der Statistik über die Tuberkulosemorbidität und andere epidemiologische Faktoren vorbehalten.*

---

[1] Statistiques épidemiologiques et démographiques annuelles, 1950, Partie I, Organisation Mondiale de la Santé, Palais des Nations, Genève, 1953, pag. 346.

3. Die Tuberkulosemorbidität.

Der Rückgang der Mortalität an einer Infektionskrankheit bedeutet noch keineswegs ihre bevorstehende Austilgung. Durch die Verminderung des Sterberisikos spielt sich jedoch das Krankheitsgeschehen weniger dramatisch ab, die Krankheitsziffern fallen unter dem gemilderten Eindruck vorerst weniger ins Gewicht. Bei der Tuberkuloseseuche mit ihren säkularen Wellenbewegungen und ihrer pandemischen Ausbreitung war schon die Verminderung der Sterbefälle eine große Erleichterung menschlichen Schicksals. Erst die weitere Erkenntnis, daß die Letalitätsverbesserung in relativ vielen Krankheitsfällen mit verlängertem Kranksein, chronischem Leiden, Invalidität und vermehrten finanziellen Belastungen für den Betroffenen, sowie seine engere und weitere Gemeinschaft verbunden ist, weckte das Interesse für die Tuberkulosemorbidität und andere seuchendynamische Faktoren in weiteren Kreisen als bisher. Fast in überstürzter Eile sollten nun statistische Erhebungen Versäumtes nachholen. Diese Feststellungen sind nötig, um die vorläufig noch groben Messungen in der Statistik der Morbidität und der ebenso wichtigen „Latenz", d. h. der latent Infizierten zu verstehen.

a) Die Statistik für die Tuberkulosemorbidität.

Soll die Tuberkulosemorbidität zu einem Indicator für den weiteren Ablauf der Tuberkuloseseuche werden, und die zufolge der Letalitätsverbesserung als Trend ungenügend gewordene Mortalität weitgehend ersetzen, so muß sich die Statistik für Tuberkulosemorbidität für ihre Registrierungen streng an einige Grundbegriffe der Aktivität und Inaktivität, der Ansteckungsfähigkeit, der Tuberkuloseformen und an eine Gliederung der Statistik halten. Sind solche Grundlagen möglich, so sollten solche Zahlen auch einer strengeren Kritik standhalten und zum internationalen Vergleich herangezogen werden können. Bis dahin sollten bereits vorhandene Morbiditätsziffern verschiedener Länder unter größter Reserve gegenübergestellt werden. Soweit dies bereits geschieht, sollte nicht die Höhe der Ziffern, sondern deren Bewegungen im Zeitablauf verfolgt werden. Überdies muß beim Vergleichen von Ziffern und dem Trend die entsprechende Phase des Tuberkulosegeschehens der betreffenden Länder in die Beurteilung einbezogen werden.

Eine Tuberkulosemorbidität auf Grund der Registrierung klinisch manifester Erkrankungen wird immer zu niedrig sein, da abortive Erkrankungsformen mit geringen subjektiven Störungen zumeist nicht erfaßt und atypische manchmal verkannt werden. Bei der Tuberkulose sind die Übergänge von der klinisch manifesten zur latent aktiven Krankheitsform und von letzterer zum latenten Infektionszustand ohne erkennbare Tendenz zur Aktivität fließende. In der Morbidität sollten nur solche Fälle eingereiht werden, die sich klinisch manifestieren oder infolge der durchgemachten Erkrankung eine Zeitlang ein erhöhtes Krankheitsrisiko aufweisen, also noch latent aktiv sind. Der latente Infektionszustand, erkennbar an der positiven Allergie, der positiven Tuberkulinreaktion, aber ohne sichtbare Neigung zur Aktivität, wird nicht in die Morbidität einbezogen.

In den Ländern mit obligatorischer Meldepflicht für aktive Tuberkulosekranke besteht die Anzeigepflicht vorwiegend nur für offentuberkulöse Lungenkranke. Aber trotz gesetzlicher Vorschrift sind die Meldungen meistens unvollständig. So waren z. B. in England für das Jahr 1950 15% der verstorbenen Tuberkulosekranken vor dem Tode dem Gesundheitsdienst nicht bekannt, in Deutschland im gleichen Jahre etwa 10% (ICKERT und KEUTZER).

Vollständiger dürfte die Erkrankungshäufigkeit im Krankenversicherungsmaterial sein, weil der tuberkulosekranke Versicherte bei der Versicherung seinen Anspruch geltend macht und damit auch seine Erkrankung selbst melden muß. Überdies läßt sich der Promillesatz der Erkrankungsfälle auf einen bekannten Bestand von Versicherten berechnen.

b) Gliederung in der Tuberkulose-Morbiditätsstatistik.

Bei akuten Infektionskrankheiten fallen Erkrankung, Heilung oder Tod meistens in dasselbe Kalenderjahr, weshalb sich bei einer obligatorischen Meldepflicht die Morbidität, die Mortalität und Letalität ohne Schwierigkeiten berechnen lassen. Bei der Tuberkuloseerkrankung treten jedoch Heilung oder Tod oft erst etliche Jahre nach der Ersterkrankung ein. Zwischen die jährlichen Zu- und Abgänge der Kranken tritt bei der Tuberkulose ein dritter statistischer Faktor, die Zahl der Übertritte aus dem Vorjahre.

Die statistisch einfachste Gliederung in der Tuberkulosemorbidität ergibt sich aus der Registrierung der jährlichen Neuerkrankungen (new cases) und der Bestandsaufnahme aller bekannten Tuberkulosen auf Jahresende (total registered cases). Die Neuzugänge und der Jahresbestand können gegliedert werden nach Tuberkuloseformen, nach Alter und Geschlecht, der Bestand auch nach stationärer und ambulanter Behandlung und Kontrolle.

α) *Gliederung der Statistik nach dem Vorschlag der Sous-Commission de l'Epidémiologie der Union Internationale contre la Tuberculose.*

Die Union Internationale contre la Tuberculose (Ickert) empfiehlt die einfache *Gliederung der Tuberkulosemorbidität nach Neuerkrankungen (new cases) und Bestand (total registered cases)*. Die Rückfälle (relapses) im Sinne einer Exacerbation werden nicht als Neuerkrankungen registriert, sondern lediglich als transitive Fälle, von einer Gruppe in eine andere wechselnde innerhalb des Bestandes. Die transitiven Fälle verändern die Bestandszahl nicht.

Aktivität der Tuberkulose. Nur Fälle mit aktiver Tuberkulose sollen registriert werden. Vom praktischen Gesichtspunkt aus ist die Aktivität so lange anzunehmen, als eine Behandlung notwendig oder ein neuer Schub zu erwarten ist. Inaktivität der Tuberkulose liegt vor, wenn keine Bacillen, keine radiologischen Veränderungen, keine erhöhte Blutkörperchensenkung, kein Fieber und keine Gewichtsabnahme vorhanden sind.

Für die *Gliederung der Morbidität* vorwiegend nach prophylaktischen und fürsorgerischen Gesichtspunkten empfiehlt die Union Internationale das folgende einfache Schema:

I. Tuberkulose der Respirationsorgane.
    1. Offene Lungentuberkulose.
        a) Fälle mit nachgewiesenen Tuberkelbacillen.
        b) Kavernöse Lungentuberkulosen ohne Nachweis von Bacillen.
    2. Geschlossene Lungentuberkulosen.
II. Extrapulmonale Tuberkulosen.

Die *Altersgliederung* soll nach Möglichkeit nach den Empfehlungen der World Health Organization von 5 zu 5 Jahren (0—1, 1—4, 5—9 usw.) bis 85 Jahre und darüber erfolgen.

β) *Registrierung und Gliederung der Tuberkulosefälle nach dem Vorschlag der World Health Organisation (WHO).*

Zur *Förderung der internationalen Vergleichsmöglichkeit von Tuberkulosemorbiditätsziffern nach epidemiologischen Gesichtspunkten* schägt die WHO[1] vor,

---

[1] World Health Organization: Study Group on Tuberculosis Control, Luxembourg, 28. November—2. December 1955.

eine Registrierung von Tuberkulosefällen auf die Lungentuberkulose und auf folgende Gruppierung zu beschränken:

1. Neue Fälle (new cases),
2. Remanifestationen (remanifestations) = Rückfälle + Rezidive,
3. Bestand sämtlicher Fälle (inventory) = neue Fälle + Remanifestationen + Übertritte aus dem Vorjahre.

Um die kaum überwindbaren Schwierigkeiten einer einheitlichen Definierung der Aktivität einer Tuberkulose umgehen zu können, sollen die Meldungen der *Fälle* nur nach objektiven, radiologischen und bakteriologischen Kriterien erfolgen, sei es, daß beide Kriterien oder nur eines von beiden erfüllt ist. Fälle mit einer positiven Tuberkulinreaktion ohne zusätzliches positives radiologisches oder bakteriologisches Zeichen sind im Register nicht mitzuzählen.

Auf einen bestimmten Jahrestermin sollen die Fälle, die durch Abwanderung oder Tod ausscheiden, aus dem Bestand eliminiert werden. Aus der Behandlung entlassene Fälle mit negativem Sputumbefund und erfolgter Rückbildung der radiologischen Zeichen scheiden aus dem Bestande ebenfalls aus, werden jedoch im Register weitergeführt, indem sie besonders klassiert oder markiert werden. Bei einem Rückfall werden sie unter der Rubrik „Remanifestationen" registriert.

Wo die Einführung eines zentralen Registers für das ganze Land auf Schwierigkeiten stößt, wird die Durchführung von Lokalregistern in mehreren für das betreffende Land repräsentativen Regionen empfohlen.

γ) Gliederung des Tuberkulosekrankengutes der Schweizerischen Krankenkassen.

Das Schema der Abb. 10 vermittelt eine Übersicht über die Gliederung des Tuberkulosekrankengutes der vom Bundesamt für Sozialversicherung kontrol-

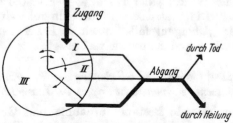

Abb. 10. Schematische Darstellung der Tuberkulosemorbidität. Gruppierung der Tuberkulosefälle nach stationärer und ambulanter Behandlung.

I Neuerkrankte (Ersterkrankungen + Rückfälle) Morbidität s. s. } Sanatoriumsgänger (Aufenthalt im Sanatorium, Spital, Präventorium } Gesamtmorbidität
II Aus dem Vorjahre Übertretende
III Nachbehandlungs- und überwachungsbedürftige Sanatoriumsentlassene
⤻ Übergang von einer Gruppe in eine andere

lierten schweizerischen Krankenkassen. Aus diesem Krankenmaterial konnten die Bewegungen in der Morbidität sensu strictiori vor, während und nach dem 2. Weltkrieg festgestellt werden (s. Abschnitt c).

Der von A. OTT benützte Ausdruck einer Morbidität sensu strictiori für die jährliche Zahl der Ersterkrankungen und Rückfälle muß dahin präzisiert werden, daß in dieser Zahl auch die Rückfälle eingeschlossen sind. Ein Rückfall erfolgt während einer noch nicht, ein Rezidiv nach erfolgter Stabilisierung des Heilungsprozesses. Die Morbidität sensu strictiori müßte nach dem Vorschlag der Union Internationale contre la Tuberculose lediglich die Ersterkrankungen und die Rezidive umfassen, während der Rückfall als transitiver Fall innerhalb des Bestandes von einer Gruppe in eine andere wechselnd zu behandeln ist.

Neben einigen Nachteilen dieser Statistik liegt ihr besonderer Vorteil darin, daß der Bestand der Gesunden (Versicherten), aus denen diese Erkrankungsfälle hervorgehen, genau bekannt ist.

δ) Die Statistik der Tuberkulosemorbidität in Deutschland.

Seit über 20 Jahren wird in Deutschland die Krankheitsstatistik für die Tuberkulose nach folgenden Gruppen geführt:

Tabelle 3.

a) Fürsorgefälle

Gruppe I a = ansteckende Lungentuberkulose mit Bacillennachweis,
Gruppe I b = ansteckende Lungentuberkulose ohne Bacillennachweis,
Gruppe I c = aktive, nicht ansteckende Lungentuberkulose,
Gruppe I d = aktive Tuberkulose anderer Organe.

b) Überwachungsfälle

Gruppe II a = klinisch geheilte Lungentuberkulose,
Gruppe II b = klinisch geheilte Tuberkulose anderer Organe,
Gruppe II c = exponierte und exponiert gewesene Gesunde,
Gruppe II d = unentschiedene Diagnosen.

Gruppe III = nicht tuberkulöse Erkrankung der Atmungsorgane.

Gruppe IV = Gesunde.

Mit der Abwanderung großer Volksteile aus bombardierten Städten und durch den großen Flüchtlingsstrom von Ost nach West nach dem Zusammenbruch der Ostfront erfolgte in Deutschland auch ein massiverer Einbruch in die Tuberkuloseabwehr. Die statistischen Erhebungen über die Tuberkulosemorbidität können die Wirkung der rasch wieder erstellten antituberkulösen Fronten kontrollieren. Die Statistik wird deshalb intensiviert und durch die Berücksichtigung der „Übergangsfälle" nach F. Blittersdorf oder „transitiven" Fälle nach Ickert und Keutzer verbessert.

ε) Art der Bestandsaufnahme und Gliederung der Tuberkulosefälle in einer umfassenden Enquête in Japan im Jahre 1953.

Eine neuartige umfassende Bestandsaufnahme und Gliederung sämtlicher Tuberkulosefälle führte im Jahre 1953 die Japanische Tuberkulosevereinigung unter der Leitung des Gesundheits- und Wohlfahrtsministeriums[1] durch. Das japanische Territorium ist in 338522 Grundflächen mit rund 50 Haushaltungen eingeteilt. Von diesen Einheiten wurden 3385 als Mustereinheiten ausgezogen und nach vorwiegender Art der Beschäftigung in 7 Kategorien eingeteilt. Von diesen Einheiten wurden wahllos 211 mit insgesamt 51011 Einwohnern durch besonders geschultes Personal einer einheitlichen Untersuchung zur Ermittlung des gegenwärtigen Bestandes an Tuberkulosekranken unterzogen.

Die Untersuchung bestand in einer Anamnese, Inspektion, eventuell physikalischer Kontrolle (zur Fahndung nach extrapulmonaler Tuberkulose), Schirmbildaufnahme mit Ausnahme der Klein- und Vorschulkinder, Großaufnahmen bei Klein- und Vorschulkindern, sowie Fällen mit Tuberkulosevorgeschichte, Tuberkulintest, Großaufnahmen bei beanstandetem Schirmbild sowie Perkussion und Auskultation, Sputumkontrolle.

---

[1] *Japan Anti-Tuberculosis Association*: Report on the Tuberculosis prevalence survey in Japan in 1953, Compiled by Ministry of Health and Welfare Governement of Japan, Issued by The Japan Anti-Tuberculosis Association, Tokyo, Japan 1955, pag. 443 und folgende.

Die eingehende Enquête vermittelt in klinischer und epidemiologischer Hinsicht ein Querschnittsbild, das als neue Basis für den antituberkulösen Abwehrkampf dienen soll. Mit dem starken Rückgang der Tuberkulosenmortalität infolge der tuberkulostatischen Therapie und der Resektion war der von SHIGURA ADACHI von 1941—1945 in 5 Bauerndörfern für Japan ermittelte Sterbeerkrankungskoefizient von 12 Krankheitsfällen auf 1 Todesfall wie in anderen Ländern überholt. Neue Erhebungen der Patientenzahl wurden notwendig (Ergebnis s. Abschnitt f). Klassifikationen der Fälle erfolgten standardmäßig nach röntgenologischen, klinischen, therapeutischen und epidemiologischen Gesichtspunkten.

c) Die bekannte und unbekannte Tuberkulosemorbidität.

Eine uns bekannte Morbidität, wie sie sich aus verschiedenen Erhebungsmethoden ergibt, steht unter dem Einfluß einer differenten „Unbekannten" (A. OTT). Schon durch die Verfeinerung der Individual-, besonders aber durch die Ausdehnung der Massendiagnostik werden aus einem bis anhin wenig berührten „Reservoir" mehr Tuberkulosefälle entdeckt als bisher. Darunter finden sich solche, die symptomlos, „stumm" verlaufen und ohne verfeinerte und umfassendere Diagnostik als spontan heilende, latent aktive, benigne stationäre oder langsam abseuchende, geschlossene und offene Formen unerkannt bleiben würden. Gelegentlich treffen bei solchen Tuberkuloseformen auch leichte subjektive Beschwerden auf, aber sie werden vom Kranken nicht beachtet. Die Tuberkulose wird „vernachlässigt". Solche mehr oder weniger aktive Tuberkulosefälle werden in den Kreis der uns „bekannten" Morbidität einbezogen und halten über eine gewisse Zeit die Morbiditätskurve in ihrem Abwärtstrend auf. Nach einigen Kollektivuntersuchungen erschöpft sich dieser retardierende Umstand, das Reservoir der unbekannten Tuberkulosen wird kleiner, die Tuberkuloseziffern und der Verlauf der Morbiditätskurve nähern sich der epidemiologischen Realität.

d) Querschnittsbilder und Jahresschwankungen der Tuberkulosemorbidität in der Schweiz.

In der Schweiz wurden in den letzten Jahrzehnten für verschiedene Zwecke Registrierungen von Tuberkulosekranken durchgeführt, doch nur wenige eignen

Tabelle 4. *Tuberkulosemorbidität im Kanton Zürich 1945 nach* P. PRESS (in Promille), Einwohnerzahl: 696000.

Jahr	a) Neu-erkrankungen + Übertritte im Sanatorium[1]	b) Gesamtmorbidität[1]		c) Offen-tuberkulöse, alle 1945 erfaßten
		ermittelte	geschätzte	
1945	2,12	9,34	15,0—20,0	1,16

[1] an einem theoretischen Stichtag.

sich zur Morbiditätsstatistik. Die bisher ermittelten Tuberkulosemorbiditätsziffern (OTT) erfassen entweder Teile oder das Total der Gruppen I—III (s. Abb. 10) oder wie bei den Offentuberkulösen eine Gruppe nach besonderen Gesichtspunkten. In ihrer Gesamtheit lassen sie die Entwicklungstendenz der Morbidität erkennen. Die Erhebungen von P. PRESS über die *Tuberkulosemorbidität im Kanton Zürich im Jahre 1945*, nach der Methode der Stichtagprobe, vermitteln ein Querschnittsbild über den Bestand oder die Gesamtmorbidität in einem industriereichen Schweizer Kanton am Ende des 2. Weltkrieges (Tabelle 4). Die Zahl der

Sanatoriumsaufenthalter von 2,12⁰/₀₀ ist keine Morbidität s. s., da Neuerkrankungen und Übertritte aus dem Vorjahre nicht ausgeschieden sind.

Die *Morbidität s. s. des Personals der Bundesbahnen und der Allgemeinen Bundesverwaltung* (Tabelle 5) läßt Bewegungen der Seuche über einen kurzen Zeitabschnitt erkennen. Aus den Durchschnittswerten aus Jahrfünften ist eine Zunahme der Morbidität s. s. während der Kriegs- und Nachkriegszeit und im Jahre 1951 wieder ein Rückgang ersichtlich. Infolge eines häufigeren Wechsels beim jugendlichen weiblichen Personal, verbunden mit einem etwas höheren Krankheitsrisiko, liegen die Ziffern der Allgemeinen Bundesverwaltung etwas höher als beim Personal der Bundesbahnen.

Tabelle 5. *Personalbestände und Tuberkulosemorbidität s. s. der Schweizerischen Bundesbahnen und der Allgemeinen Bundesverwaltung im Jahresdurchschnitt der Jahrfünfte 1936—1940, 1941—1945, 1946—1950 und im Jahre 1951.* (Registrierung der Fälle beim Abgang durch Heilung oder Tod.)

Jahre	Bundesbahnen		Allgemeine Bundesverwaltung	
	Mittlerer Personalbestand	Morbidität s. s. ⁰/₀₀	Mittlerer Personalbestand	Morbidität s. s. ⁰/₀₀
1936—1940	27818	1,8	23581	2,5
1941—1945	29412	2,2	29241	3,0
1946—1950	34387	2,5	39941	4,4
1951	35017	2,4	45690	3,6

Mit dem Schirmbild gewonnene „Morbiditätsziffern" sind quasi nur Stichtagproben und entsprechen als solche nicht der Morbidität sensu strictiori, die alle während eines Jahres aufgetretenen Neuerkrankungen registrieren muß. Schirmbildergebnisse als Querschnittsbilder verschiedener Regionen sind nicht ohne weiteres vergleichbar, da die altersmäßige Zusammensetzung der untersuchten Kollektive ungleich ist. In Tabelle 5 zeigt der Kanton Waadt eine tiefere Zahl Neuerkrankungen als der Kanton Zürich, was den tatsächlichen epidemiologischen Verhältnissen nicht entspricht (Tuberkulosemortalität 1946—1950: Waadt 6,2⁰/₀₀, Zürich 3,9⁰/₀₀).

Durch Wiederholung des Verfahrens zu verschiedenen Zeiten gewonnene Ziffern dürfen auch nicht ohne weiteres zur Bewertung der Morbidität im Zeitablauf benützt werden. Nach Bariéty und Coury zeigt sich bei Wiederholung der Schirmbilduntersuchungen ein scheinbares Absinken der Morbiditätswerte ohne besonderen Rückgang der effektiven Morbidität. Beim ersten Durchgang einer Schirmbilduntersuchung ergibt sich durch die Ermittlung von bisher unbekannten Chronischkranken eine relativ hohe Morbiditätsziffer. Der Morbiditätsrückgang beim zweiten Durchgang ist durch die Eliminierung der Chroniker nur ein scheinbarer. Bei mehrmaligem Durchgang soll sich jedoch schließlich als Ausdruck der Wirksamkeit der prophylaktischen Maßnahmen eine effektive Senkung der Morbidität zeigen. Die „Tuberkulosemorbiditätsziffern" aus 4 Untersuchungen in der Solothurner Industrie von 1944—1955 zeigen den ziemlich raschen Rückgang vom 1. zum 2. Durchgang durch die Ermittlung der chronischen Fälle, das Beharrungsvermögen der effektiven Morbidität im 2. und 3. Durchgang, dann aber im 4. Durchgang den beginnenden Sanierungseffekt.

Die Ziffern der beim Eidgenössischen Gesundheitsamt gemeldeten Offentuberkulösen (Tabelle 6) können für das erste Jahrfünft für die Beurteilung des Verlaufes der Morbidität nicht benützt werden, da das Meldesystem, eingeleitet durch das Eidgenössische Tuberkulosegesetz vom 13. Juni 1928, einige Anlaufzeit benötigte. Die nachfolgenden Registrierungen lassen in der zweiten Hälfte der 30er Jahre ein Absinken, während des 2. Weltkrieges ein Ansteigen und in der Nachkriegszeit wieder einen Rückgang der Offentuberkulösen erkennen.

Durch die Trennung der Neueintritte von den Übertritten aus dem Vorjahre *im Tuberkulosekrankengut der 15- und mehrjährigen Versicherten des Tuberkulose-rückversicherungsverbandes des Konkordates Schweizerischer Krankenkassen (TRV)*

Tabelle 6. *Morbidität an Lungentuberkulosen bei Schirmbilduntersuchungen in der Bevölkerung der Kantone Zürich und Waadt und in Belegschaften der Solothurner Industrie* (unbekannte aktive Lungentuberkulose, geschlossene und offene).

Untersuchungen	Untersuchte (alle Altersstufen)	Neuerkrankungen unbekannte aktive Tuberkulosen $^0/_{00}$
Kanton Zürich		
3-Jahresergebnis 1947—1949	212067	2,0
Kanton Waadt		
1950/51.	43558	0,96
1951/52.	39273	0,99
	(15- und	
Solothurner Industrie	Mehrjährige)	
1944/45.	20895	3,8
1947/48.	22673	2,7
1950/51.	24145	2,6
1954	22068	2,17

und teilweise im gesamten Tuberkulosekrankenmaterial des Bundesamtes für Sozial-versicherung (BSV) (Tabelle 7) kann die Dynamik der Tuberkuloseseuche in der Schweiz (OTT) über 2 Jahrzehnte verfolgt werden. Aus dem Tuberkulose-krankengut der Kinderversicherung sind keine Rückschlüsse auf die tatsächliche

Tabelle 7. *Zahl der Offentuberkulösen, nach Meldungen beim Eidg. Gesundheitsamt 1931—1951, absolut und in Promille der Bevölkerung.*

Jahr	absolut	in $^0/_{00}$	Jahr	absolut	in $^0/_{00}$
1931	1465	0,36	1942	3782	0,88
1932	2711	0,66	1943	4374	1,01
1933	2919	0,71	1944	4304	0,99
1934	2988	0,72	1945	4827	**1,09**
1935	3688	**0,89**	1946	4258	0,95
1936	3726	0,89	1947	4175	0,92
1937	3176	0,76	1948	3636	0,79
1938	2857	0,68	1949	3646	0,79
1939	2777	**0,66**	1950	3428	0,73
1940	3127	0,74	1951	3393	**0,71**
1941	3477	0,82	1952	3298	0,69

Tuberkulosemorbidität der Kinder möglich, weil diese Kurfälle einen hohen und wechselnden Anteil an nur tuberkulosegefährdeten einschließen, die zum Teil nicht einmal infiziert sind.

In der graphischen Darstellung der Abb. 11 lassen sich in der Gesamtgruppe der 15- und mehrjährigen Sanatoriumsaufenthalter und ihren Untergruppen der Neueintritte und Übertritte folgende Bewegungen feststellen:

Die Gruppe der Sanatoriumsgänger oder -aufenthalter, welche sich aus den Gruppen der Neueintritte und Übertritte zusammensetzt, zeigt in ihrem Kurven-verlauf vor dem 2. Weltkriege eine Abnahme, während des Krieges eine Zu-nahme. Nach dem Kriege senkt sie sich nur langsam, ohne den tiefsten Vor-kriegspunkt zu erreichen.

Tabelle 8. *Neueintritte, Übertritte, Sanatoriumsgänger insgesamt der 15- und mehrjährigen Versicherten des TRV- und BSV-Materials 1933—1952* (in Promille).

Jahr	Sanatoriumsgänger (Neueintritte u. Übertritte) auf 1000 versich. Tuberkulosefälle							
	TRV**						BSV***	
	Neueintritte		Übertritte		Zusammen		Zusammen	davon Neueintritte
	1	2	1	2	1	2	1	1
1933	3,80		1,62		5,42			
1934	3,27	3,39	1,38	1,46	4,64	4,85		
1935	*3,11	3,11	*1,38	1,38	*4,49	4,49		
1936	2,96	3,03	1,39	1,40	4,35	4,43	4,82	
1937	*3,00	3,00	1,44	1,44	*4,45	4,44	4,79	
1938	3,04	2,97	1,50	1,45	4,55	4,42	4,23	
1939	*2,87	2,87	*1,41	1,41	*4,28	4,28	4,00	
1940	2,70	2,87	1,32	1,36	4,02	4,23	3,85	
1941	3,05	2,96	1,35	1,42	4,40	4,38	4,15	
1942	3,15	3,12	1,58	1,53	4,73	4,65	4,25	
1943	3,15	3,18	1,66	1,64	4,81	4,82	4,37	
1944	3,23	3,22	1,69	1,73	4,92	4,95	4,37	
1945	3,28	3,36	1,83	1,90	5,12	5,26	4,78	
1946	3,57	3,32	2,17	1,88	5,74	5,20	4,83	
1947	3,11	3,32	1,64	1,90	4,75	5,22	4,86	
1948	3,29	3,19	1,89	1,79	5,18	4,98	4,89	
1949	3,18	3,11	1,83	1,89	5,01	5,00	5,00	
1950	2,85	2,95	1,95	1,84	4,81	4,79	4,88	
1951	2,82	2,77	1,74	1,75	4,56	4,52	4,74	2,92
1952	2,65		1,57		4,22		4,47	2,75

* Mittelwerte aus anliegenden Jahren.
** TRV Anstieg der Mitgliederbestände von 1933—1952 von 69042 auf 467985.
*** BSV Anstieg der Mitgliederbestände von 1936—1952 von 821892 auf 2089254.
[1] Ursprungsziffern.
[2] Nach gleitenden Dreijahresmitteln ausgeglichene Ziffern.

Die Kurve der Neueintritte oder der Erkrankungshäufigkeit im strengeren Sinne folgt den Bewegungen der Kurve der Sanatoriumsgänger, ohne jedoch während des Krieges denselben steilen Anstieg anzunehmen. Nach dem Kriege senkt sie sich jedoch bis 1951 unter den tiefsten Vorkriegspunkt.

Die Kurve der Übertritte zeigt vor dem Kriege geringe Tendenz zum Sinken, steigt während des Krieges etwas steiler als die Kurve der Morbidität s. s. und hält sich nach dem Kriege mit leichten Schwankungen fast auf konstanter Höhe.

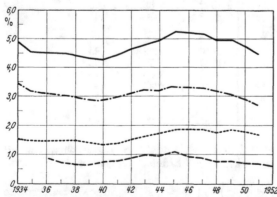

Abb. 11. —— Sanatoriumsgänger der 15- und mehrjährigen Krankenversicherten 1933—1952[1]. —·—·— Neuerkrankte der 15- und mehrjährigen Krankenversicherten 1933—1952[1] (Ersterkrankungen +Rückfälle) - - - Übertritte im Sanatorium der 15- und mehrjährigen Krankenversicherten 1933—1952[1]. — — — Amtlich gemeldete Offentuberkulose.
[1] Ursprungsziffern ausgeglichen durch Dreijahresmitttel.

Daß die jährliche Zahl der Sanatoriumsgänger nach dem Kriege sich nur zögernd senkt, ist durch die kaum merkbare Abnahme der Übertritte bedingt, und diese selbst steht mit der rascheren Abnahme der Letalität und einer Zunahme Chronischkranker in Zusammenhang. Die Zahl der Sanatoriumsgänger ist also kein exakter Indicator für die Erkrankungshäufigkeit im strengeren Sinne. Diese darf nur nach den Neueintritten bewertet werden.

Die in der Schweiz seit den 30er Jahren auf verschiedene und unabhängige Art erfolgten Registrierungen von Tuberkulosekranken ergeben gleichsinnige Bewegungen in den Ziffern im Sinne einer sinkenden Tendenz seit den 30er Jahren, die während des 2. Weltkrieges durch einen leichten Wiederanstieg unterbrochen wurde. Der Abwärtstrend erfolgt nach dem 2. Weltkrieg jedoch nur zögernd.

e) Tuberkulosegesamtmorbidität in der Schweiz nach behandlungs- und kontrollbedürftigen Tuberkulösen um 1950. Änderungen von Gruppenziffern innerhalb der Gesamtmorbidität.

An Tuberkulose Erkrankte oder erkrankt Gewesene sollten nach einer stationären Behandlung so lange in Weiterbehandlung oder Überwachung bleiben, als zur Festigung des Heilungsresultates notwendig ist oder so lange als ein erhöhtes Rückfallrisiko besteht. Dieses erhöhte Krankheitsrisiko nach einer durchgemachten aktiven Tuberkulose verlangt nicht nur aus individual-medizinischen, sondern auch aus prophylaktischen Gründen, die kontrollbedürftigen Sanatoriumsentlassenen in die Gesamtmorbidität einzubeziehen.

Gestützt auf die Morbidität s. s. kann der „Sollbestand" (OTT) der überwachungsbedürftigen Sana-

Tabelle 9. *Tuberkulose-Gesamtmorbidität in der Schweizer Bevölkerung um 1950.* (Morbidität s. s., Übertritte im Sanatorium und „Sollbestand" der nachbehandlungs- und kontrollbedürftigen Sanatoriumsentlassenen, absolut und in Promille.)

Alter	Tuberkulosekranke			
	Neu-erkrankte Mor-bidität s. s.	Übertritte im Sana-torium	Nach-behand-lungs und Kontroll-fälle	Total
	absolut			
0—14 Jahre . . .	2750	1850	7000	11600
15- und mehrjährig	10300	6750	37850	54900
Insgesamt	13050	8600	44850	66500
	in Promille			
0—14 Jahre . . .	2,5	1,7	6,4	10,6
15- und mehrjährig	2,9	1,9	10,6	15,4
Insgesamt	2,8	1,85	9,6	14,25

toriumsentlassenen approximativ berechnet werden. Werden für die Kontrollbedürftigkeit der Lungentuberkulösen eine Durchschnittsdauer von 5 Jahren und die übrigen Tuberkuloseformen durchschnittlich eine solche von 3 Jahren angenommen, der prozentuale Anteil der pulmonalen Tuberkulose mit 65% eingesetzt und die Todesfälle in Abzug gebracht, so müßten von den erwachsenen Mitgliedern der Krankenversicherung jährlich rund $11,0^0/_{00}$ in Nachbehandlung oder Kontrolle stehen. Für sämtliche Altersklassen ergibt sich aus der Gesamtzahl aller Kranken (Neuerkrankte, Übertritte im Sanatorium, Nachbehandlungs- und Kontrollfälle) in der Schweiz um 1950 eine Gesamtmorbidität zwischen $14—15^0/_{00}$ (Tabelle 9 $14,3^0/_{00}$).

P. PRESS (1) hat in seinem Querschnittsbild der Tuberkulosemorbidität des Kantons Zürich im Jahre 1945 (Tabelle 9) den Gesamtbestand an Tuberkulösen (Sanatoriumsaufenthalter, Nachbehandlungs- und Kontrollfälle) auf 15,0 bis $20,0^0/_{00}$ eingeschätzt. Wird die Kontrolldauer nicht wie bei PRESS nach militärischen, sondern zivilen Gesichtspunkten bemessen, so bewegt sich auch der Gesamtbestand in seiner Enquete um $15,0^0/_{00}$.

Die Zunahme der Morbidität s. s. während des Krieges hatte noch während einigen Nachkriegsjahren einen höheren Bestand der Übertritte und der Nachbehandlungs- und Kontrollfälle zur Folge. Die Zunahme der Übertritte machte sich in einer stärkeren Bettenbelegung und in längeren Wartefristen bemerkbar. Diese Erscheinung täuschte während der ersten Nachkriegsjahre eine Zunahme der Morbidität s. s. vor, während diese effektiv wieder sank. Diese Täuschung wurde Ende der 40er Jahre noch durch die verbesserte Letalität zufolge der chemischen und antibiotischen Therapie gefördert, zum Teil aber durch die Abkürzung von Kurzeiten leichterer und mittelschwerer Tuberkulosefälle kompensiert.

f) Querschnittsbilder der Tuberkulosemorbidität verschiedener Länder.

Entsprechend dem Einteilungsschema nach Neuerkrankungen (new cases) und gesamtem Jahresbestand (total registered cases) wurden von der Union

Tabelle 10[1]. *Neuzugänge (auf 100 000 Einwohner) 1951.*

Land	alle Formen	Lungen-tuber-kulose	Ansteckende Lungentuberkulose a) TB-positiv b) TB-negativ	Extra-pulmonale Tuber-kulose-formen
Österreich . .			a) 55	
Deutschland .	250	217	a) 49 b) 21	33
Dänemark. . .	61	56		5
England . . .	113	97		16
Schottland . .	178	150		28
Frankreich . .	95	88		7
Niederlande . .	145	126		19
Norwegen . . .			a) 96	
Schweden . . .	140			
USA			a) 75	
New York City.	98 (Weiße 65) (Neger 258)			

Internationale contre la Tuberculose Querschnittsbilder der Tuberkulosemorbidität verschiedener Länder je 1951 zusammengestellt (Tabellen 10 und 11)[1].

Tabelle 11[1]. *Gesamtzahl der registrierten Tuberkulosefälle (auf 100 000 Einwohner) 1951.*

Land	Alle Formen	Lungen-tuberkulose	Ansteckende Lungentuberkulose a) TB-positiv b) TB-negativ	Extra-pulmonale Tuber-kulose-formen
Österreich	1172	995	a) + b) 263	177
Deutschland + Berlin-West .	1038	886	a) 201 b) 101	152
Belgien	855			
Schottland	867	716	a) 308 b) 216	151
Norwegen (1950) .			a) 675	
New York City . .	241			
Schweden (1950) .	1180	850	a) 110	330

[1] Aus „Bulletin de l'Union Internationale contre la tuberculose, 1954.

Nach der Zahl der neuen Fälle je 100000 Einwohner lassen sich 3 Gruppen unterscheiden:

1. Gruppe mit weniger als jährlich 100 Neuerkrankungen auf 100000 Einwohner (Dänemark, Frankreich, New York City, weiße Bevölkerung);

2. Gruppe mit jährlich 100—200 Neuerkrankungen je 100000 Einwohner (England, Niederlande, Schottland, Schweden);

3. Gruppe mit mehr als jährlich 200 Neuerkrankungen je 100000 Einwohner (Deutschland).

Nach Tabelle 10 differieren die Gesamtzahlen der an einem Stichtag registrierten Tuberkulosefälle im Jahre 1951 je 100000 Einwohner von 241 (New York City) bis 1180 (Schweden) oder von 0,2—1,2% der gesamten Bevölkerung. Die Ziffern der Lungentuberkulosen je 100000 Einwohner belaufen sich von 716 (Schottland) bis auf 995 (Österreich), d. h. von 0,72% bis etwa 1%. Für die offene Lungentuberkulose variieren die Ziffern von 110 (Schweden) bis 675 (Norwegen), d. h. von 0,1—0,7% der Bevölkerung.

Das Unzulässige, Vergleiche solcher Ziffern mit Rückschlüssen auf den Stand der Seuche in verschiedenen Ländern zu verbinden, ergibt sich nicht nur aus deren Unvollständigkeit und der Registrierung nach verschiedenen klinischen, bakteriologischen und radiologischen Aspekten, sondern auch aus der verschiedenen epidemiologischen Phase, in der sich diese Länder befinden. Nach dem Verlauf der Tuberkulosemortalität ist z. B. nicht wahrscheinlich, daß Frankreich gegenüber Schweden um ein Drittel weniger Neuerkrankungen zu verzeichnen hat. Ebenso unwahrscheinlich dürfte der Jahresbestand aller Tuberkuloseformen in Österreich derselbe sein wie jener Schwedens, das schon vor der antibiotischen Therapie eine bemerkenswert tiefe Tuberkulosemortalität aufwies.

g) Querschnittsbild der Tuberkulosemorbidität in Japan 1953.

Ein erschöpfendes Querschnittsbild nach röntgenologischen, klinischen, therapeutischen und epidemiologischen Aspekten vermittelt die in Japan je 1953 durchgeführte Enquete, deren Systematik in Abschnitt 36ε aufgeführt ist.

Von den 51011 Untersuchten, wovon 34,1% eine BCG.-Vaccination erhalten hatten, waren 60,1% tuberkulinpositiv; von den männlichen Personen waren 62,5%, von den weiblichen 57,8% positiv. Der Prozentsatz der Positiven steigt sehr rasch an bis zu den 10—14jährigen, gibt aber den Vorgang der natürlichen Infektion nicht wahrheitsgetreu an, da ein Großteil Geimpfter miteingeschlossen ist. Auffällig ist, daß der Höhepunkt der Durchseuchung mit 71,0% bereits mit den 14jährigen erreicht ist. Nach einem Verweilen auf diesem Prozentsatz erfolgt nach der Altersklasse der 50—54jährigen wieder ein langsamer Rückgang.

Von der Stadtbevölkerung sind 68,4% tuberkulinpositiv, 55% der Landbevölkerung, wobei in den Stadtbezirken der Prozentsatz in der Altersstufe von 25—29 bis auf 81,5% ansteigt, bei der Landbevölkerung liegt der Höhepunkt mit 68,8% bei den 15—19jährigen.

Alle Tuberkuloseformen (pulmonale und extrapulmonale).

Von sämtlichen Untersuchten waren 6,1% in irgendeiner Form tuberkulosekrank und 9,9% der Untersuchten zeigten Residuen einer durchgemachten Tuberkulose (Zwerchfelladhäsionen, Verziehungen im Thorax, Verkalkungen).

Die Kurve der Erkrankungsfälle steigt von 1,4% der 0—4jährigen auf 11% in der Altersklasse von 30—34 Jahren und bleibt mit einigen Schwankungen auf dieser Höhe bis in die hohen Altersstufen. In allen Altersklassen überwiegt der Prozentsatz der männlichen Kranken.

Sowohl der Anteil der Krankheitsfälle wie jener der Residuen ist beim männlichen Geschlecht mit einer geringen Ausnahme in der Altersgruppe der 5—9jährigen für alle Befunde höher, besonders nach dem 30. Lebensjahre. Ein wesentlicher Größenunterschied besteht in den Krankheitsziffern der städtischen und ländlichen Bevölkerung zugunsten der letzteren.

Für die *pulmonale Tuberkulose* bestehen gegenüber den bereits geschilderten Ziffernunterschiede sämtlicher Tuberkuloseformen keine weiteren Besonderheiten.

Das Ausmaß der behandlungsbedürftigen, fraglich aktiven und nachgewiesenen, geheilten Tuberkulosen konnte vermittels des Untersuchungssystems für die gesamte Bevölkerung von rund 85 Millionen Einwohner errechnet werden (Tabelle 12).

Tabelle 12.

1. Primärtuberkulosen 250 000
2. Miliartuberkulosen . . . . 10 000[1]
3. Pleuritiden . . . . 10 000[1]
4. Andere aktive Tuberkulosen (disseminierte acinöse Tuberkulosen, bronchopneumonische und lobäre Formen, infiltrative Formen mit und ohne Kaverne, lobäre Indurationen und Mischtypen) 2 840 000
5. Stationäre Tuberkulosen (nodöse und umschriebene infiltrative Formen) . . . 2 860 000
6. Deformationen durch Behandlung 100 000
7. Adhäsionen und Verkalkungen 7 500 000

   [1] Geschätzte Fehlerquote über 15%.

Von der städtischen Bevölkerung zeigten 3,4% eine sichere *Kaverne oder Verdacht auf eine solche,* von der Landbevölkerung 1,7%. Von 3930 *Sputumuntersuchungen* waren 5,9% positiv, entweder im Ausstrich oder in der Kultur. Werden die positiven Sputumbefunde auf die 1941 Fälle mit pathologischem Lungenbefund bezogen, so sind es 11,6%. Auffällig ist, daß von den 34% der Primärtuberkulosen mit Sputumuntersuchung kein Fall positiv war.

An *extrapulmonalen Tuberkulosen* wurden bei 50 668 Untersuchten 352 Fälle oder 0,7% gefunden.

Die Behandlung bewegte sich zahlenmäßig in folgenden Größenordnungen:

Tabelle 13.
Behandlungsfälle wegen Lungentuberkulose.

Pneumothorax oder Pneumoperitoneum		170 000
Pneumothorax	150 000	
Pneumoperitoneum	20 000[1]	
Chirurgische Fälle		210 000
Thorakoplastik	120 000	
Andere Kollapsarten	—[1]	
Resektion	90 000[1]	
Chemotherapie		2 140 000
Unspezifische Behandlung		370 000

Behandlungsfälle wegen extrapulmonaler Tuberkulose.

Chemotherapie	50 000
Unspezifische Behandlung	110 000
Total	3 050 000

[1] Geschätzte Fehlerquote über 15%.

Welch trügerische Schlußfolgerungen heute bei der Gegenüberstellung von Tuberkulosemortalitätsziffern ohne Berücksichtigung der Morbidität gezogen werden könnten, vermittelt ein Vergleich der gegenwärtigen japanischen und schweizerischen Seuchenverhältnisse. In der Schweiz bestand je 1953 eine Tuberkulosemortalität von 2,3 auf 10 000 Lebende und in Japan eine solche von 6,6. In der Schweiz betrug um 1950 der Promillesatz der behandlungsbedürftigen, in Sanatorien weilenden Tuberkulosekranken um 4—5, in Japan dagegen wurden in der Enquete des Jahres 1953 je 1000 Einwohner 35 behandlungsbedürftige Tuberkulöse festgestellt.

Nach dem Vergleich Japan-Schweiz liegt in Ländern mit stärkerer Penetranz der Seuche hinter der höheren Mortalität auch eine relativ höhere Morbidität verborgen als bei niedrigerem Durchseuchungstempo. Die Letalität, d. h. die Anzahl Sterbefälle je 100 Krankheitsfälle wird dadurch paradoxerweise niedriger. Für diesen Widerspruch mögen Erklärungen darin zu suchen sein, daß bei einem prozentual größeren Krankheitsmaterial auch der Anteil an frischen exsudativen und streuenden Tuberkuloseformen mit guter Reaktion auf die Tuberkulostatica prozentual größer ist und daß die Kindertuberkulose mit ohnedies geringerem letalen Ausgang im stärker durchseuchten Lande noch wesentlich größer ist.

h) Jahresschwankungen der Tuberkulosemorbidität im internationalen Vergleich.

Die Gegenüberstellungen einzelner Tuberkulosemorbiditätsziffern verschiedener Länder innerhalb desselben Jahres sind mit größter Vorsicht vorzunehmen.

Tabelle 14. *Tuberkulose-Neuerkrankungen und -Sterbeziffern in Dänemark, Schweden, der Schweiz und Deutschland.* (Verhältniszahlen.)

| Jahr | Neuerkrankungen °/oo | | | | Mortalität °/oo | | | |
| | Lungen-tuberkulose | alle Tuberkuloseformen | | | alle Tuberkuloseformen | | | |
	Dänemark*	Schweden*	Schweiz**	Deutsch-land*	Dänemark	Schweden	Schweiz	Deutschland
1936	0,91		2,96	1937/38	4,7	9,2	9,4	7,1
1937	0,93		3,00	1,35	4,4	8,6	8,7	6,9
1938	0,80		3,04		4,1	8,2	8,2	6,2
1939	0,74		2,87		3,4	7,5	8,0	6,4
1940	0,70		2,70		3,5	7,1	7,8	
1941	0,85	3,1	3,05		3,5	7,5	7,9	
1942	0,83	3,1	3,15		3,5	6,8	8,3	
1943	0,85	3,1	3,15		3,4	6,8	7,7	
1944	0,84	3,1	3,23		3,3	6,7	8,1	
1945	0,86	2,6	3,28		3,3	5,9	8,3	
1946	1,01	2,2	3,57		3,2	5,5	7,6	8,3
1947	0,85	2,0	3,11		3,0	5,2	6,7	7,3
1948	0,80	1,9	3,29		2,5	4,2	5,3	6,7
1949	0,69	1,7	3,18		1,9	2,8	4,2	5,0
1950	0,59	1,5	2,85	2,65	1,4	2,2	3,5	3,94
1951	0,56	1,4	2,82	2,51	1,4	2,2	3,5	3,71
1952	0,48	1,2	2,65	2,34	1,1	1,8	2,5	2,72
1953	0,40		2,77		0,9			
1954					0,8			

* Alle Altersklassen, ausschließlich Rückfälle.
** 15- und Mehrjährige, einschließlich Rückfälle.

Ergänzt man die statische Betrachtungsweise durch die dynamische, indem man die Jahresschwankungen der Morbiditätsziffern über einen gewissen Zeitraum verfolgt, und kennt man die Epidemiephasen der verglichenen Länder, so ist ein Vergleich des Seuchenablaufs in verschiedenen Ländern möglich.

In den skandinavischen Ländern Dänemark und Schweden, sowie in den mitteleuropäischen Staaten der Schweiz und Deutschland bewegt sich die Tuberkuloseseuche seit dem letzten Jahrhundert im absteigenden Ast einer säkularen Epidemiewelle. Die nordischen Länder sind den mitteleuropäischen im Vorsprung, Dänemark ist überdies Schweden voraus. Die Tuberkulosemortalitätsziffern von 1936—1952 der Tabelle 14 zeigen die leichten Phasenunterschiede in diesen 4 Ländern.

Bemerkenswert ist, daß alle 4 Länder ihre Tuberkulosemortalität schon vor der bedeutenden Letalitätsverbesserung durch die Tuberkulostatica und die Resektion unter den von Hofbauer-Flatzeck um $8^0/_{00}$ bewerteten Punkt der endemischen Phase senkten. Die Schwierigkeit, das Einbiegen der Mortalitätskurve in die Horizontale einer beharrlichen endemischen Phase zu verhüten, wurde also schon vor der Ära der Tuberkulostatica und Resektion überwunden. Die Überwindung erfolgte durch die Letalitätsverbesserung dank der Kollapstherapie in den 30er Jahren (Düggeli, Rossel und Biaudet).

Die Letalitätsverbesserungen in den 30er und 40er Jahren verwischten aber das endemische Beharrungsvermögen der Seuche in der Morbidität. Die Befürchtungen früherer Tuberkuloseärzte, es könnten in einer endemischen Phase nach einer Erschöpfung der Letalitätsverbesserungen alljährlich durchschnittlich gleich viele Menschen an Tuberkulose sterben, haben sich durch weitere Fortschritte der Therapie zwar verflüchtigt. Weiter berechtigt sind jedoch diese Befürchtungen hinsichtlich der Morbidität.

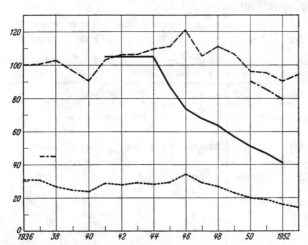

Abb. 12. Verlauf der Tuberkulosemorbidität in Dänemark, Deutschland, Schweden und der Schweiz. Schweiz 1936 Index = 100.

```
--------   Dänemark        Lungentuberkulose      ⎫
————       Schweden        alle Tuberkuloseformen ⎬ alle Altersstufen
—·—·—      Deutschland     alle Tuberkuloseformen ⎭
— — —      Schweiz         alle Tuberkuloseformen    15- und mehrjährig.
```

In Dänemark, das den größten Rückgang in der Tuberkulosemorbidität aufweist, setzt sich der Abwärtstrend der 30er Jahre (Abb. 12) nach einer Gegenbewegung im 2. Weltkrieg in den Nachkriegsjahren kontinuierlich fort, und die schwedische Kurve nähert sich zusehends der dänischen (die effektive Höhendifferenz der beiden Kurven ist wegen der Registrierung der pulmonalen in Dänemark und sämtlicher Tuberkuloseformen in Schweden noch geringer).

Die kriegsbedingten Rückschläge in der Tuberkulosemorbidität Deutschlands beginnen sich nach der sinkenden Bewegungstendenz in der kurzen Nachkriegszeit von 1950—1952 in Westdeutschland auszugleichen. Trotz der sehr aktiven Tuberkulosebekämpfung wird dieses Land seinen vor dem 2. Weltkrieg bereits erreichten Tiefstand der Tuberkulosemorbidität wegen des wieder erhöhten Bestandes an latent Infizierten nicht so rasch erreichen (s. Abschnitt III, 86).

Da die größte Quote im Rückgang der Tuberkulosemorbidität in der Kindertuberkulose zu verzeichnen und die Morbiditätskurve der Schweiz aus den Ziffern der 15- und Mehrjährigen erstellt ist, erreicht diese in ihrem Abwärtstrend nicht die Steilheit jener Kurven der 3 anderen Länder. Unter Einbeziehung der Kindertuberkulose würde sich die schweizerische Kurve dem rascheren Abstieg der schwedischen und deutschen Kurve angleichen und alle 3 Länder dürften je nach ihrer epidemiologischen Phase früher oder später in die Bewegungsrichtung der dänischen Kurve einmünden.

In allen vier Ländern wurde in der Nachkriegszeit mit dem Einsatz kollektiver Schirmbilduntersuchungen die bekannte Morbidität vorübergehend durch Speisung aus dem Reservoir der unbekannten Morbidität („stumme" und „vernachlässigte" Tuberkulosefälle) in ihrem Abwärtstrend in retardierendem Sinne beeinflußt. Durch ungleichmäßigen und zum Teil späteren Einsatz dieser Kollektivuntersuchung in Deutschland und in der Schweiz hat sich dieses retardierende Moment in diesen beiden Ländern noch nicht vollständig erschöpft. Indessen beeinflussen in Deutschland und in der Schweiz noch andere gleichsinnig wirkende Faktoren, wie eine noch größere Intensität der Seuche und ein größerer Bestand an latent Infizierten (s. Abschnitt III, 3 und 8) den gegenüber den skandinavischen Ländern verzögerten Rückgang der Morbidität.

i) Gliederung der Tuberkulosemorbiditätsziffern nach Alter und Geschlecht.

Wandlungen im Ablauf der Tuberkuloseseuche lassen sich außer im Abstieg der Tuberkulosesterbekurve und in Jahresschwankungen der Morbidität auch in einer nach Alter und Geschlecht gegliederten Morbidität erkennen (Abb. 13).

Bis zur Einführung der Tuberkulostatica entsprach die Tuberkulosesterblichkeit der Säuglinge und Kleinkinder bis zur Vollendung des 1. Lebensjahres praktisch der Morbidität, denn die Letalität

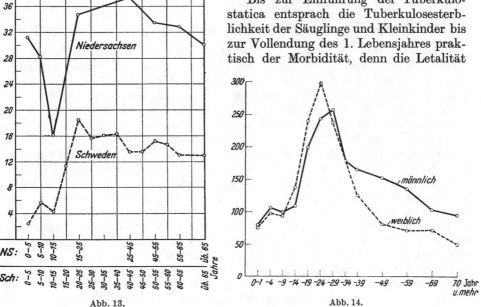

Abb. 13.   Abb. 14.

Abb. 13. Neuerkrankungen an Tuberkulose der Männer in Niedersachsen und Schweden 1952 auf 10 000 Einwohner. Die Zahl der Neuerkrankungen an Tuberkulose liegt in Niedersachsen zum Teil über doppelt so hoch wie in Schweden. Besonders eindrucksvoll ist der Unterschied bei den Neuerkrankungen der 0—15jährigen. (Aus „Tuberkulose-Jahrbuch 1952/53.)"

Abb. 14. Neuerkrankungen an Tuberkulose in den Niederlanden 1951 nach Alter und Geschlecht auf 100 000 Einwohner. Das Maximum liegt auch hier um 25—30 Jahre.

betrug nahezu 100%. Die Expositionsprophylaxe vermochte im Verlaufe der letzten Jahrzehnte in vielen Ländern den Tuberkulosesterblichkeitsgipfel im 1. Lebensjahr vollständig abzutragen. Je nach dem Durchseuchungstempo finden wir noch heute wesentliche Differenzen im Verlaufe der Kurve der Neuerkrankungen an Tuberkulose im Kindesalter, wie dies aus Abb. 13 für das männliche Geschlecht in Niedersachsen und Schweden hervorgeht.

Der Umformung der Morbiditätskurve in den ersten 3 Lebensjahrfünften zufolge verminderter Durchseuchungsgeschwindigkeit folgte keineswegs eine wesentliche Gestaltsveränderung in den nachfolgenden Altersstufen. Der typische Gipfel der Erkrankungen sowohl der Männer wie der Frauen erhebt sich nach wie vor

im 3. Lebensjahrzehnt, wie er in der Abb. 14 für die Niederlande für die Neuerkrankungen im Jahre 1951 nach Alter und Geschlecht auf 10000 Einwohner
gezeichnet ist. Die Kurven zeigen überdies das charakteristische Überwiegen
der Erkrankungshäufigkeit des weiblichen Geschlechts im 3. Lebensjahrzehnt
und die höhere Morbidität der Männer in den nachfolgenden Altersstufen (s.
Abschnitt II, 26γ).

Von epidemiologischer Bedeutung ist die in Niedersachsen festgestellte
Tatsache (Ickert 2b), daß 1952 vom 45. Lebensjahr an über 50% der lungentuberkulösen Männer ansteckend waren. Volksschirmbilduntersuchungen in New
York und anderwärts zeigen überdies, daß besonders viele unbekannte chronische
Tuberkulosen in den höheren Altersstufen festzustellen sind. *Die Ansteckungsfähigkeit der Lungentuberkulösen mittlerer und höherer Altersstufen, sowie die
unverminderte Rückfall- und Rezidivgefahr mit dem Übergang abacillärer in
bacilläre Formen unterstreicht wiederum das Beharrungsvermögen der Seuche in
der endemischen Phase, dies trotz aller antituberkulösen Abwehrmaßnahmen.*

4. Die Tuberkuloseletalität in ihrer epidemiologischen Bedeutung.

Eine akut beginnende Lungentuberkulose drängte früher ohne Tuberkulostatica entweder relativ rasch zur Spontanheilung oder zum letalen Ausgang,
oder die Krankheit nahm akut oder schleichend beginnend einen über Jahre
sich hinziehenden chronischen, zeitweise von akuten Schüben unterbrochenen
Verlauf, worauf der Tod wieder durch die Tuberkulose selbst oder eine interkurrente Krankheit den Streuer eliminierte. Diese zeitlich extremen Verlaufsarten der Lungentuberkulose verursachten entweder relativ kurz dauernde
massive oder lang dauernde, abwechselnd massive oder minimale Streuungen.
Die Wertung der Prognose der Tuberkulosekranken quoad sanationem et vitam
interessiert deshalb nicht nur klinisch als Maßstab für die therapeutischen Erfolge,
sondern hinsichtlich der Massivität und Dauer der Bacillenausscheidung des
Kranken auch epidemiologisch.

Nach W. Krebs, der das *Krankengut der Aargauischen Heilstätte Barmelweid
von 1912—1927, also zu einer Zeit konservativer Behandlung*, zusammenstellte,
waren nach 10 Beobachtungsjahren 74% der Patienten gestorben. In epidemiologischer Hinsicht wirkte die Heilstätte durch Verminderung der Kontagion,
indem sie Offentuberkulöse zeitweise oder dauernd isolierte. In einem nicht
unerheblichen Prozentsatz wurden Schwerkranke vor ihrem Tode ohne vorherige Verlegung in eine Tuberkulosestation des Tieflandes dem Familienkreise
zurückgeführt und gebesserte, aber noch Offentuberkulöse auch wieder zum
Arbeitsplatz zugelassen. Der Schwerkranke gab in seiner Sippe massive, der
arbeitsfähige, disziplinierte Offentuberkulöse in seinem Arbeitskreise keine oder
minimale Infektdosen an seine Arbeitskameraden ab.

In der Zeit seit *Beginn der Kollapsbehandlung* bis zur Einführung der Tuberkulostatica und Resektion erfolgte eine weitere Einschränkung der Kontagion
durch eine Ausweitung der Heilstättenbehandlung von der konservativen Ruhekur zum aktiven chirurgischen Eingriff. Das von O. Düggeli *über 3 Jahrfünfte
verfolgte Schicksal der konsequent kollapsbehandelten Offentuberkulösen der Thurgauisch-Schaffhausischen Heilstätte in Davos* ergab ein wesentlich besseres prognostisches Bild als jenes von Krebs. Nach einer Beobachtungszeit von 10 Jahren
waren 49,4% gestorben. Dieses verbesserte Prognosebild wurde durch Untersuchungen von Rossel und Biaudet bestätigt.

Wernli-Haessig verfolgte *das Schicksal von 100 in der Sprechstunde diagnostizierten offenen Lungentuberkulosen.* „Im Verlaufe von 6—12 Jahren

sterben 44, wovon 29 innerhalb der ersten 3 Jahre. Von all diesen Verstorbenen
kam keiner aus dem ersten Schub heraus, sofern auch andere Aktivitätszeichen
herangezogen wurden als nur der TB-Nachweis. Andererseits sind die 44 nach der
Beobachtungszeit gesund Be-
fundenen schon im Laufe des
ersten Jahres bacillenfrei geworden und während den
fortlaufenden ärztlichen Kontrollen frei von Aktivitätszeichen jeder Art geblieben.
Von den 12 Bleibenden sind
zum Zeitpunkt der Nachfrage
6 aktiv evolutiv, d. h. be-
handlungsbedürftig, und bei
den restlichen 6 Patienten
sind irgendwelche Aktivitätszeichen nachweisbar, welche
die Fernprognose trübe gestalten."

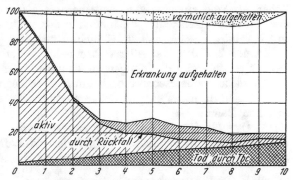

Abb. 15. Status nach Jahren. Geringe Aktivität zur Zeit der
Diagnose.   134 Fälle. (Nach ARONSON, TAYLOR und McGETTIGAN.)

Die Kontagionsgefahr zum
Teil stationär, zum Teil ambulant behandelter Offen-
tuberkulöser wird durch den
Erfolg der Therapie oder
die laufende Kontrolle der
Streuer bei diszipliniertem
Verhalten der Patienten paralysiert. Doch reicht diese
Disziplin zur Kontagionsverhütung immer aus? Epide-
miologisch aufschlußreich ist
die ebenfalls von WERNLI-
HAESSIG durchgeführte *Zu-*
sammenstellung der Statisti-
ken von DÜGGELI, *sowie*
ROSSEL *und* BIAUDET, aus
welcher hervorgeht, daß von
1208 TB-negativ Sanatori-
umsentlassenen nach 15 Jahren rund 26% doch an ihrer
Tuberkulose gestorben sind.
Daß durch diese über kür-
zere oder längere Zeitperi-
oden Streuungen erfolgten, ist

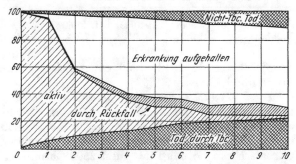

Abb. 16. Status nach Jahren. Mittelschwere Tuberkulose
in 211 Fällen. (Nach ARONSON, TAYLOR und McGETTIGAN.)

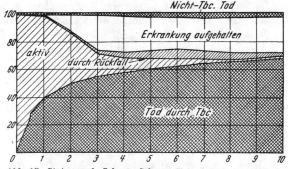

Abb. 17. Status nach Jahren. Schwere Tuberkulosen zur Zeit der
Diagnose: 224 Fälle. (Nach ARONSON, TAYLOR und McGETTIGAN.)

zweifellos. Diese Gruppe fällt epidemiologisch gesehen schwerer ins Gewicht
als die rascher absterbende Gruppe der TB-positiv bleibenden, aber isolierten
oder strenger kontrollierten Offentuberkulösen. Die TB-negativ aus der Behandlung entlassenen, erst in einem Rezidiv oder erneut TB-positiv Gewordenen
wirken über kürzere oder längere Zeit ebenfalls als unbekannte Streuer.

Daß der kontagionsverhütende Effekt der Kollapsära nur ein begrenzter sein
konnte, geht auch aus dem prognostisch eindrücklichen Bild quoad sanationem et
vitam, das die nordamerikanischen Autoren ARONSON, TAYLOR *und* McGETTIGAN

aus einer 10jährigen Beobachtung von leichten, mittelschweren und schweren Lungen-tuberkulosen (Abb. 15—17) *zu zeichnen vermochten, hervor.*

Mit zunehmender Schwere des Krankheitsbildes nahmen Rückfall und töd-licher Ausgang zu. Trotz Kollapstherapie raffte der Tod nach 10 Jahren 75% der Schwerkranken dahin, doch auch in den leichten Fällen verlief die Krankheit in nahezu 20% schicksalhaft tödlich, kontagiös.

In der 2. Hälfte der 40er Jahre hebt in der Tuberkulosebekämpfung eine neue, allseitig große Hoffnungen ausstrahlende Ära an. Die Tuberkulostatica und die Resektion beherrschen die Gemüter. Die begreifliche Affektbetonung dieser Neuerungen riß nicht nur die Scharen der Patienten, nein, sie zog auch die Ärzte in ihren Bann.

A. Orr (3) führte *im Versicherungsmaterial schweizerischer Krankenkassen* für die 15- und mehrjährigen Tuberkulösen für die Zeitperiode von 1936—1950 eine Letalitätsberechnung durch, indem er die Ziffern der Erkrankungs- und Sterbefälle desselben Jahres in Be-ziehung setzte. Durch Zusammen-zug der Ergebnisse in Jahrfünften wurde die an sich grobe Messung teilweise korrigiert. Das in Ta-belle 15 aufgeführte Ergebnis zeigt vom Jahrfünft 1936—1940 bis zur

Tabelle 15. *Letalitätsverbesserung im Tuberkulose-krankengut der Schweizerischen Krankenkassen von 1936—1940 und 1946—1950.*

Jahrfünft	1936/40	1940/45	1946/50
Letalität	34,5%	30,9%	17,1%

Fünfjahresperiode 1946—1950 einen *Letalitätssturz* von 34,5% auf 17,1% im Jahresdurchschnitt.

Diese Letalitätsverbesserung brachte aber nicht eitel Freude, sie ist mit einer wachsenden Zahl Chronischkranker belastet. Nach einer im Sommer 1955 von der Schweizerischen Vereinigung gegen die Tuberkulose (TROMP) durchgeführten und in ihrem provisorischen Ergebnis vorliegenden Erhebung über die Zahl der Chronischkranken, muß mit rund 2500 Chronikern gerechnet werden. Die Zahl dürfte in nächster Zeit noch ansteigen. Der Großteil Chronischkranker ist ganz oder nur teilarbeitsfähig. Epidemiologisch von besonderer Bedeutung ist ferner die Tatsache, daß der durch die Tuberkulose gesetzte Körperschaden in vielen Fällen mit chronischer Bacillenausscheidung verkoppelt ist.

Soweit dies bereits möglich ist, soll auch *die letzte Therapieära in ihrer epi-demiologischen Auswirkung* untersucht werden. Eine Unterlage hierzu bietet uns die in Tabelle von WERNLI-HAESSIG dargestellte *Wandlung in der Behandlung in der Lungentuberkulose in den Zürcher Heilstätten von 1947—1954.*

Im Kanton Zürich kuren noch jährlich etwas über 1⁰/₀₀ der Erwachsenen wegen einer Lungentuberkulose. Die Zahl sämtlicher Operationen hat sich im Zeitabschnitt von 1947—1955 um 50% verringert, die Zahl der reversiblen Operationen (Pneumothorax, Pneumoperitonaeum u. a.) hat sich auf ein Drittel gesenkt, während die Zahl der irreversiblen Eingriffe auffallend konstant bleibt. Im Jahre 1954 entfallen bereits über 50% (56,3%) der Operationen auf die Resektion.

Epidemiologisch wichtig ist die relative Konstanz der Kavernenträger und der „Nichtkavernösen". Ebenso bleibt die Zahl der beim Eintritt TB-Positiven konstant. In den Jahren 1947—1950 erfolgte eine relativ geringe Senkung der *Zahl der TB-positiv Entlassenen*, eine raschere Reduktion dieser Ziffer folgte im nachfolgenden Zeitabschnitt *von 1951—1954*, die Zahl hält sich aber seither beharrlich *konstant auf 12—13%*.

Anderwärts liegen die Verhältnisse aus sozialen Gründen wesentlich un-günstiger. Aus der Heilverfahrensstatistik der Tuberkuloseeinweisungsstelle Hessen wurden 1953 von den Patienten mit offener Lungentuberkulose wegen

Tabelle 16. *Wandlung in der Behandlung der erwachsenen Lungentuberkulösen in den Zürcher Heilstätten von 1947—1954.* (Nach einer Zusammenstellung von A. WERNLI-HAESSIG.)

Zahl der Betten und Patienten			Ausgeführte Operationen			
Jahr	Betten	Patienten	Jahr	Opera-tionen	Jahr	Opera-tionen
1947	561	706	1947	444	1952	324
1951	631	904	1949	449	1953	270
bis 1954		nie unter 800 (=etwas über 1⁰/₀₀)	1951	411	1955	216

Prozentsatz der reversiblen Kollapsoperationen 1947—1951: 71—84,4% 1954: 24,4%
Prozentsatz der irreversiblen Kollapsoperationen 1947—1954: auffallend konstant von 16—20%
Resektionsbehandlung 1954: 56,3% aller Eingriffe

Gruppierung der Kranken der Zürcher Lungenheilstätten nach Kavernenträgern und Bacillennachweis.

Kavernenträger	1948—1954 minimal bis maximal 362—435
	1947 auffallend niedrige Zahl von 287
	1954 406
„Nichtkavernöse"	1948—1954 316—374
Offentuberkulöse beim Eintritt	1947 44,8% 1954 41,7%
	1950 36,8%
Von den offen Eingetretenen TB-positiv entlassen . . .	1947—1950 26,6—22,6%
	1951—1954 12,0—13,3% absolut 38—50 Patienten

Erschöpfung der Versicherungsleistungen 40% aus der Heilstätte TB-positiv entlassen.

Die beschränkte Wirkung der Letalitätsverbesserungen im Seuchenablauf: Die Letalitätsverbesserungen, nachgewiesen seit den 20er Jahren, können in epidemiologischer Hinsicht nicht gleich gewertet werden wie in klinischer. Wohl konnten mit dem Beginn erfolgreicherer Kollapstherapie seit den 20er Jahren und besonders mit den Tuberkulostatica und der Resektion seit der 2. Hälfte der 40er Jahre bedeutende Prognoseverbesserungen quoad sanationem et vitam erzielt werden. Die Längsschnittsberechnungen schweizerischer und amerikanischer Autoren zeigen für die Kollapsära jedoch deutlich, daß der größere epidemiologische Einfluß hinsichtlich einer Morbiditätssenkung durch Kontagionsverhütung wie schon in früheren Zeitabschnitten nur in der Isolierung und im raschen Absterben der Schwerkranken bestanden hatte. Die Letalitätsverbesserung mittelschwerer und leichter Fälle war zum Teil durch vollständige Ausheilung der Krankheit sicherlich auch ein epidemiologischer Erfolg. Ein Teil dieser beiden Gruppen erfuhr jedoch lediglich eine Prognoseverbesserung hinsichtlich der Lebenserwartung und streute im späteren Zeitpunkt eines bacillären Rezidivs je nach der verstrichenen Zeit bis zur Erkennung der offenen Tuberkulose über kürzere oder längere Zeit Bacillen.

Die therapeutischen Neuerungen der Tuberkulostatica und der Resektion brachten mit ihrer Letalitätsverbesserung ebenfalls nur einen epidemiologischen Teilerfolg. Die Gruppe der leichten und auch der mittelschweren Fälle mögen in hohem Prozentsatz nicht nur vom Tode bewahrt, sondern auch dauernd geheilt werden. Ein Teil erfährt jedoch wie in der Kollapsära ein bacilläres Rezidiv und gibt, wenn in den meisten Fällen auch nur über kurze Zeit, aber sicher mit Erfolg, Bacillen an die gesunde Umgebung ab. Ein Teil von ihnen gleitet wie teilweise auch die Gruppe der von Anbeginn Schwerkranken in ein chronisches, zum Teil bacilläres Stadium.

Hinter den Letalitätsverbesserungen verbergen sich über die ganze Zeit fortschreitender Klinikerfolge Fälle mit unvollständiger Heilung und Herdsanierung, sei diese konservativ, chirurgisch oder kombiniert angestrebt. Die Lebensverlängerung im Fortpflanzungsalter läßt überdies die in früheren Zeiten teilweise dezimierten, weniger resistenten Sippen wieder zahlreicher werden.

Terrainverluste der Tuberkelbacillen durch die Verbesserungen der Letalität wurden teilweise durch bloße Terrainverschiebungen und teilweise durch Bodengewinn in der Gruppe der weniger Resistenten wett gemacht. *Neben dem senkenden Einfluß auf die Mortalitätskurve übte und übt die Letalitätsverbesserung einen hemmenden Einfluß auf den Morbiditätsrückgang aus, unterstützt also das Auseinanderweichen der Mortalitäts- und Morbiditätskurven, das Phänomen der Divergenz.*

5. Das Phänomen zunehmender Divergenz der Tuberkulosemortalität und der Tuberkulosemorbidität. Ursachen dieser Divergenz.

G. J. DROLET, New York und ICKERT (2d) haben unabhängig voneinander 1947 und 1948 als erste auf ein Auseinanderweichen der Mortalitäts- und Morbiditätskurven aufmerksam gemacht. Diese Erscheinung, hervorgerufen durch ein rascheres Absinken der Sterbekurve, während die Erkrankungskurve sich in der Horizontalen hält oder nur sehr langsam absinkt oder gar ansteigt, ist ein internationales Phänomen. ICKERT weist darauf hin, daß die rasche Abnahme der Tuberkulosetodesfälle in den Nachkriegsjahren durch eine Zunahme der Todesfälle während des Krieges bis 1945/46, also durch sog. „Vorwegtodesfälle" das Phänomen nur teilweise erkläre. In den USA sei die säkulare Kurve auch während des Krieges schicksalmäßig weiter abgesunken, während die Morbiditätszahlen bereits seit 1940, also vor dem Eintritt der USA in den Krieg, angestiegen seien (Abb. 18).

An Hand des Tuberkulosekrankengutes schweizerischer Krankenversicherungen konnte A. OTT (3) auch für die Schweiz eine seit dem 2. Weltkrieg zunehmende Divergenz der Tuberkulosemortalität und -morbidität bei der 15- und mehrjährigen Bevölkerung nachweisen. Wie die Abb. 19 zeigt, steigerte sich die Divergenz sofort nach dem Kriege, ebenfalls zum Teil durch „Vorwegtodesfälle" während des Krieges (Umkehrvorgang).

Nach dem schweizerischen Krankenversicherungsmaterial senkt sich im 2. Jahrfünft der 30er Jahre die Morbidität entsprechend der Mortalität und die Kurven der USA weisen auf eine konstante Korrelation während der ganzen 3. Dekade (Abb. 18 und 19). Nach BERG war der Rückgang der Tuberkulosemortalität schon seit der Jahrhundertwende durch eine entsprechende Abnahme der Morbidität zufolge Verringerung der Kontagion bedingt. DÜGGELI stützte diese Annahme BERGS für die 20er und 30er Jahre auf Grund einer Letalitätsverbesserung der kollapsbehandelten Offentuberkulösen. Mit dieser Prognoseverbesserung war eine Verminderung der Ansteckungsgefahr *und* Morbidität verbunden.

Ob während den drei ersten Dekaden unseres Jahrhunderts stets eine konstant bleibende Beziehung zwischen Mortalität und Morbidität bestand, weil nach BERG und DÜGGELI mit der Prognoseverbesserung der Offentuberkulösen eine Kontagions- und Morbiditätsreduktion parallel ging, ist nicht ohne weiteres als Tatsache hinzunehmen. ROESLE stellte z. B. für Oslo in den Jahren 1920 bis 1927 bei einer ziemlich konstant bleibenden Morbidität von 2,81 und 2,77 auf 1000 Einwohner eine Mortalitätsabnahme von 2,04 auf 1,53 fest. Danach hätte schon damals eine Diverganz zwischen Morbidität und Mortalität bestanden. Die Korrelation zwischen Sterbe- und Erkrankungsziffern kann in verschiedenen Seuchenphasen Wandlungen unterworfen gewesen sein und strebte ohne unser Zutun jeweils wieder einem Gleichgewichtszustand zu.

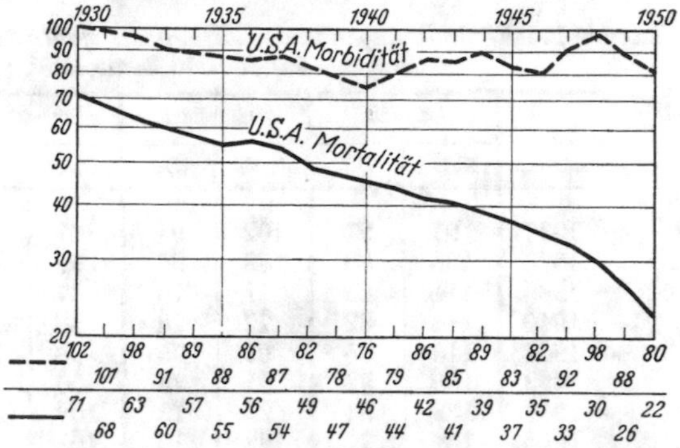

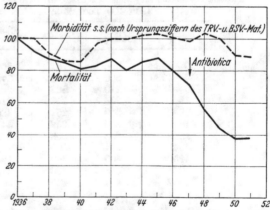

Abb. 18. Tuberkulosemorbidität und -mortalität in USA von 1930 bis 1950. (Nach SMITH.)

ICKERT führt das seit den 40er Jahren nachweisbare Phänomen der wachsenden Diskrepanz der Tuberkulosemortalitäts- und Morbiditätsziffern auf ein multiples Ursachengeflecht zurück und hebt *3 Erklärungsversuche* hervor: 1. die bessere Erfassung der Tuberkulosefälle, 2. die Besserung der Umwelteinflüsse und 3. die Erfolge durch die Chemotherapie. Diese Erklärungen reichen für eine befriedigende Deutung nicht aus. Das Phänomen zieht sich auch über jene Zeit hinweg, da die kurvenhebende Wirkung auf den Morbiditätsverlauf durch Kollektivuntersuchungen mit dem Schirmbild im wesentlichen erschöpft sein muß. Verbesserte Umwelteinflüsse und die Erfolge der Tuberkulostatica können wohl durch Senkung der Mortalität die Divergenz der Kurven verstärken, sie vermögen aber das Beharrungsvermögen der Morbidität nicht zu deuten.

Daß das Phänomen der Divergenz der Mortalitäts- und Morbiditätsziffern seine *internationale Bedeutung* hat, geht aus den Zusammenstellungen der Tabellen 17 und 18 von

Abb. 19. Zunehmende Divergenz zwischen der Tuberkulosemorbidität s. s. und der Mortalität der 15- und mehrjährigen krankenversicherten Schweizer Bevölkerung 1936—1951.

F. BLANCO hervor. In der Tabelle 17 zeigt einzig Dänemark im Jahre 1952 gegenüber dem Vorkriegsjahre 1937 einen massiven Rückgang der Neuerkrankungen von rund 50%. Dagegen zeigen Schottland und USA nur eine Abnahme von rund 20%, Canada weist in den beiden Jahren den gleich hohen Stand und England sogar ein deutliches Zunehmen der Morbidität auf. Alle 5 Länder, Dänemark macht hierin keine Ausnahme, zeigen vorübergehend einem kriegsbedingten Wiederanstieg der Morbidität.

Das Phänomen der Divergenz der Mortalität und Morbidität kommt in seinem Ausmaß noch frappanter zum Ausdruck, wenn die Anzahl Erkrankungsfälle, die auf 100 Todesfälle entfallen, aufgeführt werden (Tabelle 18).

Der gegenwärtig geringen sinkenden Tendenz der Morbidität liegen seuchen-
potentielle Kräfte zugrunde, die in den nur langsam zurückgehenden Jahresbeständen
der Offentuberkulösen (s. Tabelle 7) *und der latent Infizierten* (s. Abb. 25) *zu suchen*

Tabelle 17. *Veränderungen in den Ziffern der Neuerkrankungen und Todesfälle an Tuberkulose,*
bezogen auf 100 000 Einwohner. (Index 1936 = 100.)

Jahr	Canada		Dänemark		Schottland		USA		England	
	N. C.[1]	D.[2]	N. C.	D.	N. C.	D.	N. C.	D.	N. C.	D.
1937	97	97	102	94	101	101	101	96	97	100
1938	103	89	88	86	96	92	95	87	97	93
1939	114	85	81	75	87	92	90	84	90	94
1940	114	82	77	78	88	100	88	82	101	109
1941	115	85	93	75	98	103	92	78	107	113
1942	130	82	91	75	100	98	100	75	119	111
1943	133	84	91	73	102	100	99	73	135	112
1944	159	77	92	70	101	94	103	69	133	111
1945	149	74	94	73	97	91	96	66	127	105
1946	157	76	111	70	95	82	95	62	124	106
1947	137	69	93	65	96	82	109	59	126	108
1948	121	59	81	57	96	76	108	53	124	101
1949	119	51	76	43	90	68	104	46	127	92
1950	114	42	65	32	84	54	93	39	120	71
1951	101	39	61	32	84	46	89	36	115	58
1952	92	27	53	27	81	86	81	27	109	42

[1] N. C. = Nouveaux cas. [2] D. = Décès.

Tabelle 18. *Beziehung zwischen Neuerkrankungen zu Todesfällen an Tuberkulose.*
(Auf 100 Todesfälle ... Neuerkrankungen.)

Jahr	Grande-Bretagne	Canada	Däne-mark	Schott-land	USA
1930—1934	200	108	208	226	151
1935—1939	200	140	249	211	161
1940—1944	210	202	294	225	196
1945	233	258	314	254	222
1946	240	262	380	244	232
1947	235	252	349	247	282
1948	255	259	372	258	312
1949	261	305	432	296	338
1950	309	350	494	346	357
1951	358	325	476	422	384
1952	454	427	500	537	454

sind. In der Bewertung der Ursachen für die festgestellte Divergenz zwischen Mor-
talität und Morbidität ist diesen epidemiologischen Feststellungen aus prophylak-
tischen Gründen die größere Bedeutung beizumessen.

III. Quantitative Wandlungen im tuberkulösen Infektions-vorgang und im latenten Infektionszustand der Bevölkerung.

Die statistischen Erhebungen über die Mortalität, Morbidität und Letalität
vermitteln uns Einblick in die quantitativen Änderungen im manifesten, tuberkulösen Krankheitsgeschehen der Bevölkerung. Hinter der Manifestation der
Krankheit und des Todes verbarg die Tuberkuloseseuche bis vor einigen Jahrzehnten ihren Wandel im Infektionsvorgang und im latenten Infektionszustand

der Bevölkerung. Erst mit der Möglichkeit, mittels Reihenuntersuchungen (Sektionen, Tuberkulinteste, Röntgenreihen) die Zahl der stumm Infizierten zu verschiedenen Zeiten zu ermitteln, konnten auch *quantitative Änderungen im Infektionsvorgang und* im *Infektionszustand der Bevölkerung* festgestellt und weiterer Einblick in bisher verborgenes Geschehen der Seuche gewonnen werden.

Der *Infektionsvorgang* umfaßt die Art der Übertragung der Keime, deren Ansiedelung und Vermehrung im infizierten Organismus, sowie die Wechselwirkungen zwischen Wirt und Parasit.

Qualitative Änderungen im Infektionsvorgang durch Unterschiede in der Virulenz der Bacillenstämme und der natürlichen Abwehr oder Anfälligkeit der menschlichen und der tierischen Species sind im Einzelvorgang der Auseinandersetzung von Parasit und Wirt sehr schwierig nachzuweisen. Einige Beobachtungen über den besonderen Verlauf von Gruppeninfektionen (W. LÖFFLER und F. ZWINGLI, E. UEHLINGER) finden in einigen gesicherten Befunden der experimentellen Virulenzforschung (H. BLOCH) eine ätiologische Stütze, während rassenmäßig bedingte Differenzen in der Disposition des Wirtes noch der ätiologischen Erklärung entbehren. Aber die Tatsache ihrer Existenz ist für die Epidemiologie hinsichtlich der Prophylaxe von eminenter Bedeutung.

Im *latenten Infektionszustand*, der „Latenz", d. h. während dem Fehlen von subjektiven oder objektiven krankhaften Erscheinungen, können anatomische Veränderungen vorhanden sein, ohne der direkten Beobachtung zugänglich zu sein, und so unbedeutend, daß sie den Gesundheitszustand nicht merkbar beeinflussen. Beherbergt ein Mensch z. B. in einer Lunge oder Lymphdrüse einen kleinen abgekapselten tuberkulösen Herd, von dessen Vorhandensein man durch eine positive Tuberkulinprobe, durch die Autopsie aus anderen Ursachen oder neuerdings teilweise durch Röntgenreihen Kenntnis erhält, so gilt er als latent infiziert.

Der Begriff der „Latenz" wird heute dadurch verwischt, daß er auch Anwendung auf die noch fragliche, verborgene Aktivität einer klinisch manifest gewesenen Tuberkulose oder inapperzept verlaufenen, aber mit größeren Residuen zur Ruhe gekommenen Tuberkuloseerkrankung („latent aktiv") gefunden hat. *In epidemiologischer Hinsicht wohnt beiden Zuständen, dem verborgenen Zustand einer nie manifest gewesenen tuberkulösen Infektion und der verborgenen Aktivität einer einmal manifest gewesenen oder inapperzepten Tuberkuloseerkrankung ein pathogenes Potential inne.*

Als *Durchseuchungsgrad oder -index* bezeichnet die Tuberkuloseepidemiologie den Prozentsatz der autoptisch oder mit dem Tuberkulintest festgestellten latent Infizierten innerhalb einer bestimmten Altersgruppe der Bevölkerung. Die *Durchseuchungsgeschwindigkeit* (annual rate, infectious intensity) wird ermittelt durch das Divisionsergebnis aus der jährlichen Zahl der Primoinfekte durch die Zahl der Tuberkulinnegativen.

1. Der Infektionsvorgang.

Die *Infektionsquelle* ist bei der Tuberkulose immer ein infizierter Mensch oder ein infiziertes Tier. Die Übertragung der Tuberkelbacillen erfolgt durch homogene *Infektketten* von Mensch zu Mensch oder heterogene von Tier zu Mensch. Der *Infektionsweg* hängt davon ab, wie die Krankheitskeime den infizierten Organismus verlassen. Bei der Tuberkulose erfolgt die Infektion durch Ausscheidungen physiologischer oder pathologischer Se- und Exkrete (Konjunktivalsekret, Nasenrachensekret, Speichel oder Auswurf, Hustentröpfchen,

Urin, Stuhl, Sekrete der Genitalorgane, Absonderungen der Haut, Borken, nach außen entleerter Eiter, Milch). Zwischen den einzelnen Gliedern der Infektketten können mannigfaltige Transportmittel auf indirektem Wege die Verbindung herstellen (Staub, Wäsche, Kleider, Milchprodukte u. a. m.). *Der bei weitem häufigste Infektionsmodus ist die Übertragung der Bacillen vom in-apperzept offentuberkulösen Lungenkranken durch die Hustentröpfchen auf den Gesunden.*

Das von B. LANGE durch Experimente an Schafen aufgestellte Gesetz der *Infectio minima*, wonach bei der Tuberkuloseinfektion ein einzelner Tuberkel-bacillus im terminalen Bronchiolus zur Herdsetzung kommt, hat die Bedeutung

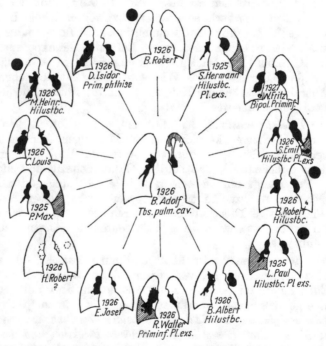

Abb. 20. Tuberkulöse Kleinendemie aus einer Rekrutenschule mit 13 Späterstinfektionen (Zimmer-Kameraden). Alter der Infizierten 20 Jahre. (Nach UEHLINGER.) Schwarze Scheiben = Erythema nodosum.

der FLÜGGEschen und BRAEUNINGschen Hustentröpfchen als „*massive Infektion*" im Sinne eines „Tuberkulinreizes" nicht entwertet (wiederholte, massive Superinfektionen[1]), nur weitgehend eingeschränkt.

Nach H. U. GLOOR ist die *Urogenitaltuberkulose* in epidemiologischer Hinsicht der wichtigste der extrapulmonalen Manifestationen der hämatogenen Tuberkulose. Der an Urogenitaltuberkulose Erkrankte ist Bacillenausscheider und eine Infektionsquelle für die Umgebung. Die Übertragungsmöglichkeiten (Kleider, Wäsche, Toilette, Schlafraum u. a. m.) sind mit dem Methylenblau-versuch eindrücklich nachgewiesen. Nach Autopsiebefunden des Pathologisch-anatomischen Institutes der Universität Zürich aus den Jahren 1923—1942 hat die Urogenitaltuberkulose gegenüber der Lungentuberkulose als Todes-ursache in diesem Zeitabschnitt relativ zugenommen, was GLOOR und JACCARD darauf zurückführen, daß „ein Teil der Kranken, welche die Lungenaffektion

---

[1] Superinfektion = weitere Infektion bei bereits früher erfolgter Infektion und be-stehender positiver Allergie mit oder ohne Zeichen einer aktiven Tuberkulose.

dank besserer Behandlungsmethoden überwinden konnten, nun den Ausbruch der sich nur langsam entwickelnden nodös-kavernösen Nierenphthise erlebte". Nach der prozentualen Verteilung der *Neuerkrankungen an extrapulmonalen Tuberkulosen* in Niedersachsen (KEUTZER) haben in den Jahren 1947—1953, außer einer geringen Zunahme der Meningitis, die Tuberkulose der Knochen, Drüsen und Haut stark abgenommen, die sonstigen und unter diesen wahrscheinlich vor allem die Urogenitaltuberkulose stark zugenommen, so daß deren gesonderte Meldung aus prophylaktischen Gründen verlangt wird.

a) Homogene Infektketten.

In vielen Fällen bleibt uns trotz eifriger Umgebungsuntersuchung die Streuquelle für einen frischen tuberkulösen Lungeninfekt verborgen, der streuende Offentuberkulöse bleibt inapperzept. In manchen Fällen eruieren wir sowohl durch zentripetales wie zentrifugales Absuchen der Umgebung, von einem Streuer zu Frischinfizierten oder von diesen zum Streuer eine Kleinendemie in Rosettenform. Die gemeinsame Infektionsquelle kann ihre Auswirkungen intra- oder extrafamiliär vollzogen haben (Rosetten in Familien, Schulen, Kasernen, an Arbeitsplätzen). Die Abb. 20 vermittelt das Bild einer Kleinendemie in einer militärischen Einheit. Die Frischinfizierten können ihrerseits zu Streuern in weiterer Umgebung werden.

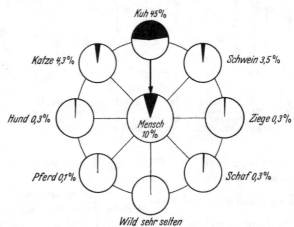

Abb. 21. Häufigkeit der bovinen Tuberkulose in Prozenten nach Sektionsergebnissen und ihre epidemiologische Stellung. (Umgezeichnet nach HEUSSER und ergänzt.) (Nach UEHLINGER.)

b) Heterogene Infektketten.

Die klinischen Studien von E. HEDVALL über den Verlauf der bovinen Infektion im Menschen haben eine eindeutige Analogie im Krankheitsgeschehen durch den humanen und bovinen Infekt im Menschen ergeben. Acht Reihentypisierungen aus verschiedenen Ländern [ICKERT (2)] ergaben in 11,5% menschlicher Tuberkulosen den Typus bovinus. Mit fortschreitender Bekämpfung der Rindertuberkulose fallen das kranke Rind, die infizierte Milch, sowie Milchprodukte mehr und mehr als Infektionsquellen außer Betracht. Dagegen finden sich immer wieder Streuquellen mit dem humanen oder bovinen Bacillentypus unter anderen Tieren, wovon das in zoologischen Gärten domestizierte Wild nach Beobachtungen von E. BAUMANN eine wichtigere Rolle spielt als in der schematischen Darstellung von HEUSSER (Abb. 21).

In Untersuchungen über die Tuberkulose von Fleischfressern stellten U. FREUDIGER und A. KUSLYS fest, daß trotz der relativ hohen Erkrankung der Katzen an boviner Tuberkulose eine Übertragung auf den Menschen zufolge geringeren Kontaktes sehr selten sei. Die Infektion erfolgt von Katze zu Katze (Katzenversammlungen zu Brunstzeiten). Durch den engen Kontakt zwischen Mensch und Hund findet sich beim tuberkulosekranken Hunde vorwiegend der Typus

humanus. Infolge relativ geringer Erkrankungsfrequenz der Tuberkulose beim
Hunde (im Kanton Bern) sind jedoch die Übertragungsmöglichkeiten vom
Hund zum Menschen relativ gering.

2. Die Penetranz der Tuberkuloseseuche.

Der Tuberkelbacillus vermag ebenso rasch zu durchseuchen wie z. B. die
Diphtherie- und Scharlachkeime, sofern ihm hierzu die Entfaltungsmöglichkeit

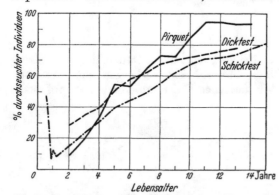

geboten wird. A. Grumbach
hat diese Durchdringungskraft
oder Penetranz (infectious
intensity) veranschaulicht, indem er die Hamburger-
Montischen Pirquet-Zahlen
aus dem Jahre 1908 aus Wien
graphisch neben die Durchseuchungskurven von Diphtherie und Scharlach in New York
setzte (Abb. 22).

Bei konstanter Virulenz
des Krankheitserregers sind die
Dichte und Bewegungen der
befallenen Bevölkerung die be-
deutsamsten Faktoren für die
Intensität der Durchseuchung.

Abb. 22. Durchseuchungstempo der Tuberkulose bei freier Ent-
faltungsmöglichkeit im Vergleich mit Diphtherie und Scharlach.
(Nach Pirquet-Testen von Hamburger und Monti in Wien, nach
Schick- und Dick-Testen von Zingher in New York.
Gegenüberstellung von A. Grumbach.)

Hemmend wirkt die Förderung der allgemeinen Gesundheitspflege und antituberkulöser Maßnahmen im besonderen.

$$\text{Penetranz der Seuche} = \frac{\text{Bevölkerungsdichte} + \text{Verkehrsfrequenz}}{\text{Allgemeine Gesundheitspflege} + \text{antituberkulöse Maßnahmen}}.$$

Je nach wechselnden Größenverhältnissen der Werte im Zähler oder Nenner
nimmt das Durchseuchungstempo zu oder ab. Wuchsen in früheren Jahrhunderten mit dem Beginn der Industrialisierung und Urbanisierung die Werte
im Zähler bei gleichzeitig niedrigen Nennerwerten, so breitete sich die Seuche
rasch aus. Trotz hohen Nennerwerten konnte die Penetranz der Tuberkulose
in den letzten Jahren noch nicht entscheidend gebrochen werden, weil *Bevölkerungsdichte und Verkehrsfrequenz in unerhört raschem Anstieg* zunahmen. Bei
nahezu gleichbleibender Zahl amtlich gemeldeter Offentuberkulöser vor und
nach dem 2. Weltkrieg ist es erstaunlich, daß wenigstens das Durchseuchungstempo abgenommen hat, doch kaum verwunderlich, daß der Durchseuchungsgrad höherer Altersstufen praktisch immer noch 100% zustrebt.

Tabelle 19. *Durch die Bahnen des allgemeinen Verkehrs beförderte
Reisende in der Schweiz.*
(Eidgenössisches Statistisches Amt[1])

Jahr	Reisende*	Jahr	Reisende*	Jahr	Reisende*	Jahr	Reisende*
1931	**171713**	1936	**145456**	1941	196675	1946	285743
1932	160985	1937	152414	1942	217508	1947	**295544**
1933	158904	1938	153118	1943	242811	1948	285276
1934	157467	1939	159354	1944	262484	1949	278348
1935	151517	1940	169466	1945	**284841**	1950	267552
						1951	277309

[1] Statistisches Jahrbuch der Schweiz 1951, S. 222.
*mal 1000.

Die Verkehrsziffern (Eidgenössisches Statistisches Amt Bern) der Tabelle 19 zeigen, wie sprunghaft während den Kriegs- und Nachkriegsjahren in der Schweiz die Verkehrsfrequenz anstieg. Verkehrssteigerungen von diesem Ausmaß mußten bei der Ubiquität des Tuberkelbacillus die *extrafamiliäre Infektion der Massen* unterhalten. Wenn früher solchen gelegentlichen Infektionen bei bereits im Kindesalter intrafamiliär massiv Infizierten keine besondere Bedeutung zukam, so doch heute, da sie im Sinne von B. LANGE als Infectio minima die Ersthaftung und die Spätprimoerkrankung herbeiführen.

3. Bewegungen im Durchseuchungsindex in der Schweiz, ihre Rückwirkungen auf die jährliche Zahl der Invertoren und den Jahresbestand aller latent Infizierten.

Die wertvollen Sektionsuntersuchungen von NAEGELI um 1900, von UEHLINGER und BLANGEY um 1930 vermitteln uns Tempo und Grad der Durchseuchung

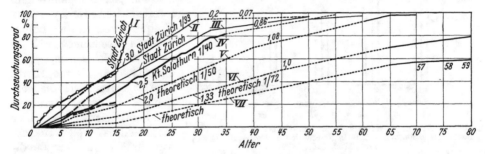

Abb. 23. Tuberkulose. Durchseuchungstempo und -grad.

für diese Zeitpunkte (Kurven I und II der Abb. 23) und damit die Möglichkeit, die zeitlich entsprechende Zahl der Invertoren, d. h. die Zahl der innerhalb Jahresfrist tuberkulinpositiv Gewordenen, und den Jahresbestand aller latent Infizierten zu bestimmen. Die Zahlen um 1950 kennen wir aus Tuberkulinreihen. Weiter können wir aus theoretisch angenommenen Kurven V—VII mit weiterer Verlangsamung der Durchseuchung Änderungen in den Invertorenzahlen und Jahresbeständen der Tuberkulinpositiven voraus berechnen (Abb. 25).

Zur besseren Übersicht wurden nur die Kurven I, II, IV, V und VII zur graphischen Darstellung der zeitlichen Schwankungen in den Ziffern der Invertoren und den Jahresbeständen der latent Infizierten benützt.

Durch die Berechnungen der Invertoren und der Jahresbestände der latent Infizierten auf eine gleichbleibende Bevölkerungszahl von rund 5 Mill. gewinnen die Werte in den Säulendiagrammen der Abb. 24 und 25 an Vergleichswert.

Im *Invertorendiagramm* (Abb. 25) erkennen wir einen massiven *Rückgang der Gesamtzahl der Invertoren* von 1900—1930, weniger ausgiebig von 1930—1950. *Von diesem Rückgang profitierten vor allem die Kinder.* Um 1950 verteilen sich die Erstinfekte schon fast zur Hälfte auf die Jugendlichen und Erwachsenen. Mit weiterer Verlangsamung der Durchseuchung werden mehr und mehr die Erwachsenen, und zwar zunehmend höhere Altersstufen, vom Erstinfekt betroffen. Zu beachten ist, daß trotz starker Verlangsamung des Durchseuchungstempos in der theoretischen Kurve V die Reduktion der Invertoren vorübergehend noch langsamer erfolgt als von 1930 —1950. Auf ein analoges Rechnungsergebnis ist schon J. HOLM gestoßen. Erst die große Temporeduktion in der Kurve VII würde wieder einen kräftigeren Rückgang der jährlichen Invertoren mit sich bringen.

Je nach den epidemiologischen Verhältnissen können sich in kleineren oder größeren Bezirken erhebliche Unterschiede in der jährlichen Invertorenzahl der Altersklassen zeigen. Sorgen beispielsweise noch zahlreiche bovine Infektionen durch unsanierte tuberkulöse Viehbestände in einem teils ländlichen, teils industriellen Bezirk für eine relativ rasche Durchseuchung im Kindesalter, so wird die extrafamiliäre Infektion beim Abwandern der Jugendlichen in Fabrikbetriebe eine weniger hohe Zahl von Invertoren erzeugen als in einem anderen Bezirk unter gleichen Verhältnissen, aber mit bereits sanierten Viehbeständen.

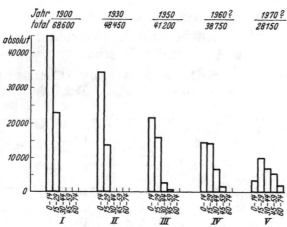

Abb. 24. Zahl der Invertoren in der Schweiz bei gleichbleibender Bevölkerungszahl von 5 Mill. in verschiedenen Altersstufen 1900, 1930, 1950, 1960, 1970

Hier wird der extrafamiliäre Infekt mit dem humanen Typus zahlreichere *Spätprimoinfektionen und -erkrankungen* zur Folge haben. Der bovine Infekt wirkte im ersten Bezirk als „Gratisvaccine", allerdings mit dem zweifelhaften Effekt größerer Frequenz von akuten, hämatogenen Streuungen im Kindesalter (Meningitis, Knochen, Gelenke, Nieren, Hirn). Der Durchseuchungsvorgang ist in seiner Dynamik viel komplizierter als er hier dargestellt ist, weil Strukturwandlungen in der Bevölkerung bezüglich der Zunahme der Einwohnerzahl, der Altersschichtung sowie Änderungen im Durchseuchungstempo in verschiedenen Zeiten ein komplexes, ohne höhere Mathematik kaum entwirrbares Geschehen ergeben.

Im *Säulendiagramm der Jahresbestände der latent Infizierten* (Abb. 25) reduziert sich die Zahl der tuberkulinpositiven Kinder von 1900—1950 auf ein Drittel. Dagegen bleibt der Jahresbestand der tuberkulinpositiven 15- und Mehrjährigen von 1900—1930 fast unverändert, eine geringe Reduktion vollzieht sich von 1930—1950. Dieses fast stationäre Verhalten ist zum Teil auf *Interferenzerscheinungen im Durchseuchungsvorgang*, zum Teil auf *Strukturwandlungen der Bevölkerung* zurückzuführen. Geburtenstarke, rascher durchseuchte Jahrgänge einer früheren Zeitperiode rücken mit einem noch hohen Bestand an Tuberkulinpositiven in eine Zeitphase mit geringerer Durchseuchungsgeschwindigkeit. Der Bestand der Tuberkulinpositiven wird noch verstärkt durch die Überalterung. Nach der Durchseuchungskurve des industriereichen, aber noch ländlichen Kantons Solothurn (IV) ist erst um 1950 ein Absinken im Jahresbestand der latent Infizierten festzustellen. Wesentlich massiver erfolgt der Rückgang nach den theoretischen Kurven V und VII.

Entsprechend der Reduktion des Durchseuchungstempos schrumpft der jährliche Bestand tuberkulinpositiver Kinder immer mehr zusammen, die tuberkulinnegativen nehmen zu. In einer nach 1950 nicht allzu fernen Durchseuchungsgeschwindigkeit übersteigt der Jahresbestand der tuberkulinnegativen Erwachsenen jenen der Kinder; die Prophylaxe durch Infektverhütung beginnt sich auch unter den Jugendlichen und Erwachsenen mehr auszuwirken.

Erhoffte massive Rückgänge in der jährlichen Zahl der Invertoren und dem Jahresbestand der Tuberkulinpositiven sind nur durch eine bedeutende weitere Ver-

langsamung der Durchseuchungsgeschwindigkeit (ammal rate) *möglich.* Ob diese Temporeduktion bei der Zunahme der bacillären Chronischkranken und dem schleppenden Rückgang des Jahresbestandes sämtlicher Offentuberkulöser so rasch erreicht wird, ist fraglich. A. R. RICH bemerkt in seiner Monographie „The Pathogenesis of Tuberculosis", daß die Frage der Bacillenträger (und subklinischen Fälle) gewöhnlich unterschätzt werde.

4. Die tuberkulöse Späterstinfektion im pathologisch-anatomischen, klinischen und epidemiologischen Aspekt.

Nach den pathologisch-anatomischen Untersuchungen NAEGELIS über den tuberkulösen Durchseuchungsgrad der Bevölkerung lastete der tuberkulöse Infekt mit seinen Krankheitsfolgen um die Jahrhundertwende vor allem auf dem Kindesalter. Die Untersuchungen von UEHLINGER und BLANGEY zu Beginn der 30er Jahre weisen auf eine eindeutige Veränderung der epidemiologischen Situation, das Kindesalter wurde vom tuberkulösen Infekt entlastet. Diese Entlastung des Kindesalters konnte zu diesem Zeitpunkt noch keine quantitative Mehrbelastung der Jugendlichen und jungen Erwachsenen durch die Späterstinfektion nach sich ziehen, denn noch rückten stark tuberkuloseinfizierte Jahrgänge aus einer Phase größerer Durchseuchungsintensität in diese Altersstufen nach. Auch die weitere Abnahme des kindlichen Infektes übertrug sich nicht in gleichem Maße auf spätere Altersklassen, denn es erfolgte gleichzeitig eine beträchtliche Reduktion der tuberkulösen Infektion überhaupt.

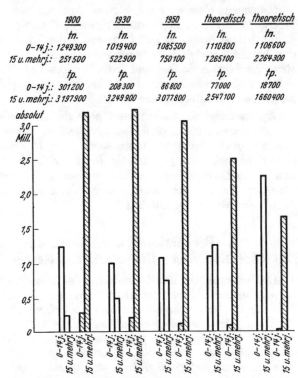

	1900	1930	1950	*theoretisch*	*theoretisch*
	tn.	*tn.*	*tn.*	*tn.*	*tn.*
0–14j.:	1249300	1019400	1085500	1110800	1106600
15 u. mehrj.:	251500	522900	750100	1265100	2264300
	tp.	*tp.*	*tp.*	*tp.*	*tp.*
0–14j.:	301200	208300	86800	77000	18700
15 u. mehrj.:	3197900	3249900	3077800	2547100	1660400

Abb. 25. Bestand der Tuberkulinnegativen und -positiven bei gleichbleibender Bevölkerungszahl von 5 Mill. in den Altersgruppen der 0—14- und 15- und mehrjährigen nach den Durchseuchungsgeschwindigkeiten um 1900, 1930, 1950 und theoretischen Jahren.

Die tuberkulöse Späterstinfektion war nach dem Durchseuchungsvorgang, wie er in den Abb. 23 und 24 skizziert ist, schon um die Jahrhundertwende von epidemiologischer Bedeutung. Doch erst mit zunehmender Verfeinerung der pathologisch-anatomischen, klinischen und radiologischen Diagnostik wurde sie in ihrer Krankheitsmanifestation als Späterstkrankung augenscheinlicher. Pathologisch-anatomisch und klinisch ist sie in ihrer Prognose auch heute umstritten, wird jedoch wegen zunehmender Retardierung der Durchseuchung epidemiologisch meistens als zunehmende Belastung empfunden.

Mit der deutlicheren Verlagerung des tuberkulösen Erstinfektes aus dem Kindesalter in die Altersstufen der Pubertät, Adoleszenz und der Erwachsenen stellen sich in den letzten Jahren hinsichtlich der Nützlichkeit dieses epidemiologischen Vorganges generell folgende zwei Fragen: Ist die Prognose der kindlichen Tuberkulosen mit ihren charakteristischen Streuformen (in Meningen, Knochen, Gelenke, Nieren, Hirn) günstiger als diejenige der postprimären Tuberkulosen des Jugendlichen und Erwachsenen (Lungen, Serosa, besonders Pleura, Organe, endokrine Drüsen) und verläuft die tertiäre Lungentuberkulose, deren Evolution in der Regel an die Altersstufen nach dem 15. Lebensjahr gebunden ist, ungünstiger durch ihre Entstehung aus einem Späterstinfekt, also durch die Verkürzung der „antephthisischen Periode" (Intervall zwischen dem Zeitpunkt der Erstinfektion und dem Ausbruch der tertiären Lungentuberkulose) ?

Beide Fragen werden in jüngeren pathologisch-anatomischen und klinisch-statistischen Untersuchungen von Autoren wie E. Uehlinger, E. Arnold, M. Jaccottet und P. Nicod, P. Press, Urech, Rochat, Bach und Ramseyer dahin beantwortet, daß die Prognose der kindlichen Tuberkulose hinsichtlich der Letalität durch ihre besonderen Streuformen eher ungünstiger ist als die Erwachsenentuberkulose und daß die pulmonale Tertiärtuberkulose des Jugendlichen und Erwachsenen durch die Verkürzung der antephthisischen Periode keine Verschlechterung der Prognose erfährt.

Epidemiologisch gesehen muß aber die Frequenzzunahme der Späterstinfekte mit der vermehrten Entwicklungsmöglichkeit zur offenen Lungentuberkulose als Nachteil gewertet werden, wenn auch nach P. Press die Lungentuberkulose des jungen Erwachsenen gegenwärtig in der Schweiz weniger häufig, weniger heftig und weniger progredient verläuft als vor 20 Jahren. Die relative Häufigkeitszunahme der Erwachsenentuberkulose unterstützt das Beharrungsvermögen der Seuche in ihrer endemischen Phase.

5. Die Herkunft der Tuberkuloseerkrankungsfälle.
Die epidemiologische Bedeutung des Reservoirs der latent Infizierten.

Die Kenntnis des Bruttobestandes der behandlungs- oder kontrollbedürftigen Sanatoriumsentlassenen der Altersstufen der 15- und Mehrjährigen, der jährlichen Zahl der In- oder Konvertoren und des Jahresbestandes sämtlicher Tuberkulin-positiven geben uns eine quantitative Vorstellung der Gruppen, eine quantenmäßige Vorstellung jener pathogen potentiellen Kräfte, aus denen die jugendlichen und erwachsenen Neuerkrankten hervorgehen. Diese selbst lassen sich ebenfalls epidemiologisch ordnen und quantenmäßig abgrenzen.

a) Rückfälle. Nach Sanatoriumsstatistiken wissen wir, daß um 30% der jährlichen Neueintritte Rückfälle betreffen (H. Birkhäuser, Steinlin), d. h. Kranke mit Exacerbationen und Neuherdsetzungen bei noch in Rückbildung begriffenen tuberkulösen Prozessen. In den Ländern der deutschen Bundesrepublik wurden im Jahre 1952 insgesamt 110 797 Neuerkrankungen an aktiver Tuberkulose (Ickert 2e) gemeldet, außerdem 46 000—50 000 Rückfälle, d. h. im Sinne von Verschlechterungen solcher Tuberkulosen, die bisher in „günstigeren" Gruppen geführt worden waren.

b) Primoerkrankungen in unmittelbarem Anschluß an den Erstinfekt. Sigrid Holm hat aus der Beobachtung von Frischinfizierten, frisch tuberkulinpositiv Gewordenen, sog. Invertoren oder Konvertoren, ermittelt, daß etwa 6% Frischinfektionen zur manifesten Erkrankung, zur Primoerkrankung führen. Darnach beträgt ihre absolute Zahl etwa 10% der Neueintritte im Sanatorium. Dieser

Prozentsatz ist sicher etwas Willkürliches. Es sei auf entsprechende pathologische Untersuchungen von E. UEHLINGER und die Beobachtungen bei Konvertoren von P. WIESMANN hingewiesen, nach welchen Erstinfekte protrahiert verlaufen und sich erst nach längerem zur manifesten Erkrankung entwickeln können. Der Übergang zur nächstfolgenden Gruppe der „latent" Infizierten ist deshalb ein fließender.

c) Das Reservoir der latenten Infektionen und latent aktiven Tuberkulosen. Nach der Ausscheidung der Rückfälle und der Erkrankungen in direktem Anschluß an den Erstinfekt müssen um 60% der Neuerkrankten aus dem Jahresbestand der seit etlicher Zeit latent Infizierten und latent aktiven Tuberkulosen kommen. Wir kennen den Zeitpunkt ihrer ersten Infektion nicht. Der Bestand dieser

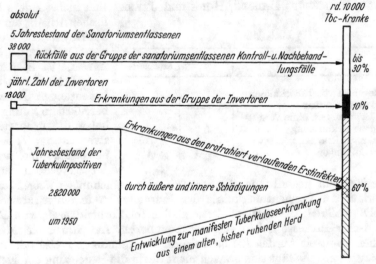

Abb. 26. Herkunft der 15- und mehrjährigen Tuberkulosekranken um 1950 in der Schweiz.

latent Infizierten (Abb. 26) bildet das große Reservoir, aus dem der größere Teil der Neuerkrankungen hervorgeht. Die Exacerbationstuberkulose durch Aufflackern eines sicht- oder unsichtbaren alten Infektherdes und die hämatogene oder bronchogene Streuungstuberkulose (Metastasierung) aus einem alten, bisher ruhenden Herd spielt zahlenmäßig immer noch eine große Rolle. *Wir müssen deshalb der Provokation des stummen Herdes zur manifesten Erkrankung durch innerlich und äußerlich (endo- und exogen) disponierende Faktoren, wie der Pubertät, Nachpubertät, Gravidität und Geburt, Lehr- und erster Berufszeit, toxischen Schäden usw., immer wieder Rechnung tragen.*

6. Die pathogene Bedeutung der Exposition und der endogenen Disposition.

In der epidemiologischen Forschung der letzten Jahrzehnte wurde jener Gruppe von Tuberkulosekranken, die einer erhöhten Expositionsgefahr ausgesetzt waren, besondere Aufmerksamkeit geschenkt, während jene Gruppe von Tuberkulösen, für die keine Exposition nachweisbar war, eher in den Hintergrund rückte. Jedem Fürsorgearzt, der Kollektive in ständiger Überwachung hält, fällt jedoch auf, wie für relativ viele beginnende Tuberkulosen keine besonderen

Expositionen zu ermitteln sind, zum Teil auch für Erkrankungen im nahen Anschluß an den Erstinfekt. Diese Tatsache bringt uns die pathogen potentiellen Kräfte der „Latenz" noch stärker zum Bewußtsein. Sie unterstreicht die Bedeutung krankheitsfördernder, endogener Faktoren.

Die zahlenmäßige Bedeutung dieses endogen bedingten Vorganges unterstreichen schulärztliche Untersuchungen und Nachkontrollen von Schulentlassenen von E. SCHROEDER und klinisch-fürsorgerische Erhebungen von D. VOGT und anderen Autoren wie B. SÖDERLING, S. HOLM, F. GEIGER und E. M. LINCOLN, wonach Kinder, die eine Erstinfektion überstanden haben, durch neue exogene Infektionen nicht nachweisbar gefährdet sind, aber in 10—20% später an einem endogen entstandenen Rezidiv erkranken.

Gruppenbeobachtungen bei Jugendlichen und Erwachsenen von MALMROS und HEDVALL; HEIMBECK; MADSEN, HOLM und JENSEN und insbesondere der englischen Arbeitsgemeinschaft des Royal College of Physicians (M. DANIELS, F. RIDEHALGH, V. H. SPRINGETT und J. M. HALL) in ihrer bedeutenden Arbeit „Tuberculosis in Young Adults" heben die Proportionalität zwischen der Tuberkulosemorbidität und dem Grad der Exposition hervor.

Tabelle 20.

	Exponierte	Nicht-exponierte
Keine Residuen von tuberkulösen Prozessen erkennbar	rund 90	96
Residuen vorhanden, ohne vorausgegangene Erkrankung	8	3
Residuen nach Erkrankung, sowie Neuerkrankungen	2—3	1

In seiner sehr gründlichen Monographie „Untersuchungen über Entstehung und Verlauf der Lungentuberkulose der Erwachsenen in einem kontrollierten Kollektiv" stellt H. BIRKHÄUSER fest, „daß beim Vorhandensein von Residuen pathologischer Prozesse neben ehemals exponierten Individuen ein *Mehrfaches* an solchen ermittelt werden kann, die *nicht* in besonderer Weise der Infektion ausgesetzt waren. Es läßt sich danach nicht allein die Bedeutung der Exposition für die Pathogenese abschätzen, sondern es tritt — gewissermaßen als Folie, vor welcher sich die bekanntere Gruppe abhebt — die größere und weniger auffällige Zahl jener Personen hervor, in denen nach einmal erfolgter Primärinfektion offenbar nicht durch Superinfektion, sondern aus verborgenen *inneren* Gründen tuberkulöse Prozesse entstehen."

In Tabelle 20 stellt BIRKHÄUSER als Vergleich 100 Exponierten gleichviel Nichtexponierte gegenüber.

Wenn H. BIRKHÄUSER bei der Gegenüberstellung von Tuberkuloseerkrankungen mit und ohne nachweisbare Exposition schreibt, daß „der Eindruck des Bedrohlichen auf dem Unterschied zwischen Verhältniszahlen, nicht aber zwischen absoluten Werten beruht", so unterstreicht er die Bedeutung pathogen potentieller Kräfte, wie sie A. OTT durch die Berechnung des Jahresbestandes der latent Infizierten aufzeigte.

Die immer häufigere Verlegung des tuberkulösen Erstinfektes aus dem familiären Tuberkulosemilieu in eine größere extrafamiliäre Gemeinschaft oder auf eine Gelegenheitsinfektion im gesteigerten allgemeinen Verkehr haben den Infektionsvorgang quantitativ gewandelt. *Infekt und Superinfekt sind in westeuropäischen Ländern weniger häufig und weniger massiv geworden. Trotzdem genügt die Zahl der noch streuenden unbekannten und bekannten Offentuberkulösen, ein großes Reservoir von latent Infizierten und latent aktiven Tuberkulosen zu unterhalten. Aus diesem pathogen potentiellen Reservoir und aus den Gruppen der Invertoren und der Sanatoriumsentlassenen gehen Neuerkrankungen und Rückfälle hervor, die nach* H. BIRKHÄUSER *in einem schweizerischen Arbeitskollektiv unter optimalen Lebens- und Arbeitsbedingungen eine beharrliche Morbidität von 1—2⁰/₀₀,* nach A. OTT *in der 15- und mehrjährigen Schweizer Bevölkerung eine solche von 2—3⁰/₀₀ bedingen.*

Die beunruhigende Erscheinung einer beharrlichen Tuberkulosemorbidität, die in dem Phänomen der unterbrochenen Korrelation zwischen Mortalität und Morbidität zum Ausdruck kommt, zeigt deutlich, daß die Tuberkuloseseuche in ihrer endemischen Phase noch über eine unbestimmte Zeit weiter wirken wird.

7. Reversion und exogene Neuherdsetzung.

Epidemiologisch interessant, doch zahlenmäßig vorläufig weniger ins Gewicht fallend, ist die Frage der *Reversion,* d. h. das Erlöschen der Allergie nach früher erfolgter tuberkulöser Infektion bei biologischer Ausheilung des Infektherdes und die *Wiedererkrankung durch exogene Neuherdsetzung.*

Schon ASCHOFF und PUHL haben der phthisischen Primär- und Reinfektion in der Lunge ihre Aufmerksamkeit geschenkt. PUHL hat dazu die histologischen Untersuchungen ausgeführt. Er beschreibt im Gegensatz zum Primärkomplex ungefähr erbsgroße Lungenherde mit käsiger Kernzone und breiter Doppelkapsel. PUHL betrachtet diese Herde als exogene Reinfekte, die, wie der Primärkomplex, zur Abheilung gebracht werden und die sich bei Erwachsenen recht häufig finden. Dieser Auffassung schließt sich TERPLAN an.

MEDLAR mißt dem exogenen Reinfekt in seiner kürzlich erschienenen Arbeit „The behavior of pulmonary tuberculous lesions" ganz besondere Bedeutung bei. Nach ihm sind nach dem 50. Lebensjahr über 70% (71%) Lungentuberkulosen Reinfektionsphthisen, wobei der Wendepunkt zum Überwiegen der Reinfektions- über die Primärphthisen um das 40. Lebensjahr liegt. MEDLAR, der übrigens seine „Neuentdeckungen" ohne Rücksicht bereits bestehender Untersuchungsergebnisse publizierte, geht in seiner Vereinfachung der Reinfektionsprobleme zu weit. Überdies erfolgen sie ohne eingehende Auseinandersetzung mit der Allergie und Immunität.

Die Möglichkeit einer Reinfektionsphthise, wobei vorausgesetzt werden muß, daß die Immunität und Allergie durch den Primärinfekt ausgelöscht seien, wird durch die Frequenzverminderung der Superinfektionen und die Überalterung größer. Der Organismus kann aber auf den Reinfekt nicht ganz gleich reagieren, der Reinfekt biologisch nie ganz denselben Verlauf nehmen wie der Primärinfekt. Mögen die Immunität und Allergie im Sinne einer biologischen Ausheilung des Infektherdes erloschen sein, so trifft der Reinfekt einen in der Abwehr doch bereits geübteren Organismus. Nach BALDWIN-GARDNER-WILLIS werden mit einem abgeschwächten TB-Bacillenstamm infizierte und wieder tuberkulinnegativ gewordene Meerschweinchen nach einer Reinfektion mit einem virulenten Bacillenstamm rascher tuberkulinpositiv als Kontrolltiere. SAENZ und CANETTI stellten überdies bei über 50jährigen tuberkulinnegativ gewordenen Individuen fest, daß sie nach subcutaner Injektion von $^1/_{10}$ mg Tuberkulin bereits in 6—15 Tagen wieder tuberkulinpositiv waren.

Nach einem *Tuberkulinkataster 1953/54 in 3 Bezirken des Kantons Aargau* (Schweiz) fanden TH. BAUMANN und B. WIDMER in der Altersstufe der 50—55jährigen etwa 91% tuberkulinpositive Probanden. Die Tuberkulinnegativen dieser und der nachfolgenden Altersstufen sind kaum einer tuberkulösen Infektion entgangen, entstammen sie doch noch einer Zeitperiode mit rascherem Durchseuchungstempo. Es kann sich somit um biologische Ausheilungen des tuberkulösen Infektherdes handeln.

Im *Tuberkulinkataster der japanischen Bevölkerung*[1] wurde der Höhepunkt der Durchseuchung mit 71% bereits bei den 14jährigen erreicht. Nach einem Verweilen auf diesem Prozentsatz erfolgt nach der Altersklasse der 50—54jährigen wieder ein langsamer Rückgang. Daß der Prozentsatz der Tuberkulinpositiven 71% nicht übersteigt, ist bei dem nachgewiesenen raschen Durchseuchungstempo auffällig. Für die vielen negativen Tuberkulinreaktionen in den höheren Altersstufen kann die biologische Ausheilung des Primärherdes kaum geltend gemacht werden, da bei der starken Penetranz der Seuche Reinfektionen auftreten müssen und nach Saenz und Canetti nach dem Reinfekt ein rascheres Wiederauftreten der positiven Allergie erfolgt. Ob dieses besondere Resultat des Tuberkulinkatasters durch die Methodik der Tuberkulinprobe oder das Tuberkulin selbst bedingt ist oder durch eine Eigentümlichkeit der Rasse eine positive Anergie[2] vorliegt, ist eine Angelegenheit der japanischen Tuberkuloseforschung. *Jedenfalls können für das Negativwerden der Tuberkulinreaktion in höheren Altersstufen noch andere Faktoren im Spiele sein als die biologische Ausheilung.*

8. Bewegungen im Durchseuchungsindex anderer europäischer und außereuropäischer Länder.

a) Nachweis der Frequenzzunahme der Spätprimoerkrankung durch Tuberkulintestreihen bei den Schulentlassenen in verschiedenen Ländern.

Die etappenweise Bestimmung des Durchseuchungsindex durch Sektionsbefunde von Naegeli (um 1900), Reinhart (1915/16), sowie Uehlinger und Blangey (1933/34 und ersterem nochmals 1947), ergänzt durch Tuberkulinreihen, ergaben eine einmalige Beurteilungsmöglichkeit der Retardierung der Tuberkulosedurchseuchung in der Schweiz seit 1900.

Mit dem Beginn von Tuberkulinstichproben besonders seit den 20er und 30er Jahren wurde auch in anderen europäischen und außereuropäischen Ländern eine Verlangsamung der Durchseuchungsgeschwindigkeit festgestellt. Die von M. Arborelius in seiner Arbeit „Die Tuberkulose bei einer weniger oder gar nicht durchseuchten Bevölkerung" zusammengestellten Tuberkulinreihen von Nordamerika, Canada, Dänemark, Norwegen, Schweden, Deutschland, Österreich u. a. zeigen, daß während diesen 2 Jahrzehnten der Prozentsatz der tuberkulinpositiv Schulentlassenen in den genannten Ländern je nach ländlichen und städtischen Verhältnissen zwischen 30—75% variierte, also beträchtlich unter jenem um die Jahrhundertwende lag. Länder mit niedrigen Tuberkulosemortalitätsziffern wiesen im allgemeinen auch die tieferen Durchseuchungsindices auf.

Je nach der Geburtenstärke von nachrückenden Jahrgängen aus einer Phase größerer Durchseuchungsintensität erfolgte eine kleinere oder größere Zunahme von tuberkulösen Erstinfektionen während der Pubertät und Nachpubertät. *Das Nachholen „versäumter" Erstinfektionen in der Kindheit benötigt eine gewisse Zeitspanne*, um sich in einer deutlichen Frequenzzunahme von Spätersterstinfektionen und -erkrankungen auszuwirken.

b) Der Durchseuchungsindex der Tuberkulose als Gradmesser für Erschütterungen im sozialen und hygienischen Gefüge einer Bevölkerung.

Der Durchseuchungsindex der Tuberkulose wird oft als Gradmesser des Standes der Hygiene und der Tuberkuloseabwehr im besonderen aufgeführt. Dies

---

[1] Siehe Fußnote S. 120.

[2] Positive Anergie = negative Tuberkulinreaktion als Folge einer heilenden oder geheilten Tuberkulose oder als Folge einer Desensibilisierung.

mit guter Begründung, denn auf außergewöhnliche Erschütterungen im sozialen und hygienischen Gefüge eines Volkes antwortet der Index rasch und untrüglich. Ein überzeugendes Beispiel vermitteln die Bewegungen im Durchseuchungsindex in Deutschland vor, während und nach dem 2. Weltkrieg.

STEINHOFF hat unter Benützung von Tuberkulinreihen von PERETTI, GAMMITZ, KLEIN und SCHROEDER aus den 20er und 30er Jahren in ländlichen und städtischen Bezirken, sowie Tuberkulinkatastern von HEIN während und unmittelbar nach dem Kriege die Reaktionen des Index auf die Geschehnisse des Krieges und des Flüchtlingsstromes von Ost nach West in überzeugender Weise dargelegt (Abb. 27).

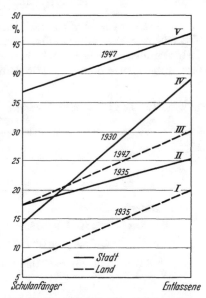

Die graphische Darstellung der Abb. 27 zeigt die Prozentwerte tuberkulinpositiver Schulanfänger und -entlassener aus ländlichen und städtischen Bezirken aus dem Nachkriegsjahre 1947 sowie die entsprechenden Werte vor dem 2. Weltkrieg. Aus der Darstellung geht eine eindeutige stärkere Durchseuchung der Schuljugend in der Nachkriegszeit hervor, stärker ausgeprägt in der Stadt als auf dem Lande.

Die raschere Durchseuchung der deutschen Bevölkerung setzte bereits während des Krieges mit der Evakuierung der Großstadtbevölkerung ein, mit der sich auch viele Tuberkulosekranke aufs Land verzogen. Damals wurde neben der stärkeren Allgemeindurchseuchung eine plötzliche Zunahme von Erstinfekten bei den 18—22jährigen unter der Landbevölkerung festgestellt.

Die Durchseuchungswelle schlug mit dem Zusammenbruch der Ostfront und der Flucht von Millionen von Menschen nach dem Westen noch höher. Die anfänglich ungenügende fürsorgerische Betreuung von Tuberkulosekranken und ein furchtbares

Abb. 27. Bewegungen im Durchseuchungsindex der Tuberkulose in Deutschland vor, während und nach dem 2. Weltkrieg. Nur Moro-Positive bei Schulanfängern und -entlassenen. V. 1947 Kreisstadt in Schleswig-Holstein. IV. 1930 mittlere Industriestadt in Westfalen. (Nach GAMMITZ.) III. 1947 Landkreis in Schleswig-Holstein. II. 1935 mittlere Industriestadt in Westfalen. (Nach GAMMITZ.) I. 1935 Landkreis in Westfalen. (Nach KLEIN.)

Wohnungselend durch die Bombenzerstörungen in den Städten öffneten unzählige Schleusen von Infektionsquellen. Diese Durchseuchungswelle hatte zur Folge, daß im Jahre 1947 (HEIN) auf dem Lande die Tuberkulinprobe bei den Schulkindern aller Jahrgänge um 10% und in der Stadt um 20% höher als vor dem 2. Weltkrieg lag. Auf dem Lande waren die 13—15jährigen zu etwa 45%, die Stadtjugend im Alter von 13—15 Jahren zu etwa 64% und die 16- bis 20jährigen fast zu 75% tuberkulös infiziert.

Mit dem Tuberkulinkataster war vor und zu Beginn des 2. Weltkrieges eine Verschiebung der Erstinfektionsperiode über das Pubertätsalter hinaus in die Altersstufen der jungen Erwachsenen nachgewiesen worden. Während und nach dem Kriege erfolgte durch die Seuchenwelle eine Rückverlegung der Erstinfektionsperiode in das Schulkindalter.

Diese tertiäre Seuchenwelle (nach GOTTSTEIN) während des 2. Weltkrieges in Deutschland hob also nicht nur vorübergehend die Tuberkulosemortalität durch „Vorweg-Todesfälle", die Bewegungen griffen auch auf den Durchseuchungsindex und die Morbidität über und werden ihre Nachwirkungen in diesen Werten noch über Jahre ausüben. *Der latente Infektionszustand der Bevölkerung wurde durch die Rückverlegung der Erstinfektperiode in die Schuljugend quantenmäßig vergrößert.* Ob damit nachwirkend eine qualitative Wandlung im Krankheitsgeschehen verbunden sein wird, ist Sache der Kliniker nachzuprüfen.

c) Der Durchseuchungsindex als Indicator für die Entwicklung einer Tuberkuloseseuchenwelle.

(Beispiel: Französisch-Afrika.)

In Französisch-Afrika, im Senegal, wurde um 1840 die Tuberkulose von THEVENOT selten vorgefunden. In Dörfern, versteckt durch den Busch, gaben Tuberkulinstichproben noch bis zum 1. Weltkrieg ein von der Tuberkulose fast unberührtes Terrain. Mit dem Einsatz der Senegalschützen auf den euro-

Tabelle 21[1]. *Tuberkulosedurchseuchungsindex in der Gegend von Lille und in Senegal 1910 und 1950.*

	Gegend von Lille			Senegal		
	0—1 Jahr %	1—15 Jahre %	Erwachsene %	0—1 Jahr %	1—15 Jahre %	Erwachsene %
CALMETTE 1910	5,6	77	89	2	18	15
GERNEZ-RIEUX für Lille (1950) .	0,24	29	49	7		
BOIRON für Dakar				7	35	65

[1] Aus „Bulletin de l'Union Internationale contre la tuberculose", 1955. Vol. XXV, No. 1—2.

päischen Schlachtfeldern des 1. Weltkrieges wurden diese nur ganz vereinzelt tuberkulinpositiven Soldaten von schwersten, akuten Tuberkuloseformen mit großen mediastinalen und mesenterialen Drüsenschwellungen und Beteiligung der serösen Häute befallen. Diese Feststellungen von BORREL im 1. Weltkrieg wurden zum Teil wieder im 2. Weltkrieg von RAOULT bestätigt.

Durch Tuberkulinreihen stellten CALMETTE-*Schüler* um 1910 im Senegal einen sehr niedrigen Durchseuchungsindex fest, während CALMETTE selbst in der Region von Lille einen sehr hohen konstatierte. Vier Jahrzehnte später erfolgte Nachprüfungen deckten einen eindrucksvollen, für die Kolonie beängstigenden Umkehrvorgang auf, einen Rückgang des Durchseuchungstempos in Lille, eine Beschleunigung in der Kolonie (Tabelle 21).

Die rasche Entwicklung von Industrie und Handel, verbunden mit einer rapiden Urbanisierung schufen in den Kolonien von Französisch-Afrika ein Stadtproletariat, das durch enges Wohnen, Unterernährung und Alkoholismus wie jene Industriebevölkerung zu Beginn des 19. Jahrhunderts in England, Frankreich und Deutschland einer Tuberkuloseepidemie zum Opfer zu fallen droht (sekundäre Epidemiewelle nach GOTTSTEIN). *Die Penetranz, und das Kommen und Gehen der Tuberkuloseseuche wollen sich hier erneut in ihrer Gesetzmäßigkeit einer Epidemiewelle bestätigen.* Gestützt auf das französische Gesetz vom 5. Januar 1950 soll ein Dekret alle verfügbaren antituberkulösen Maßnahmen (Fürsorgezentren, spezifisch-medikamentöse und chirurgische Behandlung, Schirmbild, Schutzimpfung) zum Einsatz bringen und das düstere Schauspiel früherer Jahrhunderte verhüten.

IV. Der Einsatz der antituberkulösen Abwehrmaßnahmen im einzelnen Infektionsgeschehen und im gesamten Seuchenvorgang.

Im vereinzelten Infektionsgeschehen schließt sich immer wieder der fatale Kreis: Infektion—Erkrankung—Infektion. In diesen verhängnisvollen Ring des Tuberkulosegeschehens greifen wir mit unserer ärztlichen Hilfe für den Kranken und mit vorbeugenden Maßnahmen zum Schutze der gefährdeten Umgebung ein. Gegen die Großzahl der sich wiederholenden Einzelgeschehnisse richten wir zum Schutze größerer Kollektive und der gesamten Bevölkerung unsere prophylaktischen Maßnahmen großen Stils. Wir greifen den Feind an seinen kleinen Einzelstellungen und in seinen starken Positionen an (Abb. 28).

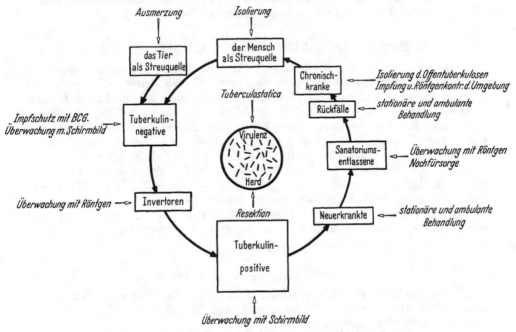

Abb. 28. Der Kampf gegen die Tuberkulose an den verschiedenen Fronten.

1. Bisherige antituberkulöse Abwehrmaßnahmen.

In der bisherigen Abwehr der Tuberkulose als Volksseuche sind die speziellen, antituberkulösen Bestrebungen von den akzessorischen Hilfsfaktoren der allgemeinen Gesundheitspflege und der Verbesserung des allgemeinen Lebensstandards zu unterscheiden.

a) Spezielle antituberkulöse Maßnahmen.

α) Seuchenprophylaxe. 1. Expositionsprophylaxe. Isolierung der Offentuberkulösen, Bacillennachweis mit den bisher bekannten Methoden, Sputum- und Raumdesinfektion, Konsultationen und Hausbesuche der Fürsorgerinnen, Umgebungs-, Kontroll- und Reihenuntersuchungen mit Durchleuchtungen, Großaufnahmen, Schirmbild und Tuberkulin. Sanierung der tuberkuloseinfizierten Viehbestände, Pasteurisierung der Milch. *2. Dispositionsprophylaxe.* Prophylaktische Ruhekur der Invertoren, Schutzimpfung (BCG.).

β) Klinik. Konservative Heilstättenbehandlung, reversible und irreversible Kollapsbehandlung, Tuberkulosestatica, Resektion.

γ) Readaption. Schonende Wiedereingliederung des Tuberkulösen in den Arbeitsprozeß, Invalidenfürsorge, insbesondere für Patienten mit insuffizienter Atemfunktion und chronisch Offentuberkulöse.

δ) Forschung. Bakteriologische, pathologisch-anatomische, klinische, pharmazeutische, klimatologische, epidemiologische und sozialwirtschaftliche.

b) Akzessorische Hilfsfaktoren.

α) Allgemeine Gesundheitspflege. Wohnungs- und Betriebshygiene, Ernährung, geistige und körperliche Entspannung u. a. m.

β) Sozialeinrichtungen im weitesten Sinne (wie z. B. Krankenversicherung, Kinderzulagen, Ferien, Alters- und Invalidenpension u. a. m.).

2. Revision des antituberkulösen Arbeitsprogramms.

Trotz einer regressiven Eigentendenz der Tuberkulose und trotz einem jahrzehntelangen enormen Aufwand an seuchenprophylaktischen, klinischen und sozialen Bemühungen wird die endemische Seuchenphase nur langsam überwunden. Die Frage, ob die Klinik in Verbindung mit der pharmazeutischen Forschung für die chemische Vernichtung des Tuberkelbacillus, die „sterilisatio magna" ohne Schädigung des menschlichen Organismus das adäquate, antibiotische oder chemische Mittel noch finden wird, bleibt offen.

Unter den gegebenen Verhältnissen muß heute mit den uns zur Verfügung stehenden Methoden eine intensivere Infektverhütung angestrebt werden. Die Tuberkulose ist in erster Linie als Infektion zu bekämpfen.

Die nachfolgenden infektverhütenden Methoden sind in Ausdehnung und Intensität der Durchführung den jeweiligen epidemiologischen Verhältnissen einer Region oder eines Landes anzupassen.

a) Individuelle Maßnahmen und Kontrollen.

α) Die *Isolierung der Offentuberkulösen* ist streng durchzuführen. Die hierzu notwendigen Betten müssen in Sanatorien und Tuberkulosestationen der Spitäler in genügender Zahl vorhanden sein.

β) Umgebungsuntersuchungen sind im Haushalt, am Arbeitsplatz und in Schulen systematisch weiterzuführen.

γ) Bekannte *In- oder Konvertoren* mit und ohne klinisch oder radiologisch manifeste Zeichen sind über die Zeit der Streugefahr periodisch zu überwachen und bei familiärer Krankheitsdisposition ist eine prophylaktische Ruhekur anzuordnen.

Ob die *Chemoprophylaxe* bei den Invertoren ohne klinisch oder radiologisch manifeste Zeichen durchzuführen ist, hängt davon ab, ob eine prophylaktische Ruhekur möglich ist oder nicht; sie kann aus sozialen Gründen indiziert sein.

δ) Die *Träger von pulmonalen tuberkulösen Residuen* sind in regelmäßigen Durchleuchtungs- oder Schirmbilduntersuchungen zu kontrollieren.

ε) Individuelle Tuberkuloseschutzimpfung im tuberkulösen Milieu.

b) Kollektive Kontrollen und Maßnahmen.

α) Laufende *Überwachung des Durchseuchungsindex* mit Tuberkulinreihen, insbesondere in den gefährdeten Altersstufen zwecks Ermittlung von Streuquellen und Invertoren, sowie Kontrolle der generellen Durchseuchungsverhältnisse.

β) Regelmäßige, alljährlich oder zumindest in 2jährigem Turnus durchgeführte *Schirmbilduntersuchungen in Arbeitskollektiven und in besonders gefährdeten und gefährdenden Berufen* (Lehr-, Post-, Bahn- und Bankpersonal, öffentliche Verwaltungen, Medizinstudenten, Pflegepersonal, Chauffeure, Gastgewerbe u. a. m.), Kollektivuntersuchungen im Militär, besonders in Rekrutenschulen.

γ) Röntgenkontrolle während der Gravidität und post partum, der Diabetiker und Spitalinsassen.

δ) In größeren Zeitabständen *Schirmbilduntersuchungen von ganzen Bevölkerungsgruppen,* unter Erfassung, insbesondere der älteren Generationen (bacilläre, streuende Alterstuberkulosen).

ε) Kollektive Tuberkuloseschutzimpfung bei den Jugendlichen und jungen Erwachsenen.

ζ) Aufklärung zur Vermeidung exogener Schädigungen durch Genußmittel (Alkohol, Nicotin), Überanstrengung im Sport und Vergnügen, Verhütung von beruflichen Schädigungen (Betriebsinspektorat). Überwachung der Silikosefälle.

c) Bekämpfung der Rindertuberkulose.

3. Gezielte und rationelle Durchführung der seuchenprophylaktischen Kollektivverfahren.

Die antituberkulösen Maßnahmen müssen sich ganz besonders bei ihrer kollektiven Durchführung nach epidemiologischen Gesichtspunkten ausrichten.

a) Das Schirmbildverfahren.

Eine *Leistungssteigerung des Schirmbildverfahrens* ist weniger in einer möglichst großen Breitenausdehnung mit notwendigerweise längeren Zeitintervallen zwischen den Aktionen als vielmehr in einer Verkürzung des Zeitintervalls bei den untersuchten Arbeitskollektiven zu suchen. Die Abklärung der beanstandeten wichtigen Befunde ist einerseits rationeller durchführbar, und andererseits kann vom Arbeitskollektiv in wirksamer Weise in das Milieu der gefährdeten Familie eingedrungen werden.

Im *Kanton Solothurn* (Schweiz) z. B. wurde das Schirmbildverfahren bisher mit Absicht vorerst in den großen Kollektiven der Industrie (Tabelle 6) und erst nach 4maligem Durchgang des Verfahrens auf die übrige Bevölkerung ausgedehnt. In Ländern mit raschem Rückgang der Tuberkulosemorbidität wie *Dänemark und Holland* wird nach bisher durchgeführten Schirmbilduntersuchungen der gesamten Bevölkerung auf die rationellere Ausbeute in den Betrieben und besonders gefährdeten Berufsgruppen umgestellt.

Auch aus Gründen der Arbeits- und Finanzbelastung stellt sich im Schirmbildverfahren öfters die *Frage der rationellen Ausbeute.* Der Epidemiologie steht hier die Aufgabe zu, auf einen gewissen Leerlauf in wenig oder undurchseuchten Altersklassen und eine mehr gezielte Arbeitsweise hinzuweisen. In Regionen mit sehr langsamer Durchseuchung kann auf das Schirmbild und den kollektiven Impfschutz in den Schulen verzichtet und die tuberkulinpositiven Schulkinder können durchleuchtet werden.

b) Die Tuberkuloseschutzimpfung (BCG.).

Auch in der Tuberkuloseschutzimpfung haben für eine sinnvolle Durchführung immer wieder epidemiologische Studien voranzugehen. In Bevölkerungen mit

noch rascher Durchseuchung muß die Impfung bereits kollektiv im Kleinkindesalter beginnen. In einer Phase ruhigerer Penetranz der Seuche kann sie sich
beim Kleinkind auf das tuberkulöse Milieu, im Schulalter auf die Jahre des
Milieuwechsels beim Schuleintritt und -austritt beschränken. In den west-

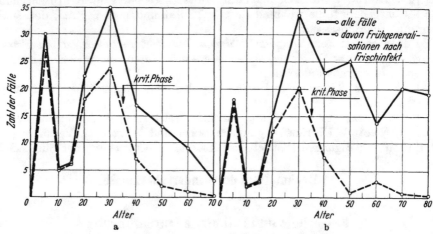

Abb. 29a u. b. a Fälle von Meningitis tuberculosa; b Fälle von Miliartuberkulose aus dem St. Galler
Obduktionsgut der Jahre 1941—1950. (Nach E. Uehlinger.)

europäischen Ländern liegt heute außer dem gefährdeten Kleinkind im tuberkulösen Milieu zumeist die Hauptindikation zur Schutzimpfung bei den Schul-

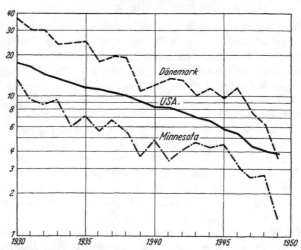

Abb. 30. Rascherer Rückgang der Tuberkulosemortalität bei den Kindern unter 15 Jahren in Minnesota seit
1945 ohne BCG.-Vaccination gegenüber Dänemark mit Schutzimpfung. (Nach D. T. Smith.)

entlassenen und jungen Erwachsenen. Diese Altersgruppen weisen nach F. Redeker, A. Ott u. a. eine erhöhte Disposition zur Tuberkuloseerkrankung auf,
entweder aus einem schon in der Kindheit erworbenen Primoinfekt oder später
in unmittelbarem Anschluß an den Erstinfekt.

E. Uehlinger hat durch die Bearbeitung des Obduktionsgutes von 217 Fällen
von Miliartuberkulose und 249 Fällen von Meningitis tuberculosa aus dem
Pathologisch-anatomischen Institut Zürich aus dem Jahrzehnt 1923—1932

hämatogene Hauptstreuperioden im 1., 3. und 7. Lebensjahrzehnt nachgewiesen. Das von ihm auch am Pathologisch-anatomischen Institut St. Gallen für das Jahrzehnt 1941—1950 zusammengestellte Sektionsgut (Abb. 29) über dieselben hämatogenen Streuformen weist mit dem Zürcher Material völlige Übereinstimmung auf. Nach diesen Obduktionsergebnissen ist *die Schutzimpfung als Prophylakticum gegen Frühgeneralisationen aus dem Frischinfekt bis zum etwa 35. Lebensjahr besonders indiziert.*

Durch die Gegenüberstellung der Tuberkulosemortalitätskurven im Kindesalter von Ländern mit und ohne Durchführung der *BCG.-Schutzimpfung* wurde der Wert des Impfverfahrens trotz vieler mit aller Sorgfalt durchgeführten und den Wert der Impfung beweisenden Statistiken als immer noch problematisch hingestellt.

Das Beispiel der Abb. 30, einer rascheren Senkung der Kindermortalität durch Tuberkulose in Minnesota ohne BCG.-Vaccination gegenüber jener Dänemarks mit Schutzimpfung könnte Verwirrung stiften. Der Impfeffekt wird dadurch jedoch nicht in Frage gestellt, lediglich dürfte das Beispiel Minnesota die aus der Tuberkuloseprophylaxe im Säuglingsalter bekannte Tatsache bestätigen, daß eine in- und extensive Expositionsprophylaxe bei bestimmten geo- und demographischen Voraussetzungen denselben Effekt in der Tuberkulosemorbidität und -mortalität erzielen kann wie eine *zusätzliche* Dispositionsprophylaxe unter ungünstigeren Bedingungen.

c) Die Verhütung der bovinen Infektion beim Menschen durch Ausmerzung der Rindertuberkulose.

Über die *Verbreitung der bovinen Tuberkuloseinfektion beim Menschen und ihre erfolgreiche Bekämpfung durch die Sanierung infizierter Rinderbestände* geben die geographischen Verteilungen der Typus bovinus- und der Typus humanus-Tuberkulosefälle in der Ostschweiz eine überzeugende Darstellung. In den von E. WIESMANN systematisch durchuntersuchten tuberkelbacillenhaltigen Materialien in den Jahren 1946, 1947 und zu Beginn von 1948 ließen sich in den von tuberkulosekranken Viehbeständen befreiten Gebieten keine Tuberkelbacillen vom bovinen Typus nachweisen. Die Verbreitung des humanen Typus ist in den beiden Gebieten mit sanierten und unsanierten Viehbeständen ziemlich gleichmäßig und entspricht ungefähr proportional der Bevölkerungsdichte.

d) Gesetzgebung in der Tuberkuloseprophylaxe.

Alle antituberkulösen Maßnahmen müssen sich immer wieder einer veränderten epidemiologischen Situation anpassen. Starre gesetzgeberische Reglementierung erschwert deshalb eine elastische Vorbeugung. Diese Gefahr besteht z. B. bei gesetzlich verfügten Obligatorien. Bei verändertem Seuchenablauf kann das notwendige Abrücken von obligatorisch erklärten Maßnahmen vom Publikum als Eingeständnis ihrer Fragwürdigkeit ausgelegt werden, während eine freiwillige Beteiligung der Bevölkerung an kollektiven Schutzmaßnahmen auch ihre positve Zustimmung voraussetzt. Die Durchführung der Schutzmaßnahmen auf der Basis der Freiwilligkeit erfordert mehr Aufklärungsarbeit, lohnt sich aber im Hinblick auf eine von der Notwendigkeit überzeugten Bevölkerung.

In der *Schweiz* hat sich das *Bundesgesetz betreffend Maßnahmen gegen die Tuberkulose vom 13. Juni 1928* als Rahmengesetz und Grundlage für kantonale Gesetze und Erlasse bewährt. Neben den eigentlichen vorbeugenden kantonalen Verordnungen dient das Gesetz sowohl für die Ausrichtung von Bundes- wie

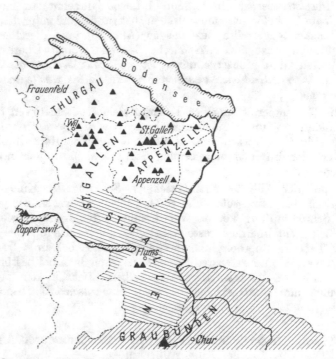

Abb. 31. Geographische Verteilung der Typus bovinus-Tuberkulosefälle. (Nach WIESMANN.)

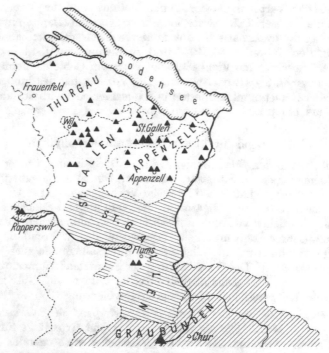

Abb. 32. Geographische Verteilung der Typus humanus-Tuberkulosefälle (Nach WIESMANN).

Kantons- und Gemeindesubventionen. Die Durchführung der Prophylaxe wird unter Mitwirkung von Amtsärzten den privaten Tuberkuloseligen übertragen. Die Loslösung der Tuberkuloseprophylaxe von der staatlichen und kommunalen Verwaltung hat sich in der Schweiz sehr gut bewährt. Die Amtsärzte werden zumeist in ihrer Amtsfunktion nur dort angerufen, wo die Isolierung von renitenten Offentuberkulösen auf Schwierigkeiten stößt. Damit ist für den verantwortungsbewußten tuberkulosekranken Bürger jedoch jegliches Gefühl von Freiheitsbeschränkung ausgeschaltet.

V. Der volkswirtschaftliche Schaden durch die Tuberkuloseseuche.

Die quantitativen Wandlungen im manifesten Krankheitsgeschehen der Tuberkulose sind von Änderungen in dem von der Seuche verursachten volkswirtschaftlichen Schaden begleitet. Bis zur Umformung der Tuberkulosemortalitätskurve zur Sterblichkeitskurve der Alterskrankheiten fiel der größte, durch die Seuche verursachte Volksschaden mit der hohen Ziffer der letalen Tuberkulosen in den Altersstufen der Jugendlichen und jungen Erwachsenen zusammen. Der vorzeitige Tod des Tuberkulosekranken im Alter der Erwerbsfähigkeit verminderte das Nationaleinkommen. Die allmähliche Abtragung des Sterbegipfels der erwerbsfähigen Altersklassen mußte mit bedeutenden finanziellen Mehraufwendungen für die Behandlung der Kranken, die soziale Beihilfe für ihre Familie und invalide Chronischkranke erkauft werden. *Eine epidemiologisch sanierte Tuberkulose bleibt oft wegen dauernder Körperschädigung eine schwere soziale Belastung.* Der schleppende Rückgang der Tuberkulosemorbidität läßt für die nächste Zukunft noch keine Entlastung von diesen Aufwendungen erhoffen. Durch die Verhütung oder Verschiebung des Tuberkulosetodes in höhere Altersstufen erfolgte lediglich eine Umlagerung der finanziellen Belastungen innerhalb des globalen Schadens.

In einer Untersuchung über den volkswirtschaftlichen Schaden der Tuberkuloseseuche in der Schweiz in den Jahren 1940 und 1949, also vor und nach Einführung der Tuberkulostatica und der Resektion konnte A. OTT (2) nachweisen, daß die *erfaßbaren Gesamtaufwendungen* in diesem Zeitraum von rund 41 auf 73 Mill., also um 80%, angestiegen waren. Würden als Vergleichsbasis ohne Berücksichtigung der Geldentwertung, die unkorrigierten Totalaufwendungen des Jahres 1940 von 26 Mill. zum Vergleich gesetzt, so wäre sogar eine Steigerung von 180% zu verzeichnen. In diesen materiellen Belastungen ist der Verlust durch Erwerbsausfall nicht inbegriffen.

In der erwähnten Studie von A. OTT wurden die finanziellen Ausgaben für die Tuberkuloseprophylaxe mit rund 5% der Gesamtaufwendungen ermittelt. Eine finanzielle Leistungssteigerung für kollektive Schutzmaßnahmen (Schirmbild, BCG., Sozialhilfe für bacilläre Chronischkranke) erhöht die Gesamtaufwendungen nur um rund weitere 5%. *Im Einzelleben wie in der Gemeinschaft stellen die aufgewendeten Mittel für die Schadenverhütung nur einen relativ kleinen Bruchteil jener Belastungen dar, welche die Schäden durch Krankheit und Invalidität auferlegen.*

VI. Epidemiologische Prognose der Tuberkulose, ihre Wegleitung durch die Seuchendynamik.

Bis zu Beginn einer wesentlichen Letalitätsverbesserung durch die erfolgreiche medikamentöse und chirurgische Therapie war die Mortalitätsstatistik die

Grundlage der epidemiologischen Tuberkuloseforschung. Die Sterblichkeit an Tuberkulose war der Ausdruck der Seuchengefahr. Gemessen am Sterberisiko hat sich die Seuchengefahr im Verlaufe eines Jahrhunderts bedeutend verringert.

In der graphischen Darstellung der Abb. 33 über die *Sterblichkeit an Lungentuberkulose aus 21 Ländern mit 404,4 Mill. Menschen* (17% der Erdbevölkerung) durch die Weltgesundheitsorganisation (90) zeigt sich vom Jahresdurchschnitt 1936/38 bis 1950 eine Mortalitätsreduktion von 43%. Nahezu 434000 Menschen sind in dieser Zeitperiode vom Tuberkulosetod verschont worden. In 4 Ländern hat sich die Mortalität sogar über 50% gesenkt (Schweden 68%, Norwegen 60%, Dänemark 56%, Schweiz 52%). Dieser Rückgang ist um so bemerkenswerter, als einige Länder schon vor dem Kriege einen relativ niedrigen Stand der Tuberkulosesterblichkeit erreicht hatten. Dieser beträchtliche Fortschritt wird der Frühdiagnostik durch die Kollektivuntersuchung mit dem Schirmbild, der Reihendiagnostik mit dem Tuberkulin, der kollektiven Schutzimpfung, der Bekämpfung der Rindertuberkulose sowie sozialen Fortschritten, wie unter anderem der Krankenversicherung zugeschrieben. Während die Kollapstherapie in diesem Bericht,

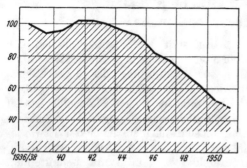

Abb. 33[1]. Sterblichkeit an Lungentuberkulose von insgesamt 21 Ländern mit 404 Mill. Einwohnern im Jahre 1950. Basis: Durchschnittssterblichkeit von 1936—1938 = 100.

wohl wegen ihrer eingeschränkten Wirksamkeit in verschiedenen, dieser Statistik eingefügten Ländern, nicht erwähnt ist, wird auf den verstärkten Abwärtstrend der Mortalität seit der Einführung der Tuberkulostatica hingewiesen.

Weiter stellte die Weltgesundheitsorganisation fest, daß das männliche Geschlecht gegenüber dem weiblichen eine wesentliche ,,Übersterblichkeit'' aufweist. Das früher umgekehrte Verhältnis hat sich durch die soziale Besserstellung der Frau zu ihren Gunsten gewandelt. Die Sterbekurve zeigt in ihrer Gesamtheit die Tendenz, sich der generellen Sterbekurve anzugleichen, wie sie in Abb. 7 für schweizerische Verhältnisse deutlich zum Ausdruck kommt.

Zweifellos hat sich, wie diese Zusammenstellung der Weltgesundheitsorganisation über die Lungentuberkulosesterblichkeit aufzeigt, die Seuchengefahr in vielen Ländern hinsichtlich des Sterberisikos beträchtlich vermindert. Hinter der ,,verführerisch schönen'' Tuberkulosesterbekurve, wie sie sich in Abb. 33 präsentiert, stehen die weniger erfreulichen Tatsachen, daß der Mortalitätsrückgang in den meisten Ländern nur durch eine Letalitätsverbesserung, jedoch nicht durch eine entsprechende Reduktion der Morbidität erreicht wurde. Ferner hat sich in epidemiologischen Untersuchungen gezeigt, daß sich gegenwärtig selbst in einem sozial vorgerückten Lande wie der Schweiz die Tuberkulosemorbidität in einem Betriebskollektiv mit optimalen Arbeits- und Lebensbedingungen hartnäckig zwischen 1—2⁰/₀₀, im großen Versicherungskollektiv zwischen 2—3⁰/₀₀ hält. Diese beharrliche Eigentendenz der Morbidität erklärt sich durch die ungebrochene Ubiquität des Tuberkelbacillus und das immer noch große Reservoir der Tuberkulinpositiven, der latent Infizierten. Unter den manifest Erkrankten, die aus diesem Reservoir hervorgehen, überwiegt jene Gruppe von Fällen, für deren Erkrankung keine vorausgegangene, schwere Ansteckung nachweisbar ist, bei denen die krankheitsauslösenden Faktoren vielmehr in endogenen Ursachen zu suchen sind.

Bei aller Anerkennung der individual- und gruppenmedizinischen Errungenschaften der letzten Jahrzehnte muß auf Grund gleichzeitig erfolgter epidemiologischer Erkenntnisse die Voraussage des Seuchenverlaufs für die nächste Zukunft in den meisten Ländern noch vorsichtig gestellt werden. Rückschläge sind in manchen Erdteilen, auch ohne Krieg, durch Naturkatastrophen sowie innenpolitische und wirtschaftliche Krisen zu erwarten. Und noch ist in vielen Ländern nicht jener soziale Wohlstand erreicht, der oft die Stabilisierung einer mit Tuberkulostatica oder der Resektion eingeleiteten Heilung einer Tuberkulose garantieren muß. Zudem können viele Länder noch nicht auf jener jahrzehntelangen Aufklärung, die in einer Bevölkerung für die Infektverhütung durch die Disziplin des einzelnen erforderlich ist, aufbauen. Heute noch hängt im tuberkulösen Einzelgeschehen das Schicksal mancher Betroffenen von einer Anzahl nicht immer medizinisch und sozial beherrschten Faktoren ab. Eine Vielzahl unbestimmter Prognosen von Einzelerkrankungen trägt diese Unsicherheit in die größere Gemeinschaft von Kollektiven, einer ganzen Bevölkerung, auch die *epidemiologische* Prognose ist noch unsicher.

Dänemark gilt heute als *Beispiel eines epidemiologisch weit vorgerückten Landes.* Seine sorgfältigen statistischen Erhebungen lassen das Abgleiten der Tuberkulose in eine endemische Endphase mit nur noch sporadischem Auftreten von Krankheitsfällen erkennen. Die ambulante tuberkulostatische Behandlung von arbeitsfähigen oder teilinvaliden chronisch Bacillären, Ketteninfektionen durch nicht zeitig erkannte frisch Kavernöse und einreisende Offentuberkulöse, für welche das dem internationalen Verkehr offene Land keine Barriere errichten kann, werden diese Endphase auf unbestimmte Zeit verlängern und noch auf lange Sicht den relativ großen antituberkulösen Apparat verlangen.

Dieses Beispiel des epidemiologisch vorgerückten Landes mahnt die weniger vorgerückten und noch weit zurückliegenden neben der als Kriterium weitgehend entwerteten Tuberkulosemortalität eine Tuberkulosemorbiditätsstatistik zu führen. Ihre Beschränkung auf einige repräsentative Landesbezirke und ihre einheitliche, systematische Durchführung vermitteln ein genaueres Bild der wirklichen Seuchenverhältnisse als undurchsichtige „Mammutstatistiken". *Nur laufend wiederholte Tuberkulinteste, Schirmbildreihen, Registrierungen der Neuerkrankungen (Ersterkrankungen und Rückfälle) und ein möglichst dichtes Meldesystem über die Offentuberkulösen können den nötigen Einblick in die Seuchendynamik und eine kritische Würdigung der epidemiologischen Prognose in jedem einzelnen Lande gestatten.*

VII. Gesamtbetrachtung über die Tuberkuloseepidemiologie.

Die epidemiologische Forschung hat im Verlaufe der letzten Jahrzehnte etliche Geheimnisse im Kommen und Gehen der Tuberkulose gelüftet. Mit Hilfe von Todesursachenregistern gelang der statistischen Epidemiologie der Nachweis, daß die Tuberkuloseseuche, abgesehen von einigen Eigenheiten, einem allgemeinen Gesetz der Zu- und Abnahme einer Epidemie folgt. Ihre Penetranz steht anderen Infektionskrankheiten wie Scharlach, Diphtherie u. a. nicht nach. Ferner zeigten die Bewegungen in den Tuberkulosesterbeziffern verschiedener Länder, *daß im Seuchenablauf wesentliche Unterschiede nach Ort, Zeit, Intensität und Tempo* bestehen können.

Die Tuberkuloseseuche nahm, gemessen an ihrer Sterblichkeit in vergangenen Jahrhunderten, nach ihrer Einschleppung in dünn besiedelten ländlichen Gegenden einen langsamen Anstieg, zog sich auf einer flachen Amplitude über Jahrzehnte, Jahrhunderte hin, um bei geringer Steigerung der Bevölkerungsdichte in einem langsamen Abstieg wieder zu verebben. Eine solche *primäre oder säkulare Seuchenwelle*, die sich mit einigen Phasenunterschieden (Interpolationen) in europäischen Ländern vom 18. Jahrhundert bis in unsere Zeit hinzieht, erfuhr mit Beginn der *Industrialisierung und Urbanisierung* eine massive Erhöhung, es pfropfte sich eine *sekundäre Welle* auf. Wo die Ursachen für diese bekämpft werden konnten, sank die Kurve unter den Ausgangspunkt der Aufpfropfung. Vorübergehend entstanden im Verlauf der primären und sekundären Welle durch *außerordentliche Ereignisse* wie Krieg, Überschwemmungen, Hungersnot und Schrittmacherkrankheiten (z. B. Grippe) kurze, steile Zacken, sog. *tertiäre Wellen*. Sowohl die sekundären wie tertiären Wellen münden jeweils wieder im Trend der primären ein.

Im Suchen nach kausalen Zusammenhängen fanden Tuberkuloseforscher zu verschiedenen Zeiten die verschiedensten Ursachen für den Verlauf der Tuberkulose im Einzel- und Massengeschehen. Der außerordentlichen Vielfalt des Tuberkulosegeschehens im Einzelleben steht ein einfacheres Naturgeschehen, eine teilweise Dezimierung der schwächeren Sippen und eine Auslese der stärkeren, als Massenvorgang gegenüber. Die Anschauung von der natürlichen *Selektion* fand ihre erste statistische Begründung in den Forschungsergebnissen von Andvord, wonach die Zahl der Hinfälligen mit jeder neu eintretenden Generation geringer wird.

Wo die Tuberkuloseseuche, durch stetige Abnahme des „brennbaren Materials" einer Feuerbrunst gleich, im Abwärtstrend der Tuberkulosesterblichkeit einen gewissen Tiefstand erreichte, stellte sich der Forschung in den ersten Jahrzehnten unseres Jahrhunderts die Frage, ob sich die Seuche bei einem kaum mehr zu steigernden Aufstieg des sozialen Fortschrittes und der allgemeinen Gesundheitspflege auch in der weniger bemittelten Bevölkerung weiter eindämmen lasse. Die Sterblichkeitskurve wohlhabender Kreise bewegte sich nämlich seit der Jahrhundertwende, in Deutschland z. B., nach erreichtem Tiefstand um $8^0/_{00}$, vorwiegend in der Horizontalen („Wohlhabendenkurve"). In manchen Kulturländern begann sich die Tuberkulosemortalitätskurve der gesamten Bevölkerung im Verlaufe dieser Zeitperiode zu verflachen. Dieser kritische Stand der Tuberkulosesterblichkeit, von Hofbauer-Flatzeck als „*Endemiepunkt*" bezeichnet, erklärt sich damit, daß beim Durchgang der Seuche in einem Volke nicht alle Hinfälligeren vor ihrer Fortpflanzungsmöglichkeit hinweggerafft und nicht alle Widerstandsfähigeren von einer Tuberkuloseerkrankung verschont werden. Die Selektion erschöpft sich.

Dieses naturgegebene Verharren der Seuche in einer endemischen Phase wurde im 20. Jahrhundert durch eine zunehmende antituberkulöse Prophylaxe und die Fortschritte in der Behandlung so weit überwunden, daß die Mortalität unter diesen kritischen Punkt gesenkt werden konnte. Das in der Geschichte der Medizin einzigartige Ereignis der *Entdeckung tuberkulostatisch wirkender Medikamente* und die Geschicklichkeit der Chirurgen in der *Resektion tuberkulöser Herde* brachten die Mortalität seit der zweiten Hälfte der 40er Jahre unerwartet in *allen* Ländern zu einem denkwürdigen, weiteren Rückgang.

Dieser überraschende Erfolg der Individualmedizin in der Tuberkulosemortalität und wirksame Vorstöße der Gruppenmedizin in den Infektionsvorgang der Seuche durch das Kollektivsuchverfahren des Schirmbildes und der aktiven *Tuberkuloseschutzimpfung* ließen die noch vor wenigen Jahrzehnten vorhandenen, schweren Bedenken eines kaum zu überwindenden Verharrens der Seuche in einer endemischen Phase je nach Temperament und Kritik der Beurteiler als unbegründet, zumindest überwindbar ansehen. Die Mortalitätskurve senkte sich denn auch kontinuierlich, mit Ausnahme von vorübergehenden Gegenbewegungen während den beiden Weltkriegen.

Einige wenige statistische Hinweise lassen vermuten, daß die letzten Jahrzehnte bis zu Beginn des 2. Weltkrieges die Morbidität dem sinkenden Trend der Mortalität folgte. Zu Beginn der 40er Jahre begann sich jedoch *das Phänomen einer wachsenden und beunruhigenden Divergenz zwischen den Mortalitäts- und Morbiditätskurven* abzuzeichnen.

Das Phänomen der Divergenz der Mortalitäts- und Morbiditätskurven kann nicht allein mit der Letalitätsverbesserung durch die Tuberkulostatica und die Resektion erklärt werden. Der Erscheinung liegt die epidemiologisch wichtigere Tatsache zugrunde, daß die Morbiditätskurve mit einer gewissen Eigentendenz auf der Horizontalen verharren will. Für die Gründe dieser Eigentendenz liegt heute eine Erklärungsmöglichkeit vor.

Werden die *Tuberkuloseerkrankungsfälle nach ihrer Herkunft* quantenmäßig gruppiert, so entfallen auf die Rückfälle rund 30%, die Primoerkrankungen in unmittelbarem Anschluß an den Erstinfekt etwa 10% und auf die Exacerbationstuberkulose aus einem latenten Infektionszustand rund 60%. *Neuere Untersuchungen über die pathogene Bedeutung der Exposition und der endogenen Disposition unterstreichen wieder die Bedeutung krankheitsfördernder endogener Faktoren.* Vor allem übertrifft die Gruppe jener Tuberkulosekranken, bei denen nach einmal erfolgtem Primärinfekt nicht durch Superinfektion, sondern aus innerer Bereitschaft tuberkulöse Prozesse entstehen, um ein Mehrfaches die Zahl jener Kranken, bei denen vor der Erkrankung eine Exposition nachweisbar ist.

Mit dieser erneuten, zahlenmäßig jedoch gründlicher belegten Bestätigung der endogenen Disposition zur Tuberkuloseerkrankung wird verständlich, daß das große Reservoir der latent Infizierten auch ohne Superinfektion der Gruppe der manifest Erkrankten immer wieder Nachschub zu leisten vermag. Durch das Nachrücken von geburtenstarken Jahrgängen aus einer Zeitperiode höherer Infektionsraten und durch die Überalterung besteht überdies heute noch ein größeres Krankheitspotential der „Latenz", als der gegenwärtigen, wesentlich reduzierten jährlichen Infektionsrate entspricht. Aber auch ohnedies verringert sich dieses Krankheitspotential trotz der geringeren Frequenz der massiven Superinfekte, doch zufolge einer noch ungebrochenen *Ubiquität des Tuberkelbacillus* nur langsam. Außerdem wirkt sich das Nachholen der in der Kindheit immer häufiger verhüteten Erstinfektion in den Altersstufen der Pubertät und Nachpubertät mit der Möglichkeit zur bacillären Evolution der tertiären Lungentuberkulose ebenfalls nachteilig auf die Morbidität aus.

Es ist deshalb nicht mehr besonders auffällig, daß in einem sozial vorgerückten Lande wie der Schweiz die Tuberkulosemorbidität in einem Betriebskollektiv mit optimalen Arbeits- und Lebensbedingungen gegenwärtig beharrlich zwischen 1—2⁰/₀₀ und im großen Versicherungskollektiv der Krankenkassen um 2,75⁰/₀₀ schwankt.

Unter diesen epidemiologischen Aspekten kommt heute der Tuberkulosemorbidität und dem Krankheitspotential der „Latenz" als Kriterien des weiteren Seuchenablaufs größere Bedeutung zu als der Mortalität. Die Statistik der Tuberkulosemorbidität ist jedoch schwieriger durchführbar und für größere Bevölkerungen kaum überall befriedigend zu erstellen. Der Erstellung einwandfreier Tuberkulinkataster zur Messung der „Latenz" sind heute überdies in manchen Ländern durch die kollektive Schutzimpfung bereits Schranken gesetzt.

In Ländern mit starkem Rückgang der Kindertuberkulose stellt sich bereits heute die Frage, ob im Kindesalter die Impfung auf das tuberkulöse Milieu zu beschränken und kollektiv nur bei den Jugendlichen und jungen Erwachsenen durchzuführen sei. Die Testreihen würden dann im Kindesalter wieder einer genaueren Messung der Durchseuchung dienen.

Für die Beurteilung des Durchseuchungsgrades sollte nicht allein der Durchseuchungsgrad je Altersklassen ermittelt werden. Die Gesamtzahlen der Tuberkulinpositiven und -negativen der Bevölkerung sollten gegenübergestellt werden. Mit dieser Messung entfernen wir uns vor dem falschen Begriff der totalen Durchseuchung, wenn wir damit einen praktisch 100%igen, aber erst in einer bestimmten höheren Altersstufe erreichten Durchseuchungsgrad meinen.

Um *einwandfreiere Statistiken über die Tuberkulosemorbidität* zu erreichen, empfiehlt die *Weltgesundheitsorganisation* nach Überprüfung der statistischen Schwierigkeiten durch eine Studienkommission eine einfache Registrierung von Lungentuberkulosefällen nach objektiven, bakteriologischen und radiologischen Kriterien. Tuberkulintestreihen nach einheitlicher Technik durchgeführt, sollen überdies Auskunft über den Durchseuchungsindex in verschiedenen Altersstufen und die Durchseuchungsgeschwindigkeit (infectious intensity) geben. Mit diesen Empfehlungen soll eine bessere Vergleichsmöglichkeit der epidemiologischen Situation und Entwicklung in den verschiedenen Ländern erreicht werden. Außerdem bezwecken die Anregungen, die Aufmerksamkeit der zuständigen Behörden und antituberkulösen Institutionen auf die *Notwendigkeit einer intensiveren Bekämpfung der Tuberkulose als Infektionskrankheit* zu richten (s. Kapitel II, Abschnitt 3b).

Die Klinik hoffte, mit rascher Sanierung und Verhütung von Streuquellen durch die Tuberkulostatica und Resektion entscheidend zur Prophylaxe, zur Krankheitsverhütung beizutragen. Eine Ernüchterung hat in diesen Erwartungen bereits Platz gegriffen. Wenn auch die Prognose quoad vitam bedeutend verbessert wurde, so doch nicht ebenso eindeutig quoad sanationem. *Die bacillären Rückfälle sind nicht weniger häufig geworden und gleiten teilweise in ein chronisches, bacilläres Stadium hinüber. Die Neumeldungen über Offentuberkulöse gehen vielerorts nur langsam zurück. Eine entscheidende Bestandesreduktion der Bacillenausscheider ist deshalb in vielen Ländern noch nicht eingetreten.*

Kriege, Naturkatastrophen, epidemische ,,Schrittmacherkrankheiten", innerpolitische und wirtschaftliche Erschütterungen schlagen in der Tuberkulosemortalität und -morbidität eines Volkes vorübergehende, kurze (tertiäre) Seuchenwellen, anscheinend rasch korrigierbare Schäden. Diese sichtbaren, rasch vorübergehenden Wellenberge in den Mortalitäts- und Morbiditätskurven sind jedoch nicht die alleinigen Schäden solch brutaler Eingriffe. *Durch die gleichzeitig auftretende Beschleunigung der Durchseuchung wächst der Bestand der latent Infizierten, die als verborgene pathogene Kräfte über Jahre, Jahrzehnte nachwirken können.* Das Kräftespiel zwischen Parasit und Wirt, das sich durch die Fortschritte der Individual- und Gruppenmedizin, sowie durch den sozialen Aufstieg der gesamten Bevölkerung und ein Nachwirken der Selektion zugunsten des Wirtes entscheiden will, ist auf unbestimmte Zeit wieder zu dessen Ungunsten entschieden. In diesen Vorgängen finden wir kausale Bedingungen für die Hartnäckigkeit der Seuche.

Auf allen Kontinenten und zu allen Zeiten der geschichtlichen Überlieferung hat die Tuberkuloseseuche ein Kommen und Gehen, doch bisher noch nie ein restloses Erlöschen gezeigt. Medizinische Entdeckungen und eine heute in vielen Ländern gut ausgebaute antituberkulöse Abwehr durch die staatlich und kommunal unterstützten Fürsorgeorganisationen haben seit dem verflossenen Jahrhundert die Eigentendenz der Seuche im Rückgang wesentlich unterstützt. Die bisher bekannt gewordenen statistischen Erhebungen über die noch bestehende Morbidität und ,,Latenz" der Tuberkulose mahnen, in diesem Abwehrkampf nicht nachzulassen. *Auch die endemische Phase der Seuche umfaßt trotz dem schönen Absinken in der Mortalitätskurve noch genügend manifeste und potentielle Kräfte zu empfindlichen Rückschlägen.*

Diese der Tuberkuloseseuche noch innewohnenden Kräfte zu messen, ist eine dankbare Aufgabe der Epidemiologie, weist sie doch mit ihren Erkenntnissen gleichzeitig auf geeignete antituberkulöse Abwehrmaßnahmen, mit deren Einsatz wir die Seuche in ihrer Dynamik übertreffen müssen.

Literatur.

ANDVORD, K.: Der Verlauf der Tuberkulose durch Generationen. Beitr. Klin. Tbk. 75, H. 5/6. — Ce que nous pouvons apprendre en étudiant la tuberculose en générations. Acta tbc. scand. (København) 5, 137 (1931). — ARBORELIUS, M.: Die Tuberkulose bei einer wenig oder gar nicht durchseuchten Bevölkerung. Erg. Tbk.forsch. 4, 3 (1932). — ARNOLD, E.: Une étude des infections par tuberculose dans notre armée. Schweiz. med. Wschr. 1943, 977. — ARONSON, TAYLOR and MC. GETTIGAN: Amer. Rev. Tbc. 69, No 1 u. 6; 70, No 1 u. 6 (1954). — ASCHOFF, L.: Über den phthisischen Reinfekt der Lunge. Klin. Wschr. 1929.

BALDWIN-GARDNER-WILLIS: Zit. nach A. GRUMBACH, Warum sind die bisher gebräuchlichen Maßnahmen zur Bekämpfung der Tuberkulose durch eine aktive Immunisierung zu ergänzen? Schweiz. Z. Tbk. 4, 32 (1947). — BARIÉTY, M., et CH. COURY: Le dépistage radiologique systématique des affections du thorax, S. 137. Paris: Masson & Cie. 1952. — BAUMANN, TH.: Schweiz. Z. Tbk. 6, 426 (1949). — BAUMANN, TH., u. B. WIDMER: Schweiz. med. Wschr. 1955, Nr 8. — BERG, G.: The prognosis of open pulmonary tuberculosis. Acta tbc. scand. (København) Suppl. 4 (1939). — Das Gotenburger Material 1910 bis 1934. Beitr. Klin. Tbk. 96 (1942). — BIRKHÄUSER, H.: Die Patienten mit offener Lungentuberkulose in den schweizerischen Sanatorien und ihre Behandlung. Bibl. Tbc. 7, 236 (1954). —.Untersuchungen über Entstehung und Verlauf der Lungentuberkulose des Erwachsenen in einem kontrollierten Kollektiv. Fortschr. Tbk.forsch. 6, 91 (1955). — BLANCO, F.: Influence des nouvelles therapeutiques sur l'organisation de la lutte antituberculeuse. Bull. Union internat. Tbc. 24, 329 (1954). — BLITTERSDORF, F.: Tuberkulosearzt 3, 13 (1949). — BLOCH, H., E. SORKIN and H. ERLENMEYER: A toxic lipid component of the tubercle bacillus („cord factor"). I. Isolation from petroleum ether extracts of young bacterial cultures. Amer. Rev. Tbc. 67, 629 (1953). — BORREL: Bull. Union internat. Tbc. 25, 48 (1955).

CALMETTE: Bull. Union internat. Tbc. 25, 49 (1955). — CALMETTE-SCHÜLER: Bull. Union internat. Tbc. 25, 49 (1955).

DANIELS, M., F. RIDEHALGH, V. H. SPRINGETT and I. M. HALL: Tuberculosis in young adults. — Report on the prophit tuberculosis. Survey 1935—1944. London: H. K. Lewis 1948. — DIEHL, K.: Die Erbfaktoren bei der Tuberkulose des Menschen und des Tieres. Schweiz. Z. Tbk. Suppl. 7, 148 (1950). — DIEHL, K., u. VERSCHUER: Zwillingstuberkulose. Jena: Gustav Fischer 1933. — DOERR, R.: Lehrbuch der inneren Medizin, 3. Aufl., Bd. 1. a) S. 153, b) S. 157. Berlin: Springer 1936. — DROLET, G. J., and LOWELL: Dis. Chest 1952, 21, 527. — DÜGGELI, O.: Gegen die Tbc. Eidg. Gesundheitsamt Bern, Nr 1, 1944.

FLEISCH, A.: Ernährungsprobleme in Mangelzeiten. Die schweizerische Kriegsernährung 1939 bis 1946. Basel: Benno Schwabe & Co. 1947. — FREUDIGER, U., u. A. KUSLYS: Untersuchungen über die Tuberkulose der Fleischfresser. Schweiz. Z. Tbk. 12, 247—269 (1955).

GEIGER, F.: Zit. nach D. VOGT. — GEISSLER, O.: Die Ursachen des Rückganges der Tbc.-Sterblichkeit in den Kulturländern, Naturauslese und Gesundheitspflege. Erg. Tbk.forsch. 7 (1935). a) S. 34—36, b) S. 48. — GLOOR, H. U.: Zur Epidemiologie und Therapie der Urogenitaltuberkulose. Die Tuberkulosebekämpfung in der Schweiz. Bibl. Tbc. 1954, 268—278. — GLOOR, H. U., u. JACCARD: Schweiz. Z. Tbk. 2, 232 (1948). — GOTTSTEIN, A.: (1) Rechnende Epidemiologie. Erg. Hyg. 10 (1929). Zit. nach R. DOERR, Lehrbuch der inneren Medizin, 3. Aufl., Bd. I, S. 157. — (2) Epidemiologie. S. 156f. Leipzig u. Wien: Franz Deuticke 1937. — (3) Allgemeine Epidemiologie der Tuberkulose, die Tbc. und ihre Grenzgebiete in Einzeldarstellungen, S. 26. Berlin: Springer 1931. — GRIESBACH, R., u. B. MIKAT: Die Tuberkulose in Deutschland, Bericht für die von dem Europabüro der Weltgesundheitsorganisation einberufene Tuberkulose-Studientagung in Luxemburg vom 28. Nov. bis 2. Dez. 1955. — GRUMBACH, A.: Schweiz. Z. Tbk. 4, 14 (1947).

HEDVALL, E., u. H. MAGNUSSON: Acta med. scand. (Stockh.) Suppl. 135, 32 (1942). — HEIMBECK, J.: Tuberculosis in hospital nurses. Tubercle 18, 97 (1936). — HEUSSER: Zit. im Lehrbuch der Röntgendiagnostik von SCHINZ, BAENSCH, FRIEDL u. UEHLINGER, Stuttgart: Georg Thieme 1952. S. 2228. — HOFBAUER-FLATZECK, A.: Der säkulare Epidemieverlauf der Tuberkulose. Z. Tbk. 70 (1934), a) S. 40, b) S. 41, c) S. 49, d) S. 45, e) 51. — Bekämpfung der Tuberkulose in der gegenwärtigen Epidemiephase in Deutschland. Z. Tbk. 70, 242

(1934). — Holm, J.: Undersøgelser i ikke = tuberkuløst Milieu, Aarhus, Trykt i Aarhuus Stiftsbogtrykkerie, S. 11, 1936. — Holm, S.: Om den friske tuberkulose infektion, dens klinik, prognose og behandling, København: Rosenkilde og Bagger 1947. — Zit. nach D. Vogt.

Ickert: (1) Tuberkulose-Jahrbuch 1950/51, S. 96. Berlin: Springer 1952. — (2) Tuberkulose-Jahrbuch 1952/53, a) S. 193, b) S. 82, c) S. 197, d) S. 119, e) S. 95. Berlin: Springer 1954. — Ickert u. Keutzer: Tuberkulose-Jahrbuch 1950/51, S. 69. Berlin: Springer 1952. Bull. Union internat. Tbc. $_I$/2, 7 (1954).

Jaccottet, M., u. P. Nicod: Provenance et évolution de la tbc. chez 347 enfants hospitalisés à la clin. infant. de l'université de Lausanne. Ann. paediatr. (Basel) 167, 1, 2, 3 (1946).

Kisskalt, K.: Allgemeine Epidemiologie. In Handbuch der pathogenen Mikroorganismen, 3. Aufl., Bd. III, 1928. Zit. nach R. Doerr, Lehrbuch der inneren Medizin, 3. Aufl., Bd. I, S. 155. — Krebs, W.: Die Fälle von Lungentuberkulose in der Aargauischen Heilstätte Barmelweid aus den Jahren 1912 bis 1927. Beitr. Klin. Tbk. 74 (1930). — Keutzer, A.: (1) Über alters- und geschlechtsspezifische Unterschiede der allgemeinen Mortalität. Erscheint in Ärztliche Forschung, Febr./März 1956. — (2) Über alters- und geschlechtsspezifische Unterschiede der Sterblichkeit an Lungentuberkulose. Erscheint 1956 im „Bulletin" der Zeitschrift der Union Internationale contre la Tuberculose, 66. — (3) Tuberkulosearzt 9, 498 (1955).

Lange, B.: Tierexperimentelle Untersuchungen über die Bedeutung von Infektionsdosis, natürlicher Resistenz und erworbener Immunität für Entstehung und Verlauf der Tuberkulose. Z. Tbk. 61, 3/4. — L'Eltore, G.: La tuberculosi in Italia, Federazione italiana per la lotta contro la tuberculosi. Tipografia Operaia Romana, Roma 1947. — Lincoln, E. M.: Zit. nach D. Vogt. — Löffler, W., u. F. Zwingli: Über tuberkulöse Gruppen-Primoinfektionen im Militär und im Zivilleben. Schweiz. med. Wschr. 1943, 761. — Lydtin: Klin. Wschr. 1930, Nr 49. — Die Frage der Auslese bei der Tuberkulose. Erbarzt 1934.

Madsen, Th., J. Holm u. K. A. Jensen: Studies on the epidemiology of tuberculosis in Denmark. Acta tbc. scand. 16, Suppl. 6 (1942). — Malmros, H., u. E. Hedvall: Studien über die Entstehung und Entwicklung der Lungentuberkulose. Tbk. bibl. 1938. H. 68. — Medlar, E. M.: The behavior of pulmonary tuberculous lesions. A pathological study. Amer. Rev. Tbc., Part. II 71, 1—244 (1955).

Naegeli, O.: Virchows Arch. 160, 426 (1900).

Ott, A.: (1) Die Tuberkulose-Mortalität und -Morbidität in ihren Beziehungen zu den Fortschritten in der Tuberkulosebekämpfung und sozialen Einrichtungen im Kanton Solothurn 1900—1950. Schweiz. Z. Tbk. 8, 274 (1951). — (2) Epidemiologische und volkswirtschaftliche Probleme und Aufgaben der Tuberkulosebekämpfung. Schweiz. Z. Tbk. Suppl. 9 (1952). — (3) Quantitative Wandlungen im Ablauf der Tuberkuloseseuche in der Schweiz. Schweiz. Z. Tbk. 12 (1955), a) S. 6—8, b) S. 11, c) S. 15, d) S. 23, e) S. 14f., f) S. 31.

Pfaundler, M., u. L. Seht: Über Syntropie bei Krankheiten. Z. Kinderheilk. 30, H. 1/2 (1921). – Press, P.: (1) Die Tuberkulose-Morbidität des Kantons Zürich im Jahre 1945. Schweiz. Z. Tbk. Suppl. 2, 1, 4 (1947). — Press, P.: (2): Tuberculisation et phthisiogénèse chez l'adolescent et chez le jeune adulte. Acta tbc. belg. 1954, H. 1, 53—83. — (3) Contribution à l'étude de la primoinfection tuberculeuse chez l'adulte et chez l'enfant. Thèse Lausanne 1944. — (4) La tuberculose au début chez le jeune adulte. Praxis (Bern) 1955, Nr 41, 42, 43. — Puhl: Über phthisische Primär- und Reinfektion in der Lunge. Beitr. Klin. Tbk. 52, 116 (1922).

Redeker, F.: Erg. Tbk.forsch. 3, 57 (1931). — Reinhart, A.: Korresp.bl. Schweiz. Ärzte 1917, 1159. — Rich, A. R.: The Pathogenesis of Tuberculosis, Springfield, Ill.: Ch. C. Thomas 1946. — Roesle: Arch. Schiffs- u. Tropenhyg. 1929, Beih. 33. — Münch. med. Wschr. 1930, 7. — Rossel u. Biaudet: Z. Tbk. Suppl. 3 (1951).

Saenz u. Canetti: Zit. nach A. Grumbach, Warum sind die bisher gebräuchlichen Maßnahmen zur Bekämpfung der Tuberkulose durch eine aktive Immunisierung zu ergänzen? Schweiz. Z. Tbk. 4, 32 (1947). — Sauter, A.: Die Tuberkulosesterblichkeit. Die Tuberkulosebekämpfung in der Schweiz. Festschrift der Schweiz. Ver.igg gegen die Tbc., S. 40 u. f. Basel: S. Karger 1954. — Schroeder, E.: Tuberkulose und Schule. Erg. Tbk.forsch. 8 (1937). Smith, D. T.: Tuberculosis today and tomorrow. Amer. Rev. Tbc. 67 (1953). — Söderling, B.: Zit. nach D. Vogt. — Steinhoff: Diss.-Arbeit bei Prof. J. Hein, Tönsheide. — Steinlin, H.: Zur Klinik des Tuberkulose-Rezidivs. Referat Wissenschaftliche Tagg Schweiz. Verigg gegen die Tbc., 30. April 1955, Agra, erscheint in Schweiz. Z. Tbk., 1955.

Terplan, K.: Anatomical studies on human tuberculosis. Amer. Rev. Tbc. 42, Suppl. 2 (1949). — Thevenot: Bull. Union internat. Tbc. 25, 46 (1955). — Tromp, M.: Die Eingliederung Behinderter. Blätter gegen die Tuberkulose, 1955, Nr 9, Eidg. Gesundheitsamt, Bern, S. 199. — *Tuberkulose-Jahrbuch 1952/53*, S. 197. Berlin: Springer 1954.

Uehlinger, E.: Bericht über eine Tuberkulose-Endemie in einer F. Bttr. Schweiz. med. Wschr. 1943, 769. — In Epidemiologische und volkswirtschaftliche Probleme und Aufgaben der Tuberkulosebekämpfung von A. Ott. Schweiz. Z. Tbk. Suppl. 9 (1952). — Uehlinger, E.: Pathologische Anatomie und Pathogenese der haemat. Tbc. Rev. suisse Tbc. 9, 455 (1952). — Die pathologische Anatomie der tuberkulösen Spätprimoinfektion. Erg. Tuberk.-forsch. 11 (1953). — Uehlinger, E., u. R. Blangey: Beitr. Klin. Tbk. 90, 339 (1937). — Urech, E., P. Rochat, D. Bach u. M. Ramseyer: Rev. méd. Suisse rom. 1952, 879.

Virchow, R.: Gesammelte Abhandlungen aus dem Gebiete der öffentlichen Medizin und der Seuchenlehre, Bd. I, Berlin: August Hirschwald 1870. — Vogt, D.: Erg. Tbk.forsch. 12, 423 (1954).

Wernli-Haessig, A.: Die Heilung des Lungentuberkulösen. Erg. Tbk.forsch. 11 (1953). Mündliche Mitteilung. Publikation noch 1955 in der Schweiz. med. Wschr. — Widmer, H. K.: Über die Prognose der offenen Lungentuberkulose bei Kindern und Jugendlichen. Schweiz. Z. Tbk. 9 (1952). — Wiesmann, E.: Bovine Tuberkuloseinfektionen beim Menschen. Schweiz. Z. Tbk. 6, 438 (1949). — Wiesmann, P.: Über den Verlauf der zufällig mit Schirmbild und Cutantest entdeckten Späterstinfektion bei Rekruten. Inaug.-Diss. Zürich 1954.

E. Die Primo-Sekundärtuberkulose.

Von

E. Haefliger.

Mit 19 Abbildungen.

I. Einleitung.

Die Tuberkulose weist mannigfaltige Formen auf, deren einheitliche Genese sich erst durch die Entdeckung des Erregers erkennen und sicherstellen ließ. Eine klare Unterscheidung ist vor allem für die Einzelformen der Lungentuberkulose notwendig und für ihr Verständnis Voraussetzung. Bei einer solchen Einteilung werden auf Grund von Veränderungen typische, in sich geschlossene Bilder zusammengefaßt und gegenüber verwandten oder benachbarten Formen unterschieden und abgegrenzt. Fördert einerseits die Gliederung das Verständnis eines bunten Krankheitsbildes, sind andererseits Einteilungssysteme wenig elastisch und nicht selten mit einer gewissen Willkür aufgestellt. Denn die Einzelformen der Lungentuberkulose sind unter sich so eng verbunden und fließen oft ineinander über, daß eine Abgrenzung nicht selten starr wirkt, weil sie den natürlichen Gegebenheiten zu wenig Rechnung trägt. Eine Bewertung ist von verschiedenen Gesichtspunkten her möglich. So können Einteilungssystemen pathologisch-anatomische, biologische, klinische, röntgenologische und genetische Aspekte zugrunde liegen. Nach Ranke (1916) bringt „die Unterscheidung in indurierende, verkäsende, einschmelzende, miliare oder nicht-miliare Prozesse keine durchgreifenden, zur Einteilung verwendbaren Differenzen" und er schreibt seine grundlegende Arbeit über „Primäraffekt, sekundäre und tertiäre Stadien der Lungentuberkulose auf Grund von histologischen Untersuchungen der Lymphdrüsen der Lungenpforte". Die Allergie (v. Pirquet 1906, 1908) bezieht sich auf die Reaktionslage des Organismus, der sich gegenüber dem Erreger und seinen Stoffwechselprodukten verschieden verhält, ob er frisch und erstmalig mit ihnen in Berührung kommt, oder durch sie bereits umgestimmt bzw. allergisch ist. Biologisch-allergische Einteilungsprinzipien haben die Allergie des Lungen- oder Drüsengewebes oder der Haut zum Ausgang und sind, wenn nicht die Abgrenzung zwischen frischen und späten Formen im Vordergrund steht, wenig dienlich. Stellt die Klinik Einteilungen auf, greift

sie in erster Linie auf die Symptomatologie und richtet sich vor allem nach ins
Auge springenden Kriterien, wie Akuität, Fieber, Erregernachweis usw. Eine
differenziertere Gliederung erlaubt die Röntgenologie, welche Struktur, Form,
Größe, Lokalisation jeweils festlegt und durch Projektion des anatomisch-
pathologischen Substrates auf das Röntgenbild die formalen Veränderungen
am lebenden Organismus festhält. Dabei lassen sich Prozesse nicht nur in einzelnen Bildern, sondern auch durch Serienaufnahmen in ihrem dynamischen
Ablauf erfassen, so daß das Röntgenverfahren die wichtigste Methode zur Bewertung der Lungentuberkulose darstellt.

Die bestehenden Einteilungen werden jeweils dann durch neue ergänzt, wenn
die Forschung zusätzliche Erkenntnisse vermittelt. Die Fortschritte in der Endo-
skopie und der Radiologie haben die Bedeutung der Bronchustuberkulose klargelegt, diejenigen der Lungenchirurgie auf den segmentalen Aufbau der Lunge
hingewiesen. Die erweiterten Kenntnisse über die Segmente als Bronchus-
Parenchymeinheiten haben zu vermehrtem Verständnis für Form und Genese
bronchopulmonaler Prozesse geführt.

Diese neuen Aspekte konnten aber die Einteilungssysteme, welche den
formalen Ablauf im Rahmen der Zeit bzw. Beginn und spätere Phasen der
Tuberkulose zum Ausgang haben, nicht entwerten.

Die drei Kardinalformen und -vorgänge der Lungentuberkulose: Primärkomplex, Generalisation, isolierte Phthise, die namentlich Ranke (1916) hervor-
hob und abgrenzte, werden in den verschiedenen Einteilungssystemen gewöhnlich zwei Untergruppen zugeteilt, die — je nach Autor — erste oder zweite
Erkrankung (v. Behring, zitiert nach Ickert 1943), primäre oder postprimäre
Tuberkulose (Huebschmann 1923, Uehlinger), Durchseuchungs- und Abseuchungsperiode (Schürmann 1924, 1928, 1933), Primärperiode und Reinfek-
tionsperiode (Aschoff 1924, 1929), Beitzke (1923, 1927, 1937), Primärperiode
und Generalisationsperiode (Ziegler 1928 und Curschmann 1928) genannt
werden. In den meisten Systemen, auf die wir (Haefliger und Mark 1956)
an anderer Stelle eingegangen sind, gehören jeweils Primärkomplex und isolierte
Phthise nie der gleichen Gruppe an; das Phänomen der Generalisation hingegen
wird entweder der Primärphase oder der eigentlichen Organtuberkulose zugerechnet.

Die Tuberkulose wird in diesem Handbuch in den beiden Abschnitten „Primosekundärtuberkulose" und „Phthise" dargestellt. Wir sind dabei in den großen
Zügen Ranke gefolgt und haben seine geniale Konzeption übernommen, die
nach Pagel (1927) „die Versöhnung des Geistes mit dem empirischen Geschehen"
ist. Behandelt man die primäre und die sekundäre Tuberkulose in dem selben
Abschnitt, bleiben die beiden Phasen näher verbunden und man vermag den
zwischen ihnen von Natur aus bestehenden fließenden Übergängen eher gerecht
zu werden. Auf diese Weise kommen die hämatogenen Streuformen näher zur
Primärphase, was vor allem bei denjenigen Primärtuberkulosen zweckmäßig
ist die kurzfristig in die hämatogene Dissemination abgleiten. Dem Vorteil der gemeinsamen Darstellung von Primär- und Sekundärtuberkulose steht
der Nachteil der Behandlung der tertiären Organphthise in einem besonderen
Abschnitt gegenüber. So sehr eine Trennung an und für sich ihre volle Berechtigung hat, wird doch die Cäsur den Formen zu wenig gerecht, bei welchen
es eine Ermessensfrage ist, ob sie der primosekundären oder der tertiären
Phase zugerechnet werden sollen. Dies betrifft vor allem die Frühformen der
Phthise, die zeitlich und örtlich der Primärtuberkulose angeschlossen sich
entwickeln und nicht selten eigentliche Primosekundärformen tertiären Charakters sind.

So sind wir uns der Fragwürdigkeit der Gruppierung tuberkulöser Formen im allgemeinen und der Frühformen im speziellen bewußt und es entspricht gleichsam einem Kompromiß, wenn wir die Primärherdphthise, die oft rasch über das Primosekundärstadium hinauswächst, im Kapitel „Primärtuberkulose" behandeln, dagegen die isolierten und disseminierten Beginnformen der Lungentuberkulose, obwohl sie oft noch tief im Primosekundärstadium wurzeln, dem Abschnitt „Lungenphthise" beigefügt haben.

II. Primärtuberkulose.

1. Infektion.

Die Tuberkulose hat als einzige Seuche ihre großen Schwestern des Mittelalters überlebt. Sie ist mit Recht als Krankheit unvollkommener Zivilisation bezeichnet worden. Mehr oder minder verborgen fließende Infektionsquellen sind ihre Ursache. Die Entdeckung des Tuberkelbacillus lieferte den Beweis der parasitischen Natur der Krankheit. Treffend schreibt ROBERT KOCH (1882): „Bisher war man gewöhnt, die Tuberkulose als den Ausdruck des sozialen Elends anzusehen, und hoffte von dessen Besserung auch eine Abnahme dieser Krankheit. Eigentliche gegen die Tuberkulose selbst gerichtete Maßnahmen kennt deswegen die Gesundheitspflege noch nicht. Aber in Zukunft wird man es im Kampf gegen diese schreckliche Plage des Menschengeschlechtes nicht mehr mit einem unbestimmten Etwas, sondern mit einem faßbaren Parasiten zu tun haben, dessen Lebensbedingungen zum größten Teil bekannt sind... Es müssen vor allen Dingen die Quellen, aus denen der Infektionsstoff fließt, soweit es in menschlicher Macht liegt, verschlossen werden." Ähnlich äußert sich Jahrzehnte später CALMETTE (1936): «mais l'alcoolisme, la misère, l'alimentation défectueuse, le logement malsaint ne rendent pas l'homme tuberculeux là, où le bacille n'existe pas." So ist der Tuberkelbacillus Voraussetzung allen tuberkulösen Geschehens. Nach HAMBURGER ist „die Tuberkulose nicht als eine Krankheit, sondern als ein reaktiver Vorgang zu definieren, welcher mit oder ohne Krankheitserscheinungen abläuft».

Die tuberkulöse Infektion ist ein dreiseitiger Vorgang, der sich aus dem Antransport der Erreger, ihrer Haftung im Organismus und der Wechselwirkung zwischen Parasit und Wirt zusammensetzt. Eine angeborene Immunität gegen die Tuberkuloseinfektion gibt es beim Menschen nicht (B. LANGE 1937, W. ROLOFF 1943). Treffen Tuberkelbacillen auf eine geeignete Haftfläche (Bronchial-, Darmschleimhaut), kommt es zur Infektion. Nach dem Gesetz der infectio minima (B. LANGE 1937) genügen einzelne Tuberkelbacillen zur Herdsetzung. WÁMOSCHER und STÖCKLIN (1927) wie auch DOERR und GOLD (1932), brachten experimentell den Nachweis, daß beim Meerschweinchen Ein-Keim-Disposition besteht. Nach B. LANGE (1943) „ist es sehr wahrscheinlich, daß die Eigenschaft beim Meerschweinchen schon mit einem einzigen lebenden Bacillus eine Tuberkulose hervorzurufen allen Tuberkelbacillenstämmen des humanen und bovinen Typus zukommt, wenn ihre Virulenz nicht stark abgeschwächt ist" und es spricht nichts dagegen, „daß auch beim Menschen unter natürlichen Verhältnissen die Tuberkulose oft von dem Eindringen eines einzigen Bacillus in die Körpergewebe ihren Ausgang nimmt".

Die Tuberkulose des Menschen entsteht in der Hauptsache durch Ansteckung von Mensch zu Mensch, weit weniger häufig sind die Infektionen durch Genuß von roher Milch und Milchprodukten tuberkulöser Kühe. Auch nach einer radikalen Tilgung der Seuche beim Rind, die in verschiedenen Staaten (Nordamerika, Japan, Skandinavien) durchgeführt, in anderen (Schweiz) erst im Gange ist, bleibt die Zahl der menschlichen Infektionsquellen so zahlreich, daß immer noch von einer Ubiquität des Erregers gesprochen werden muß.

Haupteintrittspforten des Tuberkelbacillus sind nach experimentellen Beobachtungen und pathologisch-anatomischen Erfahrungen der Respirations- und der Digestionstrakt. Die Infektion der Lungen geschieht fast ausschließlich aerogen, während Kontakt- und Nahrungsmittelinfektionen gewöhnlich ihren Ausgang von den oberen und unteren Schleimhäuten des Verdauungskanals nehmen (B. Lange). Seltener erfolgt der Eintritt durch die übrigen Schleimhäute und die Haut. Kongenitale Übertragung ist außerordentlich rar (Rietschel 1909, Rietschel und Geipel 1909, Ghon und Kudlich 1930, Beitzke 1935).

Serientypisierungen in verschiedenen Ländern ergaben nach Ickert (1951/52) bei rund 11,5% aller Tuberkulosen den Typus bovinus. Nach allgemeiner Auffassung gehen ungefähr 90% sämtlicher Tuberkuloseinfektionen zu Lasten der Übertragung von Mensch zu Mensch, rund 10% zu Lasten tierischer Herkunft. Ist die Infektionsquelle der kranke Mensch, werden in der übergroßen Mehrzahl Erreger vom Typus humanus übertragen, fließt die Infektionsquelle vom Tier auf den Menschen, meist bovine Krankheitserreger (Griffith 1914, 1934, B. Lange 1937, 1939, Hedvall 1944). Durch bovine Infektion bedingtes Krankheitsgeschehen verläuft beim Menschen nach klinischer Erfahrung (Jensen 1935, Törnell 1938) analog zur humanen Infektion. Es hängen Unterschiede in der Form zur Hauptsache von der Eintrittspforte ab. Haftflächen für die Erreger aus verseuchten Nahrungsmitteln sind der Digestionstrakt; dementsprechend bilden sich Tuberkulosen des Zahnfleisches (Bichlmayr 1935, Wallgren 1954), der Tonsillen (Bandelier 1906, Schlittler 1934, 1946) und gewisser Abdominalorgane (Schürmann und Kleinschmidt 1935, Berblinger 1945, Brügger 1950). Auch die tuberkulöse Erkrankung der Halslymphknoten ist in erster Linie durch die bovine Infektion bedingt. Mutschler (1952) konnte in etwa 80%, Mitchell (1914) sogar in 90% den Typus bovinus nachweisen.

„Man kann die Tuberkulose definieren als einen chronischen Infektionsprozeß, der fast jeden Kulturmenschen von der Kindheit bis zum Tode begleitet" (Hamburger 1908). Auf die Verbreitung der Tuberkulose in den zivilisierten Ländern hat erstmals Naegeli (1900) hingewiesen, der nicht fragte „wie viele Menschen werden tuberkulosekrank?", sondern „wie viele Menschen haben einen, wenn auch noch so geringfügigen tuberkulösen Herd?". Die Antwort, die er sich auf seine eigene Frage gab, lautete „so gut wie jeder Mensch ist tuberkulös". Denn er fand bei 97% der in Zürich verstorbenen Erwachsenen Zeichen von Tuberkulose. Gestützt auf Tuberkulinuntersuchungen an der ärmeren Bevölkerung Wiens stellten Hamburger und Monti (1909) fest, daß „etwa 90% aller Wiener Kinder mit 13—14 Jahren schon tuberkulös infiziert waren". Auch Römer (1910) hielt „die nahezu völlige Durchseuchung des Menschen mit Tuberkulose bis zum Abschluß des Kindesalters" als bewiesen. Für Hamburger und Monti, Schlossmann und Engel (1906) war die Tuberkulose „geradezu Kinderkrankheit" und noch 1923 sah Selter (1921, 1923) die Hauptaufgabe der Tuberkulosebekämpfung in der Verhütung der Kindheitsinfektion.

Die gewaltigen Umwälzungen der letzten Jahrzehnte (sozialer Fortschritt, Arbeits- und Wohnhygiene) und der Ausbau der Präventivmaßnahmen, insbesondere der Expositionsprophylaxe, haben den Tuberkulosekataster maßgebend

verändert. Während NAEGELI (1896/1898) für das 18. Lebensjahr eine Durchseuchungsquote von 97—98% feststellen konnte, fanden UEHLINGER und
BLANGEY (1937) 35 Jahre später für die selbe Lebensstufe nur mehr 22%,
zwischen dem 20. und 25. Lebensjahr 65%. Die tuberkulöse Durchseuchung mit
abgeschlossenem 45. Altersjahr betrug nach diesen Autoren 75%; sie rechneten
im Erwachsenenalter, besonders zwischen dem 18. und 30. Altersjahr noch mit
zahlreichen Erstinfektionen.

Verlangsamung und Rückgang der Tuberkulosedurchseuchung lassen sich
auch an einem Tuberkulinkataster der gesamten Bevölkerung (der sich gleichsam
als „Nebenprodukt" aus Reihenimpfungen mit BCG ergab) eindrücklich darlegen. Für die Landschaft des Kantons Zürich mit einer gemischten bäuerlich-
industrialisierten Bevölkerung sind (1950/1953) die Zahlen folgende: im 7. Altersjahr (Schulbeginn) sind 9,5% der Kinder,
im 15. Altersjahr (Schulentlassung) 26,5%
der Jugendlichen, im 20. bzw. im 25. Altersjahr (jugendliche Erwachsene) 43,7%
bzw. 58,8% und im 40. Altersjahr 80,0%
durchseucht (Abb. 1).

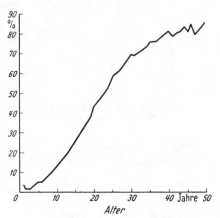

Abb. 1. Die Zahlenwerte sind nicht absolut, sondern auf die Lebenden der einzelnen Altersklassen
umgerechnet. (Nach HAEFLIGER 1955),

Wir erkennen, daß die Durchseu-
chungszunahme vom 12. bis 30. Altersjahr am intensivsten ist, während die
Kurve im Vorschulalter und auch im
Primarschulalter flacher ansteigt. Bei
5860 über 40 Jahre alten getesteten Personen beträgt der Anteil der Positiven
82,5% und steigt später nicht mehr wesentlich an. Diese Ergebnisse decken
sich weitgehend mit den Kurven, die,
ebenfalls an einer landwirtschaftlich-in-
dustrialisierten Bevölkerung, in anderen
Kantonen der Schweiz aufgestellt wurden. V. HAEGI (1956) hat die Verhältnisse
auf der Zürcher Landschaft mit denen in La Sarraz (VAUD, URECH, ROCHAT, BACH
und RAMSEYER 1952) und denen im Kanton Aargau (BAUMANN und WIDMER
1955) verglichen (Abb. 2).

Nach UEHLINGER (1952) beträgt die tuberkulöse Durchseuchung der Bevölkerung mit dem abgeschlossenen 50. Altersjahr rund 90%, nach unserem
Tuberkulinkataster (1950—1953) rund 83%. Sie darf in diesem Altersjahr als
praktisch abgeschlossen bezeichnet werden. Einblick in die Durchseuchungs-
vorgänge der letzten Jahrzehnte vermittelt Abb. 3, auf welcher die pathologisch-anatomischen Ergebnisse von NAEGELI (1896—1898), UEHLINGER und
BLANGEY (1933/34), die zum Teil von dem Sektionsgut aus unserer Gegend
stammen, mit dem Tuberkulinkataster der Zürcher Landschaft 1950—1953 verglichen werden (Abb. 3).

Unsere Untersuchung, die 329000 Personen erfaßt, ergibt 186900 = 56,8%
Tuberkulinnegative; die Zahl der Invertoren beträgt je Jahr 4600. Die prozentuale Infektionserwartung für Tuberkulinnegative ist durchschnittlich rund 2,5%;
sie ist für die einzelnen Altersgruppen variabel und weist folgende Zahlen auf:

0—14jährige	1,8%
15—29jährige	6,8%
30—44jährige	4,7%
45—59jährige	1,0%
60—90jährige	0,0%

Den säkulären Rückgang der Durchseuchung in den in der Tuberkulosebekämpfung fortgeschrittenen Ländern zeigt der Vergleich mit Staaten, in denen
diese noch im Beginne steckt bzw. einen Rückschlag erlitten hat. Wir haben
unsere Resultate mit drei neueren ausländischen Erhebungen verglichen. Die

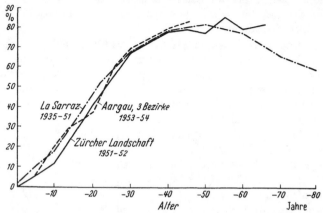

Abb. 2. Durchseuchung der Bevölkerung in La Sarraz (Vaud) 1935—1951, Aargau, 3 Bezirke 1953/54, Zürich-
Land 1950—1953, aufgestellt an Hand von Tuberkulinreihenprüfungen der Bevölkerung.

nachfolgende Abb. 4 stellt neben unserer je eine Durchseuchungskurve von
Kopenhagen (K. Winge 1952), von der türkischen Hafenstadt Izmir (S. Say

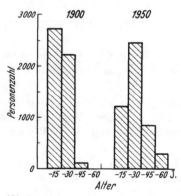

Abb. 3. Approximativ errechnete Invertoren (Anzahl der Personen, die innerhalb
eines Jahres tuberkulinpositiv geworden
sind) der Zürcher Landschaft in den Jahren
1900 und 1950, in Altersgruppen von je
15 Jahren zusammengefaßt und dargestellt
(Haegi, 1956).

1948—1951) und aus Polen (Buraczewski und
Rudzińska 1948/49) dar (Abb. 4).

Diese Zusammenstellung der Tuberkulosedurchseuchung in den verschiedenen Staaten gibt
wahrscheinlich annähernd den phasenmäßigen
Rückgang innerhalb unserer Bevölkerung wieder und wir finden also heute Gebiete, die,
epidemiologisch gesehen, im Kampf gegen die
Seuche dort stehen, wo mitteleuropäische Länder vor 50 Jahren waren.

Der Kampf gegen die schweren Formen,
„welche Quelle für immer neue Infektionen" sind
(R. Koch 1916) und gegen die Tuberkulose beim
Rind, „wobei eine einzige Kuh, welche ein solches Euter hat, genügt, um ganze Dorfschaften
und noch mehr zu infizieren (Virchow 1899, zitiert nach Wernicke)", hat eine offensichtliche
Eindämmung der Tuberkuloseseuche bewirkt.

Zögernd propagierte seuchenhygienische Maß-
nahmen, „Belehrung, Verabfolgung von Speigefäßen, eventuell Verbringung
in Lungenheilstätten, Erholungsstätten oder Krankenhäuser; Anzeigepflicht der
Tuberkulösen, Desinfektionspflicht bei Todesfällen und bei Wohnungswechsel"
(Wernicke 1903), der Kampf gegen Vorurteile und Resignation haben im
Verein mit großen Entdeckungen der Medizin, die auch in der Tuberkulosebekämpfung voll zur Auswirkung kamen (Röntgenologie, Chirurgie, Chemotherapie) zu einem großen Erfolg geführt.

Bei der gewaltigen Verbreitung der Ansteckungsquellen entgeht also kein
Mensch, sofern er das fortgeschrittene Erwachsenenalter erreicht, der tuber-

kulösen Infektion, zumal diese nach HAMBURGER „so außerordentlich leicht stattfindet". Wann, wo und wie diese eintritt, ist eine Folge zufälliger Gegebenheiten, die innerhalb oder außerhalb des Organismus liegen.

HAMBURGER (1908) fand, daß die Disposition zur tuberkulösen Manifestation im 1. Lebensjahr am größten ist und dann mehr und mehr absinkt, und nach ENGEL (1930) nimmt die Tuberkulosefestigkeit im Kindesalter von Jahr zu Jahr zu. Mit anderen Worten sind die kindlichen Erstinfektionen um so schwerer, je früher sie erfolgen (MANDL 1928, SIMON-REDEKER 1930, Tabelle 1).

„Nach einer erheblichen Letalität im 1. Lebensjahr sehen wir bis zum 5. Lebensjahr einen starken Abfall dieser Ziffern, die bis zum 15. Jahr langam wieder ansteigen" (ROLOFF 1943). Demnach wäre „die Anstekkung im Kindesalter von 5—10 Jahren wohl als die am wenigsten gefährliche Periode anzusehen" (ROLOFF 1943). Andererseits bildet vor allem die Pubertät, die schon RANKE als Summationspunkt besonderer Art bezeichnete und die an den Organismus in psychischer und körperlicher Hinsicht vermehrte Anforderungen stellt, für den bereits Infizierten ein besonders schlechtes Terrain, auf dem sich gehäuft zügellose Formen entwickeln. Ob schlußendlich die Tuberkulose günstiger abläuft, wenn sie im Kindesalter, im jugendlichen oder fortgeschrittenen Erwachsenenalter ihren Infektionsausgang nimmt, sei dahingestellt. In Anbetracht des Gesamtproblemes ist REDEKER in der Unterdrückung der (1937) beizupflichten, der

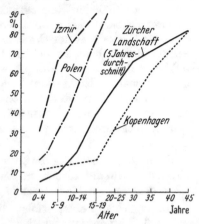

Abb. 4. Durchseuchungskurven: Polen 1948/1949, Izmir (Türkei) 1948—1951, Kopenhagen 1952, Zürcher Landschaft 1950—1953 für die verschiedenen Altersklassen. (HAEGI 1956.)

Tabelle 1. *Die Auswirkung der Erstinfektion im Kindes- und jugendlichen Alter.* (Nach BRAEUNING und NEUMANN 1929.)

Beginn der Exposition	Summe der Fälle	Davon an Tuberkulose verstorben	in %
bis 1. Lebensjahr . . .	89	9	10,1
1.— 5. Lebensjahr . . .	132	3	2,2
6.—10. Lebensjahr . . .	184	5	2,7
11.—15. Lebensjahr . . .	230	10	4,3
16.—20. Lebensjahr . . .	113	11	0,9

Kindheitsinfektion keine Gefährdung der späteren Lebensjahre sieht, weil „durch die Verschiebung der Erstinfektion in die Nachkindheitsperiode keine Tendenzverschlechterung" entsteht und vor allem auch E. SCHRÖDER (1939), wenn er sagt, daß „die Vermeidung der tuberkulösen Kindheitsinfektion die einzige Möglichkeit gegen den Tuberkulosetod des Erwachsenen" ist. Die Parole BRAEUNINGs (1929) „jede Ansteckung mit Tuberkulose überhaupt zu verhüten" hat auch heute noch volle Gültigkeit.

Die Tuberkulose tritt als Primärform oder als Rezidiv auf. Die Primärtuberkulose ist häufiger, weil die Formen, die sich im Anschluß an die Erstinfektion entwickeln und entweder zur Abheilung kommen oder konsekutiv weiterschreiten, häufiger sind als die eigentlichen Rezidive. Diese sind charakterisiert durch das zeitliche Intervall klinischer und röntgenologischer Ruhe, das sie von der Primärtuberkulose trennt. „Die Rezidive sind wahrscheinlich nicht durch neuerliche Infektion, sondern durch Exacerbation alter, temporär verheilter Herde zu erklären" (HAMBURGER 1908). Auch nach unserer Auffassung auf Grund fürsorgeärztlicher Erfahrung sind Kinder, die eine Erstinfektion überstanden haben, durch neue exogene Infektion nicht nachweisbar gefährdet. Denselben Standpunkt vertraten experimentell Forscher wie B. Lange (1937), der der additionellen Reinfektion bei durchgemachter, biologisch noch nicht abgeheilter Primäraffektion untergeordnete Bedeutung beimißt. Demnach wäre vor allem die Disposition des Organismus Ursache des Rezidivs, welche „die schlummernde Bacillenbrut zu neuem Leben erweckt" (Cornet 1913). Die Rezidive sind der Beweis, daß die abgeheilte Kindheitsinfektion kein Garantieschein für eine spätere Nichterkrankung an Tuberkulose ist. Immerhin beginnt mit der Primärinfektion die Selektion nach dem Prinzip des „survival of the fittest" (Pearson, zitiert nach Ickert 1943) und der abgeheilte Primärinfekt ist nach Lydtin nicht die Ursache, sondern das Zeichen einer höheren Widerstandskraft.

Es birgt die tuberkulöse Infektion also die Doppelgefahr, daß Widerstandsschwache entweder direkt im Anschluß an die Erstinfektion oder indirekt an einem späteren tertiären Rezidiv erkranken oder wegsterben.

Im täglichen Leben erfolgt die Durchseuchung der Bevölkerung zu einem großen Teil anonym. Ist der Säugling in seiner streng-intrafamiliären Existenz fast ausschließlich durch Familienmitglieder gefährdet, nehmen beim Kleinkind und erst recht beim Schulkind die außerhalb des Elternhauses erfolgenden Ansteckungen zu. Nach Redeker (1926) ist bei der Mehrzahl der Schulkinder eine solche zufällige Durchschnittsinfektion anzunehmen. Gelegenheitsinfektionen können eigentlichen Überfallsinfektionen gleichkommen; „gewöhnlich handelt es sich um Besuch beim oder vom schwindsüchtigen Verwandten oder um Besuch von Freunden eines älteren Familienmitgliedes und Besuch oder kindliche Dienstleistungen beim schwerkranken Nachbarn, um den beliebten Krankentrost durch das besuchende Kind, aber auch um Krankenhausinfektionen bei mangelndem Verständnis des Stationsarztes oder des Personals für die Bedeutung der Tuberkuloseansteckung, um Infektionen bei Kinderverschickungen aufs Land, um schlechte Kinderheime, um Schulinfektionen, namentlich in Kinderhorten usw." (Redeker 1926).

Der Vorgang der stillen Feiung, während welchem die Gesunden im besten Falle zu „Reagenten" werden, verliert von seiner scheinbaren Harmlosigkeit, wenn der Mantel der Verschwiegenheit, unter dem die Tuberkulose noch häufig abläuft, gelüftet wird oder noch eindrücklicher, wenn Infektionsvorgang und Infektionsfolge in einem größeren Kollektiv systematisch kontrolliert werden.

So verfolgten Malmros und Hedvall (1938) bei einer Gruppe von 3336 in den Spitaldienst eintretenden Studenten und Krankenschwestern mittels systematischer Tuberkulinprüfungen und eingehender Röntgenkontrolle Zeitpunkt und Bild der Primärinfektion. Es erkrankten 151 Personen, 47 zeigten nachweisbare tuberkulöse Veränderungen im Lungenröntgenbild, bei 19 entwickelte sich eine fortschreitende Lungentuberkulose.

Im großen Haufen der Bevölkerung vollzieht sich die Durchseuchung meist diskret und die Infektionsquelle fließt in einem größeren Kollektiv fast immer mehr oder weniger versteckt. Im Gegensatz dazu kann in eng zusammenlebenden, in ihrer Widerstandskraft geschwächten Gruppen die Seuche eine solche Durchschlagskraft und Bösartigkeit aufweisen, daß sich ein Vergleich mit den schwersten Infektionskrankheiten aufdrängt. Über explosionsartig entstehende Tuberkuloseendemien in einem zivilen oder militärischen Kollektiv ist auch in der Schweiz wiederholt berichtet worden (LÖFFLER und ZWINGLI 1943, UEHLINGER 1943, ROTACH 1945, REBER).

2. Formen.

Eintrittspforte und Haftung bestimmen den Sitz des Primärinfektes. Der Erreger führt zu einer obligaten Eintrittspfortenveränderung (BAUMGARTEN-TANGLsches Gesetz), deren Spezifität die histologische Untersuchung beweist. Als Folge der Ansiedelung der Tuberkelbacillen im von Tuberkulose freien Organismus kommt es zur Bildung des primären Herdes (chancre d'inoculation (DE KUSS 1898), Primärherd (GHON 1912), Primäraffekt (RANKE 1916), Primärinfekt (ASCHOFF 1924), primary focus (KAYNE und Mitarbeiter 1948)]. Die Entwicklung des Primärherdes schließt sich in engem zeitlichen Rahmen an die Infektion an. R. W. MÜLLER (1954) unterscheidet eine biologische und eine morphologische Inkubationszeit; die biologische erstreckt sich vom Zeitpunkt der Infektion bis zum Auftreten der positiven Tuberkulinreaktion und beträgt „etwa 5 Wochen". Die morphologische Inkubationszeit, die vom Infektionstermin bis zum Auftreten pathologischer Veränderungen dauert, kann kürzer oder länger sein. Sie ist keine feststehende Größe, sondern hängt vom Infektionsquantum ab. Je größer die Dosis ist, um so kürzer die Inkubationszeit und desto früher sind makroskopische Veränderungen nachweisbar.

Erstinfekte der Haut gestatten einen guten Einblick in Entwicklung und Ablauf des primären Herdes. Primärgeschwüre können sich innerhalb 10 Tagen (Beschneidungstuberkulose, WOLFF 1921, FISCHL 1930) bis 14 Tagen (traumatische Hauttuberkulose, F. WAHLGREN 1929) entwickeln. Damit übereinstimmend bilden sich die Hautveränderungen nach BCG-Impfung in 2—4 Wochen. Demnach treten vor allem primäre Hautprozesse relativ früh auf, während z. B. röntgenologisch-morphologische Veränderungen in der Lunge meist wesentlich später sichtbar werden. Im Krankengut von MALMROS und HEDVALL (1938) kam es nach der Infektion lediglich in einem Drittel der Fälle innerhalb von 6 Monaten zu tuberkulösen Erscheinungen. Nach B. LANGE (1937) „fällt die große Mehrzahl der Erkrankungen in die ersten beiden Jahre, ein erheblicher Prozentsatz in das erste Jahr nach der Ansteckung".

Der Primärherd zeigt also enge Bindungen an die Zeit. Er ist unabhängig vom Ort der Haftung, dem Gesetz der konsekutiven Miterkrankung ihm regionär zugehöriger Lymphdrüsen verpflichtet. Gegenüber der pulmonalen Primärinfektion treten die enterale und tonsilläre an Bedeutung zurück.

a) Pulmonale Formen.

Der aus Primärherd und konsekutiv erkrankten (bronchopulmonalen, tracheobronchialen, paratrachealen) Lymphdrüsen formierte Primärkomplex wird in den verschiedenen Einteilungssystemen (s. Kapitel „Lungenphthise", S. 262) übereinstimmend der primären Tuberkulose zugerechnet. Von dieser einfachen Form grenzt UEHLINGER (1954) den progressiven Primärkomplex ab, der durch Progredienz von Herd, Drüse oder von beiden Komponenten aus entsteht. Die Komplikationen können auf die Pole (Herd-Drüse) beschränkt bleiben oder aber in canaliculären oder lymphohämatogenen, intra- oder extrapulmonalen Aussaaten bestehen. Aus ihnen sich entwickelnde Tochterformen stehen außerhalb des einfachen Primärkomplexes; z. B. gehören „frische SIMON-Herde" dem Sekundärstadium an, Initialherde und Frühinfiltrate meist der tertiären Tuberkulose.

Treten bei einem noch „blühenden" Primärkomplex pulmonale Metastasen hinzu, können diese bereits der sekundären oder tertiären Phase angehören, aber durch eine einzeitige Entwicklung dem Primärkomplex so eng verbunden sein, daß die Abtrennung einer künstlichen Cäsur gleichkäme.

α) Primärkomplex (Ranke).

Die Primärtuberkulose des Menschen entwickelt sich dem Tierexperiment analog. „Infiziert man ein Meerschweinchen in eine oberflächliche Hautwunde, so kommt es nach 2—3 Wochen zur Entwicklung eines tuberkulösen Geschwürs und zur Tuberkulose der zugehörigen Lymphdrüsen (Hamburger 1908). Die Gesetzmäßigkeit im Ablauf der Primärinfektion läßt sich experimentell belegen. Nach v. Baumgarten erzeugt „der Tuberkelbacillus immer an der Eintritts-pforte eine spezifische Veränderung" (Baumgarten-Tanglsches Gesetz). Diese greift gesetzmäßig auf die regionären Lymphknoten über (Cornet-Baumgarten-sches Gesetz). Cornet (1913) äußert sich zu den engen Beziehungen zwischen Eintrittspforte und Lymphstrombahn: „in den Körper eingedrungene Tuberkel-bacillen entwickeln sich in der Regel bereits an der Eintrittspforte oder wenig-stens in den nächstgelegenen Lymphdrüsen (Lokalisationsgesetz), die Drüsen wirken wie ein Filter und halten die Bacillen zunächst zurück". Art, Menge und Virulenz der Erreger und die Reaktion des befallenen Organismus vermögen die an zwei Polen ablaufende Primärinfektion nicht im Prinzip, sondern lediglich graduell zu beeinflussen.

Schon vor der Entdeckung des Tuberkelbacillus durch Robert Koch (1882) hat Parrot (1876) die Primärtuberkulose beschrieben und durch seine Unter-suchungen beim Kinde festgestellt, daß die bronchiale Lymphdrüsentuberkulose stets einen primären spezifischen Lungenherd zur Voraussetzung hat: »Toutes les fois qu'un ganglion bronchique est le siège d'une lésion tuberculeuse, il y a une lésion tuberculeuse du poumon« (loi des adénopathies similaires, Parrot-sches Gesetz).

Die Infektion regionärer Lymphdrüsen vom Primärherd aus geschieht eng-fristig. Nach dem Bartelschen Gesetz des Lymphabflusses strömt die Lymphe hilipetalwärts durch eine oder mehrere Drüsen und ihre Anastomosen. Beim Infektionsvorgang bleibt ein Teil der Bacillen im Primärherd liegen, der andere wird mit dem Lymphstrom in die Drüsen verschleppt. In der Folge entwickeln sich Primärherd und Drüsenpol voneinander weitgehend unabhängig und selb-ständig weiter. So gilt für die infizierte Drüse der Ausspruch Wisslers: „wenn das Haus angezündet ist, nützt es nichts mehr, das Streichholz auszublasen". Das Nebeneinander von Primärherd und Drüsenbefall, dessen Intensität zentral-wärts abnimmt, macht das relativ geschlossene und daher typische Krankheits-bild der Primärtuberkulose aus. Schon Kuss (1898), E. Albrecht (1907), H. Alrecht (1909) und Ghon (1912) haben darauf hingewiesen, daß bei fast allen Bronchialdrüsentuberkulosen auch der tuberkulöse Herd im Lungenparen-chym gefunden werden kann. Dabei liegt es in der Gesetzmäßigkeit primären Geschehens, daß sich der Ursprungsherd stets im Quellgebiet regionärer Drüsen findet. Allerdings konnte Uehlinger (1953) bei 80 Lungenprimärinfektionen den Primärherd nur 64mal feststellen. Nach ihm „geht das Defizit von 16 Fällen offensichtlich zu Lasten kleiner und kleinster Primärherde, die sich, besonders bei allgemeiner Miliartuberkulose, in der miliaren Aussaat verstecken und zu Lasten technischer Unzulänglichkeiten der Autopsie".

Die Beschreibung des primären Lungenherdes des Kindes durch Kuss (1898) hat „durch die späteren Untersuchungen nur geringfügige Änderungen erfahren"

(WURM 1943). RANKE konnte den Primärkomplex nicht nur beim Kinde, sondern auch beim Erwachsenen nachweisen.

Der Primärherd der Lunge sitzt meist an der Übergangsstelle von den feinsten Bronchien zu den Alveolen; er kann sich auch an einer beliebig anderen Stelle der Luftstrombahn entwickeln. Es kommt vorerst zu einer reaktiven Entzündung in Form von Zellanhäufungen. Die entzündliche Reaktion bleibt zu Beginn auf die Haftungsstelle beschränkt, hat geringe Tendenz zur Heilung und kann zu Zerfallsbildungen führen. Der Primäraffekt weist bei jungen Formen einen miliaren pneumonischen Herd, bei älteren einen sich „eigentlich abkapselnden rundlichen Konglomerattuberkel mit zentralem, käsig-pneumonischen Kern" auf (RANKE 1916). Frühformen zeigen nach WURM (1943) „das Bild einer umschriebenen fibrinös-zelligen Pneumonie, deren Zentrum durch starken Kernzerfall eine beginnende Nekrose anzeigt".

Nach RANKE gehören zu einer typischen primären Tuberkulose:

„1. Primärherde, die auch da, wo sie mehrfach auftreten, in den Randpartien nach dem Typus des solitär aus sich herauswachsenden Konglomerattuberkels gebaut sind, im Zentrum aber eine käsige Pneumonie enthalten.

2. Diese Primärherde an Ausdehnung und an Akuität übertreffende Lymphdrüsenveränderungen, ausschließlich in den vom abführenden Lymphstrom erreichbaren pulmonalen und Hiluslymphdrüsen, die sich in abnehmendem Grade von hier aus zentralwärts bis in die paratracheale Kette verfolgen lassen. Sie zeigen eine sehr große Neigung in der Drüse selbst zu konglomerieren und führen so in den stärkst befallenen Drüsen bald zu kompakten, das Drüseninnere zum großen Teil zerstörenden Käseherden.

3. Perifokale, in den abheilenden Fällen schwielige Entzündung um den Lungenherd und die sämtlichen Drüsenherde, eine Periadenitis gleicher Art um die befallenen Lymphdrüsen, unter geeigneten Bedingungen mit direkter Fortsetzung der entzündlichen Reizung auf die benachbarten Bronchien (Hiluskatarrh).

4. Entzündliche Kongestion der weiteren Umgebung des Primärherdes und der Region zwischen ihm und dem zugehörigen Hilusteil, bei den abheilenden Formen perivasculäre, adventitielle Bindegewebswucherungen, Atelektase und chronische Bronchitiden dieser Lungengebiete, endlich eine diffuse Wucherung des Hilusbindegewebes der befallenen Lungenteile.

5. Lymphogene, mehr oder weniger zahlreiche Miliartuberkel in der Umgebung des Primärherdes, sowie zwischen ihm und dem Hilus..."

KUSS (1898) fand, daß sich der Primärherd in der Lunge hauptsächlich dort ansiedelt, wo die Luft heftig strömt.

Eine Zusammenstellung über die Verteilung der Primärherde auf die Lungenlappen nach pathologisch-anatomischen Untersuchungen gibt WURM (1943) (Tabelle 2).

Tabelle 2. *Lokalisation der Primärherde.* (Zusammenstellung nach WURM 1943.)

Autor	Zahl der Fälle	Rechte Lunge				Linke Lunge		
		OL %	ML %	UL %	Total %	OL %	UL %	Total %
GHON-WINTERNITZ .	465	29,89	7,95	18,72	56,56	25,16	18,28	43,44
GHON (1924)	100	28,00	8,00	16,00	52,00	26,00	22,00	48,00
PUHL	112	32,14	10,71	16,91	69,82	28,75	11,60	40,18
LANGE	170	24,11	6,47	22,94	53,53	25,29	21,18	46,47
SCHÜRMANN	648	28,24	6,32	19,44	54,01	26,23	19,75	45,99
FRIMANN-WAALER .	161	27,00	6,00	26,00	58,40	20,00	22,00	43,44
UEHLINGER-BLANGEY	433	24,00	7,00	29,00	60,00	19,00	21,00	40,00

Aus dieser Tabelle geht ein geringes Überwiegen der Primärherde in der rechten Lunge (57,0%) hervor. Die meisten Autoren finden die Primärherde in den Oberlappen, Uehlinger und Blangey (1937) hingegen, in Übereinstimmung mit Kuss (1898) und E. M. Medlar (1948), in den Unterlappen. Letzterer sah von 105 verkalkten Primärherden 51 in der rechten Lunge, 54 in der linken Lunge in folgender Verteilung auf die Lappen: Oberlappen 42 (= 40,0%), Mittellappen 7 (= 6,7%), Unterlappen 56 (= 53,3%). Primärherde finden sich also in den schlechtbelüfteten Lungenspitzen seltener. Es werden auch Primärinfiltrate unterhalb und oberhalb der Clavicula beobachtet, mit der gleichen Lokalisation also, wie sie die subprimären Initialherde von Malmros und Hedvall aufweisen. Die Lage eines Infiltrates sagt demnach nichts über seine Pathogenese aus.

Der acinöse oder lobuläre käsig-pneumonische Primärherd ist meistens unilokulär angelegt. Nach Huebschmann (1939) kann er pfefferkorn- bis haselnußgroß sein. In der Segmentperipherie lokalisierte Herde sind mehr keilförmig, in der hilusnahen Segmentspitze gelegene mehr kugelförmig.

„Innerhalb der einzelnen Lappen liegen die Primärherde vorwiegend subpleural oder nur wenige Millimeter von der Pleura entfernt. Über den bereits abgekapselten Herden ist die Pleura meist etwas eingezogen, weißlich verdickt und oft in begrenztem Umfang flächenhaft oder durch zarte Stränge mit dem Rippenfell verwachsen" (Wurm 1943). Uehlinger (1953) unterscheidet kleine Primärherde bis zu 1 cm, mittelgroße von 1—2 cm und große mit über 2 cm Durchmesser, wobei die kleinen am häufigsten sind. Er fand unter 51 Primärherden 25 kleine, 18 mittelgroße und 8 große.

Die Darstellung der Primärherde im Röntgenbild hängt von ihrer Größe, ihrer Lage und von der angewandten Röntgenmethode ab. Nach Engel (1930) fällt die Mehrzahl der Primäraffekte „für die röntgenologische Darstellbarkeit wegen Mangel an Größe und Dichte" aus und nur die perifokale Entzündung des Frühstadiums und die Verkalkungen des Spätstadiums lassen den Primärherd in Erscheinung treten. Kleine Primärherde können der Darstellung entgehen, weil sie den Schwellenwert röntgenologischer Sichtbarkeit nicht erreichen oder sich hinter Knochen und Weichteilen leicht verbergen. Das Durchleuchtungsverfahren ermöglicht hier eine Untersuchung in verschiedenen Strahlengängen und kann so dem Röntgenübersichtsbild überlegen sein. Nur Herde geringer Größe entgehen im allgemeinen eingehender röntgenologischer (auch tomographischer) Exploration. Röntgenographisch bilden sich Primärherde am besten in den Ober- und Mittellappen ab, am schlechtesten, wenn sie in den mediastinumnahen Partien der Unterlappen gelegen sind. Tritt zum Primärherd eine Begleitpleuritis hinzu, kann seine Darstellung erschwert oder verunmöglicht werden.

Nach den Gesetzen von Parrot und Cornet ist jeder Primärherd von einer Tuberkulose der regionären Lymphknoten begleitet. Die regionäre Drüsenerkrankung folgt dem Primärherd meist rasch und tritt röntgenologisch oft auffälliger in Erscheinung als der Parenchymherd. Die Lymphknotenkomponente des Primärkomplexes kann die Führung übernehmen und stellt gewöhnlich für den Organismus eine wesentlich größere Belastung dar als der Primärherd. Er bildet sich im allgemeinen rasch zurück, die Drüse braucht bis zu ihrer Involution oft wesentlich längere Zeit.

Die Lymphdrüsen der Lunge liegen im Hilus, in der Bifurkationsgegend und paratracheal auf relativ engen Raum zusammengedrängt. Unter normalen Verhältnissen haben sie am röntgenologischen Erscheinungsbild des Hilus und seiner engsten Umgebung keinen nennenswerten Anteil. Kommt es als Folge, z. B.

spezifischer Prozesse, zu Drüsenvergrößerungen, können diese dann röntgenologisch erfaßt werden, wenn sie über Bohnengröße hinauswachsen und mindestens haselnußgroß werden. Durch die Lymphdrüsenkomponente wird der Hilus zu einem Zentrum tuberkulösen Geschehens. Vor allem die Tomographie ermöglicht eine Trennung pulmonaler und glandulärer Elemente des pathologischen Hilusbildes. Zur Deutung sind Kenntnisse besonders der Gefäßanatomie des Hilus unerläßlich. Bei geringen Veränderungen ist die Differenzierung des Hilusschattens erschwert oder verunmöglicht. ROTACH (1948) und HERZOG (1950) sind in eingehenden röntgenologischen Darstellungen auf die anatomischen Verhältnisse und die pathologischen Prozesse am Hilus eingegangen. Nach ROTACH lassen sich „kleinere Drüsenschwellungen im allgemeinen auch im Tomogramm nicht mit Sicherheit erkennen; bei tumorösen Drüsenvergrößerungen können Form und Lage genau geklärt werden. In einzelnen Fällen werden größere tuberkulöse Drüsen im Tomogramm nachgewiesen, wenn im Übersichtsfeld keine sicheren Drüsenschatten sichtbar sind. Wichtige Drüsengruppen, vor allem auf der linken Seite, entgehen aber auch der tomographischen Diagnostik". So kann selbst einem an großem Material geschulten Auge die Entscheidung oft schwerfallen, ob ein Hilusbild noch in den Bereich der Norm gehört oder als pathologisch zu bewerten ist.

Die hilären Drüsen können vom Primärherd aus vor allem auf zwei Arten infiziert werden. „Der eine Weg führt über die Verbindungen mit dem subpleuralen Lymphgefäßnetz zur Pleura und von dort, entlang der Lungenoberfläche, zum Hilus, während der andere wichtigere Weg in gerader Linie über die peribronchialen und perivasculären Lymphgefäße das gleiche Ziel erreicht" (WURM 1943).

Der Lymphstrom fließt meist auf dem kürzesten Weg zum Hilus (ENGEL 1950). Je nach Lage des Primärherdes kommt es zur Erkrankung regionär verschiedener Drüsen oder Drüsengruppen, wie Abb. 5, S. 182 zeigt.

Gewöhnlich sind rechts die tracheobronchiale Drüsengruppe und die Drüsen der Bifurkation besonders häufig und ausgedehnt, die aortalen Lymphknoten seltener und geringfügiger befallen; dies wäre erklärbar, als nach ROUVIÈRE (1932) der Lymphabflußweg der Lingula und des linken Unterlappens über die rechtsseitige tracheobronchiale Lymphknotenkette führt.

Es beteiligen sich bei Primärtuberkulosen die Hilusdrüsen, vor allem rechts überwiegend nur homolateral. Einen Vergleich zwischen dem pathologisch-anatomischen Befund und dem Röntgenergebnis über die Lokalisation der Primärherde und der Vergrößerung der tracheobronchialen Lymphknoten gibt UEHLINGER (1953). Auf 37 rechtsseitige Primärherde zeigt das Röntgenbild 22mal rechtsseitige, 4mal doppelseitige, 1mal kontralaterale und 10mal keine Drüsenschwellung. Auf 21 linksseitige Primärherde zeigt das Röntgenbild 11mal linksseitige, 3mal doppelseitige, 2mal kontralaterale, 5mal keine Drüsenschwellung.

Es sind vor allem die gutartigen Formen des einfachen Primärkomplexes RANKEScher Prägung, welche zu hilären Drüsenänderungen führen, deren Ausmaß unterhalb röntgenologischer Darstellbarkeit liegt. So können auf Röntgenaufnahmen, trotz eindeutig nachgewiesener pulmonaler Primärinfektion, pathologische Hilusbilder fehlen. Im Material von MALMROS und HEDVALL (1938) waren auf 151 Spätprimärinfektionen in 104 Fällen sogar weder Parenchymherd noch hiläre Drüsenkomponente nachzuweisen.

β) Progressiver Primärkomplex.

Nach der zeitlichen Beziehung zur Primärinfektion werden Früh- und Spätformen unterschieden. Die Frühformen gehen direkt vom Primärkomplex (Herd

und Drüse) aus, oder indirekt über die lympho-hämato-bronchogenen Frühstreuungen vor sich.

Die Prozesse, die sich an die aktive Phase der Primärtuberkulose Ranke-
scher Prägung anschließen, haben in den letzten Jahren wesentlich an Bedeutung zugenommen. Durch die Verlangsamung der Durchseuchung und die
dadurch bedingte stetig zunehmende Verlagerung der Primärinfektion in das
Erwachsenenalter sind auch die progressiven Primärtuberkulosen, vor allem
Formen mit enger zeitlicher Bindung an die primäre Infektion, häufiger geworden.
Primärherd und regionäre Drüse weisen durch die markante Verschiedenheit des
Lungen- und lymphatischen Gewebes in Aufbau und Funktion Unterschiede
auf, verhalten sich aber in den Phasen tuberkulöser Entzündung und Rückbildung im wesentlichen ähnlich. Die Klinik der vergangenen Jahrzehnte hat
die Bedeutung des Primärherdes als Ausgang direkter und indirekter phthisischer Entwicklung klar erkannt, die erkrankte Hilusdrüse insofern richtig bewertet, als sie in ihr gleichzeitig Barriere gegen die Infektion und Ursprung
hämatogener Dissemination sah; hingegen erfaßte sie ihre große Bedeutung als
Quelle bronchogener Streuung nicht, obwohl namhafte Pathologen auf sie hingewiesen hatten.

Überschreitet der tuberkulöse Prozeß die Grenzen des Ausmaßes, die einem
„üblichen Primärkomplex" gesetzt sind, formt er sich zum progressiven Primärkomplex um. Die Progression kann ihren Ausgang von Primärherd, Drüse oder
gleichzeitig von beiden Polen her nehmen. Vom Primärherd aus droht die Gefahr flächenhafter Vergrößerung im Röntgenbild, der Zunahme pneumonischer
Entzündung und schließlich von Gewebsnekrose und Zerfall. Kommt es zur
Kaverne, bildet sie eine ergiebige Quelle bronchogener Propagation. Die spezifisch
erkrankte Bronchialdrüse kann strukturell-mikroskopische und pathologisch-radio-
logische Formen annehmen, die sie zum selbständigen tuberkulösen Herd machen.
Die Tuberkulose der Hiluslymphknoten sehen wir bei Kindern und jugendlichen
Erwachsenen sehr oft. Ihre Bedeutung liegt nicht allein in der Häufigkeit,
sondern ebensosehr in der ihr innewohnenden großen Evolutionspotenz, die sie
zum Vulkan hämatogener und bronchogener Dissemination macht. Ihr Streupotential ist in der Phase des progressiven Primärkomplexes und in der Rankeschen Sekundärphase am größten und übertrifft dasjenige der Primärkaverne.
Lungenkavernen sind stets beachtliche Streuquellen, in den Hiluslymphknoten
dagegen gibt es viele gutartige Prozesse, die die Drüsenkapsel nicht überschreiten.

Entwickelt sich eine Tuberkulose über den „üblichen Primärkomplex"
hinaus, so stellen die infiltrative Primärherdtuberkulose und die intrakapsuläre
Bronchialdrüsentuberkulose die gutartigeren Formen des progressiven Primärkomplexes dar. Die Primärphthise, mit ihren beiden polaren Untergruppen
der Primärherdphthise und der progressiven extrakapsulären Hilusdrüsentuberkulose, sind die aktiveren und fortgeschritteneren Formen des progressiven
Primärkomplexes. Sie belasten, als in die Phthise abgeglittene Formen, die
Prognose der primären Tuberkulose wesentlich.

1. Infiltrative Primärherdtuberkulose.

Nach Uehlinger (1953) weisen große Primärherde einen Durchmesser von
über 2 cm auf. In seinem Beobachtungsgut waren sie in rund einem Sechstel
nachzuweisen. Wurm (1943) sah bis mandarinengroße Primärherde, die bei
Kleinkindern in Form einer lobären käsigen Pneumonie einen ganzen Lungenlappen einnehmen können. Solche Prozesse stehen außerhalb des einfachen
Primärkomplexes. Auf welches Ausmaß allerdings der „übliche Primärherd" zu

beschränken ist, steht nicht fest und bleibt daher Ermessensfrage. Die Lösung dieses Problems ist erschwert, weil die meisten gutartigen Primärtuberkulosen RANKEscher Normierung wegen ihres symptomenlosen Verlaufes der Erfassung entgehen. Werden sie durch ungezielte Massenuntersuchungen zufällig, oder durch gerichtete „Dépistage" doch gefunden, sind Größe und Form des Primärschattens nur beschränkt zu werten. Bei der Entdeckung befindet sich der Primärherd häufig entweder in Fortentwicklung oder in Rückbildung, hat sich vergrößert oder die Phase größter Ausdehnung schon hinter sich. Unsere Einblicke in den normalen Ablauf primärer Prozesse sind auch deswegen erschwert, weil die gutartigen Formen nicht nur ein gewisses Ausmaß nicht erreichen, sondern eine Rückbildungstendenz aufweisen können, die innerhalb wenigen Tagen ein Primärinfiltrat im Röntgenbild zum Verschwinden bringt. Immerhin darf angenommen werden, daß Infiltrate, die 2 cm, sicher 3 cm im Durchmesser überschreiten, dem „üblichen" Ablauf der Primärinfektion nicht mehr entsprechen und so den Formen des progressiven Primärkomplexes zuzurechnen sind.

Die Bezeichnung „Infiltrat" ist sowohl ein pathologisch-anatomischer, wie auch ein röntgenologischer Begriff. Die infiltrative Primärherdtuberkulose, der Ausdehnung des Infiltrates wegen dem progressiven Primärkomplex zugezählt, ist im allgemeinen eine gutartige Tuberkuloseform; Gefahren drohen vom Drüsenpol her.

Das Zentrum einer infiltrativen Primärherdtuberkulose stellt der Primärherd dar, der nach RANKE (1916) aus einem käsig-pneumonisch nekrotischen Kern, einer Mittelschicht mit perifokaler Entzündung und einer entzündlichen Kongestion der äußeren Mantelschicht besteht. Der unterschiedliche celluläre Aufbau hat keine Verschiedenheit in der röntgenologischen Schattendichte der einzelnen Zonen zur Folge; so stellt sich ein strukturell verschieden zusammengesetzter und kompakter Herd im Röntgenbild als homogener Schatten dar. Es erlauben also auch technisch einwandfreie Standardaufnahme und tomographische Analyse nur annähernd Rückschlüsse auf das pathologisch-anatomische Substrat. Nach BRÜGGER (1955) bezeichnet man in der Phthisiologie „Infiltrierung den resorptionsfähigen, Infiltrat den degenerativ schwerer veränderten Infiltrationsanteil", nach G. SIMON (1934) „ein aus Kern und entzündlichem Mantel bestehendes Gebilde" klinisch als Infiltrat. Wahrscheinlich kommt stets ein Teil der, namentlich in der Mantelzone gelegenen, Entzündung einer eigentlichen Infiltrierung gleich. Die Primärinfiltrierung (REDEKER 1926) ist wohl mehr „durch Bildung eines sehr reichlichen Exsudates von seröser, gelatinöser, hie und da fibrinöser Beschaffenheit" (gelatinöse Infiltration LAËNNEC), das Infiltrat mehr durch Zellproliferation und Epitheldesquamation entstanden.

Die infiltrative Primärherdtuberkulose unterscheidet sich in ihrem Aufbau nicht prinzipiell vom RANKEschen Primärherd. Der Hauptunterschied liegt in der Ausdehnung bzw. in der Gesamtgröße des Herdes und möglicherweise auch in einem proportional anderen Verhältnis der Kern-, Mittel- und Mantelzonen unter sich. Bei größeren Infiltraten z. B. ist manchmal der pneumonisch-käsige Kern ausgedehnter. Intensive Reizstärke eines kleinen Kerns kann eine ausgedehnte perifokale Reaktion bedingen. UEHLINGER geht als Pathologe von anderen Prämissen aus, wenn er „die perifokale Exsudation um den Primärkomplex als Primärinfiltrierung" bezeichnet, als der Kliniker BRÜGGER, der den röntgenologischen Begriff der Verschattung voraussetzend, unter Primärinfiltrierung „einen Herdschatten bestimmter Mindestgröße (2 cm Durchmesser im normalen Röntgenbild mit 1,5 m Focus/Bildabstand)" versteht. Der in diesem klinischen Sinne verwendete Begriff Primärinfiltrierung sagt allerdings über den heterogenen, cellulären Aufbau nichts aus.

So scheint uns der Unterschied zwischen dem Rankeschen Primärherd und der infiltrativen Primärherdtuberkulose in erster Linie ein gradueller zu sein. Infiltrative Primärherdtuberkulosen können bis faustgroß, segment- und lappenfüllend sein. Besteht der Herd zur Hauptsache aus der perifokalen, und daher der rückbildungsfähigen Infiltrierung, ist die Prognose wesentlich günstiger, als wenn käsig-pneumonische Vorgänge überwiegen. Bleiben Primärinfiltrate klein, sind sie im allgemeinen prognostisch gut. Massivere Schatten sind oft die Folge höherer Reizstärke des tuberkulösen Herdzentrums oder erhöhter Gewebsempfindlichkeit. Nach G. Simon (1934) können „der zentrale tuberkulöse Kern und die umgebende Entzündung in völligem Mißverhältnis zueinander stehen"; kaum erbsengroße Herde geben Anlaß zu faustgroßen Entzündungen.

So hängt das Schicksal der infiltrativen Primärherdtuberkulose — wenn wir vom Drüsenpol absehen — zur Hauptsache sowohl von der Kernzone, in der sich die zu Verkalkung oder Kavernisierung führenden Nekrosevorgänge abspielen, wie von der perifokalen Entzündung ab.

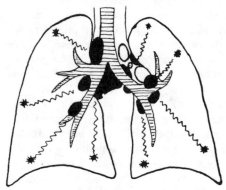

Abb. 5. Die Abflußgebiete der verschiedenen Bronchialdrüsen oder Gruppen von Drüsen. (Nach Engel 1950.)

2. Bronchialdrüsentuberkulose.

„Die Lymphdrüsenerkrankung ist in der Regel an Masse dem oder den Lungengewebsherden beträchtlich überlegen" (Ranke 1916). Dies gilt vor allem für die Formen, bei denen die Tuberkulose im lymphoglandulären Anteil des Primärkomplexes stürmisch oder langsam progredient weiterschreitet, während der pulmonale Herd zur Rückbildung kommt. Nach Ranke findet man auch bei Lungenherden, die nirgends mehr frische Veränderungen aufweisen, in den Hilusdrüsen neben älteren, einzelne noch ganz frische, fortschreitende und rasch verkäsende Herde. So bleibt häufig die Tuberkulose der Hiluslymphknoten, auch bei eingehender Exploration, als einzige tuberkulöse Manifestation zurück.

Die Hilusdrüsentuberkulose findet sich bei den Altersklassen am häufigsten, die der Primärinfektion am meisten exponiert sind. Ihr formales Erscheinungsbild wird durch verschiedene Faktoren bestimmt. Die Seitenlokalisation und die Beziehung der beteiligten Drüsen zum Hilus hängen zur Hauptsache vom Sitz des Primärherdes ab. Es erkranken nur die im „tributären Gebiet" (Engel 1950) liegenden Lymphknoten (Abb. 5).

Auch das Ausmaß der Drüsenbeteiligung ist recht unterschiedlich; von im Röntgenbild eben erkennbaren bohnengroßen Drüsen bis zu knolligen kartoffel- und nierenförmigen Prozessen gibt es alle Übergänge. Die pulmonalen und hilären Drüsengruppen erkranken meist intensiver, kollateral befallene, z. B. aortale Lymphknoten nur geringgradig. Stets weist das erkrankte Wurzelgebiet eine gewisse Breite auf.

Hat die Tuberkulose einen bestimmten Grad erreicht, „ergreift sie die Drüsenkapsel und das anliegende interstitielle Bindegewebe" (Ranke 1916). Es kann, analog dem primären parenchymatösen Herd, zu einer kollateralen (Tendeloo 1906) bzw. zur perifokalen Entzündung (Schmincke 1920) kommen, die Anlaß zu einer Infiltrierung um den eigentlichen Drüsenpol herum gibt, wobei die Reizstärke des glandulären Herdes sich auf die Reichweite der perifokalen

Reaktion auswirkt. Die Reihenfolge der Zonen im Drüsenpol gibt RANKE (1916) folgendermaßen an:

„1. Innerste Masse Käse mit kleinen und kleinsten, ihrer Herkunft nach nicht mehr beurteilbaren Chromatinkörnchen.

2. Zone der noch nach Herkunft unterscheidbaren Fragmente, Verkäsungszone.

3. Lymphocytenarmes, gefäßloses Epitheloidgewebe.

4. Lymphocyten- und gefäßhaltige, hyperämische Zone entzündlicher Bindegewebswucherung mit langsam nach außen abnehmender Intensität der entzündlichen Veränderungen."

So eingehend und klar die pathologische Anatomie die Struktur der primären spezifischen Veränderungen darzulegen vermag, so schwierig ist die Abklärung für Klinik und Röntgenologie; namentlich sind sie nicht in der Lage, über das Ausmaß der käsigen Destruktion die, wie wir sehen werden, für den weiteren Verlauf schicksalgebend sein kann, Auskunft zu erteilen. Da ein kleiner Drüsenpol massive Verkäsung enthalten, tumoröse Lymphknoten dagegen bis auf kleine Zentren frei von ihr sein können, ist es im Einzelfall unmöglich, das Ausmaß der Nekrose einerseits und der proliferativen Vorgänge andererseits einigermaßen zuverlässig zu schätzen; zu ihrer exakten Bestimmung läßt uns die Röntgenmethode völlig im Stich.

3. Primärphthise.

Primärphthisen sind Frühevolutionen, die ihren Ausgang vom Primärherd oder vom Drüsenpol aus nehmen. Kavernisierung des primären Herdes und Durchbruch verkäster Drüsen in den Bronchus sind dabei die Hauptvorgänge. Meistens folgen ihnen bronchogene Streuungen, die sich nach Streuquelle und Streuweg richten. Die Lage der Streuquelle ist wesentlich. Die meist peripher gelegene Kaverne streut hilipetal, die zentral am hilären Stellwerk der Bronchialbahn gelegene Drüse hilifugal. RANKE hat den Ausdruck „Phthise" für Formen reserviert, die nach Abheilung des primären Komplexes auftreten, sich innerhalb des Bronchialsystems fortentwickeln, isolieren und mit der hämatogenen Strombahn nicht mehr in Kontakt sind. Der Gesamtprozeß spielt sich in der Bronchus-Parenchymeinheit der Lunge ab. Wie die tertiäre Phthise RANKEscher Prägung, überschreitet die primäre Phthise die Schranke des „strikten" Primärkomplexes und führt zu Neuherdbildung in bis anhin phthisefreier Lunge; im Gegensatz zur Phthyse wird wegen der fehlenden „humoralen Immunität" die Blutbahn zur Dissemination relativ häufig mitbenützt.

Primärphthisen sind im Kindes- und im frühen Erwachsenenalter häufiger; sie finden sich aber in jedem Alter; denn nach SCHMINCKE (1935) „ist der Grundplan des tuberkulösen Geschehens in den einzelnen Lebensperioden nicht verändert".

a) Primärherdphthise. Im allgemeinen zeigen Primärinfiltrate nur geringe Neigung zu manifestem Zerfall; denn es wird „die Hauptquelle für die unmittelbare, die protahierte und die späte Weiterentwicklung der Infektion nicht durch das Primärinfiltrat, sondern durch den lymphoglandulären Anteil des Primärkomplexes gestellt" (UEHLINGER 1953). Selten, verglichen mit der großen Zahl von Primärherden, die Jahr für Jahr als Folge der Penetranz der Seuche gesetzt werden, schreitet die Tuberkulose vom Primärherd aus weiter. UEHLINGER hat bei 144 pulmonalen Späterstinfektionen von Soldaten 17 zerfallende Primärinfiltrate beobachtet. Die Primärherdphthise entsteht entweder durch massivinfiltratives, vom ursprünglichen Primärherd ausgehendes Wachstum, wobei ganze Lungenlappen in den Entzündungsprozeß einbezogen werden können, oder häufiger durch Zerfall des Primärherdes. Ausgang der Kavernenbildung ist der pneumonisch-käsige Kern, der wohl meist der Stelle der ursprünglichen Haftung und Ansiedlung der Tuberkelbacillen entspricht und somit einen Mittelpunkt biologischer Aktivität darstellt. Die Kavernisierung kann im tuberkulösen, auch primären Herd auf das Zentrum beschränkt bleiben oder ihn ganz erfassen (Sequestrierung). Einschmelzungsvorgänge stehen in enger Relation zur Reagibilität und Größe des Herdes. Wie bei den postprimären Formen, werden bei Primärherdphthisen sowohl kleinkavernöser Zerfall, der sich vor allem tomographisch darstellen läßt (Mikrokavernen), als auch den progressiven Primärherd ganz umfassende Makrokavernen gefunden. Massive Einschmelzungsvorgänge sind die Folge einer besonders exsudativ-allergischen Reaktionslage, wie sie frischen Herdbildungen oft eigen ist. Wohl stellt die Sequestrierung käsig-nekrotischen Materials einen Heilungsversuch des Organismus dar; er ist aber deswegen schlecht gerichtet, weil die Kaverne, als Streuquelle und Gewebsdefekt zugleich, die Prognose erheblich belastet.

Der Sitz der Primärkaverne entspricht der Lage der Primärherde. Ihr Vorkommen auch in den mittleren und unteren Lungenpartien steht in örtlichem Gegensatz zu den postprimären, mit Vorliebe in den apikalen und posterioren Segmenten des Oberlappens lokalisierten Kavernen. Ihnen ist das für die tertiäre Phthise typische apikocaudale Fortschreiten zur Hauptsache reserviert. Sitzt die Primärherdphthise isoliert in Segmenten des Unterlappens, werden im Verlaufe der bronchogenen Propagation häufig Nachbarsegmente desselben Lappens, des Mittellappens oder der Lingula mit in den Prozeß einbezogen, während die übrigen Oberlappen frei von Streuherden bleiben.

Primärherdphthisen sind nicht selten schwere Krankheitsbilder. Dabei macht nicht so sehr die Kavernisierung die Bösartigkeit aus, als vielmehr die reaktive Gesamtsituation, die der Bacilleninvasion mit einer überbordenden hyperergischen Reaktion begegnet, welche das Lungengewebe durch großflächige Infiltration und Sequestration und den Organismus durch intensive Toxinausschwemmung schädigt. Oft lassen massive, z. B. intrafamiliäre Infektionen dem Körper keine Anlaufzeit zur Verteidigung und kommen so einem Überfall aus dem Hinterhalt gleich. Weiter kann die Tuberkulose den Organismus bei endogen geschwächter Abwehrlage treffen. In keiner anderen Altersstufe finden sich so verlaufsschwere Formen wie in der Pubertät. Immerhin ist die Prognose der akuten, hochfebrilen Pubertätsphthisen, dank der chemisch-antibiotischen Therapie, gegenüber früher eine wesentlich bessere geworden.

b) Progressive Hilusdrüsentuberkulose. Durch die Lymphdrüsenkomponente wird der Hilus zu einem Zentrum tuberkulösen Geschehens. Die Käseherde können sich innerhalb der Lymphknoten vergrößern und vermehren. Häufig zerstört der Prozeß das Drüseninnere, überschreitet die Drüsenkapsel und greift auf die Umgebung über. Erfaßt die Verkäsung auch die Drüsenkapsel, so erfolgt durch schmale und breite Fisteln meist der Durchbruch in den Bronchus, und der sich entleerende Drüseninhalt führt zu bronchopulmonalen Metastasen.

Auf die Bedeutung der verkästen Hilusdrüse wurde früh hingewiesen. G. KUSS (1898) beschrieb die „caverne ganglionaire", RANKE (1916) die Drüseneinbrüche in den Bronchus und GHON (1912, 1923) wies diese Vorgänge bei Kindern gehäuft nach; SCHWARTZ (1949, 1952) sieht in neuerer Zeit die Hilusdrüsenperforation als „automatische, endogene, lymphadeno-bronchogene Infektion in der Anfangsperiode der Phthise" an. Im Gegensatz zu SCHWARTZ kann WURM (1954) dem Drüseneinbruch keine die Phthiseogenese beherrschende Bedeutung zuschreiben. UEHLINGER (1953/54) rechnet bei tuberkulösen Frischinfektionen mit 10,0%, höchstens 20,0% Bronchialperforationen. Nach eigener

Erfahrung und den Angaben der Literatur schätzen DUFOURT und DEPIERRE (1954) die Gesamtzahl der Drüsen inbrüche in den Bronchialbaum auf 8—12%. P. A. FISCHER (1955) stellt lymphoadenogene Bronchialwandschädigungen in einem nicht ausgewählten Sektionsgut von 500 Fällen lediglich in 4,2% fest. Drüsenperforationen kommen gehäuft vor: als Frühperforation im Ablauf der frischen pulmonalen Erstinfektion und als Spätperforation im Alter, jenseits des 60. Lebensjahres, durch Reaktivierung eines Altinfektes. Staubspeicherung und Staubumschichtungsprozesse in anthrakotisch veränderten Drüsen fördern sie.

α) *Drüsendurchbruch.* Exakte Zahlen über die Häufigkeit der Drüsendurchbrüche bei Primärinfektionen sind schwer zu erhalten. Die pathologisch-anatomischen Untersuchungen sind an einem zu negativ ausgewählten Material ausgeführt, als daß sie Durchschnittszahlen für die Norm geben könnten. Seinerzeit hat GHON (1912) auf 184 Sektionen in 17,7%, UEHLINGER (1953/54) unter 148 an einer Primärtuberkulose gestorbenen Soldaten in 11,6% Drüsenperforationen gefunden. GÖRGÉNYI-GÖTTCHE und KASSAY (1950) stellten bei Kindern mit 47,1% einen sehr hohen, JEUNE, MOUNIER-KUHN und POTTON (1951) mit 13%, DUFOURT und DEPIERRE (1954) mit bis zu 30% einen geringeren Prozentsatz bronchialer Perforationen fest. Bei Erwachsenen fanden FROSTE (1950) in 1,2%, BOUCHER (1951) in 22,2%, SUTER und ISELIN (1952) in 10% Lymphknotenperforationen. HUZLY und BÖHM (1955) sahen an einem Material von 1500 Patienten floride Drüsenfisteln in 2,6%, Narben und Restzustände in 8,1%. Wir selbst beobachteten bei 300 bronchoskopisch untersuchten Erwachsenen Perforationen in 4,0%. Der Durchbruch ist nicht immer zu diagnostizieren, GÖRGÉNYI-GÖTTCHE und KASSAY (1950) hatten nur 52,9% der autoptisch festgestellten Perforationen auch bronchoskopisch erkannt. Nach DUFOURT und DEPIERRE (1954) entgehen ein Drittel der pathologisch-anatomisch verifizierten Drüseneinbrüche der endoskopischen Untersuchung. Die bronchoskopische Exploration, beim Erwachsenen einfach, beim Säugling und Kleinkind technisch nicht immer durchführbar, kann also keine absoluten Zahlen geben. Viele Perforationsstellen entgehen auch einer gewissenhaften bronchoskopischen Betrachtung, weil sie sich hinter Schleimhautfalten verbergen oder durch Bronchialsekret verdeckt sind (LOWYS 1948, BOUCHER und Mitarbeiter 1949). Enthält der Eiter reichlich Tuberkelbacillen, ist eine Drüsenperforation wahrscheinlich, sofern sich durch eingehende röntgenologische Untersuchung parenchymatöse Zerfallsherde nicht finden lassen. Entgeht ein Bronchialdrüseneinbruch der direkten Beobachtung, kann oft aus der Streuform auf einen stattgefundenen Durchbruch geschlossen werden (HAEFLIGER u. BISCHOFF, 1955). Perforationen werden im allgemeinen häufiger rechts als links beobachtet. So sahen DUFOURT und DEPIERRE auf 55 rechtsseitige Perforationen 25 linksseitige. Bei JEUNE und MOUNIER-KUHN und POTTON (1951) war das Verhältnis 32 zu 16. Die beiden Autoren unterscheiden drei Arten von Perforationen: „rasche Durchbrüche, die sich in den ersten 3 Monaten der Krankheit ereignen, mittlere Durchbrüche, die die allgemeine Regel sind, und die sich vom 3. bis zum 8. Monat der Infektion erstrecken, und Spätdurchbrüche, die über das zweite Jahr hinausreichen".

Die Zahl der wirklichen Spätperforationen wird allerdings eingeschränkt, weil Fisteln sich vorübergehend schließen und später wieder erscheinen können, wie wir dies auch bei fistelnden Halsdrüsentuberkulosen zu sehen gewohnt sind. So läßt sich über das gegenseitige Verhältnis einmal und mehrmals fistelnder Hilusdrüsen nichts Sicheres aussagen. Perforationen in die apikalen Segmentbronchen des Ober- und Unterlappens und in den Bronchus des Mittellappens sind häufiger (DUFOURT und DEPIERRE 1954). Durchbrüche in den Hauptbronchus, die Trachea, den Oesophagus, die Pleura und des Perikard konnten wiederholt beobachtet werden.

Die Ursache der Durchbrüche liegt in der Erweichung nekrotischen Materials und im Übergreifen der Entzündung auf Drüsenkapsel und Bronchuswand.

Dufourt und Depierre (1954) unterscheiden:

a) minimale Fisteln,
b) gewöhnliche Fisteln,
c) breite Durchbrüche.

Minimale Fisteln brauchen nicht größer zu sein als ein metallener Stecknadelkopf (Dufourt und Depierre 1954), um so mehr entgehen sie der bronchoskopischen und pathologisch-anatomischen Untersuchung und verbergen sich im Schleimhautrelief. Der Druck mit dem Bronchoskop auf die Drüse läßt unter Umständen Sekret aus- und die Fistel in Erscheinung treten.

Gewöhnliche Fisteln haben einen Durchmesser von 1—5 mm; über 5 mm groß zählen sie zu den breiten Durchbrüchen. Diese können bis 1 cm groß sein (Dufourt und Depierre 1954) und bleiben oft lange unverändert. Den Vorgang der Perforation haben Dufourt und Depierre (1954) anschaulich beschrieben. Bei der bronchoskopischen Betrachtung wölbt sich die Schleimhaut an der Stelle der vergrößerten und erweichten Drüse vor; es entwickelt sich unter Umständen eine Knospe, die in das Lungenparenchym vorspringt. Auf ihrer Spitze finden sich ein oder mehrere gelbliche Fleckchen, die dann perforieren. Liegen die einzelnen Fisteln nahe beieinander, kann es zur gegenseitigen Kontaktnahme und schließlich zu einem einzigen breiten Durchbruch kommen. Hat dieser stattgefunden, der Eiter sich zum Teil entleert, bleibt ein Krater z. B. mit roten Rändern, schmierigen und ödematösen Wänden und gelbem Zentrum zurück.

Die Komplikationen des Durchbruches können gering und massiv sein. Menge und Bacillengehalt des Eiters und die Vehemenz des Durchbruches spielen dabei die Hauptrolle. Platzt z. B. eine unter Spannung stehende Drüsenkapsel, werden durch den reichlich austretenden Eiter die Atemwege verlegt, und es kann zu massiven Atelektasen und eventuell zum Tod des Patienten kommen (G. Simon, zitiert nach Brügger, Görgényi-Göttche 1950, Bossert und Plettenberg 1954). Erfolgt ein Einbruch in ein großes Gefäß, ist eine tödliche Blutung möglich (Brügger 1955).

In Analogie zur fistelnden Halsdrüsentuberkulose sind auch Verhalten und Verlauf der Hilusperforation verschieden. Es gibt Fisteln, bei denen die Stelle des Durchbruches nach kurzer Eiterung sich dauernd schließt und andere, die tage-, wochen- und monatelang offen bleiben und sezernieren. Drüsensequester, die nicht ausgestoßen werden, unterhalten hartnäckig die Sekretion. In breiten Durchbrüchen entwickeln sich ab und zu Granulationen in Form polypöser Wucherungen (Soulas und Mounier-Kuhn 1949, Lemoine und Fayance 1950, Debbaudt und Mitarbeiter 1951). Die Sekretion der Fisteln und Durchbrüche geht kontinuierlich vor sich, häufiger aber diskontinuierlich und in kleineren Portionen. Setzt einmal die Vernarbung ein, schließen sich namentlich kleinere Fisteln rasch und eine solide Vernarbung ist nach einigen Wochen bereits möglich. Die Narben sind stern-, mulden- und trichterförmig, wallartig oder knotig verdickt, mitunter aber auch ganz flach und haben oft einen „perlmutterartigen Glanz" (Brügger 1955).

Wie jeder andere spezifische Prozeß kann auch die Lymphknotentuberkulose rezidivieren. In Heilung begriffene oder abgeheilte Perforationen sezernieren oder öffnen sich erneut. Dünne Narben stellen einen Ort des geringeren Widerstandes dar und begünstigen das Rezidiv, das den schon gebahnten Weg neu benützt.

β) Hilusdrüsenkaverne. „Durch den Durchbruch rasch verkäsender pulmonaler Drüsen entstehen kavernenartige Hohlräume, deren ursprüngliche Drüsen-
natur sich nicht immer ohne weiteres erkennen läßt" (RANKE 1916). Die Lage
der Drüsenkaverne richtet sich nach der Lokalisation der Lymphdrüsen. Daher
liegen sie meistens im Hilus und den Bronchen seitlich angelagert. Lymphoglanduläre Kavernen sind also meistens „Hiluskavernen" (Abb. 6a u. b.). Sie
können zu Verwechslung mit im Hilusgebiet gelegenen oder im Röntgenbild in
diese Region projizierten Lungenparenchymkavernen Anlaß geben. Drüsen-
kavernen hängen in ihrem Erscheinungsbild sehr stark vom Ausgangsherd ab.
Wie Größe, Sitz und dynamische Evolution des infiltrativen Ausgangsherdes

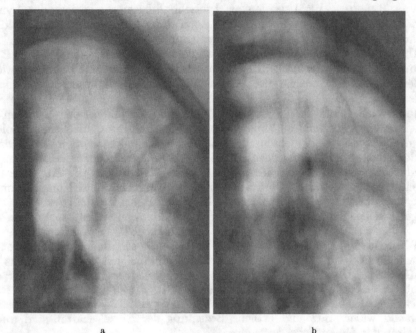

a   b

Abb. 6a u. b. M., Frieda, 1930. a 18. 8. 44: Sagittaltomogramm, Schnitt 6 cm, Hilusdrüsenkaverne mit breitem
Durchbruch in den linken Oberlappen. b 23. 4. 45: Sagittaltomogramm, Schnitt 4³/₄ cm, Befall des posterioren
Oberlappensegmentes (bronchogene Streuung).

die übliche Kaverne des Lungenparenchyms weitgehend bestimmen, ist die
Drüsenkaverne an diese Kriterien, die für Ausmaß der Verkäsung und des Durchbruches maßgebend sind, ebenfalls gebunden. Neben kleinen, kaum erbsengroßen Kavernen beobachten wir bis haselnußgroße Hohlraumbildungen. Sie
sind meistens rund, können aber auch schlitzförmig und in Ein- oder Mehrzahl
vorhanden sein. Kammerungen kommen durch das Verschmelzen mehrerer
Drüsen oder die unvollständige Sequestrierung des Drüseninhaltes zustande.
 Verschluß der Perforationsstelle vor vollständiger Eliminierung der Käsemassen und Persistenz der endokavitären Sekretion führen zu analogen Vorgängen, wie bei der Rückbildung der Lungenparenchymkaverne über den Rundherd (HAEFLIGER 1948) bzw. über die gefüllte Kaverne.
 Der Bacillengehalt des schleimigen oder eitrigen Kavernensekretes ist wie
beim Fistelsekret verschieden. Bei frischer Perforation ist er gewöhnlich groß,
bei älterer nimmt er ab. Bei progredienten, akut entstandenen Lymphknoten-
kavernen sind Tuberkelbacillen meist reichlich, bei torpideren, in Rückbildung oder
sogar in Vernarbung begriffenen Formen, spärlich oder gar nicht mehr zu finden.

γ) *Bronchogene Dissemination.* Die aktive Hilusdrüsenkaverne ist eine beachtliche bronchogene Streuquelle. Durchbruch und Abgabe bacillenhaltigen Materials in das Bronchiallumen (embolie bronchique) öffnen der Dissemination Tür und Tor und machen aus der bis anhin geschlossenen, eine offene Tuberkulose. Bei Infektionsrichtung und -vorgang, Primärherd — regionäre Drüse — Perforation — broncho-parenchymatöse Streuung, gibt die Hilusdrüse mit Zins und Zinseszinsen das Danaergeschenk an das Lungenparenchym zurück, das sie von ihm erhalten hat. Uehlinger hat (1953) diesen Vorgang pulmonale Rückstreuung und Schwartz — wie schon erwähnt — automatische, endogene lymphadeno-bronchogene Reinfektion bezeichnet.

Von Brügger (1955) werden als typische Folgeerscheinungen der Lymphknotenperforation Aspirationsinfiltrat, Aspirationsinfiltrierung, massive käsige Bronchopneumonie, Atelektase usw. bezeichnet.

Uehlinger (1952) sieht in den Aspirationsmetastasen der bronchogenen Rückstreuung, der Okklusionsatelektase und der lymphoglandulären Kaverne gewissermaßen eine Trias, welche für Primärphthise infolge Hilusdrüsendurchbruch typisch ist.

Pulmonaler Primärherd, Aspirationsherd und Atelektase sind Formen mit gemeinsamem Sitz im Lungenparenchym, aber mit unterschiedlicher Ätiologie. Die drei Prozesse sind nicht immer einfach auseinanderzuhalten. Der primäre ist der älteste, der Aspirationsherd die Folge diskreter oder massiver lymphoglandulärer, um Bronchen herum gruppierte Metastasen, die Atelektase oft Mischform, bedingt durch Obturation infolge Drüseneiter und Kompression des Bronchus durch vergrößerte Drüse. Vor allem Rössle (1935) hat diese Vorgänge in seinen grundlegenden pathologisch-anatomischen Untersuchungen über die ,,Epituberkulose" (Eliasberg und Neuland 1920, 1921) klargelegt.

Während der Primärherd stets auf unvorbereiteten Boden fällt, treffen die bronchogenen Metastasen auf veränderte Empfindlichkeit des Organismus und des Gewebes. Die Abwehr des Körpers kann intensiver und koordinierter oder bereits geschwächt sein, das Gewebe sensibilisiert und zu allergischen Reaktionen neigen. Diese spezifischen Vorgänge spiegeln sich im formalen Erscheinungsbild wider. Sitz und örtliche Beziehung der Einzelschatten sind weitere Gestalter der Gesamtform.

Ist der Primärherd klein, liegt er hilusnah im Bereich der perifokalen Drüsenreaktion oder im Gebiet gröberer Metastasen, wird er im Röntgenbild gleichsam ausgelöscht.

Die bronchogene Streuung setzt sich aus isolierten, käsig-pneumonischen Herden gröberen Korns, doch ungleichmäßiger Größe zusammen. Die Infiltrierung ist meist Folge einer rasch entstandenen Exsudation; Streumaterial, Streuintensität, Streuzeit und Gewebssituation sind wichtige Gestaltungsfaktoren. Massive Infiltrierungen gelten als Zeichen einer ungünstigen Gesamtsituation. Kleinkindes- und Pubertätsalter sind Lebensabschnitte verminderter Resistenz und vermehrter exsudativer Bereitschaft.

4. *Begleiterkrankungen zum progressiven Primärkomplex.*

a) Erythema nodosum. Das Vorkommen des Erythema nodosum scheint von geographischen und regionären Verhältnissen abhängig zu sein. Es ist in Deutschland und in den USA relativ selten, in den skandinavischen Staaten und in England häufiger. Aus diesen Ländern sind daher die meisten wissenschaftlichen Beiträge erschienen (Ernberg 1921, 1937, Wallgren 1922, 1924, Mascher 1943). Das Erythema nodosum kommt vorwiegend bei Schulkindern, Jugendlichen und jüngeren Erwachsenen vor und ist beim weiblichen Geschlecht häufiger (Arborelius 1930, Mattisson 1933). In einer eingehenden Studie berichtet PRESS (1947) folgendes: „von unseren total 6570 Fällen wiesen 228 = 3,5% ein Erythema nodosum beim Beginn ihrer Erkrankung auf, und zwar 58 Männer von total 3344 = 1,7% und 170 Frauen von total 3226 = 5,3%. Das Verhältnis zwischen Männern und Frauen ist somit 1:3. Beim männlichen Geschlecht fanden wir die meisten Erythema nodosum zwischen 5 und 24 Jahren, beim weiblichen Geschlecht zwischen 5 und 35 Jahren."

Die Geschlechtsverteilung bei einzelnen Tuberkuloseformen stellt er tabellarisch folgendermaßen zusammen (Tabelle 3).

TROUSSEAU soll schon 1868 einen Zusammenhang des Erythema nodosum mit der Tuberkulose erkannt haben (zitiert nach MISTAL 1947); später hat ERNBERG (1921, 1937) auf die Beziehungen mit der tuberkulösen Erstinfektion hingewiesen. Auch MATTISSON (1933) ist der Meinung, daß „das Erythema nodosum ausschließlich in Zusammenhang mit der tuberkulösen Infektion" vorkommt. Für WURM (1943) bestehen Verbindungen zwischen der postinfektiösen Allergie und „parallergischen Krankheitserscheinungen (Phlyktänen, Erythema nodosum usw.)". Nach LÖFFLER und JACCARD (1952), zeigt das Auftreten eines Erythema nodosum bei Jugendlichen „in der Regel den Beginn des

Tabelle 3. *Das Erythema nodosum in seiner Beziehung zu Geschlecht und Tuberkuloseformen.* (Nach PRESS 1947.)

	bei männlichen Patienten	bei weiblichen Patienten
Mit extrathorakaler Tuberkulose	in 7 Fällen	in 17 Fällen
Mit Primärtuberkulose	in 38 Fällen	in 88 Fällen
Mit Sekundärtuberkulose	in 4 Fällen	in 12 Fällen
Mit geschlossener Tertiärtuberkulose . .	in 0 Fällen	in 5 Fällen
Mit offener Tertiärtuberkulose	in 0 Fällen	in 5 Fällen
Erythema nodosum ohne Organtuberkulose	in 9 Fällen	in 43 Fällen

juxtaprimären Stadiums an". Demnach ist das Erythema nodosum ein Syndrom, hinter dem „in den meisten Fällen, beim Kinde fast immer, tuberkulöses Geschehen steckt" (ALEXANDER-BAER 1951). LÖFFLER und JACCARD sehen in dieser Form „den Ausdruck des Bestehens einer streuenden Tuberkulose". DEBRÉ, SAENZ und BROCA (1934) konnten bei an Erythema nodosum erkrankten Kindern die relative Häufigkeit des Vorkommens von Tuberkelbacillen im Blut nachweisen. RIST (1943) bezeichnete das Erythema nodosum als eine „manifestation d'une primo-infection tuberculeuse avec dissémination haematogène". Weiter gelang auch SAENZ, CHEVALLIER und Mitarbeitern (1933) der Nachweis von Tuberkelbacillen in den Hauterscheinungen des Erythema nodosum. ZIELER und HÄMEL (1934) bezeichnen dieses daher als eine „an die erste Ansteckung sich anschließende Folge des Übertrittes von Tuberkelbacillen in die Blutbahn mit metastatischer Haftung in bestimmten Gefäßen und Gefäßbezirken". Wie aus den sorgfältigen Unterlagen vor allem nordischer Autoren deutlich hervorgeht, ist das Erythema nodosum meist ein Frühsymptom einer sich erst in Entwicklung befindlichen primären Tuberkulose oder, nach den Worten RISTS (1943) „première et précoce manifestation d'une primo-infection tuberculeuse". SCHEEL (1937), (Oslo) beobachtete unter 229 tuberkulösen Erstinfektionen 202 Fälle von Erythema nodosum, LEITNER (1948), (Bern) fand es in rund einem Drittel seiner Primärtuberkulosen. MALMROS und HEDVALL (1938), (Südschweden) dagegen stellten es unter 179 Primärtuberkulosen nur 9mal fest.

Nach diesen verschiedenen Angaben kann also das Erythema nodosum seltener oder „epidemischer" Begleiter der tuberkulösen Primärtuberkulose sein.

LIEBERMEISTER (1921) hielt das Erythema nodosum für „das typische Exanthem der sekundären Tuberkulose". Ebenso sah STAEHELIN (1930) in ihm zur

Hauptsache eine sekundäre Tuberkulose, gleichgültig, ob es „durch Tuberkel-bacillen oder ihre Toxine bedingt", oder „Tuberkulöse befällt oder eine Tuber-kulose aktiviert".

In der Tertiärperiode kann das Erythema nodosum ebenfalls vorkommen (Mistal 1947), nach Löffler und Jaccard (1952) ist es aber während der eigentlichen Phthise selten.

Baur (1949) betrachtet das Erythema nodosum als morbus sui generis, und die Begleitinfektion, z. B. eine Tuberkulose spielt lediglich die Rolle eines aus-lösenden biotropen „Realisationsfaktors" (Miescher 1948), die auch chemischen Substanzen, wie den Sulfonamiden, zukommt (Jervall 1947, Wallgren 1949, Rollof 1950). Nach Miescher (1948) ist das Erythema nodosum eine ätio-logisch einheitliche Krankheit mit noch unbekanntem Erreger. Wallgren (1949) hält es für eine „non-specific allergic cutaneous erruption, which appears especially in tuberculosis but occasionally in other infectious agents and even may possibly be provoked by non infectious agents". Auch nach Frisch (1951) darf man „wohl der Theorie von der allergischen Entstehung des Erythema nodosum am meisten Vertrauen schenken, für die auch das Vorkommen von Eosinophilen im histologischen Bau eine Stütze bildet". Die Ansicht Lieber-meisters (1921) „potentiell ist dieses Erythem in jedem Tuberkulosekranken vorhanden; es wird manifest in der Pirquet-Papel", wird durch die Meinung Ernbergs und Wallgrens unterstützt, die in der histologischen Struktur des Erythema nodosum eine spontane Tuberkulinreaktion sehen.

Wenn auch das Erythema nodosum überdies bei nicht tuberkulösen Krank-heiten, z. B. bei Scharlach oder beim echten Gelenkrheumatismus vorkommen kann, bleibt doch die Meinung Liebermeisters „in der weitaus überwiegenden Mehrzahl der Fälle ist aber das Erythema nodosum tuberkulosebedingt", zu Recht bestehen. Nach Löffler (1947) ist das Erythema nodosum in 99% tuber-kulöser Genese, das restliche eine Prozent kann 99 verschiedene Ursachen haben. Das Erythema nodosum ist so lange als tuberkulös anzusehen, als nicht der Gegenbeweis erbracht ist oder, mit anderen Worten: «un médecin qui soigne un enfant, a le devoir de considerer l'érythème noueux comme une manifesta-tion tuberculeuse avec toutes les conséquences que comporte cette manière de l'envisager» (Jaccottet 1944).

Nach Frisch (1951) läßt das Erythema nodosum keinen spezifischen Bau erkennen, sondern besteht aus Leukocyten, Lymphocyten und Bindegewebs-zellen; es scheidet daher als spezifisches Tuberkulid aus.

Sein Erscheinungsbild ist typisch und kaum zu verwechseln. An der Streck-seite der Unterschenkel, besonders an der Tibiakante treten bis walnußgroße Knoten auf, deren Zahl von wenigen bis zu dreißig und mehr schwankt. Sie sind meist lebhaft rot, fühlen sich relativ derb an, die Haut darüber ist gespannt. Es besteht gewöhnlich ziemliche Druckschmerzhaftigkeit. Im Verlaufe ihrer Rückbildung nehmen die Flecken einen bläulich-roten Ton an, werden flacher und bilden sich meist innerhalb von 2—3 Wochen unter leichter Pigmentierung der Haut zurück.

Der Sitz des Prozesses ist vor allem die Lederhaut (Zieler und Hämel 1934, Alexander-Baer 1951). Sein Beginn geht nicht selten mit Fieber, Ge-lenkschmerzen, Allgemeinerscheinungen wie Mattigkeit und Appetitlosigkeit ein-her. Ab und zu, namentlich bei Kindern, verläuft das Erythema nodosum mit hohem Fieber (Zieler und Hämel 1934), das sinkt, wenn sich die Knoten zu-rückbilden. Gelenkbeschwerden sind relativ häufig und auch bei vorangegan-gener Angina darf nicht mit Bestimmtheit eine rheumatische Genese angenommen werden. So sagt auch Kayne (1948): "it must be emphazised that rheumatoid symptoms such as Erthema nodosum and transient swelling of the joints, usually observed in streptococcal diseases may be also caused by tuberculous infection followed by a haemic spread or hypersensitiv reaction." Auch nach anderen Autoren (CATHOMAS 1943, H. ST. STENDER 1951) sind im Verlaufe der tuberkulösen Erstinfektion häufig rheumatoide Erscheinungen beobachtet worden.

So stellt das Erythema nodosum meist Begleit- und Hinweissyndrom einer Primärinfektion, nach F. SCHMID (1951) eine hyperergische Reaktionsform im primo-sekundären Geschehen dar.

b) Primärpleuritis. Die von LAËNNEC erstmals genauer beschriebene Pleuritis ist eine Krankheit, die in enger Beziehung zur Tuberkulose steht. Nach STAEHELIN (1930) kann eine Pleuritis „primär" (einzige Manifestation der Infektion) oder sekundär (fortgeleitet oder metastatisch) sein; er nimmt an, daß die meisten Formen „primärer idiopathischer Pleuritis" in Wirklichkeit auf Tuberkulose beruhen. Während STAEHELIN die Begriffe primär und sekundär in ätiologischer Hinsicht brauchte, werden sie heute fast ausschließlich in zeitlichem und örtlichem Bezug auf den Erstinfekt bzw. auf den Phasenablauf angewandt. Wird die Erscheinungsform nach der RANKEschen Konzeption bewertet, darf von primärer, sekundärer und tertiärer Pleuritis gesprochen werden.

Die Pleuritis exsudativa ist eine häufige und bedeutsame Komplikation der Primärtuberkulose im allgemeinen und des progressiven Primärkomplexes im speziellen. Sie ist nach LÖFFLER (1942) zu einem guten Teil kaum anders zu deuten, denn als Einbeziehung der Pleura in den Bezirk dieser perifokalen Entzündung des pulmonalen eventuell auch des hilären Primärpoles. Eine der Voraussetzungen ist eine disponierte Pleura. Bei Säuglingen und kleinen Kindern ist die Krankheit selten, im späteren Kindesalter, im jugendlichen und frühen Erwachsenenalter wesentlich häufiger. Für ihre Entstehung nimmt R. W. MÜLLER (1952) arbeitshypothetisch einen zweizeitigen Vorgang an: eine vorgängige Sensibilisierung der Pleura durch den pulmonalen Herd und eine direkt in die Pleura reichende hämatogene Dissemination. Nach GIESE (1941, 1951) „ist die exsudative Pleuritis kein Begleitprozeß einer primären Infektion, sondern tritt erst nach voller Ausbildung des eigentlichen Primärkomplexes ein".

Wie LIEBERMEISTER (1934) annimmt, ist die tuberkulöse Pleuritis ein Syndrom, das auf ganz verschiedene Weise entstehen kann. Die primäre Pleuritis kommt lymphogen bzw. per continuitatem, die sekundäre als allergische Reaktionsform durch feinkörnige hämatogene Streuung..., die tertiäre lymphogen oder per continuitatem zustande.

Der Lymphstrom stellt für die Propagation der Tuberkulose einen wichtigen Faktor dar; vor allem parietal gelegene Lungenherde haben ihre Lymphverbindungen nicht nur zum Hilus, sondern auch zur Pleura. "More over, the foci which develop in the immediate subpleural area of the lung are drained not only by the lymphatic flow towards the hilum, but also by lymphatic channels traveling towards and in the pleura" (KAYNE und Mitarbeiter 1948). Auch THOMPSON nimmt eine lymphogene Entstehung der Pleuritis exsudativa auf dem Wege über die tuberkulösen Lymphknoten und das Mediastinum an, also eine lymphogen-retrograde Entwicklung.

Nach UEHLINGER (1946, 1954) erfolgt die Infektion des Brustfelles über 4 Wege: erstens durch die unmittelbare Berührung des pleuranahen Primärinfiltrates, mit anderen Worten «toute pleurite est liée à l'existence d'une lésion plus ou moins superficielle et minime de la couche corticale du poumon (SERGENT 1937); zweitens durch zentrifugale lymphogene Ausbreitung des Primärinfiltrates; drittens retrograd lymphogen von den tuberkulösen Hiluslymphknoten aus und viertens hämatogen, sei es durch Ausscheidung von Tuberkelbacillen in den Brustraum, sei es unmittelbar über homolaterale hämatogene Lungenspitzenmetastasen. Auch nach Ickert (1943) „kann die Pleuritis hämatogen bedingt sein und ist dann ein Zeichen von Generalisation".

Giese (1942) unterscheidet zwei Hauptformen, die Pleuritis serofibrinosa und die Pleuritis caseosa. Weiter gefaßt kann die Pleuritis als trockene oder feuchte, serofibrinöse oder käsige Form in Erscheinung treten. Nach den klinischen Erfahrungen übertrifft die serofibrinöse, exsudative Pleuritis in der primären, sekundären und tertiären Phase der Tuberkulose zahlenmäßig die käsige Form.

In Beziehung zum Primärherd unterscheiden wir homolaterale und kontralaterale Erkrankungen an Pleuritis. Zahlenmäßig verhalten sie sich nach Wurm (1943) in einem Verhältnis 3:1, nach Uehlinger (1954) 2:0,6. Die homolaterale Pleuritis kommt aber nicht allein durch Kontakt vom Primärherd her zustande, denn die hämatogene Genese bleibt ebenfalls möglich. So spricht Wurm (1943) „in der überwiegenden Zahl die Pleuritis als hämatogene Metastase" an. Züst (1946) bezeichnet nur Formen von Pleuritis, die mit Sicherheit der Primärphase zugeordnet werden können, als primär, hingegen Manifestationen, „die ausgedehnte alte Lungenherde mit oder ohne Hilusbeteiligung, mit oder ohne nachweisbare Verkalkungen zeigen", tertiär. Die das Primärgeschehen begleitende Pleuritis ist in ihrer Symptomatologie im allgemeinen wesentlich reichhaltiger und dramatischer als die Pleuritis der späteren Zeit. Über die Beziehungen zur Erstinfektion liegen zahlreiche Unterlagen vor. Nach Kayne und Mitarbeiter (1948) reagiert "the pleura to the formation of the primary focus which as rule likes immediatly beneath it". Arborelius (1930) sah in einem Drittel aller Primoinfektionen eine Pleuritis innerhalb von 6 Monaten; bei Züst (1946) beträgt das Intervall zwischen den ersten Symptomen der Primärinfektion und dem Auftreten der Pleuritis rund $4^{1}/_{2}$ Monate. Wallgren und Lundblom (1937) fanden unter 111 Pleuritiden 65, die sich innerhalb von 6 Monaten an ein Erythema nodosum anschlossen. Nach Züst (1946) rechtfertigt sich die Annahme, „daß die Primärpleuritis sich in Abständen von 2—8 Monaten an die Primoinfektion anschließt" und daher „als juxtaprimär" zu bezeichnen ist.

Über das zeitliche Verhalten von Erythema nodosum und Pleuritis exsudativa gibt Mascher (1943) nach eingehenden Untersuchungen folgende Zahlen:

Tabelle 4. *Zeit des Auftretens der Pleuritiden nach Erythema nodosum.* (Mascher 1943.)

Monate nach Ausbruch des Erythema nodosum	0—1	2	3	4	5	6	7	8	9	10	11	12	13—15	16—20	21—24	24
Anzahl Fälle	3	4	18	17	12	15	11	3	5	5	4	3	3	6	15	11
			69						31					24		

Bei Primärinfektion von Kindern fand Giese (1951) in 14%, bei jungen Erwachsenen in 70%, Wurm (1943) in 53% eine Pleuritis; Uehlinger (1954) in 56% eine Beteiligung der serösen Häute. Relativ selten konnten Malmros und Hedvall (1938) die Pleuritis exsudativa bei Primärtuberkulosen finden. Unter 3336 Personen stellten sie in 333 Fällen eine aktive tuberkulöse Erkrankung, davon in 10 eine Pleuritis exsudativa fest.

Zumal SCHEEL, ARBORELIUS, MALMROS und HEDVALL reihten die Pleuritis exsudativa in den Formenkreis der Primärtuberkulose ein. Eine Zusammenstellung ihrer Häufigkeit als primäre Erscheinung gibt ZÜST (1946).

Tabelle 5. *Häufigkeit der Pleuritis exsudativa als Manifestation bei Primärtuberkulose.*

Autor	Anzahl der Fälle	Davon Pleuritis exsudativa	%
BERGQUIST und ERNBERG (1943) .	251	7	2,8
ISRAEL und Mitarbeiter (1941) . .	260	10	3,8
MALMROS und HEDVALL (1938) . .	151	11	7,3
SCHEEL (1937)	199	18	9,0
LEITNER (1942)	keine Angabe	—	25,0 etwa
ARBORELIUS (1936)	keine Angabe	—	33,3 etwa
USTVEDT (1933)	52	18	35,0
CERVIA (1940)	144	—	43,0
ACCORIMBONI (1936)	142	95	66,9
ONTANEDA und Mitarbeiter (1939)	13	7	—
LASCALEA (1939)	6	4	—
LÖFFLER und ZWINGLI (1942) . .	11	10	—

Bei Kleinkindern findet sich die Pleuritis seltener, «elle ne devient comune qu'après la cinquième ou la sixième année» (CALMETTE 1936), bereits im Schulalter ist sie häufiger „Symptom" der Primärtuberkulose. Eine Aufstellung von PRESS (1947) gibt Auskunft über das Vorkommen der Primärpleuritis in den verschiedenen Altersklassen.

Demnach ist die Primärpleuritis bei Jugendlichen viel häufiger als bei Kindern, PRESS (1947) sucht die Erklärung im schwereren Verlauf der Erstinfektion oder in der größeren Anfälligkeit der Pleura.

Die Pleuritis exsudativa ist, wie das Erythema nodosum, ein frühallergisches Symptom und „Zeichen hochgradiger Allergie" (ICKERT 1943) im Anschluß an einen primären Prozeß.

Sie stellt eine häufige Frühkomplikation der pulmonalen Erstinfektion dar, ist Vorläufer oder Folge einer hämatogenen Streuung und reiht sich nicht selten als Einzelform oder Syndrom in eine breit und tief angelegte progressive protrahierte Durchseuchung ein. Demgegenüber halten A. R. RICH (1944), P. N. CORYLLOS (1937) und W. GIESE (1951) die Möglichkeit hämatogener Metastasierung in die serösen Häute für wenig wahrscheinlich.

Tabelle 6. *Primärpleuritis in ihrer Beziehung zur Primärinfektion und den verschiedenen Altersklassen.* (PRESS 1947.)

Primoinfektion Alter	Anzahl	Pleuritiden nach Primoinfektion	Proportionen = %	
0— 4	273	3	1:91	1
5— 9	418	14	1:30	3
10—14	265	11	1:24	4
15—19	164	15	1:11	9
20—24	97	12	1: 8	12
25—29	42	6	1: 7	14
30 u. mehr	46	4	1:12	9

Wie oft die hohe spezifische Empfindlichkeit bei ungenügender Resistenz, wie sie mit einer exsudativen Pleuritis einhergeht, angetroffen wird, ist im Einzelfall und namentlich während der aktiven Phase der Pleuritis oft nicht oder nur schwer zu entscheiden.

Wenn wir also in der Phase der subprimären Frühstreuung noch nicht wissen können, „ob die Saat aufgehen wird oder nicht, so sind wir doch verpflichtet in unserem therapeutischen Handeln die schlimmere Möglichkeit zugrunde zu legen" (LÖFFLER und JACCARD 1952).

b) Extrapulmonale Formen.

Der extrapulmonale Primärkomplex tritt gegenüber dem intrapulmonalen zahlenmäßig praktisch weit zurück. Nach den Gesetzen von CORNET, BAUM-GARTEN und PARROT entsteht der Primärkomplex unabhängig von der Ein-trittspforte, stets in gleicher Weise und unter dem charakteristischen Bild: exsudativer Primärherd, regionärer, im tributären Bezirk erkrankte Lymph-drüsen und zwischen beiden Polen eine lymphangitische Zone, die makroskopisch nicht immer feststellbar ist. Das hervorstechendste Merkmal ist der exsudativ-käsige Charakter der Gesamtform.

In einer eingehenden Arbeit unterscheidet BEITZKE (1953) den Primärkomplex des Verdauungsrohres (Darm, Gekröse, Drüsen, Magen und Speiseröhre), des Mundes und Rachens (lymphatischer Rachenring), der oberen und mittleren Luftwege (Nase, Kehlkopf, Trachea und Bronchien), des Mittelohres, des Auges, der Haut, der äußeren Geschlechts-organe und der Leber. Demnach kann er praktisch überall im Organismus auftreten, wo Tuberkelbacillen erst-mals direkt oder indirekt in den Or-ganismus eintreten. Unter dem extra-pulmonalen Primärkomplex spielt der enterale die weitaus wichtigste Rolle.

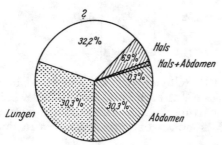

Abb. 7. Lokalisation der Primärtuberkulose bei Kindern mit positiver Tuberkulinreaktion. (HOFSTETTER 1955.)

α) Enterale Primärformen.

Die Verbreitung der enteralen Primärtuberkulose hängt von geogra-phischen und regionalen Unterschie-den und von der jeweiligen Verbreitung der Rindertuberkulose bzw. von der Qualität der Milch und Milchprodukte wesentlich ab (GHON, SCHÜRMANN). Nach den Ausführungen WURMS (1943) bewegen sich die älteren Angaben über die enterale Erstinfektion beim Kinde zwischen 5 und 37%. In der Häufig-keit des enteralen Primärkomplexes bestehen bei Kindern und Erwachsenen wesentliche Unterschiede. So fanden EDENS (1905, 1907, 1908) enterale Primär-infektionen bei Kindern in 35,5%, bei jugendlichen Erwachsenen zwischen 16 und 19 Jahren in 10,1%, UEHLINGER und BLANGEY (Zürich), (1937) bei Personen bis zum 18. Lebensjahr in 32%, nach dem 18. Altersjahr in 7,5%, SCHÜRMANN in Dresden bis zum 18. Jahr in 16%, nach dem 18. Jahr in 11,67%, OESTERREICH (1937) bis zum 10. Jahr in 46,7%, zwischen dem 10. und 20. Jahr in 35,7%. Gegenüber diesen pathologisch-anatomischen Ergeb-nissen ist der Nachweis des Primärinfekts durch klinisch röntgenologische Unter-suchungen schwieriger zu erbringen. URECH (1948, 1950) und seine Mitarbeiter (1952, 1955), die sich mit der Frage der enteralen Primärinfektion intensiv be-faßt haben, kommen zu nachfolgenden Resultaten: auf 267 tuberkulinpositive Kinder fand sich ein enteraler Primärinfekt in 30,1%, ein pulmonaler in 30,3%, ein cervicaler in 6,9%, cervicaler und abdominaler in 0,3%. In 32,3% konnte der Sitz der Primärinfektion nicht festgestellt werden (vgl. Abb. 7).

Besonderen Einblick in Infektionsvorgang, Haftung der Erreger und Verlauf der peroralen Primärinfektion vermittelte das „Lübecker Unglück", bei dem Säuglingen versehentlich virulente Tuberkelbacillen peroral verabreicht worden waren. Dieser künstliche Infektionsvorgang ist aber nur beschränkt mit natür-lichen Verhältnissen vergleichbar. SCHÜRMANN (1935) fand bei der Obduktion Primärkomplexe im Darm in 98,3% der Fälle, in Speiseröhre und Magen in 80,3%, in Mund und Rachen in 78,3% und in der Lunge in 20,0%.

Während der aktive Drüsenherd bei pathologisch-anatomischer Untersuchung gewöhnlich leicht nachweisbar ist, pflegt der enterale Primärherd in seiner aktiven Phase und erst recht nach seiner Vernarbung der Entdeckung zu entgehen. Er hat meist wesentlich geringere Ausdehnung als der pulmonale Herd. So sind verkalkte und verkreidete Mesenterialdrüsen, in denen oft noch virulente Tuberkelbacillen gefunden werden, nicht selten die einzig nachweisbaren Residuen der Primärinfektion, die fast sichere Schlüsse auf eine durchgemachte tuberkulöse Ansteckung erlauben (FANCONI 1941).

Die Struktur des mesenterialen Drüsenpoles unterscheidet sich von der primären bronchopulmonalen Lymphdrüse nicht wesentlich. Mehr oder weniger diffuse Verkäsung, Kapselbildung und die Entwicklung von Resorptionstuberkeln sind ebenfalls zu beobachten. Bei längerem Bestehen des Prozesses und bei sich anbahnender Heilung kommt es zur Ausscheidung und Einlagerung von Kalk in die nekrotischen Drüsenpartien. Die makroskopischen und mikroskopischen Strukturbilder variieren je nach Stadium, das bei der Entdeckung besteht.

Eine isolierte Mesenterialdrüsentuberkulose, auch ohne nachweisbare Veränderungen an der Darmschleimhaut, ist in der Regel ein sicheres Zeichen der enterogenen Infektion (KLERCKER 1931). Unter 43 Fällen primärer enteraler Infektion konnte EDENS (1907) bei 39 Fällen nur die erkrankten Mesenterialdrüsen, den Primärherd des Intestinums hingegen nicht nachweisen. EDENS hält es für möglich, daß wenigstens kleinere Defekte ausheilen können. Überdies dürfte — nach BEITZKE (1953) — das Aussehen des Darmprimärherdes „nur in seiner allerersten rein exsudativ-käsigen Phase charakteristisch sein". Eine instruktive Beschreibung des Primärherdes gibt SCHÜRMANN (1935). Das Geschwür ist „rundlich oder oval, die größeren können ringförmig die Darmlichtung umgreifen, wie andere tuberkulöse Darmgeschwüre auch. Sie haben alle bekannten Zeichen der letzteren und können bis zur Serosa vordringen, die dann miliare Tuberkel und manchmal auch seröse Beläge aufweist." Kommt es bei schwerer Infektion oder ungünstiger Abwehrlage zur Bildung eines tiefgreifenden Geschwürs, können regionäre Lymphdrüsen intensiv miterkranken, in den Darmwandprozeß einbezogen werden und zur Entwicklung eines eigentlichen spezifischen Ileocöcaltumors, wie ihn z. B. SCHÜRMANN bei einigen Lübecker Fällen beobachtete, wesentlich beitragen.

Der Sitz des primären Schleimhautherdes findet sich vor allem im Ileum und Coecum. Die durch die Valvula Bauhini bedingte Stauung des Darminhaltes hat einen intensiveren Kontakt des Tuberkelbacillus mit der Darmwand zur Folge.

In Analogie zu den pulmonalen Vorgängen können auch die mesenterialen Drüsen sich bis zu Walnußgröße entwickeln und bei schwereren Fällen eigentliche „Kartoffeldrüsen" entstehen. Auch beim enteralen Primärherd fehlt nach BEITZKE (1953) bei starker Überempfindlichkeit die perifokale Entzündung um die verkästen Drüsen nicht. Die erkrankte Lymphknotenkette kann bis zu den oberhalb der Zisterne gelegenen aortalen Lymphknoten reichen und auch die epipankreatische Gruppe mit einschließen (GHON, SCHÜRMANN).

Komplikationen können sowohl vom Primärgeschwür wie auch vom Drüsenpol aus ihren Ausgang nehmen. Das Übergreifen des spezifischen Prozesses auf das Peritonaeum führt zu konsekutiven Nachbar- und Fernentzündungen. Drüsenperforationen haben ähnliche Folgen; mitunter kommt es auch zu Gefäßarrosionen mit schweren Blutungen (H. KOCH 1915, KLEINSCHMIDT 1935).

Solche Formen entsprechen bereits dem progressiven Primärkomplex, der nicht nur zu Streuungen in die Nachbarschaft und intracanaliculären Disseminationen, sondern auch zu hämatogener Aussaat führen kann. So hatten nach einer Zusammenstellung von ENGEL, STERN und NEWNS (1938) 14,4% von tödlich verlaufenden Meningitisfällen ihren Ursprung in einem abdominalen Primärkomplex. McGREGOR und GREEN (1937) konnten bei auf boviner Infektion beruhenden Meningitiden in 21,3% einen abdominalen Primärkomplex feststellen.

Bild und prognostische Wertung der enteralen Primärinfektion wären ungenügend, wenn lediglich die auf Grund massiver hämatogener Dissemination zur pathologisch-anatomischen Untersuchung gelangenden Fälle berücksichtigt würden. Nach BEITZKE (1953) kommt nämlich „unter natürlichen Bedingungen der größte Teil der Darmprimärkomplexe zur Heilung", wenn auch BERBLINGER (1945) die Heilungstendenz der primären Darmtuberkulose nicht für so groß hält, wie bisher angenommen wurde. Bei den schweren Lübecker Infektionen war „die Sterblichkeitsziffer geringer, als sie sonst im Neugeborenenalter bekannt ist" (BEITZKE 1953).

Der Primärherd heilt — wie wir schon ausführten — meist mit makroskopisch kaum feststellbarer Narbe ab, die Lymphangitis fibrös und der Drüsenpol wird durch eine bindegewebige Kapsel abgeriegelt, während in den Nekrosepartien allmählich sich Kalk einlagert. SCHÜRMANN (1935) sah bei den Lübecker Kindern schon 58 Tage post infectionem beginnende Verkalkung. Im Röntgenbild kann diese erst später, nach URECH (1948) nach $1^3/_4$ Jahren, nach KLEINSCHMIDT (1935) nach $2^1/_2$—3 Jahren festgestellt werden.

Das klinisch-symptomatische Gesamtbild der enteralen Primärinfektion ist wenig typisch. Vor allem die gutartigen Primärformen verlaufen vollständig symptomlos. Selbst bei einem maßgebenden Teil der Lübecker Kinder fehlten spezifische Krankheitszeichen vollständig (KLEINSCHMIDT 1935). Diffuse oder in bestimmte Gebiete lokalisierte Schmerzen können vorkommen und an für die Appendicitis typischen Druckpunkten zu Verwechslung Anlaß geben. Störungen des Allgemeinbefindens, Unregelmäßigkeit der Temperatur, kurzdauernde Fieberschübe, vorübergehende krampfartige Bauchbeschwerden und Unregelmäßigkeit des Stuhlganges werden beobachtet.

Schon früher war nach H. ALBRECHT und A. GHON die enterale Primärinfektion in gewissen Städten Europas äußerst selten. Eine weitere Abnahme ist von intensiven Bestrebungen zur Tilgung der Seuche beim Rind zu erwarten; allerdings wird eine wohl nur vorübergehende Zunahme pulmonaler Erstinfektionen die Folge sein. Einen höheren Prozentsatz enteraler Primärkomplexe im Kindesalter in gewissen ländlichen Bezirken führt WURM (1943) auf die geringere Gelegenheit zu aerogener Infektion zurück.

β) Weitere Primärformen.

Nach WURM sind extrapulmonale, nicht enterale Formen des Primärinfektes bei größeren Reihenuntersuchungen lediglich in 2% feststellbar. Sie treten demnach an Bedeutung ganz in den Hintergrund.

Primärherde finden sich in Magen und Speiseröhre (SCHÜRMANN 1935), seltener als in Mund und Rachen. Die Mundschleimhaut kann Haftfläche für durch Nahrungsmittel (WISSLER 1943, SCHMUZIGER 1945) und durch Schmierinfektion übertragene Tuberkelbacillen sein. Eine primäre Mundschleimhauttuberkulose durch ein verseuchtes Eichhörnchen wurde von BAUMANN (1949) erwähnt.

Eine wichtige Eintrittspforte stellen die Tonsillen des Rachens und des Gaumens dar. Ihre Erkrankung führt zum cervicalen Primärkomplex. Das Primärgeschwür liegt meist in der Tiefe und wird schwer erkannt. Die sich mäßig, seltener erheblich vergrößernde Tonsille ist blaurot und derb (URECH und RAMSEYER 1948).

Über die Tuberkulose der Gaumen-Rachentonsillen wurde wiederholt berichtet, so von OTTO (1932), SCHLITTLER (1934, 1946), ZÖLLNER (1939), ESCHER (1945), URECH und RAMSEYER (1948). Dem Primärherd der Gaumen-tonsillen zugehörige Lymphdrüsen sind nach BEITZKE (1953) die am mittleren Rand des Kopfnickers gelegenen tiefen cervicalen und die submaxillaren Lymph-drüsen. Von den Rachenmandeln geht der Lymphstrom zu den tiefen cervicalen und (seltener) zu den retropharyngealen und vorderen auricularen Lymphdrüsen (BEITZKE 1953).

BEITZKE (1953) schätzt die Häufigkeit des Primärkomplexes am lymphati-schen Rachenring auf 0,3% sämtlicher Primärkomplexe. Komplikationen durch Übergreifen des Prozesses von Primärherd oder Drüse aus auf Nachbargewebe und -organe sind möglich, ebenso canaliculäre und hämatogene Dissemination. Im allgemeinen tritt die Drüsenkomponente deutlicher in Erscheinung als der oft verborgene Primärherd. „Eine Heilung des Primärkomplexes am lymphati-schen Rachenring ist nicht selten" (BEITZKE 1953). Persistierende Halsdrüsen-tuberkulosen werden heute häufig operativ behandelt (OPPIKOFER 1936, BRÜGGER 1948, 1949, KAISER 1950, WISSLER 1952). Die chemisch-antibiotische Therapie ermöglicht Vorbehandlung und bietet Operationsschutz zugleich.

Selten bilden cariöse Zähne Eintrittspforte des Tuberkelbacillus (HAASE 1937, KRANZ 1953). Häufiger sind Primärherde am Zahnfleisch und an der übrigen Rachen- und Mundschleimhaut (BURCKHARDT und BAHL 1934, WISSLER 1943, WALLGREN 1954).

Die beiden ersten sicheren und bekannten Primärherde der Nase sind von H. ALBRECHT (1909), GHON und TERPLAN (1921) beschrieben worden. Primär-komplexe im Mittelohr sind etwas häufiger, aber nach BRÜGGEMANN (1939) „nur bei kleinen Kindern in den ersten Lebensmonaten festzustellen. Infek-tionsweg ist die Tube." BEITZKE (1953) erwähnt rund 20 ihm im Schrifttum zugängliche Fälle.

GOLDFARB und SELTZER (1946) haben etwa 50 Fälle von Primärkomplexen im Auge zusammengestellt. Für das Auge regionär sind die mittleren und hin-teren submaxillaren, Teile der präauricularen, die Parotis- und schließlich die tieferen cervicalen Drüsen.

Relativ häufig sind Primärherde der Haut (MAGELHÃES 1936, SCHACHEN-MANN 1939, 1951, PAILLARD 1948, PIOTET 1949). Sie sitzen bevorzugt an Stellen, die kleinen Verletzungen ausgesetzt sind (BEITZKE 1953). Nach DU-FOURT und VIALLIER (1938) ist als Erreger der Typus bovinus am cutanen Primärkomplex in 15% beteiligt.

Die Beschneidungstuberkulose ist die wichtigste primäre Form der männ-lichen Geschlechtsorgane (WOLFF 1921, FISCHL 1929). Über die primäre Tuber-kulose der weiblichen Geschlechtsorgane berichteten HAASE (1937), GATÉ (1937).

Wenn auch die nicht enterale, extrapulmonale Primärtuberkulose relativ seltener ist, kann sie von Bedeutung sein. Wichtig ist, daß sie im Einzelfall jeweils erkannt wird.

III. Sekundärtuberkulose.

1. Allgemeines.

RANKE (1916) hat die im Stromgebiet des Lymph- und Blutgefäßsystems des großen und kleinen Kreislaufs auftretenden Formen als generalisierte Tuber-kulosen bezeichnet und sie im sekundären Stadium zusammengefaßt.

Überschreitet die Tuberkulose die Schranken des Primärkomplexes, erfolgt ihre Ausbreitung häufig auf dem Blutwege. Die Bildung hämatogener Metastasen ist geknüpft:

1. an das Vorhandensein der Erreger im Blut,
2. an ihre Haftung im Organ,
3. an eine Beschaffenheit des Terrains, die ihre Fortentwicklung zuläßt.

Von dieser Trias entscheiden die ersten beiden Bedingungen grundsätzlich über Sein oder Nichtsein der Metastase, die dritte lediglich über das Ausmaß ihrer Entwicklung bzw. die Gestaltung des Erscheinungsbildes. Spezifische Gewebsempfindlichkeit, Bau und Funktion des einzelnen Organs beeinflussen dabei die Bildung des Krankheitsherdes und das Schicksal seines Trägers.

Die tuberkulöse Bacillämie ist also eine der Bedingungen sine qua non für die Entstehung hämatogener Metastasen. Sie ist nach zahlreichen Untersuchungen, namentlich LIEBERMEISTERs (1907, 1941) relativ häufig; dem Blute kommt dabei lediglich eine Transportfunktion zu, eine Vermehrung von Tuberkelbacillen in ihm wird allgemein als unwahrscheinlich angesehen. Dem Transport von Krankheitskeimen in die Organe folgt nicht obligat eine Metastasenbildung. Es ist anzunehmen, daß ein Teil der Krankheitserreger im Blute vernichtet wird oder aber im Gewebe im Zustand des latenten Mikrobismus verharrt. Finden die hämatogen in die Organe gelangten Tuberkelbacillen die zu ihrer Weiterentwicklung notwendigen günstigen Terrainverhältnisse, kommt es zur Bildung der Metastase bzw. einer Organtuberkulose mit all ihren Entwicklungsmöglichkeiten und Folgen. So werden die hämatogen entstandenen Herde eigentliche Krankheitsträger der Tuberkulose.

Ausgangspunkt für eine Aussaat auf dem Blutwege kann prinzipiell jeder aktive tuberkulöse Herd im Körper werden, der entweder direkt in die Blutbahn einbricht (hämatogen) oder indirekt über den lymphatischen Abflußweg (lympho-hämatogen) mit der Blutbahn in Verbindung steht. Von jedem aktiv-tuberkulösen Herd aus kann eine „Hämobacillose" (HUEBSCHMANN 1939) entstehen. Nach der WEIGERTschen Lehre stehen drei hämatogene Streuquellen im Vordergrund: der erweichte extravasale Herd, der allmählich sich entwickelnde Intimatuberkel und schließlich die Gefäßwandthrombose. Nach WURM (1943) spielen „die polypösen Intimatuberkel der Lungenvenen und die tuberkulöse Endangitis eine wesentliche Rolle". Große Einbrüche von Tuberkelbacillen ins Blut sind seltener, es überwiegen diskrete Bacillenabgaben von Ausgangsprozessen, denen ein eigentliches Streupotential erst zukommt, wenn sich die Erreger im Herd bis zu einem gewissen Ausmaß vermehrt haben. Für die meisten Organ- und Lymphknotenherde führt der Transport über die Lymphgefäße, regionären Lymphknoten und Drüsengruppen ascendierend zum Ductus thoracicus und über den Venenwinkel ins Blut (GHONscher Weg). Die Abgabe von Tuberkelbacillen kann entweder einmalig oder mehrmalig sein, kontinuierlich oder diskontinuierlich erfolgen. In der Menge der jeweils in die Blutbahn abgegebenen Tuberkelbacillen bestehen Unterschiede. Es ist anzunehmen, daß das Ausmaß der Streuung umrahmt durch die Extreme der blanden und massiven Emanation die Erscheinungsform der hämatogenen Tuberkulose beeinflußt. WURM (1943) hat mechanische und biologische Gestaltungsfaktoren unterschieden. Die mechanische Theorie, der WEIGERT zu Gevatter steht, macht den Bacilleneinbruch in die Blutbahn zum verantwortlichen Formgestalter; die biologische Theorie, die auf HUEBSCHMANN fußt, stellt nicht das Ereignis der Bacillämie in den Vordergrund ursächlicher Formbildung, sondern dispositionelle Eigenschaften des infizierten Organismus und des Haftorgans. Fragen allgemeiner Empfänglichkeit spielen wohl sicher eine Rolle. Dafür sprechen jahreszeitliche Häufungen des Erythema nodosum (MASCHER 1943) der Miliartuberkulose und der spezifischen Meningitis. Anscheinend kann aus aktiven Herden die Streuung jederzeit erfolgen, die Entwicklung der hämatogenen Metastase aber ist an dispositionelle Phasen gebunden.

Demnach kommt also nicht allein der Menge und Virulenz der in die Blutbahn abgegebenen Erreger das Gestaltungsvermögen zu, sondern ebenso der Konstitution und Disposition des Organismus und der Reagibilität des Organgewebes.

Hämatogene Formen, obwohl nicht immer einfach abgrenzbar, sind nach dem klinischen Eindruck im Gesamtrahmen der Lungentuberkulose häufig. Die typische hämatogene Grundstruktur kann vor allem durch nachfolgende Entwicklungsvorgänge verwischt werden. PRESS (1947) reiht nach eingehender klinischer Prüfung von total 5251 Lungentuberkulosen deren 17,5% unter die generalisierten Formen ein, RÜDEL (1931) nach pathologisch-anatomischen Untersuchungen 47%, PAGEL (1932) 30%.

2. Formen.

Die sekundären Lungentuberkulosen sind Formen des hämatogen gesetzten Organherdes. Sie unterscheiden sich durch ihre verschiedene zeitliche Stellung zur Primärinfektion (Früh-, Spätgeneralisation), die kontinuierliche und diskontinuierliche Entwicklung, die Intensität der gesetzten Ausgangsstreuung und schließlich durch den klinisch-symptomatischen und röntgenologischen Folgezustand (Anordnung, Dichtigkeit und Form der sich entwickelnden Lungenherde).

RANKE (1916) hat die Lungenprozesse bei generalisierter Tuberkulose in Unterformen gruppiert:

„1. Übergangsformen zwischen isolierter primärer Lungentuberkulose und solcher mit einer von ihr ausgehenden Generalisation,

2. geringfügige, chronische, hämatogene Generalisation,

3. schwere Lungentuberkulose mit sekundärem Einbruch in den Bronchialbaum und Generalisation,

4. großknotige Miliartuberkulose."

Wenn auch nach dem Transport von Tuberkelbacillen auf dem Blutweg in die Lunge nicht obligat eine Metastase zu entstehen braucht, gilt auch hier der Ausspruch „ubi mycobacterium tuberculosis, ibi periculum". Weiterhin wirken sich die physiologisch-anatomischen Gegebenheiten wesentlich aus. Weil die Lymphe über den Venenwinkel ins Blut und mit ihm in das rechte Herz und unmittelbar in die Lungen gelangt, wird dieses Organ zum ersten und wichtigsten Filter des venösen Kreislaufes. Zudem bietet die Lunge den bacillären Embolien größte Haftfläche, so daß sie mit HUEBSCHMANN (1939) als das für hämatogene Streuung exponierteste Organ anzusehen ist.

Im folgenden behandeln wir die isolierte und die mit extrapulmonaler Metastase kombinierte Lungentuberkulose getrennt. Diese Formen lassen sich gut abgrenzen, besser als die weiteren Untergruppen, für welche die Formulierung WURMS (1943) gilt: „je stärker sich diese Einteilungen an bestimmte Merkmale halten, um so mehr versagen sie vor der Fülle der Bilder".

a) Vorwiegend pulmonale Formen.

α) Progressiver Primärkomplex.

Der progressive Primärkomplex ist durch typische Vorgänge an den beiden Polen charakterisiert. Nekrose, Verkäsung, Einschmelzung und Durchbruch in den Bronchialbaum sind der Progression im Primär- und im Drüsenherd gemeinsam. Im Vordergrund steht die lokale Destruktion. Die Hilusdrüse steht in der Primär- und frühen Sekundärphase deshalb im Zentrum, weil sie, als Quelle bronchogener und hämatogener Streuung zum eigentlichen Formgestalter wird. Die Primosekundärphthise ist je nach Entwicklungsrichtung oft Mischform, bei welcher bald die bronchogene, bald die hämatogene Komponente überwiegt. So sehen wir schwere, durch canaliculäre Propagation aus der Primärkaverne entstandene Phthisen mit diskreter und abortiv bleibender hämatogener Zusatzstreuung in der Lunge neben Formen, bei welchen die bronchogene Progression gering und daher ein unbedeutender Begleitbefund einer massiven Generalisationstuberkulose ist. Verlauf und Prognose solcher Mischformen hängen von Ausdehnung und dynamischer Evolutionspotenz ihrer Pole und der von ihnen hervorgegangenen Prozesse ab.

1. Progressiver Primärkomplex mit gutartig verlaufender hämatogener Ausbreitung.

Die Möglichkeit der progressiven Entwicklung des Primärkomplexes an beiden Polen sowohl durch hämatogene als auch durch bronchogene Propagation führt zu einer Vielzahl von Prozessen, die sich durch Ausdehnung, Formgestaltung und Verlaufstendenz unterscheiden und eine gutartige hämatogene Komponente einschließen können. So finden wir solche benigne Formen als diskrete hämatogene Dissemination oder als isolierte Erscheinungsform bei rudimentärem Primärkomplex. Selbst bei schwerer Primärphthise mit Kavernisierung kann die hämatogene Pfropfstreuung ein an Bedeutung zurücktretender Begleitbefund sein. Die Rückbildung der isolierten hämatogenen Streuherde erfolgt kontinuierlich oder diskontinuierlich. Bei den broncho-hämatogenen Mischformen entscheidet meist der bronchogene Anteil über die Prognose.

2. Progressiver Primärkomplex mit maligner bronchogen-hämatogener Frühentwicklung.

Die direkte Kontaktnahme des Hiluslymphknotens mit den Streubahnen und die Abgabe infektiösen Materials stellen eine wesentliche Verschlimmerung und für den Organismus eine schwerwiegende Belastung dar. Wohl ist hier Verschleppung von Bacillen der Metastase nicht gleichzusetzen, hingegen gibt die Verbindung zum Bronchialbaum den Weg für bronchogene und enterale Abseuchung frei zu den von der Außenwelt abgeschnittenen, vor Direktinfektion geschützten Organen. Die Durchbrechung der Lymphknotenschranke vor allem gegen die Blutbahn macht den progressiven Primärkomplex zum Ausgang maligner postprimärer Frühentwicklung, die dann besonders effektiv wird, wenn die Infektabwehr des Organismus darniederliegt und versagt. Nach Uehlinger (1953) sind die wesentlichen Kennzeichen der malignen Späterstinfektion „die zeitlich pausenlose Entwicklung aus dem Primärkomplex und die Benützung aller Ausbreitungswege". Das oft verwirrende Mischbild dieser Formen zeichnet Ranke (1916): „in direktem Anschluß an eine Primärinfektion finden wir hier wieder die Endobronchitis infolge eines Drüsendurchbruchs, sowie ulceröse Mitbeteiligung der Ausscheidungswege des Sputums (Rachen und Darm), die ihrerseits wieder zu einer beträchtlichen Erkrankung der den sekundär erkrankten Stellen regionären Lymphdrüsen geführt hat. Außerdem eine akute, hämatogene Generalisation. Hier sind also sämtliche Möglichkeiten der Ausbreitung im Körper gleichzeitig in Aktion getreten: 1. die lymphogene Metastasierung von primären und sekundären Herden aus, 2. die Ausbreitung der einzelnen Käseherde per continuitatem, 3. die hämatogene Verbreitung über den ganzen Organismus, schließlich 4. der Einbruch in die Umgebung übergreifender Käseherde in ein vorgebildetes Kanalsystem (Bronchialbaum), das nicht dem Gefäßsystem zugehört und in dem nun eine von der lymphogenen und hämatogenen Ausbreitung unabhängige weitere Verbreitung der Erkrankung erfolgt".

Bei den Formen des progressiven Primärkomplexes mit maligner bronchohämatogener Frühentwicklung entscheidet viel mehr die hämatogene Generalisation als die canaliculär-bronchogene Propagation über das Schicksal des Trägers und nicht selten leitet sie zu terminalen Stadien über.

Bei der malignen Entwicklung überwiegen die hämatogenen Prozesse. So fand UEHLINGER auf 149 evolutive Spätprimärinfektionen 109 hämatogene Formen und nur 40 Phthisen, die zum Teil ebenfalls auf hämatogene Lungenmetastasen zurückgeführt werden mußten, auf 85 Meningitiden 9mal einen Bronchialdurchbruch der verkästen Hiluslymphknoten, auf 48 Miliartuberkulosen 6mal. Relativ häufig tritt der Tod „infolge der hämatogenen Dissemination knapp vor dem Durchbruch der Lymphdrüsen in den Bronchialbaum ein" (RANKE 1916). Es steht also die hämatogene Komponente im Vordergrund. Bei den Sekundärprozessen eignet sich anscheinend der Blutweg zu Anschlägen auf das Leben weit besser als der bronchiale Weg; bronchiale Formen sind wohl auch gutartiger, weil sie dem Körper gewöhnlich mehr Zeit lassen, seine Abwehr zu organisieren. Die Resistenz des Organismus gegenüber der Tuberkulose unterliegt Schwankungen. Anders wäre das Bestehen von Hauptstreuperioden nicht zu erklären, Gipfel fallen in das Kleinkindesalter, die Pubertät, das frühe Erwachsenen- und das Greisenalter. Die Rolle der Primärinfektion für die maligne Frühentwicklung in den jüngeren Altersklassen geht aus nachfolgenden Zahlen (UEHLINGER 1953) deutlich hervor: auf 55 Fälle von Meningitis und Miliartuberkulose sind im ersten Jahrzehnt 51, auf 115 des zweiten und dritten Jahrzehnts 83 auf einen frischen Primärkomplex zurückzuführen. Im Greisenalter dagegen sind Exacerbationsstreuungen wesentlich häufiger. Zusammenfassend kommen die malignen, bronchogen-hämatogenen Frühphthisen eigentlichen Zusammenbruchsformen (UEHLINGER) gleich, bei denen die hämatogene Ausbreitung unbedingt den Vorrang hat (WURM 1943).

β) Zeitliche Stellung der hämatogenen Ausbreitung.

Eine hämatogene Ausbreitung ist in jeder Phase der tuberkulösen Entwicklung möglich. HUEBSCHMANN (1939) hat prinzipiell zwischen einer Früh- und einer Spätgeneralisation unterschieden und sie zeitlich mit der Primärtuberkulose einerseits und den postprimären Formen andererseits in Zusammenhang gebracht. Die Frühgeneralisation in enger zeitlicher Verbindung mit dem Primärkomplex tritt entweder subprimär zu Beginn seiner Entwicklung, juxtaprimär bei voller Entwicklung, namentlich seines Lymphknotenanteils und schließlich paraprimär bei im Gange befindlicher Ausheilung des Primärkomplexes auf. Die Spätgeneralisation erfolgt im postprimären Tuberkulosegeschehen. Sie geht entweder von exacerbierten pulmonalen oder extrapulmonalen Streuherden der Frühgeneralisationszeit und schließlich von hämatogen streuenden Herden isolierter Organtuberkulosen aus.

1. Frühgeneralisation.

Die Generalisation eines tuberkulösen Prozesses hat nicht nur die Bacillenaussaat ins Blut, sondern auch die Haftung der Erreger und ihre Entwicklung am Haftungsort zur Voraussetzung. Hierzu günstige Bedingungen finden sich nach RANKE (1916) nur in der sekundären Phase, wo die Humores (Lymphe und

Blut) noch nicht zu Trägern der Immunität geworden sind. Zu einer Generalisation kommt es also vor der Entwicklung spezifischer Abwehrkräfte, weiter wenn diese in ihrer Ausbildung steckengeblieben sind oder schließlich eine vorhandene Immunität zusammenbricht (Abb. 8a—c). In solchen Fällen ist das Blutgefäßsystem zur Tuberkulose prädisponiertes Organ (Ickert 1943).

Auf Grund experimenteller und klinischer Untersuchungen (Liebermeister 1941) muß „auch beim Menschen in jeder Phase des Tuberkuloseablaufes mit dem Auftreten von Bacillen in der Blutbahn gerechnet werden". Schon während der an die Infektion unmittelbar sich anschließenden lymphogenen Ausbreitung treten Bacillen in die Blutbahn über. In den „subprimären" pulmonalen Frühstreuherden haben Braeuning und Redeker (1931) eine Folge enger Bindung der hämatogenen Dissemination an den Primärkomplex gesehen. Wurm (1943) äußert sich auf Grund seiner Untersuchungen: „aber 50% wird die durchschnittliche Häufigkeit einer pulmonalen Frühstreuung im Anschluß an die Erstinfektion sicher nicht überschreiten".

Treten die pulmonalen Frühstreuungen lediglich in Form subprimärer Streuherde auf, sind sie meist gutartig; weder die geringe Ausdehnung noch die unbedeutende Größe der Einzelherde lassen progressives Verhalten erwarten. Solche Formen stehen nicht selten deswegen auf einem Nebengeleise, als die Entscheidung über die Gesamtform und ihren Ausgang nicht bei der Streuung im kleinen Kreislauf, sondern beim bronchogen-progressiven Primärkomplex oder aber bei der Streuung im großen Kreislauf liegt. Werden die gefährlichen Klippen der allgemeinen Miliartuberkulose und der Meningitis tuberculosa vermieden, kommen nicht selten auch Frühformen mit vorerst malignem Tendenzcharakter zur Ruhe und nach Jahren können schließlich Reste mehr oder weniger massiver Verkalkung als stumme Zeugen einer akuten Streuphase zurückbleiben. So haben Reichle und Work (1939) bei geheilten miliaren Formen in Milz, Leber und Nieren in 20,1% verkalkte Frühstreuherde gefunden.

Aber nicht alle Frühformen entwickeln sich im Anschluß an die Erstinfektion ohne Marschhalt. Häufig entsteht die Frühgeneralisation verzögert, zwischen Primärkomplex und hämatogener Streuform besteht eine Cäsur. Erst nach einem Intervall scheinbarer Ruhe setzt die progressive Entwicklung ein, sogar wenn sich bereits gewisse Heilungsvorgänge angebahnt haben. Dabei ist nicht so sehr die Größe der Primärpole, sondern vielmehr ihr Streupotential, das sie den Weg zu den Streubahnen finden läßt, für den weiteren Verlauf entscheidend.

Blumenberg (1929) hat in der Generalisation bei thorakaler Tuberkulose folgende Generalisationsformen unterschieden:

Generalisation a) bei stationär gebliebenem Primäraffekt,
       b) bei progressiv gewordenem Primäraffekt,
       c) bei chronischer, vorwiegend indurativer Lungentuberkulose,
       d) bei isoliertem ausgeheiltem Primäraffekt (Urprimäraffekt).

Nach Huebschmann (1939) stehen die Frühgeneralisationsformen stets im unmittelbaren Zusammenhang mit einem aktiven Primärkomplex, Spätgeneralisationen treten erst nach Abheilung des Primärkomplexes auf. Schwierig wird ihre Unterscheidung, wenn die Streuung dann eintritt, wenn im Primärkomplex Heilungsvorgänge wie Abgrenzung und fibröse Durchsetzung, Schwund von Epitheloidzellen und Beginn der Kalkeinlagerung bereits eingesetzt haben. Nach den Erfahrungen Wurms (1943) entsteht „beinahe in der Hälfte der Fälle eine Generalisation weder im unmittelbaren Anschluß an den Primärkomplex noch nach seiner Abheilung, sondern in der Zwischenzeit, in der die Herde des Primärkomplexes sich in einer Anfangsphase der Abkapselung befinden...".

a

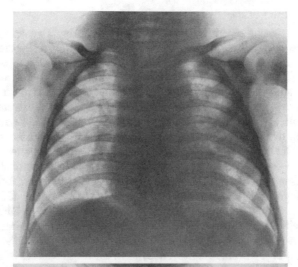

b

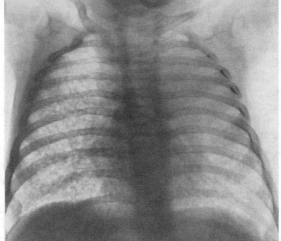

c

Abb. 8a—c.
S., Theodor, 1941.

a 4. 3. 42: Übersichts-
aufnahme. Bronchial-
drüsentuberkulose
mit infiltrativem para-
hilärem linksseitigem
Prozeß (Primärherd.)

b 1. 4. 42: Übersichts-
aufnahme. Hämato-
gene Generalisation
und Atelektase des
linken Oberlappens.

c 8. 4. 42: Übersichts-
aufnahme. Rasche
Lösung der Atelek-
tase, Verstärkung
des miliaren Phthise-
bildes.

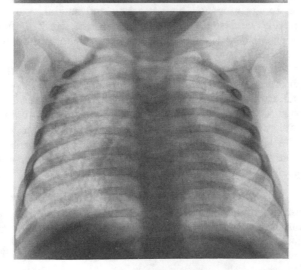

2. Spätgeneralisation.

Nicht nur in der aktiven Primärphase überragt der Drüsenpol den primären Herd an Bedeutung, sondern auch in späteren Stadien geht die Exacerbation, die oft durch die bronchogene Metastase zur Phthise führt, wesentlich häufiger von ihm aus. Es ist meist die Drüsennarbe, aus der die tertiäre Tuberkulose entsteht. So sind Kalkeinlagerungen im Hilus nicht nur vernarbte Altherde aus der Primärzeit, sondern auch Gefahrenquellen. Rezidive treten um so wahrscheinlicher auf, je massivere Kalkherde sich vorfinden. Dazu kommt, daß oft nur ein Teil des verkästen Inhaltes der Primärdrüse verkalkt, der Rest durchbricht später die Herdkapsel oder gibt Anlaß zu hämatogener Streuung. Die Spätperforation kann durch lymphoglanduläre Anthrakose maskiert sein. Anläßlich von Lungenresektionen tastet der Chirurg auch bei älteren Prozessen nicht selten abgekapselte, doch noch weich-käsige Drüsen im Hilus. So sind die Vorgänge der „endogenen lymphoglandulären Reinfektion" (Ghon 1919) heute weitgehend geklärt. Auf die Häufigkeit der lymphoglandulären Exacerbation der verkalkten Primärdrüse nach dem 45. Altersjahr war seinerzeit besonders von Anders (1928), Kalbfleisch (1932) u. a. m. hingewiesen worden. Während Kalbfleisch annahm, daß „die endogene, lymphoglanduläre Reinfektion Ghons in den thorakalen Lymphknoten zwar ein häufiger Befund ist, daß es sich aber um eine harmlose, die Lymphdrüsen nicht überschreitende Tuberkuloseform im Körper hochbetagter Menschen handelt", fand Anders in rund 30% solcher Rezidivtuberkulosen eine hämatogene Ausbreitung und Wurm (1943) sah bei 84 Fällen sicherer lymphoglandulärer Exacerbation des verkalkten Primärkomplexes in 29% eine hämatogene Spätgeneralisation. Bezogen auf die Gesamtzahl generalisierter Tuberkulosen, entfallen nach Wurm (1943) 18% auf die vom exacerbierten Primärkomplex ausgehende Spätgeneralisation. Nach den klinischen Erfahrungen verlaufen die Spätexacerbationen häufiger chronisch-protrahiert. Ein tertiär-allergischer Körper kann dabei einen „Tendenzumschwung" (Braeuning und Redeker 1931) durchmachen, der sich in Allgemeinreaktionen und der Bildung sekundär-allergischer Herde äußert. Nach Wurm (1943) entstehen bei Spätexacerbationen, die gehäuft nach dem 50 Altersjahr und besonders bei Frauen vorkommen, „im Abflußgebiet des alten Primärkomplexes große Lymphknotenverkäsungen, die zu Erweichungen und Durchbrüchen in benachbarte Hohlräume wie Bronchien, Trachea und Oesophagus neigen". Der Primärherd der Lunge hingegen heilt rascher und solider, von ihm ausgehende Exacerbationsschübe sind seltener. Die Formen aus der Zeit der Spätgeneralisation können eigentliche Spiegelbilder zum (bronchogen-hämatogen-proliferierenden) progressiven Primärkomplex sein.

Wie in der Jugend die Primärtuberkulosen, können postprimär die Altersphthisen Mischformen sein, bei denen bald mehr die hämatogene, bald mehr die bronchogene Propagation überwiegt. Bei der Gestaltung dieser Exacerbationsformen wird der Bacillengehalt des verkästen Drüseninhaltes eine Rolle spielen. So nehmen wir als Ursache für die relative Gutartigkeit mancher Alterstuberkulosen, die sich durch spärliche parenchymatöse Formelemente und torpiden Verlauf auszeichnet, eine paucibacilläre Streuquelle an, wie sie auch eine fistelnde Hilusdrüse darstellen kann.

γ) Formen der hämatogenen Ausbreitung.

Bei den hämatogenen Formen stellt das Ausmaß der Streuung ein wesentliches Kriterium dar. Von den diskreten Disseminationen, die röntgenologisch nicht einmal faßbar zu sein brauchen, bis zu den massiven Formen, bei denen die ausgestreute Saat den parenchymatösen Boden vollständig überdeckt, gibt es alle Übergänge. Je blander die Streuung, um so gutartiger die Form; je massiver die Aussaat, desto schlechter die Prognose sind „Faustregeln". Diese gelten aber nur mit dem maßgebenden Vorbehalt, daß nicht allein Zahl und Größe der Herde im weiteren Verlauf entscheiden, sondern ebensosehr die dem Herde innewohnende Entwicklungstendenz. Die Setzung von Lungenherden auf dem Blutweg ist stets nur ein Teilvorgang in einem Organismus, in dessen Blutbahn Bacillen kreisen; der positive Befund im Lungenröntgenbild ist der Beweis ihrer erfolgreichen Haftung.

Unter den „sekundären Ausstreuungen" unterschied ENGEL (1930) graduell:
1. reine Bacillämie,
2. Bacillämie mit solitärer Lokalisation.

So stellt die hämatogene Lungenstreuung den Doppelbeweis stattgefundener Bacillämie und gelungener Herdentwicklung dar. Allgemein gesehen muß der Träger solcher Läsionen im hämatogenen Formenkreis gestanden sein. Er war dabei zu Streuungen in andere Organe gefährdet.

Eine Gliederung der hämatogenen, disseminierten Tuberkuloseformen ist wiederholt versucht worden, so zuerst von WEIGERT (1897), der Formen mit geringer Aussaat, mit reichlicher Aussaat und daneben die akute Miliartuberkulose abgrenzte. Ähnlich hat PAGEL (1933) drei Formen, eine, bei der die Heilung möglich ist, eine subakute oder subchronische Form und schließlich die akut zum Tode führende Miliartuberkulose unterschieden. Eine umfassende Einteilung der hämatogenen Formen von morphologisch-klinischer Wertung stammt von LIEBERMEISTER (zitiert nach F. SCHMID 1951, Tabelle 7).

Eine nach klinischen Gesichtspunkten vorgenommene Einteilung gibt LEITNER (1940). Er unterscheidet abortive, benigne-stationäre, primär-chronische Miliartuberkulosen (granulie froide), Tuberculosis miliaris migrans, akute allgemeine, subakute und terminale Miliartuberkulose.

1. Diskrete hämatogene Aussaat.

Angaben über die Häufigkeit diskreter hämatogener Streuungen sind deswegen nicht leicht zu machen, da sie schwer zu erfassen sind. Fehlende Kenntnisse über den Eintritt der Primärinfektion, klinische Symptomlosigkeit manches im Gange sich befindlichen aktiven tuberkulösen Prozesses, abortive Entwicklung dieser Streuherde, die ihnen nicht selten im Röntgenbild eine Stellung zwischen Normalem und Pathologischem (HAEFLIGER 1944) verschaffen, erschweren ihre Entdeckung. Auch nach pathologisch-anatomischen Untersuchungen erreichen sie oft nicht den Grenzwert röntgenologischer Sichtbarkeit und so können sie dem unsichtbaren Herd ASSMANNs (1922) bzw. den invisiblen Herden STÖCKLINs (1939) entsprechen, von denen aus sich später Tuberkulosen entwickeln. Sind diskrete Streuformen röntgenologisch faßbar, stellen sie sich meist als klein- und zerstreutherdige, isolierte Schatten dar, die mit Vorliebe das Gebiet um die Clavicula einnehmen und die Lungen bilateral befallen. Unterschiede zeigen sich aber nicht nur in der Lokalisation (Spitze, infraclaviculäres Gebiet, übrige Lunge), in der Ausdehnung (Einzelherdbildung, diffuse Streuung), sondern auch in der Entwicklung (akuter, protrahierter Ablauf). In einer frühen Entwicklungsstufe sind die Herde exsudativ, in einer späteren zum Teil resorbiert, zum Teil produktiv umgewandelt oder verkalkt und Narbenbildungen weisen auf eine abgelaufene hämatogene Aussaat hin. Hämatogenen Frühstreuungen dürften auch die meisten Initialherde MALMROS' und HEDVALLS (1938) entsprechen, die bei vorerst tuberkulosefreien, dann der Infektion aus-

Tabelle 7. *Die hämatogenen Formen der Tuberkulose.* (Nach Liebermeister, zitiert nach F. Schmid 1951.)

	Großknotige oder verschieden großknotige Formen	Miliartuberkulosen	Submiliartuberkulosen
Örtlich	Infarkte, hämatogene Organphthisen (z. B. Nebenniere, Niere, Knochen, Lymphknoten, Lunge, Gehirn usw.)	Gewisse Serosatuberkulosen (meist lymphogen). Miliartuberkulose in der Umgebung von Herdphthisen und in den Infarkten. Örtliche Miliartuberkulose isoliert (autoptische Zufallsbefunde, sicher am Lebenden oft vorkommend und leicht abheilend. Klinisch oft nicht erkannt, anatomisch leicht zu übersehen).	Gewisse Submiliartuberkulosen (meist lymphogen), Submiliartuberkulose in Umgebung von Herdphthisen (sehr häufig) und in Infarkten. Örtliche Submiliartuberkulose ohne Phthiseherde (anatomischer Zufallsbefund, der oft übersehen wird, sicher am Lebenden oft vorkommend und abheilend.
Verstreut-herdig (diskret)	Infarkte, hämatogene Organphthisen (z. B. Niere, Knochen, Lunge usw.) Hämatogene Organsystemphthisen (Nebennieren, Knochen, Nieren, Genitalapparat, Lymphknoten, Lungen). Unregelmäßig verstreute hämatogene Organphthisen (Lungen, Hirn, Nieren, Knochen, Genitale, Augen usw.	Auf einzelne Organe oder Organsysteme beschränkt. Unregelmäßig verstreut (bevorzugt Lungen, Leber, Milz, dann Nieren, Knochenmark usw.). Sehr häufig, oft abheilend, klinisch bisher oft nicht erkannt.	Auf einzelne Organe oder Organsysteme beschränkt oder unregelmäßig verstreut (Lunge, Leber, Milz bevorzugt, dann Nieren, Knochenmark, Augen, Schilddrüse usw.). Anatomisch und klinisch oft nicht erkannt, sicher oft ausheilend.
Allgemein	Kommen kaum allein vor, wohl aber kombiniert mit allgemeiner Miliar- und Submiliartuberkulose.	Akute allgemeine Miliartuberkulose. Subakute allgemeine Miliartuberkulose. Chronisch allgemeine Miliartuberkulose. Rezidivierende allgemeine Miliartuberkulose. Selten ausheilend.	Sepsis tuberculosa gravissima (aplastische Nekrosen, exsudative Elementarknötchen). Akute allgemeine Submiliartuberkulose. Rezidivierende allgemeine Submiliartuberkulose. Sehr häufig vorkommend, oft in allgemeiner Miliartuberkulose verlaufend, wahrscheinlich manchmal ausheilend.

gesetzten Personen „kleinere oder etwas größere, zumeist multiple, unscharf abgegrenzte Flecken im Obergeschoß, besonders im Spitzen- oder Oberfeld" beobachteten. Ebenfalls auf einer diskreten hämatogenen Aussaat basieren viele der von Bard (1901) als Tuberculosis fibrosa densa bezeichneten, meist beiderseitig auftretenden Tuberkulosen in der Lungenspitze.

Nun sind hämatogene Streuungen in die Lunge und hämatogene Lungentuberkulose nicht unbedingt dasselbe. Vor allem die diskreten hämatogenen Streuungen sind im Röntgenbilde oft so gering, daß ihnen die Bezeichnung Lungentuberkulose nicht zukommt.

Treten hämatogene Tuberkulosen im Röntgenbild in typischer Weise in Erscheinung, sind sie leicht zu erkennen durch ihre gleichmäßige Dissemination, ihre symmetrische Anordnung in beiden Lungen und die geringe Größe ihrer Herde. Ohne Zweifel überwiegen aber die weniger typischen Formen. Diese können so uncharakteristisch sein, daß ihre hämatogene Genese lediglich an der großen Rückbildungstendenz, dem raschen Formwechsel oder schließlich, nach Monaten oder Jahren, an ihren Narben — disseminierte Verkalkungen z. B. in den Spitzen („Simon-Herde") — zu erkennen sind. Ebenso können extrapulmonale Manifestationen, die gleichzeitig oder später auftreten, auf den hämatogenen Charakter pulmonaler Formen hinweisen.

Diskrete Streuungen sind klinisch sehr selten zu erfassen und ihr Hauptsymptom ist meist die Symptomlosigkeit. Um so größere Bedeutung für ihre Erkennung kommt dem Röntgenbild zu. Treten solche Aussaaten ungleichmäßig in Erscheinung, können sie auf der einen Seite gering aber deutlich sichtbar, auf der anderen lediglich vermutbar sein und dort einen Grenzfall zwischen Normalem und Pathologischem im Röntgenbild darstellen.

Nach dem Modus der hämatogenen Dissemination gelangen Tuberkelbacillen meist gleichzeitig in beide Lungen; selten ist die Invasion nur einseitig. Beiderseitige diskrete Basisstreuungen können sich nur einseitig fortentwickeln und auch eine unilaterale Lungentuberkulose ist kein Beweis für eine einseitige Aussaat. Bei diesen Vorgängen werden die Einzelherde größer, konfluieren, schließen sich zur Infiltration zusammen; kavernöser Zerfall kann hinzutreten.

Die diskrete hämatogene Aussaat weist in vielen Fällen eine so erhebliche Rückbildungstendenz auf, daß sich innerhalb weniger Wochen auch im Röntgenbild keine Residuen mehr finden. Kommen die Herde nicht zur Resorption, können sie sich produktiv, in späteren Stadien fibrös umwandeln und werden dann im Röntgenbild meist besser erkennbar. Spitzen- und Schwielenkappen sind die späten Zeichen der früheren Mitbeteiligung der Pleura. Die hanfkorn- bis bohnengroßen Herde nach Simon (1921) sind „schattendicht, scharfbegrenzt, von rundlicher oder keilförmiger Gestalt, die Zahl ist wechselnd, doch überwiegt die Mehrzahl". Sie entsprechen mindestens zu einem Teil verkalkten subprimären Initialherden von Malmros und Hedvall (1938).

Die Feststellung einer diskreten hämatogenen Aussaat mit Hilfe der klinischen Untersuchungsmethoden ist durch die geringe Ausdehnung des Prozesses erschwert. Erst ausgedehntere Tuberkuloseformen lassen sich auch physikalisch erfassen. Um so größere Bedeutung kommt der Röntgenmethode zu. An sie stellen diese Formen besonders hohe Anforderungen.

2. Große hämatogene (subakute) Aussaat.

Zwischen der diskreten, hämatogenen Aussaat und der akuten Miliartuberkulose liegt die große hämatogene subakute Aussaat, die mit zahlreichen Bildern den Rahmen zwischen beiden Extremformen ausfüllt (Rieder 1909, Muralt 1916, Pagel 1933, Liebermeister 1934). Mit ihrer relativen Gutartigkeit lehnt sie sich an die diskrete Aussaat an, mit ihrem meist massiven pulmonalen Lokalbefund an die eigentliche Miliartuberkulose. Bei der großen Aussaat sind neben mäßigen auch massivste Streuungen im Röntgenbild zu beobachten und es kann dem der akuten Miliartuberkulose so sehr ähnlich sehen, daß eine Unterscheidung der beiden Formen röntgenologisch nicht, sondern nur klinisch möglich ist.

Die Streuquelle ist im Prinzip bei der großen hämatogenen Aussaat dieselbe wie bei jeder anderen hämatogenen Dissemination. Darauf sind wir oben bereits eingegangen. Dem im Vergleich zur Miliartuberkulose subakuten Verlauf liegt eine protahiertere Durchseuchung zugrunde, gegenüber der Streuform der diskreten Aussaat möglicherweise eine massivere Bacilleninvasion, konzentriertere Erregereinwirkung, größere Anfälligkeit des Organismus und des Organs. Nicht nur hinsichtlich Ausdehnung, sondern auch Verlaufstendenz nimmt die Form

der hämatogenen (subakuten) Aussaat eine Mittelstellung ein. Wir kennen
abortivere, mittelschwere und schwere Aussaaten, die sich auf die Spitzengebiete oder auf das ganze Lungenparenchym ausdehnen, Formen mit akutem
Beginn und rascher klinischer und röntgenologischer Rückbildung, andere mit
subakutem Beginn und mehr chronisch-protahiertem Verlauf und langsamem
Abklingen der klinisch wenig ausgesprochenen Symptome, Prozesse, die über
Stadien regenerativer Veränderung zur definitiven Heilung kommen. Schließlich wechseln kontinuierliche Abläufe mit schubweisen Manifestationen. Intervalle scheinbarer Ruhe werden durch Exacerbationen abgelöst. Ob solche
Formen eine Folge diskontinuierlichen Fließens der Infektionsquelle oder gleichsam Reaktivierungen in loco von gesetzten Bacillenembolien sind, ist jeweils
schwierig zu klären. Zeigt das Röntgenbild eine deutliche Zunahme miliarer
Streuherde, zumal in Lungenpartien, die vorher von Befall frei schienen, ist
ein echter hämatogener Streuschub, gleichsam eine Pfropfstreuung, wahrscheinlich. Ein Größerwerden bestehender Herdbildungen, deren Konfluenz und die
Zunahme perifokaler Reaktionen, lassen auf einen Exacerbationsschub schließen.
Während bei den akuten Formen die Massivität der Streuung und die Virulenz
der Erreger wahrscheinlich eine Rolle zu spielen vermögen, nimmt bei den subakuten, besonders bei über Jahre ablaufenden protrahierten Prozessen, die Bedeutung der Resistenz wesentlich zu.

Sowohl Konkordanz wie Diskrepanz zwischen klinischem Symptomenbild
und röntgenologischer Erscheinungsform zeichnen diese Mittelform recht eigentlich aus. Schließlich gibt es Sonderformen, die unter dem Bilde einer schweren
Allgemeinerkrankung verlaufen, ohne daß vorerst klinisch oder röntgenologisch
die hämatogene Tuberkulose erkannt werden könnte. Erst wenn es schließlich
gleichsam zur Absiedlung bzw. zur Durchseuchung im Sinne Schürmanns (1928)
gekommen ist, gleitet die stürmische Phase, in allmählichem Abflachen remittierend, in eine stabilere, blandere über, erst jetzt sind im Lungenbild mehr
oder weniger massive Streuherde erkennbar und es wird die wahre Natur der
Krankheit sichergestellt.

Im Bild der großen hämatogenen Aussaat treten Allgemeinsymptome häufiger meist schon zu Beginn der Erkrankung auf; Lokalsymptome, wie Dyspnoe,
Reizhusten können sich in einem Zeitpunkt bemerkbar machen, da unsere
Untersuchungen noch keinen krankhaften Lungenprozeß aufzudecken imstande
sind. Erst im weiteren Krankheitsverlauf kann es zu mehr oder minder deutlicher Schallverkürzung, Veränderungen des Atemgeräusches, bronchitischen
Geräuschen usw. und zu faßbaren Befunden im Röntgenbild kommen.

3. Sepsis tuberculosa acutissima und Typhobacillose Landouzy.

Eine . Sonderform der hämatogenen Lungentuberkulose stellt die von Landouzy (1883, 1891, 1908) beschriebene Typhobacillose dar. Im deutschsprachigen
Schrifttum wird sie unter dem Begriff Sepsis tuberculosa acutissima eingereiht,
wobei nach Wyss (1940) die Begriffe keineswegs identisch sind. In ihrem Erscheinungsbild steht sie zwischen der großen hämatogenen Aussaat und der
akuten Miliartuberkulose.

Das klinische Symptomenbild der Typhobacillose gleicht demjenigen des
Typhus abdominalis und hat mit ihm die langsam ansteigende Temperatur,
die mehr oder weniger ausgesprochene „Kontinua" und die prägnanten Allgemeinsymptome, wie Mattigkeit, Müdigkeit, Gliederschmerzen usw. gemeinsam,
unterscheidet sich von ihm durch das Fehlen abdominaler und nervöser Störungen. Als Folge der Blutaussaat kommt es zu miliaren Nekrosen, die, außer
einer geringfügigen Einwanderung von Leuko- und Lymphocyten, meist keine

nennenswerten Gewebereaktionen zeigen. Während man unter die Sepsis tuberculosa acutissima stets letal endigende Krankheitsbilder zählt, kann die Typhobacillose Landouzy auch abheilen und nach NEUMANN (1931) in den Rahmen
gutartiger hämatogener Schübe gehören. Sie wäre also eine Unterform der
Sepsis tuberculosa acutissima, die im Gegensatz zu ihr auch einen günstigeren
Ausgang haben kann. Nach WURM (1943) ist gegenüber der allgemeinen Miliartuberkulose die Sepsis acutissima „in ihrer Entstehung sehr viel ausgesprochener
an die tuberkulöse Erstinfektion gebunden", nach PAGEL (1933) hingegen
„vorwiegend ein Befund bei älteren Leuten". Diese Sonderform, scheint aber
wie auch andere hämatogene Prozesse, nicht an ein bestimmtes Lebensalter
gebunden zu sein (DIETRICH 1912, HOLZER 1927, LOESCHCKE 1932, HEGLER
1938, SIEGMUND 1939, 1948). Das septische Bild dieser Tuberkuloseform ist
nicht durch einen speziellen Erregertyp (SIEGMUN 1939), sondern in erster
Linie im reaktiven Verhalten des Wirtes zu erklären. Es wäre denkbar, daß
ihr eine massive Bacilleninvasion zugrunde liegt, zumal nach SIEGMUND (1939)
die tuberkulöse Generalisation vor Ausbildung einer spezifischen Allergie eintritt und daher das Krankheitsbild einer areaktiven Tuberkuloseform gleichkäme. Man hat versucht, den ausgesprochenen Befund bacillärer Nekrosen
als Folge massivster Überempfindlichkeitsreaktionen, ja sogar anaphylaktischer
Phänomene (LOESCHCKE 1932) zu deuten. Je länger ein durch massive Streuung
überfallener Organismus anergisch bleibt, um so ausgedehnter werden spezifische Nekrosen sein und um so ungehemmter die Vermehrung der Erreger. „Die
Entstehung der Sepsis tuberculosa acutissima und die Gestaltung ihres anatomischen Bildes ist also an das Bestehen einer höchstgradigen Dysergie im Sinne
LIEBERMEISTERs mit jähen Schwankungen zwischen den Empfindlichkeits-
extremen gebunden" (WURM 1943). Selten beobachtet, daher von untergeordneter Bedeutung, in vielem unklar ist die Sonderform der Typhobacillose Landouzy, die bald selbständige Unterform, bald mit der Sepsis tuberculosa acutissima identisch ist.

4. Akute Miliartuberkulose.

Die akute Miliartuberkulose gehört zu den schwersten Formen hämatogener
Aussaat. Sie führte in der Vorära der chemisch-antibiotischen Therapie unter
einem charakteristischen Krankheitsbild fast ohne Ausnahme zum Tode. Massive
Einbrüche von Tuberkelbacillen in die Blutbahn bei schlechter immunbiologi-
scher Abwehrlage des Gesamtorganismus und des Einzelorgans sind für diese
schweren Prozesse verantwortlich. Das symptomatische Gesamtbild ist dem
anderer Infektionskrankheiten ähnlich, daher ist die akute Miliartuberkulose
differentialdiagnostisch oft schwierig abzugrenzen, besonders dann, wenn sie
als erste spezifische Manifestation und nicht als akuter terminaler Schub bei
vorbestandener spezifischer Erkrankung auftritt. WEIGERT (1879, 1897) hat
drei Grundformen der Miliartuberkulose umschrieben: 1. die akute Form mit
Beteiligung aller Organe, 2. die Übergangsformen mit Freibleiben oder geringer
Ergreifung eines Teiles der Organe, 3. die chronische Allgemeintuberkulose.

Wohl ist das Kennzeichen der Miliartuberkulose die intensive und gleichmäßige Aussaat von Herden auf dem Blutwege, doch diese Eigenschaft scheidet
sie prinzipiell noch nicht von allen übrigen hämatogenen Aussaaten. Auch das
mechanische Moment des massiven und wiederholten Bacilleneinbruches von
einem Gefäßherd her [Endangitis, polypöser Intimatuberkel (WEIGERT 1897)]
erklärt die Entstehung dieser hämatogenen Sonderform nicht. PAGEL (1933)
sieht in der Miliartuberkulose „eine besonders einheitliche, plötzlich auftretende
Reaktionsform verschiedener Gewebe auf Ausschüttung von Tuberkelbacillen in

die Blutbahn" und eine rasch sich vollziehende Durchseuchung, die unter stürmischen Erscheinungen vor sich geht und zum baldigen Tode führt.

Bei der akuten Miliartuberkulose besteht in der akuten Phase stets ein markantes Krankheitsbild. Die Symptome sind meist ausgesprochener als bei der großen hämatogenen, subakuten Aussaat. Hohes, oft septisch verlaufendes Fieber steht im Vordergrund. Klinisch sind vor allem drei mehr oder weniger typische Untergruppen der akuten Miliartuberkulose zu unterscheiden:

1. die typhöse,
2. die pulmonale,
3. die meningeale Form.

Bei der typhösen Form stechen als Folge der Intoxikationen die Allgemeinsymptome, wie Benommenheit, hohes Fieber usw. hervor. Bei der pulmonalen Form stehen Dyspnoe, cyanotische Blässe und Reizhusten im Vordergrund. Bei der meningealen Form treten Kopfschmerzen, Brechen, Nackensteifigkeit, Pulsverlangsamung und Sensibilitätsstörungen auf.

Allen drei Formen gemeinsam ist die schwere Prostration. Die negative Tuberkulinreaktion zeigt die schlechte Prognose an; dasselbe gilt für die ab und zu im Urin nachweisbare positive Diazoprobe. Der physikalische Untersuchungsbefund ist auch bei der pulmonalen Form meist sehr geringgradig, der Klopfschall nicht wesentlich verkürzt, die Atmung unrein oder rauh. Entfaltungsrasseln und diffuse Bronchitisgeräusche können hörbar sein. Polynucleäre Leukocytose bei Verminderung der Lymphocyten und Fehlen der Eosinophilen sind typisch.

Die Veränderungen im Röntgenbild entwickeln sich oft erst nach einer gewissen Anlaufzeit, wenn die entstehenden miliaren Herde die röntgenologische Sichtbarkeitsgrenze erreichen. Da selbst eine massive hämatogene Dissemination der Untersuchung am Durchleuchtungsschirm entgehen kann, ist bei Verdacht auf hämatogene Streuung stets eine Thoraxaufnahme zu machen.

Die Miliartuberkulose führt akut in 2—4 Wochen oder, protrahiert, in einigen Monaten zum Tode. Bei chronischen Formen sind die allgemeinen Krankheitserscheinungen meist weniger intensiv.

Die chemisch-antibiotische Therapie hat das Bild der akuten Miliartuberkulose, Symptomatologie, Krankheitsablauf und Prognose grundlegend zu ändern vermocht. Schwerste Prozesse, wie es Miliartuberkulose und Meningitis tuberculosa sind, können in vielen Fällen der Heilung zugeführt werden. Die Mittel greifen also da ein, wo die Resistenz des Organismus versagt. Im Verlaufe der Behandlung erholt sich der schwer geschädigte Organismus und gewinnt Kräfte zur Abwehr. Massivste Symptome blassen ab und verschwinden. Der im Röntgenbild weniger schlagartig einsetzende Heilungsablauf läßt sich radiologisch festhalten. Der Körper arbeitet sich mit der Unterstützung der modernen Therapie aus dem Wellental der Resistenz heraus, in dem er hilflos liegen geblieben wäre. Das Behandlungsresultat kann aber schlußendlich nur dann gehalten werden, wenn nicht nur ein labiles Gleichgewicht zwischen Erreger und Wirt, sondern eine andauernde Überlegenheit des Organismus erreicht wird.

Zusammenfassend zeigen die Gesamtformen der hämatogenen Ausbreitung ein sehr vielseitiges Symptomen- und Formenbild, angefangen von der blanden diskreten Streuung bis zur schwersten, letal endenden Miliartuberkulose. Sämtlichen Formen ist der Übertritt von Tuberkelbacillen in das Blut gemeinsam; Unterschiede finden sich lediglich im Grad der Bacillämie und ihrer Dauer, der erfolgreichen Haftung der Erreger und ihrer Streudichte und schließlich in der Reagibilität der Gewebe einzelner Organe.

δ) Ausgänge der hämatogenen Ausbreitung.

Hämatogene Lungentuberkulosen unterscheiden sich in ihren Ausgängen im Prinzip nicht von anderen Tuberkuloseformen. Bei allen kann es zur Heilung oder zum Tode des Kranken kommen. Welches von beiden eintritt, hängt vom Ergebnis der Wechselbeziehungen zwischen Erreger und Wirt ab. Liegt nach der Auffassung von CLAUDE BERNARD (zitiert nach DUMAREST 1941) „le microbe n'est rien, c'est la terrain qui est tout" die Bedeutung hauptsächlich beim Wirt, ist aber auch der Erreger ein wesentlicher und vielseitiger Gestaltungsfaktor; allein schon durch das Ausmaß der mechanischen Verschleppung bestimmt er das Formenbild wesentlich mit.

1. Gutartige Formen.

a) Entwicklung zur Heilung. Die Heilung ist nicht bestimmten Tuberkuloseformen reserviert, sondern sie steht — von terminalen Phasen abgesehen — allen offen. Erfahrungsgemäß neigen wenig ausgedehnte, z. B. diskrete hämatogene Frühstreuungen eher zur Heilung, weil Gewebszerstörungen meist fehlen und eine Resorption möglich ist. Darüber entscheidet weniger das Ausmaß der Herdbildung als der gewebliche Herdzustand. FLEISCHNER (1930) sieht „für die nicht verkästen pneumonischen Herde die Möglichkeit einer restlosen Heilung sichergestellt". Grundsätzlich müssen wir zwischen Totalheilung (restitutio ad integrum) und partieller Heilung (Defektheilung) unterscheiden. Von unvollkommener Heilung sprechen wir dann, wenn wegen Verkäsung eine restitutio ad integrum nicht mehr möglich ist. Weniger bei den diskreten, als bei den ausgedehnteren Formen hämatogener Aussaat kommt es im Verlaufe der Prozesse zu Zerstörungen von Alveolen und Septen. So sehen wir bei den diskreten Streuungen eine Rückbildung häufig, bei den schwereren Formen seltener. Der Begriff der restitutio ad integrum wird pathologisch-anatomisch und röntgenologisch gebraucht und erfährt dabei eine verschiedene Wertung, da die vollständige Rückbildung im Röntgenbild der Heilung im pathologisch-anatomischen Sinne nicht immer entspricht. Bei der Mehrzahl der hämatogenen Lungentuberkulosen stellt die Heilung ein schrittweises Geschehen dar, in welchem Resorption, produktive Umwandlung, Fibrosierung und Verkalkung sich ablösen. Diese Intervallformen können sich in gleichmäßig regressiver Entwicklung folgen oder durch temporäre Exacerbation unterbrochen, den Zustand der Heilung erreichen. Nach WURM (1943) ist die vorherige Vernichtung der Bacillen nicht die Voraussetzung für die Resorption; „die Bacillen können die letzten sein, die den Schauplatz verlassen".

Die Heilung der hämatogenen Lungentuberkulose setzt im allgemeinen durch die Abnahme exsudativer Reaktionsbereitschaft ein. Im Röntgenbild kommt es, als Folge einer partiellen Resorption unter dem von der Peripherie her einsetzenden Rückgang der perifokalen Entzündung vorerst zu einer Verkleinerung der Einzelherde. Mit ihr geht die Abnahme der Schattendichte meist parallel. Bei den großen hämatogenen Aussaaten (subakuten, akuten) tritt als Übergangsform zur Heilung häufig die Lymphangitis reticularis (SCHÜRMANN 1928) auf, die sich röntgenologisch durch ein typisches, streifig-wabiges Bild der „vermehrten Lungenzeichnung" darstellt.

Die Dynamik der hämatogenen Streuform ist nicht immer einfach zu erfassen. Stürmische Formen brauchen nicht bösartig zu verlaufen, subakute Prozesse zeichnen sich nicht immer durch einen gutartigen Verlauf aus. Es gehört zu den Eigenheiten der Tuberkulose, daß Progression und Regression im zeitlichen Ablauf nicht immer kongruent sind. Wir können daher aus dem zeitlichen

Verhalten eines Prozesses in der Entwicklungsperiode nur beschränkt auf seine Rückbildung schließen. Überdies ist die dynamische Tendenz einer Lungentuberkulose in verschiedenen Zeitabschnitten gewissen Schwankungen unterworfen. Im allgemeinen hängt die Regressionsgeschwindigkeit wesentlich von der Ausdehnung ab. Je massiver der Prozeß, um so länger ist im allgemeinen die Rückbildungszeit.

Der Ausgang geheilter hämatogener Aussaaten stellt sich röntgenologisch verschieden dar. Diskrete, manchmal sogar große Streuungen kommen gelegentlich zur Rückbildung, ohne im Röntgenbild Residuen zu hinterlassen. Häufig sind Formen, die unter kleinen fibrösen Indurationen oder Kalknarben abheilen. Solche finden sich meistens am Ort aktiver Zentren, z. B. in den Spitzen oder infraclaviculär. Geringgradige Residuen können Restzustände früher wesentlich ausgedehnterer Prozesse sein, die sich nicht selten in der Vernarbungsform gleichsam z. B. in die Spitze zurückziehen, häufig wahrscheinlich deswegen, weil die Rückbildungsfähigkeit in den Unterlappen besser, in den Oberlappen, namentlich den apikalen und posterioren Segmenten, schlechter ist. In diesen Abschnitten gelegene Herde verfallen in der aktiven Phase häufiger der Nekrose und können fibrös oder unter Kalknarbe abheilen.

b) Chronische Weiterentwicklung. Aus den Arbeiten von BRAEUNING und REDEKER (1931), STÖCKLIN (1933), STEIGER (1933), MALMROS und HEDVALL (1938) u. a. m. kennen wir die große Bedeutung der hämatogenen Dissemination als Basis der sich fortentwickelnden Lungentuberkulose. Diese kann sich kontinuierlich in enger zeitlicher und formaler Bindung an die Streuung ausbilden oder aber diskontinuierlich. Die chronische Weiterentwicklung einer einmal gesetzten hämatogenen Aussaat geht in verschiedener Weise vor sich. Die frischen Streuherde können sich direkt progressiv weiterentwickeln oder während Monaten persistieren, ohne ihre Form im Röntgenbild wesentlich zu verändern. Die Wahrscheinlichkeit ihrer Resorption oder weitgehenden Regression nimmt um so mehr ab, je weiter sie sich zeitlich von der frischen Herdsetzung entfernen. Solche Formen werden als chronische Miliartuberkulosen, atypische Miliartuberkulosen, granulie discrète (BARD 1901, 1927), granulie froide (BURNAND 1923), chronische Miliartuberkulose mit fibrös-sklerotischer Umwandlung (MURANO, zitiert nach F. SCHMID 1951) bezeichnet. Sämtliche Formen der chronischen hämatogenen Ausbreitung sind häufig zu beobachten. SAYÉ (1937) sah unter 175 Patienten mit Miliartuberkulosen in 18% chronische Fälle. G. SIMON (1926) gibt an Hand von Literaturzusammenstellungen die Heilbarkeit mit 30% an. Ist bei chronischen Formen die Resorption nicht möglich, erfolgt die Abheilung über die bindegewebige Umwandlung und bei Prozessen mit massiver Nekrose der miliaren Herde, unter manchmal über Jahre andauernder Verkalkung. Bei der bindegewebigen Abheilung werden die ursprünglichen miliaren Schatten röntgenologisch unscharf und stehen in streifiger Verbindung zueinander. Es kann sich ein Netzwerk ausbilden, das sich über die früher beteiligten Lungengebiete schlägt und zu Formen führen, die im Schrifttum unter der Bezeichnung „fibrosa densa" und „fibrosa diffusa" bekannt sind. Für die chronische Entwicklung hämatogener Streuungen stellt das Abgleiten in die eigentliche Phthise einen wichtigen Weg dar. Die einzelnen miliaren Herde bilden sich durch peripheres Wachstum zu größeren Einzelprozessen um und gehen durch Konfluenz in mehrfokige Infiltrate über. Zentrale Nekrose, Verkäsung und anschließender Zerfall führen das Bild einer hämatogen-bronchogenen Mischform herbei, bei der die ursprüngliche hämatogene Ausgangsbasis kaum mehr zu erkennen ist. Ein chronisch-protrahierter Verlauf resultiert auch durch das Dazutreten frischer hämatogener Streuherde. Zusatzdisseminationen pfropfen sich dem bereits bestehenden Prozeß auf, der sich in cyclischem Wechsel von Proliferation und Rückbildung allmählich verschlechtern, über Jahre hinziehen und schließlich stabilisieren und heilen kann. Allerdings wird das Gleichgewicht „dramatisch umgestürzt, wenn extrapulmonale Metastasen die Führung im Krankheitsgeschehen übernehmen und zu einer letalen Entwicklung überleiten" (GUJER 1955).

2. Letale Formen.

Bei der gewaltigen Ausbreitung der Ansteckungsquellen entgeht — wie wir einleitend feststellten — kein Mensch bis zum fortgeschrittenen Erwachsenenalter der tuberkulösen Infektion, zumal diese nach HAMBURGER „so außerordentlich leicht stattfindet". Wann, wo und wie diese eintritt, ist eine Folge zufälliger Gegebenheiten, die innerhalb und außerhalb des Organismus liegen. Ob die Infektion mit dem Primärkomplex jeweils zum Abschluß kommt, abheilt oder letal endet, ist nie mit Sicherheit vorauszusagen. Wir sehen maligne Entwicklung bei der Frühprimärinfektion im Kindesalter, der Spätprimärinfektion des Erwachsenen, bei den juxtaprimären hämatogenen

Tabelle 8. *Primärkomplex und Zahl der hämatogenen Schübe bei allgemeiner akuter Miliartuberkulose.* (WURM 1943.)

Primärkomplex	Zahl der Fälle	Miliartuberkulose als 1. Schub	Miliartuberkulose als 2. Schub	Miliartuberkulose als 3. Schub
Käsig	10	7	3	—
Altkäsig	7	2	4	—
Ruhend, verkalkt .	4		2	2
Verkalkt, exacerbiert.	6	3	2	—

Frühstreuungen und schließlich bei den exacerbierenden postprimären Spätstreuungen. Eine konzentrierte Erregerwirkung und ungünstige Abwehrlage führen in akutem oder protrahiertem chronischem Verlauf zum Tode. Unter 27 Fällen von Miliartuberkulose WURMs (1943) war die miliare Aussaat in 12 Fällen der erste hämatogene Schub, bei den übrigen 13 waren ein oder mehrere Schübe vorausgegangen. Das Verhalten des Primärkomplexes zeigt WURM in einer interessanten Zusammenstellung (Tabelle 8).

Nach WURM geht die Miliartuberkulose bei der Früh- und Spätgeneralisation in einem „nicht gerade kleinen Teil" unmittelbar vom Primärkomplex aus. Entwickelt sich auf der Basis einer hämatogenen Streuung protrahiert eine eigentliche Organtuberkulose phthisischen Charakters der Lunge, so übt sie nach RANKE (1916), HUEBSCHMANN (1922), SCHÜRMANN (1929) einen hemmenden Einfluß auf die hämatogene Metastasierung aus. Geht der letale Ausgang nicht über phthisische Lungenprozesse, erfolgt er über die akuten Schübe der Miliartuberkulose und der Meningitis oder den subakuten Verlauf torpiderer miliarer Formen.

b) Extrapulmonale Formen bei gleichzeitiger Lungentuberkulose.

PAGEL (1933) sieht die hämatogene Tuberkulose einerseits als Teil- oder Haupterscheinungsform der Generalisation, andererseits als Grundlage einer isolierten Organphthise. Kommt es zum Bacillenaustritt in das Blut und zum Transport in den großen und kleinen Kreislauf, kann eine Tuberkulose der Lunge und anderer, zur Phthise disponierter Organe gleichzeitig auftreten. So ist wiederholt von kombinierten Lungen- und extrapulmonalen, vor allem Skelettuberkulosen berichtet worden (KLARE 1921, ALWENS und FLESCH-THEBESIUS 1923, DIEHL 1926, ARMAND-DELILLE 1928, SCHAAFHAUSEN 1930, STEIGER 1931, 1933, ROLLIER 1934, RANDERATH 1932, 1936 u. a. m.).

Im allgemeinen wird der extrapulmonalen Tuberkulose ein günstiger Einfluß auf den gleichzeitigen Lungenprozeß zugeschrieben. So schließt nach dem Gesetz von Marfan (1886) eine in der Kindheit durchgemachte Halslymphdrüsentuberkulose die Lungentuberkulose im Erwachsenenalter aus. Er schreibt (1924) «on ne constate presque jamais de tuberculose pulmonaire tout au moins de tuberculose pulmonaire évidente et en évolution, chez les sujets qui, pendant l'enfance, ont été atteints d'écrouelles (adénite tuberculeuse suppurée du cou) et qui en ont guéri complètement avant l'âge de 15 ans, cette guérison ayant eu lieu avant qu'aucun autre foyer de tuberculose ait été appréciable». Auch Schürmann (1928, 1930) kommt auf Grund seiner Untersuchungen „zu einer Bestätigung der zu den verschiedensten Zeiten gemachten klinischen Beobachtungen über die größere Gutartigkeit der bei Skrofelnarben oder Lymphomen oder Knochentuberkulose, also bei protrahierten progressiven Durchseuchungen zu findenden Lungenerkrankung". Ranke (1916), Kremer (1926), Kremer und Wiese (1930) sehen ebenfalls zwischen extrapulmonaler und pulmonaler Form ein gewisses Ausschließungsverhältnis, Randerath (1932) schreibt sogar der chronischen Lungentuberkulose eine Hemmwirkung auf vorhandene Knochenmarkherde zu.

Kutschera-Aichbergen (1931), Zieler und Hämel (1934) nehmen einen Antagonismus zwischen Hauttuberkulose und offener Lungentuberkulose an. Ebskov (1934) fand unter 276 Lupuspatienten in 19,2% gleichzeitig eine Lungentuberkulose, in der großen Mehrzahl eine alte fibröse Form ohne Propagation. Huebschmann (1928) stellte bei chronischen Lungentuberkulosen in 30% aktive oder inaktive Skeletherde fest.

Press (1947) fand gleichzeitiges Vorkommen von Lungentuberkulose und extrathorakaler Tuberkulose auf total 3168 Lungentuberkulosen in 150 Fällen = 4,7%. Er gibt folgende Verteilung an:

Tabelle 9. *Verteilung der Formen bei gleichzeitigem Vorkommen von Lungen- und extrapulmonaler Tuberkulose.* (Press 1947.)

Total	Lymphdrüsen	Knochen und Gelenke	Urogen. Apparate	Bauchfell	Andere tuberkulöse Lokalisationen
73 Männer. . .	4	34	16	1	18
75 Frauen. . .	14	29	15	2	15
2 Kinder (bis und mit 15 Jahren . .	1	1	—	—	—
	19	64	31	3	33

Kehlkopf- und Darmtuberkulosen wurden in dieser Zusammenstellung nicht besonders erwähnt, weil diese Formen mit Recht als Komplikationen der Lungentuberkulose gewertet werden. Duncan (1937) stellte bei Gelenktuberkulose in 12,0% aktive, in 36,0% inaktive und in 52,0% keine Lungentuberkulose fest. Alexander (1937) sah unter 157 Knochen- und Gelenktuberkulosen von Kindern 123 (78,3%) gleichzeitige Lungenprozesse. Im einzelnen fand er:

Tabelle 10.

Primärkomplexe	43 =	27,39%	Submiliare Aussaat. . . .	4 =	2,55%
Drüsen	8 =	5,10%	Infiltrierungen	3 =	1,91%
Primärkomplex u. Streuung	54 =	34,39%	Negativ waren.	33 =	21,02%
Streuung	11 =	7,00%	Intestinaler Primärkomplex	1 =	0,64%
				157 = 100%

Die Beziehungen zwischen Skelet-Lungentuberkulose am Krankengut ALEXANDERS zeigt folgende (Tabelle 11).

Auch KLARE (1921) fand bei anscheinend isolierter Knochentuberkulose intrathorakale Herde. ALWENS und FLESCH-THEBESIUS (1923) sahen bei 100 Kranken mit chirurgischer Tuberkulose in 81% floride oder alte Lungenherde. Unter den 157 Skelettuberkulosen beim Kinde stellte ALEXANDER wohl Formen des einfachen oder progressiven Primärkomplexes in der Lunge fest, es starben 3 Kinder an durch massive Aussaat hervorgerufener Meningitis, bei den restlichen 154 trat nach einer zumindest 10jährigen Beobachtungszeit keine progressive, aktive Lungentuberkulose auf. Demgegenüber fand er unter 148 Kindern im Alter bis zu 15 Jahren mit aktiven Lungentuberkulosen lediglich in einem Fall eine zusätzliche Skelettuberkulose. Beim Erwachsenen war das Ausschließungsverhältnis zwischen Lungen- und Skelettuberkulose noch ausgesprochener. Bei 1012 Erwachsenen mit fortschreitender Phthise war lediglich bei 3 (0,32%) eine abgeheilte Skelettuberkulose festzustellen.

Die allgemeinen Erfahrungen lassen die Annahme zu, daß zwischen den Tuberkulosen der Lungen und der extrapulmonalen Organsysteme ein gewisses Ausschließungsverhältnis besteht. Nach ALEXANDER lassen

Tabelle 11. *Beziehungen zwischen Skelet- und Lungentuberkulose.* (ALEXANDER 1937.)

Primärkomplex	43 =	34,69%
Drüsen	8 =	6,50%
Primärkomplex u. Streuung.	54 =	43,90%
Streuung	11 =	8,95%
Submiliare Aussaat.	4 =	3,25%
Infiltrierungen	3 =	2,44%
	123 =	100%

die Beobachtungen sogar ,,eindeutig den Schluß zu, daß die Skelettuberkulose einen weitgehenden Schutz gegen spätere Lungentuberkulose gewährt''.

Lungentuberkulosen bei gleichzeitiger extrapulmonaler Tuberkulose sind hämatogen entstanden. Sie können im Beginn und während ihres weiteren Verlaufes ein typisch hämatogenes Erscheinungsbild beibehalten, meist torpid und gutartig gleiten sie selten in eine Phthise ab. Die extrapulmonale Tuberkulose behält in solchen Fällen die Führung im Gesamtgeschehen und stellt die tuberkulöse Hauptform dar, gegenüber welcher der Lungenprozeß meist zurücktritt. Ein ähnlich diskordantes Verhalten ist ab und zu zwischen Primärherd und späterem Infiltrat, ja zwischen einzelnen homologen postprimären Lungenherden, bei denen einer in der Entwicklungstendenz überragt und die anderen zurücktreten, zu beobachten.

IV. Zur röntgenologischen Erscheinungsform der Primo-Sekundärtuberkulose.

1. Allgemeines.

,,Jede Erkenntnismethode, die uns eine Vorstellung vermittelt von den anatomischen Vorgängen der erkrankten Lungen beeinflußt und fördert unser diagnostisches Können und das therapeutische Handeln'' (E. v. ROMBERG). Vor der Einführung der Röntgenmethode war man lediglich auf die klinischen Untersuchungsergebnisse angewiesen.

Die Röntgendiagnostik beschäftigt sich, wie die klinische Pathologie mit Form, Größe, Lage der verschiedenen Organe und ihrer Abweichung von der Norm. Gegenüber der klinischen Untersuchungsmethode weist sie den Vorteil einer anatomischen Anschaulichkeit auf, den die Klinik entbehren muß. Zudem übernimmt die Röntgendiagnostik die Mehr- oder Vieldeutigkeit von

Symptomen, die von ihr bildmäßig festgehalten werden. Aus Form, Lage, Ausdehnung und Begrenzung der Röntgenschatten und ihrem Wechsel kann auf die Ätiologie der Krankheit und auf ihren Verlauf geschlossen werden.

War früher eine zuverlässige Beurteilung des Röntgenbildes nur in enger Anlehnung an die Klinik und die pathologische Anatomie möglich, so hat sich im Laufe der Zeit das Röntgenverfahren zur Selbständigkeit entwickelt. In den meisten Fällen ist zur Deutung des Röntgenbildes das pathologisch-anatomische Gegenstück entbehrlich. Auf dem Gebiete der Lungentuberkulose haben die grundlegenden Arbeiten von Ziegler und Krause (1910), Assmann (1922), Gräff und Küpferle (1923), Versé (1935) dazu viel beigetragen. Schlußendlich ist aber nur die pathologische Anatomie in der Lage, über das Substrat röntgenologischer Schattenformen auszusagen. Sie hat zu bestimmen, inwieweit Schlüsse von röntgenologischen auf anatomische Veränderungen überhaupt zulässig sind. Der pathologisch-anatomische Vergleich bildet gewissermaßen das Gegengewicht zur rein subjektiven Beurteilung des Röntgenschattens. Diese erhält aber eine sehr wertvolle Stütze dadurch, daß die verschiedenen radiographischen Schattenformen, in Entwicklung oder Rückbildung, im Zusammenhang mit der Klinik verfolgt werden können. Aus dem röntgenologischen Verlauf seinerseits kann auf das einzelne Zustandsbild rückgeschlossen werden, welches auf diese Weise mit Hilfe der Methode selbst beurteilt werden kann. Nicht nur werden durch die Röntgenmethode Krankheitsprozesse entdeckt und verfolgt, die früher nie festzustellen gewesen wären, z. B. die tuberkulösen Infiltratbildungen und die miliaren Streuungen in der Lunge, sondern sie klärt auch über die Art und Ausdehnung pathologischer Prozesse auf. Die großen Vorzüge der Röntgenmethode dürfen aber nicht dazu verleiten, die Tuberkulose nur nach röntgenologischen Gesichtspunkten ohne Berücksichtigung des klinischen Gesamtbildes zu beurteilen; denn das Röntgenbild hat stets im Rahmen der klinischen Gesamtbetrachtung verwertet zu werden.

Das tuberkulöse Geschehen setzt sich aus einer Unzahl von Zustandsbildern zusammen, von denen, je nach der Untersuchungsdichte, eine größere oder kleinere Zahl erfaßt wird. Durch das Aneinanderreihen von Einzelbildern gelingt es, den Verlauf einer Lungentuberkulose zu verfolgen. Die einzelnen Untersuchungsergebnisse, die uns zur Verfügung stehen, sind gewissermaßen „Archivblätter", an Hand deren wir uns, wenn auch mangelhaft, das Bild des Tuberkuloseverlaufes rekonstruieren können. Je zahlreicher die Akten sind, um so sicherer ist unsere Auffassung und um so eher stimmt das von uns entworfene Bild der Krankheit mit dem tatsächlichen Verlauf überein. Das zuletzt angefertigte Röntgenbild zeigt aber immer einen lückenhaften Auszug der Vorgeschichte, da sich rückbildende und fortschreitende Prozesse verschiedener Zeitepochen (primäre und postprimäre Perioden) gleichzeitig abbilden und dementsprechend überlagern. Wir bilden uns an Hand von Augenblicksbildern in zeitlicher Reihenfolge gruppiert eine Krankheitsauffassung. Die Beurteilung der einzelnen Erscheinungsformen in bezug auf ihre anamnestischen Vorgänge und ihren weiteren Verlauf gewinnt an Sicherheit, je häufiger ähnliche Bilder durch entsprechende Röntgenserien belegt werden konnten.

Das morphologische Verhalten der Tuberkulose ist wechselvoll. Die Rückbildung des Schattens und seine gedankliche Rück- und Fortentwicklung nur an Hand von Einzelbildern birgt große Gefahren. Sie hat daher dann erst ihre Berechtigung, wenn man sich der möglichen Fehlerquellen voll und ganz bewußt ist. Die Forderung von Gräff und Küpferle (1923) „an die Stelle einer rein spekulativen Betrachtungsweise der vielgestaltigen Schattenerscheinungen des Röntgenbildes muß eine auf vergleichende anatomische Untersuchungen sich

stützende anatomische Deutung des Röntgenbildes treten", gilt für das Gesamtgebiet der Tuberkulose.

Die übliche Röntgenaufnahme im postero-anterioren Strahlengang stellt
neben der Durchleuchtung die Standardmethode dar, der wir uns auch in der
Phthisediagnostik am häufigsten bedienen. Neben dem Vorteil der einfacheren
Apparatur hat sie den Vorzug der Übersichtlichkeit; denn es bildet sich die
Tuberkulose als Gesamtprozeß ab. Zudem gibt es Formen so geringer Ausdehnung, die allein die Übersichtsaufnahme als Summationsbild festzuhalten
vermag. Nicht selten stellen sich Grenzbefunde zwischen Normalem und Patho-
logischem nur auf ihr, im Tomogramm hingegen nicht dar. Die Standard-
methode hat ihre Grenzen und Nachteile, dem Tomogramm ist sie in der
Lokalisation stets, in der Darstellung und Analyse oft unterlegen. Die Tomographie
weicht als Methode der Schichtdarstellung den störenden Überlagerungen aus.
Sie ermöglicht einen Zugang zum Einzelherd, oft auch dann, wenn er sich hinter
Knochen und Weichteilen, hinter Schwarten oder massiven intrapulmonalen
Infiltrationszonen verbirgt.

Der Charakter eines tuberkulösen Prozesses im Röntgenbild wird in erster
Linie durch seine Struktur bestimmt. Sie zeigt in verschiedenen Schichten der
Lunge oft große Unterschiede, so daß im Tomogramm Zonen exsudativer und
produktiver, aktiver und inaktiver, alter und neuer Herde neben- und hintereinander zu liegen kommen.

Es gibt kaum tuberkulöse Schatten, die von der besseren Darstellung der
Struktur im Tomogramm nicht profitieren. Je unübersichtlicher die Verhält-
nisse und je schwieriger ihre Deutung, um so eher soll die Tomographie zur
Anwendung gelangen. Bei den geschlossenen Lungentuberkulosen bedürfen vor
allem die im Hilus und in den Spitzen gelegenen Prozesse der tomographischen
Klärung, jene besonders in topographischer Hinsicht zu den Hiluselementen,
diese wegen ihrer oft unklaren Struktur im Übersichtsbild. Zudem stellt das
Tomogramm ab und zu Infiltrate dar, die in der Standardaufnahme an der
Grenze der Sichtbarkeit liegen.

Nicht selten stellen sich die Veränderungen gesamthaft, oder als einzelnes
Formelement in einem Tomogramm in schrägem oder querem Strahlengang
besser dar, als im üblichen antero-posterioren.

Die Analyse des Röntgenschattens bei Lungentuberkulose erfolgt an statischen Einzelbildern. Diese sind, um den tatsächlichen Verhältnissen der Tuberkulose als Krankheit gerecht zu werden, sinnvoll in eine dynamische Betrachtungsweise einzuordnen.

Die Formen der Primosekundärtuberkulose unterscheiden sich prinzipiell in
ihrem elementaren geweblichen Aufbau nicht von den tertiären. Schon LAËNNEC
kannte zwei Grundformen der tuberkulösen Infektion in der Lunge, nämlich
„celles de corps isolées et d'infiltrations". Später beurteilten Pathologen wie
ALBRECHT (1907), FRAENKEL (1910) u. a. m., die produktive und exsudative
Entzündungsart für die Einteilung als grundlegend. Dieser Auffassung konnten
sich allerdings HUEBSCHMANN (1928) und BEITZKE (1937) nicht anschließen, denn
sie lehnten eine Dualität ab oder ließen sie höchstens als Ablaufphase derselben
Gewebsentwicklung gelten.

2. Formen.

Voraussetzung der röntgenologischen Darstellung des unkomplizierten Primärherdes ist eine durch Röntgenstrahlen faßbare Größe und Dichte. Je freier
der Herd im Lungenfeld liegt, d. h. je weniger er durch störende Begleitschatten
(z. B. Rippen) überlagert ist, um so eher tritt er auch auf der Übersichtsaufnahme

in Erscheinung. Nach Engel (1930) sind weitaus die meisten Primärherde „in der Regel so klein, daß sie einen deutlichen Schatten gar nicht machen können" und auch Brügger (1955) nimmt an, daß der Lungenprimärherd „in der Entwicklungsperiode unerfaßbar bleibt". Im Krankengut von Malmros und Hedvall (1938) kam in einem einzigen Fall ein isolierter Primärherd zur Beobachtung. Wird ein florider tuberkulöser Primärherd röntgenologisch erfaßt, stellt er sich nach Uehlinger (1952) „als solitärer, mehr oder weniger kreisrunder, wolkiger Fleck dar".

Der tuberkulöse Prozeß im Primärherd entspricht in der ersten Phase einer wenig ausgedehnten käsigen Pneumonie. Das Ausmaß der exsudativen Entzündung variiert sowohl in der Kernzone, wie auch in dem perifokal hervorgerufenen Infiltratmantel. Beide Elemente bilden sich röntgenologisch als homogener Schatten ab und der differenzierte Aufbau ist nicht erkennbar. Die Darstellung des Primärherdes im Röntgenbild hängt weniger vom Kern als vom Ausmaß der perifokalen Entzündung ab, welche vom normalen Primärherd zur progressiven Primärinfiltrierung überleitet. Wie wir oben ausführten, kommt es im Verlaufe jeder pulmonalen Erstinfektion zur konsekutiven Miterkrankung der tributären, regionären, hilären Drüsen und Drüsengruppen. Wie der Primärherd unsichtbar sein oder aber mit den umgebenden Resorptionstuberkeln und der perifokalen Entzündung „ein erkennbares Schattengebilde machen kann" (Engel 1930), so laufen die tuberkulösen Vorgänge in den Hilusdrüsen röntgenologisch entweder nicht faßbar ab oder aber ihre Anschwellung über die Bohnen- zur Haselnußgröße vermag die Sichtbarkeitsgrenze im Röntgenbild zu überschreiten. Die vergrößerten Lymphdrüsen treten nicht immer einzeln in Erscheinung, sondern fügen sich dem Hilusbild direkt ein und formen mit anderen Elementen (Gefäße, Bronchen) gemeinsam ein Summationsbild. Läßt sich der primäre Drüsenpol röntgenologisch darstellen, so beobachten wir ab und zu eine lockere Verbreiterung des Hilus und eine Verstärkung seines Schattens. Selbst einem an großem Material geschulten Auge und auch bei eingehender tomographischer Strukturanalyse fällt die Entscheidung oft schwer, einen Hilus als normal oder als pathologisch zu bewerten. Die perifokale Infiltrierung der Primärphase ist nicht nur dem Herd, sondern auch der Drüse eigen. Ihre Anordnung um den Drüsenpol macht das hiläre Primärgeschehen dem Röntgenbild oft erst zugänglich und nicht selten weist sie als sukzedaner Hilusschatten auf den ganglionären Primärvorgang hin. Allgemein gesehen muß eine einseitige Hilusvergrößerung so lange als primärspezifisch gewertet werden, als das Gegenteil nicht bewiesen ist.

Liegt ein Primärherd, der sich röntgenologisch als Eigenschatten abbildet, dem Hilus nicht zu nah, und tritt eine Drüsenvergrößerung hinzu, kommt es zum bekannten „Stadium der Bipolarität" (Simon-Redeker 1930, Abb. 9a—c) oder im Röntgenbild zur „Hantelform", wobei die beiden Kugelpole durch ein mehr oder weniger schmales Band streifiger Schattenelemente miteinander verbunden sind. Nicht selten aber isoliert sich der Primärherd nicht und projiziert sich in den perifokal vergrößerten Hilusschatten. Das typische bipolare Bild der Primärtuberkulose ist nicht sehr häufig, nach Uehlinger (1952) bestenfalls in der Hälfte der Fälle anzutreffen. Wird es röntgenologisch erfaßt, steht der Prozeß meistens bereits im Stadium des progressiven Primärkomplexes. Primärherd und regionäre Drüse stellen sich beim „normalen" Primärkomplex entweder röntgenologisch nicht dar oder die Bipolarität ist lediglich diskret angedeutet.

Die diagnostischen Schwierigkeiten werden dann weiter vermehrt, wenn das Primärinfiltrat erst nach dem Drüsenpol röntgenologisch manifest wird. Dieses zeitlich dissoziierte Verhalten oder, nach Uehlinger (1952) die paradoxe Mani-

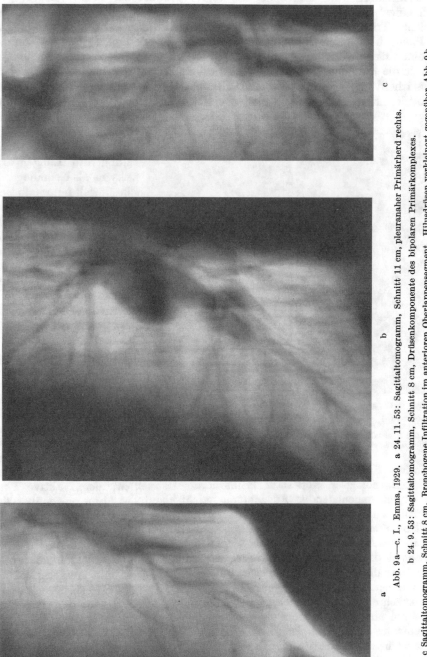

Abb. 9 a—c. I., Emma, 1929. a 24. 11. 53: Sagittaltomogramm, Schnitt 11 cm, pleuranaher Primärherd rechts.
b 24. 9. 53: Sagittaltomogramm, Schnitt 8 cm, Drüsenkomponente des bipolaren Primärkomplexes.
c Sagittaltomogramm, Schnitt 8 cm. Bronchogene Infiltration im anterioren Oberlappensegment. Hilusdrüsen verkleinert gegenüber Abb. 9 b.

festation des Primärkomplexes zeigt in dem Sinne keine Regelwidrigkeit, als der Primärherd wohl vorgebildet ist, aber gegenüber der Drüse verspätet, erst nach einer gewissen Entwicklungszeit die röntgenologische Sichtbarkeitsgrenze erreicht. Tritt vom meist subpleural gelegenen Primärherd die Entzündung auf die Pleura über, kann es zu ihrer Verdickung oder zur Exsudatbildung kommen, die einen mehr oder weniger dichten Schleier über das bipolare Geschehen legt.

Wie die Entstehung der Primärtuberkulose sich an den beiden fokalen Polen (Primärherd und Lymphdrüsenherd) abspielt, gehen auch die Heilungsvorgänge an beiden Komponenten getrennt vor sich. Zweifellos der flüchtigste Anteil ist die perifokale Reaktion, mit der serös-lymphocytären Durchtränkung des Lungenparenchyms als Grundlage. Sie kann sich innerhalb weniger Tage bilden, aber auch wieder lösen; auch ihre Ausdehnung ist innerhalb kurzer Zeit wesentlichen Schwankungen unterworfen. Die Rückbildung eines gutartigen Primärherdes geht im allgemeinen ohne Störungen vor sich. Der Herd wird von der Peripherie her allmählich kleiner und lockert sich auf. Schließlich verschwindet er aus dem Röntgenbild und tritt in jene Stadien der Heilung über, bei denen lediglich Kalkeinlagerungen im ne-

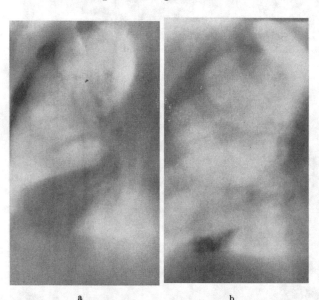

a   b

Abb. 10a u. b. I., Silvia, 1949. a 11. 5. 50: Sagittaltomogramm. Schnitt 6 cm. Verschattung des rechten laterobasalen Unterlappensegmentes. b 3. 4. 51: Sagittaltomogramm, Schnitt 6 cm. Verkalkter Primärherd in Höhe der Zwerchfellkuppe an Stelle der früheren Verschattung.

krotischen Kern ihn im Endstadium nochmals sichtbar machen. Nicht selten sind röntgenologisch verkalkte Primärherde feststellbar, deren aktive Phase sich wegen ungenügender Ausdehnung nicht darstellte. Eine gegenüber dem Primärherd meist torpidere Rückbildung weist die Hilusdrüse auf. Reichlicher und länger enthält sie abgekapselte Käsemassen; mit dem Vorteil der Abriegelung ist der Nachteil verminderter Zugänglichkeit für die heilenden „Humores" und antibiotisch-chemische Substanzen verbunden. Die Primärdrüsen heilen meist unter Verkalkung ab, die zugleich Beweis der Heilung und Ausgang späterer Rezidive sein kann.

Überschreitet ein Primärherd das „normale" Ausmaß oder der Prozeß am Drüsenpol auf hämatogenem oder bronchogenem Weg die Drüsenkapsel, tritt der einfache Primärkomplex in das Stadium des progressiven über. Er kann sich also in zwei Richtungen „nach der bösartigen Seite" (Köster 1939) hin entwickeln. Durch die Progression wird das Primärinfiltrat röntgenologisch leicht erfaßbar. Das „Dauerhafte der Kernbildung" (G. Simon 1934) rechtfertigt die Bezeichnung Infiltrat. Größere Schatten sind meist mit einer Infiltrierung kombiniert, die den flüchtigen und gutartigen Anteil des Gesamtschattens darstellt. Unter mehr oder weniger akuten klinischen Erscheinungen werden Segmente und Lappen in die Progression einbezogen (Abb. 10a u. b).

Solche Prozesse können sich homogen darstellen oder Unterschiede in der Schattendichte zeigen, wobei der dichtere Kern von einem hellen Mantel umgeben wird. Meist grenzen sie sich gegenüber der gesunden Umgebung unscharf ab. Der so sich vergrößernde Herd kann die Verbindung nicht nur zur Pleura, sondern auch mit dem hilären Prozeß aufnehmen. Kommt es dabei lediglich zu einer lockeren Berührung der beiden perifokalen Zonen, bleibt im Röntgenbild ein bizentrischer Schatten erhalten. Tritt hingegen die Entwicklung in massiverer Form auf, verschmelzen die Grenzen beider Polgebiete und es resultiert ein einheitlicher, über die Herd- und Drüsenregion ausgedehnter Schatten, der in seinem meist gleichmäßigen Aufbau die Einzelkomponenten nicht mehr erkennen läßt. Während die hyperergische Perifokalreaktion eine postinfektiöse Frühmanifestation ist und nach BRÜGGER (1955) etwa 2 oder 3 Monate nach der Infizierung auftritt, stellen die großflächigen Primärschatten Erscheinungen einer späteren Progression dar. Infiltrierung und Infiltrat hängen in ihrer Formierung weitgehend vom Terrain bzw. von der Reagibilität des Gewebes und des Organismus ab. Je jünger im allgemeinen das Individuum, um so häufiger sind hyperergische, tuberculo-toxische Reaktionen. Flüchtigkeit der Infiltrierung und Persistenz des Infiltrates zeigen sich in der Rückbildung oft besonders deutlich.

Die Diagnose der Bronchialdrüsentuberkulose gehört nach HOTZ (1932) „oft zum schwierigsten, was wir in der kindlichen Pathologie kennen". Die Massierung bronchopulmonaler Drüsen im Hilus führt zu verschiedenen Krankheitsbildern. Mehr oder weniger intensiver und unterschiedlicher Befall der Hilusdrüsen gibt zu formal verschiedenen Prozessen Anlaß. Einer knolligen Vergrößerung des ganzen Hilus stehen polare Auftreibungen entgegen. „Zwetschgengroße Pakete untereinander zum Teil verbackener Knoten" (BRÜGGER 1955) können mit einzelnen im Hilus eingestreuten haselnußgroßen Schatten abwechseln. Ausdrücke wie „knolliger" oder tumoriger Hilus, Kartoffeldrüsen, sind gebräuchlich. Meist ist der dem Primärherd homolaterale Hilus allein befallen; bei linksseitigen Prozessen nicht selten auch der kontralaterale. So spricht eine doppelseitige Hilusdrüsentuberkulose nicht gegen die primäre Genese. Bleibt der Drüsenprozeß streng intrakapsulär, ist die Begrenzung im Röntgenbild scharf und die Konturen einzelner Herde sind gut sichtbar. Tritt perifokale Reaktion hinzu, schafft sie weiche Übergänge zwischen Drüse und umgebenden Lungengewebe. Solche Mischformen liegen der sog. „Hilitis" zugrunde, einer Bezeichnung von mehr historischer Bedeutung.

Die Basis der Primärphthise liegt in erster Linie in der massiven Verkäsung in Herd und Drüse. Verflüssigungsvorgänge, Sequestration und der Durchbruch zum Bronchus sind die weiteren Schritte, Primärherd- und Drüsenkaverne die Folge. Nach UEHLINGER (1953) beginnt der Zerfall des Primärinfiltrates an den Verbindungsstellen mit dem Bronchus. Vorerst schmilzt der Kern und anschließend der Rest des Nekrosefeldes „bis an den Randwall" ein. Wenn auch die Kavernisierung in gewisser Relation zu Qualität und Größe des Herdes vor sich geht, ist die toxisch-allergische Reizwirkung des ergischen Zentrums jeweils sehr verschieden. So beobachten wir kleinste Primärkavernen, die über das Anfangsstadium nicht hinauskommen, neben eigentlichen, das ganze Primärherdinfiltrat umfassende Sequestrationen. Die Kavernisierung kann einzeitig oder nach einem scheinbaren Ruheintervall erfolgen. Je nach der Allergielage des Körpers resultieren dick- oder zartwandige Formen. Streuen Drüsen- oder Parenchymkavernen caniliculär-bronchogen, kommt es zu uni- oder multisegmentären Nah- oder Fernstreuungen. Dadurch entwickelt sich aus der ursprünglich bipolaren Form ein tri- oder mehrpolarer Mischprozeß, dessen einzelne Komponenten in Progression und Regression eine gewisse Selbständigkeit behalten. Weiteres Fortschreiten in den Mutter- und Tochterprozessen führt zu einem oft nicht entwirrbaren Durcheinander. Entsprechend der vorherrschenden Reaktionslage überwiegt im Röntgenbild meist die exsudative Note.

Die Parenchymkaverne streut ihrer Lokalisation entsprechend vorwiegend zentripetal, die Hilusdrüse gemäß ihrem zentralen Sitz stets zentrifugal. Sitz der Streuquelle, Intensität der Aussaat und Terrain der parenchymatösen Haftfläche bestimmen das Erscheinungsbild der Lungentuberkulose. Gangliogenetische Disseminationen bevorzugen vor allem die annähernd horizontal verlaufenden Äste des Mittellappens, der Lingula und der anterioren Oberlappensegmente. Den divergierenden Streumechanismus zwischen Hilusdrüsen und Parenchymkaverne zeigt Abb. 11, Abb. 12.

Diese Faktoren und ihre zahlreichen Auswirkungen ergeben das in bezug auf Anordnung und Form vielfältige Röntgenbild. Die Streuquellen Parenchymkaverne, Drüse und eventuell miterkrankter Bronchus haben die Eigenschaft gemeinsam, Bacillen in den Bronchus auszusäen. Drüsenperforationen können zu in Ausmaß, Herdanordnung und Lokalisation typischen und vielgestaltigen Röntgenbildern führen. Kennzeichnend ist der oft hilusnahe Sitz der Streuung,

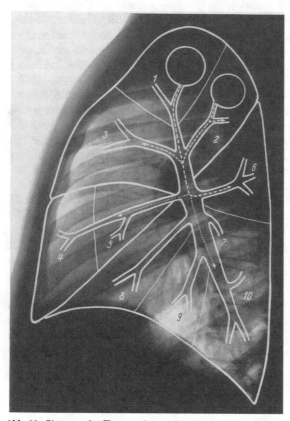

Abb. 11. Streuweg der Kaverne (- - - - häufiger, · · · · seltener).

mit kleinfleckigen oder mehr flächenhaft gruppierten Schattenelementen. Die Anordnung um Lappen- oder Segmentbronchen in einem lockeren vom Hilus ausgehenden Schattenstreifen ist häufig, meist nimmt der Befall gegen die Peripherie hin ab. Herdsetzung und -entwicklung spielen sich oft bei bereits erhöhter Gewebsempfindlichkeit ab und additive perifokale Reaktionen beleben durch ihre Flüchtigkeit das Erscheinungsbild. So wird von einer eigentlichen „Unruhe des Hilus" gesprochen. Die ganglionäre Metastasierung kann aber auch peripher im Segmentmantel bei ebenfalls peribronchialer Herdanordnung erfolgen, es entwickeln sich käsig-pneumonische Prozesse gröberen Korns von ungleichmäßiger Ausdehnung. Diese erbsen- bis haselnußgroßen, ab und zu durch einen Bronchus sichtbar durchbohrten Herde können sich in nachbarlicher Gruppierung zu einem eigentlichen Streukonvolut zusammenschließen (Abb. 13). Sie sind meist Zeichen einer noch gemäßigten Reaktionslage, daher im frühen Kindesalter sehr selten, im mittleren und späteren Erwachsenenalter hingegen häufiger zu beobachten. Gelegentlich können Aspirationsherde so massiv

sein, daß sie ganze Segmente einnehmen. Es kommt zu flächenhaften Verschattungen, in denen BRÜGGER (1955) Aspirationsinfiltrat oder -infiltrierung
und UEHLINGER (1952) weiche, wolkige Infiltrate der sog. bronchogenen
Rückstreuung sieht, welche nach HAEFLIGER und MARK (1956) uni- und
multisegmentären Prozessen entsprechen. Oft identisch mit den „Radiergummi-
infiltraten" (SCHWARTZ 1952), sind sie in Größe und Lokalisation verschieden
und liegen zentral oder peripher.

Sie können sich mit einem
bestehenden Primärinfiltrat ver-
gesellschaften, es also begleiten, auch quallenartig umfließen
und so als selbständigen Schatten im Röntgenbild aus-
löschen.

Ab und zu setzen sich Infiltrate keil- oder dreieckförmig
(SLUKA) dem Hilus auf. Für
diese seltenere Formgestaltung
sind öfters Begleitatelektasen
mitverantwortlich. In der Rück-
bildungsphase bandförmige oder
mehr zipflige, streifige Indurationsfelder weisen auf solche
Prozesse hin. Aus den mehr
gutartigen Streuformen können
unter zunehmender Verkäsung
eigentliche, im Beginn symptomenarme Bronchopneumonien
entstehen, die in der Vollent-
wicklung ein klinisches Bild
zeigen, das in seiner Akuität
unspezifischen Bronchopneumonien nicht nachsteht. Solche
Prozesse führten in der vor-
antibiotisch-chemischen Ära und
vor allem im frühen Kindesalter
zu phthisischen Terminalformen,
die mit mehr oder weniger in-

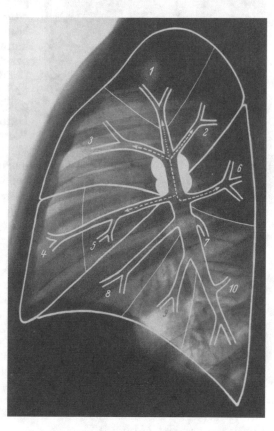

Abb. 12. Streuweg der Bronchialdrüsenperforation
(- - - - häufiger, · · · · · seltener).

tensivem Zerfall einhergingen. Chronische, symptomenarme und im Verlauf torpide
Formen kommen mehr bei den diskreten, gutartigen Streuungen, akute, symptomenreiche und rasche mehr bei den käsigen Bronchopneumonien vor.

Diese bronchogenen Prozesse sind bei der Primosekundärtuberkulose selten
rein. Es überwiegen die broncho-hämatogenen Mischformen.

Für die hämatogene Aussaat ist die diffusere Herdsetzung, die kleinere Herdgröße und die gleichmäßigere Verteilung auch über die peripheren Lungengebiete
typisch. Auch minime hämatogene Ausgangsherde wachsen mit der Zunahme
der Entzündung und überschreiten im Verlaufe der Entwicklung ihr anfäng-
liches Ausmaß. Es kann zur Konfluierung kommen. Damit werden ursprünglich
hämatogene Erscheinungsbilder vollständig verwischt, oft weist nur noch die
bilaterale symmetrische Anlage auf die Genese hin.

Treten zu Primosekundärprozessen Bronchustuberkulosen hinzu, wird das
Erscheinungsbild nochmals reichhaltiger und auch verwirrender. Die spezifische

Mitbeteiligung des Bronchus bedeutet eine weitere selbständige Streuquelle, die, je nach Sitz, zu zusätzlichen zentrifugalen oder -petalen Metastasen führt.

Zu den Formen bronchogener oder hämatogener Provenienz und ihren Kombinationen treten noch die Atelektasen hinzu, die sich zusätzlich aufpfropfen.

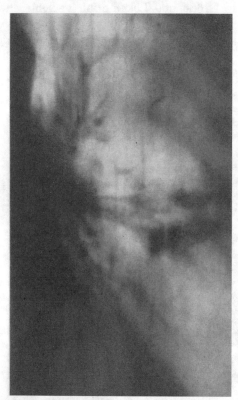

Abb. 13. 18. 4. 52: Sagittaltomogramm Schnitt 6 cm. Bronchogenes Metastasenfeld.

Epidemisches Auftreten von primosekundären Tuberkulosen werden in geschlossenen, mit Tuberkulose wenig oder nicht durchseuchten Gruppen, häufig beobachtet, wenn eine unbekannte Infektionsquelle während gewisser Zeit wirksam ist. Gruppeninfektionen in der Schule, am Arbeitsplatz und in der Armee wurden wiederholt mitgeteilt (Löffler und Zwingli 1943, Uehlinger 1943, Hyge 1947, 1949, Poulsen 1947, Henkel 1951, u. a. m.). Wir selbst — Rotach (1945) hat darüber berichtet — hatten Gelegenheit in einer Schwachsinnigenanstalt eine Tuberkuloseendemie zu verfolgen, bei welcher eine überraschend hohe Morbidität und Mortalität auffiel. Mit 42, davon 8 tödlichen Erkrankungen unter 179 Personen und innerhalb von 15 Monaten hatte die Tuberkulose den Charakter einer bösartigen Seuche angenommen. Da das Alter des Jüngsten 6, das des Ältesten 39, im Durchschnitt 20,1 Jahre betrug, mußten sowohl Früh- wie Späterstinfektionen angenommen werden. Die Infektionsquelle war ein 18jähriger Pflegling, der an offener Lungentuberkulose litt.

Wir geben im folgenden die Erscheinungsbilder in einer schematischen Infektionsrosette wieder (Abb. 14).

Die massive Beteiligung der Hilusdrüsen bei der überwiegenden Mehrzahl und die hämatogene Progression bei einer Minderzahl treten hervor.

V. Segment bei Primosekundärtuberkulose[1].

Der bronchosegmentäre Lungenaufbau, der zu neuen Gesichtspunkten und Problemen für Pathogenese und Klinik der Lungentuberkulose führt, gewinnt heute immer größere Bedeutung. Die Segmente sind anatomisch und funktionell weitgehend autonome Bronchus-Parenchymabschnitte. Die funktionelle, d. h. die Ventilationseinheit wird durch die segmentäre Luftstrombahn gebildet, die analog den funktionellen Endarterien einen terminalen Versorgungsbezirk darstellt.

Es waren neben den Erfahrungen der Lungenchirurgie vor allem pathologisch-anatomische, bronchologische und röntgenologische Erkenntnisse, die auf die

---

[1] Wir haben uns bei der Abfassung dieses Kapitels weitgehend an die Arbeiten von Haefliger und Mark über Segmentfragen angelehnt.

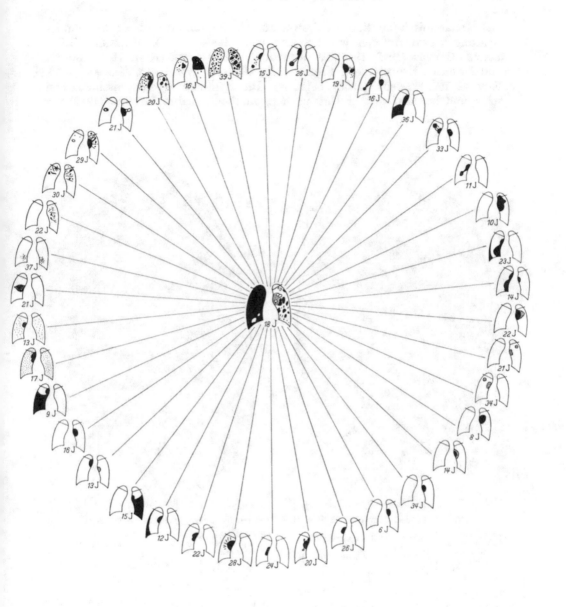

mehr anatomisch-funktioneller Betrachtungsweise an. An dieser Forschungs-richtung waren Autoren wie Kramer und Glass (1932), Huizinga (1937), Foster-Carter (1942, 1945), Warembourg und Graux (1947, 1953), Soulas und Mounier-Kuhn (1949), Esser (1949, 1951), Stutz (1949), Kassay (1950), Kovats und Zsebök (1953) beteiligt. Die Synthese topographisch-anatomi-scher und bronchologischer Untersuchungsmethoden nahm Boyden (1949) vor,

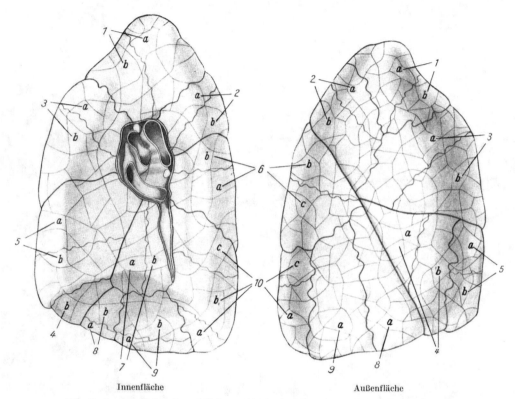

Innenfläche   Außenfläche

Abb. 15. Lappen, Segmente und Subsegmente der rechten Lunge. (Schematisch dargestellt.)

1a apikales	} Subsegment des apikalen OL-S	6a mediales	} Subsegment des apikalen US-L	
1b anteriores		6b superiores		
2a apikales	} Subsegment des posterioren OL-S	6c laterales		
2b posteriores		7a anteriores	} Subsegment des mediobasalen UL-S	
3a posteriores	} Subsegment des anterioren OL-S	7b posteriores		
3b anteriores		8a laterales	} Subsegment des anterobasalen UL-S	
4a posteriores	} Subsegment des lateralen ML-S	8b basales		
4b anteriores		9a laterales	} Subsegment des laterobasalen UL-S	
5a superiores	} Subsegment des medialen ML-S	9b basales		
5b inferiores		10a laterales	} Subsegment des posterobasalen UL-S	
		10b mediales		
		10c subapikales		

indem er Bronchen, Arterien und Venen gemeinsam zu Kriterien seines Segment-systems machte. Die Forschungen wurden erleichtert durch die 1949 durch ein internationales Komitee aufgestellte einheitliche Nomenklatur der Bronchial-anatomie.

Im Aufbau der Lunge können zwei Bauprinzipien unterschieden werden. Das eine hat Bronchus und Arterie in ihrem gemeinsamen Verlauf zur Grund-lage (broncho-arterielle Baueinheit), das andere hingegen geht von der Vene und namentlich vom Bindegewebsgerüst der Lunge aus (venös-interstitielle Baueinheit). Nach Töndury (1954) „sind die Segmente der menschlichen Lunge ausschließlich broncho-arterielle Baueinheiten. Sämtliche Venen liegen intersegmental und bilden damit gleichzeitig die einzige Grenze zwischen benachbarten Segmenten."

Der heutige Begriff des broncho-pulmonalen Segmentes wurde 1932 (KRAMER und GLASS) eingeführt. Nach HUIZINGA und SMELT (1949) zeichnet sich das bronchopulmonale Segment durch die Konstanz des zugehörigen Bronchus und durch die Form eines Kegels aus, dessen Spitze am Hilus, dessen Basis an der

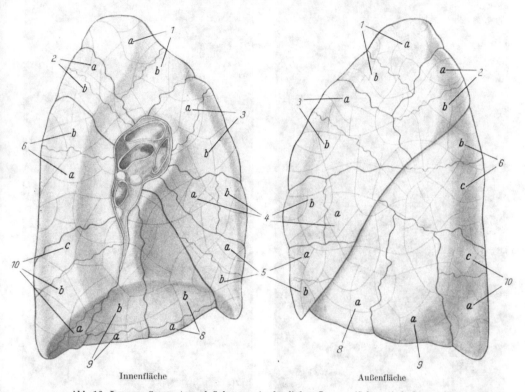

Abb. 16. Lappen, Segmente und Subsegmente der linken Lunge. (Schematisch dargestellt.)

1 a apikales			6 a mediales	
1 b anteriores	Subsegment des apikalen OL-S		6 b superiores	Subsegment des apikalen UL-S
2 a apikales			6 c laterales	
2 b posteriores	Subsegment des posterioren OL-S		8 a laterales	
3 a posteriores			8 b basales	Subsegment des anterolateralen UL-S
3 b anteriores	Subsegment des anterioren OL-S		9 a laterales	
4 a posteriores			9 b basales	Subsegment des aterobasalen UL-S
4 b anteriores	Subsegment des superioren L-S		10 a laterales	
5 a superiores			10 b mediales	Subsegment des posterobasalen UL-S
5 b inferiores	Subsegment des inferioren L-S		10 c subapikales	

Lungenoberfläche liegt. Der heutige Segmentbegriff bezieht sich auf die Bronchus-Parenchymeinheit. Die broncho-pulmonale Segmentgliederung muß daher vom metameren Segmentaufbau der Lunge (REINHARDT 1934, 1935, 1941, KALB-FLEISCH 1941, 1942, 1947, 1949/50, STURM 1948, 1951) unterschieden werden.

Der rechte Lungenflügel besteht aus 3, der linke aus 2 Lappen; entsprechend der Gliederung des Bronchialbaumes zählt die rechte Lunge 10, die linke Lunge 9 Segmente. Die einzelnen Lungensegmente werden nach den ihnen zugehörigen Segmentbronchen benannt (Abb. 15, 16). Analog der Aufzweigung des Bronchialbaumes gliedern sich die einzelnen Segmente in Subsegmente, wobei der rechte Lungenflügel 22 Subsegmente, der linke 20 aufweist. Segmente und Subsegmente der rechten und linken Lunge sind unter Abb. 15 und 16 wiedergegeben.

Die Ähnlichkeit der Topographie von Arterien und Bronchen führte HERRN-HEISER (1934, 1936), der seinerzeit von der Aufzweigung des Arterienbaumes ausging, fast zur gleichen Segmenteinteilung wie BROCK (1947), der die Bronchialaufteilung berücksichtigte (Abb. 17a u. b). Bronchien und Arterien treten am

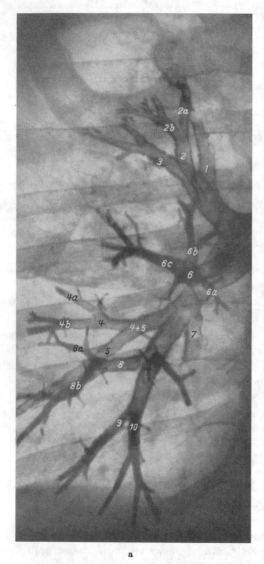 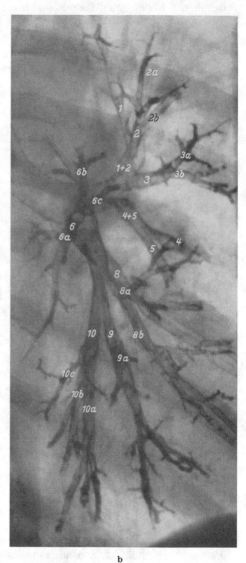

a   b

Abb. 17a u. b. a Bronchogramm der rechten Lunge von vorn gesehen. b Bronchogramm der linken Lunge von vorn gesehen (s. auch Abb. 15 u. 16, S. 226 u. 227).

Segmentstiel in die Segmente ein und bilden gleichsam ihre Achse. Die Venen folgen nach BACKMAN (1924) „nicht den Artebronchen, am allerwenigsten ist das der Fall in den peripheren Teilen, erst im Hilusgebiet der Lunge liegen die Venen den Bronchen und Arterien dicht an". Sie ziehen, aus der Peripherie kommend, selbständig im interlobulären und intersegmentären Bindegewebe hiluswärts, liegen also mittelständig zwischen Bronchen und Arterien. Auf die intersegmentale Lage aller Segmentvenen hat neuerdings Töndury (1954) hingewiesen. Auch Boyden (zitiert nach Zenker und Mitarbeiter 1954) betont, „daß die Intersegmentebenen fast immer von Intersegmentvenen durchzogen werden". Die Intersegmentvenen verlaufen somit an der Oberfläche des Segmentes und markieren die Grenze benachbarter Segmente. Für die chirurgische Resektion haben sie große Bedeutung, „weil sie die Lage der die einzelnen Segmente trennenden Ebenen in der Regel ganz genau bezeichnen" (Zenker und Mitarbeiter 1954). Die intersegmentäre Lage bedingt, daß sie ihr Blut aus 2 Segmenten bzw. dem segmentalen Versorgungsbezirk zweier Arterien beziehen (Backman 1924). Die Intersegmentvene darf daher bei Segmentresektionen nicht unterbunden werden, da es sonst zu Abflußbehinderung, Stauung und funktioneller Beeinträchtigung des Nachbarsegmentes kommen kann.

2. Das Segment als pathogenetische Einheit.

Die bronchosegmentäre Gliederung stellt ein wesentliches, anatomisch begründetes Element des strukturellen Aufbaues der Lunge dar. Während nach früherer Auffassung lediglich dem Lungenlappen eine gewisse selbständige Stellung innerhalb der Lunge zukam, hat sich die Bedeutung der Autonomie bestimmter Lungenabschnitte in letzter Zeit ohne Zweifel auf das Lungensegment verlagert. Das in funktionell-anatomischer Betrachtungsweise konzipierte Lungensegment umfaßt eine Bronchus-Parenchymeinheit höherer Ordnung. Dieser segmentäre Bronchus-Parenchymkomplex kann in ähnlicher Klarheit auch als pathogenetische Einheit hervortreten.

Die Bronchialsegmente nehmen in der modernen Lungenpathologie eine zentrale Stellung ein, die auch bei zahlreichen Erscheinungsbildern der Lungentuberkulose erkennbar ist. Da die Luftstrombahn Grundlage der bronchosegmentären Lungengliederung ist, kommt dem Bronchus und dem mechanisch-funktionellen Moment der Luftströmung im Bronchialkanal eine wichtige Bedeutung in der Pathologie der Lungensegmente zu (Abb. 18a—c).

Nach der bronchosegmentären Konzeption ist der Prototypus eines autonomen Lungenabschnittes das Segment; Lappen können praktisch als polysegmentäre, Subsegmente als partiell-segmentäre, funktionell den gleichen Gesetzen unterliegende Bronchus-Parenchymeinheiten angesehen werden.

Für die segmentäre Betrachtungsweise der Lungenpathologie spielen die bronchosegmentären Einheiten niederer Ordnung (Lobulus, Acinus, „primary lobule") nur eine geringe Rolle. Die tuberkulösen Herde respektieren die anatomisch vorgebildeten Grenzen kleinerer Baueinheiten weniger. Produktive und exsudative Herde können zwar einen ganzen Acinus oder Lobulus befallen, sie halten sich aber nur selten an deren Grenzen (Uehlinger 1952).

Unter Segmentprozeß verstehen wir nicht nur einen Prozeß, der das Segment in seiner ganzen Ausdehnung gleichmäßig befällt, sondern jede Erkrankung, die sich im Segmentraum abspielt.

Naturgemäß sind es vor allem die bronchogen sich entwickelnden Formen, welche das Segment als pathogenetische Einheit berücksichtigen und den bronchosegmentären Funktionskomplex hervortreten lassen. Isolierte kleinherdige Beginnformen sind zwar im Segment gelegen, geben aber Grenzen segmentären Geschehens kaum zu erkennen. Erst wenn es durch Apposition oder bronchogen-caniculäre Streuung in die Herdumgebung und Segmentperipherie zur intrasegmentären Propagation gekommen ist, hebt sich öfters die segmentäre Begrenzung des Tuberkulosegeschehens deutlich ab.

Den kleinherdig-isolierten Beginnformen stehen jene Formen gegenüber, bei welchen schon von Anfang an massivere, uni- oder multilokuläre, segmentfüllende Prozesse vorliegen. Multilokuläre, von Beginn an segmentfüllende Formen kommen vor, werden aber nicht selten durch fortentwickelte Stadien inapperzepter Tuberkulosen vorgetäuscht. Evolutionen der Beginnformen durch perifokale Entzündung und Herdkonfluenz, Exacerbationsinfiltrate aus Alt-

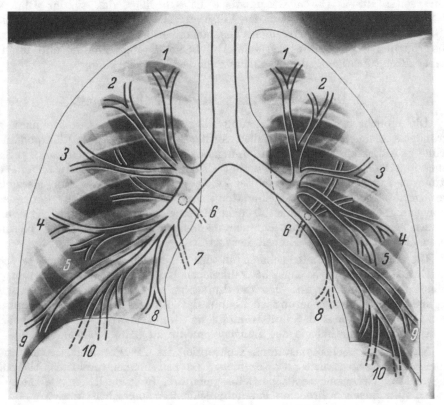

Abb. 18 a.

Abb. 18 a—c. Schema des Bronchialbaumes, eingezeichnet in das Thoraxröntgenbild. a Vorderansicht.

herden sowie massive bronchogene Aspirationen aus Kavernen (Tochterinfiltrate), können ebenfalls Segmente ausfüllen.

Wohl den auffälligsten Prototyp segmentären Geschehens stellt die bronchostenotische Atelektase dar. Sie war es in erster Linie, welche auf die funktionelle Parenchym-Bronchuseinheit des Segmentes aufmerksam machte.

Segmentbeziehungen sind nicht nur bei tuberkulösen Beginnformen und evolutiven Prozessen, sondern ebenso in der Rückbildung zu beobachten.

Die tuberkulöse Haupterscheinungsform, die Kaverne und ihr Drainagebronchus stehen ebenfalls in enger Beziehung zum Segment; nicht selten hält die perikavernöse Nachbarstreuung die Segmentgrenze streng ein.

Segmentbronchus und zugehöriges Segmentparenchym stehen in enger Beziehung. Der Bronchus stellt die zu- und abführende Luftstrombahn, das Segmentparenchym die alveoläre Gasaustauschfläche dar. Wechselbeziehungen bestehen nicht nur beim normalphysiologischen Vorgang der Atmung, sondern in vermehrtem Maße auch unter pathologischen Bedingungen. Sowohl Bronchus wie Parenchym können einzeln oder gemeinsam Haftfläche der bacillären Infektion und Träger der Tuberkulose sein. Der Bronchus ist außerdem Transportweg für das bacilläre Material in zentrifugaler und zentripetaler Richtung. So wird er als physiologische Luftstrombahn unter pathologischen Verhältnissen zum Kanalsystem für die bronchogene Tuberkuloseausbreitung. Beim initialen Sitz des Tuberkuloseherdes im Parenchym und namentlich bei seiner Entwicklung zur Kaverne erfolgt die Abseuchung in zentripetaler Richtung, und die Meta-

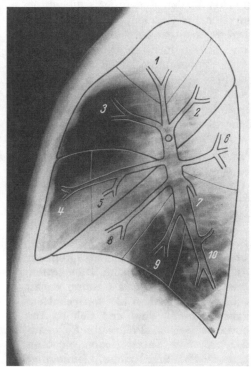 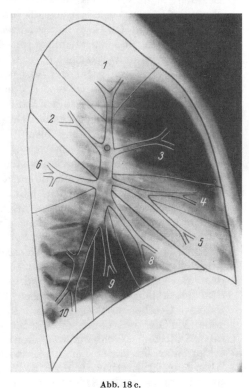

Abb. 18 b.   Abb. 18 c.

Abb. 18 b. Seitenansicht der rechten Lunge.

Abb. 18 c. Seitenansicht der linken Lunge. Numerierung nach internationaler Nomenklatur (s. auch Abb. 17, S. 228).

stase in der Bronchialschleimhaut kann ihr zeitlich folgen. Im Gegensatz dazu geschieht die Ausbreitung der initialen Bronchuserkrankung, z. B. nach Drüsendurchbruch zentrifugal und die Metastase im Lungenparenchym bildet sich nach dem Bronchusprozeß aus. Das bronchostenotische Syndrom, welches sich in der aktiven wie auch in der regressiven Phase bronchialer Prozesse ausbilden kann, stellt ebenfalls eine Störung der physiologischen Wechselbeziehungen zwischen Bronchus und Parenchym dar. Bronchostenosen hindern vor allem die Belüftung des blockierten Parenchyms und führen zu Hypoventilation und Atelektase, Emphysem und Kavernenblähung. Während in der aktiven Phase die entzündlich-degenerativen Bronchuswandveränderungen vorherrschen, kommt es in der regressiven Phase infolge der narbigen Induration zum Überwiegen der Zugkräfte, deren Effekt um so größer ist, je mehr die Wand in der aktiven Phase geschädigt wurde.

Die Tuberkulose kann sich in Abschnitten der Lunge abspielen, deren räumliche Begrenzung durch die Segmente gegeben ist. Die Beschränkung der initialen Herdsetzung auf ein Segment bestimmt nicht selten die Ausdehnung der tuberkulösen Evolution; zahlreiche Tuberkulosen überschreiten in ihrem Ablauf diesen relativ kleinen Lungenbezirk nicht. Treten Streuungen in einem Nachbarsegment auf, besteht oft eine analoge Raumbeschränkung, so daß auch die tuberkulöse Metastase an ihr Segment gebunden bleibt. Für diese räumliche Bindung von Anlage und Metastase sind, unter anderem, dispositionelle Faktoren ebenfalls maßgebend.

Die Grenzen des Segmentes sind auf verschiedene Weise bestimmt. Das Segment stellt einen terminalen Luftversorgungsbezirk dar. Daher findet eine Streuung in den Segmentbronchus ihre Grenzen an den Enden der segmentären Luftstrombahn. Im Gegensatz zu dieser funktionellen Segmentbegrenzung bilden Pleuraflächen und intersegmentäre Bindegewebssepten anatomische Grenzen. Pleuraflächen und Interlobien, weniger das intersegmentäre Gewebe, können wirksame Barrieren gegen die Ausbreitung der Tuberkulose bilden. Der Grenzeffekt eines Segmentes ist also doppelt gegeben, einerseits durch die autonome ventilatorische Funktionseinheit, andererseits durch die anatomische Struktur. Die Durchbrechung der Segmentschranken kann durch Kontaktwachstum und durch Destruktion direkt erfolgen, häufiger aber indirekt durch bronchogencanaliculäre Nah- oder Fernstreuung. Der dritte Weg der Durchbrechung der Segmentgrenzen auf dem hämatogenen Wege ist bei den primosekundären Tuberkulosen häufiger, bei der eigentlichen Lungenphthise selten. Das Segment als Raum tuberkulösen Geschehens läßt sich bei vielen Prozessen erkennen. Kleinherdig-bronchogene Streuformen, infiltrative und auch kavernöse Tuberkulosen sind oft segmentär begrenzt. Selbst relativ große Kavernen respektieren nicht selten das Segment.

Im Röntgenbild kommen geschlossene Segmentgrenzen nicht zur Darstellung. Interlobärlinien und Intersegmentvenen stellen Teile der Segmentbegrenzung dar. Bei günstiger Projektion und Schnittlage können sie sich im Tomogramm deutlich abbilden. Röntgenologisch kommen die Segmente als Raum tuberkulösen Geschehens erst dann zur klaren Darstellung, wenn sie von schattengebenden Veränderungen mehr oder weniger ausgefüllt sind und sich so von unverändertem Nachbargewebe kontrastierend abheben. Prägnante Segmentbilder sind besonders bei Atelektasen und massiven Infiltrationen bekannt. Aber auch infiltrativer, weniger dichter Segmentbefall und lockere, kleinherdige Streuung können das Segment in seiner ganzen Ausdehnung hervortreten lassen. Relativ isolierte und wenig ausgedehnte Prozesse erstrecken sich häufig nur auf ein Segment. Schon der Primärherd ist unisegmentär angelegt und überschreitet in den meisten Fällen die Segmentgrenze nicht. Die Phthise kann ebenfalls unisegmentär angelegt und in Evolution und Rückbildung auf ein Segment beschränkt sein. Die tuberkulöse Formgestaltung kann also in Ausgangsprozeß und Ausbreitung an den Raum eines einzigen Segmentes gebunden bleiben. Die intrasegmentäre Propagation ist sowohl per continuitatem wie auch durch canaliculäre Nahstreuung vom Herd zentrifugal, zentripetal oder über den Bronchuswinkelweg möglich. Die intrasegmentäre bronchogene Ausbreitungsweise wird durch die Einschmelzung infiltrativer Herdbildungen gefördert; denn an sie schließt sich oft eine canaliculäre Absenchung im Segment an.

Es liegt im Wesen der hämatogenen und bronchogenen Tuberkulose, daß sowohl initiale Herdsetzung wie auch Metastasierung in mehreren Segmenten erfolgen können. Weniger die Prozesse der Primosekundärtuberkulose, als vor allem das Fortschreiten der Phthise in apikocaudaler Richtung vollzieht sich häufig segmentgebunden und führt in segmentweisem Befall zur ausgedehnten Erkrankung der Lunge. Die apikocaudale Propagation stellt sich im Röntgenbild häufig in horizontaler Schichtung dar. Der multisegmentäre Befall kann

Nachbarsegmente oder homolaterale und kontralaterale Fernsegmente umfassen und in seiner Intensität die Segmente gleichmäßig oder unterschiedlich ergreifen. Man begegnet relativ häufig multisegmentären Prozessen, die sich voneinander in Ausdehnung, Evolutionstendenz und dynamischem Verhalten nicht unterscheiden und damit die Bindung an gleiche Phase und Zeitepoche erkennen lassen. Andererseits können Prozesse verschiedener Segmente, gleichzeitig entstanden und mit gleicher Streuintensität gesetzt, in ihrem weiteren Verlauf divergieren. Namentlich Herde im apikalen Segment des Ober- und Unterlappens und im posterioren Oberlappensegment disponieren zur phthisischen Entwicklung.

Segmentprozesse sind in ihrer Beziehung zueinander nach zeitlicher Stellung und dynamischer Evolution zu unterscheiden. Der Segmentbefall kann gleichzeitig (simultan) oder gestaffelt (sukzedan) erfolgen; das evolutive Verhalten kann gleichsinnig oder gegensinnig sein.

In der Anlage simultane Prozesse entstehen meist durch massive Aspiration, die zur gleichzeitigen Metastasierung in mehreren Segmenten führt. Werden auch von peripher gelegenen Kavernen aus homolaterale und kontralaterale Segmente befallen, so ist die Gefahr primär multisegmentärer Streuung größer bei den zentralen, in den Winkeln der Bronchialäste liegenden Drüsen. Auf eine simultane Anlage einer ausgedehnten, mehrsegmentären Tuberkulose kann dann mit großer Wahrscheinlichkeit geschlossen werden, wenn ein akutes Geschehen vorliegt, das, in kurzem Intervall, aus einem negativem Röntgenbild hervorgeht.

Der Schub entsteht in vielen Fällen als sukzedanes Überspringen von Segment zu Segment. Der sukzedane Segmentbefall vollzieht sich vorwiegend auf dem Kanalweg des Bronchialsystems. Durch Nah- und Fernstreuung können homolaterale und kontralaterale Segmente nacheinander befallen werden.

Häufig zeigen bei multisegmentärer Tuberkulose die verschiedenen Segmente ein analoges Verhalten; Evolution, Involution oder beide Ablaufphasen sind gleichsinnig gerichtet. Diese Parallelität ist durch die Bindung des lokalen Segmentgeschehens an den allgemeinen Reaktionscharakter des Terrains zu erklären. Zeigen Segmentprozesse divergentes Verhalten, kann Evolution in einem Segment mit Involution in einem anderen einhergehen und Progression und Regression gleichzeitig verlaufen. Einschmelzung in einem Segment kann Vernarbung in einem anderen gegenüberstehen. Für diskrepantes Segmentverhalten ist weniger die allgemeine Disposition, als die erhöhte Anfälligkeit der durch ihre Lage besonders disponierten oder lokal geschädigten Segmente verantwortlich. Mechanische Faktoren der Bronchialbelüftung, auch lokale Zugeinwirkungen, Atelektase oder narbige Schrumpfung können Segmente isoliert beeinflussen und sie zum locus minoris resistentiae machen.

Das vielfältige Segmentgeschehen im Rahmen der Lungentuberkulose ist nur durch räumliche Vorstellung richtig zu erfassen. Die Betrachtung im zweidimensionalen Röntgenbild kann dem Raumgeschehen nicht gerecht werden. Die übliche Einteilung der Lunge nach Lungenfeldern hat den Nachteil der fehlenden Tiefenorientierung und vernachlässigt das räumliche Denken. Auch die Orientierung nach Lungengeschossen übersieht den wirklichen Lungenaufbau. Die Clavicula z. B. hätte niemals die Bedeutung eine Grenzscheide tuberkulösen Geschehens erlangt, die ihr über Jahrzehnte von namhaften Forschern zugesprochen wurde, wenn nicht das Lungenfeld, sondern das Lungensegment die Basis räumlicher Orientierung gebildet hätte. Auch pathogenetische Zusammenhänge, Entstehung, Ausbreitung und Rückbildung der Tuberkulose als Vorgänge im Raum wären richtiger beurteilt worden.

Die Segmente sind in bestimmter Anordnung in den Lungenraum eingefügt. Sie stellen pyramidenförmige Parenchymkörper mit parietal gelegener Basis und hilär gerichteter Spitze dar und sind in ihrer Gesamtheit hiliradiär angeordnet. Die unterschiedliche Lage im Thoraxraum bringt die Segmente in zur Körperhaltung abhängige Beziehung und unterwirft sie statischen Einflüssen und damit dispositionellen Faktoren für Haftung und Ausbreitung der Tuberkulose. Im Segment selbst ist peripherer und hilärer Anteil zu unterscheiden. Als Bronchus-Parenchymeinheit steht das Segment auch in räumlicher Beziehung zum Bronchus. Der Bronchus durchbohrt die Segmentpyramide zentral und bildet die Segmentachse. Er betritt den Segmentraum am Segmentstiel; Parenchymkern und -mantel legen sich haubenförmig um den Bronchus.

Durch das Zusammenmünden der segmentären bronchialen Kanalwege auf relativ kleinem Raum wird der Hilus gleichsam zum Stellwerk hilipetaler und hilifugaler bronchocaniculärer Streuungen. Die Tuberkulose kann die Segmentgrenze nicht nur im Kontaktwachstum überschreiten, sondern auch auf dem Bronchialweg. Stellt der Hilus das Stellwerk für die homolaterale Streuung dar, so bildet die Tracheabifurkation den Kreuzweg für die kontralaterale Streuung.

Der Segmentraum kann von der Tuberkulose verschieden befallen sein. Bei hämatogener Dissemination sind die Herde meist gleichmäßig im Segment verteilt, bronchogene Streuungen bevorzugen die bronchusnahe Segmentpartie.

Es braucht Erfahrung, um die Segmente auch bei zweidimensionaler röntgenologischer Betrachtung sich räumlich vorzustellen. Das Flächenbild muß durch stereoskopische Vorstellung in ein Raumbild umkomponiert werden.

3. Segment und Entwicklung der Tuberkulose.

Die Anlage des Primärherdes erfolgt überwiegend durch aerogene Infektion; meist kommt es zu unilokulärer Haftung im Parenchym. Der aerogene Infektionsweg hebt die Bedeutung der Luftstrombahn und der funktionellen Einheit von Parenchym und Bronchus hervor. Werden die Schranken des einfachen Primärkomplexes überschritten, breitet sich die Tuberkulose auf hämatogenem oder bronchogenem Wege aus.

Hämatogene Lungentuberkulosen treten formal verschieden in Erscheinung. Sie unterscheiden sich in erster Linie durch die Ausdehnung der Herdsetzung und das klinische Bild. Am häufigsten sind subprimäre diskrete Spitzenstreuungen, die klinisch und röntgenologisch oft nicht erfaßt werden können. Den formalen Gegensatz zur diskreten Streuform stellt die akute Miliartuberkulose dar. Sie befällt die ganze Lunge und daher sämtliche Segmente diffus. Zwischen diesen beiden Extremen liegt die subakute miliare Aussaat. Mit ihrem oft symptomenarmen Verlauf und ihrer relativen Gutartigkeit ähnelt sie der diskreten Streuung, im röntgenologischen Erscheinungsbild mit oft dichtem Befall beider Lungen der akuten Miliartuberkulose. Diffuse miliare Streuungen zeichnen sich durch Doppelseitigkeit, Symmetrie der Anlage (vorwiegend in der Mantelzone) und Abnahme der Herdgröße und -zahl in apiko-caudaler Richtung aus. Zum Formenkreis der hämatogenen Lungentuberkulose gehört auch die seltene Endobronchitis caseosa; sie befällt Segment- oder Lappenbronchen.

Das Segment tritt bei der hämatogenen Tuberkulose als pathogenetische Einheit wenig hervor. Die hämatogene Ausbreitungsweise führt selten zum isolierten Segmentbefall. Luftstrombahn und Bronchus-Parenchymeinheit stehen genetisch nicht im Vordergrund. Die hämatogene Dissemination ist feinherdiger als die bronchogene Streuung und lokalisiert sich, meist in cortico-pleuraler

Anordnung (PAGEL 1930) in der Lappenmantelzone, liegt also in der Segment-peripherie. Im Röntgenbild auffällige Segmenttuberkulosen kommen bei diffusen hämatogenen Streuungen vor. Hingegen können aus diskreten Streuungen, z. B. in den Spitzen — befallen werden häufig das apikale und posteriore Oberlappensegment — Segmentprozesse entstehen, die sich in der frühen postprimären Phase oder durch spätere Exacerbation phthisisch umwandeln und bronchogen abseuchen.

Die hämatogene Bronchustuberkulose kann ebenfalls Ausgangsbasis für isolierte bronchogen-phthisische Segmenttuberkulosen sein. Bei der hämatogenen Tuberkulose tritt die Atelektase als zusätzliches Formelement sehr selten in Erscheinung, ein Beweis, daß für ihre Entstehung bronchogen-mechanische Ursachen im Vordergrund stehen.

Das isolierte Segmentgeschehen tritt bei der hämatogenen Tuberkulose also deutlich zurück, es kann sich der hämatogenen Anlage des Prozesses aber aufpfropfen. Namentlich sind diskrete Spitzenstreuherde oder nach diffuser Streuung sich auf die Spitzen zurückziehende hämatogene Restherde Bindeglieder zwischen der subprimären Streuphase und dem eigentlichen phthisischen Segmentgeschehen.

Vor allem in der Phase des progressiven Primärkomplexes spielt die bronchogene Streuung für die Propagation der Tuberkulose eine wesentliche Rolle. Röntgenologie und Bronchologie haben nicht nur die Bedeutung der Bronchustuberkulose, sondern auch der verkästen Hiluslymphdrüse, als wichtige Quelle bronchogener Ausbreitung, dargelegt. Da die bronchogene Streuung die Luftstrombahn als Transportweg benützt, tritt das Segment als pathogenetische Einheit bei ihr am auffälligsten in Erscheinung. Die bronchogene Herdsetzung gruppiert sich vorwiegend peribronchial.

Die geringe Ausdehnung des Primärherdes bedingt, daß er den Schwellenwert röntgenologischer Sichtbarkeit oft nicht erreicht und im Röntgenbild nicht zur Darstellung kommt; sie bedingt aber auch, daß das Segment als Raum des Geschehens nicht in Erscheinung tritt, der Herd gleichsam unauffällig im Segmentgefüge liegt. Diese Invisibilität des Primärherdes besteht beim unkomplizierten Primärkomplex, bei dem der Primärherd vom Organismus beherrscht wird und zur Ausheilung kommt. Durch Vergrößerung des Primärinfiltrates und bei Zunahme der perifokalen Entzündung (Primärinfiltrierung) kann es zum segmentären Erscheinungsbild kommen. Bei größeren Herden ist die Gefahr der Einschmelzung und Bildung einer Primärkaverne größer (HUEBSCHMANN 1939). Mit der Kavernisierung eröffnet sich für den Primärherd der Bronchialweg und mit ihm die Möglichkeit bronchogener Evolution segmentären Charakters.

Mit der Schwellung, Verkäsung und Perforation der Hilusdrüse und der Eröffnung der bronchogenen Propagation treten im Ablauf der Primärtuberkulose segmentäre Prozesse in den Vordergrund. Die Kompression der Lappen- und Segmentbronchen durch vergrößerte Lymphknoten führt zu uni- oder multilokulären Atelektasen, die Perforation von Hiluslymphknoten und die Bronchustuberkulose zu meist massiven infiltrativen Segmentstreuungen. Nach UEHLINGER (1953) ist vor allem bei Spätprimärinfektionen lympho-bronchogene Propagation durch Drüseneinbruch häufig mit hämatogener Frühgeneralisation verbunden.

4. Segment und Disposition.

Für die erhöhte Disposition bestimmter Lungensegmente zur Tuberkulose wirken verschiedene Faktoren zusammen: die hiliradiäre Stellung der Segmente im Lungenraum und ihre unterschiedliche Lagebeziehung zur Körperhaltung

wirken sich statisch und mechanisch aus. Zweifellos unterstehen die bei aufrechter Körperhaltung im Lungenraum oben gelegenen Segmente anderen statischen und hämodynamischen Einflüssen als die unteren. Nach Stutz und
Vieten (1955) sind im Oberlappen das anteriore Segment und die Lingula, im
Unterlappen die dorsalen Segmente am ausgiebigsten belüftet. Die Lungenspitze
ist der am wenigsten ventilierte Lungenteil und Primärherde finden sich dementsprechend in ihr am seltensten. Auf die Verteilung der Primärherde auf die
Lungen sind wir bereits eingegangen. Uehlinger und Blangey (1937) sowie
Medlar (1948) haben auf sie hingewiesen.

Nach Engel (1950) sind die rechte tracheo-bronchiale Lymphknotengruppe
und die rechten Bifurkationsdrüsen besonders häufig und meistens stark, die
aortale Drüsengruppe seltener und geringfügig befallen. Auf die häufigere und
schwerere, meist mit Verkäsung einhergehende Erkrankung der rechtsseitigen
Drüsen weist auch die Seitenverteilung von Lymphknotenperforationen hin, die
sich aus den Zahlen von Dufourt (1953), Kraan und Muller (1950), Jeune
und Mounier-Kuhn (1951) zu rund zwei Drittel rechts und rund ein Drittel
links errechnen läßt.

Nach Schwartz (1952) sind Prädilektionsstellen der lymphadenogenen
Bronchialschädigung die Bifurkationsgegend, die interlobären Gebiete der Hauptbronchen und die Anfangsteile der großen Lappenbronchen.

Entsprechend der zentralen Lage der Drüsen ist ihr Streuweg hiliradiär
gerichtet und geht vorwiegend in das anteriore und posteriore Oberlappensegment, die Segmente des Mittellappens und der Lingula und das apikale Unterlappensegment.

Bei infiltrativer Segmenttuberkulose mit meist hilifugaler, lymphadeno-
bronchogener Genese sah Hoppe (1953) Befall vorwiegend in den Oberlappen
(51,7% rechts, 31,7% links), geringer auch im rechten Unterlappen. Im Oberlappen ist befallen das apikale Segment in 6,7%, das axillare Segment in 16,7%,
das posteriore Segment in 30%, das anteriore Segment in 31,7%. Das apikale
Oberlappensegment wird von der Streuung also wenig betroffen. Im Gegensatz
zu Hoppe sieht Uehlinger (1953) das posteriore Oberlappensegment seltener
befallen; beide Autoren finden übereinstimmend die häufige Beteiligung des
anterioren Segmentes bzw. der axillaren Partie des Oberlappens.

Auch die Lokalisation der häufig aus der Primosekundärtuberkulose heraus
sich entwickelnden Beginnherde der eigentlichen Phthise belegt die Disposition
bestimmter Lungenabschnitte. Für die Betrachtung der Segmentbeziehungen
dieser Beginnherde sind die Untersuchungen von Medlar (1948) aufschlußreich.
Im Gegensatz zu den Primärherden liegen die postprimären Minimalherde fast
ausschließlich im apikalen und posterioren Oberlappensegment, weniger ausgesprochen im apikalen Unterlappensegment. Damit werden die Untersuchungen
von Malmros und Hedvall (1938) über die Lokalisation der Initialherde weitgehend bestätigt. Das Lungenobergeschoß neigt also vor allem zur Phthise
(Alibert 1932, Cardis und Toury 1938, Braeuning und Redeker 1938,
Viallier 1939, Reisner 1948).

Die Kaverne als phthisischer Hauptherd lokalisiert sich analog den postprimären Beginnherden ebenfalls vorwiegend im oberen und dorsalen Lungengebiet (Henningsen 1938, 1941, Rotach 1947, Dölker 1954, Haefliger und
Mark 1956). Werden im primosekundären Geschehen Herde in diesen Lungenraum gestreut, zeigen sie sehr oft große Evolutionstendenz; sie verkäsen meist,
brechen häufig in den Bronchus ein und führen durch Kavernisierung und canaliculäre Abseuchung zur progressiven Phthise. Die Tatsache, daß der phthisische
Frühherd und seine Evolution, die Kaverne, in Segmenten liegt, in welchen

Primärherde seltener zu finden sind, weist auf die häufige hämatogene Anlage der Phthise und die Tendenz dieses Segmentterrains zu maligner Entwicklung hin.

Wenn es auch hauptsächlich die Phthisen tertiären Charakters sind, die sich im Segmentraum abspielen, kann dieser doch auch bei den primosekundären Tuberkulosen wesentlicher Träger des Prozesses sein. Im Segment spielt sich Entstehung und Entwicklung dieser Formen ab und naturgemäß auch die Involution.

VI. Zur postprimären Pleuritis.

Betrachtet man nach LIEBERMEISTER (1921) „alle Fälle von Pleuritis gemeinsam, so ergibt sich, daß die weitaus überwiegende Mehrzahl derselben durch Tuberkulose bedingt ist. Alle anderen Ursachen kommen erst in zweiter Linie." Nach FREDERIKSEN (1934) ist allein durch die Tatsache, daß in etwa 25% aller Pleuritisfälle die wahrscheinliche Ansteckungsquelle nachweisbar ist, die Verbindung zur Tuberkulose hergestellt. „Die Pleuritis exsudativa finden wir sowohl isoliert, als auch in Verbindung mit anderen Tuberkulosen" (ROLOFF 1943).

In der primären Phase ist die Pleuritis Hinweis, daß sich der Primärkomplex in „Ausbreitung befindet", ein „Indicator für die Neigung zu Neuherdbildungen in den Lungen" und wichtigstes Symptom für den „erschwerten Ablauf der Primärinfektionsperiode" (GIESE 1951).

Die initiale Pleuritis ist in der Regel eine lokale Komplikation einer Primärtuberkulose (BEHRENDT 1951), die auf einen von Tuberkulose weitgehend unberührten Boden fällt. «Elle frappe principalement les sujets qui n'ont pas d'antécédents tuberculeux notoires» (CALMETTE 1936). Die „isolierte Pleuritis exsudativa ist die häufigste und klinisch bedeutsamste Form der Frühmanifestation der tuberkulösen Späterstinfektion" (UEHLINGER 1946). GSELL (1930) sieht in der Pleuritis keine perifokale Reaktion um den Primäraffekt, sondern in erster Linie eine hämatogene Generalisationsform. Demgegenüber hält GIESE (1951) die hämatogene Infektion der Pleura für ein seltenes Ereignis und er nimmt an, daß die Pleuritis „nur ein Symptom eines anderweitigen Organbefalles" ist, der sich in direkter räumlicher Nachbarschaft abspielt. So stehen sich die beiden Meinungen der hämatogenen (GSELL, WURM) und der Kontaktinfektion (GIESE) gegenüber.

Die sero-fibrinöse Pleuritis befällt selten die ganze Pleura, häufig ist sie auf die Basis, die Zwerchfelle, die mittleren oder oberen Thoraxpartien beschränkt oder auch nur auf die Interlobien.

Sonderformen sind die Begleitpleuritis (KÖNIGER 1911, 1912) bei manifester Lungentuberkulose und die Pleuratuberkulose mit käsig-fibrinösen Auflagerungen.

Die morphologischen Vorgänge, die der exsudativen Pleuritis zugrunde liegen, spielen sich im wesentlichen „zwischen der tiefen fibro-elastischen Schicht der Pleura costalis und Pleura pulmonalis" ab (UEHLINGER 1946) und „Fälle, welche im Verlaufe einer exsudativen Pleuritis gestorben sind, wiesen einen fibröszottigen Belag über den ganzen Brustfellfläche auf" (GSELL 1930).

Die primäre exsudative Pleuritis ist die häufigste Form. BEHRENDT (1951) beobachtete sie 3mal so oft wie die postprimäre. Nach BERTHET (1950) trat nach der Primärinfektion die Pleuritis exsudativa prozentual in folgenden Zeitintervallen auf:

0—6 Monate	in 47,7%
7—12 Monate	in 6,5%
13 Monate bis 2 Jahre . .	in 6,5%
3—5 Jahre	in 30,6%

Auch PRESS (1947) sah einen großen Teil der Pleuritiden bereits im Verlaufe des ersten Jahres nach der Primoinfektion (vgl. Abb. 19).

Demnach ist die Pleuritis im ersten Jahr nach der Infektion weitaus am häufigsten, spielt aber auch später eine Rolle.

Die große Bedeutung der Pleuritis liegt in der Tatsache, daß erfahrungsgemäß ein Teil der Träger an einer postpleuritischen Tuberkulose erkrankt.

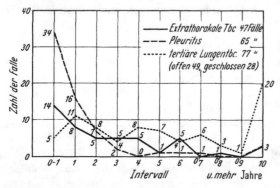

Abb. 19. Intervalle zwischen Primoinfektion und späteren Tuberkulosemanifestationen. (PRESS 1947.)

«Un ancien pleurétique peut devenir phtisique et il arrive assez souvent qu'il le devienne...» (CALMETTE 1936). Pleuritis bedeutet also immer, daß eine Lungenphthise folgen kann (R. W. MÜLLER 1952).

Die postprimäre Lungentuberkulose ist von der Pleuritis exsudativa durch längere Latenzzeiten getrennt als die Primärtuberkulose, die von der Pleuritis direkt begleitet wird. Im Tuberkulosekrankengut des Kantons Zürich, das von PRESS (1947) ausgewertet wurde, traten zwei Fünftel der postpleuritischen Lungentuberkulosen innerhalb der ersten 5 Jahre auf, vier Fünftel in den der Primärinfektion folgenden 15 Jahren. Über die Häufigkeit und die Form der Lungentuberkulose nach Pleuritis gibt er folgende Zahlen (Tabelle 12). Auch nach den Untersuchungen von THOMPSON (1946, 1947, 1948) kam es bei annähernd der Hälfte der Fälle innerhalb des ersten Jahres nach der exsudativen Pleuritis zur Entwicklung einer Lungentuberkulose. Die Ergebnisse von FINKLER (1947) zeigten Tuberkulosemanifestationen nach Pleuritis exsudativa in einer Häufigkeit von 75% nach 1—5 Jahren (pulmonale und extrapulmonale Formen), von 16%

Tabelle 12. *Entwicklung der Tuberkulose nach Pleuritis.* (PRESS 1947.)

Männer:			
Total der Pleuritiden	645		
Nachfolgende tuberkulöse Manifestationen:			
Extrathorakale Tuberkulose .		33	5,1%
offene Lungentuberkulose . .	118⎫	162	25,1%
geschlossene Lungentuberkulose	44⎭		
	645	195	30,2%
Frauen:			
Total der Pleuritiden	547		
Nachfolgende tuberkulöse Manifestationen:			
Extrathorakale Tuberkulose .		40	7,3%
offene Lungentuberkulose . .	87⎫	123	22,5%
geschlossene Lungentuberkulose	36⎭		
	547	163	29,8%

nach 6—10 Jahren und von 9,0% später. Bei 336 Pleuritiden fand PETZOLD (1934) folgende Latenzzeiten bis zur postpleuritischen Tuberkulose:

Jahre	0—1	2—5	6—10	11—15	16—30
Patientenzahl	110	144	58	14	10

BERTHET (1950) sah bei 123 Fällen postpleuritische Tuberkulose in 38,3%. Nach WALLGREN (1948) entsteht die Erkrankung des Lungenparenchyms höchstens 3 Jahre nach Auftreten des Pleuraergusses, nach WERNLI-HAESSIG (1953) entwickelt sich die Großzahl der postpleuritischen Lungentuberkulosen im Verlaufe der ersten 2 Jahre nach Abschluß der Sanatoriumskur.

Der Charakter der postpleuritischen Lungentuberkulose wird unterschiedlich bewertet. CALMETTE (1936) hält ihre Prognose nicht für ungünstig: «elle représente une forme de tuberculose plutôt bénigne, tendant à guérir naturellement par évolution fibreuse». Anderer Meinung ist UEHLINGER (1946); denn „jede Pleuritis exsudativa ist als prognostisch ernstes Ereignis zu werten". Damit stimmen die Erfahrungen von PRESS (1947) überein, daß drei Viertel der postpleuritischen Lungentuberkulosen bei der Entdeckung bereits offen sind und bei ungefähr jedem zehnten Offentuberkulösen in der Vorgeschichte eine Pleuritis gefunden wird.

Der Erguß ist das charakteristische Zeichen der exsudativen Pleuritis. Nach GSELL (1930) sind in ihm, auch im Tierversuch, nicht in über 50% Tuberkelbacillen nachzuweisen. Die Dauer des Ergusses hängt hauptsächlich von der Exsudatmenge ab, weniger mit dem Lebensalter zusammen. Grundsätzlich muß zwischen rascher und verzögerter Exsudatresorption unterschieden werden. Kleinere Ergüsse können sich im Verlauf eines Monats, größere häufig innerhalb mehrerer Monate resorbieren. Mehr als die Hälfte der Pleuritiden dauern beim Erwachsenen länger als 3 Monate, dagegen sind beim Jugendlichen in dieser Zeit bereits vier Fünftel der Ergüsse resorbiert (GSELL 1930). Zu berücksichtigen ist, daß namentlich jugendliche Kranke während der Resorption des Exsudates zu Rückfällen neigen. Die Pleuritis exsudativa weist aber als Mentor nicht nur auf ablaufendes oder abgelaufenes tuberkulöses Geschehen hin; die Pleura selbst soll, nach UEHLINGER (1946) als Streuquelle in Erscheinung treten.

Die Pleuritis exsudativa zeigt wie andere Tuberkulosen des sekundären Formenkreises, z. B. die Miliartuberkulose, deutliche Gipfel, in denen sie gehäuft auftritt, so namentlich während der biologisch kritischen Frühjahrszeit im April und Mai, weniger ausgesprochen im Herbst.

Allgemein wird die Pleuritis exsudativa bei Männern häufiger beobachtet als bei Frauen (GSELL, EICHHORST, SILBERSCHMIDT, PRESS. Nach GSELL (1930) erreicht die Pleuritis exsudativa im 20.—21. Lebensjahr einen Höhepunkt und nimmt dann rasch an Häufigkeit ab. Auch im Material von PRESS (1947) betreffen zwei Fünftel der Pleuritisfälle Personen im Alter zwischen 15 und 25 Jahren. Entsprechend schreibt CALMETTE (1936) «elle ne devient commune qu'après la cinquième ou la sixième année et elle est surtout fréquente chez les adultes aux environs de vingt ans». ROLOFF (1943) sieht den Gipfelpunkt der Pleuritis bei beiden Geschlechtern ebenfalls im 21. Lebensjahr, während sie im 3. Lebensjahrzehnt auffällig abnimmt, was auch SCHEEL und FOIEN (1927) bestätigen.

Im Alter zwischen 35 und 65 Jahren ist die Pleuritis nicht mehr häufig (GSELL 1930). Erst im Greisenalter wird die Pleura wieder leichter entzündbar. Tritt eine Pleuritis nach dem 35. Altersjahr auf, so häufig in einem schon anderweitig geschädigten Körper (Alkoholismus).

Die Prognose der Pleuritis exsudativa in den verschiedenen Lebensaltern wird unterschiedlich bewertet. BERTHET (1950) hält sie bei jungen Mädchen und bei Männern nach dem 30. Altersjahr für am schlechtesten. KRAMER (1949) stellt der Pleuritis exsudativa zwischen dem 15. und 20. Lebensjahr die ungünstigste, zwischen dem 30. und 45. Lebensjahr die günstigste Prognose. Das Schicksal des Pleuritiskranken hängt weitgehend vom Auftreten einer postpleuritischen Lungentuberkulose ab. Die Angaben über Tuberkulosemorbidität und -mortalität nach Pleuritis schwanken. In der Literatur finden sich die in Tabelle 13 aufgeführten Angaben.

Nach GSELL (1930) ist die Prognose bei Jugendlichen bereits ein Jahr nach abgelaufener Pleuritis exsudativa und bei dann noch freier Lunge als günstig zu bezeichnen. KRAMER (1949) hält die Ansichten, wenn nach Resorption des Exsudates röntgenologisch keine Parenchymherde bestehen, nicht für wesentlich schlechter als bei einem gesunden Individuum. Finden sich aber Lungenveränderungen auch nur geringer Art, steigt das Erkrankungsrisiko wesentlich, KRAUEL (zitiert nach WERNLI-HAESSIG) stellt an 220 Fällen bei einfacher, nicht durch Lungenherde komplizierter Pleuritis eine Morbidität von 5,3% und unter diesen Fällen eine Mortalität von 3,1% fest, gegenüber 28,5% bzw. 32,9% bei einer kombinierten pleuropulmonalen Tuberkuloseform. Anscheinend verschlechtert die Entstehung von Lungenherden unmittelbar nach Pleuritis die Prognose wesentlich.

Tritt zudem die Pleuritis doppelseitig auf, ist ihre Prognose noch ungünstiger (PAINE 1941).

Die Entwicklungszeit einer exsudativen Pleuritis nimmt im allgemeinen mit dem Alter zu. Beim Jugendlichen entsteht die Krankheit in einer, seltener in 2 bis 4 Wochen, beim älteren Erwachsenen in 2 bis 8 Wochen. Häufig ist eine starke Erkältung auslösender Faktor. Prodromalerscheinungen können andauernde stechende Schmerzen oder grippöse Beschwerden sein.

Tabelle 13.

	Erkrankung an Lungentuberkulose nach Pleuritis %	Letalität der postpleuritischen Tuberkulosen %
SILBERSCHMIDT (120 Fälle) .	29,0	
COTOLESSA (77 Fälle)	44,1	
MORETTI (496 Fälle)	19,9	
DUMONTIER (1200 Fälle) . .	40,0	
VRACEVIC (1757 Fälle) . . .	32,5	
MUMME (184 Fälle)	31,0	
ALLARD-KÖSTER (633 Fälle) .	47,7	davon 22,4
SCHEEL	22,4	9,9
BORELIUS	30,4	46,6
RENARD	34,0	8,0
KALLNER	39,0	22,0
BERTHET (123 Fälle)	38,3	16,26
FINKLER (548 Fälle)	25,0	29,2
THOMPSON (190 Fälle) . . .	23,1	
FREDERIKSEN (etwa 900 Fälle)	24,2	13,0

Toxische Symptome sind Schweiße, Müdigkeit, Appetitmangel, Schlaflosigkeit. Ein trockener Reizhusten kann im Vordergrund stehen. Die Erkrankung tritt ab und zu unter dem Bilde einer Pneumonie, heftigen stechenden bis brennenden Schmerzen in der Brust, Erbrechen, Bauchdeckenspannung, Schüttelfrost und Fieber auf. Beim jugendlichen Organismus ist die Fieberreaktion ausgesprochener, im Alter torpider. Eine typische Fieberkurve der Pleuritis gibt es nicht. Der Erguß überdauert die Fieberzeit meist wesentlich.

Nach der Tatsache, daß sich die Lungentuberkulose kontinuierlich oder nach längerer Latenz an die Pleuritis anschließt, hat sich die ärztliche Nachkontrolle von Pleuritiskranken zu richten. WERNLI-HAESSIG (1953) fordert Nachkontrollen bis zu mindestens 3 Jahren nach der klinischen Abheilung. PRESS (1947) sieht es als einen Fehler an, geheilte Pleuritiskranke nach 5 Jahren bereits wieder militärdiensttauglich zu erklären. Regelmäßige Nachkontrollen nach Pleuritis exsudativa sollen sich über die meist übliche Frist von 2—5 Jahren hinaus erstrecken (FORSTER 1955).

So ist die Pleuritis Allein- und Begleitsyndrom einer Tuberkulose und in ihrer Form vielseitig und nicht immer einfach zu deuten. Sie entlastet den Organismus durch einen immunisatorisch günstigen Einfluß (FRISCH 1951) als Folge der Bildung von Schutzstoffen (LIEBERMEISTER 1921), belastet ihn aber weit mehr durch die Möglichkeit einer postpleuritischen Lungentuberkulose.

Literatur.

AEBY, CH.: Die Gestalt des Bronchialbaumes und die Homologie der Lungenlappen des Menschen. Med. Cbl. 16, 290 (1878). — Der Bronchialbaum des Säugetieres und des Menschen, nebst Bemerkungen über den Bronchialbaum der Vögel und Reptilien. Leipzig 1880. — Der Bronchialbaum. Stuttgart 1901. — ALBRECHT, E.: Zur klinischen Einteilung der tuberkulösen Prozesse in den Lungen. Frankf. Z. Path. 1 (1907). — ALBRECHT, H.: Über Tuberkulose des Kindesalters. Wien. klin. Wschr. 1909, 327. Ref. Zbl. Tbk.forsch. 3, 291 (1909). — ALEXANDER, H.: Extrapulmonale Tuberkulosen in ihrer Beziehung zur Lungentuberkulose. Erg. Tbk.forsch. 8, 438 (1937). — Praktisches Lehrbuch der Tuberkulose. In H. ALEXANDER u. G. BAER, 3. Aufl. Leipzig: Johann Ambrosius Barth 1951. — ALIBERT, A.: La tuberculose pulmonaire de l'adolescent. Thèse Paris 1932. — ALWENS, W., u. M. FLESCH-THEBESIUS: Lungenuntersuchungen bei chirurgisch-tuberkulösen Kranken. Beitr. Klin. Tbk. 54, 299 (1923). — ANDERS, H. E.: Über den endogenen phthisischen Reinfekt der Lungen des Erwachsenen. Beitr. Klin. Tbk. 72, 338 (1929). — Die Pathogenese der Altersphthise. Verh. dtsch. path. Ges. (23. Tagg) 1928. Ref. Zbl. Tbk.forsch. 30, 651 (1930). — ARBORELIUS, M.: Klinische Studien über die Tuberkuloseinfektion bei Erwachsenen, besonders mit Hinsicht auf das Vorkommen von Primärinfektionen. Sv. Läk. sällsk. Hdl. 56, 115 (1930). Ref. Zbl. Tbk.forsch. 34, 892 (1931). — ARMAND-DELILLE, P.-F.: Les complications de la tuberculose pulmonaire au cour de Mal de Pott. Bull. méd. 42, 787 (1928). Ref. Zbl. Tbk.forsch. 30, 103 (1929). — ASCHOFF, L.: Lungenschwindsucht. Woprossy Tuberculosa 1924, Nr 1, 1—5. Ref. Zbl. Tbk.forsch. 24, 535 (1925). — Über den phthisischen Reinfekt der Lungen. Klin. Wschr. 1929, 1. Ref. Zbl. Tbk.forsch. 30, 834 (1929) u. Z. Tbk. 53, 343 (1929). — Über den tuberkulösen kindlichen Primärkomplex. Beitr. Klin. Tbk. 95, 217 (1940). — ASSMANN, H.: Die klinische Röntgendiagnostik der inneren Erkrankungen, 2. Aufl. Leipzig: F. C. W. Vogel 1922. — Die akute chronische Miliartuberkulose. Z. Tbk. 47, 485 (1927).

BACKMAN, G.: Gefäße der Lungen und Modus der Abzweigungen der Bronchien. Läk.-för. Förh. (Upsala) 29, 345 (1924). Ref. Zbl. Tbk.forsch. 24, 226 (1924). — BANDELIER: Die Tonsillen als Eingangspforte der Tuberkelbazillen. Beitr. Klin. Tbk. 6, 1 (1906). — BARD, L.: Les formes cliniques de la tuberculose pulmonaire. Genève-Gießen 1901. J. Méd. Lyon 8, 25, 49 (1927). Ref. Zbl. Tbk.forsch. 28, 41 (1928). — BAUMANN, TH.: Die Bedeutung des Typus bovinus für die Tuberkulose des Kindesalters. Schweiz. med. Wschr. 1939, 233. — Über die Bedeutung der Tiere als tuberkulöse Infektionsquelle für den Menschen. Schweiz. Z. Tbk. 6, 426 (1949). — BAUMANN, TH., u. B. WIDMER: Tuberkulinkataster 1953/54 in drei Bezirken des Kantons Aargau und die Retrozession der Tuberkulosedurchseuchung in der Schweiz. Schweiz. med. Wschr. 1955, 170. — BAUMGARTEN, P. v.: Über das Verhalten der Tuberkelbazillen an der Eingangspforte der Infektion. Verh. dtsch. path. Ges. 1905. Ref. Zbl. Tbk.forsch. 2, 15 (1908). — BAUR, G.: Erythema nodosum nach Cibazol und Tuberkulose. Schweiz. Z. Tbk. 6, 273 (1949). — BEHRENDT, H.: Über die Stellung der exsudativen Pleuritis im Gesamtablauf der Tuberkulose. Tuberkulosearzt 5, 568 (1951). — BEHRING, E. v.: Über Schwindsuchtsentstehung und Tuberkulosebekämpfung. Dtsch. med. Wschr. 1903, 689. — Zit. nach F. ICKERT in: Die Tuberkulose, Handbuch, Bd. 1, S. 344. Leipzig: Georg Thieme 1943. — BEITZKE, H.: Über die Reinfektion bei der Tuberkulose. Beitr. Klin. Tbk. 56, 304 (1923). — Über Spätverkäsungen von Lymphdrüsen und über die RANKE-sche Stadieneinteilung. Z. Tbk. 47, 449 (1927). — Pathologische Anatomie der Lungentuberkulose. Erg. Tbk.forsch. 3, 3 (1931). — Über die angeborene tuberkulöse Infektion. Erg. Tbk.forsch. 7, 1 (1935). — Einteilung der Tuberkulose nach RANKE unter Berücksichtigung unserer heutigen Kenntnisse. Erg. Tbk.forsch. 8, 1 (1937). — Extrapulmonale tuberkulöse Primärkomplexe. Erg. Tbk.forsch. 11, 130 (1953). — BERBLINGER, W.: Der intestinale tuberkulöse Primärkomplex beim Erwachsenen. Schweiz. Z. Tbk. 2, 129 (1945). — BERNARD, CLAUDE: Zit. nach F. DUMAREST u. H. MOLARD in: Le tuberculeux guéri. Paris: Masson & Co. 1941. — BERTHET, J.-J.: La pleurésie sérofibrineuse tuberculeuse. Contribution à l'étude de son pronostic. Thèse Genf 1950. — BICHLMAYR: Das Zahnsystem als Eingangspforte tuberkulöser Infektion. Dtsch. Tbk.bl. 9, 163 (1935). — BLUMENBERG, W.: Kritik der Stadienlehre der Tuberkulose unter besonderer Berücksichtigung des Sekundärstadium RANKES. Beitr. Klin. Tbk. 71, 385 (1929). — BOSSERT, O., u. W. PLETTENBERG: Entstehung, Bedeutung, Folgeerscheinungen und Behandlung von Lymphknoteneinbrüchen bei tuberkulösen Kindern. Dtsch. med. Wschr. 1954, 665. Ref. Zbl. Tbk.forsch. 67, 12 (1954/55). — BOUCHER, H.: Primo-infection tuberculeuse dans l'armée et endoscopie bronchique (A propos de 100 cas recueillis dans l'armée.) Rev. Tbc. 15, 712 (1951). — BOUCHER, H., P. FARGOT et M. CAZEILLES: A propos de deux observations de caverne ganglionaire avec fistule bronchique. Rev. Tbc. 13, 510 (1949). — BOYDEN, E. K.: The prevailing pattern of bronchopulmonary segment. Dis. Chest 15, 657 (1949). — BRAEUNING, H.: Gilt noch die Lehre vom Frühinfiltrat? Z. Tbk. 81, 355 (1938). — BRAEUNING, H., u. M. NEUMANN:

Das Schicksal der Kinder, die mit einem offen Tuberkulösen die Wohnung teilen und seine Beeinflussung durch den Arzt. Z. Tbk. **53**, 385 (1929). — BRAEUNING, H., u. F. REDEKER: Die hämatogene Lungentuberkulose des Erwachsenen. Ihre Entstehung und Rückbildung, ihre Früh- und Spätentwicklung zur Phthise. Tbk.bibl. **1931**, Nr 38. — Phthisische Entwicklungen aus den Reihen des Frühinfiltrates und des frühen phthisischen Nachschubes. Tbk.bibl. **1931**, Nr 39. — BROCK, R. C.: The anatomy of the bronchial tree. London: Oxford University Press 1947. — BRÜGGEMANN, A.: Die Ohrtuberkulose. Erg. Tbk.forsch. **9**, 109 (1939). — BRÜGGER, H.: Die elektrochirurgische Behandlung der Tuberkulose. Tuberkulosearzt **2**, 559 (1948). — Die elektrochirurgische Behandlung der Tuberkulose. Tuberk.-Bücherei, Monographie zu Tuberkulosearzt, 1949. — Der Typus humanus und der Typus bovinus des Tuberkelbacillus bei Mensch und Tier. Beitr. Klin. Tbk. **104**, 22 (1950). — Die Lungenverschattungen im Ablauf der Primärtuberkulose des Kindes. In Handbuch der inneren Medizin, Bd. 6, S. 419. Berlin-Heidelberg-Göttingen: Springer 1955. — BURACZEWSKI, O., u. H. RUDZIŃSKA: Present epidemiological picture of tuberculosis in Poland. Gruźlica **22** (1954). Ref. Zbl. Tbk.forsch. **69**, 303 (1955). — BURCKHARDT. J. L., u. E. BAHL: Über die Häufigkeit der Mundschleimhauttuberkulose bei offenen Halsdrüsen. Schweiz. med. Wschr. **1934**, 167. — BURNAND, R.: Physiognomie clinique des poussées granulique au cours de la tuberculose pulmonaire. Ann. Méd. **13**, 526 (1923). Ref. Zbl. Tbk.forsch. **21**, 220 (1924).

CALMETTE, A.: L'infection bacillaire et la tuberculose chez l'homme et chez les animaux. Processus d'infection et de défense. Étude biologique et expérimentale, vaccination préventive, 4. Aufl. Paris: Masson & Cie. 1936. — CARDIS, F., et F. TOURY: A propos de la localisation des lésion de petite étendu dans la tuberculose de l'adulte et du pronostic d'après leur topographie. Rev. méd. Suisse rom. **1938**, 11. Ref. Schweiz. med. Wschr. **1939**, 845. — CATHOMAS, M.: Erythema nodosum und tuberkulöse Primärinfektion des Erwachsenen. Beitr. Klin. Tbk. **99**, 171 (1943). — CORNET, G.: Die Tuberkulose. Wien: Hölder 1899. — Das Lokalisationsgesetz von G. CORNET. In Handbuch der pathologischen Mikroorganismen, 2. Aufl., Bd. 5. 1913. Zit. in F. ICKERT, Die Tuberkulose, Handbuch, Bd. 1. Leipzig: Georg Thieme 1943. — CURSCHMANN, W.: Allergie und Einteilung der Tuberkulose. Beitr. Klin. Tbk. **69**, 501 (1928).

DEBBAUDT, CAREZ et BRUNINX: Évolution de quelques perforations ganglionaires au cours des périodes primaire et secondaire de la tuberculose. Rev. Tbc. **15**, 1012 (1951). — DEBRÉ, R., A. SAENZ et R. BROCA: La bacillémie tuberculeuse. Son intérèt au début de la tuberculose de l'enfant. Bull. Soc. méd. Hôp. Paris **50**, 711 (1934). Ref. Zbl. Tbk.forsch. **41**, 466 (1935). — DIEHL, K.: Beiträge zur Klinik der progressiven Durchseuchungsperiode bei der Tuberkulose. Beitr. Klin. Tbk. **62**, 356 (1926). — DIETRICH: Über postleukämische Lymphogranulomatose. Fol. haematol. (Basel) **13**, 43 (1912). Zit. nach BEITZKE, Erg. Tbk.-forsch. **11**, 130 (1953). — DÖLKER, B.: Segmentdiagnostik bei Lungentuberkulose und ihre Beziehungen zur Kollapsindikation. Schweiz. Z. Tuberk. **11**, 47 (1954). — DOERR, E., u. E. GOLD: Zur Frage der „Virulenz" der Tuberkelbazillen. Z. Immun.forsch. **74**, 7 (1932). Ref. Zbl. Tbk.forsch. **37**, 503 (1932). — DUFOURT, A.: Traité de phtisiologie clinique. Paris: Vigot Frères 1953. — DUFOURT, A., u. A. DEPIERRE: Klinik des Tracheobronchialdrüsendurchbruchs. Erg. Tbk.forsch. **12**, 47 (1954). — DUFOURT, A., et J. VIALLIER: La primoinfection tuberculeuse par la peau et par les muqueuses. Rév. méd. **55**, 1 (1938). Ref. Zbl. Tbk.forsch. **49**, 95 (1939). — DUNCAN, G. A.: Skeletal and extraskeletal tuberculosis lesions associated with joint tuberculosis. J. Bone Surg. **19**, 64 (1937). Ref. Zbl. Tbk.forsch. **47**, 104 (1938).

EBSKOV, CH.: Über die Häufigkeit des Lupus vulgaris auf den Schleimhäuten der oberen Luftwege und sein Vorkommen in Verbindung mit Lungentuberkulose. Ugeskr. Laeg. (dän.) **1934**. Ref. Zbl. Tbk.forsch. **42**, 401 (1935). — Z. Laryng. usw. **25**, 281 (1934). Ref. Z. Tbk. **72**, 230 (1935). — EDENS, E.: Über die Häufigkeit der primären Darmtuberkulose in Berlin. Berl. klin. Wschr. **1905**, 1528. — Über primäre und sekundäre Tuberkulose des Menschen. Berl. klin. Wschr. **1907**, 156. Ref. Zbl. Tbk.forsch. **1**, 318 (1907). — Primäre Darmtuberkulose des Menschen. Erg. inn. Med. **1908**, 1908. Ref. Tbk.forsch. **3**, 239 (1909). — ELIASBERG, H., u. W. NEULAND: Die epituberkulöse Infiltration der Lunge bei tuberkulösen Säuglingen und Kindern. I. Mitt. Jb. Kinderheilk. **93**, 88 (1920). Ref. Z. Tbk. **33**, 241 (1921). — Zur Klinik der epituberkulösen und gelatinösen Infiltration der kindlichen Lunge. 2. Mitt. Jb. Kinderheilk. **94**, 102 (1921). Ref. Zbl. Tbk.forsch. **16**, 112 (1922). — ENGEL, ST.: Die Klinik der Primärtuberkulose. In Handbuch der Kindertuberkulose. Leipzig: Georg Thieme 1930. — Lokalisation und röntgenologische Darstellung des Primärherdes in der Lunge. Erg. Tbk.forsch. **1**, 535 (1930). — Die Lunge des Kindes. Stuttgart: Georg Thieme 1950. — ENGEL, ST., R. O. STERN and G. H. NEWNS: Danger of primary abdominal tuberculosis in children. Brit. Med. J. **1938**, 1038. Ref. Zbl. Tbk.forsch. **50**, 360 (1939). — ERNBERG, H.: Das Erythema nodosum, seine Natur und seine Bedeutung. Jb. Kinderheilk. **95** (3. F. 45), 1 (1921). Ref. Zbl. Tbk.forsch. **16**, 365 (1922). — Erythema nodosum as a manifestation of a primary tuberculous infection. X. Conf. Union intern. Tbk. Lisbonne, 1937. — ESCHER, F.: Die primäre Tuberkulose der Tonsillen. Praxis (Bern) **1945**, 309. — ESSER, C.: Lungensegmente. Fortschr. Röntgenstr. **71**, 395 (1949). — Topographische Ausdeutung der Bronchien im Röntgenbild. Fortschr. Röntgenstr. (Erg.-Bd.) **66** (1951). — Die Diagnostik der Lungensegmente, ihre Röntgendarstellung und plastische Formerfassung. Ärztl. Wschr. **1954**, 869. — EWART, W.: The bronchi and pulmonary bloodvessels. Their anatomy and nomenclature with a criticisme of Prof. Aeby's views on the bronchial tree of mammalia and of man. London: J. A. Churchill 1889. Zit. nach FOSTER-CARTER und HOYLE 1945.

FANCONI, G.: Tuberkuloseablauf in Kinderspitälern und Kinderheilstätten. Schweiz. med. Wschr. **1941**, 602. — FELIX, W.: Die Anatomie der Lungen und Brustfelle. In F. SAUERBRUCH, Die Chirurgie der Brustorgane, Bd. 1. Berlin: Springer 1920 u. 1928. — FINKLER, E.: Pleuritis exsudativa und spätere Tuberkuloseerkrankung. Statistische Erhebungen an 548 Militärpatienten. Schweiz. Z. Tbk. **4**, 372 (1947). — FISCHER, P. A.: Zur Morphologie, Häufigkeit und pathcgenetischen Bedeutung tuberkulöser, lymphadenogener Bronchialwandschädigungen. Beitr. Klin. Tbk. **113**, 1 (1955). — FISCHL, R.: Lokale und allgemeine Tuberkulose nach ritueller Beschneidung. Clin. paediatr. **1929**, 58. Festschrift für C. COMBA. Ref. Zbl. Tbk.forsch. **33**, 168 (1930). — FLEISCHNER, F.: Beiträge zur Frage der exsudativen Form der Lungentuberkulose. Beitr. Klin. Tbk. **61**, 442 (1925). — Heilungsvorgänge und Heilungsnachweis der Lungentuberkulose im Röntgenbild. Erg. Tbk.forsch. **1**, 195 (1930). — FORSTER, J.: Beitrag zur Pleuritis exsudativa und ihren Beziehungen zur späteren Lungentuberkulose. Diss. Zürich 1955. — FOSTER-CARTER, A. F.: The anatomy of the bronchial tree. Brit. J. Tbc. **36**, 19 (1942). — FOSTER-CARTER, A. F., and HOYLE CLIFFORD: The segments of the lungs. Dis. Chest. **11**, 511 (1945). — FRAENKEL, A.: Über die Einteilung der chronischen Lungentuberkulose. Verh. 27. Kongr. Inn. Med. 1910. Zit. nach FRAENKEL u. GRÄFF, Münch. med. Wschr. **1921**, 446. — FREDERIKSEN, J. A.: Studien über Pleuritis exsudativa. Erg. Tbk.forsch. **6**, 619 (1934). — FRISCH, A.: Die Klinik der Tuberkulose Erwachsener. Wien: Springer 1951. — FROSTE, N.: Bronchoscopy in pulmonary tuberculosis. Acta tbc. scand. (København) Suppl. **23** (1950).

GATÉ, J.: La primo-infection tuberculeuse dans le domaine dermatologique. Lyon. méd. **1937**, 577. Zit. nach A. DUFOURT 1953. — GHON, A.: Der primäre Lungenherd der Kinder. Berlin u. Wien: Urban & Schwarzenberg 1912. — Verh. dtsch. path. Ges. (19. Tagg) **1923**. Zit. nach DE VELASCO, Beitr. Klin. Tbk. **81**, 675 (1932). — GHON, A., u. H. KUDLICH: Zur Reinfektion bei der menschlichen Tuberkulose. Z. Tbk. **41**, 1 (1925). — Die Eintrittspforten der Infektion vom Standpunkt der pathologischen Anatomie. In ENGEL-PIRQUET, Handbuch Kindertuberkulose. Leipzig: Georg Thieme 1930. Ref. Zbl. ges. Tuberk.forsch. **32**, 780 (1930). — GHON, A., u. G. POTOTSCHNIG: Über den primären tuberkulösen Lungenherd beim Erwachsenen nach initialer Kindheitsinfektion und nach initialer Spätinfektion und seine Beziehungen zur endogenen Reinfektion. Beitr. Klin. Tbk. **41**, 1 (1919). — GHON, A., u. C. TERPLAN: Zur Kenntnis der Nasentuberkulose. Z. Laryng. usw. **10**, 393 (1921). Ref. Zbl. Tbk.forsch. **17**, 335 (1921). — GHON, A., u. F. WINTERNITZ: Zur Frage über die Häufigkeit der primären pulmonalen und extrapulmonalen Tuberkuloseinfektion beim Säugling und Kind. Eine vergleichende Studie. Z. Tbk. **39**, 401 (1924). — GIESE, W.: Zur Pathogenese der Pleuritis exsudativa tuberculosa. Klin. Wschr. **1941**, 1025. Ref. Zbl. Tbk.forsch. **54**, 681 (1942). — Der Zusammenhang der Pleuritis exsudativa der Primärinfektionsperiode mit einer nachfolgenden Lungentuberkulose. Tuberkulosearzt **5**, 562 (1951). — GÖRGÉNYI-GÖTTCHE, O., u. D. KASSAY: Zur Bedeutung der Bronchialdrüsenperforation bei der Tuberkulose der endothorakalen Lymphknoten. Schweiz. med. Wschr. **1950**, 1213. — GOLDFARB, A. A., and I. SELTZER: Primary tuberculosis of the conjunctiva. Amer. J. Dis. Childr. **72**, 211 (1946). Ref. Amer. Rev. Tbc. **55**, 152 (1947), (Abstr.). — GRÄFF, S., u. L. KÜPFERLE: Die Lungenphthise. Ergebnisse vergleichender röntgenologisch-anatomischer Untersuchungen. Berlin: Springer 1923. — GRIFFITH, A. S.: Untersuchungen über den Typus der Tuberkelbazillen. Brit. Med. J. **1914**, 1171. Ref. Zbl. Tbk.forsch. **8**, 862 (1914). — GRIFFITH, A. S.: Bovine tuberculosis and its relation to man. Lancet **1922**, 203, 229. Ref. Zbl. Tbk.forsch. **19**, 378 (1923). — Incidence of human and bovine bacilli in tuberculous meningitis. Lancet **1934**, 1382. Ref. Zbl. Tbk.forsch. **41**, 179 (1935). — GSELL, O.: Zur Klinik der Pleuritis exsudativa mit besonderer Berücksichtigung zu Tuberkulose und Lebensaltern. Beitr. Klin. Tbk. **75**, 701 (1930). — GUJER, W.: Das Krankheitsbild der chronischen Miliartuberkulose. Diss. Zürich 1955.

HAASE, G.: Extrapulmonaler und extraperitonealer tuberkulöser Primärkomplex bei Kindern. Kinderärztl Praxis 8, 236 (1937). Ref. Zbl. Tbk.forsch. **47**, 140 (1938). — HAEFLIGER, E.: Die Form der Lungentuberkulose im Röntgenbild in ihrer Beziehung zu Schub und Rückbildung. Basel: Benno Schwabe & Co. 1944. — Die Rückbildung der Kaverne über den Rundherd. Schweiz. Z. Tbk. **5**, 106 (1948). — Die Bedeutung der hämatogenen Streuung für die Entwicklung der Lungentuberkulose. Schweiz. Z. Tbk. **9**, 446 (1952). — Spezielle Röntgenologie der Lungentuberkulose. Basel: Benno Schwabe & Co. 1954. — Die Bekämpfung und Behandlung der Tuberkulose in der Schweiz. Veska (Bern) **1955**, 271. — HAEFLIGER, E., u. R. BISCHOFF: Das röntgenologische Erscheinungsbild der in das Lungenparenchym streuenden Bronchus- und Hilusdrüsentuberkulose. Fortschr. Röntgenstr.

83, 671 (1955). — HAEFLIGER, E., u. G. MARK: Die Bedeutung der Lungensegmente für die klinische Pathologie der Tuberkulose. Schweiz. Z. Tbk. **11**, 247 (1954). — Lungenphthise. In diesem Handbuch 1956. — Segment und Lungentuberkulose. Berlin-Göttingen-Heidelberg: Springer 1956. — HAEGI, V.: Die Tuberkulosedurchseuchung der Bevölkerung der Zürcher Landschaft, beurteilt nach dem Tuberkulinkataster der Jahre 1950—1953. Diss. Zürich 1956. — HAMBURGER, F.: Die Tuberkulose als Kinderkrankheit. Münch. Med. Wschr. **1908**, 2702. — Allgemeine Pathologie und Diagnostik der Kindertuberkulose. Leipzig u. Wien: F. Deuticke 1910. — HAMBURGER, F., u. R. MONTI: Die Tuberkulosehäufigkeit im Kindesalter. Münch. med. Wschr. **1909**, 449. — HEDVALL, E.: Das Vorkommen der Rindertuberkulose beim Menschen. Beitr. Klin. Tbk. **100**, 156 (1944). — HEGLER, C.: Zur Klinik der Typhotuberkulose („Typhobacillose Landouzy", „Sepsis tuberculosa acutissima" Scholz). Dtsch. Arch. klin. Med. **183**, 1 (1938). Ref. Zbl. Tbk.forsch. **50**, 161 (1939). — HEIMBECK, J., O. SCHEEL, T. SKAAX u. O. THORRUD: Tuberkulose unter Medizinstudierenden. Norsk. Mag. Laegevidensk. **91**, 851 (1930). Ref. Zbl. Tbk.forsch. **34**, 361 (1931). — HENKEL, W.: Tuberkuloseinfektion in einer Dorfschulklasse. Zugleich ein Beitrag zur Frage der BCG-Schutzimpfung. Beitr. Klin. Tbk. **107**, 134 (1952). — HENNINGSEN, W.: Ergebnisse der Lagebestimmung von tuberkulösen Kavernen. Beitr. Klin. Tbk. **96**, 23 (1941). — Ergebnisse der tomographischen Lagebestimmung von Kavernen. In HEIN-KREMER-SCHMIDT, Kollapstherapie der Lungentuberkulose. Leipzig: Georg Thieme 1938. — HERRNHEISER, G.: Die Lungentuberkulose im Röntgenbild. IV. Internat. Radiologenkongr. Zürich, Bd. 2. Leipzig: Georg Thieme 1934. — Zur Strukturanalyse der Lunge. Fortschr. Röntgenstr. **49**, 294 (1934). — Die Topik der Versorgungsgebiete der Lungenarterien und Bronchien erster Ordnung. Fortschr. Röntgenstr. **53**, 251 (1936). — Röntgenanatomie der Lunge. Fortschr. Röntgenstr. **74**, 623 (1951). — HERZOG, H.: Über den Lungenhilus des Kindes und des Erwachsenen in vergleichender röntgenologischer Darstellung und Deutung mittels Übersichtsaufnahme, Tomogramm und Stereobild. Diss. Zürich 1950 und Acta davosiana **1950**, 3. — HIS, W.: Zur Bildungsgeschichte der Lungen beim menschlichen Embryo. Arch. f. Anat. **89** (1887). — HOFSTETTER, J.: La primo-infection tuberculeuse digestive de l'enfant. Sa fréquence et son pronostic. Diss. Lausanne 1955. — HOLZER, K.: Das Krankheitsbild der Typhobacillose (nach LANDOUZY). Beitr. Klin. Tbk. **66**, 245 (1927). — HOPPE, W.: Klinik der segmentalen Verlaufsform der Lungentuberkulose. Z. Tbk. **103**, 331 (1953). — HOTZ, A.: Bronchialdrüsentuberkulose ohne und mit Infiltrierung und deren Ausgänge. In SCHINZ, BAENSCH, FRIEDL, Lehrbuch der Röntgendiagnostik, Bd. 2, S. 819. 1932. — HUEBSCHMANN, P.: Über primäre Herde, Miliartuberkulose und Tuberkuloseimmunität. Münch. med. Wschr. **1922**, 1654. — Bemerkungen zur Einteilung und Entstehung der anatomischen Prozesse bei der chronischen Lungentuberkulose. Beitr. Klin. Tbk. **55**, 76 (1923). — Die Stellung der pathologischen Anatomie zur Entstehung der Erstinfektion und zur Weiterverbreitung der Tuberkulose im Körper. In BLÜMEL, Handbuch der Tuberkulosefürsorge, Bd. 2, S. 1. München: J. F. Lehmann 1926. — Pathologische Anatomie der Tuberkulose. Berlin: Springer 1928. — Pathogenese, Histogenese und pathologische Anatomie. In: Die Tuberkulose des Menschen. Leipzig: Johann Ambrosius Barth 1939. — HUZLY, A., u. F. BÖHM: Bronchus und Tuberkulose. Stuttgart: Georg Thieme 1955. — HUIZINGA, E.: Über den Bau des Bronchialbaumes. Z. Hals- usw. Heilk. **43**, 141 (1937). — HUIZINGA, E., u. G. J. SMELT: Bronchography. Assen Netherlands: van Gorkum 1949. — HYGE, T. V.: Epidemic of tuberculosis in a state school. With an observation period of about 3 years. Acta tbc. scand. (Kobenh.) **21**, 1 (1947). — The efficacy of BCG-Vaccination. Acta tbc. scand. (Kobenh.) **23**, 153 (1949).

ICKERT, F.: Beobachtungen über die Tuberkuloseimmunität beim Menschen und über die Re- und Superinfektion. In: Die Tuberkulose, Handbuch, Bd. 1, S. 333. 1943. — Tuberkulose-Jahrbuch 1952/53. Berlin-Göttingen-Heidelberg: Springer 1952/53.

JACCOTTET, M.: L'érythème noueux. Tuberculose, Cours de Leysin, 1944. — JERVALL, A.: Nord. Med. **1947**, H. 25. Zit. nach R. W. MÜLLER 1954. — JEUNE, MOUNIER-KUHN et POTTON: La fistulation ganglionaire au cours de la primo-infection tuberculeuse de l'enfant. Semaine Hôp. **33**, 1428 (1951). Ref. Rev. Tbc. **15**, 639 (1951).

KAISER-MEINHARDT, I.: Die Bedeutung des lymphatischen Rachenringes für die Entstehung und Therapie der tuberkulösen Halslymphome. Dtsch. Gesundheitswesen **1950**, 691. Ref. Zbl. Tbk.forsch. **58**, 167 (1951). — KALBFLEISCH, H. H.: Über die pathologische Anatomie der Alterstuberkulose. Erg. Tbk.forsch. **4**, 47 (1932). — Allgemeine pathologische Schriftenreihe, Stuttgart, Heft 2, 1941; Heft 3/4, 1942; Heft 6, 1947. Zit. nach H. H. KALBFLEISCH, Beitr. Klin. Tbk. **102**, 258 (1949/50). — Über die funktionellen Lungensegmente und andere Zeichen nervaler Einwirkungen bei der chronischen Lungentuberkulose und anderen Lungenkrankheiten, erschlossen aus pathologisch-anatomischen Befunden. Beitr. Klin. Tbk. **102**, 258 (1949/50). — KASSAY, D.: A tüdő segmentumai. Budapest 1950. — KAYNE, PAGEL and O'SHAUGHNESSY: Pulmonary tuberculosis. London-New York-Toronto: Oxford University Press 1948. — KLARE, K.: Über röntgenologische Lungenbefunde bei chirurgischer Tuberkulose im Kindesalter. Beitr. Klin. Tbk. **46**, 183 (1921). — KLEINSCHMIDT, H.: Pathologie und Klinik der Lübecker Säuglingstuberkuloseerkrankungen. Arb. Reichsgesdh.amt **69** (1935). — KLERCKER, KJ. O.: Über die primäre Bauchtuberkulose des Kindes. Erg. Tbk.forsch. **3**, 373 (1931). — KLINKE, K., u. E. HUTH: Zur Deutung epituberkulöser Verschattungen. Arch. Kinderheilk. **146**, 219 (1953). Ref. Zbl. Tbk.forsch. **65**, 162 (1954). — KOCH, H.: Die Tuberkulose des Säuglingsalters. Erg. inn. Med. **14**, 99 (1915). Ref. Zbl. Tbk.forsch. **26**, 128 (1916). — KOCH, R.: Die Ätiologie der Tuberkulose. Vortrag 24. März 1882 in der physiologischen Ges., Berlin. Z. Tbk. **16**, 115 (1910). —KÖNIGER, H.: Beiträge zur Klinik und Therapie der tuberkulösen Pleuritis. a) 1. Mitt. Über die Wirkung der Pleuritis als Grundkrankheit. Z. Tbk. **17**, 521 (1911). b) 2.Mitt. Über die Prognose der tuberkulösen Pleuritis und die Aufgaben der Pleuritistherapie. Z. Tbk. **18**, 417 (1912). — KÖSTER, F.: Röntgendiagnostik der Lungentuberkulose und ihre Bedeutung im Rahmen der Gesamtuntersuchung. Stuttgart: Ferdinand Enke 1939. — KOVATS jr., F., u. Z. ZSEBÖK: Röntgenanatomische Grundlagen der Lungenuntersuchung. Akadémiai Kiadö Budapest. 1953. — KRAAN, J. K., u. S. MULLER: Perforation of tuberculous glands into a bronchus. Acta tbc. scand. (København.) **24**, 88 (1950). — KRAMER, P. H.: Zit. nach A. WERNLI-HAESSIG, Erg. Tbk.forsch. **11**, 341 (1953). — KRAMER, R., and A. GLASS: The bronchoscopic localisation of lung abscess. Ann. of Otol. **41**, 1210 (1932). Zit. nach FOSTER-CARTER u. HOYLE 1945. — KRANZ, P.: Die Tuberkulose der Zähne und des Mundes. Erg. Tbk. **11**, 318 (1953). — KRAUEL, G.: Zit. nach A. WERNLI-HAESSIG. Erg. Tbk.forsch. **11**, 341 (1953). — KREMER, W.: Die verschiedenen Formen der Knochentuberkulose im Röntgenbild. Beitr. Klin.Tbk. **64**, 250 (1926). — KREMER, W., u. O. WIESE: Die Tuberkulose der Knochen und Gelenke. Ihre Pathologie, Diagnostik, Therapie und soziale Bedeutung. Berlin: Springer 1930. — KUSS, G.: De l'hérédité parasitaire de tuberculose humaine. Thèse de Paris 1898. — KUTSCHERA-AICHBERGEN: Über die Behandlung der Tuberkulose mit lebenden Tuberkelbazillen. I. Mitt. Beitr. Klin.Tbk. **77**, 121 (1931).

LAËNNEC, R. T. H.: Traité de l'auscultation médiate et des maladies des poumons et du coeur, 4. Aufl., Paris: J. S. Chaudé 1837. — LANDOUZY, L.: Typhobacillose. Clinique de la Charité, Paris 2. leçon 1884, 6. lecon 1885. Zit. nach A. DUFOURT in: Traité de phtisiologie clinique. Paris: Vigot Frères 1953. — De la fièvre prétuberculeuse à forme typhoide. Typho-bacillose chronique de l'hôpitel Laënnec. Semaine méd. **1891**, 225. Zit. nach H. BEITZKE 1953. — La typho-bacillose. Tuberkulosis **7**, Nr 12 (1908). Ref. Zbl. Tbk.forsch. **3**, 200 (1909). — LANGE, B.: Perlsuchtbazillen als Erreger der Lungenschwindsucht. Dtsch. med. Wschr. **1937**, 1465, 1506. — Vorkommen und Verlauf der tuberkulösen Primärinfektion des Erwachsenen. Z. Tbk. **78**, 145 (1937). — Die Bakteriologie der tuberkulösen Meningitis. Beitr. Klin. Tbk. **93**, 273 (1939). — Bakteriologie der Tuberkulose. In: Die Tuberkulose. Handbuch, Bd. 1, S. 1. 1943. — LEITNER, ST.: Der Formenkreis der akuten und protrahierten Miliartuberkulose. Acta tbc. scand. (København.) **14**, 324 (1940). Ref. Zbl. Tbk.forsch. **53**, 106 (1941). — Die primäre Tuberkulose bei Erwachsenen und Kindern und ihre Entwicklung. Unter Mitarbeit von R. M. STEINMANN. Bern: Hans Huber 1948. — LEMOINE, J. M., et R. FAYANCE: Les données endoscopique de la primo-infection dans un établissement de cure. Rev. Tbc. **14**, 117 (1950). — LIEBERMEISTER, G.: Über die Verbreitung des Tuberkelbazillus in den Organen der Phthisiker. Ref. 24. Kongr. Inn. Med. 16. April 1907. Ref. Zbl. Tbk.forsch. **2**, 36 (1908). — Tuberkulose; ihre verschiedenen Erscheinungsformen und Stadien sowie ihre Bekämpfung. Berlin: Springer 1921. — Pleuritis, Meningitis und Peritonitis in den verschiedenen Stadien der Tuberkulose. Beitr. Klin. Tbk. **68**, 301 (1926). — Die Klinik der hämatogenen Tuberkulose. Erg. Tbk.forsch. **6**, 71 (1934). — Über Tuberkulose-Bakteriämie. Erg. Tbk.forsch. **10**, 188 (1941). — LÖFFLER, W.: Die tuberkulöse Spät-Erstinfektion und ihre Entwicklungstendenz. Schweiz. med. Wschr. **1942**, 626. — Exogene und endogene Faktoren in der Entstehung der Phthise. Schweiz. Z. Tbk. **1**, 64 (1944/45). — Die Bedeutung des Erythema nodosum in der ärztlichen Praxis und in theoretischer Hinsicht. Schweiz. med. Wschr. **1947**, 1152. — LÖFFLER, W., u. G. JACCARD: Zur Klinik der hämatogenen tuberkulösen Streuphase. Schweiz. Z. Tbk. **9**, 482 (1952). — LÖFFLER, W., u. F. ZWINGLI: Über tuberkulöse Gruppen-Primoinfektion im Militär- und Zivilleben. Schweiz. med. Wschr. **1943**, 761. — LOESCHCKE, H.: Die hämatogene Tuberkulose. Pathologisch-anatomisch. Ref. Beitr. Klin. Tbk. **81**, 171 (1932). — LOWYS, P.: Sur un cas de rupture ganglionaire dans les bronches. Rev. Tbc. **12**, 380 (1948). — LUCIEN, M.: Bronches intra-pulmonaires. In E. TESTUT et LATARJET, Trait d'anatomie humaine, Bd. III, S. 948. 1930. Zit. nach WAREMBOURG u. GRAUX 1953. — LUCIEN, M., et P. WEBER: Variations dans la segmentation pulmonaire. Poumon droit présentant trois lobes surnumméraires: lobe apical, lobe postérieure, lobe axillaire ou parabronchique externe. Ann. Anat. path. méd.-chir. **11**, 850 (1934). Zit. nach WAREMBOURG u. GRAUX 1953. — Le territoire parabronchique interne (lobe infra-cardiaque) des poumons humains. Étude anatomique et topographique. Bull. Assoc. Anat. **29**, 376 (1934). Ref. Zbl. Tbk.forsch. **43**, 354 (1936). — La systématisation pulmonaire chez l'homme. Archives d'Anat. **21**, 109 (1936).

MAGELHAES, A. A.: Complexe primmario tuberculoso da pelle na infancia. Rev. brasil. Tbc. **5**, 597 (1936). Ref. Z. Tbk. **77**, 141 (1937). — MALMROS, H., u. E. HEDVALL: Studien über die Entstehung und Entwicklung der Lungentuberkulose. Tbk.bibl. **1938**, Nr 45. — MANDL, F.: Beiträge zur Prognose der Tuberkulose-Frühinfektion. Z. Kinderheilk. **45**, 487

(1928). Ref. Zbl. Tbk.forsch. **29**, 787 (1929). — MARFAN: La tuberculose dans la première enfance. Nourrisson **1924**, 153. — MASCHER, W.: Das Erythema nodosum beim Erwachsenen als Symptom der Primärinfektion und seine Folgezustände. Acta tbc. scand. (Københ.), Suppl. **10** (1943). — MATTISSON, K.: Das Schicksal der tuberkulose-infizierten Schulkinder. Erg. Tbk.forsch. **5**, 351 (1933). — McGREGOR and GREEN: Tuberculosis of the central nervous system with special reference to tuberculous meningitis. J. of Path. **45**, 613 (1937). Zit. nach BEITZKE 1953. — MEDLAR, E. M.: The pathogenesis of minimal pulmonary lesions. Amer. Rev. Tbc. **58**, 583 (1948). — MELNIKOFF, A.: Die chirurgische Anatomie der intrapulmonalen Gefäße und der Respirationswege. Arch. klin. Chir. **124**, 460 (1923). — Die Varianten der intrapulmonalen Gefäße des Menschen. Z. Anat. **71**, 185 (1924). — MIESCHER, G.: Zur Ätiologie des Erythema nodosum. Schweiz. med. Wschr. **1948**, 269. — MISTAL, O. M.: La tuberculose dans le monde. Lausanne: Payot 1947. — MITCHELL, A. P.: A bacteriological study of tuberculosis of the lymphglands in children. Edinburgh Med. J. **1914**, 209. Ref. Zbl. Tbk.forsch. **9**, 187 (1915). — MÜLLER, R. W.: Der Tuberkuloseablauf im Körper. Stuttgart: Georg Thieme 1952. — MURALT, L. v.: Über Miliartuberkulose. Korresp.bl. Schweiz. Ärzte **1916**, Nr 16. Ref. Zbl. Tbk.forsch. **10**, 142 (1916). — MUTSCHLER, P.: Ein Beitrag zur Bedeutung der bovinen Tuberkuloseinfektion im Allgäu. Dtsch. med. Wschr. **1952**, 616 (Sonderdr.).

NAEGELI, O.: Über Häufigkeit, Lokalisation und Ausbreitung der Tuberkulose. Virchows Arch. **160**, 426 (1900). — NEUMANN, W.: Die klinische Auffassung der Tuberkulose im Lichte der französischen Forschung. Erg. Tbk.forsch. **2**, 254 (1931).

OESTERREICH, E.: Über prozentuale Häufung der mesenterialen Primärkomplexe bei der Landbevölkerung und ihre Erklärung durch die Milchbewirtschaftung. Beitr. Klin. Tbk. **89**, 128 (1937). — OPPIKOFER: Zur Diagnose und Therapie der primären Mandeltuberkulose. Schweiz. med. Wschr. **1936**, 1171. — OTTO, J.: Die Beteiligung der Tonsillen bei Tuberkulose. Beitr. Klin. Tbk. **79**, 187 (1932).

PAGEL, W.: Die allgemeinen patho-morphologischen Grundlagen der Tuberkulose. Beiheft zu Beitr. Klin. Tbk. **1** (1927). — Die hämatogenen Tuberkulosen. Z. Tbk. **65**, 197 (1932). — Pathologische Antaomie der hämatogenen Streuungstuberkulose. Erg. Tbk.-forsch. **5**, 233 (1933). — PAGEL, W., u. F. HENKE: Handbuch der speziellen pathologischen Anatomie und Histologie, Bd. 3, Teil 2. Berlin 1930. — PAILLARD, R.: La tuberculose cutanée. Schweiz. Z. Tbk. Suppl. **2**, 412 (1948). — PAINE, A. L.: Zit. nach A. WERNLI-HAESSIG, Erg. Tbk.forsch. **11**, 341 (1953). — PARROT: Zit. nach CALMETTE (1936). — PEARSON: Zit. nach F. ICKERT in Handbuch: Die Tuberkulose, Bd. 1, S. 372. 1943. — PETZOLD, G.: Pleuritis und Tuberkulose. Diss. Leipzig 1934. — PIOTET, G.: Le complexe primaire cutané dans le cadre de la tuberculosa primaire de l'organisme. Schweiz. Z. Tbk. **6**, 52, 69 (1949). — PIRQUET, C. v.: Allergie. Münch. med. Wschr. **1906**, 1457. — Allergie. Erg. inn. Med. **1**, 420 (1908). — POULSEN, A.: A tuberculosis epidemic of the Faroe islands. Acta tbc. scand. (Københ.) **21**, 58 (1947). — PRESS, P.: Die Tuberkulose-Morbidität des Kantons Zürich im Jahre 1945 (Untersuchungen über das Vorkommen der Tuberkulose in ihren verschiedenen Formen an einer Bevölkerung von 696000 Menschen). Schweiz. Z. Tbk. **4**, Suppl. 2 (1947). — La tuberculose au début chez le jeune adulte. Étude comparative de ses aspects cliniques et radiologiques au cours des périodes 1928—1932 et 1948—1952. Praxis (Bern) **1955**, Nr 41, 42, 43.

RANDERATH, E.: Pathologisch-anatomische Untersuchungen über die Tuberkulose des Knochensystems. Beitr. Klin. Tbk. **79**, 201 (1932). — Über die pathologische Anatomie der Skelettuberkulose und ihre Beziehungen zu Klinik und Röntgenologie. Zbl. Tbk.forsch. **44**, 113 (1936). — RANKE, E.: Primäraffekt, sekundäre und tertiäre Stadien der Lungentuberkulose. I. u. II. Teil. Dtsch. Arch. klin. Med. **119**, 202, 297 (1916). — REDEKER, F.: In SIMON u. REDEKER, Lehrbuch der Kindertuberkulose. 1926. — Die Lungentuberkulose im Pubertätsalter vom klinischen Gesichtspunkt aus. Erg. Tbk.forsch. **3**, 41 (1931). — Die tuberkulöse Erstinfektion des Jugendlichen und Erwachsenen. X. Congr. Internat. Tbc. Lisbonne. 1937. — REICHLE, H. S., and J. L. WORK: Incidence and significance of heales of miliary tubercles in the liver, spleen and kidneys. Arch. of Path. **28**, 331 (1939). Ref. Zbl. Tbk.forsch. **51**, 515 (1940). — REINHARDT, E.: Beiträge zur Kenntnis der Lunge als neurovasculäres und neuromuskulares Organ nach Beobachtungen an der Lunge des lebenden Kaninchens. Virchows Arch. **292**, 322 (1934). — Lungenkreislauf und Lungenmuskulatur bei Atelektase und Emphysem. Verh. dtsch. Ges. Kreislaufforsch. **8**, 173 (1935). — Allgemeine pathologische Schriftenreihe, Heft 1. Stuttgart 1941. — REISNER, D.: Incipiency and evolution of pulmonary tuberculosis. Amer. Rev. Tbc. **57**, 207, 229 (1948). — RICH, A. R.: The pathogenesis of tuberculosis. Springfield: Ch. C. Thomas 1944. — RIEDER, H.: Zur Röntgendiagnostik bei Anfangstuberkulose der Lungen. Beitr. Klin. Tbk. **12**, 195 (1909). — RIETSCHEL: Über kongenitale Tuberkulose. Jb. Kinderheilk. **70**, 62 (1909). Ref. Zbl. Tbk.forsch. **4**, 228 (1910). — RIETSCHEL u. GEIPEL: Über congenitale Tuberkulose. Sitzgsber. Münch. med. Wschr. **1909**, 1206. — RIST, E.: Les symptômes de la tuberculose pulmonaire. Paris: Masson & Cie. 1943. — RÖMER, P.: Tuberkulose-Immunität, Phthisiogenese und praktische Schwindsuchtsbekämpfung. Beitr. Klin. Tbk. 17, 383 (1910). — RÖSSLE, R.: Die pathologisch-anatomischen Grundlagen der Epituberkulose. Virchows Arch. 296, 1 (1935). Ref. Zbl. Tbk.forsch. 44, 151 (1936). — ROLLIER, A.: Les formes médicales et chirurgicales des tuberculoses osseuse et articulaire et leur traitement. 9. Congr. Internat. Ver. gegen Tuberkulose, Warschau, 1934. — ROLLOF, Sv.-I.: Erythema nodosum in association with sulphatiazole in children. A clinical investigation with special reference to primary tuberculosis. Acta tbc. scand. (Københ.) 24, Suppl. 24 (1950). — ROLOFF, W.: Das Lebensalter. In: Die Tuberkulose, Handbuch, Bd. 1, S. 715. 1943. — ROTACH, F.: Eine Tuberkulose-Endemie in einer Schwachsinnigenanstalt. Schweiz. Z. Tbk. 2, 212 (1945). — Die Anwendung der Tomographie zur Beurteilung der kindlichen Lungentuberkulose. Helvet. paediatr. Acta 3, 23 (1948). — ROUVIÈRE, H.: Anatomie des lymphatiques de l'homme. Paris: Masson & Cie. 1932. — RÜDEL, H.: Die Verteilung der Grundformen der Tuberkulose auf das Sektionsmaterial des Heidelberger pathologischen Instituts. Beitr. Klin. Tbk. 78, 243 (1931).

SAENZ, A., et R. BROCA: Recherches bactériologique sur l'érythème noueux. Bull. Soc. Dermat. franç. 1938, 1100. Ref. Zbl. Tbk.forsch. 50, 41 (1939). — SAENZ, A., P. CHEVALLIER, M. LÉVY-BRUHL et L. COSTIL: Sur la présence du bacille de Koch virulent dans les lésions cutannées et dans le sang d'une malade en plein accées d'érythème noueux. C. r. Soc. Biol. Paris 112, 951 (1933). Ref. Zbl. Tbk.forsch. 39, 260 (1933). — SAYÉ, L.: Chronic miliary tuberculosis. Tubercle 18, 153 (1937). Ref. Zbl. Tbk.forsch. 46, 353 (1937). — SCHAAF-HAUSEN, R.: Die Knochen- und Gelenktuberkulosen in ihrer Beziehung zur Lungentuberkulose. Z. Tbk.forsch. 59, 111 (1930). — SCHACHENMANN, G.: Vier Fälle von primärer Hauttuberkulose im Säuglings- und Kleinkinderalter. Arch. Kinderheilk. 116, 33 (1939). Ref. Zbl. Tbk.forsch. 50, 617 (1939). — Über den Verlauf primärer Hauttuberkulose. Schweiz. Z. Tbk. 8, 302 (1951). — SCHEEL, O.: Primo-infection tuberculeuse de l'adolescent et de l'adulte. Rapport: X. Conf. Union Internat. contre Tbc., Lisbonne, 1937, S. 213. — SCHEEL, O., u. TH. FOIEN: (a) Pleuritis und spätere Tuberkulose. Med. Rév. 65, 566 (1927). Ref. Zbl. Tbk.forsch. 29, 88 (1928). — (b) Pleurésies et tuberculoses consécutives aux pleurésies. Acta med. scand. (Stockh.) 68, 5 (1928). Ref. Zbl. Tbk.forsch. 29, 212 (1928). — (c) Pleurésie et tuberculose ultérieure. Acta med. scand. (Stockh.) Suppl. 26, 187 (1928). Ref. Zbl. Tbk.-forsch. 29, 810 (1928). — SCHLITTLER, E.: Über die Bedeutung der Tonsillen als Eintrittspforte der Tuberkulose. Schweiz. med. Wschr. 1934, 584. — Zur Frage der primären Mandeltuberkulose und zur Behandlung der Halsdrüsentuberkulose. Schweiz. med. Wschr. 1946, 1235. — SCHLOSSMANN, A., u. ST. ENGEL: Zur Frage der Entstehung der Lungentuberkulose. Dtsch. med. Wschr. 1906, 1071. — SCHMID, F.: Die generalisierten Tuberkulosen. Tuberk.-Bücherei. Monographie. Stuttgart: Georg Thieme 1951. — SCHMINCKE, A.: Die anatomischen Formen der Lungentuberkulose. Münch. med. Wschr. 1920, 407. — Gestaltungsfaktoren auf den Ablauf der menschlichen Lungentuberkulose. Beitr. Klin. Tbk. 86, 527 (1935). — SCHMUZIGER, P.: Primäre Mundschleimhaut-Tuberkulose. Schweiz. Mschr. Zahnheilk. 55, 1087 (1945). — SCHRÖDER, E.: Beobachtungen über den Verlauf tuberkulöser Erkrankungen bei vormals tuberkulinpositiven und tuberkulinnegativen Schulkindern. Öff. Gesdh.dienst B 5, 93 (1939). Ref. Zbl. Tbk.forsch. 51, 135 (1940). — SCHÜRMANN, P.: Ablauf und anatomische Erscheinungsformen der Tuberkulose des Menschen. Beitr. Klin. Tbk. 57, 185 (1924). — Zur Frage der Gesetzmäßigkeit im Ablauf der Tuberkulose unter besonderer Berücksichtigung der Entwicklungsganglehre RANKES. 1. Mitt. Beitr. path. Anat. 81, 568 (1928); 83, 551 (1930). — Beobachtungen bei den Lübecker Säuglingstuberkulosen. Beitr. Klin. Tbk. 81, 294 (1932). — Die hämatogene Tuberkulose der Lungen und ihre Stellung im Gesamtablauf der Tuberkulose. Schweiz. med. Wschr. 1933, 1145. — SCHÜRMANN, P., u. H. KLEINSCHMIDT: Pathologie und Klinik der Lübecker Säuglingstuberkuloseerkrankungen. Arb. Reichsges.amt. 69 (1935). — SCHWARTZ, PH.: Die automatische, endogene, lymphadeno-bronchogene Reinfektion in der Anfangsperiode der Lungenphthise und ihre typischen Folgen. Schweiz. med. Wschr. 1949, 454, 467. — Einbrüche tuberkulöser Lymphknoten in das Bronchialsystem und ihre pathogenetische Bedeutung. Beitr. Klin. Tbk. 103, 192 (1950). — Die intrathorakale Lymphknotentuberkulose und ihre Bedeutung für die Entstehung der Lungenschwindsucht. Fortschr. Tbk. 5, 255 (1952). — Die lymphadenogenen Bronchialschädigungen und ihre Bedeutung für die Entwicklung der Lungenschwindsucht. Beitr. Klin. Tbk. 110, 106 (1953). — SEBIB SAY: Studies of the epidemiology of tuberculosis and BCG-Vaccination in Izmir (Turkey). Acta tbc. scand. (Københ.) 27, 244 (1952). — SELTER, H.: Die Tuberkuloseimmunität auf Grund der heutigen Erkenntnisse. Beitr. Klin. Tbk. 55, 318 (1923). — Die tuberkulöse Durchseuchung der Bevölkerung und ihre Bedeutung für die Tuberkulosebekämpfung. Dtsch. med. Wschr. 1921, 117. — SERGENT, E.: Quelques vérités premières (ou soi-disant telles) en pneumologie clinique. Paris: Masson et Cie. 1937. — SIEGMUND, H.: Areaktive generalisierte Tuberkulose (LANDOUZYsche Krankheit, Sepsis tuberculosa gravissima). Beitr. path. Anat. 103, 431 (1939). Ref. Zbl. Tbk.forsch. 52, 39 (1940). — CUSHING-Syndrom, Thymustumor und LANDOUZYsche Tuberkulose. Dtsch. med. Wschr. 1948, 419. Zit. nach H. BEITZKE 1953. — SIMON, G.: Zur Klinik des primären

Komplexes (RANKE). Z. Tbk.forsch. **34**, 345 (1921). — Die Klinik der perifokalen Entzündung. Erg. Tbk.forsch. **6**, 1 (1934). — SIMON, G., u. F. REDEKER: Praktisches Lehrbuch der Kindertuberkulose. Leipzig: Curt Kabitzsch 1926. — SOULAS, A.: Topographie bronchique et pulmonaire. J. franç. Méd. et Chir. thorac. **2**, 123 (1948). — SOULAS, A., et P. MOU-NIER-KUHN: Bronchologie. Paris: Masson et Cie. 1949. — STAEHELIN, R.: Die Erkrankungen der Trachea, der Bronchien, der Lungen und der Pleuren. In Handbuch der inneren Medizin, Bd. 2. 1930. — STEIGER, J.: Klinische und experimentelle Untersuchungen über die Entstehung und den Verlauf der hämatogenen Tuberkulose. Beitr. Klin. Tbk. **78**, 78 (1931). — Zur Klinik der hämatogenen Tuberkulose. Schweiz. med. Wschr. **1933**, 310. — STENDER, H. ST.: Zur Bedeutung flüchtiger rheumatischer Erscheinungen im Ablauf der Tuberkulose. Tuberkulosearzt **1951**, 191. — STÖCKLIN, H.: Über hämatogene Tuberkulose. Acta davosiana **1** (1933). — Diskussionsbemerkungen zum Vortrag Prof. Dr. W. LÖFFLER. Schweiz. med. Wschr. **1939**, 504. — STURM, A.: Die klinische Pathologie der Lunge in Beziehung zum vegetativen Nervensystem. Stuttgart: Wissenschaftliche Verlagsanstalt 1948. — Ist die Lunge kontraktil? Schweiz. med. Wschr. **1951**, 859. — Über Lungensegmente und Neuropathologie. Tuberkulosearzt **5**, 465 (1951). — STUTZ, E.: Bronchographische Beiträge zur normalen und pathologischen Physiologie der Lungen. Fortschr. Röntgenstr. **72**, 127, 309, 447 (1949). — Bronchographische Studien zur normalen und pathologischen Physiologie der Lungen. Tuberkulosearzt **4**, 203 (1950). — Über die Funktion der Lungenmuskulatur. Beitr. Klin. Tbk. **105**, 221 (1951). — Bronchographische Untersuchungen zur normalen und pathologischen Physiologie der menschlichen Lunge. Z. Tbk.forsch. **99**, 35 (1951). — STUTZ, E., u. H. VIETEN: Die Bronchographie. Stuttgart: Georg Thieme 1955. — SUTER, F., u. H. ISELIN: Hat die tuberkulöse Hiluslymphknotenperforation beim Erwachsenen praktische Bedeutung? Schweiz. med. Wschr. **1952**, 273.

TENDELOO, N. PH.: Kollaterale tuberkulöse Entzündung. Beitr. Klin. Tbk. **6**, 329 (1906). — THOMPSON, B. C.: Amer. Rev. Tbc. **54**, 349 (1946). Zit. nach A. WERNLI-HAESSIG, Erg. Tbk.forsch. **11**, 431 (1953). — Prognosis of primary pleurisy with effusion. Brit. Med. J. **1947**, No 4501, 487. Ref. Amer. Rev. Tbc. **56**, 95 (1947) (Abstr.). — Secondary pleurisy with effusion in pulmonary tuberculosis. Ref. Amer. Rev. Tbc. **57**, 70 (1948) (Abstr.) u. Ref. Rev. Tbc. **12**, 152 (1948). — TÖNDURY, G.: Zur Segment-Anatomie der Lungenlappen. Schweiz. Z. Tbk. **11**, 227 (1954). — TÖRNELL, E.: Einige anschauliche Fälle der Entwicklung der bovinen Lungentuberkulose beim Menschen. Z. Tbk. **79**, 129 (1938). — TROUSSEAU: Erythème moueux. Clin. méd. 1868, 1, 163. Zit. nach O. MISTAL 1947.

UEHLINGER, E.: Die hämatogene Tuberkulose der extrapulmonalen Organe. Schweiz. med. Wschr. **1933**, 1150. — Die tuberkulöse Spät-Erstinfektion und ihre Frühevolution. Schweiz. med. Wschr. **1942**, 701. — Tuberkulose und Armee im Aktivdienst 1939 und folgenden Jahren. Schweiz. med. Wschr. **1943**, 769. — Beiträge zur pathologischen Anatomie der Pleuritis exsudativa tuberculosa. Schweiz. Z. Tbk. **3**, 38 (1946). — Lungentuberkulose. In Lehrbuch der Röntgendiagnostik von H. R. SCHINZ, W. E. BAENSCH, E. FRIEDL, E. UEHLINGER. Stuttgart: Georg Thieme 1952. — Die pathologische Anatomie der tuberkulösen Späterstinfektion. Erg. Tbk. **11**, 1 (1953). — Die Epidemiologie des Bronchialdurchbruches tuberkulöser Lymphknoten. Verh.ber. 14. Wissenschaftl. Tagg, Goslar 1952. Beitr. Klin. Tbk. **110**, 128 (1953/54). — UEHLINGER, E., u. R. BLANGEY: Anatomische Untersuchungen über die Häufigkeit der Tuberkulose. I. Mitt. Vergleich mit den Untersuchungen von NAEGELI in den Jahren 1896—1898. Beitr. Klin. Tbk. **90**, 339 (1937). — URECH, E.: Les complexes primaires abdominaux. Schweiz. Z. Tbk. **5**, 282 (1948). — A la recherche des chancres primaires tuberculeux de l'abdomen. Schweiz. med. Wschr. **1950**, 1236. — URECH, E., u. J. HOFSTETTER: Le bactériologue ne peut pas déterminer le rôle du bacille bovin dans la tuberculose humaine. Schweiz. med. Wschr. **1953**, 1003. — URECH, E., et M. RAMSEYER: Les complexes primaires cervicaux. Rev. méd. Suisse rom. **1948**, 129 (Sonderdr.). — URECH, E., P. ROCHAT, D. BACH et M. RAMSEYER: Quel tribut nos jeunes paient-ils à la tuberculose? Rev. méd. Suisse rom. **1952**, 878 (Sonderdr.).

VERSÉ, M.: Röntgenbefund und pathologisch-anatomischer Befund bei Lungenkrankheiten. Berlin: O. Elsner 1935. — VIALLIER, J.: Étude sur le point de départ et l'évolutivité des lésions de la tuberculose pulmonaire chronique. Thèse Lyon 1939. — VIRCHOW: Nahrungsmittel. Bericht über den Tuberkulosekongreß, Berlin, 1899. Zit. nach E. WERNICKE, Verbreitung und Bekämpfung der Lungentuberkulose in der Stadt Posen. Festschrift zum 60. Geburtstag von ROBERT KOCH. Jena: Gustav Fischer 1903.

WAHLGREN, F.: Ein Fall von primärer tuberkulöser Infektion der Haut im Anschluß an ein Trauma. Acta paediatr. (Stockh.) **9**, 68 (1929). Ref. Zbl. Tbk.forsch. **32**, 498 (1930). — WALLGREN, A.: Epidemisches Auftreten von Erythema nodosum. Beitr. Klin. Tbk. **53**, 142 (1922). — Über Verschlechterung resp. Manifestwerden von Hilustuberkulose im Anschluß an Erythema nodosum. Beitr. Klin. Tbk. **57**, 1 (1924). — Erythema nodosum bei extrathorakaler Primärtuberkulose. Acta paediatr. (Stockh.) **13**, 465 (1937). — The timetable of tuberculosis. Tubercle **29**, 11, 245 (1948). Ref. Amer. Rev. Tbc. **59**, 41 (1948)

(Abstr.) u. Ref. Tuberkulosearzt **3**, 599 (1949). — In Lehrbuch der Pädiatrie von G. FAN-CONI u. A. WALLGREN. Basel: Benno Schwabe & Co. 1954. — WALLGREN, A., u. LUND-BLOM: Zit. nach O. SCHEEL 1937. — WÁMOSCHER, L., u. H. STÖCKLIN: Infektionsversuche mit einzelnen Tuberkelbacillen. Zbl. Bakter. **104**, 86 (1927). Ref. Zbl. Tbk.forsch. **29**, 169 (1928). — WAREMBOURG, H., et P. GRAUX: Pathologie des zones pulmonaires. Paris: Masson & Cie. 1947. — WEIGERT, C.: Zur Pathologie der akuten allgemeinen Miliartuberkulose. Virchows Arch. **77** (1879). — Bemerkungen über die Entstehung der akuten Miliartuberkulose. Dtsch. med. Wschr. **1897**, 761, 780. — WERNLI-HAESSIG, A.: Die Heilung des Lungentuberkulösen. Medizinische und soziale Kriterien. Erg. Tbk.forsch. **11**, 431 (1953). — WINGE, K.: Persönliche Mitteilung 1956. — WISSLER, H.: Über primäre Mundschleimhauttuberkulose. Schweiz. med. Wschr. **1943**, 1488. — Die Halsdrüsen-Tuberkulose. Schweiz. Z. Tbk. **9**, 6 (1952). — WOLFF, E.: Über Circumsisionstuberkulosen. Berl. klin. Wschr. **1921**, 1531. Ref. Zbl. Tbk.forsch. **17**, 509 (1922). — WURM, H.: Allgemeine Pathologie und pathologische Anatomie der Tuberkulose des Menschen. In: Die Tuberkulose, Handbuch, Bd. 1. Leipzig: Georg Thieme 1943. — Der Ablauf der tuberkulösen Infektion des Menschen. In: Die Tuberkulose, Handbuch in 5 Bänden, Bd. 1, S. 287. 1943. — WYSS, W. H. v.: Die Tuberkulosesepsis und die Typhobazillose Landouzy. Helvet. med. Acta **7**, 430, 683 (1940).

ZENKER, R., G. HEBERER u. H. H. LÖHR: Die Lungenresektion. Anatomie, Indikationen, Technik. Berlin-Göttingen-Heidelberg: Springer 1954. — ZIEGLER, O.: Über die Beziehungen der Allergie und der Immunität zu den Entwicklungsformen der Tuberkulose. Beitr. Klin. Tbk. **65**, 89 (1928). — ZIEGLER, O., u. W. CURSCHMANN: Nochmals zur Frage der Qualitätsdiagnose der Lungentuberkulose. Beitr. Klin. Tbk. **66**, 265 (1927). — ZIEGLER, O., u. P. KRAUSE: Röntgenatlas der Lungentuberkulose. 2. Suppl. Bd. z. Beitr. Klin. Tbk. **15** (1910). — ZIELER, R., u. J. HÄMEL: Hauttuberkulosen in ihren Beziehungen zur Tuberkulose innerer Organe. Erg. Tbk.forsch. **6**, 435 (1934). — ZINK, A.: Über Tuberkulose der Gaumenmandeln mit besonderer Berücksichtigung der Infektionswege. Acta davosiana **1936**, Nr 13. — ZÖLLNER, F.: Tuberkulose der Nase und des Rachens. Erg. Tbk.forsch **9**, 69 (1939). — ZÜST, F.: Die Pleuritis exsudativa der tuberkulösen Erstinfektion. Schweiz Z. Tbk. **3**, 52 (1946).

F. Lungenphthise.

Von

E. Haefliger und G. Mark.

Mit 38 Abbildungen.

1. Einleitung.

Bis in die Neuzeit verstand man unter Phthise körperlichen Verfall, unabhängig vom Zustand der Lungen. Heute gebrauchen wir diesen Ausdruck meist für schwere, prognostisch ungünstig verlaufende Tuberkuloseformen, die mit Kräfteverfall und lokalem Zerfall in den Lungen einhergehen. Der Begriff „Schwindsucht" und sein griechisches Analogon „Phthisis" hat also eine Deutungswandlung erfahren und bezeichnet heute fast ausschließlich fortgeschrittene Stadien der Lungentuberkulose. SYLVIUS (1614—1672) beschrieb als erster die Knoten (tubercula, phymata) als typische Gebilde der Phthise und ihre kausale Stellung zur Schwindsucht. Der von SCHÖNLEIN (1793—1864) 1830 oder 1832 erstmals geprägte Ausdruck „Tuberkulose" bedeutet die Anerkennung dieses genetischen Zusammenhanges.

Heute verwenden wir den Begriff Phthise für ein klinisch-symptomatisches Gesamtbild der Tuberkulose, das eine ausgesprochene Organerkrankung der Lungen zur Grundlage hat. Daher ist der Vorschlag ASCHOFFS (1917), Tuberkulose und Phthise gleichzusetzen, abzulehnen, weil dadurch auch primäre Frühformen oder gutartig verlaufende Spätformen zu Phthiseformen würden. BRAEUNING (1938), REDEKER und WALTER (1928) und RITTER (1924) bezeichnen nur offene Lungentuberkulosen als Phthisen.

1. Abgrenzung im Formenkreis der Tuberkulose.

Von Behring (1904), Römer (1910), Hamburger (1908), Liebermeister (1923), von Pirquet und besonders Petruschky teilten die Tuberkulose in Anlehnung an die luetischen Stadien ein. Ranke (1916, 1919) hat nach dem pathologisch-anatomischen Befund und dem klinischen Verlauf die primäre Tuberkulose, die Generalisationsform und die isolierte Phthise unterschieden. Die Grundlage für seine Arbeit fand er in der Tatsache, daß es ausgedehnte, nur auf die Lungen beschränkte Tuberkulosen gibt, welche während jahrelanger Entwicklungszeit nie zu Metastasierungen in andere Organe führen, daß aber andererseits Lungentuberkulosen vorkommen, welche zur Dissemination neigen. Er ging im Gegensatz zu späteren Darstellungen in seiner Stadienlehre vom pathomorphologischen Gesichtspunkt aus und nicht von der Allergie. Erst später verband er dann diese beiden relativ starren Systeme, wobei er die perifokale Entzündung, die nach ihm die Manifestation einer vorhandenen Anaphylaxie darstellt, zum Brennpunkt seiner Lehre machte. Die isolierte Phthise als Spätstadium der Tuberkulose ist nach Ranke (1916, 1919, 1928) „eine chronische, typisch endobronchial fortschreitende, rekurrierende, auf die Lunge beschränkt bleibende Tuberkulose, von der weder eine lymphogene noch eine hämatogen metastasierende Weiterverbreitung der Tuberkulose im Körper ausgeht oder ausging noch ausgehen wird". Nach Ranke ist sie vom primären Stadium meistens durch eine lange Latenzzeit getrennt. Im Gegensatz zu den sekundären Lungentuberkulosen finden sich in den Hiluslymphknoten weder Verkäsung noch Vergrößerung, die perifokale Entzündung und die erhöhte Giftempfindlichkeit treten weitgehend zurück. Weiter charakterisiert sich die Phthise nach Ranke durch die humorale Immunität des Gesamtorganismus bei relativer Anfälligkeit eines Einzelorgans; alle vorgebildeten Kanal- und Höhlensysteme des Körpers, die nicht dem Blut- und Lymphgefäßsystem angehören, werden zur Weiterverbreitung der Krankheit benutzt.

Die Rankesche Stadienlehre ist für unsere Erkenntnisse über den Tuberkuloseablauf auch heute noch grundlegend. Die Kritik wendet sich vor allem gegen die Starre des Systems. Redeker und Walter (1928) lehnen die Verkoppelung pathologisch-anatomischer Formenreihen mit der Vielheit der Allergien ab, Loeschcke (1930) und Gräff (1928) die Verknüpfung anatomischer Einheiten mit Allergien, die sich nach Beitzke (1923, 1927, 1937) mit den anatomisch-klinischen Bildern oft nicht decken. Aschoff (1921, 1925), Ulrici (1933), Huebschmann (1928) und Beitzke billigen die Ansicht Rankes nicht, daß vom dritten Stadium aus kein Weg rückläufig zu den anderen Stadien führe.

Vor Ranke hat v. Behring eine Zweiteilung des Tuberkuloseablaufes vorgenommen. Er ging als Bakteriologe wohl von anderen Prämissen aus als später der Pathologe Ranke. v. Behring (zit. nach Ickert, 1943) beobachtete, daß es im ferneren Anschluß an die Infektion nach einer gewissen Latenzzeit zur Exacerbation von Restherden und zur Bildung einer neuen Tuberkuloseform kommt, die er als „Zweite Erkrankung" bezeichnete. Er betonte damit schon den kausalen Zusammenhang zwischen Erst- und Zweiterkrankung. In diesem Sinne ist auch sein berühmt gewordener Satz zu verstehen: „Die Lungenschwindsucht ist bloß das Ende von dem einem Schwindsuchtskandidaten schon an der Wiege gesungenen Liede" (v. Behring 1904).

Jahrzehnte später haben Aschoff (1925, 1929), Puhl (1922), Beitzke (1923, 1927, 1937), Huebschmann (1928), Ziegler und Curschmann (1926) und Uehlinger (1952) an der Zweiteilung festgehalten und das Primärstadium vom Stadium des Reinfektes bzw. die primäre von der postprimären Tuberkulose unterschieden.

In anderer Form und auf anderem methodischen Wege ist SCHÜRMANN (1924) zu einer Charakterisierung der tertiären Tuberkulose als isolierter Phthise gelangt. Er nimmt die Durchdringung des Organismus mit dem Erreger zum Ausgangspunkt seiner Betrachtung und unterscheidet zwischen einer Durchseuchungs- und einer Abseuchungsperiode. Unter Durchseuchung versteht er eine vom Primärkomplex ausgehende, lympho-hämatogene Ausbreitungsphase, die sich weitgehend mit RANKES Primär- und Generalisationsstadium deckt. Die Abseuchung vollzieht sich auf organeigenen, vorgebildeten natürlichen Abfuhrwegen (Tracheobronchialsystem, Verdauungskanal usw.). Lokalisiert sich die Tuberkulose in den Lungen, stimmt die Abseuchungsperiode SCHÜRMANNS weitgehend mit der tertiären oder organisolierten Lungenphthise RANKES überein.

2. Definition.

Die tertiäre Lungentuberkulose (isolierte Lungentuberkulose, Lungenphthise, Lungenschwindsucht) charakterisiert sich als eine isolierte Organ- bzw. Organsystemerkrankung der Lungen. Ihre Ausbreitung vollzieht sich vorwiegend durch Kontaktwachstum und im Sinne der Abseuchung innerhalb des dem Organ zugehörigen bronchialen Kanalsystems. Gegenüber generalisierenden Formen besteht ein relatives Ausschlußverhältnis.

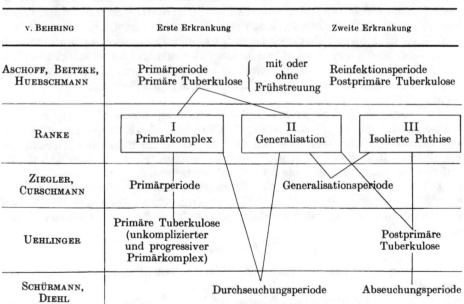

Abb. 1. Vergleichende Übersicht der Tuberkulosestadien (HAEFLIGER und MARK).

3. Häufigkeit der tertiären Tuberkulose.

Unter den tuberkulösen Manifestationen stellt die tertiäre Lungenphthise die häufigste Form dar. RÜDEL fand bei seinem 1816 Tuberkulosefälle umfassenden Sektionsmaterial 856 (= 47%) generalisierte Formen und 957 (= 53%) isolierte Lungenphthisen. Die größere Zahl der isolierten Phthisen entfiel auf das Erwachsenenalter (über 15 Jahre), in welchem das Verhältnis isolierte Phthisen zu generalisierten Tuberkulosen etwa 4:3 betrug, im Kindesalter hingegen 1:6. Noch größere Bedeutung mißt der tertiären Tuberkulose an nach ebenfalls pathologisch-anatomischem Material gewonnenen Ergebnissen PAGEL (1933) zu, der auf 70 tertiäre Phthisen 30 Fälle mit Lungenveränderungen vom Generalisationstyp fand.

Zu ähnlichen Zahlen kam Press an Hand eines größeren klinischen Materials; nach seinen statistischen Ergebnissen sind fast die Hälfte aller Tuberkulosefälle tertiäre Lungentuberkulosen (offen oder geschlossen, ein- oder beidseitig). Nach eingehender klinischer Prüfung von total 5251 Lungentuberkulosen reiht er 3168 Fälle (= 60%) unter die tertiären Formen ein.

Die überragende Bedeutung der tertiären Lungenphthisen im Gesamtgeschehen der Tuberkulose geht also übereinstimmend sowohl aus dem pathologisch-anatomischen, wie klinischen Zahlenmaterial hervor (Tabelle 1).

Tabelle 1.

Autor	Generalisation %	Phthise %
Rüdel . .	47	53
Pagel . .	30	70
Press . . .	17,5	60
Ulrici . . .	30—40	

II. Symptomatologie.

1692 schrieb der Zürcher Stadtarzt Johann von Muralt in seinem Werk „Hippokrates Helveticus" über die Lungensucht oder Schwindsucht: „Sie ist ein Geschwär der Lungen mit der Beschwärlichkeit und Geschwindigkeit zu athmen, mit eyterigem, bald blutigem Auswurff / mit Hitzen und einem Fieber vergesellschaftet." War also schon den Ärzten früherer Zeitepochen das symptomenreiche Bild der Phthise bekannt, so werden es vorwiegend Endstadien gewesen sein, welche die Aufmerksamkeit auf sich zogen. Erst die Entdeckungen von Auenbrugger, Laënnec, Koch und Röntgen vermittelten uns die Erkenntnisse über frühe Tuberkuloseformen, die unauffällig oder sogar stumm sich entwickeln, häufig abheilen und jene fortgeschrittenen symptomenreichen Stadien nie erreichen. Wenn es auch Tuberkuloseformen gibt, deren Hauptsymptom die Symptomlosigkeit ist, bleibt für die Mehrzahl die große Bedeutung der Symptomatologie doch bestehen.

Die einzelnen die Tuberkulose begleitenden Symptome sind nicht für dieses Leiden allein typisch. Husten, Auswurf, Müdigkeit, Gewichtsabnahme, Schmerzen, Schweiße, Fieber usw. kommen auch bei zahlreichen anderen Krankheiten vor. Immerhin kann eine bestimmte Symptomenkonstellation eindeutig auf eine Tuberkulose hinweisen und die Diagnosestellung ermöglichen.

Die Lungentuberkulose ist eine Allgemeinkrankheit und führt daher zu Allgemeinsymptomen. Sie ist aber auch eine Organerkrankung mit spezifischen Lokalsymptomen. Im Bild der Phthise können beide kombiniert auftreten oder einseitig vorherrschen.

1. Anamnese.

Qui bene interrogat bene diagnoscit. Manche Tuberkulose wird zu spät oder nicht erkannt, weil dieser Grundsatz mißachtet wird. Besondere Aufmerksamkeit ist den Krankheiten und Todesursachen in der Familie und dem Vorhandensein intra- und extrafamiliärer Infektionsquellen zu schenken. Die persönliche Anamnese ist sorgfältig aufzunehmen und konstitutionelle, dispositionelle und soziale Momente (Berufsschädlichkeiten, Wohnungsverhältnisse, Unterernährung, psychische Traumen) sind zu beachten, nach früheren Krankheiten und besonders tuberkulösen Antezedentien (Skrofulose, Conjunctivitis phlyctaenulosa, Drüsenschwellungen, Erythema nodosum, Pleuritis, Lungenentzündungen „Katarrhe", „Grippe") ist zu fragen. Schrittmacher der Tuberkulose können, Masern, Keuchhusten, Diabetes mellitus, Silikose, Schizophrenie, Ulcus ventriculi et duodeni, Magenresektion, alkoholische Lebercirrhose sein. Die Beurteilung einer Tuberkulose wird erleichtert, wenn bei der Erhebung der Anamnese Angaben über Tuberkulinreaktion, eventuell BCG-Impfung, Schirmbildkontrollen, frühere Durchleuchtungen und Röntgenaufnahmen erhalten werden können.

Von Wichtigkeit ist die Dauer des Leidens und sein Beginn (akut, subakut, schleichend). Es ist Aufgabe des Arztes, nach den Frühsymptomen zu forschen, die der Patient oft nicht realisiert oder nicht in Beziehung zu seiner Krankheit bringt.

2. Allgemeine Symptome.

Die Tuberkulose tritt häufig stumm auf und ohne subjektive Krankheitszeichen. Frühsymptome finden sich als Störungen der vegetativen Regulationen, wie Labilität des Kreislaufapparates und Herzens (Tachykardie), Disposition zu Schweißen, Schlafstörungen, Temperaturlabilität, Magen-Darmstörungen, psychischer Labilität. Als allgemeine Krankheitszeichen kommen Appetitlosigkeit, Mattigkeit, Herabsetzung der Leistungsfähigkeit und erhöhte Ermüdbarkeit, Gewichtsabnahme sowie Schmerzen verschiedenster Art vor.

Die Lungenphthise beginnt nicht selten maskiert und verläuft dann oft unter der Bezeichnung Rheumatismus, Grippe, Neurasthenie, Erschöpfungszustände usw.: „Tuberkulosemasken" (SOKOLOWSKI). Diese Tatsache war schon LAËNNEC bekannt: «La phtisie peut être quelquefois masquée pendant longtemps par des symptômes nerveux. J'ai connu plusieurs malades chez lesquels une dyspepsie habituelle et d'autres symptômes d'hypochondrie ont caché pendant plusieurs années la phtisie pulmonaire».

a) Allgemeinzustand und Ernährungszustand.

Der Allgemeinzustand ist bei der Lungenphthise durch Mattigkeit, Ermüdbarkeit, Arbeitsunlust, Verminderung der geistigen und körperlichen Leistungsfähigkeit usw. sehr häufig beeinträchtigt. Diese Störungen allgemeiner Art sind meist toxisch bedingt und gehen der Ausdehnung des Prozesses nicht immer parallel. Es kommt sogar vor, daß röntgenologisch wenig in Erscheinung tretende Formen während ihrer ersten Entwicklungsphase unter auffallend heftigen toxischen Symptomen verlaufen, welche dann aber schwinden, wenn das phthisische Krankheitsbild sich voll herauskristallisiert hat. Im allgemeinen zehren beginnende Lungenphthisen wenig am Kräftezustand der Kranken und führen noch nicht zum phthisischen Körperschwund. Auch die fortentwickelten Phthiseformen wirken sich unterschiedlich aus. Schwere des Krankheitsprozesses und Beeinträchtigung des Allgemeinzustandes können parallel gehen oder divergieren, so daß nicht selten auch schwerste Phthisen mit beidseitigem großkavernösen Zerfall den Allgemeinzustand nur wenig in Mitleidenschaft ziehen. Im ganzen bleibt die Phthise aber doch eine konsumptive Krankheit. Namentlich gilt dies für die exsudativ-kavernösen, foudroyant oder chronisch verlaufenden Tuberkulosen, bei welchen jeder neue Schub die Kräftereserven des Körpers ausschöpft, so daß es in den terminalen Stadien oft zu sehr markanten Abmagerungen kommt, von denen LAËNNEC schrieb: »Aucune maladie ne produit un amaigrissement égal à celui de la phtisie, si l'on excepte le cancer et les fièvres continues de longue durée». Die Abmagerung ist meist toxisch bedingt und beruht auf Appetitlosigkeit, auf Erhöhung des Grundumsatzes, vor allem in Verbindung mit Fieber und auf fermentativen und resorptiven Störungen im Magen-Darmtrakt. Selten liegt eine Dysphagie infolge Zungen- oder Laryngopharyngealtuberkulose vor.

b) Asthenie.

Die Müdigkeit kann lange vor dem Erscheinen von Lokalsymptomen die Schatten der phthisischen Entwicklung vorauswerfen. Es handelt sich häufig viel weniger um eine Muskelermüdbarkeit als um eine allgemeine Abgeschlagenheit. Sie ist meist eine Folge der Intoxikation. Wie weit eine Nebennierenrinden-insuffizienz ursächlich beteiligt ist, bleibt fraglich. TRAUTWEIN (1949/50) be-stätigt den Zusammenhang, während BROUET und Mitarbeiter und J. BRUN und Mitarbeiter die Frage offen lassen.

c) Fieber.

Bei der Phthise ist das Fieber ein wichtiges Symptom, doch kennen wir auch Fälle, die ohne oder nur zeitweise mit Temperaturerhöhungen einhergehen. Die Intensität des Fiebers, die Zeit seines Auftretens und der Temperaturverlauf sind außerordentlich verschieden. Genaue Temperaturkontrolle ist bei jedem Tuber-kulosekranken notwendig. Wir gewinnen durch sie Hinweise zur Beurteilung der Krankheit. Die Temperaturhöhe ist meist abhängig von der Toxicität des Pro-zesses. Die toxischen Abbauprodukte der Körperzellen und Tuberkulotoxine be-dingen eine Reizung des Wärmezentrums und eine Störung der Wärmeregulation.

Bei der Kontrolle der Temperaturen sind Fehlerquellen möglichst auszu-schalten. Die einzig wirklich exakte Methode ist die rectale Messung: die axilläre und orale sind weniger genau. Wir haben bei den Phthisekranken nicht allein die Temperaturhöhe, sondern ebensosehr den Verlauf der Temperaturkurve zu beobachten, der durch 4—6 stündliche Messungen erfaßt wird.

Hauptmerkmale der Temperatur beim Tuberkulösen sind ihre große Labilität, die Inkonstanz des Fiebers und die auffallende Verträglichkeit auch höherer Tem-peraturen. ,,Die Kranken arbeiten, essen, schlafen, als wenn sie überhaupt nicht krank wären, fühlen sich nur etwas müde und bei der Temperaturmessung zeigt das Thermometer 40°! Gerade dieses Mißverhältnis zwischen den subjektiven Empfindungen des Kranken und der Temperaturerhöhung ist ein wichtiges dia-gnostisches Zeichen zur frühen Erkennung des tuberkulösen Ursprungs des Fiebers". (SAUGMAN 1923).

TURBAN (1908) hat als erster auf die Beziehungen zwischen dem menstruellen Cyclus und der Körpertemperatur hingewiesen und prämenstruelle, intramenstru-elle und postmenstruelle Steigerungen unterschieden. Bei sehr aktiven Prozessen kann der physiologische postmenstruelle Abfall verzögert sein.

Den leichtesten Grad der gestörten Wärmeregulation finden wir beim Phthi-siker in der Labilität der Bewegungstemperatur; PENZOLDT hat diese zur Früh-diagnose der Lungentuberkulose verwendet. Das ,,PENZOLDTsche Phänomen" besteht in einer Temperaturerhöhung über 38° nach einem Probespaziergang von einer Stunde. SAUGMAN (1923) bestätigt, ,,daß der fieberfreie Phthisiker in der großen Mehrzahl der Fälle, bei weitem aber nicht immer, mit beträchtlich höherer Steigerung der Rectaltemperatur als der Gesunde unter ganz gleichen Verhältnissen reagiert und leichter als dieser über 38° mißt". Geringe körperliche oder geistige Anstrengungen, wie das Einnehmen einer Mahlzeit, das Schreiben eines Briefes oder der Empfang eines Besuches können schon eine mehrere Stunden anhaltende Temperatursteigerung zur Folge haben. Nach 40jähriger Erfahrung schreibt ALEXANDER (1951): ,,Bei einer aktiven Tuberkulose wird die Bewegungstempera-tur über 38° liegen und der Abfall zur Norm mehr als das Doppelte der Körper-ruhe wie beim Gesunden brauchen." Temperaturerhöhung bei körperlicher An-strengung kommt aber auch bei Gesunden vor, wie eingehende Untersuchungen von HÜRNY bei Sportlern ergeben haben.

Ein höherer Grad der Wärmeregulationsstörung sind subfebrile Temperatur-erhöhungen. Chronische Subfebrilität charakterisiert meistens das Temperaturbild der Phthisiker. Morgen- und Abendtemperaturen schwanken zwischen 37° und 38°.

Der höchste Grad, die Febrilität, ist meist Ausdruck akuter Prozesse und frischer Schübe. Im Fieberverlauf der Phthisiker lassen sich folgende Typen unterscheiden:

a) *Febris continua* (gleichmäßiges Fieber) mit dauernd hohen Temperaturen, deren Differenzen 1⁰ nicht überschreiten, ist beim Phthisiker selten.

b) *Febris remittens* (nachlassendes Fieber). Die häufigste Form stellt das remittierende Fieber dar, bei welchem die Tagesschwankungen nicht mehr als 1,5⁰ betragen.

c) *Febris intermittens* (aussetzendes Fieber). Es wechseln im Verlauf eines Tages hohe Temperaturen mit freien Intervallen.

d) *Febris hectica.* Beim hektischen Fieber ist der Anstieg zu hohen Abendtemperaturen von oft über 40⁰ mit Frösteln oder Schüttelfrost und der morgendliche Abfall zu normalen oder subnormalen Temperaturen von Schweißausbrüchen und kollapsartigen Zuständen begleitet.

e) *Febris irregularis.* Häufig wechseln Tage höherer und niederer Temperatur mit afebrilen Intervallen. Die febrilen Perioden verlaufen meist remittierend.

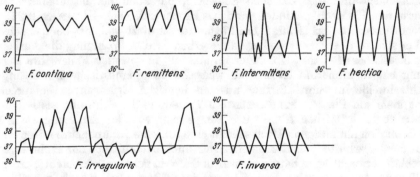

Abb. 2. Fiebertypen bei Lungentuberkulose.

f) *Typus inversus.* Das Tagesmaximum wird in der Morgentemperatur erreicht, das Minimum am Abend. Dieses paradoxe Temperaturverhalten ist sowohl bei subfebrilen wie auch bei hektischen Zuständen zu beobachten. Ein Typus inversus kann durch antipyretische Behandlung vorgetäuscht werden.

Bei der Lungentuberkulose treffen wir auf akute, aber auch chronische Fieberzustände verschiedenster Art. Einen typischen Temperaturverlauf gibt es nicht. Nach P. G. SCHMIDT (1936) ist: ,,für sie eher die absolute Regellosigkeit bezeichnend". Im allgemeinen sind mehr die exsudativen Lungenphthisen von Fieber begleitet, die produktiven Formen gewöhnlich afebril oder subfebril. Die eigentliche Lungenphthise verläuft häufig unter Fieber, das innerhalb relativ kurzer Zeit ganz abklingen, oder aber in chronische Subfebrilität übergehen kann. Fieberzustände legen nicht nur den Verdacht auf exsudative Prozesse nahe, sondern auch auf Kavernisierungsvorgänge. Neue Schübe zeigen sich vielfach durch Temperatursteigerungen an und gehen den röntgenologisch nachweisbaren Schubveränderungen oft voraus. Fieberhafte Zustände werden nicht immer allein durch den tuberkulösen Prozeß verursacht, sondern sehr häufig auch durch Mischinfektionen bei Bronchitis, Bronchustuberkulose und Bronchiektasie oder durch tuberkulöse Komplikationen anderer Organe (Larynx, Darm).

Febrilität oder Subfebrilität lassen sich nicht selten durch kausale Therapie günstig beeinflussen. So sehen wir z. B. nach Pneumothorax- oder Chemotherapie das Fieber lytisch oder sogar kritisch absinken. Es gelingt oft, bei akuten Schüben in wenigen Tagen eine Entfieberung herbeizuführen und die Wirksamkeit der Behandlung wird durch das Ansprechen des tuberkulösen Prozesses dokumentiert.

d) Schweiße.

Besonders nachts auftretende, reichliche Schweiße kommen bei der Lungenphthise sehr häufig vor und sind für sie typischer als für irgendeine andere

Krankheit. Weniger bei der beginnenden als vor allem bei der ausgedehnteren evolutiven Lungentuberkulose bilden sie ein wichtiges und für den Kranken oft sehr unangenehmes Symptom; schreibt doch schon Laënnec: «Vers le matin, il y a des sueurs qui deviennent quelquefois énormes, de manière que dans le cours d'une nuit le malade peut tremper deux ou trois matelas«. Solche profuse Schweiße sind meistens von einem Mattigkeits- und Erschöpfungsgefühl des Kranken begleitet und können auf die Dauer zu einer erheblichen Schwächung führen. Toxische Schädigungen der vegetativen Zentren, welche regulierend auf die Schweißsekretion und auf den Wärmehaushalt einwirken, scheinen die Ursache der Schweiße des Phthisikers zu sein. Sternberg (1926) hat aus der Fülle der Deutungsmöglichkeiten zwei Typen unterschieden: die kritischen Schweiße, die beim Temperaturabfall des Phthisikers zu beobachten sind und auch mit dem Temperaturanstieg wieder verschwinden und die toxischen Schweiße, die auch bei beginnenden, nicht fieberhaften Phthisen gefunden werden. Peter (zit. nach Saugman 1923) gibt folgende drastische Erklärung: „der Phthisiker schwitzt weil er fiebert, er schwitzt weil er schläft, er schwitzt weil er bald sterben wird". Wohl mag die Auffassung hippokratischer Medizin „Ubi sudor ibi malum" in gewissen Fällen ihre Berechtigung haben, immerhin ist eine zu weitgehende prognostische Bewertung der Nachtschweiße im Sinne Peters unseren heutigen Erfahrungen entsprechend nicht mehr am Platze. Strümpell (1917) deutete die Schweiße als Folge und Ausdruck des kritischen Abfalls der Temperatur von der Erhöhung am Abend zur Remission am Morgen. Doch scheint eine toxische Komponente mitzuwirken, denn der fieberhafte Tuberkulöse, der sich auch nachmittags zur Ruhe legt und einschläft, erwacht sehr häufig ebenso in Schweiß gebadet wie nachts, trotzdem die Temperatur gegen Abend noch anzusteigen pflegt. Richtigerweise sollte man daher nach Rist (1943) eher von Schlafschweißen als von Nachtschweißen sprechen. Das Schwitzen tritt aber nicht nur in den ausgesprochenen Formen auf, sondern wir beobachten bei Phthisikern überhaupt vermehrte Neigung zur Schweißbildung: feuchte Hände und Füße, Schwitzen an Stirne, Achselhöhlen und Kniekehlen.

e) Blässe.

Bei fortgeschrittenen Phthisen oder bei toxischen Formen geht die Krankheit nicht selten mit einer ausgesprochenen Blässe des Gesichts, oft verbunden mit einer hektischen Wangenröte einher, die zusammen mit der alabasterfarbenen Haut die „beauté phtisique" ausmacht.

3. Gastrointestinale Symptome.

M. Letulle und Halbron (zit. nach Rist 1943) äußern sich darüber folgendermaßen: »Parmis les symptômes de la tuberculose pulmonaire, les symptômes gastriques sont des plus importants. Souvent ces symptômes sont très précoces; chez certains malades, les nausées, la perte de l'appétit, la sensation de gonflement après les repas, les vomissement parfois peuvent être les premiers signes d'une tuberculose au début«. Übelkeit, Appetitlosigkeit, Blähungen, Erbrechen und Durchfälle sind häufige Erscheinungen der Lungentuberkulose. Man hat den gastrointestinalen Symptomen stets große Bedeutung zugemessen, namentlich da der Appetitmangel und Störungen der Verdauung den für die Schwindsucht bekannten Schwund der Körperkräfte und Substanz zur Folge haben. Gastrointestinale Störungen sind nicht nur in den Endstadien, sondern, wenn auch weniger ausgesprochen, im Beginn der Krankheit festzustellen. Bourdon und Hutchinson (zit. nach F. Klemperer 1930) sehen in ihnen ein Frühsymptom der Tuberkulose. In gewissen Fällen scheinen Dyspepsien, auf der Grundlage einer toxisch bedingten vegetativen Stigmatisation Tuberkulosemasken und Fernsymptome einer Lungentuberkulose zu sein. Die alte Ansicht SYDENHAMS: „Alvi profluvius mortem statim subsecuturam denuntiat" gilt wohl nur für die terminalen Phthisen, welche häufig mit profusen Durchfällen einhergehen und deren Ursache sowohl Darmtuberkulose wie auch Darmamyloid sind.

4. Herz- und Kreislaufstörungen.

Sie äußern sich vor allem in einer vegetativen Labilität. Eine Pulslabilität wird von R. STAEHELIN (1930) als für die Tuberkulose charakteristisch angesehen. Vasomotorenlabilität führt zu leichtem Erröten, positivem Dermographismus, Wechsel der Hautfarbe und zu Hitzewallungen im Kopf. Bei beginnender und mehr toxisch verlaufender Tuberkulose kommen Pulsirregularitäten in Form von Extrasystolen vor. Tuberkulöse zeigen öfters Neigung zu Hypotonie und Kollaps. Tachykardien finden sich bei normaler Körpertemperatur. Bei Fieber ist zudem die Pulsfrequenz oft höher als sie der Temperatur entspricht. Für die Kreislaufstörungen kommen außer toxischen Ursachen auch organische Schädigungen (Myodegeneratio, Lageveränderung des Herzens) in Frage. Linksseitiger Zwerchfellhochstand wirkt im Sinne des gastrokardialen Symptomenkomplex (ROEMHELD). Hochgradige Verziehungen des Herzens und mangelnde Arterialisation, erhöhter Widerstand im kleinen Kreislauf, funktioneller Ausfall von Lungengewebe können die kardialen Störungen in den Vordergrund der Symptomatik stellen.

5. Symptome von seiten der Atmungsorgane.

a) Husten.

„Der Husten bildet in der Regel eines der ersten Symptome der Lungentuberkulose und er begleitet den Lungenkranken bis zum Tode oder zur Heilung." Dieser Ausspruch von R. STAEHELIN (1930) hat durch die Chemotherapie eine wesentliche Einschränkung erfahren. Im Beginn, namentlich der geschlossenen Lungentuberkulose, fehlt der Husten oft oder ist nur so gering, daß ihn der Kranke selbst kaum bemerkt. Er tritt meist frühmorgens, bei längerem Sprechen, bei Aufenthalt in staubiger oder kühler Luft, bei Lagewechsel usw. auf.

Der Husten hängt nicht allein vom Zustand der Tracheo-Bronchialschleimhaut, sondern auch von der Sekretion und Sputummenge ab. Ohne Auswurf, so bei beginnenden Tuberkulosen, ist der Husten meist trocken. Dieser Husten wird oft zu Unrecht als nervös angesehen.

LASÈGUE (zit. nach RIST 1943) hält den Husten für ein obligates Symptom der Phthise: „Un malade qui ne tousse pas n'est pas un phtisique". Im allgemeinen stehen Stärke und Häufigkeit des Hustens in direkter Beziehung zur Ausdehnung des Lungenprozesses und der Kavernisierung. Das Kavernensekret fließt durch die Bronchien ab und wird durch Hustenstöße nach außen befördert, deren Intensität individuell verschieden ist und von Menge und Zähigkeit des Auswurfes, wie von der Reflexbereitschaft des Kranken abhängt. Es gibt Phthisekranke, die ihren Husten zu beherrschen gelernt haben und nur dann husten, wenn sie gleichzeitig expektorieren, ja, disziplinierten Patienten genügt dazu mehrmaliges Räuspern, ohne den Husten bis zum Anfall sich steigern zu lassen. Phthisekranke mit geringem Befund husten nur morgens, wenn das in der Nacht stagnierte Sekret bei der morgendlichen „Lungentoilette" entleert wird. Der vermehrte Hustenreiz morgens ist auch die Folge der herabgesetzten Reflexerregbarkeit während der Nacht. Der Husten ist einerseits nützlich, befreit die

Atemwege von Sekreten und verschafft dem tuberkulösen Eiter Abfluß, er hat andererseits auch schädigende Einwirkungen. Frisch entzündliche, aber auch ältere, in Vernarbung begriffene Herde werden durch Hustenstöße wiederholt traumatisiert, und die notwendige Ruhigstellung des kranken Organs wird verhindert. Durch ausgesprochene Hustenstöße, namentlich wenn sie sich rasch folgen, treten venöse Rückstauungen, welche die Arbeit des rechten Herzens vermehren und dyspnoische Zustände auf, von welchen sich der Kranke oft nur schwer erholt. Der Husten beeinträchtigt den Allgemeinzustand, den Schlaf, die Nahrungsaufnahme und kann sich bis zum Erbrechen steigern. Hustenstöße verbreiten infektiöses Material innerhalb des Tracheo-Bronchialsystems und befördern es nach außen, Vorgänge, die einer canaliculären Propagation Vorschub leisten und den Tuberkulösen zur gefährlichen Streuquelle für seine Umgebung machen. Der Husten traumatisiert die Stimmbänder und begünstigt unspezifische und spezifische Laryngitiden.

Eine weitgehende Differenzierung des Hustens bei Tuberkulose ist diagnostisch ohne große Bedeutung. Wir unterscheiden den trockenen vom feuchten Husten, das Hüsteln vom krampfartigen Reizhusten. Aus der Art des Husten („Kavernenhusten") Kavernenbildungen zu diagnostizieren, ist wohl nicht erlaubt.

b) Expektoration.

Bei den einzelnen Formen der Lungentuberkulose wird Auswurf in verschiedener Menge und Beschaffenheit produziert. Nicht alle Patienten verstehen, ihn zu expektorieren. Namentlich kleinere Kinder und auch Frauen sind oft nicht in der Lage, Sputum auszuwerfen. Trotz feuchtem Husten fehlt der Auswurf, im Nüchternmagensaft kann aber geballtes, bacillenhaltiges Sputum gefunden werden. Solche Patienten pflegen aus Bequemlichkeit, Unbedachtsamkeit oder unbewußt den Auswurf zu schlucken. Es ist naheliegend, daß beginnende Lungenphthisen meist keinen oder nur sehr geringen Auswurf verursachen.

Die Menge des Auswurfes geht oft der Schwere des Krankheitsprozesses parallel, besonders wenn es sich um eitrigen Auswurf handelt. Der Auswurf soll gemessen oder die Anzahl der Expektorationen gezählt werden.

Die Beschaffenheit des Sputums kann schleimig, schleimig-eitrig, eitrigschleimig, eitrig sein. Es ist locker oder geballt, bröckelig bis münzenförmig. Die Menge des Auswurfes sagt über den Krankheitsprozeß weniger aus als die Beschaffenheit. Es gibt Kranke, die relativ viel schleimigen, mit Speichel vermischten Auswurf ohne Tuberkelbacillen haben. Andererseits werden auch bei größeren tuberkulösen Kavernen oft nur geringe Mengen eitrig-schleimigen Auswurfes produziert, der massenhaft Tuberkelbacillen enthält. Im rein schleimigen Auswurf werden Tuberkelbacillen seltener nachgewiesen als im eitrigen. Menge und Beschaffenheit des Auswurfes können zur Beurteilung der Entwicklungstendenz des Prozesses und der Wirksamkeit therapeutischer Maßnahmen beigezogen werden. Wir bewerten die Verminderung der Auswurfmenge und des Bacillengehaltes, den Wechsel von eitriger zu schleimiger Beschaffenheit und das Verschwinden der elastischen Fasern günstig.

c) Heiserkeit.

Die Heiserkeit ist meist Ausdruck einer unspezifischen oder spezifischen Affektion des Kehlkopfes. Sie kam vor der antibiotischen und chemischen Therapie vor allem bei schweren Lungenphthisen häufig zur Beobachtung und führte nicht selten bis zur Aphonie.

d) Dyspnoe.

Sie ist ein Symptom der fortgeschrittenen Lungentuberkulose und tritt bei beginnenden Formen nur dann auf, wenn pleuritische oder kardiale Komplikationen hinzutreten. Da die Atemreserve der gesunden Lunge sehr groß ist, wirkt sich die Verminderung der respiratorischen Oberfläche durch Infiltration, Atelektase, Destruktion und Schrumpfung relativ spät entscheidend aus. Scheinbar ähnliche Phthiseformen zeigen wesentliche Unterschiede der Atemfunktion. Nach ROSSIER ist sie vom Alter des Patienten, von der Ausdehnung der Herdbildungen, von Pleuraverwachsungen, von Schmerzhemmung, von der Beschaffenheit und Durchgängigkeit der Bronchien, vom Zustand des Herzens und des Kreislaufs besonders in der Lungenstrombahn abhängig. Dyspnoe tritt auch dann auf, wenn interkurrente Störungen (z. B. akute Bronchitis, Bronchopneumonie, Fieber, Blutungen usw.) die schon reduzierte Atemfunktion weiter einschränken. Akute Zustände von Dyspnoe ereignen sich auch nach kollapstherapeutischen Eingriffen und Resektionen. Sie werden durch zu massiven Kollaps (Strangdurchtrennung, Doppelpneumothorax, Ventilpneumothorax), durch postoperative Atelektasen, durch Aspirationen, Schleimverstopfung der Bronchialwege, Verlagerung des Mediastinums, Mediastinalflattern, Kompression durch Wundexsudat ausgelöst. Diese Zustände von Dyspnoe sind oft nur vorübergehend.

Neben den pulmonalen Ursachen (pulmonale Dyspnoe) kann ein Versagen von Herz und Kreislauf (kardiale Dyspnoe) zu Kurzatmigkeit führen. Beide Formen sind klinisch gegeneinander schwer abzugrenzen, ihre verschiedene Genese muß für die Therapie berücksichtigt werden.

e) Cyanose.

Dyspnoe und Cyanose haben im wesentlichen denselben kardialen und pulmonalen Ursachenkomplex. Die Cyanose kann ein Symptom respiratorischer hämodynamischer Herzinsuffizienz sein.

f) Thoraxschmerzen.

TURBAN hielt Schmerzzustände für ein fast stets vorhandenes Initialsymptom der Tuberkulose. Nach STAEHELIN (1930) und RIST (1943) fehlen jedoch bei vielen Tuberkuloseformen Schmerzen. LAËNNEC formulierte: «En général rien n'est plus variable que les douleurs locales dans la phtisie: la plupart des malades en éprouvent peu; beaucoup n'en éprouvent pas du tout; quelques-uns en éprouvent de très vives». Treffend schreibt CORNET über die Schmerzen: ,,Seltener sind sie permanent, meist nur schnell vorübergehend, intermittierend: durch tiefe Respiration, Husten, Niesen, Lachen und Weinen werden sie oft gesteigert. Zum Teil bestehen sie in einer Hyperästhesie, die bei Perkussion, durch Druck sich geltend macht. Meist charakterisieren die Patienten den Schmerz als Stechen; in anderen Fällen macht sich spontan oder nach Husten oder längerem Sprechen ein Mattigkeitsgefühl der betreffenden Bruststelle bemerkbar. Da die Schmerzen den Ort wechseln, werden sie oft für rheumatisch angesehen.''

Die Schmerzen können überall am Thorax auftreten. Am häufigsten werden sie im Rücken zwischen den Schulterblättern, in der Gegend der Brustwarzen, entlang den Rippen (Intercostalnerven) angegeben. Das Lungenparenchym besitzt keine sensible Nerven. Die Schmerzen gehen meist vom äußeren Pleurablatt aus. Sie können, ausgelöst von organischen Prozessen der Lunge, auch auf dem Umweg über Rückenmarksegmente (C 3—C 4, D 3—D 9) als viscero-sensibler Reflex auf die Haut projiziert werden (HEADsche Zonen). Auf dem visceromotorischen Reflex MACKENZIES beruhen gewisse Muskelrigiditäten über dem erkrankten Organ. Auch sensible Fasern des Bronchialsystems (Bronchustuberkulose) vermitteln Schmerzempfindungen.

Pleurale Schmerzen können durch Entzündungen und Narben ausgelöst werden. Verschwartungen verursachen oft noch Jahre nach der Abheilung des tuberkulösen Grundprozesses Schmerzen.

g) Hämoptyse, Hämoptoe.

Lungenblutungen sind ein Ereignis, das meist ohne Vorboten auftritt und für den Kranken eine körperliche und seelische Belastung darstellt. Die ausgeworfene Blutmenge variiert von Spuren bis zu 1 Liter und mehr; eine Menge, die zu sofortiger Verblutung und raschem Tode führen kann. Die Ursache der Lungenblutungen sind meist Gefäßarrosionen. Hämoptoen treten seltener als Initialblutung bei frischen Prozessen, häufiger als interkurrentes oder terminales Ereignis bei fortgeschrittenen, destruktiven Phthisen auf. Gewöhnlich obliterieren die Gefäße bei destruktiven Prozessen. Erfolgt ihre Verödung nicht rechtzeitig, sind Aneurysmenbildungen und Arrosionsblutungen möglich. Die Symptomatologie der Hämoptoe richtet sich nach dem Ausmaß der Blutung. Bei kleinen Hämoptysen wird der Allgemeinzustand nicht beeinträchtigt, bei schweren Hämoptoen kann es zu jenem bedrohlichen Bild unmittelbarer Todesangst mit stärkster Dyspnoe, Kollaps, Blässe, Tachykardie, Temperatursturz usw. kommen. Manchmal gelingt es, aus dem Auskultationsbefund, aus der Qualität und Ausdehnung des Prozesses und nach den subjektiven Angaben des Patienten, der in der betroffenen Seite ein warmes Rieseln verspürt, die Blutung zu lokalisieren. Die Seitenbestimmung der Blutung kann für die kollapstherapeutische Behandlung der Hämoptoe wertvoll sein. Erhöhte Blutungsbereitschaft findet sich bei erhöhter Gefäßpermeabilität, Blutdruckerhöhungen während der Menstruation und bei Wetterfrontenwechsel (Föhn). Unter der Einwirkung der Chemotherapie ist auch die Hämoptoe ein selteneres Ereignis im Verlauf der Lungenphthise und die Gefahr der Weiterentwicklung der bronchogenen Aspirationsherde geringer geworden.

III. Formen und Verlauf der tertiären Tuberkulose.

1. Einteilungen.

Der große Formenreichtum der Lungentuberkulose erschwert die Einordnung der Krankheitsprozesse in ein System. Immer wieder wurde versucht, Gesamtablauf einerseits und Einzelform andererseits in einen bestimmten Rahmen einzufügen und nach typischen Merkmalen zu ordnen. Weder im einzelnen Sprachgebiet, noch für die gesamte wissenschaftliche Welt konnte sich ein bestimmtes Einteilungsschema durchsetzen.

Die Forderungen, welche an ein Einteilungssystem gestellt werden, sind so unterschiedlich und gehen von so verschiedenen Fragestellungen aus, daß es ein allgemein gültiges Einteilungsprinzip kaum geben kann. Für den forschenden Arzt stehen andere Probleme im Vordergrund als für den praktischen Arzt oder den Sozialstatistiker. Das Nebeneinander verschiedenartiger Erscheinungen, die sich im Tuberkulosegeschehen früh oder spät manifestieren, klinisch mehr oder weniger in Erscheinung treten, röntgenologisch typische oder weniger auffallende Merkmale aufweisen und außerdem biologisch und dynamisch ganz verschieden zu bewerten sind, zeigt die Richtigkeit der Auffassung von Orth (zit. nach Rehberg), daß es unzählige tuberkulöse Formen gibt und keine tuberkulöse Lunge der anderen gleicht. Jeder Einzelfall will für sich beurteilt werden und läßt sich nicht in ein Schema zwingen. Klinik, Röntgenologie und pathologische Anatomie vermitteln uns ihre verschiedenen Bilder der tuberkulösen Erscheinungsformen. Erst die Synthese der analytisch gewonnenen Einzelbilder gibt Einblick in das tatsächliche Tuberkulosegeschehen.

REHBERG hat versucht, die verschiedenen Einteilungssysteme zu ordnen:

I. Einteilung nach Krankheitssymptomen.

II. Einteilung nach quantitativer Ausdehnung des Krankheitsprozesses.

III. Einteilung nach qualitativer Beschaffenheit des Krankheitsprozesses; und zwar nach

    a) pathologisch-anatomischen;

    b) röntgenologischen;

    c) anatomisch-klinischen Gesichtspunkten.

IV. Einteilung nach dem dynamischen Krankheitsverlauf; und zwar nach

    a) der immunbiologischen und pathogenetischen Entwicklung;

    b) innerlich zusammenhängenden Krankheitsbildern oder Entwicklungsreihen.

Wir gehen auf verschiedene Gesichtspunkte der Tuberkuloseeinteilung näher ein:

a) Symptomatische Einteilung.

Die Ärzte der früheren Jahrzehnte beurteilten die Tuberkulose nach ihrem Symptomenbild und unterschieden symptomenarme, afebrile, beginnende Formen von symptomenreichen, febrilen, fortgeschrittenen Stadien. Wir wissen heute vor allem durch die Röntgendiagnostik, daß nur ein Teil der Tuberkuloseformen durch Symptome auffällt und daß das phthisische Bild mit körperlichem Verfall, wie es sich den Ärzten früher zeigte, wohl meist vorgeschrittenen, ja sogar terminalen Zuständen entsprach.

b) Quantitative Einteilung.

Mit ihr wird versucht, Intensitätsgrad und Schwere des Prozesses zu erfassen und seine Prognose zu beurteilen. Seit 50 Jahren steht für die quantitative Bewertung die Einteilung von TURBAN (1899), bzw. TURBAN-GERHARDT (1907) im Vordergrund:

I. Stadium: Leichte Erkrankung kleiner Bezirke eines Lappens.

II. Stadium: Leichte Erkrankung über Stadium I hinaus, aber höchstens auf das Volumen eines Lappens, oder schwere Erkrankung, höchstens auf das Volumen eines halben Lappens ausgedehnt.

III. Stadium: Alle über II hinausgehenden und alle mit erheblicher Kavernenbildung verbundenen Erkrankungen.

Diese Einteilung eignet sich mehr für praktisch-statistische, nicht für wissenschaftliche Zwecke und trägt vor allem der Qualitätsdiagnose und dem dynamischen Krankheitsverlauf wenig Rechnung. STERNBERG (1925, 1926) hat daher versucht, dem TURBAN-GERHARDTschen System noch dynamische Charakteristika hinzuzufügen und unterschied nach dem Kompensationsgrad vier scharf abgegrenzte Gruppen:

    1. Praktisch gesund.

    2. Kompensiert.

    3. Subkompensiert.

    4. Dekompensiert.

Die von STERNBERG angeregte Kombination seines Systems mit der Klassifikation nach TURBAN-GERHARDT wurde in Rußland über Jahrzehnte angewandt. Da aber nach STERNBERG (1926) selbst „jede Klassifikation, mag sie noch so leicht zu handhaben sein, nur so lange lebensfähig ist, als das ihr zugrunde gelegte Prinzip den wissenschaftlichen Anschauungen ihrer Epoche entspricht", wird sie heute kaum mehr angewandt, da der Kompensationsgrad über die Prognose nicht Aufschluß gibt. Aktivität oder Inaktivität einer Tuberkulose lassen sich ja häufig erst nach monate- oder jahrelanger Beobachtung abschätzen.

c) Qualitative Einteilung.

In *pathologisch-anatomischer* Hinsicht führte Laënnec die tuberkulösen Prozesse auf zwei Grundformen zurück: «La matière tuberculeuse peut se développer dans le poumon et dans les autres organes sous deux formes principales, celles de corps isolés et d'infiltrations».

Später wurden von den Pathologen E. Albrecht (1907), Aschoff (1917), Fraenkel (1910, 1921), Gräff (1921), Nicol (1914, 1922), Schmincke (1920), Huebschmann (1923, 1928) u. a. morphologische Abgrenzungen vorgenommen und acinöse, acinös-nodöse, lobuläre und lobäre Herdeinheiten, sowie produktive, exsudative und fibröse Herde unterschieden. Nach der Aschoffschen Schule sind produktive Phthisen acinös-nodös, cirrhotisch, exsudative Phthisen lobulär- oder lobärpneumonisch. Albrecht und Fraenkel unterscheiden knoten- und knötchenförmige, pneumonische und bronchopneumonische und indurative Formen. Huebschmann lehnt jeden Dualismus ab und sieht in den exsudativen und produktiven Veränderungen nicht verschiedene Grundprozesse, sondern zwei sich folgende Phasen des einheitlichen tuberkulösen Entzündungsvorganges. Die Verkäsung gehört dem exsudativen Stadium an und ist der Vorläufer der Kavernenbildung.

Die *röntgenologische* Betrachtungsweise versucht in Verbindung mit dem pathologisch-anatomischen und klinischen Befund zu einer Einteilung zu kommen.

Seit den grundlegenden Arbeiten von Ziegler und Krause (1910), Gräff und Küpferle (1923), Assmann (1914) u. a., welche pathologisch-anatomisches Substrat mit dem Röntgenbild verglichen, gestattet uns die Röntgendiagnostik bessere Einblicke in die Struktur des Prozesses. Die exsudativen Herde kennzeichnen sich im Röntgenbild durch meist grobfleckig bis fleckige, weich strukturierte, konfluierende, unscharf begrenzte, die produktiven durch mehr kleinfleckige, hart strukturierte, schärfer begrenzte, die fibrösen durch streifige Schattenbildungen. Es war naheliegend, die Tuberkulose nach röntgenologischen Gesichtspunkten zu gliedern und nach der Ausdehnung (Spitzen-, Ober-, Mittel- und Unterfeld bzw. -geschoß) und nach der Schattenqualität (kleinherdig, grobherdig, fleckig, streifig, hart und weich) und nach dem Vorkommen von Kavernen zu unterscheiden.

Gräff und Küpferle unterscheiden nach qualitativ-röntgenologischen Gesichtspunkten vorwiegend produktive, vorwiegend exsudative, fibrös-indurierende und Mischformen.

Die röntgenologische Beurteilung der Ausdehnung und Lokalisation eines Prozesses berücksichtigt heute auch die anatomischen Einheiten von Subsegmenten, Segmenten und Lappen.

d) Klinische Einteilung.

Die Klinik versucht, in Kombination von pathologischen, anatomischen, röntgenologischen und genetischen Faktoren ihrer Anforderung entsprechende Einteilungen zu finden.

Vor allem die französische Schule hat, zum Teil in Anlehnung an Bard (1901) und Piéry (1910), nach klinischen Merkmalen unterschieden und relativ komplizierte und formenreiche Schemata aufgestellt (Jaquerod 1926, Bezançon 1932). In seinem „Formenkreis der Tuberkulose" hat Neumann (1930) die französische

Schule weitgehend berücksichtigt und das BARD-PIÉRYsche System mit der RANKEschen Stadieneinteilung in Einklang zu bringen versucht:

I. Einfacher Primärkomplex (Primärkomplex von RANKE).
  1. Inaktive Bronchialdrüsentuberkulose.
  2. Aktive Bronchialdrüsentuberkulose.

II. Generalisierende Tuberkulose im unmittelbaren Anschluß an die Primär-infektion. Primärkomplex mit lymphogener, hämatogener und bronchogener Generalisation im unmittelbaren Anschluß an die Primärinfektion).
  1. Phthisis caseosa = galoppierende Schwindsucht.
  2. Chronische Pubertätsphthise im Sinne von BEITZKE.

III. Hämatogen-proliferierende Reihe. (Primärkomplex mit chroni-scher, hämatogener Generalisation.)

  A. Maligne Proliferation, allgemeine akute Miliartuberkulose:
    1. Febrile Miliartuberkulose.
    2. Subfebrile Miliartuberkulose.
    3. Katarrhalische Miliartuberkulose.
    4. Pleuritische Miliartuberkulose.
    5. Asphyktische Miliartuberkulose.
    6. Vereiternde Miliartuberkulose.

  B. Virulente Proliferation, diskrete Miliartuberkulose:
    1. Typhotuberkulose Landouzy.
    2. Proliferierender Primärkomplex.
    3. Akute Polyserositis.
    4. Abgelaufene Polyserositis, Polyserositis peracta.
    5. Trockene Polyserositis, Polyserositis sicca.
    6. Virulente Pleurite à répétition.
    7. Tuberculosis fibrosa diffusa.
    8. Tuberculosis fibrosa densa.
    9. Phthisis ulcero-fibrosa nach Tuberculosis fibrosa densa.
   10. Phthisis ulcero-fibrosa nach Tuberculosis fibrosa diffusa.
   11. Phthisis cavitaria ulcerosa.

  C. Blande Proliferation.
    Pleurite à répétition.

IV. Reinfektionstuberkulosen:

  A. Phthisis fibro-caseosa communis = organbeschränkte Lungenphthise.
  B. Tuberculosis cavitaria stationaria.
  C. Abortive Spitzentuberkulose.
  D. Pleurite à répétition durch wiederholte Reinfekte.

Das NEUMANNsche Tuberkuloseschema hat, wie FRISCH mit Recht bemerkt, der Kritik nicht standgehalten und sich nicht durchsetzen können. Auch die allergisch-pathomorphologischen Entwicklungsreihen REDEKERS (1927) mit ihrer Vielzahl von klinischen Erscheinungsformen gelten heute als überholt.

Auf die RANKEsche Stadieneinteilung, welche pathologisch-anatomische Vor-gänge mit Allergien zu verknüpfen versuchte, wurde in der Einleitung hinge-wiesen. ULRICI (1921) hat die exsudativen von den produktiven und, entspre-chend ihrer dynamischen Stellung, akute und chronische Formen unterschieden.

BACMEISTER (1918) setzte den anatomischen Prozeß in Beziehung zur Akti-vität (progredient, stationär, zur Latenz neigend, latent) und berücksichtigte den Bacillenbefund, die räumliche Ausdehnung und Lokalisation in der Lunge:

I.	II.	III.
Progrediente stationäre	Indurierende disseminierte	Offene Tuberkulose
zur Latenz neigende	pneumonische (broncho-	Geschlossene Tuberkulose
latente	pneumonische,	
	lobulärpneumonische)	

rechts   IV.   links

Spitze (mit Kavernenbildung)	Spitze (mit Kavernenbildung)
Hilus (mit Kavernenbildung)	Hilus (mit Kavernenbildung)
Oberlappen (mit Kavernenbildung)	Oberlappen (mit Kavernenbildung)
Mittellappen (mit Kavernenbildung)	Unterlappen (mit Kavernenbildung)
Unterlappen (mit Kavernenbildung)	

Die Klassifikation des American Diagnostic Standard stützt sich auf Klinik (Symptomenbild, Röntgen- und Bacillenbefund) und Ausdehnung und unterscheidet a) inaktive, zum Stillstand gekommene, aktive und unbestimmt aktive bzw. b) kleinste. mäßig fortgeschrittene und fortgeschrittene Läsionen:

a) 1. Inactive. Seit mindestens 6 Monaten in Röntgenserien stabil, keine Kavernen. Symptomenfrei. Sputum auch in Tierversuch und Kultur wiederholt negativ.

2. Arrested. Seit mindestens 3 Monaten Symptomatik und Röntgenbefund negativ wie bei 1., Bacillenbefund auch in Anreicherung negativ, Kultur oder Tierversuch positiv.

3. Active. Röntgenologisch progressiv, retrogressiv oder stationär, Symptome vorhanden oder fehlend, Bacillenbefund in Sputum oder Magensaft schon direkt oder in Anreicherung fast immer positiv.

4. Activity undetermined. Bei unbestimmter Aktivität entweder wahrscheinlich aktiv oder wahrscheinlich inaktiv.

b) 1. Minimal. Kleinste Läsionen, ein- oder beidseitig ohne Kaverne. Gesamtausdehnung, unabhängig von der Verteilung nicht größer als Spitzen-Oberfeld.

2. Moderatly advanced. Bei leichten disseminierten Läsionen nicht mehr als das Volumen einer Lunge oder äquivalente Ausdehnung in beiden Lungen, bei dichten und konfluierenden Läsionen nicht mehr als $1/3$ einer Lunge oder das Äquivalent in beiden Lungen einnehmend. Kavernendurchmesser weniger als 4 cm.

3. Far advanced. Alle über 2 hinausgehenden Läsionen.

Für praktisch-statistische Zwecke ist die Einteilung der „Schweizerischen Vereinigung gegen die Tuberkulose" geeignet:

1. Vorwiegend Bronchialdrüsentuberkulose mit geringer Lungenbeteiligung. Kein Fieber; subfebril; fieberhaft.

2. Vorwiegend Pleurotuberkulose mit geringer Lungenbeteiligung. Kein Fieber; subfebril; fieberhaft.

3. Lungentuberkulose.

einseitig	doppelseitig
nicht kavernös	nicht kavernös
kein Fieber, Tb — oder +	kein Fieber, Tb — oder +
subfebril, Tb — oder +	subfebril, Tb — oder +
fieberhaft, Tb — oder +	fieberhaft, Tb — oder +
kavernös	einseitig kavernös
kein Fieber, Tb — oder +	kein Fieber, Tb — oder +
subfebril, Tb — oder +	subfebril, Tb — oder +
fieberhaft, Tb — oder +	fieberhaft, Tb — oder +
	doppelseitig kavernös
	kein Fieber, Tb — oder +
	subfebril, Tb — oder +
	fieberhaft, Tb— oder + ·

e) Pathogenetische Einteilung.

Die pathogenetischen Einteilungen berücksichtigen die Entstehungsmöglichkeiten des phthisischen Ausgangsherdes. ULRICI (1944) gab seinerzeit für die Genese des Frühinfiltrates folgende Entstehungsweisen an:

1. Primäre Ansteckung.
2. Exogene Neuansteckung.
3. Akute hämatogene Entstehung vom entfernten alten Herd aus.
4. Aspiration vom verkäsenden Spitzenherd aus (Streuung groben Korns von LOESCHCKE).
5. Exacerbation eines alten primären oder alten frühsekundären pulmonalen Streuungsherdes.

Eine Übersicht über die Pathogenese der Phthise unter Berücksichtigung der neuen Erkenntnisse über die Bedeutung der Bronchialdrüsenperforation und der Bronchustuberkulose gibt UEHLINGER (1952):

1. Phthisische Entwicklung des Primärherdes.
2. Phthisische Entwicklung subprimärer Initialherde.
3. Phthisische Entwicklung nach Bronchialdurchbruch tuberkulöser Bronchiallymphknoten.
4. Phthisische Entwicklung von hämatogenen Spitzenherden einschließlich der postpleuritischen Phthise.
5. Phthisische Entwicklung diffuser hämatogener Streuherde.
6. Phthisische Entwicklung der Bronchustuberkulose.
7. Phthisische Entwicklung des Frühinfiltrates.
8. Phthisische Entwicklung exogener Superinfekte.

Die Vielfalt der Einteilungsmöglichkeiten läßt erkennen, daß die Tuberkulose schwer in ein starres Schema einzuordnen ist. Eine Gruppierung wird um so brauchbarer, je weniger sie unterteilt ist und nur Rahmenschema bleibt, die Grundformen des Tuberkulosebildes herausschält, Qualität, Quantität und dynamische Stellung eines Prozesses erfaßt.

2. Ort der Phthiseentwicklung.

Die wissenschaftliche Welt, die in den vergangenen Jahrzehnten über die Tuberkuloseentstehung heftige Auffassungskämpfe austrug, ist sich heute darüber einig, daß der primäre Affekt sich häufiger in den unteren Lungenabschnitten findet, die eigentliche Phthise dagegen meist in den oberen Lungenabschnitten beginnt. LAËNNEC schrieb schon 1819: «Les tubercules se développent presque toujours primitivement au sommet des lobes supérieurs et surtout du droit; et c'est, par cette raison, dans ces points, et particulièrement dans le dernier, que se rencontrent le plus fréquement de vastes excavations tuberculeuses». Auch nach ORTH (1887) sitzt „der tuberkulöse Herd der Reinfektion in der Regel in der Lungenspitze".

1890 entwickelte GRANCHER seine Theorie vom schleichenden Beginn der Lungentuberkulose in der Spitze. Dieser Auffassung schlossen sich GERHARDT (1890), TURBAN (1899), ASCHOFF (1917), PUHL (1922), LOESCHCKE (1928) u. a. an. v. BAUMGARTEN (1921) sagte in bildhafter Weise: „Der Prozeß beginnt mit der Bildung kleinster Knötchen in den gipfelnden Teilen des Bronchialbaumes. Wie die Raupen die weichen Blätter des Baumes zur Befriedigung ihres Nahrungsbedürfnisses aufsuchen, und die harten Äste und Zweige verschonen, so wählen sich auch die Tuberkelbacillen die zarten saftigen Alveolen für ihre erste Niederlassung in den Lungen aus ... Die übrigen Lungenteile sind in diesem Initialstadium der Erkrankung noch vollständig oder so gut wie vollständig frei von

Knötchenbildungen." Puhl beobachtete zu 93% die Reinfekte in den Oberlappen, und zwar in ihren oberen Teilen; Zeiss fand die für eine Phthiseentwick-
lung in Frage kommenden Narbenherde zu etwa 97%, Loeschcke (1931) in etwa
90% in der Spitze gelegen. Nach Huebschmann (1928) beginnen nur 2% der
Phthisen nicht in der Spitze. Unter Lungenspitze versteht man anatomisch den
kleinen, über die Horizontalebene in Höhe des ersten Rippenwirbelgelenkes hin-
ausragenden Lungenteil, röntgenologisch hingegen den oberhalb der Clavicula
gelegenen Lungenabschnitt.

Gegen die Auffassung vom Spitzenbeginn der Phthise wurden schon früh
Einwände erhoben. 1910 hat Piéry, später auch Chauvet und Ribadeau-
Dumas, Sergent u. a. darauf hingewiesen, daß die Phthise an der Spitzengrenze
oder tiefer beginnen kann. Es war zu erwarten, daß die Röntgendiagnostik die
Entstehung tuberkulöser Läsionen in einem früheren Stadium erfassen und in
die für die physikalische Diagnostik stummen Zonen der Tuberkulose eindringen
kann. Assmann beschrieb 1922 das infraclaviculär gelegene Frühinfiltrat als den
die Phthise einleitenden Röntgenschatten. Frühe röntgenologische Beschreibungen dieses Schattens stammen ferner von Wessler und Jaches (1923),
G. Simon (1934), Redeker (1926), Ickert (1926), Lydtin (1927). In der Folge
entwickelte sich ein heftiger Meinungsstreit über den Spitzen- oder infraclaviculären Phthisebeginn. Einen Höhepunkt fand diese Auseinandersetzung 1928 an
der Wildbader-Tagung, an welcher die Pathologen, namentlich Gräff (1928),
am Spitzenbeginn der Tuberkulose festhielten, während die klinischen Tuberkuloseärzte das infraclaviculäre Gebiet zum Ausgangsort der Phthise erhoben.
Redeker (1927) bezeichnete die alte Lehre über den Spitzenbeginn als „autisti-
sches Irrdogma". Nach Sahli (1930) wurde dieser „scharfe Dualismus zwischen
supraclaviculärem und infraclaviculärem Teil der Lungenspitze durch die „neue
Lehre" einigermaßen künstlich ad hoc geschaffen". Er warnte vor unzulässigem
und gefährlichem Schematismus. Loeschcke (1928) versuchte eine Brücke zwischen der Spitzentuberkulose und dem Frühinfiltrat zu schlagen und zeigte an
anatomischem Material, daß ein Teil der tuberkulösen Spitzenerkrankungen vernarbt, ein anderer Teil seine Aktivität beibehält und, zum Teil durch spezifische
Miterkrankung der Spitzenbronchien, zur Quelle einer bronchogenen Streuung
groben Kornes wird. Er sieht im infraclaviculären Frühinfiltrat den klinischen
Ausdruck einer Streuungstuberkulose.

Für die Erforschung der Phthiseogenese waren in der Folge die Untersuchungen
von Braeuning (1938) über den „Beginn der Lungentuberkulose beim Erwachsenen" und die Studien von Malmros und Hedvall (1938) über „die Entstehung
und Entwicklung der Lungentuberkulose" bedeutsam.

Nach Braeuning (1938) war der phthisische Ersther zu 30% nur oberhalb
und zu 70% nur unterhalb des Schlüsselbeines lokalisiert. Im 1. Intercostalraum,
der als typisch bezeichneten Stelle des infraclaviculären Infiltrates, waren 34%
der Herde vorhanden, 93% zwischen Spitze und Hilus. Braeuning folgert, daß
der Spitzenbeginn, also der oberhalb des Schlüsselbeines gelegene Phthisebeginn,
häufiger ist, als man anfänglich nach den ersten Beschreibungen des Frühinfiltrates glaubte. Da sich jedoch im Röntgenbild die Fläche der Spitze zur übrigen
Lunge wie 1:15 verhält, schließt Braeuning auf eine wesentliche Disposition
der Spitze für die beginnende Erwachsenentuberkulose.

Die Arbeiten von Malmros und Hedvall (1938, 1939) fußen, im Gegensatz
zu denjenigen von Braeuning, auf systematischen Tuberkulinuntersuchungen
und sind daher für die Erforschung des Beginnes der tertiären Tuberkulose
besser geeignet. Die Tuberkulintestungen gestatten, die primären von den postprimären Tuberkuloseformen abzusondern. Während Braeunings Krankengut

vorwiegend Fürsorgematerial ist, sind die von MALMROS und HEDVALL Untersuchten ausschließlich Studenten und Lernschwestern. Ihre Morbidität liegt weit
über der der Durchschnittsbevölkerung. Es muß für sie also eine expositionelle
Auslese angenommen werden.

Die beiden Autoren haben ihr Material in 3 Gruppen unterteilt. Gruppe I
umfaßt die Fälle mit negativer Tuberkulinreaktion bei Untersuchungsbeginn,
Gruppe II die Fälle mit positiver Tuberkulinreaktion und normalem Röntgenbild, Gruppe III mit positiver Tuberkulinreaktion und pathologischem Röntgenbild. MALMROS und HEDVALL fanden nun die ersten röntgenologisch nachweisbaren Veränderungen, die die eigentliche Lungentuberkulose bei Gruppe I und II
einleiten und die tuberkulösen Läsionen der Gruppe III, immer im Obergeschoß
bzw. im Spitzen- *oder* Oberfeld oder im Spitzen- *und* Oberfeld lokalisiert. Sie
bezeichnen diese ersten röntgenologisch nachweisbaren Herde als „Initialherde".

Auch nach MASCHER (1943) treten die ersten röntgenologisch nachweisbaren
Veränderungen der phthisischen Entwicklung oft als „Initialherde" auf und
liegen in der Regel im Spitzengebiet.

Aus den wechselnden und gegensätzlichen Anschauungen über den Beginn
der tertiären Lungentuberkulose ergibt sich, daß es den tatsächlichen Gegebenheiten wohl besser entspricht, die Fragestellung nach dem Spitzen- oder infraclaviculären Beginn nicht alternativ mit „entweder-oder", sondern umfassend zu
beantworten, daß die Phthise im Obergeschoß beginnt. BRAEUNING (1939) sagt
daher: „Übereinstimmend stellen MALMROS und HEDVALL und ich fest, daß die
Erwachsenentuberkulose meist zwischen Spitze und Hilus beginnt." Dieser Auffassung ist auch REISNER, der 90% der Erwachsenenphthisen im oberen Drittel
der Lungen beginnen sah: "In about 90 per cent of the cases the initial lesion
was located in the so called 'vulnerable zone' of either the right or the left lung, an
area comprising approximately the upper onethird of the pulmonic field. While
the subclavicular region was the more common site, in an appreciable proportion
of the cases the first demonstrable lesion appeared in the supraclavicular area".

Der Clavicula kommt also im tuberkulösen Geschehen die Bedeutung einer
Grenzscheide nicht mehr zu, die man ihr lange Zeit geben zu müssen glaubte.
Sie ist heute viel eher zur Mitte jenes Lungenabschnittes geworden, welcher von
der beginnenden Phthise bevorzugt wird. Mit Recht bezeichnet REISNER das
obere Lungendrittel wegen seiner Disposition als „vulnerable zone", welche
die Gegend oberhalb und unterhalb des Schlüsselbeines sinnvoll umfaßt.

3. Frühformen der Phthise.

So gut die terminalen Stadien der Phthise schon den Ärzten des Altertums
bekannt waren, so wenig wußte man lange Zeit über den Phthisebeginn, der so
häufig in ganz verschiedenen Lebensabschnitten des Menschen seinen Ausgang
nimmt und erst nach langem wechselvollem Ablauf das Endstadium erreicht.

Jede Phthise beginnt in ihrer Entwicklung folgerichtig mit Frühformen, welche
die Phthise einleiten und, sofern keine Rückbildung eintritt, einschmelzen und
in die fortgeschritteneren phthisischen Krankheitsbilder übergehen können. Die
Frühformen zeichnen sich im allgemeinen durch relativ geringe Ausdehnung und
relativ große Neigung zur Evolution aus. Sie können in schnellerem oder lang-
samerem Tempo zu den vorgeschritteneren Formen führen und sind daher als
ernst zu nehmende Erscheinungsbilder der Lungentuberkulose zu bewerten.

Unter „Frühform" können Prozesse verstanden werden, die zeitlich früh im
Leben eines Menschen oder eng an den primären Infekt angeschlossen auftreten.

Zur klaren Begriffsfassung sollten mit „Frühform" nur die Beginnformen phthisischer Entwicklung bezeichnet werden. Die Verschiebung der Erstinfektion von der Kindheit in das Erwachsenenalter und die Veränderung im Durchseuchungsgrad unserer Kulturvölker haben Entwicklungsphasen und Erscheinungsbilder der Tuberkulose geändert. Die Röntgendiagnostik ermöglicht außerdem, bereits die frühen Phasen der Phthise zu erfassen. Es besteht daher kein Zweifel, daß sich uns heute ein wesentlich anderes Tuberkulosebild darbietet als den Ärzten vor 50 Jahren. Die Ärzte vergangener Jahrzehnte gewannen ihre Erfahrungen auf Grund eines anders gearteten Materials, und demnach waren die Voraussetzungen für ihre Thesen andere als sie es für uns heute sind. So waren damals die Primär- und Generalisationstuberkulosen dem Kinde reserviert, die Phthise hingegen stellte die eigentliche Erwachsenentuberkulose dar und trat lange nach der Primärphase als Reinfektionstuberkulose im Sinne Aschoffs auf.

Es rechtfertigt sich heute, die phthisische Entwicklung, je nach ihrer zeitlichen Stellung zum Primärkomplex, in zwei Gruppen zu unterteilen und eine phthisische Früh- und eine phthisische Spätentwicklung zu unterscheiden:

I.　Phthisische Frühentwicklung (mit enger zeitlicher Bindung an den progressiven Primärkomplex):

a) Mit örtlicher Bindung an den Primärkomplex (Herd und Drüse),

b) ohne örtliche Bindung an den Primärkomplex (subprimäre lympho-hämatobronchogene Frühstreuung) in Form

1. des frühen Initialherdes;

2. des frühen Frühinfiltrates;

3. früher, zerstreutherdig-infiltrativer Beginnformen.

II.　Phthisische Spätentwicklung (mit zeitlichem Intervall zum Primärkomplex).

a) Aus den Residuen des abgeheilten Primärkomplexes.

b) Aus den übrigen Residuen der Primärtuberkulose (Simon-Herde, röntgeninvisible Herde, Stöcklin 1939) oder

c) aus frisch gesetzten Superinfektionsherden über

1. späte Initialherde;

2. spätes Frühinfiltrat;

3. späte, zerstreutherdig-infiltrative Beginnformen.

Törnell (1951/52) hat in einem Schema die frühe und späte Entwicklung zur postprimären Lungentuberkulose zusammengestellt. Die frühen postprimären Formen ohne Intervall zum Primärstadium treten gewöhnlich innerhalb des ersten Jahres, manchmal auch etwas später auf, während sich die Primärtuberkulose noch im aktiven Stadium befindet. Die maximale Grenze beträgt nach Törnell bis 5 Jahre nach der Infektion (Abb. 3).

a) Vorwiegend isolierte Beginnformen.

α) **Primärherdphthise.** Die eng an den Ort des Primärkomplexes gebundene Progression kann von der Herd- oder von der Drüsenkomponente aus zur Phthise führen. Vergrößerung, Erweichung, Kavernisierung des Primärherdes und Streuung einerseits, Durchbruch der Drüse in die Blutbahn und in den Bronchialbaum andererseits sind die pathogenetischen Vorgänge. Die direkt aus dem Primärherd hervorgehende Phthise ist in ihrer frühen Phase stets eine isolierte Beginnform, die phthisischen Entwicklungen von der Drüse aus führen zu isolierten und disseminierten Formen.

Die Primärherdphthise stellt eine phthisische Frühevolution dar. Sie kommt im Kindesalter selten, im Pubertäts- und jugendlichen Erwachsenenalter bei nicht BCG-Geimpften häufig vor. Wir verweisen auf die Darstellung HAEFLIGERs in diesem Handbuch.

β) **Initialherd.** v. BAUMGARTEN (1921) sah auf Grund pathologisch-anatomischer Untersuchungen die Tuberkulose mit kleinsten Knötchen beginnen und bezeichnete diese Veränderungen als Initialherde. Jahrzehnte später haben MALMROS und HEDVALL (1938) auf Grund röntgenologischer Untersuchungen in ihren „Initialherden" Beginnformen der Phthise beschrieben. Sie verstehen darunter „die ersten röntgenologisch nachweisbaren Flecke in einer Lunge, die bei früherer Untersuchung einen normalen Röntgenbefund gegeben hat".

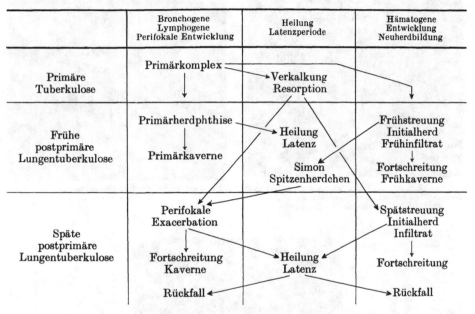

Abb. 3. Schema über die Entwicklung der Lungentuberkulose. (Nach TÖRNELL.)

Typische Primärkomplexe und isolierte Infiltrate (Frühinfiltrate) haben sie unter diese Bezeichnung nicht aufgenommen. Nach MALMROS und HEDVALL „treten diese Initialherde als kleine und größere, ziemlich unregelmäßig, mitunter recht scharf abgegrenzte, in anderen Fällen verwaschene Flecke mit Neigung zu Konfluenz auf" und stellen „die allergewöhnlichste Anfangsform der eigentlichen Lungentuberkulose dar". Ihre Größenanordnung im Röntgenbilde bewegt sich zwischen 1—5 mm. Durch Zusammenfluß können in einzelnen Fällen größere Infiltratbildungen, „Initialinfiltrate" entstehen. Traten diese Initialherde in enger zeitlicher Verbindung mit der Primärinfektion auf, wurden sie als „subprimäre Initialherde" bezeichnet.

Die Initialherde können also, entsprechend unserem Schema auf S. 251, in der phthisischen Frühentwicklung ohne Intervall zum Primärkomplex als frühe Initialherde (subprimäre Initialherde) oder in der phthisischen Spätentwicklung mit Intervall zum Primärkomplex als späte Initialherde auftreten. Eine phthisische Frühentwicklung ist in den Abb. 4a—c wiedergegeben. Es handelt sich um ein 16jähriges Mädchen, bei dem 1 Jahr nach dem Positivwerden der Tuberkulinreaktion im linken Spitzenfeld subprimäre Initialherde auftreten, die sich in rascher Entwicklung vergrößern, konfluieren und in ein einschmelzendes Initialinfiltrat (Frühinfiltrat) übergehen. Eine phthisische Spätentwicklung geht aus

den Abb. 5 a—d hervor. Vier Jahre nach der klinisch auffällig verlaufenden Primärtuberkulose ist bei einem 25jährigen Studenten ein normaler Röntgenbefund
(Abb. 5 a vorhanden). Acht Jahre nach der Primärinfektion treten (Abb. 5 b) supra-
und infraclaviculär links feine Initialherde auf, die sich in der Folge vergrößern
und nach weiteren 2 Jahren (Abb. 5 c und d) zur kavernösen Phthise führen.

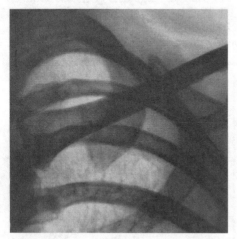 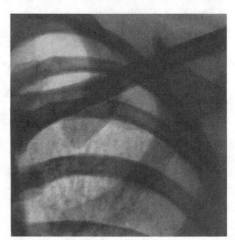

Abb. 4 a.   4. 8. 47: Kleinste, unregelmäßig begrenzte   Abb. 4 b.   10. 11. 47: Rundlicher, weicher Initialherd
Fleckschatten im linken Spitzenoberfeld; beginnende   (BSR 5/14 mm).
subprimäre Initialherde (BSR 8/25 mm).

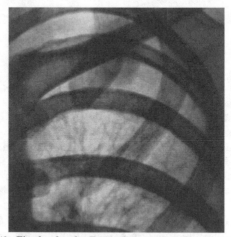

Abb. 4 c.   11. 5. 48: Einschmelzendes Frühinfiltrat (Initialinfiltrat). (BSR 4/13 mm).
Abb. 4 a—c. Entwicklung von Initialherden zum Frühinfiltrat bei 16jährigem Mädchen. 1946 Primärtuberkulose, Moro +, Pleuritis exsudativa.

Die Untersuchungen Malmros' und Hedvalls sind deshalb von großem Interesse, weil sie die Entstehung der Phthise aus Initialherden eindrücklich darlegen.
Diese Frühformen zeigten im weiteren Verhalten eine überrraschende Bösartigkeit.
Es entstanden aus den Initialherden der Gruppen I und II (vgl. S. 267) in 34%
kavernöse Tuberkulosen und 4% der Erkrankten kamen in relativ kurzer Zeit
ad exitum. Das Zeitintervall zwischen Erythema nodosum bzw. Primärinfektion
und dem Auftreten der subprimären Initialherde (Gruppe I) betrug im Durch-

schnitt $11^1/_2$ Monate; bei den Initialherden der Gruppe II dauerte es durchschnittlich $2^3/_4$ Jahre, bis nach dem normalen Röntgenbild die ersten pathologischen Veränderungen nachzuweisen waren.

Neben ihrem überraschenden dynamischen Verhalten zeichnen sich die Initialherde durch ihre auffallende Symptomlosigkeit aus. Bei weit über 50% der

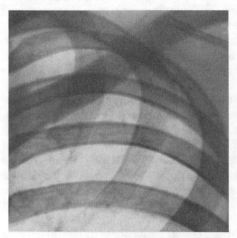

Abb. 5 a. 15. 6. 44: Sehr wahrscheinlich noch normaler Befund (BSR 5/12 mm).

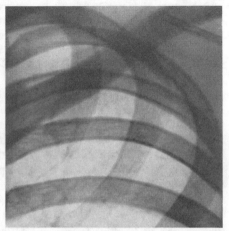

Abb. 5 b. 18. 12. 48: Fleckschatten supra- und infraclaviculär links: Initialherde (BSR 2/6mm).

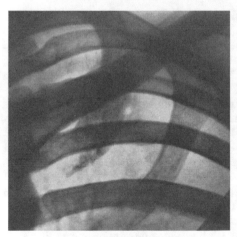

Abb. 5 c. 30. 8. 50: Weiche Infiltratbildungen mit vor allem tomographisch nachweisbarem Zerfall: Phthise. BSR 2/7 mm).

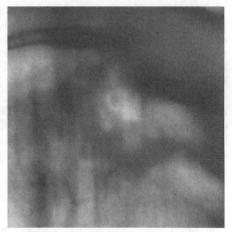

Abb. 5 d. 30. 8. 50: Tomogramm zu Abb. 5 c.

Abb. 5 a—d. Entwicklung einer Phthise aus normalem Röntgenbild über Initialherde bei einem Studenten. 1940 Primärtuberkulose im linken Unterlappen.

Träger dieser Frühveränderungen fanden sich überhaupt keine Krankheitszeichen, lediglich bei der Minderzahl äußerte sich die beginnende Tuberkulose mit Fieber, Husten, Stechen, Müdigkeit oder „rheumatischen Beschwerden". Die Blutsenkungsgeschwindigkeit war meist normal.

Den Initialherden, von HEDVALL (1946, 1947) in späteren Arbeiten auch „foyers initiaux, initial foci" benannt, kommt also eine wesentliche Bedeutung im Formenkreis der Tuberkulose zu. Auch MASCHER (1943) und REISNER sehen in den initialen Minimalläsionen wichtige Anfangsformen der Lungenphthise.

So haben MALMROS und HEDVALL durch ihre röntgenologisch gut belegten Untersuchungen und durch die Abgrenzung der primären von den postprimären Stadien mittels systematischer Tuberkulinprüfungen auf eine neue Form der Phthiseogenese hingewiesen, die den Klinikern bis dahin kaum bekannt war. Für die Pathologen hatten seit jeher die im Obergeschoß gelegenen frühen phthisischen Herde eine größere Bedeutung. Es wäre daher durchaus möglich, daß sich die Initialherde v. BAUMGARTENs in gewissen Fällen mit denen von MALMROS und HEDVALL decken könnten. HUEBSCHMANN (1923, 1928) hat wiederholt auf die im Obergeschoß lokalisierten, in engem zeitlichem Anschluß an die primäre Tuberkulose gesetzten hämatogenen Frühmetastasen hingewiesen, wahrscheinlich sind sie die Grundlage der Initialherde. Nach REDEKER (1939) sind vor allem die subprimären Initialherde von MALMROS und HEDVALL identisch mit den hämatogenen Früh- und Spätstreuungen. Die öfters zu beobachtende Einseitigkeit dieser Herde in ihrer frühen Entwicklungsphase spricht keineswegs gegen ihre hämatogene Entstehung. Vergessen wir nicht, daß selbst G. SIMON in den nach ihm benannten Herden den Ausgangspunkt der Erwachsenenphthise gefunden zu haben glaubte. Nach KAYSER-PETERSEN und GRENZER (1939) „nahm SIMON von Anfang an einen hämatogenen Ursprung an, mußte aber mit fortschreitender röntgenologischer Bildbeurteilung einsehen, daß es sich nicht um frische Herde, sondern um Narben handelte, wobei es weder gelingen wollte, die frischen Phasen der Spitzenherde noch ihre Übergänge in eine phthisische Entwicklung zu verfolgen und zu demonstrieren". UEHLINGER (1952) hält auch die bronchogene Genese der Initialherde als „Gruppenaspirate fistelnder Bronchialdurchbrüche" für möglich.

Wie schon MALMROS und HEDVALL dargelegt haben, können die Initialherde zur Abheilung kommen. Sie können sich zurückbilden ohne sichtbare Residuen zu hinterlassen oder zu Kalknarben führen, die den SIMONschen Herden entsprechen dürften (REDEKER 1939, DUFOURT, DESPIERRES und DUMAREST 1949). Sie können später Ausgangspunkt von Reaktivationen und neuen phthisischen Schüben werden.

γ) **Frühinfiltrat.** Der tuberkulöse Frühherd, den ASSMANN (1922) erstmals beschrieb und den G. SIMON als „Frühinfiltrat" bezeichnete, galt vor den Untersuchungen von MALMROS und HEDVALL als der wichtigste phthisische Ausgangsherd. Nach ASSMANN (1930) handelte es sich beim infraclaviculären Frühinfiltrat um „rundliche, gleichmäßige Verschattungen von verschiedener, etwa von Fünfpfennig- bis Fünfmarkstückgröße, welche gegen die helle Umgebung meist nicht völlig scharf, aber doch schon im Frühstadium deutlich abgegrenzt sind". Nach REDEKER und WALTER (1928) ist das Frühinfiltrat kirschen- bis pflaumengroß; nach BRAEUNING (1938) dürfen sogar größere Schatten dazu gerechnet werden, aber nur dann, wenn sie den Beginn der Tuberkulose darstellen. Auf die Entstehung und das morphologische und dynamische Verhalten sind REDEKER (1926), ICKERT (1926), v. ROMBERG (1928), ULRICI (1928), LYDTIN (1929) u. a. eingegangen.

Die Entdeckung dieser Frühform hatte in mannigfaltiger Hinsicht große Auswirkungen; namentlich wurde auf die Bösartigkeit des Frühinfiltrates hingewiesen. Es ist daher verständlich, daß immer wieder versucht wurde, durch klinische, röntgenologische, pathologisch-anatomische Untersuchungen das Wesen des Frühinfiltrates zu erfassen. So sah man in seiner Lokalisation ein Charakteristikum und die Ursache seiner Bösartigkeit, da den Spitzenprozessen a priori eine wesentlich bessere Prognose gestellt wurde [BRAEUNING (1924), LYDTIN (1927), KAYSER-PETERSEN (1928), REDEKER und WALTER (1928)]. KAYSER-PETERSEN konnte sogar „nur eine negative Antwort auf die Frage nach der

Bedeutung der Lungenspitzentuberkulose für die Schwindsucht des Erwachsenen" geben. Andererseits wurde Gewicht auf die röntgenologische Erscheinungsform gelegt; nicht nur homogen-rundliche, sondern auch mehr wolkig-fleckige Infiltrate, bei welchen Braeuning und Redeker (1931) als Ursache eine perifokale Entzündung um mehrere Foci vermuteten, wurden unter die Frühinfiltrate eingereiht. Nicht die Größe oder die Einfokigkeit ist das Kriterium des Frühinfiltrates, sondern die infiltrativ-exsudative Reaktionslage als Zeichen der frischen Herdbildung. Das Frühinfiltrat ist nach Redeker (1928) eine intrapulmonale, abgegrenzte, mit perifokal-entzündlicher Infiltration einhergehende Neuherdbildung innerhalb einer bisher nicht phthisischen Lunge.

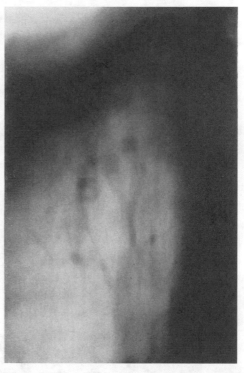

Abb. 6. 26jähriger Patient mit hämatogener pulmonaler und extrapulmonaler Tuberkulose. Kleinherdige Rundschatten, Gefäßstielen aufsitzend (Tomogramm 7 cm).

Die Auffassung über die Pathogenese des Frühinfiltrates und seine Stellung zu den Rankeschen Stadien ist nicht einheitlich. Während nach Assmann (1930) „das Frühinfiltrat, welches die isolierte Phthise einleitet, an den Beginn dieses tertiären Stadiums von Ranke zu setzen ist", gehört es nach Ulrici (1928) zum sekundär-allergischen Formenkreis. Auch für Redeker geht jede Neuherdbildung über sekundär-allergische Erscheinungen vor sich, so daß jede Phthise zunächst eine sekundär-allergische wäre. Ulrici hält daher die Bezeichnung „tertiäres Frühinfiltrat" für nicht zutreffend und prägte den Ausdruck „präphthisisches Infiltrat".

Für die Betrachtung der Genese des Frühinfiltrates ist seine Stellung zur Primärtuberkulose von Bedeutung, Wie die Initialherde können auch die Frühinfiltrate mit enger zeitlicher Bindung an die Primärtuberkulose in der phthisischen Frühentwicklung (frühes Frühinfiltrat) oder mit zeitlichem Intervall zum Primärkomplex in phthisischer Spätentwicklung (spätes Frühinfiltrat) auftreten.

Nach unserem heutigen Wissen von der Häufigkeit der Spätprimärtuberkulose und der zeitlich engen Bindung der phthisischen Frühformen an den Primärkomplex stellten wohl ein großer Teil der im Schrifttum veröffentlichten „Frühinfiltrate" eigentliche Primärinfiltrate dar. Ein Teil der Frühinfiltrate scheint durch exogene Superinfektion zu entstehen. Ihr gehäuftes Auftreten im phthisischen Milieu könnte dafür sprechen. Der wahrscheinlich größere Teil entsteht endogen durch bronchogene Streuung von verkäsenden Spitzenherden aus (Loeschcke-Weg), durch Bronchialdrüsenperforation (Uehlinger 1942, Schwartz 1949, 1953), Bronchustuberkulosen und hämatogen aus frischen oder alten exacerbierenden Streuherden. Ob das Frühinfiltrat aus Initialherden hervorgehen kann, ist pathogenetisch schwer abzuklären. Es wäre möglich, daß die kleinherdige Vorstufe in die größerherdige Infiltratform übergeht. MALMROS und HEDVALL bezeichneten ihre frühinfiltratähnliche Beginnform „Initialinfiltrat". Die Fälle der Abbildungsreihen 4 und 5 scheinen uns ein Beispiel für diese Formwandlung zu sein.

Auch für die Frühinfiltrate gilt, daß ihr klinisches Hauptsymptom die Symptomlosigkeit ist. In dem bereits erwähnten Krankengut BRAEUNINGs (S. 266) waren 58% der inzipienten und sogar ein Drittel der schwerer verlaufenden Phthisefälle bei ihrer Erfassung vollständig beschwerdefrei. Da zudem der

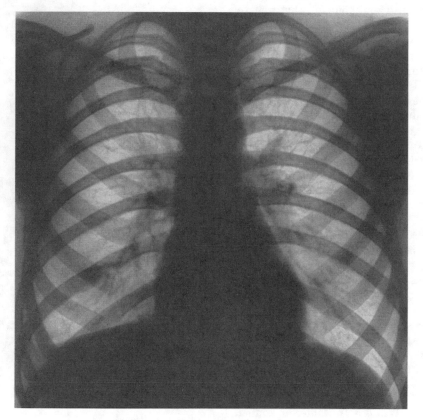

Abb. 7a. 13. 1. 49. Hilusdrüsentuberkulose.

physikalische Befund dieser Initialformen oft stumm ist, ist die Formulierung berechtigt, daß die beginnende Lungentuberkulose weder vom Kranken gespürt noch vom Arzt gehört, sondern nur röntgenologisch gesehen werden kann. Geht das Frühinfiltrat mit Symptomen einher, so zeigt sich häufig ein grippeähnliches Krankheitsbild mit Müdigkeit, Husten, Fieber, rheumatischen Beschwerden und unregelmäßig auftretenden Schmerzen zwischen den Schulterblättern und im seitlichen Thorax; Nachtschweiße, Abmagerung, Appetitmangel sind seltener. Auch objektive Krankheitszeichen wie Temperaturerhöhung, Veränderungen des Blutbildes und Erhöhung der Blutsenkungsgeschwindigkeit fehlen häufig.

b) Vorwiegend disseminierte Beginnformen.

Es liegt in der Natur der hämatogenen und bronchogenen Streuung, daß sie zu multiplen Metastasen und damit zu disseminierten Beginnformen führen kann, die in ihrer multilokulären Erscheinungsform in gewissem Gegensatz zu den unilokulären Formen wie Initialherd und Frühinfiltrat stehen. Wenn auch über die Entstehung der Lungenphthise selten enge Röntgenserien vorliegen und der erste phthisische Herd der Erfassung entgeht, scheint nicht nur der isolierten, sondern auch den disseminierten Beginnformen wesentliche Bedeutung zuzukommen. Vor allem mit der Zunahme der Spätprimärinfektionen sind auch hämatogene Frühgeneralisation und Bronchialdrüsendurchbruch häufiger, Vorgänge, die als Ursache disseminierter Beginnformen im Vordergrund stehen und bei denen die Massivität der Streuung mitwirkt.

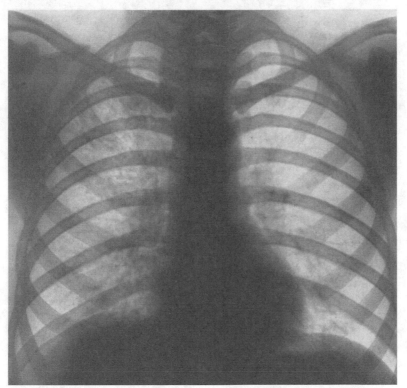

Abb. 7b. 8. 6. 50. Massive bronchogene Aussaat in alle Abschnitte der rechten Lunge.

Abb. 7a u. b. 21jähriger Patient. Akute, massive bronchogene Streuung in die ganze rechte Lunge, wahrscheinlich durch Bronchialdrüsenperforation, 1¹/₂ Jahre nach Primärtuberkulose.

Hämatogene Streuungen können diskret oder diffus, kleinherdig oder grobherdig, einseitig oder doppelseitig sein. Die Herde sind meist rundlich, gleichmäßig angeordnet und finden sich vorwiegend in der peripheren Mantelzone. Im Tomogramm läßt sich mitunter der genetische Zusammenhang zum Gefäß nachweisen (Abb. 6).

Zur phthisischen Entwicklung disponieren besonders in den oberen Lungenabschnitten gelegene Herde. Durch Konfluenz und Einschmelzung zeigt sich die phthisische Verlaufsrichtung an. Es gehört zu den Eigenarten dieser Formen, daß hämatogene Anlage und Charakter noch weit in das eigentliche phthisische Geschehen hinein ersichtlich bleiben. Klinisch sind diese Formen meist stumm und treten nicht selten erst mit der Kavernisierung in Erscheinung.

Auf die Bedeutung der bronchogenen Genese zerstreutherdiger Beginnformen wurde in neuerer Zeit vor allem an Hand der Bronchialdrüsendurchbrüche hingewiesen: Prädilektionsstellen für die Perforation sind nach UEHLINGER (1952) die vorderen Segmentbronchien beider Oberlappen, die des Mittellappens und der Lingula, Aspirationsstellen die entsprechenden Segmente und die Spitzen des Unterlappens. Gelegentlich bleiben nach Perforationen im Röntgenbild, vor allem im Tomogramm nachweisbare Hilusdrüsenkavernen zurück. Bronchogene Streuungen führen im Röntgenbild oft zu hilusnahen Absiedlungen und zum Bild

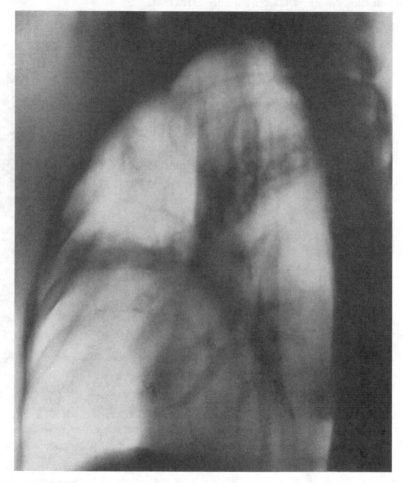

Abb. 8.   18. 12. 50.   17jähriger Patient.   Infiltrative bandförmige Verschattung in der Basis des anterioren und posterioren Oberlappensegmentes der rechten Lunge. (Tomogramm in schrägem Strahlengang, Schnitt 8 cm).

des unruhigen Hilus. Dabei können die Herde vor (Mittellappen) oder hinte- (Unterlappenspitze) dem Hilus gelegen sein und sich in die Lungenwurzel proji- zieren. Nicht selten gelangt aber besonders mit dem Hustenstoß bacillenhaltiges Material bis in die peripheren Bronchusäste und die Aspirationen können Tuber- kuloseformen bilden, deren Einzelherde weit zerstreut auseinanderliegen (Abb. 7a, b).

Drüsentuberkulosen führen nicht nur direkt durch Perforation und Aspiration zu bronchogenen Streuungen, sondern verursachen Bronchustuberkulosen, die sekundär zu selbständigen Streuquellen werden.

Das selektive Befallenwerden einzelner Segmente gehört zu den typischen Bildern der bronchogenen lymphoglandulären Streuung (Abb. 8). Die Streuherde gruppieren sich um den Segmentbronchus und seine Verzweigungen. In ausgeprägten Fällen sind sie trauben- oder kettenförmig angeordnet. Ihre Form ist in gewissem Gegensatz zu den hämatogenen mehr unregelmäßig begrenzt und grobfleckig. Durch Konfluenz und atelektatische Begleitprozesse können bandförmige Schatten entstehen. Solche Schattenbänder finden sich häufig in den basalen Partien der Oberlappensegmente. Kombination von bandförmigen und disseminierten fleckigen, hilusnahen und hilusfernen Schatten ist möglich. Häufig sind zunächst die größeren Bronchusäste, besonders im Mündungsgebiet der Oberlappenbronchien und das Parenchym der Kernzone befallen.

Klinisch können die zentripetalen bronchogenen Streuformen symptomlos verlaufen oder mit Fieberschüben, Beeinträchtigung des Allgemeinzustandes, Reizhusten, Hämoptysen, Giemen, Stenosepfeifen, ,,Wheezing") einhergehen. Meist ist die bronchoskopische Untersuchung zur Abklärung notwendig; die Perforationsstellen lassen sich relativ häufig endoskopisch erkennen. Die phthisische Entwicklung dieser zerstreutherdigen bronchogenen Beginnform ist von der Bronchus- und Lungenläsion abhängig. Nicht selten führt die Bronchustuberkulose zu Bronchusstenosen und Atelektasen, Veränderungen, die ireversibel bleiben können. Einschmelzungs- und Rückbildungstendenzen bestimmen den weiteren Verlauf.

4. Fortentwickelte Tuberkuloseformen.

a) Kleinherdig-produktive Tuberkulose.

Die kleinherdig-produktive Tuberkulose gehört im allgemeinen zu den gutartigen Formen der Phthise. Die produktive Gewebsentwicklung zeigt eine günstige Reaktionslage des Terrains an. Das Verhältnis von Angriff und Abwehr steht zugunsten des Organismus. Ihre langsame Entstehung gibt dem Körper die Möglichkeit, seine Abwehrkräfte zu entwickeln und sie rechtzeitig und entscheidend einzusetzen. Der produktive Herd ist klein, neigt mehr zur Fibrosierung als zur Einschmelzung, die Verlaufstendenz ist torpid.

Die kleinherdig-produktive Form beginnt häufig mit einzelnen kleineren Herden und behält auch in der Fortentwicklung den formalen Grundcharakter und die relative Gutartigkeit. Sie hat ihren Ursprung meist in frühhämatogenen Streuherden, aus denen sie kontinuierlich oder nach einem längeren Intervall hervorgeht; auch bronchogen entstandene Herde können die Basis sein. Ihre Beginnform sind häufig Initialherde mit produktiver Entwicklungstendenz. Kleinherdig-produktive Tuberkulosen können nicht nur in der Fortentwicklung, sondern auch in der Rückbildung der Phthise entstehen. So kann sich das Frühinfiltrat in Einzelherde auflösen oder die grobherdig-disseminierte exsudative Form in die kleinherdig-produktive zurückbilden.

Der bevorzugte Ort dieser Form ist das obere Lungendrittel mit dem Gebiet um die Clavicula. Ihr wichtigster Prototyp ist die ,,Spitzentuberkulose", die meist eine acinös-nodöse, produktiv-fibröse Lungentuberkulose darstellt. Die Spitzentuberkulose wurde in der Frühzeit der Phthisiologie, möglicherweise infolge der guten Zugänglichkeit der Spitze für die physikalische Diagnostik, zu häufig diagnostiziert und überwertet. Namentlich hatte der sog. ,,Lungenspitzenkatarrh" eine Bedeutung erlangt, die ihm im Phthisegeschehen nicht zusteht. Die Feststellung ,,Catarrhus unius apicis non est catarrhus, id est tuberculosis" ist richtig, sagt aber nichts über die Bedeutung der Spitzentuberkulose aus.

Röntgenologisch finden wir ein- oder beidseitig fein- bis grobfleckige, meist rundliche Herde, die einzeln oder in Gruppen stehen, frischer oder älter und daher weicher oder härter sind. Abb. 9 zeigt eine ältere, fleckig-streifige Rückbildungsform. Häufig sind die oberen Spitzengebiete mehr befallen, apiko-caudalwärts werden die Herde spärlicher. Einschmelzungen kommen bei der kleinherdig-produktiven Tuberkulose seltener vor. Spitzenprozesse können von umschriebenen Pleuritiden begleitet werden, die Spitzenschwielen oder -kappen zur Folge haben. Als Spitzentuberkulose imponieren auch Formen, bei denen der Prozeß in der Spitze persistiert, extraapikal sich aber zurückbildet.

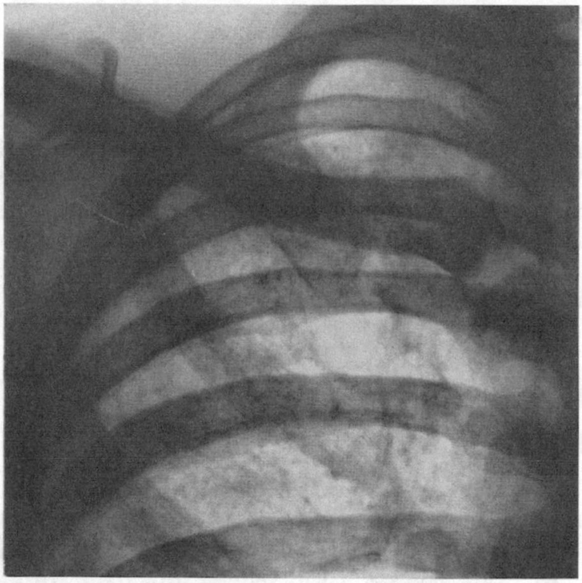

Abb. 9.   14. 8. 47. Feinfleckig-streifiger Spitzenprozeß. 3 Jahre nach bilateraler, feinherdiger Spitzenstreuung.

Die kleinherdig-produktiven Formen sind meist geschlossene Tuberkulosen, Sputum wird kaum produziert und im Magensaft, auch nach Kulturverfahren, fehlen Tuberkelbacillen. Allgemeine Krankheitserscheinungen sind kaum vorhanden. Die Blutsenkungsgeschwindigkeit ist normal oder nur wenig erhöht. Symptomarmut und Gutartigkeit des Verlaufes haben Bard (1901) veranlaßt, diese Formen als abortive Tuberkulose anzusehen. Der schubweise Verlauf ist ihnen viel weniger eigen als den exsudativen Formen mit ihrem Wechsel von stürmischer Entwicklung und relativer Ruhe. Die kleinherdig-produktiven Formen zeigen einen gleichmäßigen Verlauf, der auch bei apiko-caudalen Evolutionen erhalten bleiben kann.

Die torpide gutartige Verlauftendenz kann über Monate und Jahre anhalten und bedingt chronische latent-aktive Formen, deren Heilung und Vernarbung lange Zeit benötigt.

Die Behandlung hat sich der Verlaufsrichtung anzupassen und besteht vorwiegend in konservativen und antibiotischen Maßnahmen. Über längere Zeit sich erstreckende ärztliche Überwachung ist notwendig.

b) Grobherdig disseminierte Tuberkulose.

Die grobherdig disseminierten fortentwickelten Tuberkuloseformen sind bei der Phthise im allgemeinen seltener als die kleinherdigen. Ihre Unterscheidung ist berechtigt, da sie nicht allein durch die Größe, sondern auch durch den formalen Charakter der Einzelherde und die Entstehungsweise ausgezeichnet sind. Während bei den kleinherdigen Formen die hämatogene Genese im Vordergrund steht, spielt bei den grobherdigen auch die bronchogene Entstehungsweise eine Rolle. Die Grobherdigkeit schließt allerdings eine diskrete hämatogene Anlage nicht aus. Die Prozesse können entweder aus feinherdigen Streuungen durch Wachstum hervor gehen oder primär grobherdig angelegt sein. Die Läsionen finden sich über größere Lungengebiete verteilt und neben dem Spitzengebiet auch in den lateralen infraclaviculären Abschnitten des Ober- und Mittelfeldes. Bei den bronchogen entstandenen Formen scheinen multiple massivere Einzel- oder Gruppenaspirationen die Herdform zu bestimmen. Metastasierungsquelle kann die streuende Kaverne oder ein perforierender Lymphknoten sein. Die Herde sind dann in zerstreuter Anordnung häufiger einseitig, seltener beidseitig in den typischen Aspirationsstellen der bronchogenen Ausbreitungsweise verteilt. Bevorzugt befallen werden die basalen Segmente der Oberlappen, der Mittellappen und die Lingula. Im Gegensatz zu den kleinherdigen entstehen sie seltener als Intervallformen auf dem Wege der Rückbildung von infiltrativen Tuberkulosen.

Die Herde charakterisieren sich durch eine gewisse Reaktionslosigkeit und Selbständigkeit, die sie in ihrem Verlauf auch über längere Zeit beibehalten können. Die Neigung zu Konfluenz ist gering. Auch bei hämatogener Genese scheinen die Herde die erhöhte Gewebsempfindlichkeit des sekundären Stadiums verlassen zu haben und unter der Einwirkung und in dem gewissen Gleichgewicht der relativen Immunität des tertiären Stadiums zu stehen. Im allgemeinen zeichnen sich diese Formen, ähnlich der kleinherdig-produktiven, durch protrahierten Verlauf aus. Die Einschmelzungen erfolgen meist zentral und durch Sequestration können Kavernen resultieren. In ihrer formalen und dynamischen Stellung stehen diese Kavernen wahrscheinlich zwischen den ausgeprägten Formen der Sekundär- und Tertiärkaverne. Der Zerfall beschränkt sich im allgemeinen in Vergleich zur Ausdehnung der Läsionen auf wenige Herde, bevorzugt das Gebiet um die Clavicula und bleibt kleinkavernös. Nachstreuungen aus diesen Kavernen erfolgen selten.

Im Röntgenbild sind die Einzelherde kirschen- bis kastaniengroß, rundlich, dicht, relativ gut begrenzt und imponieren durch ihre grobknotige Form.

Die grobherdig-disseminierte Tuberkulose gehört zu den massiveren Formen. Dementsprechend ist ihr klinisch-symptomatisches Bild ausgesprochener als bei den kleinherdig-produktiven Prozessen. Im allgemeinen stehen toxische Symptome im Vordergrund, bacillärer Auswurf tritt erst mit der Kavernisierung hinzu.

Die Rückbildung dieser Formen erfolgt oft und ist vor allem unter Chemotherapie häufig überraschend groß.

Gelegentlich unterbricht bei den hämatogen angelegten Formen ein Rückschlag in die Sekundärphase den phthisischen Ablauf und endigt durch akute Generalisation (Miliartuberkulose, Meningitis) tödlich.

Die Behandlung kann sich abwartend verhalten; Chemotherapie ist, auch im Hinblick auf die Generalisationsneigung indiziert. Für Kollapsbehandlung eignet sich diese Form weniger.

c) Infiltrative Tuberkulose.

Die infiltrative Lungentuberkulose stellt eine tuberkulöse Grundform dar. Typisch sind wolkig-fleckige und flächenhafte Verschattungen, denen rein spezifische und gemischte Entzündungsprozesse zugrunde liegen können. Das tuberkulöse Infiltrat kann sich aus einem spezifischen Kern und einem perifokalen oder atelektatischen Mantel, die flächenhafte Verschattung also aus Infiltrat und Infiltrierung zusammensetzen. Die röntgenologische Differenzierung der Komponenten ist im homogenen Schatten schwer möglich.

Infiltrative Lungentuberkulosen sind meist von wechselnder Ausdehnung, die zwischen kirschen- und handflächengroßen Verschattungen schwankt. Kleinere Infiltrate sind eher frisch, großflächige brauchen durchschnittlich eine längere

Entwicklungszeit. Ihre Form ist rund (Rundinfiltrate) oder polymorph; bei Befallensein von Subsegmenten oder Segmenten oft band- bis keilförmig. Lappenrandinfiltrate oder ganze Lappen einnehmende Infiltrate grenzen sich geradlinig und scharf ab.

Im Röntgenbild stellen sich die Infiltrate als kompakte oder mehr aufgelokkerte Schatten dar. Das frische Infiltrat ist weich, unscharf begrenzt, homogen oder konfluierend; das ältere härter, schärfer abgesetzt, fleckig-streifig. Über die Struktur gibt die tomographische Analyse oft besseren Aufschluß.

Im Gegensatz zu den Beginnformen entstehen die fortentwickelten infiltrativen Tuberkulosen nicht im phthisefreien, sondern im bereits phthisisch veränderten Terrain. Genetisch können 4 Verlaufsformen unterschieden werden:

a) Evolutionen der Beginnformen (Initialherd, Frühinfiltrat und disseminierte Frühherde), aus denen sie durch perifokale Entzündung, Konfluenz und Apposition in direkter Entwicklung hervorgehen.

b) Aspirationsinfiltrate der verschiedenen bronchopulmonalen Streuquellen, z. B. Primärkaverne, kavernöse Spitzenphthise, Drüsen- und Bronchustuberkulose. Infiltrative Metastasen zerfallender Frühinfiltrate werden Tochterinfiltrate genannt und können homo- oder kontralateral gelegen sein.

c) Excerbationsinfiltrate aus Residuen früherer Tuberkulosen. Durch die Aktivierung alter Herde kann das Exacerbationsinfiltrat gleichsam im Nachschub entstehen und sich auf ruhende oder sogar vernarbte Prozesse aufpfropfen, z. B. auf Infiltratreste, Indurationsfelder oder kalkreiche bindegewebige Narben. Aber auch latent-aktive Restherde können im Schub in Infiltrate übergehen. Alle diese Formen kommen genetisch Rezidiven in loco gleich.

d) Superinfektionsinfiltrate des späteren phthisischen Geschehens. Die Möglichkeit, daß sich fortentwickelten Phthisen exogene Infektionen zusätzlich aufpfropfen können, ist denkbar, jedoch schwer zu beweisen.

Die verschiedene Entwicklung der Infiltrate wirkt sich auch auf ihr zeitliches Verhalten aus. Das Infiltrat entsteht am häufigsten im akuten Schub, weniger oft in protrahiert-schleichender Entwicklung. Wir sehen Infiltrate in akuter, klinisch oft auffälliger Entwicklung aus Beginnformen entstehen, ähnlich wie sich Exacerbationsinfiltrate den Residuen früherer Tuberkulosen aufpfropfen. Aber auch bei Infiltraten, die an pathologisch nicht veränderter Stelle entstehen, wie Aspirationsinfiltrate, Tochterinfiltrate, kann die schnelle Entstehung überraschen. Nicht selten sehen wir frische Infiltrate innerhalb 1—3 Wochen an einer Stelle erscheinen, die vorher keine Läsion aufwies. Die Ursachen, warum bei annähernd gleicher Ausgangslage und Streuquelle in einem Falle Aspirationsinfiltrate angehen, im anderen nicht, sind schwer zu fassen. Massivität der Streuung, Virulenzsteigerung und Therapieresistenz der Erreger, Verminderung der allgemeinen Widerstandskraft durch Trauma, schlechte Ernährung, Überanstrengung, Insolation und auch psychische Einflüsse dürften eine Rolle spielen. Bei protrahierter, sich über Monate und Jahre hinziehender Infiltratentwicklung scheint die Abwehrleistung des Organismus das Tempo der Entwicklung zu dämpfen. Protrahierte Verläufe sind häufiger bei den Exacerbationsinfiltraten zu beobachten. Um Kalkherde bildet sich zunächst ein perifokaler Entzündungsherd. Die Verschattung nimmt an Dichte zu, nimmt Infiltratform an, Nachbarherde konfluieren. In diesem ausgebildeten Infiltratstadium kann der Kalkkern ausgestoßen werden und eine Kaverne zurückbleiben. Bei Infiltrationsfeldern kündigt sich die Aktivierung durch Umwandlung der feinstreifigen in zunächst dickflüssige, dann fleckige Zeichnung an, der sich die Infiltratbildung anschließt.

Klinisch geht die Entstehung der Infiltrate unter dem Bilde des Schubes (poussée évolutive, Bard-Piéry) vor sich. Der Schub ist ein klinisch-röntgenoologischer Begriff und manifestiert sich vorwiegend als akutes Ereignis, meist unter markanten Symptomen und wesentlicher Progression im Röntgenbild. Es kommen jedoch auch stumme Schübe vor, die nur röntgenologisch nachweisbar sind. Infiltrative Schübe sind Exacerbationen oder Metastasenbildungen, die aus inaktiven oder aktiven vorbestehenden Herden hervorgehen.

Die Symptomatologie des infiltrativen Schubes geht mit der Ausdehnung des Prozesses häufig parallel. Massivere Infiltrate entstehen unter einem grippösen Bild, subfebrilen oder febrilen Temperaturen während einiger Tage oder Wochen, von zeitweiligen Remissionen unterbrochen, erhöhter Blutsenkungsgeschwindigkeit, Husten, zunächst ohne Auswurf, und mit Allgemeinerscheinungen wie Abgeschlagenheit, Inappetenz, rheumatischen Beschwerden. Physikalisch finden sich bei ausgedehnten und pleuranahen Prozessen Dämpfung, vesico-bronchiales bis bronchiales Atemgeräusch und klingende, fein- bis mittelblasige Rasselgeräusche. Kleinere Infiltrate sind klinisch meist inapperzept.

Durch die spezifische chemische und antibiotische Behandlung sind wir heute, im Gegensatz zur vorantibiotischen Ära, eher in der Lage, die Evolution infiltrativer Tuberkulosen abzufangen, wenn die Behandlung rechtzeitig einsetzt und die frischen Läsionen erfaßt. Dennoch sind auch heute die Infiltrate, wenn sie Nachschübe in einem phthisisch disponierten Organismus darstellen, ernst zu bewerten und mit der Potenz zur Kavernisierung belastet. Die kavernöse Einschmelzung folgt dem Auftreten des Infiltrates meist in kontinuierlicher, aber auch nach einer gewissen Latenz in diskontinuierlicher Entwicklung. Frische Infiltrate sind daher in ihrer Verlaufstendenz durch klinische Beobachtung und engfristige Röntgenkontrollen zu überwachen. Nicht kavernisierte Infiltrate können sich durch Resorption und produktive und fibröse Umwandlung in kurzer Zeit zurückbilden, sie können jedoch auch, meist in produktivem Zustand, über Monate und Jahre persistieren und sich in einer späten Phase kavernös fortentwickeln oder mit Indurationsfeldern, die oft ihre ursprüngliche Ausdehnung noch erkennen lassen, abheilen.

Die Behandlung der Infiltrate richtet sich nach der Größe und der dynamischen Entwicklungstendenz und befolgt im allgemeinen die Grundsätze der Therapie, die im Abschnitt über die Behandlung der Lungentuberkulose dargestellt sind.

d) Pneumonische exsudativ-kavernöse Tuberkulose.

Die exsudativ-großflächigen Prozesse gehören zu den schwereren Formen der fortentwickelten Lungentuberkulose und zeichnen sich durch große Kavernisierungstendenz aus. Exsudativ-kavernöse Formen sind im Erscheinungsbild der Phthise sehr häufig zu beobachten. Einerseits handelt es sich um Prozesse, die bei entsprechender Disposition (Abwehrschwäche, Pubertät, Senium, Diabetes usw.) und exogenen Bedingungen (Hunger, Not) in foudroyantem Ablauf aus Beginnformen oder durch Exacerbation entstehen, andererseits um Phthisen, die in allmählichem Verlauf —unerfaßt und unbehandelt — dieses fortgeschrittene Stadium erreichen.

Pathologisch-anatomisch entspricht die exsudative Lungentuberkulose dem Bilde der lobulären, segmentären und lobären käsigen Pneumonie; in sehr schweren Fällen kann eine ganze Lunge befallen werden. Die exsudativen Einzelherde entsprechen spezifischen Bronchopneumonien. Durch Vergrößerung und Konfluenz der lobulären Herde können segmentäre und lobäre Formen entstehen. Nach PAGEL (1930) wird die lobär-käsige Pneumonie „durch massige Aspiration von Tuberkelbacillen oder ihrer Giftstoffe hervorgerufen". Die Hauptstreuquelle stellt meist eine käsig zerfallende Kaverne dar. Auch die konkomitierende käsige Endobronchitis kann zur Propagation beitragen. Charakteristisch für diese Form ist die große Neigung zu lokaler Erweichung und Kavernisierung, wobei käsige Massen oft in großem Ausmaße sequestriert werden.

Im französischen Sprachgebrauch hat sich für lappenfüllende, großflächige pneumonische Prozesse der Ausdruck „lobite" eingebürgert. Unter diesen Begriff werden auch Formen subsummiert, die nicht käsig-pneumonisch, sondern tuberkulotoxisch und atelektatisch zustande kommen und sich durch relative Flüchtigkeit und gute Rückbildungsfähigkeit auszeichnen, so die gelatinöse (LAËNNEC), sog. glatte Pneumonie, bei der es sich nach PAGEL (1930) „gewissermaßen um ein Stehenbleiben der ersten exsudativen entzündlichen Erscheinungen auf einer Stufe, die nicht zu dem charakteristischen Ende der Verkäsung führt", handelt. Die „pneumonie congéstive" nach BARD (1901) zeigt eine Durchtränkung der Alveolen mit blutig-seröser Flüssigkeit in lobulärer und lobärer Ausbreitung und eine intensive Kongestion der Lungencapillaren. Die Schnittfläche ähnelt dem Bilde der Milz, weshalb GRANCHER die Bezeichnung „Splenopneumonie" prägte. Herrscht mikroskopisch die Anfüllung der Alveolen mit verfetteten Alveolarepithelien vor, handelt es sich um die sog. „Desquamativpneumonie" (BUHL). Pneumonische Prozesse im Verlaufe der gewöhnlichen Phthise durch Mischinfektion hat PIÉRY als „poussées pneumoniques" bezeichnet. Die Rückbildungsfähigkeit dieser pneumonischen Formen leitet über zu den röntgenologisch ähnlichen, genetisch vorwiegend perifokal entzündlichen atelektatischen Formen der „Epituberkulose" (ELIASBERG und NEULAND) bzw. „Infiltrierung" (REDEKER 1924).

Klinisch und röntgenologisch ist die Unterscheidung dieser Vielzahl pathologisch-anatomischer pneumonischer Formen kaum möglich. Ein Kriterium könnte die Rückbildungsfähigkeit darstellen, da käsig-nekrotischen Prozessen die Flüchtigkeit und Resorptionsfähigkeit nicht verkäster pneumonisch-atelektatischer Formen nicht zukommt. Immerhin sehen wir unter der Wirkung der modernen tuberkulostatischen Substanzen überraschende Regressionen auch bei käsig-pneumonischen Prozessen.

Genetisch können exsudativ-pneumonische Tuberkulosen zunächst aus allen Beginnformen, vor allem bei Evolution des Frühinfiltrates durch Einschmelzung, Kavernisierung und massive Aspiration und im perakuten destruktiven Ablauf aus der Primärherdphthise hervorgehen. Seit der Verschiebung der Primärinfektion in das jugendliche Erwachsenenalter finden wir sie sehr selten im Säuglingsalter (galoppierende Säuglingsphthise), häufiger im Pubertäts- (Pubertätsphthise) und frühen Erwachsenenalter (Abb. 10). Nach UEHLINGER ist im Ablauf dieser massiven primärphthisischen exsudativ-kavernösen Formen „die gleichzeitige canaliculäre und hämatogene Ausbreitung ein hervorstechendes Merkmal". Möglicherweise ist eine massive Infektion maßgebend beteiligt; die Infektion trifft ein resistenzgeschwächtes Individuum (Pubertät) und führt zu einer überfallartigen Ausbreitung der Phthise in den Lungen. Für PAGEL (1930) sind die klinisch besonders rasch verlaufenden, durch massenhaften Gehalt von Tuberkelbacillen sich auszeichnenden, mit miliaren käsig-pneumonischen Herden beginnenden pneumonischen Prozesse ein Hinweis auch für die hämatogene Entstehungsmöglichkeit. Mehr bronchogen entwickeln sich wohl die so häufig bei unkontrolliertem und unbehandeltem Verlauf aus fortentwickelten infiltrativen Tuberkulosen hervorgehenden pneumonischen Prozesse. Genetisch können sich dabei Streuquellen summieren, die ursprünglich bronchopulmonalen Streuquellen weiterfließen und sekundäre hinzutreten.

Die pneumonischen exsudativ-kavernösen Lungentuberkulosen sind im allgemeinen schwere Formen mit subakutem und akutem Verlauf. Das klinische

Bild ist entsprechend stürmisch, die Temperaturen bewegen sich zwischen 39 und 40 Grad, können mehr kontinuierlich oder hektisch sein; zudem treten toxische Begleitsymptome wie Müdigkeit, Nachtschweiße, Appetitlosigkeit, Durchfälle, Herz- und Kreislaufstörungen usw. auf. Husten fehlt fast nie. Schwere initiale Hämoptoen sind ein Alarmsymptom. Hohe bis extrem erhöhte Geschwindigkeit der Blutsenkung, starke Linksverschiebung, relative Neutrophilie, hoher Gehalt des Sputums an Tuberkelbacillen und elastischen Fasern sind typisch.

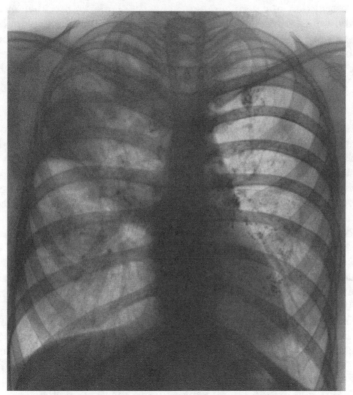

Abb. 10.   4. 7. 42.   18jährige Patientin.   Fleckige und grobschollige, zum Teil in Konglomeraten angeordnete Verkalkungen in der Hilusgegend und beiden Ober- und Untergeschossen. Dichte flächige infiltrative Verschattung des rechten Oberlappens, Streuherde im rechten Unterfeld. Akute, massive phthisische Entwicklung im Pubertätsalter, etwa 10 Jahre nach Primärtuberkulose, mit tödlichem Ausgang.

Im Gegensatz zu den Frühformen entgehen diese Prozesse der physikalischen Diagnostik nicht. Sehr oft besteht ein recht massiver Perkussions- und Auskultationsbefund.

Im Röntgenbild liegen diese Formen meist im Oberlappen und stellen sich als pflaumen- bis handtellergroße, weiche, flächige Schatten dar, die sich gegenüber dem gesunden Lungengewebe unscharf absetzen, sofern sie sich nicht lobär abgrenzen. Zerfall liegt zentral oder exzentrisch, er kann von mehreren ergischen Zentren ausgehen und konfluieren. Die Kavernenform ist häufiger unregelmäßig. Schon im Übersichtsbild, vor allem aber im Tomogramm sind deutlich ausgesparte eingescheidete Bronchiallichtungen, besonders der Ableitungsbronchien sichtbar.

Das Auf und Ab der Erscheinungen, der Wechsel von Streuung und Regression kennzeichnen die Dynamik dieser Form und ihren klinischen Ablauf. Die Aktivität kann über Monate anhalten, bevor die Wendung zur definitiven Regression eintritt.

Die Prognose wurde durch die Chemotherapie wesentlich besser als früher, exsudative Form und toxisches Zustandsbild werden günstig beeinflußt.

Früher fanden diese Verlaufformen nicht selten einen frühterminalen Ausgang und haben als „galoppierende Schwindsucht" eine treffende Bezeichnung erhalten. Das Schicksal des Kranken hängt von der Möglichkeit der Resorption und dem Ausmaß der Zerstörung ab. Röntgenuntersuchungen an gut beobachtetem Material von Haudek (1924) und Fleischner (1930) und klinische Erfahrung bestätigen Resorptions- und Rückbildungsfähigkeit exsudativer Prozesse. Ist die Destruktion nur geringgradig, kann die Tuberkulose über mehr produktive Veränderungen schließlich vernarben; sind Kavernen vorhanden, beeinflussen diese als „zweite Krankheit" den weiteren Verlauf. Heute ist die Chemotherapie absolut indiziert und wir sind in der Lage, die bösartige Verlaufstendenz aufzuhalten und in ruhige Phasen überzuführen, die der Kollaps- und Resektionstherapie zugänglich sind.

e) Kavernen.

Keine Erscheinungsform der Lungentuberkulose ist von so entscheidender Bedeutung wie die Kaverne. Die Formulierung von Gräff (1921) an der Tagung in Bad Elster (1921), daß „das Vorhandensein einer Kaverne für den Phthisiker das Todesurteil bedeutet, welches oft genug schon innerhalb weniger Jahre vollstreckt wird", hat glücklicherweise heute keine Gültigkeit mehr. Immerhin bleibt „die Kaverne das böse Prinzip im pathogenetischen Bilde der Phthise" (Ulrici 1927), und ihre Entstehung ist „ein folgenschweres Ereignis für den Ablauf des tuberkulösen Geschehens" (Alexander 1943). „Ihre besondere und klinisch entscheidende Bedeutung für den Träger erhält sie aber erst dadurch, daß sie im Bilde der chronischen Lungentuberkulose mehr und mehr unabhängig von jener allgemeinen Reaktionsfähigkeit des Organismus und ihren Folgen und zur ‚zweiten Krankheit' mit einer nur ihr eigenen Prognose, Therapie und Prophylaxe wird" (Gräff 1935).

Die Kaverne ist in erster Linie deshalb eine so gefahrvolle Erscheinungsform, weil sie Hauptstreuquelle und Verbreitungsursache der Tuberkulose darstellt. Streuung und bronchogene Metastasierung gefährden den Kranken und die Ansteckung seine Umgebung. In der Kavernenwand finden die Tuberkelbacillen für ihre Vermehrung günstige Nährbodenverhältnisse. Nach den Untersuchungen von Bernard und Kreis (1950) scheinen für die Tuberkelbacillen, gegenüber anderen Läsionen, in der Kaverne streptomycinresistenzfördernde Bedingungen zu bestehen. Zweifelsohne stellen Einschmelzung und Ausstoßung käsig-nekrotischen Materials einen Heilungsversuch des Organismus dar. Der entstandene Gewebsdefekt schafft jedoch ungünstige mechanische Verhältnisse, die auch eine gute Abwehrlage spontan nur selten zu überwinden vermag. Überdies ist die geringe Durchdringungsfähigkeit der gefäßlosen Kavernenwand für die chemisch und antibiotisch wirksamen Substanzen eine weitere Ursache der schlechten Heilungstendenz der Kaverne.

Für den Organismus ist die Kaverne ein toxisch wirkender Herd, der den Allgemeinzustand beeinträchtigt. Nach den Erfahrungen bei der Monaldi-Drainagebehandlung nehmen mit der zunehmenden Reinigung der Kavernenwand und der Verminderung des Sekretes Toxinresorption und Schädigung des Allgemeinzustandes ab.

Gefürchtete Kavernenkomplikationen sind Lungenblutung und Kavernenperforation.

Kavernen können bei produktiver Tuberkulose über Monate oder Jahre persistieren, so daß diese an sich gutartige Form lediglich wegen der Kaverne einen bösartigen Charakter erhält. Die Tuberkulose wird oft erst durch die Kaverne zu der eindrucksvollen Krankheit des phthisischen Lungenschwundes. Die Kaverne bleibt demnach der „vulcanus corruptor" J. B. VAN HELMONTS (1577 bis 1644) und ist ein „verderbenspeiender Vulkan" (ULRICI 1927), sie hängt über ihrem Träger wie ein „Damoklesschwert" (HOCHSTETTER) und zwingt den Kranken zu einem „Pulverfaßleben" (DE LA CAMP).

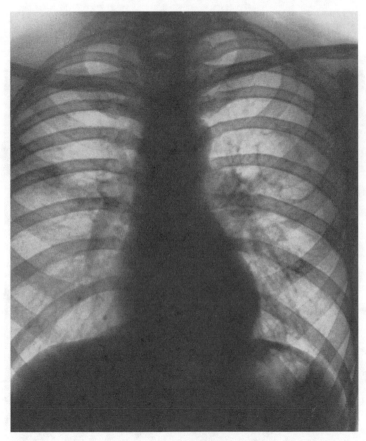

Abb. 11. 25jähriger Patient; im engen Anschluß an die Primärinfektion phthisische Entwicklung. Zartwandige, hühnereigroße Kaverne in der Spitze des linken Unterlappens, Streuherde im Mittelfeld kontralateral. Rasche Rückbildung.

Pathologisch-anatomisch können wir nach UEHLINGER (1952) folgende Kavernentypen unterscheiden:

a) die Kaverne durch zentralen Zerfall eines produktiven oder exsudativen tuberkulösen Herdes;

b) die Kaverne durch Sequestration eines tuberkulösen Herdes;

c) die tuberkulöse Infarktkaverne bei örtlichem Zusammentreffen von Tuberkulose und Embolie.

PINNER (1928) und BRONKHORST (1929), ALEXANDER (1930) haben aus praktischen Bedürfnissen der Klinik unterschieden:

a) Die dünnwandige, elastische Frühkaverne (Rundkaverne, hämatogener Kavernentypus, Abb. 11) und

b) die starrwandige, indurierte Tertiärkaverne (Abb. 12).

Die Früh- oder Sekundärkaverne ist Ausdruck einer erhöhten Gewebsempfindlichkeit, ihre zarte Wand besitzt bei der Kollapsbehandlung eine größere
Bildsamkeit als die im Gewebe mit relativer Immunität liegende starre und träge
Tertiärkaverne. Die Verhältnisse liegen allerdings nicht so einfach, daß alle zart-
wandigen, im tuberkulösen Geschehen früh auftretenden Kavernen nur dem
zweiten Rankeschen Stadium angehören. Außerdem kann sich eine ursprüngliche zarte elastische Kaverne in eine typische starre Tertiärkaverne umformen.

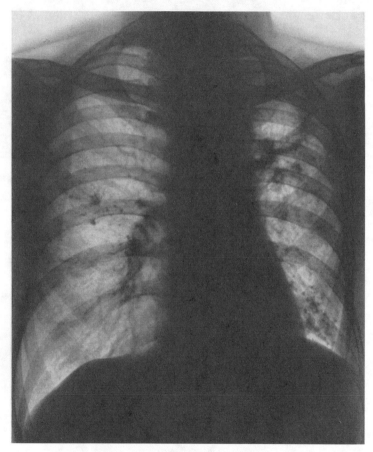

Abb. 12.   26. 2. 49.   50jähriger Patient, mit 30 Jahren Pleuritis exsudativa links, mit 48 Jahren kavernöse
Tuberkulose im linken Oberlappen. Dichtwandige pflaumengroße Kaverne links infraclaviculär.
Multiple Kalkflecken in beiden Lungen.

Kavernen können demnach in pathologisch-anatomischer Hinsicht sowohl aus
exsudativen wie auch aus produktiven Herden hervorgehen und nach der dynamischen Stellung sowohl bei allen Erscheinungsformen (Beginn- und fortentwickelte Formen) als auch in allen Stadien der Tuberkulose auftreten; am
häufigsten sind sie jedoch im phthisischen Formenkreis zu finden. Die Einschmelzungsvorgänge vollziehen sich in enger Relation zu Qualität und Größe
des Herdes und gehen in ergischen Zentren vor sich, die sehr häufig das Zentrum
des Herdes überhaupt darstellen. Der Grad der Einschmelzung ist verschieden.
Wir kennen einerseits Kavernisierungen, die über den eigentlichen Beginn nicht
hinauskommen und als kleinste Kavernen lediglich im Tomogramm nachweisbar

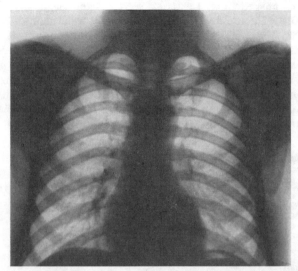

Abb. 13 a. 21. 6. 44. Normaler Schirmbildbefund.

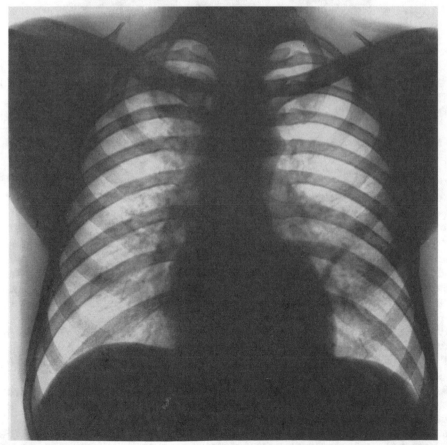

Abb. 13 b. 21. 6. 45. Kaverne im Obergeschoß, bronchogene Streuung in beide hilusnahen Mittelfelder.

sind, andererseits ausgedehnte Destruktionen ganzer Segmente, Lappen oder sogar Lungen. Die Höhlenbildung kann einzeitig unter einmaliger Einschmelzung oder mehrzeitig in Etappen entstehen, wobei die Dauer der Intervalle Wochen oder Monate umfaßt. In den von GRENZER (1939) mitgeteilten Fällen betrug die Zeitspanne vom ersten Nachweis eines Infiltrates bis zum Auftreten der Kaverne $^{1}/_{2}$—2 Jahre. Die Einschmelzung und Kavernisierung kann auch rascher erfolgen, nach BRAEUNING (1938) sogar innerhalb eines Monats aus einem normalen Lungenbefund heraus. In einem Falle von HAEFLIGER (1954) betrug das Intervall zwischen freiem Röntgenbild und walnußgroßer Kaverne nur 22 Tage.

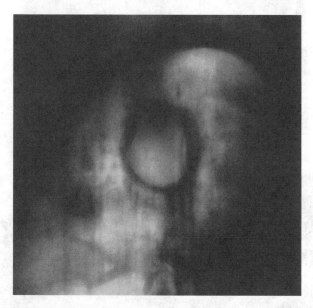

Abb. 13 c. 26. 10. 45. Tomogramm Schnitt 7 cm. Walnußgroße Kaverne mit Ableitungsbronchus und zahlreichen bronchogenen Streuherden in der Umgebung.

Abb. 13 a—c. 23jähriger Medizinstudent. 16 Monate nach normalem Schirmbild ausgedehnte Phthise mit walnußgroßer Kaverne im Obergeschoß und Streuherden in den hilusnahen Mittelfeldern.

Bei dem Fall der Abb. 13 a—c kam die Phthise aus tuberkulosefreier Lunge über die Frühkaverne und bronchogene Streuung in $1^{1}/_{2}$ Jahren voll zur Entwicklung.

Kavernen können solitär oder multipel vorhanden sein. Im Beginn der tertiären Tuberkulose überwiegen die solitären Kavernen. Bei Formen mit massiven oder multiplen Metastasierungen treten sie vielfach in der Mehrzahl auf und unterscheiden sich oft in Größe, Charakter und Entwicklungsstadium und -zeit wesentlich voneinander. So sehen wir z. B. neben einer starren Tertiärkaverne, deren Ausbildung in den Beginn der Phthise fällt, zartwandige Spät- oder Tochterkavernen, die sich aus frischen Metastasierungen der ursprünglichen Kaverne entwickelt haben. Andererseits gibt es Kavernen, welche ziemlich gleichzeitig im Tuberkulosegeschehen zur Entwicklung kamen und sich in ihrem Charakter gleichen.

Wie die postprimären Prozesse vor allem die oberen Lungenpartien bevorzugen, lokalisieren sich auch die tuberkulösen Kavernen überwiegend in den oberen Lungengeschossen. Tomographisch fand HENNINGSEN (1938, 1941) 17% der Kavernen im Spitzenfeld, 50,4% im Oberfeld, 22,6% im Mittelfeld und 0% im Unterfeld, ROTACH (1947) 24,3% in der Spitze, 52,0% im Oberfeld, 20,0%

im Mittelfeld und 3,7% im Unterfeld. Nach den Untersuchungen ROTACHS sind 64,7% im hinteren Lungendrittel, 29,0% im mittleren Lungendrittel, 2,7% im

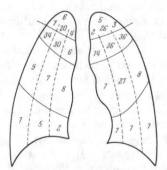

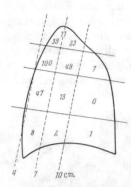

Abb. 14a. Verteilung von 300 Kavernen auf die Lungenfelder.

Abb. 14b. Verteilung von 300 tomographisch lokalisierten Kavernen beider Seiten, eingezeichnet in das seitliche Lungenbild.

Abb. 14a u. b. Lokalisation der Kaverne. (Nach ROTACH.)

vorderen Lungendrittel gelegen bzw. 33,0% in den lateralen, 48,7% in den mittleren und 14,7% in den inneren medialen Lungenpartien (Abb. 14a u. b). Die Mehrzahl der Kavernen liegt also im Obergeschoß und in den hinteren Lungenabschnitten bzw. in den apikalen und dorsalen Segmenten des Oberlappens und im apikalen Segment des Unterlappens. Diese Erkenntnisse sind namentlich für die Kollapstherapie von ausschlaggebender Bedeutung.

Die Form der Kaverne ist meist rund oder oval, seltener unregelmäßig gebuchtet oder gekammert. Gebuchtete und bizarre Formen kommen durch Konfluenz mehrerer Kavernen zustande. Spaltförmige Kavernen finden sich mitunter nach kollapstherapeutischen Eingriffen (Pneumothorax, Plastik) und entsprechen Restkavernen (Abb. 15). Im Röntgenbild heben sich Kavernen als geschlossene Ringschatten ab. Die Größe kann alle Ausdehnungen von Kirschenkerngröße (Mikrokavernen) bis zur lappenfüllenden Riesenkaverne umfassen. Durch Blähungen infolge eines Ventilmechanismus im Ableitungsbronchus werden gelegent-

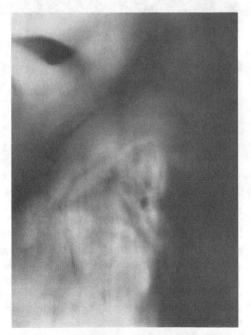

Abb. 15. 46jähriger Patient. Spaltförmige Restkaverne mit Ableitungsbronchus. Status nach Thorakoplastik rechts.

lich dem Substanzdefekt nicht entsprechende Rundkavernen vorgetäuscht.

Die Kavernenwand ist vom Alter der Kaverne und ihrer dynamischen Stellung abhängig. Auf den unterschiedlichen Bau der Wand von Frühkaverne und Tertiärkaverne haben wir oben hingewiesen. Die Frühkaverne ist meist oval oder kugelig, dünnwandig und zeigt gewöhnlich keinen fibrösen Narbenwall. Sie entsteht relativ rasch und ist Ausdruck einer allergischen Überempfindlichkeitsphase. Unter dem Einfluß einer überaus starken perifokalen Herdreaktion kann sich eine schnelle Erweichung verkästen Materials vollziehen, das rasch verflüssigt und ausgestoßen wird. Im Röntgenbild stellen sich diese Frühkavernen als zartwandige, lochartige Defekte (Lochkavernen) dar. Die Tertiärkavernen sind im allgemeinen durch den dreischichtigen Bau ihrer Wand gekennzeichnet. Der mehr käsig-nekrotischen Innenzone schließt sich eine solche aus tuberkulösem Granulationsgewebe an, die äußerste Schicht bildet derbes Bindegewebe.

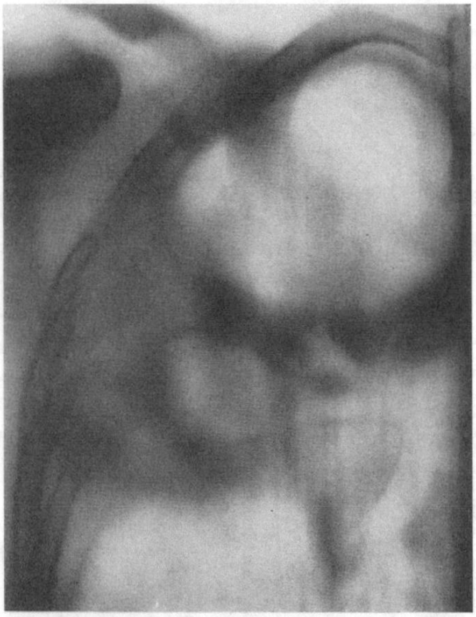

Von der glatten, trockenen bis zur schmierig-käsigen, mit Tuberkelbacillenrasen belegten Kavernenwand gibt es alle Übergänge. Der Kaverneninhalt ist ein Produkt der Wand und kann, je nach dem Überwiegen von käsigem Sequester oder dünnflüssigem Eiter verschieden beschaffen sein. Flüssiger Kaverneninhalt zeichnet sich im Röntgenbild als eine bei Lagewechsel des Körpers immer horizontal eingestellte Spiegelbildung ab. Mischinfektionen sind im Kavernensekret selten, im expektorierten Sputum stammen sie meist aus dem ableitenden Tracheo-Bronchialweg.

Häufig ist die Kaverne von einer atelektatischen Zone umgeben, die durch Verstopfung kleinster Bronchien, elastische Retraktion des Parenchyms und intrakavitäre Druckspannung zustande kommt. Diese perikavernöse Atelektase gehört nur unmittelbar zur Kavernenwand, sie unterstützt jedoch die Ausspannung der Höhle und die Versteifung

Abb. 16. 29. 4. 48. Tomogramm Schnitt 10 cm. 20jährige Patientin, mit 17 Jahren Pleuritis exsudativa links und kavernöser Prozeß links. 1948 Kaverne rechts, ausgedehnte Bronchustuberkulose. Apfelgroße Einschmelzung im apikalen, nußgroße Kaverne im axillaren rechten Oberlappensegment. Deutlich veränderte Ableitungsbronchien. Exitus letalis.

der Wand und wird dadurch indirekt zu einem wesentlichen Gestaltungsfaktor der Kaverne. Röntgenologisch läßt sich die perikavernöse Atelektase von der eigentlichen Kavernenwand nicht abgrenzen, wie überhaupt das Röntgenbild bei der Unterscheidung von fibröser Bindegewebskapsel, käsiger Entzündung, exsudativer Entzündung und Atelektase keine Antwort zu geben vermag. Der atelektatische Parenchymring kann bei der Kavernenheilung nach seiner Lösung zur Deckung des Gewebsdefektes herangezogen werden.

Ebenfalls nicht unmittelbar zur Kaverne gehörig, mit ihr jedoch in engem genetischen Zusammenhang ist der sog. Ableitungs- oder Drainagebronchus (Abb. 16).

Durch ihn steht die Kaverne mit dem Bronchialsystem in Verbindung. Das abfließende kontagiöse Kavernensekret infiziert die Schleimhaut und führt zur spezifischen Miterkrankung des Ableitungsbronchus. Mit der Reinigung der Höhle und dem Rückgang der Sekretion geht meist auch die Ableitung der Schleimhautläsion parallel. Diese pathogenetische Einheit von Bronchus und Kaverne dokumentiert sich auch bei der Heilung der Kaverne, auf die im Abschnitt „Rückbildungs- und Heilungsvorgänge" näher eingegangen wird.

Die Diagnose der Kaverne kann nur aus dem Röntgenbild und Tomogramm mit großer Sicherheit erfolgen. Die physikalische Diagnostik einer Kaverne ist meist nur bei größeren und oberflächlich gelegenen Höhlenbildungen möglich. Frische und kleinere Kavernen ohne Reizerscheinungen und mit wenig Sekretion sind physikalisch häufig stumm. Auch eine gut drainierte größere Kaverne oder Höhlen mit zäher Sekretion können physikalisch stumm bleiben. Bei apperzepten Kavernen finden sich bronchiales Atmen, und vor allem wenn das Sekret durch Hustenstöße in Bewegung versetzt wird, mittel- bis grobblasige, klingende Rasselgeräusche; über großen glattwandigen gespannten Höhlen kann amphorischer Beiklang gehört werden. Die sog. klassischen Kavernenzeichen, der Schallwechsel (WINTRICH, FRIEDREICH, C. GERHARDT, BIERMER), das „Kavernenferngeräusch" (TURBAN-DETTWEILER) usw. haben seit der Röntgendiagnostik an klinischer Bedeutung wohl eingebüßt. Die allgemeinen Krankheitszeichen sind weniger Symptome der Kaverne als der tuberkulösen Erkrankung, vor allem ihrer toxischen, exsudativen Erscheinungsformen überhaupt. Das wichtigste symptomatische Verdachtsmoment für das Vorliegen einer kavernösen Tuberkulose ist der Nachweis von Tuberkelbacillen in Sputum oder Magensaft. Die Kaverne ist die wichtigste und häufigste Ursache der offenen Lungentuberkulose. Bei sicherem Fehlen von Kavernen im Röntgenbild und Tomogramm und auffälliger Diskrepanz zwischen Röntgen- und positivem Bacillenbefund muß auf eine Bronchustuberkulose oder eine kryptogene Drüsenperforation geschlossen werden.

Die Wichtigkeit der Kaverne im phthisischen Krankheitsbild verlangt ihre Diagnose in jedem Stadium und namentlich ihre Früherfassung. Nur dann werden wir die zahlreichen therapeutischen Möglichkeiten in wirksamer Weise gegen sie anwenden können, stellt doch der Kampf gegen die Tuberkulose in allererster Linie einen Kampf gegen die Kaverne dar. Trotz ihrer Symptomlosigkeit entgehen die Frühkavernen jedoch der Entdeckung nicht, wenn die Röntgenmethode rechtzeitig und in ihrer ganzen Leistungsfähigkeit eingesetzt wird.

Die Therapie berücksichtigt die Tuberkulose als Allgemeinkrankheit und richtet sich nach Größe, Lage und dynamischer Stellung der Kaverne. Die Heilstättenkur ist unerläßlich, Kollapsbehandlung kann notwendig werden. Ein Teil der Lungenärzte versucht bei Kavernen sofort und vor operativen Maßnahmen eine Pneumothoraxbehandlung, der Großteil hingegen verhält sich zunächst abwartend, um vor allem der Frühkaverne während etwa 3 Monaten die Möglichkeit zur spontanen Rückbildung zu geben. Diese Auffassung von der vorerst konservativen Behandlung gewinnt heute vermehrt an Bedeutung, da die Erweiterung der konservativen Heilstättenkur mit der antibiotischen und chemotherapeutischen Behandlung die Aussichten, Kavernen spontan zur Heilung zu bringen, größer geworden sind. Für die verschiedenen Methoden zur Behandlung der kavernösen Lungentuberkulose verweisen wir auf den Abschnitt „Therapie".

f) Tuberkulom.

Das Tuberkulom ist ein neuerer, vorwiegend klinisch-röntgenologischer Begriff und eine Sonderform des Rundherdes von verschiedener Genese und anatomischer Struktur. Pathologen wie KOCH (1936), HAIGHT und FARRIS (1939), UEHLINGER (1939, 1952), GALY und Mitarbeiter (1948) verstehen unter Tuberkulom einen Rundherd mit zwiebelschalenförmigem Bau bei konzentrischer Schichtung, der durch appositionelles Wachstum entsteht, tumorähnliches Verhalten zeigt und daher am ehesten die Bezeichnung „-om" verdient.

Der klinisch-röntgenologische Begriff ist weiter und umfaßt den isolierten, im Röntgenbild scharf abgesetzten tuberkulösen Rundherd. Nach RÜTTIMANN und SUTER (1953) soll die Häufigkeit des Tuberkuloms 2—3% aller Tuberkuloseformen betragen.

Es handelt sich beim Tuberkulom um einen pneumonischen Käseherd, der durch eine bindegewebige Kapsel vom gesunden Lungengewebe abgeriegelt ist. Gefäße und Bronchien sind analog zu anderen spezifischen, käsig-pneumonischen Prozessen meist obliteriert. Die relative Abriegelung mag einer der Gründe für die beschränkte Autonomie dieses Herdes im gesamtphthisischen Geschehen sein, die ihm im französischen Schrifttum auch die Bezeichnung „les masses caséeuses autonomes du poumon" (MAG-NIN, LE TACON, PERRIOL und Mitarbeiter) gegeben hat.

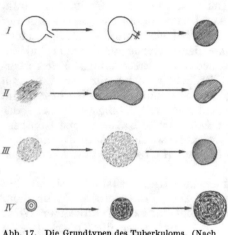

Abb. 17. Die Grundtypen des Tuberkuloms. (Nach SOMMER.) *I* Gefüllte Kaverne; *II* Infiltrattuberkulom; *III* Tuberkulom im eigentlichen Sinne; *IV* Geschichtetes Tuberkulom. (Typ LACHMANN-UEHLINGER.)

Tuberkulome liegen meist reaktionslos im Gewebe. Bei Aktivierung kann die Barriere der Kapsel durch perifokale Reaktion aufgelockert und gesprengt werden. Die Sprengung führt zur Öffnung gegen den Bronchus und zur häufig exzentrischen Kavernisierung oder zu appositionellem Wachstum durch neue periphere Entzündungsschübe. Die zentrale Käsemasse kann durch Quellung eine Vergrößerung des Herdes herbeiführen, sich verflüssigen und einschmelzen oder auch Kalk einlagern.

Tuberkulome entstehen aus minimalen Herden, streifigen und kompakten Infiltraten durch zusätzliches Wachstum. Der Ausgangsherd ist nach UEHLINGER (1952) selten der primäre Lungenherd, häufiger ein hämatogener oder bronchogener Streuherd der postprimären Phase. Die meist ausgedehnte Verkäsung ist die Folge einer hyperergischen Reaktion, die Abkapselung die einer günstigen Abwehrlage des Organismus. Auffüllung von Kavernen kann zur Bildung von Tuberkulomen führen.

SOMMER (1953) unterscheidet formal und genetisch 4 Grundtypen (Abb. 17):

1. die „gefüllte Kaverne" (Typ I);
2. das sich scharf abgrenzende, käsig pneumonische Lungeninfiltrat (Typ II);
3. das Tuberkulom im eigentlichen Sinne (Typ III), ein runder, relativ weicher, homogener käsig-pneumonischer Herd, der aus minimalen Herden durch Wachstum entsteht;
4. das geschichtete Tuberkulom (LACHMANN-UEHLINGER, Typ IV) mit in jahrelangem, appositionellen Wachstum entstandener zwiebelschalenförmiger Schichtung.

Tuberkulome sind meist solitär, seltener multipel. Ihre Größe beträgt nach RÜTTIMANN und SUTER 1—8 cm. Im Röntgenbild stellen sie sich als rundliche, homogene, dichte, gegenüber dem Lungengewebe scharf abgesetzte Schatten dar. Bei Aktivierungen kann die Begrenzung unscharf werden. Kommen Einschmelzungen vor, sind sie zentral oder exzentrisch gelegen, rundlich oder sichelförmig geformt. Kalkeinlagerungen sind oft erst im Tomogramm zu erkennen.

Bevorzugte Lokalisation sind die Oberlappen und das apikale Segment des Unterlappens. Nach RÜTTIMANN und SUTER sind die einzelnen Segmente des Oberlappens gleichmäßig befallen. Die beiden Autoren geben folgende Verteilung an (Abb. 18):

Tuberkulome zeigen einen wechselnden und oft unberechenbaren Verlauf. SOMMER hat die Entwicklungs- und Verlaufsformen schematisch folgendermaßen dargestellt (Abb. 19):

Nach RÜTTIMANN und SUTER ist das Tuberkulom zwischen dem 20. und 35. Lebensjahr am häufigsten zu beobachten. Das Tuberkulom ist im allgemeinen eine torpid verlaufende Erscheinungsform, Symptome fehlen meist oder sind nur allgemeiner Art. Die Kavernisierung kann sich durch Reizhusten anzeigen. Tuberkulome sind auch bei völliger Symptomlosigkeit und bei röntgenologisch stationärem Verhalten als latent-aktive Formen zu bewerten. In einem unserer Fälle konnten wir bei apfelgroßem Tuberkulom Tuberkelbacillen im Magensaft auch in Kultur nicht, im Käse des resezierten Herdes hingegen massenhaft nachweisen. In einem anderen Falle war sub operationem (Dekortikation wegen Empyem) der im Röntgenbild scharf abgesetzte, massive Kalkeinlagerungen enthaltende Rundherd palpatorisch weich. Wir sind der Auffassung, daß narbige Ausheilung bei kleinen Tuberkulomen wohl möglich ist, größere jedoch kaum ausheilen und auch bei klinischer Inaktivität als latent aktive Herde anzusehen sind. Exacerbationen sind daher jederzeit möglich und die Eröffnung in den Bronchus kann zur massiven Aspiration führen. HOUGHTON sieht daher im Tuberkulom eine „Zeitbombe", die irgendeinmal explodiert. In dem von RÜTTIMANN und SUTER über 1—10 Jahre beobachteten Material kam es in 13% zur narbigen Ausheilung, in 41% zu stationärem Verhalten und in 46% zur Aktivierung. In benigner Weise erfolgt diese in Form des appositionellen Wachstums oder der Vergrößerung durch Quellungsdruck, maligen in Form der Einschmelzung und Kavernenbildung. Mit der Kavernisierung und bronchogenen Streuung gleitet das Tuberkulom oft rasch in die banale Phthise ab. Daher ist seine Prognose ungewiß, zumal der massive, fibrös eingekapselte Käseherd sowohl der antibiotisch-chemischen wie auch der Kollapstherapie schwer zugänglich ist. Für die Therapie der Tuberkulome kommt darum dem Resektionsverfahren große Bedeutung zu.

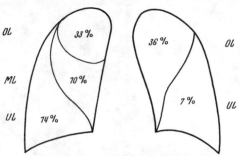

Abb. 18. Lokalisation der Tuberkulome.
(Nach RÜTTIMANN und SUTER).
(O Ober-, M Mittel-, U Unter-, L Lappen)
rechte Lunge 57%   linke Lunge 43%

g) Cirrhotische Phthise.

Cirrhotische Phthisen gelten im allgemeinen als günstige Tuberkuloseformen. Sie sind entweder latent aktive, torpide, vorwiegend produktive, unter Bindegewebsentwicklung einhergehende, in einer größeren Zeitspanne entstandene Entwicklungsformen oder fibröse Endstadien abgeheilter exsudativ-kavernöser Phthisen. Sie nehmen daher als exzessiv-chronische und alte Prozesse im phthisischen Formenkreis die Stellung von Spätformen ein.

Die Bindegewebsentwicklung in Form von Einzelsträngen, Narbenzügen, atelektatischen Indurationen und flächenhaften Schwarten kann verschieden stark ausgeprägt sein.

Die röntgenologische Erscheinungsform hängt von den lokalen Veränderungen im Parenchym und ihren Auswirkungen auf die engere Umgebung und die Nachbarorgane ab. Namentlich der cirrhotische Narbenzug auf Bronchien und Lungengewebe, Gefäße und Herz kann zu Organveränderung und -verlagerung (Trachea, Mediastinum, Cor) mit schweren, dauernden morphologischen und funktionellen Schädigungen führen. Es resultieren Bronchiektasien, bronchiektatische Höhlenbildungen, Bronchienknickungen, Hochraffung des Hilus mit Streckung der Unterlappengefäße. Es kann sich ein vikariierendes Emphysem entwickeln, das röntgenologisch sich durch helle Lungenpartien darstellt (Abb. 20). Ausgedehnte Schwartenbildungen führen zu Thoraxdeformierung und Verminderung der Atmungsfunktion. Narbenzug und Schrumpffung wirken sich auch auf den tuberkulösen Prozeß aus. Es kommt oft zu grotesken Retraktionen und Verlagerungen der erkrankten Lungenabschnitte.

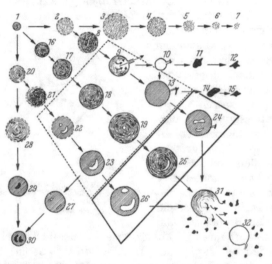

Abb. 19. Schematische Darstellung der Entwicklungs- und Verlaufsform der Tuberkulome. (Nach SOMMER.) *1—7* Wachsendes und schließlich wieder ganz verschwindendes Tuberkulom; *8* Beginnende, zentrale Einschmelzung; *9* Aushusten eines Tuberkuloms durch einen drainierenden Bronchus; *10—12* Spontanheilung der verbleibenden Kaverne; *13—15* Kavernenheilung über den Rundherd; *16—19* Langsames, appositionelles Wachstum eines geschichteten Tuberkuloms; *20—23* Wachsendes und schließlich einschmelzendes Tuberkulom im engeren Sinne; *24—26* Präphthisische Formen der gefüllten Kaverne, des geschichteten und des ungeschichteten Tuberkuloms; *27* Trotz vorübergehender Einschmelzungstendenz noch heilendes und schließlich verkalkendes (*30*) Tuberkulom; *28—30* Reifendes und verkalkendes Tuberkulom; *31* Kapselsprengung in die Umgebung (Bild der geplatzten „Zeitbombe"); *32* Resultierende, kavernöse Tertiärphthise. Gestrichelt umrandet: Relative Operationsindikation. Ausgezogen umrandet: Sog. präphthisische Entwicklung; absolute Operationsindikation.

Segmente und Lappen können auf kleinsten Raum (rétraction en bloc) zusammenschrumpfen oder Wanderungsbewegungen ausführen und Oberlappen z. B. fächerschlußartig hochklappen („Fächerphänomen", LÖFFLER, HAEFLIGER und MARK). Infraclaviculäre Prozesse können zu „Spitzentuberkulosen", ja sogar der Mittellappen bis in die Spitze verzogen werden, wie sich bronchographisch nachweisen läßt.

Reine Cirrhosen sind meist inaktiv und geschlossen. Häufig finden sich aber im cirrhotisch-indurierten Gewebe noch aktive Herde und sogar Kavernen eingebettet oder in Narbensträngen ausgespannt („Strangkavernen"). Das Gewebe, das jede Elastizität verloren hat und zu einer starren Mauer geworden ist, widersteht dem Schrumpfungszug der Kaverne und hält sie offen.

Diese kavernös-cirrhotischen Tuberkulosen sind der Prototyp der chronisch-bacillären Phthise; sie finden sich vor allem im Alter (Alterstuberkulose) und machen ihren Träger zum Dauerausscheider von Tuberkelbacillen.

Das klinische Bild der Cirrhose hängt ab:

1. Von den aktiven Restherden (Kaverne).

2. Vom Zustand der Bronchien (Bronchiektasie, Mischinfektion).

3. Von den funktionellen Folgen der Cirrhose für Herz und Atmung (Cor pulmonale, respiratorische Insuffizienz).

Die Symptomatologie der Cirrhose wird weniger von der Tuberkulose als von den Sekundärfolgen, z. B. der Bronchiektasie und der funktionellen Dauerschädigung von Kreislauf und Atmung bestimmt. Fieberschübe, Senkungserhöhung, konstanter physikalischer Befund, spärlicher oder schubweise massiver

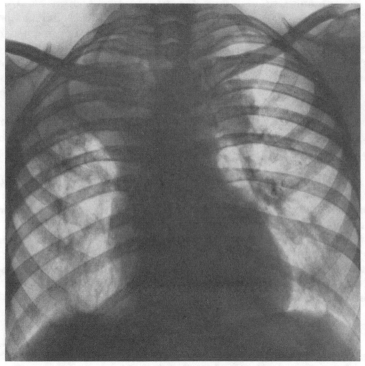

Abb. 20. 18. 12. 50. 46jährige Patientin. Über 20jährige, ehemals beiderseits kavernöse, cirrhotisch schrumpfende Oberlappentuberkulose. Tod durch Herzversagen, nach Grippepneumonie. Sektionsbefund: hochgradig geschrumpfte, cirrhotische, lobärkäsige, beidseitige Oberlappentuberkulose, Herdpneumonie links, Stenose beider Oberlappenbronchien und des linken Stammbronchus. Rechtshypertrophie des Herzens.

Auswurf und katarrhalische Anfälligkeit sind Zeichen der Bronchiektasie, Atemnot, Cyanose, Belastungsinsuffizienz der schweren Schädigung von Lunge und Herz. Der Kranke kommt oft durch Herzversagen am sekundären Phthisetod ad exitum. Der tuberkulöse Prozeß an sich und die sekundären Veränderungen, Reparations- und Kompensationsversuche führen zu einem Gesamtbild dieser Tuberkulosespätform, deren Vielgestaltigkeit und klinische Symptomatologie von anderen Formen kaum übertroffen sind.

Reine geschlossene Cirrhosen erfordern meist keine spezifische Behandlung. Die Kollapsbehandlung kavernöser cirrhotischer Formen richtet sich nach Größe und Lage der Kaverne und dem Zustand von Herz- und Atemfunktion und ist auch im Alter nicht ausgeschlossen (MANSER). Spezifische und unspezifische medikamentöse Therapie kommt bei frischen Schüben und bei Mischinfektionen zur Anwendung.

h) Kombinationsformen.

α) **Gemischte Phthisen.** In den vorangehenden Abschnitten wurde versucht, Grundformen beginnender und fortentwickelter Phthisen abzugrenzen und Einteilungsprinzipien aufzustellen. Diesem Vorgehen haftet etwas Schematisches und Zwangsmäßiges an, das dem Bilde der Phthise, für welches gerade die Vielgestaltigkeit charakteristisch ist, nicht gerecht wird. Denn jede phthisische Augenblicksform ist das Ergebnis von Entwicklungsabläufen, an dem Qualität, Zeit, Lokalisation, Ausbreitungsweise und Dynamik des Prozesses in wechselseitiger Einwirkung maßgebend beteiligt sind.

Phthisen sind vorwiegend Mischformen. Die qualitativen Grundformen exsudativer, produktiver und cirrhotischer Prozesse können als Durchgangsstadien im evolutiven und regressiven Geschehen der Phthise durchlaufen werden und eine Läsion im Sinne Huebschmanns durch Stadienabfolge aus der anderen hervorgehen; sie können aber auch gleichzeitig und nebeneinander vorhanden sein. Im Wechselspiel von Schub, Rückbildung und Nachschub entstehen Phthisebilder, bei denen exsudative, produktive, cirrhotische und kavernöse Veränderungen in Erscheinung treten. Der Phasenablauf und die Formenfolge sind notwendigerweise an den Faktor Zeit gebunden. Durch die zeitlich simultane oder succedane Entwicklung kann sich im akuten, subakuten, chronischen oder ausgesprochen torpiden Geschehen ebenfalls ein gemischtes Phthisebild ergeben, bei dem Prozesse der Evolution und Aktivität (Kaverne, Streuung) und Prozesse der Involution und Heilung (Narbenformen) nebeneinander bestehen. Auch die Lokalisation, der Wechsel des Ortes, die Ein- oder Beidseitigkeit, das Vorhandensein von Prädilektionsstellen, das Vorherrschen oder Zurücktreten benachbarter Läsionen trägt zur Vielgestaltigkeit des phthisischen Erscheinungsbildes bei. So finden sich im apiko-caudalen Fortschreiten der Phthise häufig ältere, produktiv-kavernöse oder cirrhotisch-kavernöse Prozesse im Spitzengebiet, während frische, noch exsudative Metastasierungen in den tieferen Lungenabschnitten bestehen. Analog tragen die Ausbreitungsweise und das Neben- und Nacheinander hämatogen, bronchogen oder lymphogen entstandener Herde zum bunten Bild der Phthise bei. Dazu kommt das klinisch-dynamische Verhalten febriler, subfebriler, afebriler, akuter oder chronischer, symptomenreicher oder symptomenarmer Erscheinungsformen.

Das Ergebnis des Zusammenwirkens dieser Gestaltungsfaktoren für das statische Einzel- und das dynamische Gesamtbild ist die, wohl aus den Grundformen sich zusammensetzende, formal jedoch viel komplexer in Erscheinung tretende gemischte Phthise. Praktisch sind zahlreiche Kombinationsmöglichkeiten vorhanden; vor allem kann die Kaverne als phthisische Haupterscheinungsform zu allen Grundformen und zu allen Stadien, in der Früh- oder Spätentwicklung, in der Lungenspitze und den nichtapikalen Gebieten hinzutreten. Wir begegnen exsudativ-kavernösen, produktiv-kavernösen, cirrhotisch-kavernösen, produktiv-indurierenden, exsudativ-produktiven, exsudativ-kavernös-cirrhotischen Tuberkulosen, Prozesse, die den Formenreichtum der Phthise illustrieren.

β) **Bronchustuberkulose und Phthise.** Das Bronchialsystem spielt für Entstehung und Entwicklung der Lungentuberkulose eine überragende Rolle. Abgesehen von der bronchogenen Herdsetzung bei der Phthise stellt das Bronchialsystem die Basis der canaliculären Abseuchung der Lungentuberkulose dar. Die neueren Forschungen haben klar gezeigt, daß die Bedeutung des Bronchialsystems in der Phthisiogenese weit über der des Transportweges liegt. Wohl ist gewöhnlich das Lungengewebe Träger des Infektes und das Kanalisationssystem der Bronchien dient lediglich zur Weiterverbreitung; in zahlreichen

Fällen aber kommt den Bronchien eine weitere, sehr wichtige Bedeutung zu, wenn sie, ebenfalls erkrankt, selbst zum Träger einer Organtuberkulose, mit deren Eigenleben hinsichtlich Entstehung, Ausbreitung und Abheilung werden.

Die Tuberkulose der Bronchien und vor allem der Bronchioli ist nach der Angabe der Pathologen eine häufige Erscheinung bei ausgedehnten und terminalen Erkrankungen des Lungenparenchyms und nach der Auffassung STEINERs (1948) sind sogar «les lésions spécifiques des petites bronches et en particuliers des bronches dites de drainage de caverne, lésions qui accompagnent toute tuberculose pulmonaire ulcéreuse». AUERBACH fand bei 1000 Autopsien an Lungentuberkulose Verstorbener in 42,1% Bronchustuberkulose. Ulceröse Schleimhautveränderungen bestanden bei fast allen kavernösen Prozessen. Seit den systematischen Bronchoskopien bei Lungentuberkulösen wissen wir, daß die Bronchustuberkulose nicht nur eine Spätkomplikation, sondern auch eine Früherscheinung der Tuberkulose ist. Nach BÖHM (1951) tritt die geschwürige Tracheobronchialtuberkulose bei allen ausgedehnten kavernösen oder nicht kavernösen Lungenphthisen praktisch in gleicher Häufigkeit und in rund 10—20% aller Fälle auf. SOULAS und MOUNIER-KUHN (1949) fanden sie in 7—10%, SOULAS (1952) nach neuesten Untersuchungen bei der tertiären Tuberkulose bronchoskopisch und nach Prüfung von Resektionspräparaten zu 75—80%. Das weibliche Geschlecht wird bevorzugt befallen.

Nach UEHLINGER (1952) kann eine Bronchialwandtuberkulose a) durch hämatogene Infektion der Bronchialschleimhaut, b) durch bronchogene, hilipetale Infektion im Abflußgebiet einer Kaverne, c) örtlich von einem tuberkulösen Lymphknoten aus durch Perforation oder lymphogen entstehen. Für die Phthise ist vor allem die von der Kaverne und von Hiluslymphknoten ausgehende, aktive oder narbig abheilende stenosierende Bronchialwandtuberkulose von Bedeutung. Bronchusstenosen sind eine häufige Folge der Bronchustuberkulose und finden sich nach LECOEUR in ungefähr 25% der im Verlaufe von Lungentuberkulosen beobachteten Bronchusläsionen. Auf die Lokalisation der Lymphknotenperforationen sind wir S. 276 eingegangen; Prädilektionsstellen der Bronchialwandtuberkulose sind die Hauptbronchen und Gabelungen der Oberlappenbronchien. Nach SOULAS und MOUNIER-KUHN (1949) steht die Tuberkulose des rechten Oberlappenbronchus an erster, der beiden Hauptbronchen an zweiter, des linken Oberlappen- und des rechten Unterlappenbronchus an dritter Stelle. Nach FROSTE ist der rechte Oberlappenbronchus ebenfalls am häufigsten erkrankt, dann der linke Oberlappenbronchus und schließlich der linke Hauptbronchus (Tabelle 2).

Tabelle 2. *Lokalisation der Bronchustuberkulose (Prozentzahlen).*

	Rechte Lunge				Linke Lunge		
Bronchustuberkulose	HB	OLB	MLB	ULB	HB	OLB+LB	ULB
SOULAS und MOUNIER-KUHN (1949) 200 Fälle	18—20	25—27	4—10	10	16—18	10—12	3
FROSTE (1950) 71 Fälle	8	38,5	4	5,5	16,2	25	2,7

Für Form, endoskopisches Bild und Klinik der Bronchustuberkulose und Stenose verweisen wir auf das entsprechende Kapitel dieses Handbuches.

Röntgenologisch läßt sich die Erkrankung der Bronchialschleimhaut im Übersichtsbild, vor allem aber im Tomogramm, an den Bronchusästen entsprechenden, doppelkonturierten, gegen die Lichtung unscharf oder wellig begrenzten Schattenstreifen erkennen. Im Bronchogramm weisen Unregelmäßigkeiten der Wandkontur (Zähnelung, Höckerung), Kaliberschwankungen (Vergrößerung, Erweiterung) und bei Stenose Verschmälerung oder Füllungsausfall (Bronchusstop, branche cassée) auf die Bronchustuberkulose hin.

Die Bronchustuberkulose beeinflußt das phthisische Geschehen auf verschiedene Weise:

1. Als bronchogene Streuquelle.
2. Bei der Kavernenheilung.
3. Durch Bildung von Atelektasen.
4. Durch Bildung von Bronchiektasien.
5. Durch Einschränkung der Kollapstherapie.
6. Durch die Abgrenzung der Resektionsbehandlung.

Die Bronchustuberkulose kann Streuquelle bei der Entstehung phthisischer Beginnformen sein und zur Entwicklung fortgeschrittener Formen und ihrer canaliculären Ausbreitung beitragen. Die Tuberkulose der großen Bronchen bedeutet stets eine Komplikation der Lungenphthise, dagegen stellt die Tuberkulose der kleineren Bronchien, namentlich der Ableitungsbronchien, oft die Basis für Heilungsvorgänge an der Kaverne selbst dar; Bronchusobliteration begünstigt den Kavernenschluß. Bronchostenotisch bedingte Atelektase kann Kavernenheilung einleiten (Löffler, Haefliger, Mark), häufiger ist sie allerdings eine ernste Komplikation (Sekretstauung, chronische Lungeneiterung, Absceß). Ähnlich sind Bronchiektasien, die sekundär auf Grund spezifischer Wandschädigungen entstehen, zu werten. Die Kollapsbehandlung der Lungentuberkulose erfährt durch die Bronchustuberkulose und ihre kausale Beziehung zur Atelektase eine wesentliche Einschränkung (Dumarest 1946, Hayes, Mascher 1950, Lecoeur, Böhm 1951/52, Mark). Die Indikation zur Resektionsbehandlung wird durch die Bronchustuberkulose mitbestimmt. Irreversible Schädigungen (schwer destruktive Wandtuberkulosen, Bronchusstenose, Bronchiektasien) erweitern die Indikation, aktive Prozesse am Ort der Resektion (Haupt- und Lappenbronchen) schränken sie ein.

γ) **Atelektase und Phthise.** Atelektasen sind wichtige Begleitformen der Tuberkulose und stellen der modernen Phthisiologie in diagnostischer und therapeutischer Hinsicht zahlreiche Probleme. Unsere Kenntnisse über die Atelektase bei Lungenphthise verdanken wir unter anderem namentlich folgenden Autoren: Packard (1928), Coryllos und Birnbaum (1929), Coryllos (1933, 1944), Westermark (1934), Fleischner (1934, 1935, 1937), Jacobaeus (1936), Rössle (1936), H. Alexander (1939, 1941), O. Simon (1941), Foster-Carter (1945), A. Meyer (1949).

Das Fehlen von Luft in einem Lungenabschnitt wird mit Atelektase bezeichnet. Die Ursachen können verschieden sein. Die Verlegung von Bronchien (Schleimpfropf, entzündliche Schwellung, Narbenstenose) hat alveoläre Luftresorption zur Folge und führt zu Obturations- bzw. Resorptionsatelektase. Aktive Kontraktionen reflektorischer Natur am neuromuskulären System der Lunge (Bronkhorst und Dijkstra 1940, Sturm 1948) bedingen Kontraktionsbzw. Reflexatelektasen (z. B. nach Thorakokaustik). Als dritte Form tritt die Kompressions- oder Entspannungsatelektase, meist als Folge von Raumverminderungen im Thorax und nach Druck auf entsprechende Lungengebiete, auf. Häufig sind Atelektasen nicht durch eine einzige, sondern durch mehrere Ursachen bedingt. Nach Löffler (1950) ist „jede Obliteration mit mechanischen, chemischen, dann entzündlichen Einwirkungen auf die Bronchialwand verbunden, und von all diesen übereinander gestaffelten sekundären Wirkungen des Verschlusses können neurovegetative Erregungen ausgehen".

Die Atelektasen können in allen Lungenabschnitten vorkommen und sind in Lage, Ausdehnung, Form recht verschieden. Wir unterscheiden, entsprechend dem anatomischen Aufbau der Lunge, lobuläre (Mikroatelektase, LÖFFLER 1950), subsegmentäre, segmentäre, lobäre Atelektasen und Atelektasen ganzer Lungen. Von den subsegmentären Lappenrandatelektasen, Band- und Streifenatelektasen bis zu den massiven Atelektasen ganzer Lungen gibt es alle Übergänge.

Nach dem dynamischen Verhalten unterscheiden wir akute und chronische Atelektasen. Diese Trennung bezieht sich weniger auf den Beginn, der bei allen Atelektasen mehr akut vor sich geht, sondern vor allem auf die Dauer des atelektatischen Zustandes, der sich akut wieder lösen oder chronisch weiter bestehen kann. Eine Kompressionsatelektase nach Thorakoplastik stellt einen Dauerzustand dar, der zu Induration und fibrösen Veränderungen in den kollabierten Lungenabschnitten führt und die Heilung eingeschlossener tuberkulöser Herde unterstützt.

Totale Atelektase einer Lunge beobachten wir im Verlaufe von Phthisen selten spontan, häufiger bei Pneumothoraxbehandlung durch komplizierende Bronchustuberkulose. Relativ oft treten Lappen- und Segmentatelektasen auf. Nach unseren Erfahrungen (MARK 1953) fällt die Lokalisation dieser Atelektasen mit der Lokalisation der Bronchustuberkulose und Kaverne weitgehend zusammen (Tabelle 3).

Tabelle 3. *Lokalisation der Atelektase bei Lungentuberkulose (Prozentzahlen)*.

Atelektasen	Rechte Lunge				Linke Lunge		
Zürcher Heilstätte Wald (1942—1950) . Atelektasen:	Total	OL	ML	UL	Total	OL+Ling.	UL
Insgesamt 160. . .	13,7	26,8	7	10	14,3	26,2	1,8
Bei Pneumothorax 84	17	26	3,2	8,3	18,5	25	1,6

Reine Atelektasen sind bei der Phthise selten, meist sind tuberkulöse Herdbildungen eingeschlossen oder die Atelektase tritt zur Phthise hinzu und es kommt zu Mischformen von infiltrativen und atelektatischen Prozessen. Schon beim Frühinfiltrat können atelektatische Randzonen nachgewiesen werden; die Grenzen zwischen Infiltrat, Infiltrierung und Atelektasen sind verwischt. Atelektatische Randzonen können auch Kavernen umgeben (perikavernöse Atelektase). Auf die Rolle der Atelektase bei der Kavernenheilung haben wir im Abschnitt „Bronchustuberkulose" und Phthise hingewiesen.

Im allgemeinen verlaufen Atelektasen subjektiv symptomlos; postoperativ können sie mit auffälligen Symptomen (Dyspnoe) einhergehen. Physikalisch finden wir Nachschleppen bei der Atmung, Dämpfung, Abschwächung oder Aufhebung des Atemgeräusches bei ausgedehnteren Atelektasen. Im Röntgenbild stellen sie sich als milchglasartige homogene Verschattung dar. Ihre Beziehungen zu Segmenten und Lappen gehören mit zu den hervorstechendsten Merkmalen.

Die Therapie der Atelektase soll vorwiegend kausal sein. Behandlung der Bronchustuberkulose und der Phthise, strenge Indikationsstellung bei Kollapstherapie sind die wichtigsten Forderungen.

5. Rückbildung und Heilung der Phthise.

Schon LAËNNEC war von der Heilbarkeit der Phthise überzeugt: «La guérison dans les cas de phtisie où l'organe na pas été entièrement envahi, ne présente, ce me semble, aucun caractère d'impossibilité, ni sous le rapport de la nature

du mal, ni sous celui de l'organe affecté». Doch fällt der große Mortalitäts-
abfall durch den Ausbau von Prophylaxe und Therapie erst in unsere Zeit. Aus
dem Vergleich der Tuberkulosesterblichkeit im Deutschen Reich und den USA.
(Abb. 21) geht hervor, daß der konstante Abfall in den kriegsverheerten Ländern nur während der beiden Weltkriege unterbrochen wurde.

Die Ursachen für Rückbildung und Heilung einer Tuberkulose sind uns
nur ungenügend bekannt und können beim Erreger oder im Gewebe,
wahrscheinlich bei beiden liegen. Nach Claude Bernard ist das Terrain
allein ausschlaggebend: «Le microbe n'est rien, c'est le terrain qui est tout».
Allergische, konstitutionelle und dispositionelle Momente, Lebensalter usw.

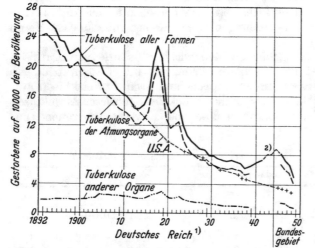

modifizieren den Zustand
des Terrains.

Grundsätzlich können
wir zwischen Totalheilun-
gen (restitutio ad integrum)
und partiellen Heilungen
(Heilung mit Defekt) unterscheiden. Der Begriff der
restitutio ad integrum kann
pathologisch-anatomisch
und röntgenologisch ge-
braucht werden, wobei vollständige Rückbildung im
Röntgenbild keineswegs
einer Heilung im patholo-
gisch-anatomischen Sinne
gleichgesetzt werden darf.
Totalheilung ist bei Lungenphthise eher selten und
nur bei wenig ausgedehnten
und bei Frühformen mög-
lich. Wohl können einzelne

1) Nach dem jeweiligen Gebietsstand   2) 1943, 1944, 1945 geschätzte Zahlen

Abb. 21. Vergleich der Tuberkulosesterblichkeit im Deutschen Reich
und USA. (1892—1949). (Nach Ickert.
Tuberkulose-Jahrbuch 1950/51.)

Komponenten fortgeschrittener Phthise, kaum aber der Gesamtprozeß zu einer
pathologisch-anatomischen restitutio ad integrum kommen. Die Heilung der
Lungenphthise stellt in der übergroßen Mehrzahl eine Defektheilung dar; denn
nach der Zerstörung von Alveolen, intensiver Schädigung von Gefäßen, Bronchien und Stützgewebe ist eine restitutio ad integrum nicht mehr möglich.
Dies gilt namentlich für die verkäsenden Prozesse, bei welchen oft große Gebiete von Lungengewebe der Zerstörung anheimfallen.

Die Rückbildungsgeschwindigkeit ist abhängig von der Ausdehnung, der
Qualität und der dynamischen Stellung der Läsionen. Wenn auch die Röntgen-
katamnese der -anamnese oft parallel geht, so ist das Tempo der Rückbildung
bei massiven und allmählich entstandenen Prozessen meist langsamer.

Pathologisch-anatomische Vorgänge bei Rückbildung und Heilung sind
Resorption, produktive Umwandlung, Induration (Cirrhose), Verkalkung und
Schrumpfung. Die Defektheilung setzt sich aus verschiedenen dieser Vorgänge
zusammen. Auch bei den Lungenphthisen bildet sich ein Teil der Herde durch
Resorption zurück, während der Rest der bindegewebigen Umwandlung bzw.
der Verkalkung anheimfällt. Rückbildung exsudativer Komponenten durch
Resorption kommt bei pneumonischen und infiltrativen Prozessen im allge-
meinen viel häufiger vor als gewöhnlich angenommen wird. Haudek und
Fleischner (1930) konnten auf Grund breit angelegter röntgenologischer Serien-

untersuchungen zeigen, daß selbst dichte Verschattungen im Laufe einer Lungentuberkulose vollständig schwinden können. Nach FLEISCHNER ist „für die nichtverkästen pneumonischen Herde die Möglichkeit einer restlosen Heilung sichergestellt". Auch nach TENDELOO (1906, 1923) kann das Exsudat durch Resorption oder Expektoration langsam verschwinden.

Die Heilung leitet sich häufig durch Übergehen der akut exsudativen in mehr chronisch entzündliche Prozesse ein. Nicht resorbierte Gewebsveränderungen kommen bei der Rückbildung zur produktiven oder bindegewebigen Umwandlung. Nach FLEISCHNER ist auch produktives Gewebe einer weitgehenden Rückbildung fähig. Es gibt zahlreiche Heilungsformen, bei welchen das produktiv-fibröse Moment hervortritt. Intensive Fibrosierung und Schrumpfung der narbigen Elemente führt zum Bilde der Cirrhose. Der produktivfibrösen Umwandlung können sich durch Einlagerung von Kalksalzen in käsige Nekrosen Verkalkungen anschließen. Sie sind im Kindesalter häufig, bei den Phthisen der Erwachsenen seltener. Die Kalknarbe stellt die fortgeschrittenste und ausgeprägteste Rückbildungsform der Tuberkulose dar. Beim Erwachsenen dauert es bis zur ihrer röntgenologischen Sichtbarkeit durchschnittlich 5 Jahre, bis zu ihrer vollen Entwicklung 10 Jahre (HAEFLIGER 1944). Im Gegensatz zu den primären Prozessen des Kindesalters geht bei der Phthise die Verkalkung sehr langsam vor sich. Die Kalknarbe ist, wie alle Defektheilungen, keine ideale Heilung, da sie oft virulente Tuberkelbacillen enthält. Verkalkungen können auch nach Jahren zur Basis von Exacerbationen und Neuherdbildungen werden. Die Heilung stellt demnach ein schrittweises Geschehen dar, in welchem Resorption, produktive Umwandlung, Fibrosierung und Verkalkung einander folgen.

Röntgenologisch läßt sich der Rückbildungs- und Heilungsvorgang am Wandel der Schattenkriterien (Ausdehnung, Form, Anordnung, Begrenzung, Dichte und Härte) ablesen. Im allgemeinen nimmt die Ausdehnung des Prozesses mit der Rückbildung ab. Seine Form bleibt über lange Zeit erhalten und ist auch an narbigen Restzuständen oft noch zu erkennen. Die Veränderung der Qualität von exsudativ zu produktiv drückt sich im Wechsel von weicherem zu härterem Herdcharakter und von unscharfer zu scharfer Begrenzung aus. Mit der zunehmenden Fibrosierung treten die streifigen Elemente in den Vordergrund. Flächenhafte infiltrative Verschattungen verblassen allmählich im Röntgenbild und die Konfluenz löst sich in fleckige Einzelherde auf. Die Vernarbung geht mit deutlichen, dünner und härter werdenden Streifenbildungen in faseriger oder netzförmiger Anordnung und unter Verkalkung einher und führt zum Indurationsfeld. Das Indurationsfeld ist vorwiegend ein röntgenologischer Begriff und stellt einen Rückbildungszustand verschiedener Tuberkuloseformen dar. Im Einzelfall wird erst aus der Röntgenanamnese entschieden werden können, ob es im phthisischen Ablauf das Residuum nach Frühinfiltraten, infiltrativ-pneumonischen, klein- oder grobherdigen oder kavernösen Prozessen ist. Die Durchschnittszeit zur Ausbildung reiner Indurationsfelder beträgt bei infiltrativ-kavernösen Prozessen 3—5 Jahre. Geringe Veränderungen können in kürzerer Frist dieses Abheilungsstadium erreichen. Cirrhose und Schrumpfung lassen sich im Röntgenbild an der Hochraffung des Hilus, der Streckung der Unterlappengefäße („Regenstraßen"), Organverlagerung und dem Kontrast von schattendichtem Schwarten- und Narbengewebe zu den hellen Flächen des vikariierenden Emphysems erkennen.

Aus praktisch-klinischen Erwägungen ist es vorteilhaft, für die Beurteilung der Rückbildung und Heilung röntgenologisch in Rückbildung begriffene, in Vernarbung begriffene, weitgehend vernarbte und vernarbte Prozesse zu unterscheiden. Diese Unterteilung ist wohl willkürlich, baut sich aber auf quantitativen und qualitativen Eigenschaften der Veränderungen im Röntgenbilde auf. Sie ermöglicht ein Einordnen der einzelnen Form in den Gesamtablauf und berücksichtigt ihre zeitliche Stellung im Heilungsprozeß.

Unter den tuberkulösen Erscheinungsformen gibt es, außer den terminalen Stadien, keine Form, die nicht grundsätzlich der Rückbildung oder sogar der Heilung zugänglich wäre.

Beginnformen sind kleinherdige oder infiltrativ-flächige Prozesse. Tritt die Wendung zur Involution ein, kann durch partielle Resorption und Rückgang der perifokalen entzündlichen Erscheinungen der Herd sich verkleinern, sich auflockern und im Röntgenbild an Dichtigkeit abnehmen. Häufig setzen diese Heilungsvorgänge von der Peripherie her ein. Die Resorption kann durch produktiv-fibröse Veränderungen abgelöst und durch Übergang in ein Indurations- oder Narbenfeld abgeschlossen werden. Seltener können diese Formen aus dem Röntgenbild verschwinden. Die Rückbildung ist im allgemeinen ein kontinuierliches Geschehen, das bei gutartigen Formen kaum durch Exacerbationsschübe unterbrochen wird. Im engen Anschluß an die akute Phase der Entstehung ist eine rasche Rückbildung eher zu erwarten als bei Prozessen, die sich über längere Zeit durch Formkonstanz im Röntgenbild auszeichnen.

Die Rückbildung kleinfleckiger oder infiltrativer Formen kann zur Hauptsache nur im Röntgenbild verfolgt werden. Auch in ihrer aktiven Phase sind sie klinisch meist stumm und treten bei der Regression naturgemäß noch weniger in Erscheinung.

Die Heilungsvorgänge bei der Kaverne sind wesentlich komplexer. Neben der Abheilung des tuberkulösen Prozesses tritt, als ein mechanisches Problem, die räumliche Deckung des Substanzverlustes hinzu. Die Kaverne ist eine Erscheinungsform, für deren Heilung erschwerte Bedingungen bestehen. Die Heilung ist gleichzeitig von mehreren Komponenten abhängig, wobei nur deren gleichsinniges Zusammenspiel den Kavernenschluß erwirkt. Vorerst muß die Entwicklungstendenz der Allgemeinkrankheit Tuberkulose den Weg zur Rückbildung und Heilung beschritten haben. Die Wand der Kaverne muß eine Bildsamkeit der Höhle gestatten und der Narbenzug aus der Umgebung einer bestehenden Verkleinerungstendenz der Kaverne elastisch nachgeben. Das umgebende Parenchym muß weiterhin in der Lage sein, im Sinne der Potenz der Raumbesetzung (Fleischner) Lungengewebe für die Deckung des Substanzverlustes zur Verfügung zu stellen. Dazu dient oft die perikavernöse Atelektase. Als weiterer Faktor kann das neuromuskuläre System der Lungen (Bronkhorst und Dijkstra 1940) direkt oder über die Atelektase unterstützend in die Kavernenheilung eingreifen. Alle diese Momente können auch bei offenem Ableitungsbronchus wirksam werden und zweifellos gibt es Fälle solcher Kavernenheilungen. Die wichtigste Voraussetzung für den Schluß der Kaverne ist jedoch die Obliteration des Ableitungsbronchus, durch den die Kaverne ventiliert und offen gehalten wird. Häufig bewirkt ein Ventilmechanismus sogar positive interkavitäre Druckverhältnisse. Nach dem Verschluß des Drainagebronchus und der Resorption der Luft innerhalb der Kaverne sind sowohl Schluß wie auch Auffüllung der Höhle möglich.

Die Bedeutung der Bronchien für die Abheilung der Kaverne blieb der Klinik lange Zeit verborgen. Die alte Auffassung von der Notwendigkeit eines guten Abflusses für die Heilung der Kaverne sah in der Verengerung und im Schluß des Drainagebronchus ein ungünstiges Moment für ihre Heilung. Nach Laurell (1929), Alexander (1930) und Coryllos (1934) wird der Verschluß einer Kaverne nicht durch ihre Wand, sondern durch die ableitenden Bronchien bestimmt; sie sahen im eintretenden Bronchialverschluß einen Hauptfaktor für die Heilwirkung der Kollapstherapie. Kaverne und Ableitungsbronchus stellen demnach funktionell eine Einheit dar (AMEUILLE 1923, J. E. WOLF 1927).

Über die zeitliche Beziehung von Bronchusverschluß und Kavernenschluß gehen die Meinungen auseinander. Nach GRÄFF (1935) verschwindet die Kaverne zuerst und füllt sich mit Bindegewebe, das in den Bronchus hineinwächst. WURM (1938) tritt für einen gleichzeitigen Schluß von Kaverne und Bronchus ein und nach MILLE (1942) und BERBLINGER (1943, 1948) geht der Schluß des Bronchus dem Schwund der Kaverne voraus. Der Schluß des Bronchus tritt auf Grund der narbigen Abheilung einer tuberkulösen Endobronchitis ein.

Grundsätzlich gibt es folgende Möglichkeiten der Kavernenheilung:

1. Die offene Kavernenheilung.

2. Die geschlossene Kavernenheilung, a) bei offenem Ableitungsbronchus, b) bei geschlossenem Ableitungsbronchus.

Die seltene offene Kavernenheilung stellt eine Heilung der Kavernenwand durch Epithelisierung und unter Erhaltung des meist verkleinerten Kavernenraumes dar; in ihrer Stabilität ist sie der geschlossenen weit unterlegen.

Die geschlossene Kavernenheilung bei offen gebliebenem Ableitungsbronchus

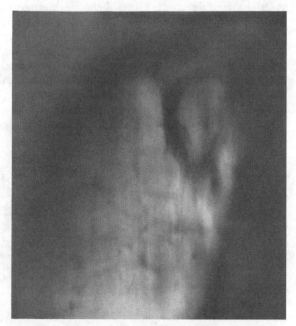

Abb. 22a. 19. 6. 46. Walnußgroße, breitwandige Kaverne im rechten Oberfeld.

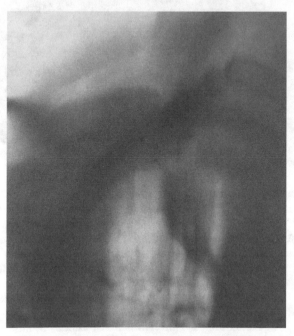

Abb. 22 b. 7. 3. 47. Umwandlung der Kaverne zum geschlossenen Herd („Rundherd"); deutlicher Ableitungsbronchus.

Abb. 22 a u. b. 44jähriger Patient. Mit 28 Jahren Pleuritis exsudativa rechts. 15 Jahre später, subakut entstehend, doppelseitige, infiltrative, rechts kavernöse Lungentuberkulose. Unter konservativer Ruhebehandlung Umwandlung der Kaverne in einen Rundherd. Sputum abacillär. Guter Heilungsverlauf.

vollzieht sich durch die allmähliche Verkleinerung und anschließenden Schwund des Kavernenlumens und Umwandlung des kollabierten Kavernenrestes in eine bindegewebige Narbe. Der häufigere Vorgang ist die Rückbildung der Kaverne bei geschlossenem Ableitungsbronchus. Die Heilung vollzieht sich wohl durch Verkleinerung und Schwund, wie auch durch Einschluß von käsigen Massen und Umwandlung zum geschlossenen Herd (WURM 1938) bzw. Rundherd (HAEFLIGER 1948), caverne pleine (BERNOU und TRICOIRE 1949), inspissated

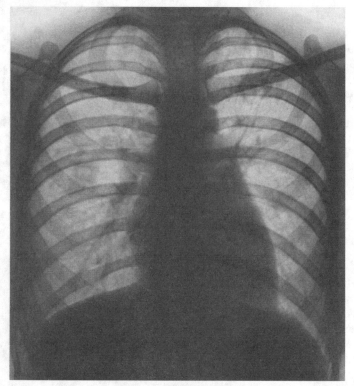

Abb. 23 a. 5. 12. 47. Infiltrativer kavernöser Prozeß im rechten Mittelfeld mit haselnußgroßer Kaverne. Weiche Streuherde in der Umgebung.

cavity (STUDY und MORGENSTERN 1949), (Abb. 22 a u. b). BERBLINGER (1948) hat bei 80 Fällen autoptisch untersuchter Kavernenheilungen die geschlossene Form mit offenem Bronchus in 11%, mit obliteriertem Bronchus in 89% gefunden. Auch nach den klinischen Erfahrungen scheint ein vorgängiger Bronchusverschluß bei nicht oder nur teilweise verkleinerter Kaverne wesentlich häufiger zu sein.

Im Röntgenbild werden von AMSTEIN folgende Abheilungsformen der geschlossenen Kavernenheilung unterschieden:

1. Abheilung zum Rundherd, der kleiner, größengleich oder größer (Sekretstauung) als die ursprüngliche Kaverne ist.

2. Abheilung, a) zum banalen Knötchen, b) zum polymorphen Indurationsfeld.

Der Aufbau dieser nach Kavernenrückbildung entstandenen Rundherde bedingt, daß ihre Prognose mit Vorsicht gestellt werden muß, vorsichtiger als für die Form des banalen Knötchens und des Indurationsfeldes. BERNOU und TRICOIRE beobachteten bei ,,cavernes pleines" in 33% ein Kavernenrezidiv, und zwar interessanterweise häufiger bei den mit Kollaps behandelten Fällen. Der Verschluß des Bronchus ist oft nur temporär und nach Ausstoßung okklusierender Käsemassen oder nach Lösung bindegewebiger Obliteration kann, analog zum Tuberkulom, die Öffnung in das Bronchialsystem hergestellt werden. Rekavernisierung und bronchogene Streuung sind die Gefahren dieser Abheilungsform. Vor allem bei kleineren und mittelgroßen Kavernen ist durch weitgehende Resorption, Verkreidung, Verkalkung und bindegewebige Ummauerung solide Heilung möglich. Durch weitere Rückbildung kann der Restherd in ein feinstreifiges Narbenfeld umgewandelt werden (Abb. 23a—c).

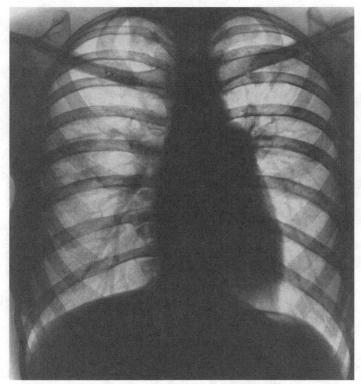

Abb. 23 b.   14. 10. 48.   Kavernenrückbidlung.   Weichstreifiges Indurationsfeld.

Die Rundherdbildung nach Kavernenschwund läßt keine Schlüsse auf den Gesamtablauf der Tuberkulose zu. Sie kann Ausdruck einer nur lokalen Regression sein, während an anderen Orten die Phthise weiterschreitet. In einzelnen Fällen wird in kritischer Abwägung des phthisischen Gesamtbildes die Beseitigung dieses latent-aktiven Gefahrenherdes durch Resektion ratsam und notwendig sein (s. Abschnitt „Indikationsstellung zur Resektionsbehandlung").

Im allgemeinen gibt es röntgenologisch keine charakteristische Form der Kavernennarbe (AMSTEIN) und aus einer bestimmten Schattenbildung darf nicht auf eine frühere Kaverne geschlossen werden. Häufig läßt sich in Röntgen- und Tomogrammserien die Rückbildung, Verkleinerung, Schrumpfung und narbige Umwandlung der Kaverne in ihren einzelnen Phasen verfolgen. Oft resultieren sternfömige Narbenbildungen (cicatrices stellaires, radiating scars), „formes nodulaires banales" (BERNOU und TRICOIRE) und bizarre Narbenformen. Für die prognostische Beurteilung der Kavernennarben gelten die allgemeinen Gesichtspunkte tuberkulöser Vernarbungen überhaupt; harte, feinstreifige, kalkindurierte Narben werden seltener Ausgangspunkt von infiltrativen Exacerbationen oder Kavernenrezidiven sein als noch weiche, dickflüssige.

Wie häufig Spontanheilungen tuberkulöser Kavernen vorkommen, ist schwer zu sagen. Sie sind bei konservativer Heilstättenkur relativ oft zu beobachten und unter der Einwirkung der spezifischen antibiotischen Tuberkulosemittel noch häufiger geworden. Nach einer Untersuchung von C. W. HERTZ (1952) aus der vorantibiotischen Zeit (1937—1941) fanden sich Spontanheilungen tuberkulöser Kavernen in 11,9%; unter Sanatoriums- und Streptomycinbehandlung betragen sie 25,0% (HAEFLIGER, MARK, GEISEL), bei hohen Dosen PAS per in-

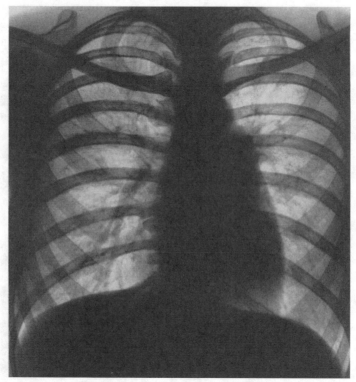

Abb. 23 c. 5. 7. 49. Hartstreifiges Indurationsfeld.

Abb. 23 a—c. 21jährige Patientin. Mit 19 Jahren anläßlich einer Umgebungsuntersuchung negativer Durchleuchtungsbefund. Ein Jahr später kirschengroße Kaverne rechts. Rückbildung der Kaverne zu Indurationsfeld bei konservativer Heilstättenkur. Seither gesund und voll arbeitsfähig.

fusionem, nach PARAF (1952), ungefähr ein Drittel, unter Rimifon ist der Prozentsatz etwas geringer (ROTACH 1953). Bessere Ergebnisse sind von der kombinierten Chemotherapie zu erwarten.

Klinisch-symptomatisch geht die Rückbildung tuberkulöser Prozesse dem Röntgenbefund im allgemeinen voraus. Klinische Symptome können bereits fehlen, wenn im Röntgenbild lange noch Zeichen der Regression zu erkennen sind. Parallel zur Aktivitätsabnahme und Rückbildung finden sich klinisch Normalisierung der Temperatur und Blutsenkungsgeschwindigkeit, Abnahme des Hustens und der Sputummenge, Änderung der Auswurfbeschaffenheit von eitrig zu schleimig, Verringerung der Bacillenmenge bis zu ihrem Verschwinden, Körpergewichtszunahme, Hebung des Allgemeinbefindens usw.

Bei der Beurteilung der Heilung müssen wir klinische und röntgenologische Untersuchungsergebnisse berücksichtigen. Es ist bei der Tuberkulose schwierig, einen allgemein gültigen Begriff der Heilung zu geben. Biologisch ist sie so lange als aktiv zu betrachten, als die Herdbildungen virulente Tuberkelbacillen enthalten, anatomisch, als ihre Ausbreitung möglich ist. Praktisch „im Sinne des täglichen Lebens" (STAEHELIN) ist die Tuberkulose aktiv, wenn entweder klinische Symptome vorhanden sind oder im Röntgenbild Veränderungen sich finden, welche eine Aktivität mit Bestimmtheit annehmen lassen.

Nach BACHMANN, KARTAGENER und LÖFFLER (1943) gibt es keine Diagnose der Gesundheit. Gesundheit ist nur durch die Abwesenheit von Krankheitszeichen, d. h. durch die Negation der Krankheit ausgezeichnet. Aktive Tuberkulose ist der Krankheit gleichzusetzen, klinisch inaktive Tuberkulose braucht noch nicht Gesundheit und Heilung zu bedeuten. Häufig befindet sich die klinisch-inaktive Tuberkulose, wie sich SAHLI (1930) treffend ausgedrückt hat, im sog. „Zustand des Gleichgewichtes, der Kompensation oder des bewaffneten Friedens". Da auch entsprechend dem Charakter der Tuberkulose klinische Symptomlosigkeit während längerer Zeit keineswegs Heilung bedeutet, darf diese erst nach mehrjähriger Bewährungsfrist angenommen werden. STAEHELIN (1939) und TURBAN und STAUB (1923) verlangten Fristen von 3—6 Jahren klinischer Ruhe. Die Forderung des „American Diagnostic Standard", für „arrested" Tuberkulose bei Arbeitsbelastung des Patienten 3 Monate klinische Inaktivität und für die Bewertung „inactive" ein 6 Monate freies Zeitintervall zur Norm zu erheben, ist zu eng gewählt.

Brauchbar für die Beurteilung der Aktivität in den Rückbildungsphasen ist die BACMEISTERsche Unterscheidung (1918) in stationäre, zur Latenz neigende und latente Tuberkulose. Unter den latenten Formen versteht er klinisch geheilte Fälle, welche keine aktiven Krankheitssymptome mehr aufweisen und eine genügend lange Bewährungsfrist hinter sich haben. Latente Tuberkulosen können sich klinisch zwar nicht mehr manifestieren, im Röntgenbild aber deutliche Zeichen eines noch nicht zur Ruhe gekommenen Prozesses zeigen. So stellen dickflüssige Indurationsfelder, banale Knötchen und Rundherde nach Kavernenschluß latente Prozesse dar, die lediglich Intervallformen auf dem Wege zur Vernarbung sind. Analog wertet ALEXANDER Rückbildungsformen so lange als aktiv, als sie im Röntgenbild noch Zeichen der Regression aufweisen.

Die Bemühung, die definitive Vernarbung richtig zu beurteilen und sie von den Intervallformen zu trennen, wurde durch die Röntgenmethode weitgehend gefördert.

Die postprimäre Lungentuberkulose des Erwachsenen braucht zu ihrer Heilung Monate und Jahre. Je länger klinisch die Symptomlosigkeit andauert, um so eher darf auf Vernarbung geschlossen werden. Die Heilung ist oft auch eine Frage der Zeit: «Le temps ne respecte pas ce qui se fait sans lui» (JAQUEROD).

Nach BACHMANN, KARTAGENER und LÖFFLER gibt es keine scharfen Übergänge von Gesundheit zur Krankheit und noch weniger von Krankheit zur Gesundheit. Die Beurteilung der Heilung einer Tuberkulose bleibt bei aller Erfahrung eine Ermessensfrage, wobei die klinische Symptomlosigkeit oft überwertet, das Röntgenbild in dem Sinne falsch bewertet wird, daß deutlich aktive Veränderungen als abgeheilt oder vernarbt bezeichnet werden.

6. Phthise und Lebensalter.

Das Lebensalter stellt ein wesentliches dispositionelles Moment für die Entstehung der Phthise dar und greift als Gestaltungsfaktor in ihren Ablauf ein. Wie andere Krankheiten, geht auch die Tuberkulose ihren eigenen Weg durch

die verschiedenen Altersstufen. Wird auch nach Schmincke (1935) „der Grundplan des tuberkulösen Geschehens in den einzelnen Lebensperioden nicht verändert" und sind, wie schon Ranke in seinen klassischen Arbeiten betont hat,
die primären, sekundären und tertiären Tuberkuloseformen nicht an ein bestimmtes Lebensalter gebunden, so fällt die Tuberkulose je nach dem Lebensalter auf einen bestimmt charakterisierten Boden, der ihre Entstehung und
Entwicklung begünstigt oder beeinträchtigt. Wir kennen das schnelle Fortschreiten der Infektion und die Meningitishäufung beim Säugling und Kleinkind, die große Abheilungsneigung bei älteren Kindern, die foudroyanten Pubertätsphthisen, den Miliaris- und Meningitisgipfel im frühen Erwachsenenalter
(nach Spätprimärinfektion), den chronischen Phthiseverlauf in den späteren
Lebensjahren, die Exacerbationsneigung phthisischer und generalisierender Art
im Greisenalter.

Nach Saegler werden die exsudativen Lungentuberkulosen von Pubertäts- und
Adoleszentenalter, die produktiven Formen gleichmäßig vom 13.—35. Lebensjahr
und die cirrhotischen Formen in steigendem Maße vom 35.—60. Lebensjahr
bevorzugt.

Im Säuglings- und Kleinkindesalter ist die eigentliche Lungenphthise selten.
Am häufigsten ist naturgemäß die Primärtuberkulose; die erhöhte Neigung
zu malignen Generalisationsformen läßt den Säugling oft nicht in das tertiäre
Stadium eintreten. Nach R. W. Müller unterscheidet sich die Säuglings- und
Kleinkindphthise von der des frisch infizierten Erwachsenen durch die Lokalisation. Erwachsene erkranken gewöhnlich zuerst in den kranialen Lungenabschnitten, beim Kleinkind gibt es keine bevorzugte Lokalisation. Kavernisierung des Erstherdes ist beim Kleinkind geläufig (20—50%). Die Hinfälligkeit
des Säuglings gegenüber der tuberkulösen Infektion scheint nicht so groß zu
sein, wie man früher annahm. Das Lübecker Unglück im Jahre 1929/30 zeigte
eine gewisse Heilpotenz dieses Lebensalters auch gegenüber großen allerdings
peroralen Infektionsmengen mit virulenten Tuberkelbacillen; sind doch von den
251 Säuglingen nur 29% der Tuberkulose erlegen (1935). Die neuen Tuberkulosemittel haben die Prognose der Säuglingstuberkulose verbessert; die BCG-
Impfung dämmt die Erkrankungshäufigkeit wesentlich ein.

Im mittleren Kindesalter tritt die isolierte Lungentuberkulose, wie sie für
den Erwachsenen typisch ist, wenig in Erscheinung und gegenüber Drüsentuberkulose, Infiltrierungen und Generalisationsformen zurück.

In der Pubertät treffen wir häufiger auf die eigentliche Lungenphthise.
Nach Ranke haben wir in der Pubertät einen Summationspunkt besonderer
Art vor uns. Die Entwicklung des Menschen zum geschlechtsreifen Individuum
stellt an den Organismus körperlich und psychisch erhöhte Anforderungen und
hat eine Resistenzverminderung gegenüber der Tuberkulose zur Folge. Die
Pubertät ist im menschlichen Leben ein eigentliches Wellental der Resistenz.
Es tritt bei den Mädchen früher und stärker in Erscheinung als bei den Knaben.
Nach einer Zusammenstellung von Roloff (1943) über die Altersverteilung
bei Beginn der offenen Lungentuberkulose bei Knaben und Mädchen werden
die Mädchen 4mal häufiger von der Pubertätsphthise befallen als die Knaben
(Abb. 24).

In keiner anderen Altersstufe finden wir so akute und verlaufschwere Formen
der Lungenphthise wie in der Pubertät. Wir beobachten zwei verschiedene
Grundformen: endogene Exacerbationsphthisen, die auf alten, primären oder
sekundären Residuen einer Frühprimärinfektion in der Kindheit basieren und
demnach eigentliche Reinfektionsphthisen darstellen und Phthisen, die in engem

zeitlichen und formalen Zusammenhang mit der in diesem Lebensabschnitt erfolgten Primärinfektion stehen. Mit dem Rückgang der Tuberkulosedurchseuchung im Kindesalter werden Primärphthisen häufiger als Reinfektionsphthisen sein.

ASCHOFF (1921) hat Pubertätsphthisen beschrieben, bei denen im Gegensatz zu den typischen Bildern der Erwachsenenform die Lymphknoten stark mitbeteiligt, ja hochgradig geschwollen sind und zur Verkäsung neigen können. Doch hat er dieses Phthisebild nicht ausschießlich in die Pubertätsperiode eingereiht. Auch nach REDEKER (1931) gibt es „keine Erscheinungsform, die nicht auch im Pubertätsalter vorkäme und andererseits keine Erscheinungsform des Pubertätsalters, die nicht auch in anderen Altersperioden genau so zu finden ist". Auch BLUMENBERG billigte der Pubertätstuberkulose die Stellung einer Sonderform nicht zu, „da unter Pubertät allgemein eine relativ kurze, nicht scharf begrenzte Zeitspanne verstanden wird, die zu dem noch bei den einzelnen Individuen mehr oder weniger großen Schwankungen der Zeit, des Eintritts und der Dauer unterliegt". Aus ähnlichen Überlegungen ersetzte ULRICI (1937) den Ausdruck Pubertätsphthise durch Adoleszentenphthise, weil die Phthise der Jugendlichen oft in der Postpubertät einsetzt. ROLOFF faßt beide zur „Tuberkulose der Heranwachsenden" zusammen.

Im Erwachsenenalter, dem Zeitabschnitt der isolierten Organtuberkulose, begegnet uns die Lungenphthise am häufigsten.

Im jugendlichen Erwachsenenalter finden wir heute eine Summation spezifischer Gefährdung und tuberkulöser Erscheinungsformen. Durch Abnahme und Verlangsamung

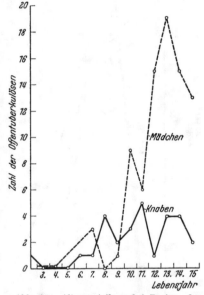

Abb. 24. Altersverteilung bei Beginn der offenen Lungentuberkulose. 112 Knaben und Mädchen in der Kinderheilstätte Treuenbrietzen in den Jahren 1931—1938. (Nach W. ROLOFF.)

der Durchseuchung unserer Bevölkerung kam es zur Verschiebung der Primärinfektion in diese Altersstufe und zu Spätinfektionen mit ihrer großen Evolutionstendenz (Spätprimärphthisen). Darüber hinaus können im frühen Erwachsenenalter die Residuen der Frühprimärinfektion zur Exacerbation, die Pubertätstuberkulosen zu voller phthisischer Entwicklung kommen. Stellt also ein Teil der Erwachsenenphthisen einen Schub aus abgeheilten Kindheitsherden dar, so entsteht der andere an die primäre Herdsetzung anschließend. Die Kulmination tertiärer Tuberkulosen fällt nach der Zusammenstellung von PRESS in die Zeit vom 18.—30. Lebensjahr (Abb. 25).

Zur Verteilung der Lungenphthise in den einzelnen Altersklassen auf das weibliche und das männliche Geschlecht (Abb. 25) stellt PRESS fest: „Bis zum 19. Altersjahr sind die Frauen ein wenig zahlreicher als die Männer; vom 20. bis zum 70. Altersjahr jedoch überwiegen die Männer um ein Beträchtliches. Zu weiteren, sehr aufschlußreichen Feststellungen führen uns die diesbezüglichen Kurven: Steiles Ansteigen zwischen 10 und 20 Jahren mit Erreichung des Maximums zwischen 20 und 24 Jahren, dann beim Mann ein regelmäßiges Absinken, während bei der Frau ein rasches Abfallen der Kurve bis zum 45. Altersjahr und dann ein fast horizontaler Weiterverlauf zu beobachten ist.

Zwischen 45 und 55 Jahren, also im Zeitpunkt des Klimakteriums, ist sogar ein weiteres leichteres Tiefergehen der Kurve zu registrieren." Eine ähnliche Altersverteilung zeigt nach Düggeli (1943) das Krankengut der Thurgauisch-Schaffhausischen Heilstätte Davos der Jahre 1922—1937.

Das biologisch ausgeglichenere Erwachsenenalter setzt der Tuberkulosekrankheit wohl einen gleichmäßigeren und damit höheren Widerstand entgegen. Allerdings stellen Menstruation und Gravidität für den weiblichen Organismus eine Belastung dar, wie sie beim Manne fehlt. So sind nach Press bei Frauen erst nach dem 45. Lebensjahr, mit dem Aufhören der Ovarialfunktion, häufiger gutartige Tuberkuloseformen zu finden.

Die Altersphthise wurde seit jeher als Sonderform angesehen. In der Regel hat man unter den Alterstuberkulosen die Lungenphthise alter Menschen ohne Rücksicht auf die genetische Entstehung verstanden. Staehelin (1910) hat vorgeschlagen, nur in höherem Alter entstandene Tuberkuloseformen als Alterstuberkulose zu bezeichnen und die Alterstuberkulose, die sich in diesem Lebensabschnitt zur Phthise entwickelt, von der alten Tuberkulose, deren Beginn in frühere Lebensjahre fiel, zu trennen. Natürlicherweise sind fast alle Tuberkulosen des Alters postprimäre Formen. Es wäre durchaus denkbar, daß dem Greisenalter, in welchem die Involutionsvorgänge dominieren und das Leben weniger unter dem Feuer endokriner Einflüsse steht, bestimmte Ablaufsformen zukommen. Die Greisentuberkulose stellt, wie Lieber-

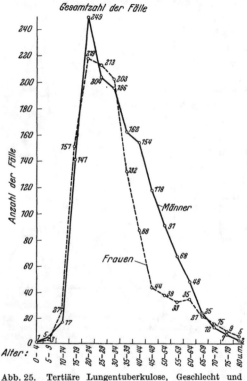

Abb. 25. Tertiäre Lungentuberkulose, Geschlecht und Lebensalter. (Nach Press.)

meister (1921) mit Recht bemerkt, eine gewisse Auslese dar, da von den Tuberkuloseinfizierten nur ein kleiner Teil das Greisenalter erreicht und die Resistenzschwächeren in den früheren Lebensabschnitten der Tuberkulose erlegen sind. Auch das Greisenalter stellt, wie die Pubertät, ein Wellental der Resistenz dar, in welchem alte, oft schon Jahrzehnte früher gesetzte Herde zum Aufflackern kommen. Neben der Tendenz zu käsigen Exacerbationen finden wir nach Kalbfleisch (1932) und Hoppe-Seyler (1923) die Neigung zur fibrösen Bindegewebsneubildung ebenfalls. Sie wird als Haupteigentümlichkeit der Greisentuberkulose überhaupt angesehen. Die Lungenphthise im Alter weicht im wesentlichen von den Erscheinungsformen früherer Lebensabschnitte nicht ab und stellt, nach Kayser-Petersen (1932), ein abgeschwächtes Bild der Tuberkulose des Erwachsenen dar. Alte, chronisch-indurierende Prozesse, frische Exacerbationen und schwere terminale Schübe formen ihr Bild. Ihre Träger gehen, je nach Gut- oder Bösartigkeit der Altersphthise, am Alter oder an der Phthise zugrunde.

So drücken auch die Lebensvorgänge, die die einzelnen Lebensabschnitte formen und gestalten, der Tuberkulose ihren Stempel auf.

7. Phthiseverläufe.

In graphischer Darstellung (Abb. 26—36).

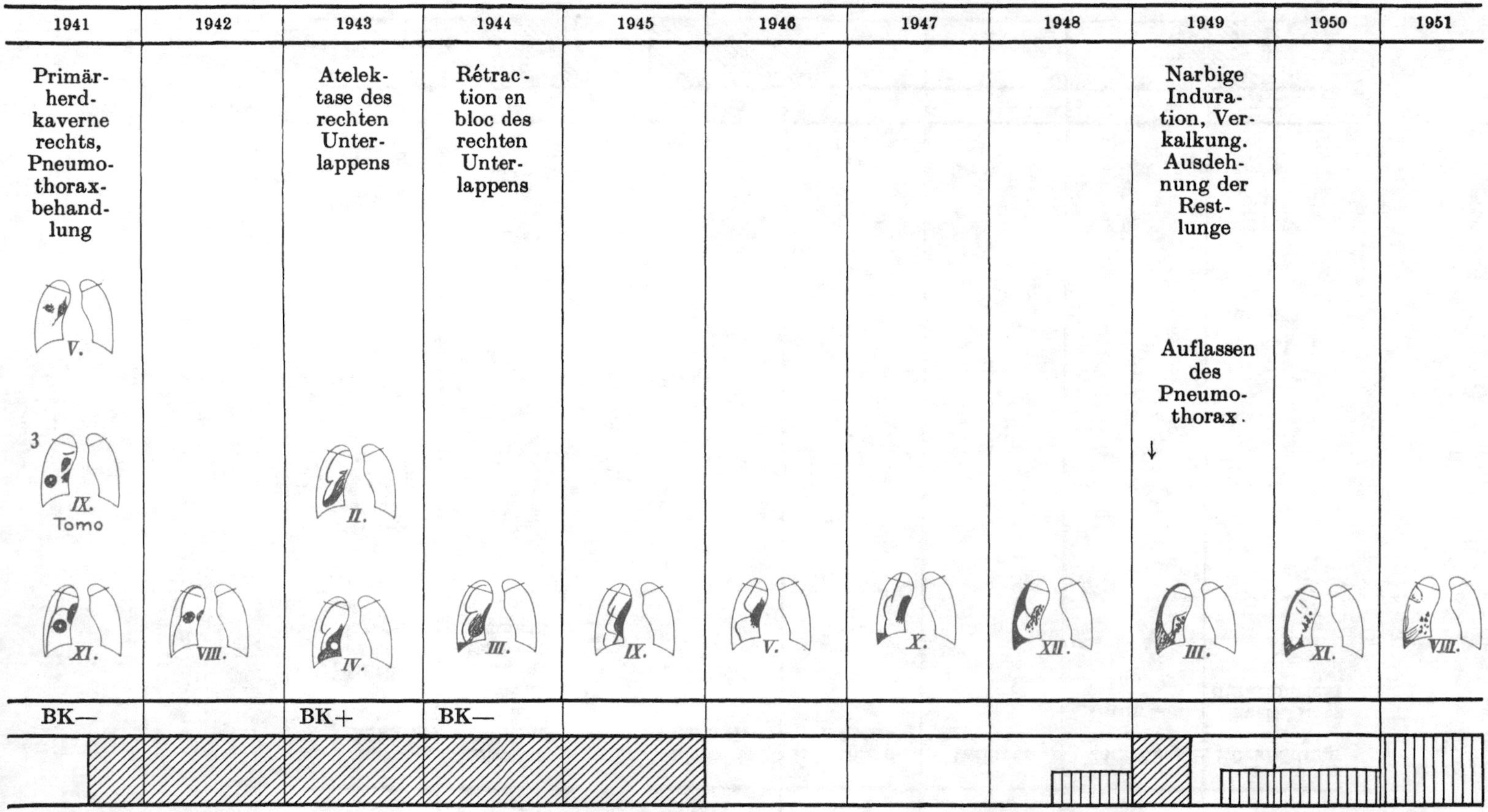

1941	1942	1943	1944	1945	1946	1947	1948	1949	1950	1951

Primär-herd-kaverne rechts, Pneumo-thorax-behand-lung

Atelek-tase des rechten Unter-lappens

Rétrac-tion en bloc des rechten Unter-lappens

Narbige Indura-tion, Ver-kalkung. Ausdeh-nung der Rest-lunge

Auflassen des Pneumo-thorax. →

BK— BK+ BK—

////// Sanatoriumskur; |||||| Arbeitsfähigkeit; BK Tuberkelbacillen im Sputum oder im Magensaft.

Abb. 26. Primärherdphthise.

1947	1948	1949	1950	1951	1952	1953
Primär-Tbk., juxta-primäre Pleuritis exsu-dativa, Initial-herde	Infraclav. Infiltrat und Kaverni-sierung, Pneumo-thorax	Pleuritis exsudativa	Initialherde rechts	Infiltrat	Vergröße-rung des Infiltrats	Rückbildung zu weich-streif. In-durationsfeld

Abb. 27 a u. b. Phthisische Frühentwicklung über Initialherde. (a Mit Kavernisierung; b mit Rückbildung.)

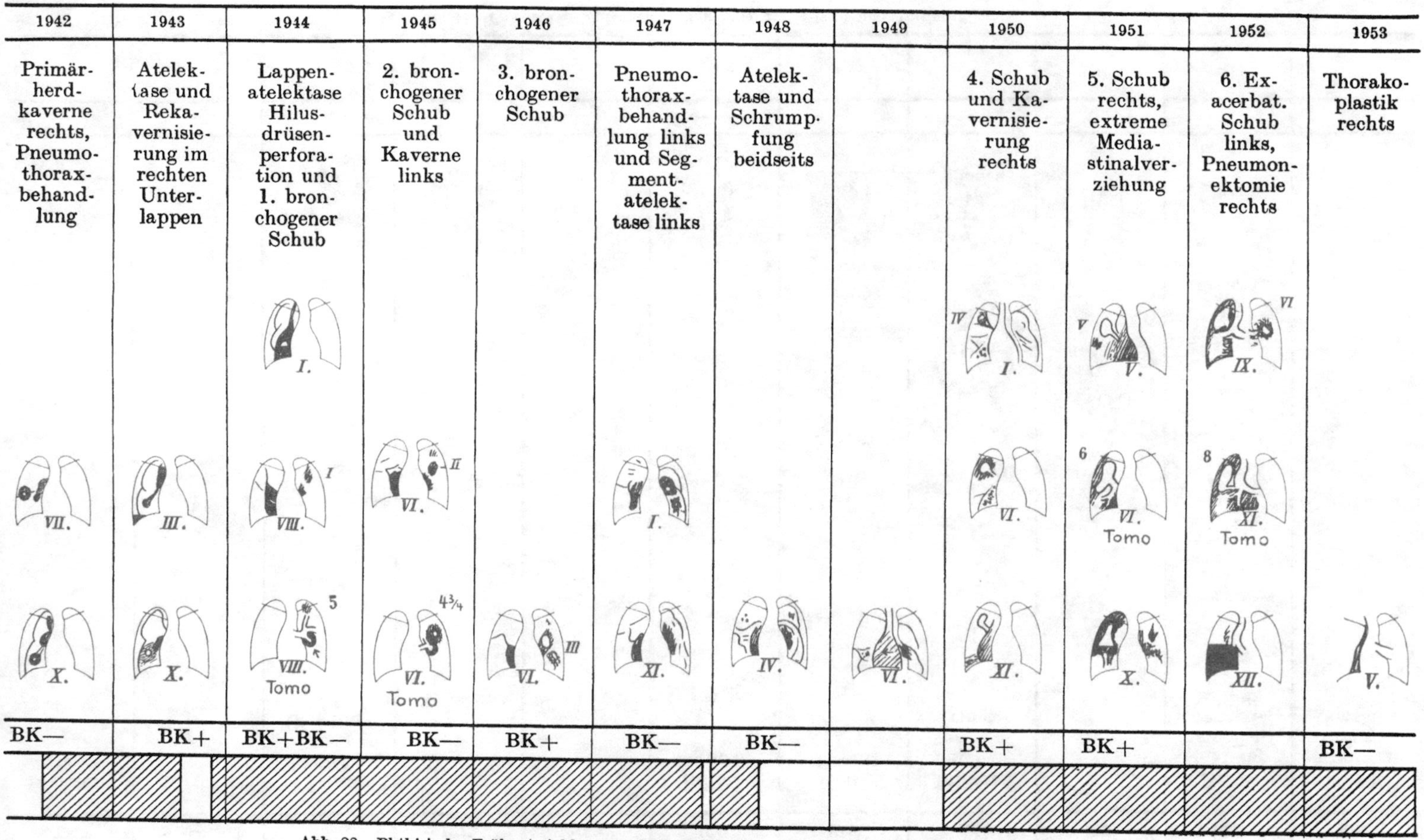

1942	1943	1944	1945	1946	1947	1948	1949	1950	1951	1952	1953
Primärherdkaverne rechts, Pneumothoraxbehandlung	Atelektase und Rekavernisierung im rechten Unterlappen	Lappenatelektase Hilusdrüsenperforation und 1. bronchogener Schub	2. bronchogener Schub und Kaverne links	3. bronchogener Schub	Pneumothoraxbehandlung links und Segmentatelektase links	Atelektase und Schrumpfung beidseits		4. Schub und Kavernisierung rechts	5. Schub rechts, extreme Mediastinalverziehung	6. Exacerbat. Schub links, Pneumonektomie rechts	Thorakoplastik rechts
BK−	BK+	BK+BK−	BK−	BK+	BK−	BK−		BK+	BK+		BK−

Abb. 28. Phthisische Frühentwicklung nach Bronchialdrüsenperforation im schubweisen Verlauf.

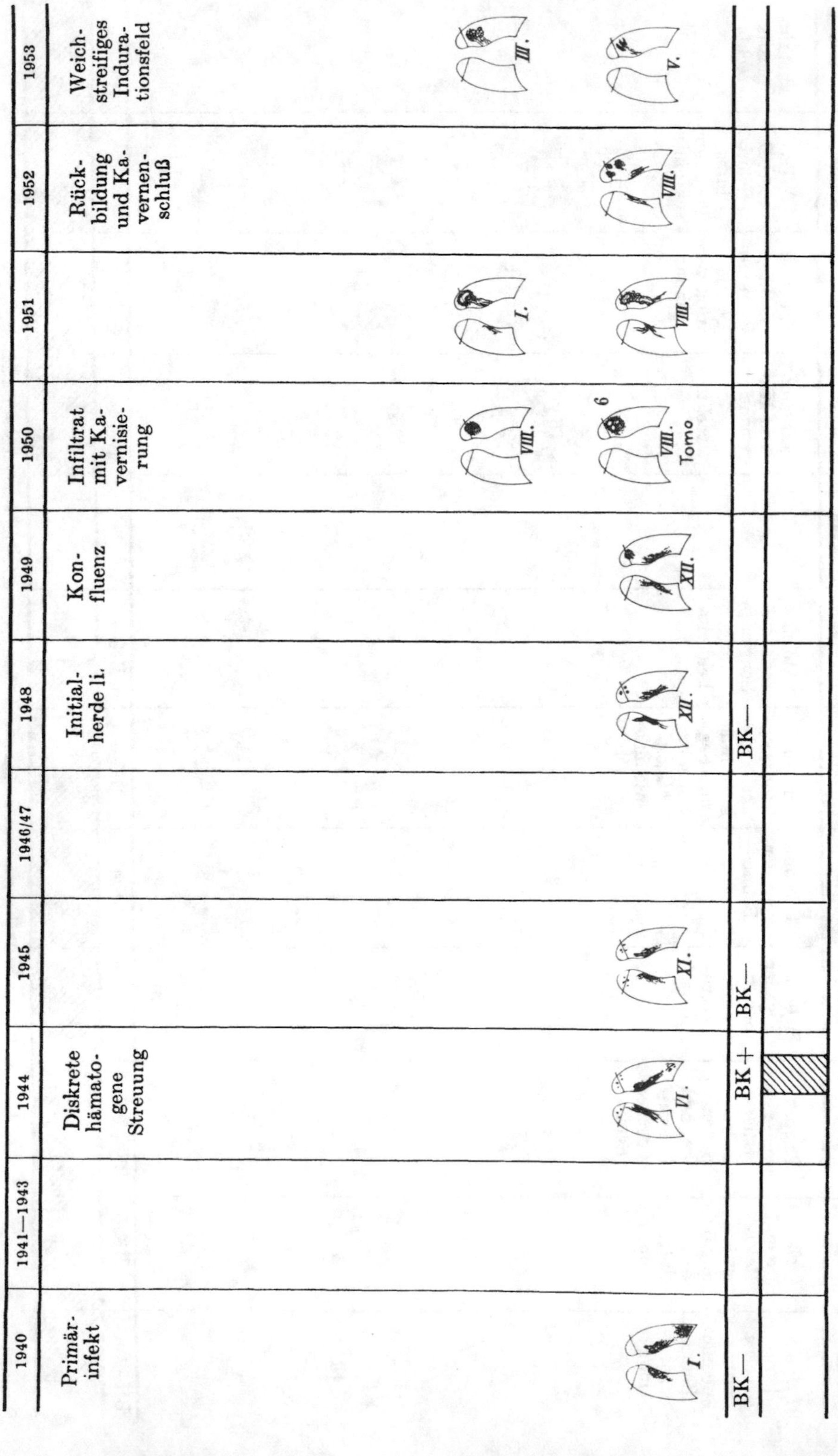

1940	1941—1943	1944	1945	1946/47	1948	1949	1950	1951	1952	1953
Primär-infekt		Diskrete hämato-gene Streuung			Initial-herde li.	Kon-fluenz	Infiltrat mit Ka-vernisie-rung		Rück-bildung und Ka-vernen-schluß	Weich-streifiges Indura-tionsfeld
BK—		BK+	BK—		BK—					

Abb. 29. Phthisische Spätentwicklung über Initialherd und Initialinfiltrat.

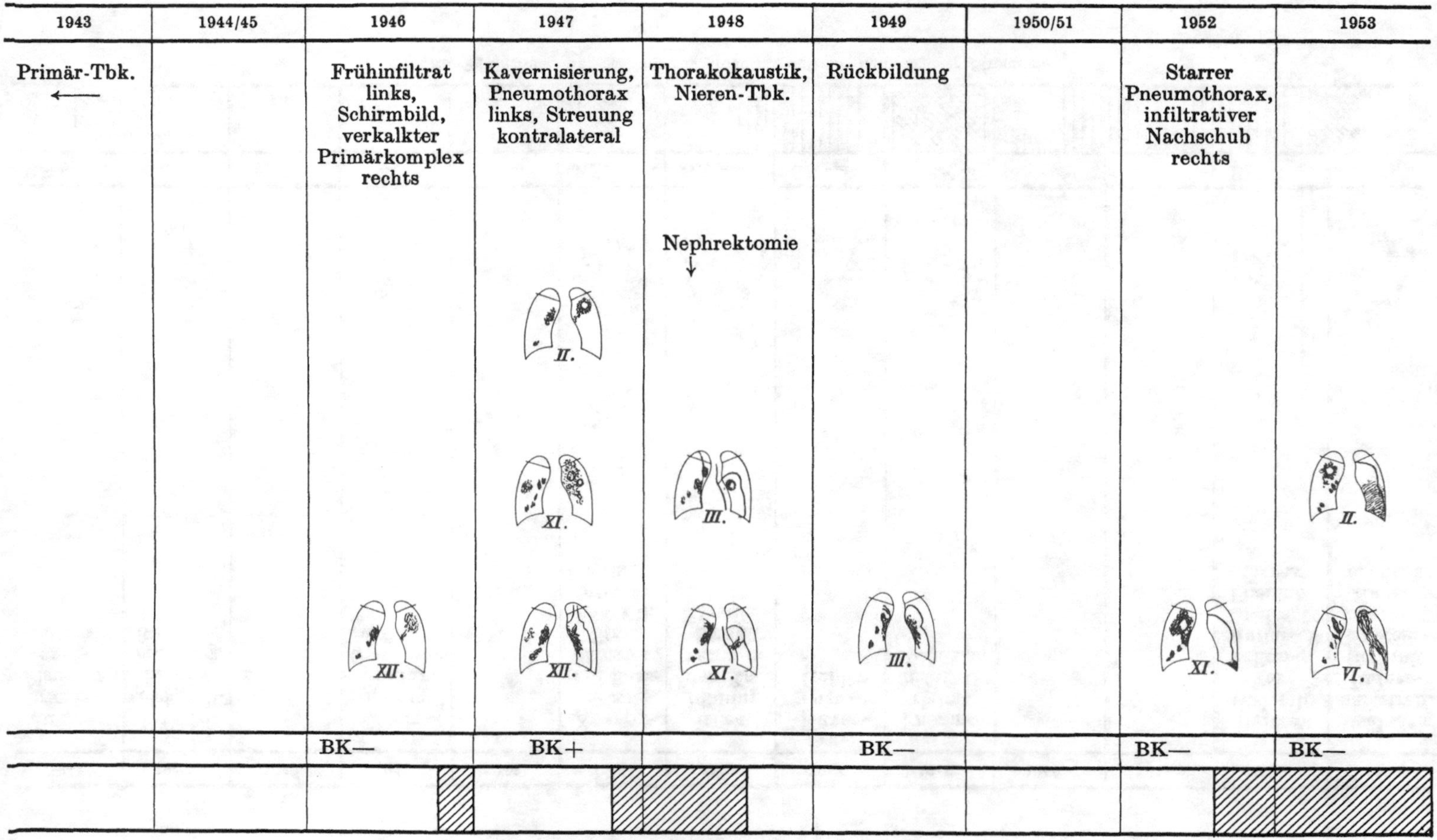

1943	1944/45	1946	1947	1948	1949	1950/51	1952	1953
Primär-Tbk. →		Frühinfiltrat links, Schirmbild, verkalkter Primärkomplex rechts	Kavernisierung, Pneumothorax links, Streuung kontralateral	Thorakokaustik, Nieren-Tbk.	Rückbildung		Starrer Pneumothorax, infiltrativer Nachschub rechts	
				Nephrektomie →				
		BK—	BK+		BK—		BK—	BK—

Abb. 30. Phthisische Spätentwicklung über Frühinfiltrat.

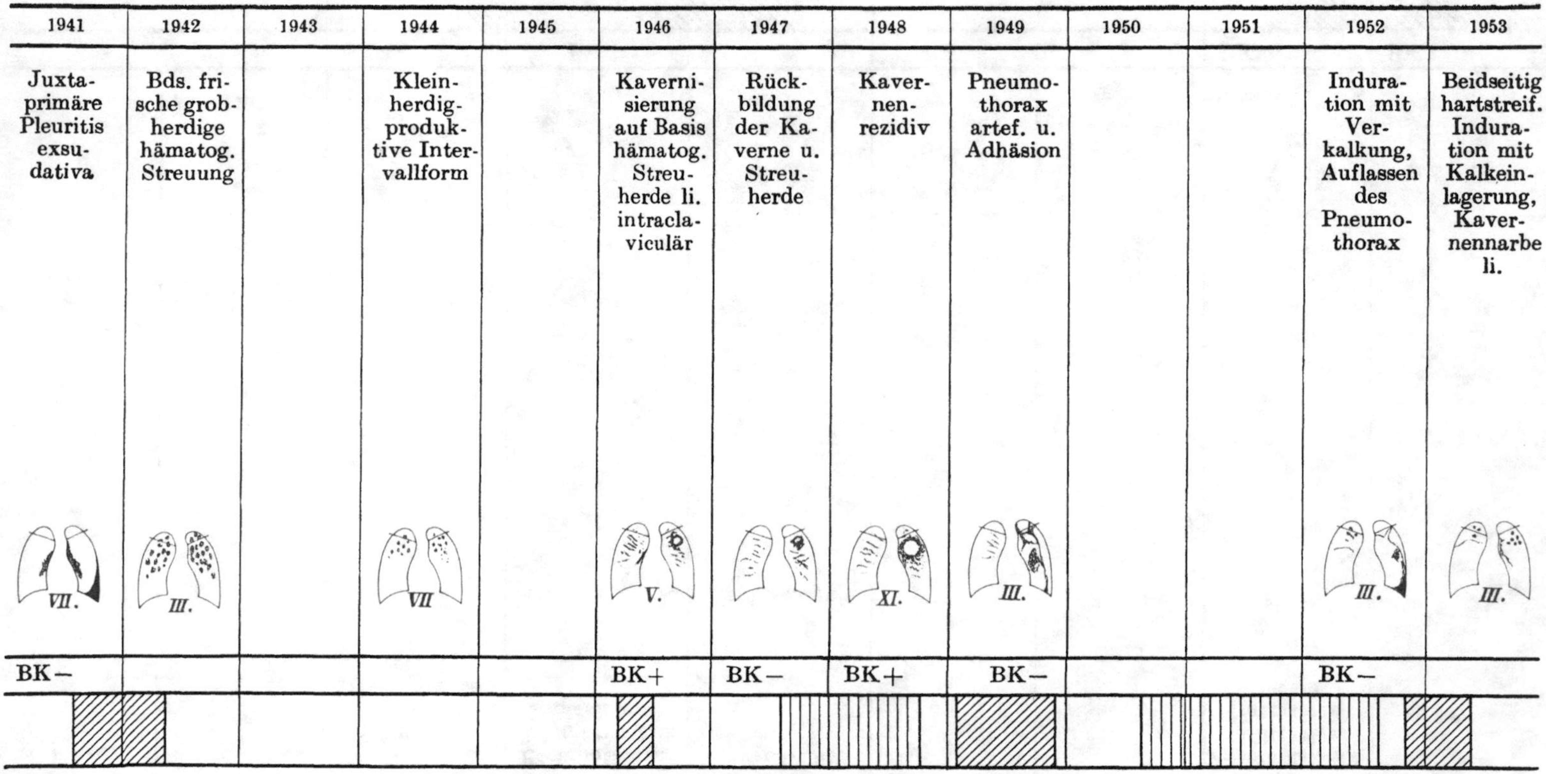

1941	1942	1943	1944	1945	1946	1947	1948	1949	1950	1951	1952	1953
Juxta-primäre Pleuritis exsudativa	Bds. frische grobherdige hämatog. Streuung		Klein-herdig-produktive Intervallform		Kaverni-sierung auf Basis hämatog. Streuherde li. intracla-viculär	Rück-bildung der Kaverne u. Streuherde	Kaver-nen-rezidiv	Pneumo-thorax artef. u. Adhäsion			Indura-tion mit Ver-kalkung, Auflassen des Pneumo-thorax	Beidseitig hartstreif. Indura-tion mit Kalkein-lagerung, Kaver-nennarbe li.
VII.	III.		VII		V.		XI.	III.			III.	III.
BK−					BK+	BK−	BK+	BK−			BK−	

Abb. 31. Phthisische Entwicklung aus grobdisseminierter hämatogener Streuung.

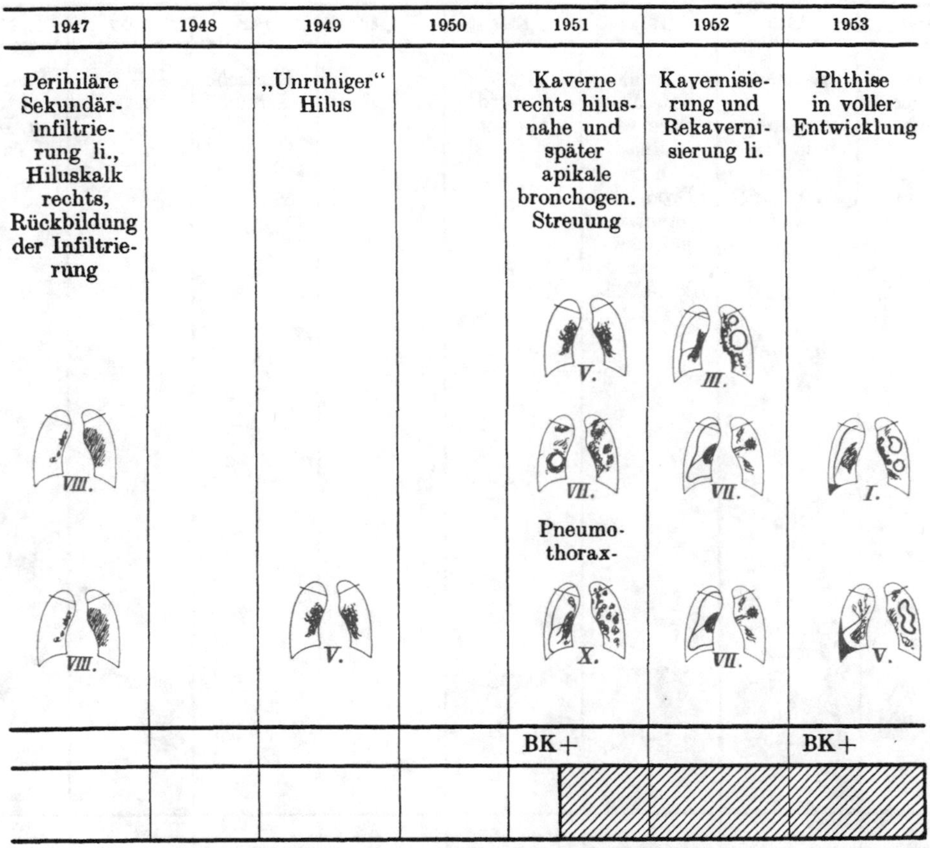
1947
1948
1949
1950
1951
1952
1953
Perihiläre Sekundär-infiltrierung li., Hiluskalk rechts, Rückbildung der Infiltrierung
„Unruhiger" Hilus
Kaverne rechts hilusnahe und später apikale bronchogen. Streuung
Kavernisierung und Rekavernisierung li.
Phthise in voller Entwicklung
V.
III.
VIII.
VII.
VII.
I.
Pneumothorax-
VIII.
V.
X.
VII.
V.
BK+
BK+
Abb. 32. Bronchogen, vom Hilus sich ausbreitende Phthise.

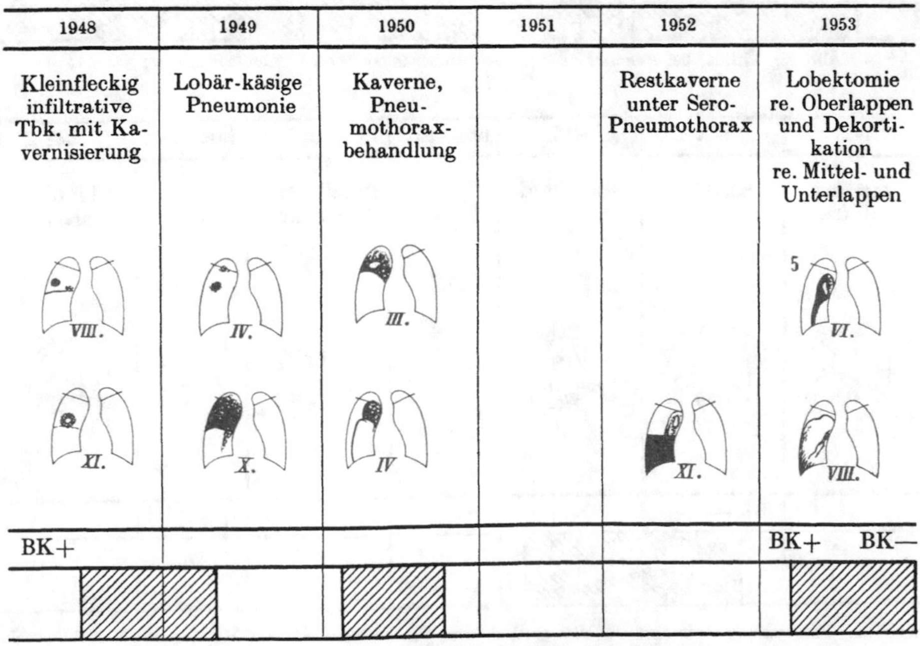
1948
1949
1950
1951
1952
1953
Kleinfleckig infiltrative Tbk. mit Kavernisierung
Lobär-käsige Pneumonie
Kaverne, Pneumothoraxbehandlung
Restkaverne unter Sero-Pneumothorax
Lobektomie re. Oberlappen und Dekortikation re. Mittel- und Unterlappen
5
VIII.
IV.
III.
VI.
XI.
X.
IV
XI.
VIII.
BK+
BK+ BK—
Abb. 33. Großflächig-exsudativ-kavernöse Tuberkulose.

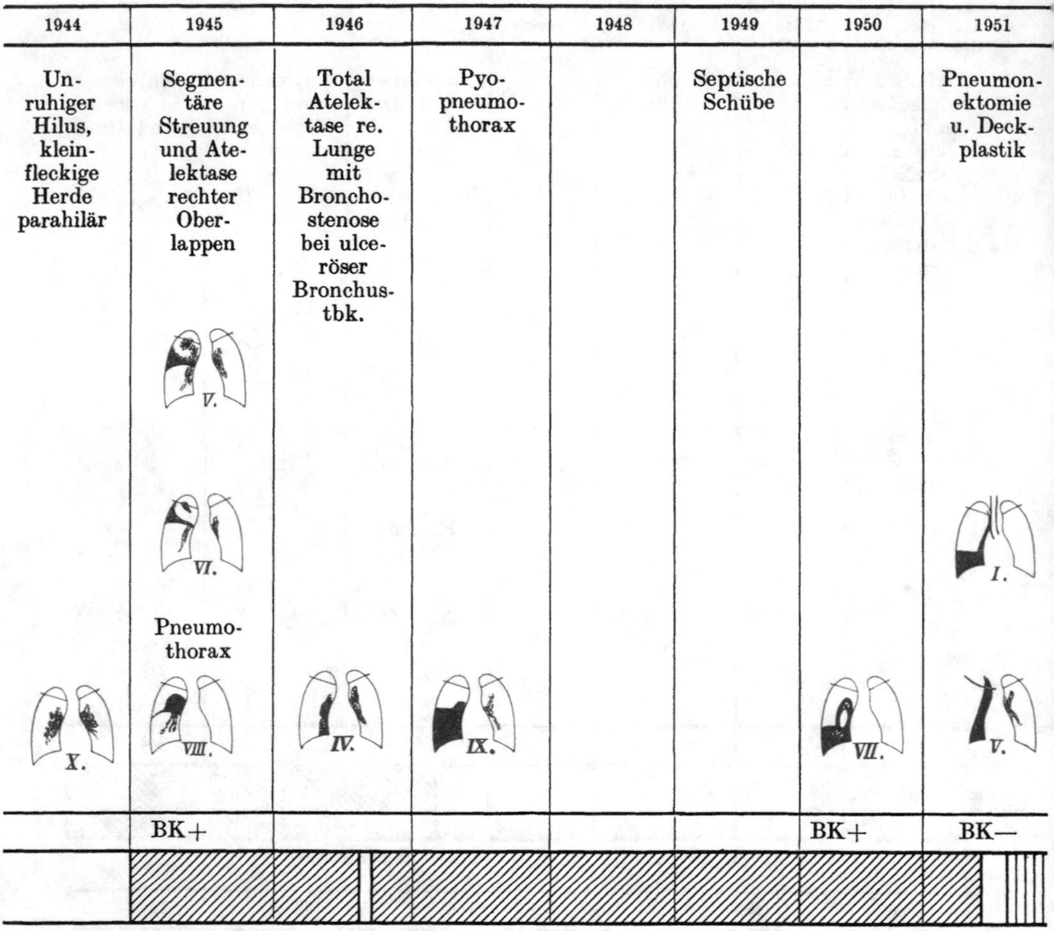
1944
1945
1946
1947
1948
1949
1950
1951
Unruhiger Hilus, kleinfleckige Herde parahilär
Segmentäre Streuung und Atelektase rechter Oberlappen
Total Atelektase re. Lunge mit Bronchostenose bei ulceröser Bronchustbk.
Pyopneumothorax
Septische Schübe
Pneumonektomie u. Deckplastik
V.
VI.
I.
Pneumothorax
X.
VIII.
IV.
IX.
VII.
V.
BK+
BK+
BK—

Abb. 34. Phthise bei stenosierender Bronchustuberkulose. (Nach Pneumonektomie geheilt.)

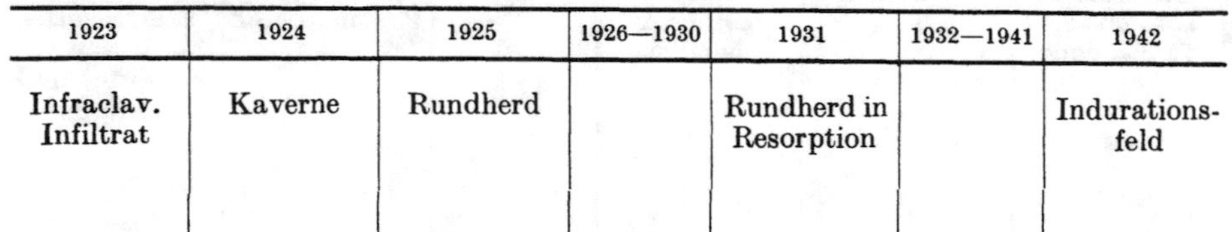
1923
1924
1925
1926—1930
1931
1932—1941
1942
Infraclav. Infiltrat
Kaverne
Rundherd
Rundherd in Resorption
Indurationsfeld
VIII.
VIII.
VII.
II.
V.
BK—

Abb. 35. Umwandlung einer Kaverne zum geschlossenen Herd (Rundherd) und Heilung mit Indurationsfeld.

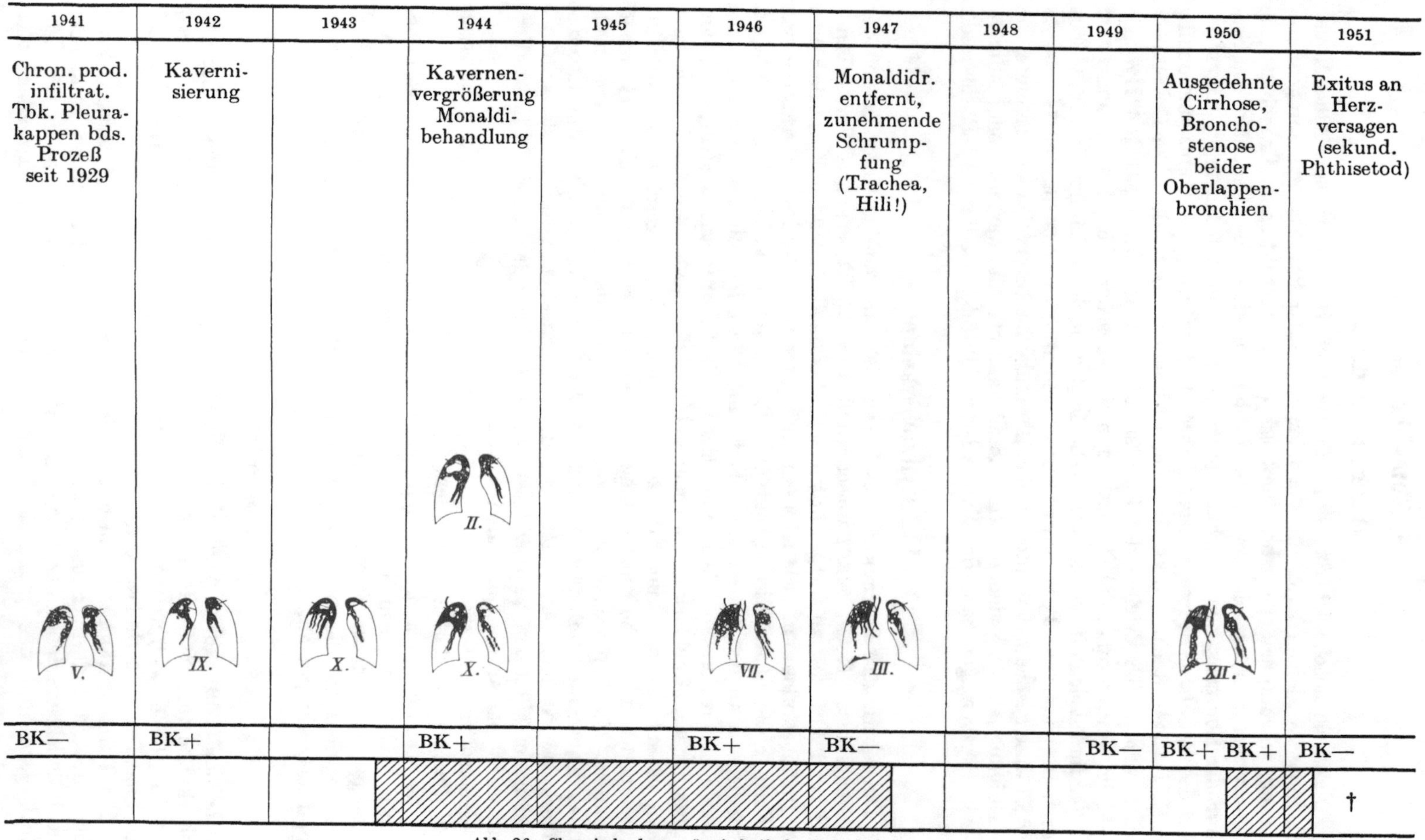
1941
1942
1943
1944
1945
1946
1947
1948
1949
1950
1951
Chron. prod. infiltrat. Tbk. Pleurakappen bds. Prozeß seit 1929
Kavernisierung
Kavernenvergrößerung Monaldibehandlung
Monaldidr. entfernt, zunehmende Schrumpfung (Trachea, Hili!)
Ausgedehnte Cirrhose, Bronchostenose beider Oberlappenbronchien
Exitus an Herzversagen (sekund. Phthisetod)
V.
IX.
X.
II.
X.
VII.
III.
XII.
BK—
BK+
BK+
BK+
BK—
BK—
BK+
BK+
BK—
†

Abb. 36. Chronische kavernös-cirrhotische Tuberkulose.

8. Komplikationen.

a) Herzinsuffizienz.

Durch chronische Überbelastung des rechten Herzens infolge Widerstands-
erhöhung im kleinen Kreislauf, vor allem bei alten Phthisen mit Lungenfibro-
sierung, schrumpfender Cirrhose und Empyem, Destruktionen, Bronchiektasie,
Pleuraverschwartungen kommt es zur Ausbildung eines Cor pulmonale. Im Stadium der Kompensation besteht Hypertrophie der rechten Kammer, Akzentua-
tion des 2. Pulmonaltones, röntgenologisch Verbreiterung des Conus pulmonalis;
im EKG ist ein Rechtstyp häufig nicht vorhanden. Im Stadium der Dekompensation finden sich Zeichen der Rechtsinsuffizienz des Herzens. Die Dyspnoe
steht im Vordergrund, die Cyanose ist meist ausgesprochen, Leberstauung und
Ödeme finden sich oft erst präterminal. Meist handelt es sich um Herzen, welche
durch lang dauernde Toxineinwirkung im schubweisen, exsudativen Geschehen
der Phthise geschädigt wurden, wobei die Ruhe im Intervall nicht genügte, die
Schädigung zu überwinden. Im plötzlichen, oft unerwarteten oder allmählichen Herzversagen kann der Exitus letalis eintreten (sekundärer Phthisetod).

b) Larynxtuberkulose.

Die tuberkulöse Erkrankung des Larynx ist eine häufige Komplikation der
Lungenphthise. Nach Rüedi weisen rund 70% an Tuberkulose Verstorbener
und rund 30% der an fortgeschrittener Tuberkulose leidenden Phthisiker eine
Larynxtuberkulose auf. Sie tritt mit Infiltraten oder Geschwüren auf, die sich
in Form, Sitz und Ausdehnung unterscheiden. Die tuberkulösen Infiltrate liegen
überwiegend an der Hinterwand als flache, höckerige, blumenkohlartige oder
zackige Efflorescenzen. Sie können tief in die Larynxwand eindringen. Auch
Stimmbänder, Kehldeckel, Taschenbänder und aryepiglottische Falten sind
nicht selten befallen, mitunter der ganze Kehlkopf. In fortgeschrittenen Stadien
treten perichondritische Prozesse hinzu, die meist unter ausgesprochenen Ödemen
verlaufen. Kehlkopfprozesse machen im allgemeinen das Auf und Ab des wechsel-
vollen Tuberkuloseverlaufes in gedämpfterer Entwicklung mit. Die Larynxtuberkulose ist meist eine Metastase der Lungentuberkulose; sie stellt in beschränktem Maße ein selbständiges Leiden dar und lehnt sich in ihrem Verlauf meist eng an die Lungenphthise an.

Hustenreiz, Heiserkeit und Aphonie, Dysphonie und Dysphagie, Schmerzen
sind die hervorstechenden klinischen Symptome.

Die Therapie war früher symptomatisch, konservativ oder chirurgisch.
Heute sind unter dem Einfluß der medikamentös-spezifischen Behandlung
Anfangs- und fortgeschrittene Formen sehr selten. Die aktive Kehlkopftuberkulose spricht auf die antibiotisch-chemischen Heilmittel, lokal oder allgemein
appliziert, sehr gut an.

c) Darmtuberkulose.

Die Darmtuberkulose stellt die häufigste Komplikation der offenen Lungentuberkulose dar. Nach Goldberg, Griffin, Rubin, Maxwell, Rother, Böhm
(1947/48, 1949, 1950) weisen 80—90% aller an Lungenphthise gestorbener Kranken eine Darmtuberkulose auf.

Die Darmtuberkulose ist in erster Linie eine canaliculäre Metastase, kann
aber nach Siegmund, Pagel (1925) und Böhm auch hämatogen entstehen.
Die Prädilektionsstellen der Darmtuberkulose sind das untere Ileum, die Ileo-
cöcalgegend und das proximale Colon. Aber auch andere Darmabschnitte

bleiben nicht verschont (Böhm). Wie jede tuberkulöse Organmetastase stellt die Darmtuberkulose ein selbständiges Krankheitsbild dar, bleibt aber in enger Beziehung zur Lungentuberkulose. Die Auswirkungen einer Darmtuberkulose auf den Gesamtorganismus können entscheidend sein. Durch die Geschwürbildung kann es zu schweren Resorptionsstörungen kommen, welche den Ernährungszustand ungünstig beeinflussen (Inanition) und dem Organismus wichtige Ergänzungsstoffe vorenthalten (Avitaminosen). Darmtuberkulosen beschleunigen oft den körperlichen Verfall. Appetitmangel, dyspeptische Störungen, Durchfälle, Wechsel von Obstipation und Diarrhoe, stinkende Stühle und Schmerzen können vorhanden sein.

Die Diagnose der Darmtuberkulose wird im Röntgenbild gestellt. Im Anfangsstadium findet sich durch die Infiltration der Lymphfollikel eine Körnelung des Schleimhautreliefs. Geschwüre zeigen ausgefranste Randkonturen. Bei der tumorösen Form der Ileocöcaltuberkulose kommt es zum sog. „Stierlinschen Symptom": Leerbleiben des Coecum, sowohl bei peroraler wie auch bei rectaler Kontrastfüllung. Es gilt als das konstanteste und wichtigste Röntgenzeichen der Darmtuberkulose.

Die Therapie der Darmtuberkulose deckt sich vorwiegend mit der Behandlung der Grundkrankheit Tuberkulose; sie ist meist konservativ und heute vor allem chemisch und antibiotisch. Lokalisierte Prozesse können reseziert werden. Seit der antibiotisch-chemischen Behandlungsmöglichkeiten ist die Darmtuberkulose seltener zu beobachten.

d) Amyloidose.

Lungentuberkulosen, die mit starker Eiterung einhergehen, können durch toxisch wirkende Zerfallsprodukte zur Amyloidose führen. In erster Linie werden die großen parenchymatösen Organe (Milz, Leber, Niere) befallen. Die Amyloidose beeinflußt den Krankheitsverlauf ungünstig und beschleunigt meist den terminalen Ablauf der Phthise.

IV. Prognose.
1. Allgemeines.

Die Ärzte vergangener Zeit haben in der Lungenphthise nicht nur die unweigerlich zum Tode führende Seuche gesehen, sondern auch die Möglichkeit ihrer Heilung klar erkannt. Die Auffassung Laënnecs: „Quoique la guérison de la phtisie tuberculeuse soit possible pour la nature, elle ne l'est point encore pour la médecine» deckt sich mit dem berühmtem Ausspruch Carswells 1838, „niemals habe die pathologische Anatomie deutlichere Beweise von der Heilbarkeit einer Krankheit geliefert, als dies bei der tuberkulösen Lungenschwindsucht der Fall sei" und mit der Meinung v. Baumgartens: „Wer irgendwie Zweifel hegt an der Häufigkeit des rein lokalen Auftretens und der vollkommenen spontanen Heilbarkeit echt tuberkulöser Prozesse, der studiere die Geschichte der Lungentuberkulose". Die epochale Abnahme der Tuberkulosemortalität fällt in unsere Zeit.

Roloff (1942) bezeichnet den Kranken und die Krankheit als Angelpunkte der Prognose. Persönlichkeit und Krankheit wirken in wechselseitiger Beeinflussung aufeinander, dispositionelle und expositionelle Momente formen das Bild der Phthise.

Jede Voraussage und Prognostik muß bei einer Erkrankung, deren Ablauf und Erscheinungsform sich in Extremen bewegt, schwierig sein. Spontanheilung, torpides Hinziehen, chronisches Siechtum, stürmischer, unaufhaltsamer Ablauf kennzeichnen die Tuberkulose.

Die Phthise kann akut verlaufende Krankheit und chronisches Leiden sein. Akute Phasen können abklingen, zur Heilung überleiten oder in chronische Stadien übergehen. Chronische Formen gleiten plötzlich in einen stürmischen Krankheitsablauf ab und so gehen scheinbar gutartige Tuberkulosen in phthisische Endformen über. Prognostisch schwer zu fassende Faktoren, wie Zeitpunkt und Massivität der Infektion, Resistenz, Konstitution, Lebensalter, Psyche, physiologische Belastungen (Pubertät, Schwangerschaft), Schrittmacher- und Begleitkrankheiten bestimmen ihren Verlauf.

Für die Prognosestellung der Lungenphthise ist grundsätzlich die Situationsprognose, d. h. Prognose des einzelnen Schubes, von der Prognose auf weite Sicht, bzw. Dauerprognose zu unterscheiden. Die Auseinandersetzung mit der Prognose der Lungentuberkulose zwingt uns zur exakten Festsetzung von Befund und Diagnose. Irrtümer können auf den Verlauf der Krankheit einen unheilvollen Einfluß haben.

Bei der Prognosestellung des Einzelfalles müssen alle klinischen und röntgenologischen Faktoren, die das Gesamtbild der Phthise umreißen und charakterisieren, berücksichtigt werden.

Die erbliche Belastung besitzt heute keine große prognostische Bedeutung mehr. Nach den Untersuchungen Düggelis (1943) über „das Schicksal des Offentuberkulösen" ist die Lebensaussicht der Patienten mit familiärer tuberkulöser Anamnese derjenigen ohne familiäre Belastung gleich. Immerhin ist in belasteten Familien die Möglichkeit massiver Ansteckung (Überfallsinfektion) gegeben.

Das Lebensalter ist für den Ablauf der Phthise oft maßgebend. Pubertät und Senium stellen Resistenzminima dar; berufliche Überbelastung und Gravidität sind Gefährdungen der mittleren Lebensjahre und können die Prognose ungünstig beeinflussen.

Auch der Allgemeinzustand ist bei der Prognosestellung sorgfältig zu berücksichtigen, denn jede Lungenphthise ist eine Allgemeinerkrankung. Wir bewerten einen symptomreichen, stürmischen Verlauf, welcher den Organismus stark in Mitleidenschaft zieht, ernster als stumme Verlaufsformen. Körpergewicht, Körpertemperatur, Blutsenkungsgeschwindigkeit, cytologischer Blutbefund und ihr Verhalten im Krankheitsablauf sind wichtige Faktoren zur Beurteilung der Aktivität und Prognose eines Prozesses.

Eine wesentliche Bedeutung kommt dem Bacillenbefund zu; die Prognose der geschlossenen Lungentuberkulose ist wesentlich günstiger als die der offenen. Frische Tuberkulosen sind meist Frühformen und geschlossen. Je früher die Tuberkulose erfaßt wird und in Behandlung kommt, um so günstiger wird die Prognose. Offene Lungentuberkulosen sind überwiegend kavernöse Lungentuberkulosen, bei welchen Widerstandskräfte des Organismus allein meist nicht genügen, um eine Heilung zu erreichen und deshalb kollapstherapeutische Eingriffe notwendig werden. Allerdings geht ein Teil der früherfaßten geschlossenen Lungentuberkulosen trotz sachgemäßer Behandlung in offene Lungentuberkulosen über. Nach Braeuning (1939) werden 35% der geschlossenen Lungentuberkulosen trotz rechtzeitiger Entdeckung innerhalb der nächsten 4 Jahre offen.

Zur strengen Erfassung des Bacillenbefundes bei negativem Sputum ist Magensaftuntersuchung mit Kultur und Tierversuch notwendig. Nach den Untersuchungen von Pinner (1942) und Chang haben Kranke auch mit nur in Anreicherung negativem Sputum und Kranke mit fakultativ positiver Magen-

saftkultur eine 3fach höhere Rückfallhäufigkeit als die regelmäßig in Magensaft-
kultur Negativen. Für WERNLI (1953) stellt daher der fakultativ TB-positive
Magensaft ein prognostisches Alarmzeichen dar.

Die Ergebnisse der großen Statistiken von DÜGGELI (1943) und ROSSEL und
BIAUDET (1951) beweisen eindrücklich die erhöhte Lebensgefährdung der Offentuberkulösen; am Ende der Beobachtungsperiode leben von den aus der Heilstätte Entlassenen:

Abacilläre Patienten: nach DÜGGELI 72,4%, nach ROSSEL und BIAUDET 68%.

Bacilläre Patienten: nach DÜGGELI 13,7%, nach ROSSEL und BIAUDET 20,9%.

Für die Praxis der Tuberkulosebehandlung und -bekämpfung und für die
prognostische Beurteilung bildet die Unterscheidung von offener und geschlossener
Lungentuberkulose eines der wichtigsten und brauchbarsten Kriterien.

Quantität und Qualität der Phthise sind bedeutende prognostische Momente. Das Einteilungsschema TURBAN-GERHARDT dient prognostischen
Zwecken und berücksichtigt vorwiegend die Ausdehnung des Prozesses. Einseitigkeit der Erkrankung hat nicht zuletzt deswegen eine bessere Prognose,
weil für Kollaps- und Resektionstherapie geringere Indikationseinschränkungen
bestehen und das therapeutische Vorgehen freier gestaltet werden kann. ROSSEL
und BIAUDET betonen die erhöhte Prognosebelastung bei Beidseitigkeit des
Prozesses. Gegenüber einseitigen Formen ist die Überlebenswahrscheinlichkeit
bei beidseitigen wesentlich geringer. Der Belastungsfaktor beträgt für geschlossene Tuberkulosen 1,4, für offene sogar 2,2.

Die Qualität der Phthiseform spielt für die Prognose eine erhebliche Rolle.
Produktive Tuberkulosen gelten im allgemeinen für gutartiger als die exsudativen.
Sie stehen in einer reparativen Phase des Tuberkulosegeschehens und entsprechen
im allgemeinen älteren Herden, bei denen frühere exsudative Komponenten
bereits abgeklungen sind. Doch wäre es zu weit gegangen und den Verhältnissen
wenig Rechnung getragen, produktiv gleich gutartig und exsudativ gleich bösartig zu setzen. Alle frischen, auch die gutartigen Tuberkulosen gelangen aus
exsudativen Verlaufsstadien zur Abheilung. Überdies müssen zur prognostischen Beurteilung Lage und Ausdehnung der phthisischen Prozesse mitberück-
sichtigt werden. Es gibt ausgedehnte produktive Lungenphthisen, deren Prognose wesentlich ungünstiger sein kann als die exsudativen Erscheinungsformen.
Trifft auch die Auffassung GRÄFFs, daß das Bestehen einer Kaverne für deren
Träger das Todesurteil bedeute, heute keinesfalls mehr zu, so bildet die Kaverne
dennoch eine erhebliche prognostische Belastung. Kavernen erfordern meist
Kollapstherapie und sind an sich Zeichen einer bereits fortgeschrittenen Lungentuberkulose. Prognostisch dürfen nicht alle Kavernen auf einen Nenner gebracht, ihr Charakter (elastisch, starr), ihre Phasenbeziehung und das Erscheinungsbild der Lungentuberkulose müssen berücksichtigt werden. Kavernen mit dünner Wand in nahezu normalem Lungengewebe sind z. B. günstiger
zu bewerten als starre Kavernen in phthisisch veränderter Umgebung. Aus
der Größe der Kaverne dürfen nur mit Vorsicht prognostische Schlüsse gezogen werden. Das Kavernenlumen entspricht keineswegs dem eigentlichen
Substanzverlust. Die Staffelung von BRAEUNING-NEISEN „bis zu 2 cm Prognose gut, 2—3 cm leidlich, 4—5 zweifelhaft, 6 cm und mehr schlecht,
mehrere Kavernen sind zu beurteilen wie eine Kaverne von der Summe der
Größe der einzelnen Höhlen" entspricht den tatsächlichen Verhältnissen und
der Praxis nicht. Die Prognosestellung ist bei jeder einzelnen Lungenphthise
von so zahlreichen und wichtigen Faktoren abhängig (Konstitution, Lebens-
verhältnisse, Gesamtkomplex der Therapie usw.), welche weit entscheidender
als z. B. die Zunahme der Kavernengröße um 1 cm sind. Dynamik und Ent-

wicklungstendenz des Prozesses bestimmen die Prognose ebenfalls. Das Röntgenbild ermöglicht eine qualitative, quantitative und prognostische Bewertung auch in Fällen, die klinisch inaktiv und symptomlos sind. Nur geschlossene, den ganzen Krankheitsverlauf umfassende Röntgenserien können erschöpfend Auskunft geben. Stürmische, in kurzen Zeitabständen sich entwickelnde Lungentuberkulosen sind prognostisch ernster zu nehmen als die relativ langsamen Verlaufsformen. Doch darf das Entwicklungstempo allein nicht überwertet werden; denn auch im Beginn sehr dynamische Lungenphthisen können schließlich zur Abheilung gelangen.

Die prognostische Bewertung hat den Faktor Zeit in Rechnung zu setzen. Die Lungenphthise ist eine Krankheit, die zu ihrer Heilung meist eine sehr lange Zeit benötigt. Während einer Sanatoriumsbehandlung bahnt sich ihre Heilung wohl an, sie ist aber bei der Entlassung aus der Heilstätte keineswegs erreicht oder definitiv abgeschlossen. So sind später auftretende Rückfälle oft keine eigentlichen Neuerkrankungen, sondern lediglich Reaktivierungen nicht zur Ruhe gekommener, latent-aktiver phthisischer Prozesse. Jeder Phthise muß also gleichsam eine Bewährungsfrist von wohl mindestens 3—5 Jahren eingeräumt werden, nach welcher sich in den meisten Fällen erst eine sicherere Prognose stellen läßt. DÜGGELI hat an Hand seiner großen Untersuchungen zeigen können, daß sich das Sterberisiko des ehemals Offentuberkulösen erst nach 12 Jahren klinischer Inaktivität dem Normalrisiko angleicht. Je rascher im allgemeinen die Abheilungsstadien erreicht werden, um so günstiger ist die prognostische Bewertung.

2. Statistische Ergebnisse.

Für die Prognosestatistik der Phthise gibt die Erfassung der offenen Tuberkulose Aufschluß. Die Kaverne ist Hauptursache offener Tuberkulose und zentrale Erscheinungsform des tertiären Stadiums.

BAYLE und M. LOUIS konnten 1810 der Phthise nur eine sehr ernste Prognose stellen. Nach ihren Untersuchungen betrug die mittlere Aufenthaltsdauer eines Phthisekranken im Spital bis zu seinem Tode weniger als 1 Jahr. Die Phthisis desparata mag auch im Krankengut LAËNNECs einen wesentlichen Anteil ausgemacht haben.

Aber auch die Erfahrungen von BRAEUNING und NEISEN 100 Jahre später können der Phthise keine günstige Prognose geben. Die beiden Autoren veröffentlichten 1933 eine Zusammenstellung über das Schicksal von 577 in der Tuberkulosefürsorgestelle in Stettin 1920 beobachteten offen Tuberkulosekranken. Nach einer Beobachtungszeit von 3 Jahren waren 67% der Offentuberkulösen gestorben, nach 5 Jahren 77%, nach 10 Jahren 84%. BRAEUNING und NEISEN stellten fest: „Die Letalität der 1920/21 zu unserer Kenntnis gekommenen offenen Tuberkulösen beträgt also über 80%! So bestätigt sich das eindrucksvolle Wort GOTTSTEINs über die hohe Sterblichkeit der offenen Tuberkulose: „Das ist nach der Beulenpest wohl die höchste Tödlichkeitsziffer bei einer epidemischen menschlichen Infektionskrankheit."

Kaum günstiger erscheint die Prognose der offenen Lungentuberkulose im Lichte des Gotenburger Materials von G. BERG. 1939 und 1941 hat dieser Autor über 6103 Patienten berichtet, die 1910—1934 in Gotenburg ihren Wohnsitz hatten und an offener Tuberkulose litten. Die Prognose der offenen Lungentuberkulose ist nach ihm sehr schlecht — nur 20—30% überleben 10 Beobachtungsjahre — und ist im Laufe des Zeitabschnittes 1910—1934 nicht deutlich besser geworden. Die Kollapstherapie hatte nach BERG auf die Prognose im großen und ganzen keinen ausschlaggebenden Einfluß.

KREBS veröffentlichte 1930 eine Statistik über 1206 Fälle von offener Tuberkulose, die in den Jahren 1912—1927 im Sanatorium Barmelweid (Schweiz) behandelt wurden. Die Letalität betrug nach 3 Jahren 54%, nach 5 Jahren 66%

Tabelle 4. *Sterblichkeit bei offener Lungentuberkulose nach 3, 5 und 10 Beobachtungsjahren.* (Nach DÜGGELI, mit Ergänzungen.)

Land	Autor	Beob. Fälle	Beobachtete Periode	Prozentsatz der Verstorbenen nach		
				3 Jahren	5 Jahren	10 Jahren
Schweiz . . .	KREBS (1930)	1206	1912—1927	54,2	66,5	74
	DÜGGELI (1943)	1331	1922—1937			
			1922—1927	32	47	59
			1928—1932	25	34	48
			1933—1937	18	29	
	GOOD (1944/45)	1344	1920—1937			49
	WERNLI-HAESSIG (1948)	100	1933—1940	29	35	43
	ROSSEL und BIAUDET (1951)	1053	1921—1941	36,9	44,4	53,6
			1921—1926	41,8	50,9	60,1
			1927—1931	30,1	39,0	51,3
			1932—1936	34,7	41,2	52,4
			1937—1941	38,3	45,2	48,7
Deutschland .	HAMEL (1918)	4108	1902—1904	33	41	
	MÜNCHBACH (1933)	4589	1920—1927	41,3	51,8	66,4
	BRAEUNING und NEISEN (1936)	577	1921—1927	67	77	84
	ZACHARIAS (1937)	937	1925—1931	66,1	75,1	84,2
England . . .	TRAIL und STOCKMAN (1931)	2612	1906—1928	36	50	66
	BENTLEY (1936)	2917	1927	66	76 (nach 6 Jahren)	
Holland . . .	BAART DE LA FAILLE (1939)	1131	1922—1935	26 (nach 2 Jahren) 48 (nach 6 Jahren)		59
	GRIEP (1939)	1846	1920—1937	36	49	66
Dänemark . .	ISAGER (1934)	834	1922—1932	51	60	74
Norwegen . .	BACKER (1937)	2312	1911—1920	53	65	79
Schweden . .	BERG (1941)	6156	1910—1934	56,5	66,7	77,6

und nach 10 Jahren 74%, Zahlen, die denjenigen BRAEUNINGs sehr nahe sind. KREBS baute seine Arbeit auf der Stadieneinteilung nach TURBAN-GERHARDT auf. Je ein Viertel der Patienten gehörten dem 1. und 2. Stadium, die übrige Hälfte dem 3. Stadium an. Für die Kranken des 3. Stadiums betrug die mittlere Lebensdauer nach Austritt aus der Anstalt etwa 2 Jahre; von ihnen lebten 1927 noch 18,7%. Diese Zahlen beweisen nicht nur den Ernst der Prognose der Lungentuberkulose, sondern ebenso die Schwere des Krankengutes in dieser Mittelgebirgsheilstätte.

Zu ähnlich ungünstigen Prognoseergebnissen kommen auch andere Autoren der Weltliteratur (BAART DE LA FAILLE, BENTLEY, MÜNCHBACH, ZACHARIAS, ISAGER u. a.).

Von besonderem Interesse für die Beurteilung der Prognose der Lungentuberkulose sind die beiden großen Arbeiten von Düggeli (1943) und Rossel und Biaudet (1951). Beide Arbeiten erfüllen Grundbedingungen statistisch-prognostischer Auswertung weitgehend: große Zahl, lange Beobachtungszeit, Konstanz des Patientenmaterials (gleichbleibendes Einzugsgebiet), Konstanz der Behandlungsbedingungen (gleichbleibende ärztliche Leitung), Konstanz der Lebensbedingungen (Schweiz), Ausschöpfung moderner Behandlungsmöglichkeit (Kombination von konservativer Heilstättenkur mit gezielter Kollapstherapie). Die Arbeiten berücksichtigen Momente der Prognosebetrachtung, die von großer praktischer Bedeutung sind.

Düggeli verfolgte das Schicksal von 1331 Offentuberkulösen, die in den Jahren 1922—1937 während mindestens einem Monat in der Thurgauisch-Schaffhausischen Heilstätte in Davos krank lagen. Die Beobachtungsdauer beträgt 6—21 Jahre. Alle Patienten konnten nach dem Austritt aus der Heilstätte erfaßt und für die Statistik verwertet werden.

Die Prognose hat sich in den drei aufeinanderfolgenden Beobachtungsperioden (1922—1927, 1928—1932, 1933—1937) um 20—30% verbessert. Die Verbesserung der Lebensaussichten erstreckt sich auch auf die schweren und großkavernösen Lungentuberkulosen. Die Letalität aller 1331 Offentuberkulösen an Tuberkulose betrug 53%, an nicht tuberkulösen Erkrankungen nur 1,05%. Nach 6 Jahren waren noch 68% der Kranken am Leben. Nach 6—21 Jahren leben von den offentuberkulös Entlassenen noch 14%, von den abacillär Entlassenen hingegen 72%. Düggeli betont wiederholt die große Bedeutung der Überführung einer offenen in eine geschlossene Tuberkulose. So waren nach seinen Untersuchungen nach 6—21 Beobachtungsjahren 93,2% der Überlebenden geschlossen, 84,2% voll erwerbsfähig. Interessanterweise zeigten die Dauererfolge der ehemals sehr Schwerkranken mit großkavernösen Zerfallsherden nach 10 Jahren hinsichtlich ihres Bacillenbefundes und ihrer Erwerbsfähigkeit keine wesentliche Abweichung von den ehemals leichteren Krankheitsfällen. Düggeli konnte überdies eindrücklich darlegen, daß die Besserung der Kur- und Dauerresultate dem Ausbau der Kollapstherapie parallel ging. Die Kollapstherapie wirkt sich nicht nur lebensverlängernd, sondern auch lebenserhaltend aus. Eine Verkürzung der Kurdauer brachte die Kollapstherapie nicht mit sich. Die Kurdauer der konservativ behandelten offenen Lungentuberkulösen betrug durchschnittlich 8—12 Monate, die der aktiv behandelten 10—24 Monate. Es ist bei diesen Zahlen zu berücksichtigen, daß in vielen Fällen erst die Fortschritte der Chirurgie die erfolgreiche Behandlung Schwerkranker, die früher ihrem Leiden in kurzer Zeit erlegen wären, überhaupt ermöglichte.

Die Prognose der offenen Lungentuberkulose erweist sich nach Düggeli ganz wesentlich davon abgängig, ob sie durch die Behandlung in eine geschlossene Form übergeführt werden könne und ob das günstige Resultat in den nächstfolgenden Jahren gehalten werden kann. 22% der negativ aus der Heilstätte entlassenen ehemals Offentuberkulösen wurden erneut offen, davon die Hälfte in den ersten zwei Jahren nach der Entlassung. Düggeli warnt mit Recht vor einer allzu frühen Wiederaufnahme der Arbeit bei erfolgreich behandelten Lungentuberkulosen.

Rossel und Biaudet bestätigen auf Grund ihrer Untersuchungen an 1053 Offen- und 291 Geschlossentuberkulösen im Neuenburger Sanatorium in Leysin der Jahre 1921—1941 die Ergebnisse der Untersuchung Düggelis. Nach Rossel und Biaudet ist die Letalität aller Offentuberkulösen 56,8% (nach Düggeli 52,2%), die der geschlossenen Tuberkulosen 27,5%. Die Letalität der bacillär Entlassenen beträgt 79,1% (nach Düggeli 86,3%), die der abacillär

Entlassenen ist mit 32% um das 2,5fache geringer (nach Düggeli 27,6%). Die Bilateralität des Prozesses wirkt sich sowohl bei den geschlossenen, wie bei den offenen Formen für die Prognose belastend aus. Die Untersuchungen dieser Autoren bestätigen auch die Schicksalsbelastung des Kavernenträgers. Die Überlebenszahl der Patienten mit Kavernen ist 33,3%, ohne Kaverne 58,9%, der Erschwerungsfaktor der Kaverne beträgt 1,8 (nach Good sogar 4,0). Nicht die Art des therapeutischen Vorgehens ist für den Kurerfolg entscheidend, sondern der negative Bacillenbefund: aktiv-chirurgisch Behandelte hatten mit 68% die gleiche Überlebenswahrscheinlichkeit wie die konservativ Behandelten (67,9%). 82,7% aller Überlebenden (nach Düggeli 84,2%) erlangten volle Arbeitsfähigkeit.

Wernli (1948) hat vom Standpunkt des praktizierenden Arztes aus zur Frage der Prognose der Lungentuberkulose Stellung genommen und kommt auf Grund seiner Beobachtung an 100 Offentuberkulösen der Jahre 1933—1940 zum Schluß, daß „bei der offenen Tuberkulose das Krankheitsgeschehen zur Entscheidung drängt. Im allgemeinen läßt sich sagen, daß, wer nach einem Jahr tuberkelbacillennegativ wird, große Aussichten hat, geheilt zu werden. Diese Heilung wird bestätigt, wenn 2—3 Jahre nach Kurabschluß auch röntgenologisch der Befund sich gehalten hat".

Diese Untersuchungen beweisen, daß sich die Prognose der Lungentuberkulose in den letzten Jahrzehnten weitgehend gebessert hat. Das gezielte und sinnvolle Zusammenwirken aller individual- und gruppenmedizinischen Maßnahmen moderner Diagnose, Therapie und Prophylaxe haben die Prognose dieser Volksseuche und die Lebenserwartung des Phthisikers entscheidend verbessert.

V. Prophylaxe.

1. Allgemeines.

Zweifel an der Entdeckung spezifisch gegen den Tuberkuloseerreger gerichteter Heilmittel ließen R. Koch 1884 in der Prophylaxe die wichtigste und wirksamste Waffe zur Bekämpfung der Tuberkulose erblicken: „Nach den bisher angestellten Versuchen scheint allerdings in therapeutischer Richtung keine allzu große Aussicht vorhanden zu sein, daß es gelingen wird, Mittel zu finden, welche die Parasiten im Körper des Kranken beeinflussen. Um so mehr Wert möchte ich auf die prophylaktischen Maßregeln legen." Mit seiner Lehre von der Spezifität des Krankheitserregers und der deduktiven Forschungsrichtung, von den Erregern aus, ihren Eigenschaften, Lebensbedingungen und dem Übertragungsmodus das Entstehen und Erlöschen von Seuchen zu erklären, hat R. Koch die Grundlagen auch zur Prophylaxe der Lungentuberkulose gelegt.

Die Tuberkuloseprophylaxe folgt den allgemeinen epidemiologischen Gesetzen der Infektionskrankheiten. Die Tuberkulose ist eine fakultativ manifeste Infektionskrankheit; Infektionsträger ist meist der Mensch, seltener das Tier. Die Ansteckung erfolgt vor allem direkt von Mensch zu Mensch, weniger indirekt durch infizierte Milch und Milchprodukte. Relative Seuchenfestigkeit der Bevölkerung verhindert eine epidemische Ausbreitungsweise, hingegen nicht das Auftreten von Endemien in exponiertem Milieu. Meist läßt sich bei eingehender Nachforschung die Infektionskette geschlossen nachweisen. Donatoren der Infektion sind fast immer apperzepte oder inapperzepte, klinisch kranke oder „gesunde" Dauerausscheider von Bacillen; Hauptreservoir der Streuung ist die tuberkulöse Kaverne.

Die Infektion mit Tuberkulose ist obligat, die Erkrankung an Tuberkulose hingegen nur fakultativ und zudem ein Mehrfaktorenproblem von Exposition, Disposition, Massivität der Infektion, Virulenz der Erreger, Resistenz des Organismus usw.

Die epidemiologische Eigenart der Tuberkulose erfordert zur wirksamen Prophylaxe individualmedizinisch die Behandlung und Betreuung des einzelnen Kranken, gruppenmedizinisch, zum Schutze der Gesamtheit, Erfassung und Eliminierung der Streuquelle, Verbesserung der Lebensbedingungen, Reihenuntersuchung und aktive Schutzimpfung.

Die Prophylaxe der Phthise umfaßt Probleme der allgemeinen Tuberkulosebekämpfung und der Verhütung der Phthise an sich. Die allgemeinen Maßnahmen richten sich gegen die Erkrankung an Tuberkulose überhaupt, schließen damit einen Teil der Phthiseprophylaxe in sich ein. Gelingt z. B. die Verhütung von Primärtuberkulosen, so vermindert sich die Zahl der Ausgangsbasen für die Phthisen. In richtiger Erkenntnis waren die Maßnahmen zur Bekämpfung der Tuberkulose in den letzten Jahrzehnten in erster Linie eine Infektionsprophylaxe und die Aufgabe der Ärzte und Fürsorgestellen, den Streubereich der Infektionsquelle festzulegen und die Gefährdeten in engen Zeitabständen zu kontrollieren, um Neuerkrankungen so rasch als möglich zu erfassen. Als Folge des zielbewußten Kampfes gegen die Krankheit hat die Durchseuchung wesentlich abgenommen. Die Expositionsprophylaxe hat sich vor allem bei Säuglingen und Kleinkindern günstig ausgewirkt, deren Mortalität in viel stärkerem Maße als die der übrigen Altersklassen abnahm.

Die Phthiseprophylaxe im eigentlichen Sinne hingegen hat die Aufgabe, durch rechtzeitige Erfassung und Behandlung das Abgleiten tuberkulöser Frühformen in die Phthise zu verhindern und durch Fürsorge und Nachfürsorge Rückfällen vorzubeugen.

2. Prophylaktische Maßnahmen.

a) Fürsorge.

Die Tuberkuloseprophylaxe als zur Hauptsache kollektiv-medizinische Aufgabe benötigt eine verantwortliche und leitende, gut ausgebaute Organisation. Sie liegt in den meisten Ländern in den Händen von Tuberkulosefürsorgestellen (dispensaires antituberculeux). Die erste Tuberkulosefürsorgestelle schuf R. W. Philip (1887) in Schottland. Auf dem Kontinent wurde 1899 eine Fürsorgestelle durch Pütter in Halle, 1900 durch Malvoz in Lüttich, 1901 durch Calmette in Lille ins Leben gerufen. In der ursprünglichen Bestimmung hatten die Fürsorgestellen den Bau von Heilstätten zu fördern, die Bevölkerung aufzuklären und dem Kranken finanzielle Hilfe zu leisten. Ähnlichen Aufgaben diente das 1903 begründete „oeuvre Grancher" für Kinder.

Heute erfüllen die Tuberkulosefürsorgestellen eine vielseitige Aufgabe. Sie gewährleisten team-work mit praktizierenden Ärzten, sozialen Institutionen und die ärztliche Betreuung und Überwachung jedes Kranken. Sie verschaffen Kranken während und nach der Kur und Gefährdeten finanzielle Hilfe und fördern die Wiedereingliederung in den Arbeitsprozeß (Schulung, Umschulung, Stellenvermittlung). Die Tuberkulosefürsorgestellen führen durch Anordnung von Desinfektion gesetzliche Vorschriften durch, belehren den Kranken und seine Umgebung über die Krankheit und sorgen für ausreichende Ernährung und hygienische Wohnung.

Die Hauptaufgabe der Tuberkulosefürsorgestellen liegt heute in der Prophylaxe: Aufklärung der Bevölkerung, gezielte Umgebungs- und breit angelegte

Massenuntersuchungen (Reihendurchleuchtung, Schirmbildaktion) und Durchführung von BCG-Impfaktionen. Die sozialen Aufwendungen und der organisatorische Apparat der Tuberkulosefürsorge benötigen die finanzielle Hilfe der öffentlichen Hand und privater und gesellschaftlicher Institutionen. Der Rückgang der Tuberkulosemortalität in den letzten 30 Jahren fällt mit der steten Zunahme der Aufwendungen zur Tuberkulosebekämpfung und der wachsenden Zahl der durch die Tuberkulosefürsorge erfaßten und unterstützten Personen zusammen.

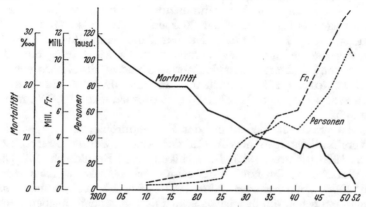

Abb. 37. Aufwendung für die Tuberkulosebekämpfung und Abfall der Tuberkulosesterblichkeit in der Schweiz (1900—1952).

b) Röntgenreihenuntersuchung.

Röntgenreihenuntersuchungen als kollektivmedizinische Maßnahmen haben den Zweck, durch breite Erfassung der Bevölkerung bzw. ganzer Bevölkerungsgruppen unbekannte Tuberkulosefälle aufzudecken und als Streuquelle zu eliminieren. Sie können als Massenverfahren ungezielt eingesetzt werden und in periodischer Depistage die Gesamtbevölkerung erfassen (Schirmbildaktion), oder in gezieltem Einsatz durch Untersuchung der engeren Umgebung Tuberkulosekranker oder Tuberkulosegefährdeter (Schulentlassener, Pflegepersonal, Studenten, Rekrutenschulen) zur Anwendung gelangen.

Für die Durchführung der Röntgenreihenuntersuchung stehen drei Verfahren zur Verfügung:

a) Reihendurchleuchtung,
b) Reihenphotographie nach HEISIG mit dem Großbild (Papieraufnahme),
c) das Schirmbildverfahren (Kleinbild, Mittelformat).

Alle drei Methoden haben ihre eigene optimale Anwendungsbreite. Der Reihendurchleuchtung ist als Massenverfahren eine gewisse Grenze gesetzt. Sie hat den Vorteil der „Patientennähe" (LÖFFLER) und der besseren Qualitätsdiagnose. Das Verfahren nach HEISIG hat den Nachteil der Unwirtschaftlichkeit und Archivierungsschwierigkeit, es liefert jedoch ein großformatiges Übersichtsbild der Lunge mit all seinen Vorzügen. Die Methode ist so vervollkommnet, daß die Tagesleistung wie beim Schirmbild rund 1000 Aufnahmen beträgt.

Das Schirmbild ist rationell und ökonomisch und hat sich heute als eigentliches Massensuchverfahren allgemein durchgesetzt. Die Methode ist alt; BLEYER demonstrierte schon 1896 mittels eines Photofluoroskopes die ersten Schirmbildaufnahmen; sie fand aber lange Zeit wenig Verwendung, bis ABREU, SCHINZ (1944/45), HOLFELDER (1939, 1949), JANKER und GRIESBACH (1939, 1949) die technischen Voraussetzungen für Röntgenreihenuntersuchungen schufen.

Das Schirmbildverfahren verlangt sehr leistungsfähige stabile Röntgen-
apparaturen, kurzfristige Exposition, lichtstarkes Objektiv und hochempfindliche Filmemulsion und Feinrasterblende. Die üblichsten Formate sind das
Kleinformat (24 × 24 mm) und das Mittelformat (68 × 68 mm). Das Mittelformat hat den Vorzug der direkten Beurteilbarkeit, das Kleinbild bedarf stets
der Vergrößerung, ist aber wirtschaftlicher und einfacher zu archivieren. Die
Schirmbildapparaturen sind heute so leistungsfähig, daß rund 100—150 Auf·
nahmen je Stunde angefertigt werden können.

Auf die Bedeutung der Röntgenreihenuntersuchung in Form der Reihendurchleuchtungen haben Anfang der 20er Jahre erstmals ALDER und LÖFFLER
(1950) hingewiesen. 1926 forderte REDEKER die planmäßige röntgenologische
Untersuchung der gesamten Bevölkerung und die Aufstellung eines Röntgenkatasters. Ausbau und Ergebnisse der Methode sind an die Namen von ARNOULD
(1931), BRAEUNING (1939), GRIESBACH, HEISIG, JANKER, KARTAGENER und
WEBER, KAYSER-PETERSEN (1929, 1937), REDEKER, SCHRAG, WALTHER (1930)
u. a. geknüpft.

Die große praktische Bedeutung der Reihendurchleuchtung geht aus zahlreichen Veröffentlichungen hervor. In der Armee wurden Reihendurchleuchtungen seit 1920 (Schweiz 1923, Deutschland 1931, Frankreich 1932/33) durchgeführt. WALTHER (1930) fand in der schweizerischen Armee nach Durchleuchtung von 20000 Rekruten der Jahre 1927—1929 1% Tuberkulöse; waren die
Durchleuchteten schon durch medizinische Filter gegangen, blieben noch 0,4 bis
0,5%. Wesentlich anders waren die Untersuchungsergebnisse im Reichsheer
1931/32. So wurden nach den Angaben von FRANZ und MÜLLER bei 38000 Soldaten nur $64 = 1,68^0/_{00}$ aktive und $66 = 1,74^0/_{00}$ inaktive Tuberkulosen befunden. Die Morbidität an Tuberkulose im deutschen Heer stieg während des
1. Weltkrieges von 2,7 auf $5,6^0/_{00}$, um 1931 wieder auf $2,6^0/_{00}$ zu fallen.

Im französischen Heer wurden 1932 nach LE BOURDELLÈS nach Durchleuchtung von 11500 Mann 1695 zeitlich oder dauernd wegen Tuberkulose dienst-
untauglich erklärt, darunter 143 Offentuberkulöse. Etwas höhere Werte fand
DIDIÉE mit 2—4 offenen Tuberkulosen auf 1000 Untersuchte. ARNOULD (1937)
gibt für das französische Heimatheer einen Gesamtausfall wegen Tuberkulose
von etwa 1% an. Diese Zahl stimmt mit der von WALTHER in der schweizerischen Armee und den Resultaten im rumänischen Heer überein, wo bei der
Durchleuchtung von 22757 Soldaten etwa 1% aktive Tuberkulosen festgestellt
wurden (ILIESCU, BĂLĂNESCU und GASPAR). In der holländischen Armee fanden
sich nach BOTENGA 1936/37 von 28105 durchleuchteten Rekruten 694 Tuber-
kuloseverdächtige und 294, also ebenfalls ungefähr 1% Dienstuntaugliche.
Im 2. Weltkrieg zeigte die Durchleuchtung der schweizerischen Armee (516879
Armeeangehörige) folgendes Ergebnis:

offene Lungentuberkulose	$395 = 0,76^0/_{00}$	$\left.\begin{array}{c} \\ \\ \end{array}\right\} 967 = 1,87^0/_{00}$
geschlossene aktive Tuberkulosen .	$572 = 1,11^0/_{00}$	
davon Primärtuberkulose	96	
aktive Pleuritis	47	
inaktive Tuberkulosen	$1641 = 3,17^0/_{00}$.	

Zahlen aus der deutschen Wehrmacht 1943 gibt GRASS wieder. Bei 545851
Untersuchten waren 24213 Tuberkulöse zu beurteilen, von denen 11647 (= 2,04%)
neu entdeckt wurden. Der Erfolg der Depistage drückte sich in der Abnahme
der neuentdeckten ansteckungsfähigen Tuberkulosen aus (Tabelle 5).

Systematische Durchleuchtungen an Studenten führten KAYSER-PETERSEN
(1929), KATTENTIDT (1929, 1932), KARTAGENER und WEBER durch. Sie stellten
durchschnittlich 0,5% offene Tuberkulosen fest.

Tabelle 5. *Bei der Untersuchung von Rekruten gefundene neuentdeckte ansteckungsfähige Tuberkulosen.* (Nach GRASS.)

Zeitabschnitt	Befunde in %	Zeitabschnitt	Befunde in %	Zeitabschnitt	Befunde in %
Frühjahr 1940/41	0,31	Sommer 1941 .	0,19	Winter 1941/42	0,11

Bei Reihendurchleuchtungen 4080 tuberkulinpositiver Schüler fand STEIGER (Schweiz) 1944:

Aktive Primärtuberkulose. . .	108mal = 2,64%
Residuen von Pleuritis	23mal = 0,56%
Tertiärtuberkulose	12mal = 0,29%
Verkalkter Primärkomplex . .	818mal = 20,05%.

Die Reihendurchleuchtungen von Flüchtlingen ergab nach LÜTGERATH und HEINZELMANN, sowie GRIESBACH und WUNDERWALD (1947/48) eine 3fach höhere Zahl von Offentuberkulösen gegenüber Normalverhältnissen. Bei 140000 Reihendurchleuchtungen entdeckte GRIESBACH (1947/48) 0,62% offene Tuberkulosen.

Die größten Zahlen bei Röntgenreihenuntersuchungen sind mit dem Schirmbildverfahren erreicht worden. ROLOFF (1949) stellte tabellarisch die Zahlen von HOLFELDER-BERNER zusammen:

Tabelle 6. *Ergebnisse von Schirmbilduntersuchungen in Deutschland 1938—1943.* (Nach ROLOFF.)

Gruppen nach HOLFELDER-BERNER	Schirmbilduntersuchte			
	Sammel-statistik 1567544	Mecklenburg 644500	Westfalen 780167	Stuttgart 362043
Verdacht auf wahrscheinlich aktive und nicht sicher völlig verheilte (verkalkte) Lungentuberkulosen	1,89%	1,25%	2,60%	2,33%
Pneumothorax, Thorakoplastik, Phrenicus-exhairese	0,03%	0,02%	0,02%	—
Lungentuberkulose vermutlich mit Zerfallsherden (Kavernen)	0,12%	0,12%	0,11%	0,07%
Überwachungsbedürftige Tuberkulosen insgesamt	2,04%	1,39%	2,73%	2,40%

Nachkriegszahlen über Röntgenreihenuntersuchungen bei 2,86 Millionen ausgewerteten Schirmbildern gibt H. ALEXANDER (1952). Er fand unbekannte Tuberkulosen in 1,3%; die aktiven Formen verhielten sich zu den inaktiven in einem Verhältnis 1:2.

Bei der Schirmbildaktion des Kantons Zürich 1946—1949 mit gemischter Stadt- und Landbevölkerung fanden SCHINZ und EGGENSCHWYLER (1950) bei einer freiwilligen Beteiligung der Bevölkerung von 53% 16,2% positive Schirmbildbefunde. Ihre weitere Abklärung, gemeinsam mit praktischem Arzt und Phthisiologen, ergab:

Tabelle 7. *Abklärungsergebnisse nach SCHINZ und EGGENSCHWYLER.*

Von 9368 Befunden bei 7479 Fällen waren:

Tuberkulosen	2194 = 22,2%
davon aktiv offen	104 = 1,1%
davon aktiv geschlossen . .	419 = 4,4%
davon inaktiv	1571 = 16,7%
nicht tuberkulöse Lungenerkrankungen . . . 2868 = 30,7%.	

Einen Überblick über die Ergebnisse der Depistage einer Land- und Industriebevölkerung geben die Zahlen der Schirmbildaktionen 1946/47 und 1949/50 des Zürcher Oberlandes (HAEFLIGER 1950).

Tabelle 8.

Abklärungsergebnisse der Schirmbildaktionen im Zürcher Oberland 1946/47 und 1949/50.
(Nach HAEFLIGER.)

Bevölkerungszahl Schirmbildaufnahmen Abzuklärende Befunde	Aktion 1946/47 82419 46832 = 57% der Bevölkerung 1634 = 3,5% der Aufnahmen				Aktion 1949/50 79607 37629 = 47% der Bevölkerung 862 = 2,3% der Aufnahmen			
Befunde	bekannt	un-bekannt	total	in Prozent der Aufnahmen	bekannt	un-bekannt	total	in Prozent der Aufnahmen
Offene Lungentuberkulose . .	2	28	30	0,07	—	14	14	0,04
Geschlossene, aktive Lungentuberkulose	56	58	114	0,24	26	80	106	0,27
Geschlossene, inaktive Lungentuberkulose	38	23	61	0,13	77	50	127	0,34
Hilustuberkulose, aktiv . . .	13	29	42	0,09	1	20	21	0,06
Hilustuberkulose, inaktiv . .	3	5	8	0,02	22	17	39	0,10
Residuen nach Pleuritis . . .	80	53	133	0,28	34	24	58	0,15
Residuen nach Tuberkulose .	100	107	207	0,44	54	52	106	0,28
Extrathorakale Tuberkulose .	5	—	5	0,01	—	—	—	—
Tuberkulosebefunde Total	297	303	600	1,28	214	257	471	1,24

Die Schirmbildaktionen haben die große Bedeutung dieses Massenverfahrens zur Entdeckung unbekannter Tuberkulosen eindrücklich gezeigt. Wohl ist die Ausbeute bei gezielter Untersuchung im exponierten Milieu nach unserer Erfahrung prozentual 10fach größer, der Effekt der ungezielten Massenerfassung für die Seuchenbekämpfung nicht weniger wirksam.

c) BCG-Schutzimpfung.

BRAUER hat 1926 die Bedeutung der Schutzimpfung als wirksames Tuberkuloseprophylaktikum mit folgenden Worten umrissen: „Wir werden die Tuberkulose als Volksseuche nur dann ausrotten, wenn wir endgültig die Bevölkerung zu schützen vermögen. Dieses aber kann bei der Tuberkulose, wie sie nun einmal als Krankheit geartet ist, nicht durch eine noch so weit getriebene Infektionsbeschränkung, eine noch so glückliche Förderung der allgemeinen Wohlfahrt erreicht werden, sondern nur und ausschließlich durch Schutzimpfung." Heute hat das Problem der Intensivierung der Tuberkuloseprophylaxe durch die BCG-Schutzimpfung aus verschiedenen Gründen neue Aktualität gewonnen.

Der Ausbau der Infektionsprophylaxe hatte eine Abnahme der natürlichen Durchseuchung der Bevölkerung mit Tuberkulose zur Folge; die Durchseuchungsgeschwindigkeit hat sich verlangsamt, der Durchseuchungsgrad erreicht nicht mehr im Kindes-, sondern erst im Erwachsenenalter 100%. Während NAEGELI (1900) 1896—1898 für das 18. Lebensjahr eine Infektionsquote von 97—98% feststellten konnte, fanden UEHLINGER und BLANGEY (1937) rund 30 Jahre später für dieselbe Lebensstufe nur mehr 22%, zwischen dem 20.—25. Lebensjahr 65% und zwischen 56 und 60 Jahren 81%. HEIMBECK (1928) mußte 1927/28 auf Grund seiner bekannten Osloer Untersuchungen feststellen, es könne keine Rede von einer allgemeinen Infektion im Kindesalter sein, „nur eine Minderzahl wird in der ersten Infektionsperiode, den Kinderjahren infiziert. Die große Masseninfektion der zweiten Infektionsperiode geschieht erst in den Jugendjahren, in Abhängigkeit von der Infektionsgelegenheit". Im 40. Altersjahr reagierten sämtliche Personen der verschiedenen Bevölkerungsklassen Oslos auf Tuberkulin positiv. Die Folge dieser Durchseuchungsverschiebung ist eine absolute Vermehrung der tuberkulinnegativen anergischen, d. h. gefährdeten Individuen. Die Spätprimärinfektion im Pubertäts- und frühen Erwachsenenalter trifft auf eine durch zusätzliche biologische und peristatische Belastungen besonders gefährdete Altersstufe. Spätprimärinfektionen sind mit einer hohen Zahl von Erkrankungen und Todesfällen belastet. Die Realität dieser Gefahren belegen die klassischen vergleichenden Untersuchungen HEIMBECKs (1937) an tuberkulinnegativen und tuberkulinpositiven Lernschwestern im Osloer Krankenhaus Ullevaal und Medizinstudierenden der Universität Oslo.

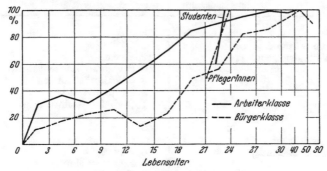

Abb. 38. (Nach HEIMBECK 1928.)

Die Normalbevölkerung Oslos erreicht die totale Durchseuchung mit Tuberkulose erst im 40. Altersjahr. Von den Lernschwestern im exponierten Krankenhausmilieu waren zu Beginn der Lehrzeit 48% tuberkulinpositiv und 52% tuberkulinnegativ; beim Abschluß der Lehrzeit waren alle Schwestern tuberkulinpositiv, die Durchseuchung also im 24. Lebensjahr bereits 100%. Von den 44% tuberkulinnegativen Medizinstudenten HEIMBECKs hatten innerhalb 3 Jahren alle eine tuberkulöse Ansteckung durchgemacht.

HEIMBECK (1937) hat gleichzeitig auf den immunbiologischen Vorteil der tuberkulinpositiven Allergielage hingewiesen (Tabelle 9).

Tabelle 9. Nach HEIMBECK.

	Anzahl	Beobachtete Jahre	Erkrankte	Morbidität je 1000 Beob. jährlich	Gestorbene	Mortalität je 1000 Beob. jährlich
Gruppe Ia	668	1815	23	12,67	—	—
Gruppe Ib	487	3206	8	2,49	—	—
Gruppe IIa	284	674	95	140,95	9	13,35
Gruppe IIb	158	1033	7	6,77	2	1,93

Gruppe Ia = alle tuberkulinpositiven Krankenpflegerinnen.
Gruppe Ib = Pflegerinnen der Nachlehrzeit (tuberkulinpositiv).
Gruppe IIa = tuberkulinnegative Lernschwestern.
Gruppe IIb = tuberkulinnegativ eingetretene Lernschwestern (1 Jahr nach der Primärinfektion ohne primäre Erkrankung).

Unter 668 tuberkulinpositiven Pflegeschwestern kamen während der 3jährigen Lehrzeit 23 Erkrankungen an Tuberkulose ohne einen Todesfall vor. Bei

284 Tuberkulinnegativen derselben Periode hingegen traten 95 Erkrankungen und 9 Todesfälle auf. Die Morbidität der tuberkulinnegativen Lernschwestern war also 8mal größer als die der tuberkulinpositiven.

Die erhöhte Gefährdung anergischer Personen bestätigen auch andere nordische Autoren (KRISTENSON 1942, MADSEN, HOLM und JENSEN 1943, KRISTENSON 1943, MALMROS und HEDVALL, WALLGREN 1947) und WEILL-HALLÉ (1938) und RIST (1939) in Paris, sowie die vergleichenden Untersuchungen der Tuberkulosemorbidität und -mortalität bei tuberkulinpositiven und -negativen Schwesterschülerinnen der Schulen „La Source" und „St. Loup" (Schweiz; Tabelle 10).

Schon nach der Auffassung RÖMERs hinterläßt das Überstehen einer Tuberkuloseinfektion eine gewisse Immunität gegenüber einer erneuten Infektion.

Tabelle 10. *Schwesternschülerinnen der Schulen „La Source" und „St. Loup" (Schweiz).*

Schule:	tuberkulinpositiv	tuberkulinnegativ
„La Source"[1] . . . . . . 256 An Tuberkulose erkrankt (harmlose Verlaufsformen) . 5		136 19, davon: 6 kavernöse Lungentuberkulosen 3 Gelenktuberkulosen 3 Peritonitis tbc. 1 Todesfall (schwere kavernöse Lungentuberkulose)
„St. Loup"[2] . . . . 52 An Tuberkulose erkrankt (harmlose Verlaufsformen) 3		66 16, davon: 4 kavernöse Lungentuberkulosen 2 Todesfälle an Lungentuberkulose und tuberkulöser Meningitis
Total: Tuberkulinpositive . . 308 Erkrankung an Tuber- kulose 2,6%		Tuberkulinnegative 202 Erkrankung an Tuberkulose 17,3% Gestorben an Tuberkulose 1,5%

[1] Nach DELACHAUX.   [2] Nach URECH.

Die Widerstandsfähigkeit scheint um so höher zu sein, je virulenter der erstinfizierende Bacillenstamm ist. Der durch die Infektion immunisierte Organismus gewinnt die Fähigkeit, neu angreifende Tuberkelbacillen in ihrer Fortentwicklung intensiver zu hemmen.

Experimentelle Erfahrungen sprechen dafür, daß die beiden Äußerungen der Allergie, Schutz gegen Neuinfektion und Sensibilisierung gegen Tuberkulin, bis zu einem gewissen Grade voneinander unabhängig sind. Nach TOMCSIK kommt jedoch eine spezifische Immunität ohne Tuberkulinempfindlichkeit kaum vor.

Die Versuche, beim Menschen einen spezifischen Immunitätszustand künstlich herbeizuführen, gehen auf ROBERT KOCH zurück. Er konnte mit abgetöteten Tuberkelbacillen jedoch nur kurzdauernden, schwachen Schutz erreichen. Die Erkenntnis, daß die spezifische Immunität gegen Tuberkulose nur durch Kontakt mit Tuberkelbacillen zustande kommt, führte dazu, eine Schutzimpfung mit lebenden, vollvirulenten oder in ihrer Virulenz abgeschwächten Tuberkelbacillen zu erreichen.

Der von CALMETTE gezüchtete Bacillus Calmette-Guérin (BCG) ist der erste virulenzgeschwächte, apathogene Stamm, der nach Verimpfung nur eine örtlich beschränkte und gutartige tuberkulöse Läsion erzeugt. Die Infektion setzt an

Stelle des natürlichen Primärinfektes einen künstlichen, der sich auch durch besondere Rückbildungsfähigkeit auszeichnet.

CALMETTE (1928) hat seinen bovinen Tuberkelbacillenstamm während 13 Jahren im Institut Pasteur in Paris auf gallehaltigen Kartoffel-Glycerinnährböden zum BCG-Stamm gezüchtet. Die Virulenzabschwächung des BCG blieb fixiert und gilt allgemein als konstant. Die Frage, ob Virulenzschwankungen im Sinne einer Steigerung oder weiteren Abschwächung vorkommen, ist nicht endgültig gelöst.

HEIMBECK und JENSEN (1946) beobachteten eine unerwünschte Abschwächung der Virulenz an einem BCG-Stamm und eine Abnahme tuberkulinpositiver Impfergebnisse. Ein von ihnen aus dem Institut PASTEUR bezogener frischer Stamm zeigte die übliche Wirksamkeit. Die Unschädlichkeit der BCG-Vaccine für den Menschen gilt als gesichert.

Dem Lübecker Unglück lag, wie gründlichste Untersuchungen ergeben haben, eine Verwechslung mit humanen Tuberkelbacillen zugrunde. In mehreren Millionen Impfungen, die bis heute durchgeführt werden konnten, ist kein einziger Fall einer sich zur Progredienz entwickelnden Tuberkulose bekannt geworden, der auf die BCG-Impfung hätte zurückgeführt werden können.

Die BCG-Vaccine wird heute in den Seruminstituten verschiedener Länder hergestellt. Alle diese Institute züchten Abkömmlinge des ursprünglichen Stammes von CALMETTE. Die Vaccine wird in diesen Instituten auf +- oder —-Schwankungen der Virulenz geprüft und ihre Dosierung der Wirkung angepaßt.

Die ursprüngliche perorale Applikationsweise CALMETTEs zeigte inkonstante Ergebnisse und konnte auf die Dauer nicht befriedigen. 1926 empfahl HEIMBECK die subcutane, 1927 WALLGREN die intradermale Vaccination mit BCG. Im Laufe der Zeit sind auch percutane Applikationsmethoden angegeben worden, so die Stichelung von ROSENTHAL (Amerika), die Schnepper-Stichmethode nach BIRKHAUG und die Scarifikationsmethode nach NÈGRE und BRETEY. Von diesen Methoden werden vor allem die intradermale Injektion und die Scarifikation angewandt.

Im allgemeinen gilt als Voraussetzung zur BCG-Impfung das Freisein von Tuberkulose, d. h. der Nachweis einer negativen Tuberkulinreaktion. Von gewissen Autoren wird ohne vorgängige Tuberkulinprüfung geimpft. Die Tuberkulintestung von Säuglingen, Klein- und Schulkindern bis ungefähr 12 Jahre wird am einfachsten mit der MORO-PATCH-Probe, von Jugendlichen und Erwachsenen mit der intracutanen Tuberkulinreaktion nach MENDEL-MANTOUX durchgeführt. Für die erste MANTOUX-Probe wird meist 1 internationale Einheit (IE) (= 0,1 cm³ der Lösung 1:10000 = 0,01 mg Alttuberkulin) verwendet, bei negativem Ausfall für die zweite Probe 10 IE (= 0,1 cm³ der Lösung 1:1000 = 0,1 mg Alttuberkulin). Bei negativem Ausfall der 2. Probe wird meist geimpft, seltener wird das Ergebnis mit einer 3. Probe mit 100 IE abgewartet. Die Ablesung der Tuberkulinprobe erfolgt nach 3 Tagen. Die Reaktion ist positiv bei einem Infiltrat von mindestens 6 mm Durchmesser.

Bei der intradermalen Impfmethode wird eine BCG-Vaccinesuspension von meist 0,5 mg (oder 0,25—1,0 mg) je Kubikzentimeter Lösung verwendet. Die Haltbarkeit der BCG-Vaccine ist beschränkt und sichere Wirksamkeit nur von einer maximal 14 Tage alten Vaccine zu erwarten. Der Impfstoff muß kühl aufbewahrt werden. Die Impfdosis beträgt bei Erwachsenen meist 0,1 cm³ der BCG-Vaccine; diese Dosis enthält etwa 1—4 Millionen BCG-Bacillen. Neugeborene und Säuglinge sind auf BCG relativ unempfindlich, sie werden mit doppelter Dosis geimpft. Die Impfung wird meist an der Außenseite des Oberarmes oder am Oberschenkel ausgeführt. Nach 4—6 Wochen kommt es zu einer linsen- bis bohnengroßen Schwellung an der Injektionsstelle. Stärkere Impfreaktionen sind größere Ulcera oder Schwellung und Abszedierung der regionalen Drüsen.

Die Ausbildung der postvaccinalen Tuberkulinallergie ist im allgemeinen innerhalb 6—8 Wochen, bei Neugeborenen innerhalb 12—16 Wochen zu erwarten. Bei gut wirksamer Vaccine tritt nach Holm ein Allergieumschlag in 98—99% ein. Ist die Tuberkulinreaktion 2—3 Monate nach der Impfung noch negativ, war die Impfung unwirksam und muß wiederholt werden.

Die Dauer der BCG-Allergie beträgt durchschnittlich 5—7, im Minimum 2 Jahre; sie kann nach Wallgren 10 und mehr Jahre bestehen bleiben. Die zeitliche Begrenzung des Impfschutzes macht periodische Tuberkulinnachtestungen und eventuelle Re-Vaccination notwendig.

Gleich wie die Expositionsprophylaxe wird die BCG-Impfung einzeln und als Massenverfahren ausgeführt. Die umfassendsten Erfahrungen über BCG-Massenimpfungen besitzen die nordischen Länder und Autoren wie Heimbeck (1949), Wallgren, Birkhaug, Kristenson, Törnell u. a.

Beweise für die hohe Wirksamkeit der BCG-Schutzimpfung geben die Erfolgsstatistiken zahlreicher Autoren.

Heimbeck (1949) untersuchte die tuberkulösen Manifestationen bei Krankenschwestern und der Osloer Bevölkerung (Tabelle 11).

Nach Heimbeck beweist diese Tabelle, daß „die schweren Tuberkuloseerkrankungen stark reduziert sind, was vor allem darin einen Ausdruck findet, daß die Sterblichkeit stärker als die Erkrankungen reduziert ist". Heimbeck

Tabelle 11. Nach Heimbeck (1949).

	Pirquet-pos. (3727)		Pirquet-neg. (3390)		BCG (1506)	
	Kranke	gest.	Kranke	gest.	Kranke	gest.
Primärtuberkulose wie Erythema nodosum, Pleuritis, nicht destruktive Lungeninfiltrate und deren Kombination	45	0	242	4	44	2
Extrapulmonale Tuberkulose, einschließlich Meningitis.	2	0	9 (2)	5 (2)	2 (1)	1 (1)
Destruktive Lungentuberkulose . .	46	7	62	17	13	2

betont, daß unter den BCG-Vaccinierten die Meningitis tbc. verschwunden ist. Die Häufigkeit der destruktiven Lungentuberkulose erfuhr durch die BCG-Impfung eine auffällige Abnahme.

Rosenthal, Blahd und Leslie (Chicago 1945) führten ihre Versuche zusammen mit Kontrollgruppen durch (Tabelle 12).

Tabelle 12. Nach Rosenthal und Mitarbeiter.

Gruppe	Untergruppe	Anzahl der Kinder	Anzahl der	
			Erkrankg.	Todesfälle
Non-contact[1] . . .	geimpft	1204	3	1
	Kontrollen	1213	23	4
Contact[2]	geimpft	98	1	0
	Kontrollen	63	4	3
Beide Gruppen zusammen	geimpft	1302	4	1
	Kontrollen	1276	27	7

[1] Ohne Tuberkuloseexposition im Haushalt.
[2] Mit Tuberkuloseexposition im Haushalt.

Sie fanden bei einer ungefähr gleichen Anzahl von Vaccinierten und Kontroll-fällen eine wesentlich höhere Erkrankungs- und Lebensgefährdung der Nicht-geimpften.

Die Impfergebnisse von ARONSON und PALMER (1946) an nordamerikanischen Indianern sind deshalb besonders eindrucksvoll und aufschlußreich, weil die beiden Autoren von der Überzeugung der Unwirksamkeit der BCG-Schutz-impfung ausgingen. Sie impften 1935—1938 1551 Indianer mit negativer Tuber-kulinreaktion und negativem Röntgenbefund und stellten sie einer analogen, ungefähr gleichgroßen Kontrollgruppe gegenüber, die zur Tarnung physio-logische Kochsalzlösung injiziert erhielt. Beide Gruppen wurden in den fol-genden Monaten den gleichen gewohnten Lebensverhältnissen überlassen. Die Resultate dieser Versuchsreihen gibt folgende Tabelle wieder (Tabelle 13).

Tabelle 13. *Nordamerikanische Indianer im Alter von 1—20 Jahren.*
(Nach ARONSON und PALMER 1946.)

	Kontrollen	Geimpfte
Anzahl.	1457	1551
Tuberkuloseerkrankungen	185	40
Hilustuberkulose, Pleuritis.	117	23
Lungentuberkulose	20	8
Extrapulmonale Tuberkulose.	48	9
Todesfälle: nicht an Tuberkulose . . .	32	30
Todesfälle: an Tuberkulose	28	4

Aus der Zusammenstellung geht hervor, daß sowohl die Erkrankungs- wie auch die Todesfälle an Tuberkulose bei der Kontrollgruppe ein Vielfaches gegen-über der BCG-Gruppe betrug. ARONSON hat 1948 in einer eingehenden Nach-kontrolle (Tabelle 14) gleiche Mortalität an nichttuberkulösen Krankheiten bei beiden Gruppen gefunden, hingegen eine 10fach höhere an Tuberkulose bei den Nichtvaccinierten.

Tabelle 14. *Anzahl und Prozentsatz der häufigsten Todesursachen bei BCG-Vaccinierten und Kontrollen.* (Nach ARONSON 1948.)

Diagnose	Vaccinierte		Kontrollen	
	Anzahl	%	Anzahl	%
Tuberkulose, alle Formen	6	0,38	53	3,63
Unfälle	17	1,10	21	1,44
Lobärpneumonie	5	0,32	5	0,34
Bronchopneumonie . . .	5	0,32	3	0,20
Akute Peritonitis	2	0,13	3	0,20
Meningitis (nicht tuber-kulös)	3	0,19	1	0,06
Endokarditis	5	0,32	8	0,54
Encephalitis	0	—	2	0,13
post operationem	0	—	2	0,13

Einen eindrucksvollen Beweis der BCG-Impfung erbrachte die Impfaktion an Schulkindern im Lande Niedersachsen/Deutschland (Tabelle 15).

Einem Naturexperiment kommt eine Endemie im Jahre 1943 in einer Ko-penhagener Staatsschule gleich. Infektionsquelle war eine erst nach Ausbruch der Endemie entdeckte offentuberkulöse Lehrerin. Von den tuberkulinnegativen, nichtgeimpften Schülerinnen wurden innerhalb weniger Monate 70 tuberkulinpositiv. In der Kontrollzeit von 5 Jahren hatten von ihnen 41 (= 58,6%) rönt-

Tabelle 15. *Aus „Gesundheitsfürsorge"* (1951).

	1949/50	
	BCG-geimpfte Kinder	Nicht geimpfte Kinder
Anzahl	400000	700000
Davon erkrankt:		
an ansteckender Lungentuberkulose	4	130
an tuberkulöser Meningitis	1	79

genologisch einen tuberkulösen Lungenbefund, 11 eine fortgeschrittene Lungentuberkulose (7 mit Kaverne). Von den tuberkulinpositiven Schülerinnen erkrankten 4 (= 3,5%), von den mit BCG-Vaccinierten nur 2 (= 1,5%) an Lungentuberkulose (HYGE 1947, 1949; Tabelle 16).

Tabelle 16. Nach HYGE (1949).

	tuberkulin-positiv	tuberkulinnegativ	
		nicht geimpft	geimpft
Zahl der Schülerinnen . . .	130	105	133
Davon mit Tuberkulose-exposition	105	94	106
Umschlag zur positiven Tuberkulinreaktion		70	
Positiver Thoraxröntgen-befund		41	2
Tbc-positiver Magensaft . .	4	37	
Phthise (Kaverne)	4	11 (7)	2 (2)
Erythema nodosum		8	
Pleuritis		10	
Perikarditis		1	
Peritonitis		1	
Exitus let.		1	

Ein ähnliches Beispiel ereignete sich nach W. HENKEL in einer Dorfschulklasse in Deutschland (Tabelle 17).

Tabelle 17. Nach W. HENKEL (1951).

	BCG-geimpfte Schüler	Nichtgeimpfte Schüler
Anzahl.	19	19
Davon erkrankt an aktiver Tuberkulose	0	10

Die Klasse umfaßte 19 BCG-Geimpfte und 19 nichtgeimpfte Schüler. Nach der Infektion durch zwei inapperzepte offentuberkulöse Mitschüler erkrankten 10 der nichtgeimpften Kinder an aktiver Primärtuberkulose; die 19 vaccinierten Kinder blieben in einer dreivierteljährigen Beobachtungszeit gesund.

Aus diesen und anderen Ergebnissen der Weltliteratur läßt sich die Wirksamkeit und Leistungsfähigkeit der BCG-Impfung mit der Sicherheit eines Laboratoriumsversuches ableiten.

Der BCG-Impfung kommt in der Tuberkulose- und auch Phthiseprophylaxe größte Bedeutung zu. Ihre Wirksamkeit gegenüber Primärtuberkulosen, sekundären Formen wie Miliartuberkulose und anderen hämatogenen Streuungen ist bewiesen (TÖRNELL). Die Annahme ist berechtigt, daß durch die Verhinderung der Primärtuberkulosen und frühen postprimären Streuungen die Zahl der Ausgangsbasen für die Phthise abnimmt.

d) Nachfürsorge.

Die Betreuung des Tuberkulosekranken nach Abschluß der Heilstättenkur wird als Nachfürsorge bezeichnet. Sie umfaßt ärztliche Behandlung und Überwachung, den dem Leistungsvermögen des Rekonvaleszenten angepaßten Arbeitseinsatz und die soziale Fürsorge. Der Nachfürsorge kommt um so größere Bedeutung zu, als der Kranke bei der Entlassung aus dem Sanatorium wohl klinisch, aber noch nicht definitiv geheilt ist und oft über längere Zeit rekonvaleszent bleibt. Von Heilung im eigentlichen Sinne kann erst nach einer mehrjährigen Bewährungsfrist unter Arbeitsbelastung gesprochen werden. Nach den statistischen Untersuchungen ist die Rückfallhäufigkeit in den ersten 2 Jahren nach der Sanatoriumsentlassung am höchsten. Die Rückführung in die Arbeit und die Wiederanpassung an das normale Leben hat daher stufenweise und unter ständiger ärztlicher Kontrolle zu erfolgen.

Die Wiedereingliederung in den Arbeitsprozeß kann ambulant oder im Rahmen einer Arbeitsheilstätte geschehen. Die Arbeitsheilstätte bildet den Übergang von der Schonungskur im Sanatorium zum normalen Berufsleben. Zur Durchführung des Arbeitstrainings eignen sich handwerkliche Tätigkeit (Schreinerei, Schlosserei, Näherei usw.) und geistige Arbeit (kaufmännische Schulung, Sprachkurse usw.). Der Gedanke des Arbeitstrainings wurde nach dem 1. Weltkriege von VARRIER-JONES und MacDOUGALL in England, von Vos und BRONKHORST in Holland, BACHMANN in der Schweiz und BRIEGER in Deutschland verwirklicht und ausgebaut. Die Arbeitsheilstätte kann, wie z. B. BERG EN BOSCH und HELLENDORN (Holland) einer Heilstätte angeschlossen oder selbständig geführt (APPISBERG, Schweiz) sein. Eine Mittelstellung zwischen Arbeitsheilstätte und Tuberkulosesiedlung nehmen PAPWORTH und BRESTON HALL in England ein. Tuberkulosesiedlungen geben Kranken und Geheilten und deren Familien zweckmäßige Arbeit, wirtschaftlichen Schutz und gesicherten Lebensraum. Chronische Infektionsquellen werden dadurch isoliert und ärztlich dauernd überwacht. Allerdings bleibt den gesunden Mitgliedern dieser Kolonien der Weg zurück ins normale Leben und Milieu versperrt. Eine gemäßigtere Lösung des Isolierungsproblems chronisch Offentuberkulöser bildet die Unterbringung in hygienisch einwandfreie Wohnungen.

Die Prophylaxe der Phthise stellt ein Mehrfaktorenproblem dar. Infektionsprophylaxe des Gesunden durch Ausschaltung der Infektionsquellen (Erfassung der offenen Tuberkulose beim Menschen und Sanierung der Rinderbestände) und durch Infektionsschutz mit BCG stehen neben den Maßnahmen zur Hebung der allgemeinen Resistenz (Hygiene, Ernährung, Lebensstandard, körperliche Ertüchtigung) im Vordergrund. Früherfassung, Frühbehandlung und dauernde Überwachung der Beginnformen sollen das Abgleiten in die Phthise verhindern. Zur Konsolidierung geheilter Phthisen trägt die Nachfürsorge Wesentliches bei.

Literatur[1].

Abreu, M. de: Verfahren und Apparatur zur kollektiven Röntgenphotographie. Z. Tbk. 80, 70 (1938). — Albrecht, E.: Zur klinischen Einteilung der Tuberkuloseprozesse in den Lungen. Frankf. Z. Path. 1907, 1. — Alder, A.: Die systematische Röntgendurchleuchtung in der Armee, Schweiz. med. Wschr. 1936, 135. — Alexander, H.: Zum Problem der tuberkulösen Kaverne. Z. Tbk. 56, 1 (1930). — Die tuberkulöse Kaverne, ihre Entstehung, Erkennung, Bedeutung und Behandlung. Tbk.bibl. 1933, Nr 51. — Zum Problem der tuberkulösen Kaverne. Beitr. Klin. Tbk. 86, 424 (1935). — Spontanheilung tuberkulöser Kavernen. In Hein-Kremer-Schmidt: Kollapstherapie der Lungentuberkulose. Leipzig: Georg Thieme 1938. — Über Fragen der kindlichen Lungentuberkulose. Epituberkulose oder Infiltrierung? Z. Tbk. 83, 83 (1939). — Atelektatische Vorgänge bei Kavernenheilung und Infiltrierung. Beitr. Klin. Tbk. 95, 451 (1940). — Gestaltungsfaktoren der tuberkulösen Lungenkaverne. Zbl. Tbk.forsch. 56, 1 (1943). — Die „tuberkulöse" Bronchitis. Schweiz. med. Wschr. 1946, 47. — Die Tuberkulose der großen Bronchen — eine Sonderform der Lungentuberkulose. Tuberkulosearzt 3, 613 (1949). — Die tuberkulöse Kaverne. Tbk.bibl. 1951, Nr 51. — Atelektase der Lunge. Stuttgart: Georg Thieme 1951. — Erfahrungen mit der Röntgen-Reihenuntersuchung. Dtsch. med. Wschr. 1952, 1141. Ref. Zbl. Tbk.forsch. 63, 85 (1953). — Atelektase der Lunge. Stuttgart: Georg Thieme 1951. — Erfahrungen mit der Röntgen-Reihenuntersuchung. Dtsch. med. Wschr. 1952, 1141. Ref. Zbl. Tbk.forsch. 63, 85 (1953). — Alexander, H., u. G. Baer: Praktisches Lehrbuch der Tuberkulose, 2. Aufl. Leipzig: Johann Ambrosius Barth 1951. — American diagnostic standard and classification of tuberculosis. Nat. Tbc. Assoc. 64 (1950). — Ameuille, P., et Levesque: La bronche de drainage des cavernes tuberculeuses. Bull. Soc. méd. Hôp. Paris 39, 612 (1923). Ref. Zbl. Tbk.forsch. 20, 466 (1923). — Amstein, H.: Zum röntgenologischen Ablauf der Kavernenheilung. Acta tbc. scand. (Københ.) 28, 62 (1953). — Anders, H. E.: Über den endogenen phthisischen Reinfekt der Lungen der Erwachsenen. Beitr. Klin. Tbk. 72, 338 (1929). — Arnould, E.: L'armée et la tuberculose. Presse méd. 1937, 13. — Arnould, E., et G. Poix: Das Aufsuchen der Tuberkulösen in Gemeinschaften durch systematische Untersuchungen. Anwendung und Wert der Methode. Rev. Phtisiol. méd.-soc. 1931, 625. Ref. Zbl. Tbk.forsch. 36, 720 (1932). — Aronson, J. D.: Protective vaccination against tuberculosis with special reference to BCG vaccination. Amer. Rev. Tbc. 58, 255 (1948). — Aronson, J. D., and C. E. Palmer: Experience with BCG vaccine in the control of tuberculosis among North American Indians. Publ. Health Rep. 61, 802 (1946). — Aschoff, L.: Zur Nomenklatur der Phthise. Z. Tbk. 27, 28 (1917). — Über die natürlichen Heilungsvorgänge bei der Lungenphthise. Verh. Kongr. inn. Med. 33, 13 (1921). Ref. Zbl. Tbk.forsch. 16, 123 (1922). — Über die Entstehung der Lungenschwindsucht. Woprossy Tuberkulosa (russ.) 1, 1 (1924). Ref. Zbl. Tbk.-forsch. 24, 535 (1925). — Die gegenwärtige Lehre von der Pathogenese der Lungenschwindsucht. Vorträge über Pathologie. Jena: Gustav Fischer 1925. — Über den phthisischen Reinfekt der Lungen. Klin. Wschr. 1929, 1. Ref. Zbl. Tbk.forsch. 30, 834 (1929). — Über den tuberkulösen kindlichen Primärkomplex. Beitr. Klin. Tbk. 95, 217 (1940). — Assmann, H.: Erfahrungen über die Röntgenuntersuchung der Lungen. Jena: Gustav Fischer 1914. — Die klinische Röntgendiagnostik der inneren Erkrankungen, 2. Aufl. Leipzig: F. C. W. Vogel 1922. — Frühinfiltrat, Entstehung und Infektionswege. Erg. Tbk.forsch. 1, 115 (1930). — Die klinische Röntgendiagnostik der inneren Erkrankungen. 6. Aufl. Berlin-Göttingen-Heidelberg: Springer 1949. — Auerbach, O.: Tuberculosis in the trachea and the major bronchus. Amer. Rev. Tbc. 60, 604 (1949).

Baart de la Faille, R. L.: Onderzoek naar de resultaten der tuberculosebehandelin in het Sanatorium „Berg en Bosch". Diss. Utrecht 1939. — Bachmann, E., M. Kartagener u. W. Löffler: Probleme der Militärversicherung. Schweiz. med. Wschr. 1943, 789. — Bachmann, E., M. Kartagener, W. Löffler, L. Michaud u. R. Staehelin: Zur Praxis der Tuberkulosebegutachtung unter besonderer Berücksichtigung der Eidgenössischen Militärversicherung. Schweiz. med. Wschr. 1941, 81. — Backer, J. E.: Dodeligheten blandt Lungetuberkuløse. Vid. Akad. Skr. II H.-F.-Kl. 1937, Nr 1. Zit. nach O. Düggeli, Helvet. med. Acta Suppl. 11 (1943). — Bacmeister, A.: Die Nomenklatur und Einteilung der Lungentuberkulose vom Standpunkt des Praktikers. Dtsch. med. Wschr. 1918, 340. — Bard, L.: Les formes cliniques de la tuberculose pulmonaire. Genève-Giessen 1901. Paris: Maloine 1927. Ref. Zbl. Tbk.forsch. 28, 41 (1928). — Baumgarten, P. v.: Über latente Tuberkulose. Slg. klin. Vortr. 1882, Nr 218. — Über den Beginn und das Fortschreiten des tuberkulösen Prozesses bei der Lungenphthise. Beitr. path. Anat. 69, 27 (1921). — Behring, E. v.: Phthisiogenese und Tuberkulosebekämpfung. Dtsch. med. Wschr. 1904, 193. — Zit. nach F. Ickert in Die Tuberkulose, Handbuch Bd. 1, S. 344. Leipzig: Georg Thieme 1943. — Beitzke, H.: Pathologische Anatomie. Resistenz und Allergie bei der Lungentuberkulose.

---

[1] Die Arbeit wurde im September 1953 abgeschlossen.

Wien. klin. Wschr. **1923**, 531. — Über Spätverkäsungen von Lymphdrüsen und über die RANKEsche Stadieneinteilung. Z. Tbk. **47**, 449 (1927). — Pathologische Anatomie der Lungentuberkulose im Pubertätsalter. Erg. Tbk.forsch. **3**, 1 (1931). — Einteilung der Tuberkulose nach RANKE unter Berücksichtigung unserer heutigen Kenntnisse. Erg. Tbk.forsch. **8**, 1 (1937). — BENTLEY, F. J.: Pulmonary tuberculosis in young women. J. State Med. **42**, 249 (1934). Zit. nach G. BERG 1939. — Artificial pneumothorax. Experience of the London County Council, Spec. Ser. No 215, 1936. Zit. nach G. BERG 1939. — BERBLINGER, W.: Der Schwund tuberkulöser Lungenkavernen. Basel: Benno Schwabe & Co. 1943. — Der Wandel in den Anschauungen über die Heilbarkeit tuberkulöser Lungenkavernen. Med. Welt **1944**, 1. — Tuberkulose der Stammbronchien und tuberkulöse Bronchostenose. Schweiz. med. Wschr. **1944**, 347. — Die anatomischen Grundlagen der Heilung von tuberkulösen Lungenkavernen. Acta davosiana 8, 1 (1948). — BERG, G.: The prognosis of open pulmonary tuberculosis (a clinical-statistical analysis), Acta tbc. scand. (Københ.) Suppl. 4 (1939). — Studien über die Absterbeordnung bei Lungentuberkulose. Das Gotenburger Material 1910 bis 1934. Beitr. Klin. Tbk. **96**, 287 (1941). — Die Prognose pneumothoraxbehandelter Fälle von offener Lungentuberkulose und diese beeinflussende Faktoren. Das Gotenburger Material 1910—1934. Beitr. Klin. Tbk. **96**, 533 (1941). — BERNARD, C.: Zit. nach F. DUMAREST et H. MOLLARD in Le tuberculeux guéri. Paris: Masson & Cie. 1941. — BERNARD, E., et B. KREIS: Études cliniques sur la streptomycino-résistance dans la tuberculose. Semaine Hôp. **67**, 3550 (1950). Ref. Rev. Tbc. (Paris) **14**, 1082 (1950). — BERNOU, A., et J. TRICOIRE: Nouvelles recherches sur les cavernes pleines. Rev. Tbc. (Paris) **13**, 359 (1949). — Le prognostic des cicatrices cavitaires d'après leur aspect radiologiques. Rev. Tbc. (Paris) **13**, 778 (1949). — BENZANÇON, F., G. ROUSSY, CH. OBERLING et J. DELARUE: Les formes anatomiques de la tuberculose du poumon. Essai de classification. Presse méd. **1932**, 1093. Ref. Zbl. Tbk.-forsch. **37**, 499 (1932). — Les formes anatomiques de la tuberculose pulmonaire. Essai de classifications. Ann. d'Anat. path. **10**, 105 (1933). Ref. Zbl. Tbk.forsch. **39**, 46 (1933). — BIRKHAUG, K.: BCG vaccination in Denmark. Twenty years of uninterrupted vaccination against tuberculosis. Amer. Rev. Tbc. **55**, 234 (1947). — BLUMENBERG, W.: Die Tuberkulose des Menschen in den verschiedenen Lebensaltern auf Grund anatomischer Untersuchungen. Beitr. Klin. Tbk. **62**, 532, 711 (1926). — Die Tuberkulose des Menschen in den verschiedenen Lebensaltern auf Grund anatomischer Untersuchungen. Beitr. Klin. Tbk. **63**, 13 (1926). — BÖHM, F.: Beitrag zur Frühdiagnose der Tuberkulose des Ileocoecums, insbesondere der Flexura ilei. Tuberkulosearzt 1/2, 15 (1947/48). — Zur Frage der Zunahme und Charakteränderung der sekundären Darmtuberkulose. Beitr. Klin. Tbk. **101**, 278 (1949). — Untersuchungen über die Tuberkulose des Dünndarmes. Tbk.-Bücherei, Stuttgart: Georg Thieme 1950. — Zur klinischen Pathologie der Tuberkulose des Tracheobronchialbaumes. Beitr. Klin. Tbk. **105**, 11 (1951). — Bronchustuberkulose und Kollapstherapie. Beitr. Klin. Tbk. **106**, 312 (1951/52). — BOTENGA, S. P.: Die Durchleuchtung bei der Einstellung. 2. Mitt. Tijdschr. mil. Geneesk. **26**, 135 (1937). Ref. Zbl. Tbk.forsch. **49**, 625 (1939). — BOURDELLÈS, LE: Quelques réflexions sur la radioscopie systématique dans l'armée. Bull. méd. **1937**, 765. Ref. Zbl. Tbk.forsch. **48**, 687 (1938). — BRAEUNING, H.: Typische Formen der Lungentuberkulose. Beitr. Klin. Tbk. **58**, 429 (1924). — Das rechtzeitige Auffinden der Tuberkulösen. Die Tuberkulosebekämpfung vor neuen Aufgaben und Problemen. Erg. Tbk.-forsch. **1**, 407 (1930). — Gilt noch die Lehre vom Frühinfiltrat? Z. Tbk. **81**, 355 (1938). — Der Beginn der Lungentuberkulose beim Erwachsenen. Leipzig: Georg Thieme 1938. — Welche Bedeutung hat die Durchführung des Röntgenkatasters in Mecklenburg für die Tuberkulosebekämpfung und was hat nun in der Angelegenheit zu geschehen? Z. Tbk. **83**, 292 (1939). — Der Beginn der Lungentuberkulose beim Erwachsenen, 2. Aufl. Leipzig: Georg Thieme 1941. — BRAEUNING, H., u. A. NEISEN: Die Prognose der offenen Lungentuberkulose. Tbk.bibl. **1933**, Nr 52. — Prognose der offenen Lungentuberkulose. Technik der Prognosestellung und Rentabilität des Heilverfahrens. Z. Tbk. **75**, 305 (1936). — BRAEUNING, H., u. F. REDEKER: Die hämatogene Lungentuberkulose des Erwachsenen. Tbk.bibl. **1931**, Nr 38. — Phthisische Entwicklungen aus den Reihen des Frühinfiltrates und des frühen phthisischen Nachschubes. Tbk.bibl. **1931**, Nr 39. — BRAUER, L.: Ansprache 9. Sept. 1926 in Freiburg. Zit. nach Behringwerk - Mitt. H. 27, BCG-Tuberkuloseschutzimpfung 1953. — BREU, K.: Schirmbildphotographie und die Tuberkulosefürsorgestellen. Öff. Gesdh.dienst **6**, 1 (1940). — BRIEGER, E. M.: The papworth families. A 25 years survey. London: Heinemann 1944. — BRONKHORST, W.: Neue Deutung der Kavernenheilung. Beitr. Klin. Tbk. **72**, 36 (1929). — Die Arbeitskur in einer Volksheilstätte für Lungentuberkulose. Ado-Werkstätten „Berg en Bosch", Apeldorn. Z. Tbk. **56**, 208 (1930). — BRONKHORST, W., u. C. DIJKSTRA: Das neuromuskuläre System der Lunge. Beitr. Klin. Tbk. **94**, 445 (1940). — BROUET, GIRARD, MARCHÉ, BOURDON, CHOFFEL et THEVENET: Étude de l'élimination urinaire des 17-cétostéroides, des 11-oxystéroides et du test de Thorm dans la tuberculose chronique. Soc. franç. de la Tbc., Séance du 19. Mai 1951. — BRUN, J., A. GUINET et J. VIALLIER: 17-cétostéroides et tuberculose pulmonaire tertiaire. Soc. méd. Hôp. de Lyon,

Séance du 7. Mai 1951. — BUHL: Lungenentzündung, Tuberkulose und Schwindsucht. 12 Briefe an einen Freund. München 1872. Zit. nach W. PAGEL u. F. HENKE, Handbuch der speziellen pathologischen Anatomie und Histologie, Bd. 3, Teil 2. Berlin: Springer 1930.

CALMETTE, A.: L'infection bacillaire et la tuberculose chez l'homme et chez les animaux. Processus d'infection et de défense. Étude biologique et expérimentale, vaccination préventive. Paris: Masson & Cie. 1928. — DE LA CAMP: Die prognostische Bedeutung der Kaverne bei der Lungenphthise. Beitr. Klin. Tbk. 50, 281 (1922). — CANETTI, G.: Le bacille de Koch dans la lésion tuberculeuse du poumon. Paris: Flammarion 1946. — CARSWELL: Zit. nach P. BAUMGARTEN, Über latente Tuberkulose. Slg klin. Vortr. 1882. — CHANG, R.: Significance of occasionally positive sputum. Amer. Rev. Tbc. 58, 303 (1948). — CHAUVET, ST.: Zit. nach R. GÜTERBOCK, Beitr. Klin. Tbk. 72, 647 (1929). — CORNET, G.: Die Tuberkulose. Wien 1899. — CORYLLOS, P. N.: The importance of atelectasis in pulmonary tuberculosis. Amer. Rev. Tbc. 28, 1 (1933). Ref. Z. Tbk. 69, 214 (1933). — Über die Bedeutung der Atelektase für den Verlauf der Lungentuberkulose. Beitr. Klin. Tbk. 85, 339 (1934). — CORYLLOS, P. N., and G. L. BIRNBAUM: Obstructive massive atelectasis of the lung. Arch. Surg. 16, 501 (1928). Ref. Zbl. Tbk.forsch. 30, 910 (1929). — CURSCHMANN, W.: Allergie und Einteilung der Lungentuberkulose. Beitr. Klin. Tbk. 69, 501 (1928).

DEIST, H.: Lungenkrankheiten im Felde. Dtsch. Tbk.bl. 13, 302 (1939). — DELACHAUX, A.: Morbidité tuberculeuse dans une école d'infirmière et premiers résultats de la vaccination systématique au B.C.G. Helvet. med. Acta 15, 42 (1948). — DIDIÉE, J.-J.: Réalisation technique de la radioscopie pour le dépistage dans l'armée. Bull. Soc. Radiol. méd. France 25, 619 (1937). Ref. Zbl. Tbk.forsch. 48, 256 (1938). — DIEHL, K.: Beiträge zur Klinik der progressiven Durchseuchungsperiode bei der Tuberkulose. Beitr. Klin. Tbk. 62, 356 (1926). — Beitrag zum Ablauf der Tuberkulose innerhalb der progressiven Durchseuchungsperiode. Beitr. Klin. Tbk. 65, 14 (1927). — DÜGGELI, O.: Das Schicksal des Offentuberkulösen, Helvet. med. Acta Suppl. 11 (1943). — DUFOURT, A., G. DESPIERRES et J. DUMAREST: Des foyers postprimaires de Georg Simon aux „Initial foci" d'Erik Hedvall. Unité de l'infection tuberculeuse humaine. Poumon (Paris) 1949, 237. — DUMAREST, F., et H. MOLLARD: Le tuberculeux guéri. (Étude médico-sociale.) Paris: Masson & Cie. 1941. — La pathologie tardive du pneumothorax artificiel. Poumon (Paris) 12, 129 (1946).

ELIASBERG u. NEULAND: Die epituberkulöse Infiltration der Lunge bei tuberkulösen Säuglingen und Kindern. Jb. Kinderheilk. 93, 88 (1920). — Die epituberkulöse Infiltration der Lunge bei tuberkulösen Säuglingen und Kindern. Jb. Kinderheilk. 94, 102 (1021). Final report of the international tuberculosis campaign. Herausgeg. von der UNICEF. Copenhagen, Dänemark Okt. 1951. — FLEISCHNER, F.: Beiträge zur Frage der exsudativen Form der Lungentuberkulose. Beitr. Klin. Tbk. 61, 442 (1925). — Heilungsvorgänge und Heilungsnachweis der Lungentuberkulose im Röntgenbilde. Erg. Tbk.forsch. 1, 195 (1930). Atelektase und Lungentuberkulose. Beitr. Klin. Tbk. 85, 313 (1934). — Atelektase und atelektatische Pneumonie bei Ausstoßung oder Durchbruch eines tuberkulösen Drüsenherdes in den Bronchus. Beitr. Klin. Tbk. 86, 72 (1935). — Epituberkulose, tuberkulöse Infiltrierung und Atelektase. Fortschr. Röntgenstr. 56, Beih. 2, 17 (1937). Ref. Zbl. Tbk.forsch. 48, 443 (1938). — FOSTER-CARTER, A. F., and C. HOYLE: The segments of the lung. Dis. Chest. 11, 511 (1945). — FRAENKEL, A.: Über die Einteilung der chronischen Lungentuberkulose. Verh. 27. Kongr. Inn. Med. 1910. Zit. nach A. FRAENKEL u. S. GRÄFF, Münch. med. Wschr. 1921, 446. — FRAENKEL, A., u. S. GRÄFF: Ein Schema zur prognostischen Einteilung der bronchogenen Lungentuberkulose auf pathologisch-anatomischer Grundlage. Münch. med. Wschr. 1921, 445. — FRANZ u. MÜLLER: Ein Jahr Reihenröntgenuntersuchungen im Reichsheer (Reichswehrministerium Berlin). Dtsch. med. Wschr. 1932, 769. — FRISCH, A.: Die Klinik der Tuberkulose Erwachsener. Wien: Springer 1951. — FROSTAD, S.: Tuberculosis incipiens. Acta tbc. scand. (København) Suppl. 13 (1944). — FROSTE, N.: Bronchoscopy in pulmonary tuberculosis. Acta tbc. scand. (København) Suppl. 23 (1950).

GALY, P., BÉRARD et J. DUMAREST: Étude anatomique et pathogénique des tuberculomes du poumon. Rev. Tbc. (Paris) 1948, 414. — GERHARDT, C.: Lehrbuch der Auscultation und Percussion. Tübingen 1890. — GERHARTZ, H.: Einteilung der Lungentuberkulose. Dtsch. med. Wschr. 1918, 646. — Die klinische Abgrenzung der Lungentuberkuloseformen. Beitr. Klin. Tbk. 51, 252 (1922). — Gesundheitsfürsorge 1951: Vorläufiges Ergebnis der BCG-Schutzimpfung in Niedersachsen. Gesdh.fürs. 1951, 13. — GHON, A., u. G. POTOTSCHNIG: Über den primären tuberkulösen Lungenherd beim Erwachsenen nach initialer Kindheitsinfektion und nach initialer Spätinfektion und seine Beziehungen zur endogenen Reinfektion. Beitr. Klin. Tbk. 41, 103 (1919). — GOLDBERG, B., H. C. SWEANY and R. W. BROWN: Pathological studies on tuberculosis enteritis. Amer. Rev. Tbc. 18, 744 (1928). Ref. Zbl. Tbk.forsch. 30, 781 (1929). — GOOD, H.: Dauerresultate der Heilstättenbehandlung der Lungentuberkulose. Schweiz. Z. Tbk. 1, 102 (1944/45). — GOTTSTEIN, A.: Beiträge zur Epidemiologie der Tuberkulose. Klin. Wschr. 1931, 796, Zit. nach H. BRAEUNING u. A. NEISEN, Z. Tbk. 75,

305 (1936). — GRÄFF, S.: Pathologische Anatomie und klinische Forschung der Lungen-phthise. Z. Tbk. **34**, 174 (1921). — Über die Bedeutung der Einteilung der Lungenphthise nach pathologisch-anatomischen Grundlagen. Z. Tbk. **34**, 683 (1921). — Die Bedeutung der Kaverne für den Verlauf und für die Einstellung zur Therapie der Lungentuberkulose. Z. Tbk. **47**, 177 (1927). — Der Beginn der „Lungenschwindsucht". (Pathologisch-anatomisches Referat.) Beitr. Klin. Tbk. **70**, 173 (1928). — Die Kaverne der Lungentuberkulose vom pathologisch-anatomischen Standpunkt aus. Erg. Tbk.forsch. **7**, 257 (1935). — GRÄFF, S., u. L. KÜPFERLE: Die Lungenphthise. Ergebnisse vergleichender röntgenologisch-anatomi-scher Untersuchungen. Berlin: Springer 1923. — GRANCHER, J. J.: Maladies de l'appareil respiratoire. Paris 1890. — GRASS, H.: Erfahrungen aus einer Schirmbildstelle der ehemaligen deutschen Wehrmacht. Eine Nachlese von aktueller Bedeutung. Beitr. Klin. Tbk. **105**, 538 (1951). — GRIEP, W. A.: Die Prognose der offenen Lungentuberkulose. Acta tbc. scand. (Københ.) **14**, 199 (1940). Ref. Zbl. Tbk.forsch. **53**, 82 (1941). — GRIESBACH, R.: Die Klein-bild-Schirmphotographie. Z. Tbk. **82**, 81 (1939). — Die Tuberkulosebekämpfung, 2. Aufl. Stuttgart: Georg Thieme 1948. — Röntgenreihenuntersuchungen des Brustkorbes. Leipzig: Johann Ambrosius Barth 1949. — GRIESBACH, R., u. A. WUNDERWALD: Ergebnisse von 140000 Röntgenreihendurchleuchtungen bei Flüchtlingen. Tuberkulosearzt **1947/48**, 633. — GRIFFIN, W. A.: Tuberculosis of the intestines. New England J. Med. **20**, 401 (1929). Ref. Zbl. Tbk.forsch. **32**, 420 (1930).

HAEFLIGER, E.: Die Bedeutung der Lungendurchleuchtungen in der Armee und ihre Ergebnisse bei der erweiterten sanitarischen Eintrittsmusterung der M.S.A. III/6. Praxis (Bern) **1940**, Nr 15. — Die Form der Lungentuberkulose im Röntgenbild in ihrer Beziehung zu Schub und Rückbildung. Basel: Benno Schwabe & Co. 1944. — Die Rückbildung der Kaverne über den Rundherd. Schweiz. Z. Tbk. **5**, 106 (1948). — Bronchus und Kavernen-heilung, in Bronchus et Pulmo. Bibl. Tbc. **4**, 109 (1950). — Zürcher Oberland: Schirmbild-aktion. Jahresbericht der kantonalen Liga und der Arbeitsheilstätte Appisberg, Männedorf, 1950, S. 15. — Spezielle Röntgenologie der Lungentuberkulose. Basel: Benno Schwabe & Co. 1954. — HAEFLIGER, E., G. MARK u. E. GEISEL: Zur Behandlung der Lungentuberkulose mit Streptomycin. Beitr. Klin. Tbk. **104**, 388 (1950/51). — HAIGHT, C., and J. M. FARRIS: Tuberculoma of the lung. J. Thorac. Surg. **9**, 108 (1939). Ref. Zbl. Tbk.forsch. **52**, 177 (1940). — HAMBURGER, F.: Die Tuberkulose als Kinderkrankheit. Münch. med. Wschr. **1908**, 2702. — HAMEL, C.: Geschichtliche und statistische Mitteilungen. Tuberkulose-Arbeiten a. d. Ksl. Gesundheitsamt, H. 13 u. 14. Berlin: Springer 1912 u. 1918. — HAUDEK, M.: Rückbildung tuberkulöser Infiltrationen durch Selbstheilung. 88. Verslg. der Ges. Dtsch. Naturforscher u. Ärzte 1924. Ref. Zbl. Tbk.forsch. **23**, 543 (1925). — HAYES, J. N.: Present status of thera-peutic pneumothorax. Amer. Rev. Tbc. **58**, 476 (1948). — HEDVALL, E.: Tuberculosis inci-piens. Acta med. scand. (Stockh.) Suppl. **181** (1946). — Le stade initial de la tuberculose pulmonaire post-primaire. Poumon (Paris) **5**, 75 (1947). — HEIMBECK, J.: Tuberkulose-infektion und Tuberkulosevakzination. Z. Tbk. **52**, 378 (1928). — Die Bedrohung des Kran-kenpflegepersonals durch Tuberkulose. Zbl. Tbk.forsch. **45**, 537 (1937). — Tuberkuloseschutz-mittel BCG, Prinzipien und Resultate. Schweiz. Z. Tbk. **6**, 209 (1949). — HEISIG, F.: Rönt-genreihenphotographie. Beitr. Klin. Tbk. **93**, 353 (1939). — HELMONT, J. B. VAN: Zit. nach A. ALBERT in Kavernenheilung. Beitr. Klin. Tbk. **77**, 415 (1931). — HENKEL, W.: Tuberkulose-infektion in einer Dorfschulklasse. (Zugleich ein Beitrag zur Frage der BCG-Schutzimpfung.) Beitr. Klin. Tbk. **107**, 134 (1952). — HENNINGSEN, W.: Ergebnisse der tomographischen Lagebestimmung von Kavernen. In HEIN-KREMER-SCHMIDT, Kollapstherapie der Lungen-tuberkulose. Leipzig: Georg Thieme 1938. — Ergebnisse der Lagebestimmungen von tuberkulösen Kavernen. Beitr. Klin. Tbk. **96**, 23 (1941). — HERTZ, C. W.: Über Häufigkeit, Verlauf und Prognose der Spontanheilung tuberkulöser Lungenkavernen. Z. Tbk. **101**, 34 (1952). — HOCHSTETTER, F.: Die tuberkulöse Kaverne. Dtsch. med. Wschr. **1934**, 1963. — HOLFELDER, H.: Einsatz und Tätigkeit der Röntgenreihenbildnertruppe in Mecklen-burg. Z. Tbk. **83**, 257 (1939). — HOLFELDER, H., u. F. BERNER: Atlas des Röntgenreihen-bildes des Brustraumes auf Grund der Auswertung von über 900000 Röntgenreihenschirm-bildern. Fortschr. Röntgenstr. **59** (1939). — Schirmbilduntersuchungen in Deutschland 1938 bis 1943 (Sammelstatistik). Zit. nach W. ROLOFF in Tuberkulose-Lexikon. Stuttgart: Georg Thieme 1949. — HOLM, J.: BCG-Vaccination in Denmark. Publ. Health Rep. **61**, 1298, 1426 (1946). Ref. Amer. Rev. Tbc. **55**, 62 (1947). — HOPPE-SEYLER, G.: Die Tuberkulose der Greise. In BRAUER-SCHRÖDER-BLUMENFELDs Handbuch der Tuberkulose, 3. Aufl., Bd. 4. Leipzig 1923. — HOUGHTON, L. E.: Collapse therapy and the bronchus. Tubercle **31**, 50 (1950). Ref. Zbl. Tbk.forsch. **57**, 76 (1950/51). — HUEBSCHMANN, P.: Bemerkungen zur Ein-teilung und Entstehung der anatomischen Prozesse bei chronischer Lungentuberkulose. Beitr. Klin. Tbk. **55**, 76 (1923). — Pathologische Anatomie der Tuberkulose. Berlin: Springer 1928. RANKEsche Stadieneinteilung und Miliartuberkulose. Klin. Wschr. **1928**, 486. — HÜRNY, L.: Messungen der Körpertemperatur bei Sporttreibenden. Diss. Bern 1939. — HYGE, T. V.: Epidemic of tuberculosis in a state school, with an observation period of about 3 years. Acta tbc. scand. (Københ.) **21**, 1 (1947). — The efficacy of BCG Vaccination. Acta tbc. scand. (Københ.) **23**, 153 (1949).

ICKERT, F.: Phänotypische Vorbedingungen für das Angehen von tuberkulösen Infektionen und Reinfektionen in der Lunge des Erwachsenen. Z. Tbk. **45**, 291 (1926). — Über exogene Reinfekte und die Superinfektion bei Tuberkulose. Tbk.bibl. **1939**, Nr 71. — Tuberkulose-Jahrbuch 1950/51. Berlin-Göttingen-Heidelberg: Springer 1952. — ILIESCU, C., J. BĂLĂNESCU et J. GASPAR: Contribution à l'étude de la tuberculose dans l'armée. Rev. san. mil. **36**, 483 (1937). Ref. Zbl. Tbk.forsch. **49**, 734 (1939). — ISAGER, K.: Om den aabne Lungetuberkuloses. Optraeden Aarhus 1934. Zit. nach G. BERG, Acta tbc. scand. (Københ.) Suppl. **4** (1939).

JACOBAEUS, H. C.: The significance of lung atelectasis. Acta tbc. scand. (Københ.) **10**, 1 (1936). Ref. Zbl. Tbk.forsch. **44**, 676 (1936). — JANKER, R.: Leuchtschirmphotographie. Tbk.bibl. **1938**, Nr 69. — JAQUEROD, M.: Étude clinique et radiologique des cavernes tuberculeuses. Paris: Masson & Cie. 1928. — Démonstrations radiologiques des différentes formes anatomo-cliniques de la tuberculose pulmonaire. Centénaire Soc. Anat. Paris 16. Déc. 1926. Ref. Z. Tbk. **48**, 165 (1927). — Zit. nach F. DUMAREST u. H. MOLLARD in Le tuberculeux guéri. Paris: Masson & Cie. 1941. — JENSEN, K. A.: Practice of the Calmette vaccination. Acta tbc. scand. (Københ.) **20**, 1 (1946).

KALBFLEISCH, H. H.: Über die pathologische Anatomie der Alterstuberkulose. Erg. Tbk.forsch. **4**, 47 (1932). — KARTAGENER, M., u. H. WEBER: Röntgenreihendurchleuchtungen von Studenten. Gegen Tbk., Genf 1934, S. 37. — Pflichtmäßige Röntgenreihendurchleuchtungen. Erfahrungen des ersten Semesters an den neu immatrikulierten Studierenden der E.T.H., Zürich. Schweiz. med. Wschr. **1934**, 460. — KATTENTIDT, B.: Tuberkulosefürsorge an den deutschen Hochschulen. Z. Tbk. **52**, 309 (1929). — Das dritte Jahr Pflicht-Thoraxdurchleuchtung an den Münchner Hochschulen. Z. Tbk. **66**, 24 (1932). — KAYNE, G. G., W. PAGEL and L. O'SHAUGHNESSY: Pulmonary tuberculosis, 2. Aufl. London, New York u. Toronto: Oxford University Press 1948. — KAYSER-PETERSEN, J. E.: Die Bedeutung der Lungenspitzentuberkulose für die Entstehung der Lungenschwindsucht des Erwachsenen. Beitr. Klin. Tbk. **70**, 132 (1928). — Die offene Lungentuberkulose der Studenten, ein Beitrag zur Tuberkulose der Ledigen. Beitr. Klin. Tbk. **72**, 453 (1929). — Die Alterstuberkulose vom klinischen Standpunkt. Erg. Tbk.forsch. **4**, 115 (1932). — Über Reihenuntersuchungen mit Röntgenstrahlen. Erg. Tbk.forsch. **8**, 71 (1937). — KAYSER-PETERSEN, J. E., u. K. H. GRENZER: Fürsorgerische Beobachtungen über die Anfänge der Lungentuberkulose des Erwachsenen. Tbk.bibl. **1939**, Nr 70. — KLEMPERER, F., u. R. AHLENSTIEL: Die Frühdiagnose der Lungentuberkulose. Erg. Tbk.forsch. **1**, 1 (1930). — KOCH, O.: Über die Stellung der „Rundherde" im Krankheitsverlauf der Tuberkulose. Z. Tbk. **76**, 224 (1936). — KOCH, R.: Die Ätiologie der Tuberkulose. Mitteilungen aus dem Kaiserlichen Gesundheitsamt, Bd. 2. Berlin 1884. — KREBS, W.: Die Fälle von Lungentuberkulose in der aargauischen Heilstätte Barmelweid aus den Jahren 1912—1927. Beitr. Klin. Tbk. **74**, 345 (1930). — KRISTENSON, A.: Erfahrungen betreffs BCG-Impfung. Nord. Med. **1941**, 2768. Ref. Zbl. Tbk.forsch. **54**, 648 (1942).

LACHMANN, E.: Atypische Tuberkulose, Lungenmetastasen vortäuschend. Fortschr. Röntgenstr. **43**, 407 (1931). — LAËNNEC, R. T. H.: Traité de l'auscultation médiate, et des maladies des poumons et du coeur. 4. Edition, considerablement augmentée par M. Andral. Paris: J. S. Chaudé 1837. Tome I, II. III. — LAURELL, H.: Ein Beitrag zur Deutung der sog. Ringschatten in den Lungen. Acta radiol. (Stockh.) **10**, 72 (1929). Ref. Zbl. Tbk.forsch. **31**, 591 (1929). — Die Disposition des Lungenobergeschosses für Tuberkuloseerkrankung, ein zentrales Problem der Tuberkuloseforschung. Acta radiol. (Stockh.) **18**, 341 (1937). Ref. Zbl. Tbk.forsch. **46**, 450 (1937). — LECOEUR, J.: Les maladies des bronches. Vigot frères, Paris 1950. — LIEBERMEISTER, G.: Tuberkulose. Berlin: Springer 1921. — Infektion, Reinfektion und die Stadien der Tuberkulose. Schweiz. med. Wschr. **1923**, 955, 1019. — LÖFFLER, W.: Exogene und endogene Faktoren in der Genese der Tuberkulosekrankheit (familiäre tuberkulöse Endemie mit gehäuftem Auftreten von Erythema nodosum. Schweiz. med. Wschr. **1935**, 863. — Die tuberkulöse Spät-Erstinfektion und ihre Entwicklungstendenz. Schweiz. med. Wschr. **1942**, 686. — Exogene und endogene Faktoren in der Entstehung der Phthise. Schweiz. Z. Tbk. **1**, 64 (1944/45). — Die Röntgenuntersuchung im Rahmen der Tuberkulosebekämpfung. Schweiz. Z. Tbk. **7**, 404 (1950). — Über Atelektase. Schweiz. Z. Tbk. Suppl. **4**, 14 (1950). — LÖFFLER, W., E. HAEFLIGER u. G. MARK: Massive Atelektase und Kavernenheilung. Beitr. Klin. Tbk. **109**, 227 (1953). — LÖFFLER, W., u. F. ZWINGLI: Über tuberkulöse Gruppen-Primoinfektion im Militär und im Zivilleben. Schweiz. med. Wschr. **1943**, 761. — LOESCHCKE, H.: Über das Wesen der Lungenspitzendisposition zur Tuberkulose-Erkrankung. Beitr. Klin. Tbk. **64**, 344 (1926). — Über Entwicklung, Vernarbung und Reaktivierung der Lungentuberkulose Erwachsener. Beitr. Klin. Tbk. **68**, 251 (1928). — Aussprachebemerkung an der Tagung der deutschen Tuberkulose-Gesellschaft in Wildbad 1928. Beitr. Klin. Tbk. **70**, 221 (1928). — Das Gesamtbild der Tuberkulose unter pathologisch-anatomischen und immunbiologischen Gesichtspunkten. Eine Kritik der Stadienlehre K. E. RANKES. Zbl. inn. Med. **1930**, 321. — Die Spitzenbronchitis (Path.-Anatomie). Beitr. Klin. Tbk. **97**, 443 (1942). LOESCHCKE, H., u. E. DEHOFF: Pathologische Anatomie der Lungenspitzentuberkulose. Erg. Tbk.forsch. **2**, 81 (1931). — LÜTGERATH, F., u. R. HEINZELMANN: Röntgenreihendurchleuchtungen bei Ostflüchtlingen in einer ländlichen Tuberkulose-Fürsorgestelle. Tuberkulosearzt **1947/48**, 33. — LYDTIN, K.: Über Entwicklungsformen der Lungentuberkulose. Beitr. Klin. Tbk. **67**, 236 (1927). — Das Frühinfiltrat. (Kritisches Übersichtsreferat.) Zbl. Tbk.-forsch. **30**, 513 (1929).

MACDOUGALL, J. B.: Training colonies and village settlements in the treatment of pulmonary tuberculosis. Lancet **1924**, 1343. Ref. Zbl. Tbk.forsch. **23**, 398 (1925). — MADSEN, TH.: Untersuchungen über die Epidemiologie in Dänemark. Schweiz. med. Wschr. **1942**, 685. — MADSEN, TH., J. HOLM u. K. A. JENSEN: Untersuchungen über die Epidemiologie der Tuberkulose in Dänemark. Acta tbc. scand. (København.) Suppl. **6** (1942). Ref. Zbl. Tbk.forsch. **55**, 713 (1943). — MAGNIN, F., et J. DUMAREST: Le foyer caséeux rond isolé dans un poumon apparemment indemne. In: Les masses caséeuses autonomes du poumon. Bull. Soc. méd. d'Hauteville **24**, 9 (1952/53). — MALMROS, H., u. E. HEDVALL: Studien über die Entstehung und Entwicklung der Lungentuberkulose. Tbk.bibl. **1938**, Nr 68. — Zur Diskussion über den Beginn der Lungentuberkulose beim Erwachsenen. Z. Tbk. **81**, 370 (1939). — MANSER, H.: Zur Frage der Alterstuberkulose und deren Verhalten während der Heilstättenkur. Schweiz. Z. Tbk. **10**, 65 (1953). — MARK, G.: Die Bedeutung der Bronchustuberkulose für die Pneumothoraxindikation. Schweiz. med. Wschr. **1953**, 622. — MASCHER, W.: Das Erythema nodosum beim Erwachsenen als Symptom der tuberkulösen Primärinfektion und seine Folgezustände. Acta tbc. scand. (København.) Suppl. **10** (1943). — MASCHER, W., u. S. B. MATTSON: Tracheobronchial tuberculosis and streptomycin. Acta tbc. scand. (København.) **24**, 114 (1950). — MAXWELL, J.: Intestinal tuberculosis. Tubercle **17**, 337 (1936). Ref. Zbl. Tbk.forsch. **45**, 217 (1937). — MEYER, A., J. M. DUBOIS DE MONTREYNAUD et J. SESTIER: Quelques aspects radiologiques des segments pulmonaires normaux et pathologiques. Poumon (Paris) **15**, 257 (1949). — MILLE, J.: Eine pathologisch-anatomische Untersuchung über den Mechanismus der Kavernenheilung. Beitr. Klin. Tbk. **94**, 26 (1940). — Zur Frage der Wirkungsart der MONALDI-Methode. Beitr. Klin. Tbk. **98**, 655 (1942). — MÜLLER, R. W.: Der Tuberkuloseablauf im Körper. Stuttgart: Georg Thieme 1952. — MÜNCHBACH, W.: Das Schicksal des lungentuberkulösen Erwachsenen. Tbk.bibl. **1933**, Nr 49. — MURALT, J. v.: Johann von Muralt, Hippocrates Helveticus. Basel: Emanuel u. Johann Georg Könizer 1692.

NAEGELI, O.: Über Häufigkeit, Lokalisation und Ausbreitung der Tuberkulose. Virchows Arch. **160**, 426 (1900). — NÈGRE, L., et J. BRETEY: Vaccination par le BCG par scarification cutanées, 2. Aufl. Paris: Masson & Cie. 1947. Zit. nach K. NELVILLE IRVINE, Théorie et pratique de la vaccination par le BCG. Paris: Masson & Cie. 1950. — NEUMANN, W.: Die Klinik der Tuberkulose Erwachsener. Mit einem Anhang. Die Röntgendiagnose der Lungentuberkulose von F. FLEISCHNER, 2. Aufl. Wien: Springer 1930. — NICOL, K.: Die Entwicklung und Einteilung der Lungenphthise. Beitr. Klin. Tbk. **30**, 230 (1914). — Die pathologisch-anatomischen Grundlagen der Lungenphthise und ihre Bedeutung für die klinische Einteilung der Verlaufsformen. Beitr. Klin. Tbk. **52**, 228 (1922).

OPPIKOFER, K.: Die Tuberkulosebekämpfung im Kanton Zürich (Schweiz) mit besonderer Berücksichtigung der Arbeitstherapie. Sonderabdruck aus Suomen. Lääkäril. **21**, 1 (1951). — Die Wiedereinführung des Tuberkulösen in den Arbeitsprozeß in der Arbeitsheilstätte Appisberg. Gegen Tbk., Genf **1952**, 1. — ORTH, A.: Ätiologisches und Anatomisches über die Lungenschwindsucht. 1887. — Zit. nach TH. REHBERG, Welche Einteilung der Lungentuberkulose eignet sich am besten für praktische Zwecke der Statistik? Erg. Tbk.forsch. **7**, 59 (1935).

PACKARD, E. N.: Massive collapse (atelectasis) associated with pulmonary tuberculosis and tumor. Amer. Rev. Tbc. **18**, 7 (1928). Ref. Zbl. Tbk.forsch. **30**, 66 (1929). — PAGEL, W.: Über Beteiligung des Zwölffingerdarms am Sekundärstadium der Tuberkulose. Frankf. Z. Path. **33**, 159 (1925). Ref. Zbl. Tbk.forsch. **25**, 691 (1926). — Die allgemeinen pathomorphologischen Grundlagen der Tuberkulose. Beih. z. Beitr. Klin. Tbk. **1** (1927). — Pathologische Anatomie der hämatogenen Streuungstuberkulose. Erg. Tbk.forsch. **5**, 231 (1933). — PAGEL, W., u. F. HENKE: Handbuch der speziellen pathologischen Anatomie und Histologie, Bd. 3, Teil 2. Berlin 1930. — PAGEL, W., and C. H. C. TOUSSAINT: Pathology of reinfection. Amer. Rev. Tbc. **58**, 85 (1948). — PARAF, J., P. ZIVY, E. ROSENBERG u. J. DESBORDES: Intravenöse PAS-Therapie und Lungentuberkulose. Schweiz. med. Wschr. **1952**, 950. — PENZOLDT, F., u. H. BIRGELEN: Über den Einfluß der Körperbewegung auf die Temperatur Gesunder und Kranker. Münch. med. Wschr. **1899**, 469. — PERRIOL, M. H., et Mme. HANISCH: Masses caséeuses autonomes et cavernes pleines. In Les masses caséeuses autonomes du poumon. Bull. Soc. méd. d'Hauteville **24**, 63 (1952/53). — PETRUSCHKY, J.: Stadieneinteilung der Tuberkulose und die Behandlung in Etappen nach KOCH-PETRUSCHKY. Dtsch. med.

Wschr. **1897**, 620. — PIÉRY, M.: La tuberculose pulmonaire. Paris: Gaston Doin 1910. — PINNER, M.: The cavity in pulmonary tuberculosis. Amer. J. Roentgenol. **20**, 518 (1928). Ref. Zbl. Tbk.forsch. **31**, 199 (1929). — The patient with occasionally positive sputum following apparently adequats treatment. Amer. Rev. Tbc. **46**, 582 (1942). — PIRQUET, C. v.: Allergie. Erg. inn. Med. **1**, 420 (1908). — PRESS, P.: Die Tuberkulose-Morbidität des Kantons Zürich im Jahre 1945. In Tuberkulose-Probleme im Kanton Zürich. Schweiz. Z. Tbk. **4**, Suppl. 2 (1947). — PUHL, H.: Über phthisische Primär- und Reinfektion in der Lunge. Beitr. Klin. Tbk. **52**, 116 (1922).

RANKE, K. E.: Primäraffekt, sekundäre und tertiäre Stadien der Lungentuberkulose. Dtsch. Arch. klin. Med. **119**, 201, 297 (1916).—Primäraffekt, sekundäre und tertiäre Stadien der Lungentuberkulose. Dtsch. Arch. klin. Med. **129**, 224 (1919). — Die Tuberkulosesterblichkeit in Bayern und München vor, während und nach dem Krieg. Z. Tbk. **34**, 272 (1921). — Bemerkungen zur klinischen Diagnose der Entwicklungsformen menschlicher Tuberkulose. Münch. med. Wschr. **1922**, 69. — Ausgewählte Schriften zur Tuberkulosepathologie. Herausgeg. von W. u. M. PAGEL. Berlin: Springer 1928. — REDEKER, F.: Dispositions- und Expositionsprophylaxe bei der Tuberkulose. Endogene Exacerbation oder exogene Superinfektion? Dtsch. med. Wschr. **1924**, 204. — Über die exsudativen Lungeninfiltrierungen der primären und sekundären Tuberkulose. Beitr. Klin. Tbk. **59**, 588 (1924). — Über die infraclaviculären Infiltrate, ihre Entwicklungsformen und ihre Stellung zur Pubertätsphthise und zum Phthiseogenese-Problem. Beitr. Klin. Tbk. **63**, 574 (1926). — Zur Qualitätsdiagnose und Einteilung der Lungentuberkulose. Beitr. Klin. Tbk. **65**, 449 (1927). — Zur Abgrenzung der infiltrativen Frühformen und über die verschiedenen Formen des infiltrativen Nachschubes, insbesondere über das „Spätinfiltrat". Z. Tbk. **49**, 163 (1927). — Auswirkungen neuerer phthiseogenetischer Erkenntnisse auf Ziele, Organisation und Technik der Tuberkulosefürsorge. Tbk.fürs.bl. (Berlin) **1927**, 45. Ref. Zbl. Tbk.forsch. **28**, 87 (1928). — Die Lungentuberkulose im Pubertätsalter vom klinischen Gesichtspunkt aus. Erg. Tbk.forsch. **3**, 41 (1931). — Zum Beginn der Erwachsenenphthise und zum Begriff des MALMROS-HEDVALLschen „Initialherdes". Z. Tbk. **81**, 361 (1939). — Zur Einordnung der atelektatischen Vorgänge im Ablauf des Tuberkuloseschubes. Z. Tbk. **84**, 170 (1940). — REDEKER, F., u. O. WALTER: Entstehung und Entwicklung der Lungenschwindsucht des Erwachsenen. Leipzig: Curt Kabitzsch 1928. — REHBERG, TH.: Welche Einteilung der Lungentuberkulose eignet sich am besten für praktische Zwecke der Statistik? Erg. Tbk.forsch. **7**, 59 (1935). — REISNER, D.: Incipiency and evolution of pulmonary tuberculosis. Amer. Rev. Tbc. **57**, 207, 229 (1948). — RIBADEAU-DUMAS, M. L.: Les débuts de la tuberculose. Paris: Flammarion 1925. RIST, E.: Le risque tuberculeux chez les élèves des écoles infirmières et l'opportunité de leur vaccination au BCG. Bull. Acad. méd. Paris **1939**, 18. Ref. Zbl. Tbk.forsch. **51**, 367 (1940). Les symptômes de la tuberculose pulmonaire. Paris: Masson & Cie. 1943. — RITTER, J.: Über aktive und behandlungsbedürftige Tuberkulose. Beitr. Klin. Tbk. **59**, 57 (1924). — RÖMER, P.: Tuberkulose-Immunität, Phthiseogenese und praktische Schwindsuchtsbekämpfung. Beitr. Klin. Tbk. **17**, 383 (1910). — Kindheitsinfektion und Schwindsuchtsproblem. Tuberculosis **9**, 128 (1910). — RÖSSLE, R.: Die pathologisch-anatomischen Grundlagen der Epituberkulose. Virchows Arch. **296**, 1 (1935). Ref. Zbl. Tbk.forsch. **44**, 151 (1936). — ROLOFF, W.: Die Prognose der Lungentuberkulose des Erwachsenen. Beitr. Klin. Tbk. **97**, 415 (1942). — Das Lebensalter. In Die Tuberkulose, Handbuch, Bd. 1, S. 750. 1943. — ROMBERG, E. v.: Über die Entwicklung der Lungentuberkulose, 2. Aufl. Berlin: Springer 1928. — ROSENTHAL, S. R.: B.C.G. Vaccination. Amer. Rev. Tbc. **57**, 110 (1948). — ROSENTHAL, S. R., M. BLAHD and E. J. LESLIE: Ten years experience with BCG, experimental and clinical. J. of Pediatr. **26**, 470 (1945). — ROSSEL, G., et E. BIAUDET: Le destin des tuberculeux pulmonaire soignés au sanatorium populaire neuchâtelois de 1921—1941. (Étude statistique.) Schweiz. Z. Tbk. **8**, Suppl. (1951). — ROSSIER, P. H., et H. MÉAN: La fonction respiratoire dans la tuberculose pulmonaire. Schweiz. med. Wschr. **1940**, 1170. — ROTACH, F.: Les résultats de la localisation par tomographie des cavernes tuberculeuses. Poumon (Paris) **3**, 147 (1947). — Die Kriterien des Therapieerfolges bei der Lungentuberkulose. Schweiz. med. Wschr. **1953**, 148. — ROTHER, J.: Darmtuberkulose, Diagnose und Therapie mit besonderer Berücksichtigung der Röntgendiagnostik. Erg. Tbk.forsch. **8**, 251 (1937). — ROTHLIN, E., u. E. UNDRITZ: Über die elektive Lokalisation der spezifischen Herde in der postprimären Tuberkulose innerhalb der einzelnen Organe. Verh. schweiz. naturforsch. Ges. **1944**, 169. Zit. nach J. LEITNER, Die primäre Tuberkulose bei Erwachsenen und Kindern und ihre Entwicklung. Bern: H. Huber 1948. — RUBIN, E. H.: Pulmonary and secondary intestinal tuberculosis. Amer. Rev. Tbc. **22**, 184 (1930). Ref. Zbl. Tbk.forsch. **34**, 380 (1931). — RÜDEL, H.: Die Verteilung der Grundformen der Tuberkulose auf das Sektionsmaterial des Heidelberger Pathologischen Instituts. Beitr. Klin. Tbk. **78**, 243 (1931). — RÜEDI, L.: Die Krankheiten des Kehlkopfes. In Lehrbuch der Hals-, Nasen-, Ohren- und Mundkrankheiten. Basel: S. Karger 1947. — RÜTTIMANN, A., u. F. SUTER: Das Tuberkulom der Lunge. Schweiz. med. Wschr. **1953**, 591.

SAEGLER, E.: Beitrag zur Frage der Beziehungen zwischen Tuberkulose und Lebensalter. Z. Tbk. **71**, 285 (1934). — SAHLI, H.: Kritische Bemerkungen zur Klärung der modernen Diskussionen über die Lungentuberkulose. Schweiz. med. Wschr. **1930**, 1. — SAUGMAN, C.: Fieber und Nachtschweiße. In BRAUER, SCHRÖDER, BLUMENFELD, Handbuch der Tuberkulose, 3. Aufl., Bd. 2. Leipzig: Johann Ambrosius Barth 1923. — SCHINZ, H. R., u. H. EGGENSCHWYLER: Organisation und Ergebnisse der Schirmbildaktion im Kanton Zürich 1946—1949. Schweiz. Z. Tbk. **7**, 395 (1950). — SCHINZ, H. R., u. F. KOLLBRUNNER: Die Schirmbildphotographie. Schweiz. med. Wschr. **1945**, 897. — SCHINZ, H. R., L. LENOIR u. H. SCHMID: Zweck, Organisation, Durchführung und vorläufige Ergebnisse der Schirmbilduntersuchung. Schweiz. med. Wschr. **1944**, 879. — SCHMIDT, P. G.: Differentialdiagnose der Lungenkrankheiten, mit besonderer Berücksichtigung der Tuberkulose. Tbk.bibl. **1936**, Nr 60. — SCHMINCKE, A.: Die anatomischen Formen der Lungentuberkulose. Münch. med. Wschr. **1920**, 407. — Gestaltungsfaktoren auf den Ablauf der menschlichen Lungentuberkulose. Beitr. Klin. Tbk. **86**, 527 (1935). — SCHÖNLEIN, T. L.: Allgemeine und spezielle Pathologie und Therapie. Nach den Vorlesungen niedergeschrieben und herausgegeben von einigen seiner Zuhörer. 4 Teile. 4. Aufl. St. Gallen 1839. — SCHRAG: Ergebnis der Volksröntgenuntersuchung in Stuttgart bezüglich Tuberkulose und Prüfung der Frage der Notwendigkeit der VR. im Krieg. Z. Tbk. **88**, 233 (1942). — SCHÜRMANN, P.: Über echte Reinfektion der Tuberkulose. Zbl. Path. **35**, 6 (1924). — Ablauf und anatomische Erscheinungsformen der Tuberkulose des Menschen. Beitr. Klin. Tbk. **57**, 185 (1924). — Über einige Besonderheiten im anatomischen Bild der Tuberkulose bei protrahierter progressiver Durchseuchung. Beitr. Klin. Tbk. **62**, 591 (1926). — Zur Frage der Gesetzmäßigkeit im Ablauf der Tuberkulose unter besonderer Berücksichtigung der Entwicklungsgangslehre RANKES. I. Mitt. Beitr. path. Anat. **81**, 568 (1928). — Zur Frage der Gesetzmäßigkeit im Ablauf der Tuberkulose unter besonderer Berücksichtigung der Entwicklungsgangslehre RANKES. II. Mitt. Beitr. path. Anat. **83**, 551 (1930). — Die hämatogene Tuberkulose der Lungen und ihre Stellung im Gesamtablauf der Tuberkulose. Schweiz. med. Wschr. **1933**, 1145. — SCHWARTZ, PH.: Die automatische, endogene, lymphadeno-bronchogene Reinfektion in der Anfangsperiode der Lungenphthise und ihre typischen Folgen. Schweiz. med. Wschr. **1949**, 454, 467. — Die lymphadenogenen Bronchialschädigungen und ihre Bedeutung für die Entwicklung der Lungenschwindsucht. Beitr. Klin. Tbk. **110**, 106 (1953). — SERGENT, E.: Nouvelles études cliniques et radiologiques sur la tuberculose. Paris: A. Maloine 1926. — Les réveils de la tuberculose pulmonaire chez l'adulte. Paris: Masson & Cie. 1933. — SIEGMUND, H.: Spezifische Entzündungen des Darmrohres. In F. HENKE u. O. LUBARSCH, Handbuch der speziellen pathologischen Anatomie und Histologie. Berlin 1929. — SIMON, G.: Die Klinik der perifokalen Entzündung. Erg. Tbk.forsch. **6**, 1 (1934). — SIMON, O.: Tuberkulose und Atelektase. Erg. Tbk.forsch. **10**, 333 (1941). — SOKOLOWSKI, A. V.: Klinik der Brustkrankheiten. 2 Bde. Berlin: August Hirschwald 1906. — SOMMER, E.: Das Tuberkulom, seine Entwicklung und Behandlung. Schweiz. Z. Tbk. **1953**, 211. — SOULAS, A.: Rôle des bronches dans la génèse et la dissémination de la tuberculose pulmonaire. Fortschr. Tbk.forsch. **5**, 314 (1952). — SOULAS, A., et P. MOUNIER-KUHN: Bronchologie. Paris: Masson & Cie. 1949. — STAEHELIN, R.: Über Altersphthise. Berl. klin. Wschr. **1910**, 373. — Die Erkrankungen der Trachea, der Bronchien, der Lungen und der Pleuren. In G. v. BERGMANN u. R. STAEHELIN, Handbuch der inneren Medizin, 2. Aufl. Berlin: Springer 1930. — Die Alters- und Inaktivitätsbestimmung einer Lungentuberkulose. Diskussionsbemerkung. Schweiz. med. Wschr. **1939**, 20, 503. — STAUB, H.: Die Kaverne der Lungentuberkulose vom klinischen Standpunkt aus. Erg. Tbk.forsch. **7**, 349 (1935). — STEIGER, J.: Die Ergebnisse von Reihendurchleuchtungen im Kanton St. Gallen und Fürstentum Liechtenstein. Schweiz. med. Wschr. **1944**, 1187. — STEINER, P. M.: Les sténoses tuberculeuses des grosses bronches. Schweiz. Z. Tbk. **3**, Suppl. 1 (1946). — La tuberculose trachéo-bronchiques. Fortschr. Tbk.forsch. **2**, 430 (1948). — STERNBERG, A.: Zur Klassifikation der chronischen Lungentuberkulose. (Erläuterungsschreiben zu der vom 2. Tuberkulosekongr. angenommenen Klassifikation.) Vopr. tbk. Moskva **3**, 40 (1925). Ref. Zbl. Tbk.forsch. **26**, 169 (1927). — Über die Klassifikation der chronischen Lungentuberkulose. Tbk.bibl. **1926**, 25. — STERNBERG, T.: Über Nachtschweiße der Phthisiker. Wien. med. Wschr. **1926**, 1285. — STÖCKLIN, H.: Diskussionsbemerkungen z. Vortr. von W. LÖFFLER, Schweiz. med. Wschr. **1939**, 504. — STRÜMPELL, A.: Lehrbuch der speziellen Pathologie und Therapie der inneren Krankheiten, 20. Aufl. Leipzig: F. C. W. Vogel 1917. — STUDY, R. S., and P. MORGENSTERN: Prognosis of inspissated cavities. Amer. Rev. Tbc. **59**, 53 (1949). — STURM, A.: Die klinische Pathologie der Lunge in Beziehung zum vegetativen Nervensystem. Stuttgart: Wissenschaftliche Verlagsanstalt 1948. — SYDENHAM, TH.: Opera universa medica, herausgeg. von G. KÜHN, Leipzig: Voß 1827.

TACON, F. LE, G. ROSSIGNOL et J. FOURCHON: Les foyers caséeux torpides et complexes de la tuberculose pulmonaire chronique. In Les masses caséeuses autonomes du poumon. Bull. Soc. méd. d'Hauteville **24**, 43 (1952/53). — TENDELOO, N. PH.: Kollaterale tuberkulöse

Entzündung. Beitr. Klin. Tbk. **6**, 329 (1906). — Pathologische Anatomie. In Handbuch der Tuberkulose, 3. Aufl., Bd. 1. Leipzig: Johann Ambrosius Barth 1923. — TERPLAN, K.: Anatomical studies on human tuberculosis. Amer. Rev. Tbc. **42**, Suppl., 1—176 (1940). — TÖRNELL, E.: Frühe und späte postprimäre Lungentuberkulose. Beitr. Klin. Tbk. **106**, 273 (1951). — TOMCSIK, J.: Erfahrungen über die prophylaktischen Schutzimpfungen in Ungarn. Schweiz. med. Wschr. **1943**, 1429. — TRAIL, R. R., and G. D. STOCKMAN: A report upon the experience of the patients of the King Edward VII. Sanatorium, Midhurst, with particular reference to their mortality after treatment. Pulmonary Tbc. **1931**. Zit. nach G. BERG, Acta tbc. scand. (København.) Suppl. 4 (1939). — After-history of artificial pneumothorax: Comments of 91 successfull a. 31 unsuccessfull cases. Quart. J. Med., New S. **1932**, 415. Zit. nach G. BERG, Acta tbc. scand. (København.) Suppl. 4 (1939). — TRAUTWEIN, H.: Nebennierenrinde und Tuberkulose. Beitr. Klin. Tbk. **102**, 578 (1949/50). — TURBAN, K.: Beiträge zur Kenntnis der Lungentuberkulose. Wiesbaden 1899. — Menstruation und Lungentuberkulose. Verh. 25. Kongr. Inn. Med. 1908. — Zit. nach R. BOCHALLI, Dtsch. Tbk.bl. **17**, 97, 125 (1943). TURBAN, K., u. H. STAUB: Kavernendiagnose und Kavernenheilung. Z. Tbk. **41**, 81 (1923). — TURBAN-GERHARDT: 6. internat. Tuberkulose-Konferenz, Wien 1907. Z. Tbk. **11**, 428 (1907).
UEHLINGER, E.: Zur Morphologie und Genese des infraclaviculären tuberkulösen Rundinfiltrates. Beitr. Klin. Tbk. **92**, 170 (1939). — Die tuberkulöse Spät-Erstinfektion und ihre Frühevolution. Schweiz. med. Wschr. **1942**, 701. — Bericht über eine Tuberkulose-Endemie in einer F. Bttr. Schweiz. med. Wschr. **1943**, 769. — Die pathologische Anatomie der Bronchustuberkulose. Schweiz. Z. Tbk. Suppl. 4, 31 (1950). — Lehrbuch der Röntgendiagnostik von H. R. SCHINZ, W. E. BAENSCH, E. FRIEDL u. E. UEHLINGER. Stuttgart: Georg Thieme 1952. — UEHLINGER, E., u. R. BLANGEY: Anatomische Untersuchungen über die Häufigkeit der Tuberkulose. I. Mitt. Vergleich mit den Untersuchungen von NAEGELI in den Jahren 1896—1898. Beitr. Klin. Tbk. **90**, 339 (1937). — ULRICI, H.: Klinische Einteilung der Lungentuberkulose nach den anatomischen Grundprozessen. Dtsch. med. Wschr. **1921**, 1126. — Beitr. Klin. Tbk. **51**, 63 (1922). — Kritik der physikalischen Untersuchung der Lungen. Beitr. Klin. Tbk. **50**, 221 (1922). — Diagnostik und Therapie der Kaverne. Z. Tbk. **48**, 188 (1927). — Die Kaverne im Röntgenbild. Fortschr. Röntgenstr. **36**, 279 (1927). — Präphthisisches Infiltrat und Entwicklungsgänge der Lungentuberkulose. Beitr. Klin. Tbk. **70**, 159 (1928). — Die hämatogene Lungentuberkulose. Beitr. Klin. Tbk. **77**, 267 (1931). — Diagnostik und Therapie der Lungen- und Kehlkopftuberkulose, 2. Aufl. Berlin: 1933. — Superinfektion, Metastasierung und Exacerbation bei der Tuberkulose, ein Versuch der begrifflichen Klärung. Dtsch. Tbk.bl. **18**, 161 (1943). — Klinik der Lungentuberkulose, 3. Aufl. Berlin: Springer 1944. — ULRICI, H., u. O. KOCH: Tuberkulose. (Ein Fortbildungskurs.) Berlin: Springer 1937. — URECH, E., u. P. ROCHAT: Diaconesses et tuberculose. Schweiz. med. Wschr. **1945**, 504.
VARRIER-JONES, P. C.: Village-Settlements for tuberculous workers. J. State Med. **35**, 34 (1927). Ref. Zbl. Tbk. forsch. **27**, 557 (1927). — VOS, B. H.: After-care of tuberculous. Rep. 8. Conf. of the Int. Union against tuberculosis. The Hague 1932, S. 45.
WALLGREN, A.: La vaccination Calmette en Suède. Assoc. Nat. Suédoise contre la Tuberculose. Stockholm 1947. — WALTHER, H. E.: Die Röntgenuntersuchung der Stellungspflichtigen und der Rekruten in der schweizerischen Armee. Acta radiol. (Stockh.) **11**, 411 (1930). — WECHSELBERG, K., u. E. WEIDENBUSCH: Klinische Pharmakologie des Streptomycins. Ergebnisse der inneren Medizin, Bd. 2, S. 713. Berlin-Göttingen-Heidelberg: Springer 1951. — WEILL-HALLÉ, B.: La prophylaxie vaccinale de la tuberculose. Acta paediatr. (Stockh.) **22**, 311 (1938). Ref. Zbl. Tbk.forsch. **49**, 338 (1939). — WERNLI-HAESSIG, A.: Beitrag zur Prognose der offenen Lungentuberkulose. 6—12jährige Beobachtungen an 100 in der Praxis diagnostizierten Fällen. Schweiz. Z. Tbk. **5**, 127 (1948). — Die Heilung des Lungentuberkulösen. Medizinische und soziale Kriterien. Erg. Tbk.forsch. **11**, 431 (1953). — WESSLER, H., u. L. JACHES: Clinical roentgenology of diseases of the chest. The Southworth Co. Troy 1923. Zit. nach H. ASSMANN, Erg. Tbk.forsch. **1**, 115 (1930). — WESTERMARK, N.: Entwicklung und Vorkommen von Atelektase bei Lungentuberkulose. Verh. 4. internat. Kongr. Radiol. **2**, 42 (1934). — WOLF, J. E.: Der Ableitungsbronchus tuberkulöser Kavernen im Röntgenbild. Beitr. Klin. Tbk. **66**, 700 (1927). — WURM, H.: Pathologische Anatomie der Heilungsvorgänge bei der tuberkulösen Lungenkaverne. In HEIN-KREMER-SCHMIDT, Kollapstherapie der Lungentuberkulose. Leipzig: Georg Thieme 1938. — Allgemeine Pathologie und pathologische Anatomie der Tuberkulose des Menschen. In Die Tuberkulose. Handbuch in fünf Bänden, Bd. 1. Leipzig: Georg Thieme 1943.
ZACHARIAS, K.: Zur Erfolgsstatistik der Heilstättenbehandlung Tuberkulöser. Z. Tbk. **77**, 161 (1937). — ZEISS, B.: Die Lokalisation der tertiär-tuberkulösen Narben in den Lungen, zugleich ein Beitrag zur Pigmentstreifenfrage. Beitr. Klin. Tbk. **64**, 463 (1926). — ZIEGLER, O., u. W. CURSCHMANN: Gedanken über die Verbreitung der Tuberkulose im Organismus vom Standpunkt des Klinikers. Tuberkulose **6**, 151 (1926). — ZIEGLER, O., u. P. KRAUSE: Röntgenatlas der Lungentuberkulose. Suppl. 2 z. Beitr. Klin. Tbk. **15** (1910).

G. Therapie der Lungentuberkulose.

Von

E. Haefliger und G. Mark.

Mit 37 Abbildungen.

I. Konservative Behandlung.

1. Allgemeine Maßnahmen.

In einer Zeit, in welcher Mittel und Wege für eine gerichtete Tuberkulose-behandlung noch fehlten, erkannte schon LAËNNEC die dem Organismus inne-wohnenden Heilkräfte: «Nous avons prouvé ci-dessus que la guérison de la phtisie tuberculeuse n'est pas au-dessus des forces de la nature; mais nous devons avouer en même temps que l'art ne possède encore aucun moyen certain d'arriver à ce but. Il suffit, pour s'en convaincre, de jeter un coup d'oeil sur les innom-brables remèdes proposés contre la phtisie pulmonaire.» Sein Ausspruch hatte bis zur chemisch-antibiotischen Therapieepoche Berechtigung. Heute ist die Tuberkulosebehandlung vielseitig und wirksam, baut aber stets auf den Wider-standskräften des Körpers auf.

Jede Tuberkulose ist eine Allgemeinerkrankung des Organismus, auch wenn die Krankheit lediglich *ein* Organ zu ihrem Sitz gewählt hat. Die therapeutische Forderung der Steigerung der Widerstandskräfte des erkrankten Organismus besteht daher zu Recht. BREHMER hat als einer der ersten durch systematische Allgemeinbehandlung, durch Verbesserung der Ernährung, Abhärtung, syste-matische Übung der Kräfte, Fernhalten von Schädigungen mannigfacher Art die Widerstandskräfte des Körpers zu heben versucht und die günstige Aus-wirkung auf den Lokalprozeß erkannt. Die erste Heilstätte wurde 1854 durch BREHMER in Görbersdorf (Schlesien) erbaut, in Amerika 1884 durch TRUDEAU. Die erste Volksheilstätte war Falkenstein (Deutschland), 1892 von DETTWEILER gegründet.

Klinisch aktive Lungentuberkulosen werden am besten in spezialärztlich geleiteten Anstalten behandelt. BREHMER schrieb, ,,daß den Lungenschwind-süchtigen größere Anwartschaft auf Heilung einzig und allein durch eine gut ein-gerichtete Heilanstalt für Lungenkranke in einem immunen, geschützt gelegenen Orte geboten wird". Sein Schüler DETTWEILER baute die hygienisch-diätetische Heilstättenbehandlung aus; durch Milieuveränderung, Klimawechsel, Ruhe, günstige Ernährung (die gegenüber den häuslichen Verhältnissen meist eine Ver-besserung darstellt), Aufenthalt in frischer Luft, sachgemäße Behandlung ver-knüpft sie wirksame Heilfaktoren, die in erster Linie den Wert einer Heilstätten-behandlung ausmachen.

Vom Milieuwechsel kann therapeutisch um so mehr erwartet werden, als schlech-te Wohn- und Ernährungsverhältnisse, unerfreuliche Familienverhältnisse usw. körperliche und psychische Belastungen darstellen, die während einer Heilstätten-kur in den Hintergrund treten.

Die Versuche, die Lungentuberkulose klimatisch zu behandeln, reichen bis ins Altertum zurück. CELSUS unterschied vor allem Land- und Meerklima und empfahl namentlich den Klimawechsel. Er verordnete wärmeres Klima als am

Wohnsitz des Kranken und lange Seereisen: „Quod si vero phthisis est, opus est, si vires patiuntur, longa navigatione". Auch zur damaligen Zeit war die Auffassung über die Bedeutung des Klimas verschieden. Für Plinius secundus war der Aufenthalt in kräftiger Waldluft dem Schwindsüchtigen nützlicher als eine Fahrt nach Ägypten oder Gebirgsaufenthalt mit Milchkur.

Loewy hat unter Klima die Summe aller für einen Ort typischen atmosphärischen und terrestrischen Zustände, durch die unser Befinden unmittelbar beeinflußt wird, verstanden. Das Klima wird von Einzelfaktoren, wie Strahlung, Abkühlungsgröße, Höhenlage, Luftbeschaffenheit in elektrischer und corpuskulärer Beziehung, Luftfeuchtigkeit, Wetterfrontenwechsel usw. bestimmt. Auf das Individuum wirkt es sich durch seine Reiz- und Schonfaktoren aus, die an jedem Ort verschieden und zeitlichen, namentlich jahreszeitlichen Schwankungen unterworfen sind. Die Tuberkulose wird heute vorwiegend in 4 Klimazonen behandelt: im Hochgebirge, im Mittelgebirge, am Meer und in der Niederung. Die günstigen Resultate, die aus Sanatorien der verschiedenen Klimazonen gemeldet werden, sprechen dafür, daß es ein eigentliches Heilklima nicht gibt. Zudem ist das Klima nur ein Teilfaktor im Behandlungsplan des Tuberkulösen.

Die Ruhebehandlung ist ein wesentlicher Faktor der Tuberkulosetherapie und wirkt sich günstig auf den Organismus im allgemeinen, wie lokal auf das erkrankte Organ aus. Ihre Dosierung soll stets dem Einzelfall angepaßt werden. Lungentuberkulosen mit frisch entzündlichen Prozessen werden einer strengen Ruhebehandlung im Bett unterzogen, ebenso fiebernde Kranke wenigstens bis zu ihrer Entfieberung. Sorgfältige Pflege hat dafür zu sorgen, daß der Patient das Bett kaum zu verlassen braucht. Brown und Heise, Pottenger u. a. fordern bei allen aktiven Lungentuberkulosen absolute Bettruhe während mindestens 6 Wochen in Sinne des strict bed-rest (B. Amberson). Häufig muß die Bettruhe über Monate fortgesetzt werden, um einen wesentlichen Behandlungserfolg zu erreichen. Ihre Dauer richtet sich nach Form und Phase der Tuberkulose und dem Allgemeinbefinden des Kranken. Die strenge Bettkur stellt durch die Umweltbeschränkung vor allem psychische Anforderungen an den Kranken und sollte nur so lange verordnet werden, als von ihr eine Besserung oder Konsolidierung des Krankheitsprozesses zu erwarten, oder durch ihren Abbruch mit einer Verschlechterung der Tuberkulose zu rechnen ist. Nach Schröder (1931) hat Dettweiler die Schonungsbehandlung, Brehmer die Bewegungskur übertrieben. Der Übergang von einer strengen Ruhebehandlung zur freieren Schonungsbehandlung, bei welcher Ruhe und Bewegung abzustufen sind, sollen allmählich geschehen. Spaziergänge werden heute kaum mehr in Form der alten Oertelschen Terrainkur verordnet. Sie sind über den Tag zu verteilen, sollen im allgemeinen nicht über 1 Std dauern, damit eine Ermüdung des Kranken vermieden wird.

In der Heilstätte wird die Dosierung von Ruhe und Bewegung nach einem Kurplan durchgeführt. Der Übergang von der strengen Bettkur zur kombinierten Bewegungsschonbehandlung erfolgt stufenweise. Der Kranke verläßt zunächst zu einer oder beiden Hauptmahlzeiten das Bett, später zu kurzen Spaziergängen von ein- bis zweimal $1/2$ Std. Die Spaziergänge können bis auf dreimal 1 Std im Tag ausgedehnt werden.

Die Grundlage der konservativen Behandlung bildet die Liegekur, die je nach Kurplan der Heilstätte auf 4—6 Etappen verteilt wird. Im frühen Nachmittag soll eine „Stille Liegekur" von mindestens 2 Std bei absoluter Ruhe durchgeführt werden. In manchen Heilstätten absolviert der Patient die Liegekur nur im Bett, in anderen auf Liegestühlen; flache Rückenlage ist vorzuziehen.

Die Ruhebehandlung wird in den meisten Heilstätten mit Freiluftkur kombiniert, bei der sich der Patient auf Liegeterrassen, Liegehallen, Balkonen aufhält. Die dadurch erreichte Abhärtung vermindert die Anfälligkeit gegenüber Erkältungskrankheiten. Eine Abhärtungsbehandlung darf nur bei stabilisierter Tuberkulose streng durchgeführt werden. Fieberhafte Kranke und solche mit spezifischen Larynx- und Bronchusaffektionen sollen kalter und feuchter Luft nicht ausgesetzt werden.

Die Ernährung spielt bei der Lungentuberkulose, vor allem aber bei der Phthise, der Gewichtsabnahme und Schwund der Körperkräfte den Namen gegeben haben, eine wichtige Rolle; sie kann „eine Hauptaufgabe bei der Behandlung" (SCHÖNLEIN) sein. Das VOITsche Kostmaß verlangt für den Gesunden im Durchschnitt einen Calorienbedarf von rund 3000 cal je Tag bei einer Zusammensetzung von 120 g Eiweiß, 50 g Fett und 500 g Kohlenhydraten. FISCHER hat für Patienten einer gut geleiteten Schweizer Tuberkuloseheilstätte einen Durchschnittsverbrauch je Tag von rund 2600 Calorien bei einer Zusammensetzung von 90—100 g Eiweiß, 80—87 g Fett, 330—360 g Kohlenhydraten angegeben. Stabilisierten, nicht fiebernden Kranken genügt eine solche durchschnittliche Nahrungszusammensetzung. Progressive Tuberkulosen, mit oder ohne Fieber, weisen vermehrten Eiweißzerfall auf; wie beim Hungernden finden sich Gewichtsabnahme und Organschwund. Konsumptive Phthiseformen brauchen daher als Ersatz und zum Aufbau erhebliche Eiweißmengen, die SCHRÖDER (1930) mit 100—150 g täglich angegeben hat. Auf die Bedeutung fettreicher Ernährung in der Behandlung Tuberkulöser hat schon BREHMER hingewiesen. Den bei der Fettverdauung sich bildenden Lipasen wird eine günstige Wirkung auf Erreger und humorale Abwehrkräfte zugesprochen. Die Kohlenhydrate sind Hauptcalorienträger, leicht resorbierbar und eiweißsparend und erleichtern die Fettassimilation (MONCEAUX, GRAFE 1930, 1943). Tierexperimentelle Untersuchungen haben die Wichtigkeit des Vitaminstoffwechsels bei Tuberkulose gezeigt (MOURIQUAND, COULAUD, SCHRÖDER u. a. m.). Die Deckung des erhöhten Vitaminbedarfes, vor allem der Vitamine C und D_2, ist für die Hebung der Abwehrkräfte des Organismus von Bedeutung (HASSELBACH 1936, 1941, BURCKHARDT und WEISER u. a. m.).

Früher wurde der Überernährung des Tuberkulösen das Wort geredet; eine Gewichtsvermehrung über einen guten Ernährungszustand hinaus halten wir nicht von Vorteil.

Der Sonderernährung nach HERRMANNSDORFER, GERSON, SAUERBRUCH, einer kochsalzarmen, vitamin- und mineralreichen Diätkostform wird nach Jahren der Prüfung und Erfahrung keine besondere Heilwirkung mehr zugeschrieben (SCHRÖDER 1930). Der Ernährungszustand des Kranken hängt nicht allein von der Nahrungszufuhr, sondern auch von der Nahrungsausnutzung durch den Organismus ab. Er kann, infolge enteraler Resorptionsstörung ungenügend sein. In diesem Fall ist eine sinngemäße Substitutionstherapie, z. B. mit Vitaminen, Aminosäuren, Mineralien von Bedeutung. Sie scheint in ihrer Vielfalt therapeutisch noch nicht voll ausgeschöpft.

Die Voraussetzungen zur sachgemäßen Tuberkulosebehandlung sind am ehesten in Heilstätten und Tuberkulosespitälern gegeben. Sie verfügen über nötige Einrichtungen zur Durchführung konservativer Kur und chirurgischer Behandlung. Auf Fürsorge, geistige und manuelle Beschäftigung, Bibliothek, Schulung und Unterhaltung wird heute großer Wert gelegt. Die Behandlung der Kranken durch erfahrene Tuberkuloseärzte stellt, besonders seit dem fortschreitenden Ausbau der Medizin, einen weiteren Vorteil der Heilstättenkur dar.

2. Medikamentöse Behandlung.

(Mit Ausnahme der neuen Tuberkulosemittel.)

In der medikamentösen Therapie muß heute zwischen vorwiegend symptomatisch wirkenden und gegen den Tuberkelbacillus selbst gerichtete Medikamente unterschieden werden. Eine Sonderstellung nimmt das Tuberkulin ein, das eine spezifische Substanz therapeutisch fraglicher Wirkung ist. Die Bedeutung der unspezifischen Reiz- und der Tuberkulinbehandlung wurde durch die wesentlich erfolgreicheren modernen chemischen und antibiotischen Tuberkulosemittel sehr stark eingeschränkt.

Die Tuberkulinbehandlung geht auf R. Koch zurück. Das von ihm 1889 entdeckte Tuberkulin stellt weder ein reines Toxin, noch ein Antigen dar und scheint seine Wirkung durch einen aktiven Eiweißkomplex auszuüben. Amerikanischen Forschern gelang in den letzten Jahren die wirksame Proteinfraktion des Tuberkulins verhältnismäßig rein darzustellen; sie nennen das Produkt PPD (,purified protein derivation'). Zur Tuberkulinbehandlung wird im allgemeinen Alttuberkulin-Koch verwendet. Die Tuberkulinbehandlung ist eine Reiztherapie und daher mit großer Vorsicht durchzuführen. Tuberkulin führt im tuberkulose-infizierten Organismus zu Lokalreaktion (Rötung und Schwellung der Injektions-stelle), Herdreaktion (Zunahme der Rasselgeräusche, Exsudat, Streuung usw.) und Allgemeinreaktion (Fieber, Ermüdung, Übelkeit, Kopfschmerzen usw.). Wie für diagnostische, werden auch für therapeutische Zwecke Tuberkulinver-dünnungsreihen hergestellt:

0,1 g	Alttuberkulin = 0,1 cm³ einer Verdünnung 1:1
0,01 g	Alttuberkulin = 0,1 cm³ einer Verdünnung 1:10
1,0 mg	Alttuberkulin = 0,1 cm³ einer Verdünnung 1:100
0,1 mg	Alttuberkulin = 0,1 cm³ einer Verdünnung 1:1000
0,01 mg	Alttuberkulin = 0,1 cm³ einer Verdünnung 1:10000
0,001 mg	Alttuberkulin = 0,1 cm³ einer Verdünnung 1:100000
0,0001 mg	Alttuberkulin = 0,1 cm³ einer Verdünnung 1:1000000
0,00001 mg	Alttuberkulin = 0,1 cm³ einer Verdünnung 1:10000000

Ein starres Schema läßt sich für die Durchführung der Tuberkulinbehandlung nicht aufstellen. „Alles ist bei der Tuberkulinbehandlung individuell" (Sahli 1913). Man beginnt mit der Bestimmung der individuellen Empfindlichkeits-schwelle durch intracutane Testung mit der Mantoux-Reaktion. Die Dosierung dazu dürfte 0,00001—0,001 mg Alttuberkulin betragen. Nach Frisch verhält sich die Reaktionsintensität bei intracutaner und subcutaner Applikation wie 1:10, d. h. man erhält annähernd die gleiche Allgemeinreaktion bei beispielsweise 0,1 mg Alttuberkulin intracutan oder 0,01 mg Alttuberkulin subcutan. Für die Behandlung selbst gibt es verschiedene Modifikationen:

a) Percutane Methode mit tuberkulinhaltigen Salben (C. Spengler, Moro, Petruschky) durch Einreibung in Rücken-, Brust- und Bauchhaut. Sie erlaubt keine exakte Dosierung und gibt keine sichere Wirkung;

b) die intravenöse Methode (Bessau): erfordert exakte Dosierung (Anfangs-dosis 0,00001—0,0001 mg);

c) die subcutane Methode (R. Koch): man injiziert in die Rückenhaut unter-halb der Schulterblattspitze und beginnt mit 0,001 mg, bei gutem Allgemein-zustand mit 0,01 mg. Nach B. H. Vos (1937) wird zweimal wöchentlich, in an-fänglich langsamer oder rascher Dosissteigerung injiziert;

d) die intracutane Methode (Sahli, Wolff-Eisner): sie hat nach Sahli den Vorzug, daß die Tuberkulindosis nach der Lokalreaktion gerichtet werden kann. Man beginnt meist mit einer Dosierung von 0,00001 mg oder 0,0001 mg.

Während der Tuberkulinbehandlung muß nach SAHLI „die Dosensteigerung derart sein, daß womöglich zu keiner Zeit irgendwelche manifeste toxische Wirkungen, sog. Reaktionen, zustande kommen, oder wo sie sich nicht ganz vermeiden lassen, sie doch auf ein minimales Maß reduziert werden". Bei meist wöchentlichen Einspritzungen und vorsichtiger Beobachtung eventuell auftretender Reaktionen wird bis zur individuellen Maximaldosis (etwa 200—300 mg) gesteigert. Vos setzte das absolute Maximum mit 350 mg Alttuberkulin fest. Es wird weitgehend eine Frage der Indikation sein, ob bei der Tuberkulinbehandlung mehr eine Desensibilisierung gewählt wird oder mehr eine Reizkörpertherapie, auf welche stabilisierte Tuberkulosen möglicherweise günstig ansprechen. Im allgemeinen sind zur Tuberkulintherapie nur produktive Tuberkulosen mit normaler Temperatur und gutem Allgemeinzustand indiziert. SAHLI, der über sehr große Erfahrungen verfügte, hat die Indikationsbreite sehr weit gezogen und neben beginnenden Tuberkulosen auch fortgeschrittene Phthisen, sowie chirurgische Tuberkulosen, behandelt. Wenn wir heute im Vergleich zu den Ärzten der Tuberkulinära über geringere Erfahrungen verfügen, so namentlich aus drei Gründen: die umstrittene Wirksamkeit der Tuberkulinbehandlung, der gewaltige Ausbau der überlegeneren neueren Behandlungsmethoden und nicht zuletzt die Kompliziertheit der Tuberkulintherapie, bei der nach SAHLI „das Gute oft haarscharf neben dem Bösen liegt".

Die immunisierende Tuberkulintherapie R. KOCHS und die Versuche einer Therapia magna sterilisans im Sinne EHRLICHS mit Jod-Arsenverbindungen, Schwermetallsalzen und Farbstoffen haben die Hoffnungen, die an sie geknüpft waren, nicht erfüllt. Zahlreichen anderen Behandlungsarten war das gleiche Schicksal beschieden wie dem Tuberkulin: entweder werden sie nicht mehr angewandt oder sind in Vergessenheit geraten. So ist die Behandlung mit dem natürlichen Sonnenlicht, mit künstlichen Lichtquellen weitgehend verschwunden; auch die Röntgentherapie der Lungentuberkulose, für die sich namentlich BACMEISTER (1924) einsetzte, konnte sich wegen ihres fraglichen Wertes nicht durchsetzen, die Zimtsäurebehandlung LANDERERS ist aufgegeben, ebenso die Kreosot-Arsen-Kupfer- (v. LINDEN) und Jod-Siliciumbehandlung der Phthise. Der Kohlenstaubbehandlung WEDEKINDS und den zahlreichen Versuchen mit Farbstoffpräparaten war kein Erfolg vergönnt, ebenso nicht den Methoden mit Proteinkörpern. Auch die FRIEDMANN-Vaccine muß als wertlos abgelehnt werden (RICKMANN 1933; KLEESATTEL und GLASER 1937; HAEFLIGER 1938).

Bis zur antibiotischen Ära der Tuberkulosebehandlung galt das *Gold* als wirksamstes Metall. Nach MÖLLGAARD (1925, 1942) wirkt es direkt bactericid, nach FELDT stimuliert es als Katalysator auf dem Umweg über das Reticuloendothel die Abwehrfunktion des Organismus. Klinisch äußert sich die Wirkung in einer Herdreaktion und einer Aktivierung der allgemeinen Abwehrkräfte. Die Goldbehandlung ist eine Reiztherapie (BACMEISTER 1937) und kann bei richtiger Anwendung allgemein und lokal einen günstigen Einfluß ausüben. Ihre Indikationsbreite variiert; neben produktiv-cirrhotischen werden auch frische Formen bei stabilisierter Abwehrlage mit Gold behandelt. Die meist verwendeten Goldpräparate sind Krysolgan, Aurophos und Solganal B oleosum. Von Solganal werden 0,01—0,5 g pro dosi intravenös gegeben, von Solganal B oleosum 0,01 bis 0,1 g intramuskulär. Im allgemeinen wird das Gold einmal wöchentlich appliziert, die Einzeldosis, abgestimmt auf Verträglichkeit und Reaktion, im Heilplan allmählich gesteigert. Nach BACMEISTER soll die Gesamtdosis nicht über 5 g hinausgehen. SCHRÖDER (1932, 1936) befürwortete seinerzeit die Goldbehandlung sehr. BACMEISTER sah in ihr nur einen unterstützenden Faktor von bedingtem Wert und von bescheidenem Indikationsbereich; der gleichen Auffassung ist auch

HACKER. MARTINI und ROSENDAHL (1938, 1940) lehnen den therapeutischen Wert vollkommen ab.

Das Calcium wird seit rund 20 Jahren in der Behandlung der Lungentuberkulose verwendet. Es wird ihm eine günstige, entzündungshemmende, entquellende und antiallergische Wirkung zugeschrieben (HEIN 1930; STEIGER 1930; UNDRITZ 1934). STÖCKLIN (1947) beurteilt das Calcium als wertvolles Mittel im Behandlungsplan der Tuberkulose, ULRICI schreibt ihm nur symptomatischen Wert zu und hält die Wirkung auf den tuberkulösen Prozeß für problematisch.

Die Hebung des Allgemeinzustandes ist eine wichtige Maßnahme und wird in erster Linie durch eine zweckmäßige und ausreichende Ernährung erreicht. Bei schwerer Kranken sind oft unterstützende Nähr- und Kräftigungsmittel indiziert, z. B. Malz- und andere Zuckerpräparate, die, meist mit Vitaminen, Eisen und Arsen kombiniert, wegen ihres guten Geschmacks vom Kranken gern genommen werden. Sie sind bei begleitenden hypochromen Anämien besonders wertvoll. Roborierende Wirkung kommt auch der Phosphorsäure zu (HAEFLIGER). Die Industrie stellt dem Arzt ein überreiches Angebot von oral und parenteral anwendbaren Roborantien zur Verfügung.

Auch trotz ausreichender Ernährung kann die medikamentöse Deckung eines Vitamindefizits notwendig sein. Dem Lebertran kommt mit seinem Gehalt an Vitaminen A und D und als Fettträger immer noch Bedeutung zu, ebenso Präparaten mit den Vitaminen C und dem B-Komplex.

Zur Behandlung der Appetitlosigkeit stehen uns Stomachica wie Extractum Condurango, Vinum Condurango, Tinctura amara, Species amarae, Tinctura Gentianae, Vinum Chinchonae zur Verfügung. In seltenen Fällen darf dem Kranken ein Glas Wein zum Essen verschrieben werden, das die Einnahme der Mahlzeit erleichtern und tonisierend wirken kann. Die Verabreichung von Wein nach der alten BREHMERschen Dosierung ist nicht mehr zu empfehlen. Inappetenz tritt auch bei subaciden Säurewerten des Magens auf und wird am besten durch Salzsäure-Pepsin-Behandlung behoben. Bei ungenügender Nahrungsaufspaltung und ungünstiger Nahrungsausnützung sind Fermentpräparate angezeigt.

Der Husten stellt ein oft quälendes Symptom bei der Lungentuberkulose dar. Primär ist jeder Kranke zur Hustendisziplin zu erziehen, so daß dem Hustenreiz nur zur Expektoration nachgegeben wird. Hustendisziplin und einfache Mittel, wie Trinken von warmer Milch, Emser Wasser usw. können den Reiz oft auf ein erträgliches Maß vermindern. Hat der Kranke Mühe auszuwerfen, wird man auf eine Verflüssigung des Auswurfs bedacht sein. Unter den Solventien (Ammoniakpräparate) leisten die alten und billigen Rezepturen ihren Dienst vielfach ebenso gut wie die oft viel teureren Markenpräparate. Spasmolytica und bei großen Auswurfmengen sekretionshemmende Medikamente (Balsamica) können den Husten vermindern. Rezepturen und Handelspräparate enthalten diese Wirkstoffe meist in Kombination. Hartnäckiger und quälender Husten kann oft nur durch Narkotica gedämpft werden. Das souveräne Mittel ist das Codein. Es besteht bei ihm die Gefahr der Gewöhnung, der Sucht und der Beeinträchtigung des Appetits. Sparsamste Anwendung bei Häufung von Hustenanfällen ist erforderlich. Dies gilt besonders für die stark wirkenden Morphiumderivate wie Dicodid, Acedicon, Dilaudid, Dionin, Eucodal und das wegen Suchtgefahr gefährliche Heroin. Zur rationellen Hustentherapie ist es vorteilhaft, verschiedene Medikamente getrennt anzuwenden, so sekretionslösende, expektorierende Mittel morgens, beruhigende abends und nachts.

Das Fieber wird, wie der Husten, durch Behandlung der Grundkrankheit kausal, durch Bekämpfung seiner Erscheinungen symptomatisch behandelt.

Fieberhafte Zustände klingen unter der spezifischen Chemotherapie im allgemeinen rasch ab. Die symptomatische Behandlung des Fiebers hat hauptsächlich bei hochfebrilen Tuberkulosen und bei Patienten zur Anwendung zu kommen, deren Befinden durch das Fieber sehr beeinträchtigt wird. Es sollen in erster Linie hydrotherapeutische Maßnahmen, wie kalte Abwaschungen, Wadenwickel, Brustwickel oder bei kräftigeren Patienten auch Ganzwickel zur Anwendung gelangen. Man hat sich dabei nach dem subjektiven Befinden des Kranken zu richten. Genügen diese Maßnahmen nicht, so kommen zur medikamentösen Fieberbehandlung Antipyretica der Salicylsäure und besonders der Pyrazolongruppe in Frage. Vor allem das Pyramidon ist ein ausgezeichnetes Fiebermittel; es übt eine stark antipyretische Wirkung aus und wird meist in Einzeldosen von 0,05—0,2 g gegeben. Wir ziehen es vor, durch wiederholte Verabreichung kleiner Pyramidonmengen (0,3 g bis 1,0 g in einem Glas Wasser schluckweise über den Tag verteilt), dauernde Dämpfung des Fiebers zu erreichen. Entsprechend der Temperaturkurve kann die Dosierung gegen Abend gesteigert werden. Aber auch Kombinationen von Pyramidon mit der sedativen Wirkung der Carbamid- und Barbitursäurederivate sind oft recht zweckmäßig. Auch die Zimtsäure ist zur Fieberbekämpfung geeignet. Die hydrotherapeutische wie auch die medikamentöse Fiebersenkung soll nie forciert erfolgen und nicht mit profusen, schwächenden Schweißausbrüchen einhergehen.

Zur Behandlung der **Schweiße** leisten äußerliche Maßnahmen, wie Abreibungen mit Franzbranntwein, kaltem Essigwasser, Formalinwasser Gutes. Sie dienen gleichzeitig der bei den Phthisikern so wichtigen Hautpflege. Intern können die alten Hausmittel Salbeitee, Salbeitinktur, ein Eßlöffel Kognak in $^1/_4$ Liter Milch zur Anwendung kommen. Campher- sowie Agaricinsäure wirken ebenfalls antihidrotisch, ebenso die zentraldämpfenden Mittel Luminal, Brom usw. Starke Schweiße können mit Atropin (Atropin sulf. 0,00025—0,0005) oder Bellafolin bekämpft werden.

Bei der Therapie der **Lungenblutung** ist die psychische Beruhigung von größter Wichtigkeit. Sofortige Bettruhe in halbsitzender Stellung und Unterdrückung des Hustens sind unbedingt notwendig. Um die Atemwege offen zu halten, soll die Expektoration nur durch Räuspern erfolgen. Die Mahlzeiten dürfen nicht zu heiß genossen werden. Beliebte Mittel sind Eisblase auf den Thorax und hypertonische Kochsalzlösung (1 Eßlöffel Kochsalz in einem Glas Wasser gelöst), schluckweise getrunken. Selbstverständlich kann Kochsalz (10—20 cm³ einer 5—10%igen Lösung) auch intravenös gegeben werden. Der günstige Einfluß soll auf einer Säuerung beruhen, so daß bei Lungenblutungen auch andere Säuren, wie Ascorbinsäure usw. versucht werden können. Eine hämostyptische Wirkung wird auch Calcium, Traubenzucker, Farbstoffen wie Kongorot, Organextrakten (Clauden, Coagulen, Manetol), Gelatine und Pektinpräparaten zugeschrieben. Gelatine wird am besten per os in Form von geleeartigen Süßspeisen gegeben. Neuerdings wird ein artifizielles Hautemphysem (mit 150—200 cm³ Luft subcutan) über der vermeintlich blutenden Stelle empfohlen. Die hämostatische Wirkung soll reflektorisch durch Blutdrucksenkung erfolgen.

Der Wert und die Wirksamkeit aller uns heute gegen die Lungenblutung zur Verfügung stehenden inneren Mittel ist umstritten. Narkotica sollen während Lungenblutungen mit Vorsicht angewendet und nur in einer Dosierung gegeben werden, die den Hustenreiz wesentlich mildert, nicht aber die Expektoration der Blutmassen stillegt. Aus diesem Grund ist Morphium abzulehnen, es sei denn, daß es sich um hoffnungslose Tuberkulosefälle handelt. Zur Vorbeugung gegen die Bildung von unspezifischen Aspirationspneumonien sind Antibiotica und gegen die bronchogene Aussaat die spezifischen Tuberkulosemittel (Streptomycin, PAS, Rimifon) anzuwenden.

Bei unstillbaren Lungenblutungen ist die sofortige Anlage eines Pneumothorax oft lebensrettend. Bei Pneumothoraxfällen mit brennbaren Verwachsungen muß die Durchbrennung versucht werden, sofern das blutende Gefäß in der Pneumothoraxlunge liegt.

II. Die spezifisch-chemische und antibiotische Therapie.

Die antibakterielle Behandlung der Tuberkulose versucht durch chemische und antibiotische Mittel, die auch in hoher Verdünnung gegen das Mycobacterium tuberculosis wirksam sind, die Krankheit zu bekämpfen. Die Substanzen werden entweder synthetisch hergestellt oder aus gewissen Bakterien oder Pilzen gewonnen.

Die Voraussetzung für den therapeutischen Effekt ist die wirksame Konzentration der Substanzen im tuberkulösen Herd. Die Eigenart der Gewebsläsion bei Tuberkulose mit ihrer Gefäßarmut und sogar Gefäßlosigkeit oft großer Erkrankungsbezirke (käsige Herde, Kavernenwand) erschwert die Diffusion und die Anreicherung wirksamer Mengen des Medikamentes am Hauptherd. Zudem bildet die saure Reaktion des tuberkulösen Käses z. B. gegen das alkalische Streptomycin eine chemische Barriere.

Die Wirksamkeit von Tuberkulosemitteln hängt von verschiedenen Faktoren ab. Es spielen eine Rolle die Resorption des peroral oder parenteral verabreichten Medikamentes, die Höhe des Blutspiegels, die Verweildauer des Medikamentes im Organismus, seine Verteilung in den Organen und Geweben und schließlich die Sensibilität der Keime.

Für die Wirkung auf den Tuberkelbacillus muß das Therapeuticum entweder in direkten Kontakt mit der Bakterienzelle gelangen und in den Stoffwechsel des Cytoplasmas eingreifen oder die Peristase des Tuberkelbacillus für sein Wachstum ungünstig gestalten. Die Chemotherapeutica können zur Verdrängung eines oder mehrerer essentieller Wuchsstoffe oder zur Hemmung von Fermentreaktionen führen (E. A. Zeller).

Sichere Vorstellungen über den Wirkungsmechanismus der chemo-synthetischen und antibiotischen Tuberkulosemittel fehlen noch. Die bisherigen Untersuchungsergebnisse lassen eher eine bakteriostatische als eine bactericide Wirkung annehmen. Die Wirkungsweise kann von der Höhe der Konzentration abhängig sein; nach Huebschmann und Mitarbeiter und auf Grund elektronenmikroskopischer Untersuchungen von Ruziczka und Orth (1949) kann für Streptomycin mit zunehmender Konzentration auch eine bactericide Wirkung beobachtet werden.

Die Wirksamkeit der Therapeutica hängt von der Sensibilität der Tuberkelbacillen ab. Primärresistente Stämme scheinen nach zahlreichen Untersuchungen selten zu sein. Auf die chemotherapeutische Behandlung hin kann die Empfindlichkeit sehr rasch abnehmen, besonders wenn die Mittel einzeln gegeben werden. Die Resistenzentwicklung scheint ein Selektions- oder Mutationsproblem zu sein.

1. Streptomycin.

Das Streptomycin ist ein antibiotisches Mittel. Der Ausdruck Antibiose stammt von Vuillemin und Ward auf Grund von Beobachtungen Pasteurs an Milzbrandkulturen. 1943 haben Schatz, Bugie, Waksman das Streptomycin als erstes gegen Tuberkulose wirksames Antibioticum beschrieben und 1944 konnten Feldman und Hinshaw seine hohe Wirksamkeit bei der experimentellen Meerschweinchentuberkulose beobachten. 1945/46 berichteten Feldman, Hinshaw und Pfuetze sowie Keefer über die ersten Ergebnisse bei der Tuberkulose des Menschen.

Das Streptomycin wird aus dem Schimmelpilz Streptomyces griseus gewonnen. Zu seiner Herstellung braucht es große Materialmengen. Für 120 kg gebrauchsfertigen Streptomycinpulvers sind 50000 Tonnen Rohstoff und 160000 m³ Fabrikationswasser notwendig. Chemisch ist Streptomycin eine Base von hohem Stickstoffgehalt und besteht aus drei durch Sauerstoffbrücken miteinander verbundenen Gruppen, dem Streptidin, der Streptobiose (Hexose) und dem Glucosamin (N-Methyl-glucosamin) und hat nach FOLKERS folgende Konstitutionsformel:

Streptidin   Streptobiose   Glucosamin

Im Handel sind Streptomycin, sein Derivat Dihydrostreptomycin und eine Mischung aus beiden, z. B. Ambistryn.

Die ursprünglich von SCHATZ, BUGIE, WAKSMAN vorgeschlagene Streptomycineinheit ist die kleinste Menge Streptomycin, die das Wachstum eines bestimmten Stammes von Escherichia coli in 1cm³ Nährlösung verhindert (S-Einheit). Für therapeutische Zwecke erwies sich die S-Einheit als zu klein, und es wurden eine 1000fach größere L-Einheit und eine 100000fach größere G-Einheit eingeführt:

$$\begin{array}{lll}
\text{1 S-Einheit} & = 1 \, (\gamma) & = 1 \, \mu g \\
\text{1 000 S-Einheiten} & = \text{1 L-Einheit} & = 1 \, mg \\
\text{1 000 000 S-Einheiten} & = \text{1 G-Einheit} & = 1 \, g
\end{array} \left.\begin{array}{l} \\ \\ \\ \end{array}\right\} \begin{array}{l} \text{reiner} \\ \text{Strepto-} \\ \text{mycinbase} \end{array}$$

Die heute gebräuchlichste ist die vom „Division of Medical Science of the National Research Council" festgesetzte E-Streptomycin-Einheit, der 0,001 mg der reinen Streptomycinbase entsprechen.

$$\begin{array}{ll}
\text{1 E} & = 0,001 \, mg \, (1\gamma) \quad \text{Streptomycinbase} \\
\text{1000 E} & = 1,0 \, mg \quad\quad\quad\quad \text{Streptomycinbase} \\
\text{1 000 000 E} & = 1,0 \, g \quad\quad\quad\quad\;\; \text{Streptomycinbase}
\end{array}$$

Zur Bestimmung der Streptomycinkonzentration in Körperflüssigkeiten (Serum, Liquor, Urin, Exsudat) dienen mikrobiologische und chemische Methoden. Mikrobiologisch wird die Wachstumshemmung von Testorganismen (z. B. Escherichia coli, Bacillus Friedländer, Bacterium subtilis) entweder in Serienverdünnungen oder durch Messungen der Diffusion an Nährböden bestimmt, chemisch durch quantitative Bestimmungen von Abbauprodukten des Streptomycins.

Der Dosierung ist durch toxische Nebenerscheinungen und durch die Gefahren der Resistenz eine obere Grenze gesetzt. Die angegebenen Dosierungen schwanken zwischen 0,5 und 3 g pro die. Nach RIGGINS und HINSHAW (1949) ist bei höherer Dosierung eine sicherere Wirkung zu erwarten. Nach ihren Untersuchungen sind bei täglichen Dosen von 1,5—3 g und einer Kurdauer von 90 und mehr Tagen die Resultate wesentlich besser als mit 0,5—1,4 g Streptomycin täglich. Hohe Dosen in kürzerer Behandlungszeit sind ebenfalls günstiger als niedrige Dosen auf eine längere Behandlungszeit verteilt. Die Praxis hat aber gezeigt, daß Nebenerscheinungen bei Dosen über 1 g relativ häufig sind und Gaben von 1 g pro die therapeutisch genügen. Tucker faßt das Dosierungsproblem folgendermaßen zusammen: "it may be said, that the difference in clinical response between treatment with 2.0 Gm a day and with 1.0 Gm a day is very slight and of more theoretical than practical importance, particulary in view of the definitely greater

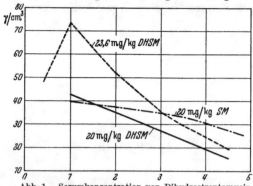

toxity of a regimen employing 2.0 Gm a day. The difference in therapeutic response between treatment with 1.0 Gm a day with 0.5 Gm a day is greater, the latter being definitely less effective, and there is not corresponding decrease in toxicy. I it the light of these considerations it is probable that, 1.0 Gm a day is the dosage of choice ..."

Abb. 1. Serumkonzentration von Dihydrostreptomycin (DHSM) und Streptomycin (SM) nach intramuskulärer Einzelgabe. (Nach Hobson, Tompsett und Mitarbeitern.)

Der Dosierung von 1 g pro die entsprechen

bei 50 kg Körpergewicht   20,0 mg/kg
bei 60 kg Körpergewicht   16,6 mg/kg
bei 70 kg Körpergewicht   14,3 mg/kg

Im Beginn der antibiotischen Ära wurde das Streptomycin meist in 4stündigen Intervallen, auch während der Nacht und über Monate appliziert. Dosen von 1 g pro die werden heute in 1—2 Injektionen verabreicht. Heute ist die

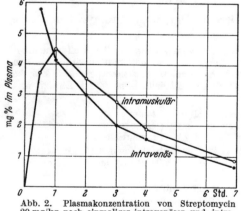

Behandlung nicht mehr kontinuierlich, sondern im allgemeinen intermittierend, 2—3mal wöchentlich 1 g, nie als einziges Medikament, sondern in Kombination mit PAS, INH. Die einzelnen Behandlungsperioden, die ursprünglich 3—6 Monate betrugen, sind heute kürzer und dauern 1—3 Monate. Die Streptomycinresistenz zwingt zu sparsamer Verwendung und läßt es ratsam erscheinen, das Streptomycin als wirksamstes aller Tuberkulosemittel für Krisen möglichst in Reserve zu behalten.

Abb. 2. Plasmakonzentration von Streptomycin 20 mg/kg nach einmaliger intravenöser und intramuskulärer Injektion. (Nach Marshall jr.)

Für die Behandlung der Lungenphthise kommt die intramuskuläre, seltener die intravenöse und intrakavitäre Applikation in Frage. Die Resorption erfolgt sehr rasch und erreicht auch bei intramuskulärer Medikation nach einer, spätestens nach 2 Std die maximale Konzentration (Abb. 1 und 2). Bei der intravenösen Injektion ist der Anstieg sehr rasch, nach 1 Std sind die Konzentrationswerte bei intravenöser und intramuskulärer Applikation gleich hoch und fallen auch annähernd gleich ab.

Die Verhältnisse im menschlichen Serum bei einmaliger intramuskulärer Injektion von Streptomycin verschiedener Dosierungshöhe zeigt folgende Kurve (Abb. 3).

Die Höhe des Blutspiegels geht der Dosierung parallel, der Abfall der Konzentration ist innerhalb des Dosierungsbereiches von 4000—20000 γ/kg

regelmäßig und unterhalb von 4000 γ/kg rascher und ungleichmäßig. Der Blutspiegel ist weiterhin von der Ausscheidung des Streptomycins abhängig. Sie erfolgt
zum größten Anteil durch die Nieren. So werden nach KOLMER 60—80% des
parenteral applizierten Streptomycins innerhalb 24 Std durch den Urin ausgeschieden. ROOST-PAULI, STREHLER und DÖPFNER unterscheiden normale und
pathologische Ausscheidungstypen (Abb. 4).

Normaler Ausscheidungstyp: nach Injektion von 0,5 g Streptomycin intramuskulär erreicht die Serum- oder Plasmakonzentration eine Höhe von 12 bis
28 γ/cm³. Das Maximum der Ausscheidung im Urin liegt in der 1. und 2. Std

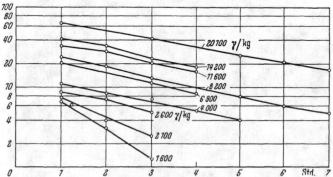

Abb. 3. Streptomycinkonzentrationen im menschlichen Serum nach einmaliger intramuskulärer Injektion.
(Nach BOXER, JELINEK und Mitarbeitern.)

und beträgt im Durchschnitt 90000 γ. Nach der 3. Std sind bis 50% des injizier-
ten Streptomycins unverändert und voll wirksam im Urin nachweisbar. Nach
ROOST-PAULI und Mitarbeiter lassen sich die Verhältnisse der normalen Strepto-

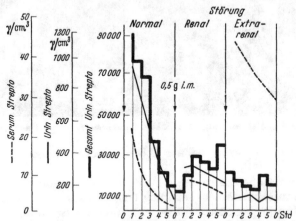

Abb. 4. Schematische Darstellung von Streptomycin im Serum und Urin nach einmaliger intramuskulärer
Injektion. (Nach ROOST-PAULI, STREHLER, DÖPFNER.)

mycinausscheidung am besten mit denen eines normalen VOLHARDschen Ver-
dünnungsversuches vergleichen, wo das Maximum der Ausscheidung ebenfalls
in der 1. oder 2. Std liegt.

Beim renal gestörten Ausscheidungstyp kommt es zu einer Verzögerung der
Ausscheidung. Das Maximum liegt nicht in der 1. Std, sondern ist um einige
Stunden verspätet und beträgt nur $^1/_2$—$^1/_3$ des Normalen. Beim extrarenal gestörten Ausscheidungstypus kommt es zu einer starken Erhöhung (unter Umständen bis auf das 3fache) der Serumkonzentration des Streptomycins. Sie ist
durch eine erhöhte Bindung an das Bluteiweiß bedingt.

Nach der Untersuchung verschiedener Autoren scheint der Unterschied zwischen bactericidem und bakterostatischem Effekt des Streptomycins quantitativ bedingt zu sein. Nach WAKSMAN sind für die bactericide Wirkung Streptomycinkonzentrationen von 200—300 γ/cm³ notwendig, eine Konzentration, die in vivo beim Menschen bis jetzt nicht erreicht werden kann. Für die bakteriostatische Wirksamkeit genügen nach YOUMANS und KARLSON 2—3 γ/cm³, eine Konzentration, die, wie sich aus dem Vergleich mit den oben angegebenen

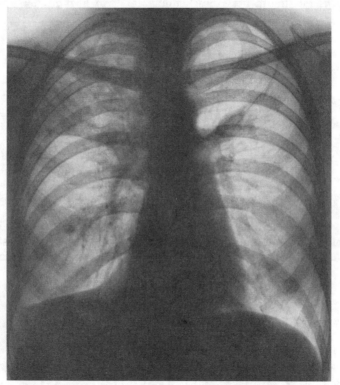

Abb. 5a. Übersichtsbild: 4. 1. 49. Akute Infiltration im rechten Oberlappen.

Konzentrationskurven ergibt, bei der üblichen Dosierung etwa 10—30fach übertroffen wird.

Bei der Lungentuberkulose spielt neben der parenteralen Allgemeinbehandlung die lokale intrakavitäre Behandlung eine gewisse Rolle. CHAUVET, GOBAT, SULZER und SEIDEL berichteten über intrakavitäre Streptomycininstillationen bei MONALDI-Drainage, MAURER (1951) über die Tamponade mit Streptomycin bei seiner Methode der offenen Kavernenbehandlung und TANNER (1948), ZORINI und HIRSCH über die direkte intrakavernöse Injektion. Die lokale Applikation bietet zwar die Möglichkeit eine hohe Streptomycinkonzentration an den Herd heranzubringen, als alleinige Methode hat sie sich als zu wenig wirksam erwiesen.

Die Indikation zur Chemotherapie folgt sowohl für die verschiedenen Tuberkuloseformen wie Tuberkulosemittel den gleichen Grundsätzen; wir gehen in dem zusammenfassenden Abschnitt auf S. 381 auf sie ein. An dieser Stelle soll hervorgehoben werden, daß das Streptomycin, als das wirksamste Tuberkulosemittel sparsamste Verwendung finden und möglichst für kritische Situationen (akute Schübe, Operationsschutz) in Reserve gehalten werden soll.

Die ersten Erfahrungen über die Streptomycinwirkung bei Tuberkulose stammen zur Hauptsache aus der Zeit, in der es das einzige wirksame Mittel war. Heute wird es meistens in Kombination mit anderen Tuberculostatica verabreicht. Streptomycin, wie auch die nach ihm entwickelten Chemotherapeutica wirken sich günstig auf frische Herde aus. Dies gilt für hämatogene und bronchogene Herdsetzungen, massive oder diskrete miliare Streuungen, segmentäre, lobäre, bronchogene Prozesse, grobherdige Formen, Tochterinfiltrate usw.

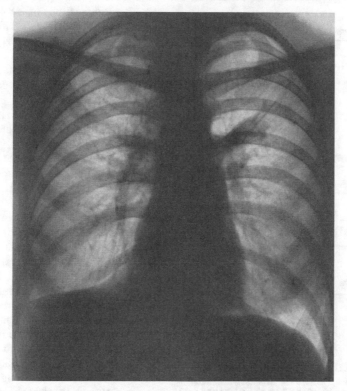

Abb. 5b. Übersichtsbild: 21. 1. 49. Auf Streptomycin Rückbildung in 17 Tagen (weitgehende Resorption).

Abb. 5a u. b. 25jährige Patientin mit beidseitiger infiltrativer Obergeschoßtuberkulose in die Heilstätte eingewiesen. Nach Rückbildung akuter febriler Schub in den rechten Oberlappen, der sich auf Streptomycin in 17 Tagen zurückbildet. Guter Heilungsverlauf.

Die gute Wirkung des Streptomycins bei frischer exsudativer Lungenphthise zeigte sich eindrücklich im folgenden Beispiel, bei dem unter einem febrilen Zustandsbild und Positivwerden des Sputums ein akuter Schub in den rechten Oberlappen mit weichfleckiger Infiltration, ohne Zerfall, auftrat. Nur 17 Tage nach der sofort eingeleiteten Streptomycinbehandlung war die Oberlappeninfiltration größtenteils resorbiert und das Sputum negativ (Abb. 5a u. b).

Klinisch-symptomatisch läßt sich die Wirksamkeit des Medikamentes an der Entfieberung, Abnahme des Hustens und der Sputummenge, Hebung des Allgemeinbefindens, Besserung des Appetits, Zunahme des Körpergewichtes, Senkungsabnahme und in oft überraschender Häufigkeit im Schwinden von Tuberkelbacillen nachweisen. Der klinischen Besserung parallel geht meist auch die Rückbildung im Röntgenbild. Weich-exsudative Herde bilden sich oft rasch und weitgehend zurück.

In zahlreichen Arbeiten (Riggins und Hinshaw, Bernard, Kreis, Lotte und Mitarbeiter 1949, 1950; Pierre-Bourgeois, Canetti und Mitarbeiter, Mordasini u. a. m.) wurden die Auswirkungen der Streptomycinbehandlung auf die kavernöse Lungentuberkulose geprüft. Pierre-Bourgeois, Canetti, Genévrier und Colle sahen bei 110 kavernösen Tuberkulosefällen in 14% ein völliges Verschwinden der Kaverne. Haefliger, Mark und Geisel fanden bei 62 kavernösen Phthisen unter rein medikamentös-konservativer Behandlung in 24,2% einen auch tomographisch nachgewiesenen Kavernenschluß, in 27,4% Kavernenver-kleinerung, in 48,4% keinen therapeutischen Effekt auf die Kaverne. Das Ergebnis von rund ein Viertel Kavernenver-nichtung liegt über dem Re-sultat konservativer Heilstät-tenbehandlung.

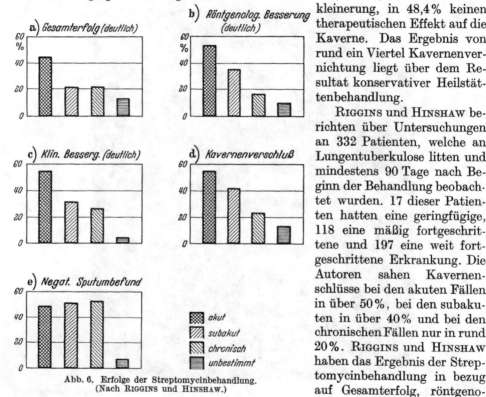

Abb. 6. Erfolge der Streptomycinbehandlung.
(Nach Riggins und Hinshaw.)

Riggins und Hinshaw be-richten über Untersuchungen an 332 Patienten, welche an Lungentuberkulose litten und mindestens 90 Tage nach Be-ginn der Behandlung beobach-tet wurden. 17 dieser Patien-ten hatten eine geringfügige, 118 eine mäßig fortgeschrit-tene und 197 eine weit fort-geschrittene Erkrankung. Die Autoren sahen Kavernen-schlüsse bei den akuten Fällen in über 50%, bei den subaku-ten in über 40% und bei den chronischen Fällen nur in rund 20%. Riggins und Hinshaw haben das Ergebnis der Strep-tomycinbehandlung in bezug auf Gesamterfolg, röntgeno-logische Rückbildung, klini-sche Besserung, Kavernenvernichtung und Bacillengehalt des Sputums tabella-risch zusammengestellt (Abb. 6).

Gesamterfolg (a), röntgenologische (b) und klinische Besserung (c) waren am weitaus auffälligsten bei den akuten Formen. Das Negativwerden des Sputums war von der Tuberkuloseform unabhängig und bei akuter, subakuter und chroni-scher Lungentuberkulose gleichmäßig in rund 50% zu beobachten.

Eine weitere Erfolgsstatistik an 223 Patienten (1946/49), von denen 202 über 3 Jahre nach der Streptomycinbehandlung beobachtet werden konnten, geben R. O. Canada und Mitarbeiter (Abb. 7).

Deutliche Rückbildung der exsudativen Veränderungen fanden sich in rund 60%, Kavernenschluß in rund 18%, Kavernenverkleinerung in rund 52%, Ver-schwinden der Tuberkelbacillen im Auswurf in rund 26%.

Bernard, Kreis, Lotte und Mitarbeiter (1950) sahen bei 90, während 3 bis 4 Monaten mit Streptomycin behandelten Patienten Kavernenschluß in 11%, Kavernenverkleinerung in 12%, Tuberkuloseform nicht beeinflußt in 63%, Verschlechterung in 13%.

Eine schweizerische Sammelstatistik über 580 Patienten stammt von BLUMER. Sie berücksichtigt 286 Kranke mit Lungentuberkulose, die in den Jahren 1947/49 nur mit Streptomycin (nicht aber PAS) behandelt wurden. Etwas mehr als die Hälfte dieser Fälle wurden durch Streptomycin gut beeinflußt und zeigte eine deutliche Besserung des klinischen und röntgenologischen Befundes. Über die Hälfte der bacillären Tuberkulosen wurde unter Streptomycin bacillenfrei.

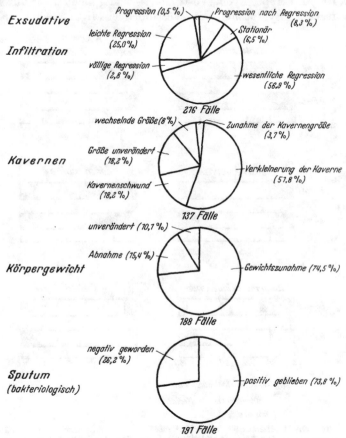

Abb. 7. Ergebnisse der Streptomycinbehandlung. (Nach R. O. CANADA und Mitarbeitern.)

Die Wirksamkeit des Streptomycins beruht nach der heutigen Auffassung auf einer Behinderung oder Blockierung fermentativer oder enzymatischer Vorgänge. Die Hemmung der Keimvermehrung verlangsamt die Vorgänge am tuberkulösen Herd, kürzt nach HUEBSCHMANN (1949) die exsudative Phase wesentlich ab, verschafft dem Organismus die Möglichkeit zur rascheren und intensiveren Reparation oder mit anderen Worten (nach RIGGINS und HINSHAW) "Streptomycin apparently does not directly enhance tissue repair, but it probably does favorably influence the tempo and quality of repair by inhibiting the growth and multiplication of tubercle bacilli".

Die Toxikologie und Nebenerscheinungen hatten zu Beginn der Streptomycinära größere Bedeutung. Höhere Dosierung, geringerer Reinigungsgrad, zeitlich protrahierte Applikation waren die Ursache und Einschränkung der therapeutischen Breite die Folge. Heute sind Nebenerscheinungen seltener, an Ausmaß und Intensität geringer und spielen praktisch kaum eine Rolle. FARRINGTON und seine

Mitarbeiter, MOLITOR, TUCKER, TOMPSETT und McDERMOTT, HINSHAW, FELD-
MAN und PFUETZE (1946), RIGGINS und HINSHAW sind auf die zahlreichen Fragen
der Nebenerscheinungen eingegangen. Sie bestehen im wesentlichen in neurotoxischen Schädigungen und allergischen Reaktionen. Die neurotoxischen
Schädigungen manifestieren sich am weitaus häufigsten in Störungen von seiten
des Nervus vestibularis, seltener des Nervus acusticus. Acusticusstörungen werden
mehr durch Dihydrostreptomycin, Vestibularisschädigungen mehr durch Streptomycin verursacht. Symptome der Vestibularschädigung sind: Kopfdruck,

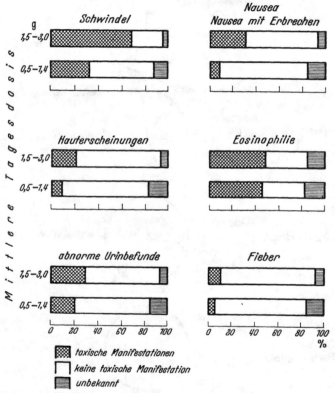

Abb. 8. Toxische Manifestationen bei 332 Patienten mit Lungentuberkulose im Verhältnis
zur Streptomycin-Tagesdosis. (Nach RIGGINS und HINSHAW.)

Kopfschmerzen, Brechreiz, Erbrechen, Nystagmus, Flimmern vor den Augen,
Schwindelgefühl, Gangunsicherheit besonders in der Dunkelheit. Objektiv kann
eine rotatorische und eine calorische Unter- oder Unempfindlichkeit nachgewiesen
werden. Die neurotoxischen Schädigungen sind weitgehend von der Höhe der
Dosierung abhängig. RIGGINS und HINSHAW fanden bei einer Dosierung von
1,5—3 g Streptomycin täglich rund doppelt so viele Störungen als bei der niedrigen
Dosierung von 0,5—1,4 g Streptomycin täglich. In der Zürcher Heilstätte Wald
sahen wir (MARK 1950) in der Zeit von Januar 1948 bis Juli 1949 bei rund 120 Patienten in 44% Vestibularisstörungen verschiedener Stärke und Ausprägung,
jedoch ohne Dauerschaden. Die tägliche Dosierung betrug durchschnittlich 1 g
Streptomycin. Neurotoxische Störungen waren doppelt so häufig bei den Frauen
(56%) als bei den Männern (28,9%). Wahrscheinlich liegt die Ursache in der
Gewichtsdifferenz (Durchschnittskörpergewicht: Frauen 54,7 kg, Männer 64,7 kg).
Bei gleicher Tagesdosis ist die Häufigkeit der Vestibularisstörung von der Behandlungsdauer abhängig. Nach GRAF liegt der kritische Grenzwert für das Auftreten

von irreparablen Vestibularisstörungen bei einer täglichen Dosis von 24 mg/kg Körpergewicht. Individuelle Empfindlichkeit spielt überdies für die Nebenerscheinungen eine wesentliche Rolle. Bei renalen und extrarenalen Ausscheidungsstörungen treten Nebenerscheinungen früher und bei niederer Dosierung auf.

Die allergischen Reaktionen unterscheiden sich von denen bei anderen Arzneimitteln grundsätzlich nicht. Das Erscheinungsbild ist bunt, zeigt Bluteosinophilie, flüchtige Haut- und Schleimhauteruptionen (urticarielle Exantheme, Pruritus, Conjunctivitis, Ekzem der Augenlider und der Finger), Fieber, meningeale Reizerscheinungen und sogar schwerere anaphylaktische Zustände bis zum Schock. Diese allergischen Reaktionen kommen durch Sensibilisierung des Organismus zustande und sind von der Dosierung relativ unabhängig. Schon sehr geringe Mengen Streptomycin können sie auslösen (Kontaktsensibilisierung bei Krankenschwestern). Die allergische „Inkubationszeit" beträgt nach MARK (1950) im Minimum 10 Tage. Die Beziehung zwischen toxischen Manifestationen und Streptomycintagesdosis haben RIGGINS und HINSHAW an Hand eines größeren Krankengutes (332 Patienten mit Lungentuberkulose) in einer Statistik schematisch zusammengestellt (Abb. 8).

2. Paraaminosalicylsäure (PAS).

BERNHEIM stellte 1940 fest, daß Benzoe- und Salicylsäure eine Steigerung des Sauerstoffwechsels bei virulenten Tuberkelbacillen verursachen. Auf Grund dieser Erkenntnisse fand J. LEHMANN in der Paraaminosalicylsäure eine Substanz mit wachstumshemmender Wirkung auf das Mycobacterium tuberculosis. 1943 gelang es ROSDAHL die PAS herzustellen. In die Klinik wurde sie von VALLENTIN und Mitarbeitern eingeführt. Die PAS wird heute nach MIETZSCH synthetisch aus

m-Aminophenol gewonnen. Ihre Konstitutionsformel ist: $\underset{\text{COOH}}{\overset{\text{NH}_2}{\boxed{}\text{OH}}}$. Die inhibitorische Wirksamkeit ist streng an die para-Stellung gebunden. Die PAS scheint nach LANDY durch einen Verdrängungsmechanismus in den Paraaminobenzoesäurestoffwechsel der Tuberkelbacillen eingeschaltet zu sein, und die Hemmwirkung auf ähnliche Weise wie die Sulfonamide zu entfalten. Nach YOUMANS (1947) beeinflußt die PAS das bacilläre Enzymsystem. ROSDAHL und LEHMANN konnten in vitro bei virulenten Tuberkelbacillen eine bakteriostatische Wirkung bei einer Konzentration von 0,15 mg-% nachweisen. Nach YOUMANS (1945) entspricht die in vitro-Hemmgröße ungefähr derjenigen des Streptomycins, ist aber größeren Schwankungen unterworfen und beträgt 0,1—15 γ/cm³. Nach STEENKEN und WOLINSKY ist für die minimalste Hemmwirkung eine Konzentration von 1 γ/cm³ Nährflüssigkeit notwendig. Die Bestimmung der Konzentration der PAS in der Körperflüssigkeit erfolgt durch chemisch-colorimetrische Methoden.

Die PAS kann allgemein oder lokal appliziert werden. Die einfachste, die orale Medikation wird wegen ihrer schlechten Verträglichkeit in der Behandlung der Lungentuberkulose auf eine übliche Tagesdosis von 8—15 g (bzw. 0,15—0,3 g/kg Körpergewicht), im Durchschnitt 12 g beschränkt. Die Tagesdosis wird auf 3 Einzelgaben verteilt. HEUSGHEM und CAUWENBERGE betonen, daß bei Aufnahme in nüchternem Zustand die Resorption besser und die Blutspiegelwerte höher sind. Die handelsüblichen Präparate zur oralen Medikation sind Tabletten, Dragées oder Granulate und enthalten die PAS als Natrium- oder Calciumsalz, da die reine Säure schlecht löslich ist. Die Dosierung ist nach dem Gehalt an freier Säure zu berechnen. So enthalten z. B. Dragées mit 0,41 g Natriumsalz 0,3 g freie Säure. Am ehesten verträglich scheint die Medikation zu den Mahlzeiten. Unter Umgehung des Verdauungstraktes können subcutan oder intravenös per infusionem wesentlich höhere Mengen, im Durchschnitt 20—30 g verabreicht werden, womit nicht nur ein höherer Blutspiegel und eine Wirkungssteigerung erreicht, sondern auch toxische Reaktionen des Magen-Darmtraktes vermieden werden. Die intravenöse Applikationsweise wendeten LEHMANN 1946, PARAF 1948, LÖFFLER und MOESCHLIN 1950, die subcutane FELDMAN und BARCLAY 1949, PARAF 1951 an. Für intravenöse und subcutane Infusionen wird das Na-Salz crist. puriss. steril. in sterilem pyrogenfreiem Wasser gelöst. Zur intravenösen und subcutanen Dauertropfinfusion werden 2—4% PAS-Lösungen verwendet. Wir bevorzugen eine 2%-Lösung und eine Menge von 1 Liter. Die 2,85%-Lösung entspricht ungefähr einer isotonischen Lösung. Für die intravenöse Infusion werden Redoxon-, Synkavit- oder Heparin- (50000 IE)-Zusätze empfohlen, für die subcutane 1—2 cm³ Hyaluronidase zur Erhöhung der Resorptionsgeschwindigkeit. Für die subcutane Infusion wird die Einstichstelle anaesthesiert, die Nadel tief subcutan eingeführt, die Infusionslösung körperwarm vorgewärmt und Hyaluronidase, bei sehr empfindlichen Patienten weitere Anaesthesieflüssigkeit, direkt in den Infusionsschlauch gespritzt. Die Infusion wird als Dauertropfinfusion mit einer Ablaufzeit von 2 bis 4 Std gegeben. Lokale Reaktionen sind bei zuverlässiger Zubereitung der Lösung selten; am besten werden die Einstichstellen jeden Tag gewechselt und alternierend beide Oberschenkel gebraucht.

Die rectale Applikation ist wegen der inkonstanten Resorptionsverhältnisse unzuverlässig und wird von PARAF abgelehnt. Die Inhalationsbehandlung kann bei Schleimhauttuberkulose des Larynx und des Bronchus wirksam sein. Zur lokalen Applikation (intrapleural, intrakavitär usw.) werden 5—20%-Lösungen verwendet.

Die Dauer der PAS-Behandlung richtet sich weitgehend nach dem einzelnen Krankheitsfall. Wir weisen im Abschnitt über die „Kombinationsbehandlung" auf die Möglichkeiten der PAS-Applikation hin. PAS kann während 2—8 und mehr Monaten intermittierend und in Gesamtmengen bis zu 2 kg gegeben werden.

Die PAS wird zum Teil sehr rasch ausgeschieden, zum Teil im Organismus in weniger wirksame Derivate umgewandelt. Die Resorption bei peroraler Medikation ist oft ungenügend, so daß nur unwirksame Konzentrationen im Blut erreicht werden. Nach BOGER und PITTS werden einzelne Bakterienstämme schon bei Konzentrationen von 0,015 mg-% (= 0,15 γ/cm³), sämtliche erst bei 1,53 mg (= 15,3 γ/cm³) gehemmt. Nach verschiedenen Autoren gilt eine Blutkonzentration von 2 mg-% (= 20 γ/cm³) als Minimalwert für eine spezifische bakteriostatische Wirksamkeit. J. LEHMANN hält eine Blutkonzentration von 3—5 mg-% (= 30—50 γ/cm³) zur Erlangung klinischer Besserung für notwendig, PARAF sogar Konzentrationen von 20—50 mg-% (= 200—500 γ/cm³), Mengen, die nur durch die parenterale Applikation erreicht werden. FISHER, ROBERTS und HINSHAW geben bei subcutaner, intravenöser und oraler Applikation 1 bis 6 Std nach der Medikation folgende Blutspiegelwerte an (Tabelle 1).

BOGER und PITTS vergleichen bei oraler PAS-Medikation die Beziehungen von Einzeldosis zur Höhe der Blutkonzentration (Abb. 9).

Bei Einzelgaben sind also nach 6 Std bei allen Dosierungen die Serumwerte unter therapeutisch wirksame Konzentrationen abgesunken. Es ist daher eine über den Tag verteilte PAS-Medikation erforderlich.

Die klinische Erfahrung hat gezeigt, daß für den therapeutischen Effekt ein relativ hoher Blutspiegel erforderlich ist, der ein mehrfaches von in vitro

Tabelle 1. *PAS-Konzentration im Blut nach parenteraler Applikation von Na-PAS (Durchschnittswerte).* (Nach Fisher, Roberts und Hinshaw.)

Menge	Dauer der Applikation	Art der Applikation	Anzahl der Stunden nach Applikationsbeginn Spiegel in mg je 100 cm³				
			1	2	3	4	6
6,25 g (5 g PAS)	2 Std	subcutan	4,1	7,8	6,9	5,1	2,5
		intravenös	10,6	12,1	8,2	4,0	1,3
12,5 g (10 g PAS)	2 Std	subcutan	10,8	21,5	23,1	14,3	10,7
		intravenös	27,3	31,7	20,6	12,7	6,3
4,0 g (3,2 g PAS)		oral	9,1	7,0	—	3,0	—

bakteriostatisch wirksamen Konzentrationen beträgt. J. Lehmann macht dafür den Unterschied der Konzentration im Blut und im tuberkulösen Herd, mangelnde Vascularisation u. a. verantwortlich.

Die Ausscheidung der PAS aus dem Organismus vollzieht sich sehr rasch. Nach Way und Mitarbeiter sind nach 7 Std 85 % der gesamten applizierten PAS-Menge in Urin nachzuweisen. Die Ausscheidung erfolgt in freier Säure und in Form von Abbauprodukten. Nach Lehmann wird im Urin die PAS in 26 % in freier Säure, in 29 % acetyliert, in 42 % als PAS-Glykokoll, in 3 % in unbekannten chemischen Substanzen ausgeschieden.

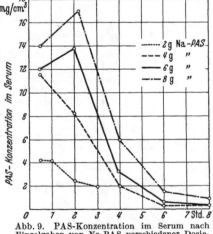

Abb. 9. PAS-Konzentration im Serum nach Einzelgaben von Na-PAS verschiedener Dosierungshöhe (Durchschnittswerte). (Nach Boger und Pitts.)

Man hat versucht, die rasche Ausscheidung der PAS medikamentös (Benemid, Caronamid u. a.) zu verzögern und so bei kleineren Dosen bessere therapeutische Ergebnisse zu erzielen. Eine abschließende Beurteilung dieser Versuche kann noch nicht gegeben werden.

Für die Indikation zur Behandlung mit PAS gelten die Richtlinien der Chemotherapie, auf die wir später eingehen. Die Indikation ist namentlich durch die parenterale Perfusion wesentlich erweitert worden und die PAS, selbständig und in Kombination, ein sehr wirksames Chemotherapeuticum.

Ergebnisse über die Behandlung der Lungentuberkulose mit PAS kommen zu einem großen Teil aus Schweden. In einer grundlegenden Arbeit gaben G. Vallentin und Mitarbeiter 1949 Resultate bekannt, welche die Wirksamkeit des Tuberkulosemittels bewiesen. In dem für die kritische Beurteilung ausgelesenen Material fanden sie günstige Einwirkungen auf Fieber, Gewicht, Blutsenkungsgeschwindigkeit, Auswurfmenge, Bacillenbefund und infiltrative und kavernöse Prozesse im Röntgenbild. Die Temperatur wurde normal in 75 %, annähernd normal in 12,5 % und blieb unverändert in 12,5 %. Zu einer Zunahme des Körpergewichtes kam es in 61,9 %. Eine Normalisierung der Blutsenkungsgeschwindigkeit wurde in 30,4 %, eine Besserung in 53,3 % erreicht. Die Expektoration verschwand in 22,4 % und verminderte sich in 48,1 %. 28,2 % wurden tuberkelbacillennegativ, 71,8 % blieben positiv. Zu einer vollkommenen Rückbildung der infiltrativen Veränderungen kam es nie, zu einer deutlichen Rückbildung in 35,5 %, zu einer geringfügigen Regression in 29,3 %, unverändert blieben 27,3% und progressiv wurden trotz der Behandlung 7,8%. Auf den Kavernenbefund wirkte sich die PAS-Behandlung folgendermaßen aus: Kavernen-

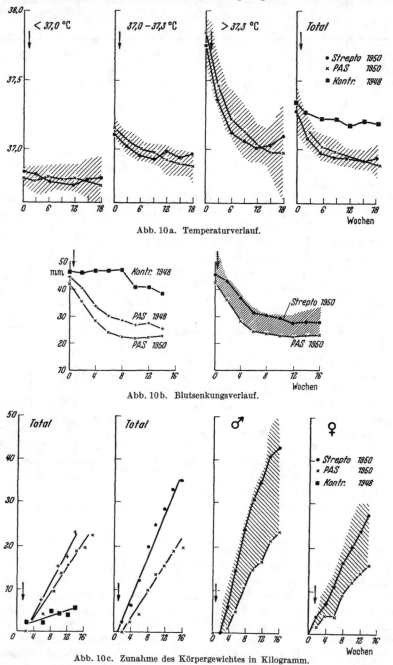

Abb. 10a. Temperaturverlauf.

Abb. 10b. Blutsenkungsverlauf.

Abb. 10c. Zunahme des Körpergewichtes in Kilogramm.

schluß 18,3%, Verkleinerung 27,2%, keine Veränderung 47,3%, Vergrößerung oder Neubildung in 7,2%. In der Gesamtbeurteilung nach einer Beobachtungszeit von mindestens 3 Monaten ergab sich eine fortschreitende Besserung in 57,6%, stationäres Verhalten in 13,5%, eine Verschlechterung in 28,9%.

Die Beurteilung der Wirksamkeit der PAS in der Behandlung der Lungentuberkulose gestatten auch die beiden eingehenden Berichte des „Therapeutic Trials Comittee of the Swedish National Association against tuberculosis". In dem ersten Bericht aus dem Jahre 1948 werden 94 mit PAS behandelte Fälle und 82 unbehandelte Kontrollfälle, in dem zweiten Bericht aus dem Jahre 1951 84 nur mit PAS und 82 nur mit Streptomycin behandelte Fälle verglichen. Die Dosierung der PAS betrug 10 g freie Säure, des Streptomycins 1 g. Statistisch ausgewertet und graphisch dargestellt werden klinischer Verlauf (Fieber, Blutsenkung, Linksverschiebung, Körpergewicht, Bacillengehalt des Sputums) und röntgenologischer Ablauf zu Kriterien des Therapieerfolges herangezogen. Im Vergleich mit den Kontrollfällen kam es zu einer gleichmäßig guten Beeinflussung

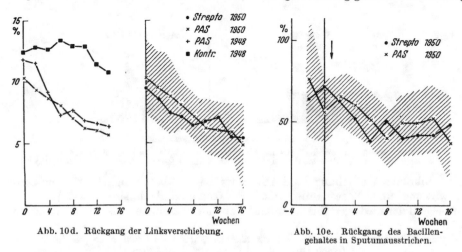

Abb. 10 d. Rückgang der Linksverschiebung.

Abb. 10 e. Rückgang des Bacillengehaltes in Sputumausstrichen.

der Körpertemperatur sowohl bei PAS wie auch bei Streptomycin (Abb. 10 a). Der Abfall der Blutsenkungsgeschwindigkeit vollzog sich bei der PAS rascher (Abb. 10 b), hingegen war der Anstieg des Körpergewichtes (Abb. 10 c) ausgesprochener bei Streptomycin (PAS: 0,15 kg/Woche, Streptomycin 0,22 kg/Woche. Der Rückgang der Linksverschiebung der Leukocyten war gegenüber den Kontrollfällen auffallend und bei PAS und Streptomycin gleich ausgeprägt (Abb. 10 d); ebenso ließ sich für PAS und Streptomycin kein Unterschied der Wirkung auf den Bacillengehalt des Sputums feststellen (Abb. 10 e). Die röntgenologische Besserung der Befunde war eindeutig und bei der Behandlung mit PAS (62 %) nahezu gleich groß wie mit Streptomycin (71 %, (Abb. 10 f. Aus diesen vergleichenden Untersuchungen ergibt sich eine hohe, dem Streptomycin parallel gehende Wirksamkeit der PAS auf die Lungentuberkulose. Demgegenüber stellt der Bericht des „Clinical Subcommittee of Committee on Medical Research and Therapy" der American Trudeau Society 1951 fest, daß PAS allein angewandt weniger wirksam ist als Streptomycin. Diese unterschiedliche Bewertung entspricht der klinischen Erfahrung an unserem eigenen Krankengut. Eine hohe, dem Streptomycin parallel gehende Wirksamkeit der PAS konnten wir bei der rein oralen PAS-Applikation mit einer Dosierung von 10 g freier Säure nicht, sondern nur bei der hochdosierten parenteralen Perfusionsbehandlung beobachten. Nach PARAF und Mitarbeitern (1952) übertrifft diese Behandlungsmethode mit PAS sogar die Streptomycinerfolge. Sie beobachteten bei der Behandlung der kavernösen Lungentuberkulose Kavernenschluß in etwa $^{1}/_{3}$ der Fälle.

Zu eindrucksvollen Ergebnissen, die für die Wirksamkeit der PAS-Perfusionsbehandlung sprechen, kommen auch DUROUX und COLETSOS (1951) (Tabelle 2).

Die Toxicität der PAS ist sehr gering. Unter Hitze- (Sterilisierung), Licht-, Luft- und Feuchtigkeitseinwirkung kann sich nach MARQUARDT durch Decarboxylierung das toxisch wirkende m-Aminophenol bilden. Es entsteht eine gelbe

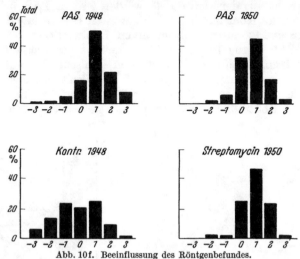

Abb. 10f. Beeinflussung des Röntgenbefundes.

Abb. 10a—f. Wirkung der PAS- und Streptomycinbehandlung bei Lungentuberkulose.
(Nach Therapeutic Trials Committee of the Swedish National Association against Tuberculosis.)

bis gelbbraune Verfärbung der PAS. Sorgfältige Zubereitung, Schutz vor Lichteinwirkung und Verwendung frischer Lösung sind daher notwendig. Entsprechend der niedrigen Toxicität sind Nebenerscheinungen bei der PAS-Behand-

Tabelle 2. *Behandlungsergebnisse bei Streptomycin, PAS oral und PAS per infusionem.*
(Nach DUROUX und COLETSOS, modifiziert.)

	Behandlung mit		
	Strepto-mycin allein %	PAS oral %	PAS per infusionem %
Ausgezeichnetes Resultat	4	0	15
Sehr gutes Resultat	7	0	51
Mäßiges Resultat	21	19	23
Kein Erfolg	68	81	11

lung im allgemeinen gering und selten so intensiv, daß sie zur Unterbrechung der Medikation zwingen. Am häufigsten, nach DUROUX und Mitarbeiter (1950) und störendsten ist bei der oralen Applikation die Unverträglichkeit von seiten des Gastrointestinaltraktes mit Übelkeit, Erbrechen, Völlegefühl, Durchfällen. Diese Nebenwirkungen sind abhängig von der Dosierungshöhe und bei einer während Tagen eingenommenen Menge von 15 g PAS fast regelmäßig, unter 8 g selten vorhanden. LINDAHL nimmt eine Störung des Säure-Basen-Gleichgewichtes an und empfiehlt gegen die Übersäuerung Alkalipräparate; MÖBIUS beobachtete Fermentmangel und empfiehlt polyvalente Fermentpräparate. Seltener sind allergische Reaktionen, „drug-fever", angioneurotisches Ödem, Urticaria, Exanthem, Erythem (unter Photosensibilisierung), Eosinophilie (bis 63%), flüchtige Lungeninfiltrate (MORANDI und Mitarbeiter, WARRING und HOWLETT). Außer einer oft zu Beginn der PAS-Behandlung vorübergehenden Leukocytose mit Neutrophilie und Monocytose (bis 20%) sind im allgemeinen nach PARAF, STEINLEIN und Mitarbeiter keine wesentlichen Veränderungen der leuko- und thrombocytären Systeme zu verzeichnen. Immerhin können hämotoxische Reaktionen wie Leukopenie, Agranulocytose (DAVIN und ROGERS) auftreten. Nach JUNET und zwei eigenen Beobachtungen an der Zürcher Heilstätte Wald kam es nach PAS-Perfusion zu krisenhaften Hämolysen. Die Hämolyse war an PAS gebunden und ließ sich im in vitro-Versuch reproduzieren. Bei den allergischen Reaktionen wird die Unterbrechung der PAS-Medikation meist notwendig sein. Von verschiedenen Autoren (BARCLAY, FORSGREN) wurde ein Antithrombineffekt mit einer Senkung des Prothrombinindexes bis maximal 65% beschrieben. Gleichzeitige Verabreichung von Vitamin K hebt diesen Effekt auf. Leichte Hämaturie und Albuminurie beobachteten HEMMING und STEWART, LÖFFLER und MOESCHLIN. HEILMEYER macht auf Störungen im Herzmuskelstoffwechsel mit Rhythmusstörungen, Kreislaufschwäche, EKG-Veränderungen aufmerksam, die auf eine Hypokalämie, wahrscheinlich durch übermäßige Zufuhr von Natriumionen durch das Na-Salz der PAS zurückzuführen sind.

3. Isonicotinsäurehydrazid (INH).

Im Zusammenhang mit der experimentellen Erforschung tuberkulostatischer Substanzen aus der Thiosemicarbazonreihe (G. DOMAGK) und der antituberkulösen Wirkung des Nicotinsäureamids (V. CHORINE) wurde von verschiedenen Forschern der Alten und Neuen Welt im Isonicotinsäurehydrazid eine neue Verbindung von besonders hoher Hemmungswirkung auf das Wachstum des Tuberkelbacillus erkannt, und unter verschiedenen Markennamen „Neoteben" (DOMAGK, OFFE, SIEFKEN), „Rimifon", „Nydrazid" (GRUNBERG und SCHNITZER, BERNSTEIN und Mitarbeiter), „Marsilid" (ROBITZEK und SELIKOFF 1952) fast gleichzeitig veröffentlicht. Neoteben, Rimifon und Nydrazid sind chemisch identisch und haben die Konstitutionsformel:

$$O = C - NH - NH_2$$

Isonicotinylhydrazin

Marsilid ist das INH-Derivat 1-Isonicotinyl-2-isoprophylhydrazin:

$$CONHNHCH \big\langle {CH_3 \atop CH_3}$$

Das INH zeigt in vitro noch in einer Verdünnung von 1:60000000 eine spezifische bakteriostatische Wirkung gegen Mycobacterium tuberculosis (GRUNBERG und SCHNITZER) und hat sich in vivo sowohl experimentell in zahlreichen Versuchen an Mäusen, Meerschweinchen und Rhesusaffen (STEENKEN und WOLINSKY 1952, ZIEPER und LEWIS, FUST, STUDER und BÖHNI, GRUNBERG und SCHNITZER, OFFE, SIEFKEN und DOMAGK, UEHLINGER, SIEBENMANN und FREI 1952), wie auch therapeutisch in der Klinik für den Menschen bei pulmonalen und extrapulmonalen Tuberkuloseformen als wirksam erwiesen (ROBITZEK, SELIKOFF und ORNSTEIN, KLEE, HÖRLEIN und JAHNKE, HEIN 1952). Neben dem tuberkulostatischen soll dem INH auch ein bactericider Effekt zukommen. Analog dem Wirkungs-

24*

mechanismus bei Streptomycin und PAS greift wohl auch das INH in den Stoffwechsel der Bakterienzelle ein. Vom INH nimmt Staub (1953) eine Cholinesterase

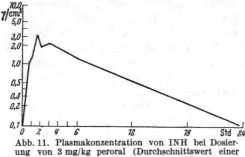

Abb. 11. Plasmakonzentration von INH bei Dosierung von 3 mg/kg peroral (Durchschnittswert einer Versuchsreihe). (Nach Elmendorf und Mitarbeitern, modifiziert.)

und Tyraminoxydasehemmung an. Braunsteiner und Mitarbeiter konnten bei der Beobachtung im Elektronenmikroskop unter Rimifoneinwirkung feststellen, daß nach 24 Std vollkommener Zerfall der Bakterien eingetreten ist. Es kommt unter Quellung, Retraktion und Verdichtung zu einer intracellulären Plasmolyse und Bildung von „leeren Membranen", selten zur direkten Lyse des Bakterienkörpers.

In vitro beträgt die INH-Konzentration, die das Wachstum von Mycobacterium tuberculosis typus humanus hemmt, 1:20000000 (Steenken und Wolinsky 1952) bis 1:60000000 (Grunberg und Schnitzer), d. h. 0,05—0,016γ INH/cm³ Nährsubstrat. Gegenüber Streptomycin-, PAS- und Contebenresistenten Stämmen ist INH ebenfalls wirksam (Domagk, Offe, Siefken 1952). Bei der INH-Behandlung werden Tagesdosen von 2—15 mg/kg Körpergewicht verabreicht. Die maximale Plasmakonzentration bei einer peroralen Einzeldosis (Hydrazid) von 3 mg/kg Körpergewicht beträgt nach Elmendorf und Mitarbeitern zwischen 1,3—3,4 γ/cm³ und wird innerhalb der ersten 6 Std erreicht (Abb. 11).

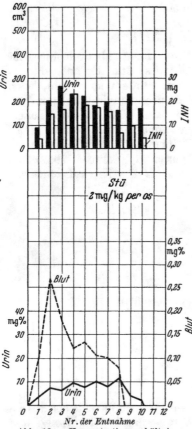

Abb. 12a. Konzentrationsverhältnisse im Blut (- - - -) und Urin (——). Darüber die ausgeschiedene Urinmenge (▮) mit der darin befindlichen INH-Menge (▯) bei einmaliger peroraler INH-Gabe von 2 mg/kg Körpergewicht[1].

Die unterschiedlichen Konzentrationsverhältnisse bei Einzelgaben von 2, 4 und 6 g INH in Blutserum und Urin gehen aus den Untersuchungen von Schattmann hervor (Abb. 12 a—c).

Resorption und Ausscheidung des INH erfolgen rasch. Innerhalb 24 Std sind nach Elmendorf und Mitarbeitern 47,8—70,7% der verabreichten INH-Menge im Urin ausgeschieden. Innerhalb der ersten 4 Std erreicht die Ausscheidung ihren Höchstwert (Abb. 13).

Die perorale Applikation stellt die wichtigste Anwendungsweise des INH dar. Das Medikament wird peroral rasch und gut resorbiert und kommt in ausreichender Konzentration zur Wirkung. Die Behandlung wird einschleichend mit niederen Tagesdosen von 2—5 mg/kg Körpergewicht (2—8 Tabletten zu 50 mg) begonnen. Die Steigerung der Tagesdosis ist von der Tuberkuloseform und der Auswirkung des Medikamentes auf den klinischen Verlauf abhängig. Die mittlere Tagesdosis beträgt 3—8 mg/kg Körpergewicht oder 4—12 Tabletten zu 50 mg. Die maximale Tagesdosis wird mit

---

[1] Zeitlicher Abstand der einzelnen Entnahme-Nr.: 0 = Blut- bzw. Urinnüchternwert; $1 = 1/2$ Std; $2 = 1^{1}/_{4}$ Std; $3 = 2^{1}/_{4}$ Std; $4 = 3^{1}/_{2}$ Std; $5 = 5$ Std; $6 = 6^{3}/_{4}$ Std; $7 = 8^{3}/_{4}$ Std; $8 = 11^{1}/_{4}$ Std; $9 = 14^{1}/_{4}$ Std; $10 = 17^{3}/_{4}$ Std nach INH-Gabe. (Nach Schattmann.)

15 mg/kg Körpergewicht angegeben. Die Tagesdosis wird auf 3—4 Einzelgaben verteilt und am besten nach dem Essen gegeben. Das INH kann auch parenteral,

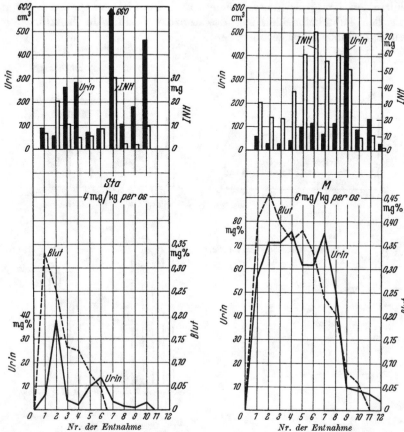

Abb. 12b. Konzentrationsverhältnisse im Blut (- - - -) und Urin (——). Darüber die ausgeschiedene Urinmenge (▮) mit der darin befindlichen INH-Menge ([]) bei einmaliger peroraler INH-Gabe von 4 mg/kg Körpergewicht[1].

Abb. 12 c. Konzentrationsverhältnisse im Blut (- - - -) und Urin (——). Darüber die ausgeschiedene Urinmenge (▮) mit der darin befindlichen INH-Menge ([]) bei einmaliger peroraler INH-Gabe von 6 mg/kg Körpergewicht[1].

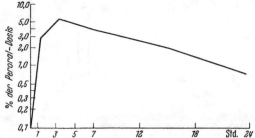

Abb. 13. INH-Ausscheidung im Urin nach Einzelgabe von 3 mg/kg peroral (Durchschnittswert einer Versuchsreihe). (Nach ELMENDORF und Mitarbeitern, modifiziert.)

subcutan, intramuskulär, intravenös in Lösungen von 2% oder $2^1/_2$% verabfolgt werden. Bei schlechter peroraler Verträglichkeit wird eine kombinierte orale und parenterale oder ausschließlich parenterale Behandlung empfohlen.

[1] Zeitlicher Abstand der einzelnen Entnahme-Nr.: 0 = Blut- bzw. Urinnüchternwert; $1 = ^1/_2$ Std; $2 = 1^1/_4$ Std; $3 = 2^1/_4$ Std; $4 = 3^1/_2$ Std; $5 = 5$ Std; $6 = 6^3/_4$ Std; $7 = 8^3/_4$ Std; $8 = 11^1/_4$ Std; $9 = 14^1/_4$ Std; $10 = 17^3/_4$ Std nach INH-Gabe. (Nach SCHATTMANN.)

Die Dauer der INH-Behandlung soll, wie die Erfahrung sehr rasch gezeigt hat, im allgemeinen nicht länger als 1—2 Monate betragen. Die Behandlung mit INH allein gilt heute als kontraindiziert und das INH wird wegen der hohen Neigung der Tuberkelbacillen zur Resistenzentwicklung in Kombination mit anderen Tuberkulostatica gegeben.

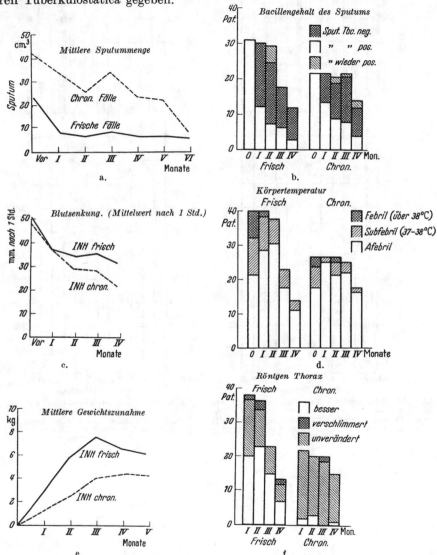

Abb. 14a—f. Wirkung der INH-Behandlung bei Lungentuberkulose (Sputummenge, Bacillengehalt, Blutsenkung, Körpertemperatur, Gewichtszunahme, Röntgenbefund). (Nach STAUB, modifiziert.)

Die Indikation zur INH-Therapie ist dank vielfältiger, längerer klinischer Erfahrungen weitgehend abgegrenzt. Wir gehen im Abschnitt über „Indikation zur Chemotherapie" und „Kombinationsbehandlung" näher darauf ein.

Die INH-Behandlung zeigt ihre Wirksamkeit an subjektiven und objektiven Symptomen. Die klinische Besserung geht nicht immer mit einer röntgenologischen Rückbildung einher. Auffallend günstig können Husten, Auswurf, Temperaturverlauf, Blutsenkung, Appetit und Gewicht und psychisches Wohlbefinden beeinflußt werden, so sehr, daß das Mittel mit allzu enthusiastischen Berichten in die Therapie eingeführt wurde. STAUB (1953) gibt in seiner Darstellung über die Einwirkung des INH auf das Krankheitsbild frischer und chronischer Tuberkulosen nebenstehende Kurvenwerte.

Aus den Kurven (Abb. 14a—f) geht unter anderem die klinische Wirksamkeit des INH vor allem auf frische Prozesse hervor. Zu einer günstigen klinischen und

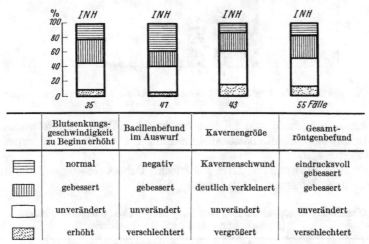

	Blutsenkungs-geschwindigkeit zu Beginn erhöht	Bacillenbefund im Auswurf	Kavernengröße	Gesamt-röntgenbefund
(normal)	normal	negativ	Kavernenschwund	eindrucksvoll gebessert
(gebessert)	gebessert	gebessert	deutlich verkleinert	gebessert
(unverändert)	unverändert	unverändert	unverändert	unverändert
(erhöht)	erhöht	verschlechtert	vergrößert	verschlechtert

Abb. 15. Endresultate der 4 Hauptkriterien nach 3monatiger Behandlung mit INH, bezogen auf den Anfangsbefund. (Nach DÜGGELI und TRENDELENBURG, modifiziert.)

röntgenologischen Wertung kommen auch DÜGGELI und TRENDELENBURG (1953). Sie sehen die Hauptkriterien für die Beurteilung der Wirksamkeit im Verhalten von Blutsenkungsgeschwindigkeit, Bacillenbefund, Auswurf, Kavernengröße und Gesamtröntgenbefund und geben die Resultate nach 3monatiger INH-Behandlung, bezogen auf den Ausgangsbefund, graphisch wieder (Abb. 15).

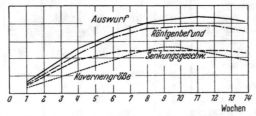

Abb. 16. Qualitativer Ablauf der 4 Hauptkriterien unter Behandlung mit INH. (Nach DÜGGELI und TRENDELENBURG.)

Bei der Beurteilung der Ergebnisse DÜGGELIs fällt die günstige klinische Beeinflussung und eine gewisse Diskrepanz zwischen erreichtem negativem Bacillenbefund und der relativ geringen Wirkung auf den röntgenologischen Gesamtbefund, besonders auf die Kaverne auf.

Nach DÜGGELI und TRENDELENBURG (1953) kommt es in den ersten Wochen der Behandlung zu einem Therapieerfolg, der in der 7.—11. Woche oft von Verschlechterung abgelöst wird. Diese ist der Ausdruck der Resistenzentwicklung der Tuberkelbacillen gegenüber dem INH. In der graphischen Darstellung der 4 Hauptkriterien (Auswurf, Senkungsgeschwindigkeit, Röntgenbefund, Kavernengröße), bezogen auf ein Zeitraster, zeigt sich die Verschlechterung vor allem durch den Abfall der Kurve der Kavernengröße (Abb. 16).

Die zeitlich beschränkte Wirksamkeit des INH zeigen auch Hein und Stecher 1952/53). An ihrem Material fehlen in den ersten 2 Monaten der INH-Behandlung Regressionen praktisch, beginnen im 3. Monat und sind im 4.—5. Monat am häufigsten (Abb. 17).

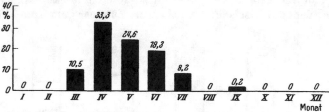

Abb. 17. Darstellung der Häufigkeit und des Zeitpunktes der Rezidive bei INH-Behandlung. (Nach Hein und Stecher.)

Resistenzentwicklung und zeitlich beschränkte Wirksamkeit weisen auf die Notwendigkeit einer Kombinationsbehandlung hin, auf die wir in einem anderen Abschnitt eingehen.

Die günstige Wirkung des INH auf frische Tuberkulosen geht aus der Arbeit von Lotte und Poussier (1953) hervor (Tabelle 3).

Tabelle 3. *Erfolg der INH-Behandlung bei frischen und alten Prozessen.*
(Nach Lotte und Poussier, modifiziert.)

	Ergebnisse in Prozent nach 3 Monaten							
	frische Prozesse				alte Prozesse			
	ver-schlech-tert	unver-ändert	ge-bessert	davon sehr gut	ver-schlech-tert	unver-ändert	ge-bessert	davon sehr gut
	%	%	%	%	%	%	%	%
Husten	1	16	83	73	4	28	68	39
Auswurfmenge	1	10	88	76	2	27	69	40
Fieber (vor Behandlung) . . .	1	19	80	68 [1]	5	24	72	53
Gewicht (vor Behandlung bei gutem Allgemeinzustand, kein Fieber)	5	21	74	26	6	35	59	28
Gewicht (vor Behandlung Abmagerung mit oder ohne Fieber)	3	9	88	54	4	22	74	33
Röntgenologischer Gesamtbefund	5	16	79	49	20	39	51	16
Kaverne { klein: 0,5—3 cm .	5	17	78	57	3	42	55	27
{ groß: über 3 cm .	3	32	65	41	15	55	30	16
„Infiltrate" (Opacités denses et homogènes)	2	10	88	45	2	54	44	10
Bacillenbefund (in % vom positiven Ausgangsbefund) . . .	23, BK +		77, BK —		4, BK +		60, BK —	

Das INH stellt das dritte der heute zur Verfügung stehenden tuberkulostatisch wirksamen Medikamente dar. Es wirkt vor allem auf frische Veränderungen. Der Erfolg tritt meist innerhalb der ersten beiden Behandlungsmonate auf. Bleibt er aus, so ist auch bei fortgesetzter INH-Medikation meist keine Besserung mehr zu erwarten. Die Auswirkungen auf das klinische Symptomenbild sind häufig eindrucksvoller als auf den Röntgenbefund. Oft kommt es zu beträchtlichen Anfangserfolgen, die nur einzelne klinische Symptome betreffen und Patient und Arzt zu täuschen vermögen. Rotach hat erneut auf die zentrale Stellung des

[1] Totale Entfieberung.

Röntgenbefundes als Kriterium für die Erfolgsbeurteilung hingewiesen. Häufig verschwinden wohl während INH-Behandlung die Tuberkelbacillen im Auswurf; erst wenn diesem Therapieerfolg eine röntgenologisch-tomographisch bestätigte Rückbildung infiltrativer und kavernöser Veränderungen entspricht, darf von einer Umwandlung einer offenen in eine geschlossene Tuberkulose gesprochen werden. Im Vergleich zu Streptomycin und PAS ist die Wirkung des INH weniger konstant, ungleichmäßiger und daher schwerer vorauszusehen. Neben eindrücklichen Besserungen sind auffällige Verschlechterungen, die durch das INH provoziert wurden, nicht selten. Bei frischen exsudativen Prozessen besteht erhöhte Neigung zur Einschmelzung. Diese Sequestrationsgefahr ist vorwiegend beim Rimifon zu beobachten und besteht vor allem in den ersten 6 Wochen der INH-Behandlung. Tritt eine günstige INH-Wirkung ein, zeigt sich im Röntgenbild Verkleinerung, Auflockerung und Abnahme der Intensität des Schattens. Bei Kavernen kommt es zur Abnahme des exsudativen Reaktionszone in der Wand und in der Kavernenumgebung, so daß nahezu typische, weitgehend gereinigte und äußerst zartwandige Restkavernen resultieren, die oft nur noch im Tomogramm zu erkennen sind (ROTACH). Ein Teil der Kavernen verkleinert oder schließt sich. Die in der Literatur angegebenen Zahlen über die Häufigkeit des Kavernenschlusses schwanken zwischen 10—25%: DÜGGELI und TRENDELEN-BURG (1953) 10%, HEIN und STECHER 17,6% (1953), BERNOU und Mitarbeiter 21,7%, JULLIEN und GÉRAUD 24%, HÖRLEIN und JAHNKE 25%.

Nebenerscheinungen bei der INH-Behandlung sind selten und behindern die Durchführung der Therapie meist nicht. Das INH ist zur Zeit das am besten verträgliche und für den Kranken am bequemsten anwendbare Präparat.

Bei hoher Dosierung (im Durchschnitt 13,6 mg/kg Körpergewicht) und mit Neoteben haben HÖRLEIN und JAHNKE in 11% Parästhesien, vor allem in den Extremitäten beobachtet, die zur Unterbrechung der Behandlung für längere Zeit zwangen. Neuritisähnliche Störungen fanden sich überwiegend im Bereich der Außenseiten der Extremitäten mit zum Teil recht erheblichen Schmerzen. Allgemeines Unbehagen, Schwindel, Benommenheit, Kopfdruck, Übelkeit, Erbrechen, drug fever, Exantheme, Intoleranzerscheinungen gegenüber Alkohol sind selten. Schädigungen der Parenchymorgane und des Blutes kommen selten vor.

4. Thiosemicarbazon (TSC).

20 Jahre Arbeit am Problem der Chemotherapie hat DOMAGK, BEHNISCH, MIETZSCH und SCHMIDT 1946, gleichsam als späte Frucht der Sulfonamidforschung, zur Entdeckung tuberkulostatisch wirksamer Thiosemicarbazonverbindungen geführt. Als therapeutisch brauchbarste Substanz erwies sich das p-Acetyl-aminobenzaldehyd-thiosemicarbazon mit der Konstitutionsformel

$$CH_3—CO—NH—\langle\ \rangle—CH =N—NH—CS—NH_2,$$

das als Conteben (TB I/698) in den Handel gebracht wurde. Die im Gegensatz zu Conteben wasserlösliche Verbindung Solvoteben (TB IV) besitzt eine schwächere Wirksamkeit. Andere, vor allem in Amerika („Amithiozone", „Myvizone", „Thebetion" usw.) und in der Schweiz („Tebacyl") entwickelte Derivate des Thiosemicarbazons unterscheiden sich im therapeutischen Effekt von Conteben nicht. Die für eine in vitro-Hemmungswirkung notwendige TSC-Konzentration beträgt 1:100000 bis 1:1000000 ($= 10—1\gamma/cm^3$; DOMAGK 1950), unterhalb 1:10000000 ($= 0,1\gamma/cm^3$) tritt keine Hemmwirkung mehr auf. Nach den experimentellen Untersuchungen DOMAGKs steht das TSC in vitro und im Tierversuch der tuberkulostatischen Wirksamkeit von Streptomycin und PAS nicht nach. Bei der Behandlung der

Tuberkulose, vor allem der Lungentuberkulose des Menschen erwies sich das Medikament weniger erfolgreich. Die Ursache liegt in der geringen therapeutischen Breite, die es nicht gestattet, innerhalb der verträglichen Dosierung eine wirksame TSC-Konzentration im Organismus zur Entfaltung zu bringen. Nach WILDE und SCHMIDT wird die in vitro erforderliche Hemmkonzentration im Blut nur selten erreicht. So beträgt bei der üblichen Dosierung von 0,1 g Conteben

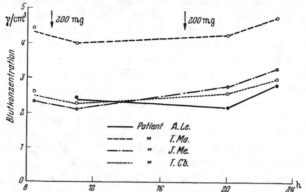

Abb. 18. Blutkonzentration nach 400 mg Myvizone peroral. (Nach SIMMONS und Mitarbeitern.)

je Tag der Blutspiegel 1 γ/cm³ (STURM und WERNITZ), maximal 4—11 γ/cm³, meist nur Spuren (STEINLIN), 1—0,5 γ/cm³ (HEILMEYER 1950), nach SIMMONS und Mitarbeiter bei einer Dosierung von 0,4 g Myvizone 2—4 γ/cm³ (Abb. 18).

In der Lunge wird allerdings nur ein Bruchteil (etwa $1/4$) der Blutkonzentration des TSC erreicht (Tabelle 4).

Tabelle 4. *Conteben-Konzentrationen* (mg-%) *nach oraler Applikation von 1,25 g Conteben.* (Aus tierexperimentell gewonnenen Werten auf den Menschen umgerechnet.) (Nach FREERKSEN.)

	30 min	2 Std	4 Std	6 Std	8 Std	12 Std
Blut	—	4,0	—	4,5	—	1,5
Uterus	9,1	2,0	—	0,49	0,75	0,32
Nebenniere	14,9	25,0	9,8	—	—	—
Zentralnervensystem . .	7,0	5,6	0,7	—	—	—
Haut	?	13,5	—	—	—	51,3
Knorpel	—	13,5	—	—	—	51,3
Trachea und Kehlkopf . .	1,1	2,0	0,98	1,7	1,2	0,7
Lymphknoten	0,9	4,5	2,5	1,1	0,45	1,2
Leber	—	1,5	—	—	—	—
Lunge	—	1,0	—	—	—	0,26
Knochen	—	—	—	—	—	—

Nach FREERKSEN finden sich therapeutisch wirksame Konzentrationen und genügend lange Verweildauer nur in einigen Organen (Kehlkopf, Haut, Mundschleimhaut), während in der Lunge die erforderliche TSC-Konzentration nicht erreichbar und eine direkte Wirkung auszuschließen ist.

Am therapeutischen Effekt des TSC scheint daher neben der direkten Bakteriostase vor allem ein komplexer unspezifischer Wirkungsmechanismus beteiligt zu sein. Dem TSC wird unter anderem eine vagotone Wirkung auf das autonome Nervensystem (TRAUTWEIN 1950, STURM), ein ACTH-Cortison-ähnlicher Effekt (WEISSBECKER und HEILMEYER, STADLER und WEISSBECKER), eine Hemmung allergischer Reaktionen (KORB, HEILMEYER 1951), eine antiphlogistische Wirkung (HEILMEYER und Mitarbeiter 1951), thiuracylähnliche Wirkung (NAWROCKI),

ein parasympatikotroper Nebennierenrinden-Hypophyseneffekt (GRÜTER, HEIL-
MEYER 1950) und eine Wirkung auf das Plasma-Kupfer und Eisen (HEILMEYER
1950, K. LIEBERMEISTER, CARL und MARQUARDT) zugeschrieben.

Die Dosierung muß wegen der geringen therapeutischen Breite der TSC und
der Häufigkeit toxischer Nebenwirkungen auf Verträglichkeit und Reaktion dem
Einzelfall genau angepaßt werden. Die durchschnittliche Tagesdosierung beträgt
etwa 2 mg/kg Körpergewicht. Man beginnt mit kleinsten Anfangsdosen von 12,5
bis 25 mg ($^1/_4$—$^1/_2$ Tablette Thiosemicarbazon zu 0,05 g) peroral und steigert
unter ständiger klinischer Kontrolle allmählich (nach etwa 2 Wochen) auf eine
durchschnittliche Tagesdosis von 100—150 mg (2—3 Tabletten zu 0,05 g). Die
durchschnittliche Höchstdosierung beträgt 200 mg (4 Tabletten zu 0,05 g).
Auf diese Weise werden Überdosierungen und Zwischenfälle, die in der Frühzeit
der Contebenbehandlung vorgekommen sind, vermieden. Auch wird heute das
Medikament nur mehr in Kombination mit anderen Tuberculostatica angewandt.

Zur Lokalbehandlung (intrakavitär, intrapleural, Fistelumspritzung), bei der
Conteben in höherer Dosierung (0,2—0,4 g) ohne wesentliche Nebenerscheinungen
appliziert werden kann, besitzt das Medikament eine gute Wirksamkeit.

Die Leistungsfähigkeit der TSC in der Behandlung der Lungentuberkulose
scheint, entgegen den anfangs günstigen Beurteilungen (MARTINI und Mitarbeiter
1951, SCHAICH und Mitarbeiter), auf Grund neuerer umfassender Untersuchungen
(KLEESATTEL und GÜRICH 1951, MALLUCHE 1952) beschränkt zu sein. MALLUCHE
kommt in seiner eingehenden Arbeit unter Berücksichtigung eigener Ergebnisse
und der Angaben in der Literatur zu folgendem Schluß: ,,Es erscheint uns bewiesen, daß die Benzaldehydthiosemicarbazone einen günstigen Einfluß auf die
Tuberkulose haben. Die Anwendung dieses Heilmittels wird jedoch durch eine
pharmakotoxische Nebenerscheinung wesentlich beeinträchtigt. Beim Menschen
beginnt die Giftwirkung bereits innerhalb therapeutisch erforderlicher Dosen.
Kinder, Schwerkranke und Lebergeschädigte sind besonders empfindlich und
gefährdet. Die Dosierung des Medikamentes darf deshalb nie schematisch
erfolgen. Es bleibt in jedem Einzelfall der ärztlichen Kunst überlassen, die oft
schmale Wirkungsbreite zu finden. Unterdosierungen führen zu keinen oder nur
zu unzureichenden therapeutischen Erfolgen. Heroische Verordnungen können
schwerste, mitunter tödliche Komplikationen nach sich ziehen.'' KLEESATTEL
und GÜRICH beurteilen ein Krankengut von 145 Lungentuberkulosen mit einer
Beobachtungszeit von 3 Jahren; wesentlichstes Kriterium ist dabei die Entwicklung des Röntgenbefundes. Eine entscheidende Besserung unter Conteben-
medikation wurde in einem Sechstel (17,9%) der Fälle erzielt. Am besten sprachen unabhängig von der Ausdehnung des Befundes frisch entzündliche und
hämatogene Prozesse, sowie Bronchustuberkulosen an. Der Erfolg ist mit Sicherheit nicht vorauszusehen und tritt nur in den ersten 6—8 Behandlungswochen
ein. Zum Kavernenschwund unter Contebenbehandlung kam es in 9,3%, eine
Häufigkeit, die nicht über der bei rein konservativer Ruhebehandlung steht.
Dauerhaftes Schwinden von Kavernen ohne zusätzliche Kollapstherapie ist nur
selten zu beobachten.

Bei 53 Fällen von Lungentuberkulose der Zürcher Heilstätte Wald konnte
MANSER durch TSC-Behandlung eine Besserung, vorwiegend auf Grund der Rückbildung infiltrativer Prozesse, nur in einem Drittel der Fälle feststellen; eine Zahl,
die kaum über den Erfolgen rein konservativer Therapie liegt und damit die
effektive Leistung der TSC-Behandlung zu beweisen nicht imstande ist. Kavernenschluß war nur bei kleinen Zerfallsherden möglich.

Dem TSC ist bei der Behandlung der Lungentuberkulose innerhalb der relativ
engen Dosierungsbreite ein beschränkter Effekt nicht abzusprechen: im Vergleich

mit den heute bekanntesten Tuberculostatica Streptomycin, PAS, INH besitzt es in der Anwendung beim Menschen jedoch eine geringe Wirkungsintensität.

Die therapeutische Einschränkung erfährt das TSC vor allem durch seine Toxicität und seine zahlreichen Nebenwirkungen. Die Dosis letalis beim Hund beträgt 25 mg/kg, diese relativ hohe Toxicität kommt dem TSC auch beim Menschen zu. Nebenerscheinungen von seiten der TSC-Behandlung sind häufig. Nach Kleesattel und Gürich treten sie in über 50%, nach E. H. Mayer in 80% auf. In 10—25% (Kleesattel) bzw. 20—30% (Brecke und Böhm) zwingen die Nebenwirkungen zur Reduktion der Dosierung oder zum Absetzen der Therapie. Die Häufigkeit der TSC-Schädigungen ist von der Quantität und Qualität des Prozesses und von der Dosierungshöhe abhängig. Die Dosis von 0,15 bis 0,2 g/Tag kann bei längerer Behandlungsdauer kaum überschritten werden. Durch Berücksichtigung der optimalen und individuellen Dosierungshöhe und durch klinische Kontrolle können ernste Schädigungen weitgehend vermieden werden.

Subjektive Nebenerscheinungen, deren Beachtung für die Früherkennung einer Unverträglichkeit wichtig ist, treten meist bald nach Behandlungsbeginn in Form von Übelkeit, Inappetenz, Brechreiz und Erbrechen, Sodbrennen auf. Starke Kopfschmerzen und Somnolenz sind als Warnungssymptome zu werten und kündigen (vor allem bei Kindern) ein drohendes Hirnödem an. Objektiv finden sich Veränderungen vor allem im Blutbild. Stechapfelformen der Erythrocyten, die nach Moeschlin 1950, Heckner, sowie Wunderly und Mitarbeiter als Ursache der oft überraschenden Hemmung der Blutsenkungsgeschwindigkeit anzusehen sind, sind relativ häufig (45%), ebenso Anämien (23—38%, Malluche 1952) auch höheren Grades, Leukocytenstürze und Agranulocytose. Lymphocytenanstieg ist Ausdruck der allgemeinen Befundbesserung wirksamer Therapie und für Conteben nicht spezifisch. Eine nicht seltene (bis 10%, Trautwein 1950) und ernste Nebenwirkung ist Schädigung der Leber. Von zahlreichen Autoren wird ein direkter Zusammenhang zwischen Leberschädigung und TSC-Medikation angenommen. Malluche warnt daher ausdrücklich vor einer Weitergabe des Medikamentes beim Auftreten eines Ikterus. Störungen von seiten der Niere sind Albuminurie (36,4% Wedekind), Mikrohämaturie (22%, Malluche). Vielfach wurde auch eine Verschlechterung der Kohlehydrattoleranz unter TSC-Wirkung beobachtet. Allergischer Natur scheinen Pruritus, Exanthem, Urticaria, Petechien und Bluteosinophilie zu sein.

5. Weitere tuberkulostatische Substanzen.
a) Synthetische Substanzgruppen.

Von Domagk (1949, 1950) und Rist (1948) stammen die Versuche, auf Grund experimenteller Ergebnisse Sulfone in die Therapie der Tuberkulose einzuführen. Eine gewisse Bedeutung haben Diaminodiphenylsulfon, Promin, Diason und Sulfetron erlangt, die folgende Konstitutionsformel aufweisen:

$$\left(NH_2-\bigcirc-\right)_2 SO_2 = 4:4 \text{ Diaminodiphenolsulfon}$$

$$\left(\substack{CH_2OH(CHOH)_4CH-NH-\bigcirc-\\ |\\ SO_3Na}\right)_2 SO_2 = Promin$$

$$\left(\substack{CH_2-NH-\bigcirc-\\ |\\ SO_3Na}\right)_2 SO_2 = Diason$$

$$\left(\substack{\bigcirc-CH-CH_2-CH-NH-\bigcirc-\\ |\qquad\qquad |\\ SO_3Na\qquad SO_3Na}\right)_2 SO_2 = Sulfetron$$

Diese Sulfonderivate zeigen in vitro und zum Teil im Tierversuch eine deutliche Hemmungswirkung (Domagk, Feldman und Mitarbeiter 1948). Die Anwendung beim Menschen scheiterte an der geringen therapeutischen Breite und hohen Toxicität der Substanzen.

b) Antibiotica.

Waksman und Mitarbeiter (1949) beschrieben das gegen Tuberkelbacillen wirksame *Neomycin*. Es wird aus den Streptomyces gradiae gewonnen. Zur Bakteriostase in vitro genügen Konzentrationen von 0,2—1,0 γ/cm^3. Zur Behandlung der menschlichen Tuberkulose applizierten Bogen und Mitarbeiter (1951) Neomycin in Dosen von 0,5—3,0 g täglich oder 1—3mal wöchentlich. Neomycin ist ein wirksames Tuberculostaticum, erfährt aber in der Anwendung beim Menschen wegen seiner ausgesprochenen Toxicität eine starke Einschränkung.

Viomycin ist ein aus Streptomyces puniceus gewonnenes Antibioticum. Nach Hobby und Mitarbeiter, Steenken und Wolinsky (1951), Youmans und Mitarbeiter (1951) entfaltet Viomycin seine in-vitro-Wirksamkeit bei Konzentration von 1—12 γ/cm^3. Der tuberkulostatische Effekt im Tierversuch erstreckt sich auch auf Streptomycin-, INH- und PAS-resistente Stämme. Viomycin wird intramuskulär verabreicht. Nach Payne und Mitarbeiter hat sich eine Dosierung von 2,0—2,5 g pro die, jeden 3. Tag verabreicht, bewährt. Die Tagesdosis wird in zwei Teildosen in einem Abstand von 12 Std gegeben. Es empfiehlt sich aus verschiedenen Gründen (Toxicität, Resistenz, Wirksamkeit), Viomycin mit anderen Tuberculostatica zu kombinieren. Die Ausscheidung des Viomycins erfolgt zu einem großen Teil durch die Nieren. Nebenerscheinungen sind denen des Streptomycins ähnlich und gehen ebenfalls der Höhe der Dosierung parallel. Schädigungen des N. acusticus und vestibularis kommen bei einer Dosierung von 2—3 g täglich nach Welch in 20—25% vor. Allergische Reaktionen, Beeinträchtigung der Nierenfunktionen (Albuminurie, Cylindrurie) und Störungen im Mineralhaushalt (Ödeme) sind weitere Nebenerscheinungen. Eine abschließende klinische Beurteilung der Wirksamkeit bei Lungentuberkulose ist zur Zeit noch nicht möglich.

Auch Aureomycin, Terramycin, Mycomycin und dem Penicillinsalz Orthooxyprocain-Penicillin werden tuberkulostatische Eigenschaften zugesprochen. Praktisch können sie als Komponenten einer Kombinationsbehandlung verwendet werden. Klinisch ist eine abschließende Bewertung auch für diese Medikamente noch nicht möglich.

6. Kombinationsbehandlung.

Für die gesamte chemische und antibiotische Therapie spielt das Resistenzproblem eine entscheidende Rolle. Die Fähigkeit der Tuberkelbacillen, arzneifest zu werden, stellt einen Faktor dar, der bei den therapeutischen Erwägungen berücksichtigt werden muß. Die Resistenz ist der große Gegenspieler der Chemotherapie. Resistente Stämme können primär vorhanden sein oder sekundär durch Selektion und Mutation auftreten. In einer Gesamtpopulation bleiben durch Selektion gegen ein bestimmtes Bacteriostaticum resistente Stämme zurück oder es entwickeln sich resistente Stämme durch Mutation. Die Resistenz gegen ein Chemotherapeuticum kann vollständig (absolut) oder unvollständig (relativ) sein. Die Erfahrungen zeigen, daß die Resistenzentwicklung von der Dosierungshöhe und der Dauer der Behandlung abhängt. Für Streptomycin kann angenommen werden, daß bei üblicher Dosierung nach einer Behandlungsdauer von 60 Tagen rund 50%, von 120 Tagen rund 80% der Patienten resistent werden (Steenken 1948). Die Neigung zur Resistenzentwicklung gegenüber PAS ist wesentlich geringer als gegenüber Streptomycin. Bei üblicher Dosierung und peroraler Applikation ist gegen PAS nach rund 6 Monaten in 53% mit Resistenzentwicklung zu rechnen (CARSTENSEN und ANDERSEN). Nach E. BERNARD und Mitarbeiter (1953) tritt die Resistenz gegenüber INH bei üblicher Dosierung nach einem Monat in 15%, nach 2 Monaten in 58% und nach über 3 Monaten in 84% auf.

Der Hauptzweck der *Kombinationsbehandlung* liegt in der *Verhinderung oder mindestens Verzögerung der Resistenzbildung der Tuberkelbacillen gegen die Chemotherapeutica*. Werden zwei oder mehrere wirksame Substanzen in Kombination gleichzeitig oder intermittierend gegeben, kommt es wesentlich seltener und später zur Resistenzentwicklung (WIESMANN 1953). Durch Kombinationsbehandlung werden nach STAUB Stoffwechselsysteme des Tuberkelbacillus gleichzeitig geschädigt. TEMPEL und Mitarbeiter stellten fest, daß entgegen dem hohen Prozentsatz der Resistenz bei isolierter Streptomycin- oder PAS-Medikation mit der kombinierten intermittierenden Streptomycin-PAS-Behandlung keine Resistenzbildung eintritt (Abb. 19).

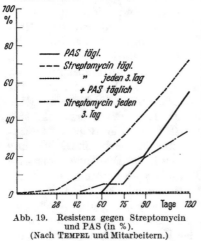

Abb. 19. Resistenz gegen Streptomycin und PAS (in %).
(Nach TEMPEL und Mitarbeitern.)

TANNER, WIESMANN und BAER (1952) sahen bei keinem von 13 Patienten, die intermittierend und kombiniert mit Streptomycin und PAS über 90 Tage behandelt worden waren, eine Resistenzbildung gegenüber den beiden Medikamenten auftreten. DUROUX und COLETSOS (1951) fanden bei der Kombinationsbehandlung von PAS-Infusionen und Streptomycin (60— 200 g) nur in 5% Resistenzbildung auf Streptomycin, eine Resistenz auf PAS konnten sie nicht beobachten. Die Kombination Streptomycin-INH (bei einer Dosierung von 2 g Streptomycin jeden 3. Tag plus 150 mg INH täglich) verhindert nach DYE, LYNCH und BRESS eine Resistenzbildung ebenfalls. TANNER (1953) sieht im periodischen Wechsel von Streptomycin und INH in Kombination mit PAS als Basismedikation ebenfalls eine zuverlässige Resistenzprophylaxe (Abb. 21).

MOESCHLIN und DEMIRAL (1950) kommen auf Grund tierexperimenteller Untersuchungen zu folgender Abstufung der Wirkungsgrade: 1. Streptomycin + PAS; 2. Streptomycin allein; 3. Streptomycin + Thiosemicarbazone; 4. PAS allein; 5. Thiosemicarbazon allein. Die Wirkungssteigerung bei der Kombinationsbehandlung ergibt sich aus einem positiven Synergismus infolge der verschiedenen Angriffspunkte der einzelnen Mittel gegen den Tuberkelbacillus (LÖFFLER und MOESCHLIN 1950) und der Verzögerung der Resistenzentwicklung.

Der bakteriostatische Effekt der Kombination kann nach STAUB additiv oder potenziert auftreten. COLETSOS (1952) sieht in der Verbindung Streptomycin-PAS einen Wirkungssynergismus, in der Kombination PAS-INH eine zeitweise additive Wirkung, die der Verbindung Streptomycin-INH fehlt.

Zur Zeit stehen zur Kombinationsbehandlung drei wirksame Tuberkulosemittel zur Verfügung. Es sind dabei 4 Kombinationsmöglichkeiten gegeben:

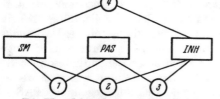

1. Streptomycin-PAS,
2. Streptomycin-INH,
3. PAS-INH,
4. Streptomycin-PAS-INH.

Die Kombinationen *1* (SM-PAS) und *3* (PAS-INH) werden am häufigsten angewandt. Die Kombination *2* (SM-INH) wird verschieden bewertet. COLETSOS

(1952) nimmt eine Asynergie bzw. Indifferenz, CZYBALSKI (1952) einen Antagonismus beider Substanzen an und empfehlen eine alternative Applikation, STAUB (1953) beobachtete von der Kombination SM-INH eine gute Wirkung. Es erscheint zweckmäßig, zur Vermeidung simultaner Resistenzbildungen die Gesamtdosis niedrig zu halten, um die volle Wirkungsintensität beider Medikamente in Reserve zu haben. Die Kombination *4* (SM-PAS-INH) ist von hoher Wirksamkeit, Resistenzbildungen sind selten, sie schränkt die Variabilität der Behandlungsmöglichkeit jedoch ein.

Über Erfolge der Kombinationsbehandlung bei der Lungentuberkulose berichten zahlreiche Autoren. Die Behandlungsergebnisse der Kombinationen Streptomycin-PAS und INH-PAS vergleichen DÜGGELI u. TRENDELENBURG (1953) (Abb. 20).

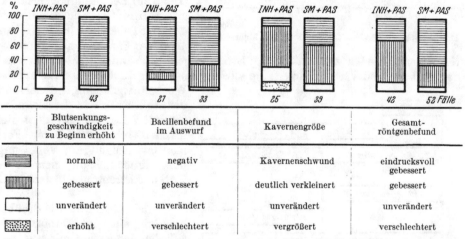

Abb. 20. Endresultate der 4 Hauptkriterien nach 3monatiger Behandlung mit INH + PAS, Streptomycin (SM) + PAS bezogen auf den Anfangsbefund. (Modifiziert nach DÜGGELI und TRENDELENBURG.)

Die beiden Kombinationen zeigen relativ parallele und eindeutige klinische Erfolge, wobei der Kombination Streptomycin-PAS etwas bessere Ergebnisse zukommen. Die Autoren sehen bei der Kombination Streptomycin-PAS eine über die Behandlungsdauer von 3 Monaten sich gleichmäßig erstreckende Wirkung auf den Bacillenbefund, während bei der Medikation INH-PAS dieser Effekt nach der 8. Behandlungswoche abfällt. Während nach 3 Monaten Behandlung mit Streptomycin-PAS Kavernenschwund in rund 40% und -verkleinerung in 51% eintrat, fand sich bei der Kombinationsbehandlung INH-PAS Kavernenschwund in rund 10%, Kavernenverkleinerung in rund 10%. Für die beiden Autoren stellt die Verbindung von Streptomycin + PAS die optimale Kombination dar. Die Verbindung INH-PAS besitzt nach ihnen einen ähnlichen, jedoch weniger intensiven Effekt. Auch TEMPEL und Mitarbeiter erreichten mit der Kombination Streptomycin-PAS am häufigsten ein Negativwerden des Sputums und den höchsten Prozentsatz röntgenologischer Besserungen. MOUNT und FEREBEE kommen nach Auswertung der Behandlungsbreite von 649 Patienten mit den Kombinationen Streptomycin-PAS und Streptomycin-INH zu ungefähr gleich gutem Erfolg.

Für die praktische Durchführung der kombinierten Chemotherapie stehen grundsätzlich 2 Wege offen: die Stoßtherapie und die Dauermedikation. Das Vorgehen richtet sich nach Form, Ausdehnung und Aktivität der Tuberkulose, nach der vorausgegangenen spezifischen Behandlung und nach der Empfindlichkeit der Tuberkelbacillen.

Die Stoßtherapie wird bevorzugt, wenn ein akutes, schweres Zustandsbild den Organismus bedroht und wird namentlich bei frischen exsudativ-kavernösen Tuber-

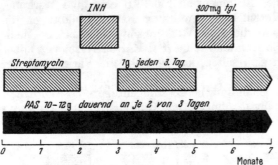

Abb. 21. Schaukeltherapie. (Nach Tanner und Mitarbeitern.)

kulosen, frischen hämatogenen oder bronchogenen Streuungen beginnender und rezidivierender Tuberkulosen indiziert sein. Die Stoßtherapie kann mit hohen Dosen PAS per infusionem allein oder in Kombination mit Streptomycin durchgeführt werden, wie sie von Löffler und Moeschlin (1950) zur Behandlung der Meningitis tuberculosa angegeben wurde. Wir geben 20 g PAS (Gehalt an reiner Säure) täglich und in-

termittierend jeden zweiten Tag 1 g Streptomycin. Die Dauer richtet sich nach der Wirkung und Verträglichkeit. Im allgemeinen ist die akute Phase nach 6—8 Wochen abgefangen, seltener muß die Stoßtherapie in derselben Intensität fortgesetzt werden. Bei frischen, sehr exsudativen Formen mit Neigung zu Verkäsung und Einschmelzung ziehen wir PAS und Streptomycin dem INH vor.

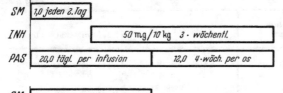

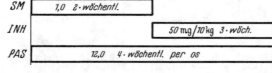

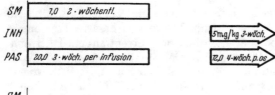

Es ist ratsam, an die Stoßbehandlung eine „gedämpfte" spezifische Medikation mit nur verzettelten PAS-Gaben per infusionem oder auch die Kombination PAS-Streptomycin anzuschließen. Bei wenig exsudativen oder subakuten Prozessen kann die sehr wirksame Kombination PAS-INH gegeben werden. Nach Mount und Ferebee werden PAS oral (10—12 g) und INH (150—300 g) täglich verordnet. Wir ziehen eine intermittierende Applikation von PAS und INH gleichzeitig an 3—4 Wochentagen gegeben, vor.

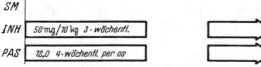

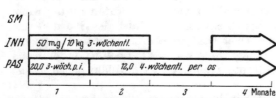

Abb. 22. Beispiele chemotherapeutischer Kombinationen.

Die Dauermedikation bei schwer zu inaktivierenden Tuberkuloseformen soll am besten als intermittierende Zweierkombination mit PAS als Basistherapeuticum und Streptomycin und INH als synergetische Zusatzmedika-

tion durchgeführt werden. Tanner (1953) hat zur Dauerbehandlung (bis 10 Monate) eine Schaukeltherapie vorgeschlagen nach folgendem Schema (Abb. 21).

Wie die konservative und operative Behandlung ist die Chemotherapie eine Komponente der Tuberkulosebehandlung. Die Vielgestaltigkeit der tuberkulösen Erscheinungsformen gestattet kein schematisches Vorgehen. Der therapeutische Gesamtplan muß sich dem Einzelfall anpassen. Der Einsatz der therapeutischen Möglichkeiten im Zeitplan hat sich nach Form und Ablauf zu richten und ihr Schwergewicht ist jeweils so zu verteilen, daß eine optimale Wirkung resultiert. Die Widerstandskräfte des Organismus dürfen nicht außer acht gelassen werden. Die Chemotherapie soll nur einsetzen, wenn der Organismus sie braucht. Oft genügt eine zeitlich begrenzte chemotherapeutische Unterstützung, um die Heilungsvorgänge definitiv in Gang zu bringen. Entwicklungstendenz der Tuberkulose und Leistungsfähigkeit des Organismus müssen durch chemotherapiefreie Intervalle abgetastet und erkannt werden. Bei Berücksichtigung dieser Bedingungen gestaltet sich die praktische Durchführung der Chemotherapie relativ frei und unschematisch. Von den verschiedenen Möglichkeiten der Kombinationsbehandlung geben wir einige Beispiele (Abb. 22).

Eine in ihrer Wirksamkeit kontrollierte Chemotherapie ist nur möglich, wenn in periodischen Abständen die Sensibilität der Erreger überprüft wird. Bei sachgemäßer Durchführung der Chemotherapie ist Resistenzentwicklung allerdings kaum mehr zu befürchten, um so weniger, als Kombination der Medikamente, verzettelte Einzelgaben, niedrige Gesamtdosierung den Schwellenwert zur Resistenzbildung selten erreichen lassen.

7. Indikation zur Chemotherapie.

Die Chemotherapie bedarf einer differenzierten Indikationsstellung und hat sowohl in bezug auf die Form wie auf den Zeitpunkt gezielt einzusetzen. Wir unterscheiden bei der Lungentuberkulose absolute und relative Indikationen. Eine absolute Kontraindikation gibt es nicht, jedoch gibt es Formen, bei denen eine Chemotherapie nicht notwendig oder nicht wirksam ist. Die Chemotherapie hat, um das bakteriostatische Potential nicht unzeitig und vorzeitig zu erschöpfen, ökonomisch zur Anwendung zu gelangen.

a) Primärtuberkulose.

Die Primärtuberkulose des Kindes zeichnet sich im allgemeinen durch Hervortreten der Drüsenkomponente, geringe Neigung zu Zerfall, durch einen günstigen Verlauf und spontane Rückbildungstendenz aus. Dementsprechend ist die Chemotherapie nur indiziert, wenn außergewöhnliche Ausdehnung des Befundes, febriles Zustandsbild, drohende hämatogene Generalisation oder ungenügende und verzögerte Rückbildungstendenz aktiveres Eingreifen erfordern. Auch BRÜGGER (1950) verzichtet bei gutartigen endothorakalen Primärtuberkulosen vorerst auf die Chemotherapeutica. Bei der Säuglingstuberkulose, die unter wesentlich größerer Gefahr der Progression und der Streuung steht, ist Chemotherapie meist angezeigt.

Die Primärtuberkulose des Jugendlichen und des Erwachsenen hat eine starke Neigung zur phthisischen Evolution, die auf hämatogenem und bronchogenem (Drüsendurchbruch) Wege erfolgt. Auf die Drüsenkomponente wirkt sich die Chemotherapie nur beschränkt aus. Ihre Indikationen stellen sich daher häufiger bei den Formen mit vorwiegend parenchymatöser Beteiligung. Massivere Infiltrate mit oder ohne Zerfall, Infiltrierungen, ausgedehntere Streuungen, frischere kavernöse Tuberkulosen sprechen im allgemeinen auf die Chemotherapie gut an. Auch ist sie indiziert bei Drüsenfisteln des Hilus zur Behandlung der lokalen Läsion selbst und zur Abschirmung der Streuquelle. Bei gutartigeren pulmonalen Prozessen ist eine vorerst abwartende Haltung angezeigt.

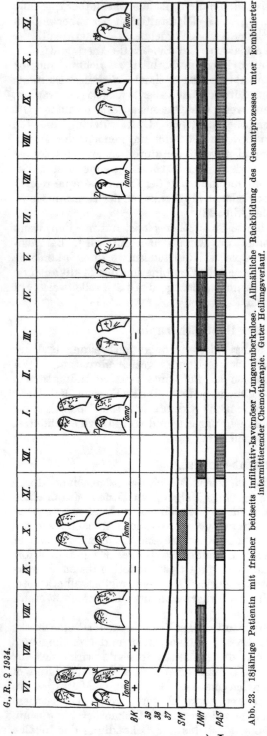

Abb. 23. 18jährige Patientin mit frischer beidseits infiltrativ-kavernöser Lungentuberkulose. Allmähliche Rückbildung des Gesamtprozesses unter kombinierter intermittierender Chemotherapie. Guter Heilungsverlauf.

b) Sekundärtuberkulose.

Diskrete, diffuse massive Lungenstreuung und Pleuritis exsudativa sind die wichtigsten Erscheinungsformen hämatogener Lungentuberkulosen. Für das therapeutische Vorgehen besteht kein Unterschied zwischen Früh- oder Spätstreuung. Die Chemotherapie soll die meist kryptogene Streuquelle und die hämatogene Metastase treffen. Bei der diskreten ein- oder beidseitigen apikalen Streuung ist eine abwartende Haltung so lange gerechtfertigt, als eine Tendenz zur phthisischen Evolution nicht im Vordergrund steht. Hingegen ist bei der massiven klein- oder grobherdigen hämatogenen Streuung (Miliaris diffusa) die chemotherapeutische Stoß- und Dauerbehandlung absolut indiziert, zumal die frischen Lungenherde von ihr meist gut beeinflußt werden. Ob gleichzeitig eine Einwirkung auf extrapulmonale Herde erreicht wird, können erst spätere Vergleichsuntersuchungen ergeben. Bei der *Pleuritis exsudativa* als Manifestation des hämatogenen Geschehens, in Form der juxta- und postprimären Pleuritis, haben Löffler und Jaccard (1952) durch die Chemotherapie keinen Soforterfolg beobachten können. Der klinische Verlauf war bei unbehandelten und spezifisch behandelten Fällen ungefähr gleich, die Dauer des Fiebers und der Ablauf der Krankheit konnten weder wesentlich beeinflußt noch abgekürzt werden. Nach den beiden Autoren spielen bei der Pathogenese der Pleuritis exsudativa von den Tuberculostatica nicht erfaßbare nichtbacilläre Faktoren die Hauptrolle; zur Behandlung des auslösenden tuberkulösen Grundprozesses und der Streuung sei ein chemotherapeutisches Vorgehen jedoch angezeigt.

c) Lungenphthise.

Die tertiäre Lungentuberkulose verlangt im allgemeinen eine weite Anwendung der Chemotherapie. Die meist über Monate oder sogar Jahre verlaufende

Erkrankung erfordert einen vorausschauenden Gesamtplan konservativer, chemotherapeutischer und operativer Behandlung, in dem die Chemotherapie dem wechselnden Zustandsbild angepaßt und gezielt eingebaut werden muß (Abb. 23).

Auch bei der Phthise steht die Behandlung des frischen Herdes, sowohl der Beginnformen wie auch späterer Schübe, im Vordergrund. Demnach stellen sich folgende Indikationen:

α) frische Infiltrate;

β) frische akute und subakute kleinherdige, grobherdige Streuungen;

γ) frische Streuungen und Infiltrate bei chronischen Prozessen.

δ) frische Kavernen, selbständig oder mit Kollapsbehandlung;

ε) die Lungentuberkulose komplizierende Schleimhauttuberkulose;

ζ) Vorbehandlung nicht operationsreifer Fälle;

η) als Operationsschutz gegen Streuungen bei prä- und postoperativer Applikation;

ϑ) bei Lungenblutungen als Streuprophylaxe.

Die Wirksamkeit der Chemotherapie bei den Formen der angeführten Indikationen ist ungefähr gleich zu bewerten. Sind operative Eingriffe im Gesamttherapieplan eines Einzelfalles wahrscheinlich, ist es ratsam, die Kombinationsbehandlung ohne oder mit geringen Mengen Streptomycin durchzuführen, um das volle Streptomycinpotential im Zeitpunkt des Eingriffes zur Verfügung zu haben.

Bei *chronischen, cirrhotisch-kavernösen Phthisen* ist die Chemotherapie namentlich in Kombination mit INH imstande, wesentliche Besserung des subjektiven Allgemeinbefindens, des Appetits und Gewichts, Verringerungen physischer Beschwerden, vorübergehende Bacillenfreiheit zu erzielen, allerdings meistens ohne wesentliche Beeinflussung des röntgenologischen Befundes.

Wenn auch, wie schon erwähnt, durch die Chemotherapie Rückbildungen von Kavernen möglich sind, so werden Heilungen oft erst durch die Kombination von Kollaps- und Chemotherapie erreicht. Die Indikationsstellung zur Kollapsbehandlung hat durch die chemisch-antibiotische Behandlung sogar eine Erweiterung erfahren. Eine Verschiebung ist insofern eingetreten, als sich heute bei zahlreichen Fällen eine Operation erübrigt, andere früher die Operationsreife erlangen und wieder andere, fortgeschrittene, erst seit der Möglichkeit einer wirksamen spezifischen Vorbehandlung der Kollaps- oder Resektionsbehandlung zugeführt werden können. Im Einzelfall wird also die Überlegung notwendig sein, wann mit der Chemotherapie und wann mit der Kollapsbehandlung begonnen werden soll. Die Festsetzung dieses Zeitpunktes ist nicht immer leicht. Chemotherapeutica erweisen sich in jedem Stadium der Kollapsbehandlung als wertvolle Hilfsmittel. Durch sie kann bei ausgedehnten, bilateralen Prozessen mit schlechtem Allgemeinbefinden des Patienten die exsudativ-toxische Komponente rascher abklingen, so daß ein Pneumothorax früher angelegt und die Gefahr der Bildung eines Seropneumothorax mit allen seinen Folgen herabgemindert wird. Bei frischen einseitigen oder doppelseitigen phthisischen Prozessen gelingt es leichter die akute Phase zu überwinden und den Tuberkuloseschub zum Erkalten zu bringen, womit früher und oft erst durch die Chemotherapie ein Zustand erreicht wird, in dem für die chirurgische Behandlung wesentlich bessere Erfolgsaussichten bestehen. Auch bei der Kombination von Kollaps- und Chemotherapie soll die Indikationsstellung immer individualisiert und in beweglicher Anpassung auf den Einzelfall ausgerichtet und jede starre Schematik vermieden werden.

Zusammenfassend ist festzustellen, daß die Chemotherapie den wesentlichsten Fortschritt in der Behandlung der Lungentuberkulose der letzten Jahrzehnte darstellt und dem Arzt durch sie Mittel in die Hand gegeben wurden, neue Wege der Tuberkulosebekämpfung zu beschreiten und die alten bewährten konservativen und operativen Maßnahmen auszuweiten und erfolgreicher zu gestalten.

III. Kollapstherapie und Resektionsbehandlung.

Kollaps- und Resektionsbehandlung versuchen auf methodisch verschiedenen Wegen die Heilung der Tuberkulose im erkrankten Organismus herbeizuführen. Beim therapeutischen Kollaps verbleibt der tuberkulöse Herd im Organismus, das Herdterrain wird möglichst ruhig gestellt und in einen für die natürliche Abwehrleistung günstigeren Zustand umgewandelt. Die Resektion erstrebt die isolierte Entfernung des Erkrankungsherdes, um dem Organismus die Überwindung der Allgemeinkrankheit Tuberkulose zu ermöglichen.

Die Lungenkollapstherapie ist geschichtlich mit den Namen Tuffier, Forlanini, Ascoli, Brauer, Murphy, Lemke, Saugman, Jacobaeus, Dumarest, Friedrich, Sauerbruch, Carl und Luzius Spengler, von Muralt u. a. m. verbunden. Brauer versteht unter Lungenkollaps den „Zustand der Lunge, den sie einnimmt, wenn ihr die Möglichkeit gegeben wird, dem ihr innewohnenden elastischen Zug zu folgen und somit zusammenfallen". Brauer prägte als erster 1908 das Wort Lungenkollapstherapie als Sammelbegriff für alle operativen Vorgehen, die durch die Entspannung der Lunge eine günstige Beeinflussung des tuberkulösen Prozesses herbeiführen.

Ganz allgemein wird der Zustand des therapeutischen Lungenkollapses durch Maßnahmen geschaffen, die entweder unter Erhaltung der äußeren Körperform die Lunge von der Thoraxwand abdrängen oder durch plastische Operationen den Thorax passend umformen. Die pathophysiologischen Wirkungen des Lungenkollapses sind nach Brauer (1914):

„1. Der Kollaps kommt der in der tuberkulösen Lunge vorhandenen Schrumpfungstendenz fördernd entgegen, er wirkt schädlichen Organverlagerungen entgegen, engt die größeren Hohlräume, die ohne Entspannung des Lungengewebes nicht heilen können ein und bringt dieselben damit zur Ausheilung.

2. Die Kollapstherapie schafft veränderte physiologische Verhältnisse und sucht diese in einer kollabierten und ruhig gestellten Lunge neu auftretenden Verhältnisse zur Anregung heilender Faktoren auszunützen."

K. E. Ranke (1922) sah den wesentlichen Faktor der Kollapsbehandlung in einer Lokalwirkung, wenn er in seinen Betrachtungen über den Pneumothorax schreibt, daß „die Anlage und Erhaltung eines künstlichen Pneumothorax keine Allgemeinbehandlung, sondern die Behandlung eines einzelnen Organs, sogar eines einzelnen Organteils mit den in ihm gelegenen Krankheitsherden, also eine reine Lokalbehandlung darstellt." „Die Wirkung auf einen Herd, selbst wenn das krankhafte Geschehen gerade in ihm zeitweise den Ausschlag für den Gesamtzustand gibt, kann niemals als Behandlung der Tuberkulose selbst angesprochen werden."

Wurm (1938) sieht die pathologisch-anatomischen Grundlagen der Kollapsbehandlung in folgenden Momenten:

1. physiologische Wirkungen des Lungenkollapses durch Abnahme der Atmung infolge Entspannung,

2. Verlangsamung der Lymphbewegung durch Herabsetzung der Atembewegung (Tendeloo 1908),

3. Stoffwechselveränderungen (verringerte O_2-Aufnahme und CO_2-Ausscheidung).

Die Verminderung der Sauerstoffbefriedigung verschlechtert das Terrain für den aeroben Tuberkelbacillus (Yoon, Coryllos 1934). Nach Brauer (1906) und Shingu (1906) bedingt die Verlangsamung des Lymphabflusses eine gleichzeitige Verminderung der Toxinausschwemmung aus dem tuberkulösen Herd, die konsekutive diffuse Durchtränkung des umgebenden Lungengewebes mit einer schwach toxinhaltigen Lymphe bewirkt reaktiv eine Vermehrung der indurativen Gewebsreaktion und schließlich hat die Hemmung der Toxinausschüttung eine Hebung der allgemeinen Widerstandskraft zur Folge.

Die Resektion als Methode zur radikalen Entfernung erkrankter Lungenteile ist ungefähr so alt wie die Kollapschirurgie und geht auf die Namen TUFFIER (1891), LAWSEN (1893), W. McEWEN (1897) zurück. Breite und erfolgreiche Anwendung in der Behandlung der Lungentuberkulose konnten diese großchirurgischen Eingriffe jedoch erst seit der modernen Erforschung des bronchosegmentären Aufbaues der Lunge, der Chemotherapie und der Einführung der intrachealen Narkosetechnik finden. Es waren vor allem SAUERBRUCH (1911, 1920), H. BRUNN (1929), CORYLLOS (1930), CHURCHILL (1937), OVERHOLT (1939), A. BRUNNER u. a. m., welche die Resektionsverfahren methodisch ausbauten.

Die Resektion erstrebt die Entfernung des tuberkulösen Herdes. Es liegt in der Natur der Tuberkulose mit ihrem polymorphen Erscheinungsbild und der meist multilokulären Anlage, daß die radikale Lösung dieser Forderung ohne Opferung vitalen funktionstüchtigen Lungengewebes kaum möglich ist und oft nur die Beseitigung des aktiven Haupterkrankungsherdes (Kaverne, Tuberkulom) erreicht werden kann. Mit der Entfernung dieses Herdes, der in seinen aktiven Phasen Hauptstreuungs- und in seinem inaktiven Zustand Hauptrezidivquelle sein kann, ist für den Organismus und die Heilung der Tuberkulose oft Entscheidendes gewonnen.

Die Entwicklung der Lungenchirurgie der letzten Jahre ging dahin, Methoden zu schaffen, das Ausmaß von Kollaps und Resektion möglichst rationell zu gestalten und gesunde, von der Tuberkulose nicht betroffene Lungenpartien zu schonen und funktionell zu erhalten. Dieser Weg zeigt sich in dem Bestreben, möglichst reversible oder selektive, nur auf das erkrankte Gebiet beschränkte irreversible Kollapszustände zu schaffen (Selektionspneumothorax, gezielte Teilplastik, gezielte Plombe usw.) und auch die Technik der Exhairese zur Entfernung kleiner Erkrankungsbezirke (Enucleation, Subsegment- und Segmentresektion) zu entwickeln. Ganz allgemein sind wir, wie ALEXANDER (1931), der Auffassung, daß solange eine konservative Behandlung Aussicht auf Erfolg bringt und innerhalb nützlicher Frist eine wesentliche Stabilisierung oder Heilung der Tuberkulose erwartet werden darf, kein Grund zu chirurgischem Vorgehen gegeben ist. Andererseits werden wir mit W. SCHMIDT (1938) uns zu aktiv-chirurgischem Vorgehen entschließen, wenn dadurch wesentliche Aussichten auf Heilung bestehen.

Wir haben bei jeder chirurgischen Tuberkulosebehandlung Indikation, Operationsverfahren und Zeitpunkt der Intervention festzulegen und dabei in erster Linie klinisches und röntgenologisches Erscheinungsbild, Dynamik und Phasenbeziehung des Prozesses und Zustand und Alter des Kranken zu berücksichtigen. Wie für BAER (1926) und W. SCHMIDT (1938) die Kollapstherapie praktisch hauptsächlich Kavernentherapie darstellte, bleibt auch die durch die Resektionsverfahren erweiterte Lungenchirurgie im wesentlichen eine Therapie der tuberkulösen Kaverne.

Zur chirurgischen Behandlung der Lungentuberkulose stehen uns heute folgende Verfahren zur Verfügung:

1. intrapleurale Eingriffe (Pneumothorax, Thorakokaustik, Oleothorax),

2. extrapleuraler, operativ erzeugter räumlicher Lungenkollaps (Pneumolyse, Plombe, Plastik),

3. Eingriffe am neuromuskulären Apparat des Thorax (Phrenicusausschaltung, Scalenotomie, Intercostalmuskellähmung, Pneumoperitoneum),

4. direkte Kavernenbehandlung (Methode nach Monaldi, Speleotomie, Speleostomie, transthorakale und endobronchiale Absaugung und Instillation),

5. Resektion erkrankter Lungenabschnitte (Enucleation, Subsegment- und Segmentresektion, Lobektomie, Pneumonektomie, Pleuropneumonektomie),

6. Dekortikation.

Jedes dieser Verfahren hat seinen Indikationsbereich; die Grenzen sind nicht schematisch festzulegen und abzustecken, überschneiden sich oft und richten sich nach Erfahrung und individueller Anschauung des Arztes.

1. Pneumothorax.

a) Geschichtliches.

Es ist das große Verdienst Carlo Forlaninis, auf zahlreichen Quellen vom Altertum bis zu seiner Zeit fußend, eine Kollapsmethode entwickelt zu haben, die sich als Großtat der Medizin erwies. Forlanini gab 1882 Indikation, Technik, Heilmechanismus usw. seiner Methode bekannt und beschrieb bereits 1906 die wesentlichsten Grundsätze der Pneumothoraxbehandlung, die in ihrer historischen Einmaligkeit wiedergegeben werden sollen: „Den phthisiogenen Prozeß in der Lunge von einem besonderen Gesichtspunkte aus betrachtend, hatte ich bereits im Jahre 1882 den Vorschlag gemacht, die Lungenschwindsucht mit Hilfe vom künstlichen Pneumothorax zu behandeln. Aber erst 1892 war es mir möglich, diesen Vorschlag zur praktischen Ausführung zu bringen." „Meine Anschauung über den phthisiogenen Prozeß in der Lunge führt zu dem Schlusse, daß derselbe zum Stillstand kommen und die Lunge folglich heilen müsse, sobald letztere zur absoluten Ruhe gebracht ist. Dieselbe kann durch Pneumothorax — sowie durch eine pleuritische Ansammlung überhaupt — erzielt werden. Daher mein Vorschlag der Behandlung einseitiger Lungenschwindsucht durch Erzeugung von Pneumothorax auf der entsprechenden Seite." „Es muß dafür gesorgt werden, daß der Pneumothorax sowohl in bezug auf das erforderliche Volumen als auch auf den gewünschten Druck während der ganzen zur Wiederherstellung der anatomischen Veränderungen nötigen Zeit stets und ununterbrochen sich gleich bleibe. Aus dem Umstande, daß die Luft von der Pleura fortwährend resorbiert wird, und der Pneumothorax infolgedessen von Anfang an eine Verkleinerung seines Volumens erleidet, ergibt sich die Notwendigkeit einer kontinuierlichen Wiederversorgung mit Luft, und zwar in einer der resorbierten entsprechenden Menge." „Ist die Schwindsucht eine einseitige und gelingt es, einen vollständigen Pneumothorax zu erzeugen und ihn lange Zeit hindurch zu erhalten, so tritt Heilung unter folgendem Verlauf ein: es erfolgt zunächst (aber nicht konstant) Erhöhung des Fiebers und Vermehrung des Auswurfs, darauf allmähliche Abnahme und schließlich völliger Schwund desselben; noch bevor der Auswurf gänzlich aufhört, sind Tuberkelbacillen und elastische Fasern nicht mehr nachweisbar. Eine etwaige Miterkrankung der anderen Lunge kontraindiziert die Behandlung nicht; ja, ist dieselbe nur geringgradig affiziert, so kann der Krankheitsprozeß auch in dieser stationär werden und sogar heilen." „Sind die beiden Pleurablätter vollständig verwachsen, so ist die Behandlung aus mechanischen Gründen offenbar unausführbar; auch wenn die Verwachsungen nur partielle sind, können sie mitunter das Erreichen des nötigen Pneumothoraxvolumens vereiteln." „Kontraindiziert ist die Behandlung mit Pneumothorax in Tuberkulosefällen pneumonischer Form mit sehr akutem Verlauf." „Keine Kontraindikation bildet hingegen die Hämoptoe; in einem der ersten meiner Fälle gelang es mir durch den Pneumothorax eine Hämoptoe zu stillen, welche bis dahin jeder Behandlung hartnäckig getrotzt hatte; im übrigen habe ich während der Behandlung keine einzige Lungenblutung zu verzeichnen."

Unabhängig von Forlanini berichtete 1898 Murphy über die Behandlung der Lungentuberkulose mit Pneumothorax. Am weiteren Ausbau und der Verbreitung waren Lemke, L. Spengler (1901, 1910), Mosheim (1905), A. Schmidt (1906), Saugman (1908, 1909, 1914), Dumarest (1910), v. Muralt (1911) u. a. m. beteiligt. Ascoli stellte 1912 der Methode des Überdruck- bzw. Kompressionspneumothorax Forlaninis seine Methode des Unterdruckbzw. Entspannungspneumothorax (Tiefdruck- oder Optimaldruckpneumothorax) entgegen. Der Überdruckpneumothorax mit seiner absoluten Ruhigstellung der Lunge wurde vom dosierten Pneumothorax mit relativer örtlicher Ruhigstellung und Schonung gesunder Lungenteile abgelöst. Schon 1912 hat Ascoli auf die Möglichkeit einer doppelseitigen Pneumothoraxbehandlung hingewiesen.

b) Pneumothoraxkollaps.

Bei vollkommen freiem Pleuraspalt und Fehlen von Verwachsungen führt die Lufteinfüllung zum totalen bzw. kompletten Pneumothorax; flächenhafte oder strangförmige Pleuraobliteration bedingen den partiellen bzw. inkompletten Pneumothorax mit einem die Lunge nur unvollständig umgebenden Luftmantel. Durch das Verfahren der Strangdurchtrennung und Verwachsungslösung ist es möglich, einen Teilpneumothorax in einen totalen Pneumothorax umzuwandeln. Nicht nur der komplette Pneumothorax, auch ein partieller, der selektiv den erkrankten Lungenabschnitt erfaßt und ruhigstellt, kann ein therapeutisch wirksamer sein. Als Optimalkollaps ist derjenige Kollapszustand anzusprechen, der bei maximaler Schonung des gesunden Lungengewebes eine Heilung des kranken Herdes in nützlicher Frist zu erreichen vermag. Der Organismus kommt dem Pneumothoraxkollaps insofern oft entgegen, als namentlich die kranken Lungenpartien eine größere Entspannung besitzen und zu aktiver Kontraktion neigen (BARLOW 1923, CARDIS 1937, BRONKHORST und DIJKSTRA 1940, STURM 1947). Diese selektiven Kollapsvorgänge treten in gewissem Sinne automatisch ein; sie können durch die Behandlung kaum beeinflußt werden und werden von manchen Autoren als zielgerichtete Abwehrmaßnahmen des Organismus angesehen. Vom Selektivkollaps nicht nur graduell, sondern auch funktionell, namentlich in seiner ungünstigen Auswirkung zu unterscheiden ist die sog. Selektivatelektase, die meist eine Resorptionsatelektase durch stenosierende Bronchustuberkulose oder über das Ziel aktiv-reaktiver Abwehr hinausschießende Kontraktionsatelektase darstellt.

c) Indikation.

Die Indikation zur Pneumothoraxtherapie hat in den 60 Jahren des Bestehens dieser Methode mehrfache Wandlungen erfahren. In der Frühzeit der Pneumothoraxära galt die Einseitigkeit des Prozesses als Voraussetzung. So stellte für v. MURALT (1922) „die schwere einseitige oder vorwiegend einseitige Erkrankung ohne Pleuraverwachsung" die ideale Pneumothoraxindikation dar. H. FREY betrachtete die schwere, unstillbare Lungenblutung, die primäre progressive unilaterale Phthise und die fortgeschrittene chronische Phthise mit progressivem Charakter und mit Einschmelzungen als absolute Anzeigen zur Pneumothoraxbehandlung. Für DUMAREST (1910) war in erster Linie die tuberkulöse Kaverne, für ULRICI (1935) sogar das Frühinfiltrat eine Voraussetzung zur Pneumothoraxtherapie: „die Lungenkollapsbehandlung kann nicht leicht zu früh kommen. Leider kommt sie oft zu spät" (ULRICI). In der Folge erstreckte sich die Anzeige auch auf beidseitige und schwere Tuberkuloseformen und es entwickelte sich die Auffassung von der primären Pneumothoraxindikation. Der Pneumothorax bildete das Verfahren der Wahl. Die übrigen chirurgischen Kollapsmethoden traten hinter ihm zurück und waren erst sekundär indiziert. Immerhin warnte KREMER 1933 vor einer Anwendung des Pneumothorax bei frisch einschmelzenden, auch größeren Infiltraten. Wenn heute die Pneumothoraxmethode einer rückläufigen Tendenz unterworfen ist und die Zahl der Pneumothoraxbehandlungen abgenommen hat, so waren dafür verschiedene Momente ausschlaggebend. Zunächst haben statistische Untersuchungen (DROLET, SODERSTROM, BACKER, BERG u. a.) auf unbefriedigende Ergebnisse dieser Behandlungsmethode hingewiesen. Aus kritischen Spätuntersuchungen lernte man die Gefahren der Pneumothoraxbehandlung kennen: Pleuraverschwartung infolge Exsudat- und Empyembildung, irreversible Atelektasen durch Bronchusstenosen und Bronchustuberkulose. Die sog. „starre Lunge" ist eine häufige Komplikation des Pneumothorax und ist meist mit hochgradigen Funktionseinbußen respiratorischen Parenchyms verbunden. Verschiedene Autoren wie DUMAREST (1945), HAYES (1950), MASCHER (1950), LECOEUR (1950), BÖHM (1951) und MARK (1953) bewerten die Bronchustuberkulose als Kontraindikation zur Pneumothoraxbehandlung. Eine weitere

Einschränkung hat diese Methode, wie das Kollapsverfahren überhaupt, durch die Möglichkeit der Resektion des Krankheitsherdes erfahren. Im allgemeinen haben für die Indikation zum Pneumothorax zwei grundsätzliche Fragen abgeklärt zu werden. Erscheint nach Form und Ausdehnung des Prozesses eine dauernde Heilung durch den reversiblen Kollaps möglich? Große Kavernen rezidivieren nach Auflassen eines Pneumothorax durch Zerrung der Narbe relativ oft. Wird mit gewisser Wahrscheinlichkeit der vorliegende tuberkulöse Prozeß

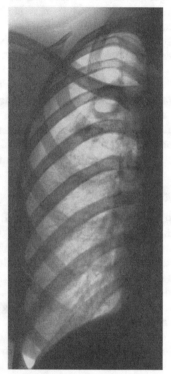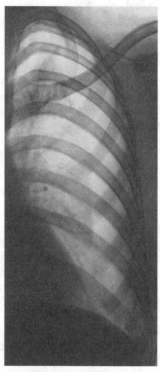

Abb. 24a. 5. 10. 48.   Abb. 24b. 24. 6. 48.

Abb. 24a u. b.   19jährige Patientin mit bilateralem Pneumothorax.   Nach abgeheilter Primärtuberkulose (Residuen des Primärkomplexes links) entstandene Pubertätsphthise. Infiltrative, zuerst links (b), dann rechts (a) kavernöse Lungentuberkulose. Pneumothoraces mit Spitzenadhäsionen, durch Kaustik komplettiert (Abb. 24 c).

vom Pneumothorax optimal erfaßt? Verkäsende, massiv infiltrative Prozesse, Cirrhosen können dem Kollaps oft keine Folge leisten.

Wenn wir im folgenden versuchen, die heute gültigen Grundsätze zur Pneumothoraxbehandlung darzulegen, sind wir uns bewußt, daß wir nur einen subjektiven Standpunkt einnehmen können; die Meinungen hierüber sind noch sehr in Bewegung und eine einheitliche Auffassung der Pneumothoraxindikation besteht heute nicht. Von den warmen Befürwortern der Methode (DUMAREST 1945, CARPI 1952) bis zu den extrem sie ablehnenden Ärzten (J. N. HAYES) sind alle Meinungen vertreten.

Nach der heutigen Auffassung ist die *Einseitigkeit des Prozesses keine* Vorbedingung mehr, da wir in der Lage sind, ohne wesentliches Risiko für den Kranken, mit Erfolg doppelseitige kavernöse Lungenprozesse mit beidseitigen, gleichzeitig geführten Pneumothoraces zu behandeln (Abb. 24a—c).

Auch die fieberhafte Tuberkulose stellt an sich keine absolute Gegenindikation dar. Haben wir doch schon in der vorantibiotischen Ära auf eine Pneumothoraxanlage hin vorher wochenlang bestehendes Fieber in einigen Tagen absinken und die Erholung des Patienten einleiten gesehen. Je stabilisierter jedoch im allgemeinen die Tuberkulose ist, um so günstiger wird selbstverständlich die Aussicht auf Erfolg sein. Bei hochaktiven exsudativen und ausgedehnten Tuberkuloseformen soll erst dann der Pneumothorax angelegt werden, wenn eine konservative und chemisch-antibiotische Vorbehandlung im Rahmen einer Heilstättenkur den Charakter des Prozesses gebessert hat. Heilstättenkur und Chemo-

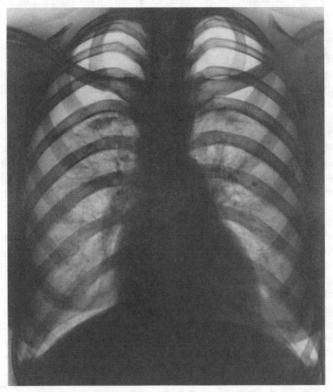

Abb. 24 c. Doppelseitige, durch beidseitige Thorakokaustik vervollständigte Pneumothoraces (15. 3. 49).

therapie geben uns die Möglichkeit, im allgemeinen länger „konservativ" zuzuwarten ohne Gefahr zu laufen, den für den Patienten günstigsten Zeitpunkt zum aktiven Eingreifen zu verfehlen. Wir sind heute nicht mehr berechtigt, jede offene Lungentuberkulose der Kollapstherapie zuzuführen. Bei Formen mit kleinstkavernösem Zerfall führen oft Heilstättenkur und spezifisch-chemische Behandlung zu Heilungen. Noch viel zurückhaltender sind wir mit der Pneumothoraxbehandlung bei der geschlossenen Lungentuberkulose und ziehen diese Methode erst dann zu, wenn ein Behandlungserfolg innerhalb nützlicher Frist ausbleibt. Der Pneumothorax kann zu früh und zu häufig angelegt werden. Dies gilt namentlich für Primärtuberkulosen, bei denen die Tendenz zu spontaner Rückentwicklung groß ist. Überdies kann es bei dieser Form relativ häufig zu Lymphdrüsenperforationen mit Bronchusläsionen kommen, so daß Vorsicht doppelt angezeigt ist. Im allgemeinen ist weniger die Phase der Tuberkuloseentwicklung als ihr Erscheinungsbild für die Indikation zur Kollapsbehandlung maßgebend. So können z. B. auch hämatogene Tuberkuloseformen mit ein- oder beidseitig kavernösem Zerfall durch die Pneumothoraxbehandlung einer Heilung zugeführt werden. Mordasini (1946) sieht als wichtigstes Indikationsgebiet zur Pneumothoraxbehandlung die frischen Formen der chronischen Lungentuberkulose. Es ist aber nicht gerechtfertigt, Kollapsbehandlung auf jedes frische Infiltrat auszudehnen. Wir teilen die Auffassung von Dumarest (1943), daß benigne Fälle durch den Pneumothorax unnötig belastet werden, ja daß der Pneumothorax sich sogar schädlich auswirken kann. Eine primäre Pneumothoraxindikation (Sofortbehandlung) ist selten gerechtfertigt. Eine Vorbeobachtungszeit wird Charakter, Dynamik und Verlaufstendenz des Prozesses und die Indikation zur Therapie besser erkennen lassen. Eine Vorbehandlung während einiger Wochen oder Monate mit konservativer Heilstättenkur und unterstützender Chemotherapie kann die Tuberkulose in eine ruhige Phase überleiten und auch eine spontane Rückbildung eher ermöglichen.

In bezug auf die einzelnen Krankheitsformen ist der Pneumothorax indiziert:

1. bei therapieresistenten fortschreitenden infiltrativen Tuberkulosen,
2. bei therapieresistenten tuberkulösen Kavernen mit nicht zu großer Ausdehnung,
3. bei fibrös-kavernösen Prozessen mäßiger Ausdehnung und Cirrhose,
4. bei bronchogenen Streuungen mit Zerfallsneigung oder Zerfall.

Der nach der Pneumothoraxanlage eintretende Kollapszustand kann bei der Indikationsstellung und Einleitung des Pneumothorax natürlich nicht vorausgesehen werden. Es stellt sich somit, sofern die Anlage überhaupt möglich war, nach kurzer Zeit (2—4 Wochen) die Frage, ob die Fortführung bei dem gegebenen Kollapszustand indiziert ist. Die Unterbrechung der Behandlung mit diesem Verfahren ist geboten bei ausgedehnteren Atelektasierungen, Kavernenblähungen, stärkerer exsudativer Pleurareaktion mit Ergußbildung und Vorliegen von komplizierten und ausgedehnten Verwachsungen, die eine Komplettierung des Pneumothorax nur durch riskante und gefahrvolle thorakokaustische Durchtrennungen erreichen lassen würden.

Im Erscheinungsbild der Primärtuberkulose stellen die isolierte gereinigte Primärkaverne und die Primärphthise mit Kavernisierung Indikationen zur Pneumothoraxbehandlung dar, während die lymphobronchogene segmentäre Drüsenstreuung unter Pneumothorax durch komplizierende Atelektasen oft ungünstig beeinflußt wird.

Diskrete und diffuse Streuung des sekundären Formenkreises werden vom Pneumothorax bzw. einer Kollapsbehandlung kaum beeinflußt und sprechen auf Chemotherapie im allgemeinen gut an; die therapieresistente zartwandige Sekundärkaverne kann jedoch eine Pneumothoraxbehandlung erfordern.

Die tertiäre Lungentuberkulose und die Kaverne als phthisische Haupterscheinungsform bilden das häufigste Indikationsgebiet zur Pneumothoraxbehandlung.

Gegenindikationen zur Pneumothoraxbehandlung können zunächst durch ungünstige Allgemeinbedingungen gegeben sein. Patienten mit schlechtem Allgemeinzustand, hochfebrile und sehr exsudative Formen, schwer herz- und kreislaufgestörte Kranke, Patienten mit schweren, nichttuberkulösen Organprozessen, z. B. der Leber oder der Nieren, schwere Formen des Diabetes, des Asthma bronchiale kommen für die Kollaps- und Pneumothoraxbehandlung nicht in Betracht. Tuberkulöse Organerkrankungen (Darmtuberkulosen, fortgeschrittene beidseitige Nierentuberkulosen, hochaktive Spondylitiden usw.) können ebenfalls Gegenindikationen zur Pneumothoraxbehandlung bilden; hingegen besteht bei frühen, doppelseitigen Nierentuberkulosen diese Einschränkung nicht mehr zu Recht. Auch die Schwangerschaft schließt ein- oder sogar doppelseitige Pneumothoraxbehandlung nicht aus.

Die Gegenindikation jeder Behandlungsmethode wird aber auch weitgehend von Komplikationsmöglichkeiten, die dem Verfahren anhaften, bestimmt. Für die Pneumothoraxbehandlung bestehen namentlich zwei Gefahren: die zahlreichen und oft folgenschweren Komplikationen von seiten der Pleura einerseits und des miterkrankten Bronchialsystems andererseits.

Die regelmäßigen Luftfüllungen öffnen den Pleuraraum. Diese Traumatisation und Eröffnung der Pleurahöhle ist oft von exsudativen Pleurareaktionen gefolgt; zudem ist die Infektion der Höhle leicht möglich. Wohl lassen sich Pleurakomplikationen durch günstige Auslese der Fälle und gezielte Indikationsstellung primär vermeiden. Sicherlich haben schonende und sachgemäße Pneumothoraxbehandlung, wenig ausgedehnte Verwachsungslösung und die schützende Wirkung der Chemotherapie Empyeme seltener werden lassen. Immerhin stellen tuberkulöse Empyeme eine Komplikation dar, mit der gerechnet werden muß. Sie sollen nach amerikanischen Zusammenstellungen bei den Pneumothoraxfällen zwischen 7 und 15% schwanken, Zahlen, die recht hoch zu sein scheinen. Durch die Komplikation des Empyems wird, worauf A. LAMBERT besonders hingewiesen hat, aus einer pulmonalen Erkrankung in erster Linie eine Pleuraerkrankung, die für den weiteren Verlauf oft schicksalbestimmend ist. HEIN (1950/51) hat zu diesem Problem richtig bemerkt: „Es ist letzten Endes doch ein sehr eindrucksvolles Erlebnis, wenn ein Kanüleneinstich in die Pleura, nämlich die Anlage eines Pneumothorax bei Fehlindikation, innerhalb kurzer Zeit zu einer Hemiamputation des Thorax führen kann, mit den außerordentlich fraglichen Ergebnissen der Empyemplastiken, zumal es sich in diesen Fällen primär dann darum handeln muß, erst die Erkrankung der Pleura ohne Rücksicht auf die der Lunge zu behandeln." So verlangt die Pneumothoraxbehandlung auch in Hinsicht auf die Gefahr der Pleurainfektion eine differenzierte Indikationsstellung. Sie berücksichtigt bei der Auslese nicht nur allgemeine Momente und schaltet pleuranah gelegene kavernöse Prozesse von dieser Therapie aus, bei denen die Gefahr der Infektion der Pleura besonders groß ist. Als Folge lange bestehender Exsudate oder Empyeme resultieren der „starre Pneumothorax" und die unausdehnbare Lunge.

Die ‚unexpandable lung' kann aber auch Folge einer Bronchustuberkulose, der zweiten großen Gefahr der Pneumothoraxbehandlung, sein. Diese lange Zeit viel zu wenig bekannte und bei den kollapstherapeutischen Erwägungen nicht berücksichtigte Komplikation ist eine wesentliche Ursache sog. schlechter Pneumothoraxfälle und ein Hauptgrund, der heute zahlreiche Autoren veranlaßt hat, gegen den Pneumothorax Stellung zu nehmen. Je nach Form, Lage und Ausdehnung der Bronchustuberkulose kann es entweder unmittelbar an die Pneumothoraxanlage oder kürzere Zeit nachher zum Verschluß der Bronchien kommen, der sehr häufig dauernd ist und zu massiven Atelektasen von Segmenten, Lappen oder sogar ganzer Lungen führt. Sekundäre Auswirkungen können Kavernenblähung, -perforationen, Mischinfektionen hinter der Stenose, Ausbildung von Bronchiektasien, Absceß, Empyem und die Bildung einer nicht mehr entfaltbaren Lunge sein. So ist heute bei einer aktiven Bronchustuberkulose von einer Pneumothoraxbehandlung abzuraten. Die bronchoskopische Abklärung der Bronchusverhältnisse ist Voraussetzung zur Indikationsstellung einer Pneumothoraxbehandlung, eine Auffassung, die J. N. HAYES (1948) folgendermaßen formulierte: "Bronchoscopy is practically a sine qua non before attempting pneumothorax therapy and this form of collapse is contraindicated in the presence of a stenosing lesion of a main or secondary bronchus."

d) Technik und Durchführung der Pneumothoraxbehandlung.

Zur Anlage und Führung eines Pneumothorax stehen zwei Methoden zur Verfügung: die sog. Schnittmethode nach BRAUER (1906), welche heute wohl allgemein verlassen ist, und die Stichmethode nach Forlanini (1894) und Saugman (1908). Bei Beherrschung der relativ einfachen Technik ist der Pneumothorax ein praktisch ungefährlicher Eingriff. Die heute gebräuchlichen Pneumothorax-apparate sind im wesentlichen ähnlich konstruiert wie der Originalapparat For-laninis (s. Abb. 25) und bestehen aus einem in der Höhe verschiebbaren Wasser-flaschensystem. Zur Druckkontrolle dient ein U-förmiges Wassermanometer. Die Ausführung eines an der Zürcher Heilstätte Wald verwendeten Apparates zum Füllen und Absaugen zeigt Abb. 26.

Je nach Land und Schule sind verschiedene Pneumothoraxnadeln in Gebrauch. Im deutschen Sprach-gebiet kommen vor allem die Saug-mansche Nadel mit Mandrin und

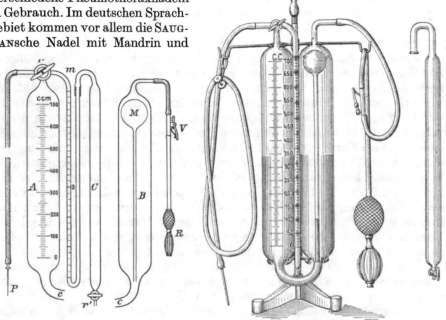

Abb. 25. Pneumothoraxapparat. [Kopie aus der Originalarbeit von Forlanini, Erg. inn. Med. **9**, 653 (1912).]

die Deneke-Nadel mit seitlicher Öffnung zur Anwendung. Wir benützen für die Anlage eine etwas stumpf, für die Nachfüllung eine spitzer geschliffene Saugman-Nadel. Im Gegensatz zu Alexander (1931), der bei der Anlage eine Nadel verwendet, deren Madrin die Nadelspitze nicht überragt, ziehen wir Nadeln mit etwa 10 mm vorstehendem Mandrin vor; wir haben dadurch die Möglichkeit, die jeweilige Gewebsschicht abzutasten und auf die Lage der Nadel-spitze zu schließen. Die Stöcklin-Schule (Schweiz) verwendet die Nadeln mit einem verstellbaren flachen Reiter, mit dem die Distanz Haut-Pleuraspalt bei Nachfüllungen eingestellt werden kann.

Wichtig ist die richtige Thoraxlagerung. Der Patient liegt mit der Gegen-seite auf einer Kissenunterlage, wodurch Intercostalraum und Einstichstelle am besten dargestellt werden. Für den Einstich wird meist eine Stelle in der Mitte des seitlichen Thorax (5., 6. oder 7. Intercostalraum) und in der vorderen oder mittleren Axillarlinie gewählt. Der Kopf ist wegen der Möglichkeit einer Luft-embolie tief zu lagern. Nach Desinfektion und Anästhesie der Haut und Sub-cutis — man vermeidet dabei mit der Nadel bis auf die Pleura einzugehen und anästhesiert nur für die Anlage und ersten Nachfüllungen — wird die Haut zwischen zwei Fingern angespannt, der betreffende Intercostalraum durch palpierendes Eindrücken aufgesucht und fixiert. Die an das Schlauchsystem des Manometers angeschlossene Nadel wird senkrecht auf die Haut aufgesetzt. Der Geübte spürt gleichsam die Schichten, in welchen sich die Nadel befindet und kennt das charakteristische Gefühl, das das Durchstoßen der Pleura parietalis gibt. Ist beim Anlageversuch der freie Pleuraspalt erreicht, so zeigt das Manometer die deutlich negativen Druckwerte des Pleuraraumes an. Sie schwanken bei gedämpfter Atemexkursion im Durchschnitt um —8/—6 cm Wassersäule. Husten oder Pressen des Kranken, was keineswegs erwünscht ist — zum Husten neigende Patienten erhalten vor der Anlage am besten hustendämpfende Medikamente —, lassen den intrapleuralen Druck sofort auf positive Werte ansteigen. Druckwerte um Null herum zeigen an, daß sich die Nadel in der Lunge befindet. Sie muß sofort zurückgezogen und das Einströmenlassen von Gas dringend vermieden werden.

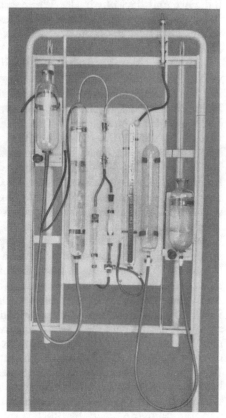

Hat man sich über die richtige Lage der Nadel im freien Pleuraspalt vergewissert, kann die erste Gaseinfüllung vorgenommen werden. Das Gas darf nicht eingepreßt, sondern nur vom Sog des negativen intrapleuralen Druckes selbst angesaugt werden. Bei Apparaten mit Wasserflaschensystem wird dies dadurch ermöglicht, daß man die Wasserspiegel beider Flaschen auf gleiche Höhe einstellt. Im allgemeinen werden bei der Erstanlage durchschnittlich 200—300 cm³ Gas gegeben. Das Einströmen muß schonend und langsam vor sich gehen. Nach der heute vorherrschenden Auffassung scheint es praktisch belanglos zu sein, welches Gas (Luft, Sauerstoff, Kohlensäure oder Stickstoff) für Anlage und Nachfüllungen verwendet wird. Die Gefahr einer Embolie scheint bei den einzelnen Gasarten nicht wesentlich verschieden zu sein. Der Einfachheit halber wird daher mit Luft gefüllt, welche, durch Watte gefiltert, in den Brustraum einströmt. Nach der Pneumothoraxanlage soll der Patient strenge Bettruhe einhalten und nicht husten.

Abb. 26. Pneumothoraxapparat mit System zum Füllen und Absaugen.

Die Pneumothoraxnachfüllung wird prinzipiell in gleicher Weise wie die Anlage durchgeführt; die Luftmengen sind meist größer und betragen zwischen 300 bis 500 cm³. Die erste Nachfüllung wird meist am Tage nach der Anlage notwendig sein, die zweite am 3. Tage. Nach 2—3 Wochen genügen häufig 1- bis 2wöchentliche Nachfüllungen, um einen wirksamen Kollaps zu gewährleisten.

Die Pneumothoraxbehandlung ist ein individuelles Verfahren, das zu weitgehende Schematisierung nicht erträgt und für die korrekte Durchführung Erfahrung und Fingerspitzengefühl verlangt. Ohne regelmäßige Röntgenkontrolle darf eine Pneumothoraxbehandlung nicht durchgeführt werden; es ist notwendig,

sich vor und eventuell nach der Nachfüllung über den Kollapszustand der kranken
Lunge zu orientieren, um den jeweils optimalen Pneumothoraxkollaps zu erreichen. Die pleuralen Resorptionsverhältnisse sind individuell so verschieden,
daß die Luftnachfüllungen dem Einzelfall folgerichtig angepaßt werden müssen.
Zudem hat sich der Arzt bewußt zu sein, daß in den allermeisten Fällen ein
Unterdruck- oder Entspannungspneumothorax die besten Voraussetzungen
zur Heilung schafft. Ein Kompressionspneumothorax ist nur in wenigen Fällen
indiziert und darf nur in der Weise zur Anwendung gelangen, daß unter allmählicher Steigerung der Luftmenge und der Druckwerte ein größerer Kollaps erreicht
wird. Dabei ist zu beachten, daß es zu keinen störenden Verdrängungen der
Mediastinalorgane kommen darf.

Die intrapleuralen Druckwerte sollen vor und nach jeder Füllung (Anfang-
und Schlußdruck) sorgfältig kontrolliert und aufgezeichnet werden. Die Nachfüllungen sind möglichst so zu dosieren, daß der Schlußdruck negativ bleibt.
Eine Pneumothoraxbehandlung ist dann optimal geführt, wenn mit kleinstem
Kollapszustand innerhalb nützlicher Frist eine Heilung erreicht wird. Dadurch
wird nicht nur die Atemfunktion bzw. das gesunde Lungengewebe am wenigsten
beeinträchtigt, sondern auch die Gefahr der Exsudatbildung und späteren
Behinderung der Wiederausdehnung der Lunge ist dabei wesentlich geringer.
Sitzt z. B. ein tuberkulöser Prozeß im Oberlappen und ist dieser genügend kollabiert, so darf der gesunde Unterlappen vor der Nachfüllung die laterale Brustwand berühren, ohne daß dies einen ungenügenden Kollapszustand bedeuten
würde. Der Füllungsgrad des Pneumothorax richtet sich nach dem zugrunde
liegenden Prozeß und nach dem Kollapseffekt. Vor dem Kavernenschluß sind im
allgemeinen größere Luftmengen und häufigere Nachfüllungen indiziert als nachher.

Schon Forlanini hatte klar gesehen, daß der Pneumothorax, um ein defini-
tives Heilungsresultat zu erreichen, über längere Zeit fortgesetzt werden muß.
Auch die jahrzehntelange Erfahrung hat an dieser Auffassung wenig geändert.
Der Pneumothorax soll durchschnittlich 2—4 Jahre unterhalten werden. Bei
zu kurzer Dauer sind die Vernarbungen zu wenig solid und es steigen die Rezidive
nach Aufgehenlassen des Pneumothorax. Beim überalterten Pneumothorax
nehmen dagegen die pleurogenen Komplikationen zu (Bernard und Weil 1946,
Wernli 1950). Die Dauer der Pneumothoraxbehandlung hängt vom Ausgangsbefund, vom Zeitpunkt des Kavernenschlusses und des Verschwindens der Bacillen ab. So verlangt ein ursprünglich großkavernöser Prozeß eine längere Behandlungsdauer als z. B. ein kleines Infiltrat mit nur zentralem Zerfall. H. Staub
(1918) und W. Schmidt (1938) hielten es für notwendig, den Pneumothorax vom
Zeitpunkt des klinischen und röntgenologischen Kavernenschwundes an noch 2
Jahre weiterzuführen. Bei der Festsetzung der Dauer der Pneumothoraxbehandlung
spielen auch andere, mehr sekundäre Fragen eine Rolle, so Arbeitsbelastung,
ökonomische Lage, Zuverlässigkeit des Patienten, interkurrente Krankheiten usw.

Zur Sistierung des Pneumothorax verringert man die Nachfüllungsluftmengen
und verlängert das Füllungsintervall; sie hat allmählich zu geschehen, um das
Indurationsgebiet möglichst wenig zu traumatisieren und pleurale Reaktionen
zu vermeiden. Im Zeitpunkt der Sistierung besteht namentlich bei früher großkavernösen Prozessen erhöhte Rezidivgefahr. Schonende Allgemeinbedingungen,
am besten im Rahmen kürzerer Heilstättenkuren, sind prophylaktische Maßnahmen, um das erreichte Behandlungsresultat zu sichern.

e) Komplikationen.

Zu den ernsten Komplikationen der Pneumothoraxbehandlung gehört die
Luftembolie. Sie kommt recht selten vor. In der Weltliteratur sind nach Joost

im Zeitraum von 1920—1933 98 Fälle von Luftembolie, die in Zusammenhang mit der Pneumothoraxbehandlung standen, veröffentlicht worden. JONKE sah bei 30000 Füllungen 31 Luftembolien, von denen 3 tödlich verliefen. SORGO errechnete wie KLIMESCH ein Verhältnis von einer Embolie auf 1000 Nachfüllungen. Die tödliche Luftembolie führt meist zur Blockade der Hirn- oder Coronargefäße (LUCAS). Man nimmt heute an, daß der sog. „Pleuraschock" in der übergroßen Mehrzahl durch Luftembolien zustande kommt. Bei der Luftembolie gelangt das Gas meist in eine Vene. Es stammt aus dem Schlauchsystem, aus dem Pneumothoraxluftmantel oder bei Lungenläsionen aus den Alveolen der Lunge und wird von der unter Unterdruck stehenden Vene angesaugt. Die Gefahr einer Luftembolie ist beim älteren, verschwartenden Pneumothorax mit seinen Venektasien an der Pleura parietalis und visceralis besonders groß. Die Gefäße weichen der Nadel oft wenig aus. Die Luftembolie tritt im allgemeinen blitzartig auf. Der Patient muß bei Pneumothoraxanlage und Nachfüllung ständig beobachtet werden. Die ersten Symptome der Luftembolie zeigen sich im Gesicht des Kranken, das Auge wird plötzlich matt, die Pupille starr und weit, der Patient wird blaß, fahl und anschließend cyanotisch. In der Folge treten massive Störungen von Atmung und Kreislauf ein und es kann zu tonisch-klonischen Zuckungen kommen. Der Arzt hat auf diesen Zwischenfall sofort zu reagieren. Die Nadel muß rasch entfernt, das Becken hoch, der Kopf tief gelagert werden, die Atemwege sind freizuhalten. Atmung und Kreislauf sind durch Analgetica, künstliche Atmung und Sauerstoff zu stützen. Ist die Luftembolie nicht sofort oder binnen weniger Stunden tödlich, so kann auch nach schweren Störungen (Bewußtseinsverlust, Amaurose, lokale Lähmungen) eine vollständige Rückbildung eintreten.

Eine Frühkomplikation der Pneumothoraxfüllung ist das Hautemphysem; es verläuft meist harmlos. Die Luft gelangt durch den Stichkanal in das subcutane Bindegewebe, verteilt sich oft bis zu Hals, Kopf, Arm, Scrotum und kann zu grotesken Entstellungen führen. Starker Husten, positive intrapleurale Druckverhältnisse oder sogar falsche Lokalisation der Nadelspitze sind die Hauptursache des Emphysems. Die Luft kommt meist in einigen Tagen zur Resorption. Gefährlicher ist das Mediastinalemphysem, das durch Eindringen von Luft in den Mediastinalraum entsteht. Es kommt in Zusammenhang mit der Pneumothoraxbehandlung sehr selten vor. Primäres Hautemphysem, Einrisse der mediastinalen Pleura, Abreißen von Verwachsungen gehen ihm voraus. Sammelt sich die Luft im oberen Mediastinum an und droht Erstickungsgefahr, kann ein Hautschnitt unter dem Jugulum Entlastung bringen.

Eine weitere Komplikation der Pneumothoraxbehandlung, vor allem bei der Anlage, ist der Ventilpneumothorax. Kommt es bei Anlage oder Nachfüllung zur Verletzung der Lunge, fließt die Luft aus der Verletzungsstelle und aus den Alveolen selbständig nach und es tritt im Pneumothoraxraum ein Überdruck auf. Bei vorsichtiger Anlage- und Nachfülltechnik sind solche Vorkommnisse selten. Verletzungen der Pleura pulmonalis bei der Anästhesierung sind zu vermeiden. Bei sehr kleinem Luftmantel ist die Gefahr einer Lungenverletzung bei Nachfüllungen größer. Aber auch ohne Verletzung der Lunge selbst kann durch Platzen einer Emphysemblase ein Ventilmechanismus entstehen, der die Luft aus der Lunge in den Pneumothoraxraum ein-, aber nicht mehr austreten läßt. Es kann in solchen Fällen zu starkem Druckanstieg im Pneumothoraxraum und zu schwerster Verdrängung der Mediastinalorgane kommen. Oft genügt therapeutisch in solchen Fällen ein- oder mehrmaliges Absaugen von Luft, um den Überdruck zu beseitigen. Ist der Zustand durch solche Maßnahmen nicht zu beheben und eine stetige Luftentlastung notwendig, kann diese mit Hilfe einer Dauerkanüle und aufgesetztem Ventil (Glimmerplättchen, geschlitzter Gummifingerling) erreicht werden. Bei schwereren Fällen ist man oft gezwungen, durch einen dünnen Dauerkatheter und unter ständigem Absaugen mit einer Pumpe zu entlasten. Meist kommt die Fistel nach einigen Tagen zur Verklebung und nur in Ausnahmefällen muß der Pneumothorax ganz sistiert werden.

Die Mediastinalhernie als Komplikation der Pneumothoraxbehandlung wird durch Überblähung der „schwachen Stellen" des Mediastinums verursacht. Solche Überblähungen sind meist harmlos und kommen, entsprechend den anatomischen Verhältnissen, am häufigsten als vordere obere oder hintere untere Überblähung zur Beobachtung. Sie sind um so häufiger, je höher die Druckwerte im Pneumothoraxraum gehalten werden, kommen aber auch beim Pneumothorax mit negativen Anfangs- und Schlußdruckwerten vor. Überblähungen können sich dadurch ungünstig auswirken, daß des Kollapses bedürftige Lungenpartien ausweichen und die Pneumothoraxbehandlung unwirksam ist. Die Mediastinalhernien entstehen häufig bei frischem Pneumothorax und zartem Mittelfell; ältere Pneumothoraxfälle haben, vor allem nach Exsudaten, eine derbe Pleura und ein starres Mediastinum.

Eine ebenfalls meist harmlose Komplikation ist die traumatische Lungenblutung. Sie tritt in Form von Hämoptysen oder Hämoptoen auf und kommt durch Stichverletzung der Lunge zustande. Bei schwierigen Pneumothoraxanlagen wird der Patient auf die Möglichkeit kleiner Hämoptysen aufmerksam gemacht.

Eine sehr häufige Komplikation der Pneumothoraxbehandlung ist das Auftreten von Pleuraexsudat. Kleinste Sinusexsudate finden sich fast bei allen Pneumothoraxpatienten und machen keine Erscheinungen. Richtige Exsudatschübe treten unter dem Bilde einer larvierten oder sogar akuten Pleuritis auf und bilden sich bei zweckmäßiger Allgemein- und Lokalbehandlung meist ohne wesentliche Verschwartung zurück. Oft resultieren jedoch auch starrwandige Höhlen und "incarcerated lung".

Pleuraerkrankungen im Verlaufe der Pneumothoraxbehandlung können akut, aber auch allmählich zum tuberkulösen Empyem führen. Seine Therapie ist dank der chemo-antibiotischen Medikamente erfolgreich und die Prognose des Empyems damit erheblich besser geworden. Während früher das tuberkulöse Empyem stets geschlossen, das mischinfizierte meist offen behandelt wurde, wird heute auch das mischinfizierte Empyem geschlossen behandelt und muß nur selten nach BÜLAU drainiert werden.

Der Pneumothorax hat als Behandlungsmethode der Lungentuberkulose in den vergangenen Dezennien seinen Wert unter Beweis gestellt. ROLOFF (1932) hat sich der mühevollen Aufgabe unterzogen, eine Statistik über die in der Weltliteratur angegebenen Dauererfolge der Pneumothoraxbehandlung an 10 000 Lungenkranken zusammenzustellen (Tabelle 5).

Tabelle 5. *Dauererfolge der Pneumothoraxbehandlung*
(Grenzwerte der Statistiken der Weltliteratur). (Nach ROLOFF.)

Behandlung in	Klinisch geheilt %	Bacillenfrei %	Voll erwerbsfähig %	Günstig beeinflußt %
Privatsanatorien	17—66	36—38	24—59	38—78
Heilstätten				
Krankenhäusern	7—48	21—37	7—64	21—64
Kliniken, ambulant . . .				

Aus den Zahlen ROLOFFs geht hervor, daß 21—38% der Offentuberkulösen durch die Pneumothoraxbehandlung bacillenfrei werden und ROLOFF nimmt an, daß 20—30% auf die Dauer ihre volle Erwerbsfähigkeit wieder erlangen. ALLEN und KELLY (1945), die der Heilung einen strengen Maßstab zugrunde legten, haben beim einseitigen Pneumothorax in 56,3%, bei Doppelpneumothorax in 25% Heilungen festgestellt. Die Autoren fanden, daß für die Erzielung günstiger Resultate eine Behandlungsdauer von mindestens 3 Jahren zu fordern ist. Nach STRANDGAARD sind die Ergebnisse der Pneumothoraxbehandlung gegenüber der konservativen Behandlung weit günstiger, vor allem bei den kavernösen Fällen. Die umfassende Statistik von G. BERG (1941) über das Gotenburger Material der Jahre 1910—1934 zeigt, daß sich der günstige Einfluß der Pneumothoraxtherapie auf die Sterblichkeit nur in den ersten 3 Krankheitsjahren bemerkbar macht. G. BERG schreibt dem Pneumothorax auf Grund seiner Ergebnisse lediglich eine den Ablauf der Erkrankung hinausschiebende symptomatische Wirkung zu. Dieser Beurteilung stehen die Statistiken von DÜGGELI (1943) und GOOD (1944) gegenüber, die die wesentlichen Vorteile und Fortschritte, die sich aus dem Ausbau der Kollapstherapie ergeben, eindeutig beweisen. R. S. MITCHELL (1951) kommt in eingehenden Untersuchungen an 557 bis zu 3 Jahren nach Sistierung des Pneumothorax kontrollierten Kranken zu folgendem Schluß: "When patients with pulmonary tuberculosis are well selected and are given Pneumothorax which is well managed, the late results are highly satisfactory".

Fassen wir zusammen, so wird der Pneumothorax als wichtigste, häufigste, schonendste, reversible Kollapsmethode auch in Zukunft sicher seinen Wert behalten. Durch verfeinerte Indikation, durch konsequente Anwendung der Allgemein- und der chemischen und antibiotischen Therapie, durch sachgemäße Durchführung können die Resultate dieser Behandlungsmethode bestimmt noch wesentlich verbessert werden. Unvollständiger und unwirksamer Pneumothorax muß komplettiert oder sistiert werden. Es ist sinnlos, einen Pneumothorax fortzuführen, nur weil über gewissen Lungenabschnitten sich ein Luftmantel erhalten läßt. Meist wird sich schon innerhalb kurzer Zeit nach der Anlage seine Wirksamkeit beurteilen lassen und man entscheiden können, ob seine Fortführung indiziert ist oder die Behandlung durch andere Maßnahmen abgelöst werden soll.

2. Lösung von Verwachsungen im künstlichen Pneumothorax.

a) Offene Verwachsungslösung.

Die Methode der offenen Verwachsungslösung hat 1909 zum erstenmal ROWSING ausgeführt. Die Verwachsungen werden nach breiter Eröffnung des Thorax unter direkter Sicht des Auges durchtrennt. W. FELIX (1931), HOSEMANN, ELOESSER (1926), SEBESTÉNY (1933), BERNOU und FRUCHAUD (1933, 1934), B. N. CARTER haben verschiedene Zugänge und Methoden angegeben. Sie sind der geschlossenen thorakokaustischen Verwachsungsdurchtrennung nicht überlegen und kommen bei nicht durchbrennbaren Verwachsungen in Frage.

b) Geschlossene Verwachsungslösung.

Pleuraadhäsionen komplizieren nicht nur bei älteren chronischen Lungentuberkulosen den Pneumothorax, sondern auch bei frühen Formen. Da die Lungenphthise ihren Sitz meist im Oberlappen hat, setzt die Mehrzahl der Verwachsungen als lokale Pleurasynechie im Oberlappengebiet an. Nach Untersuchungen von DIEHL und KREMER (1929) und MISTAL sind rund 95% aller Verwachsungen Oberlappenverwachsungen und nur rund 5% verteilen sich auf die übrigen Lungenabschnitte; 29% von ihnen setzen an der Lungenspitze an. Pleuraadhäsionen sind eine Folge lokaler, auf die benachbarte Pleura fortgeleiteter pulmonaler

Entzündungen und treten im allgemeinen um so häufiger auf, je näher der tuberkulöse Herd der Pleura liegt und je größer die entzündliche Komponente ist. Pleuraverwachsungen bilden sich in enger dynamischer Beziehung zum Lungenherd aus und finden sich meistens in Kavernennähe. Sie stehen daher oft in Beziehung zur Kaverne und halten die Pneumothoraxlunge ausgespannt.

Den Wert dieser Ergänzungsoperation für die Ergebnisse der Pneumothoraxbehandlung beweisen die Untersuchungen von Gravensen (1925) und Unverricht (1930). Bei vollständigem Pneumothorax konnte in 70,2% bzw. 66,6% eine klinische Heilung erreicht werden gegenüber 33,3 bzw. 26,3% bei unvollständigem Pneumothorax mit Strängen und Membranen.

Es ist das große Verdienst von Jacobaeus 1910—1913 eine Methode entwickelt zu haben, welche die Thorakoskopie und die kaustische Durchtrennung von Verwachsungen auf endoskopischem Wege ermöglicht.

α) Indikation.

Mit der Entwicklung der Technik hat sich die Indikationsstellung zur Thorakokaustik sehr gewandelt. Früher war die Verwachsungslösung nur dann indiziert, wenn die Stränge den Kavernenkollaps hinderten und die Tuberkulose offenblieb. Heute werden zur Verbesserung der Spätergebnisse alle Verwachsungen, die den Kollaps wesentlich hemmen und brennbar sind, einer Thorakokaustik zugeführt. Früher wurden nur strangförmige Verwachsungen durchtrennt, heute werden auch ausgedehntere flächenhafte Verwachsungen gelöst.

Die Indikation zur Thorakokaustik bedarf wie jeder andere Eingriff eingehender Abklärung. Respiratorische Insuffizienz, schwere Veränderungen der Gegenseite, febriler Zustand, Entzündung der Pleura bilden Gegenindikationen.

β) Durchführung und Technik.

Durchleuchtung, Übersichtsaufnahme, Stereoskopie und Tomographie geben Auskunft über Zahl, Form und Lage der Verwachsungen, ihre örtlichen Beziehungen zum Kollaps und operative Erreichbarkeit. Aber erst die direkte thorakoskopische Betrachtung gestattet eine definitive Beurteilung der Lösungsmöglichkeit. Im allgemeinen sind Verwachsungen zahlreicher, als rein röntgenologisch angenommen wird. Endoskopisch kann man sich über die Beschaffenheit des Stranges, seine Beziehung zum Lungengewebe und seinen Gehalt an Gefäßen orientieren. Die Adhäsionen sind recht vielgestaltig. Von den feinsten fadenförmigen bis zu großen flächenhaften Synechien sind alle Übergänge möglich; meist finden sich strangförmige und segelförmige Verwachsungen nebeneinander. Strangförmige, bindegewebige Verwachsungen bieten für die Durchtrennung keine Schwierigkeiten. Die Dicke spielt für die Brennbarkeit des Stranges keine wesentliche Rolle; hingegen muß er frei von Lungengewebe und größeren Gefäßen sein. Membranartige und flächenhafte Verwachsungen schließen eine Thorakokaustik nicht aus. Thorakokaustiken können auch mehrzeitig in verschiedenen Sitzungen durchgeführt werden (Abb. 27a, b), wobei durch teilweise Durchtrennung oder Ausschälung die Möglichkeit zusätzlicher Dehnung verbleibender Verwachsungen geschaffen wird.

Grundsätzlich besteht die Auffassung, daß Verwachsungen nur dann kaustisch durchtrennt werden dürfen, wenn ihr lungengewebefreier parietaler Anteil mindestens 0,5 cm beträgt, eine Forderung, die Kremer (1938) aufstellte. Andere Autoren wie Unverricht (1931) verlangen eine Verwachsungsbreite von 2 cm, Davies sogar von 2,5 cm.

Im allgemeinen ist man heute bestrebt, die Thorakokaustik relativ früh an die Pneumothoraxanlage anzuschließen. Während früher ein Intervall von 3 bis 4 Monaten gefordert wurde, hat heute die Frühkaustik (2—3 Wochen nach der Pneumothoraxanlage) mehr Anhänger. Man darf sich allerdings bei der Festsetzung des Operationstermins nicht von rein mechanischen Vorstellungen leiten lassen und die Durchtrennung der Verwachssungstränge nicht bei noch sehr

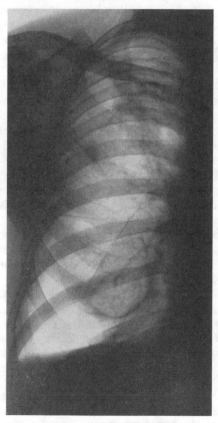
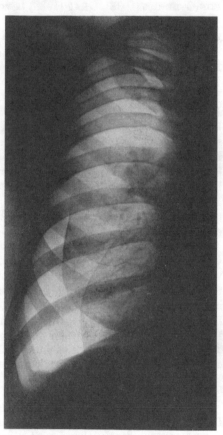

Abb. 27a. 30. 9. 47. Infiltrativ-kavernöse Lungen-tuberkulose, unvollständiger Pneumothorax infolge massiver flächenhafter Verwachsungen.

Abb. 27b. 4. 2. 48. Vervollständigung des Pneumo-thorax nach 3zeitiger Thorakokaustik.

aktiven Prozessen durchführen. Doch hat die Frühkaustik zweifelsohne ihre Vorteile. So bedeutet bei ausgespannten Kavernen eine späte Kaustik zugleich eine Verzögerung oder Verhinderung der Kavernenheilung. Weiter kann ein interkurrent auftretendes Exsudat eine spätere Kaustik komplizieren oder sogar verunmöglichen. Zudem nimmt, je älter die Verwachsung wird, die bindegewebig-vasculäre Organisation zu. So ist von zahlreichen Autoren (GULLBRING 1928, MICHETTI 1944/45, 1946, GOORWITSCH 1946, RICKMANN 1948, MARKGRAF, BRÜGGER 1949, PIGEON) die Frühkaustik innerhalb der ersten 2 Monate nach der Pneumothoraxanlage befürwortet worden.

Das Instrumentarium zur Strangdurchbrennung besteht aus Thorakoskop und Brenner. Je nach System werden diese beiden Elemente selbständig oder in einem Instrument vereinigt gebraucht. Im allgemeinen werden getrennte In-strumente bevorzugt, die durch Troikartröhrchen in den Brustraum intercostal eingeführt werden. Neben dem ursprünglichen Jacobaeusschen Endoskop, das einen Blickwinkel von 90° aufweist, werden weiter Instrumente, z. B. die geradsichtige Optik (Kremer 1927), die sog. prograde Optik mit einem Blickwinkel von 135° verwendet (Gullbring, Kalk, Eisenstaedt). Alle haben ihre speziellen Vorteile für die allgemeine und lokale Orientierung; wichtig ist, daß der Operateur sein Instrument beherrscht, um dessen Möglichkeiten voll auszuschöpfen. Mehr-Einstichinstrumente gestatten beim Eingriff größere Beweglichkeit; Davidson, Kremer (1938), Graf (1938) bevorzugen das Ein-Einstichinstrument. Nach Ulrici (1944) kann man „isolierte Stränge recht gut mit solchem Instrument erreichen und durchtrennen, während breitere Verwachsungen der Anwendung des Einheitsinstrumentes oft Schwierigkeiten bereiten; auch bieten zwei Einführungsstellen von Instrumenten den Vorteil, daß man Optik und Kauter tauschen kann, was besonders bei mehreren Verwachsungen nötig werden mag". Ursprünglich wurden die Thermokauter nur für den galvanischen Strom gebaut. Erst G. Maurer (1928, 1930) hat die Vorteile der Diathermie für die Thorakokaustik vor allem zur Verminderung der Blutungsgefahr erkannt und einen kombinierten Kauter konstruiert, der es ermöglicht, mit dem selben Instrument nach Wahl galvanischen Strom (glühende Schlinge) oder Diathermie (Koagulation) zu gebrauchen. Zahlreiche hervorragende Ärzte verzichten auf die Diathermie und verwenden lediglich die kaltglühende Schlinge zur Durchtrennung; Kremer z. B. sah an seinem Material von über 1000 Thorakokaustiken nie eine nennenswerte Blutung. Wir betrachten die Verwendung der Diathermie als einen Sicherheitsfaktor, den wir nicht gerne missen möchten.

Bei ängstlichen Patienten und ausgedehnterer Kaustik ist medikamentöse Operationsvorbereitung anzuraten. Zur ausreichenden Schmerzstillung müssen vor allem die Intercostalnerven anästhesiert werden, bei stärkerer örtlicher Schmerzempfindlichkeit hilft die lokale Anästhesierung der parietalen Strangbasis mit der Thorakoskopie-Injektionsnadel nach Maurer. Zur zweckmäßigen Lagerung des Patienten dienen verschiedene Spezialoperationstische, die einen günstigen Zugang ermöglichen und durch Lageänderung während der Operation die Stränge für den Kauter leicht erreichbar machen. Die Wahl der Einstichstelle hängt von der Lage der Verwachsungen ab. Die Vorsondierungen nach Maurer mit einem die Pneunadel überragenden Mandrin hilft die günstigste Einstichstelle finden.

Steriles Vorgehen ist selbstverständliche Voraussetzung. Zuerst wird das Thorakoskop eingeführt und zunächst eine allgemeine Orientierung im Pleuraraum vorgenommen. Anschließend wird die günstigste Einstichstelle für den Thorakokauter gesucht; tastend-federndes Eindrücken des Intercostalraumes mit dem Finger von außen oder probatorisches Einführen einer Punktionsnadel helfen diese zu finden. Sie wird meistens in der Axillarlinie in der Höhe des 2.—6. Intercostalraumes gewählt. Im allgemeinen liegen die Verwachsungsverhältnisse zu kompliziert, als daß ein rein schematisches Vorgehen empfohlen werden könnte. Der Brenner soll rechtwinklig zum Strang angelegt werden, weil er so den kürzesten Weg quer durch die Verwachsung nimmt und die Lunge dadurch am wenigsten gefährdet wird. Der Brenner ist auf kalte Rotglut (Grauglut), die die Blutungsgefahr verringert, einzustellen. Die Durchtrennung soll möglichst in der Nähe der Thoraxwand oder sogar in der Wand selbst erfolgen. In der Regel geht man mit dem Kauter zuerst unter die Verwachsung und schaltet dann den Strom ein. Es kann aber auch von oben her in die Verwachsung eingegangen werden.

Der Operateur muß jederzeit über die anatomischen Beziehungen der Brennzone zur Lunge und zu den Thoraxgefäßen vollständig orientiert sein. Die Betrachtung der Verwachsung aus verschiedener Blickrichtung ist daher von Vorteil.

Bei besonders gearteten Verwachsungen bedienen wir uns der „Tast-Leuchtsonde" nach MAURER (1930), welche die Durchleuchtung mit durchfallendem Licht und die Betastung der Adhäsionen ermöglicht. Bestehen mehrere Verwachsungen, ist es günstig, schrittweise vorzugehen und zuerst die kleineren zu durchtrennen, da die Gefahr ihres Durchreißens bei Durchtrennung eines stärkeren Stranges dann nicht mehr besteht. Größere, z. B. pfeilerförmige Verwachsungen werden am besten von verschiedenen Seiten angegangen, die einzelnen Pfeiler zuerst eingekerbt und der restliche Teil dann durchbrannt. Schwierigere Stangpartien werden bis zuletzt aufgespart; ihre zunehmende Dehnung gegen den Schluß der Kaustik erleichtert ihre endgültige Durchtrennung. Während aller orientierenden Manipulationen und dem Vorrücken des Kauters in der projektierten Brennrichtung ist der Strom auszuschalten. Durch langsames schrittweises Vorgehen und Variieren der Brennstellen und abwechselnden Gebrauch von Diathermie und galvanischem Strom wird die Verwachsung sukzessive abgetragen und allmählich durchtrennt.

Nach beendeter Thorakokaustik läßt man den Patienten die Luft aus dem Pleuraraum durch die Troikartkanüle auspressen oder es werden durch Absaugen leicht negative Druckwerte im Pneumothoraxraum hergestellt; die Hauteinstichstellen werden mit Klammernaht verschlossen. Postoperativ ist sofort und mindestens 12 Std nach der Kaustik eine Durchleuchtungskontrolle notwendig. Durch die Einstichstellen entweichen oft rasch relativ große Mengen von Luft. Diese müssen zur Erhaltung des Pneumothoraxkollapses rechtzeitig nachgefüllt werden, damit die Lunge lateral nicht anklebt. Bei übergroßem Kollaps und erhöhten intrapleuralen Druckwerten ist Entlastung notwendig.

Neuerdings sind verschiedene Operateure für die stumpfe Ablösung mit Hilfe von Instrumenten und Stieltupfern eingetreten (MICHETTI,). Wenn auch durch besondere Geschicklichkeit in gewissen Fällen schwierige Adhäsionen gelöst werden können, soll nach allgemeiner Auffassung bei komplizierten und massiven Verwachsungen eine Thorakokaustik nicht forciert werden, da dadurch die Zahl der Komplikationen automatisch ansteigt; mit Recht betont heute PARAF (1953): „Le temps des ‚acrobaties' intrapleurales est passé".

Die Komplikationen bei und nach Thorakokaustik sind vielseitig. Die Lungenperforation droht, wenn in den Verwachsungsstrang einbezogenes Lungengewebe mit durchtrennt wird. Spätperforationen sind selten und kommen durch Nekrosen im visceralen Stumpfgebiet und durch Kavernenwandperforation zustande. Perforationen sind bei vorsichtiger Technik meist vermeidbar. MAURER und GULLBRING haben keine Kavernenperforationen beobachtet, DIEHL und KREMER in 1,1%, MICHETTI in 5,5% der Fälle. Kleine Sickerblutungen während der Thorakokaustik sind praktisch ohne Bedeutung. Blutungen aus der Thoraxwand können durch Diathermie, durch strahlende Wärme des rotglühenden Kauters und durch „Infiltrationstamponade" mit Anaestheticum meist gestillt werden. Selten ist direktes chirurgisches Eingreifen erforderlich. Das Hautemphysem kommt nach Thorakokaustik häufig vor. Die Luft dringt durch die Stichkanäle in die Weichteile ein. Starkes Husten oder Pressen während des operativen Eingriffes forciert den Austritt der Luft. Das Hautemphysem kann vor allem nach Thorakokaustik groteske Formen annehmen. Auch sehr ausgedehnte Hautemphyseme resorbieren sich in wenigen Tagen meist vollständig. Gefährlich sind meist nur die Mediastinalemphyseme, bei welchen es durch Druck der Luft auf die Gefäße zu sehr bedrohlichen Zuständen kommen kann. Therapeutisch sind Incisionen über Hals oder Sternum notwendig. Das Hautemphysem wird durch Dämpfung des Hustenreizes, durch Kompression der Stichkanäle mit Heftpflasterdruckverbänden und durch Auflage von Sandsäcken vermieden.

Exsudatbildung im Anschluß an die Thorakokaustik ist häufig. Vorübergehende Reizexsudate entstehen durch das lokale Trauma und den thermischen Reiz der Kaustik, den Rauch und die Druckänderung im Pneumothoraxraum, während persistierenden Ergüssen meist eine tuberkulöse Entzündung der Pleura zugrunde liegt. Bei technisch einfacheren Kaustiken sind Exsudatbildungen selten. Persistierende Exsudate bilden sich meist einige Tage nach dem Eingriff und treten unter Fieber auf. Sie können zu Verklebungen der Pleurablätter und vorzeitigem Eingehen des Pneumothorax, meist basal beginnend und dann aufsteigend, führen. Seltener sind sie die Ursache von hochgradigen Verschwartungen, die die Wiederausdehnung der Lunge verhindern (incarcerated bzw. unexpandable lung).

Das tuberkulöse Empyem entsteht entweder direkt nach der Kaustik, meist infolge Eröffnung tuberkulöser Herde im Verwachsungsbereich der Pleura oder der Lunge, oder im Anschluß an seröse Exsudate. Seine Häufigkeit wird unterschiedlich angegeben. Jacobaeus beobachtete in der vorantibiotischen Ära diese Komplikation in 9,9%, Matson in 4%, Maurer (1930) in 1%. Tuberkulöses und mischinfiziertes Empyem haben heute dank der chemischen und antibiotischen Behandlungsmöglichkeit ihre dramatische Bedeutung verloren.

Atelektasebildungen nach Thorakokaustik können rein reflektorisch (Hagen) oder durch Bronchustuberkulose (Mark 1953) ausgelöst werden. Reflexatelektasen kommen meist rasch zur Lösung.

Die Ergebnisse nach gezielter und differenzierter Thorakokaustik sind gut. Es gelingt nach Jacobaeus, Diehl und Kremer (1929), Unverricht (1931), Maurer (1930), Heymer (1930), Luedke (1932), Matson u. a. m. in ungefähr 70—80% ein günstiges Resultat zu erzielen.

3. Oleothorax.

Der Versuch, einen Kollapszustand nicht nur mit Gasen, sondern auch mit flüssigen Stoffen (Kochsalzlösung, Öl) aufrecht zu erhalten, geht auf Forlanini, A. Schmidt, Bernou (1923) u. a. m. zurück.

Kremer (1932) unterschied seinerzeit den desinfizierenden Oleothorax zur Behandlung tuberkulöser und mischinfizierter Empyeme und den mechanischen Oleothorax mit verwachsungshemmender und komprimierender Wirkung. Heute ist, bedingt durch die Fortschritte in der Behandlung des Empyems, der desinfizierende Oleothorax verlassen; dem mechanischen kommt in manchen Schulen noch eine gewisse Bedeutung zu. Die Schule Brunner-Stöcklin (1946) lehnt ihn ab. Namentlich Browning, Häberlin und Heymer (1942) empfehlen als antisymphysäre Maßnahme die Öleinfüllung. Der antisymphysäre Oleothorax kann nur dann erfolgreich sein, wenn „der bestehende Pneumothorax ein wirksamer, auch von strangförmigen Adhäsionen freier ist" (Heymer). Den komprimierenden Oleothorax wendet Häberlin auch dann an, wenn „ein Pneumothorax trotz totaler Ablösung (endoskopische Kontrolle) nicht zum Kavernenkollaps führt". W. Schmidt (1938) dagegen wandte sich gegen eine allzu mechanistische Auffassung „durch gleichmäßigen Öldruck eine große starrwandige Kaverne zum Verschluß bringen zu können".

Zur Durchführung des Oleothorax empfehlen W. Schmidt eine $4^1/_2$%ige Gomenollösung, Diehl (1928) 5—10%iges Jodipin in Olivenöl.

Das sterile Öl wird körperwarm eingefüllt. Durch vorgängige probatorische Injektion eines geringen Quantums in die Pneumothoraxhöhle überzeugt man sich von der Verträglichkeit und füllt erst einige Tage später größere Mengen (200—600 cm³) ein.

Beim mechanischen Oleothorax ist eine periodische Druckkontrolle wegen der Perforationsgefahr notwendig. Die Pneumothoraxhöhle soll nicht restlos mit Öl aufgefüllt, sondern eine Luftblase belassen werden. Im Gegensatz zu W. Schmidt sieht Dumarest (1943) von komplizierten Druckmessungen ab: «les différents manomètres destinés à mesurer ces pressions n'ont plus qu'un intérêt historique. Il suffit de constater le reflux de l'huile par l'aiguille à ponction, pour savoir que la pression exercée est trop forte».

Perforationen in die Lunge sind die wichtigste Komplikation des Oleothorax. Verseiftes Öl muß gewechselt werden. Die Dauer der Behandlung mit Oleothorax hängt von der Wirkung des Kollapses ab. Nach dem Zustand der Tuberkulose ist nach W. Schmidt (1938) „auch zu entscheiden, ob der Kollaps überhaupt aufgegeben werden darf, ob ein Daueroleothorax weitergeführt werden muß, oder Plastik oder Plombe anzuschließen ist".

4. Extrapleuraler Pneumothorax (Pneumolyse).

Tuffier beschrieb 1891 das „décollement pleuropariétal" mit anschließendem extrapleuralem Pneumothorax; Baer (1913), A. W. Mayer (1914), Nissen (1932) und später vor allem W. Graf (1936) bauten die Methode aus. In der Folge haben W. Schmidt (1936, 1938), le Foyer und Delbecq (1950), A. Brunner (1939, 1946, 1950) die Methode verfeinert und zu ihrer Verbreitung beigetragen. Der extrapleurale Pneumothorax erfuhr auf dem Kontinent eine unterschiedliche Bewertung; so konnte 1949 Ulrici schreiben, daß er „nur vereinzelt zur ausgiebigen Anwendung (Brunner), öfter zu sehr zögernder Bejahung (Naegeli) oder sogar zur konsequenten Ablehnung (Sauerbruch)" komme. In Amerika hat sich die Methode kaum durchsetzen können: Head und Moen schließen auf Grund ihrer Erfahrungen "Thoracoplasty is a superior procedure and always desirable where practicable. Extrapleural pneumothorax is resorted to only in cases presenting certain conditions in which thoracoplasty is not feasible".

Die Tuberkulose als chronische Krankheit verlangt von der Kollapstherapie Rücksichtnahme in verschiedener Hinsicht. Wegen der Bereitschaft der Lungentuberkulose zu Lokalrezidiven und zum Fortschreiten in gesunden Lungenpartien muß der Kollaps möglichst ökonomisch gehalten und jeweils nur das erkrankte Lungengewebe ruhiggestellt und ausgeschaltet werden. Der Kollapseingriff soll nicht an die Grenzen der Atemreserve herangehen und funktionstüchtiges Lungengewebe nach Möglichkeit erhalten. Die weitere wesentliche Frage, ob temporärer oder Dauerkollaps angewendet werden soll, ist von Form, Lokalisation, Ausdehnung und Charakter des Prozesses abhängig. Für die Prozesse in den oberen Lungenpartien stehen uns eigentlich nur zwei Verfahren temporärer Kollapsbehandlung zur Verfügung: der intra- und der extrapleurale Pneumothorax. Ist der intrapleurale Pneumothorax wegen Pleurasynechie nicht möglich, kommt der extrapleurale in Frage. Der extrapleurale Pneumothorax wurde mit dem Ziel entwickelt, die Vorzüge des intrapleuralen Pneumothorax zu imitieren und auf extrapleuralem Wege anzuwenden. Tuffier hoffte, daß er die gleichen Resultate wie der intrapleurale Pneumothorax ergeben werde.

Die Kollapsverhältnisse unterscheiden sich beim intra- und extrapleuralen Pneumothorax wesentlich. Der intrapleurale Pneumothorax ist ein Entspannungspneumothorax mit hilipetaler Retraktionsrichtung, der extrapleurale Pneumothorax hingegen ein Kompressionspneumothorax mit dem Totalkollaps des selektiv erfaßten Gebietes. Dieses wird auf ein kleines schmales Band zusammengedrängt und liegt dem lufthaltigen Lungenrest als Pneumolysenboden auf. Der Kollaps ist so ausgesprochen, daß es zur vollständigen Ausschaltung des betroffenen Abschnittes kommt. Es ist naheliegend, daß dieser massive Selektiv-kollaps den Schwund der Kavernen wesentlich fördert und daß Restkavernen bei diesem Operationsverfahren selten zu beobachten sind.

Eine Kombination von intra- und extrapleuralem Pneumothorax ist der sog. „pneumothorax mixte" (SEBESTÉNY 1932, 1949), bei dem ein intrapleuraler Pneumothorax mit einem gleichzeitigen ergänzenden extrapleuralen Pneumo-thorax in Kommunikation gebracht wird.

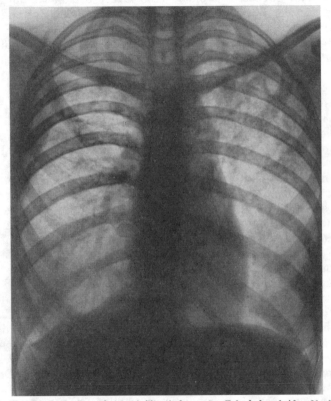

Abb. 28a. 18. 5. 48. Doppelseitige infiltrativ-kavernöse Tuberkulose beider Oberlappen.

Ist man bei bilateralen Prozessen beiderseits zu kollapstherapeutischem Vor-gehen gezwungen, stellt der bilaterale extrapleurale Pneumothorax oft den einzigen doppelseitigen Eingriff dar, der dem Kranken zugemutet werden kann. Der bilaterale Kollaps kann dabei durch beidseitigen extrapleuralen Pneumo-thorax oder einseitigen intra- und gegenseitigen extrapleuralen Pneumothorax ermöglicht werden (Abb. 28a, b). Auch zur Kombination mit kontralateralem Dauer-Kollaps eignet sich der extrapleurale Pneumothorax.

a) Indikation.

Das Indikationsgebiet des extrapleuralen Pneumothorax umfaßt vor allem Kavernen des Oberlappens. Für Prozesse der Lungenspitze, besonders bei pleura-nahen großkavernösen und vor allem bei produktiv-cirrhotischen Prozessen ist Dauerkollaps bzw. eine Teilplastik eher angezeigt. Damit sollen aber Spitzen-prozesse keineswegs ausgeschlossen werden, da günstig geartete und gelegene

Formen mit dem temporären Kollaps des extrapleuralen Pneumothorax erfaßt und erfolgreich behandelt werden können. Der extrapleurale Pneumothorax hat aber nicht allein den Vorzug des temporären, sondern auch intensiven Kollapses. Außer apikal gelegenen Tuberkulosen werden von ihm auch infraclaviculäre oder sogar in den mittleren Lungenpartien gelegene Prozesse erfaßt.

Nach A. BRUNNER (1950) bilden ideale Indikationen zum extrapleuralen Pneumothorax „alle womöglich nicht über nußgroßen Frühkavernen, bei denen

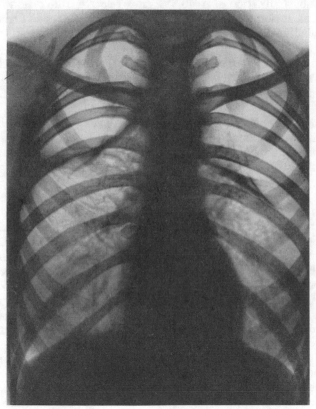

Abb. 28 b. 19. 4. 50. Doppelseitiger extrapleuraler Pneumothorax.

wegen Verwachsungen ein intrapleuraler Pneumothorax nicht möglich oder ungenügend wirksam ist". Diese Indikation gilt für nicht cortical gelegene Spitzenkavernen und Kavernen in den tieferen Lungenabschnitten bis ungefähr in Hilushöhe. Besonders im hinteren oder vorderen, durch thorakoplastische Einengung oft nicht erfaßbaren Thoraxraum gelegene Kavernen werden von der Pneumolyse gut erreicht. Der extrapleurale Pneumothorax gilt, trotz seines intensiven Kollapses, als schonendes Operationsverfahren. Das Operationstrauma ist gering, das Lungengewebe wird geschont und nur temporär dem Kollaps unterworfen. Mit Nachdruck verlangt A. BRUNNER (1946) die Anlage ausgiebiger extrapleuraler Ablösungen, die über das Gebiet der tuberkulösen Läsionen hinausreichen sollen. Der extrapleurale Pneumothorax braucht eine Kollapsreserve, da meist schon nach Monaten eine gewisse Schrumpfung der Höhle eintritt.

Als relative Indikation A bezeichnet A. BRUNNER (1946, 1950) Frühkavernen über Nußgröße und ältere Kavernen verschiedener Größe und Lage, wobei die

Gegenseite oft miterkrankt und nicht selten durch kollapstherapeutische Maßnahmen in ihrer Atemoberfläche eingeschränkt ist. Unter relativer Indikation B
werden die ganz schweren Erkrankungen zusammengefaßt, bei denen ein anderer
operativer Eingriff wegen der Ausdehnung der Erkrankung oder wegen der
Immunitätslage nicht in Frage kommen kann. Hier sind auch vereinzelte
fieberhafte, progrediente, ausgesprochen exsudative Erkrankungen eingereiht, bei
denen man durch die Pneumolyse die ungünstige Prognose zu beeinflussen sucht.
A. Brunner konnte bei seinem Krankengut von 754 Pneumolysen in 22,2% eine
ideale Operationsindikation, bei 46,3% eine relative Indikation A, bei 26,7%
eine relative Indikation B stellen, bei 4,8% führte er ergänzende Pneumolysen aus.

Als Gegenindikationen des extrapleuralen Pneumothorax gelten nach Ulrici
(1949):

„1. die ungenügende Atmungsfunktion (Vitalkapazität etwa unter 1500 cm³)
und Herzfunktion,

2. die zu raschem Fortschreiten neigende, insbesondere die fieberhafte Lungentuberkulose,

3. die starke Verschwartung im Spitzengebiet bei alten cirrhotischen Phthisen,

4. die außenwandständige Kaverne,

5. schwerere Komplikationen von seiten anderer Organe (Kehlkopf, Darm,
Nieren usw.)."

b) Technik und Durchführung.

Meist wird über der 4. oder 5. Rippe eingegangen und ein Stück dieser Rippe
entfernt oder nur luxiert. Nach Durchtrennung der Intercostalmuskulatur wird die
„richtige Schicht" zwischen Fascia endothoracica und Pleura parietalis aufgesucht.
Die Lunge wird in dieser Schicht abgelöst. Die Ablösung soll nach Möglichkeit
mediastinal bis zum Hilus, hinten bis gegen die 9. und vorn bis gegen die 5. Rippe
reichen. Neben einer sorgfältigen Blutstillung ist ein luftdichter Verschluß der
Brustwandlücke erforderlich. Die primäre Füllung der extrapleuralen Höhle
wird je nach Technik mit Luft oder Kochsalzlösung vorgenommen. Von der
primären Ölfüllung Kleesattels (1941) ist man seit Nagels Untersuchungen
über die Ölschwartenmediastinitis mit Bildung von Oesophagusstenosen allgemein abgekommen. Hinsichtlich der weiteren Nachbehandlung wird nicht einheitlich vorgegangen. Wenn manche Autoren schon in der frühen postoperativen
Phase auf einen leicht positiven Druck, der sukzessive gesteigert wird, Wert legen
und den optimalen Kollaps in den ersten 2—3 Wochen zu erreichen suchen,
warnen andere vor einem solchen Vorgehen und fordern einen progressiven Kollaps,
wobei postoperativ in den ersten Tagen negative Druckwerte bestehen sollen.
Wie der intrapleurale Pneumothorax wird der extrapleurale durch regelmäßige
Lufteinfüllung unterhalten. Die günstigste Einstichstelle liegt im 2. Intercostalraum vorn. Die Druckwerte sollen nach der Füllung positiv sein und um + 30 cm
Wassersäule betragen. Je nach Größe der Höhle und den Resorptionsverhältnissen
sind häufigere oder weniger häufige Nachfüllungen nötig. Meist wird von der
2.—3. Woche an der Pneumothorax zweimal wöchentlich, später wöchentlich
nachgefüllt. Ältere extrapleurale Pneumolysen bedürfen Nachfüllungen in größeren Abständen. Von schematischem Vorgehen muß abgesehen werden. Regelmäßige Röntgenkontrolle zur Überwachung des Kollapses und des Zustandes der
Pneumothoraxhöhle sind erforderlich. Wie die Untersuchungen von A. Brunner
(1946) und von Fink zeigen, kleidet sich die Pneumolysenhöhle relativ früh mit
Endothel aus, so daß der natürlichen Pleura ähnliche Verhältnisse entstehen.
Der extrapleurale Pneumothorax soll im allgemeinen 3—5 Jahre unterhalten
und dann allmählich sistiert werden, um die vollkommene Wiederausdehnung der

Lunge nicht zu gefährden. Wird nach Stabilisierung der Tuberkulose dem temporären Pneumothoraxkollaps ein Dauerkollaps vorgezogen, oder gelingt das Auflassen des Pneumothorax wegen Starre des Pneumolysenbodens nicht, ist eine Deckplastik angezeigt. Will man auf die Wiederausdehnung der Lunge nicht verzichten, kann eine Dekortikation erwogen werden.

Hauptkomplikationen sind postoperative Nachblutung, Exsudatbildung, Empyem und Lungenfistel. A. Brunner (1946) hat unter 754 Fällen in 23% stärkere Blutungen gesehen, davon 5% bedrohliche. Bei der Behandlung der postoperativen Blutung ist der Blutersatz, der den Patienten vor einem gefährlichen Schock bewahrt, sehr wichtig. Das Vorgehen nach Le Foyer und Delbecq (1950), bei größeren Blutungen die operative Ausräumung des Hämatomes und, wenn nötig, eine zusätzliche Blutstillung durchzuführen, erübrigt sich meist, da es durch Punktionen und Spülungen gelingt, der Situation Herr zu werden und einen trockenen Pneumothorax zu erreichen.

Die früher so häufige und gefährliche Komplikation des spezifischen und mischinfizierten Empyems kann heute durch die Chemotherapie meist beherrscht werden.

c) Ergebnisse.

Die Ergebnisse, die mit dieser Kollapsmethode von erfahrenen Operateuren heute erreicht werden, sind günstig. A. Brunner (1946, 1950) erzielte an seinem großen Material von 754 Operierten bei zwei Dritteln Bacillenfreiheit. Le Foyer und Delbecq (1950) hatten bei 240 im Jahre 1947 operierten Patienten in 94,2% einen wirksamen Pneumothorax, nur selten Komplikationen und eine Sterblichkeit von 1,7%. Die Verhältnisse am 1948 operierten Krankengut liegen ähnlich: von 407 Kranken war in 94,9% ein wirksamer extrapleuraler Pneumothorax zu erzielen. Auch P. G. Schmidt (1947) kommt auf Grund seiner Untersuchungen zu günstigen Ergebnissen und erreichte bei 260 Kranken in zwei Dritteln Bacillenfreiheit.

Seit der Entwicklung der Resektionsverfahren gelangt der extrapleurale Pneumothorax heute seltener zur Anwendung. Beide Behandlungsmethoden haben ähnliche Indikationsbereiche, so daß die Resektion besonders zur Pneumolyse in Konkurrenz getreten ist. Ob diese Konkurrenz bestehen bleiben wird, können wohl erst die Spätresultate der Resektionsmethoden erweisen. Wir werden erst dann beide Methoden in kritischer Weise abwägend beurteilen können.

5. Lungenplombierung.

An den Apikolysengedanken (Tuffier 1910, Friedrich, Sauerbruch 1919) anlehnend, haben G. Baer (1913) und Sauerbruch (1914) die Methode zur Lungenplombierung bekanntgegeben. Baer betonte als Vorteile dieses Verfahrens

„1. die technische Einfachheit der Operation und ihre geringe Gefährlichkeit gegenüber dem entknochenden Verfahren,

2. das aseptische Einheilen der Plombe,

3. den auf mechanischem Wege zu erzielenden Erfolg mit Reduktion des Sputums,

4. den Wegfall der Aspirationsgefahr bei der Operation, obwohl bei reichlichem Sputum genügend Gelegenheit dazu vorhanden ist,

5. das fast mühelose Expektorieren schon vom Operationstage an,

6. den kosmetischen Effekt: die Operationswunde verheilt reaktionslos mit feiner linearer Narbe. Die Konfiguration des Thorax bleibt unverändert erhalten.‟

Das Wesen der Plombierung besteht darin, die Lunge über dem Erkrankungs-
bereich von einer Brustwandlücke aus gezielt abzulösen und den artifiziellen
Hohlraum mit einer Plombenmasse auszufüllen. Voraussetzung zur Plombierung
ist eine massive Pleuraobliteration. Das Plombenbett muß dem Eigengewicht
der Plombe und dem Schrumpfungsbestreben der Plombenhöhle ein solides
Widerlager geben. Die Ablösung wird in einer Schicht außerhalb der Pleura
costalis, eventuell auch extraperiostal vorgenommen.

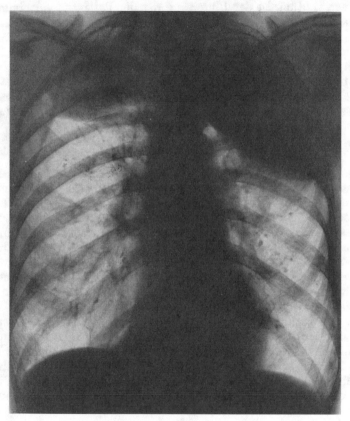

Abb. 29. 12. 9. 49. Paraffinplombe rechts, Oleothorax links.

BAER wählte den Zugang von vorn. Heute wird — ist die Plombe als Dauer-
plombe gedacht — mit einem Längs- oder Querschnitt meist von dorsal auf die
4. Rippe eingegangen, nicht zuletzt, weil man so die Apikolyse leichter vornehmen
kann. BAER verwendete als Plombenmasse das Paraffin. In Anlehnung an das
Vorgehen von TUFFIER, der die extrapleurale Höhle mit Fett ausfüllte, hat
DE WINTER den Musculus pectoralis major zu seiner Muskelplombe verwendet
und die Nachteile der Paraffinplombenmasse als Fremdkörper auszuschalten versucht. Im Laufe der Zeit sind verschiedene synthetische Substanzen als Plombenmaterial angegeben und versucht worden. Neuerdings hat die Plombierung mit
Acrylharzkugeln (lucite-Kugeln) [WILSON, TRENT und Mitarbeiter, JOLY (1950,
1952)] oder Polyäthylen (Polystanschwamm) (BING, HANSEN, LINDÉN und
v. ROSEN) eine gewisse Verbreitung gefunden.

Der Vorteil der Plombierung beruht vor allem darauf, daß sie als schonendstes
Kollapsverfahren in Fällen zur Anwendung gelangen kann, bei denen ein anderer

Eingriff nicht gewagt werden dürfte. Die Belastung des Allgemeinzustandes ist gering, der Kollaps gewöhnlich weniger intensiv, zielbar und in seinem Ausmaß gut zu dosieren. Überdies wird die Atemfunktion wenig geschädigt, und dementsprechend ist auch die Belastung des Kreislaufes gering. Die relativ geringen Schmerzen postoperativ und die Stützfunktion der Plombe behindern die Expektoration nicht und vermindern so die Aspirationsgefahr. Die extrapleurale Plombierung ist indiziert in Fällen mit geringer Belastungsfähigkeit, bei unstabilen, doppelseitigen Prozessen, bei älteren Kranken, deren Kreislauf z. B. eine thorakoplastische Einengung nicht zulassen. Die Paraffinplombierung kann ein- und doppelseitig, selbständig oder in Verbindung mit anderen Kollapsverfahren (Abb. 29) angewendet werden.

Besonders eignen sich für die Plombierung nicht zu frische, umschriebene, kleinkavernöse Spitzenprozesse mit geringer Aktivität, selbstverständlich mit obliterierter Pleura. Im allgemeinen soll man sich mit einem Kollapsvolumen, das maximal 200—300 cm³ Plombenmaterial faßt, begnügen. Je größer im allgemeinen die Plombe, um so größer ist die Gefahr von Komplikationen, vor allem der Früh- oder Spätperforation. A. BRUNNER (1944/45) schreibt: „Wir sind uns aber bewußt, daß die Plombierung erhebliche Gefahren der Spätkomplikationen mit sich bringt. Wir haben deshalb das Bestreben, bei jüngeren Kranken die Plomben wieder herauszunehmen und durch entsprechende Teilthorakoplastik zu ersetzen, wenn unter dem Einfluß der Plombe der Krankheitsprozeß stabilisiert und die Kranken womöglich bacillenfrei geworden sind. Unter diesen Bedingungen bedeutet der Ersatz der Plombe durch eine Thorakoplastik erfahrungsgemäß keine starke Belastung." Es handelt sich demnach in solchen Fällen um eine temporäre Plombierung (Vorbereitungsplombe), ein Verfahren, das namentlich W. SCHMIDT (1936) bei vorderem Zugang in Form der Stützplombe vor thorakoplastischen Eingriffen verwendet und empfohlen hatte.

Die Ergebnisse der Lungenplombierung sind, wenn ihr beschränkter Indikationsbereich nicht überschritten wird, im allgemeinen günstig (KREMER 1938, HÄBERLIN 1949, JOLY 1952, EICHELTER).

6. Thorakoplastik.

a) Geschichtliches.

Analog der Behandlung von Empyemresthöhlen durch Brustwandmobilisierung nach den Vorschlägen von SCHEDE haben QUINCKE und C. SPENGLER für die Behandlung der kavernösen Lungentuberkulose die Thorakoplastik gefordert. 1890 sagte C. SPENGLER in seinem historischen Vortrag: „Ist aber die knöcherne Brustwand wie beim Erwachsenen starr, so beginnt in dem Momente, wo die Nachgiebigkeit der intrathorakalen Weichteile aufhört und dann die Brustwand nachgeben sollte, jede Kaverne eine starrwandige Höhle vorzustellen, die unter denselben Bedingungen, und nur unter diesen, wie jede starrwandige Höhle heilt, nämlich durch Mobilisierung der starren Wände, in unserem Fall durch Rippenresektion und Mobilisierung der starren Thoraxwand, also durch eine Thorakoplastik ohne Eröffnung der Pleurahöhle." „Ist Lungensubstanz verloren gegangen, haben sich Kavernen gebildet, so ist der ursprüngliche Pleuraraum für die reduzierte Lungenmasse und ihre beschränkte Expansionsfähigkeit zu groß geworden, er muß verkleinert werden, sollen sich die Kavernen schließen und die Tuberkulose heilen." Nach diesen Grundsätzen führte C. SPENGLER 1898 die erste, von ihm 1903 als „extrapleurale Thorakoplastik" bezeichnete Operation aus. Über die Indikation zur Thorakoplastik sagte BRAUER 1909: „Die ausgedehnte extrapleurale Thorakoplastik hat die Aufgaben, den Lungenkollaps in jenen Fällen, in welchen er durch die einfachere Methode des Pneumothorax nicht zu erreichen ist, durch Beeinflussung der Thoraxwand über der erkrankten Lunge zu bewerkstelligen." Ein wesentlicher Anteil am Ausbau der Thorakoplastik kommt SAUERBRUCH (1911) zu. Er schrieb 1911 über den Wirkungsmechanismus dieses Verfahrens: „Es wirkt genau so wie der künstliche Pneumothorax durch Kompression der erkrankten Lunge. Was dort durch den einfachen Kollaps erreicht wird, ist hier wegen der schwartigen Fixation der Lunge an der knöchernen Brustwand zunächst unmöglich. Aber gerade in diesen Fällen hat der Körper die Tendenz, durch die Retraktion des Narbengewebes die Lunge zum Schrumpfen zu bringen, wird daran aber durch die Unnachgiebigkeit des Thorax gehindert. Gelegentlich wird man durch die Einziehung des Brustkorbes und durch Verzerrung des Mittelfeldes und der Trachea geradezu aufgefordert, dieser natürlichen Schrumpfungstendenz durch die Mobilisation des Thorax entgegen-zukommen." Bei der Entwicklung der operativen Technik der extrapleuralen Thorakoplastik ging man anfangs von der Entfernung einzelner Rippen über dem erkrankten Lungengebiet aus (Quincke, C. Spengler) oder resezierte am Ort der Wahl (Turban, zit. nach Sauer-bruch und Elving 1913). Die „totale Entknöcherung" und die subscapular-paravertebrale Thorakoplastik inaugurierten P. L. Friedrich (1908, 1911) und Brauer (1909, 1914), die paravertebrale Thorakoplastik Sauerbruch (1911, 1913). Der Kollaps wurde dabei sowohl in vertikaler, wie auch in zirkulärer horizontaler Richtung wesentlich ausgedehnt. Zu den späteren technischen Abänderungen und Ergänzungen, die den Kollaps unter weitgehender Erhaltung des funktionstüchtigen Lungengewebes zu verbessern suchten, gehören unter anderem Lauwers Apikolyse (1928), Grafs Spitzenplastik (1929, 1930), Sembs extrafasciale Plastik (1944) und Maurers kombinierte Plastik. Die letzten 10 Jahre haben ein deutliches Abrücken von der Totalplastik zur schonenden partiellen Plastik gebracht und damit eine gewisse Rückkehr zu den Bestrebungen Quinckes und Carl Spenglers, lediglich über dem erkrankten Gebiet zu operieren.

b) Indikation.

Anzeige und Entscheidung für einen operativen Eingriff wird nicht allein durch ihn, sondern die weiteren Möglichkeiten operativer Behandlung bestimmt. Es ist selbstverständlich, daß sich seit der Einführung der extrapleuralen Thorako-plastik um die Jahrhundertwende mit der Zunahme und dem Ausbau der chirur-gischen Behandlungsmethoden der Lungentuberkulose die Indikationen zur Thorakoplastik gewandelt haben. Die Möglichkeit der chemischen und antibio-tischen Vorbehandlung hat auch die allgemeinen Voraussetzungen zur Kollaps-therapie und damit die Ergebnisse der einzelnen Verfahren verbessert.

Die Hauptindikation zur Thorakoplastik bildet die tuberkulöse Kaverne. Idealfälle sind stabilisierte kavernöse Phthisen mit produktiven Veränderungen und Neigung zur Cirrhose, Formen also, deren spontaner Schrumpfungstendenz der operative Eingriff gleichsam entgegenkommt und mechanische Hindernisse beseitigt. Bei diesen Fällen ist meist eine Verschwartung der Pleurablätter und ein steifes Mediastinum vorhanden. Eine weitere Indikation für plastisches Vorgehen stellt sich bei Deckung von Resthöhlen nach extrapleuraler Pneumolyse, Empyem, Resektion und der unausdehnbaren Lunge, wenn eine Dekortikation nicht in-diziert oder unmöglich ist.

c) Technik.

Es ist im Rahmen dieser Arbeit nicht möglich, auf die Verfahren und Versuche zur Verbesserung der Thorakoplastik einzugehen. Zahlreiche Operateure bemühten sich vor allem um die Vervollständigung des Kollapses im Spitzengebiet der Lunge. Bonniot (1927) und Graf (1929, 1930) forderten die totale Resektion der ersten Rippe; die variationenreichen Vorschläge zahlreicher Autoren wie z. B. Tuffier, J. Alexander (1929, 1930), Graf, Roux, Picot, W. Schmidt (1936), Semb, Bernou und Fruchaud (1930, 1934, 1937), Proust und A. Maurer zeugen von der technischen Schwierigkeit des Problems der Apikolyse und des Spitzenkollapses. Man versuchte zusätzliche Kollapsfaktoren mit der Thorako-plastik zu kombinieren. G. Maurer benutzt in seiner kombinierten Thorako-plastik den Pelotteneffekt der Scapula, W. Schmidt eine Stützplombe. Die wich-tigsten und heute am meisten angewendeten Methoden der Thorakoplastik sind:

1. die Obergeschoßplastik,
2. die totale mehrzeitige paravertebrale Thorakoplastik,

3. die vordere Ergänzungsplastik,
4. die Korrekturplastik.

Das Bestreben nach schonendem und dosiertem Kollaps hat die Indikation zur totalen paravertebralen Thorakoplastik wesentlich eingeschränkt. Die Obergeschoßplastik stellt heute wohl den häufigsten plastischen Eingriff dar, wobei meist 4—7 Rippen zur Resektion kommen (Abb. 30a, b).

Als Operationsverfahren hat sich das paravertebrale Eingehen auf die Rippen zu einer gewissen Standardmethode entwickelt, obwohl auch heute noch zahl-

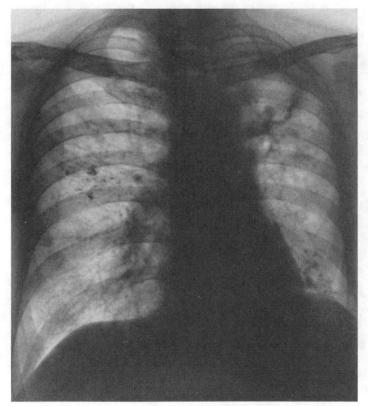

Abb. 30a. 28. 6. 49. Großkavernöse Tuberkulose im linken Oberlappen.

reiche abweichende Methoden bestehen, so daß HÄBERLIN (1948) sagen kann: „Ich glaube, es besteht nicht eine einzige überhaupt mögliche Variante der Schnittführung, von hinten paravertebral, quer supraspinös, vorn supraclaviculär und axillär, in einer oder zwei Sitzungen oder mit einem hinteren oder vorderen Schnitt gleichzeitig, die nicht einen Advokaten gefunden hätte."

Bei der Operationstechnik, wie sie A. BRUNNER-Zürich und seine Schule ausübt, wird für eine extrapleurale 5-Rippenobergeschoßplastik nach Schnittinfiltration und paravertebraler Leitungsanaesthesie von einem leicht bogenförmigen paravertebralen Schnitt medial der Scapula aus eingegangen, der M. trapezius in seinem unteren Abschnitt in einer Länge von etwa 10 cm durchtrennt, der M. rhomboideus gespalten, die Scapula nach lateral verzogen. Die zu entfernenden Rippen liegen nunmehr frei. Nach Ablösung des Periosts mit dem Raspatorium werden aus den fünf oberen Rippen, beginnend mit der 5. Rippe, Stücke reseziert,

so daß das Obergeschoß der Lunge bis auf das Niveau der 5. Rippe hinten ent-
knocht wird. Die vertebralen Rippenenden werden nach Sprengung ihrer Gelenke
mit dem Sprengmeißel exartikuliert. Dann wird die Apikolyse nach SEMB angeschlossen: die Intercostalmuskeln und Bänder werden durchtrennt, die Pleura
in diesem Bereich extrafascial abgelöst und die Lungenspitze bis auf die Höhe der
5. Rippe hinten heruntergeholt. Auf diese Weise kann ein ausgedehnter Kollaps
erreicht werden. Nach Kontrolle der Blutstillung und Instillation von Penicillin-
Streptomycin wird die Wunde schichtweise verschlossen.

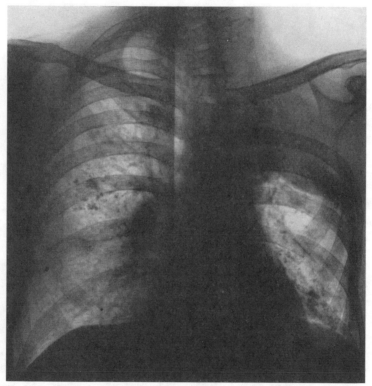

Abb. 30b. 15. 12. 49. Obergeschoßplastik (5 Rippenplastik). Kaverne nicht mehr nachweisbar, Sputum
tuberkelbacillen-negativ.

Plastiken bis zu 5 Rippen werden meist in einer Sitzung operiert, da eine
Resektion in dieser Ausdehnung von den Kranken gut ertragen wird. Ausgedehnte
paravertebrale Thorakoplastiken bis zur 9. oder 10. Rippe wird man aber mit
Vorteil mindestens zweizeitig operieren. Man wird Obergeschoßplastiken bei
schwerer Kranken mit verminderter Belastungsfähigkeit ebenfalls mehrzeitig ausführen, um den Einzeleingriff möglichst gering zu gestalten und erreicht den gewünschten Gesamtkollaps unter stufenweisem schonendem Vorgehen.

Hat die Thorakoplastik zu keinem Erfolg geführt, können Ergänzungsplastiken
erforderlich werden. Zu einem solchen Eingriff wird man sich erst entschließen,
wenn trotz Ruhebehandlung und Chemotherapie nach einer gewissen Beobachtungszeit eine Heilung der Tuberkulose wenig wahrscheinlich erscheint, und
durch die Kollapserweiterung eine Besserung erwartet werden darf. Das schonende Operationsverfahren des dosierten und sparsamen Kollapses bringt es mit
sich, daß kavernöse Prozesse manchmal nicht zur Ausheilung kommen, die bei

a priori radikalem Vorgehen geheilt wären. Nach W. SCHMIDT (1938) ist in der Regel „eine Korrekturplastik um so besser indiziert und um so erfolgreicher, je unvollständiger die erste thorakoplastische Operation blieb". Das Vorgehen bei der Korrekturplastik hat sich weitgehend nach der Lage der Restkavernen zu richten, die häufig in den sog. „toten Winkeln" des Thorax, welche dem Kollaps schlecht zugänglich sind, liegen (STÖCKLIN 1921). Bei Korrekturplastiken werden kollapshindernde Rippenregenerate entfernt. Die Lunge soll durch Ablösung nach Möglichkeit mobilisiert werden. Bei Kavernen im Costovertebralwinkel kann durch eine teilweise Resektion von Wirbelquerfortsätzen der Kollaps-zustand verbessert werden. Allerdings wird man heute bei solchen Restkavernen eher die Resektion als die Korrekturplastik anwenden.

d) Komplikationen.

Komplikationen der Thorakoplastik können zum Teil schon durch eine differenzierte Indikationsstellung vermieden werden. Die massivere Bronchus-tuberkulose gilt auch bei der Thorakoplastik als Gegenanzeige. Sind Herz und Kreislauf in Ordnung, die Lungenfunktion ausreichend, hat der tuberkulöse Krankheitsverlauf zu einer Versteifung des Mediastinums geführt und wird die Ausdehnung des Eingriffes dem Zustand des Kranken angepaßt, sind Kompli-kationen relativ selten. Die gefährlichste Komplikation ist das Mediastinalflattern, das bereits während der Operation, kurz nachher oder in den ersten Tagen nach dem Eingriff auftreten kann. Da durch die Rippenresektion die Brustwand ihres knöchernen Haltes beraubt ist, gibt sie den intrathorakalen Druckschwankungen nach. Bei jeder Inspiration werden kranke Lunge und Mediastinum nach der gesunden Seite mit ihrem hohen negativen Pleurainnendruck gezogen und bei der Exspiration in die Ausgangslage zurückbewegt. Durch das Pendeln dieser Organe werden Herz und Kreislauf stark beeinträchtigt; die Atemluft pendelt innerhalb des Bronchialsystems. Mit der Inspiration wird aus dem Bronchial-system der kranken Lunge Luft in die gesunde Lunge angesogen und, sauerstoff-arm und kohlensäurereich, bei der Exspiration in die kranke Lunge zurück-befördert. Dieser partielle Atmungsleerlauf durch Pendelbewegung kann Ursache einer respiratorischen Insuffizienz und damit eines lebensbedrohlichen Bildes sein. Die Brustwand muß sofort gestützt, Kreislauf und Atmung stimuliert wer-den, Sauerstoff wirkt oft lebensrettend. Gegenüber diesen relativ selten auftreten-den Komplikationen sind solche von seiten des Kreislaufes häufiger. Der thorako-plastische Eingriff schafft ein großes Wundbett und der Resektions- und Resorp-tionsschock können einen Kreislaufkollaps auslösen.

Gefürchtete postoperative Komplikationen sind Atelektase und spezifische und unspezifische Aspiration. Die eigentlichen Ursachen dieser Vorgänge und die Gründe, warum sie bei einem Kranken eintreten, beim anderen nicht, sind zu einem großen Teil noch unbekannt. Bronchustuberkulosen, auch mechanische und reflektorisch-nervöse Einflüsse können diese Zustände hervorrufen. Durch chemisch-antibiotische Vorbehandlung und Abschirmung während und nach der Operation können Aspirationen meist beherrscht werden. Nach einer Gruppierung von HEIN (1938) sind die wichtigsten Todesursachen nach Thorakoplastik Lungen-komplikationen, hauptsächlich tuberkulöser Natur (30%), Schock, Herzschwäche und Mediastinalflattern (20%), Wundinfektion und Sepsis (19%).

e) Ergebnisse.

Die durch zahlreiche Statistiken bestätigten günstigen Ergebnisse machen die Thorakoplastik zu einer der wichtigsten Methoden der Kollapstherapie. Schon die frühen Untersuchungen STÖCKLINs (1922) über 100 Thorakoplastikfälle der Jahre 1913—1920 ließen den Wert der Thorakoplastik erkennen: 37% Heilungen bei einer Operationsmortalität von 24%. Im Verlauf der folgenden Jahrzehnte sind Technik und Indikationsstellung wesentlich verfeinert und durch sie die Resultate verbessert worden. Nach der großen Sammelstatistik der Weltliteratur (1920—1936) von HEIN (1938) wurde Bacillenfreiheit in ungefähr 50% erreicht. CRIMM, LEMBERGER, SELLORS rechnen sogar mit Bacillenschwund von 58—84%. Ausschlaggebend für gute Resultate ist, wie auch A. BRUNNER (1924) statistisch nachgewiesen hat, die sichere Indikationsstellung. KINSELLA und Mitarbeiter berichten 1949 über 613 in den Jahren 1922—1943 und während 5—26 Jahren kontrollierte operierte Kranke. Sie erzielten in 88% Bacillenfreiheit des Auswurfs. Mit den Verbesserungen der Operationsergebnisse geht das Absinken der Operationsmortalität parallel. W. SCHMIDT (1936) gibt eine Operationssterblichkeit von 5,3% an, DOUGLAS und BOSWORTH eine solche von 4,4%. Die großen Arbeiten von A. BRUNNER, HEIN, J. ALEXANDER, OVERHOLT, CRIMM, SELLORS, SEIP, JOLY (1947) bestätigen die heute allgemein gültige Auffassung, daß die Thorakoplastik zu einem unentbehrlichen Bestandteil der Tuberkulosetherapie geworden ist.

7. Künstliche Zwerchfellähmung.

Die künstliche Zwerchfellähmung wurde 1911 von STUERTZ und 1913 von SAUERBRUCH als Kollapsverfahren angegeben. In der Folge wurde sie verschiedentlich modifiziert und auf breiter Basis zur Anwendung gebracht. Heute ist die Indikation auf wenige Tuberkuloseformen beschränkt. Die Zwerchfellähmung führt zur Ausschaltung der Zwerchfellatmung und zum Hochstand dieses Atemmuskels, wodurch tuberkulöse Prozesse günstig beeinflußt werden können.

Als Methoden stehen die definitive Phrenicusexhairese und die temporäre, meist über einige Monate dauernde Lähmung des N. phrenicus (durch Alkoholisierung, Vereisung, Quetschung oder einfache Durchtrennung) zur Verfügung. Da die einseitige Ausschaltung der Zwerchfellatmung mit der beträchtlichen Verminderung des Atemvolumens um 400—800 cm³ einhergeht, erfordert dieses Kollapsverfahren eine sorgfältige Indikationsstellung. Die Zwerchfellähmung wird als selbständige Operation und als Ergänzungsoperation angewendet. Durch selbständige Zwerchfellähmung werden vor allem zwerchfellnahe und in der Spitze des Unterlappens gelegene Prozesse erfaßt. Bei einer Verklebung der Interlobärspalten kann sich nach H. H. WEBER (1932, 1934) die Ruhigstellung bis in die Oberlappen auswirken. ELLISON und TITTLE haben über eine gute Wirkung der Zwerchfellähmung auf Oberlappenkavernen berichtet. G. POIX sieht bessere Erfolge bei Kavernen im Unterlappen. Im folgenden Beispiel ist eine Heilung einer zwerchfellnahen Kaverne durch Phrenicusexhairese erzielt worden (Abb. 31a, b).

Die Zwerchfellähmung als zusätzlicher Eingriff zur Ergänzung anderer Kollapsverfahren (LANDOLT 1949) kommt in erster Linie beim unvollständigen Pneumothorax, dessen Wirksamkeit verbessert werden muß, zur Anwendung. Der Effekt der Lähmung ist zu erwarten, wenn breite Verwachsung der Lunge mit dem Zwerchfell und der Thoraxkuppel besteht. Zwerchfellhochstand bringt eine Entspannung in vertikaler Richtung und ergänzt die seitliche Kollapsstütze des Pneumothoraxluftmantels. Ein künstlicher Zwerchfellhochstand kann während der Sistierung eines Pneumothorax erwünscht sein. Zwerchfellähmung kann auch bei cirrhotischer Tuberkulose, starken Organverlagerungen (Mediastinum, Herz) zum Raumausgleich dienen oder die Verkleinerung einer Resthöhle (z. B. nach Empyem) fördern.

Die dauernde Zwerchfellähmung hat wegen ihrer Beeinträchtigung der Herz- und Atemfunktion in letzter Zeit vermehrte Kritik erfahren. A. Brunner (1944/45) äußerte sich daher: „Wenn wir uns unter ganz besonderen Verhält- nissen ausnahmsweise zur künstlichen Lähmung des Zwerchfelles entschließen, so beschränken wir uns auf die vorübergehende Ausschaltung durch Quetschung oder einfache Durchtrennung des Nerven." Die Zwerchfellähmung ist die einzige Kollapsmethode, die wegen ihrer funktionellen Folgen nicht doppelseitig aus- geführt werden darf.

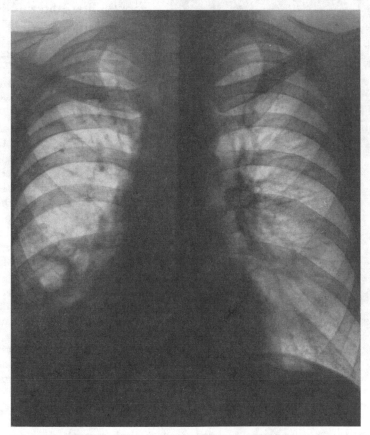

Abb. 31a. 22. 9. 45. Kaverne im rechten Unterfeld.

Die Technik des Eingriffes ist relativ einfach. Der N. phrenicus wird meist von einem horizontalen Hautschnitt, ungefähr 2 Querfinger oberhalb der Clavi- cula und außerhalb des M. sternocleidomastoideus aus, aufgesucht. Durch das sog. „Fettträubchen" des Halsdreieckes sucht man den M. scalenus anterior auf, auf welchem der Nerv meist liegt und in der Richtung von oben außen schräg nach unten innen verläuft. Bei der Exhairese wird er mit einer Klemme gefaßt und durch vorsichtiges Ziehen und langsames Aufrollen herausgedreht, wobei sehr häufig vom Kranken ein typischer Schulterschmerz angegeben wird. Nach W. Felix (1922) genügt es, um eine komplette Zwerchfellähmung herbeizuführen, 12 cm des Nerven zu extrahieren. Für die temporäre Ausschaltung wird der Nerv gequetscht, vereist oder alkoholisiert. Postoperative Komplikationen sind recht selten. Sympathicusverletzungen und ihre Folgezustände (Hornerscher Sym-

ptomenkomplex) kommen vor, häufiger sind Spätfolgen im Sinne des gastrointestinalen Symptomenkomplexes (Roemheld) durch den Hochstand des Zwerchfelles.

Die therapeutischen Erfolge der Zwerchfellausschaltung werden recht unterschiedlich angegeben. Roloff (1934) erzielte mit der Phrenicusexhairese als

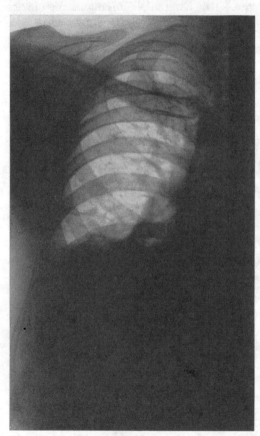

selbständige Operation bei 231 Fällen während einer Beobachtungszeit von 2—8 Jahren in 24,3% Bacillenfreiheit. A. Maurer, Rolland und Monod (1934) berichten
über 285, drei Jahre zurückliegende
Exhairesen; bei kavernösen Prozessen im unteren und mittleren
Lungendrittel war in 23,4%, im
oberen Drittel in 14,5% vollständige Heilung zu verzeichnen. Mitchell (1948) behandelte in den
Jahren 1925—1947 398 Patienten
mit Zwerchfellähmung (45 Exhairesen, 251 einmalige und 110 mehrfache Quetschungen); in 369 Fällen war die Zwerchfellähmung
die einzige Kollapsmaßnahme. Bei
48% der Fälle war innerhalb eines
Jahres ein guter Anfangserfolg zu
beobachten, der am Ende des
3. Jahres nach der Operation auf
32% zurückging. Mißerfolge traten
trotz scheinbar guter Indikationsstellung in 59%, bei schlechter Indikationsstellung in 85% ein.
Nach Auffassung des Autors soll
die Dauer der Lähmung mindestens 12—18 Monate betragen und
die temporäre Ausschaltung gegebenenfalls wiederholt werden. Landolt (1949) berichtete über die Er-

Abb. 31b. 22. 3. 46. Phrenicusexhairese. Guter Kavernenkollaps. Sputum: Bk: negativ. Volle Arbeitsfähigkeit seit
7 Jahren.

gebnisse von 263 Phrenicusläh-
mungen, die in den Jahren 1927 bis 1944 in der Thurgauisch-Schaffhausischen
Heilstätte in Davos gemacht wurden; 106 Patienten (40,3%) wurden voll
arbeitsfähig und abacillär.

8. Pneumoperitoneum.

Das Pneumoperitoneum wurde von Vajda 1933 in die Behandlung der
Lungentuberkulose eingeführt. Das Pneumoperitoneum wird mit oder ohne
zusätzliche Zwerchfellähmung angewandt und scheint in der Kombination wirksamer zu sein (Morris und Bogen, Effenberger). Wie der Pneumothorax ist
das Pneumoperitoneum eine dosierbare und reversible Kollapsmethode; französische Autoren charakterisieren sie als „une méthode de détente et d'attente".

Der Eingriff ist technisch nicht schwieriger als der Pneumothorax. Wie Weiss
und Siegfried bevorzugen wir die Einstichstelle in der Medianlinie, einige Zentimeter oberhalb oder unterhalb des Nabels. Das Eindringen der Nadel in die

freie Bauchhöhle wird an dieser Stelle am deutlichsten gespürt. Wir verwenden eine gewöhnliche Pneumothoraxnadel nach SAUGMAN; andere ziehen die Nadel nach VERRES vor. Die Druckwerte der Pneumoperitonealhöhle können nicht immer bestimmt werden; sie sind unterschiedlich, häufig finden sich mittlere positive Werte ($+ 4/+ 6$). Für die Anlage werden im allgemeinen 400—600 cm³ Luft eingefüllt. Die Füllung wird in den folgenden Tagen wiederholt und das Pneumoperitoneum mit Nachfüllungen von rund 1000 cm³ Luft in zwei- bis dreiwöchentlichen Abständen unterhalten. Die meisten Patienten vertragen diese Behandlung beschwerdelos, andere klagen über Völle- oder Druckgefühl im Abdomen, Verdauungsstörungen oder leichtere ausstrahlende Schmerzen in die Schultergegend. Komplikationen wie Luftembolie, Darmverletzung usw. sind bei sorgfältiger Technik selten.

Autoren wie TRIMBLE und Mitarbeiter, MITCHELL und Mitarbeiter, MORRIS und BOGEN, SIRÁLY, CROW und WHELCHEL berichten über Erfolge mit dem Pneumoperitoneum. CROW und WHELCHEL halten die Kombination von Pneumoperitoneum und einseitiger Zwerchfellähmung für einen größeren Fortschritt in der Tuberkulosebehandlung als den Pneumothorax. Für andere ist die Wirksamkeit dieser Methode umstritten oder gering.

9. Direkte Kavernenbehandlung.

Der Gedanke einer direkten Kavernenbehandlung durch Punktion, Drainage oder Eröffnung nach außen ist alt und wurde unter anderem schon von TUFFIER in die Tat umgesetzt. Es war in Analogie zur Behandlung von Lungenabscessen naheliegend, die isolierte Kaverne wie eine Absceßhöhle zu eröffnen, nach außen zu drainieren und einer medikamentösen Behandlung besser zugänglich zu machen. Nach vielen Mißerfolgen blieb dieses Vorgehen, mit dem speziell SAUERBRUCH (1920) sich befaßte, auf parietal gelegene Restkavernen nach Thorakoplastik beschränkt. Der Versuch einer direkten medikamentösen Kavernenbehandlung hat durch wirksame bakteriostatische Substanzen neuen Auftrieb erhalten.

a) Kavernensaugdrainage nach MONALDI.

1938 hat MONALDI seine Methode der „aspirazione endocavitaria" bekanntgegeben. MONALDI ging insofern einen prinzipiell neuen Weg, indem er die Kaverne mittels eines Katheters nicht nur nach außen drainierte, sondern durch andauernden intrakavitären Sog ihren Schwund zu erreichen versuchte. Die Methode eignet sich vor allem zur Behandlung isolierter Zerfallshöhlen und schafft keinen Lungenkollaps, sondern einen Kollaps der Kaverne. Außer den praktisch-therapeutischen Erfolgen hat uns die Methode ohne Zweifel auch wertvolle theoretische Einblicke in die Kavernenphysiologie und -pathologie gegeben und vor allem auf die funktionellen Wechselbeziehungen zwischen Kaverne-Bronchus aufmerksam gemacht.

Strengste Voraussetzung für den Eingriff ist ein solid verwachsener Pleuraspalt. Das technische Vorgehen ist relativ einfach. Nach ihrer genauen röntgenologischen Lokalisation wird die Kaverne beim flachliegenden Patienten durch vorsichtige Punktion mittels einer Pneumothoraxnadel mit vorragendem Mandrin aufgesucht, die intrakavitären Druckverhältnisse werden gemessen und der Abstand der Kaverne von der äußeren Thoraxwand notiert. Nach dieser genauen Lage- und Tiefenbestimmung wird die Höhle mit dem MONALDI-Troikart punktiert. Außer dem Originalinstrumentarium von MONALDI kommen verschiedene Modifikationen zur Anwendung. Wir benützen den Punktionstroikart nach

A. Brunner. Nach Zurückziehen der Troikartspitze wird unter Führung der Gleithülse der mit Zentimetereinteilung versehene, röntgenschattengebende Monaldi-Katheter in die Kaverne eingeführt und die Gleithülse über dem eingeführten Gummischlauch zurückgezogen. Man vergewissert sich auf dem Durchleuchtungsschirm über die Lage des Schlauches und fixiert dann das Drain auf der Haut. Zunächst wird nur probatorisch mit der Punktionsspritze aspiriert. Die eigentliche Saugbehandlung beginnt nach einigen Tagen unter allmählicher Steigerung des Sogs, seiner Intensität und Dauer.

Gewisse Vorteile des Monaldi-Verfahrens sind offensichtlich. Die Methode ist technisch einfach, belastet den Patienten wenig und bringt keine Einschränkung der Atemfunktion mit sich. Auch können durch den Katheter bakteriostatische Substanzen instilliert werden. Die Drainagewirkung läßt sich mit der zunehmenden Reinigung der Kaverne am Wechsel der Beschaffenheit des aspirierten Kaverneneiters, der Verminderung des Hustenreizes und der Auswurfmenge und der allgemeinen Entgiftung des Organismus oft eindrucksvoll erkennen. Die durch den Sog geschaffenen negativen Druckverhältnisse fördern den Kavernenkollaps. Das Monaldi-Verfahren bestätigte die Erfahrung, daß die Größe der Kaverne, wie sie sich auf dem Röntgenbild darstellt, keineswegs immer dem effektiven Substanzverlust entspricht. Elastische, dünnwandige Kavernen z. B. sind häufig gebläht, da sie dem Innendruck keine starre Wand entgegensetzen. Bei der Punktion solcher Kavernen finden sich intrakavitär positive Druckverhältnisse. Durch die Absaugung wird dieser der Heilung sich entgegensetzende mechanische Faktor beseitigt und oft ein rasches Zusammenfallen der Kaverne bewirkt.

Die Indikation zur Monaldi-Behandlung ist gegeben
1. als selbständiger Eingriff
2. in Kombination mit einer Thorakoplastik,
3. bei Restkavernen nach Thorakoplastik.

Als selbständiges Behandlungsverfahren (Abb. 32a, b), hat die Monaldi-Saugdrainage an Bedeutung verloren. Die Resultate waren unbefriedigend. Der Kavernenschluß blieb oft aus oder war nur vorübergehend, weil ein für die Heilung notwendiger Verschluß des Ableitungsbronchus nicht erreicht werden konnte. Es hat an Versuchen, denen der Erfolg allerdings meist versagt blieb, nicht gefehlt, die Obliteration des Drainagebronchus artifiziell herbeizuführen (Düggeli 1947). Die Traumatisierung tuberkulöser Nachbarherde führt zur Aktivierung der Tuberkulose und die Kaverne bleibt offen, weil das sie umgebende Lungengewebe nicht in der Lage ist, den Defekt zu decken; die Potenz zur Raumbesetzung ist zu gering.

Auch heute noch kann die Monaldi-Drainage für fortgeschrittene großkavernöse Prozesse und bei Patienten in schlechtem Allgemeinzustand, denen die Belastung eines chirurgischen Eingriffes nicht zugemutet werden darf, als selbständige Behandlung oder als Vorbereitung für spätere Kollaps- oder Resektionstherapie indiziert und nützlich sein.

Komplikationen sind durch Blutung, Luftembolie und Eiterung des Stichkanales gegeben. Sie sind in ernster Form selten und belasten die Methode nicht wesentlich.

E. Stoffel hat die Ergebnisse des Saugverfahrens nach Monaldi im Krankengut der Deutschen Heilstätte Davos-Wolfgang (1939—1945) auf Grund der Kur- und Spätresultate ausgewertet. Unter 115 Saugdrainagen, ausgeführt an 96 Patienten, kam es bei 36,3% zu einem guten Erfolg. Die nach Monaldi ideale Indikationsstellung bei elastischer dünnwandiger Kaverne ohne große Umgebungsveränderungen war allerdings nur bei 20% der Fälle gegeben. Die Tatsache von nur einem guten Drittel erfolgreich abgeschlossener Saugdrainagen ist nach STOFFEL nicht sehr ermutigend; bei Auswertung nur der Idealfälle steigt sie aber über 75 %. A. BRUNNER (1941, 1943, 1944) hat die MONALDI-Behandlung wegen ihrer drainierenden und entgiftenden Wirkung zur Behandlung größerer Kavernen in Kombination mit der Thorakoplastik empfohlen; so auch ADELBERGER, ALEXANDER (1944, 1949), MORDASINI (1943) als vorbereitendes oder ergänzendes Verfahren zur Thorakoplastik. Wird an die Drainagebehandlung eine Thorakoplastik angeschlossen, so sind die Erfolge besser und halten sich am Material von

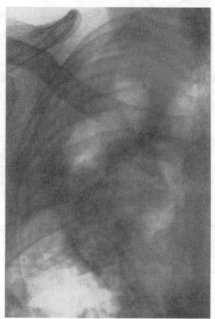 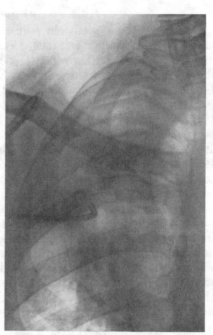

Abb. 32a. 21. 2. 45. Großkavernöse Oberlappen-tuberkulose.

Abb. 32b. 12. 9. 46. Mit Kavernensaugdrainage Kaverne zu einem schmalen Spalt verkleinert. Sputum tuberkelbacillen-negativ.

STOFFEL mit den Mißerfolgen ungefähr die Waage. Es besteht aber kein Zweifel, daß die Erweiterung dieser Methode durch chemisch-antibiotische Lokal- und Allgemeinbehandlung ihre Wirksamkeit zu steigern imstande ist und die Ergebnisse verbessert (MONALDI 1949, MALLUCHE 1949, SEIDEL 1949, GRASS 1952).

b) Speleostomie.

G. MAURER hat 1948 seine Methode der chemotherapeutischen Tamponade der Lungenkaverne bekanntgegeben und 1950 die bisherigen Ergebnisse veröffentlicht. G. MAURER schafft durch die Quellwirkung von Laminariastiften ein Stoma zur Kaverne und legt in diese Mündung Kavernenkatheter ein. Er erhält so einen breiten Zugang zur Kaverne, der die intensive medikamentöse Tamponierung und eine eventuelle Verschorfung von Ableitungsbronchien ermöglicht. Die Resultate dieser Methode werden von G. MAURER als sehr günstig angegeben. 49 durch Speleostomie behandelte Kranke mit nach ihm zum Teil infauster Prognose verloren innerhalb kurzer Zeit (im Durchschnitt in 17 Tagen) im Kavernensekret die Tuberkelbacillen. Hinsichtlich des technischen Vorgehens verweisen wir auf die Originalarbeit. Die Anwendungsbreite seiner Methode beschränkt G. Maurer (1950) „mit Rücksicht auf die Gefahr schwerer Blutungen" auf „in den unteren drei Vierteln der Lunge und nur oberflächliche, nicht aber zentral gelegene Zerfallshöhlen".

Eine abschließende Beurteilung der Methode ist heute noch nicht möglich und erst weitere Erfahrungen werden zeigen, ob diese Form der Lokalbehandlung der Kaverne zu Dauerresultaten führt. Im Vergleich zur Monaldi-Behandlung, die ebenfalls lokale Applikation von Bakteriostatica ermöglicht, ist das Trauma jedoch wesentlich größer. Die Erfolge gehen über die Resultate der Monaldi-Drainage wohl nicht hinaus.

c) Speleotomie.

Die Speleotomie stellt ein rein chirurgisches Verfahren der Kaverneneröffnung dar. Sie ist schon seit langer Zeit bekannt und angewendet worden. Nach dem Standpunkt Sauerbruchs (1920), Heins (1938) und Kleesattels (1937) ist die Indikation zur chirurgischen Kaverneneröffnung erst gegeben, wenn die thorakoplastischen Maßnahmen nicht zum Ziel geführt haben und eine Restkaverne, die anders nicht beseitigt werden kann, bestehenbleibt. A. Brunner (1941) empfiehlt das Verfahren auch für Restkavernen, die trotz monatelanger Saugbehandlung nach Monaldi nicht zur Heilung kommen. Neuerdings haben Eloesser und Mitarbeiter (1945), Bernou (1948, 1949), Bonniot und Joly (1950) u. a. m. auf die Indikationen und Erfolge dieser Methode hingewiesen, die meist nur bei Restkavernen nach Thorakoplastik angewendet wird. Sie zeitigt bei vorsichtigem operativem Vorgehen, wobei die elektrische Koagulation namentlich zur Verminderung der Gefahren der Blutung und Embolie eine wichtige Rolle spielt, günstige Ergebnisse. Kürzlich haben Bernou und Mitarbeiter vollständige Kavernenheilungen in rund 60% angegeben. Auch für dieses Verfahren breiter Kaverneneröffnung ist zur Dauerheilung der Verschluß des Ableitungsbronchus der Kaverne Voraussetzung. Die direkte Verbindung des Bronchialsystems durch den offenen Ableitungsbronchus und den Speleotomiekanal nach außen schafft außerdem einen Kurzschluß im Luftstrom, der die Atemfunktion stark belasten kann.

d) Transthorakale Kavernenpunktion und -instillation.

Der Gedanke, auf transthorakalem Wege Kavernen zu punktieren und mit baktericiden Substanzen lokal zu behandeln, ist alt und mit der chemisch-antibiotischen Ära wieder aufgenommen worden. Castex und Capdehourat verwendeten Sulfonamide, Penicillin, Chauvet und Mitarbeiter, Tanner und Mitarbeiter (1948), Hirsch Streptomycin; ebenso sind INH, PAS, TSC und andere Tuberculostatica zur intrakavitären Instillation geeignet. Die Lokalbehandlung ermöglicht, hohe Konzentrationen des Mittels an den Krankheitsherd direkt heranzubringen. Voraussetzung ist die genaue Lokalisation der Kaverne und die Obliteration des Pleuraspaltes. Komplikationen bilden Luftembolie, Hämoptyse und Hämoptoe und Brustwandphlegmone.

Nach Punktionen kann infolge Entlastung eines intrakavitären Überdruckes ein überraschender Kavernenkollaps eintreten. Die Methode transthorakaler Kavernenlokalbehandlung kann bei größeren Kavernen zur Operationsvorbereitung im Rahmen allgemeiner Chemotherapie angewendet werden. Als selbständiges Verfahren hat diese an sich naheliegende und einfach durchzuführende Behandlungsmethode die Erwartungen nicht erfüllt. Meist wird Kavernenverkleinerung, selten Kavernenvernichtung erreicht. Die Durchdringungsfähigkeit der Chemotherapeutica durch die Kavernenwand scheint nicht immer genügend zu sein und überdies erfaßt die Lokalbehandlung nur einen Teil des komplexen Kavernenheilungsvorganges.

e) Endobronchiale Kavernenabsaugung und -instillation.

Die Kaverne kann zur chemotherapeutischen Lokalbehandlung auch auf endo-
bronchialem Wege erreicht werden. Gezielte endobronchiale Instillationen wurden
von zahlreichen Autoren mit Penicillin, Streptomycin, Conteben usw. versucht
(MATTÉI und Mitarbeiter, MONTANINI und Mitarbeiter, MÉTRAS, ARNOLD, LOWYS
und LE BARRE, BERNHARD und RADENBACH). Nach Anaesthesie des Pharynx,
Larynx und der Bronchialschleimhaut, wie sie für die Bronchoskopie gebräuchlich ist, wird der Bronchialkatheter in Trachea und Bronchus eingeführt und
seine Lage unter dem Durchleuchtungsschirm kontrolliert. Von verschiedenen
Autoren werden besonders geformte (MATTÉI, MÉTRAS) oder sog. ,,steuerbare"
(STRNAD) Bronchussonden angegeben. Es gelingt nicht immer, bis in die Kaverne
vorzudringen, besonders nicht in Kavernen im Apex des Ober- oder Unterlappens
und bei Schrumpfungen. Ist die Sonde in die Kaverne vorgeschoben, läßt sich
häufig am Röntgenschirm unter Ansaugen eine Verkleinerung der Kaverne oder
sogar Kavernenkollaps beobachten. Selten allerdings bleibt die Kaverne nach
der Sondenentfernung kollabiert; meist nimmt sie ihr früheres Volumen wieder
ein. Zur Instillation wird nach RADENBACH Streptomycin-Penicillin und Conteben empfohlen. Weite Verbreitung hat diese Methode bisher nicht gefunden,
und eine abschließende Beurteilung ist nicht möglich.

f) Operativer Bronchusverschluß (NISSEN und LEZIUS).

Den interessanten Weg, den Mechanismus der spontanen Kavernenheilung
operativ durch artifiziellen Bronchusverschluß nachzuahmen, beschritten NISSEN
und LEZIUS (1952). Die drainierenden Kavernenbronchien werden durchtrennt,
reseziert und die Bronchusenden, wie bei der Technik der Lungenresektion, ver-
näht und versorgt. Auf diese Weise läßt sich der Bronchusverschluß sicherer
erzielen als mit der Unterbindung allein. Nach LEZIUS (1952) hört die Bronchial-
sekretion rasch auf, der ausgeschaltete Lungenabschnitt wird atelektatisch und
schrumpft. Spätestens nach 14 Tagen sei die Kaverne geschlossen und Bacillenfreiheit erreicht.

Der Eingriff kann doppelseitig ausgeführt werden; seine Indikation ist nach
LEZIUS für ,,große isolierte Kavernen in Oberlappen, kollapsresistente Kavernen
nach Pneumothorax, Pneumolyse oder Thorakoplastik besonders geeignet, ebenso
wie Kavernensysteme in tuberkulös indurierten Lungenbezirken, Kavernenfisteln
nach MONALDI- oder MAURER-Drainage. Mit Erfolg wurden Kavernen im apikalen
Segment des Unterlappens (hiläre Kavernen!) durch Bronchusverschluß vernichtet". Die Beurteilung der Dauererfolge dieses Verfahrens ist noch nicht
möglich.

10. Resektion.

a) Geschichtliches.

Der Gedanke der Resektion kranker Lungenabschnitte oder Lungen wurde auch von
FORLANINI erwogen; 1882 bereits sagte er ihre Bedeutung in der Zukunft voraus. BLOCK
versuchte 1881, RUGGI, TUFFIER 1891 die Resektion kavernöser Lungenabschnitte. Partielle
Resektionen wurden auch von LAWSEN (1893), DOYEN (1895) und MURPHY (1898) ausgeführt.
Nach GARRÉ sind ,,am radikalsten TUFFIER und LAWSEN vorgegangen. Sie haben frische,
umschriebene tuberkulöse Herde der Lunge, welche analog solitären Hirntuberkeln grob
anatomisch sich wie eine Geschwulst verhielten, mit Erfolg exstirpiert". JOLY (1949) konnte
vor kurzem die Krankengeschichte eines 1947 hospitalisierten, 1913 von TUFFIER wegen
Tuberkulose lungenspitzenresezierten Patienten publizieren. SAUERBRUCH hielt, nach Einführung des Druckdifferenzverfahrens, 1911 die Amputation ganzer Lappen bei freier Pleurahöhle technisch nicht für schwierig. Die größte Schwierigkeit bildete die Versorgung des

Bronchusstumpfes. Tödliche Komplikationen waren meist Mediastinitis und Spannungs-pneumothorax. Die Hauptindikation zur Resektion bildeten Bronchiektasien und Carci-nom. Bei Lungentuberkulose wurden Resektionen früh unter anderen von YATES (1927), FREEDLANDER (1935), JONES und DOLLEY (1939), CHURCHILL (1940) ausgeführt. Die Zu-sammenstellung aller Fälle der Weltliteratur bis 1944 von CLAGETT (zit. nach SANTY und BÉRARD) ergab nur 90 Resektionen bei Tuberkulose. Diesen Versuchen der Resektions-behandlung der Lungentuberkulose kommt heute die historische Bedeutung wertvoller Pionier-arbeit zu.

Die Entwicklung der intratrachealen Überdrucknarkose, die Entdeckung wirksamer Tuberculostatica und der Ausbau der Operationsverfahren ermöglichten die ausgedehnte Anwendung der Methode bei Tuberkulose. Die Wichtigkeit der Chemotherapie für die Erfolge

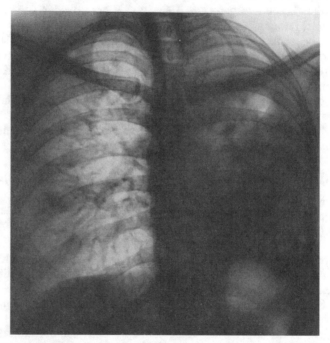

Abb. 33a. Schwere, multiple kavernöse Lungentuberkulose (destroyed and drowned lung).
(Übersichtsaufnahme 12. 12. 50.)

der Resektion beweisen die vergleichenden Zahlen BAYLEYs (primäre Operationsmortalität ohne Streptomycin 27%, mit Streptomycin 16%). Der große Aufschwung der Resektions-behandlung der Lungentuberkulose in den letzten Jahren ist an Namen geknüpft wie OVERHOLT (1945, 1947, 1950, 1952), SWEET (1946, 1950), MAIER (1948), BÉRARD (1949, 1953), CRAFOORD (1950), THOMAS (1950), EERLAND (1951, 1953), MONOD (1951, 1952), JOLY (1952), NUBOER (1952), BRONKHORST und HIRDES (1952), A. BRUNNER (1950, 1951, 1952, 1953).

b) Indikation.

CHURCHILL erkannte schon 1943 die Überlegenheit des Resektionsverfahrens gegenüber der Kollapsmethode für bestimmte Formen der Lungentuberkulose. In der Folge galten als Indikation zur Resektion:

1. stenosierende Bronchustuberkulose mit atelektatisch-bronchiektatischen Veränderungen der Lunge,

2. einseitiger ausgedehnt kavernöser Prozeß (destroyed lobe and lung),

3. therapieresistente Kaverne (Restkaverne nach Kollapstherapie, geblähte Kaverne),

4. Tuberkulom.

Die stenosierende Bronchustuberkulose bildet nach A. BRUNNER (1950) eine Hauptindikation zur Resektion, da „die Bronchusstenose, wenn sie einmal zur Eiterverhaltung und sekundären Bronchiektasien geführt hat, eine sehr ernste Prognose besitzt und über kurz oder lang zur Katostrophe führt".

Wegen ihrer ernsten Prognose und zur Resektion absolut indiziert sind Tuberkulose mit massiven Zerstörungen, besonders wenn sie mit schwerer Verkäsung und Bronchusulcera einhergehen. Bei ihnen ist weder von der Ruhebehandlung, noch von der üblichen Kollapstherapie, auch nicht von intensiver Chemotherapie ein Erfolg zu erwarten. Es handelt sich meist um desperate Fälle, für die die Resektion die einzige Chance zur Erhaltung des Lebens darstellt (Abb. 33a, b, c).

Die Indikation zur Resektion ist auch für Kavernen gegeben, die sich gegen jede konservativ-chemische und Kollapstherapie resistent erweisen. Es sind dies in erster Linie Restkavernen nach Thorakoplastik, intra- und extrapleuralem Pneumothorax oder anderen Kollapsmethoden, auch Riesenkavernen und persistierende geblähte Kavernen (Abb. 34a und b) ohne therapeutische Beeinflußbarkeit.

Die Resektion ist auch angezeigt bei größeren Tuberkulomen (eigentliches Tuberkulom, gefüllte Kaverne, Rundherd, isolierter Käseherd).

Für DECKER stellen Kavernenperforation äußerst dringliche, drohende Perforation dringliche Indikationen dar.

Ein differenziertes Indikationsschema zur Resektion hat EERLAND (1953) gegeben:

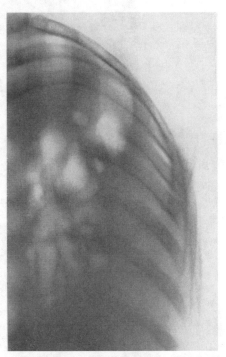

Abb. 33b. Tomogramme Schicht 5 cm (12. 12. 50.)

A. *Standard Indications*
  a₁) Tuberculoma.
  a₂) Filled-up cavities.
  a₃) Primary and phthisic caseous foci.
  b) Bronchostenosis with retention of secretions.
  c) Bronchiectasis with positive sputum.
  d) "Destroyed" lobe or lung.
  e) Residual cavities after collapse therapy.
  f) Tuberculous lung foci with acute or chronic empyema with or without inner (outer) fistula (e).

B. *Elective Indications*
  Cavitary pulmonary tuberculosis, in which experience has taught us that no result is to be expected from medical and collapse treatment, in particular with respect to the pulmonary function following operation.

C. *Desperate Indications*
  Progressiv cavitary pulmonary tuberculosis in the puberty with a grave prognosis, in which it is fairly clear that conservative treatment will be ineffective.

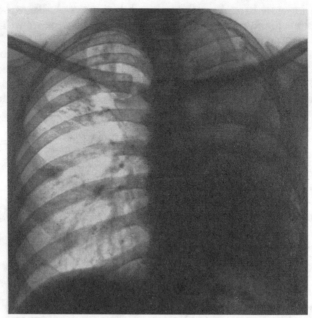

Abb. 33c.　Status nach Pneumonektomie.　Sputum negativ (30. 6. 53).

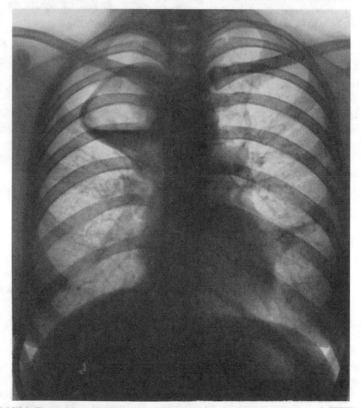

Abb. 34a.　Geblähte Kaverne im rechten Oberlappen, wesentliche Vergrößerung unter Pneumothoraxbehandlung.
Streuherde im rechten Mittellappen (30. 8. 50).

Die Standardindikation EERIANDs deckt sich zur Hauptsache mit der oben umrissenen absoluten Indikation. Auf die Pleuropneumonektomie bei Empyemen mit oder ohne Fistel gehen wir im Abschnitt „Dekortikation" ein.

Elektive Indikationen sind relative Indikationen und hängen von Effekt und Bewertung der Resektion im Vergleich zu den einzelnen Kollapsverfahren einerseits und der konservativen und chemisch-antibiotischen Behandlung andererseits

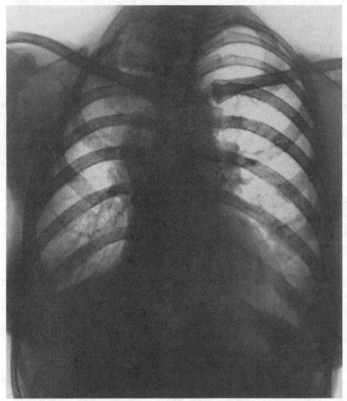

Abb. 34 b. Zustand nach Resektion des rechten Ober- und Mittellappens, Sputum tbc-negativ. Guter Heilungsverlauf (9. 3. 51).

seits ab. Die relative Indikation stellt sich für Formen, bei denen auch andere Verfahren Aussicht auf Erfolg bieten.

Umstritten ist die Indikation bei kleineren umschriebenen Läsionen (isolierte verkäste Herde, bacillenabsondernde Minimalinfiltrate). Für HARTER und BELAND steht die Resektion solcher Läsionen zur Diskussion, wenn sie schreiben: "It may prove profitable to resect those lesions which do not clear completely after a few month's bed rest or after a trial with pneumothorax whether the sputum is persistently positive or negative for tubercle bacilli." MONOD und GHAZI (1951) schlagen unter gewissen Voraussetzungen die Resektion von frischen begrenzten Infiltraten vor, wenn «un traitement médical et une cure très sérieuse de trois à six mois n'amènent pas d'amélioration». Allerdings ist unseres Erachtens die Frist von 3—6 Monaten zu kurz, um die Heilungstendenz des Organismus zur Auswirkung kommen zu lassen. DIJKSTRA (1952) hält chronische und fakultativ bacilläre, in den Bronchus perforierende ganglionäre Primärtuberkulosen zur Resektion indiziert.

Für die Kaverne als wesentliche Komplikation der Lungentuberkulose ist die Möglichkeit der spontanen Heilung und günstigen Beeinflussung durch medikamentöse und einfache Kollapsverfahren erwiesen. Daher ist die Indikation zur Resektion nur relativ gegeben und dann angezeigt, wenn einfachere Behandlungsmöglichkeiten erschöpft sind. In diesem Sinne sind isolierte, therapieresistente Kavernen der Resektion zuzuführen, besonders wenn sie in Lungenbezirken liegen, die vom Kollaps schlecht erfaßt werden, wie z. B. im Mittellappen oder in der Spitze (NELSEN-FOWLER-Segment) und im kardialen Segment des Unterlappens.

c) Technik.

Auf die Technik der Resektion unter Berücksichtigung der einzelnen Schulen einzugehen, würde den Rahmen dieses Buches überschreiten. Wir verweisen auf die Fachliteratur.

Im allgemeinen gestaltet sich das Vorgehen folgendermaßen: In intratrachealer Narkose wird der Thorax durch einen Thorakotomieschnittbreit eröffnet

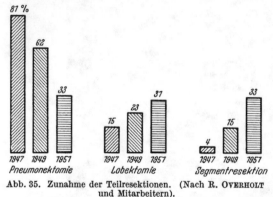

Abb. 35. Zunahme der Teilresektionen. (Nach R. OVERHOLT und Mitarbeitern).

und der zu resezierende Lungenabschnitt von Verwachsungen gelöst und isoliert. Nach Aufsuchen des Hilus werden die Gefäße und Bronchien dargestellt, die Arterien und Venen ligiert und durchtrennt, die Bronchien skeletiert, durchtrennt, der Bronchusstumpf mit fortlaufenden Nylonnähten versorgt und mit Lungengewebe und Pleura gedeckt. Bei Segmentresektionen wird die Segmentwunde mit Nylonknopfnähten verschlossen. In die Thoraxhöhle werden Streptomycin und Penicillin instilliert und die Wunde schichtweise verschlossen.

In den letzten Jahren konnte mit der Verfeinerung der Operationstechnik die Resektion immer ökonomischer gestaltet und in zunehmendem Maße die Segmentexstirpation vorgenommen werden. Während z. B. nach einer Zusammenstellung von OVERHOLT (1952) von allen Resektionen des Jahres 1948 81% Pneumonektomien, 15% Lobektomien und nur 4% Segmentresektionen waren, beträgt 1951 die Segmentresektion 33%, die Lobektomie 31%, die Pneumonektomie hingegen ging auf 33% zurück (Abb. 35).

EERLAND (1953) hatte 1952 sogar 66,5% Segmentresektionen gegenüber 13,8% Pneumonektomien und 19,7% Lobektomien zu verzeichnen.

Voraussetzungen zur Resektion sind relativ guter Allgemeinzustand, Stabilisierung der Tuberkulose, ausreichende Herz- und Kreislauffunktion. Die Lungenfunktion soll bronchospirometrisch geprüft sein. Der Eingriff ist nur dann indiziert, wenn postoperativ eine ausreichende Lungenfunktion gesichert ist. Weitere Vorbedingungen sind Fehlen von aktiver Bronchustuberkulose an der Resektionsstelle und erhaltene Sensibilität der Tuberkelbacillen gegenüber den Tuberculostatica, insbesondere gegen Streptomycin. Zur sachgemäßen Nachbehandlung gehört speziell geschultes Pflegepersonal. Als Thromboseprophylaxe bewährt sich unter anderem die frühe Mobilisierung des Patienten.

d) Komplikationen.

Wir unterscheiden Früh- und Spätkomplikationen. Blutungen, Kreislaufversagen können während der Operation auftreten; Atelektasen, respiratorische

Insuffizienz, Empyem, Embolie, Bronchusinsuffizienz, Stumpfgranulom belasten die postoperative Periode.

EERLAND (1953) gibt aus der Weltliteratur über die primäre Mortalität nach Lungenresektion folgende Zusammenstellung (Tabelle 6).

Bei 650 Resektionen (Pneumonektomie, Lobektomie) EERLANDs beträgt die primäre Mortalität 2,4%, die Spätmortalität ebenfalls 2,4%. Die ökonomischere segmentäre und lobäre Resektion ist mit geringerer Mortalität belastet; sie betrug bei Pneumonektomien 7,2%, bei Lobektomien und Segmentresektion 0,4%.

Tabelle 6. *Primäre Mortalität nach Lungenresektion.* (Nach L. D. EERLAND.)

	Fälle	Mortalität in %
BAILEY 1949		
ohne Streptomycin . .	100	27,0
mit Streptomycin . . .	100	16,0
CLAGETT 1951	29	3,4
H. SELLORS 1952	286	7,0
PRICE THOMAS	82	7,3
SANTY und Mitarbeiter 1949	360	5,0
OVERHOLT 1950—1952. .	437	8,9
RON. EDWARDS 1951 . .	420	2,4
NUBOER 1951	261	3,0
DENK 1952.	40	12,5
GALE 1952	500	4,6
SWEET 1939—1945 . . .		14,3
HIMMELSTEIN 1946—1948		9,8
DAY 1945—1949		6,9
CHAMBERLAIN 1946—1950		4,0
JOHANSSON 1935—1950 .		13,0
EERLAND 1943—1952 . .	650	2,4
EERLAND (letzte Fälle) .	401	1,2

e) Ergebnisse.

Die Resektionen sind Radikalverfahren und haben die Entfernung des tuberkulösen Hauptherdes zum Ziel. Der größeren unmittelbaren Operationsbelastung steht der Vorteil der Beseitigung des Krankheitsherdes gegenüber. Während bei operativer Kollapsbehandlung die Kaverne im Organismus verbleibt und ihre Rückbildung nicht sicher ist und abgewartet werden muß, ist nach der Resektion, wenn die gefahrenreichere operative und postoperative Periode überwunden ist, der Organismus in einer wesentlich günstigeren Lage, der Tuberkulose Herr zu werden. Von dieser Sanierung des Terrains profitiert der Organismus besonders, wenn er sich, wie bei der isolierten Phthise, im Stadium der relativen Immunität befindet. Nach allgemeinen therapeutischen Gesetzen sind daher von der Resektion um so bessere Resultate zu erwarten, je stabilisierter und „abgeseuchter" die Tuberkulose ist.

Nach A. BRUNNER (1952) werden mit Resektionsverfahren operierte Patienten in der Mehrzahl negativ, wegen Bronchustuberkulose Pneumonektomierte z. B. in 84%. Nach EERLAND (1953) wurden von 224 resezierten Fällen mit offener Lungentuberkulose 96,9%, im Krankengut OVERHOLTs (1952) (1947—1951) von 346 Fällen 74% abacillär.

In gewissen Schulen ist die Resektion fast zur einzigen Interventionsmethode geworden. Für sie besteht lediglich noch die Alternative: konservative Heilstättenkur (strict bed-rest) oder Resektion. Ob die Entwicklung der Behandlung der Lungentuberkulose in dieser extremen Ausschließlichkeit gehen wird, ist sehr fraglich. Es scheint uns, daß die wertvolleren Kollapsverfahren in einem gezielten Indikationsbereich ihre Bedeutung behalten oder wiedergewinnen werden und von der Resektion nicht zu verdrängen sind.

11. Dekortikation.

Die Mobilisation der starren Thoraxwand durch Empyemplastik (SCHEDEsche Operation) galt über Jahrzehnte als der erfolgreichste Weg, Empyemhöhlen zur Ausheilung zu bringen. 1893 schlug DELORME (zit. nach W. BRUNNER) als erster vor, die Lunge von ihrem starren Schwartenpanzer zu befreien und zur Entfaltung zu bringen. Dieser Gedanke der Entrindung bzw. Dekortikation der Lunge wurde in letzter Zeit wieder aufgegriffen und zum Verfahren der Wahl für die Behandlung von Empyemhöhlen entwickelt. Voraussetzung für den Erfolg dieses Eingriffes ist selbstverständlich eine ausdehnbare Lunge mit offenen Bronchialwegen und ohne fibrös-atelektatische Indurationen.

Die Dekortikation, die in Intratrachealnarkose von einem Thorakotomieschnitt aus in sorgfältiger Präparation durchgeführt wird, kann sich je nach Indikation

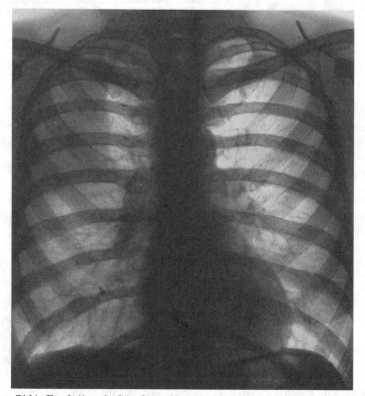

Abb. 36a. Dichte Verschattung im lateralen rechten Oberfeld (abgesacktes Pleuraempyem) (1. 4. 52).

in Form einer Pleurektomie entweder auf die Ablösung der visceralen Pleuraschwarte beschränken oder die Ablösung der visceralen und parietalen Pleuraverdickung umfassen und so die geschlossene Ausschälung eines Empyemsackes erreichen. Einen solchen Empyemsack über einem Oberlappen im Röntgenbild und nach Exstirpation illustrieren Abb. 36a und b.

Bei der sog. Pleuropneumonektomie bzw. Pleurolobektomie werden Pleura und Lunge bzw. Pleura und Lappen entfernt.

Die Indikation zur Dekortikation kann vor allem beim sog. „starren Pneumothorax" gegeben sein, wenn nach Abheilung des Lungenprozesses die Sistierung des intrapleuralen Pneumothorax angezeigt ist und Pleuraverschwartungen die Ausdehnung der Lunge behindern (incarcerated lung). Gefährdet eine komplizierende Pleuritis fibroplastica bei noch ungenügend oder zu wenig lange wirksamem Pneumothorax die korrekte Durchführung der Pneumothoraxbehandlung, so ist es besser, die Behandlung zu unterbrechen und durch eine ökonomische

Resektion mit der Dekortikation der Schwarte abzulösen. Auch bei gewöhnlichen tuberkulösen exsudativen Pleuritiden mit lange verzögerter Resorption kann die Dekortikation in einer stabilen Phase des Prozesses angezeigt sein, um einer starken Beeinträchtigung der Lungenmotilität und -funktion durch Fibrosierung und Kollapsinduration vorzubeugen. Nach FALK ist der bronchospirometrische Funktionsgewinn nach der Dekortikation im wesentlichen vom Zustand und den Veränderungen des Lungengewebes abhängig.

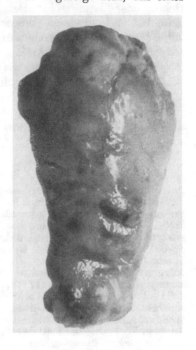

Nach Dekortikation starrer Pneumothoraxlungen kommt es zu keiner Zunahme der Vitalkapazität, hingegen ist sie bedeutend bei Dekortikation nach exsudativen Pleuritiden (Abb.37).

In Analogie zum starren intrapleuralen Pneumothorax kann die Dekortikation auch bei der Sistierung eines starren extrapleuralen Pneumothorax, beim Oleothorax und nach der Plombenentfernung angezeigt sein. Ist die Pneumolysen- oder Plombenhöhle nur klein und die Aufrechterhaltung des Kollapses erwünscht, so erscheint eine Deckplastik indiziert.

Eine wesentliche Rolle spielt die Dekortikation für die Behandlung chronischer spezifischer oder mischinfizierter Empyem- oder Empyemresthöhlen. Liegen innere Fisteln vor, so ist nach BÉRARD (1951) die Entfernung des erkrankten Lungenabschnittes notwendig (Pleuropneumonektomie, Pleurolobektomie).

Abb. 36b. Operationspräparat. In toto exstirpierter Empyemsack (7. 7. 52).

Die Luftembolie, die vor der Einführung der Intratrachealnarkose vor allem das Verfahren der Dekortikation gefährdete, ist heute eine sehr seltene Komplikation. Andere Komplikationen hingegen sind postoperative Nachblutung, Lungenverletzung mit Fistelbildungen, Zwerchfellparese, einseitige Sympathicuslähmung (HORNER-Syndrom); postoperative Empyembildung infolge Ruptur des Empyemsackes kann mit Punktionen und Instillation antibiotischer Mittel meist beherrscht werden. Zur Prophylaxe hämatogener Streuungen ist Operationsschutz z. B. mit Streptomycin notwendig.

Die Resultate der Dekortikation sind im großen und ganzen sehr günstig. Der respiratorische Funktionsgewinn ist, entgegen den an

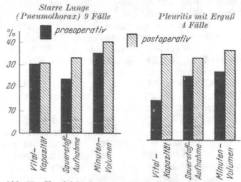

Abb. 37. Vergleich der bronchospirometrischen Lungenfunktion vor und nach Dekortikation. (Nach A. FALK.)

fänglichen Erwartungen, nicht so groß, daß von einer restitutio ad integrum gesprochen werden könnte. Nach den erwähnten Untersuchungen FALKs ist die Zunahme der Vitalkapazität bei der Dekortikation von Pneumothoraxlungen praktisch gleich Null. Die Entfernung des Exsudat- oder Empyemsackes ist für den Organismus jedoch von wesentlicher Bedeutung und ein Gewinn. In diesem Sinne sind die Dekortikationen Bereicherungen der Therapie. W. Brunner (1950) hat sogar über erfolgreiche doppelseitige Dekortikationen berichtet. Gute Resultate hatten Weinberg und Davis sowie O'Rourke und Mitarbeiter. Diese Autoren berichten über 43 ausgeführte Dekortikationen mit 34 guten bis ausgezeichneten Ergebnissen und nur einem Todesfall. Für W. Brunner ist daher „die Dekortikation keine verstümmelnde, sondern in jeder Hinsicht eine wiederherstellende Operation, namentlich wenn sie nicht mit einem Einengungsverfahren oder mit einer Lungenlappenresektion kombiniert werden muß".

Chemotherapie, Resektion und Dekortikation haben das Problem der Behandlung der Lungentuberkulose in einer nicht vorauszusehenden Weise in Fluß gebracht. Wir stehen mitten in dieser Entwicklung; abschließende Bewertung und Beurteilung sind einer späteren Zeit vorbehalten.

Literatur [1].

Adelberger, L.: Die Saugdrainage nach Monaldi im Rahmen der operativen Therapie der Lungentuberkulose. Beitr. Klin. Tbk. **99**, 1 (1943). — Alexander, H.: Der künstliche Pneumothorax. Berlin: Springer 1931. — Kritische Bemerkungen zur Saugdrainage tuberkulöser Kavernen. Beitr. Klin. Tbk. **100**, 145 (1944). — Die letzte Entwicklung der chirurgischen Behandlung der Lungentuberkulose. Z. Tbk. **92**, 11 (1949). — Alexander, J.: Special considerations relating to surgical closure of large upper tuberculous cavities. J. Thorac. Surg. **2**, 1 (1932). Ref. Zbl. Tbk.forsch. **38**, 827 (1933). — The collapse therapie of pulmonary tuberculosis. London: Bailliére, Tindall & Co. 1937. — Fifty years of thorax surgery. Amer. J. Surg. **51**, 217 (1941). Ref. Zbl. Tbk.forsch. **54**, 399 (1941). — Allen, I. V., and C. W. Kelly: End results of artificial pneumothorax. Amer. Rev. Tbc. **52**, 495 (1945). — *American Trudeau Society:* Current status of antimicrobial therapy in tuberculosis (Report of clinical subcommittee on medical research and therapy). Amer. Rev. Tbc. **63**, 617 (1951). — Arnold, E.: Traitement local de cavernes. Revue de la Tbc. **1949**, 474. — Ascoli, M.: Über den künstlichen Pneumothorax nach Forlanini. Dtsch. med. Wschr. **1912**, Nr 38. — Ascoli, M., u. N. Sanguigno: Der doppelseitige und der kontralaterale Pneumothorax. Z. Tbk. **93**, 84 (1949).

Backer, J. E.: Mortality observed among cases of pulmonary tuberculosis. A report upon the experience of patients notified to the board of health of Oslo in 1911—1934. Acta tbc. scand. (Københ.) **13**, 1 (1939). Ref. Zbl. Tbk.forsch. **50**, 597 (1939). — Bacmeister, A.: Die klinische Bedeutung der Chemotherapie der Tuberkulose. Beitr. Klin. Tbk. **89**, 628 (1937). — Bacmeister, A., u. L. Rickmann: Die Röntgenbehandlung der Lungen- und Kehlkopftuberkulose. Leipzig 1924. — Baer, G.: Über extrapleurale Pneumolyse mit sofortiger Plombierung bei Lungentuberkulose. Münch. med. Wschr. **1913**, 1587. — Beitrag zur Kavernenchirurgie. Berl. klin. Wschr. **1913**, 107. — Unsere bisherigen Resultate bei der Behandlung von Lungentuberkulose mittels Plombierung und verwandter Methoden. Z. Tbk. **23**, 209 (1914). — Beiträge zur Klinik des künstlichen Pneumothorax bei der Lungentuberkulose. Z. Tbk. **29**, 129 (1918). — Bailey, C. P., R. P. Glover and T. J. E. O'Neill: Comparison of results in two hundred consecutive resections for pulmonary tuberculosis: one hundred without streptomycin therapy and one hundred with streptomycin therapy. J. Thorac. Surg. **18**, 36 (1949). Ref. Amer. Rev. Tbc. **61**, 21 (1950). — Barclay, W. R.: The intravenous administration of P-aminosalicylic acid. Amer. Rev. Tbc. **60**, 385 (1949). — Barlow, N.: The proper place of partial artificial pneumothorax in the treatment of tuberculosis. Tubercle **5**, 118 (1923). Ref. Zbl. Tbk.forsch. **22**, 315 (1924). — Behnisch, R., F. Mietzsch and H. Schmidt: Chemical studies on thiosemicarbazones with particular reference to anti-tuberculous activity. Amer. Rev. Tbc. **61**, 1 (1950). — Bérard, M., R. Arribéhaute, J. Germain et J. Dumarest: Expérience de 350 pneumonectomies totales pour tuberculose. Résultats lointains. Revue de la Tbc. **17**, 641 (1953). — Bérard, M., et P. Juttin: Les interventions d'exérèse dans le traitement de la pleurésie purulente tuberculeuse. Poumon, Paris: **1951**, 197. — Berg, G.: Die Prognose pneumothoraxbehandelter Fälle von offener Lungentuberkulose und diese beeinflussende Faktoren. Das Gotenburger Material. Eine statistisch-klinische Untersuchung. Beitr. Klin. Tbk. **96**, 533 (1941). — Bernard, E., B. Kreis et O. Brun: Sur la résistance à l'isoniacide. Revue de la Tbc. **17**, 237 (1953). — Bernard, E., B. Kreis et A. Lotte: Tuberculoses traitées par la streptomycin. L'Expansion. Paris 1949. — Bernard, E., B. Kreis, A. Lotte, P. Y. Paley et

---

[1] Die Arbeit wurde im September 1953 abgeschlossen.

G. Fossé: Sur la streptomycinthérapie des cavernes tuberculeuses. Résultats immédiats et tardifs. Revue de la Tbc. **14**, 3 (1950). — Bernard, E., et J. Weil: Sur la durée d'entretien du pneumothorax thérapeutique intra-pleural. Revue de la Tbc. **10**, 137 (1946). — Bernhard, P., u. Radenbach: Gezielte endobronchiale Cavernenbehandlung, Tuberkulosearzt **1951**, 125. — Bernheim, F.: The effect of salicylate on the oxygen uptake of the tubercle bacillus. Science (Lancaster, Pa.) **92**, 204 (1940). Ref. Amer. Rev. Tbc. **61**, 596 (1950). — The effect of various substances on the oxygen uptake of the tubercle bacillus. J. of Bacter. **41**, 387 (1941). Bernou, A.: Résultats éloignés d'un cas de blocage huileux de la plèvre. Bull. Soc. méd. Hôp. Paris **39**, 944 (1923). Ref. Zbl. Tbk.forsch. **21**, 223 (1924). — La spéléotomie. Acta tbc. belg. **39**, 73 (1948). — Bernou, A., et Y. Campaux: Thoracoplasties et apicolyses. Bull. méd. **1934**, 472. Ref. Zbl. Tbk.forsch. **41**, 518 (1935). — Bernou, A., et H. Fruchaud: Des apicolyses dans le traitement des cavernes du sommet. L'apicolyse sous thoracoplastie. Revue de la Tbc. **1937**, 431. — Bernou, A., H. Fruchaud et R. Bernard: Technique de la thoracoplastie du sommet avec apicolyse par voie postérieure. Arch. méd.-chir. Appar. respirat. **5**, 205 (1930). Ref. Zbl. Tbk.forsch. **34**, 782 (1931). — Bernou, A., L. Goyer, L. Marécaux et J. Tricoire: Résultats de spéléotomie et quelques précisions de technique. Revue de la Tbc. **13**, 280 (1949). — Bernou, A., M. Thalheimer et H. Fruchaud: Technik der offenen Strangdurchtrennung bei Pneumothoraxbehandlung. Revue de la Tbc. **2**, 1009 (1934). Ref. Zbl. Tbk.forsch. **42**, 515 (1935). — Bernou, A., J. Tricoire, F. Conut et J. J. Lanoe: Résultats de traitement par l'I. N. H. Etudes de 160 cas. Revue de la Tbc. **17**, 121 (1953). — Bernstein, J., W. A. Lott, B. A. Steinberg and H. L. Yale: Chemotherapy of experimental tuberculosis. (V. Isonicotonic acid hydrazide (Nydrazid) and related compounds.) Amer. Rev. Tbc. **65**, 357 (1952). — Bessau, G.: Spezifische Therapie im Kindesalter. Beitr. Klin. Tbk. **89**, 664 (1937). — Bing, J., E. H. Hansen, K. Lindén u. E. v. Rosen: Neue Plombenmasse bei der chirurgischen Kollapsbehandlung der Lungentuberkulose. Acta tbc. scand. (København.) Suppl. **25**, 9, 95 (1950). Ref. Z. Tbk. **98**, 337 (1951).— Bloch, R. G., K. Vermesland, R. H. Ebert and G. Gomori: The effect of streptomycin, paraaminosalicylic acid (PAS) and their combination on the tubercle bacillus in vitro and in vivo. Amer. Rev. Tbc. **59**, 554 (1949). — Block: Dtsch. med. Wschr. **1881**, 634. Zit. in Hein-Kremer-Schmidt, Kollapstherapie der Lungentuberkulose. Leipzig: Georg Thieme 1938. — Blumer, W.: Erfahrungen in der Streptomycin-Therapie und -Prophylaxe. Schweiz. Z. Tbk. **8**, 17 (1951). — Böhm, F.: Bronchustuberkulose und Kollapstherapie. Beitr. Klin. Tbk. **106**, 312 (1950/51). — Bogen, E., A. Djang, H. Bowman and B. Margulies: The effect of neomycin in tuberculosis, in culture media, in guinea pigs and in patients. Tuberculology, Denver **12**, 175 (1951). Ref. Amer. Rev. Tbc. **65**, 84 (1952). — Bogen, E., R. N. Loomis and D. W. Will: Para-aminosalicylic acid treatment of tuberculosis. Amer. Rev. Tbc. **61**, 230 (1950). — Boger, W. P., and F. W. Pitts: An evaluation of certain dosage forms of para-aminosaliylic acid (P. A. S.). Amer. Rev. Tbc. **62**, 610 (1950). — Bonniot, A.: Remarques sur la technique et les suites opératoires de la thoracoplastie extrapleurale pour tuberculose pulmonaire. Arch. méd.-chir Appar. respirat. **2**, 25 (1927). Ref. Zbl. Tbk.forsch. **29**, 666 (1928). — Bonniot, A., et H. Joly: La Spéléotomie. Etude des indications et des résultats basée sur une statistique de 316 observations. Poumon, Paris **5**, 459 (1950). — Boxer, G. E., V. C. Jelinek, R. Tompsett, R. Dubois and A. O. Edison: Streptomycin in the blood: chemical determination after single and repeated muscular injections. J. of Pharmacol. **92**, 226 (1948). Zit. nach K. Wechselberg und E. Weidenbusch. — Brauer, L.: Der therapeutische Pneumothorax. Dtsch. med. Wschr. **1906**, 652. — Die Behandlung der einseitigen Lungenphthisis mit künstlichem Pneumothorax (nach Murphy). Münch. med. Wschr. **1906**, 338. — Erfahrungen und Überlegungen zur Lungenkollapstherapie. Beitr. Klin. Tbk. **12**, 49 (1909). — Die chirurgische Behandlung der Lungentuberkulose. Tuberkulose-Fortbildungskurs des allgemeinen Krankenhauses Hamburg-Eppendorf, Bd. 2, S. 113. Würzburg 1914. — Das Ziel und die Abarten der extrapleuralen Thorakoplastik, sowie die Methodik der subskapular-paravertebralen Form. Beitr. Klin. Tbk. **51**, 319 (1922). — Die Wirkungsweise und die Formen der extrapleuralen Thorakoplastik zur Behandlung der einseitigen Lungentuberkulose. Dtsch. med. Wschr. **1927**, 2060. — Brauer, L., u. L. Spengler: Die operative Behandlung der Lungentuberkulose (Lungenkollapstherapie). In Handbuch der Tuberkulose von Brauer-Schröder-Blumenfeld, Bd. 3. Leipzig: Johann Ambrosius Barth 1919. — Braunsteiner, H., F. Mlczoch u. W. Ziscka: Elektronenmikroskopische Untersuchungen über die Wirkung von INH (Rimifon) auf die Tuberkelbazillen. Schweiz. Z. Tbk. **10**, 91 (1953). — Brecke, F., u. F. Böhm: Zwei Jahre Conteben in der Heilstätte. Hippokrates **21**, 188 (1950). — Brehmer, H.: Die Therapie der chronischen Lungenschwindsucht. Wiesbaden: J. F. Bergmann 1887. — Bronkhorst, W., u. C. Dijkstra: Das neuromuskuläre System der Lunge. Beitr. Klin. Tbk. **94**, 445 (1940). — Bronkhorst, W., et J. J. Hirdes: Cent cas d'exérèse pulmonaire pour tuberculose. J. franc. Méd. et Chir. thorac. **6**, 12 (1952). Ref. Zbl. Tbk.forsch. **61**, 395 (1952). — Brown, L., and F. H. Heise: The effect of six weeks' bed rest upon patients entering Trudeau Sanatorium. Amer. Rev. Tbc. **6**, 926

(1922). Ref. Zbl. Tbk.forsch. **20**, 151 (1923). — Browning, R. H., C. C. Dundon and E. S. Ray: Oleothorax. A new evaluation with a review of one hundred and one cases. Amer. Rev. Tbc. **43**, 319 (1941). Ref. Zbl. Tbk.forsch. **54**, 182 (1942). — Brügger, H.: Die aktive Behandlung der offenen kavernösen Lungentuberkulose im Kindes- und jugendlichen Alter. Z. Tbk. **93**, 233, (1949). — Die Behandlung der kindlichen Lungentuberkulose mit Conteben, PAS und Streptomycin. Münch. med. Wschr. **1950**, Nr 19/20 (Sonderdruck). — Brun, J., J. Viallier et J. C. Kalb: L'acide paraaminosalicylique (PAS) et ses indications actuelles dans le traitement de la tuberculose pulmonaire et pleurale. Poumon, Paris **5**, 374 (1949). — Brunn, H. B.: Surgical principles underlying one-stage lobectomy. Arch. Surg. **18**, 490 (1929). Zit. nach Semb. — Brunner, A.: Die chirurgische Behandlung der Tuberkulose. Tbk.-Bibl. **1924**, Nr 13. — Erfahrungen mit dem extrapleuralen Pneumothorax. Z. Tbk. **83**, 170 (1939). — Die chirurgische Behandlung der großen Kaverne. Beitr. Klin. Tbk. **97**, 34 (1941). — Die Saugdrainage nach Monaldi in Verbindung mit der operativen Behandlung der Lungentuberkulose. Z. Tbk. **87**, 285 (1941). — Die Stellung der Saugdrainage nach Monaldi in der Kollapstherapie der Lungentuberkulose. Schweiz. med. Wschr. **1943**, 1013. — Die chirurgische Kollapstherapie der Lungentuberkulose. Dtsch. Tbk.bl. **17**, 65 (1943). — Die Kombination von Saugdrainage und Thorakoplastik. Helvet. med. Acta **11**, 551 (1944). — Die Erweiterung der Anzeigestellung bei der operativen Behandlung der Lungentuberkulose. Schweiz. Z. Tbk. **1**, 2 (1944/45). — Die extrapleurale Pneumolyse. Helvet. chir. Acta **13**, 310 (1946).—Die chirurgische Behandlung der Bronchustuberkulose. Z. Tbk. **93**, 72 (1949). — Indikationen zur Lobektomie und Pneumonektomie. Bibl. Tbc., Suppl. ad Schweiz. Z. Tbk. **4**, 159 (1950). — Der extrapleurale Pneumothorax. Z. Tbk. **94**, 129 (1950). — Chirurgische Behandlung der Lungentuberkulose. Dtsch. Therapiewoche 1950/51, Kongreßbericht. Karlsruhe: Wiss. Verlag. (Sonderdruck.) — Die Lungenresektion bei Tuberkulose. Schweiz. Z. Tbk. **9**, 523 (1952). — Die Resektion bei der operativen Behandlung der Lungentuberkulose. Zbl. Chir. **77**, 1906 (1952). Ref. Zbl. Tbk.-forsch. **63**, 423 (1953).— Die Resektionsbehandlung der Lungentuberkulose. Beitr. Klin. Tbk. (im Druck). — Brunner, A., u. G. Baer: Die chirurgische Behandlung der Lungentuberkulose. Berlin: Springer 1926. — Brunner, W.: Erfolgreiche Dekortikationen der Lunge. Schweiz. med. Wschr. **1950**, 879. — Die Resektionsbehandlung des Tuberkuloms. Schweiz. Z. Tbk. **10**, 243 (1953). — Burckhardt, J. L., u. F. Weiser: Über Vitamin-C-Ausscheidung bei tuberkulösen Kindern. Schweiz. med. Wschr. **1936**, 832.

Canada, R. O., S. T. Allison, N. D. D'Esporo, E. Dunner, R. E. Moyer, A. Shamaskin, C. W. Tempel and W. V. Charter: Three-year follow-up study on 202 cases of pulmonary tuberculosis treated with streptomycin. Trans. Nat. Tbc. Assoc. N. Y. **1950**, 67. — Cardis, F.: Qu'est ce que l'électivité dans le pneumothorax artificiel et comment l'éviter? Arch. méd.-chir. Appar. respirat. **11**, 341 (1936). Ref. Zbl. Tbk.forsch. **46**, 624 (1937). — Carl, E., u. P. Marquardt: Kupferkomplexbildung und tuberculostatische Chemotherapeutica. Z. Naturforsch. **5**, 280 (1949). Zit. nach H. Malluche, in: Die Thiosemicarbazon-Therapie der Tuberkulose. — Carpi, U.: Lehre und Klinik der modernen Kollapstherapie. Beitr. Klin. Tbk. **107**, 518 (1952). — Carstensen, B., and K. L. Andersen: Lancet **1950**, 878, 1660. Zit. nach R. Haizmann. — Carter, B. N.: Intrapleural pneumolysis. Amer. Rev. Tbc. **24**, 199 (1931). Ref. Zbl. Tbk.forsch. **36**, 291 (1932). — Castex, M. L., et E. L. Capdehourat: Technique de l'injection intra-pulmonaire transthoracique en thérapeutique. J. franç. Méd. et Chir. thorac. **3**, 201 (1948). Ref. Revue de la Tbc. **1948**, 783. — Chauvet, M., Y. Gobat u. H. Sulzer: Premiers résultats du traitement de la tuberculose par la streptomycin. Schweiz. med. Wschr. **1947**, 989. — Chorine, V.: Action de l'amide nicotinique sur les bacilles du genre mycobacterium. C. r. Acad. Sci. Paris **220**, 150 (1945). Zit. nach B. Fust. — Churchill, E. D.: Lobectomy and pneumonectomy in bronchiectasis and cystic disease. J. Thorac. Surg. **6**, 286 (1937). Zit. nach Semb. — Resection of the lung. Surgery **8**, 961 (1940). Ref. Zbl. Tbk.forsch. **54**, 716 (1942). — Churchill, E. D., and R. Klopstock: Lobectomie for pulmonary tuberculosis. Ann. Surg. **117**, 641 (1943). Zit. nach Sweet u. le Brigand 1948. — Coletsos, P. J.: De l'association I. N. H. — Streptomycin — P. A. S. Revue de la Tbc. **1952**, 670. — Coryllos, P. N.: Treatment of bronchiectasis — multiple stage lobectomy. Arch. Surg. **20**, 767 (1930). Ref. Zbl. Tbk.forsch. **34**, 137 (1931). — Coulaud, V.: La tuberculose chez les cobayes privés de vitamine C. Revue de la Tbc. **1923**, 450. Ref. Zbl. Tbk.forsch. **22**, 114 (1924). — Crafoord, C.: Lob- und Pulmektomie bei Lungentuberkulose. Nord. Med. **43**, 243 (1950). Ref. Zbl. Tbk.forsch. **57**, 75 (1950/51). — Crimm, P. D.: Thoracoplasty; Report on 240 consecutive patients. Amer. Rev. Tbc. **51**, 505 (1945). — Crow, H. E., and F. C. Whelchel: Diaphragmatic paralysis and pneumoperitoneum. Amer. Rev. Tbc. **52**, 367 (1945).

Davidson, L. R.: A simplified operating thoracoscope. Amer. Rev. Tbc. **19**, 306 (1929). Ref. Zbl. Tbk.forsch. **31**, 366 (1929). — Davies, H. M.: Zit. nach W. Kremer, Die Lösung von Verwachsungen im künstlichen Pneumothorax. Kollapstherapie der Lungentuberkulose (Hein-Kremer-Schmidt). Leipzig: Georg Thieme 1938. — Davin, J. R., and A. E. T.

ROGERS: Febrile reactions to para-aminosalicylic acid. Amer. Rev. Tbc. **61**, 643 (1950). — DECKER, P.: L'exérèse pulmonaire pour tuberculose. Schweiz. Z. Tbk. **9**, 506 (1952). — DELORME: 7. Congr. franç. Chir. 1893. Zit. nach W. BRUNNER. — DETTWEILER, P.: Therapie der Lungentuberkulose. Berlin: Reimer 1884. Zit. nach G. SCHRÖDER, Erg. Tbk.forsch. **3**, 518 (1931). — DIEHL, K.: Doppelseitiger Pneumothorax und Oleothorax und ihre Technik. Beitr. Klin. Tbk. **68**, 173 (1928). — DIEHL, K., u. W. KREMER: Thorakoskopie und Thorako-kaustik. Berlin: Springer 1929. — DIJKSTRA, C.: Persistent excretion of minimal quantities of tubercle bacilli in primary lungtuberculosis and its treatment by means of pulmonary resection. Acta tbc. scand. (Københ.) **26**, 218 (1952). — DOMAGK, G.: Die Chemotherapie der Tuberkulose unter Ausschluß der Antibiotica. Schweiz. Z. Path. **12**, 575 (1949). — Die experimentellen Grundlagen einer Chemotherapie der Tuberkulose. Beitr. Klin. Tbk. **101**, 365 (1949). — Chemotherapie der Tuberkulose mit den Thiosemikarbazonen. Stuttgart: Georg Thieme 1950. — DOMAGK, G., R. BEHNISCH, F. MIETZSCH u. H. SCHMIDT: Über eine neue, gegen Tuberkelbazillen in vitro wirksame Verbindungsklasse. Naturwiss. **1946**, 315. Zit. nach R. BEHNISCH. — DOMAGK, G., H. A. OFFE u. W. SIEFKEN: Ein weiterer Beitrag zur experimentellen Chemotherapie der Tuberkulose (Neoteben). Dtsch. med. Wschr. **1952**, Nr 18. (Sonderdruck.) — DOUGLASS, R., and E. B. BOSWORTH: Thoracoplasty: ten-year follow-up. Trans. Nat. Tbc. Assoc. N. Y. **1952**, 256. — DOYEN: 9. Congr. Chir. Paris 1895, S. 109 und C. r. 12. Congr. international Med. Moskau, 1897, 5. Sektion, 9, 72. 1899. Zit. nach J. HEIN, Die Thorakoplastik. In HEIN-KREMER-SCHMIDT, Kollapstherapie der Lungentuberkulose. Leipzig: Georg Thieme 1938. — DROLET, G. J.: Present trend of case fatality rates in tuberculosis. Amer. Rev. Tbc. **37**, 125 (1938). — DÜGGELI, O.: Das Schicksal des Offentuberkulösen. Helvet. med. Acta, Suppl. **11** (1943). — Bronchus- und Kavernen-wandverödung bei Anwendung des Kavernensaugverfahrens. Schweiz. Z. Tbk. **4**, 434 (1947). DÜGGELI, O., u. F. TRENDELENBURG: Vergleichende Frühergebnisse bei Rimifonbehandlung bei Lungentuberkulose. Schweiz. Z. Tbk. **9**, 267 (1952). — Die klinischen Ergebnisse mit Isonicotinsäurehydrazid bei Lungentuberkulose. Beitr. Klin. Tbk. **108**, 326 (1953). — Ver-gleichende klinische Ergebnisse INH + PAS bei Lungentuberkulose. Schweiz. med. Wschr. **1953**, 600. — DUMAREST, F.: Du pneumothorax chirurgical dans le traitement de la phtisie pulmonaire. Bull. méd. **1909**, 1. Ref. Zbl. Tbk.forsch. **3**, 310 (1909). — Le traitement de la tuberculose pulmonaire par le pneumothorax artificiel, méthode de FORLANINI. Soc. méd. Hôp. Lyon, in Lyon méd. **1910**, 51. Ref. Zbl. Tbk.forsch. **5**, 321 (1911). — Sur la pratique du pneumothorax thérapeutique. Provence méd. **1910**. Ref. Zbl. Tbk.forsch. **5**, 323 (1911). — Les variations de volume du poumon à l'état pathologique et à l'état normal. Arch. méd.-chir. Appar. respirat. **11**, 161 (1936). Ref. Zbl. Tbk.forsch. **45**, 489 (1937). — Où limiter les indications du pneumothorax? Revue de la Tbc. **8**, 1 (1943). Ref. Z. Tbk. **93**, 337 (1949). — DUMAREST, F., et H. MOLLARD: La Pathologie du pneumothorax artificiel. Poumon, Paris **1946**, 129. — DUMAREST, F., H. MOLLARD, P. LEFÈVRE et J. GERMAIN: La pratique du pneumothorax thérapeutique, 5. Aufl. Paris: Masson & Cie. 1945. — DUMAREST, F., LE TACON et VARIN: Tuberculose bronchique et collapsthérapie. Presse méd. **1946**, 30. — DUROUX, A., et P. J. COLETSOS: Etude clinique et bactériologique de 58 cas de tuberculose pulmonaire excavé traités par l'association streptomycin — PAS en perfusion courte. Revue de la Tbc. **9**, 781 (1951). — DUROUX, A., P. MASSON, J. MARTY, P. TABUSSE, G. ABLARD et F. BLOCH: Notre expérience du traitement de la tuberculose par l'acide para-amino-salicylique (P.A.S.). Revue de la Tbc. **14**, 832 (1950). — DYE, W. E., H. P. LYNCH and A. G. BRESS: Incidence of bacterial resistance encountered with tuberculosis chemotherapy regimens employing insoniacid alone and in combination with intermittent streptomycin. Amer. Rev. Tbc. **67**, 106 (1953).

EERLAND, L. D.: Lobectomy, segmental resection and pneumonectomy for tuberculosis (with reference to 437 cases of pulmonary resection). Arch. chir. neerl. **3**, 253 (1951). — Lobectomie, segmentale Resectio en pneumonectomie wegens Longtuberculose op grond van en persoonlijke operatiestatistik van 200 Gevallen. Nederl. Tijdschr. Geneesk. **1951**, 275. Ref. Amer. Rev. Tbc. **64**, 55 (1951). — Results of resection therapy (segmental resection, lobectomy and pneumonectomy) in pulmonary tuberculosis during the period 1943—1951 I. Proc. Kon. Med. Akad. v. Wetensch., Ser. C **54**, 332, 464 (1951). Ref. Zbl. Tbk.forsch. **61**, 107 (1952). — The present status of resection therapy in pulmonary tuberculosis. Lecture, 12. Mai 1953. (Sonderdruck.) — EFFENBERGER, H.: Ergebnisse der kombinierten Phrenicus-Pneumoperitoneumbehandlung, insbesondere bei Oberlappenprozessen. Beitr. Klin. Tbk. **106**, 292 (1951/52). — EICHELTER, G.: Zur Frage der Lungenplombierung im Rahmen der heutigen Kollapstherapie. Beitr. Klin. Tbk. **96**, 209 (1941). — EISENSTAEDT, J.: Die „dritte" Optik in der Thorakoskopie. Beitr. Klin. Tbk. **85**, 101 (1934). — ELLISON, R. T., and C. R. TITTLE: Diaphragmatic paralysis and closure of tuberculous cavities. Amer. Rev. Tbc. **47**, 269 (1943). — ELMENDORF jr., D. F., W. CAWTHON, C. MUSCHENHEIM and W. McDERMOTT: The absorption, distribution, excretion and shortterm toxicity of isonicotonic acid hydrazid (Nydrazid) in man. Amer. Rev. Tbc. **65**, 429 (1952). — ELOESSER, L.: Intrapleural pneumolysis. Surg. Clin. N. Amer. 6, 381 (1926). Zit. nach W. Luedke. — Eloesser, L., W. L. Rogers and S. J. Shipman: Treatment of insufflated cavities. Amer. Rev. Tbc. 51, 7 (1945). — Falk, A., R. T. Pearson and F. E. Martin: A bronchospirometric study of pulmonary function after decortication in pulmonary tuberculosis. Trans. Nat. Tbc. Assoc. 1952, 316. — Fanconi, G., u. W. Löffler: Streptomycin und Tuberkulose. Basel: Benno Schwabe & Co. 1948. — Farrington, R. F., H. Hull-Smith, P. A. Bunn and W. McDermott: Streptomycin toxicity: reactions to highly purified drug on long-continued administration to human subjects. J. Amer. Med. Assoc. 134, 679 (1947). Ref. Amer. Rev. Tbc. 56, 144 (1947). — Feldman, W. H., and H. C. Hinshaw: Effects of streptomycin on experimental tuberculosis in guinea pigs. A preliminary report. Proc. Staff. Meet Mayo Clin. 19, 593 (1944). — Feldman, W. H., H. C. Hinshaw and F. C. Mann: Streptomycin in experimental tuberculosis. Amer. Rev. Tbc. 52, 269 (1945). — Feldman, W. H., A. G. Karlson and C. H. Hinshaw: Promin in experimental tuberculosis: antituberculous effects of sodium — p, p'-diaminodiphenylsulfone N,N'-didextrose sulfonate (Promin), administred subcutaneously. (A preliminary report.) Proc. Staff. Meet. Mayo Clin. 23, 118 (1948). Ref. Amer. Rev. Tbc. 58. 30 (1948). — Feldt, A.: Die Chemotherapie der Tuberkulose. Beitr. Klin. Tbk. 65, 218 (1927). — Über experimentelle Fortschritte in der Goldtherapie. Beitr. Klin. Tbk. 89, 649 (1937). — Felix, W.: Anatomische, experimentelle und klinische Untersuchungen über den Phrenicus und über die Zwerchfellinnervation. Dtsch. Z. Chir. 171, 283 (1922). — Beitrag zur intrapleuralen Pneumolyse. Zbl. Chir. 58, 1660 (1931). Zit. nach W. Luedke. — Fink, R.: Wandveränderungen beim extrapleuralen Pneumothorax. Z. Tbk. 91, 7 (1944). — Wandveränderungen beim extrapleuralen Pneumothorax. Helvet. med. Acta 11, 605 (1944). — Histologische Untersuchungen der Wand des extrapleuralen Pneumothorax. Schweiz. med. Wschr. 1944, 1029. — Fischer, H.: Nährwert und Preis. Veska-Z. Luzern 1944, 171. — Fisher, R. M., G. Roberts and H. C. Hinshaw: The subcutaneous administration of the sodium salt of para-aminosalicylic acid in the treatment of tuberculosis. Amer. Rev. Tbc. 64, 557 (1951). — Forlanini, C.: A contribuzione della terapia chirurgica della tisi. Ablazione del polmone? Pneumotorace artificiale? Gazetta degli ospitali, 1882. — Versuche mit künstlichem Pneumothorax bei Lungenphthise. Münch. med. Wschr. 1894, 269. — Zur Behandlung der Lungenschwindsucht durch künstlich erzeugten Pneumothorax. Dtsch. med. Wschr. 1906, 1401. — Forsgren, E.: Haemorrhagische Diathese nach PAS-Behandlung und Auswertung der PAS-Therapieergebnisse. Sv. Läkartidn. 1951, 880. Ref. Zbl. Tbk.forsch. 59, 148 (1951/52). — Freedlander, S. O.: Lobectomy in pulmonary tuberculosis. Report of a case. J. Thorac. Surg. 5, 132 (1935). Zit. nach Semb. — Freerksen, E.: Wirkungsmöglichkeiten tuberculostatischer Stoffe im menschlichen Organismus. Beitr. Klin. Tbk. 108, 157 (1953). — Frey, H.: Der künstliche Pneumothorax. Leipzig u. Wien: Franz Deuticke 1921. — Friedrich, P. L.: Über Lungenchirurgie, insbesondere über die neueren chirurgischen Heilbestrebungen bei Emphysem und Tuberkulose. Münch. med. Wschr. 1908, 2417, 2494. — Die operative Brustwand-Lungenmobilisierung (Pneumolysis) zwecks Behandlung einseitiger Lungenphthise. Med. Klin. 1908, 19. — Statistisches und Prinzipielles zur Frage der Rippenresektion ausgedehnten oder beschränkten Umfanges bei der kavernösen Lungenphthise und bei Hämoptoe. Münch. med. Wschr. 1911, 2041, 2119. — Frisch, A.: Die Klinik der Tuberkulose Erwachsener. Wien: Springer 1951. — Fruchaud, H., et A. Bernou: Über die offene chirurgische Ablösung von Verwachsungen im therapeutischen Pneumothorax. Bull. Soc. nat. Chir. 59, 1521 (1933). Ref. Zbl. Tbk.forsch. 41, 109 (1935). — Fust, B., A. Studer u. E. Böhni: Experimentelle Erfahrungen mit dem Antituberculoticum „Rimifon". Schweiz. med. Wschr. 1952, 226.

Garré, C., u. H. Quincke: Lungenchirurgie, 2. Aufl. Jena: Gustav Fischer 1912. — Gerson, M.: Diättherapie der Lungentuberkulose. Leipzig u. Wien: Franz Deuticke 1934. — Good, H.: Dauerresultate der Heilstättenbehandlung der Lungentuberkulose. Schweiz. Z. Tbk. 1, 102 (1944/45). — Goorwitch, J.: Closed intrapleural pneumolysis. J. Thorac. Surg. 13, 223 (1944). — Graf, K.: Streptomycindosierung und neurotoxische Nebenwirkungen. Schweiz. med. Wschr. 1949, 793. — Graf, W.: Demonstration einiger Bilder zur Technik der Thorakoplastik. Z. Tbk. 53, 371 (1929). — Zur Resektion der ganzen ersten Rippe bei der extrapleuralen Thorakoplastik und über die Möglichkeit einer isolierten Entrippung von Spitzen- und Oberfeld („thorakoplastischer Selektivkollaps"). Dtsch. med. Wschr. 1930, 1647. — Thorakoplastischer Selektivkollaps. (Diskussionsbemerkung.) Beitr. Klin. Tbk. 75, 300 (1930). — Über die thorakoplastische Totalausschaltung des Spitzenoberfeldbereichs der Lunge und die klinische Auswertung des extrapleuralen Selektivpneumothorax und -oleothorax zur Einengung des Anzeigengebietes der „primären Thorakoplastik". Dtsch. med. Wschr. 1936, 632, 671. — Zit. nach W. Kremer, Die Lösung von Verwachsungen im künstlichen Pneumothorax. In Hein-Kremer-Schmidt, Kollapstherapie der Lungentuberkulose. Leipzig: Georg Thieme 1938. — Ein Beitrag zur Technik der kombinierten Pleurolyse-Spitzenplastik. Chirurg 12, 405 (1940). Ref. Zbl. Tbk-forsch. 53, 216 (1941). — Grafe, E.: Stoffwechsel und Ernährung bei Tuberkulösen. Beitr. Klin. Tbk. 75, 42 (1930). — Der

Stoffwechsel bei der Tuberkulose, in: Die Tuberkulose, Handbuch in 5 Bänden, Bd. 1. Leipzig: Georg Thieme 1943. — GRASS, H.: Über die Kavernensaugdrainage nach MONALDI. Rückblick und Ausblick. Z. Tbk. 100, 323 (1952). — GRAVESEN, J.: Surgical treatment of pulmonary and pleural tuberculosis. London 1925. — GRÜTER, H.: Kombinierte Chemotherapie der Lungentuberkulose. Ärztl. Prax. 2, 24 (1950). — GRUNBERG, E., and R. S. SCHNITZER: Studies of the activity of hydrazine derivatives of isonicotinic acid in experimental tuberculosis of mice. Quart. Bull. Sea View Hosp. N. Y. 13, 3 (1952). Ref. Zbl. Tbk.-forsch. 61, 313 (1952). — GULLBRING, A.: Eine neue Modifikation des JACOBAEUSschen Thorakoskopes. Beitr. Klin. Tbk. 86, 307 (1935). — Einige Erfahrungen über Adhärenzabbrennungen und über Thorakoplastikoperationen. Beitr. Klin. Tbk. 68, 283 (1928).

HACKER, G.: Die Reiztherapie der Lungentuberkulose. Stuttgart: Wissenschaftliche Verlagsgesellschaft 1943. — HÄBERLIN, F.: Die Kollapstherapie. Fortschr. Tbk.forsch. Bibl. tuberculosea 2, 206 (1948). — HAEFLIGER, E.: Experimentelle und klinische Ergebnisse mit der FRIEDMANN-Tuberkulose-Vakzine. Prakt. Tbk.-Bücherei 1938, Nr 21. — Über die Bedeutung des Phosphors in der Behandlung der Lungentuberkulose. Praxis (Bern) 1944, 161. — HAEFLIGER, E., G. MARK u. E. GEISEL: Zur Behandlung der Lungentuberkulose mit Streptomycin. Beitr. Klin. Tbk. 104, 388 (1950). — HAGEN, R.: Über Lungenatelektase mit besonderer Berücksichtigung der Atelektase bei Pneumothorax. Radiol. clin. (Basel) 12, 217 (1943). — HAIZMANN, R.: Die Behandlung der Tuberkulose mit Para-Amino-Salicyl-Säure. Zbl. Tbk.forsch. 62, 1 (1953). — HARTER, J. S., and A. J. BELAND: Resection therapy of pulmonary tuberculosis. Trans. Nat. Tbc. Assoc. N. Y. 1951, 446. — HASSELBACH, F.: Vitamin C und Lungentuberkulose. Z. Tbk. 75, 336 (1936). — Vitamine und Tuberkulose. Erg. Tbk.forsch. 10, 21 (1941). — HAYES, J. N.: Present status of therapeutic pneumothorax. Amer. Rev. Tbc. 58, 476 (1948). — Present status of therapeutic pneumothorax. Amer. Rev. Tbc. 62, 90 (1950). — Present status of artificial pneumothorax. Trans. Nat. Tbc. Assoc. N. Y. 1951, 429. — HEAD, J. R., and C. W. MOEN: Extrapleural pneumothorax. Amer. Rev. Tbc. 57, 471 (1948). — HECKNER, F.: Leberschäden durch Conteben. Beitr. Klin. Tbk. 105, 31 (1951). — HEILMEYER, L.: Die Beeinflussung der Entzündungsbereitschaft und der Plasmakolloide durch das Thiosemicarbazonderivat TB I im Vergleich zu den Wirkungen der Hormone der Nebennierenrinde und der Hypophyse und ihre Bedeutung für das Rheumaproblem. Klin. Wschr. 1950, 254. — Die außertuberculostatische Wirkung des Thiosmicarbazonderivates TB I/698 auf die Plasmakolloide; in G. DOMAGK, Chemotherapie der Tuberkulose mit Thiosemicarbazonen. Stuttgart: Georg Thieme 1950, 371. — Weitere Erfahrungen mit Streptomycin, PAS und TB I (Conteben) in der Behandlung der internen Tuberkulosen. Dtsch. med. Wschr. 1950, 473. Ref. Zbl. Tbk.forsch. 57, 206 (1950/51). — Die cortisonähnliche Wirkung der Thiosemicarbazone. Verh. dtsch. Ges. inn. Med. 1951, 463. J. F. Bergmann. (Sonderdruck.) — Die Paraaminosalicylsäure und chemotherapeutische Kombinationsbehandlung. Beitr. Klin. Tbk. 106, 224 (1951/52). — HEILMEYER, L., J. FREY u. R. FISCHER: Einwirkung von TB I (Conteben) auf die Eiweißhyperergie der Ratte. Arch. exper. Path. u. Pharmakol. 1951, 213, 387. Zit. nach H. MALLUCHE, in Die Thiosemikarbazon-Therapie der Tuberkulose. — HEIN, J.: Calcium und Tuberkulose. Beitr. Klin. Tbk. 73, 569 (1930). — Die Thorakoplastik; in HEIN-KREMER-SCHMIDT, Die Kollapsbehandlung der Lungentuberkulose. Leipzig: Georg Thieme 1938. — Über den Stand der chirurgischen Behandlung der Lungentuberkulose im In- und Ausland. Beitr. Klin. Tbk. 104, 37 (1950/51). — HEIN-KREMER-SCHMIDT: Die Kollapsbehandlung der Lungentuberkulose. Leipzig: Georg Thieme 1938. — HEIN, J., u. W. STECHER: Zur INH-Therapie. Z. Tbk. 101, 83 (1952). — Kontrollen unter und nach Isoniazidtherapie bei Lungentuberkulose. Z. Tbk. 102, 165 (1953). — HEIN, J., u. H. STEFANI: Die gewebliche Reaktion der Lungentuberkulose bei Insonikotinsäurehydrazid-Behandlung. Z. Tbk. 101, 180 (1952). — HEIN, J., u. H. WEMMERS: Bakteriologisch-klinische Vergleichsuntersuchungen zur „Resistenzfrage" der Tb-Bakterien gegenüber Antibiotika und Chemotherapeutika. Z. Tbk. 101, 170 (1952). — HEMMING, M., and C. J. STEWARD: Lancet 1949, 174. Zit. nach L. MORANDI, H. OCHSNER u. A. NEUENSCHWANDER. — HERRMANNSDORFER, A.: Die diätetische Vor- und Nachkur bei der operativen Behandlung der Lungentuberkulose. Z. Tbk. 55, 1 (1930). — HEUSGHEM, C., et H. VAN CAUWENBERGE: Therapeutischer Wert der verschiedenen Medikamentformen der Para-amino-salicylsäure (PAS). Rev. méd. Liège 5, 140 (1950). Ref. Zbl. Tbk.forsch. 57, 327 (1950/51). — HEYMER, A.: Zur Thorakokaustik. Z. Tbk. 59, 37 (1930). — Die Indikation zur Behandlung mit intrapleuralem Oleothorax. Beitr. Klin. Tbk. 98, 358 (1942). — HINSHAW, H. C., and W. H. FELDMAN: Streptomycin in treatment of clinical tuberculosis. (A preliminary report.) Proc. Staff. Meet. Mayo Clin. 20, 313 (1945). Zit. in WECHSELBERG und WEIDENBUSCH. — HINSHAW, H. C., W. H. FELDMAN and K. H. PFUETZE: Treatment of tuberculosis with streptomycin. J. Amer. Med. Assoc. 132, 778 (1946). Ref. Amer. Rev. Tbc. 60, 166 (1947). — Streptomycin in treatment of clinical tuberculosis. Amer. Rev. Tbc. 54, 191 (1946). — HIRSCH, A.: Über intracavitäre Streptomycin-Injektionsbehandlung bei kavernöser Lungentuberkulose. Schweiz. Z. Tbk. 7, 177 (1950). —

HOBBY, G. L., T. F. LENERT, M. DONIKIAN and D. PIKULA: The activity of viomycin against mycobacterium tuberculosis and other micro-organisms in vitro and in vivo. Amer. Rev. Tbc. **63**, 17 (1951). — HOBSON, L. B., R. TOMPSETT, C. MUSCHENHEIM and W. McDERMOTT: A laboratory and clinical investigation of dyhydrostreptomycin. Amer. Rev. Tbc. **58**, 501 (1948). — HÖRLEIN, H., u. K. JAHNKE: Ein Jahr Behandlung der Lungentuberkulose mit Isonikotinsäurehydrazid (Neoteben). Z. Tbk. **102**, 135 (1953). — HOSEMANN: Arch. klin. Chir. **167**, 137 (1931). Zit. nach W. KREMER, Die Lösung der Verwachsungen im künstlichen Pneumothorax in HEIN-KREMER-SCHMIDT. — HUEBSCHMANN, P.: Die histologischen Unterlagen der Tuberkulosebehandlung mit Streptomycin. Med. Klin. **1939**, 894.

JACOBAEUS, H. C.: Über die Möglichkeit die Zystoskopie bei Untersuchung seröser Höhlungen anzuwenden. (Vorläufige Mitteilung.) Münch. med. Wschr. **1910**, 2090. — Über Laparo- und Thorakoskopie. Beitr. Klin. Tbk. **25**, 185 (1912). — Endopleurale Operationen unter der Leitung des Thorakoskops. Beitr. Klin. Tbk. **35**, 1 (1916). — Die Thorakoskopie und ihre praktische Bedeutung. Dtsch. med. Wschr. **1921**, 702. — Endopleurale Operationen unter Leitung der Thorakoskopie. In Handbuch der Tuberkulose, Bd. 2, BRAUER, SCHRÖDER, BLUMENFELD, S. 575. 1923. — Über Lungenkollaps. Verh. dtsch. Ges. inn. Med. **1932**, 161. Ref. Zbl. Tbk.forsch. **38**, 600 (1933). — Zit. nach W. KREMER, Die Lösung von Verwachsungen im künstlichen Pneumothorax in HEIN-KREMER-SCHMIDT, Kollapstherapie der Lungentuberkulose. Leipzig: Georg Thieme 1938. — JOLY, H.: Traitment chirurgical de la tuberculose pulmonaire. Vigot frères, Paris 1947. — Résection du sommet du poumon droit pour tuberculose pulmonaire réalisée par M. TUFFIER en 1913. Poumon, Paris **1949**, 243. — Emploi des balles de résine acrycilique au cours de la thoracoplastie. Revue de la Tbc. **14**, 749 (1950). — JOLY, H., et J. VILLEMIN: La lobectomie dans le traitement de la tuberculose pulmonaire. Revue de la Tbc. **16**, 550 (1952). — Les plombages aux balles de résine acrycilique en collapsthérapie chirurgicale. (Etude des résultats obtenue chez 122 opérés). Revue de la Tbc. **16**, 169 (1952). — JONES, J. C., and F. S. DOLLEY: Lobectomy and pneumonectomy in pulmonary tuberculosis. J. Thorac. Surg. **8**, 351 (1939). Ref. Zbl. Tbk.forsch. **51**, 309 (1940). — JONKE, R.: Die Luftembolie in der Pneumothoraxbehandlung. Tuberkulose **15**, 341 (1935). Ref. Zbl. Tbk.forsch. **44**, 87 (1936). — JOOST, C. R. N. F.: Luftembolie nach Anlegung eines künstlichen Pneumothorax. Geneesk. Tijdschr. Nederl.-Indië **76**, 75 (1936). Ref. Zbl. Tbk.forsch. **44**, 434 (1936). — JULLIEN, W., et J. GÉRAUD: Réflexions sur le traitement de la tuberculose pulmonaire par l'isoniazide. Revue de la Tbc. **17**, 125 (1953). — JUNET, H., J. WEILL, HAQUIN, BERNFELD u. HARL: Zit. nach L. MORANDI, H. OCHSNER und A. NEUENSCHWANDER.

KALK, H.: Über das Operationsthorakoskop nach GRAF. Z. Tbk. **72**, 262 (1935). — KAYSER-PETERSEN, J. E.: Zur Prognose der offenen Lungentuberkulose. Beitr. Klin. Tbk. **95**, 338 (1940). — KEEFER, CH. S. u. Mitarb.: Streptomycin in the treatment of infections. A Report of one thousand cases. J. Amer. Med. Assoc. **132**, 4, 70 (1946). — KINSELLA, T. J., E. S. MARIETTE, P. M. MATILL, E. P. K. FENGER, V. K. FUNK, L. M. LARSON, S. S. COHEN and F. C. NEMEC: Thorakoplasty in the treatment of pulmonary tuberculosis. An Analysis of results five to twenty-six years after operation. Amer. Rev. Tbc. **59**, 113 (1949). — KLEE, PH.: Die Behandlung der Tuberkulose mit Neoteben (Isonikotinsäure). Dosierung, Anwendungsform und erste klinische Ergebnisse. Dtsch. med. Wschr. **1952**, Nr 18. — KLEE-SATTEL, H.: Offene Kavernenbehandlung. Z. Tbk. **78**, 305 (1937). — Die Ölplombe. Z. Tbk. **86**, 280 (1941). — Erfahrungen mit der Ölplombe. Beitr. Klin. Tbk. **99**, 446 (1943). — Zur Ölplombenfrage. Tuberkulosearzt 1/2, 671 (1947/48). — KLEESATTEL, H., u. W. GLASER: 127 FRIEDMANN-Fälle. Tbk.-Bibl. **1937**, Nr 61. — KLEESATTEL, H., u. W. GÜRICH: Conteben bei Lungentuberkulose. Tbk.-Bücherei, Stuttgart 1951. — KLIMESCH, K.: Zur Ätiologie und Therapie der Pneumothorax-Luftembolie. Wien. med. Wschr. **1939**, 611. Ref. Zbl. Tbk.forsch. **51**, 301 (1940). — KOLMER, J. A.: Penicillin therapy, including Streptomycin, Thyrothrocin and other antibiotic therapy, 2. Aufl. D. Appleton-Centuri Company 1947. — KORB, G.: Immunbiologische Vorgänge bei der Chemotherapie der Tuberkulose. Beitr. Klin. Tbk. **104**, 295 (1950/51). — KREMER, W.: Die künstliche Zwerchfellähmung. In HEIN-KREMER-SCHMIDT, Kollapstherapie der Lungentuberkulose. Leipzig: Georg Thieme 1938. — Strangdurchbrennung als Ergänzungsoperation des künstlichen Pneumothorax. Beitr. Klin. Tbk. **70**, 325 (1928). — Oleothorax. Erg. Tbk.forsch. **4**, 255 (1932). — Die Vorteile der geraden Blickrichtung bei Thorakokaustik. Klin. Wschr. **1927**, 1686, in W. LUEDKE. — Die Abgrenzung der Indikation zu den verschiedenen Methoden der Kollapstherapie. Beitr. Klin. Tbk. **83**, 675 (1933). — Die Lösung von Verwachsungen im künstlichen Pneumothorax. In HEIN-KREMER-SCHMIDT, Kollapstherapie der Lungentuberkulose, S. 469. Leipzig: Georg Thieme 1938. — Die Paraffinplombe. In HEIN-KREMER-SCHMIDT, Kollapstherapie der Lungentuberkulose, S. 677. Leipzig: Georg Thieme 1938.

LAMBERT, A.: Diskussionsvotum zu E. P. EGLEE und R. H. WYLIE: Das Empyem und die nicht ausdehnungsfähige Lunge beim künstlichen Pneumothorax. J. Thorac. Surg. **10**, 615 (1941). Zit. nach F. HÄBERLIN. — LANDERER, A.: Die Behandlung der Tuberkulose mit

Zimtsäure. Leipzig 1892 und 1898. — LANDOLT, E.: Der Erfolg der Zwerchfellähmung in der Behandlung der Lungentuberkulose. Schweiz. Z. Tbk. 6, 316 (1949). — LANDY, M., N. W. LARKUM and E. J. OSWALD: Bacterial synthesis of p-aminobenzoic acid. Proc. Soc. Exper. Biol. a. Med. 52, 338 (1943). — LANGE, B.: Bakteriologie der Tuberkulose. In BRAEUNING, KAYSER-PETERSEN, KREMER, NICOL und SCHMIDT. Die Tuberkulose, Handbuch in 5 Bänden, Bd.°1. Leipzig: Georg Thieme 1943. — LAUWERS, E. E.: Contribution à l'étude de l'apicolyse. Bull. Soc. nat. Chir. 54, 1261 (1928). Ref. Zbl. Tbk.forsch. 30, 876 (1929). — LAWSEN: Brit. Med. J. 1893, 1152. Zit. nach J. HEIN in HEIN-KREMER-SCHMIDT, 1938. — LECOEUR, J.: Les maladies des bronches. Vigot frères, Paris 1950. — LE FOYER, P., et E. DELBECQ: Traité du pneumothorax extrapleural. Paris: Gaston Doin 1950. — LEHMANN, J.: Para-aminosalicylic acid in the treatment of tuberculosis; preliminary communication. Lancet 1946, 15. Zit. nach Therapeutic Trials Committee of the Swedish National Association against Tuberculosis. Amer. Rev. Tbc. 61, 596 (1950). — Chemotherapie der Tuberkulose. Tierexperimentelle und klinische Erfahrungen mit PAS. Sv. Läkartidn. 43, 2029 (1946). Ref. Amer. Rev. Tbc. 61, 596 (1950). — The treatment of tuberculosis in Sweden with para-aminosalicylic acid. Dis. Chest 1949, 684. Ref. Revue de la Tbc. 1950, 391. — LEITNER, ST. J.: Die Kavernensaugdrainage bei Lungentuberkulose mit besonderer Berücksichtigung der Behandlungsdauer. Schweiz. med. Wschr. 1943, 475. — LEMBERGER, A.: Die Thorakoplastik, Auswertung ihrer Spätergebnisse. Tbk.-Bibl. 1947, Nr 86. — LEMKE, R.: Pulmonary tuberculosis treated with nitrogen injections. J. Amer. Med. Assoc. 1899. — LEZIUS, A.: Die Behandlung tuberkulöser Kavernen durch Verschluß des Drainage-Bronchus. Tuberkulosearzt 1952, 582. — LIEBERMEISTER, K.: Zum Wirkungsprinzip schwefelhaltiger tuberkolostatischer Chemotherapeutica. Z. Naturforsch. 5 b, 79 (1950). Ref. Zbl. Tbk.forsch. 58, 128 (1951). — LINDAHL, O.: Nord. Med. 44, 1313 (1950). Zit. nach R. HAIZMANN. — LINDEN, GRÄFIN V.: Das Kupfer in seiner biologischen und therapeutischen Bedeutung. Schweiz. med. Wschr. 1935, 660. — LÖFFLER, W., u. G. JACCARD: Über die Wirkung des Streptomycins auf den klinischen Verlauf der Pleuritis exsudativa. Schweiz. med. Wschr. 1952, 1181. — LÖFFLER, W., u. S. MOESCHLIN: Resultate der kombinierten Behandlung der Meningitis tuberculosa mit Streptomycin und Paraaminosalicylsäure (PAS) im Vergleich zu Streptomycin allein. Schweiz. med. Wschr. 1950, 365. — LOEWY, A.: Zit. nach G. SCHRÖDER, Erg. Tbk.forsch. 3, 515 (1931). LOTTE, A., et J. POUSSIER: Traitement de 414 tuberculeux pulmonaire par l'isoniazide. Revue de la Tbc. 17, 1 (1953). — LOWYS, P., et H. LE BARRE: Action favorable du PAS en injections intra-bronchiques sur une caverne pulmonaire inerte. Revue de la Tbc. 1949, 1005. — LUCAS, M.: Luftembolie der Herzkranzarterien nach Pneumothoraxnachfüllung. Beitr. Klin. Tbk. 88, 223 (1936). — LUEDKE, W.: Thorakokaustik. Erg. Tbk.forsch. 4, 288 (1932).

MAIER, H. C.: Lobectomy and pneumonectomy in pulmonary tuberculosis. Amer. Rev. Tbc. 58, 576 (1948). — MALLUCHE, H.: Eine neue Behandlungsmethode der tuberkulösen Kaverne (intrakavernöse Thiosemicarbazontherapie. Beitr. Klin. Tbk. 102, 321 (1949). — Die Thiosemicarbazon-Therapie der Tuberkulose. Fortschr. Tbk.forsch. 5, 152 (1952). — MANSER, J. J.: Erfahrungen in der Behandlung der Lungentuberkulose mit den Thiosemicarbazonen. Diss. Basel 1952. — MARK, G.: Beitrag zur Frage der Nebenwirkungen des Streptomycins. Schweiz. Z. Tbk. 7, 170 (1950). — Die Bedeutung der Bronchustuberkulose für die Pneumothoraxindikation. Schweiz. med. Wschr. 1953, 622. — MARKGRAF, E.: Zur Frage des optimalen Zeitpunktes der Thorakokaustik. Beitr. Klin. Tbk. 99, 578 (1943). — MARQUARDT, P.: Über Umwandlungsprodukte der PAS und deren Toxicität. Tuberkulosearzt 1950, 583. — MARSHALL jr., E. K.: The absorption, distribution and excretion of Streptomycin. J. of Pharmacol. 92, 43 (1947). Zit. nach WECHSELBERG und WEIDENBUSCH. — MARTINI, P., H. MOERS u. H. GANSEN: Conteben in der Behandlung der Lungentuberkulose. Beitr. Klin. Tbk. 104, 515 (1951). — MARTINI, P., u. A. ROSENDAHL: Bilanz der Goldtherapie der Lungentuberkulose. Z. Tbk. 80, 20 (1938). — Bilanz der Goldtherapie bei der Lungentuberkulose. Z. Tbk. 84, 330 (1940). — MASCHER, W., and S. B. MATTSON: Tracheo-bronchial tuberculosis and streptomycin. Acta tbc. scand. (Københ.) 24, 114 (1950). — MATTÉI, C., M. TRISTANI et A. BARBÉ: La localisation radiologiques des cavités suppurées intra-pulmonaires et leur cathétérismes par voie endobronchique. Revue de la Tbc. 1946, 407. — MATTSON, R. C.: Zit. nach W. KREMER, Die Lösung von Verwachsungen im künstlichen Pneumothorax. In HEIN-KREMER-SCHMIDT, Kollapstherapie der Lungentuberkulose, S. 468. Leipzig: Georg Thieme 1938. — MAURER, A., J. ROLLAND et O. MONOD: Résultats éloignés de 285 opérations de phrénicectomie autonome en milieu sanatorial. Revue de la Tbc. 4, 832 (1934). Ref. Zbl. Tbk.forsch. 42, 106 (1935). — MAURER, G.: Thorakoskopie und Kaustik, 1. Mitt. Beitr. Klin. Tbk. 69, 246 (1928). — Thorakoskopie und Kaustik, 2. Mitt. Beitr. Klin. Tbk. 70, 412 (1928). — Thorakoskopie und Kaustik, 4. Mitt. Beitr. Klin. Tbk. 76, 9 (1930). — Eine kombinierte Lungenkollapsmethode zur Kavernenbehandlung. Helvet. Med. Acta, Suppl. 9 (1942). — Die unblutige breite Kaverneneröffnung und ihre therapeutischen Aussichten. Schweiz. med. Wschr. 1948, 345. — Die chemotherapeutische Tamponade der

Lungenkavernen. Stuttgart: Georg Thieme 1950. — MAYER, A. W.: Die Behandlung der kavernösen Phthise durch extra- und intrapleurale Pneumolyse. Dtsch. med. Wschr. 1913, 2347. Ref. Zbl. Tbk.forsch. 8, 476 (1914). — MAYER, E. H.: Über die Dosierung von TB I/698. Dtsch. Gesundheitswesen 4, 1305 (1949). — MÉTRAS, H., et J. LIEUTIER: Intrabronchial penicillin in suppurative disease. Thorax. (Lond.) 1947, 196. Ref. Amer. Rev. Tbc. 58, 47 (1948). — MICHETTI, D.: Pleuro-pneumolyse sous-fasciale par voie intrathoracique et pneumothorax intra- et extra-pleural combinés. Helvet. med. Acta 11, 139 (1944). — Résultats éloignés de 500 cas de thoracocausties. Schweiz. Z. Tbk. 1, 22 (1944/45). — La pleurolyse sous-fasciale par voie intrathoracique. Schweiz. Z. Tbk. 3, 412 (1946). — MIETZSCH, F.: Entwicklungslinien der Chemotherapie. (Vom chemischen Standpunkt aus gesehen.) Klin. Wschr. 1951, 125. Ref. Zbl. Tbk.forsch. 59, 140 (1951). — MISTAL, O. M.: Endoscopie et pleurolyse. Paris: Masson & Cie. 1935. — MITCHELL, R. S.: Phrenic nerve interruption in the treatment of pulmonary tuberculosis. Amer. Rev. Tbc. 58, 619 (1948). — Artificiel pneumothorax: a statistical analysis of 557 cases initiated in 1931—1939 and followed in 1949. Amer. Rev. Tbc. 64, 1, 21, 27, 127, 141, 151 (1951). — MITCHELL, R. S., J. S. HIATT, P. P. McCAIN, H. F. EASOM and C. D. THOMAS: Pneumoperitoneum in the treatment of pulmonary tuberculosis. Amer. Rev. Tbc. 55, 306 (1947). — MÖBIUS, W.: Zur Behandlung der PAS-Unverträglichkeit. Tuberkulosearzt 6, 404 (1952). — MOESCHLIN, S.: Einige Bemerkungen zur Therapie mit TB I. Schweiz. Z. Tbk. 1950, 377. — MOESCHLIN, S., u. B. DEMIRAL: Experimentelle Kombinationstherapie mit Streptomycin, TB I (Conteben) und PAS (Paraaminosalicylsäure). Erythrocytenveränderung durch TB I. Helvet. med. Acta 17, 568 (1950). — Vergleich der Kombinationstherapie von Streptomycin mit TB I (Thiosemicarbazon) oder PAS (Paraaminosalicylsäure) sowie zwei neuen PAS-Derivaten bei der experimentellen Tuberkulose. Schweiz. med. Wschr. 1950, 373. — MOLITOR, H.: Pharmakologie des Streptomycin. Bull. New York Acad. Med. 23, 4 (1947). — MØLLGAARD, H.: Über die experimentellen Grundlagen für die Sanocrysin-Behandlung der Tuberkulose. Tbk.-Bibl. 1925, Nr 20. — Über den therapeutischen Wert des Sanocrysins auf Grund vergleichender klinischer Untersuchungen. Beitr. Klin. Tbk. 95, 369 (1941). — MONALDI, V.: Procedimento di aspirazioni endocavitaria delle caverne tubercolari del polmone. Ann. Ist. Forlanini 2, 665 (1938). Ref. Zbl. Tbk.forsch. 50, 229 (1939). — Über die Saugdrainagebehandlung tuberkulöser Lungenkavernen. Z. Tbk. 82, 273 (1939). — Die Kavernensaugdrainage in ihren praktischen Applikationen und in ihren Resultaten (Beobachtungen an 600 behandelten Fällen). Beitr. Klin. Tbk. 97, 499 (1942). — Die Kavernensaugdrainage nach den heutigen therapeutischen Richtlinien bei der Lungentuberkulose. Z. Tbk. 93, 161 (1949). — MONALDI, V., u. F. DE MARCO: Die Kavernensaugdrainage in ihrer Endphase. Allgemeine Richtlinien und Technik. Münch. med. Wschr. 1950, 823. Ref. Zbl. Tbk.forsch. 57, 340 (1950/51). — MONCEAUX, R.: Troubles des échanges nutritifs dans la tuberculose pulmonaire. St. Cloud: Girault 1929. Ref. Zbl. Tbk.forsch. 30, 842 (1929). — MONOD, O., et S. GHAZI: Les resections segmentaires du poumon. Poumon, Paris 1951, 457. — MONOD, O., A. MEYER, G. PESLE, S. GHAZI et D. BATON: De la résection segmentaire dans la tuberculose pulmonaire. Revue de la Tbc. 16, 19 (1952). — MONTANINI, N., L. PIGORINI, M. SPADONI und F. FINOCCHI: Einige Fälle von broncho-pulmonaler Tuberkulose auf tracheo-bronchialem Wege mit Streptomycin behandelt. Ann. Ist. Forlanini 12, 323 (1950). Ref. Zbl. Tbk.forsch. 58, 113 (1951). — MORANDI, L., H. OCHSNER u. A. NEUENSCHWANDER: Über Erscheinungen im Verlaufe der Tuberkulosebehandlung mit Para-amino-salicylsäure (PAS). Schweiz. med. Wschr. 1951, 1301. — MORDASINI, E.: Die Saugdrainage nach MONALDI im Rahmen der chirurgischen Behandlung der kavernösen Lungentuberkulose. Acta davosiana 6 (1943). — Die Behandlung der Tuberkulose, speziell der Lungentuberkulose, nach modernen Gesichtspunkten. Praxis (Bern) 1946, 343, 663. — Streptomycinbehandlung bei Lungentuberkulose. In G. FANCONI und W. LÖFFLER, 1948. — MORO, E.: Klinische Ergebnisse der perkutanen Tuberkulinreaktion. Beitr. Klin. Tbk. 12, 207 (1909). — MORRIS, E., and E. BOGEN: Late results of artificial pneumoperitoneum in pulmonary tuberculosis. Ten year follow-up study of two-hundred patients. J. Amer. Med. Assoc. 1952, 11, 20. Ref. Zbl. Tbk.forsch. 62, 161 (1953). — MOSHEIM, K.: Die Heilungsaussichten der Lungentuberkulose bei spontanem und künstlichem Pneumothorax. Beitr. Klin. Tbk. 3, 331 (1905). — MOUNT, F. W., and S. H. FEREBEE: Control study of comparition efficacy of isonacid, streptomycin-isonacid and streptomycin-paraaminosalicylic acid in pulmonary tuberculosis therapy. 3. Report on twenty-eight-week observation on 649 patients with streptomycin-susceptible infection. Amer. Rev. Tbc. 67, 539 (1953). — MOURIQUAND, G.: Rôle de la carance alimentaire dans le développement de tuberculose. Revue de la Tbc. 4, 223 (1923). Ref. Zbl. Tbk.forsch. 21, 29 (1924). — MURALT, L. v.: Manometrische Beobachtungen bei der Ausübung der Therapie des künstlichen Pneumothorax. Beitr. Klin. Tbk. 18, 359 (1911). — Der künstliche Pneumothorax (ergänzt durch kritische Erörterungen und weitere Erfahrungen von K. E. RANKE, 2. Aufl. Berlin: Springer 1922. — MURPHY, J. B.: Surgery of the lung. J. Amer. Med. Assoc. 31, 157 (1898).

NAGEL, O.: Oesophagusstenosen nach primären Paraffinölplomben. Tuberkulosearzt 1/2, 242 (1947/48). — NAWROCKI, G.: Zur Chemotherapie der Lungentuberkulose mit TB I/698; 1., 2., 3. Mitteilung. Dtsch. Gesundheitswesen 1949, 427, 1194; 1950, 1226. Zit. nach H. MAL-LUCHE in: Die Thiosemicarbazon-Therapie der Lungentuberkulose. — NISSEN, R.: Über die neuere Entwicklung der chirurgischen Behandlung der Lungentuberkulose. Berlin u. Wien: Urban & Schwarzenberg 1932. — NISSEN, R., u. A. LEZIUS: Der Verschluß des Drainage-bronchus als selbständiges oder ergänzendes Behandlungsverfahren bei der kavernösen Lungentuberkulose. Dtsch. med. Wschr. 1952, 385. — NUBOER, J.-F.: Les exaireses seg-mentaires en tuberculose pulmonaire. Poumon, Paris 1, 41 (1952).

OFFE, H. A., W. SIEFKEN u. G. DOMAGK: Neoteben, ein neues, hochwirksames Tuber-culostaticum und die Beziehungen zwischen Konstitution und tuberculostatischer Wirksam-keit von Hydrazinderivaten. Naturwiss. 39, 118 (1952). Ref. Zbl. Tbk.forsch. 61, 369 (1952). — O'ROURKE, P. V., E. J. O'BRIEN and M. L. TUTTLE: Decortication of the lung in patients with pulmonary tuberculosis. Amer. Rev. Tbc. 59, 30 (1949). — OVERHOLT, R. H.: Pneumonectomy for malignant and suppurative disease of the lung. J. Thorac. Surg. 9, 17 (1939). Ref. Zbl. Tbk.forsch. 52, 653 (1940). — Thoracoplasty in older Patients. Amer. Rev. Tbc. 41, 143 (1940). Ref. Zbl. Tbk.forsch. 52, 444 (1940). — Pulmonary resection in the treatment of tuberculosis. Dis. Chest. 11, 73 (1945). — OVERHOLT, R. H., and N. J. WILSON: Pulmonary resection in the treatment of pulmonary tuberculosis. Amer. Rev. Tbc. 51, 18 (1945). — Pulmonary resection in the treatment of tuberculosis. J. Thorac. Surg. 14, 55 (1945). — OVERHOLT, R. H., N. J. WILSON and J. M. ORTÉGA: Primary resec-tion in the treatment of pulmonary tuberculosis. Trans. Nat. Tbc. Assoc. 1952, 238. — OVERHOLT, R. H., N. J. WILSON, J. T. SZYPULSKI and L. LANGER: Pulmonary resection in the treatment of pulmonary tuberculosis. Amer. Rev. Tbc. 55, 198 (1947). — OVERHOLT, R. H., F. M. WOODS and B. H. RAMSAY: Segmental pulmonary resection. Details of tech-nique and results. J. Thorac. Surg. 19, 207 (1950).

PARAF, J.: Etudes de l'acide P.A.S. dans le traitement pulmonaire. Revue de la Tbc. 1948, 291. — PARAF, J., P. BOURGEOIS, A. BATIER et CH. CLERC: Sur l'inefficacité théra-peutique du sel monocalcique du P.A.S. introduit par voie rectale. Revue de la Tbc. 15, 280 (1951). — PARAF, J., J. DESBORDES, J. BORY et P. ZIVY: Notes sur l'introduction de P.A.S. chez l'homme. La perfusion intraveineuse. Revue de la Tbc. 1950, 1175. — PARAF, J., P. ZIVY et M. PARAF: Les progès de la P.A.S.-thérapie en France. Méd. et Hyg. 1953, 285. PARAF, J., P. ZIVY, E. ROSENBERG u. J. DESBORDES: Intravenöse PAS-Therapie und Lungen-tuberkulose. Schweiz. med. Wschr. 1952, 950. — PAYNE, H. u. Mitarb.: Clinical observation on viomycinsulfate in the treatment of tuberculosis. Dis. Chest. 1953 (im Druck). — PETRUSCHKY, J.: Über eine Vereinfachung der spezifischen Therapie für die spezifische Tuber-kulose-Bekämpfung in größerem Stil. Beitr. Klin. Tbk. 30, 217 (1914). — PICOT, L.: Zit. in A. SALLÉ, La thoracoplastie topographique supérieure. Paris: L. Arnette 1932. — PIERRE-BOURGEOIS, G. CANETTI, R. GENÉVRIER et R. COLLE: L'action de la streptomycin sur les tuberculoses cavitaires. Revue de la Tbc. 14, 15 (1950). — PIGEON, R.: Coagula-tion et section des brides pleuro-pulmonaires par la méthode endoscopique. Paris: Masson & Cie. 1941. — POIX, G.: Tuberculose et collapsothérapie. Presse. méd. 1941, 31. Zit. nach F. HÄBERLIN. — POTTENGER, F. M.: The physiologic basis of rest as a therapeutic measure inpulmonary tuberculosis. Ann. Clin. Med., Baltimore 3, 209 (1924). Ref. Zbl. Tbk.forsch. 24, 143 (1925). — PROUST et A. MAURER: Contribution à l'étude de l'apicolyse. Presse méd. 1928.

QUINCKE, H.: Berl. klin. Wschr. 1888, Nr 18. Zit. nach C. SPENGLER, Dtsch. med. Wschr. 1903, 312, 336. — Lungenchirurgie. In C. GARRÉ und H. QUINCKE, 2. Aufl. Jena: Gustav Fischer 1912.

RANKE, K. E.: In Der künstliche Pneumothorax von L. v. MURALT (ergänzt durch kri-tische Erörterung und weitere Erfahrungen). Berlin: Springer 1922. — RICKMANN, L.: Die unbesiegte Tuberkulose. Prakt. Tbk.-Bücherei, Stuttgart 1933, Nr 11. — Zur Frage der Früh-kaustik bei unvollständigem Pneumothorax. Tuberkulosearzt 1/2, 356 (1948). — RIGGINS, H. M., and H. C. HINSHAW: Streptomycin-tuberculosis research project of the American Trudeau Society. A summary report. Amer. Rev. Tbc. 59, 140 (1949). — RIST, N.: Patho-logie et thérapeutique experimentale de la tuberculose. Fortschr. Tbk.forsch., Suppl. ad Schweiz. Z. Tbk. 1948, 55. — ROBITZEK, E. H., and I. J. SELIKOFF: Hydrazine derivations of isonicotinic acid (Rimifon, Marsalid) in the treatment of progressive caseous-pneumonic tuberculosis. (A preliminary Report.) Amer. Rev. Tbc. 65, 402 (1952). — ROBITZEK, E. H., I. J. SELIKOFF and G. G. ORNSTEIN: Chemotherapy of human tuberculosis with hydrazine derivatives of isonicotinic acid (Preliminary Report of representative cases). Quart. Bull. Sea-View Hosp. 13, 27 (1952). Ref. Zbl. Tbk.forsch. 61, 370 (1952). — ROEMHELD, L.: Der gastrokardiale Symptomenkomplex bei linksseitiger Phrenicusexhairese. Beitr. Klin. Tbk. 83, 420 (1933). — ROLOFF, W.: Dauererfolge der Pneumothoraxbehandlung. (Die Statistik der Weltliteratur.) Zbl. Tbk.forsch. 36, 657 (1932). — Die künstliche Zwerchfellähmung bei

Lungentuberkulose. Erg. Tbk-forsch. **6**, 285 (1934). — ROOST-PAULI, M. u. H., E. STREHLER u. W. DÖPFNER: Übernormale und pathologische Streptomycinausscheidung beim Menschen. Helvet. med. Acta **16**, 374 (1949). — ROSDAHL, G. K.: Some properties and derivatives of para-amino-salicylic acid (PAS). Svensk. kem. Tidskr. **60**, 12 (1948), nach The therapeutic Trials Committee of the Swedish national Association against tuberculosis. Amer. Rev. Tbc. **61**, 597 (1950). — A method of preparing 4-aminosalicylic acid. Svensk kem. Tidskr. **60**, 64 (1948), nach The therapeutic Trials Committee of the Swedish national Association against tuberculosis. Amer. Rev. Tbc. **61**, 597 (1950). — ROTACH, F.: Die Kriterien des Therapieerfolges bei der Lungentuberkulose. Schweiz. med. Wschr. **1953**, 148. — ROUX, C.: Thoracoplastie, — un artifice. Schweiz. med. Wschr. **1928**, 729. — ROWSING, TH.: Zit. nach H. C. JACOBAEUS, Dtsch. med. Wschr. **1921**, 702. — RUZICZKA, O.: Streptomycin und die Behandlung hämatogener Tuberkuloseformen. Wien: Springer 1949. — RUZICZKA, O., u. E. ORTH: Elektronenoptisch dargestellte Streptomycinwirkung. Wien. med. Wschr. **1949**, 413. Zit. nach WECHSELBERG und WEIDENBUSCH.

SAHLI, H.: Über Tuberkulinbehandlung, 4. Aufl. Basel: Benno Schwabe 1913. — SANTY, P., u. M. BÉRARD: Die pulmonale Resektionen in der chirurgischen Behandlung der Lungentuberkulose. Z. Tbk. **93**, 211 (1949). — SAUERBRUCH, F.: Die Beeinflussung von Lungenerkrankungen durch künstliche Lähmung des Zwerchfells (Phrenikotomie). Münch. med. Wschr. **1913**, 625. — Zur chirurgischen Behandlung der Lungentuberkulose mit extrapleuraler Plombierung. Bruns' Beitr. **90**, 247 (1914). — Die Chirurgie der Brustorgane, Bd. 1: Die Erkrankungen der Lunge. Berlin: Springer 1920. — Die historische Entwicklung der operativen Behandlung der Lungentuberkulose. Z. Tbk. **57**, 289 (1930). — Grundsätzliche Bemerkungen zur Lungenlappenexstirpation. Dtsch. Z. Chir. **1936**, 298. Zit. nach C. SEMB. — SAUERBRUCH, F., u. H. ELVING: Die extrapleurale Thorakoplastik. Erg. inn. Med. **10**, 869 (1913). — SAUERBRUCH, F., A. HERRMANNSDORFER u. M. GERSON: Über Versuche, schwere Formen der Tuberkulose durch diätetische Behandlung zu beeinflussen. Münch. med. Wschr. **1926**, 47, 108. Ref. Zbl. Tbk.forsch. **26**, 51 (1927). — SAUERBRUCH, F., u. E. D. SCHUMACHER: Technik der Thoraxchirurgie. Berlin: Springer 1911. — SAUGMAN, C.: Über Anwendung des künstlichen Pneumothorax in der Behandlung der Lungentuberkulose. Z. Tbk. **12**, 1 (1908). — Eine verbesserte Nadel zur Pneumothoraxbildung. Z. Tbk. **14**, 223 (1909). — Zur Technik des künstlichen Pneumothorax. Beitr. Klin. Tbk. **31**, 571 (1914). — SCHAICH, W., L. STADLER u. W. KEIDERLING: Ergebnisse einer zweijährigen Conteben (Tb I/698)-behandlung der Tuberkulose in der medizinischen Klinik Freiburg i. Br. und Heilstätte St. Blasien. Beitr. Klin. Tbk. **104**, 465 (1951). — SCHATTMANN, K.: Chemischer Nachweis von Isonicotinsäurehydrazid im Blut, Urin und Stuhl und Untersuchungen über den Verbleib des Isonicotinsäurehydrazids im Körper. Beitr. Klin. Tbk. **109**, 57 (1953). — SCHATZ, A., E. BUGIE and S. A. WAKSMAN: Streptomycin, a substance exhibiting antibiotic activity against grampositive and gram-negative bacteria. Proc. Soc. Exper. Biol. a. Med. **55**, 66 (1944). — SCHATZ, A., and S. A. WAKSMAN: Effect of streptomycin and other antibiotic substances upon mycobacterium tuberculosis and related organisms. Proc. Soc. Exper. Biol. a. Med. **57**, 244 (1944). — SCHEDE, M.: Die Behandlung der Empyeme. Verh. des 9. Kongresses für Innere Medizin, 1890, Heft 9, S. 41. 1890. In C. SPENGLER, Dtsch. med. Wschr. **1903**, 312, 336. — Die chirurgische Behandlung der Erkrankungen des Brustfells und des Mittelfellraumes. In PENTZOLD-STINTZING, Handbuch der Therapie innerer Krankheiten, Bd. 3, S. 506. 1898. — SCHMIDT, A.: Zur Behandlung der Lungenphthise mit künstlichem Pneumothorax. Dtsch. med. Wschr. **32**, 493 (1906). — SCHMIDT, P. G.: Die Pneumolyse und ihre Komplikationen. Erfahrungen bei 260 Operationen. Beitr. Klin. Tbk. **101**, 59 (1947). — SCHMIDT, W.: Gezielte Teilplastik, Pneumolyse, extrapleuraler Pneumothorax und Oleothorax als Methoden einer erhaltenden und schonenden operativen Kollapstherapie. Beitr. Klin. Tbk. **88**, 689 (1936). — Die Pneumolyse mit nachfolgendem extrapleuralem Pneumothorax oder Oleothorax, 2. Mitt. Beitr. Klin. Tbk. **91**, 121 (1936). — Die Korrekturplastik. In HEIN-KREMER-SCHMIDT, Kollapstherapie der Lungentuberkulose. Leipzig: Georg Thieme 1938. — Der künstliche Pneumothorax. In HEIN-KREMER-SCHMIDT, Kollapstherapie der Lungentuberkulose. Leipzig: Georg Thieme 1938. — Der künstliche Oleothorax. In HEIN-Kremer-Schmidt, Kollapstherapie der Lungentuberkulose. Leipzig: Georg Thieme 1938. — SCHRÖDER, G.: Ernährung Tuberkulöser. Beitr. Klin. Tbk. **75**, 61 (1930). — Grundsätzliches zur Allgemeintherapie der Tuberkulose (physikalisch-diätetische Behandlung). Erg. Tbk.forsch. **3**, 515 (1931). — Grundsätzliches zur spezifischen und unspezifischen Reiztherapie, zur Chemo- und Pharmakotherapie der Tuberkulose. Erg. Tbk.forsch. **4**, 185 (1932). — Über Goldbehandlung der Tuberkulose. Dtsch. Tbk.bl. **10**, 155 (1936). — SEBESTÉNY, J.: Die extrapleurale Apikolyse im Dienste der Pneumothoraxbehandlung. Z. Tbk. **65**, 220 (1932). — Indikationen und Kontraindikationen der chirurgischen Kollapstherapie. Z. Tbk. **93**, 124 (1949). — SEIDEL, H.: Kombinierte Methode der Streptomycinbehandlung mittels intramuskulärer und lokaler Gaben durch drainierenden Schlauch bei kavernöser Lungentuberkulose. Tuberkulosearzt **1949**, 198. — SEIP, M.: On treatment of tuberculous cavities by extrapleural pneumothorax and thoracoplasty. Acta tbc. scand

(Københ.) Suppl. **19** (1949). — SELLORS, T. H.: The results of thoracoplasty in pulmonary tuberculosis. Thorax (Lond.) **2**, 216 (1946). Ref. Amer. Rev. Tbc. **58**, 22 (1948). — SEMB, C.: Lungenchirurgie. Berlin u. Leipzig: Urban & Schwarzenberg 1944. — SHINGU, S.: Beiträge zur Physiologie des künstlichen Pneumothorax und seiner Wirkung auf die Lungentuberkulose. Beitr. Klin. Tbk. **11**, 1 (1908). — SIMMONS, G., L. B. HOBSON, A. RESNICK, R. DE NICOLA and R. BENNET: Human pharmacology of p-formylacetanilide thiosemicarbazone. (Myvizone). Amer. Rev. Tbc. **62**, 128 (1950). — SIRALY, F.: Das Pneumoperitoneum in der Behandlung der Lungentuberkulose. Z. Tbk. **93**, 248 (1949). — SODERSTROM, K. M.: Collapse therapy in moderately advanced tuberculosis. An inquiery into case selection and a statistical study of end results. Amer. Rev. Tbc. **44**, 173 (1941). Ref. Zbl. Tbk.forsch. **54**, 687 (1942). — SORGO, J.: Die Luftembolie als Komplikation des künstlichen Pneumothorax. Wien. med. Wschr. **1939**, 115. Ref. Zbl. Tbk.forsch. **52**, 80 (1940). — SPENGLER, C.: Die Behandlung starrwandiger Höhlen bei Lungenphthise. Vortrag Verh. Ges. dtsch. Naturforsch. u. Ärzte, Bremen 1890, in Tuberkulose- und Syphilisarbeiten (1890—1911). Davos: H. Erfurt 1911. — Über Thorakoplastik und Höhlendesinfektion bei Lungenphthise. Dtsch. med. Wschr. **1903**, 312, 336. — Neue Färbemethoden für Perlsucht- und Tuberkelbazillen und deren Differentialdiagnose. Dtsch. med. Wschr. **1907**, Nr 9, in Tuberkulose- und Syphilisarbeiten (1890—1911). Davos: H. Erfurt 1911. — Über Tuberkulinbehandlung; in Tuberkulose- und Syphilisarbeiten (1890—1911). Davos: H. Erfurt 1911. — Chirurgische und klimatische Behandlung der Lungenschwindsucht und einiger ihrer Komplikationen. Bremen: M. Heinsius Nachf. 1891, in Tuberkulose- und Syphilisarbeiten (1890—1911). Davos: H. Erfurt 1911. — SPENGLER, L.: Über mehrere Fälle von geheiltem tuberkulösem Pneumothorax, verbunden mit gleichzeitiger Heilung der Lungentuberkulose in vier Fällen. Z. Tbk.forsch. **2**, 27 (1901). — Der Ablauf der Lungentuberkulose unter dem Einfluß des künstlichen Pneumothorax. Korresp.bl. Schweiz. Ärzte **1909**, 23. Ref. Zbl. Tbk.forsch. **4**, 87 (1910). — STADLER, L., u. L. WEISSBECKER: Hormonale Störungen unter Behandlung mit Thiosemicarbazon (TB I). Ärztl. Wschr. **1951**, 222. — STAUB, H.: Zit. nach G. BAER, Beiträge zur Klinik des künstlichen Pneumothorax bei der Lungentuberkulose. In Z. Tbk. **29**, 129 (1918).— Chemotherapie der Tuberkulose. Schweiz. med. Wschr. **1953**, 531, 551. — Chemotherapie der Tuberkulose. Acta davosiana **12**, H. 4 (1953); **13**, H. 1 (1953). — STEENKEN, W.: Loss of sensitivity by tubercle bacilli to streptomycin. 6. Streptomycin. Conf. Vet. Adm. 1948, S. 173. Zit. nach E. SUTER, in Neuere Ergebnisse der Chemotherapie der Tuberkulose. Fortschr. Tbk.forsch. Basel **3**, 210 (1950). — STEENKEN jr., W., u. E. WOLINSKY: Wirkung antibiotischer Mittel auf den Tuberkelbazillus und bei experimenteller Tuberkulose. Amer. J. Med. **9**, 633 (1950). Ref. Zbl. Tbk.forsch. **58**, 96 (1951). — Viomycin in experimental tuberculosis. Amer. Rev. Tbc. **63**, 30 (1951). — Antituberculous properties of Hydrazines of Isonicotonic acid. (Rimifon, Marsalid.) Amer. Rev. Tbc. **65**, 365 (1952). — STEIGER, J.: Zur Kalziumbehandlung der Lungentuberkulose. Schweiz. med. Wschr. **1930**, 1206. — STEINLIN, H.: Zur Chemotherapie der kavernösen Lungentuberkulose mit Thiosemicarbazonen. Schweiz. Z. Tbk. **7**, 370 (1950). — STEINLIN, H., u. E. WILHELMI: Chemotherapie der Tuberkulose mit p-Aminosalicylsäure. Schweiz. med. Wschr. **1948**, 1219. — STÖCKLIN, H.: Beitrag zur chirurgischen Behandlung der vorwiegend einseitigen, kavernösen Lungentuberkulose mit Pneumolyse und Paraffinplombierung nach BAER. Z. Tbk. **35**, 241 (1921). — Beitrag zur Behandlung der Lungentuberkulose mit extrapleuraler Thorakoplastik. Beitr. Klin. Tbk. **51**, 350 (1922). — Praktische Erfahrungen mit der parenteralen Calciumtherapie bei der Behandlung der Lungentuberkulose. Schweiz. med. Wschr. **1947**, 85. — STOFFEL, E.: Die Bewertung des Saugverfahrens nach MONALDI auf Grund von Kur- und Spätresultaten. Acta davosiana **9**, H. 2/3 (1950). — STRANGAARD, E.: Comparison between the results of conservative treatment and pneumothorax treatment in recent unilateral pulmonary tuberculosis of limited extent. Acta tbc. scand. (Kobenh.) **18**, 292 (1944) — STUERTZ, E.: Künstliche Zwerchfellähmung bei chronischer einseitiger Lungentuberkulose. Dtsch. med. Wschr. **1911**, 2224. — Indikationsstellung und Ergebnisse der Phrenikotomie. Z. Tbk. **50**, 263 (1928). — STURM, A.: Die Wirkung des Pneumothorax auf den vegetativ-nervösen Lungentonus. Med. Klin. **1946**, 33. — Neuromuskuläre Kavernenprobleme bei Lungentuberkulose. Dtsch. med. Wschr. **1947**, 347. — Zweijährige Erfahrungen mit Thiosemicarbazonen (TB I/698) bei schweren Lungentuberkulosen. Dtsch. med. Wschr. **1949**, 726. — STURM, A., u. W. WERNITZ: Ergebnisse quantitativer Conteben-Studien und therapeutische Folgerungen. Dtsch. med. Wschr. **1951**, 705. Zit. nach H. MALLUCHE, Die Thiosemicarbazon-Therapie der Tuberkulose. Fortschr. Tbk.forsch. **5**, 152 (1952). — SUTER, E.: Neuere Ergebnisse der Chemotherapie der Tuberkulose. Fortschr. Tbk.forsch. Bibl. tuberculosea **3**, 210 (1950). — SWEET, R. H.: Lobectomy and pneumonectomy in the treatment of pulmonary tuberculosis. J. Thorac. Surg. **15**, 373 (1946). — Lobectomy and pneumonectomy in the treatment of pulmonary tuberculosis: A subsequent report. J. Thorac. Surg. **19**, 298 (1950). Ref. Amer. Rev. Tbc. **63**, 77 (1951). — SZYBALSKI, W.: Note on possible antagonisme between SM and INH. Quart. Progr. Rep. Vet. Adm. **7**. Oct. 1952.

TANNER, E.: Die klinische Bedeutung der Resistenzbildung der Tuberkelbazillen. Schweiz. Z. Tbk. 10, 296 (1953). — Über intracavernöse Therapie der Lungentuberkulose mit Streptomycin. In G. FANCONI und W. LÖFFLER, Streptomycin und Tuberkulose. Basel: Benno Schwabe 1948. — TANNER, E., P. BAER u. J. WANNER: Die „Schaukeltherapie" der Lungentuberkulose. Schweiz. med. Wschr. 1953, 751. — TANNER, E., E. BALSIGER, P. OCHSNER u. O. STAMM: Die intracavernöse Therapie der Lungentuberkulose. Schweiz. med. Wschr. 1948, 220. — TANNER, E., E. WIESMANN u. P. BAER: Die intermittierende Kombinationstherapie der Lungentuberkulose nit Streptomycin und Paraaminosylicylsäure. Bakteriologische Grundlagen und klinische Resultate. Schweiz. med. Wschr. 1952, 249. — TEMPEL, C. W., F. C. HUGHES jr., R. E. MARDIS, M. N. TOWBIN and W. DYE: Combined intermittend regimens employing streptomycin and para-aminosalicylic acid in the treatment of pulmonary tuberculosis. Amer. Rev. Tbc. 63, 295 (1951). — TENDELOO, N. PH.: Die Bedeutung der Atmungsgröße für die Entstehung und Ausdehnung, bzw. Heilung der Lungentuberkulose. Beitr. Klin. Tbk. 11, 229 (1908). — The therapeutic Trials Committee of the Swedish National Association against Tuberculosis: Para-aminosalicylic acid treatment in pulmonary tuberculosis. Amer. Rev. Tbc. 61, 597 (1950). — Para-aminosalicylic acid (PAS) and streptomycin in pulmonary tuberculosis (comparision between 84 PAS-treated and 82 streptomycin-treated cases). 2. Mitteilung. Acta tbc. scand. (København). 27, 157 (1952). — THOMAS, E. P.: Chirurgie d'exérèse dans la tuberculose pulmonaire. Acta tbc. belg. 41, 318 (1950). Ref. Zbl. Tbk.forsch. 58, 298 (1951). — TOMPSETT, R., u. W. McDERMOTT: Zusammenfassung der neuen Fortschritte in der Streptomycintherapie. Amer. J. Med. Assoc. 7, 371 (1949). Ref. Schweiz. med. Wschr. 1950, 89. — TRAUTWEIN, H.: Die Plasma- und Serumeiweißreaktionen und die vegetative Funktionslage unter der Behandlung mit Thiosemicarbazon. Ärztl. Wschr. 3, 137 (1950). — Die Wirkungsweise des TB I/698. Ärztl. Forsch. 4, 95 (1951). — TRENT, J., J. MOODY and J. HIATT: An evaluation of extrapleural pneumolysis with lucite plombage. J. Thorac. Surg. 18, 173 (1949). Ref. Amer. Rev. Tbc. 62, 5 (1950). — TRIMBLE, H. G., J. L. EATON, G. L. CRENSHAW and I. GOURLEY: Pneumoperitoneum in the treatment of pulmonary tuberculosis. Amer. Rev. Tbc. 57, 433 (1948). — TUCKER, W. B.: Evaluation of streptomycin regimens in the treatment of tuberculosis. Amer. Rev. Tbc. 60, 715 (1949). — TUFFIER, T.: Bull. Soc. chir. Paris 17, 367 (1891) — Chirurgie des poumons, en particulier dans les cavernes tuberculeuses et la gangrène pulmonaire. Paris: Masson & Cie. 1897. Zit. nach A. SCHUBERTH in Die Kavernensaugdrainage zur Behandlung tuberkulöser Lungenkavernen. Leipzig: Johann Ambrosius Barth 1941. — Zit. nach LE FOYER et DELBECQ in Traité du pneumothorax extra-pleural. Paris: Gaston Doin 1950. — Die chirurgische Behandlung der Lungentuberkulose. Zbl. Tbk.forsch. 8, 141 (1914) (Votum an der 11. Internationalen Tuberkulosekonferenz, Berlin 1913). — TUFFIER, T., et E. LOEWY: Über die chirurgische Behandlung der Lungentuberkulose. Paris méd. 10 (1914). Ref. Zbl. Tbk.forsch. 8, 475 (1914). — TUFFIER, T., et J. MARTIN: Traitement chirurgical de la tuberculose pulmonaire. Monographies cliniques, Nr 59. Paris: Masson & Cie. — TURBAN, K.: Zur chirurgischen Behandlung der Lungentuberkulose. Zit. nach F. SAUERBRUCH und H. ELVING in Die extrapleurale Thorakoplastik. Erg. inn. Med. 10 (1913).

UEHLINGER, E.: In Lehrbuch der Röntgendiagnostik von H. R. SCHINZ, W. E. BAENSCH, E. FRIEDL, E. UEHLINGER. Stuttgart: Georg Thieme 1952. — UEHLINGER, E., R. SIEBENMANN u. H. FREI: Erste Erfahrungen mit Rimifon „Roche" bei experimenteller Meerschweinchentuberkulose. Schweiz. med. Wschr. 1952, 335. — ULRICI, H.: Heilung der Lungentuberkulose durch Lungenkollapsbehandlung. Beitr. Klin. Tbk. 86, 564 (1935). — Klinik der Lungentuberkulose, 3. Aufl. Berlin: Springer 1944. — Der extrapleurale Pneumothorax. Z. Tbk. 93, 174 (1949). — UNDRITZ, E.: Calciumtherapie. Schweiz. med. Jb. 67 (1934). — UNVERRICHT, W.: Ergebnisse endopleuraler Kaustik beim künstlichen Pneumothorax. Dtsch. med. Wschr. 1930, 1610. — Die Thorakokaustik, ihre Technik und Ergebnisse. Leipzig: Johann Ambrosius Barth 1931.

VAJDA, L.: Ob das Pneumoperitoneum in der Kollapstherapie der beiderseitigen Lungentuberkulose angewandt werden kann. Z. Tbk. 67, 371 (1933). — VALLENTIN, G.: Klinische Erfahrungen bei der Behandlung der Lungentuberkulose mit PAS. Sv. Läkartidn. 43, 2047 (1946). Ref. Amer. Rev. Tbc. 61, 596 (1950). — Versuche bei Tuberkulosepatienten mit PAS. Nord. Med. 33, 147 (1947). Ref. Amer. Rev. Tbc. 61, 596 (1950). — VALLENTIN, G., E. TÖRNELL, A. BESKOW, R. CARSTENSEN, R. THUNE, G. HELLEBERG et J. LEHMANN: Résultats du traitement de la tuberculose pulmonaire par l'acide para-amino-salicylique (PAS). Poumon, Paris 5, 193 (1949). — VILLEMIN u. WARD: Zit. nach WECHSELBERG und WEIDENBUSCH. — VOS, B. H.: Tuberkulintherapie. In Therapie der Tuberkulose von J. BERBERICH und P. SPIRO. Leiden 1937.

WAKSMAN, S. A., D. HUTCHINSON and E. KATZ: Neomycin activity upon Mycobacterium tuberculosis and other Mycobacteria. Amer. Rev. Tbc. 60, 78 (1949). — WARRING jr., F. C., and K. S. HOWLETT jr.: Allergic reactions to para-aminosalicylic acid. Amer. Rev. Tbc. 65, 235 (1952). — WAY, E. L., P. K. SMITH, D. L. HOWIE, R. WEISS and R. SWANSON: Absorption, distribution, excretion and fate of P.A.S. J. of Pharmacol. 93, 368 (1948). —

Weber, H. H.: Röntgen-Kymographie der normalen und pathologischen Atmung. Schweiz. med. Wschr. 1932, 857. — Atemmechanische Röntgenstudien. Beitr. Klin. Tbk. 84, 99 (1934). — Wechselberg, K., u. E. Weidenbusch: Klinische Pharmakologie und Toxikologie des Streptomycins. Erg. inn. Med. 1951, 713. — Wedekind, Th.: Intravenöse Kohleninjektion zur Behandlung der Lungentuberkulose. Dtsch. Arch. klin. Med. 163, 202 (1929). Ref. Zbl. Tbk.forsch. 31, 605 (1929). — Zur Behandlung schwerster Tuberkuloseformen mit TB I/698. Beitr. Klin. Tbk. 102, 274 (1949/50). — Weinberg, J., and J. D. Davis: Pleural decortication in pulmonary tuberculosis. Amer. Rev. Tbc. 60, 288 (1949). — Weiss, T. A., u. I. Siegfried: Die Behandlung der Lungentuberkulose mit Phrenikusquetschung in Verbindung mit Pneumoperitoneum. Tuberkulosearzt 1947, 61. — Weissbecker, L., u. L. Heilmeyer: A.C.T.H., Cortison und TB I bei rheumatischen Krankheiten, ein Vergleich. Münch. med. Wschr. 1951, 676. — Welch, H.: The present status of antimicrobial agents in tuberculosis. Trans. Nat. Tbc. Assoc. 1951, 153. — Wernli-Haessig, A.: Über die Spätkomplikationen des künstlichen Pneumothorax. Schweiz. Z. Tbk. 7, 331 (1950). — Wiesmann, E.: Die Resistenzbildung der Tuberkelbakterien gegenüber Bacteriostatica. Bakteriologische Grundlagen. Schweiz. Z. Tbk. 10, 277 (1953). — Wilde, W., u. B. Schmidt: Kritische Betrachtungen moderner Chemotherapie bei Lungentuberkulose. Med. Wschr. 1951, 51. Ref. Zbl. Tbk.forsch. 58, 277 (1951). — Wilson, D.: The use of methyl metacrylate plombage in the surgical treatment of pulmonary tuberculosis. Surg. Clin. N. Amer., Oct. 1949. Zit. nach P. Hertzog, R. Israel et L. Toby. Poumon, Paris 7, 123 (1951). — Winter, L. de, u. Goffaerts: Die Apicolyse, eine chirurgische Behandlung der Lungentuberkulose. Vlaamsch. Geneesk. Tijdschr. 9, 253 (1928). Zbl. Tbk.forsch. 29, 516 (1928). — Wolff-Eisner, A.: Frühdiagnose und Tuberkuloseimmunität, 2. Aufl. Würzburg 1909. — Wunderly, Ch., W. Bollag u. F. Wuhrmann: Über den Einfluß der Thiosemicarbazone auf die Senkungsreaktion der roten Blutkörperchen. Dtsch. med. Wschr. 1949, 139. — Wurm, H.: Die pathologisch-anatomischen Grundlagen der Kollapsbehandlung der Lungentuberkulose. In Hein-Kremer-Schmidt, Kollapstherapie der Lungentuberkulose. Leipzig: Georg Thieme 1938.

Yates, J. L.: Rationale of operations helpfull in promoting recoveries from pulmonary tuberculosis. Arch. Surg. 14, 369 (1927). Ref. Zbl. Tbk.forsch. 27, 720 (1927). — Yoon, C.: Die Pneumothoraxwirkung auf die Lunge mit und ohne Tuberkulose. Beitr. Klin. Tbk. 50, 92 (1924). — Youmans, G. P., and A. G. Karlson: Streptomycin sensivity of tubercle bacilli. Amer. Rev. Tbc. 55, 529 (1947). — Youmans, G. P., G. W. Raleigh and A. S. Youmans: The tuberculostatic actions of p-aminosalicylic acid. J. Bacter. 54, 409 (1947). Ref. Amer. Rev. Tbc. 58, 32 (1948). — Youmans, G. P., and A. S. Youmans: The effect of viomycin in vitro and in vivo on mycobacterium tuberculosis. Amer. Rev. Tbc. 63, 25 (1951).

Zeller, E. A.: Über die Enzymologie der Mycobakterien und deren Bedeutung für die Analyse der Wirkungsweise gewisser Antibiotica. Beitr. Klin. Tbk. 108, 162 (1953). — Zieper, J., and R. A. Lewis: Tuberkulose bei mit Isonicotinsäurehydrazid behandelten Rhesus-Affen. Quart. Bull. Sea-View Hosp. N. Y. 13, 12 (1952). Ref. Zbl. Tbk.forsch. 61, 318 (1952). — Zorini, A. O.: Streptomycin endocavitaire. Revue de la Tbc. 14, 256 (1950).

H. Chronologie der Erkenntnisse über die Tuberkulose[1].

Von

W. Löffler.

Über den Ursprung und die Herkunft der Seuche ist nichts bekannt.

5000 v. Chr. Die älteste Spur tuberkulösen Geschehens liegt wohl in einer *Wirbelcaries* aus dem Neolithikum, Heidelberg (Bartels[2]). *Ägypten:* Unter

---

[1] *Zusammenfassenden Werke:* Virchow, R.: Phymatie, Tuberculose und Granulie. Virchows Arch. 34 (1865). — Waldenburg, L.: Die Tuberculose, die Lungenschwindsucht und Scrofulose. Berlin 1869. — Predöhl, A.: Die Geschichte der Tuberkulose. Hamburg u. Leipzig: Voss 1888. — Landouzy, L.: Cent ans de phthisiologie 1800—1908. Washington 1908. — Sticker, G.: Münch. med. Wschr. 1922, Nr. 32 u. 34. — Huebschmann, P.: Pathologische Anatomie der Tuberkulose. Berlin: Springer 1928. — Piéry, M., et Roshem: Histoire de la Tuberculose. Paris 1931. — Castiglioni, Arturo: Storia della Tuberculosi. Milano- Vallardi 1932. — Ilvento, Arcangelo: La tuberculosi a traverso i secoli. Storia di un'idea. Roma 1934. — Burke, R. M.: An Historical Chronology of Tuberculosis, 2. Aufl. Springfield, Ill. USA. 1955. Bottero, Aldo: La chirurgia del pulmone a traverso i tempi. Milano: U. Hoeppli 1945.

[2] Bartels, Paul: Tuberkulose (Wirbelkaries) in der jüngeren Steinzeit. Arch. f. Anthrop., N.F. 6, 243 (1907).

10 Skeleten einer Frühdynastie fand Smith[1] 4mal Wirbelcaries, doch ist die Deutung nicht unbestritten geblieben. Im Museum von Gizeh ist ein Kinderskelet aus der 5. Dynastie gefunden worden (2700 v. Chr.) mit Zeichen einer Coxitis tuberculosa (Sticker[2, 3]). Auch dieser Befund ist umstritten.

Am bekanntesten ist die Mumie eines jungen Ammonspriesters aus Theben aus der 21. Dynastie, etwa 1000 v. Chr., mit Wirbelcaries und Senkungsabsceß, über die Ruffer und Smith[1] berichten.

Lungentuberkulose ist in vielen Tausenden von Mumien nicht gefunden worden. Zieht man aber die Methoden der Einbalsamierung in Betracht, wie sie von Herodot geschildert werden, so ist wohl in sehr vielen Fällen das Gewebe durch die Behandlung zerstört worden.

1000 v. Chr. Indische Ehegesetze in älterer Fassung Mahabharatam und in der Vishnusmriti untersagen die Ehe mit kranken Frauen und erwähnen in der Manusmriti ausdrücklich *Schwindsucht* als Ehehindernis für die 3 oberen Kasten (Sticker). Semitische Völker (Vorbabylonier, Babylonier, Hebräer) scheinen weniger Tuberkulose aufgewiesen zu haben als arische.

Den gelben und den schwarzen Eingeborenen der westlichen Erdhälfte, Afrikas, der Inseln der Südsee, erscheint Schwindsucht immer erst als verderbliches Geschenk der europäischen Entdecker (Sticker).

460—377 v. Chr. Hippokrates. Die hippokratischen Schriften geben keine zusammenhängende Beschreibung der Tuberkulose. Aus vielen Teilstücken zusammengesetzt, ergibt sich aber ein anschauliches Bild der Phthise.

Phthisis der Griechen (5. Jahrh. v. Chr. bis 2. Jahrh. n. Chr.) ist = *tabes* der Römer = *Swinan* oder *Swinden* der Germanen = *consumptio* des latino-barbarischen Mittelalters = *swinender siechtag* in Deutschland zu Ausgang des Mittelalters, als unaufhaltsam zum Tode führende Lungensucht bezeichnet.

Der Name Tubercula ist im Gebrauch seit Celsus für *jede* Knotenbildung im Körper. Die kleinen wurden gradines, granula (Hagelkörner) genannt, die kleinsten und gleichmäßigsten tubercula miliaria, Hirsekörner. Das Phyma ($\varphi\tilde{v}\mu\alpha$) des Hippokrates (von $\varphi\dot{v}\omega$ = wachsen) entspricht dem Tuberculum des Celsus. Es würde sich handeln um durch die Körperwärme hervorgetretene Gewächse des Körpers = *Entzündungsgeschwülste* (Sticker[4]).

384—322 v. Chr. Aristoteles beschreibt die ,,*Scropheln*" des Schweins und hält sie für ansteckend.

25 vor bis 63 n. Chr. Celsus faßt Anschauungen des Hippokrates zusammen.

etwa **50 n. Chr.** Aretaeus aus Kappadokien gibt eine Beschreibung der Phthise und ihrer allgemeinen Bedeutung, die 1000 Jahre klassisch bleiben sollte.

63 n. Chr. Caelius Aurelianus gibt eine symptomatologische Beschreibung.

131—201. Galen betrachtet die Phthise als *Lungenulcus* und hält sie für *ansteckend*. Er gibt ins einzelne gehende Kur- und Diätvorschriften, vor allem auch Milch (Kuh-, Esels- und Ziegenmilch). *Stabiae* wird zum Lungenkurort mit geordnetem Kurbetrieb (Walsh[5]).

Das auf Galen folgende Jahrtausend bringt wenig Erkenntnisse über Tuberkulose, und diese regen noch weniger zu prophylaktischen Maßnahmen an,

---

[1] Ruffer: Sir Marc Armand: Studies in the Palaepathology of Egypt. Ed. by R. L. Moodie. Chicago: Univ. Press 1921.

[2] Sudhoff u. Sticker: Zur historischen Biologie der Krankheitserreger. Gießen 1910. 3. Heft.

[3] Wood Jones: Archeol. Survey of Nutria, Bull. II, Cairo 1908, Plate LIV.

[4] Sticker, Georg: l. c.

[5] Walsh, Joseph: Galen's treatment of pulmonary tuberculosis. Amer. Rev. Tbc. 24, 1 (1931).

während schon 644 von König ROTHAR von der Lombardei die Absonderung der Leprösen angeordnet wurde.

Die Lepra erreichte ihren Höhepunkt im 13. Jahrhundert.

1478. Erste gedruckte Ausgabe des CELSUS in Florenz.

1496—1500. Von Barcelona aus verbreitet sich die *Lues* pandemisch über Europa.

1546. FRACASTORO GIROLAMO (1478—1553)[1] stellt als erster die Ursache der Phthise mit Sicherheit *außerhalb des menschlichen Organismus*. Die Übertragung erfolgt durch Berührung; das Kontagion kann auch durch einen „*Zunder*" wirken (contactu per fomitem et ad distans). Die sich daraus ergebenden Nutzanwendungen für die Prophylaxe der Krankheit werden aber erst gut 2 Jahrhunderte *später* gezogen. (Consilium medicum de contagione tabis pulmonalis florentinum 1753, das sich auf GALEN und FRACASTORO stützt.)

Als weitere Kenner der Tuberkulose in der Renaissance sind zu nennen:

1591. PETRUS FORESTUS (1522—1595), der diätetische, hygienische Ratschläge gibt und unter anderem auch wieder das Trinken von *Milch*, auch Frauenmilch, für heilsam hält.

MATHEUS FERRARI[2] (1442—1472), der über die Behandlung der Phthise, des Lungen- und des Larynxgeschwürs schreibt.

Im 16. Jahrhundert sind alle bedeutenden Autoren *Kontagionisten*, desgleichen im 17. Jahrhundert; im 18. Jahrhundert wird der Gedanke der Kontagion, noch ausgesprochen von hervorragenden Autoren wie MORGAGNI, ROZIÈRE DE LA CHASSAGNE, *direkt populär*. Rigorose Gesetze in Südeuropa (Neapel und Spanien) werden erlassen. Ihre Wirkung auf die Frequenz der Tuberkulose kann nicht erkannt werden.

1609. ANDRÉ DU LAURENS[3], Arzt Heinrichs IV. von Frankreich, erklärt die Halslymphome, die fließen, für *ansteckend*.

Die Halslymphome, „écrouelles", „mal du Roi", werden von den französischen Königen anläßlich ihrer Thronbesteigung kurativ berührt; auch die Könige von England („The King's Evil") berühren Halsdrüsen.

1645 wird zu *Reims*, der Stadt, da die Könige anläßlich der Krönung die Skrofulösen berührten, ein Spital für Skrofulöse gegründet: *das erste Absonderungshaus für Tuberkulöse.*

1653. MICHAEL ETTMÜLLER[4] (1644—1683) weist auf die Gefahr der offenen, d.h. geschwürigen Tuberkulose hin. Die Lepra wird durch strenge Isolierung eingedämmt.

1679. SYLVIUS DELEBOË (Francicus Le Boë)[5] (1614—1672) sieht zum erstenmal eine Beziehung der Knoten zur Lungenschwindsucht, hält sie für identisch mit den Skropheln. Vielleicht erkannte er die Miliartuberkel als „tubercula minora". Er läßt sie allerdings aus kleinen, dem bloßen Auge nicht sichtbaren Lymphdrüsen entstehen. Er legt den ersten Grund für die moderne Lehre tuberkulösen Geschehens.

1660—1682. Charles II. von England wird nachgesagt, er habe die Berührung der Halslymphome, „The Royal Touch", 90798mal ausgeübt (Streiflicht bezüglich Frequenz)[6].

---

[1] FRACASTORO: De Contagionibus et contagiosis morbis et eorum curatione libri III, 1546.

[2] FERRARI MAXIME: Une chaire de Médecine au XVe siècle. Thèse de Paris 1898/99.

[3] DU LAURENS, ANDRÉ: De Mirabili Strumas Sanandi vi Solas. Gallias Regibus Christianissimus Divinitus Concessa. Liber I. Paris: Orry 1609.

[4] ETTMÜLLER, MICHAEL: Pratique générale de médecine et de tout le corps humain. Lyon 1769.

[5] DELEBOË, SYLVIUS: Opera medica. Amsterdam 1679.

[6] CRAWFORD, RAYMOND: The King's Evil. Oxford: Clarendon Press 1911.

1689. Richard Morton (1637—1698)[1] beschreibt in einem umfangreichen Werk „*Phthisiologia*" 14 Formen von Phthise. Die Tuberkelbildung geht jeder Form von Phthise voraus. Die Krankheit ist überragend *hereditär*, doch auch durch *nahen Kontakt übertragbar*. Er unterscheidet *drei* Entwicklungsstadien: 1. Periode der Entzündung, 2. Periode der Lungentuberkel, 3. Periode der Ulceration, und klinisch, des Marasmus.

1692. Thomas Sydenham (1624—1689)[2] empfiehlt Frischluftbehandlung und vor allem Reiten; den dadurch bedingten Thoraxbewegungen komme eine Heilwirkung zu.

1696. Baglivi Giorgio (1669—1708) teilt mit, daß Soldaten durch penetrierende Thoraxwunden von ihrer Tuberkulose geheilt wurden.

1699. Die Stadt *Lucca* erläßt als erste *gesetzliche Maßnahmen* gegen die Phthise (Castiglioni[3]).

1700. Manget, J., kurfürstlich-brandenburgischer Leibarzt, gibt die erste Beschreibung des pathologischen Befundes der Miliarturtuberkulose in seiner Bearbeitung des Werkes von B. Théophile Bonnet. „Granula magnitudine seminis milii."

1700. Bernardo Ramazzini (1633—1714) schreibt das erste systematische Werk über Gewerbekrankheiten: „*De morbis artificum diatriba*".

1733. Pierre-Joseph Desault (1675—1737) sieht eine große Ähnlichkeit zwischen Phthise und Lymphomen in Ursprung und Verlauf. „On peut appeler la phthisie l'écrouelle du poulmon" (Mauriac[4]).

1742. Boerhaave, H. (1668—1738) beschreibt Habitus der Kandidaten für Hämoptoe (langer Hals, schmaler Thorax, hängende Schultern, sanfte Augen, durchsichtige Haut) (Besson[5]).

1760/61. Leopold v. Auenbrugger (1722—1809)[6] erfindet die Perkussion, die mit einer Latenz von fast einem halben Jahrhundert durch die Übersetzung Corvisarts (1808) erst bekannt, und durch Piorry (1828) endgültig in die Praxis eingeführt wird.

1761. Morgagni, Giovanni (1682—1771)[7] hält die Tuberkel nicht für eine Vorstufe der Lungenverschwartung. Sie können aber vereitern und Ursache von Phthise werden, sind jedoch nicht die einzige Ursache. Mit der Annahme verschiedener Ursachen steht er hinter Morton zurück. Tuberkulose und Skrofulose betrachtet er als Einheit. Die Krankheit ist ansteckend.

1765. W. Stark (1741—1770) beschreibt ausführlich den Miliartuberkel.

1779. Percival Pott[8], Chirurg am St. Bartholomy Hospital London, beschreibt die Wirbelcaries, die seinen Namen trägt.

1784. W. Cullen (1709—1790) betrachtet die Tuberkulose als *nicht ansteckend*. Der deutsche Übersetzer der 3. Auflage fügt bei: „Was die ansteckende Natur der Lungenseuche anbelange, so sei dies eine im südlichen Teil Europas so durchgehend angenommene Meinung, daß sich dieselbe doch wohl auf mehr als einen bloßen Aberglauben des Volkes gründen müsse."

[1] Morton, R.: Phthisiologia, sen excercitationes de phthisi. London: S. Smith 1689.
[2] Sydenham, Th.: Opera medica, De Phthiseos. Genf 1769.
[3] Castiglioni, Arturo: Storia della Tuberculosi. Milano: Vallardi 1932.
[4] Mauriac, P.: Un grand médecin français, le Bordelais Pierre Desault. Bordeaux: Gounouilhou 1923.
[5] Besson, M.: Comment les médecins du XVIIIe siècle diagnostiquaient les affections pulmonaires. Thèse Paris 1919.
[6] Auenbrugger, Leopold v.: Inventum novum ex percussione thoracis humani ut signo abstrusos interni pectoris morbus detegendi.
[7] Morgagni: De causis et sedibus morborum per anatomen indagatis. 1761.
[8] Pott, Percival: Remarks on that kind of palsy of the limbs, which is frequently found to accompany a curvature of the spine. London 1779.

1785. Th. Reid trennt scharf Phthise und Skrofulose.

1789. C. Kortum: Versuche der Übertragung von tuberkulösem Eiter am Menschen schlagen fehl. Als Vorläufer Villemins betrachtet er die Lungentuberkulose als sekundäre skrofulöse Manifestation.

1790. A. Portal (1742—1832)[1], Arzt der tuberkulösen Mitglieder der Bourbonen-Familie, ist Antikontagionist.

1790. M. A. Petit (1766—1811)[2, 3] schreibt die erste Monographie über Larynxphthise.

1793. Matthew Baillie (1761—1823)[4] unterscheidet zwischen *Konglomeraten von Tuberkeln* und *käsiger Pneumonie*. Käsige Manifestation bezeichnet er als Skrofulose.

1795. Baumes[5] nimmt Kontagion an und zieht die entsprechenden prophylaktischen Schlüsse, die Heredität spielt aber *auch* eine hervorragende Rolle.

1796. Ch. W. Hufeland (1762—1836)[6] betrachtet Skrofulose als eine Erkrankung des lymphatischen Systems, bedingt durch Alteration der Lymphe.

1799. E. Tourtelle[7] gibt eine für seine Zeit eingehende Symptomatologie der Lungenaffektionen unter Berücksichtigung der Phthise.

1803. Vetter: Die käsige Materie ist für Tuberkulose charakteristisch. Skrofulose und Tuberkulose sind *verschiedene* Affektionen.

1804. Immer noch werden zahlreiche Phthiseformen beschrieben, so von Bonnafox-Demalet deren 12. (Sie können wohl beschrieben, aber nicht diagnostisch-klinisch wieder erkannt werden.)

1808. Corvisart (1755—1821) (Leibarzt Napoleons I.) macht Perkussion populär.

1808. Willan, Rob[8]. vermutet eine Beziehung zwischen Erythema nodosum und Tuberkulose.

1810. Bayle, Gaspard-Lauren (1774—1816)[9] geht vom Miliartuberkel aus und benennt diesen. Tuberkel sind neoplastische Bildungen. Schließt aus dem Vorkommen von Tuberkeln in anderen Organen auf eine allgemeine Krankheit. (Stirbt selbst an Tuberkulose.)

1819. Laënnec, René-Théophile-Hyacinthe (1781—1826)[10]. Markstein der akustischen Diagnostik *und* der Tuberkuloselehre. Erkennt scharf die Einheit tuberkulösen Geschehens und trennt unwesentliches Geschehen der alten Phthisenlehre von der Tuberkulose ab.

1822. Carson, James (1772—1843)[11] empfiehlt Kompression der Lunge als Therapeuticum. Sieht die Möglichkeit des therapeutischen Pneumothorax (1822), ähnlich Piorry, Pierre (1794—1879)[12] Erfinder des Plessimeters.

[1] Portal, Antoine: Observation sur la nature et sur traitement de la phthisie pulmonaire. Paris 1792.

[2] Petit, Marc-Antoine: Diss. De phthisi laryngea. Montpellier 1790.

[3] Collet, F. J.: La tuberculose du larynx. Paris 1913.

[4] Baillie, Matthew: The morbid anatomy of some of the most important parts of the human body. London 1793.

[5] Baumes: Traité de la phthisie pulmonaire. Paris, an III.

[6] Hufeland, C. C.: Über die Natur, Erkenntnis und Heilart der Skrofelkrankheit, 3. Aufl. Berlin: G. Reimer 1819.

[7] Tourtelle, E.: Eléments de médecine théorique et pratique. Strasbourg, an VII.

[8] Willan, Rob.: Zit. nach M. Burke, A historical chronology of tuberculosis, 2. Aufl. Springfield, Ill.: Ch. C. Thomas 1955.

[9] Bayle, G. L.: Recherches sur la phthisie pulmonaire. Paris 1810.

[10] Laënnec, R. Th. H.: De l'auscultation médiate, 2. Aufl. 1826.

[11] Carson, James: Essays, physiological and practical. Liverpool: F. B. Wright 1822.

[12] Piorry, Pierre: De la percussion médiate. Paris: Chaudé 1828.

Damit Pneumothoraxvorläufer Forlaninis, wie früher Baglivi (1696), später Ramagde (1832). (Zitiert nach Piéry und Roshem[1].)

Gegen Ende des 18. Jahrhunderts und zu Beginn des 19. Jahrhunderts wird die Phthise in den Augen der hervorragendsten Forscher, so vor allem auch Laënnecs, nicht mehr als ansteckend betrachtet. Laënnec hat selbst einen Leichentuberkel aquiriert und ist an Lungentuberkulose gestorben. Die Grundauffassung bleibt *anti*kontagionistisch, sogar wesentlich über Villemin bis zu Robert Koch, sogar über ihn hinaus.

Im 19. Jahrhundert können 3 Entwicklungsstadien unterschieden werden:

1. Makroanatomische Periode (Bayle, Laënnec, Louis) mit Annahme der *neoplastischen* Natur der als *nicht*ansteckend betrachteten Phthise — dieser steht gegenüber eine *entzündliche Theorie*, wenn auch verschwommener Art bei Broussais, präziser bei Andral. Der Begriff der Entzündung ist aber unklar.

Im ersten Drittel des Jahrhunderts ist die makroskopische, pathologisch-anatomische Beschreibung der heutigen ähnlich; eine Histologie *fehlt*. Auskultation und Perkussion werden Gemeingut der Ärzte. Die Therapie ist vielerorts durch den Aderlaß charakterisiert, insbesondere in Frankreich (Broussais). Die von Laënnec erkannte *Einheit der Phthise* (grauer und gelber Tuberkel) wird durch Grancher gewahrt.

2. Das zweite Drittel bringt den *Aufstieg der histologischen Forschung*. Lebert mit dem Irrtum der Tuberkelkörperchen; Reinhardt, Virchow mit dem Irrtum der *dualistischen Theorie*. Tuberkulose ist nur, was die typische histologische Struktur aufweist. Die Verkäsung ist ein besonderer Prozeß und von Tuberkulose verschieden.

3. *Experimentelle und bakteriologische Periode* (Villemin, Pasteur, Robert Koch).

1825. Louis, Pierre (1787—1872)[2] bringt die Weiterentwicklung Laënnecscher Auffassungen. Beschreibung extrapulmonaler Tuberkuloseformen: „*Lois de Louis*“: Die Erkrankung der *Lunge* geht der extrapulmonalen Lokalisation *voraus*.

1826. Andral, Gabriel (1797—1876)[3] verteidigt die (richtige) Theorie der *entzündlichen* Genese der Tuberkulose gegenüber der *(irrigen)* Laënnecs von der *neoplastischen* Natur der Krankheit. Doch ist Entzündung in damaliger Zeit ein sehr verschwommener Begriff und Broussais[4] sieht überall Entzündung und als deren Grundlage eine „enterite“.

1834. Schoenlein, Lukas (1793—1864)[5] gebraucht erstmals die Bezeichnung „Tuberkulose“, und er ordnet sie ein in sein System der Krankheiten, das an Linnés System der Pflanzen erinnert.

1835. Clark, James (1788—1870)[6]: Zusammenfassung der englischen Auffassung über Tuberkulose, teilweise Zustimmung zu Laënnecs Gesichtspunkten. Widerrät Ehe zwischen Angehörigen aus Familien mit Phthise.

---

[1] Piéry, M., et J. Roshem: Deux précurseurs de Forlanini, Carson (1722) et Ramagde (1832). Lyon méd. **116**, 124 (1911 I). — Piéry, M., u. J. Roshem: Hist. de la Tbc. Paris 1931.

[2] Louis, Pierre: Recherches anatomo-pathologiques sur la phthisie. Paris: Gabon & Co. 1825.

[3] Andral, Gabriel: Maladies de poitrine. Paris 1826.

[4] Broussais, François-Joseph-Victor: In Lawrence F. Flick, Development of our knowlegde of tuberculosis. Philadelphia 1925.

[5] Schoenlein, Lukas: Allgemeine und spezielle Pathologie und Therapie, Bd. III, S. 103. Herisau 1834.

[6] Clark, James: Treatise on pulmonary consumption. London 1835. Deutsche Übersetzung 1836 mit ausgezeichnetem Vorwort von August Vetter mit Zusammenstellung. Angabe über Phthise bei Hippokrates.

1839. Skoda, Josef (1805—1881)[1]. Systematisierung der Perkussions- und Auskultationserscheinungen nach akustischen Prinzipien. (Die akustische Diagnostik ist nicht in 14 Tagen zu erlernen, wie die Pariser Schule angibt!)

1840. Henle, Jakob (1809—1885)[2]. Kommt der Auffassung der Infekte als durch belebte Erreger bedingt, sehr nahe. Erwähnung der Ansteckung einer Katze durch tuberkulöse Frau.

1840. Bodington, George (1799—1882)[3]. Freiluftbehandlung der Tuberkulose wird empfohlen unter Ablehnung von Medikamenten.

1842—1846. Rokitansky, Carl (1804—1878)[4]: Beschreibung der intestinalen Tuberkulose. Die Disposition zur Tuberkulose liegt in einem Mißverhältnis des zu kleinen Herzens gegenüber den zu großen Lungen; dies nach Autopsiebefunden in Verwechslung von Ursache und Wirkung.

1846. Klencke, Philipp (1813—1881)[5]: Seine erfolgreichen Impfungen von Kaninchen mit Tbc.-Materie bleiben ohne Widerhall.

1847. Virchow, Rudolf (1821—1902)[6]: Dualistische Theorie der Tuberkulose. Durch die Erklärung, die Verkäsung sei kein Attribut tuberkulösen Geschehens, im Gegensatz zu Laënnec und seiner Schule, entsteht tiefgreifende Verwirrung der Begriffe, die bis weit ins 20. Jahrhundert hineinreicht, fast bis in die Gegenwart (vgl. Huebschmann 1928)[7]. Neoplastische Formen (Miliartuberkulose) und verkäsende Formen (käsige Pneumonie, Virchow und Reinhardt).

In der „Cellularpathologie" ist die Tuberkulose unter den Neoplasmen eingeordnet (1858).

Die Verwirrung wird noch vermehrt durch die Beschreibung von

1849. Lebert, Hermann (1813—1867)[8], einem der hervorragendsten Histologen seiner Zeit. Er beschreibt angeblich spezifische „*Tuberkulosekörperchen*". (Derselbe Autor hat auch Krebskörperchen beschrieben.)

1830—1850. Hochaktive Behandlung der Phthise, medikamentöse und mit Aderlässen. Piéry und Roshem nennen die Periode 1830 bis Ende des Jahrhunderts die Stufe „*vom Aderlaß zum Sanatorium*".

1850. Die Lehre von der Ansteckungsfähigkeit der Tuberkulose erreicht einen *Tiefpunkt* (Piéry und Roshem)[9].

1851. Die Tuberkulosemortalität beginnt zu sinken in England, anscheinend auf Grund der Besserung der Lebensbedingungen[10].

1852. Bowditch, Henry I. (1808—1892)[11] empfiehlt Entleerung pleuraler Ergüsse.

---

[1] Skoda, Josef: Abhandlung über Perkussion und Auskultation. Wien 1839.

[2] Henle, Jakob: Miasmen und Kontagien. Sudhoffs Klassiker Bd. III, 1910.

[3] Bodington, George: Essay on the treatment and cure of pulmonary consumption. London 1840.

[4] Rokitansky, Carl: Handbuch der pathologischen Anatomie, 3 Bde. Wien: Braumüller u. Seidel 1842/46.

[5] Klencke, Philipp: Über die Anstellung und Verbreitung der Scrophelkrankheit bei Menschen durch den Genuß der Kuhmilch. Leipzig: C. E. Kollmann 1846.

[6] Virchow, Rudolf: Virchows Arch. 1, 172 (1874).

[7] Huebschmann: Pathologische Anatomie der Tuberkulose. Berlin: Springer 1928.

[8] Lebert, Hermann: Traité pratique des maladies scrophuleuses et tuberculeuses. Paris: Baillère 1849.

[9] Piéry et Roshem: Histoire de la Tuberculose. Paris: Doin 1931.

[10] Shryock, Richard H.: The development of modern medicine, S. 54. New York: Knopf 1947.

[11] Bowditch, Henry I.: On pleuritic effusions, and the necessity of paracentesis for their removal. Amer. J. Med. Sci. **23**, 320 (1852).

1852. Cazenave, Pierre-Louis-Alphée[1] hat Lupus erythematodes als tuberkulose-bedingt betrachtet.

1852. Virchow: Die Bezeichnung „Tuberkel" ist auf Miliartuberkel zu begrenzen, welche neoplastischen Charakter haben, die Heredität ist ein wesentlicher Faktor in der Krankheitsentwicklung.

1852. Ancell, Henry (1802—1863)[2] hält Tuberkulose und Skrofulose für identisch.

1853—1859. Brehmer, Hermann (1826—1899)[3-5] erklärt die Tuberkulose für heilbar. „Tuberculosis primis in stadiis semper curabilis." Begründet die Freiluft-Liegekur, unterstützt mit großen Dosen von Kognak. Er erhält nach hartnäckigem Kampf mit den Behörden (1859) Konzession für das 1. Sanatorium in Görbersdorf (Schlesien). Beginn des Baues 1862, Eröffnung etwa 1871.

1859. Einführung des Laryngoskops durch Czermak und Türck (Wien).

1862. Pasteur, Louis (1822—1895) veröffentlicht die Keimtheorie der Krankheiten.

1862. Spencer Wells[6] findet durch Zufall, daß Laparotomie günstig wirkt auf den Verlauf der tuberkulösen Peritonitis.

1862. Florence Nightingale (1823—1910), Krankenschwester, gründet die Schwesternschule St. Thomas-Hospital in London. Selbst tuberkulös, induziert sie ihren Arzt Bennet, auch selbst krank, ein Befürworter südlichen Klimas zu werden. Jeden Winter setzt eine Wanderung begüterter Patienten nach Südfrankreich und Italien ein. Sehr bescheidene Erfolge.

1865. Entdeckung des Kurortes Davos. Entwicklung der Freiluft-Höhenkur durch Alexander Spengler, Rüedi[7].

1865. Empis, G. S.[8] beschreibt die Miliartuberkulose.

1865—1868. Villemin, Jean-Antoine (1827—1892)[9] *beweist überzeugend die Überimpfbarkeit der Tuberkulose.*

1866. v. Niemeyer, Felix formuliert seine Auffassung dahin: Das Schlimmste, was einem Phthisiker begegnen kann ist, daß er tuberkulös wird.

1867. Langhans, Theodor (1848—1888)[10] beschreibt eingehend die *Riesenzellen*, als zwar nicht spezifisch, doch charakteristisch für Tuberkulose.

1868. Trousseau, A. (1788—1870)[11] kommt wiederum auf den Gebrauch des Arsens zurück.

1868—1872. Chauveau, A. (1827—1917)[12] weist erstmals an Kälbern experimentell die Übertragung der Tuberkulose über den Verdauungstrakt nach.

---

[1] Cazenave, Pierre-Louis-Alphée: Lupus erythematodes. Des principales formes du lupus et de son traitement. Gaz. Hôp. **3**, 2, 393 (1850); **4**, 133 (1852).

[2] Ancell, Henry: A treatise on tuberculosis; the constitutional origin of consumption and scrophula. London 1852.

[3] Brehmer, Hermann: Die chronische Lungenschwindsucht und Tuberkulose der Lungen, 1. Aufl. 1857; 2. Aufl. 1869.

[4] Brehmer, H.: Ätiologie und Therapie der chronischen Lungenschwindsucht. Berlin 1874.

[5] Brehmer, H.: Diskussion zur Therapie der Phthise. Kongr. für Innere Med. 1887.

[6] Wells, Spencer: In A. L. Banyai, Pneumoperitoneum treatment. St. Louis 1946.

[7] Ferdmann: Der Aufstieg des Kurortes Davos. Verlag Kurverein Davos.

[8] Empis, G. S.: De la granulie ou maladie granuleuse. 1865.

[9] Villemin, Jean-Antoine: Études sur la tuberculose; preuves rationelles et expérimentales de sa spécificité et de son inoculabilité. Zusammenfassende Darstellung. Paris: Baillière 1868.

[10] Langhans, Theodor: Die Übertragbarkeit der Tuberkulose auf Kaninchen. Habil.-Schr. Marburg: Koch 1867.

[11] Trousseau, A.: Clinique médicale de l'Hotel Dieu de Paris. 1868.

[12] Chauveau, A.: De la transmission des maladies virulentes par l'ingestion des principes virulents dans les voies digestives. Gaz. Paris **47** (1868).

1869. WUNDERLICH, CARL (1815—1877)[1] führt Thermometrie in die klinische Medizin ein und die Temperaturtabelle als ein *„klinisches Kymographion"*.

WALDENBURG, LOUIS (1837—1881) schreibt eine Geschichte der Tuberkulose und gibt eine Darstellung des Standes der Forschung seiner Zeit.

1870. GERLACH, A. *erweist die Infektiosität tuberkulös infestierter Milch.*

1871. SCHUEPPEL, O.[2] beschreibt 3 Zelltypen im Tuberkel: Epitheloide Zellen, Riesenzellen, Lymphocyten.

1872. ARMANNI, L. zeigt die Spezifität und Infektiosität in tuberkulösem Käsematerial.

1873. KLEBS, EDWIN (1834—1913)[3] *erzeugt bovine Tuberkulose in Fütterungsversuchen* (Perlsucht).

1876. PARROT, JOS. MARIE JULES (1839—1883)[4] spricht das Gesetz der *„Adenopathies similaires"* aus: *erste Darstellung des tuberkulösen Primärkomplexes.* Bei jeder tuberkulösen Affektion tracheo-bronchialer Lymphknoten kann ein entsprechender tuberkulöser Lungenherd gefunden werden.

1876. DETTWEILER, PETER (1837—1904)[5] wird Leiter der ersten deutschen *Volksheilstätte. Baut die Technik der Liegekur aus;* erfindet den typischen Liegestuhl und den *Taschenspucknapf,* der seinen Namen trägt, den „blauen Heinrich". Beginn der Heilstättenbewegung im deutschsprachigen Europa.

1877. COHNHEIM-SALOMONSEN[6] zeigen die Inokulationsmöglichkeit in die Augenvorderkammer des Kaninchens.

WEIGERT (1845—1904)[7]: Theorie der Entstehung der miliaren Tuberkulose durch Einbruch von Material in Venen oder Ductus thoracicus wird ausgesprochen.

CONCATO, LUIGI[8] beschreibt *Polyserositis* (die seinen Namen trägt).

1881. TOUSSAINT, H.[9] züchtet Tuberkelbacillen aus dem menschlichen Blut.

1886. LOIS DE MARFAN[10] sagt aus, das Überstehen einer Halslymphdrüsentuberkulose schütze vor Lungentuberkulose. Grundgedanke der Präventivimpfung durch lebende Stämme.

1881—1887. Die Pleuritis exsudativa wird als tuberkulöse Affektion erkannt [LANDOUZY auf Grund klinischer Kriterien, KELSCH-VAILLARD (1886) auf Grund pathologisch-anatomischer Befunde, bewiesen durch CHAUFFARD und GOMBAULT auf Grund von Inokulationsversuchen (1884)].

1882 bis Gegenwart.

1882. KOCH, ROBERT (1843—1910)[11] *verkündet die Entdeckung des Tuberkelbacillus* (24. 3) in der Physiologischen Gesellschaft zu Berlin. Die Erreger finden sich in allen Produkten der Krankheit, sie lassen sich rein züchten. Mit den Rein-

---

[1] WUNDERLICH, C. A.: Das Verhalten der Eigenwärme in Krankheiten. Leipzig 1868.

[2] SCHUEPPEL, O.: Untersuchungen über Lymphdrüsentuberkulose usw. Tübingen 1871.

[3] KLEBS, EDWIN: Die künstliche Erzeugung der Tuberkulose. Arch. exper. Path. u. Pharmakol. 1, 163 (1873).

[4] PARROT, JOS. MARIE JULES: C. r. Soc. Biol. Paris 28, 308 (1876).

[5] DETTWEILER, PETER: Die Behandlung der Lungenschwindsucht in geschlossenen Heilanstalten mit besonderer Beziehung auf Falkenstein-Renner. Berlin 1880.

[6] COHNHEIM-SALOMONSEN: Sitzgsber. Schles. Ges. für vaterländ. Kultur 13. Juli 1877.

[7] WEIGERT: Zur Lehre von der Tuberkulose und von verwandten Erkrankungen. Virchows Arch. 77, 269 (1879).

[8] CONCATO, LUIGI: Sulla poliorromennite scrofolosa o tisi delle sierose. Giorn. internat. Sci. med. Napoli, N. 3, 1037 (1881).

[9] TOUSSAINT, H.: Études sur la contagion de la tuberculose. Toulouse 1881. Cbl. med. Wiss. 8, 143 (1882).

[10] LOIS DE MARFAN: De l'immunité conférée par la guérison d'une tuberculose locale pr. la phthisie pulmonaire. Arch. gén. méd. 57, 575 (1886).

[11] KOCH, ROBERT: Die Ätiologie der Tuberkulose. Berl. klin. Wschr. 15, 10. April (1882); 19, 221 (1882).

kulturen kann eine Tuberkuloseerkrankung erzeugt werden. — 10. 4. Die Ätiologie der Tuberkulose.

EHRLICH, PAUL[1] empfiehlt Fuchsin zur Färbung der Bacillen und zeigt die Säurefestigkeit derselben.

1882. CARLO FORLANINI (1847—1918)[2] empfiehlt artifiziellen Pneumothorax.

1883. FRANZ ZIEHL[3] gibt seine Färbemethode mit Carbolfuchsin an.

1884. F. STRASSMANN[4] findet häufig Tonsillentuberkulose bei Phthise.

CHAUFFARD und GOMBAULT[5] erweisen die tuberkulöse Natur der Pleuritis exsudativa (Inokulationsversuche).

1885. EDMOND NOCARD[6] findet einen Tuberkulosebacillus der Vögel.

LOUIS LANDOUZY (1845—1917)[7-9] grenzt als klinische Einheit die „*Typhobacillose*" ab (aber nicht als *das* Bild, das im deutschen Sprachgebiet als „*Tuberculosis disseminata acutissima*" beschrieben wird). LANDOUZY versteht darunter einen febrilen, „typhösen" Zustand, bedingt durch Tuberkuloseinfektion (Bacillose), zunächst ohne Organlokalisation. Er führt den Begriff der „*Hérédité du terrain*" ein.

1888. GEORGE CORNET (1858—1915)[10]: Getrocknetes und zerriebenes Sputum ist infektiös. Dies wird zum Ausgangspunkt der Lehre von der „*Staubinfektion*".

1888. C. POTAIN ersetzt im Spontanhydropneumothorax die Flüssigkeit unter Manometerkontrolle durch sterilisierte Luft (BROWN und LAWRASON[11]).

AUGUST PREDÖHL[12] schreibt eine ausführliche Geschichte der Tuberkulose.

1890. ROBERT KOCHs (1843—1910)[13] *Funtamentalversuch: beim tuberkulös infizierten Meerschweinchen läuft die zweite Impfung anders als die erste.*

1890/91. Empfehlung des „*Tuberkulins*" durch KOCH als *Heilmittel* (sic!) gegen die Tuberkulose. Neben auffallenden Heilerfolgen führt die zum Teil ungeheure Überdosierung zu akuten Verschlimmerungen, mit zum Teil tödlichem Ausgang. Tiefgreifende Erregung in der medizinischen Welt und im Publikum.

1890. v. SCHROETTER (Wien) gründet die erste Antituberkulose-Gesellschaft, der bald die meisten Länder folgen: 1891 Dänemark, 1892 Frankreich, USA. Pennsylvanien [nachdem HERMANN M. BIGGS (1859—1923) und Mitarbeiter bereits 1889 einen Plan für Tuberkulosekontrolle für New York formuliert hatten (L. F. FLICK)[14]].

[1] EHRLICH, PAUL: Das Sauerstoffbedürfnis des Organismus. Eine farbanalytische Studie. Berlin: August Hirschwald 1885.

[2] FORLANINI, C.: A contribuzione della terapia chirurgica della tisi ablazione del pulmone? Pneumotorace artificiale? Gaz. Osp. Agost.-Sett.-Otto.-Nov. 1882.

[3] ZIEHL, FRANZ: Zur Färbung des Tuberkelbazillus. Dtsch. med. Wschr. 1882, 451; 1883, 247.

[4] STRASSMANN, F.: Virchows Arch. **96**, 319 (1884).

[5] CHAUFFARD u. GOMBAULT: Études expérimentale sur la virulence tuberculeuse de certains épandements de la pleure et du péritoine. Soc. méd. des hópitans, 9 avril 1886.

[6] NOCARD, EDMOND: Les tuberculoses animales. Coll. Letauté. Paris: Masson & Cie. 1894.

[7] LANDOUZY, LOUIS: Typhobacillose. 15e leçon de la Charité 1885. J. Méd. Chir. pratique 1885.

[8] LANDOUZY, LOUIS u. MARTIN: Faits cliniques et expérimentaux pour servir à l'histoire de l'hérédité de la tuberculose. Rev. de méd. 1883, 1014.

[9] LANDOUZY, LOUIS: Hérédité tuberculeuse, hérédité de graine et d'états disthésiques, tuberculose héréditaire typique et atypique, hérédotuberculose. Rev. Méd. 1891, 410.

[10] CORNET, G.: Experimentelle Untersuchungen über Tuberkulose. Wien. med. Wschr. 1888, 756.

[11] BROWN u. LAWRASON: The story of clinical pulmonary tuberculosis, S. 12. Baltimore: Williams & Wilkins Company 1941.

[12] PREDÖHL, A.: Die Geschichte der Tuberkulose. Hamburg u. Leipzig: Voss 1888.

[13] KOCH, ROBERT: Weitere Mitteilungen über ein Heilmittel gegen Tuberkulose. Dtsch. med. Wschr. 1890, 1029; 1891, 101, 1189.

[14] FLICK, L. F.: Development of our knowledge of tuberculosis, S. 708. Philadelphia 1925.

1891. RUDOLF VIRCHOW[1] berichtet über *Tuberkulinschäden*. Die von ihm ausgezeichnet beschriebene, zum Teil käsige Exacerbation in den Lungen der mit Tuberkulin behandelten Patienten veranlaßte ihn jedoch nicht, von der Dualitätstheorie abzugehen.

1892. GEORGES DAREMBERG[2] stellt an Hand von Temperaturkurven die ungünstige Wirkung körperlicher Anstrengung auf die Tuberkulose fest.

1893. E. SCHLENKER[3, 4] erkennt die Infektion der Tonsillen durch Bacillen in Nahrungsmitteln, aber häufiger durch bacillenhaltiges Sputum.

1894. C. FORLANINI[5] berichtet über seine 1. Serie von Pneumothorax (Vorläufer vgl. 1822).

1895. W. C. RÖNTGEN (1845—1923)[6] entdeckt die nach ihm benannten Strahlen.

Deutsches Zentralkomitee für Tuberkuloseprophylaxe Berlin gegründet.

LEONHARD PEARSON und Mitarbeiter: Systematisches Unternehmen in Pennsylvania zur Bekämpfung der Rindertuberkulose (PRICE, ESTHER GASKINS[7]).

1897. CARL FLÜGGE (1847—1923)[8] stellt Infektion durch Hustentröpfchen fest *(Tröpfcheninfektion!)*.

1898. THEOBALD SMITH (1859—1933)[9] gibt die erste gute Methode an zur Unterscheidung von humanen und bovinen Bacillen.

G. KUSS (1867—1936)[10] beschreibt *makroskopisch erschöpfend die Primoinfektion*, deren Ablauf und Folgen. Die Tuberkulose ist stets *postnatal* erworben. PARROTs Gesetz wird glänzend bestätigt.

HENRI MEUNIER[11] empfiehlt Magenspülung zum Nachweis der Tuberkulose bei Kindern.

KILLIAN lehrt die Bronchoskopie.

JACQUES GRANCHER (1843—1907)[12] empfiehlt, die Kinder aus tuberkulösen Familien herauszunehmen.

Erstes Staatssanatorium in USA (Massachusetts, R. M. BURKE)[13].

L. BARD (1857—1930)[14]. Sein Versuch einer Klassifikation der Tuberkulose zeigt, daß selbst auf Grund eines großen Materials (4000 Beobachtungen und 350 Autopsien) von *klinischen* und *rein* morphologischen Gesichtspunkten aus eine Klassifikation der Phthiseformen nicht möglich ist, und daß einer solchen Klassifikation kein heuristischer Wert innewohnt.

[1] VIRCHOW, R.: Dtsch. med. Wschr. **1891**, 1139.

[2] DAREMBERG, G.: Traité de la phtisie pulmonaire. Paris 1892.

[3] SCHLENKER, E.: Beiträge zur Lehre von der menschlichen Tuberkulose. Virchows Arch. **134**, 145, 247 (1893).

[4] SCHLENKER, E.: Untersuchungen über die Entstehung der Tuberkulose der Halsdrüsen. Wien. med. Bl. **16**, 630, 643, 653 (1893).

[5] FORLANINI, C.: Primi tentativi di pneumotorace artificiale della tisi polmonare. Gazz. med. Torino **45**, 381, 401 (1894).

[6] RÖNTGEN, W. C.: Über eine neue Art von Strahlen. Sitzgsber. physik.-med. Ges. Würzburg **1895**, 132—141.

[7] PRICE, ESTHER GASKINS: Pennsylvania pioneers against tuberculosis. Nat. Tbc. A **1952**, 99—110, 281.

[8] FLÜGGE, C.: Über die nächsten Aufgaben zur Erforschung der Verbreitungswege der Phthise. Dtsch. med. Wschr. **1897**, Nr 42.

[9] SMITH, TH.: A comparative study of bovine tubercle bacilli and of human bacilli from sputum. J. of Exper. Med. **3**, 451 (1898).

[10] KUSS, G.: De l'hérédité parasitaire de la tuberculose humaine. Paris: Asselin 1898.

[11] MEUNIER, H.: Bacilloscopie des crachats extraits de l'estomac pour le diagnostic de la tuberculose pulmonaire de l'enfant. Presse méd. **1898**, 81.

[12] GRANCHER, J.: Rapport sur la prophylaxie de la tuberculose. 1898.

[13] BURKE, R. M.: Historical chronology of Tuberculosis 1955, 2. Aufl. A century of tuberculosis control in Massachusetts. Mass. Tuberc. and Health League, Boston 1951.

[14] BARD, L.: Formes cliniques de la tuberculose pulmonaire. Genf 1901.

1899. K. Turban[1, 2]: *Beiträge zur Kenntnis der Tuberkulose.* Gibt erste Erfolgsstatistik für ein geschlossenes Höhensanatorium.

Stadieneinteilung zwecks Verständigung über Heilerfolge. Diese wird *zum statistischen Gebrauch* allgemein angenommen (sagt aber nichts aus über Entstehung und Wesen der Tuberkulose).

1900. Otto Naegeli (1871—1938)[3]: 98% aller Leichen einer klinischen Prosektur zeigen tuberkulöse Lungenveränderungen, d. h. praktisch, *alle Menschen werden infiziert,* nur ein *kleiner Teil erkrankt an Phthise.*

Siebzehn USA-Staaten verlangen negative Tuberkulinproben (!) *für Rinder, die importiert werden* (Myers, J. Arthur)[4].

1901. Robert Koch[5] erklärt auf dem 3. Internationalen Tuberkulosekongreß irrtümlicherweise den bovinen Typus als *nicht* infektiös für den Menschen (!).

Erstes Präventorium „Emile Roux" *in Lille durch* Calmette *gegründet* (Piéry und Roshem)[6].

1902. Mazyck P. Ravenel (1861—1946)[7] isoliert bei Kindern bovine Tuberkelbacillen.

1903. Auguste Rollier (1874—1954)[8] zeigt Erfolge der Heliotherapie bei Knochentuberkulose, ähnlich Bernhardt in St. Moritz. Verbindung der Heliotherapie mit Beschäftigungstherapie: „Clinique-Manufacture" in Leysin.

Emil H. v. Behring (1854—1917)[9]: Die Tuberkulose des Erwachsenen ist in der Regel Folge stattgehabter Kindheitsinfektion, sie ist „das Ende vom Lied, das dem Kind an der Wiege gesungen worden ist".

Ludolf Brauer (1865—1951) gründet die „*Beiträge zur Klinik der Tuberkulose*". Er empfiehlt die Pneumothoraxbehandlung (vgl. auch 1906).

1903—1907. Die deutsche Kommission, ebenso wie die

1903—1911 englische Kommission zur Erforschung der Übertragbarkeit und der Typen der Tuberkelbacillen kommen zum Schluß, daß *bovine Stämme für den Menschen pathogen sein können* (L. F. Flick)[10].

1904. Arneth: Das Blutbild bei Tuberkulose findet Beachtung. Erste Freiluftschule für Kinder in Berlin-Charlottenburg (Meachen, G. Norman)[11].

Carl Spengler[12] (Davos) empfiehlt *bovines* Tuberkulin in der Behandlung der menschlichen Phthise.

1905. Renaissance der *Tuberkulintherapie* in kleinen Dosen (Pottenger, Francis M.)[13].

---

[1] Turban, K.: Die Anstaltsbehandlung im Hochgebirge. Über beginnende Lungentuberkulose und über die Einteilung der Krankheit in Stadien. Wiesbaden 1899.

[2] Turban, K.: Physikalische Untersuchung bei Lungentuberkulose. Wiesbaden 1899.

[3] Naegeli, O.: Über Häufigkeit, Lokalisation und Ausheilung der Tuberkulose nach 500 Sektionen des zürcherischen Pathol. Institutes. Virchows Arch. **160**, 426 (1900).

[4] Myers, J. A.: Man's greatest victory over tuberculosis, S. 267. Springfield, III.: Ch. C. Thosma 1940.

[5] Koch, R.: Transactions of the Brit. Congress on Tuberculosis **1**, 27 (1901).

[6] Piéry et Roshem: Histoire de la tuberculose. Paris: G. Doin 1931.

[7] Mazyck, P. R.: The intercommunicability of human and bovine tuberculosis. Univ. Pennsylvania Med. Bull. **15**, 66 (1902). Zit. nach R. M. Burke, An historical chronology of tuberculosis, 2. Aufl. Springfield, III. 1955.

[8] Rollier, A.: Die Heliotherapie der Tuberkulose mit besonderer Berücksichtigung ihrer chirurgischen Formen. Berlin: Springer 1913.

[9] Behring, E. H. v.: Tuberkulosebekämpfung. Marburg: Elwert 1903.

[10] Flick, Lawrence, F.: Development of our knowledge of tuberculosis, S. 738, 751.

[11] Meachen, G. Norman: A short history of tuberculosis. London: J. Bale Sons & Danielsson 1936.

[12] Spengler, C.: Ein neues immunisierendes Heilverfahren der Lungenschwindsucht mit Perlsuchttuberkulin. Dtsch. med. Wschr. **1904**, 1129; **1905**, 1128, 1353.

[13] Pottenger, F. M.: Tuberculin in diagnosis and treatment, S. 154—155. St. Louis 1913.

1906. Gründung der „Zeitschrift für Tuberkulose" Leipzig.

HERMANN SAHLI (1856—1933)[1]: Tuberkulintherapie (1. Aufl.).

H. BEITZKE[2] zeigt, daß das cervicale Lymphsystem mit dem thoracischen *nicht kommuniziert.*

1906—1909. LUDOLF BRAUER, zusammen mit FRIEDRICH[3-5], empfiehlt als Internist die einseitige radikale Thorakoplastik.

1907. CLEMENS V. PIRQUET (1874—1929)[6] *begründet die Allergielehre überhaupt und im Hinblick auf tuberkulöses Geschehen. Einführung der cutanen Tuberkulinprobe.*

CALMETTE und WOLFF-EISSNER[7-9] empfehlen die Conjunctivalreaktion.

1908. CHARLES MANTOUX (1877)[10] führt den intracutanen Tuberkulinhauttest ein.

1908. Chicago führt die obligatorische Pasteurisation der Milch ein (nach BURKE)[11].

UHLENHUTH und XYLANDER[12] empfehlen die Antiforminmethode.

ALBERT CALMETTE (1863—1933)[13] und C. GUÉRIN verkünden die Entwicklung avirulenter Bovinusstämme.

ERNST MORO[14] empfiehlt die nach ihm genannte percutane Hautprobe.

1909. CALMETTE, LÉON-CHARLES-ALBERT[15] hält den *Intestinaltrakt für die wichtigste Eintrittspforte* der Tuberkelbacillen und stützt diese Auffassung durch Tierversuche.

H. ALBRECHT[16] (Wien): Nachprüfung und Wiederentdeckung des PARROT-schen Gesetzes.

ANTON GHÓN (1912)[17]: Bestätigung der Befunde von PARROT und KUSS. Damit sind die Grundlagen für RANKES[18] Systematisierung des tuberkulösen Geschehens gegeben. Er grenzt 3 Stadien ab (1917).

---

[1] SAHLI, H.: Tuberkulin-Therapie, 1. Aufl. 1906.

[2] BEITZKE, H.: Über den Weg der Tuberkelbazillen von der Mund- und Rachenhöhle zu den Lungen, mit besonderer Berücksichtigung der Verhältnisse beim Kinde. Virchows Arch. 184, 1 (1906).

[3] BRAUER, L.: Die Behandlung der einseitigen Lungenphthisis mit künstlichem Pneumothorax (nach MURPHY). Münch. med. Wschr. 1906, 338.

[4] BRAUER, L.: Über Lungenchirurgie. Ber. des 21. Kongr. der „Association française de Chirurgie" 1908, S. 569.

[5] FRIEDRICH: Dtsch. Z. Chir. 100, 181 (1909).

[6] PIRQUET, C. v.: Der diagnostische Wert der kutanen Tuberkulinreaktion bei der Tuberkulose des Kindesalters auf Grund von 100 Sektionen. Wien. klin. Wschr. 1907, 1123.

[7] CALMETTE, L. C. A.: Sur un nouveau procédé de diagnostic de la tuberculose chez l'homme par l'ophthalmoréaction à la tuberculine. Compt. r. Acad. d. Sci. Paris 144, 1324 (1907).

[8] CALMETTE, L. C. A.: L'infection bacillaire et la tuberculose. Paris: Masson & Cie. 1920.

[9] WOLFF-EISSNER, F.: Die cutane und conjunctivale Tuberkulinreaktion, ihre Bedeutung für Diagnostik und Prognose der Tuberkulose. Z. Tbk. 12, 21 (1908).

[10] MANTOUX, C.: L'intradermo-réaction à la tuberculine et son interprétation clinique. Presse méd. 1910, 10.

[11] BURKE, M. R.: Historical chronology of Tuberculosis (1955).

[12] UHLENHUTH u. XYLANDER: Berl. klin. Wschr. 1908, 1346.

[13] CALMETTE, A., et C. GUÉRIN: C. r. Acad. Sci. Paris 147 (1908).

[14] MORO, E.: Über eine diagnostisch verwertbare Reaktion der Haut auf Einreibung mit Tuberkulinsalbe. Münch. med. Wschr. 1908, 216.

[15] CALMETTE, L. C. A.: L'infection bacillaire et la tuberculose. Paris: Masson & Cie. 1920.

[16] ALBRECHT, H.: Über Tuberculose des Kindesalters. Wien. klin. Wschr. 1909, 327.

[17] GHÓN, A.: Der primäre Lungenherd bei der Tuberkulose der Kinder. Berlin 1912.

[18] RANKE, K. E.: Primäres, sekundäres und tertiäres Stadium der menschlichenTuberkulose. Berl. klin. Wschr. 1917, 397.

1910. ANTONIN PONCET[1] und R. LERICHE stellen den Begriff der „entzündlichen Tuberkulose", „*tuberculose inflammatoire*" auf, die nicht durch den klassischen Tuberkel gekennzeichnet ist, sondern durch *scheinbar banale* Entzündung (Rheumatismus tuberculosus Poncet).

1911. STIERLIN, EDUARD[2] beschreibt die Röntgenbefunde bei Ileocöcaltuberkulose.

STUERTZ, ERNST[3] empfiehlt *Phrenikotomie* bei basaler Lungentuberkulose.

1912. GHÓN, ANTON (1866—1936)[4] Wiederentdecker des tuberkulösen Primärkomplexes.

JACOBAEUS, H. C. (1879—1937)[5] erfindet das *Thorakoskop* und gibt eine Methode der Durchtrennung pleuraler Stränge an.

PEARSON, KARL (1857—1936)[6] entsprechend NAEGELIs Auffassung 1899, glaubt nicht an die Vererbung der Tuberkulose, sondern nur der Veranlagung. ("It is not the disease but the diathesis which is inherited, not the seed but the soil".)

1913. SAUERBRUCH, ERNST FERD[7, 8] gibt eine Methode zu extrapleuraler, paravertebraler multipler *Rippenresektion* an. (Reaktion gegen die radikale BRAUER-FRIEDRICH-Operation.)

ORTH, J. J. (1847—1923)[9] stellt die *Reinfektionstheorie* auf: Die chronische Phthise entsteht durch (häufig *exogene*) Reinfektion des schon immunisierten Organismus.

1916. VARRIER-JONES (England)[10] gründet die *Papworth-Colony*, Industriedorf für Tuberkulöse und ihre Angehörigen mit Arbeits- und Verdienstmöglichkeiten auf verschiedenen Gebieten.

1917. RANKE, K. E.[11]: *Umfassende Konzeption einer Stadieneinteilung tuberkulösen Geschehens* nach pathogenetischen, histologischen Gesichtspunkten, nach Allergielage und Ausbreitungsmodus im Organismus.

MOHLER, KIERNAN und WIGHT[12] führen an Rinderbeständen in USA ausgedehnte Tuberkulin-Depistage durch.

1918. ROBIN FAHRAEUS[13] entdeckt die Senkungsreaktion der roten Blutkörperchen.

---

[1] PONCET, A., u. R. LERICHE: La tuberculose inflammatoire. Bibliothèque de la tuberculose. Paris: G. Doin 1910.

[2] STIERLIN, EDUARD: Die Radiographie in der Diagnostik der Ileocöcaltuberkulose und anderer Krankheiten des Dickdarms. Münch. med. Wschr. **1911**, 1231.

[3] STUERTZ, ERNST: Künstliche Zwerchfellähmung bei schweren chronischen einseitigen Lungenerkrankungen. Dtsch. med. Wschr. **1911**, 2224.

[4] GHÓN, ANTON: Der primäre Lungenherd bei der Tuberkulose der Kinder. Berlin: Urban & Schwarzenberg 1912.

[5] JACOBAEUS, H. C.: Endopleurale Operationen unter der Leitung des Thorakoskops. Beitr. Klin. Tbk. **35**, 1 (1916).

[6] PEARSON, KARL: Tuberculosis, heredity and environment. London: Cambridge Univ. Press 1912.

[7] SAUERBRUCH, E. F., u. E. D. SCHUMACHER: Technik der Thoraxchirurgie. Berlin: Springer 1911.

[8] SAUERBRUCH, E. F.: Die Beeinflussung von Lungenerkrankungen durch künstliche Lähmung des Zwerchfells (Phrenicotomie). Münch. med. Wschr. **1913**, 625.

[9] ORTH, J. J.: Über tuberkulöse Reinfektion und ihre Bedeutung für die Entstehung der Lungenschwindsucht. Berlin: Springer 1913.

[10] VARRIER-JONES: In G. NORMAN MEACHEN, A short history of tuberculosis. S. 21, 22. London: John Bale Sons & Danielsson 1936.

[11] RANKE, K. E.: Dtsch. Arch. klin. Med. **119**, 129 (1917). — Berl. klin. Wschr. **1917**, 397.

[12] MOHLER, KIERNAN u. WIGHT: In J. ARTHUR MYERS, Man's greatest victory over tuberculosis, S. 304—335. Springfield, Ill.: Ch. C. Thomas 1940.

[13] ROBIN FAHRAEUS: On Hämagglutinations. Hygiea **80**, 369 (1918).

1920. ELIASBERG, H., und W. NEULAND[1] beschreiben besondere, *röntgenologisch* nachweisbare, gutartig verlaufende hilusnahe Schatten und bezeichnen sie unpräjudizierend als *Epituberkulose.*

(Zum Teil identisch mit der von REDEKER später sogenannten Sekundärinfiltrationen. Genetisch handelt es sich nach ROESSLE vorwiegend um Atelektasen durch Bronchienkompression oder durch Drüsendurchbruch usw.)

1921. Die Vaccination mit Bacillenstämmen Calmette-Guérin[2], avirulenter Typus bovinus, nimmt großen Umfang an[3, 4].

1922. PERNOU, A.[5]: Oleothorax; statt Luft wird Öl in die Pleurahöhle eingeführt. In der Folgezeit bald wieder verlassen.

1923. ALDER und LÖFFLER (Zürich) empfehlen erstmals *Röntgenreihenuntersuchungen* (Durchleuchtungen) zur Depistage von Tuberkulose.

1923. GRÄFF, S. und L. KÜPFERLE[6] kommen beim Versuch, Röntgenbilder klinisch und vor allem mit pathologisch-anatomischen Befunden in Einklang zu bringen, zur Annahme eines *exsudativen* und eines *fibrösen* „Typus" der Phthise.

1924. THOMAS MANN[7]: „Der Zauberberg" bringt die Schilderung der Atmosphäre eines privaten Lungensanatoriums.

1925. MØLLGAARD, HOLGER[8] empfiehlt Goldtherapie mit Sanocrysin (Na-Au-Thiosulfat), die bald wieder verlassen wird.

1926. ASSMANN, HERMANN[9] beschreibt *„infraclaviculäre" Lungeninfiltrate* als Ausgangspunkt klinischer Tuberkulose (meist als Röntgenaspekte von Primärherden in der Folgezeit erkannt). Durch REDEKER, F. SIMON und ROMBERG popularisiert.

Aufstellung des Begriffs des *Frühinfiltrates* (REDEKER) als Frühform der Phthise. (Sowohl infraclaviculäre wie Frühinfiltrate und Sekundärinfiltrierungen waren zu erheblichem Teil verkannte Primoinfekte mit und ohne Atelektasen.)

1926. SAUERBRUCH, A. HERRMANSDÖRFER und M. GERSON[10] empfehlen eine kochsalzarme, relativ kaliumreiche Diät (bald wieder verlassen).

1928. Erstes schweizerisches Tuberkulosegesetz.

1930. *Lübecker Katastrophe*[11]. 300 Kinder erkrankten und 72 starben nach *oraler* Applikation einer mit einem virulenten Stamm kontaminierten BCG-Kultur. (Grünwachsende Tuberkelbacillen.)

---

[1] ELIASBERG, H., u. W. NEULAND: Die epituberkulöse Infiltration der Lunge bei tuberkulösen Säuglingen und Kindern. Jb. Kinderheilk. **93**, 88 (1920); **94**, 102 (1921).

[2] WEILL-HALLÉ, B.: Bull. Soc. méd. Hôp. Paris **49**, 1589 (1925).

[3] CALMETTE: Sur la vaccination préventive des enfants nouveau-nés contre la tuberculose par le BCG. Ann. Inst. Pasteur **41**, 201 (1927).

[4] CALMETTE: La vaccination préventive contre la Tbc. par le BCG. Paris: Masson & Cie. 1927.

[5] PERNOU, A.: Therapeutic Oleothorax. Bull. Acad. Méd. Paris **87**, 457 (1922).

[6] GRÄFF, S., u. L. KÜPFERLE: Die Lungenphthise. Ergebnisse vergleichender röntgenologisch-anatomischer Untersuchungen. 2 Bde. Berlin 1923.

[7] MANN, THOMAS: Der Zauberberg. Berlin: S. Fischer 1929.

[8] MØLLGAARD, HOLGER: Über die experimentellen Grundlagen für die Sanocrysinbehandlung der Tuberkulose. Tuberk.-Bibl. **20**, 1 (1925).

[9] ASSMANN, HERMANN: Über die isolierten infraclaviculären Infiltrate nebst Bemerkungen zu der gleichnamigen Arbeit von REDEKER in Bd. 63, H. 4/5 dieser Z. Beitr. Klin. Tbk. **64**, 578 (1926).

[10] SAUERBRUCH, A. HERRMANSDÖRFER u. M. GERSON: Über Versuche, schwere Formen der Tuberkulose durch diätetische Behandlung zu beeinflussen. Münch. med. Wschr. **1926**, 47.

[11] LANGE, L., u. H. PRESCATORE: Die Säuglingstuberkulose in Lübeck. Berlin: Springer 1935.

1932. BLACKLOHs[1] Untersuchungen an Kindern in Schottland ergibt einen hohen Prozentsatz *boviner* Infekte (37%).

MYERS, J. A.[2] stellt die Bedeutung der Primärinfektion als immunisierenden Faktor in Frage.

DIEHL, KARL und O. v. VERSCHUERS[3] *Zwillingstuberkulose* erweist die große Bedeutung der Zwillingsforschung für die erbliche tuberkulöse Disposition für Lokalisation und Verlauf.

1935. Gründung des American College of Chest Physicians[4].

1936. *Schirmbild*gruppenröntgen wird von DE ABREU in Brasilien durchgeführt[5].

1938. MONALDI gibt eine Methode der Kavernendrainage an[6].

1939. CHURCHILL[7] zeigt die Möglichkeit von *Segmentresektionen* an der Lingula (zunächst bei Bronchiektasen).

1943. JACKSON und HUBER[8] klassifizieren die bronchopulmonalen Segmente.

Antibiotische Periode.

1944. WAKSMAN, S. A. isoliert das *Streptomycin*[9, 10], das erste Spezificum gegen den Tuberkelbacillus mit bakteriostatischer Wirkung.

1946. LEHMANN, J.[11] erkennt die *Para-Aminosalicylsäure* (PAS) als 2. Bacteriostaticum mit einem vom Streptomycin zum Teil verschiedenen Wirkungsbereich. Das Streptomycin allein heilt in etwa 20% die Meningitis tuberculosa. Die Kombinationsbehandlung heilt, wenn früh genug einsetzend, etwa 90%.

Die akuten Streuformen, Meningitis und miliare Tuberkulose, erweisen sich als die besten Indicatoren für die Wirksamkeit dieser Antibiotica. Diese Streuformen treten aus dem Zustand absoluter Unheilbarkeit in denjenigen weitgehender Heilbarkeit bei geeigneter Kombination in entsprechender Dosierung und bei hinreichend langer Anwendung der Antibiotica.

1950. *Viomycin*[12], unabhängig entdeckt in den Laboratorien von PFIZER und PARKE-DAVIS aus Streptomyces punicens oder nach PFIZER Streptomyces

---

[1] BLACKLOH: Zit. nach BURKE, A century of tuberculosis control in Massachusetts. Mass. Tuberc. and Health League, S. 9—20. Boston 1951.

[2] MYERS, J. ARTHUR, and C. A. McKINLAY: The Chest and Heart, S. 790, 872—881. Springfield, Ill.: Ch. C. Thomas 1948.

[3] DIEHL, KARL, u. O. v. VERSCHUER: Zwillingstuberkulose. Jena: Gustav Fischer 1933.

[4] MYERS, J. ARTHUR: Invited and conquered. Historical scetches of tuberculosis in Minnesota, S. 459—480. St. Paul 1949.

[5] ABREU, M. DE, u. A. DE PAULA: Roentgenfotografia. Rio de Janeiro: Livraria Ateneu 1940.

[6] MONALDI, V.: Tentativi di aspirazione endocavitaria nelle caverne tuberculari del pulmone. Lotta Tbc. **9**, 9 (1938).

[7] CHURCHILL, EDWARD DELOS, and R. BELSEY: Segmental pneumonectomy in bronchiectasis: the lingula segment of the left upper lobe. Ann. Surg. **109**, 481—499 (1939).

[8] JACKSON, C. L., and J. HUBER: Correlated applied anatomy of bronchial tree and lungs with system of nomenclature. Dis. Chest. **9**, 319—326 (1943).

[9] SCHATZ, A., E. BUGIE and S. A. WAKSMAN: Streptomycin, substance exhibiting antibiotic activity against gram-positive and gram-negative bacteria. Proc. Soc. Exper. Biol. a. Med. **55**, 66—69 (1944).

[10] WAKSMAN, S. A., E. BUGIE and A. SCHATZ: Isolation of antibiotic substances from soil microorganisms, with special reference to streptothricin and streptomycin. Proc. Staff Meet. Mayo Clin. **19**, 537—548 (1944).

[11] LEHMANN, J.: Para-aminosalicylic acid in treatment of tuberculosis; preliminary communication. Lancet (Jan. 5) **1946**, 15—16.

[12] FINLAY, A. C., G. L. HOBBY, F. HOCHSTEIN, T. M. LEES, T. F. LENERT, J. A. MEANS, S. Y. P'AN, P. P. REGNA, J. B. ROUTIEN, B. A. SOBIN, K. B. TATE and J. H. KANE: Viomycin, a new antibiotic active against mycobacteria. Amer. Rev. Tbc. **63**, 1 (1951). — EHRLICH, JOHN, ROBERT M. SMITH, MILDRED A. PENNER, LUCIA E. ANDERSON and A. C. BRATTON jr.:

floridae, verdient Beachtung, erweist sich als hochwirksam in vitro und im Tierversuch.

Die Suche nach weiteren Antibioticis wird intensiv fortgesetzt.

Die lang fortgesetzte antibiotische Behandlung der Tuberkulose mit *kombinierten* antibiotischen Mitteln erweist sich als wirksam gegen die Entwicklung *resistenter Stämme*. Diese werden zu einem Problem, das die nächste Zeit schwer belasten wird.

1951. Auf der Suche nach weiteren Antituberculosa stoßen unabhängig voneinander drei Forschergruppen, SEVRINGHAUS mit Hoffmann-La Roche, Nutley, MCDERMOTT mit Squibb, beide USA und Bayer in Deutschland auf das *Isonicotinylhydrazid* INH. Die wirksame Substanz war schon 1912 von HANS MEYER und JOSEPH MALLY synthetisiert, aber nicht auf ihre antibiotischen Eigenschaften geprüft worden[1-4].

1952. Kombinationen und Permutationen der drei bakteriostatischen Prinzipien, ihre Kombination mit weiteren Medikationen wie etwa Chaulmoogra, speziell auch mit *Tuberkulin* zwecks intensiverer Heilwirkung und vor allem zwecks Verhinderung der sog. Bakterienresistenz, werden untersucht.

Fortschritte der Lungenchirurgie, insbesondere bezüglich Segmentresektion, werden mächtige Hilfsmittel zur Erzielung abacillärer Zustände.

Antimicrobial activity of streptomyces floridae and of Viomycin. Amer. Rev. Tbc. **63**, 7 (1951). — WANNER, J., u. G. KAUFMANN: Chemotherapeutische Möglichkeiten bei Versagen der klassischen Tuberculostatica. Schweiz. med. Wschr. **1955**, 339, 370. — Weitere Literatur daselbst.

[1] BERNSTEIN, JACK, WILLIAM A. LOTT, BERNARD A. STEINBERG and HARRY L. YALE: Chemotherapy of experimental tuberculosis. V. Isonicotinic acid hydrazide (nydrazid) and related compounds. Amer. Rev. Tbc. **65**, 357—364 (1952).

[2] GRUNBERG, E., u. R. J. SCHNITZER: Studies on the activity of hydrazine derivatives of isonicotinic acid in experimental tuberculosis of mice. Quart. Bull., Sea View Hosp. **13**, 3—11 (1952).

[3] ROBITZEK, EDWARD H., u. IRVING J. SELIKOFF: Hydrazine derivatives of isonicotinic acid (Rimifon, Marsilid) in the treatment of active progressive caseous-pneumonic tuberculosis. Amer. Rev. Tbc. **65**, 402—427 (1952).

[4] MCDERMOTT, WALSH: Isonicotinic acid derivatives in tuberculosis traetment. History of the development of the drugs. Tr. Nat. Tbc. A 48, 420—424 (1952).

Morbus Boeck.

Von

W. Löffler und W. Behrens jr.

Mit 18 Abbildungen.

A. Einleitung.

I. Definition.

Der Morbus Boeck ist ein Leiden *unbekannter Ätiologie*. Er ist pathologisch-anatomisch gekennzeichnet durch das Vorhandensein von *Epitheloidzelltuberkeln* in irgendeinem Organ oder Gewebe, wobei die Nekrose meist fehlt. Häufig finden sich in den Riesenzellen dieser Tuberkel doppelbrechende bzw. verkalkte Einschlußkörperchen. Die epitheloidzelligen Granulome können durch Fibrose und Hyalin ersetzt werden.

Klinisch tritt das Leiden am augenfälligsten als *Lymphknotenerkrankung* in Erscheinung. Daneben sind häufig befallen Haut, Augen, Milz und Knochen (besonders der Extremitäten) sowie die *Lungen*.

Der Verlauf ist chronisch und kann sich über Jahrzehnte erstrecken. Er ist gekennzeichnet durch Schübe, die gelegentlich von unbestimmtem Krankheitsgefühl und Fieber begleitet sind. Bei einer Minderzahl der Fälle verhalten sich die Erscheinungen über Jahre stationär oder zeigen ein langsames unaufhaltsames Fortschreiten.

Die *Symptome* werden durch die befallenen Organe oder Gewebe bestimmt, dabei spielen *rein mechanische Momente eine wesentliche Rolle*. Sie sind weitgehend rückbildungsfähig, es können aber röntgenologisch erfaßbare organische Läsionen und Funktionsschäden zurückbleiben. Von prinzipieller Bedeutung sind die häufig negative oder abgeschwächte Tuberkulinreaktion, die Vermehrung der Plasmaglobuline und die gelegentliche Hypercalcämie. Veränderungen des Blutbildes sind meist geringfügig, selten nehmen sie als Ausdruck eines Hypersplenismus schwerere Ausmaße an[1].

II. Geschichtliches.

1875 veröffentlicht HUTCHINSON die kolorierte Lithographie der Hand eines Patienten, die „eigentümliche Schwellung mit fleischiger Induration eines Fingers" zeigt. 1898 berichtet er unter dem Titel — Cases of mortimers malady, „Lupus vulgaris multiplex non ulcerosus et non serpiginosus" — über zwei weitere gleichartige Beobachtungen mit Hautveränderungen im Gesicht, an den Armen und Beinen (Mortimer war der Name der einen Patientin). 1889 beschreibt BESNIER einen Fall von „*Lupus pernio*". An den Ohren, später an der Nase stellte er zunächst eine auffallende Rötung fest. Diese nahm bald einen lividen, an Pernionen erinnernden Farbton an, wurde derb, prominent, teigig, an der Oberfläche nekrobiotisch und ähnelte in ihrer Ausdehnung über der Nase dem Lupus erythemathodes. An den Händen fand sich eine „synovite fongueuse" mit fusiformer Deformierung der Finger, im Bereich der Ellbogen leicht vergrößerte Lymphknoten. Der Verlauf erstreckte sich über 8 Jahre. 1892 enthält eine Beobachtung von TENNESON bereits eine histologische Untersuchung der

[1] Leicht modifiziert nach Conference on *Sarcoid*, US National Research Council, February 1948 zit. bei RICKER and CLARK 1949.

Efflorescenzen durch QUINQUAUD, dem „prédominance excessive des cellules épithéloides et une très grande raretée des cellules géantes" auffielen.

1899 und 1905 folgen BOECKS Arbeiten über das *multiple, benigne Sarkoid der Haut.* Die nicht eben glücklich gewählte Bezeichnung beruhte auf dem „sarkomartigen" Aussehen der Efflorescenzen, die er in klein- und grobknotige sowie diffus infiltrierende Sarkoide unterteilte. 1905 zieht er bereits eine tuberkulöse Ätiologie in Betracht und 1916 spricht er von *„benignem Miliarlupoid".* Schon BOECK erwähnt neben den Hautmanifestationen *Schleimhautherde* in Nase und Mund, *Lymphknotenschwellungen, spindelige Auftreibung von Fingern und Zehen,* sowie *„langwierige Bronchitiden* und *chronische Lungenveränderungen".* 1909 erkennt ZIELER die Identität von Lupus pernio und BOECKschem Sarkoid.

Aus den Jahren vor dem ersten Weltkrieg stammen mehrere Mitteilungen, die in ihrer Gesamtheit klar ergeben, daß „Lupus pernio — wenigstens in gewissen Fällen — nicht als eine Erkrankung bloß des Tegumentes angesprochen werden kann, sondern eine *allgemeine Erkrankung darstellt, die mannigfache Organsysteme ergreift"* (BLOCH 1907).

So wurden neben Herden in der Haut folgende Manifestationen beobachtet: *Skeletveränderungen* (KREIBICH 1904, FORCHHAMMER 1905, BLOCH 1907, MOROSOFF 1908 und RIEDER 1910); *chronische sklerosierende Lungenprozesse* (DARIER 1910); *„generalisierte Adenopathie"* (KLINGMÜLLER 1907); *Iridocyclitis* (BERING 1910, BLOCH 1914); *Lebervergrößerung* (LICHAREW 1908); *Milzvergrößerung* (BLOCH 1907); *Parotisschwellung* (BERING 1910); *Muskelherde* (BLOCH 1907); *Schleimhautherde der oberen Luftwege* (KREIBICH und KRAUS 1908).

Die Erkrankung der Haut blieb jedoch im Vordergrund des Interesses.

Eine grundsätzlich neue Auffassung brachte 1914 SCHAUMANN mit der *Synthese all der mannigfaltigen Erscheinungen zu einem allgemeinen Krankheitsbild.* 1916 schreibt er: „Lupus pernio und Hautsarkoide sind Symptome ein und derselben Krankheit. Diese Krankheit ist eine Affektion des lymphatischen Gewebes, die durch die Mannigfaltigkeit ihrer Herde in den Lymphknoten, Tonsillen, Knochen, Lungen, Milz und Leber charakterisiert ist. Ohne irgend eine Beziehung mit der Tuberkulose noch mit einer anderen bekannten Infektion, stellt sie ein gutartig verlaufendes infektiöses Granulom dar, dessen wesentliche Eigenschaften durch die Bezeichnung *,Lymphogranulomatosis benigna*' umschrieben werden könnten." 1921 isolierte SCHAUMANN aus dem Sputum eines seiner Patienten Tuberkelbacillen vom Typus bovinus. Diese Beobachtung führte zu einer grundsätzlichen Änderung seiner ätiologischen Auffassung. Er gehört seither zu den Anhängern der tuberkulösen Genese.

1915 erschien die Veröffentlichung von KUTZNITZKY und BITTORF über „BOECKsches Sarkoid mit Beteiligung innerer Organe". Ohne SCHAUMANNs Arbeit zu kennen, zeigten auch sie — jetzt mit Hilfe der Röntgenuntersuchung — *Vergrößerung der Hiluslymphknoten und ausgedehnte Lungenveränderungen.*

1909 hat HEERFORDT die *„febris uveo-parotidea"* beschrieben, die er von früheren Mitteilungen über „Mumps mit Augenbeteiligung" (DAIRAUX 1899 und PÉCHIN 1901) abgrenzte. Die Zugehörigkeit dieses Syndroms zum Morbus Besnier-Boeck-Schaumann wurde jedoch erst Mitte der dreißiger Jahre erkannt. JÜNGLING (1920 und 1928) betonte zwar Beziehungen zwischen der von ihm ausführlich bearbeiteten *„ostitis tuberculosa multiplex cystica"* und dem Lupus pernio, hielt jedoch an der Anschauung fest, es handle sich um eine bestimmte Untergruppe einer Knochentuberkulose, eventuell um ein Tuberkulid der Knochen.

Unter den Monographien und Übersichtsreferaten, die teilweise auch eine umfassende Darstellung der älteren Literatur vermitteln, möchten wir besonders auf die nachfolgenden Autoren hinweisen: KISSMEYER 1932, SCHAUMANN 1936 HUNTER 1936, LÖFFLER 1937, LONGCOPE und PIERSON 1937, PINNER 1938, HANTSCHMANN 1939, PAUTRIER 1940, GRAVESEN 1942, DRESSLER 1942, COSTE 1945, LÖFFLER und JACCARD 1948, FREIMAN 1948, LEITNER 1949, FUNK 1950, STUBBE 1950, LONGCOPE und FREIMAN 1952, SOMMER 1955.

III. Nomenklatur.

Wir geben nachfolgend eine Übersicht der gebräuchlicheren „Synonyma" für Morbus Besnier-Boeck-Schaumann oder Teilsyndrome (zum Teil nach RILEY 1950):

Hutchinson's disease . . . . Mortimer's disease
Maladie DE BESNIER . . . . maladie DE TENNESON
Lupus pernio. . . . . maladie DE BESNIER, maladie DE TENNESON
Multiples benignes Sarkoid der Haut . . . . ⎫
Benignes Miliarlupoid . . . . ⎬ BOECKsche Krankheit
Lymphogranulomatosis benigna . . . . ⎭ SCHAUMANNsche Krankheit

BESNIER-BOECK-SCHAUMANNSche Krankheit

Ostitis tuberculosa multiplex cystica . . . . } Jünglingsche Krankheit
Ostitis multiplex cystoides . . . . }
Febris uveo-parotidea . . . . } Heerfordtsches Syndrom
Uveoparotitis . . . . }
Noncaseating tuberculosis . . . . Pinner
Universelle sklerosierende tuberkulöse großzellige Hyperplasie Mylius und Schürmann
Atypische Tuberkulose (Morbus Boeck ?) . . . . Berblinger

Bezeichnungen aus jüngerer Zeit.

Reticuloendotheliosis . . . . Pautrier
Chronische epitheloidzellige Reticuloendotheliose oder Granulo-
matose . . . . Leitner
Granulomatosis benigna . . . . Sundelin, Dressler

In der skandinavischen Literatur.
Lymphogranulomatosis benigna
Frankreich
Maladie de Besnier — Boeck — Schaumann

Angelsächsische Literatur.
Sarkoidosis

Auch wenn alle diese Bezeichnungen etwas zu wünschen übrig lassen, wartet man mit weiteren Namengebungen besser, bis die Natur des Leidens eindeutig festgelegt ist (Freiman 1948).

B. Klinik.

I. Allgemeines.

In der Vielfalt der Symptome mit seinem unberechenbaren Fortschreiten — mit Remissionen, Exacerbationen und in den langen Perioden latenter Aktivität — ist der *Morbus Besnier-Boeck-Schaumann* nur der Lues oder der Tuberkulose vergleichbar, wogegen er bezüglich seiner Verteilung im ganzen Organismus am ehesten noch der Lymphogranulomatosis maligna entspricht (Longcope und Freiman). Es handelt sich somit um ein überaus vielfältiges Krankheitsgeschehen, dessen klinische Einheit oft nur durch die außergewöhnliche Chronizität und die Diskrepanz zwischen der Ausdehnung des Prozesses und dem oft überraschend guten Allgemeinzustand des Patienten in Erscheinung tritt. Bei relativer Benignität von Symptomatologie und Verlauf können allerdings *mechanische* Schädigungen erheblich sein.

Trotz der von zahlreichen Autoren, besonders Schaumann und Pautrier, verfochtenen Betrachtungsweise des Morbus Boeck als einer Allgemeinerkrankung (Lymphogranulomatosis benigna — Reticuloendotheliosis) erscheint die Darstellung unter den „Erkrankungen der Lunge" dadurch gerechtfertigt, daß die pulmonalen Veränderungen zu den häufigsten, frühesten und auffallendsten Manifestationen der Boeckschen Krankheit gehören. Sie werden oft zufällig röntgenologisch entdeckt und müssen somit gegenüber einer Reihe von Lungenaffektionen differentialdiagnostisch abgegrenzt werden.

1. Initialsymptome.

Hier stehen die auf eine Erkrankung der *Respirationsorgane* hinweisenden Zeichen — Husten, Auswurf, Kurzatmigkeit — oft im Vordergrund. Die Verschiedenartigkeit der Frühsymptome ergibt sich am besten aus nachfolgender Übersicht von 142 Fällen (Longcope und Freiman). Es fanden sich:

Augenstörungen . . . . bei 40 Patienten
Husten . . . . „ 36 „
Müdigkeit und allgemeines Krankheitsgefühl . . . . „ 35 „

Gewichtsverlust . . . . bei 33 Patienten
Kurzatmigkeit . . . . „ 30 „
Hauteffloreszenzen . . . . „ 29 „
Vergrößerte periphere Lymphknoten. . . . . „ 21 „
Leibschmerzen . . . . „ 18 „
Keine Symptome . . . . „ 16 „
Anorexie . . . . „ 13 „
Auswurf . . . . „ 10 „
Nachtschweiße . . . . „ 10 „
Schwellung der Parotis . . . . „ 8 „
Fieber . . . . „ 7 „
Tumor in abdomine . . . . „ 7 „
Heiserkeit . . . . „ 7 „
Thoraxschmerzen . . . . „ 6 „
Schwellung von Händen und Füßen . . . . „ 6 „
Gelenkschmerzen . . . . „ 6 „
Palpitationen . . . . „ 5 „
Übelkeit und Erbrechen . . . . „ 4 „
Symptome auf Grund begleitender Krankheiten . . . . . „ 4 „
Facialisparese . . . . „ 3 „
Schluckbeschwerden . . . . „ 2 „
Zunahme des Bauchumfanges . . . . „ 2 „
Kopfschmerzen, Frösteln, Tumor in der Nase, Testisschwellung
und Gelbsucht . . . . „ je 1 „

Dem kleinen Prozentsatz symptomloser Formen — nach LONGCOPE und FREIMAN 16 von 142 Patienten, nach RICKER und CLARK 14% unter 300 Fällen — stehen andere Angaben an anders gewonnenem Material gegenüber. Besonders auf Grund von Röntgenreihenuntersuchungen ergeben sich BOECK-Affektionen bei Individuen, die sich keinerlei Krankheitserscheinungen bewußt geworden waren (SCHÖNHOLZER 1947: Durchleuchtungen der Schweizerischen Armee, 20 von 29 Patienten beschwerdefrei. NELSON 1953: amerikanische Besatzungstruppen in Deutschland, 5 von 17 Fällen reine Zufallsbefunde. Vgl. auch ACKERMAN 1948).

Neben diesen röntgenologischen Zufallsbefunden liegen auch zahlreiche Mitteilungen vor, bei denen autoptisch ausgedehnte Veränderungen festgestellt wurden, ohne daß Patient von seinem Leiden je etwas verspürt hätte (z. B. plötzliche Todesfälle bei klinisch stummer kardialer Form).

2. Spezielle Symptomatologie und Verlauf.

Äußert sich der meist schleichende Beginn des Leidens auf ganz verschiedene Weise, so sind auch der weitere Verlauf und die spezielle Symptomatologie durch eine für den Einzelfall unmöglich im voraus bestimmbare örtliche und zeitliche Kombination der verschiedensten Krankheitsherde gekennzeichnet. Klinisch im Vordergrund stehen — abgesehen von den augenfälligen Hauterscheinungen — Symptome von seiten der Lymphknoten, Lungen und Augen. Alle anderen Organe und Gewebe können ebenfalls befallen sein, in absteigender Häufigkeit Leber, Milz, Skelet, Nervensystem, ekkrine und endokrine Drüsen, Herz, Nieren. Je nach der Dignität des befallenen Organs und nach der Intensität des Krankheitsgeschehens (wobei oft rein *mechanische* Momente ins Gewicht fallen) besteht eine große Streubreite der Symptome.

So sind neben klinisch stummen pulmonalen Formen, symptomloser Durchsetzung von Leber, Milz und Muskulatur sowie inapperzepter Ostitis Jüngling rein kosmetisch störende Hautsarkoide, relativ rasch ablaufende Uveoparotitiden und jahrelange, generalisierte Lymphknotenvergrößerung möglich. Solchen leichteren Erscheinungen stehen sehr ernste Zustände gegenüber wie doppelseitige Phthisis bulbi, schwerste Lungenfibrose mit tödlichem Ausgang infolge Versagens der rechten Herzkammer, unter dem Bild des Hirntumors ablaufende zentralnervöse Prozesse und Sekundenherztod infolge direkter Invasion des Myokards.

Wohl lassen sich heute innerhalb einzelner Organe gewisse Verlaufsformen erkennen. Wir denken dabei an die Stadieneinteilungen pulmonaler Veränderungen und an die verschiedenen Typen der Jünglingschen Ostitis. Amerikanische Autoren sind jedoch gerade diesen „Stadienlehren" gegenüber zurückhaltender. Auch wenn man prinzipiell ihre Richtigkeit bejaht, so erscheint eine weitgehende, starre Differenzierung etwas problematisch. Die Tendenz zu spontanen Remissionen und erneuten Schüben macht im Einzelfall eine sichere Einordnung in gesetzmäßig aufeinanderfolgende Stadien oft unmöglich.

Die Generalisation des Geschehens führt zu einem Neben- oder Nacheinander verschiedenster Manifestationen und Symptome; aus einer monosymptomatischen Form läßt sich die Diagnose nicht mit Sicherheit stellen.

3. Allgemeinsymptome.

Ganz allgemein steht die völlige Schmerzfreiheit bei oft intensiver Druckzerstörung bzw. -verdrängung umgebender Gewebe in einem auffallenden Gegensatz zu den Verhältnissen bei anderen generalisierten Leiden, z. B. der Lymphogranulomatosis maligna (Hodgkin) mit aggressiven Tendenzen.

Von den meist diskreten, spärlichen Allgemeinsymptomen sind zu nennen: Müdigkeit, unbestimmtes Krankheitsgefühl, Inappetenz, Gewichtsabnahme, Fieber, selten Nachtschweiße. Subfebrile Temperaturen, Tage bis Wochen dauernd, treten bei einer Minderzahl der Fälle auf der Höhe eines Schubes in Erscheinung. Hochfebrile Zustände bilden die Ausnahme (vgl. Harvier und Mitarbeiter). Zum Teil sind sie allerdings auf begleitende, bzw. neu hinzutretende Krankheiten (Pneumonie, Tuberkulose) zurückzuführen. Hie und da wird dumpfes Schmerz- oder Druckgefühl angegeben. Neuerdings machen Löfgren (1953) und Heilmeyer wieder auf *flüchtige rheumatoide Beschwerden* aufmerksam. Die Kombination mit einer eigentlichen Polyarthritis ist selten (vgl. Davis und Crotty, G. B. Myers und Mitabeiter, E. Zweifel und A. Castellanos).

4. Alter.

Es überwiegt das 3. und 4. Lebensjahrzehnt. Die nachfolgende Zusammenstellung zeigt gleichzeitig, daß der Morbus Boeck noch bei über 60jährigen Patienten in Erscheinung treten kann. Besonderes Interesse verdient jedoch das Vorkommen im Kindesalter. Nachdem Roos 1937 über einen eigenen, 13 sichere und 4 wahrscheinliche Fälle der Literatur berichtet hat, sind aus jüngster Zeit vor allem die Arbeit von Cone (12 eigene Beobachtungen) und der interessante Beitrag von Knuth (eigener klinisch und autoptisch untersuchter Fall, 9 weitere Fälle aus der Literatur) hervorzuheben (vgl. außerdem Schmid, Jones, Posner, Fick, Glanzmann, weitere Angaben bei Leitner).

Tabelle 1. *Altersverteilung.*

Autoren	Total	Alter in Jahren				
		0—20	20—30	30—40	40—50	50 und mehr
Pautrier	168	44 (15)[1]	29	40	28	27
Touland und Morard . . .	75	23 (1)[1]	30	12	4	6 (1)[2]
Leitner	36	6 (2)[1]	16	7	4	3
Longcope und Freiman . .	142	18	51	30	25	18 (6)[2] (2)[3]
Riley	52	9	29	8	6	0
Reisner	35	5	21	7	2	0
Carr und Gage	194	9 (1)[1]	34	56	37	58 (16)[2] (4)[3]
Löfgren und Lundbäck . .	212	1	92	85	22	12 (3)[2]
Total	914	115	302	245	128	124

[1] Unter 10 Jahre. [2] Über 60 Jahre. [3] Über 70 Jahre.

Bis heute sind 7 sichere Fälle bei Kindern bis zu 2 Jahren beschrieben worden, das jüngste war 3 Monate alt. — NAUMANN (vgl. ferner NEWNS und HANDWICK, KNUTH, SUTTON zitiert bei ROOS, DUBOEUF und BONNAYMÉ, FLEISCHHACKER TÜRK zitiert bei ROOS).

5. Geschlecht.

Eine Bevorzugung des weiblichen Geschlechts scheint heute festzustehen. Unter Berücksichtigung militärmedizinischer Quellen ist es selbstverständlich ein leichtes, mehrere Hundert männliche Erkrankungsfälle aufzuzählen. Eine derartige Betrachtungsweise wird aber den tatsächlichen Verhältnissen nicht gerecht. Größere Beobachtungsreihen ziviler Herkunft ergeben vielmehr, daß unter 862 Erkrankungen nur 313mal das männliche und 548mal das weibliche Geschlecht betroffen war (PAUTRIER eigene und Literatur, LONGCOPE und FREIMAN, REISNER, RILEY, LEITNER, LÖFGREN und LUNDBÄCK, CARR und GAGE).

6. Gravidität.

Eine eindeutige Beeinflussung des Grundleidens ist uns nicht bekannt.

Kasuistische Beiträge stammen von AYKAN und Mitarbeiter (2 Fälle), DONALDSON (3 Fälle), BERMAN und RUSSELL (je ein Fall), ROGERS und NETHERTON (Gravidität bei eineiigen Zwillingen). In mehreren größeren Arbeiten finden sich kurze Angaben über Gravidität bei Morbus Boeck (HARRELL 3 Fälle, STUBBE 3 Fälle, GRAVESEN 2 eigene und 2 Fälle der Literatur, HOLT und OWENS 2 Fälle, ROBINSON 3 Fälle, LEITNER 1 Fall, LINDIG 1 Fall, LÖFGREN und LUNDBÄCK 29 Fälle). Die beiden letztgenannten Autoren betrachten das sog. „bilaterale Hiluslymphknotensyndrom" als primäres Stadium der Lungensarkoidose. Sie glauben insofern an eine Beziehung zwischen Morbus Boeck und Gravidität als unter 107 Patienten mit „bilateralem Hiluslymphknotensyndrom" ein Erythema nodosum bei 29 Frauen im Zeitraum von einem Jahr post partum in Erscheinung trat. HEILMEYER weist neuerdings auf eine Besserung der pulmonalen Befunde im Verlauf der Gravidität hin und bewertet dies als Ausdruck der hormonalen Umstimmung. LINDIG beobachtete im Anschluß an die Entbindung eine vorübergehende Aktivierung der BOECKschen Krankheit. Das Manifestwerden einer Tuberkulose wird von BERMAN und PINNER beschrieben.

Im ersten Fall bestand jedoch eine Exposition gegenüber einem Offentuberkulösen. Weniger übersichtlich liegen die Verhältnisse beim Fall PINNER: Als Kind Hilusvergrößerung mit Verkalkungstendenz, Pirquet positiv, Geburten mit 19, 20, 21 und 24 Jahren. 21jährig Thoraxaufnahme o. B. 22jährig Uveoparotitis (Mantoux 1:1000 negativ), Hiluslymphom, Lungenaussaat, Lymphknotenbiopsie: Morbus Boeck, 25jährig Pyelonephritis, Hepatosplenomegalie, Auftreten einer Miliartuberkulose, der die Patientin 26jährig erlag.

7. Familiäres Vorkommen.

KLINGMÜLLER berichtet 1951 über 2 eigene und 19 Beobachtungen der Literatur, die familiäres Vorkommen betreffen. Weitere Arbeiten stammen von LINDAU, STRUYVENBERG, SELLEI und BERGER, GILG und VOLTZ. Meist wird über Erkrankung von Geschwistern referiert. Die Ansicht DRESSLERs (1938), wonach konstitutionelle Momente nicht nur für die Erkrankung an sich, sondern auch für die Erscheinungsform des Leidens bestimmend seien, scheint für etwa die Hälfte der Mitteilungen zuzutreffen. Erkrankungen von mehr als 2 Geschwistern wurden von SELLEI und BERGER, sowie ROBINSON und HAHN beschrieben.

Besonderes Interesse verdienen Beobachtungen an eineiigen Zwillingen, SHERER und KELLEY (22jährige männliche Neger, beide Uveoparotitis mit Facialisparese, generalisierte Lymphadenopathie, pulmonale und Haut-Manifestationen),

Gilg (39jährige Schwestern mit auffallender Ähnlichkeit der Hautsarkoide), Rogers und Netherton (bei beiden Schwestern Uveoparotitis, Hiluslymphome und positive Kveimsche Reaktion, beide komplikationslose Gravidität und Geburt).

8. Rasse.

Seit der Morbus Boeck in den USA. in größerem Maßstab bearbeitet wird, fällt die außergewöhnliche Morbidität der schwarzen Bevölkerung auf (vgl. z. B. Riley). Longcope und Freiman zählten unter 523 Patienten der amerikanischen Literatur 385 Neger = 73,4%. Die stärkste Häufung fanden Ricker und Clark, die unter 271 Fällen der amerikanischen Armee (bei Longcope und Freiman mitgerechnet) 172 Schwarze und 79 Weiße feststellten. Bezogen auf die Armeebestände und das Verhältnis von weißen und farbigen Soldaten, ergibt sich eine Proportion von 1:17.

In den betreffenden Abschnitten wird gleichzeitig noch auf eine anscheinende Häufung bzw. schwerere Verlaufsform bestimmter Organmanifestationen bei Negern hingewiesen. Ob diesen Beobachtungen allgemeine Gültigkeit zukommt, bleibt abzuwarten. Howles konnte bei einem Krankengut von 42 Negern keine wesentlichen Unterschiede gegenüber weißen Patienten feststellen. Auch nur annähernd vergleichbare Angaben über die Erkrankungshäufigkeit afrikanischer Neger liegen unseres Wissens nicht vor. Nach Leitner ist der Morbus Boeck in Afrika nur selten beschrieben worden (mangelhafte ärztliche Beobachtung?).

9. Geographische Verteilung.

Herrschte früher auf Grund der vielen Mitteilungen nordischer Autoren die Ansicht vor, es handle sich beim Morbus Boeck um eine vorwiegend „skandinavische Krankheit" (Kissmeyer), so ergibt sich aus Monographien jüngeren Datums (Freiman, Leitner, Longcope und Freiman), daß neben Mitteilungen aus den meisten europäischen Ländern auch solche aus Canada, Südamerika, Australien, Afrika, Japan und in immer größerem Umfang aus den USA. vorliegen.

Lomholt hat bereits 1934 an Hand von 49 Patienten des Finseninstitutes in Kopenhagen auf das Überwiegen der Krankheit unter der ländlichen Bevölkerung hingewiesen. Graves sah demgegenüber neben 52 Patienten aus ländlichen Verhältnissen 98 Stadtbewohner. Ein interessanter Beitrag aus jüngster Zeit stammt von Michael und Mitarbeitern (1950). Sie analysierten 226 Fälle der amerikanischen Armee auf ihre Herkunft und fanden für Weiße wie für Schwarze ein deutliches Überwiegen der südlichen Agrarstaaten, was aber von Carr und Gage für 177 Patienten der Mayo-Klinik nicht bestätigt werden konnte.

10. Schlußbemerkung.

Angesichts der Schwierigkeiten, die jedem Versuch einer Unterteilung in größere Gruppen oder Verlaufsformen anhaften, geben wir nachfolgend eine Beschreibung der einzelnen Organmanifestationen in einer Gruppierung nach der Befallshäufigkeit, soweit sich diese heute klinisch bestimmen läßt. Diesem Vorgehen sind durch eine Reihe von Faktoren Grenzen gezogen:

Einmal durch Auswahl und Provenienz des Krankengutes. Zahlreiche Organmanifestationen müssen *gesucht* werden, dabei spielen sorgfältige spezialärztliche Untersuchungen eine wichtige Rolle. Beim Verlauf des Leidens, seiner Tendenz zu Exacerbationen und Remissionen sind Beginn und Dauer der Beobachtung von wesentlicher Bedeutung, ebenso der Einfluß neuer Untersuchungsmethoden; war doch die Entdeckung intrathorakaler Manifestationen entscheidend mit dem Beginn der Röntgenära verbunden, analog gelingt die Erfassung der klinisch oft stummen Leber- und Milzherde in nennenswertem Umfang erst seit der Einführung der Leber- bzw. Milzpunktion.

Angaben über die zahlenmäßige Häufigkeit der Herde in den verschiedenen Organen besitzen somit rein orientierenden Wert und stellen nur Minimalzahlen dar. Der Nachteil der folgenden Darstellungsweise liegt darin, daß beim Studium einzelner Organmanifestationen der Morbus Boeck als *Allgemeinkrankheit* nicht genügend zur Geltung kommt. Die entscheidende Bedeutung einer den *ganzen Organismus* umfassenden Betrachtungsweise kann nicht genug betont werden.

II. Lymphknoten und Tonsillen.

Obschon in den frühesten Arbeiten Mitteilungen über vergrößerte Lymphknoten bei Morbus Boeck enthalten sind (BESNIER, BOECK), geht die Erkenntnis der zentralen Stellung des lymphatischen Systems doch vor allem auf SCHAUMANN zurück. Eine Zusammenstellung aus einigen Monographien ergibt folgende Häufigkeit: Tab. 2. LONGCOPE und FREIMAN, RILEY und LEITNER fanden übereinstimmend ein leichtes Überwiegen der *mediastinalen* gegenüber den peripheren Lymphknotenstationen. Als erstes Zeichen der Beteiligung mediastinaler Lymphknoten tritt gelegentlich eine isolierte linksseitige, viel seltener rechts-

Tabelle 2.

Autor	Zahl der Fälle	davon mit vergrößerten Lymphknoten
PAUTRIER 1940	139	48
McCORT und WOOD . . .	28	26
RICKER und CLARK . . .	300	248
RILEY	52	52
LONGCOPE und FREIMAN .	142	113
GRAVESEN	112	68
LEITNER	36	36
Total	876	621 = 71%

seitige supraclaviculäre Lymphknotenschwellung in Erscheinung. Sie kann Alarmsymptom für Patient und Arzt sein und den ersten Hinweis auf die Diagnose bilden, die durch die Gesamtuntersuchung bestätigt wird. Beim Fehlen vergrößerter Lymphknoten empfehlen L. H. GARLAND, WEISS und LÖFGREN eine „*blinde*" Exploration der medialen Supraclaviculargruben, da im dortigen Fettgewebe häufig nicht vergrößerte, aber mikroskopisch befallene Lymphknoten gefunden werden. PAUTRIER legt besonderen Wert auf die epi-trochlearen Lymphknoten (Differentialdiagnose Lues). Sie sind oft größer, als dem palpatorischen Eindruck entspricht und leicht zu entfernen.

Sämtliche Autoren beschreiben die Lymphknoten als *derb*, gut abgrenzbar, verschieblich, gewöhnlich indolent und ohne Beziehung zu entsprechenden Hautläsionen (PAUTRIER). Die Größe der Lymphome variiert außerordentlich. SCHAUMANN (1936) beschreibt histologische Herde in normal großen, LEITNER (1949) in kaum vergrößerten Lymphknoten. Durchschnittlich sind sie bis nußgroß; MOYER und Mitarbeiter erwähnen jedoch bis hühnereigroße und WALTZ (zitiert bei LEITNER) einen über 600 g schweren Knoten.

Sehr große Lymphome im Hilusbereich können zu Komplikationen wie *Atelektase* (LEITNER, DRESSLER 1942 und DYES) und *Phrenicusparese* (LEITNER, ROSSEL und MAGNUSSON) führen. Die abdominalen Lymphknoten scheinen nicht selten befallen, sind aber klinisch oft schwer zu erfassen, können jedoch auch gelegentlich zu Ascitesbildung führen (eigene Beobachtung). (Über abdominale Lymphome s. MAST 1951, LONGCOPE und FREIMAN 1952, RAKOV und TAYLOR 1942, MINO und Mitarbeiter.)

Die Dauer der Lymphknotenschwellung variiert stark, durchschnittlich beträgt sie 1—2 Jahre. Spontane Remissionen sind häufig, andererseits haben z. B. SNAPPER und POMPEN Persistenz bis über 20 Jahre beobachtet.

Differentialdiagnostisch kommen vor allem die Tuberkulose, der Morbus Hodgkin, lymphatische Leukämie und Lues in Betracht. Entscheidend ist das Resultat der *Biopsie* (vgl. hierzu Abschnitt Diagnose). Es liegen auch Berichte über Lymphknotenpunktionen vor (HEILMEYER, AUERSBACH und Mitarbeiter, MOESCHLIN, letzterer betont die gruppenweise oder fischzugartige Anordnung der Epitheloidzellen im Ausstrich), wir glauben aber, daß die histologische Untersuchung der cytologischen wesentlich überlegen ist.

SCHAUMANN machte 1936 auf Herde in den *Tonsillen* aufmerksam, die er (trotz makroskopisch unverdächtigem Aspekt) bei einer Reihe von 21 Patienten regelmäßig feststellen konnte. LINDAU und LÖWEGREN, sowie GRAVESEN gelang der histologische Nachweis der Granulome in den Tonsillen etwa in der Hälfte der Fälle. BARMWATER betont, daß die Veränderungen, wie sie SCHAUMANN beschrieb, vom Bilde einer produktiven Tuberkulose der Tonsillen nicht zu unterscheiden sind. Selbstverständlich darf die Diagnose Morbus Boeck nie allein auf Grund histologischer Kriterien gestellt werden. Die Biopsie aus den Tonsillen kann jedoch unter Berücksichtigung der übrigen klinischen und röntgenologischen Gegebenheiten von Wert sein, besonders wenn keine andere Möglichkeit zur histologischen Untersuchung besteht.

III. Lungen und obere Luftwege.

1. Befallshäufigkeit.

Eine Zusammenfassung einiger Arbeiten der letzten Jahre ergibt pulmonale Veränderungen bei über 60% der Fälle:

Tabelle 3.

Autor	Fälle	mit Lungenherden
LONGCOPE und FREIMAN (Literatur) nach SNAPPER und Mitarbeiter 1938, PAUTRIER 1940, KING 1941, FREIDMAN 1944, BERNSTEIN und Mitarbeiter 1945, McCORT und Mitarbeiter 1947, GARLAND 1947, OPPENHEIM und Mitarbeiter 1947, ROBINSON 1950	306	176
LONGCOPE und FREIMAN (eig.)	142	100
GRAVESEN	112	92
VOSBEIN und BONNEVIE	34	33
RILEY	52	45
RICKER und CLARK	195	70
Total	841	516 = 61%

2. Klinische Befunde.

Für die Mehrzahl der Patienten steht die Diskrepanz zwischen den minimen subjektiven Beschwerden, dem geringfügigen klinischen Befund und den röntgenologischen Veränderungen im Vordergrund (BERGEL und SCHARFF, MARTENSTEIN, KISSMEYER, PINNER). DRESSLER (1942) bemerkt mit Recht, daß die subjektiven Beschwerden auf dem Papier viel eindrücklicher aussehen, als sie in Wirklichkeit sind; er fand Husten mit und ohne sero-mukösen Auswurf, Stechen oder Schmerzen auf der Brust, Dyspnoe, Bangigkeit, Oppressionsgefühl, Herzklopfen.

Mehrere Autoren berichten über Blutspucken, allerdings zumeist bei bronchitischen Komplikationen (RILEY, GRAVESEN, BURGER und KÜTHE, ELSHOUT, McCORT und Mitarbeiter, NORMAN und Mitarbeiter, BERNSTEIN und Mitarbeiter,

GRAVESEN 1940, WHITTLE und CHANIAL). Eindeutige schwere Hämoptoen sind aber sehr selten.

Akustische Erscheinungen sind gleichfalls spärlich. Mehr als die Hälfte von DRESSLERS 67 Patienten ließen keinen akustischen Befund erkennen, bei einigen war er nur zeitweilig vorhanden:

Perkussorisch: Schallverkürzung eventuell bis Dämpfung; auskultatorisch: Atemgeräusch verschärft, rauh, gemischt oder abgeschwächt, eventuell verlängertes Exspirium, selten mit bronchialem Beiklang, nur einmal Bronchialatmen. D'ESPINESches Zeichen einige Male positiv. Nebengeräusche: spärlich bis selten, Giemen, Knacken, feuchte, nicht klingende und klingende Rasselgeräusche.

Eindrucksvoll wird das klinische Bild, wenn der pulmonale Prozeß weit vorgeschritten ist. Granulom, Fibrose, Emphysem, Superinfekt (Bronchopneumonie LONGCOPE und FREIMAN) und Lungenstauung bilden dann einen Circulus vitiosus, der mit extremer Dyspnoe, Cyanose, Thoraxstarre und ausgedehntem akustischem Befund in Erscheinung tritt. Die Auswirkungen auf den Lungenkreislauf äußern sich in einer Akzentuierung des 2. Pulmonaltones, eventuell tritt das Bild eines Cor pulmonale hinzu. Die schweren Störungen der Atemfunktionen sind wiederholt durch Lungenfunktionsprüfung objektiviert worden (vgl. dort).

3. Röntgenologie.

So eintönig und spärlich die klinischen Erscheinungen sein können, so vielgestaltig sind die röntgenologischen Befunde.

Als erste haben SCHAUMANN 1914 in Frankreich und ein Jahr später unabhängig von ihm KUTZNITZKY und BITTORF in Deutschland Thoraxaufnahmen von Boeck-Patienten beschrieben. Eine erschöpfende Darstellung der älteren Literatur findet sich bei DRESSLER, LEITNER, MARTENSTEIN (1924), VALENTI (1928), KISSMEYER (1932), PAUTRIER (1934 und 1937), BRUCE und WASSEN, NIELSEN, GOLDSCHLAG und Mitarbeiter, GADRAT und MARQUÈS, SNAPPER und POMPEN, HELD.

Die Veränderungen auf dem Film sind *nicht spezifisch* (PAUTRIER, RILEY, LONGCOPE und FREIMAN). Wir betonen dies mit Nachdruck, weil der Tendenz, aus einer Hilusvergrößerung bzw. einer bestimmten Infiltrationsform der Lungenfelder und einer negativen Tuberkulinreaktion einen Morbus Boeck zu konstruieren, entgegengetreten werden muß. Die Röntgenologie des Morbus Boeck verdient jedoch in mehrfacher Hinsicht besonderes Interesse. In einem gewissen Prozentsatz der Fälle führt allein die Röntgenaufnahme zur Entdeckung des krankhaften Geschehens. Die Zahl der Patienten, die so von ihrer Krankheit erfahren, ist heute auch von der Häufigkeit der Reihendurchleuchtungen und Schirmbildaufnahmen abhängig. Die mehr oder weniger typischen Verschattungen müssen deshalb allgemein geläufig sein, damit die richtigen differentialdiagnostischen Überlegungen und Maßnahmen jeweils einsetzen können. Nur so läßt sich beispielsweise dem einzelnen Patienten ein oft jahrelanger Heilstättenaufenthalt unter der Fehldiagnose Tuberculosis pulmonum ersparen (vgl. von DRESSLER 1942 und HARTWEG 1949 zitierte Fälle). Neben diesen praktisch wichtigen Gesichtspunkten verdanken wir der röntgenologischen Untersuchung, besonders den Serienaufnahmen der einzelnen Krankheitsfälle, tiefere Einblicke in die Entwicklung und den Verlauf der pulmonalen Veränderungen. Für Literatur über Verlaufsserien vgl. REISNER, GRAVESEN, BRUCE und WASSEN, GARLAND, DRESSLER (1942), ferner PAUTRIER (1940), SNAPPER und POMPEN, BERNSTEIN und SUSSMANN, ACKERMAN, KING, HARTWEG (1949), NITTER.

Aus all diesen Beobachtungen resultiert schließlich die Einteilung des pulmonalen Krankheitsgeschehens in verschiedene Typen oder Stadien. Wir halten uns dabei an Löffler (1937) und Dressler (1942) mit der Unterteilung in:

Hilustyp,

Miliarer Typ,

Lungentyp.

Selbstverständlich bestehen zwischen diesen Typen Übergangs- und Kombinationsformen. Eine Einteilung soll jedoch das Wesentliche erfassen. Da sie ja immer nur Schema bleibt, glauben wir, daß man mit einer zu differenzierten Klassifizierung der Wirklichkeit nicht viel näher kommt.

Weitere Einteilungsvorschläge stammen von

Typen:

ALEXANDER (1939): 1. Nicht verkäsende, tumorförmige Bronchialdrüsenschwellung
2. Zerstreute, kleinherdige Aussaat
3. Umschriebene, fleckige Durchsetzung des Parenchyms bei Freibleiben der Spitzen

PAUTRIER (1940): 1. Type hilaire prédominant
2. Type micro-nodulaire
3. Type réticulaire
4. Type marbré
5. Lésions de la plèvre

LEITNER (1942): 1. Hilus- und Paratrachealdrüsenschwellung ohne Lungenbeteiligung
2. Drüsenschwellung mit beginnender Lungenbeteiligung (Lymphangitis reticularis)
3. Kleinknotige miliare Form
4. Grobknotige Form
5. Diffus-flächige (infiltrierende) Form

REISNER (1944): 1. Diffusely disseminated changes of small nodular foci
2. Either diffuse or localized changes of a linear or strandlike character („peribronchial-perivascular" type)
3. Coalescent densities having the appearance of conglomerate fibrotic induration

Stadien:

GRAVESEN (1942): 1. Anschwellung beider Hili
2. Miliare Aussaat in die Lungen
3. Auftreten fibröser Streifenzeichnung

HARTWEG (1949): Übernimmt Stadieneinteilung von Gravesen, fügt jedoch noch ein
4. Stadium (indurativ-infiltrierend) und
5. Stadium „Knoten-Boeck" hinzu

HEILMEYER (1955): 1. Stadium: Hiläre Adenopathie
2. Stadium: Feinreticuläre perihiläre Infiltration, miliares Bild; klein- bis grobfleckige Infiltration
3. Stadium: Konglomeratbildung; fibröses Stadium

a) Hilustyp. Im Bereich der Hili finden sich meist große (bis mehrere Zentimeter messende), oft polycyclische, scharf begrenzte, dichte, homogene Verschattungen. Diese treten fast immer doppelseitig auf und erscheinen rechts etwas häufiger und größer als links (vgl. unter anderem KALKOFF), was auf anatomische Gegebenheiten zurückzuführen ist. RILEY bezeichnet diese Art der Hiluslymphknotenvergrößerung treffend als „potato nodes" — Kartoffelknollen. Unter Umständen sind sie bei Schrägaufnahmen im HOLZKNECHTschen Raum sehr schön zur Darstellung zu bringen, ebenso durch die Tomographie, bei der neben den scharf abgesetzten Lymphknoten auch einmal eine Bronchuskompression erfaßt werden kann (DYES, LEITNER). Ihre Entwicklung und Regression verläuft schubweise. Dazwischen ist ein jahrelanges absolut stationäres

Verhalten möglich; DRESSLER (1942) beobachtete Rückbildung in der minimalen Zeitspanne von 7 Monaten, LÖFGREN (1953) in 64% Regression in 1 Jahr. Dabei wird die Begrenzung oft unscharf und führt dann zum Bild des „dichten Hilus" (DRESSLER 1942). Den Übergang vom Hilus- zum miliaren Typ, bei dem die diffuse miliare Verschattung zu Beginn der Beobachtung vorherrscht, bezeichnet DRESS-LER als Hilustyp mit miliarer Aussaat oder Streuung; oft beobachtete er gleich-

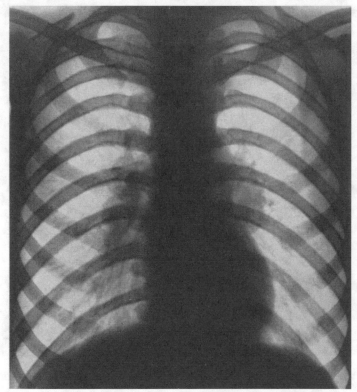

Abb. 1. Hilustyp, 20jähriger Mann, knollige, scharfrandige beiderseitige Hiluslymphknotenschwellung. Histo-logische Untersuchung: (Lymphknoten) typisches Bild. Mantoux 1:10000 positiv. Weitere Krankheitsherde: Generalisierte Lymphadenopathie, Hautsarkoide, Ostitis Jüngling, Splenomegalie.

zeitig ein Kleinerwerden der vergrößerten Hilusschatten, auch die Kombination: Hilustyp-Lungentyp wird wiederholt von ihm beschrieben.

UEHLINGER (1955) und HEILMEYER betonen in jüngster Zeit, daß während des Überganges vom Hilus- zum miliaren Typ zuerst eine fein reticuläre Zeichnung in der unmittelbaren Umgebung des Hilus auftrete, die in der weiteren Entwicklung zum eigentlichen miliaren Bild führe (vgl. auch HARTWEG). Diese Erscheinung wird als Ausdruck einer retrograden Propagation (Rückstauung) des pathologischen Prozesses vom Hilus gegen die Lungenfelder hin interpretiert.

b) Miliarer Typ. Ohne Zweifel gehören hierher ein großer Teil jener Fälle, die früher als „gutartige Miliartuberkulose" (NONNENBRUCH) oder als „Granulie froide" (BURNAND und SAYE) beschrieben worden sind (Literatur siehe bei DRESSLER 1942).

Wie beim Hilus-Boeck handelt es sich auch hier um einen röntgenologisch deskriptiven Begriff mit grob- und feinmiliaren Bildern (Abb. 4 und 5). Wesent-lich ist, daß im Gegensatz zur Tuberkulose die Spitzenfelder im allgemeinen weniger

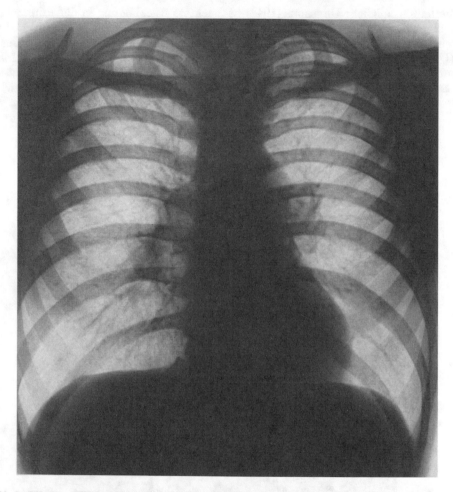

Abb. 2. Hilustyp, 28jähriger Mann. Aufnahme vom 19. 11. 45. Beiderseitige Hiluslymphknotenschwellung mit unscharfer, ausgefranster Grenze gegen die Lungenfelder. Mantoux 1:1000 positiv. Weitere Herde: Conjunctivitis, generalisierte Lymphadenopathie. Probeexcision: Epitheloidzellgranulome.

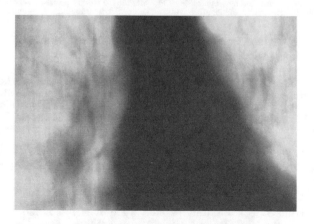

Abb. 3. Hilustyp, gleicher Patient wie Abb. 2. Tomogramm vom 20. 11. 45. Die Hiluslymphome gelangen jetzt scharf abgesetzt zur Darstellung.

befallen sind (LEITNER 1949) und somit die Dichte der Aussaat caudalwärts zunimmt (PAUTRIER 1940). Dabei kann eine geringgradige Hilusvergrößerung noch bestehen. DRESSLER (1942) spricht von sog. Pseudoinfiltraten, die sich bei genauer Betrachtung in äußerst zahlreiche, feinste Einzelherde auflösen. Der Übergang zum Lungentypus kann wieder durch die Entwicklung eines zarten Maschenwerkes zwischen den Herdchen eingeleitet werden. Je nach dem Verlauf bilden sich die miliaren

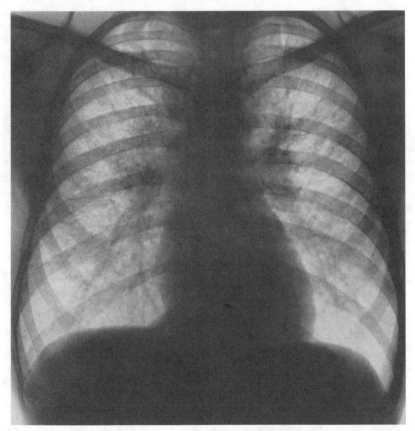

Abb. 4. Miliarer Typ, 32jähriger Mann. Dichte miliare Verschattung beider Lungen, besonders der Mittelfelder, rechts etwas stärker als links. Ausnahmsweise zahlreiche miliare Herde in den Spitzen. Histologische Bestätigung durch Probeexcision aus einem Herd im harten Gaumen. Tuberkulinreaktion negativ.

Veränderungen innerhalb von Monaten bis Jahren völlig zurück (MOYER und Mitarbeiter, LEITNER, DRESSLER), bleiben jahrelang unverändert bestehen (maximale Beobachtungsdauer DRESSLERs 7 Jahre) oder gehen schließlich in den Lungentyp über.

c) **Lungentyp.** Man kann einen diffusen Lungentyp mit netzartiger Zeichnung — entsprechend dem type réticulaire oder type marbré PAUTRIERs — von einem lokalisierten Lungentyp unterscheiden. Der letztere ist durch einen vom Hilus in die Unter- und Mittelfelder reichenden dichten, streifig-fleckigen Prozeß gekennzeichnet und entspricht oft dem sog. Schmetterlingsbild von DRESSLER. Die Hilusschatten erscheinen jetzt entweder kleiner, oder sie verschwinden in der dichten pulmonalen Infiltration (DRESSLER, RILEY). Gerade hier können sich die klinischen Erscheinungen völlig gegensätzlich verhalten. Vielfach ist die Diskrepanz zwischen dem ausgedehnten, vorwiegend die *Mittelgeschosse betreffenden* Röntgenbefund und den geringgradigen ja fehlenden übrigen Symptomen auffällig. Andere Patienten dagegen zeigen jetzt das Vollbild einer respiratorischen Insuffizienz mit höchstgradiger Dyspnoe. Ein Fall Pautriers mit ausgedehnten extrapulmonalen Manifestationen bietet für die zeitlichen Verhältnisse beim Auftreten entsprechender Lungenherde ein instruktives Beispiel; innerhalb

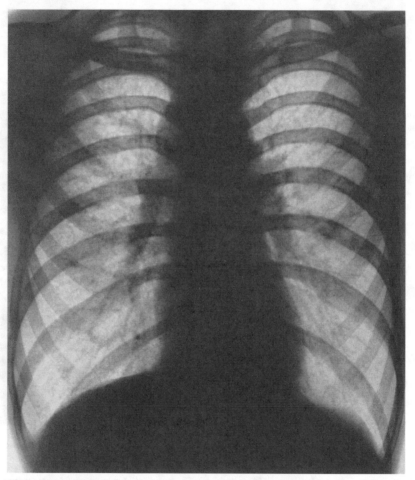

Abb. 5. Miliarer Typ, 18jähriger Mann. Kleinfleckige Verschattung beider Ober- und Mittelfelder, vergrößerte hiläre und mediastinale Lymphknoten. Weitere Herde: Chorioretinitis, generalisierte Lymphadenopathie — histologisch Epitheloidzellgranulome in Lymphknoten. Mantoux 1:10000 negativ.

von 4 Monaten entwickelten sich massive Lungeninfiltrate. Wenngleich eine Rückbildung der pathologischen Veränderungen in jedem Stadium möglich ist, so scheint sie doch beim Lungentyp am seltensten vorzukommen (Reisner, Longcope und Freiman, Hartweg, Dressler, Heilmeyer).

Vertritt die Unterteilung des pathologischen Geschehens in Typen eher eine *statische Konzeption* — wobei Übergang von einem Typ in einen anderen schon lange bekannt war (Held 1931) — vgl. auch Lamy und Mitarbeiter, Alexander, Glauner, Sanda, Bruce und Wassen, so zeichnet sich besonders bei Gravesen (1942), Hartweg und Heilmeyer eine mehr dynamische Betrachtungsweise ab, die sich in der Einteilung in *Stadien* äußert. GRAVESEN sieht in seinen Stadien Phasen eines gesetzmäßigen Ablaufes, und kann die Entwicklung an 16 Fällen demonstrieren. Bei einer viel größeren Zahl seiner Patienten allerdings ist nur das „Anfangs- oder Endstadium" dokumentiert. Auch HARTWEG ist leider vielfach nicht in der Lage, den gesamten von ihm postulierten Ablauf zu belegen.

„Es handelt sich also lediglich um Erscheinungsbilder, welche verschiedenen Phasen desselben Lungenprozesses entsprechen, wobei aber der Prozeß nicht

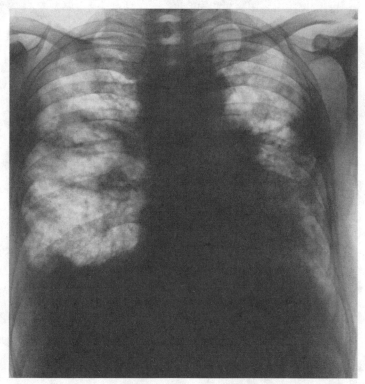

Abb. 6. Lungentyp, 56jähriger Mann. Dichte streifig-fleckig-grobknotige Verschattungen, besonders der mittleren und unteren Lungenpartien mit deutlicher perihilärer Infiltration. Mantoux 1:10000 negativ. Ein Jahr später Exitus letalis infolge Herzdekompensation. Autoptisch: Herde in Lungen, Lymphknoten, Milz, Leber, Parotis.

alle Stadien zu durchlaufen braucht, sondern in einer gewissen Phase Halt machen kann oder auch in Schüben verläuft" (DRESSLER 1942). Übereinstimmend wird festgestellt, daß die Hilusvergrößerungen vor den Lungenherden auftreten (SCADDING).

Amerikanische Autoren sind gegenüber dieser Stadienlehre zurückhaltender, doch geben LONGCOPE und FREIMAN zu, daß dort, wo die Entstehung von Lungenherden verfolgt werden kann, gewöhnlich zuerst miliare Verschattungen auftreten; auch REISNER sieht in seinen Formen ineinander übergehende Stadien eines größeren Krankheitsgeschehens. Nur RILEY glaubt, diese Ansicht in seinem Material nicht belegen zu können, er vermißt auch bei allen Formen eine besonders auffällige Rückbildungstendenz.

d) Das anatomische Substrat der Röntgenveränderungen. Bei den „Hilusschatten" sind die Verhältnisse einfach, weil sich die einzelnen Lymphknoten auch tomographisch sehr schön darstellen lassen. Interessant ist der Umstand, daß noch nach vielen Jahren eine Rückbildungsfähigkeit besteht, was ein Argument gegen eine frühzeitige fibröse Umwandlung darstellt (Dressler). Auf die selten vorkommenden Atelektasen (Bronchuskompression durch vergrößerte Lymphome) ist schon im Abschnitt Lymphknoten verwiesen worden.

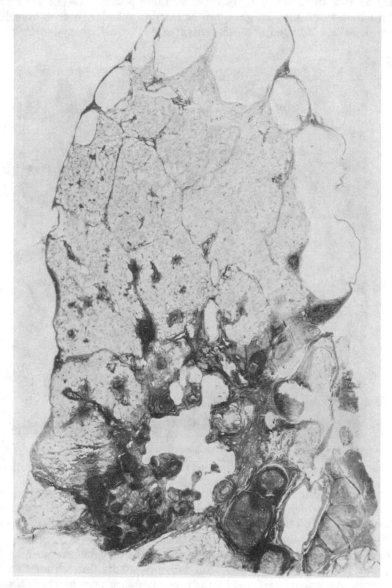

Abb. 7. Lungentyp, 40jähriger Mann. Lungenübersichtsschnitt. Massive zentrale Fibrose, ausstrahlend gegen die Lungenfelder. Apical schweres kompensatorisches Emphysem. Als große Seltenheit findet sich zentral eine auf ischämische Nekrose zurückzuführende Höhlenbildung (vgl. Text. S. 481). (Aufnahme Prof. Uehlinger, Pathologisch-Anatomisches Institut der Universität Zürich.)

Die Interpretation der pulmonalen Veränderungen ist schwieriger. Zwar herrscht die pathologisch-anatomisch belegte Annahme vor, daß sich der Prozeß im Interstitium abspiele (Beitema, van Riysel, Mallory, Uehlinger 1955). Die Ausbreitung der Granulome und der Fibrose im interstitiellen perivasculären,

peribronchialen und lymphatischen Gewebe erklärt in Analogie zu den Pneumokoniosen auch die Spärlichkeit akustischer Symptome (SCHAUMANN 1936). RILEY
bemerkt jedoch mit Recht, daß Autopsiebefunde im allgemeinen auf Fälle beschränkt bleiben, die entweder an rechtsseitigem Herzversagen infolge irre-
versibler Lungenfibrose oder an zusätzlicher Lungentuberkulose ad exitum
kamen, womit noch keine beweiskräftige Aussage über die Natur völlig reversibler
Veränderungen bei Frühfällen (miliares Bild) gegeben sei. Einerseits muß in
diesem Zusammenhang an die Möglichkeit einer vollständigen Resorption des
epitheloidzelligen Granuloms gedacht werden, andererseits verdient aber die
Hypothese von SPENCER und WARREN und GRAVESEN (1942) Erwähnung, wonach
die Lungenveränderungen wenigstens teilweise eine Folge von Obstruktion und
Stase im Bereich der Hiluslymphknoten darstellen. Diese Annahme ist mit dem
verhältnismäßig häufigen Auftreten feiner pulmonaler Herde im Anschluß an
die Hilusmanifestation zumindest vereinbar.

LÖFFLER und JACCARD betonten schon 1948, daß eine röntgenologische Rückbildung keinesfalls einer histologischen Ausheilung gleichgesetzt werden darf.

4. Emphysem.

In den Spätstadien der BOECKschen Krankheit kann wie bei den allermeisten
chronischen schrumpfenden Lungenaffektionen ein kompensatorisches Lungenemphysem auftreten (Literatur vgl. SCHAUMANN 1936, NICKERSON, HARTWEG,
RILEY). Eine Beschreibung der diesbezüglichen Röntgenveränderungen erübrigt
sich.

Mehr Interesse beanspruchen die hauptsächlich auf das Emphysem zurück-
zuführenden sog. *Pseudokavernen* (Literatur: DRESSLER, LEITNER, LONGCOPE und
FREIMAN, HARTWEG, PAUTRIER 1942, UEHLINGER 1955). Die Entstehung derartiger Bilder läßt sich meist zwanglos durch zufälliges Nebeneinander bullös-
emphysematöser und fibrosierter Lungenpartien erklären. Die Kombination mit
Bronchiektasen ist von LONGCOPE und FREIMAN, BRUN und VIALLIER beschrieben
worden. SCADDING gibt an, daß Bilder, die an Kavernen erinnern, auch durch
sekundär infizierte Emphysemblasen bedingt sein können.

HOGAN, VAN RIYSEL, APPELMANS und UEHLINGER beschreiben seltene Fälle, bei denen
die Möglichkeit der Expectoration hyalin nekrotischer Massen in Erwägung gezogen werden
muß, da autoptisch eine glattwandige Höhlenbildung ohne jede Spur verkäsend tuberkulöser
Entzündung in fibrös-hyalin umgewandeltem Lungenparenchym vorlag.

Auf jeden Fall ist bei Verdacht auf kavernösen Zerfall die Diagnose Morbus
Boeck zunächst einmal in Frage gestellt. Sind auf Tomogrammen eindeutige
Kavernen zu sehen, so wird eine intensive Fahndung auf Tuberkelbacillen in
der überwiegenden Mehrzahl der Fälle erfolgreich sein, so daß entweder von
vornherein eine Tuberkulose vorgelegen hat, oder das Bild der BOECKschen
Krankheit durch eine Zusatztuberkulose kompliziert worden ist.

5. Pleurabeteiligung.

Sie ist pathologisch-anatomisch seit MYLIUS und SCHÜRMANN, SCHAUMANN
1933 und NICKERSON allgemein bekannt. Klinisch ist sie allerdings sehr selten
nachzuweisen (McCORT und Mitarbeiter, REISNER, BRUCE und WASSEN, HARRELL,
JÜNGLING 1928, SCHÜPBACH und WERNLY). Die große Seltenheit einer klinisch faßbaren „Pleuritis Boeck" wird bei größeren Untersuchungsreihen erst recht deutlich.
(RILEY: röntgenologische Pleuritisresiduen in 9 von 52 Fällen — jedoch wahrscheinlich unabhängig von Morbus Boeck. DRESSLER: unter 67 Fällen nie Pleuraerguß. LONGCOPE und FREIMAN: unter 142 Patienten zweimal Pleuraergüsse,
davon einmal offensichtlich infolge kardialer Dekompensation.)

Das Auftreten eines *Spontanpneumothorax* wird von verschiedenen Autoren beschrieben: Dressler 1947, Riley, Gendel und Luton, Grob, Harvier und Mitarbeiter. In den meisten Fällen ist für diese Komplikation ein Riß in einer kompensatorisch entstandenen Emphysemblase verantwortlich zu machen.

6. Diagnose und Differentialdiagnose.

Der Morbus Boeck ist eine *Allgemeinerkrankung*. Zu seiner Diagnose gehört neben einer sorgfältigen röntgenologischen und klinischen Untersuchung, die nach weiteren Lokalisationen fahnden muß, eine histologische Bestätigung (Biopsie aus Lymphknoten, Tonsillen, Haut, Muskel, Leber, Milz, Knochenmark). Erforderlich sind außerdem eine Mantoux-Reizschwellenbestimmung und sorgfältiges Suchen nach Tuberkelbacillen. Ohne Berücksichtigung dieser Kriterien kann nicht von Boeckscher Krankheit geschrieben werden. Einige neuere amerikanische Arbeiten sind gerade wegen der Sorgfalt, mit der die erwähnten und weitere ergänzende Untersuchungen (Pilze) durchgeführt wurden, vorbildlich.

Bezüglich der Beurteilung pulmonaler Veränderungen interessiert vor allem die Differentialdiagnose des Röntgenbildes. Eine ausführliche, das *Verhältnis zur Tuberkulose* berührende Darstellung dieser Frage findet sich bei Dressler. Es sei jedoch nochmals ausdrücklich betont, daß die Diagnose Morbus Boeck nicht aus dem Röntgenbild allein gestellt werden kann.

Beim *Hilustyp* drängt sich vor allem der Gedanke an eine banale Hiluslymphknotentuberkulose auf. Zu berücksichtigen sind ferner das Lymphogranuloma malignum (Hodgkin) und das Bronchuscarcinom, seltener das Lymphosarkom, die Silikose, sowie Metastasen eines extrapulmonalen Primärtumors, eine Lymphadenitis nach banaler Infektion, die „B.C.G.-itis" im Anschluß an B.C.G.-Impfung, sodann Dermoidcysten und der Morbus Bang (Markoff, Hoyle und Mitarbeiter). Solange der Tuberkelbacillennachweis nicht gelingt, bzw. eine histologische Untersuchung anderweitiger Krankheitsherde nicht durchführbar ist, werden vor allem Anamnese (Tuberkulose, Pneumokoniose) und Verlauf (Lymphogranulom, neoplastische Prozesse, Tuberkulose) von Bedeutung sein.

Die Hilusvergrößerung ist häufiger beidseitig als bei banaler Hiluslymphknotentuberkulose. Nach Dressler kann die Größe und scharfe Begrenzung der „Boeckschen Drüsenpakete" — besonders beim Erwachsenen — zur Unterscheidung von der Hiluslymphknotentuberkulose von Nutzen sein. Nach Leitner, Hartweg und Hoyle und Mitarbeiter ist jede bilaterale „Hilusadenitis" an sich verdächtig, vgl. auch Hodgson und Mitarbeiter. Löfgren und Lundbäck verstehen unter dem Ausdruck „bilaterales Hiluslymphknotensyndrom" das primäre Stadium der Boeckschen Lungenkrankheit. Eine weitere Eigenheit der Affektion liegt in der über viele Monate gleich bleibenden Größe, die eine gewisse Abgrenzung gegenüber bösartigen Leiden (Carcinom, Lymphogranulom) ermöglicht. Das Fehlen schwerer Allgemeinerscheinungen (Fieber, Gewichtsabnahme, reduzierter Allgemeinzustand, stark beschleunigte Senkungsreaktion usw.) spricht gleichfalls dafür.

Der *miliare Typ* ist — wie schon die Bezeichnung andeutet — vor allem von der eigentlichen Miliartuberkulose abzugrenzen. Die Differentialdiagnose deckt sich mit derjenigen des kleinfleckigen Lungenbildes. Hier kann der Umstand, daß die Boeck-Knötchen die Spitzenfelder eher verschonen, von Bedeutung sein. Die Abgrenzung ist aber oft sehr schwierig, weshalb die Wichtigkeit eines intensiven Suchens nach Tuberkulose nicht genug betont werden kann, sind doch Fälle von Miliartuberkulose mit anfänglich erstaunlich gutem Allgemeinzustand und leicht subfebrilen Temperaturen bekannt.

Pneumonische bzw. bronchiolitische Veränderungen miliarer Art sind wegen ihrer kürzeren Dauer von BOECKschen Herden leichter abzugrenzen. Bei pneumokoniotischen Veränderungen (Silikose, Asbestose usw.) kommt der Arbeitsanamnese die entscheidende Rolle zu. Auch eine Lungenstauung kann einmal in Frage kommen. An selteneren Leiden sind anzuführen: Miliare Carcinomatose — Sarkomatose — Lymphogranulomatose, sowie Anfangsstadium der fibrösen interstitiellen Pneumonie nach HAMMAN RICH, bei Patienten aus Mittel- und Nordamerika *Histoplasmose* und *Coccidioidomykose*. DRESSLER erwähnt weiter die miliare Leukämie, die Periarteriitis nodosa, die Purpura haemorrhagica, die miliare Aktinomykose und miliare Amyloidose.

Große Schwierigkeiten kann die Differentialdiagnose der verschiedenen Bilder des *Lungentyps* bereiten. Die Vielfalt der Erscheinungen kann tuberkulösen, pneumokoniotischen (*Berylliosis* — eigene Beobachtung, vgl. auch RILEY), oder chronisch-interstitiell pneumonischen (HAMMAN-RICH) Schatten entsprechen. In Betracht fallen ferner Bronchuscarcinome, Lungenmetastasen (Hypernephrom, Sarkom usw.), Lungenstauung, selten Wabenlunge, sowie fortgeschrittene Stadien von Histoplasmose, Coccidioidomykose und andere durch Pilze bedingte Erkrankungen (Aktinomykose, Blastomykose, Aspergillose, Moniliasis). Die *Moniliasis* als unerwünschte Nebenwirkung intensiver antibiotischer Therapie kann in Zukunft größere Bedeutung erlangen. Eine endgültige Entscheidung wird oft erst nach längerer Beobachtung und wiederholten sorgfältigen Untersuchungen möglich sein, wobei den Eigenheiten der erwähnten Krankheiten und den Kriterien für die Diagnose eines Morbus Boeck besonders seiner Generalisationstendenz Rechnung zu tragen ist. Bilder des sog. ,,Knoten-Boeck'' (HARTWEG) können gelegentlich zur Verwechslung mit den typischen Rundschatten von Lungenmetastasen (McCORD und HYMAN) oder einem Tuberkulom führen. Neben Hypostase und Bronchiektasen nennt DRESSLER bei Besprechung der Differentialdiagnose noch Raritäten wie Thesaurismosen (Morbus Schüller-Christian, Morbus Gaucher), Mycosis fungoides und Lues pulmonum.

Für die Kombination von Morbus Boeck und Tuberkulose vgl. Abschnitt Prognose.

7. Lungenfunktionsprüfungen.

Röntgenbefund und Resultat der Lungenfunktionsprüfung brauchen — wie auch bei Pneumokoniosen — nicht parallel zu gehen (LEITNER, WRIGHT und FULLY). Eine Besserung des Leidens kann einen günstigeren Ausfall der verschiedenen Teste (Vitalkapazität, Atemgrenzwert, arterielle Sauerstoffspannung) zur Folge haben (LEITNER, BRUCE und WASSEN), weshalb die spirometrische Untersuchung eine wertvolle Ergänzung zur prognostischen Beurteilung des Einzelfalles bilden kann (LEITNER). Literatur vgl. LEITNER: 20 Patienten; COATES und COMROE: 7 Fälle; BRUCE und WASSEN: 6 Fälle; RILEY und Mitarbeiter: 3 Patienten vor und nach ACTH. Untersuchungen an kleineren Patientengruppen, bzw. Einzelfällen: BALDWIN und Mitarbeiter, DRESSLER, GALDSTON und Mitarbeiter, WRIGHT und FULLY, BRUN und VIALLIER, vgl. auch STONE und Mitarbeiter 1953, und WILLIAMS 1953.

In jüngster Zeit untersuchten McCLEMENT und Mitarbeiter 10 Patienten. Auf Grund ihrer Resultate und der Literaturangaben beschreiben sie bei Morbus BOECK 3 Typen der Funktionsstörung: 1. als leichteste Form Verminderung der Lungenvolumina mit leichter Hyperventilation in Ruhe und höchstens leicht vermindertem Atemgrenzwert. 2. Der alveolocapilläre Block (vgl. auch WEST und Mitarbeiter, HARVEY und Mitarbeiter, AUSTRIAN und Mitarbeiter, ROSSIER, BÜHLMANN und LUCHSINGER). 3. Bild des Emphysems. Untersuchungen vor und nach Cortison an 5 Patienten zeigten nur einmal eine eindeutige Besserung.

8. Obere Luftwege — Schleimhautläsionen.

Boeck hat diese Lokalisation schon 1904 beschrieben. Ihre *Bedeutung* wird allgemein unterschätzt; dabei handelt es sich um eine Manifestation, die einer spezialärztlichen Untersuchung ohne weiteres zugänglich ist und oft die *histologische Sicherung der Diagnose* ermöglicht.

Gravesen fand unter 112 Fällen 39mal Schleimhautinfiltrate. Dabei waren befallen: Nase 37mal, Mund und Rachen 14mal, Larynx und Trachea 6mal; auch die Ausbreitung der Herde in die Nasennebenhöhlen sowie in den Tränenkanal und Tränensack wurde beobachtet. Die Nasenschleimhaut ist somit sicher am häufigsten befallen. Weitere Literatur über Schleimhautherde: Siebenmann 1907, Kreibich und Krauss 1908, Ulrich 1918, Lutz 1919, Bruusgard 1919, Hvidt 1923, Lomholt 1934, Barmwater 1939.

Klinisch stellt die Nasenstenose oft ein wichtiges Symptom dar (Tillgreen 1935, Homann, Gravesen, Larsson). Auch Rhinitis atrophicans ist beobachtet worden (Longcope und Freiman, Zellweger beschreibt eine Rhinitis sicca).

Mit der Zunahme bronchoskopischer Untersuchungsmethoden beanspruchen heute Mitteilungen über bioptisch bestätigte Bronchusschleimhautherde besonderes Interesse (Benedict und Castleman, Siltzbach und Sones, Jacobs, Olsen, Harvier und Mitarbeiter, Löfgren 1953, Turiaf und Mitarbeiter).

Kissmeyer, Gravesen und Dressler gehen näher auf die Veränderungen der Nasenschleimhaut ein. Gravesen schlägt eine Unterteilung in 3 Stadien vor: 1. disseminierte Knotenbildung, 2. katarrhalische Veränderungen der umgebenden Schleimhautschicht mit Schorfbildung oder Erosion, 3. fibröse Heilung.

Lomholt und Barmwater halten eine klinische Unterscheidung der miliaren Knötchen gegenüber dem Lupus nasi für möglich. (Bei Sondendruck sollen die derberen Boeck-Knötchen im Gegensatz zum Lupus nicht nachgeben, weshalb es auch seltener zu Schleimhautläsionen komme.) Dagegen betonen Gravesen und Homann, daß eine Diagnose nur histologisch möglich ist. Als Seltenheiten erwähnen wir Perforation des Nasenseptums (Loewy, Pautrier, Barmwater) bzw. des harten Gaumens (eigene Beobachtung), tumorartige bis walnußgroße Schwellungen (Barmwater, Larson) oder polypoide Gebilde (Hvidt, Kistner und Mitarbeiter, Rubin und Kling), Durchsetzung der Lamina cribriformis mit Granulomen vom Nasen-Rachenraum her (Longcope und Freiman, Knapp), und Herde an der Mittelohrschleimhaut (Ziegler).

Klingmüller und Mauss sahen während $1^1/_2$—2 Jahren Nasenschleimhautherde als initiale, einzig faßbare Veränderung, in der neuesten Literatur fanden wir allerdings keine derartigen Beobachtungen.

Unter 9 Fällen mit Läsionen im oberen Respirationstrakt (Lindsay und Perlmann 1951) war die Nasenschleimhaut durchwegs befallen, außerdem in absteigender Häufigkeit Epiglottis, Trachea, Pharynx, Nebenhöhlen, Nasopharynx, Glottis. Larsson berichtet über 11 Fälle mit Nasopharynxherden, die klinisch zum Teil den Eindruck eines malignen Tumors erwecken können.

Tonsillen s. S. 472.

IV. Haut.

Stand bis etwa 1930 die Beschreibung der verschiedenen Hautläsionen im Vordergrund (für Literatur vgl. Kissmeyer, Pautrier, *Straßburger Dermatologen-Kongreß 1934*), so zeigen Statistiken aus jüngerer Zeit, daß die Erkrankung der Haut nur in einem Drittel der Fälle vorkommt (Tab. 4).

Wir geben nachfolgend eine gekürzte Darstellung der klassischen Beschreibung PAUTRIERs 1940, der eine Unterscheidung in klein- und grobknotige Sarkoide, Lupus pernio, infiltrierende diffuse Sarkoide, Angiolupoid BROCQ-PAUTRIER und erythrodermatische Formen vornimmt. Die Bemerkung LONGCOPE und FREIMANs, daß das Interesse um Erkennung, Differenzierung und Klassifizierung der verschiedenen Eruptionen einen Aspekt der Krankheit darstelle, der heute nur noch „a remarkably superficial approach" bilde, erübrigt eine Beschreibung der wichtigsten, unter sich so sehr verschiedenen Efflorescenzen keineswegs, denn sie bilden diagnostisch überaus wichtige Hinweissymptome.

Tabelle 4.

Autor	Fälle	Mit Hautläsionen
GRAVESEN	112	77
DRESSLER	67	21
RILEY	52	13
RICKER und CLARK . . .	258	40
REISNER	35	14
McCORT	28	2
LONGCOPE und FREIMAN .	124	65
Total	676	232 = 34%

1. Kleinknotige Sarkoide.

Lokalisation: Gesicht, Brust, Schultern, Streckseiten der oberen Extremitäten (seltener Stamm und untere Extremitäten). Die einzelnen Efflorescenzen sind locker verteilt (in seltenen Fällen bis mehrere Hundert). Sie sind halbkugelig, stecknadelkopf- bis kleinerbsgroß, anfangs rosafarben, später livid „perniotisch" (KISSMEYER), braunrot bis braun. Auf Glasspateldruck entsteht eine ähnlich gelbliche Farbe wie beim Lupus jedoch weniger homogen, oft mit durchscheinenden Knötchen; Konsistenz derb bis halbfest; die Läsion ist sauber abgesetzt und auf die Cutis beschränkt, die Oberfläche glatt bis leicht (selten stark) schuppend Der Beginn ist oft eruptiv und in einigen Wochen abgeschlossen. Evolution:

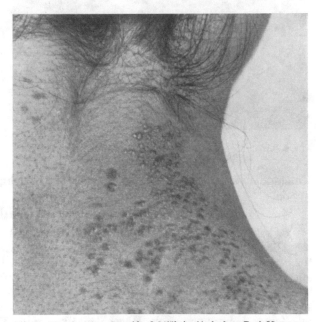

Abb. 8. Kleinknotiges Sarcoid. ♀ 34jährig. (Aufnahme Prof. MIESCHER, Dermatologische Universitätsklinik Zürich.)

Über Monate und Jahre; sehr langsame Regression, Ausgang in rötliche pigmentierte Flecken, weißliche mit einigen Teleangiektasien versehene Narben, eventuell mit pigmentiertem Saum. Frauen sind häufiger als Männer befallen. Es gibt selten lichenoide (BOECK, BRUUSGARD, KISSMEYER, OCKULY und Mitarbeiter, COSTELLO) bzw. annuläre und serpiginöse Varianten (VIGNOLO, NÄGELI).

2. Grobknotige Sarkoide.

Sie kommen häufiger vor als die kleinknotigen. Die Efflorescenzen sind spärlicher; mehrere Knoten können nebeneinander aufschießen. Sitz im Gesicht (Nase, Stirne, Wangen), ferner an Schultern, Armen, Ellbogen, seltener an Beinen. Die Herde sind erbs- bis gut pflaumengroß, prominent, scharf begrenzt und durchsetzen im Gegensatz zu den kleinknotigen die ganze Haut. Ihre Oberfläche ist glatt, die Konsistenz derb bis teigig, die Farbe bräunlich oder bläulichrot zum Teil mit Teleangiektasien und stecknadelkopfgroßen Knötchen (Milien). Letztere können unter Glasspateldruck wie Lupusknötchen imponieren. Eruption innerhalb einiger Wochen; Persistenz während vieler Jahre; bei Regression zentrale Rückbildungstendenz, so daß ein Übergang in annuläre Formen mit wallartigem teleangiektatischem Rand erfolgt. Endstadien: flache, pigmentierte teleangiektatische Narben, unter

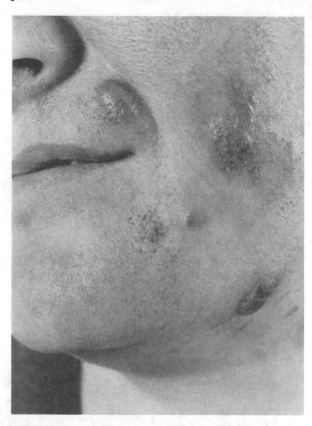

Abb. 9. Grobknotiges Sarcoid. ♀, 41jährig. (Aufnahme Prof. Miescher, Dermatologische Universitätsklinik Zürich.)

Umständen im Zentrum weißlich verfärbt, manchmal Rezidiv an der Peripherie.

3. Lupus pernio. — Infiltrierende, diffuse Sarkoide.

Es handelt sich um die ausgeprägteste Form der Hautveränderungen. Klassische Lokalisation: Nase, weniger häufig Wangen, Stirne, Ohren, ferner Dorsalflächen der Hand, Finger, Zehen, seltener an unteren Extremitäten, sehr selten am Stamm. Die bis pflaumengroßen knotigen Infiltrate sind von bläulichlivider bis schiefriger Farbe und stark vascularisiert, etwas erhaben; die Konsistenz ist teigig oder derb, die Oberfläche glatt, gespannt, glänzend, manchmal mit feiner Schuppung. Die Haarbälge sind unter Umständen erweitert. Hie und da nekrobiotische Erosionen. Auf Spateldruck manchmal einige gelbliche Punkte. Bei Befallensein von Fingern und Zehen kommt es zu wurstförmigen bis spindeligen Auftreibungen, meist mit *Herden in den entsprechenden Skeletteilen*. Die Entwicklung ist äußerst langsam und verläuft über Jahre. Ganz ausnahmsweise mutilierende Formen (Martenstein).

Die Kombination der oben erwähnten Formen ist möglich, nach Pautrier besonders häufig Lupus pernio mit grobknotigem Sarkoid.

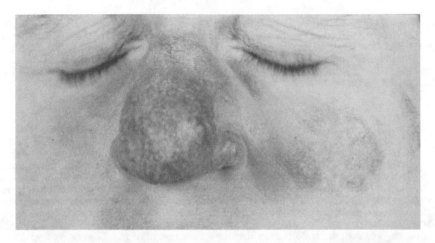

Abb. 10. Lupus pernio. ♀, 40jährig. (Aufnahme Prof. MIESCHER, Dermatologische Universitätsklinik Zürich.)

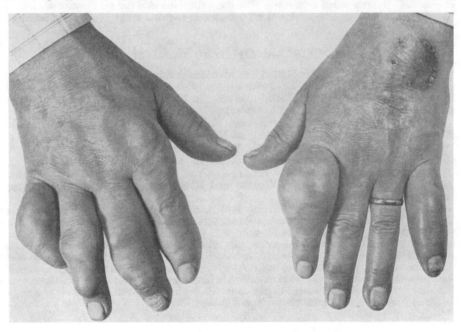

Abb. 11. Lupus pernio beider Hände. (Aufnahme Prof. MIESCHER, Dermatologische Universitätsklinik Zürich.)

4. Angiolupoid Brocq-Pautrier.

Lieblingslokalisation: Nasenspitze und Nasenwangenfurche, seltener an Stirn, in Umgebung des Mundes oder am Gesäß. Die Efflorescenzen sind gewöhnlich rappenstückgroß und zeigen keine Regressionstendenz. Es handelt sich um kleine Plaques oder Knötchen von rundlicher Form, ziemlich scharfer Begrenzung und bläulichroter Farbe, in deren Bereich die Haut papierdünn, oft leicht gefältelt erscheint, jedoch nicht schuppt. Auf Glasspateldruck wie der Lupus gelblich (Literatur siehe bei PAUTRIER 1940 und LEITNER).

5. Erythrodermatische Formen.

Entweder mehr oder weniger rundliche Plaques von etwa Fünffrankenstückgröße, ziemlich gut begrenzt; oder flächenartige Veränderungen, die ganze Extremitäten betreffen können. Lokalisation ganz oberflächlich. Farbe: rosa, gelblichrot, bläulichrot. Meist fein bis groblamelläre Schuppung. Ablauf viel kürzer als alle anderen Hautmanifestationen in Wochen bis Monaten. Bei mehreren Beobachtungen fand sich gleichzeitig ein Heerfordtsches Syndrom (Pautrier 1937, Sandbacka-Holmström, Nordin, Bruins-Slot und Mitarbeiter, Coppez und Dujardin, Jersild, Longcope und Fisher). Weitere Publikationen: Schaumann 1920, Hellerström, Rischin, Pautrier 1936, Lever und Freiman, Wigley, Carrera und Mitarbeiter. Weitere Literatur siehe bei Coste.

6. Sarkoid Darier-Roussy.

Darier und Roussy beschrieben 1906 unter diesem Titel subcutan gelegene, indolente Knoten von subakuter Entwicklung, deren Histologie tuberkuloide Strukturen zeigte. Sie gruppierten diese Veränderung unter die Tuberkulide (als mildeste Form der subcutanen Tuberkulose). Die kirschkern- bis nußgroßen unregelmäßig begrenzten, derben, meist völlig indolenten Knoten, sitzen am häufigsten in den Flanken, im Hypochondrium und in der Scapulagegend, ferner auf der Vorderseite der Oberschenkel. Sie ulcerieren im allgemeinen nicht. Ihre Zugehörigkeit zur Boeckschen Krankheit ist umstritten. Während Leitner, Coste, Longcope und Freiman sie als Teilsyndrom des Morbus Boeck auffassen, negieren Pautrier, Vosbein und Bonnevie derartige Zusammenhänge. Longcope und Freiman glauben, daß das Sarkoid Darier-Roussy häufig mit dem Erythema Bazin verwechselt worden sei. Darier selbst bezeichnet 1934 das subcutane Sarkoid als Syndrom, zu dessen Ursache auch die Lymphogranulomatosis benigna zu rechnen sei (vgl. auch Ernsting).

7. Seltenere und atypische Manifestationen.

Für die Abgrenzung atypischer Formen und ihre problematische Beziehung zum Lupus vulgaris wird auf Vosbein und Bonnevie 1940 verwiesen. Amerikanische Autoren betonen eine auffallende Häufung der Hautmanifestationen bei Negern (Longcope und Freiman, Thomas, Irgang, Kennedy und Mitarbeiter).

Pautrier beschreibt erythrodermatische Efflorescenzen an der Vola manus und der Planta pedis (bioptisch gesichert) und zitiert Kyrle (1921) sowie Bernhard und Zalewski.

An den Nägeln sind paronychieartige Prozesse möglich; die Nägel können rissig und bröckelig werden (Chevallier und Fiehrer, Leitner, Jüngling, Whittle).

An der behaarten Kopfhaut sind Herde schon von Boeck und Schaumann beschrieben worden, für weitere Literatur vgl. Haynes und Mitarbeiter, Jacob, Leitner, Pautrier, Longcope und Freiman.

Nach mehreren Mitteilungen (Bruce und Wassen, Vosbein und Bonnevie, Gravesen, Longcope und Freiman, Levitt) sollen Boecksche Granulome streng lokalisiert in Narben auftreten können. Schröpl sowie Norman und Shoemaker erwähnen eine Affinität der Efflorescenzen für tätowierte Hautpartien. Es drängt sich hier die Frage auf, ob nicht auch einmal Fremdkörpergranulome vorgelegen haben (Symmers). Das Problem der „Narbensarkoidose" erhält jedoch durch Beobachtungen, wie sie Löfgren 1955 mitteilt, neue Aspekte. Die Feststellung einer generalisierten Boeckschen Krankheit bei derartigen Hautefflorescenzen führt zur Frage, ob sich Boecksche Granulome an Narben und traumatisierten Stellen, wie an einem „Locus minoris resistentiae" manifestieren können.

8. Schleimhautherde

(s. bei oberen Luftwegen).

9. Diagnose und Differentialdiagnose.

Zur sicheren Diagnose ist eine Biopsie unerläßlich (über die Problematik, die der histologischen Diagnose anhaftet, vgl. Abschnitte Pathologie und Diagnose).

Vom dermatologischen Standpunkt aus fallen in Differentialdiagnose Lupus vulgaris (selten Lupus erythematodes), Lues III, Acne rosacea-ähnliche Tuberkulide (Levandowski), tuberkuloide Lepra und Leishmaniose (Aleppobeule). Abschließend eine Bemerkung Pautriers: «Rappelons, pour terminer, que c'est, en dernière analyse, l'examen général du malade qui fournira souvent les éléments probants du diagnostic».

10. Erythema nodosum und Morbus Boeck.

LÖFFLER hat 1948 zusammen mit JACCARD einige einschlägige Beobachtungen diskutiert. Für weitere Literaturangaben vgl. LEITNER. Literatur der letzten Jahre vgl. CRAWLEY, BOHNSTEDT und Mitarbeiter, LEGGATT, GARROD, ROBINSON, HUNNICUTT und HEILMEYER.

Sind die einen Autoren der Auffassung, daß der Morbus Boeck im Beginn das Bild eines Erythema nodosum bieten könne (s. bei GRAVESEN und KERLEY), so glaubt z. B. BOSTRÖM, das Erythema nodosum zeige in seinem Fall das Auftreten einer Tuberkulose an. LÖFGREN, der 1946 in seiner Monographie über das Erythema nodosum 2 Fälle mit typischen BOECKschen Veränderungen und histologisch eindeutigem Erythema nodosum beschreibt, berichtet 1953 und 1955 über 212 Fälle von ,,bilateralem Hiluslymphknotensyndrom", das er als ,,primäre pulmonale Sarkoidosis" auffaßt. Von diesen Fällen zeigten 113 ein Erythema nodosum. Für die Zeitspanne 1942/44 und 1948/49 beobachtete er eine relative Zunahme der ,,Boeck-bedingten Erythemata nodosa gegenüber dem tuberkulösen Typ".

V. Augen.

1. Allgemeine Bemerkungen, Häufigkeit und Verteilung der Läsionen.

Die Augenveränderungen besitzen eine besondere diagnostische Bedeutung, verursachen sie doch nicht allzuselten die ersten Beschwerden, die den Patienten zum Arzt führen (LINDAU und LÖWEGREN, SNAPPER und POMPEN, MYLIUS und SCHÜRMANN, USTVEDT 1939).

Ihre Prognose ist unter Umständen sehr ernst, da die Krankheit bis zum Glaukom und zur Phthisis bulbi fortschreiten kann. So erwähnt beispielsweise LEVITT neben einem eigenen 10 Fälle aus der Literatur, 7 davon mit doppelseitiger Blindheit (vgl. auch LONGCOPE und FREIMAN, MEYER, FRIEDMAN, LAVAL, GJERSØE und Mitarbeiter, GENDEL und Mitarbeiter 1952, DRESSLER).

Über Frequenz und Lokalisation der Herde orientieren die nachfolgenden Zahlen.

Tabelle 5.

Autor	Zahl der Fälle	Davon mit Augenveränderungen
RICKER und CLARK	195	17
LONGCOPE und FREIMAN	52	14
LONGCOPE und FREIMAN	72	46[1]
LEWIS	23	7
RILEY	52	15
LEITNER	36	6
GRAVESEN	112	24 (mindestens)
Total	542	129 = 24%

[1] Von den 72 Patienten des Johns Hopkins Hospital wurden viele auch beim Fehlen von Symptomen ophthalmologisch untersucht. Nach Ansicht von LONGCOPE und FREIMAN sind auf diese Weise zahlreiche Herde entdeckt worden, die der kursorischen Allgemeinuntersuchung entgangen wären. Die regelmäßige entsprechende Kontrolle unseres eigenen Krankengutes hat nicht so hohe Zahlen ergeben. [Eine gewisse Häufung oculärer Manifestationen scheint bei Negern vorzuliegen (RICKER und CLARK, LONGCOPE und FREIMAN).]

Tabelle 6. *Verteilung der Augenherde nach* Levitt 1941.

Autor	Pat. mit Morbus Boeck	davon mit Augenherden	Augenlid	Tränendrüsen	Conjunctiven	Uveitis			Phthisis bulb		
						total	beidseitig	einseitig	total	beidseitig	einseitig
Salvesen	4	2	—	—	1	1	1	—	—	—	—
Schaumann	4	1	—	—	—	1	—	1	1	1	—
Longcope und Pierson . . .	8	3	2	3	—	1	1	—	1	1	—
Snapper und Pompen	13	6	—	—	2	5	4	1	1	1	—
Scott	8	3	—	1	—	2	1	1	1	1	—
Horton, Lincoln und Pinner	4	2	—	—	—	2	2	—	1	1	—
Leder	13	4	—	—	2	2	2	—	—	—	—
Ustvedt	12	7	—	2	1	5	5	—	1	—	1
Harrell	11	7	5	1	—	3	2	1	1	1	—
Reisner	23	8	—	2	—	6	5	1	3	1	2
Total	100	43	7	9	6	28	23	5	10	7	3

Nach Longcope und Freiman 1952 (eigene Fälle):

Uveitis	14 }	je zweimal mit Glaukom
Iritis	14 }	bzw. Katarakt
Tränendrüsenbeteiligung	5	
Herde an Augenlidern	5	
Keratitis	5	
Retinitis haemorrhagica	2	
Chorioretinitis, Opticusatrophie . . .	je 1	
Conjunctivitis, Episkleritis	je 1	

Wir zitieren nachfolgend nur eine Auswahl der wesentlichen Arbeiten und verweisen bezüglich der Literatur vor allem auf Osterberg, Lindau und Löwegren, Redslob bei Pautrier, Levitt und Ullerich.

2. Adnexe.

a) Lidveränderungen. Sie entsprechen den Hautläsionen (s. Abschnitt Haut).

b) Tränendrüsen. Ihre Beteiligung erfolgt vorwiegend im Rahmen des Heerfordtschen Syndroms. Bei den Fällen von Wexler und Stallard wurden histologische Untersuchungen durchgeführt. Für weitere Literatur vgl. Levitt.

3. Conjunctiven.

Hier wurden bereits von Boeck Veränderungen beschrieben. 1919 hat Lutz histologische Untersuchungen durchgeführt. Nach Pautrier finden sich palpebral, bulbär und im Tränensack stecknadelkopf- bis linsengroße, graue wachsartige gelblichbraune bis gelblichrote rundliche, ovale Knötchen von fester Konsistenz, meist indolent, beweglich, unter Umständen konfluierend im Niveau oder etwas über das Niveau der Conjunctiven hervorragend. Thomas 1938, Pierre und Morax erwähnen auch eine Parinaudsche Conjunctivitis.

4. Keratitis.

Als eher seltene Manifestation ist sie fast immer Begleiterscheinung einer im Vordergrund stehenden Uveitis. Literatur: Levitt, Osterberg, King 1939, Snapper und Pompen, Harrell, Meyer, Lindau und Löwegren, Friedman, Weve. Meist handelt es sich um eine Keratitis profunda. Als Komplikation der Tränendrüsenerkrankung kann auch eine Keratitis filamentosa (Keratoconjunctivitis sicca) beobachtet werden (Leder, Ustvedt). Über Keratitis mit Kalkniederschlägen bei gleichzeitiger Hypercalcämie vgl. Haldimann, Walsh und Mitarbeiter.

5. Uveitis.

«... sans vouloir le moins du monde incriminer les ophthalmologistes, on est bien obligé de reconnaître qu'ils n'ont pas simplifié la question, car chaque fois que l'on soumettait à leur examen un malade atteint de sarcoïdos, de lupus pernio, présentant des lésions oculaires du tractus uveal, ils parlaient aussitôt d'iritis, de chorioidite tuberculeuse...» PAUTRIER. Ein Überblick über die ältere Literatur bestätigt diese Bemerkung (vgl. BLOCH 1914, SCHOEPPE 1920). Die ersten histologischen Untersuchungen intraoculärer Läsionen stammen von MYLIUS und SCHÜRMANN 1929 (Iris, Corpus ciliare, Retina), vgl. auch REIS und ROTHFELD 1931.

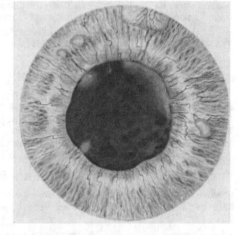

Abb. 12. Iritis Boeck. ♂, 29jährig. (Abbildung Prof. AMSLER, Universitäts-Augenklinik, Zürich.)

a) **Iritis-Iridocyclitis.** Ihre große Bedeutung beim Morbus Boeck wurde erst 1938 klar erkannt (WAGNER, OSTERBERG, BLEGVAD, M. KING, LINDAU und LÖWEGREN, REDSLOB bei PAUTRIER, LEVITT, DRESSLER und WAGNER).

Einzig BLEGVAD glaubt, auf Grund klinischer Kriterien, eine Unterteilung zwischen Iritis Boeck (rötlich-orange gefärbte, unregelmäßig begrenzte, von Blutgefäßen durchsetzte Knötchen, die nach Heilung keine Veränderung hinterlassen sollen) und Iritis tuberculosa (schmutzig graugelbe, glatt begrenzte, Blutgefäße verdrängende Tuberkel; nach Heilung Atrophie des Irisgewebes), durchführen zu können. OSTERBERG, der zwar hervorhebt, daß die „Iritis Boeck" gegenüber der tuberkulösen weniger schmerzhaft, weniger destruktiv und mehr proliferativ verlaufe, betont jedoch, daß für den Einzelfall die Diagnose nur unter Berücksichtigung anderweitiger Manifestationen des Leidens möglich sei, eine Ansicht, die auch LINDAU und LÖWEGREN, REDSLOB und PAUTRIER sowie LEVITT vertreten. Nach LEVITT liegt meist eine schmerzlose chronische Iridocyclitis plastica unterschiedlicher Intensität vor mit geringgradiger oder fehlender pericornealer Injektion, deutlicher Descemetitis und Exsudation in die Vorderkammer sowie Synechien und

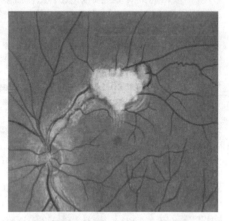

Abb. 13. Chorioretinitis Boeck. ♂, 18jährig. (Aufnahme Prof. AMSLER, Universitäts-Augenklinik, Zürich.)

Irisknötchen. Gewöhnlich befalle das Leiden beide Augen. Zwischen Beginn der Augenläsionen und anderweitigen Manifestationen bestehe keine Beziehung; erstere können sogar Jahre vor anderen Herden in Erscheinung treten. Bei Bildern, die für eine tuberkulöse Iritis verdächtig sind, muß also auch eine BOECKsche Krankheit in differentialdiagnostische Erwägung gezogen werden. Auf die unter Umständen sehr ernste Prognose ist bereits verwiesen worden, andererseits sind auch ausgedehnte Veränderungen rückbildungsfähig (vgl. OSTERBERG).

b) Chorioiditis. Sie ist, wie die übrigen Veränderungen des Augenhintergrundes weniger häufig. Für Literatur über Chorioiditis bzw. Chorioretinitis vgl. Levitt.

6. Retinitis.

a) Chorioretinitis. Sie tritt auf als umschriebene, herdförmige und als diffuse Form. wobei nach Abheilung im allgemeinen eine geringe Pigmentierung zurückbleibt. Franceschetti und Babel beschrieben 1949 eine „choriorétinite en tâches de bougie". Für Literatur über Chorioiditis bzw. Chorioretinitis vgl. Levitt.

b) Als seltene Veränderungen sind zu nennen: eine Periphlebitis retinae (Wagner, Meyer, Walsh und Levitt), sowie eine Retinitis haemorrhagica (Wagner, Longcope und Freiman).

7. Nervus opticus und Papille.

Auch hier sind recht verschiedene Bilder möglich: „Papillitis" (Meyer und Lemming), — Stauungspapille — mit Rückbildung (Roos 1940) — mit Papillenödem nach 20 Monaten (Lindau und Löwegren) — mi tÜbergang in Opticusatrophie (Reis und Rothfeld). Walsh beobachtete eine bilaterale Opticusatrophie. Lindau und Löwegren wiesen Granulome im Nervus opticus eines enucleierten Auges nach.

8. Boecksche Krankheit im Bereich der Orbita

beschrieben neuerdings Benedict, Bodian und Lasky. Klinisch fand sich ein Tumor, innerhalb der Bulbi kein pathologischer Prozeß, jedoch ein Übergreifen auf die Tränendrüsen.

9. Uveoparotitis Heerfordt.

Über die „febris uveo-parotidea subchronica — an der Glandula parotis und der Uvea des Auges lokalisiert und häufig mit Paresen cerebrospinaler Nerven kompliziert" — Heerfordt 1909 — hatte sich bis Mitte der 30er Jahre ein großes Beobachtungsgut angesammelt, ohne daß an Beziehungen zum Morbus Boeck gedacht worden wäre (Literatur bei Garland und Tompson 1933, Savin 1934, Touland und Morard, Thompson 1937, Schüpbach 1936).

Unabhängig voneinander haben dann mehrere Autoren die Kombination bekannter Boeckscher Krankheitserscheinungen mit dem Bild der Uveoparotitis beschrieben und ihre Zusammengehörigkeit erkannt (Bruins Slot 1936 und 1938, Sandbacka-Holmström 1937, Pautrier 1937, Lamy und Mitarbeiter 1937, Waldenström, With). Bei der Besprechung eines eigenen Falles mit Iridocyclitis haben wir 1937 die genannten Beziehungen betont. Für weitere Literatur vgl. 1938: Grönblad, Pautrier, Bonnet und Paufique; 1939: Walsh; Pautrier 1940, Gilbert 1940, Franceschetti und de Morsier 1941, Kirby und Armstrong 1944, Schultz 1945.

Roos (1940) andererseits zögert trotz der auffallenden klinischen Übereinstimmung eine ätiologische Einheit anzunehmen, weil weder das Heerfordtsche Syndrom noch der Morbus Boeck ursächlich abgeklärt seien.

Gravesen fand unter 120 Fällen von Morbus Boeck 9 Heerfordt-Syndrome, Leitner unter 36 Fällen und Reisner unter 35 Fällen je 3.

a) Dem Auftreten des Krankheitsbildes gehen in etwa der Hälfte der Fälle während Tagen bis Wochen die verschiedensten **Prodromi** voraus, wie Müdigkeit, subfebrile Temperaturen, Verdauungsstörungen, Gelenkbeschwerden, Nachtschweiße und Somnolenz.

Im *Beginn* zeigte sich unter den 97 Fällen von Touland und Morard 46mal eine Parotitis, 41mal eine Iridocyclitis, 2mal Facialisparese, 2mal Hautefflorescenzen und einmal eine Schwellung der Tränendrüsen.

b) Die Uveitis steht unter den Augenveränderungen an erster Stelle. Neben der Uvea können die Granulome aber auch alle anderen Strukturen des Auges befallen (s. oben). LONGCOPE und FREIMAN betonen, daß sich früher oder später im Ablauf des Syndroms bei allen Patienten Augenherde finden lassen.

c) Neben der **Parotisschwellung** (bei mehr als der Hälfte der Patienten bilateral) kann auch eine Vergrößerung der übrigen Speichel- und der Tränendrüsen beobachtet werden. Die geschwollenen knotig-derben Parotiden sind höchstens leicht schmerzhaft und gehen in den meisten Fällen nach Wochen bis Monaten wieder auf normale Größe zurück. Als Folge der Parotitis wird wiederholt eine auffallende Trockenheit der Mundschleimhaut beschrieben.

d) **Die Nervenbeteiligung,** die nach LEVIN und COLOVER in etwa der Hälfte der Fälle in Erscheinung tritt, äußert sich am häufigsten in einer Facialisparese (ein Drittel der Patienten von TOULAND und MORARD, die Hälfte der Fälle von MICHELSON), wobei die einseitige Lähmung etwas häufiger als die beidseitige angetroffen wird. Nach LEVIN, ARBUSE und Mitarbeiter und COLOVER sind jedoch auch nachfolgende neurologische Störungen möglich: Befallensein weiterer Hirnnerven mit Diplopie, Strabismus, Ptose, Sensibilitätsstörung im Trigeminusbereich, Taubheit, Dysarthrie, Stimmbandlähmung, Gaumensegelparese, Dysphagie, Geschmacksverlust. Auch Spinalnerven können ergriffen sein mit sensiblen aber auch motorischen Ausfällen, und schließlich sind Lähmungen ganzer Extremitäten mit Pyramidenzeichen beschrieben worden.

Die Nervenläsionen bilden sich häufig vollständig zurück. Bei der Facialisparese ist eine direkte Einwirkung auf die durch die Ohrspeicheldrüsen verlaufenden Nervenfasern gut vorstellbar. Bei polyneuritischen Bildern wird die Frage nach der Ursache der Störung komplizierter, da eine Infiltration von Granulationsgewebe in die Nervenstämme histologisch nur selten nachgewiesen wurde. LONGCOPE und FREIMAN erwägen die Möglichkeit einer Schädigung der Nervenfasern durch Kompression bzw. toxische Einflüsse.

e) **Das Fieber.** Meist erreicht die Temperatur nur subfebrile Werte und dauert selten länger als einige Wochen. Mehr als die Hälfte der Patienten bleiben dauernd afebril.

Es braucht wohl nicht besonders betont zu werden, daß die Febris uveoparotidea mit den verschiedensten anderweitigen Organherden der BOECKschen Krankheit kombiniert auftreten kann. Einige seltene Manifestationen, die beim HEERFORDTschen Syndrom wiederholt beobachtet wurden, scheinen jedoch für die Stellung der Uveoparotitis im Rahmen des Morbus Boeck von Bedeutung, wir meinen erythrodermatische (Literatur s. Abschnitt Haut), hypophysäre und kardiale Formen. So beobachteten LESNÉ und Mitarbeiter, LEVIN, WALSH, JERSILD, LEITNER, ROOS, LONGCOPE und ZEMAN in mehr oder weniger großem zeitlichem Abstand von der Uveoparotitis einen Diabetes insipidus. Die Kombination einer Uveoparotitis mit kardialen Herden schien bereits LINDAU und LÖWEGREN 1940 mehr als zufällig; wir verweisen auf Mitteilungen von NICKERSON, SPENCER und Mitarbeiter, SALVESEN, GARLAND und THOMPSON, LONGCOPE und FREIMAN, MYLIUS und SCHÜRMANN, SOUTER, GRANSTRÖM, COSTE, BRUN und Mitarbeiter 1955.

Bei aller gebotenen Vorsicht sind die angedeuteten Zusammenhänge doch auffallend und weisen mit den anderen Eigenheiten des HEERFORDTschen Syndroms auf eine besonders aktive Phase im ganzen Krankheitsgeschehen hin.

Hinter dem MIKULICZ-Syndrom kann sich ein HEERFORDT-Syndrom verbergen. Eine Gleichsetzung des rein klinischen Begriffes mit dem Morbus Boeck ist jedoch unseres Erachtens nicht angängig und erst recht nicht beim SJÖGREN-Syndrom (Literatur s. bei LEITNER).

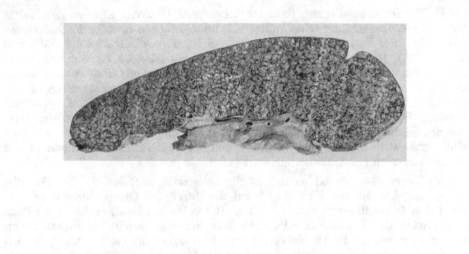

3. Komplikationen.

In seltenen Fällen führt die Erkrankung der Milz zu folgenschweren Komplikationen.

a) Eine **Milzruptur** wurde von JAMES und WILSON sowie von PHILIPPS und LUCHETTE beschrieben.

b) **Veränderungen des Blutbildes.** Auf eine gewisse *Reifungshemmung im Knochenmark* machen LEITNER und DRESSLER aufmerksam. Zum Teil wenigstens wird sie als Zeichen einer splenopathischen Markhemmung aufgefaßt. LUCIA und AGGELER konnten bei 3 Patienten keine entsprechenden Befunde erheben.

Schwere *Leukopenie* mit Normalisierung nach Splenektomie beobachteten MEIRA und Mitarbeiter, LONGCOPE und FREIMAN (vgl. auch CATTELL und WILSON).

Kasuistische Beiträge über *hämolytische Anämien* bei Morbus Boeck stammen von STATS, ROSENTHAL und WASSERMANN, BRUSCHI und HOWE, HANLON und WILHELM (vgl. auch HEILMEYER). Andererseits berichten CRANE und ZETLIN, McCORT und Mitarbeiter, CHEVALLIER und FIEHRER 1942 über Fälle von hämolytischer Anämie bei Morbus Boeck mit vergrößerter Milz, ohne daß in der operativ entfernten Milz epitheloidzellige Granulome gefunden wurden.

Die Frage nach einem engeren Zusammenhang zwischen hämolytischer Anämie und Morbus Boeck muß sicher noch offen gelassen werden. Die drei letztgenannten Publikationen sind auch insofern interessant, als sie zeigen, daß nicht jede Milzvergrößerung bei Morbus Boeck eoipso auf ein Befallensein der Milz mit epitheloidzelligen Granulomen schließen läßt.

Über *thrombocytopenische Purpura* bei BOECKscher Krankheit sind in den letzten Jahren mehrere Mitteilungen erschienen (BERBLINGER, KRAUS — autoptisch verifiziert, vgl. auch JERSILD und NOTKIN und Mitarbeiter).

Über Besserung der Thrombocytopenie nach Splenektomie berichten folgende Autoren: NORDLAND und Mitarbeiter, DAMESHEK und ESTREN, BRUSCHI und HOWE, KUNKEL und YESNER, KLEIN und LEHOTAN, CATTELL und WILSON, SCHRIJVER und Mitarbeiter, SCHWARTZ, LONGCOPE und FREIMAN, HEILMEYER. Das Milzgewicht schwankte jeweils zwischen 190 und 680 g; stets wurden epitheloidzellige Granulome nachgewiesen. LONGCOPE und FREIMAN sind ihrem Fall gegenüber eher skeptisch, da die Herde nur in der Milz nachweisbar waren. KLEIN und LEHOTAN sowie SCHRIJVER lassen die Möglichkeit einer rein zufälligen Koinzidenz zwischen Boeck und Purpura offen. Ein analoger Fall von ENZER kam im Anschluß an die Splenektomie an einer Blutung ad exitum.

VII. Skelet.

1. Häufigkeit.

Tabelle 8.

Autor	Fälle	Mit Knochenherden
HOLT und OWENS:		
amerikanische Literatur . . .	279	42
eigene	65	11
RICKER und CLARK	195	34
GRAVESEN	150	37
DRESSLER	67	13
PAUTRIER	10	1
LEITNER	36	4
LONGCOPE und FREIMAN . . .	100	19
HARTWEG	57	23
MOYER und ACKERMAN . . .	28	3
RILEY	52	7
Total	1039	194 = 19%

2. Klinisches und röntgenologisches Bild.

Der Krankheitsprozeß ist in den allermeisten Fällen an den Knochen der Finger und Zehen lokalisiert.

Eine besondere Eigenheit der Jünglingschen Ostitis ist in den häufig erstaunlich geringgradigen subjektiven Beschwerden zu erblicken bei oft sehr ausgedehntem röntgenologischem Befund (Jüngling, Kissmeyer).

Das umgebende Gewebe kann sich dabei im Sinne eines Lupus pernio bzw. eines grobknotigen Sarkoids beteiligen („Synovite fongueuse" — Besnier, „an Leichentuberkel erinnernde Anschwellung" — Jüngling). Seltener sind Weichteile und Haut absolut unverändert, so daß die Entdeckung der Knochenherde davon abhängt, ob bei Verdacht auf Morbus Boeck eine Röntgenuntersuchung von Händen und Füßen vorgenommen wird.

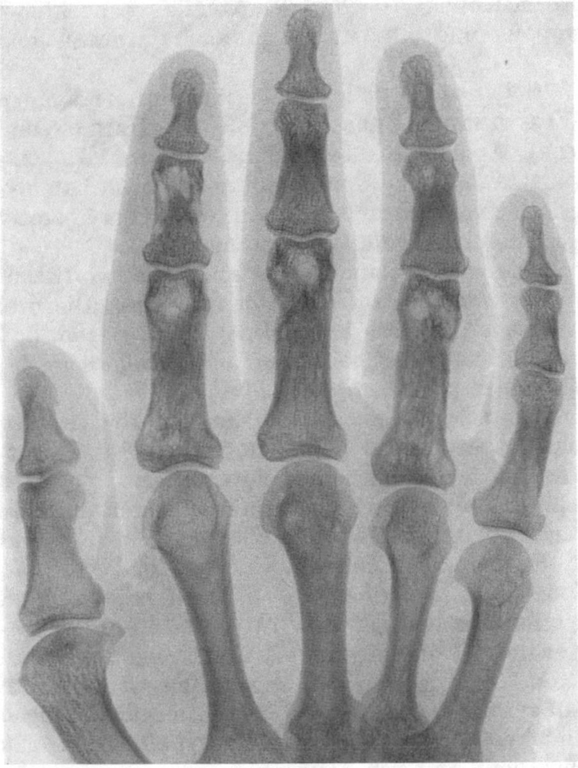

Die Verschiedenartigkeit der Weichteilschwellung, die in Lokalisation und Intensität den Knochenveränderungen nicht parallel zu gehen braucht, kommt in der Beschreibung von Chevalliers und Fiehrer sehr anschaulich zum Ausdruck. Er unterscheidet: „doigt en tetin" (Zitze) Schwellung der I. Phalanx — „doigt en radis" (Radieschen) Befallensein der proximalen Fingerabschnitte — „doigt en boudin" (Blutwurst) Schwellung des ganzen Fingers — „doigt en quille" (Kegel) Ergriffensein der distalen Phalangen — „doigt en baguettes de tambour" (Trommelschlegel) Schwellung nur der Endphalanx.

Abb. 15. Ostitis multiplex cystoides Jüngling — gleicher Patient wie Abb. 1.

Jüngling, der 1919 seine grundlegende Studie über die Ostitis tuberculosa multiplex cystica veröffentlichte, änderte 1928 in Übereinstimmung mit Fleischner (der die von Jüngling postulierte tuberkulöse Ätiologie nur mit Vorbehalt annahm), die Bezeichnung in *Ostitis tuberculosa multiplex cystoides*, da ja keine Cysten, sondern epitheloidzellige Granulome vorliegen. In der letztgenannten Arbeit berichtet Jüngling über 9 eigene Beobachtungen und 46 Fälle der Literatur. Er unterteilt die verschiedenen Krankheitsbilder in 3 Typen:

Typ B 1: Diffuse großfleckige, den ganzen Knochen befallende, bullöse, lacunäre Aufhellungen (nach Jüngling Anfangsstadium).

Typ B 2: Umschriebene, cystische Form, besonders in den Köpfchen der Phalangen lokalisiert, Bild der ausgestanzten Herde. Die Diaphyse braucht keine krankhaften Veränderungen aufzuweisen (nach Jüngling Ausheilungsform).

Typ C: Bild der Gitterstruktur, die ganze Phalanx befallend; Differenzierung in Markhöhle und Compacta aufgelöst (nach Jüngling Ausdruck eines exquisit torpiden Verlaufes).

Zwischen diesen Formen bestehen mannigfaltige Übergangsbilder. Besonders auffällig sei die Tendenz der Herde, sich in den Epi- und Metaphysen zu lokalisieren.

NIELSEN beschreibt die Eigenheiten der Ostitis tuberculosa multiplex cystoides stichwortartig folgendermaßen:
1. Fehlen einer periostalen Reaktion. 2. Keine deutliche perifokale Sklerose. 3. Fehlende Atrophie der Knochen des befallenen Gliedes. 4. Nur selten Perforation in die Gelenke. 5. Keine Tendenz zu Perforation und Fistelbildung nach außen. 6. Extrem chronischer Verlauf, Möglichkeit der Restitutio ad integrum. 7. Geringgradige Gelenkbeteiligung. 8. Entwicklung in unregelmäßigen Intervallen, Möglichkeit gleichzeitiger Evolution und Involution von Herden.

HOLT und OWENS glauben, daß die Restitutio ad integrum auch bei sehr weitgehender Besserung selten sei; die „chronischste" Veränderung sei die cystoide Vacuole im Ende eines Knochens, die jahrelang bestehen könne (histologisch oft nur noch fibröses Narbengewebe).

Als Folge ausgedehnter Veränderungen der Phalangen sind Spontanfrakturen beobachtet worden (Literatur: NIELSEN, HARTWEG, RILEY, JÜNGLING 1928, HOLT und OWENS). Mutilierende Formen der Ostitis cystoides sahen: FLEISCHNER, HOLT und OWENS, LONGCOPE und FREIMAN.

Bezeichnet JÜNGLING Typ 1 als Initialstadium, so belegen KISSMEYER und NIELSEN sowie SCHÜPBACH und WERNLY (Serienaufnahmen), daß die bullöse Form (wie dies PAUTRIER postuliert) bereits das Resultat einer unter Umständen jahrelangen Entwicklung darstellt (vgl. eigene Beobachtung). Der diffusen Osteoporose (Literatur: SCHÜPBACH und WERNLY, LEITNER, MOYER und Mitarbeiter) messen allerdings HOLT und OWENS, besonders bei älteren Leuten, keine wesentliche Bedeutung zu. Daß übrigens eine Durchsetzung der Knochen mit Granulomen möglich ist, ohne röntgenologische Veränderungen zu bewirken, ist ja schon durch histologische Untersuchungen SCHAUMANNS (1919 und 1926) belegt worden (vgl. außerdem GANS und CHEVALLIER).

3. Seltene Lokalisationen.

Neben den Herden in Fingern und Zehen, die weitaus im Vordergrund stehen — selten als erste faßbare Manifestation überhaupt (Literatur: JOHN, CHEVALLIER und ORINSTEIN, ALAJOUANINE und Mitarbeiter, KAY) — kann fast das ganze Skelet einmal analoge Veränderungen aufweisen.

Vergleiche Mitteilungen über Herde in: Mittelhandknochen (JÜNGLING 1919, HARTWEG, KAY), Handwurzelknochen (JÜNGLING 1928, HEYDEN), Os hamatum (JÜNGLING 1919, LÖFFLER 1937), Multangulum majus (LEITNER), Metatarsalia (JÜNGLING 1919, HOLT und OWENS), Lange Röhrenknochen (JÜNGLING, REISNER), Radius (FORCHHAMMER, JORDON und OSBORNE, LONGCOPE und FREIMAN), Ulna (BLOCH 1907, LONGCOPE und FREIMAN), Humerus [SAUER, ZWEIFEL (histologisch verifiziert), JORDON und OSBORNE, HERSKOVITS], Femur (JORDON und OSBORNE, LONGCOPE und FREIMAN), Fibula (LONGCOPE und FREIMAN, HOLT und OWENS), Tibia (HOLT und OWENS, FRAENKEL). Wirbel [NICKERSON, ROBERT, SAUER, LONGCOPE und FREIMAN (autoptisch)], Rippen [KLEIN und LEHOTAN, SCHÜPBACH 1947 (Punktion, Röntgen o. B.)], Beckengürtel, Os acetabuli (NIELSEN). Schambein (HERSKOVITS), Schädel (ROBERT), Schädeldach (FLEISCHHACKER), Mandibula (HERSKOVITS), Maxilla (HOLT und OWENS), Stirnbein (NIELSEN, [histologisch verifiziert]), Nasenbein (JÜNGLING, FLEISCHNER, KLINGMÜLLER, LEITNER, RILEY). HOLT und OWENS empfehlen bei Lupus pernio röntgenologische Untersuchung des Nasenbeins.

4. Differentialdiagnose des Röntgenbildes.

Die Ansicht, die klinische Manifestation der Ostitis JÜNGLING sei für den Morbus Boeck pathognomonisch, besteht nur bedingt zu Recht. Auch hier darf die Diagnose nicht auf Grund eines einzigen Kriteriums gestellt werden. Das Röntgenbild der „Ostitis tuberculosa multiplex cystoides" kann analogen, durch Lepra verursachten Veränderungen zum Verwechseln gleichen (Literatur: NIELSEN, MURDOCK und HUTTER, MOTTA, KISSMEYER). Weniger häufig kommt ein Morbus Recklinghausen in Frage (SALMON und MEYNELL, eigene Beobachtung) HOLT und OWENS betonen, daß das Röntgenbild der Handknochen normaler Individuen (am häufigsten im Metakarpalköpfchen) kleine, isolierte Zonen vermehrter Strahlendurchlässigkeit zeigen kann, die man nicht fälschlich als JÜNGLINGsche Ostitis interpretieren dürfe. Seltenere Krankheiten, die in Betracht fallen, sind: Multiple Enchondrome, Xanthofibrome, Pilzerkrankungen, außerdem nach HOLT und OWENS Gicht, unter Umständen einmal chronisch polyarthritische bzw. tuberkulöse Veränderungen, sowie die polyostöse, fibröse Dysplasie. Die besonders bei Kindern beobachtete *Spina ventosa* unterscheidet sich vom Morbus Jüngling vor allem durch die Reaktion des Periosts mit Schalenbildung, die zu spindelig-kolbiger Auftreibung der befallenen Fingerknochen führt, außerdem durch die Tendenz zu Fistelbildung und Gelenkbeteiligung.

VIII. Leber.

1. Hepatomegalie.

Obwohl die Leber pathologisch-anatomisch in über der Hälfte der Fälle ergriffen, d. h. mit Granulomen durchsetzt ist, ergibt die klinische Untersuchung nur bei knapp einem Fünftel der Patienten eine Lebervergrößerung.

Tabelle 9.

Autor	Fälle	Mit Hepatomegalie
REISNER	35	6
SNAPPER und POMPEN	13	4
HARRELL	11	6
RICKER und CLARK	195	17
DRESSLER	67	7
LONGCOPE und FREIMAN	142	35
RILEY.	52	19
LEITNER.	36	6
Total	551	100 = 18%

2. Leberpunktion.

Da schwere Leberfunktionsstörungen selten sind, fand die Frage der Leberbeteiligung lange Zeit wenig Interesse. Die Zunahme der Mitteilungen über positive Leberpunktionsresultate geben ihr jedoch heute eine erhöhte Bedeutung, wird sie doch vermehrt zu rein diagnostischen Zwecken empfohlen. (Literatur: VAN BECK und HAEX, VAN BUCHEM, SCADDING und SHERLOCK, LONGCOPE und FREIMAN, KLATSKIN und YESNER, ROBINSON, SHAY und Mitarbeiter, BAIRD und Mitarbeiter, LEITNER, NELSON 1953, MOYER und ACKERMAN, HOYLE und Mitarbeiter).

Die angeführten Autoren haben bei insgesamt 99 von 131 Patienten den Morbus Boeck durch die Leberbiopsie nachweisen können, wobei einzelne wenige Fälle nicht jeder Kritik standhalten.

KLATSKIN und YESNER, die bei 15 von 20 Patienten Granulome feststellten, besprechen in ihrer sorgfältigen Studie besonders die histologische Differential-diagnose. Sie fanden submiliare Lebergranulome auch bei Miliar-Knochen- und Lungentuberkulose, ferner bei Brucellosen und in Fällen von Erythema nodosum. Kleinere und ähnliche Herde beschreiben sie bei der Mononucleosis infectiosa, der Influenza und unbestimmten Virusinfekten. Als weitere Möglich-keiten erwähnen sie Histoplasmosis und Berylliosis. Die Diagnose könne somit aus den histologischen Veränderungen allein nicht gestellt werden, eine Ergänzung durch klinische, röntgenologische und Laboratoriumsbefunde sei absolut unerläßlich.

3. Leberfunktionsstörungen.

Hier sind pathologische Veränderungen erst mit feineren Untersuchungs-methoden faßbar, dann aber nicht allzu selten. SHAY und Mitarbeiter stellten bei 10 von 23 Patienten eine leicht bis mäßig stark erhöhte Bromsulfaleinretention fest; die alkalischen Phosphatasewerte waren selten erhöht. Bei etwa ein Fünftel der Fälle war die Kephalinreaktion positiv und bei 21 von 24 Untersuchungen eine Gamma-Globulinvermehrung (KUNKEL-Test) nachweisbar (vgl. außerdem KLATSKIN und YESNER, NELSON sowie MOYER und ACKERMAN).

Auf die Resultate elektrophoretischer Untersuchungen von SHAY und Mit-arbeiter werden wir bei Besprechung der Serumeiweißveränderungen zurück-kommen.

4. Seltene Komplikationen.

Diagnostisch einwandfreie Beobachtungen über Ikterus als Folge des Leber-Boecks sind sehr selten (DAGRADI und Mitarbeiter, BRANSON und Mitarbeiter). Ohne Biopsie kann eine interkurrente Hepatitis nicht ausgeschlossen werden.

Eine andere, seltene Komplikation wird von MINO und Mitarbeiter beschrie-ben. Weitgehend als Folge der granulomatösen Durchsetzung der Leber kam es zu Stauung im Pfortaderbereich mit Bildung von Ascites; Besserung nach Herstellung einer portorenalen Anastomose und Splenektomie.

IX. Herz und Blutgefäße.

1. Cor pulmonale.

Schon bei der Besprechung der Lungenveränderungen ist darauf hingewiesen worden, daß die Lungenfibrose zur Entwicklung eines Cor pulmonale Anlaß geben kann (vgl. RUBIN und PINNER, LONGCOPE und FREIMAN). Die Rechts-insuffizienz stellt denn auch für die schweren pulmonalen Formen ohne Zweifel die häufigste Todesursache dar.

Dieser sekundären kardialen Schädigung steht eine durch Invasion von epitheloidzelligen Granulomen ins Myokard bedingte primäre Schädigung des Herzens gegenüber.

2. Kardialer Morbus Boeck.

Die nachfolgende Tabelle gibt eine Übersicht über Fälle, die klinisch bzw. elektrokardiographisch untersucht wurden, an Morbus Boeck des Myokards ad exitum kamen und autoptisch abgeklärt werden konnten (s. Tabelle 10).

Über pathologisch-anatomische Befunde, jedoch ohne gründliche klinische bzw. elektrokardiographische Belege berichten DIDION, RICKER und CLARK, SCOTTI und MCKEOWN, KULKA, LONGCOPE und FISHER.

Tabelle 10. *Kardialer Morbus Boeck.*

Autor	Geschlecht	Alter Jahre	Klinik	EKG	Anatomisch
JOHNSON und JASON	♂	24	in 4 Wochen letal verlaufende Herzinsuffizienz	ventrikuläre Tachykardie, ventrikuläre Extrasystolie	massive Infiltration des Myokards weitere Herde: Endo- und Perikard, Lungen, Pleura, Lymphknoten, Leber, Milz, Testes
YESNER und SILVER	♂	54	vor 3 Jahren Uveoparotitis, vor 5 Monaten Dyspnoe, Herzverbreiterung, Dekompensation	Vorhofflattern, AV-Block, terminal, AV-Reizleitungsstörung, intraventriculäre Reizleitungsstörung	bis erbsgroße Herde im Myokard weitere Herde: Lunge, Lymphknoten, Milz, Leber, Pankreas, Thyreoidea
SIMKINS	♀	42	vor 8 Jahren Uveoparotitis, Synkopen wie bei cerebralem Carotissinussyndrom	1 Monat vor Exitus: totaler AV-Block, Arborisationsblock, Ventrikuläre Extrasystolie	bis 2 zu 1 cm haltende Herde im Myokard. Außerdem Befall von Lymphknoten und Milz
BATES und WALSH	♂	31	10 Monate ante exitum, Diagnose Morbus Boeck, Tachykardie		Mikroskopisch-diffuser Befall von Myo- und Epikard weitere Herde: Lunge, Lymphknoten, Leber, Milz, Nieren, Muskulatur
SALES	♂	20	1 Jahr ante exitum, Diagnose Morbus Boeck (Iritis, Lymphknotenbiopsie), 2 Monate ante exitum, kardiale Dekompensation. Sinustachykardie, Herzverbreiterung, Hyperproteinämie. Ostitis Jüngling, zunächst Besserung, dann schwerer, irreversibler Kreislaufkollaps	„Myokardschaden"	Diffuse Infiltrierung des Myokards, außerdem Herde in bronchialen Lymphknoten
VAN RIJSSEL	♂	19	vor 2 Jahren Uveoparotitis und Morbus Jüngling	Tachykardie, Rechtstyp; intraventrikuläre Reizleitungsstörung	tuberkuloide Granulome im Myokard, außerdem rheumatoide und lymphoplasma-granulocytäre Infiltrate mit Eosinophilen. weitere Herde: Lungen, Lymphknoten, Leber, Milz, Pankreas
VOGT	♀	60	2½ Monate ante exitum Angina pectoris. 1 Woche ante exitum, kardiale Dekompensation	paroxysmale Tachykardie, Vorhofflattern	schwieliger Befall von Endo- und Myokard weitere Herde: Lunge, Lymphknoten
RICKER und CLARK	♂	25	7 Monate ante exitum, Sehstörung. 4 Monate ante exitum, Hiluslymphome und miliare Lungenaussaat. 6 Wochen ante exitum. Lymphknotenbiopsie: Boeck. (∅ Tuberkulinreaktion gemacht). Wie...		ausgedehnter Befall des Myokards. weitere Herde: Lunge, Lymphknoten, Leber, Epididymis, Thyreoidea, Pankreas, Prostata, Hypophyse, Hirn, Meningen, Retina, Skelet-

Nachtrag bei Korrektur: Vgl. einen

Als Nebenbefund wird die Myokardsarkoidose bei der Autopsie von nachfolgenden Autoren erwähnt: NICKERSON 1937, SPENCER und WARREN 1938, LONGCOPE und FISHER, SKAVLEM und RITTERHOFF, GÜTHERT und HÜBNER, VAN RIJSSEL, VOGT, GENDEL 1952, BRUN und Mitarbeiter 1955.

Zahlreiche, zum Teil sehr sorgfältige Untersuchungen dürfen wegen positiver serologischer Reaktion auf Lues (ADICKES und Mitarbeiter, LONGCOPE und FISHER, COTTER) bzw. gleichzeitig vorliegender Tuberkulose (RICKER und CLARK, HORTON, LINCOLN und PINNER, GRANSTRÖM und Mitarbeiter, MYLIUS und SCHÜRMANN, THOMSON) vom ätiologischen Gesichtspunkt aus nicht ohne weiteres als BOECKsche Myokarditis interpretiert werden.

Über Ergriffensein nur des Perikards berichten SCHAUMANN 1936 und HAUSER.

3. Elektrokardiographische Untersuchungen.

Seit SALVESEN 1935 einen vorübergehenden Arborisationsblock feststellte, als dessen Ursache er eine Infiltration des Myokards mit BOECKschen Knötchen postulierte, sind von verschiedener Seite elektrokardiographische Untersuchungen veröffentlicht worden. LEITNER fand unter 20 Fällen nur 6mal ein völlig normales EKG. Die pathologischen Befunde waren jedoch durchwegs leichterer Natur. Bei mehreren Patienten konnte er eine Beziehung zwischen Hypercalcämie und Q-T-Verkürzung belegen.

LONGCOPE und FREIMAN berichten über 29 Untersuchungen und fanden 7mal pathologische Befunde (z. B. 2:1 Block, Arborisationsblock, T-Negativität, perikarditisartiger Befund und Rechtstyp, vgl. außerdem DRESSLER, McCORT und Mitarbeiter, FIRST, RILEY, sowie MOYER und ACKERMAN).

Selbstverständlich darf aus einem pathologischen EKG bei Morbus Boeck nicht ohne weiteres auf eine Durchsetzung des Myokards mit Granulomen geschlossen werden (vgl. Beobachtungen von McCORT und Mitarbeiter und LONGCOPE und FREIMAN). Sehr verdächtig wird jedoch das klinische Bild, wenn den EKG-Veränderungen eine Herzinsuffizienz mit unter Umständen beträchtlicher, rasch auftretender Herzdilatation parallel geht (LONGCOPE und FISHER), bzw. wenn schwerere, einander ablösende Reizleitungsstörungen auftreten.

4. Blutgefäße.

Klinische Erscheinungen sind hier selten (vgl. renale Komplikationen, wie sie von RUTISHAUSER u. a. beschrieben wurden sowie teleangiektatische Veränderungen in den Hauteffloresecenzen).

Für anatomische Untersuchungen betreffend Arteriitis, bzw. Endarteriitis Boeck vgl. THOMSON, VOLDET, ROSENTHAL, STÄHELIN (weitere Literatur siehe bei LEITNER). Die Fälle von ROSENTHAL und STÄHELIN zeigten jedoch auch Periarteriitis nodosa-artige Bilder, weshalb die Frage, ob eine Kombination von Periarteriitis nodosa mit Morbus Boeck, bzw. ein Übergang zwischen den beiden Krankheiten oder sogar eine Periarteriitis nodosa mit einer besonderen, granulomatösen Entzündungsform vorgelegen hat, unentschieden bleibt. Gegen Morbus Boeck spricht bei STÄHELIN u. a. auch der rasche Verlauf. Möglicherweise sind die beiden Beobachtungen mit dem von CHURG und STRAUSS beschriebenen Bild einer allergischen Angiitis verwandt. (Für die Beziehungen zwischen Periarteriitis nodosa und Morbus Boeck vgl. JACKSON und KASS.)

X. Nervensystem.

Es lassen sich Veränderungen des peripheren von solchen des zentralen Nervensystems unterscheiden, wobei Übergänge zwischen diesen beiden Hauptgruppen häufig sind.

1. Polyneuritis.

a) Hirnnerven. Auf die engen Zusammenhänge mit dem Heerfordtschen Syndrom ist bereits verwiesen worden (Touland und Morard, Michelson). Colover stellte unter 118 Patienten mit neurologischen Veränderungen bei Morbus Boeck 73mal eine Parotitis und 67mal eine Iridocyclitis fest. Aus seiner Zusammenstellung ergibt sich, daß alle 12 Hirnnerven Funktionsausfälle zeigen können, am häufigsten der Facialis, Opticus, Glossopharyngeus und der Vagus. (Für weitere Literaturangaben vgl. Leitner und Essellier und Mitarbeiter.)

b) Spinalnerven. Colover erwähnt neben zwei eigenen Fällen 21 Mitteilungen der Literatur mit „Polyneuritis sarcoidosis" (vgl. auch Essellier und Mitarbeiter). Die alleinige Beteiligung von Spinalnerven ist jedoch selten; meist sind auch die Hirnnerven betroffen. Im Bereich der Spinalnerven sind schwerere Veränderungen (sensibler und motorischer Art mit Reflexanomalien und Muskelatrophien) beobachtet worden. Auch polyradikulitisartige Zustände sind beschrieben (vgl. z. B. Ernsting und Mitarbeiter — gleichzeitig lagen hier meningoencephalitische Prozesse vor). Die für die Facialisparese oft erwogene Schädigung per continuitatem von der Ohrspeicheldrüse her, kann selbstverständlich polyneuritische Bilder nicht erklären. Auch die Annahme eines toxischen Geschehens (Longcope und Freiman) scheint bei einer Krankheit, die sonst keinerlei toxische Zeichen aufweist, nicht stichhaltig. Pautrier zitiert 3 Beobachtungen der älteren Literatur (Winkler, Urban, Mazza) über histologisch verifizierte Invasion von Nervenfasern mit epitheloidzelligen Granulomen. Die Diagnose dieser Fälle wird jedoch von anderen Autoren in Zweifel gezogen (Lepra ?). Für die Möglichkeit eines im Grunde genommen zentralen Geschehens spricht die wiederholt festgestellte meningeale Beteiligung (Literatur siehe bei Essellier und Mitarbeiter).

2. Morbus Boeck des zentralen Nervensystems.

Weitaus am häufigsten werden meningoencephalitische Prozesse gefunden. Seltener wurden beobachtet: Myelitische Veränderungen oder nur auf die Dura beschränkte Herde (Naumann, Knapp) sowie rein encephalitische bzw. chorioependymitische Formen.

a) Meningoencephalitis. Als chronisches Leiden von meist jahrelanger Dauer mit Exacerbationen und Remissionen zeigt die Meningoencephalitis (-myelitis) Boeck eine vielfältige und wechselnde Symptomatologie. Nach Essellier und Mitarbeiter stehen dabei in den Anfangsstadien meningeale Erscheinungen im Vordergrund, während später eher cerebromedulläre Zeichen das Bild beherrschen. Eine eigentliche Nackenstarre ist nach Zeman eher selten.

Die Verschiedenartigkeit der Zustandsbilder wird durch eine Übersicht der Diagnosen vor bioptischer bzw. autoptischer Abklärung, wie sie Zeman aus der Literatur zusammengestellt hat, veranschaulicht. Man dachte an: Multiple Sklerose, Sinusitis purulenta mit Meningitis, intrakranielles Neoplasma, Meningoencephalitis chronica, Pachymeningitis haemorrhagica, embolische Querschnittläsion, Zwischenhirnsyndrom, Arachnitis adhaesiva, Läsion des Cerebellums und rezidivierende Encephalorrhagien. Des öfteren wurden auch psychische Störungen beobachtet (vgl. z. B. Büel).

Daß die Diagnose trotz aller Schwierigkeiten klinisch durchaus möglich ist, beweisen mehrere Arbeiten (Colover, de Haas, Essellier und Mitarbeiter, Zeman, Jacob und Büel), wobei weitere Manifestationen des Morbus Boeck entscheidend ins Gewicht fallen. Nach Essellier und Mitarbeiter sind jedoch auch beim Fehlen anderweitiger Boeck-Herde der wellenförmige progrediente

Verlauf und die extreme Variabilität der Symptomatologie für die Meningoencephalitis Boeck charakteristisch und sollen eine Wahrscheinlichkeitsdiagnose ermöglichen können.

Eine Besprechung der unter Umständen differentialdiagnostisch in Frage kommenden, meist akuten bis subakuten, vorwiegend virusbedingten Meningitiden findet sich bei ESSELLIER. Wichtig scheint uns die oft sehr schwierige Abgrenzung gegenüber der Meningitis tuberculosa. Zu berücksichtigen sind unter anderem weitere tuberkulöse bzw. BOECKsche Krankheitsherde sowie die rasche Verschlechterung bei Tuberkulose, sofern nicht die Chemotherapie rasch einsetzt.

Die Liquorveränderungen sind im allgemeinen diskret. Es findet sich eine vorwiegend lymphocytäre Pleocytose mäßigen Grades (50/3—600/3 Zellen, selten mehr). Interessanterweise ist der Liquorzucker — wie bei der tuberkulösen Meningitis — meist deutlich erniedrigt (Werte zwischen 10 und 60 mg-%). Die Eiweißvermehrung geht bis zur Größenordnung von 800 mg-% und die Kolloidkurven können pathologisch ausfallen.

Die Prognose der Encephalomeningitis Boeck ist ernst. Mehr als die Hälfte der bisher publizierten Fälle ist ad exitum gekommen. Wahrscheinlich sind aber die Aussichten quoad vitam doch nicht so ungünstig, da Beobachtungen mit seit Jahren bestehender klinischer Remission bekannt sind.

Pathologisch-anatomisch kann man eine diffuse von einer lokalisierten tumorartigen Form unterscheiden (UEHLINGER s. bei ZOLLINGER). Beim diffusen Typ dringen die Granulome von der Leptomeninx aus vorwiegend entlang den VIRCHOW-ROBINschen Räumen ins zentrale Nervensystem vor. Tumorartige, isolierte Granulome sind selten (UEHLINGER, TILLGREEN und LENARTOWITZ und Mitarbeiter).

b) Seltenere Formen. Wir verzichten auf die ausführliche Besprechung der nur vereinzelte Beobachtungen umfassenden Mitteilungen über rein encephalitische bzw. chorioependymitische Formen und verweisen auf die Zusammenstellung von ESSELLIER und Mitarbeiter, und die nachfolgenden kasuistischen Beiträge: ZEMAN, JACOB, PENNEL, WILLIAMS, ASKANAZY.

Eine gewisse Bevorzugung basaler Hirnabschnitte kommt durch das im nächsten Kapitel zu besprechende Auftreten eines Diabetes insipidus deutlich zum Ausdruck; ebenso dürfte eine auffallende Schlafsucht auf hypothalamische Herde zurückzuführen sein: COLOVER, GJERSØE und Mitarbeiter, WALDENSTRÖM.

XI. Endokrine und ekkrine Drüsen.

1. Hypophyse.

Innersekretorische Störungen von Bedeutung besitzen meist hypophysären Charakter. Weitaus im Vordergrund steht

a) Der Diabetes insipidus. Nach BLEISCH und ROBBINS, ESSELLIER und Mitarbeiter sowie weiteren kasuistischen Beiträgen (PEER und KWERCH, GJERSØE und KJERULF-JENSEN) ist diese Komplikation bis heute etwa 30mal beobachtet worden (einige Fälle mit gleichzeitiger Tuberkulose anderer Organe nicht eingerechnet).

Die Störung des Wasserhaushaltes ist hie und da vorübergehender Natur. Die größte Urinausscheidung beobachteten LEVIN und FLANDIN und Mitarbeiter mit Tagesmengen bis zu 16 Litern. Therapie mit Pituitrin brachte bei mehreren Fällen eine Besserung (vgl. BLEISCH und ROBBINS). Von Interesse ist der Fall von COLEMAN und Mitarbeiter, der mit bitemporaler Hemianopsie röntgenologisch eine erweiterte Sella turcica zeigte, während die Röntgenbefunde für gewöhnlich unverdächtig sind.

b) Andere hypophysäre Ausfallserscheinungen werden seltener beobachtet. Zu erwähnen sind: Dystrophia adiposogenitalis (zum Teil mit Diabetes insipidus kombiniert) Literatur: Doub und Menagh, Franceschetti und de Morsier, Kraus, Peer und Kwerch; Infantilismus (Haas und Joseph, Touland und Morard). (Ob die nach Colover häufige Amenorrhoe ohne weiteres auf eine hypophysäre Störung zurückgeführt werden dürfe, erscheint fraglich.)

Bleisch und Robbins, die unter 12 Autopsiefällen von Morbus Boeck 3mal Epitheloidzellgranulome in der Hypophyse nachwiesen, geben eine Übersicht über die pathologisch-anatomisch verifizierten Fälle der Literatur.

Bei der Darstellung weiterer Lokalisationen berücksichtigen wir in der Folge nur klinisch wesentliche bzw. pathologisch-anatomisch gesicherte Mitteilungen. Für die einschlägige Literatur verweisen wir auf Pautrier, Freiman, Leitner, Longcope und Freiman. Meist bleiben die Herde klinisch symptomarm oder stumm. Sie besitzen jedoch insofern eine Bedeutung, als sie die Ubiquität des Krankheitsgeschehens demonstrieren (Pautrier).

2. Thyreoidea.

Epitheloidzellige Granulome werden hier gar nicht so selten angetroffen (für Literatur vgl. Rywlin). Leitner beurteilt Mitteilungen, die eine Über- bzw. Unterfunktion darauf zurückführen, mit Recht etwas skeptisch. Es liegt nahe, an ein mehr zufälliges Zusammentreffen zu denken.

3. Parathyreoidea.

Im Fall von Rijssel fanden sich autoptisch epitheloidzellige Granulome (gleichzeitig Hypercalcämie). Da der Typ der Boeckschen Hypercalcämie aber bekanntlich nicht demjenigen bei Hyperparathyreodismus entspricht, ist ein Zusammenhang zwischen dem anatomischen Befund und der funktionellen Störung unwahrscheinlich (für Beobachtungen der Literatur über unspezifische Hyperplasie bei Hypercalcämie vgl. Leitner).

4. Nebennieren.

Die große Seltenheit Boeckscher Herde in diesem Organ ist auffallend. Bei gleichzeitig verkäsender Tuberkulose kann unseres Erachtens nicht mehr sicher von Morbus Boeck gesprochen werden — Bergmann, Ricker und Clark. Als sichere Beobachtung bleibt nur die Mitteilung von Chanial.

5. Pankreas.

Verstreute miliare Herde sind anatomisch wiederholt beschrieben worden. Funktionelle Störungen im Bereich des ekkrinen Drüsenanteils sahen Zellweger und Ekelund. Ekelund, Delore und Chapuy berichten auch über Diabetes mellitus; die Möglichkeit einer rein zufälligen Koinzidenz ist jedoch groß. Der Fall von Curran und Mitarbeiter (bioptisch verifiziert) verlief unter dem Bild einer chronischen Pankreatitis.

6. Keimdrüsen.

Es können fast schmerzlose knotige Schwellungen in den Nebenhoden auftreten; Longcope (1941) sah bei einer Sarkoidose der Testes ein eunuchoides Krankheitsbild. Veränderungen in Hoden, Nebenhoden, Ductus deferens, Samenblasen und Prostata ließen sich verschiedentlich histologisch nachweisen (Nickerson, van Husen, Alexander, Longcope und Freiman).

Boecksche Knoten im Endometrium (Curettagematerial) beobachteten Engelhard, Longcope und Freiman.

Mehrere Arbeiten mit großem Krankengut enthalten Angaben über „Knoten in den Mammae" — eine histologische Sicherstellung ist nur 3mal beschrieben — (vgl. Dalmark).

7. Speicheldrüsen.

Ihre Erkrankung zumeist im Rahmen des HEERFORDTschen Syndroms ist bereits besprochen worden. Als Folge ist eine Verminderung der Speichelproduktion möglich, die zu einer Stomatitis sicca führen kann (ZELLWEGER).

XII. Nieren.

Sie werden pathologisch-anatomisch zumeist in Form zerstreuter, miliarer BOECK-Granulome ebenso häufig erfaßt wie das Myokard.

Klinisch liegen die Verhältnisse weniger eindeutig. Albuminurie, pathologische Sedimentsbefunde, ja sogar schwerere Nierenfunktionsstörungen (SALVESEN) können ohne anatomische Belege nicht mit Sicherheit im Sinne einer Nierenbeteiligung interpretiert werden. (Wir verweisen in diesem Zusammenhang auf einen, der von KLINEFELTER und SALLEY publizierten Fälle — Sarcoidosis simulating glomerulonephritis — von dem PARKER 4 Jahre später eine ergänzende pathologisch-anatomische Untersuchung veröffentlichte — Tod in Urämie; es fanden sich Cystennieren und ein generalisierter Morbus Boeck, vgl. auch BERGER und Mitarbeiter.)

Einige seltene klinisch und anatomisch belegte Beobachtungen sind jedoch von Interesse.

CHANIAL berichtet über einen Fall von Morbus Boeck (Lymphknoten, Lungen, Haut), bei dem eine progrediente Glomerulonephritis subacuta vorlag — autoptisch vorwiegend interstitielle Ausbreitung epitheloidzelliger Granulom. Eine gleichartige Beobachtung stammt von CORREA.

Statt dem Bild einer Nephritis steht bei den Fällen von RUTISHAUSER und RYWLIN, BAEZNER und FICK dasjenige einer (malignen) Hypertonie im Vordergrund. RUTISHAUSER und BAEZNER vermißten klinische Anhaltspunkte für Morbus Boeck, dagegen bestand eine Hyperproteinämie, Todesursache: Encephalorrhagie. Autoptisch waren fast ausschließlich die Nieren befallen. Die Autoren nehmen an, daß die vasculären und glomerulären Schädigungen, die das Bild einer malignen Nephrocirrhose vortäuschen, durch die Vernarbungstendenz der epitheloidzelligen Granulome bedingt sei und betonen besonders eine periglomeruläre, die Glomerula zerstörende Sklerose (vgl. auch eine Beobachtung von RICKER und CLARK sowie die bei den Gefäßläsionen besprochenen Arbeiten von ROSENTHAL und STÄHELIN).

TEILUM macht neuerdings auf prähyaline und hyaline Ablagerungen in den Glomerulumschlingen bei Morbus Boeck aufmerksam, die er mit analogen Veränderungen bei Lupus erythematodes vergleicht.

Eine andere, indirekte Schädigung beschrieben SCHÜPBACH und WERNLY 1943. Im Zusammenhang mit einer Hypercalcämie (vgl. S. 508) stellten sie bei einem BOECK-Patienten ausgedehnte *Organverkalkungen* und deutliche Nierenfunktionsstörungen fest. Weitere gleichartige Beobachtungen stammen von ESPERSEN, LONGCOPE und FREIMAN, HOLT und OWENS, DENT, FLYNN und NABARRO, PHILIPPS und SHULMAN und Mitarbeiter, sowie DAVIDSON und Mitarbeiter. (In neueren Arbeiten konnte mit Cortison der Blutkalkspiegel und zum Teil auch die Nierenfunktion günstig beeinflußt werden.) Es liegen aber auch Berichte über Nephrocalcinosis vor, welche im Zeitpunkt der Untersuchung einen normalen Blutkalkspiegel aufwiesen (MARKOFF 1951, HOLT und OWENS), bei anderen Autoren vermißt man entsprechende Angaben (HORTON, LINCOLN und PINNER, VAN RIJSSEL).

Fälle mit Nephrolithiasis wurden wiederholt beschrieben (LONGCOPE und FREIMAN, SPENCER und WARREN, VAN CREFELD, SCHÜPBACH 1947).

XIII. Seltenere Lokalisationen.

1. Muskulatur.

Die Skeletmuskulatur ist von diffusen kleinen Herden, seltener von groben Knoten durchsetzt. Subjektive Beschwerden sind geringfügig oder fehlen gänzlich. Bei einem eigenen Fall bestand eine Adynamie. Noch vor wenigen Jahren haben Löffler und Jaccard die Seltenheit dieser Lokalisation betont. Eine andere Auffassung vertreten Myers und Mitarbeiter. Bei 3 von 4 Patienten gelang ihnen bioptisch der Nachweis epitheloidzelliger Granulome in klinisch unverdächtigen Muskelpartien. Die Autoren glauben, daß der Muskelbiopsie beim Fehlen anderweitiger, zur Probeexcision geeigneter Manifestationen, eine früher nicht genügend gewürdigte Bedeutung zum histologischen Nachweis der Epitheloidzellgranulome zukomme. Ihre Ansicht findet neuerdings bei Powell (6 eigene Fälle und 18 Fälle der Literatur) eine Bestätigung. (Eine Muskelbiopsie dürfte sicher vielen Patienten leichter zumutbar sein, als z. B. eine Leberpunktion.) (Literatur s. Pautrier, Leitner, Harrell, Longcope und Freiman, Bates und Walsh, Cotter, Ricker und Clark, Gautier und Maurice, Maurice, de Morsier und Mitarbeiter, Shulman, Philipps.)

2. Magen-Darmtrakt.

Oppenheim und Pollak, Garcia, Moran, Orie und Mitarbeiter und wir selbst beobachteten Patienten mit Zeichen eines generalisierten Morbus Boeck, die wegen Verdacht auf Carcinoma ventriculi gastrektomiert wurden. — Im Operationspräparat fand sich kein Carcinom, wohl aber histologisch ein Morbus Boeck.

Isolierte miliare Epitheloidzellgranulome der Magen-Darmschleimhaut rechtfertigen, beim Fehlen anderweitiger Herde, die Diagnose einer Boeckschen Krankheit keineswegs, ebensowenig vereinzelte Epitheloidzellherde in der Umgebung von Magengeschwüren.

Nehmen Delman und Hadfield zwischen Morbus Boeck und *Ileitis regionalis* einen Zusammenhang an, so betonen Snapper und Pompen, daß es sich um zwei voneinander unabhängige Krankheiten handle (vgl. außerdem Watson und Mitarbeiter, Comfort und Mitarbeiter und Morland, bei denen möglicherweise eine durch Morbus Boeck bedingte Ileitis terminalis vorlag). Rappaport und Mitarbeiter, Freiman 1948, McKusick und Watson halten dafür, daß selten einmal Epitheloidzellgranulome im Dünndarm das Bild einer Ileitis regionalis imitieren können, daß jedoch zwischen ihr und der Sarkoidose für gewöhnlich keine Beziehung bestehe.

XIV. Blut und Knochenmark.

1. Blutbild.

Die hämatologischen Befunde sind meist nicht auffallend. Auf seltene schwere Veränderungen wie thrombocytopenische Purpura, schwerere Leukopenien und hämolytische Anämie, die zum Teil auf eine Hypersplenie zurückzuführen sind, ist im Abschnitt Milz verwiesen worden (Leitner beobachtete eine Thrombocythämie).

a) Das rote Blutbild bewegt sich gewöhnlich im Bereiche der Norm. Eine *Polyglobulie* wurde von Leitner zweimal beobachtet und als Störung der Milzfunktion gedeutet, Beckmann sah einen gleichartigen Prozeß mit letalem Ausgang. Andere Autoren denken eher an ein kompensatorisches Geschehen, bei reduzierten respiratorischen Funktionen. (Dressler erwähnt mehrere Beobachtungen mit Cyanose und Dyspnoe.)

b) Weißes Blutbild. Mäßig leukopenische Werte (bis zur Größenordnung von 3000/mm³) werden in einer Minderzahl der Fälle gefunden (Longcope und

FREIMAN, REISNER, McCORT und Mitarbeiter, SNAPPER und POMPEN). Die von LEITNER u. a. vertretene Ansicht, die in der Leukopenie den Ausdruck einer Hypersplenie erblickt, wird neuerdings von PARÉ und Mitarbeiter insofern bestätigt, als bei über längere Zeit beobachteten Patienten, eine gewisse Korrelation zwischen Splenomegalie und Leukopenie festgestellt werden konnte.

Eine meist geringgradige *Eosinophilie* ist bei etwa ein Viertel der Fälle erwähnenswert (McCORT, REISNER, LEITNER, SCHÖNHOLZER, LONGCOPE und FREIMAN). Die höchste relative Eosinophilenzahl unter LEITNERS Patienten betrug 14,5%.

Eine *Monocytose* findet sich ungefähr in ein Drittel der Fälle (GRAVESEN, SCHÖNHOLZER, LEITNER, REISNER) und tritt nach REISNER und GRAVESEN während den aktiven Phasen auf (LEITNER fand als höchste relative Zahl 19,5%). Von PAUTRIER, LEITNER, CAZAL u. a. wird sie als Ausdruck einer Invasion des reticuloendothelialen Systems interpretiert.

2. Knochenmark.

DRESSLER hat 1938 als erster auf die diagnostische Bedeutung der Sternalpunktion aufmerksam gemacht (vgl. auch STAHEL). 1939 folgt eine analoge Publikation von OPSAHL. Beide Autoren arbeiteten mit eingebettetem Material. Weitere Mitteilungen stammen von ESSER sowie von GORMSEN (unter 30 Fällen im eingebetteten Material 6mal Granulome). GRAVESEN und LEITNER sind bezüglich des Wertes der Sternalpunktion zurückhaltender. LEITNER berichtet über 24 negativ verlaufene Untersuchungen und zieht die Punktion am Ort der Wahl vor. Eine Reihe von Mitteilungen aus jüngster Zeit bringt aber doch wieder positive Resultate (Literatur: MICHELSON 1948, KENNEDY 1950, LARSSON und FRANZEN 1952, PINEY und ROSS, LONGCOPE und FREIMAN, BLOCK).

Die hämatologischen Befunde im Sternalpunktat werden bei LEITNER besprochen. Zusammengefaßt findet er manchmal Anzeichen für eine gewisse Markhemmung; außerdem bestehe oft eine Markeosinophilie — vielfach ohne periphere Eosinophilie — sowie eine Vermehrung junger Reticulumzellen.

3. Senkungsreaktion.

Sie ist im allgemeinen bei Morbus Boeck wenig beschleunigt, weniger als bei aktiver Tuberkulose. So fand beispielsweise DRESSLER bei 23 von 49 Fällen mit Hilustyp normale Werte. Eine erhöhte Senkungsreaktion bei ausgedehnteren Prozessen (miliarer Typ) kommt jedoch vor.

GRAVESEN fand unter 121 Patienten 43mal Werte über 20, RICKER und CLARK unter 52 Patienten 14mal eine Beschleunigung über 30 mm pro Stunde (vgl. auch NITTER und HEILMEYER).

4. Blutchemische Veränderungen.

a) **Hyperproteinämie und Hyperglobulinämie.** SALVESEN u. a. (WALDENSTRÖM, SNAPPER und POMPEN, HARRELL und FISHER) haben auf derartige Veränderungen aufmerksam gemacht. Ihre Befunde wurden in der Folge an größeren Untersuchungsreihen bestätigt, wobei Angaben über die Häufigkeit von Serumeiweißveränderungen wohl deshalb ziemlich differieren, weil aktive und inaktive Phasen Unterschiede erkennen lassen. So fanden REISNER unter 22 Fällen 6mal Serumeiweißwerte über 7,5 g-%, McCORT bei 28 Patienten 19mal eine Hyperproteinämie und RICKER und CLARK in etwa ein Drittel von 40 Bestimmungen 8 g-% und mehr. Bei Serumeiweißwerten im Bereich der Norm besteht oft eine

Vermehrung der Globuline (Reisner, Longcope und Freiman, McCort, Ricker und Clark, Nelson u. a.). Leitner fand beispielsweise bei einem Fall mit generalisiertem Morbus Boeck 10 g-% Gesamteiweiß (maximaler Globulinwert 6,45 g-%), nach klinischer Heilung erfolgte völlige Normalisierung.

Das *Weltmann-Band* zeigt eine Tendenz zur Verbreiterung, die Cadmiumreaktion nach Wuhrmann sowie die Kephalinreaktion können selten einmal positiv ausfallen, *Takata* meist negativ.

Feinere Aufschlüsse ergeben *elektrophoretische Untersuchungen* (Kirby und Armstrong, Fisher und Davis, Seibert und Nelson, Shay und Mitarbeiter, Heilmeyer).

Die auffallendste Veränderung bildet die *Gamma-Globulinvermehrung*, die nach Wuhrmann und Wunderly dem Bild der Hyperproteinämie bei chronischen Entzündungen entspricht (Abb. 16). Fisher und Davis haben 4, Shay und Mitarbeiter 3 Fälle ohne Zeichen für Aktivität des Leidens untersucht und fanden übereinstimmend eine weitgehende Normalisierung.

In diesem Zusammenhang ist der Nachweis eines Bence-Jones-artigen Globulins im Urin von Interesse — Harrell, Longcope und Freiman — doch können aus diesen vereinzelten Befunden keinerlei Schlüsse gezogen werden.

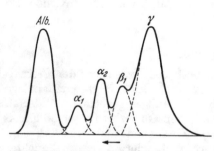

Abb. 16. Elektrophorese eines 17jährigen Patienten mit Morbus Boeck. Gesamteiweiß 8,91 g%. Albumin 31,4%; Globulin α_1 5,9%, α_2 11,9%, β_1 10,4%, γ 40,4%. (Prof. Wuhrmann, Winterthur.)

b) Hypercalcämie. Harrell und Fisher wiesen 1939 bei 6 von 10 Patienten eine Hypercalcämie nach (bei normalem Phosphat- und leicht erhöhtem Phosphatasespiegel). Weitere Literatur: v. Crefeld, Schüpbach und Wernly, Schüpbach 1947, Leitner, Westra und Mitarbeiter, Klinefelter und Mitarbeiter, Walsh und Mitarbeiter. Der Calciumspiegel kann in kürzeren Zeitabständen stark schwanken. Auf den Zusammenhang mit Organverkalkungen (Nephrocalcinosis) ist bereits verwiesen worden — vgl. Schüpbach und Wernly. Die höchsten Werte bestimmten Espersen (18,3 mg-%) und Leitner (17,4 mg-%). Serumeiweiß- und Calciumspiegel lassen kein paralleles Verhalten erkennen. Eine QT-Verkürzung im EKG spricht für eine Vermehrung des ionisierten Calciums. Auch eine Beziehung zum Hyperparathyreoidismus ist unwahrscheinlich, weil der Phosphatspiegel nicht erniedrigt ist und die klinische Übereinstimmung fehlt. Ebenso scheidet eine renale Mineralstoffwechselstörung aus, weil hier eine Calciumverminderung besteht (Schüpbach). Als wahrscheinlichste Ursache der Hypercalcämie betrachtet Schüpbach die Knochenveränderungen, die erfahrungsgemäß, obgleich ausgedehnt vorhanden, röntgenologisch unter Umständen nicht zu erfassen sind (Schwankungen des Calciumspiegels wären demnach als feiner Gradmesser der Aktivität ossärer Manifestationen zu interpretieren). Uehlinger und Heilmeyer sind jedoch von diesem Erklärungsversuch nicht gänzlich befriedigt und betonen, daß die Ursache dieser eigenartigen Störung heute noch unbekannt sei. Nach ihrem Dafürhalten genügen die geringfügigen Knochenherde nicht, um den Blutkalkspiegel nennenswert zu erhöhen.

XV. Therapie.

Eine Therapie der Wahl ist bei der Boeckschen Krankheit bis heute nicht bekannt. Der völlig unberechenbare Verlauf gestaltet die Bewertung therapeutischer Bemühungen denkbar schwierig, und es scheint uns deshalb auch unzulässig, aus Einzelbeobachtungen irgendwelche bindenden Schlüsse zu ziehen. Wir sind uns dabei bewußt, daß die relative Seltenheit des Leidens nicht vielen Autoren Gelegenheit gibt, rein empirisch verschiedene Behandlungsmethoden an einer größeren Zahl von Fällen zu erproben.

Wir berühren nachfolgend kurz die bekannteren Behandlungsarten (für weitere therapeutische Versuche vgl. [1]).

1. Tuberkulin.

GRAVESEN fand Tuberkulinisierung erfolglos. PAUTRIER bemerkt (wie auch bezüglich der Arsenkur), es handle sich um eine klassische Behandlung, zu der man immerhin ohne Schaden Zuflucht nehmen könne — „à défaut d'un bénéfice réel".

2. Arsen.

Als Acidum arsenicosum und andere Verbindungen wird Arsen seit BOECK immer wieder gebraucht. Unseres Erachtens stellt es — zumindest im Sinne einer allgemein roborierenden Therapie — ein relativ brauchbares Medikament dar, besonders für leichtere Formen, deren Zustand eingreifendere Maßnahmen sehr oft nicht rechtfertigt. Wir verwenden für solche Patienten zumeist *Liquor Fowleri* bis zu ziemlich hohen Dosen. Das „primum nil nocere" wird bei einem solchen Vorgehen — im Gegensatz zu neueren Behandlungsmethoden — sicher gewahrt bleiben.

3. Vitamin D.

Angeregt durch die Behandlung des Lupus vulgaris nach CHARPY wurden in den letzten Jahren vielfach Vitamin D-Präparate angewendet. CURTIS und Mitarbeiter sahen bei 5 Patienten recht gute Erfolge — allerdings zum Teil mit sehr hoher Dosierung und toxischen Erscheinungen in jedem Fall. NELSON andererseits stellte nach 12 Monaten bei 8 mit Calciferol und 8 mit Placebo behandelten Fällen auffallend ähnliche Resultate fest (etwas frühere Regression bei Calciferol). Seither sind Angaben über Behandlungsergebnisse an größeren Beobachtungsreihen erschienen (SCADDING, LOMHOLT, LARSSON, GILG).

Aus ihnen ergibt sich, daß Haut- und Schleimhautherde oft recht günstig ansprechen; weniger eindeutig sind die Erfolge bei Lymphknoten-, Drüsen-, Augen- und Knochenmanifestationen, während pulmonale Prozesse nur selten einen Einfluß erkennen lassen.

Toxische Erscheinungen sind jedoch — trotz niedriger Dosierung — recht häufig (LARSSON und SCADDING), weshalb die meisten Autoren Spitalbehandlung, niedrige, sehr vorsichtige Dosierung sowie regelmäßige Kontrollen von Blutcalcium und Harnstoff empfehlen.

---

[1] Die nachfolgenden Medikamente werden, sofern nicht besonders vermerkt, von LEITNER aus der Literatur zitiert. Es gelangten demnach zur Anwendung: Arsen — meist als solutio Fowleri, Sulfarsenol, Arsphenamin (LONGCOPE und FREIMAN) Neoarsphenamin (LONGCOPE und FREIMAN) Wismut, Gold, Quecksilber (KISSMEYER), Strontiumaurothiopropanolsulfat (NICOLAS und GATE), Calcium, Natriumkakodylat (SCHAUMANN, BRUCE und WASSEN). Jod, Jodkali, Vitamin B (CARRERA und SEOANE), Vitamin C, Vitamin D. Tuberkulin. Alkoholätherextrakt von Typus humanus und bovinus, Methylantigen (nach BOQUET und NÈGRE), Filtrat einer säurefesten Form von Tuberkelbacillen, Typhusantigen (CONE, SILTZBACH), Chaulmoograöl und Derivate, Plasmochin. Pentamidin, Stilbamidin (beide ESSER und Mitarbeiter) Desoxycorticosteronacetat (SCHERLER), Pyrifer (zitiert nach ENDRES und BRANDNER).

Außerdem: Sonnenbäder, Quarzlicht, Finsenbestrahlung, Radium, Grenzstrahlen, Kohlenbogenlicht, Elektrokauterisation und anderes mehr.

Über schwere Nierenschädigungen nach kleinen Vitamin D-Dosen berichtet Nilsson. Die Gefahr einer kritiklosen Vitaminzufuhr, vor der nachdrücklich gewarnt werden muß, wird durch eine Beobachtung von Meyer und Mitarbeiter veranschaulicht:

Nach einer unter ärztlicher Leitung durchgeführten Vitamin D-Therapie nahm eine Patientin während 3 Jahren total 1800 mg Vitamin D 2 (= 72 Millionen IE) ein. Der schon lange bestehende Lupus pernio blieb unbeeinflußt, hingegen traten Nausea, Anorexie, Gehstörungen, Pruritus, Polyurie, Hyposthenurie, Hypercalcaemie mit Calcinose von Lungen, Nieren, Arterien und Conjunctiven auf.

4. Cystostatica.

Versuche mit Nitrogen mustard (Snider, Gendel und Mitarbeiter, Sones und Mitarbeiter) und Urethan (Endres und Brandner, Sones und Mitarbeiter) sind noch wenig zahlreich, eindeutige Erfolge sind jedenfalls sehr selten. Es scheint zudem fraglich, ob die Anwendung derart eingreifender Substanzen — außer in schwersten Fällen — gerechtfertigt ist.

5. Antibiotica und Chemotherapeutica.

Sulfonamide, Penicillin und Aureomycin haben nach meist summarisch gehaltenen Mitteilungen versagt (Sones und Mitarbeiter, Siltzbach). Antileprol ist in jüngerer Zeit fast gänzlich außer Gebrauch geraten (Lomholt 1934, Press). *Tuberculostatica:* Systematische Untersuchungen an einem annähernd gleich großen Krankengut wie bei Vitamin D fehlen. *Streptomycin:* Pulaski und White, sowie Gendel sahen bei 13 Patienten keinen Erfolg, Hedvall in 6 Fällen gute Resultate. Endres und Brandner zitieren verschiedene Einzelbeobachtungen, denen wir einige weitere hinzufügen (Harvier und Mitarbeiter, Brun und Mitarbeiter, Scarinci und Sones). Mehrere Fälle wurden sehr intensiv behandelt (bis 94 g — Hadida und Mitarbeiter), ohne daß irgendein Erfolg zu verzeichnen gewesen wäre. Mitteilungen über PAS und Thiosemicarbazone sind sehr selten und für eine endgültige Stellungnahme nicht zu gebrauchen (vgl. Endres und Brandner sowie Grixoni). Die Isoniacidbehandlung hat einige Anhänger, doch konnten sich Israel und Mitarbeiter und Holsinger und Mitarbeiter vom Wert dieser Therapie nicht überzeugen. Aus all diesen Beobachtungen geht hervor, daß von den Tuberculostatica keine wesentliche Hilfe zu erwarten ist (vgl. auch Heilmeyer).

6. Cortison und ACTH.

Zahlreiche Arbeiten der letzten Jahre befassen sich mit der Wirkung von Cortison [Israel und Mitarbeiter (36 Fälle), Siltzbach (13 Fälle), Michael (10 Fälle), Sullivan und Mitarbeiter (5 Fälle), Small (4 Fälle), ferner Lovelock und Stone, Sones, Dolphin und Mitarbeiter, Turiaf und Mitarbeiter, Carstensen und Mitarbeiter, Koszalka und Mitarbeiter, Dent und Mitarbeiter, Philipps und Mitarbeiter, Sommer, Heilmeyer (13 Fälle), Pennell] und ACTH [Shulman und Mitarbeiter (15 Patienten)].

Zusammenfassend sei festgehalten, daß die Hormontherapie besonders bei Frühformen dramatische Besserungen herbeiführen *kann,* die aber oft nach Absetzen der Behandlung von prompten Rückfällen — eventuell bis zum status quo ante — gefolgt sind. Deshalb führten Shulman und Mitarbeiter nötigenfalls auch mehrere Kuren durch. Außer den ossären Manifestationen, für die erst wenige einschlägige Beobachtungen vorliegen (Shulman), sind für sämtliche wichtigeren Lokalisationen eindrückliche Besserungen beschrieben worden, die bereits nach wenigen Tagen einsetzen und nach einigen Wochen ihr Maximum erreichen. Nach ISRAEL und Mitarbeiter sprechen extrapulmonale Herde am besten an; pulmonale Veränderungen besserten sich in über der Hälfte ihrer Beobachtungen — der miliare Typ eher als der Lungentyp — während Hiluslymphome keine sichere Rückbildung erkennen ließen.

Frischere Krankheitsherde sprechen im allgemeinen besser an als ältere, bei denen narbig-fibrotische Prozesse schon einen irreversiblen Zustand herbeigeführt haben. (Allerdings hat SILTZBACH noch eine Beeinflussung an über 2 Jahre alten Läsionen beobachtet.)

Über ein Versagen der Hormontherapie berichten KOSZALKA und Mitarbeiter, SOMMER, ISRAEL und Mitarbeiter, und PENNELL. Wir selbst sahen Fälle, bei denen nicht von einem außergewöhnlichen Behandlungserfolg gesprochen werden konnte. In diesem Zusammenhang verdient eine Beobachtung von ISRAEL und Mitarbeiter besondere Erwähnung: Ausgedehnte pulmonale Läsionen zeigten bei 2 Patienten unter Cortison praktisch keine Veränderung, bildeten sich jedoch später spontan weitgehend zurück. Die Besserung der respiratorischen Beschwerden und des subjektiven Befindens erscheinen oft sehr eindrücklich. Andererseits fallen jedoch die Lungenfunktionsprüfungen nicht immer günstiger aus als vor der Hormontherapie (McCLEMENT, RILEY und RILEY, SMALL, BRUN und Mitarbeiter, GALDSTON und Mitarbeiter, STONE und Mitarbeiter; vgl. auch CARSTENSEN 1954).

Die Tagesdosen für Cortison betragen meistens 100—150 mg, für ACTH 100 mg, eventuell weniger. Nach initialer Stoßbehandlung mit größeren Dosen wird das Medikament gewöhnlich während 2—8 Wochen verabreicht, vor Therapieabschluß langsames Ausschleichen.

Vergleichende histologische Untersuchungen vor und nach Cortison sind von einigen Autoren durchgeführt worden (SILTZBACH, SULLIVAN, SONES); übereinstimmend wurde eine Rückbildung der Epitheloidzellgranulome beobachtet. SILTZBACH und Mitarbeiter verzeichneten überdies eine Zunahme des fibrösen Gewebes.

Unter den oben angeführten 110 Beobachtungen, die nur Cortison bzw. ACTH (ohne Tuberculostatica) erhielten und die Kriterien für eine BOECKsche Krankheit erfüllten, machten sich 7mal während oder unmittelbar nach Absetzen der Therapie *tuberkulöse Schübe* bemerkbar. (Für 2 von diesen Fällen liegen allerdings nur summarische Angaben vor, während ein dritter Fall gleichzeitig Hormon und Tuberculostatica erhielt LOVELOCK und STONE, SMALL, GERNEZ in ROUJEAU und SORS.)

Vor Beginn einer Hormontherapie hat, in Anbetracht der bekannten Aktivierung latenter tuberkulöser Prozesse unter Cortison bzw. ACTH, eine gründliche allgemeine Untersuchung stattzufinden. Es wird denn auch von verschiedener Seite eine gleichzeitige „Abschirmung mit Tuberculostatica" empfohlen (vgl. z. B. HEILMEYER).

Das Für und Wider eines derartigen Vorgehens kann auf Grund der bisherigen Erfahrungen noch nicht mit genügenden statistischen Unterlagen belegt werden. Die Frage, ob eine Abschirmung durchzuführen sei, bleibt vorläufig wie die Hormontherapie selbst eine Ermessenssache des behandelnden Arztes. Einer sorgfältigen klinischen Überwachung wird die Aktivierung einer Tuberkulose wohl kaum entgehen; sie ist dann allerdings umgehend einer entsprechenden Behandlung zu unterziehen. Bei 36 Fällen von ISRAEL und Mitarbeitern trat während durchschnittlich 20monatiger Beobachtung im Anschluß an Cortison und ACTH keine Tuberkulose auf, eine Tatsache, die weiterer eingehender Prüfung bedarf.

Die Hormontherapie kann beim Morbus Boeck nicht unterschiedslos empfohlen werden und kommt wohl nur für ausgewählte Fälle in Betracht. Vor allem wird man sie zur Überbrückung bedrohlicher oder gar lebensgefährlicher Zustände anwenden, d. h. bei oculären, meningoencephalitischen pulmonalen und kardialen Schüben. Auch ausgedehnte, kosmetisch störende Hautläsionen können eine Indikation darstellen. Die Hormontherapie erscheint beim Hilus- und beim miliaren Typ mit ihrer beachtlichen spontanen Rückbildungstendenz problematisch. Erfahrungsgemäß sprechen überdies die pulmonalen — und besonders die Hilusmanifestationen schlechter an als extrapulmonale Herde. Ganz allgemein wird der weitere Verlauf des Leidens nur in einer Minderzahl der Fälle günstig beeinflußt (ISRAEL und Mitarbeiter). Schließlich ist das völlige Versagen bei schwersten pulmonalen Formen wiederholt beschrieben (KOSZALKA, SOMMER).

Berücksichtigt man noch die Gefahren, die der Behandlung als solcher zukommen — vor allem *psychotische Zustände* (SONES, SILTZBACH, eigene Beobachtungen), ferner Reaktivierungen latenter Tuberkulosen, so darf bei Cortison und ACTH zur Zeit noch kaum von einer Therapie der Wahl gesprochen werden.

7. Röntgenbestrahlung.

Günstigen Erfolgen (POHLE und Mitarbeiter, 14 Patienten) stehen unterschiedliche Ergebnisse gegenüber. DONLAN (11 Fälle), RILEY (6 Fälle) und McCORT (2 Fälle) konnten sich vom Wert der Röntgenbestrahlung nicht überzeugen, und LEITNER und DRESSLER lehnen sie auf Grund von Erfahrungen der Literatur ab (Aplastische Anämie, Verschlimmerung unter Therapie).

8. Finsenlichtbestrahlung.

KISSMEYER fand einen deutlichen Unterschied gegenüber den guten Resultaten bei Lupus vulgaris, wogegen VOSBEIN und BONNEVIE nur bei gut ein Viertel ihrer Patienten Mißerfolge feststellen konnten. GRAVESEN wiederum sah nichts Überzeugendes.

9. Kohlensäureschnee.

PAUTRIER hat Kohlensäureschnee bei Hautmanifestationen mit Erfolg verwendet.

10. Allgemeines.

Allgemein roborierenden Maßnahmen kommt schon aus psychologischen Gründen große Bedeutung zu. Sehr wichtig ist eine dauernde, sich über Jahre erstreckende, regelmäßige Kontrolle, die bedrohliche Entwicklungen, welche eingreifendere Maßnahmen erfordern, rechtzeitig erfaßt. Da die Patienten größtenteils auch mit ausgedehnten Prozessen voll arbeitsfähig sind, so genügen periodische ärztliche Überwachungen, denen nötigenfalls — ut aliquid fiat — irgendwelche Roborantien hinzugefügt werden können. In diesem Rahmen sind Klimakuren (Gebirge, See usw.) sicher von Nutzen. Von einer eigentlichen Heilstättenbehandlung raten wir ab, da unseres Erachtens bei einer Krankheit, die durch eine aktive Tuberkulose kompliziert werden kann, jede tuberkulöse Exposition vermieden werden muß.

XVI. Prognose und Komplikation mit Tuberkulose.

Die Bezeichnung Lymphogranulomatosis benigna (SCHAUMANN), bzw. Granulomatosis benigna (SUNDELIN, DRESSLER) besitzt, worauf wir schon zusammen mit JACCARD hingewiesen haben, nur noch eine bedingte Berechtigung. Herrschte bis um 1940 der Eindruck, es liege ein im wesentlichen gutartiges

Leiden vor (KISSMEYER, PAUTRIER), so können wir heute auf Grund größerer Erfahrung dieser Auffassung nicht mehr ohne weiteres beipflichten. Für ein so überaus chronisches Leiden sind kurzfristige katamnestische Aussagen nur von beschränktem Wert, ihre Bedeutung nimmt mit der Größe der Beobachtungszeit zu.

HARTWEG (1951) (80 Patienten) und LEITNER (36 Patienten) berichten über je 3 auf die BOECKsche Krankheit zurückzuführende Todesfälle.

Bei durchschnittlich 5jähriger Beobachtungsdauer fand RILEY unter 47 Patienten: 10 Todesfälle, 13mal Verschlechterung bzw. Komplikation mit Tuberkulose, 5mal stationäres Verhalten, 17mal teilweise bzw. vollständige Rückbildung, 3mal Tod ohne Beziehung zum Morbus Boeck.

REISNER sah bei gleicher durchschnittlicher Beobachtungsdauer unter 28 Patienten: 7mal einen letalen Ausgang (5mal mit Tuberkulose), 2mal eine eindeutige Progredienz, 10mal ein mehr oder weniger stationäres Verhalten, 9mal eine vollständige Regression.

Ein Teil der Patienten von LONGCOPE und FREIMAN konnte beträchtlich länger verfolgt werden (vgl. Tabelle 11).

Tabelle 11. *Katamnese.* (Nach LONGCOPE und FREIMAN).

Beobachtungsdauer	Total	Aktiv	Inaktiv, bzw. Rückbildung	Gestorben
Unter 2 Jahren.	17	—	2	1[1]
2—5 Jahre.	23	11	8	4
5—10 Jahre	23	9	8	6
10—20 Jahre.	19	8	10	1[1]
Über 20 Jahre	2	0	1	0
Total	84[2]	28	29	12

[1] Maligner Tumor — keine Beziehung zum Grundleiden.
[2] Für 5 Patienten des Massachusetts Hospital fehlen Angaben.

CARR und GAGE veröffentlichten eine katamnestische Studie über 144 Patienten der Mayo-Klinik, von denen nach 3 Jahren 134 nachkontrolliert werden konnten. Nach 10 Jahren erreichte ihre Umfrage noch 20 von 22 Patienten. Im ganzen fanden sie 17 Todesfälle (3mal Todesursache Morbus Boeck, einmal Miliartuberkulose, 5mal unbekannte Todesursache, übrige Todesfälle ohne Beziehung zur BOECKschen Krankheit). Alter, Geschlecht, Rasse, Tuberkulinempfindlichkeit, klinisches Bild, Behandlung oder soziale Stellung zeigten keinen Einfluß auf die Prognose. Von 135 Patienten waren 74,1% voll arbeitsfähig, 12,6% teilweise und 13,3% vollständig arbeitsunfähig.

Auf die unter Umständen sehr ernste Prognose einzelner Organmanifestationen (Lunge, Herz, Nervensystem, Augen) ist in den entsprechenden Abschnitten hingewiesen worden.

Für die Hauteffflorescenzen ergaben Untersuchungen von LEDER an 13 Fällen der Dermatologischen Universitätsklinik Zürich (11mal Beobachtungszeit von 6—15 Jahren), 8mal Heilung, einmal Besserung, einmal stationärer Befund und 3mal Progredienz. Das Verhalten anderweitiger Manifestationen ließ keine parallele Entwicklung erkennen.

VOSBEIN hat aus der Literatur die Todesursachen für 140 Fälle BOECKscher Krankheit zusammengestellt (vgl. auch GILG 1954). Gekürzt ergibt sich folgendes Bild:

Tabelle 12. *Todesursache für 140 Fälle* Boeck*scher Krankheit nach* Vosbein.

Gesamtzahl der Fälle *140*
Tod an Morbus Besnier-Boeck-Schaumann *67*

	eindeutig	fraglich
davon pulmonale Herde	29	5
davon zentral-nervöse Herde	10	7
davon kardiale Herde	8	3
davon Morbus Addison[1]	2	0
davon Urämie.	1	1
davon Pankreasnekrose	0	1

Tod an anderen Krankheiten *73*

davon Tuberkulose	30
davon Blutkrankheiten	6
davon interkurrente Krankheiten[2]	23
davon Trauma[3]	12
davon Ursache unbekannt	2

[1] Leider gibt Vosbein keine Literaturangaben. Unseres Wissens zeigte nur der Fall von Chanial eindeutige Boecksche Granulome in den Nebennieren.

[2] Unter anderem Carcinom 2, Hemiplegie 2, Pneumonie 3, Coronarthrombose und Meningitis je 1.

[3] Militärmedizinische Quellen.

Der erste Fall von Cäsar Boeck (1899) konnte 1940 von Danbolt nachuntersucht werden (vgl. auch Danbolt und Hval 1936). Der damals 80jährige Patient war wegen eines Hypernephroms hospitalisiert. Die Kveimsche Reaktion war positiv. Außer einigen narbigen Hautbezirken konnten — auch bei der Sektion — keine Anhaltspunkte für das durchgemachte Leiden erhoben werden.

Die Kombination mit Tuberkulose, über die Vosbein auf Grund pathologisch-anatomischer Befunde orientiert, ist klinisch von unterschiedlicher Häufigkeit. Die Bedeutung dieser Frage wird wohl am besten dadurch veranschaulicht, daß Schaumann unter dem Eindruck, der bei einem Teil seiner Patienten beobachteten tuberkulösen Manifestationen seine Auffassung über die Ursache des Morbus Boeck revidierte und eine tuberkulöse Ätiologie postulierte. Es sind denn auch die von Kalkoff 1955 als Übergangsformen bezeichneten Fälle, die vom klinischen Gesichtspunkt aus am stärksten für eine ätiologische Identität von Morbus Boeck und Tuberkulose zu sprechen scheinen. Neben den Literaturangaben bei Kalkoff möchten wir besonders auf Leitner verweisen, der eine umfassende Übersicht über derartige kasuistische Beiträge der Literatur vermittelt (Hautsarkoide mit gleichzeitigen tuberkulösen Veränderungen innerer Organe — pulmonal, urogenital, enteral, ossär — sowie Kombination von Hautsarkoiden mit papulonekrotischen Tuberkuliden, Scrophuloderm, Erythema induratum, Lupus vulgaris).

Tabelle 13. *Tuberkulosehäufigkeit.*

Autor	Fälle	Davon mit Tuberkulose
Riley (1950)	52	13
Moyer und Mitarbeiter (1950) . .	28	1
Paré und Mitarbeiter (1952). . .	25	0
Gendel und Mitarbeiter (1952) .	24	4
Leitner (1949).	36	4
Gravesen (1942).	150	3
Total	314	25 = 8%

Es ist hier auch der Ort, an die von zahlreichen Autoren beobachteten Fälle Boeckscher Krankheit zu erinnern, die an *Miliartuberkulose* bzw. *Meningitis tuberculosa* ad exitum kamen (Vosbein, Leitner, Uehlinger, Frey, Jacobsen, With und Mitarbeiter, Hagen-Meincke, Müller und Pedrazzini, Ehrner, Bachmann).

Neuere Arbeiten geben recht unterschiedliche Daten über die Häufigkeit derartig kombinierter Prozesse (s. Tabelle 13).

C. Pathologische Anatomie[1, 2]

I. Makroskopische Befunde.

Die primäre Läsion — ein gelblichgraues, miliares Knötchen — zeigt recht verschiedene Anordnung, so daß man dem Vorschlag UEHLINGERs folgend eine diffuse von einer mehr cirkumscripten, tumorartigen Form unterscheiden kann.

Entsprechend den mehr oder weniger ausgeprägten fibrotischen Veränderungen bieten die hellgrau-gelblichen bis hellgrau-rötlichen manchmal körnigen Herde von Stecknadelkopf- bis weit über Hühnereigröße in den einzelnen Organen recht abwechslungsreiche Bilder.

In den Lungen sind vor allem die hilusnahen Anteile am regelmäßigsten und dichtesten befallen; oft zeigt sich dort eine graugrüne Verfärbung. Die ganze Vielfalt pulmonaler Prozesse mit miliaren Aussaaten, indurierten streifig-knotigen Partien, etwas seltener Pleuraverdickungen und allen sekundären Erscheinungen (Emphysem, Stauungsinduration, Pneumonie, selten Atelektasen, Tuberkulose) sei hier nur angedeutet (vgl. Abb. 7). Unter Umständen (z. B. im Gehirn) ergibt sich für das bloße Auge überhaupt kein pathologischer Befund, auch nicht bei histologisch dichter Durchsetzung.

Eine ausführliche Beschreibung der einzelnen Organherde findet sich bei LEITNER.

Die pathologisch-anatomisch bestimmbare Häufigkeit der wesentlichen inneren Manifestationen ergeht aus nachfolgender Zusammenstellung von 100 ausgewählten Autopsien.

Es wurden vorwiegend Arbeiten mit größeren klinischen Beobachtungsreihen berücksichtigt, um irreführende Angaben über eine scheinbare Häufung seltener Lokalisationen

Tabelle 14. *Pathologisch-anatomische Verteilung der Herde.*

	LONGCOPE und FREIMAN	RICKER und CLARK	Literatur[3]	Total
Zahl der Fälle	30	22	48 mindestens	100
Zufall bei Autopsie . .	25	14	14	53
Organherde:				
Lymphknoten . . .	26	17	43	86
Lungen	23	18	40	81
Leber	14	18	30	62
Milz	10	17	35	62
Nieren	4	5	13	22
Knochen	3	1	18[4]	22[4]
Herz	4	3	10	17
Zentralnervensystem	1	3	4	8
mit aktiver Tuber- kulose	3	5	7	15

[1] Vgl. UEHLINGER (1955).

[2] Vgl. dazu die ausführlichen Untersuchungen REFVEM's zur Pathogenese der BOECKschen Krankheit.

[3] SCHAUMANN (1936), MYLIUS und SCHÜRMANN, VOLDET, NICKERSON, v. RIJSSEL, VOGT, GENDEL und Mitarbeiter, E. A. RILEY, McCORT und Mitarbeiter, SNAPPER und POMPEN, HOLT und OWENS, DRESSLER, TEILUM, FROEHLICH und SCHERER, BERBLINGER, DANBOLT und HVAL, GRANSTRÖM und Mitarbeiter, SPENCER und WARREN, BERG, SKAVLEM und RITTERHOFF, LENARTOWITZ und ROTHFELD.

[4] Davon 5 nur röntgenologisch typischer Befund.

auf Grund von Einzelbeiträgen zu vermeiden. Unter 9 kasuistischen Mitteilungen wurden besonders ältere ausgewählt, aus einer Zeit also, in der pathologisch-anatomische Einzelbeobachtungen noch von allgemeinem Interesse waren, im Gegensatz zu neueren kasuistischen Arbeiten, die vorwiegend nur noch seltene Manifestationen betreffen. Eine Verwertung weiterer Autopsiefälle der Literatur wird leider oft dadurch erschwert, daß nur unvollständige Angaben vorliegen (Vosbein). Da zunächst nur die Verteilung Boeckscher Krankheitsherde untersucht werden soll, sind mit Tuberkulose komplizierte Fälle möglichst ausgeschaltet. Unsere Angabe über die Häufigkeit einer komplizierenden Tuberkulose ist denn auch niedriger als diejenige Vosbeins (vgl. Abschnitt Prognose).

II. Histopathologie.

Der Vielfalt makroskopischer Befunde steht bei mikroskopischer Untersuchung das monotone Bild des epitheloidzelligen Granuloms gegenüber. Häufig im Bereich kleiner

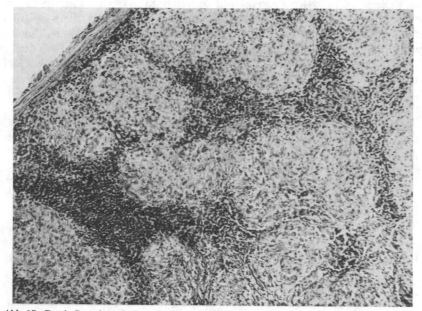

Abb. 17. Boeck-Granulome in Lymphknoten. Vergrößerung 1:120. Färbung: Hämotoxilin-Eosin.

adventitieller Lymphgefäße lokalisiert, ist für die Epitheloidzellenhaufen die Reaktionsarmut des umgebenden Gewebes sehr typisch. Zeigt ein Teil der Granulome einen im allgemeinen schmalen Lymphocytensaum, der hie und da zentripetale Ausläufer erkennen läßt — selten enthält das umgebende Gewebe einige Eosinophile und einige wenige Plasmazellen — so bildet bei vielen anderen Granulomen die scharfe Grenze zwischen den Epitheloidzellen und dem intakten „Stroma" ein eindrückliches Bild.

Als weitere Eigenheit des Boeckschen Granuloms ist das Fehlen zentraler käsig-nekrotischer Abschnitte seit langem allgemein anerkannt. Entsprechen die Veränderungen nicht denjenigen des „rein produktiven Tuberkels", so ist bei der Diagnose auf jeden Fall große Vorsicht geboten. Immerhin wird in jüngerer Zeit von verschiedener Seite darauf hingewiesen, daß selten kleine, zentrale nekrotische Abschnitte in den Granulomen zu beobachten sind (Leitner, Pautrier, van Rijssel, Longcope und Freiman, Sandbacka-Holmström, Uehlinger 1954). — Spricht Pautrier von fibrinoider Degeneration, so erwähnt Leitner eine Koagulationsnekrose, wogegen Longcope und Freiman glauben, die Nekrosen seien im allgemeinen von eigentlicher Verkäsung zu unterscheiden, was allerdings nicht der Ansicht Rijssel's entspricht. Nach Uehlinger sind innerhalb der Boeck-Nekrose noch pyknotische Kerne erkennbar, während bei Tuberkulose die Kernvernichtung viel weiter getrieben werde.

Die Silberfärbung ergibt meist im Bereich der Granulome ein feines argentophiles Netzwerk.

Zwischen den großen hellen Epitheloidzellen eingestreut liegen spärliche mehrkernige Riesenzellen. Nickerson glaubt, sie auf Grund ihrer Größe und ihres Kernreichtums (diffus im ganzen Zelleib verteilt) von den eigentlichen LANGHANS-Zellen unterscheiden zu können. PAUTRIER ist bezüglich der Gültigkeit derartiger Kriterien zurückhaltender.

Die verschiedenen oft sehr dekorativen Einschlußkörperchen der Riesenzellen sind Gegenstand zahlreicher Untersuchungen gewesen. Wenn sie auch für den Morbus Boeck recht charakteristisch sind (beispielsweise im Material von LONGCOPE und FREIMAN in 30% der Fälle nachgewiesen), so sind sie doch keineswegs pathognomonisch. Bezüglich des ziemlich umfangreichen Schrifttums, das sich mit dem Vorkommen und der umstrittenen, unbewiesenen Natur dieser Gebilde befaßt, verweisen wir auf folgende Arbeiten: SCHAUMANN 1941, VOLDET, DRESSLER, FRIEDMAN, FREIMAN, LEITNER, TEILUM, KAY sowie LONGCOPE und FREIMAN, JAQUES.

Demnach sind die sog. *Asteroidkörperchen* z. B. auch in Fremdkörpergranulomen, bei Lepra und Torulosis gefunden worden (FREIMAN), nicht aber bei Tuberkulose.

Die sog. SCHAUMANN-*Körperchen* — konzentrisch geschichtet, doppelt konturiert, zum Teil verkalkt, kommen auch in tuberkulösen Herden (SCHAUMANN zitiert nach LEITNER), ferner bei Berylliosis (FREIMAN, KAY) vor.

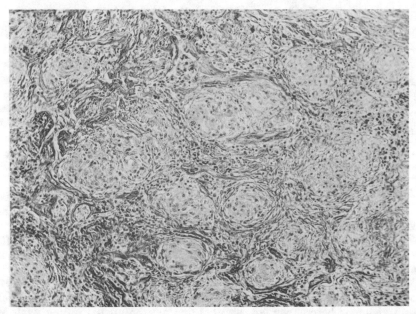

Abb. 18. Boeck-Granulome in Lymphknoten — Beginnende Sclerose. Vergrößerung 1:120. Färbung van Gieson

Eine dritte Art von Einschlüssen — anisotrope kristallartige Fragmente — dürfte ohne spezielle Untersuchungen nicht leicht von kristallinen Gebilden abzugrenzen sein (AYRES und Mitarbeiter).

Über die *Entstehung* der BOECKschen Granulome ist wenig Genaues bekannt. KYRLE beschreibt in einem Fall die Entwicklung der Epitheloidzellknötchen aus unspezifischen entzündlichen Infiltraten. PAUTRIER ist dieser Mitteilung gegenüber skeptisch eingestellt. LONGCOPE und FREIMAN geben an, über zwei eigene analoge Beobachtungen zu verfügen — vgl. auch LEVER und FREIMAN, BARRIE und BOGOCH.

Während KISSMEYER die schrittweise Umwandlung eines perivasculären, lymphocytären Infiltrates in das Epitheloidzellgranulom für möglich hält, nimmt PAUTRIER an, daß a priori mit einem Epitheloidzelltuberkel zu rechnen sei.

Mit zunehmendem Alter lagert sich zwischen den Epitheloidzellgranulomen immer mehr fibrös-hyalines Material ab. Im Rahmen dieser gegen das Zentrum der Knötchen fortschreitenden Sklerose ist verschiedentlich eine (relative?) Zunahme der Riesenzellen beschrieben worden.

PAUTRIER sowie LONGCOPE und FREIMAN — letztere auf Grund klinischer Gesichtspunkte — glauben an die Möglichkeit einer Resorption der Granulome ohne Fibrose. Ein Beweis dafür ist allerdings sehr schwer zu erbringen. Zahlreiche Autopsiebefunde belegen das unter Umständen enorme Ausmaß der narbig-fibrösen Veränderungen. In diesem Zusammenhang sind z. B. Mitteilungen von GÜTHERT und HÜBNER, HOGAN, ROSENTHAL und

Feigin, sowie Ustvedt interessant. Sie beschreiben unter anderem Fälle mit klinisch und bioptisch eindeutigen Veränderungen im Sinne des Morbus Boeck, bei denen die Autopsie überhaupt keine Epitheloidzellgranulome, sondern nur noch fibrös-hyaline Prozesse in den verschiedenen Organen zeigte. Da derartige narbige Veränderungen an sich etwas Unspezifisches darstellen, so ist ihre klare Bewertung beim Fehlen von Epitheloidzellherden im Einzelfall nicht immer leicht.

D. Cellulo-humorale Reaktionen.

Aus der in Frage stehenden Literatur geht hervor, daß hier die Grenze zwischen Beobachtung und Hypothese oft nicht mit der nötigen Klarheit zum Ausdruck kommt. Wir beschränken uns zunächst bewußt auf die Wiedergabe von Beobachtungstatsachen, die verschiedene Deutungen zulassen, welche im Abschnitt Ätiologie gesondert besprochen werden sollen.

I. Tuberkulinempfindlichkeit.

Die schwache, oft fehlende Tuberkulinreaktion des Morbus Boeck stand lange Zeit im Vordergrund des Interesses und bildete den Ausgangspunkt für zahlreiche, oft diametral entgegengesetzte Hypothesen.

Tabelle 15.

Alter Jahre	davon positiv	negativ
1 —20	1	9
20—30	9	8
30—40	9	27
40—50	3	7
50—60	8	6
Total	30	57

Wurde zu Anfang der 20er Jahre die Anergie gegen Tuberkulin von Schaumann als ein diagnostisches Kriterium der Lymphogranulomatosis benigna betrachtet, so ist seither eindeutig belegt worden, daß keineswegs von einer absoluten Reaktionsschwäche gesprochen werden darf.

Unter den früheren Literaturübersichten (vgl. Martenstein und Mitarbeiter, Kissmeyer, Lomholt, Pautrier) möchten wir vor allem diejenige von Pautrier erwähnen, der eine Klassifizierung der Geprüften nach Altersstufen durchführt, ohne näher auf die Testmethode einzugehen. Es ergibt sich eine Verteilung nach Tabelle 15.

Die Auffassung, daß die Tuberkulinprüfung nach Pirquet oder Moro bei Morbus Boeck nicht genügt, dürfte sich heute allgemein durchgesetzt haben. Es muß vielmehr betont werden, daß bei der intracutanen Prüfung nach Mantoux die Testung mit einer einzigen Tuberkulinkonzentration nicht angängig ist. Für wissenschaftliche Zwecke zumindest ist vielmehr eine eigentliche Reizschwellenbestimmung zu fordern (Canetti) [bezüglich der verschiedenen Vorschläge über Vereinfachung und Vereinheitlichung der Schreibweise der verwendeten Tuberkulinmengen (Bonnevie und Björnstadt, Kalkoff und Hück) sei auf den Abschnitt „Allergie der Tuberkulose" verwiesen].

Obschon viele Autoren die Tuberkulinempfindlichkeit ihrer Patienten geprüft haben, so stößt der Versuch, die Resultate größerer Arbeiten auf einen Nenner zu bringen, auf erhebliche Schwierigkeiten, da vielfach die Testung nicht systematisch geschah, oft nur gekürzte Angaben vorliegen, und häufig nicht untereinander vergleichbare Methoden angewendet wurden.

Eine Zusammenstellung der Ergebnisse von Gravesen, Reisner und Leitner findet sich in Tabelle 16.

Eine recht gute Übereinstimmung mit diesen Zahlen zeigen die Resultate von Löfgren und Lundbäck. Sie fanden unter 212 Patienten

38mal positive Reaktionen bei 0,01—0,05 mg Tuberkulin,
72mal positive Reaktionen bei 0,1 —1,0 mg Tuberkulin,
100mal negative Reaktionen bei 1,0 mg Tuberkulin.

Tabelle 16. *Tuberkulinempfindlichkeit nach* GRAVESEN, REISNER *und* LEITNER.

Autor	Tuberkulinmengen					
	100 mg 1:1	10 mg 1:10	1 mg 1:100	0,1 mg 1:1000	0,01 mg 1:10000	0,001 mg 1:100000
GRAVESEN						
total . . .		34	49	63	81	
positiv . .		2	8	21	8	
negativ . .		32	41	42	73	
REISNER						
total . . .		10	23	29	33	25
positiv . .		0	2	7	4	1
negativ . .		10	21	22	29	24
LEITNER						
total . . .	6	9	19	29	33	31
positiv . .	1	1	9[1]	7	(1)	0
negativ . .	5	8	10	22	32	31
total . . .	6	53	91	121	147	56
positiv . .	1	3	19	35	13	1
negativ . .	5	50	72	86	134	55

[1] davon 1mal bovin positiv, human negativ.

Vergleichende Bestimmungen der Tuberkulinreizschwelle bei gesunden Kontrollpersonen, Patienten mit Morbus Boeck und verschiedenen Tuberkuloseformen (MARTENSTEIN und NOLL, BONNEVIE und WITH, KALKOFF und HÜCK) ergaben für europäische Verhältnisse übereinstimmend, daß die größte Anzahl der BOECK-Fälle erst bei stärkeren Tuberkulinkonzentrationen reagierte. HOYLE und Mitarbeiter haben die Tuberkulinsensibilität von BOECK-Patienten, Retikulosen (Hodgkin, Lymphosarkom, chronische Leukämien) und Kontrollen (keine Tuberkulose bzw. Tumorkachexie) verglichen. Sie fanden für Morbus Boeck wie für die Retikulosen signifikant weniger häufige und schwächere Reaktionen.

VOSBEIN und BONNEVIE betonen, daß eine positive MANTOUX-Reaktion mit 0,001 mg = 1:100000 oder kleineren Mengen mit größter Wahrscheinlichkeit gegen die Diagnose einer BOECKschen Krankheit spreche. Dagegen beschreiben z. B. KALKOFF und HÜCK 3 Fälle mit derart erhöhter, wiederholt kontrollierter Tuberkulinsensibilität und zitieren weitere analoge Beobachtungen der Literatur.

Wird eine vorher negative Probe positiv, so spricht dies meist für das Auftreten einer zusätzlichen Tuberkulose (vgl. z. B. LEITNER, GRAVESEN, REISNER, RICKER und CLARK).

SEEBERG untersuchte die Wirkung eines Depottuberkulins (Vehikel: Adeps lanae und Paraffinöl). 7 auf Alttuberkulin positiv reagierende BOECK-Fälle zeigten stärkere und länger anhaltende Reaktionen. Von 8 gegen 1 mg Alttuberkulin nicht reagierenden Patienten entwickelten 6 nach Depottuberkulin verhältnismäßig starke positive Reaktionen.

SCHAUMANN und SEEBERG haben bioptisch die Injektionsstellen nach negativer MANTOUX-Reaktion bei 4 Patienten untersucht und trotz fehlenden klinischen Zeichen nach einigen Wochen epithelodzellige Knötchen nachgewiesen.

PYKE und SCADDING fanden, daß die negative Tuberkulinreaktion bei Wiederholung unter Cortison per os in der Mehrzahl der Fälle positiv ausfiel. Bei lokaler Cortisonapplikation wurde die Reizschwelle im Sinne einer höheren Empfindlichkeit verschoben.

Einige Mitteilungen der älteren Literatur über Herdreaktionen finden sich bei Leitner und Kalkoff und Hück. Nach 1935 erwähnt Leitner nur Hedén (intravenöse Injektion eines Tuberkelbacillenextraktes) sowie Ferrié und Grynfeltt. Kalkoff und Mitarbeiter konnten in ihrem Krankengut keine Herdreaktion beobachten, ebenso betont Rich, daß auch hohe Tuberkulindosen bei Patienten mit Augenläsionen, die ja ein besonders günstiges Untersuchungsobjekt darstellen, von keinen Herdreaktionen begleitet waren.

Urbach, Sones und Israel stellten passive Übertragbarkeit der Tuberkulinsensibilität fest.

II. Serologische Untersuchungen auf Tuberkulose.

In kleinerem Maßstab sind in den letzten Jahren verschiedene serologische Untersuchungen auf Tuberkulose auch bei Morbus Boeck durchgeführt worden.

Leitner untersuchte die Meinicke-Reaktion bei 22 Patienten, 11mal mit negativem, 9mal mit schwach positivem, 2 mit mittelstark positivem Resultat (bei aktiver Tuberkulose sei in über 80% ein positiver Ausfall zu erwarten).

Vergleichende Tuberkulosekomplementbindungsreaktionen wurden von Carnes und Raffel, Lundbäck und Löfgren, sowie Doepfmer — mit verschiedenen Antigenen — geprüft. Ihre Resultate sind nicht ohne weiteres vergleichbar, doch möchten wir sie der Übersicht halber trotzdem gesamthaft darstellen. Die Werte liegen allgemein im Bereich derjenigen gesunder Kontrollpersonen und entsprechen nicht denjenigen Tuberkulöser.

Tabelle 17. *Tuberkulosekomplementbindungsreaktion.*

Autor		Zahl der Fälle	positiv	negativ	positiv %
Carnes und Raffel	Boeck	22	6	16	27,3
	aktive Tuberkulose	26	16	10	61,7
	Gesunde, Tuberkulin positiv	30	10	20	33,3
	Gesunde, Tuberkulin negativ	29	—	29	0
Lundbäck und Löfgren	Boeck	71	5	66	7,0
	aktive Tuberkulose	58	27	31	48,0
	Gesunde	244	8	236	3,0
Doepfmer	Boeck	8	2	6	25,0
	Lupus vulgaris	44	31	9	70,1
	Skrofuloderm	9	6	3	66,6
	Gesunde	56	4	52	7,2

Ergibt die Komplementbindungsreaktion trotz methodischen Unterschieden der Größenordnung entsprechend eine befriedigende Übereinstimmung, so divergieren die Resultate bei der *Hämagglutination* nach Middlebrok-Dubos stärker. Aus größeren Untersuchungsreihen geht hervor (Bovet und Mitarbeiter), daß die Hämagglutination bei Gesunden wie bei Tuberkulösen eine beträchtliche Streubreite besitzt. Man muß sich somit davor hüten, auf Grund eines kleinen Materials zu weitgehende Schlüsse zu ziehen, weil die Hämagglutination im Einzelfall keinen Gradmesser für die Aktivität eines tuberkulösen Geschehens darstellt (Bovet und Mitarbeiter). Nur Brodhage verzeichnet für 12 Fälle Boeckscher Krankheit einen durchschnittlichen Titer von 1:101 (human) bzw. 1:126 (bovin). Alle anderen Autoren fanden niedrigere Werte, die — mit den erwähnten in der Methode liegenden Vorbehalten — eher denjenigen Nichttuberkulöser entsprechen.

Die größte Zahl von Boeck-Patienten haben Fleming und Mitarbeiter untersucht (vgl. Tabelle 18):

Tabelle 18. *Hämagglutination* Middelbrok-Dubos. (Nach Fleming.)

Zahl der Fälle	Durchschnittlicher Titer	Zahl der Patienten mit Titer						Tuberkulinreaktion		
		0	1:4	1:8	1:16	1:32	1:64	positiv	negativ	—
Total 22 . . .	1:7	7	3	3	7	1	1	2	19	1
aktiv 17 . . .	1:6	6	3	2	5	0	1	2	14	1
inaktiv 5 . .	1:11	1	0	1	2	1	0	0	5	0

ULSTRUP berichtet über 19 Fälle von sicherem oder wahrscheinlichem Morbus Boeck. Die Agglutination sei 16mal positiv ausgefallen, wobei eine Verdünnung von 1:8 oder mehr als positiv bezeichnet wird.

ROTHBARD und Mitarbeiter fanden bei 8 Patienten 6mal keine Reaktion und 2mal eine positive Hämagglutination in der Verdünnung 1:2.

Die 5 Fälle von BOVET und Mitarbeiter ergaben je bei Titer 0, 1:2, 1:4, 1:16 und 1:32 positive Reaktion.

III. Impfung mit Bacille-Calmette-Guérin (BCG).

Im Zusammenhang mit der herabgesetzten Reaktionsfähigkeit gegen Tuberkulin sind Ergebnisse von BCG-Impfungen bei Morbus Boeck von Interesse.

LEMMING, der als erster 2 Patienten impfte, vermißte — auch nach Überdosierung — ein Positivwerden der MANTOUX-Reaktion. Die histologische Untersuchung eines excidierten vergrößerten regionalen Lymphknotens zeigte jedoch das Bild einer produktiven Tuberkulose. 1942 verfügte er über 11 Fälle. In Analogie zur Beobachtung produktiver Epitheloidzellgranulome im Lymphknoten fand er jetzt auch in der Haut Veränderungen, die er als Morbus Boeck interpretierte.

ISRAEL und Mitarbeiter berichten 1950 über BCG-Impfungen an 20 eigenen Patienten und geben eine Übersicht über 24 Beobachtungen der Literatur (weitere Literatur LEITNER, OPSAHL, HARRIS und SHORE, ROSTENBERG und CORNBLEETE). 6 von den 24 Fällen der Literatur entwickelten eine positive Tuberkulinreaktion. Von den 20 Patienten reagierte nach der Impfung keiner auf 0,00002 mg PPD; 9 zeigten positive Reaktion auf 0,005 mg PPD, die jedoch nach 10 Monaten durchwegs nicht mehr nachweisbar war. Die Autoren betonen, daß Tuberkulin-positive BOECK-Patienten ihre Tuberkulinsensibilität weniger häufig und weniger rasch verlieren als BCG-Geimpfte. Die Reaktion verlief ohne wesentliche Unterschiede gegenüber Kontrollpersonen. Erscheinungen im Sinne eines KOCHschen Phänomens wurden nicht beobachtet und ein eindeutiger Einfluß auf den weiteren Verlauf des Leidens vermißt.

ROSTENBERG und Mitarbeiter impften BOECK-Patienten und eine Kontrollgruppe nichttuberkulöser Hautleiden mit BCG. Eine Reaktion trat etwa gleich häufig auf (in etwa 40% der Fälle). Bei beiden Gruppen konnten CALMETTE-GUÉRINsche Bacillen ungefähr gleich häufig in Schnitten nachgewiesen bzw. aus den Läsionen isoliert werden. Der Einfluß der BCG-Impfung auf die Tuberkulinsensibilität bei beiden Gruppen war gering.

Ein Patient von REFVEM zeigte 4 Monate nach wiederholter BCG-Impfung eine heftige, zentral einschmelzende Lokalreaktion. Aus dem Eiter konnten auf LOEWENSTEIN-Nährböden zahlreiche Tuberkelbacillenkolonien gezüchtet werden, während der Tierversuch beim Meerschweinchen und Kaninchen negativ ausfiel.

HARRIS und SHORE stellten bei 6 von 7 Patienten nach BCG-Impfung mit Zusatz von Hyaluronidase eine Verstärkung der lokalen Reaktion fest, vermißten jedoch einen deutlichen Einfluß auf das Bestehenbleiben der Tuberkulinsensibilität.

PFISTERER und Mitarbeiter berichten über 4 Fälle von „Morbus Boeck nach BCG-Impfung". — Das kleine Beobachtungsgut erlaubt jedoch keine Entscheidung der Frage, ob eine zufällige zeitliche Koinzidenz zwischen Impfung und Auftreten eines Morbus Boeck bzw. wahrscheinlicher eine auf die Vaccine zurückzuführende Allgemeinerkrankung mit Hilusschwellung vorlag („BCG-itis"). S. auch LÖFGREN (1954).

IV. Andere immunologische Reaktionen.

Von besonderem Interesse sind Untersuchungen, die sich auch mit dem Verhalten gegenüber anderen Antigenen befassen.

Sohier hat 1945 4 Patienten gegenüber Typhus-Paratyphusantigen und Diphtherieantigen getestet und 3mal negatives Resultat, 1mal eine leicht positive Reaktion auf Typhus-Paratyphusantigene festgestellt.

Friou, der 22 Patienten mit Mumpsvirus, Oidiomycin und Trichophytin prüfte, fand im Vergleich zu 64 Kontrollpersonen eine deutliche Reduktion der Sensibilität gegenüber diesen Antigenen, am ausgesprochensten bei den tuberkulinnegativen Fällen.

Sones und Israel berichten 1954 über Untersuchungen an 38 Boeck-Patienten. Sie befaßten sich zunächst mit der Häufigkeit langsam ablaufender Hautreaktionen (delayed skin reaction). Ihre Untersuchungsresultate ergeben bei Morbus Boeck signifikant seltenere Reaktionen gegen Pertussis-Agglutinogen, Mumpsvirus und Oidiomycin als bei Kontrollpersonen, während sich mit Trichophytin keine deutlichen Unterschiede nachweisen lassen (vgl. nachfolgende Tabelle 19). Die Autoren betrachten ihre Resultate jedoch nicht als definitiv, da vielleicht geographische Faktoren eine Rolle spielen.

Immunisierungsversuche ergaben nun folgende Resultate: 20 Boeck-Kranke und 10 Pertussis-Agglutinogen-negative Kontrollpersonen, die gegen Pertussis geimpft wurden, entwickelten alle in normaler Weise zirkulierende Antikörper (durchschnittlicher Titer zwischen 1:640 und 1:1280). Die Boeck-Patienten zeigten jedoch nach der Impfung keine normale Ausbildung der Hautsensibilität (bei 9 von 20 Fällen, meist nur temporär). Eine Impfung mit Typhusvaccine (14 Boeck-Patienten, 18 Kontrollpersonen) führte zur Entwicklung von Agglutininen in normalen Titern bei beiden Gruppen.

Passive Übertragung von Blütenstaubsensibilität (Prausnitz-Küstner-Versuch) sowie intradermale Histaminapplikation ließ kein abnormes Verhalten erkennen.

Tabelle 19. *Hautreaktionen bei Morbus Boeck.* (Nach Sones und Israel.)

Antigen	Morbus Boeck				Kontrollpersonen				x^2
	Zahl der Fälle	positiv		negativ	Zahl der Fälle	positiv		negativ	
			%		%			%		%	
Tuberkulin	38	14	36,8	24	63,2	15	10	66,7	5	33,3	3,9
Pertussis, Agglutinogen.	38	5	13,2	33	86,8	86	49	57,0	37	43,0	20,6
Mumpsvirus	27	8	29,6	19	70,4	15	12	80,0	3	20,0	9,8
Oidiomycin	27	13	51,9	14	48,1	15	12	80,0	3	20,0	4,0
Trichophytin . . .	27	5	18,5	22	81,5	15	4	26,7	11	73,3	0,38

Die Untersuchungen von Sones und Israel beweisen also, daß ein immunologischer Defekt bei Morbus Boeck nicht auf die Tuberkulinreaktion beschränkt ist und daß dieses unspezifische Phänomen offenbar Produktion oder Transport von Antikörpern betrifft, die bei Hautreaktionen mit einem langsamen Verlauf (delayed skin reactions) in Funktion treten.

Lepra. Dafür, daß der Morbus Boeck als eine tuberkuloide Lepra aufzufassen sei (Rabello), konnten Harrell und Horne, sowie Weeks und Smith bei Testung mit Lepromin keine Anhaltspunkte beibringen (vgl. auch die epidemiologischen Argumente, die von Pautrier gegen Lepra angeführt werden).

Brucellosen. MICHELSON erwähnt negative serologische Untersuchungen auf Morbus Bang bei 8 Fällen, während HOYLE und Mitarbeiter unter 28 Patienten 3mal positive Hautreaktionen gegen Brucellin bei durchwegs negativen serologischen Befunden feststellten.

Mykosen. HARRELL hat 7 Patienten mit negativem Ergebnis auf Candida albicans (Agglutination) und auf Blastomyces (Komplementbindungsreaktion) untersucht.

HOYLE und Mitarbeiter führten in England bei 35 Patienten Hautteste mit Coccidiodin und Histoplasmin durch, welche alle negativ reagierten.

GENDEL und Mitarbeiter fanden unter 19 Fällen 1mal einen positiven Histoplasmintest, ohne daß weitere Anhaltspunkte für eine Histoplasmosis vorlagen. ISRAEL und Mitarbeiter sahen unter 22 Patienten 4mal eine positive Hautreaktion und führten bei 19 Fällen die Komplementfixation und die Kolloidionagglutination aus (letztere war 1mal positiv). Ihre Untersuchungen wurden unternommen, weil sie bei einem Patienten mit typischem Morbus Boeck eine disseminierte Histoplasmose fanden, wobei nicht abgeklärt werden konnte, ob die Histoplasmose nachträglich hinzukam oder für die granulomatösen Veränderungen der Sarkoidose verantwortlich war.

Eine gleichartige Beobachtung stammt von PINKERTON und IVERSON, die bei 3 letal verlaufenen Histoplasmosefällen disseminierte, dem Bild des Morbus Boeck völlig entsprechende Granulome nachweisen konnten.

V. Die Kveimsche Reaktion.

Unabhängig von früheren kurzen Mitteilungen (WILLIAMS und NICKERSON, APPEL) berichtet KVEIM (1941) „über eine neue spezifische Hautreaktion bei BOECKschem Sarkoid". Nach erfolglosen Versuchen, eine Komplementbindungsreaktion auszuarbeiten, stellte er aus Lymphknoten und Hautefflorescenzen analog dem FREIschen Verfahren für das Lymphogranuloma inguinale, ein intradermal zu verabreichendes Antigen her. Von 13 Patienten zeigten 12 eine positive Reaktion, die allerdings erst nach einigen Tagen oder Wochen als kleine Papel in Erscheinung trat und während vielen Monaten bestehen blieb. Auf Grund von Kontrollversuchen schloß er, daß eine spezifische allergische Reaktion vorliege.

1943 erschien eine Monographie von PUTKONEN, der die KVEIMsche Reaktion als Kennzeichen der aktiven Lymphogranulomatosis benigna auffaßt. Er unterschied ein 2—3 Tage dauerndes unspezifisches Frühstadium von der eigentlichen Reaktion, die sich im Verlauf von weiteren Tagen bis Wochen zu einer hellroten, später blau- bis braunrot gefärbten Papel von mindestens Linsengröße (vgl. auch DANBOLT 1951) entwickelte. Dieses über viele Monate sichtbare Knötchen ging in seinen Fällen im Gegensatz zu anderen Beobachtungen in ein torpides Ulcus über (vgl. ergänzende Mitteilung von LOMHOLT).

Histologisch fand PUTKONEN bei langsam auftretenden Papeln produktive Epitheloidzellgranulome, bei mehr akut verlaufender Reaktion zunächst eine unspezifische perivasculäre Infiltration mit nachfolgender zentraler Nekrose. Um diese nekrotischen Zonen lag ein Saum von Epitheloidzellen, Fibroblasten, Lymphocyten, spärlichen Riesenzellen und Leukocyten, so daß schließlich das Bild an einen käsigen, tuberkulösen Prozeß erinnerte. PUTKONEN betont jedoch, daß sich die Entwicklung von derjenigen tuberkulöser Veränderungen unterscheide, und daß die Histologie der KVEIMschen Reaktion in ihren verschiedenen Stadien derjenigen der allergischen Reaktion am nächsten komme.

Die Herstellung des Antigens wird unter anderem von PUTKONEN (1943) und von DANBOLT (1951) eingehend beschrieben. Es muß rein empirisch an BOECK-Fällen auf seine Stärke geprüft werden, wobei Lymphknoten- und Hautantigene gewöhnlich stark, Tonsillenantigene häufig unspezifisch reagieren (PUTKONEN).

Das Antigen ist an corpusculäre Elemente gebunden (PUTKONEN, DANBOLT) und wird durch Kochen abgeschwächt, aber nicht zerstört (PUTKONEN 1943, 1945, LOMHOLT 1943).

Viel Unsicherheit in der Beurteilung ist durch Mitteilungen über unspezifisch-positive Kveim-Reaktionen entstanden.

Lomholt sah ein positives Resultat bei einem Fall von Lupus vulgaris, Putkonen bei einem Fall von Erythema induratum (5jährige Latenz), Leitner und Danbolt (1951) je 2mal bei Tuberkulösen.

Neben unspezifisch-positiven Reaktionen bei Patienten mit anderen Krankheiten sind auch solche mit Antigen von anderen Krankheiten bei Boeck-Patienten beschrieben worden.

Nelson sah 7mal positive Reaktion nach Injektion von Suspensionen aus normaler menschlicher Milz, eine Beobachtung, die Danbolt (1951) nicht bestätigen konnte. Lomholt (1943) fand 2mal positive Reaktion mit Material von einem Fall chronisch lymphatischer Leukämie, Putkonen 1mal mit Material von tuberkulösem Lymphom.

Tabelle 20. Kveimsche Reaktion.

Autoren	Zahl der Fälle	positiv	negativ
Kveim (1941) . .	13	12	1
Danbolt (1943) .	10	10	0
Danbolt und Nilssen (1944/45). .	26	24	2[1]
Putkonen (1943) .	42	33	9
Nelson (1948) . .	17	7	10
Danbolt (1951) .	46	41	5
Total	154	127	17

[1] Unter 64 Kontrollpatienten zeigte 1 Fall von Lupus follicularis disseminatus eine fraglich positive Reaktion (vgl. auch Siltzbach und Ehrlich).

Kontrollversuche an Boeck-Patienten mit Gewebe aus Milz, Hirngewebe, Lymphogranuloma malignum, Lymphogranuloma inguinale (Danbolt) sowie mit Kollodium, Eiweiß, menschlicher Muskulatur und normalem Lymphknotengewebe (Nelson) sind negativ ausgefallen.

Für Gesunde oder an anderweitigen Leiden erkrankte Menschen bezifferte Danbolt (1951) die unspezifisch-positiven Reaktionen auf etwa 6,5% der Fälle. Die Kveim-Reaktion ist somit, was schon von Putkonen ausdrücklich betont wird, *keine streng spezifische Reaktion* und erlaubt nur mit anderen Kriterien zusammen, auf einen Morbus Boeck zu schließen (Danbolt)[1]. Obenstehende Tabelle 20 gibt Auskunft über ihre Häufigkeit bei Sarkoidose.

Trotz dem außergewöhnlich langsamen Reaktionsablauf glaubt auch Danbolt, es handle sich um ein allergisches Geschehen, weil in der überwiegenden Mehrzahl der Beobachtungen positive Resultate nur mit Suspensionen aus Boeckschen Krankheitsherden erzeugt werden können und zahlreiche Versuche, mit anderen Substanzen eine Reaktion im Sinn eines isomorphen Reizeffektes (Köbner) auszulösen, negativ verlaufen sind.

Die Annahme, daß das Kveimsche Antigen avirulente, atypische Tuberkelbacillen bzw. deren Zerfallsprodukte enthalte (vgl. auch Schaumann und Seeberg), hat Warfvinge dazu geführt, Boeck-Patienten, Tuberkulösen und gesunden Kontrollpersonen abgetötete Tuberkelbacillen subcutan zu injizieren. Er glaubt, die bei den Boeck-Patienten beobachtete epitheloidzellige Reaktion als „histologisch spezifische Hautreaktion bei Lymphogranulomatosis benigna" deuten zu dürfen. Kontrolluntersuchungen von Björnstad ergaben allerdings für tuberkulinnegative Kontrollpersonen gleiche papulöse Reaktionen wie für tuberkulinnegative Boeck-Patienten, wogegen bei tuberkulinpositiven viel stärkere Reaktionen mit Tendenz zur Nekrose erzeugt wurden. Die Intensität dieser Reaktionen hinge somit von der individuellen Tuberkulinsensibilität ab. Histologische Untersuchungen zeigten bei tuberkulinnegativen Kontrollpatienten sogar häufiger ein „Boeck-artiges Bild" als bei Patienten mit eindeutiger Boeckscher Krankheit.

---

[1] Neuestens berichten Israel und Sones über ihre Erfahrungen mit der Kveim-Reaktion. Sie sind — besonders wegen zahlreicher positiver Resultate auch bei Tuberkulose — gegenüber ihrer diagnostischen Bedeutung und Spezifität sehr zurückhaltend.

E. Bakteriologische Untersuchungen.

I. Tuberkulose.

Wenn der Tuberkelbacillus als Erreger des Morbus Boeck in Frage kommen soll, so muß ein qualifizierter Bacillennachweis (Tierversuch oder Kultur) aus dem Krankheitsherd selbst (Biopsie- oder Autopsiematerial mit typischer histologischer Struktur) erbracht werden. Säurefeste Stäbchen im histologischen Präparat ohne weitere Abklärung ihrer Natur durch Kultur oder Tierversuch halten einer kritischen Betrachtungsweise genau so wenig stand, wie der Nachweis von Tuberkelbacillen in Ex- oder Sekreten von BOECK-Patienten (Literatur bei LEITNER). Es ist klar, daß ein Patient nicht gleichzeitig tuberkulöse Krankheitsherde aufweisen darf, weil sonst nicht entschieden werden kann, woher die Bacillen tatsächlich stammen.

KISSMEYER, PAUTRIER und PINNER berichten sorgfältig über 21 Fälle der Literatur, bei denen der Tuberkelbacillennachweis aus Excisionsmaterial geleistet worden sei.

Von diesen 21 Fällen zeigten:

5 gleichzeitig oder anamnestisch Tuberkulose (GANS, SCHAUMANN, RAMEL, PAUTRIER, GOUGEROT),

5 erst nach 6—10 Monaten einen positiven Tierversuch (JÜNGLING, KYRLE und MORAWETZ, MORAWETZ und SCHLAGENHAUFEN),

2 erst in 2 bzw. 3 Meerschweinchenpassagen säurefeste Stäbchen (RAMEL — Typ bovinus Kaninchen erst nach $4^1/_2$ Monaten gestorben; CHATELLIER — atypisches Sarkoid, Kulturen nicht angegangen),

3 nur summarische Angaben (VOLK — positiver T. V. aus Sarkoid Darier-Roussy, TANIMURA, SADOTOMO).

1 eine sarkoidähnliche, durch Tuberkelbacillen vom Typus avinus hervorgerufene Hauttuberkulose, von der die Verfasser betonen, daß sie den Fall nicht als Morbus Boeck betrachten (DANBOLT und BRANDT).

Unter den 5 verbleibenden Fällen sei 3mal der atypische, langsame Verlauf der Impftuberkulose aufgefallen. Mehrfach konnte im Anschluß an einen positiven Tierversuch eine Bestätigung durch die Kultur nicht erbracht werden.

PINNER — obgleich Anhänger der tuberkulösen Ätiologie — kommt zum Schluß: "The number of positive results is very small, the number of completely convincing positive results is insignificant."

SCHRÖPL berichtet 1943 über 2 Fälle, bei denen aus vorwiegend frischen Hauteffloreszenzen Tuberkelbacillen gezüchtet wurden; bei einem Fall war das histologische Bild zum Teil aber auch atypisch. Den Literaturangaben von KISSMEYER, PINNER und PAUTRIER fügt er weitere 16 Fälle hinzu.

Unter diesen scheiden jedoch bei kritischer Betrachtung aus:

1 wegen Tuberkelbacillennachweis im Sputum und im Pleuraexsudat (MYLIUS und SCHÜRMANN),

1 weil nur säurefeste Stäbchen in Anreicherung erwähnt werden (SOUTER, TOMSON),

1 weil autoptisch gleichzeitig eine Nebennieren- und Darmtuberkulose vorlag (BERGMANN),

2 weil der Tuberkelbacillennachweis erst nach Passagen geleistet werden konnte (JAMAZAKI, BERBLINGER),

4 Fälle aus japanischer Quelle. ROSTENBERG macht hier auf anamnestische bzw. klinische Anhaltspunkte für Tuberkulose aufmerksam. Die Diagnose Morbus Boeck scheint ihm nicht gesichert.

KALKOFF und MOHR haben durch systematische Tierpassagen aus Hautherden bei 4 von 11 BOECK-Patienten Tuberkelbacillen nachgewiesen. In 2 Fällen läßt sich der Übergang von diskret-produktiven zu massiv käsig-tuberkulösen Prozessen mit der Annahme einer zunehmenden Virulenzsteigerung (Passagen)

von anfänglich gleichsam gedrosselten Tuberkelbacillen recht gut vereinbaren. Die beiden anderen Fälle scheiden wegen einer aktiven Begleittuberkulose a priori aus.

Ricker und Clark beobachteten unter 36 Tierversuchen und 26 Kulturen mit „Material" von Boeck-Fällen je ein positives Resultat, mit der Einschränkung allerdings, daß auch hier ein Patient gleichzeitig an Tuberkulose litt.

Den — um mit Rich zu sprechen „occasional sketchy reports of success" — steht eine überwältigende Mehrzahl negativ verlaufener Untersuchungen gegenüber.

Den Angaben von Kissmeyer, Pautrier und Rostenberg können wir nach Durchsicht der Literatur mindestens 50 weitere Patienten hinzufügen, bei denen Gewebsmaterial ergebnislos, vorwiegend mit Tierversuch aber auch kulturell (Kveim 1948, Doepfmer) auf Tuberkelbacillen untersucht wurde, so daß ihre Gesamtzahl auf mindestens 360 ansteigt.

Die Intensität, mit welcher nach Bacillen gefahndet wurde, sei mit einem Beispiel von Schaumann (1936) belegt. Es wurden mit Sputum 8 Meerschweinchen inoculiert, mit Autopsiematerial (Lunge, Milz, Leber, Knochenmark) je 4. In sukzessiven Passagen (Sputum bis 3, Knochen und Leber bis 4, Lungen bis 6, Milz bis 8) wurden schließlich für diesen einen Fall 107 Tiere geopfert — bei keinem sind tuberkulöse Veränderungen aufgetreten.

Doepfmer, der Material von 12 Patienten ebenfalls mit wiederholten Tierpassagen und Kulturen untersuchte, konnte keine Tuberkelbacillen finden.

Pautrier hat bei einem Fall von Heerfordt-Syndrom mit erythrodermatischen Hautefflorescencen aus frischen Läsionen — in denen nach Kyrle und Schröpl Tuberkelbacillen nachweisbar sind — 12 Kaninchen und Meerschweinchen Material in Haut, Muskeln, Augenvorderkammer und Hirn implantiert, ohne daß eine Tuberkulose aufgetreten wäre.

Kveim (1948) inoculierte Gewebe an Meerschweinchen, Kaninchen und Geflügel (total 172 Tiere) mit demselben negativen Ergebnis wie Longcope und Pierson, welche 8 Patienten resultatlos einer sorgfältigen Prüfung unterzogen hatten (Verimpfung auf Meerschweinchen, Kaninchen und Taube).

Fisher 1948 erwähnt schließlich negative Inoculationsversuche an Meerschweinchen, Kaninchen, Hamster, Schweinen, Mäusen, Hühnern, Tauben und Enten, sowie negativ verlaufene Verimpfungen von Gewebsfiltrat auf Hühnereimembranen.

II. Andere Erreger.

Man kann sich fragen, ob der alte Streit um die ätiologische Rolle der Tuberkulose nicht insofern in eine Sackgasse geführt hat, als über andere ätiologische Faktoren nur wenige systematische Untersuchungen vorliegen.

Der Fall von Israel, bei dem sich gleichzeitig ein Morbus Boeck und eine Histoplasmose vorfanden, wurde bereits angeführt. Der Versuch, in 12 Boeck-Fällen den Erreger färberisch und bei weiteren 5 Patienten das Histoplasma capsulatum kulturell nachzuweisen, ist mißlungen.

Longcope und Pierson, die Biopsiematerial von Boeck-Patienten auf Sabouraud-Medium verimpften, konnten kein Wachstum beobachten.

Törnell vermutete wegen häufiger Staubexposition seiner Fälle eine Mykose, vermochte aber wirklich beweisende Unterlagen für die Richtigkeit seiner Auffassung nicht zu erbringen.

Lundbäck und Löfgren, die bei 6 Patienten ein dem Mumpsvirus nahe verwandtes Agens züchten konnten, waren nicht in der Lage, bei fortgesetzter Untersuchung ihre Befunde zu bestätigen und führten sie schließlich auf eine Kontamination im Laboratorium zurück.

Nematodenlarven werden, dies sei der Vollständigkeit halber noch erwähnt, von Jaques als ein mögliches ätiologisches Agens angesehen, weil er glaubt, in den sog. Schaumann-Körperchen (s. S. 517) Nematodenlarven zu erkennen.

F. Diagnose.

Der Morbus Boeck wurde früher oft verkannt, weil das Krankheitsbild nicht geläufig war. Heute wird die Diagnose eher zu häufig gestellt (PINNER 1946), eine Tendenz, die ROUJEAU und SORS veranlaßte, von „Diagnostics abusifs de maladie de BESNIER-BOECK-SCHAUMANN" zu sprechen.

Die BOECKsche Krankheit kann sehr große diagnostische Schwierigkeiten bieten und man kann mit USTVEDT sagen, daß kein einziges, absolut sicheres diagnostisches Merkmal besteht, während ISRAEL (1954) expressis verbis von einer Diagnose per exclusionem spricht.

Klinisch handelt es sich beim Morbus Boeck um eine *Allgemeinerkrankung* (SCHAUMANN, PAUTRIER), was immer wieder hervorgehoben werden muß. Der Patient ist somit als Ganzes und nicht nur auf ein Organ oder Organsystem hin zu betrachten, weshalb auch entsprechende spezialärztliche dermatologische, ophthalmologische und oto-rhinologische Untersuchungen notwendig sind. Man ist sicher gut beraten, wenn man das Beispiel amerikanischer Autoren befolgt und die Diagnose beim Vorliegen einer einzigen — scheinbar noch so typischen — Manifestation offen läßt, d. h. den Kranken nicht „etikettiert". In vielen Fällen wird man sich deshalb mit einer Verdachtsdiagnose begnügen müssen, die an Wahrscheinlichkeit gewinnt, sobald mehrere Herde in verschiedenen Organen vorliegen. Der exquisit chronische und schubweise Verlauf mit Exacerbationen und Remissionen und die geringgradigen subjektiven Beschwerden sind weitere Momente, die dafür sprechen, obschon sie — dessen sei man sich bewußt — eine jahrelange Kontrolle des Patienten bedingen.

Die histologische Bestätigung ist für jeden Fall unbedingt erforderlich, aber leider gar nicht immer leicht zu erbringen. Sind Hautefflorescenzen, Lymphknoten- oder Schleimhautherde in den oberen Luftwegen vorhanden, so ist der bioptische Nachweis relativ leicht. Probeexcision aus der Muskulatur und Punktionen von Leber, Milz und Knochenmark können wenn nötig einbezogen werden.

Die histologische Untersuchung bezweckt vor allem, ähnliche klinische Bilder (Tuberkulose, Lymphogranulomatosis maligna, aleukämische Leukämien und schließlich auch seltenere Leiden, wie z. B. das großfollikuläre Lymphoblastom) auszuschließen. Es muß jedoch betont werden, daß sie nur angeben kann, ob Veränderungen vorliegen, die mit einer BOECKschen Krankheit vereinbar sind. Sie vermag so wenig wie die Klinik, die Diagnose allein zu sichern. Man beachte die große diagnostische Zurückhaltung vieler Pathologen.

PINNER (1946) und andere amerikanische Autoren unterscheiden zwischen „generalized sarcoidosis" und „isolated sarcoid-laesion". Die Differenzierung zwischen dem generalisierten Morbus Boeck und einem vereinzelten BOECK-artigen Granulom — einem Epitheloidzellknötchen — scheint uns geeignet, mehr Klarheit in die in mancher Beziehung verworrenen Verhältnisse zu bringen. Erfahrungsgemäß können zahlreiche und verschiedene Noxen einen „Epitheloidzelltuberkel" erzeugen. Man muß sich also auch hüten, aus dem histologischen Nachweis einer einzigen „isolierten Läsion" zu weitgehende Schlüsse zu ziehen. Zusätzliche Untersuchungen und Erhebungen werden darnach trachten, andere mögliche Ursachen eines „spezifisch-entzündlichen produktiven Granuloms" auszuschließen, d. h. Tuberkulose (Tuberkelbacillen, Tuberkulinreizschwelle), Lues, Brucellosen, Mykosen und Berufskrankheiten, wie die Silikose und die Berylliosis.

Erst das generalisierte Krankheitsgeschehen und die Kombination von klinischen, röntgenologischen histologischen, bakteriologischen und immunologischen Untersuchungsresultaten geben der Diagnose Morbus Boeck die erforderliche Sicherheit.

G. Zur Frage der Ätiologie.

«La question de l'étiologie reste entière, on le voit. C'est à la résoudre que doivent tendre maintenant les travaux des cliniciens, des biologistes et des bactériologistes. Mais il est nécessaire que ces travaux soient entrepris avec méthode et patience et que l'on ne se hâte pas de conclure sur des données incertaines» (Pautrier 1940).

Die Ätiologie des *Morbus Besnier-Boeck-Schaumann* erscheint uns beim heutigen Stand des Wissens ungeklärt. Im wesentlichen stehen 5 Möglichkeiten zur Diskussion: *die atypische Tuberkulose — die Retikulose — die Viruskrankheit — das polyätiologische Syndrom* und *die unspezifische, hyperergische Entzündung.*

I. Der Morbus Boeck als atypische Tuberkulose.

Die Frage soll an Hand verschiedener für bzw. gegen eine tuberkulöse Ätiologie vorgebrachter Gesichtspunkte besprochen werden.

1. Bakteriologie.

Der Tuberkelbacillennachweis ist in einigen wenigen Fällen geleistet worden. Die Anhänger einer tuberkulösen Ätiologie betonen, daß unter gewissen Umständen *eine* positive Aussage mehr beweise als sehr viele negative Befunde. Eindeutige positive Resultate sind aber derart selten, daß man sich fragen muß, ob sie nicht auf Fehlerquellen beruhen, wie sie jeder biologischen Methode eigen sind. Die sarkastische Bemerkung von Rich über ,,occasional sketchy reports of success" wird verständlich, sobald man den Mitteilungen nachgeht und sich nicht mit dem Zitieren von Autoren begnügt, ,,die bei Morbus Boeck Tuberkelbacillen nachgewiesen haben".

2. Anatomische Kriterien.

Die Übereinstimmung des histologischen Substrates mit dem Bild produktiver tuberkulöser Prozesse bewog schon Boeck, eine Tuberkulose in Betracht zu ziehen. Jadassohn betonte besonders die Ähnlichkeit mit der Inoculationstuberkulose der Ratte. Die Tatsache, daß der produktive Epitheloidzelltuberkel nichts Spezifisches darstellt, ist vielfach nicht genügend gewürdigt worden, obschon zahlreiche Autoren nachdrücklich auf diesen Umstand hingewiesen haben (Pautrier, Longcope und Freiman, Klatskin und Yesner, Rich, v. Albertini, Pruvost und Mitarbeiter u. a. m.). Rich z. B. bemerkt, daß typische Epitheloidzelltuberkel bei Lepra, Syphilis, Typhus, Lymphogranuloma inguinale, Tularämie, Brucellosen (Löffler und v. Albertini), Torulosis, Schistosomiasis sowie bei bestimmten Infektionen unbekannter Ätiologie vorkommen. Pinkerton und Mitarbeiter fanden sie bei der Histoplasmose. Es ist auch bekannt, daß Fremdkörperreaktionen ähnliche, ja sogar identische histologische Bilder erzeugen können.

Somit kann man nur sagen, daß der Tuberkelbacillus *eine* der Ursachen von Epitheloidzellknötchen ist. Aus dem histologischen Bild weitergehende Schlüsse auf die Natur des Erregers ziehen zu wollen, ist nicht angängig. Ganz abgesehen davon, daß der Tuberkelbacillus auch sehr häufig ganz andere pathomorphologische Veränderungen provoziert.

Was die Verteilung der Herde auf die einzelnen Organe anbelangt, so bestehen zwischen dem Morbus Boeck und der Tuberkulose deutliche Unterschiede.

Das Myokard ist bei der Tuberkulose selten, meist nur im Rahmen einer Miliartuberkulose (nach Diefenbach bei 4% der Patienten) beim Morbus Boeck
autoptisch jedoch in etwa 17% befallen (s. auch Abschnitt Pathologie und Herz).
Die serösen Häute erkranken bei Morbus Boeck ausgesprochen selten. Eine
Ausnahme macht die Pleura, bei der ein Übergreifen per continuitatem von den
Lungen her wiederholt beschrieben worden ist. Granulome in den Genital-
organen und besonders in den Nebennieren bilden eine Rarität. Eine Erkrankung
der Gelenke ist unseres Wissens nicht beschrieben worden.

3. Klinische Gesichtspunkte.

Die Kombination eines Morbus Boeck mit Tuberkulose — simultan oder
sukzessiv — stellt ein ernst zu nehmendes Argument für einen engen Zusammenhang zwischen den beiden Leiden dar. Die Boecksche Krankheit wird deshalb
von vielen Forschern als „eigenartige Phase" tuberkulösen Geschehens angesehen
(Schaumann, Leitner, Kalkoff u. v. a.).

Erwähnt Vosbein unter 140 Todesfällen bei Morbus Boeck 30mal Tuberkulose als Todesursache, so variieren die *klinischen* Angaben ziemlich stark.
Neueren Arbeiten mit großem Krankengut kann man entnehmen, daß unter
315 Fällen in etwa 8% das Hinzutreten einer Tuberkulose beobachtet wurde
(vgl. S. 514).

Klingmüller, der 21 „Boeck-Familien" der Literatur beschreibt, fand
7mal eine familiäre Belastung mit Tuberkulose; Gravesen (1942) unter 49 Fällen
21mal und Wurm bei 75 Fällen 31mal.

Wiederholt wurde beobachtet, daß beim Auftreten einer Tuberkulose in
erstaunlich kurzer Zeit eine sehr weitgehende bis totale Rückbildung Boeck-
scher Krankheitsherde erfolgte (Schaumann 1936, Bonnevie und With 1937,
Putkonen 1943, Whittle, Kalkoff und Mohr, Pruvost und Mitarbeiter).
Dies wurde häufig in dem Sinn interpretiert, daß die eine Phase des tuberkulösen
Geschehens durch die andere abgelöst worden sei. Die Frage, ob damit wirklich
ein Beweis für einen ätiologischen Zusammenhang erbracht ist, bleibt unseres
Erachtens jedoch offen.

Wir möchten in diesem Zusammenhang daran erinnern, daß auf Grund von
solchen Kombinationsfällen für die Lymphogranulomatosis maligna (Hodgkin)
vor etwa 40 Jahren von namhafter Seite enge Zusammenhänge, wenn nicht
gar ätiologische Beziehungen mit der Tuberkulose vermutet wurden (Sahli,
Fraenkel). Die Häufigkeit tuberkulöser Komplikationen bei der Silikose ist allgemein bekannt und hat eine Zeitlang sogar auch die ätiologische Auffassung
beeinflußt. Boucot und Mitarbeiter fanden unter 3106 Diabetikern in 8,4%
der Fälle eine Tuberkulose, bei über 10 Jahre bestehendem Diabetes in 17%.
Wir wiesen 1948 mit Jaccard darauf hin, wie bei chronischen Leukämien ter-
minal recht oft eine Miliartuberkulose auftritt. Alle angeführten Krankheiten
zeigen somit eine überdurchschnittliche Tendenz zu tuberkulösen Komplikationen, weshalb denn auch für einige von ihnen der Tuberkelbacillus als ätiologischer Faktor verdächtigt wurde.

Wir haben die großen diagnostischen Schwierigkeiten des Morbus Boeck
ausführlich dargelegt und betont, daß man sich heutzutage oft etwas rasch zu
seiner Annahme verleiten läßt. Auch eine Tuberkulose kann einmal mit einer
mittelstarken bis schwachen Tuberkulinempfindlichkeit einhergehen. Treten
bei solchen Fällen im weiteren Verlauf exsudativ-käsige Prozesse hinzu, so wird
häufig ein Übergang von einer „exquisit-produktiven Tuberkuloseform —
Morbus Boeck" zur exsudativen Reaktionslage angenommen. Der Möglichkeit,

daß von Anfang an eine torpid verlaufende Tuberkulose — und keine Sarkoidose — vorlag, wird zu wenig Beachtung geschenkt.

Beobachtungen, die zum Teil aus den letzten Jahren stammen, ergeben für die Beziehung zwischen den beiden Krankheiten neue Gesichtspunkte. Bei Boeck-Fällen im Kleinkindesalter und während der Gravidität oder der Lactationsperiode ist das Auftreten einer Tuberkulose selten. Unter den uns in der Literatur zugänglichen 110 Fällen von Morbus Boeck, die zum Teil sehr intensiv mit Cortison bzw. ACTH behandelt wurden, konnte nur 7mal eine Tuberkulose erfaßt werden. Es zeigt sich also, daß unter altersmäßigen und hormonalen Bedingungen, die erfahrungsgemäß die Gefahr schwerer tuberkulöser Exacerbationen in sich bergen, eine analoge Zunahme beim Morbus Boeck nicht festzustellen ist. Tuberkulöse Komplikationen sind unter den angeführten Bedingungen im Gegenteil eher seltener als die aus neueren großen Arbeiten bestimmbare Tuberkulosehäufigkeit bei Morbus Boeck überhaupt.

Im Widerspruch dazu stehen zahlreiche kasuistische Beiträge über terminale Miliartuberkulose bei Boeckscher Krankheit. Diese Fälle werden immer wieder als Beweis für die tuberkulöse Ätiologie vorgebracht, weil an ihnen deutlich werde, wie aus dem produktiven Stadium (Morbus Boeck) der Umschlag in die exsudative Form (Miliartuberkulose) erfolge. Es fällt uns aber schwer, gerade das plötzliche Einsetzen einer Tuberculosepsis acutissima nach einem blanden, überaus chronischen Verlauf als Ausdruck ein und derselben Infektion aufzufassen und durch die Annahme eines „Stimmungsumschwunges" im Körper miteinander zu verbinden (Löffler und Jaccard 1948). Eine durch den Morbus Boeck bedingte Disposition zur Tuberkulose scheint uns — ähnlich wie bei chronischen Leukämien — die Zusammenhänge zwischen den beiden Leiden besser und zwangloser zu erklären als der plötzliche Übergang von einer besonders gut sein sollenden Abwehrbereitschaft (positive Anergie) ins Gegenteil.

Das Versagen der Tuberculostatica fällt als Argument weniger ins Gewicht, da bekanntermaßen produktive bzw. cirrhotische Tuberkulosen dieser Behandlung gegenüber ebenfalls refraktär sein können.

Das Vorkommen eines Erythema nodosum beim Morbus Boeck ist durch die Untersuchungen von Löfgren eindeutig belegt worden. Nimmt man für den Morbus Boeck eine tuberkulöse Ätiologie an, so ergibt sich ein Widerspruch, weil das Erythema nodosum bei der Tuberkulose als Zeichen einer exsudativen Streuphase gilt, wogegen die Sarkoidose einen exquisit produktiven Prozeß darstellt. Diese Diskrepanz läßt sich umgehen, wenn man den Morbus Boeck als eine selbständige von der Tuberkulose unabhängige Krankheit auffaßt, die wie die Tuberkulose, die Sulfathiazole und die nach Löfgren häufigen Streptokokkeninfekte ein Erythema nodosum bewirken kann (vgl. dazu Miescher).

Rich betont, daß die bei Morbus Boeck häufige Vermehrung der Serumeiweißkörper für Tuberkulose nicht typisch sei.

4. Immunologische Reaktionen.

Die Hypothesen über Wert und Bedeutung der immunologischen Reaktionen sind leider nur selten von zwingenden Beobachtungen gestützt, und die immer wieder vorgebrachten Analogieschlüsse haben nicht zur Klärung der Situation beigetragen.

So ist die Bedeutung der *abgeschwächten Tuberkulinreaktion* vollständig gegensätzlich interpretiert worden.

Die *Anhänger einer tuberkulösen Ätiologie* sehen in ihr eine Bestätigung der Annahme, es liege eine aufs höchste gesteigerte Abwehrlage des Organismus gegen den Tuberkelbacillus vor, so daß entsprechend dem Begriff der *positiven Anergie* (Jadassohn) der Organismus Tuberkulin derart rasch abbaue, daß es überhaupt nicht mehr zu einer klinisch faßbaren Reaktion komme. Damit wird gleichzeitig auch erklärt, warum der Tuberkelbacillus sofort der Zerstörung anheimfalle, was der Grund dafür sei, daß nur selten und oft nur atypische Tuberkelbacillen gefunden würden (vgl. z. B. SCHRÖPL). SCHAUMANN und SEE-BERG erblicken im Nachweis histologischer Veränderungen bei klinisch negativer MANTOUX-Reaktion eine Bestätigung der Lehre von der positiven Anergie. Im selben Sinne verwertet SEEBERG den Umstand, daß MANTOUX-negative Patienten auf Depottuberkulin positiv reagieren. Gemäß den Überlegungen LEMMINGs sollte bei positiver Anergie nach Impfung mit BCG keine Tuberkulinempfindlichkeit zu erzwingen sein. Er faßt seine zum Teil derartig interpretierbaren Untersuchungs-befunde als weitere Stütze der positiven Anergie auf. Die Reaktion auf den BCG ist jedoch unterschiedlich (ISRAEL und Mitarbeiter). URBACH und Mitarbeiter ist es gelungen, die Tuberkulinsensibilität passiv auf BOECK-Fälle zu übertragen.

Die Untersuchungen von ROSTENBERG und Mitarbeiter sprechen nun allerdings gegen eine positive Anergie, da es ihnen gelang, bei BOECK-Patienten und Kontrollen den BCG ungefähr gleich häufig zu isolieren oder im Schnitt nachzuweisen. Dieser Umstand spricht doch gegen eine raschere Zerstörung der Tuberkelbacillen (vgl. in diesem Zusammenhang den kasuistischen Beitrag von REFVEM).

JADASSOHN und MARTENSTEIN sehen in den sog. *Anticutinen* eine Erklärung für die Tuberkulinhypergie des Morbus Boeck. Als solche werden im Blut kreisende Stoffe bezeichnet, die die Reaktion auf Tuberkulin hemmen sollen. Nach HAEMEL und KISSMEYER sind derartige Stoffe aber unspezifisch, THOMAS sowie PINNER und Mitarbeiter konnten keine eindeutige Korrelation zwischen Anticutinnachweis und Ausfall der Tuberkulinreaktion feststellen, während SCHRÖPL und LEITNER sich überhaupt nicht von der Existenz von Anti-cutinen zu überzeugen vermochten. WELLS und WYLIE, die neuerdings über Tuberkulin neutralisierende Substanzen bei Morbus Boeck berichten, fanden ebenfalls keine Spezifität.

Zahlreiche Autoren neigen zur Annahme, daß eine konstitutionelle Eigenart des Patienten bzw. eine besondere avirulente Varietät des Tuberkelbacillus für den Morbus Boeck — und damit auch für sein allergisches Verhalten — verantwortlich sei. SCHRÖPL verweist dabei auf tierexperimentelle Befunde, wonach Virulenz und Sensibilisierungsfähigkeit der Tuberkelbacillen in einem direkten Verhältnis zueinander stehen sollen. Den Hypothesen, die stark abgeschwächte eventuell sogar tote Tuberkelbacillen bzw. deren Stoffwechselprodukte für den Morbus Boeck verantwortlich machen, werden folgende Einwände entgegengehalten: Nach PAUTRIER sollte der Bakteriennachweis beim Auftreten neuer Läsionen häufiger gelingen, als es tatsächlich zutrifft, auch wenn diese durch abgeschwächte Keime verursacht sind (KYRLE und SCHRÖPL). Umfangreiche Untersuchungen an frischen Herden sind negativ ausgefallen (PAUTRIER 1948 und DOEPFMER). LINDAU und LÖWEGREN bemerken, ,,es sei schwierig, sich vorzustellen, wie ein exquisit chronisches Leiden durch tote Bacillen verursacht werden könne".

LEITNER ist der Ansicht, daß möglicherweise die Antikörper am Ort ihrer Entstehung im reticuloendothelialen System durch Abbauprodukte von Tuberkelbacillen gebunden werden, und somit nicht mit dem Antigen in Reaktion treten könnten. Als weitere Erklärungs-möglichkeit erwähnt er die bei Tier und Mensch durchführbare Tuberkulindesensibilisierung bzw. Tierversuche, bei denen das reticuloendotheliale System mit Fremdkörpern blockiert wird.

Die *Gegner einer tuberkulösen Ätiologie* erblicken gerade in der fehlenden bzw. auffallend schwachen Reaktion gegen Tuberkulin eine Bestätigung ihrer Auffassung, wonach ,,Morbus Boeck mit Tuberkulose nichts zu tun habe"; unter anderem wird auch darauf hingewiesen, daß die Tuberkulide doch in der überwiegenden Mehrzahl der Fälle sehr stark auf Tuberkulin reagieren.

Bei all diesen so verschiedenen Hypothesen scheint ein kurzer allgemeiner Überblick über die Voraussetzungen für eine fehlende oder abgeschwächte *Tuberkulinreaktion am Platz.*

Hier kommt zuerst der Zustand des nicht infizierten Organismus in Betracht. Eine tuberkulöse Infektion ist aber — zumindest für einen Bruchteil der Boeck-Patienten — wegen der positiven Tuberkulinreaktion und den nicht so seltenen pulmonalen Verkalkungen (Primärkomplex) nicht von der Hand zu weisen (vgl. z. B. Löfgren 1953).

Als zweite Möglichkeit ist das Erlöschen der Tuberkulinsensibilität bei den verschiedensten Krankheiten tuberkulöser und anderer Ätiologie in kachektischen, terminalen Stadien zu nennen. Für die Mehrzahl der Boeck-Patienten ist jedoch von Kachexie keine Rede (volle Arbeitsfähigkeit bei 74% der Fälle von Carr und Gage).

Eine dritte Voraussetzung für das Verschwinden einer positiven Tuberkulinreaktion ist bei vielen zum Teil exanthematischen Viruskrankheiten gegeben. Verschiedene Autoren erblicken darin eine Erklärungsmöglichkeit für die beim Morbus Boeck vorliegende Situation (Pautrier, Weissenbach). Das Verschwinden der Tuberkulinempfindlichkeit bei diesen Viruskrankheiten ist jedoch zeitlich begrenzt, im Gegensatz zum Morbus Boeck, bei dem ein über viele Jahre unveränderter Zustand vorliegt.

Schließlich ist noch die Tuberkulinanergie bei den Reticuloendotheliosen (Cazal) zu erwähnen. Nach Untersuchungen von Dubin, Sohier und Hoyle besteht auch bei Morbus Hodgkin eine Hypergie gegen Tuberkulin.

Der Begriff der positiven Anergie verliert besonders seit den Arbeiten von Sones und Israel und Friou an Wahrscheinlichkeit, da diese Autoren zeigen konnten, daß die Hypergie des Morbus Boeck gar nicht gegen Tuberkulin allein spezifisch ist. Nach ihren Untersuchungen liegt vielmehr ein allgemeiner immunologischer Defekt vor. Mit diesen Beobachtungen wird der Hypothese einer auf die Tuberkulose beschränkten positiven Anergie der Boden entzogen.

Entsprechend der Tuberkulinreaktion der Haut lassen auch die bisher vorliegenden serologischen Untersuchungen keine Anhaltspunkte für eine Beziehung zur Tuberkulose erkennen, da die gefundenen Werte ihrer Größenordnung entsprechend durchaus im Bereiche derjenigen von Gesunden liegen.

II. Der Morbus Boeck als Retikulose.

Wir haben 1948 mit Jaccard die Gesichtspunkte erörtert, die sich aus der Auffassung des Morbus Boeck als Retikulose im Sinne von Cazal ergeben, wonach derselbe als epitheloider Typ der knötchenförmigen Retikulosen aufzufassen wäre. Es schien uns, daß mit der Einreihung des Morbus Boeck in den Kreis der Affektionen des reticuloendothelialen Systems (vgl. auch Pautrier 1940) eine verheißungsvolle Ausgangsposition für die Erlangung neuer Erkenntnisse über das Wesen dieser Erkrankung gewonnen werden könne.

Neben klinischen und hämatologischen Gegebenheiten lassen sich mit dieser Betrachtungsweise auch weitere Eigenschaften wie Anfälligkeit gegen Infekte (Tuberkulose) und gewisse immunologische Defekte gut erklären. Auch die Ergebnisse der Therapie mit Cortison und ACTH ließen sich mit der Annahme einer Retikulose durchaus vereinbaren.

Wir betonten jedoch schon damals, daß die Auffassung des Morbus Boeck als Retikulose in ätiologischer Hinsicht nicht weiter führt. Es besteht vielmehr die Gefahr, daß man fälschlicherweise glaubt, der Wahrheit näher gekommen zu sein und daß dabei zahlreiche Probleme ungelöst liegen bleiben.

Zudem paßt ein Phänomen wie die Kveimsche Reaktion — nach Danbolt u. a. eine atypische, weitgehend spezifische allergische Reaktion — schlecht zu einem tumorartigen Krankheitsgeschehen.

III. Der Morbus Boeck als Viruskrankheit.

Die Möglichkeit, daß der Morbus Boeck auf ein Virus zurückzuführen sei, ist von mehreren kompetenten Autoren erwogen worden (KISSMEYER, LOMHOLT, PAUTRIER u. a.). Gegen ein Virus spricht das Fehlen wesentlicher Merkmale der meisten Virusinfektionen wie Kontagiosität, rascher Verlauf und häufige Entwicklung einer Immunität. Andererseits sind Viruskrankheiten von chronischem Charakter bekannt, und gewisse klinische Merkmale sowie die hämatologischen Befunde, das histologische Bild und die KVEIMsche Reaktion als allergisches Phänomen wären mit der Annahme eines Virusinfektes vereinbar. Es wäre für den Morbus Boeck ein vorwiegend Lympho- bzw. reticulotropes Virus zu fordern.

Versuche von LUNDBÄCK und LÖFGREN ein Virus zu isolieren, sind negativ ausgefallen. Die wenigen systematischen Arbeiten stehen jedoch in einem derartigen Mißverhältnis zu anderen ätiologischen Untersuchungen (Tuberkulose), daß endgültige Aussagen unseres Erachtens noch nicht möglich sind.

IV. Der Morbus Boeck als polyätiologisches Syndrom.

Indem wir den Morbus Boeck klinisch und histologisch als einheitliches Krankheitsbild auffassen, ist noch nicht bewiesen, daß auch eine ätiologische Einheit vorliegt. Die Auffassung der KVEIMschen Reaktion als weitgehend spezifisches Geschehen, das nicht als isomorpher Reizeffekt interpretiert werden kann (DANBOLT 1951), ist ein Argument gegen eine polyätiologisch orientierte Auffassung. Eine Polyätiologie wird beispielsweise von RABELLO, COSTE, PRUVOST und Mitarbeiter und SCADDING in Erwägung gezogen. Beweise für die Richtigkeit dieser Hypothese sind unseres Wissens nicht erbracht worden. Ihre Möglichkeit muß aber zugegeben werden, sobald die, wie uns scheint, sehr wesentliche Unterscheidung zwischen einem circumscripten, isolierten BOECK-artigen Herd — isolated sarcoid laesion — und dem allgemeinen Krankheitsbild des Morbus *Besnier-Boeck-Schaumann* — generalized sarcoidosis — vernachlässigt wird, da ja darüber, daß die verschiedendsten Noxen eine Epitheloidzellreaktion bewirken können, kein Zweifel besteht.

V. Der Morbus Boeck als unspezifische, hyperergische Entzündung.

UEHLINGER stellt in jüngster Zeit die Auffassung des Morbus Boeck als hyperergisch allergische Reaktion auf ein unbekanntes Antigen zur Diskussion.

Die Serumeiweißveränderung mit der γ-Globulinvermehrung entspricht dem Bild von Zuständen, bei welchen Antikörper gegen ein infektiöses Agens produziert werden. Mit TEILUM erblickt UEHLINGER in der Hyalinose der Granulome und der Mantelhyalinose der Blutgefäße ein morphologisches Äquivalent einer Antigen-Antikörperreaktion, die an diesen Stellen mit großer Intensität vor sich geht.

Als weitere Momente, die mit einem hyperergischen Krankheitsgeschehen vereinbar sind, nennt er das Erythema nodosum, die mangelnde Infektabwehr (Miliartuberkulose) und seltene Mitteilungen über Glomerulonephritis.

Die pathogenetischen Zusammenhänge stellen sich demnach folgendermaßen dar: Die Epitheloidzellwucherung bildet die initiale Reaktion. Als Ausdruck der Hyperplasie des reticuloendothelialen Systems kommt es zur Hyperglobulinämie. Die Antikörpereiweiße werden am Rand und im Zentrum der Granulome sowie um die Gefäße ausgefällt und führen so zu der oft äußerst imposanten Hyalinose.

VI. Schlußwort.

Pinner betont 1946, daß die Entscheidung der Frage, ob der Morbus Boeck als Phase eines tuberkulösen Geschehens zu betrachten sei, wahrscheinlich nicht auf bakteriologischem Weg allein getroffen werden könne. Es handelt sich hier um eine wesentliche Bemerkung, zeigt sich doch, wie sehr die Interpretation der Beobachtungstatsachen von der jeweiligen subjektiven Einstellung abhängig ist — wie aus dem gleichen Befund geradezu entgegengesetzte Schlüsse gezogen werden. Pinner glaubt, daß ein „broader or entirely new approach" notwendig sei.

Wir selbst bezeichneten 1948 die Frage der tuberkulösen Ätiologie als ungelöst. Auf Grund einer kritischen Würdigung bakteriologischer und histologischer Argumente, zu denen in jüngster Zeit wichtige klinische und immunbiologische Gesichtspunkte hinzugekommen sind, möchten wir heute die Tuberkulose als ätiologisches Agens für den Morbus Boeck nicht nur als unbewiesen, sondern als unwahrscheinlich ansehen.

Zwingende Beweise für eine Polyätiologie liegen unseres Wissens nicht vor.

Die Auffassung als Reticuloendotheliose (Pautrier) bzw. Retikulose (Cazal) läßt sich in mehrfacher Beziehung mit den vorliegenden Tatsachen vereinbaren, ergibt jedoch keine neuen ätiologischen Gesichtspunkte.

Die Annahme eines infektiösen Prozesses, dem vielleicht ein bisher nicht erfaßbares Virus zugrunde liegt, kann in Anbetracht der wenigen systematischen Untersuchungen in dieser Richtung noch nicht endgültig fallen gelassen werden.

Als unspezifische, hyperergische Entzündung (Uehlinger) ergeben sich für den Morbus Boeck Beziehungen zu den „Reaktionskrankheiten", bei denen die Rolle konstitutioneller Faktoren diejenige unspezifischer, exogener ätiologischer Faktoren weit überwiegt.

Wenn wir abschließend feststellen, daß die Ätiologie des Morbus Besnier-Boeck-Schaumann immer noch unbekannt ist, so möchten wir uns gegen den Vorwurf Pinners verwahren, der diese Haltung als die vorsichtigste, aber nicht die fruchtbarste bezeichnet. Es scheint uns vielmehr, daß dieses Eingeständnis und die Erkenntnis, daß sich noch alles im Fluß befindet, die Forschung weiter führt, als das Festhalten an unbewiesenen, zum Teil überholten Auffassungen.

Literatur.

Ackerman, A. J.: Roentgenological aspect of sarcoid. Amer. J. Roentgenol. **59**, 318 (1948). — Adickes, G. C., S. L. Zimmermann and E. S. Cardwell: Sarcoidosis with fatal cardiac involvement. Ann. Int. Med. **35**, 2, 898 (1951). — Alajouanine, Th., P. Milliez et J. P. Martin: Forme osseuse pure de la maladie de Besnier-Boeck-Schaumann. Bull. Soc. méd. Hôp. Paris **57**, 561 (1941). — Albertini, A. v.: Über die Granulomatosis benigna (Besnier-Boeck-Schaumannsche Krankheit). Diskussion. Schweiz. med. Wschr. **1943**, 860. — Alexander, H.: Über atypische Tuberkulose (Boecksche Krankheit). Wien. med. Wschr. **1939**, 241. — Ein Fall von Boeckscher Krankheit der Lunge. Dtsch. Tbk.bl. **14**, 256 (1940). — Appel, B.: Arch. of Dermat. **43**, 172 (1941). — Appelmans, A. C.: Cavity formation in Boeck's sarcoid. Nederl. Tijdschr. Geneesk. **91**, 2985 (1947). — Arbuse, D., and M. Madonick: Uveo-parotid fever (Heerfordt's syndrome). Neurologic manifestations, report of two cases. Amer. J. Med. Sci. **196**, 222 (1938). — Askanazy, C. L.: Sarcoidosis of the central nervous system. J. of Neuropath. **11**, 392 (1952). — Askanazy, M.: Über lupöse Tuberkulose des Blutbildungsapparates und tuberkulöse Splenomegalie. Beitr. path. Anat. **69**, 563 (1921). — Auersbach u. Mitarb.: Cytologische Diagnostik unklarer isolierter Hilusveränderungen. Tuberkulosearzt **7**, 123 (1953). — Austrian, R., J. H. McClement, A. D. Renzetti jr., K. W. Donald, R. L. Riley and A. Cournaud: Clinical and physiologic features of some types of pulmonary disease with impairment of alveolar-capillary diffusion. The syndrome of „alveolar-capillary block". Amer. J. Med. **11**, 667

(1951). — AYKAN, F., and N. JUSKOWITZ: Sarcoidosis and pregnancy. Dis. Chest **17**, 544—9 (1950). — AYRES, W. W., W. B. OBER and P. K. HAMILTON: Post-traumatic subcutaneous granulomas associated with a crystalline material. Amer. J. Path. **27**, 303 (1951).

BACHMANN, E.: Über Morbus Boeck mit Übergang in gewöhnliche Tuberkulose. Schweiz. Z. Tbk. **4**, 210 (1947). — BAEZNER, CLAUDE: L'atteinte rénale. Une localisation rare de la maladie de BBS. Genève Diss. 1952 (No 2093). — BAIRD, M. M., A. BOGOCH and J. B. FENWICK: Liver biopsy in sarcoidosis. Canad. Med. Assoc. J. **62**, 562—565 (1950). — BALDWIN, E. D. F., A. COURNAND and D. W. RICHARDS jr.: Pulmonary insufficiency. Medecine **28**, 1 (1949). — BARMWATER, K.: Über BOECKS Sarkoid auf den Schleimhäuten. Hals-usw. Arzt **27**, 259 (1939). — Ugeskr. Laeg. (dän.) **1938**, 642. — BARRIE, H. J., and A. BOGOCH: The natural history of the sarcoid granuloma. Amer. J. Path. **29**, 451 (1953). — BATES, C. S., and J. M. WALSH: Boeck's sarcoid: Observations on seven patients. One autopsy. Ann. Int. Med. **29**, 306 (1948). — BECK, C. VAN, u. A. HAEX: Aspiration biopsy of the liver in mononucleosis infectiosa and in B.-B.-S.'s-disease. Acta med. scand. (Stockh.) **113**, 125 (1943). — BECKMANN, K.: BOECKsches Sarkoid. Münch. med. Wschr. **1938**, 153. — BEITEMA, M. K.: Quelques observations concernant les sarcoides de Boeck. Bull. Soc. franç. Dermat. **41**, 1112 (1934). — BENEDICT, E. B., and B. CASTELMAN: Sarcoidosis with bronchial involvement. Report of case with bronchoscopic and pathological observations. New England J. Med. **224**, 186 (1941). — BENEDICT, W. L.: Sarcoidosis involving the orbit. Arch. of Ophthalm. **42**, 546 (1949). — BERBLINGER, W.: Zur Kenntnis der atypischen Tuberkulose (Morbus Boeck?). Acta davosiana **5**, 1 (1939). — BERG, S.: Tuberculose anergique ou maladie de Schaumann? Acta med. scand. (Stockh.) **103**, 8 (1940). — BERGEL, A., u. O. SCHARFF: Zur internen Klinik des BOECKschen Miliarlupoids. Wien. klin. Wschr. **1933**, 1224. — BERGER, K. W. u. Mitarb.: Renal impairment due to sarcoid infiltration of the kidney. Report of a case proved by renal biopsies before and after treatment with cortisone. New England J. Med. **252**, 44 (1955). — BERMAN, R. H.: Sarcoidosis benefited by pregnancy. J. Amer. Med. Assoc. **147**, 246—248 (1951). — BERGMANN, A.: Zur Klinik und Pathologie der BOECKschen Lungenkrankheit. Ein Beitrag zum Konstitutionsproblem atypischer Tuberkulosen. Beitr. Klin. Tbk. **92**, 581 (1939). — BERING, F.: Zur Kenntnis der BOECKschen Sarcoide. Dermat. Z. **17**, 404 (1910). — BERNHARD u. ZALEWSKI: Zur Kenntnis der erythrodermischen Form der BOECKschen Krankheit. Arch. f. Dermat. **170**, 226 (1934). — BERNSTEIN, S. S., and M. L. SUSSMAN: Thoracic manifestations of sarcoidosis. Radiology **44**, 37 (1945). — BESNIER, E.: Lupus pernio de la face: synovites fongueuses (scrofulotuberculeuses) symétriques des extrémités supérieures. Ann. de Dermat. **10**, 333 (1889). — BJÖRNSTAD, R.: Intracutaneous tests with killed tubercle bacills in patients with sarcoid of Boeck. Acta dermato-vener. (Stockh.) **28**, 174 (1948). — BLEGVAD, O.: Über die Diagnose der Iritis BOECK. Acta ophthalm. (København.) **16**, 598 (1938). — BLEISCH, V. R., and ST. L. ROBBINS: Sarcoid-like granulomata of the pituitary gland. Arch. Int. Med. **89**, 877 (1952). — BLOCH, B.: Beitrag zur Kenntnis des Lupus pernio. Mh. Dermat. **45**, 177 (1907). — Zur Frage des BOECKschen Lupoids. Arch. f. Dermat. **119**, 133 (1914). — BLOCK, M.: Sarcoid diagnosed by needle biopsy of the spleen. J. Amer. Med. Assoc. **149**, 748 (1952). — BODIAN, M., and M. A. LASKY: Sarcoidosis of the orbit. Amer. J. Ophthalm. **33**, 343 (1950). — BOECK, C.: Multiple benignt hud-sarkoid. Norsk Mag. Laegevidensk. **60**, 1321 (1899). — Multiple benign sarcoid of skin. J. Cutan. a. Genito-Urin. Dis. **17**, 543 (1899). — Fortgesetzte Untersuchungen über das multiple benigne Sarkoid. Arch. f. Dermat. **73**, 71, 301 (1905). — Nochmals zur Klinik und zur Stellung des „benignen Miliarlupoids". Arch. f. Dermat. **121**, 707 (1916). — BOHNSTEDT, R. M., u. R. BAUMANN: Generalisierter Morbus Boeck und Erythema nodosum als Initialsymptom dieser Krankheit. Z. Hautkrkh. **11**, 363—374 (1951). — BONNET et PAUFIQUE: L'uvéo-parotidite (syndrome de Heerfordt). Ses relations avec la maladie de Besnier-Boeck-Schaumann. J. Méd. Lyon **1938**, 183. — BONNEVIE, P.: Über einen Fall von sehr ausgebreiteter subcutaner Lymphogranulomatosis benigna mit Lupus follicularis s. miliaris disseminatus. Arch. f. Dermat. **176**, 732 (1938). — BONNEVIE, P., u. R. BJÖRNSTAD: Clinical tuberculin diagnostic by means of weak intracutaneous doses, with special regard to tuberculosis skin diseases. Acta dermato-vener. (Stockh.) **21**, 9 (1940). — BONNEVIE, P., u. T. K. WITH: Quantitative Untersuchungen der Tuberkulinreaktion (mit der graduierten Intracutanmethodik) bei verschiedenen Formen von Hauttuberkulose und Tuberkuliden beziehungsweise bei tuberkuloseverdächtigen Hautkrankheiten. Arch. f. Dermat. **175**, 181, 407 (1937). — BOSTRÖM, G.: Régression des changements pulmonaires dans la lymphogranulomatose bénigne à la suite d'un érythème noueux. Acta dermato-vener. (Stockh.) **21**, 38 (1940). — BOUCOT KATHARINE, R., E. S. DILLON, D. A. COOPER and P. MEIER: Tuberculosis among diabetics. Amer. Rev. Tbc. **65**, No 1 (1952). — BOVET, F., R. BRUN, G. JACCARD, E. KULL u. F. FAVRE: L'interprétation des résultats de la réaction d'hémagglutination dans la tuberculose. Schweiz. Z. Tbk. **10**, 381 (1953). — BRANSON, J. H., and J. H. PARK: Sarcodosis — hepatic involvement: Presentation of a case with fatal liver involvement, including autopsy findings and a review of the evidence for sarcoid involvement of the liver as found in the literature. Ann. Int. Med. **40**, 111. (1954). — Brocq, L., et L. M. Pautrier: L'angio-lupoide. Ann. de Dermat. **1913**, 1. — Brodhage, H.: Serumuntersuchungen bei Tuberkulösen mit der Hämagglutinations-reaktion und der Elektrophorese. Beitr. Klin. Tbk. **107**, 494 (1952). — Bruce, T., and E. Wassén: Clinical observations of the course and prognosis of lymphogranulomatosis benigna. Acta med. scand. (Stockh.) **104**, 63 (1940). — Bruins Slot, W. J.: Ziekte van Besnier-Boeck en febris uveo-parotidea (Heerfordt). Nederl. Tijdschr. Geneesk. **1936**, 2859. — Bruins Slot, W. J., J. Goedbloed and J. Goslings: Die Besnier-Boeck-(Schaumann)-sche Krankheit und die Uveo-Parotitis (Heerfordt). Acta med. scand. (Stockh.) **94**, 74 (1938). — Brun, J., et J. Viallier: Maladie de Besnier-Boeck-Schaumann à forme pulmo-naire avec images kystiques. Documentation anatomo-clinique. J. franç. Med. et Chir. thorac. **4**, 53 (1950). — Brun, J., J. Viallier et L. Perrin: Maladie de BBs.formes infiltra-tives et emphysémateuses. Leur traitement par la cortisone. J. franç. Méd. et Chir. thorac. **6**, 278—283 (1952). — Brun, J., G. Turiaf, L. F. Perrin et P. Cahen: Coeur et sarcoidose de Besnier-Boeck-Schaumann. Presse méd. **1955**, 284. — Bruschi, M., and J. S. Howe: Classification of the hematologic variations and abnormalities associated with Boeck's sarcoid. Review of the literature. Report of a case of thrombocytopenic purpura associated with sarcoidosis with recovery following splenectomy. Blood J. Hematology **5**, 478 (1950). — Bruusgaard: Sur le sarcoide de Boeck. IV. Congr. Scandinave de Dermat., Copen-hague 1919, S. 11. — Buchem, F. S. P. van: On morbid conditions of the liver and the diagnosis of the disease of Besnier-Boeck-Schaumann. Acta med. scand. (Stockh.) **124**, 168 (1946). — Buel, H. W.: Ein Fall von Morbus Besnier-Boeck mit wahrscheinlicher cere-braler Lokalisation. Schweiz. med. Wschr. **1950**, 410. — Burger, G. C. E., u. C. H. J. Küthe: Intrathoracic localizations of benign lymphogranuloma. Geneesk.Bl. (holl.) **37**, 1 (1939). — Burnand et Sayé: Granulies froides et granulies chroniques. Ann. Med. **15**, 565 (1924).

    Canetti, G.: L'allergie tuberculeuse chez l'homme. Paris: Flammarion 1946. — Carnes, W. H., and S. Raffel: A comparison of sarcoidosis and tuberculosis with respect to comple-ment fixation with antigens derived from the tubercle bacillus. Bull. Johns Hopkins Hosp. **85**, 204 (1949). — Carr, D. T., and R. P. Gage: The prognosis of sarcoidosis. Amer. Rev. Tbc. **69**, 78 (1954). — Carr and Gage: The geographic distribution of sarcoidosis. Amer. Rev. Tbc. **70**, 899 (1954). — Carrera, J. L., u. M. Seoane: Eine Beobachtung von Sarcoidosis (Sarcoider Typ von Boeck und erythematöser Typ von Schaumann und Kissmeyer mit sarcoider Iridocyclitis). Ses. Dermatol. en Homenaje al Prof. Luis E. Pierini, S. 403—410, zit. in Zentr.-Bl. Tbkforsch. **58**, 390 (1950). — Carstensen, B.: Besnier-Boeck-Schaumanns sjukdom (Sar-coidosis) Diagnos och behandling. Nord. Med. **52**, 981 (1954). — Carstensen, B., u. L. Norviit: ACTH und Cortison bei Sarcoidosis. Acta Soc. Med. Upsaliensis **56**, 197—208 (1952). — Castellanos, A., and E. Galan: Sarcoidosis: report of a case in a child simulatin Still's disease. Amer. J. Dis. Childr. **71**, 713 (1946). — Cattell, R. B., and R. O. Wilson: Sar-coidosis of the spleen; report of 2 cases. Lahey Clin. Bull. **7**, 66—71 (1951). — Cazal, P.: Un nouvel aspect de la médecine tissulaire: les réticulopathies et le système réticulo-histiocytaire. Paris: Vigot-Frères 1942. — Chanial, G.: Etiologie du syndrome de Besnier-Boeck. Thèse de Lyon 1937. — Charpy, M. J.: Technique of treatment of lupus vulgaris. Ann. de Dermat. **3**, 331, 340 (1943); **4**, 110 (1944). — Treatment of cutaneous tuberculosis with large doses of vitamin D_2. Ann. de Dermat. **6**, 310 (1946). — Chevallier, P., et A. Fiehrer: La poly-dactylite pseudo-kystique pure. Ses rapports avec le syndrome identique secondaire à des sarcoides. Contribution à l'étude de la polyostéite pseudo-kystique. Ostitis tuberculosa multiplex cystoides; maladie de Perthes-Jüngling. Réunion Dermat. de Strasbourg, Séance spéciale des sarcoides. Bull. Soc. franç. Dermat. **1934**, 1144. — Splénomégalie primitive sarcoidique. Sang **15**, 555 (1942). — Chevallier, P., et Orinstein: Sarcoides de Boeck avec lésions osseuses spéciales. Précession de plusieurs années de la polyostéite cystoide sur les lésions cutanées [Maladie de Besnier-Boeck (Pautrier) à début osseux]. En outre lésions oculaires. Bull. Soc. franç. Dermat. **1936**, 1815. — Churg, J., and Lotte Strauss: Allergic granulomatosis, allergic angiitis and periarteritis nodosa. Amer. J. Path. **27**, 277 (1951). — Coates, E. O., and H. H. Comroe jr.: Pulmonary function studies in sarcoidosis. J. Clin. Invest. **30**, 848—852 (1951). — Coleman, C. L., and J. M. Meredith: Diffuse tuberculosis of ptuitary gland simulating tumor with postoperative recovery. Arch. of Neur. **44**, 1076 (1940). — Colover, J.: Sarcoid with involvement of the nervous system. Brain **71**, 451 (1948). — Comfort, M. W., H. M. Weber, A. H. Baggenstoss and W. F. Kelly: Non-specific granulomatous inflammation of the stomach and duodenum: its relation to regional enteritis. Amer. J. Med. Sci. **220**, 616 (1950). — Cone, R. B.: A review of Boeck's sarcoid with analysis of 12 cases occuring in children. J. of Pediatr. **32**, 629 (1948). — Coppez et Dujardin: Un cas de maladie de Besnier-Boeck, ou lymphgranulomatose bénigne de Schau-mann à manifestations oculaires. Bull. Soc. Belge Ophtalm. **1937**, No 75. — Cornbleet, T.: BCG vaccination in sarcoidosis. Arch. of Dermat. **62**, 697. — Correa, P.: Sarcoidosis associated with glomerulo nephritis. Arch. of Path. 57, 523 (1954). — COSTE, M. F.: Critères et frontières de la maladie de Schaumann. Ann. de Dermat. 12, 6 (1945). — COSTELLO, M. J.: Lichenoid and miliary sarcoid (Boeck) in a negro woman improved after treatment with calciferol (vitamin D_2). Arch. of Dermat. 60, 970—971 (1949). — COTTER, E. F.: Boeck's sarcoid. Autopsy in a case with visceral lesions. Arch. Int. Med. 64, 286 (1939). — CRANE, A. R., and A. M. ZETLIN: Hemolytic anemia, hyperglobulinemia and Boeck's sarcoid. Ann. Int. Med. 23, 882—889 (1945). — CRAWLEY, F. E.: Erythema nodosum as initial manifestation of Boeck's sarcoidosis. Brit. Med. J. 1950, No 4693, 1362—1364. — CREFELD, VAN: Disturbance of metabolism in Besnier-Boeck's disease. Ann. paediatr. (Basel) 157, 1 (1941). — CUMMINS, S. D.: Boeck's sarcoid of the thyroid gland. Arch. of Path. 51, 68—71 (1951). — CURRAN jr., J. F., and J. F. CURRAN sen.: Boeck's sarcoid of the pancreas. Surgery 28, 574—578 (1950). — CURTIS, A. C., H. TAYLOR jr. u. R. H. GREKIN: Sarcoidosis. Results of treatment with varying amounts of calciferol and Dihydrotachysterol. J. Invest. Dermat. 9, 131 (1947).

DAGRADI, A. E., N. SOLLOD and J. H. FRIEDLÄNDER: Sarcoidosis with marked hepatosplenomegaly and jaundice: A case report with biopsy findings. Ann. Int. Med. 36, 1317 (1952). — DAIRAUX, P.: Paralysie faciale et iritis d'origine ourlienne; des névrites ourliennes. Bull. méd. Paris 13, 227 (1899). — DALMARK, G.: Lymphogranulomatose bénigne. Un cas avec des altérations mammaires comme seul symptôme. Acta chir. scand. (Stockh.) 86, 168 (1942). — DAMESHEK, W., and S. ESTREN: The spleen and hypersplenism. NewYork: Grune & Stratton (1947. — DANBOLT, N.: On Kveim's reaction in Boeck's sarcoid. Acta med. scand. (Stockh.) 114, 143 (1943). — Re-examination of Caesar Boeck's first patient with „multiple benign sarcoid of the skin". Schweiz. med. Wschr. 1947, 1149. — On the antigenic properties of tissue suspensions prepared from Boeck's sarcoid. Acta dermatovener (Stockh.) 28, 151 (1948). — On the skin test with sarcoid-tissue-suspension (Kveim's reaction). Acta dermato-vener. 31, 1 (1951). — DANBOLT, N., u. A. BRANDT: Sarkoidähnliche Hauttuberkulose durch Hühnertuberkelbazillen hervorgerufen. Arch. f. Dermat. 178, 76 (1938). — DANBOLT, N., u. N. HVAL: Le sarcoide (lupoide) de Boeck: examen ultérieur d'un des anciens clients du Professeur BOECK, avec trouvailles autoptiques (mort de cancer après 29 ans). Acta dermato-vener. (Stockh.) 17, 477 (1936). — DANBOLT, N., u. R. W. NILSSEN: Investigations on the cause of Kveim's reaction and its clinical value. Acta dermato-vener. (Stockh.) 25, 489 (1945). — DARIER, J.: Die cutanen und subcutanen Sarkoide. Mh. Dermat. 50, 419 (1910). — Considérations sur la nature des sarcoides. Bull. Soc. franç. Dermat. 1934, 999. — DARIER, J., et G. ROUSSY: Des sarcoides sous-cutanées. Arch. Méd. exper. Anat. path. 18, 1 (1906). — DAVIDSON, CH. N., J. M. DENNIS, E. R. MC NINCH, J. K. V. WILLSON and W. H. BROWN: Nephrocalcinosis associated with sarcoidosis. (A presentation and discussion of 7 cases.) Radiology 62, 203 (1954). — DAVIS, M. W., and R. Q. CROTTY: Sarcoid associated with polyarthritis. Ann. Int. Med. 36, 1098 (1952). — DEELMAN, H. T.: Darmresectie en ileitis terminalis. Nederl. Tijdschr. Geneesk. 79, 2042 (1935). — DELORE, P., et A CHAPUY: Maladie de Besnier-Boeck-Schaumann avec diabète sucré. Lyon méd. 175, 360 (1946). — DENT, C. E., F. V. FLYNN and J. D. N. NABARRO: Hypercalcaemia and impairment of renal function in generalized sarcoidosis. Brit. Med. J. 1953, 808. — DIDION, H.: Über einen Fall von isolierter produktiver Riesenzellmyocarditis. Virchows Arch. 310, 85 (1943). — DIEFENBACH, W. C. L.: Tuberculosis of the heart. A review. Amer. Rev. Tbc. 62, 390 (1950). — DOEPFMER, R.: Beitrag zur Frage der tuberkulösen Aetiologie des Sarkoid Boeck. Dtsch. med. Wschr. 1953, 873. — DONALDSON, S. W.: Sarcoidosis. V. The effects of pregnancy on the course of the disease. Ann. Int. Med. 34, 1213—1218 (1951). — DONLAN, C. P.: X-ray therapy of Boeck's sarcoid. Radiology 51, 237 (1948). — DOLPHIN, A,. and K. W. G. HEATFIELD: Sarcoidosis treated with cortisone. Report of a case. Lancet 1952 II, 1160—1162. — DOUB, H. P., and F. R. MENAGH: Bone lesions in sarcoid: A roentgen and clinical study. Amer. J. Roentgenol. 21, 149 (1929). — DRESSLER, M.: BOECKsche Krankheit der Lungen bei Geschwistern. Schweiz. med. Wschr. 1938, 417. — Über einen Fall von Splenomegalie durch Sternalpunktion als BOECKsche Krankheit verifiziert. Klin. Wschr. 1938, 1467. — Familiäres Vorkommen der BESNIER-BOECKschen Krankheit. Schweiz. med. Wschr. 1939, 269. — Über die Lungenbeteiligung bei der Granulomatosis benigna (BESNIER-BOECK-SCHAUMANNsche Krankheit). Erg. inn. Med. 62, 282 (1942). — Spontanpneumothorax bei der BESNIER-BOECK-SCHAUMANNschen Krankheit. Schweiz. Z. Tbk. 4, 229 (1947). — DRESSLER, M., u. H. WAGNER: Über zwei Fälle von Lymphogranulomatosis benigna (Schaumann). Acta dermato-vener. (Stockh.) 22, 511 (1941). — DUBIN, J. N.: The poverty of the immunological mechanism in patients with Hodgkin's disease. Ann. Int. Med. 27, 898 (1947). — DUBOEUF, C., et BONNAYMÉ: Sarcoides dermiques de Boeck chez un enfant de un an. Pédiatrie 6, 1028/29 (1951). — DUPERRAT, P., et J. VAUTIER: La rate dans la maladie de B.B.S. Semaine Hôp. 28, 3050 (1952). — DYES, O.: Bronchien im Röntgenbild. Beitr. Klin. Tbk. 96, 420 (1941).

EHRNER, L.: A case of lymphogranulomatosis benigna (Schauman), complicated by miliary tbc, in a BCG vaccinated patient. Acta tbc scand. (Københ.) **20**, 138 (1946). — EKELUND, C.: Om morbus Schaumann och dess samband med pankreasrubbningar. Nord. Med. **30**, 817 (1946). — ELSHOUT, C.: De ziekte van Besnier-Boeck. Nederl. Tijdschr. Geneesk. **1942**, 1473 u. dtsch. Zus.fass. 1479. — ENDRES, R. W., u. W. BRANDNER: Zur Therapie des Sarkoid Boeck (epitheloidzellige Granulomatose). Z. Hautkrkh. **11**, 179 (1951). — ENGELHARD, J. L. B.: Changes of uterus in course of B.-B.-S.-disease Nederl. tijdschr. verlosk. en gynaec. **47**, 41 (1946). — ENZER, NORBERT: Generalized Boeck's sarcoidosis with thrombocytopenic. Amer. J. Path. **22**, 663 (1946). — ERNSTING, H. C.: Boeck's sarcoid of eyelid with co-existing Darier-Roussy's sarcoid. Report of case with review of literature. Arch. of Ophthalm. **17**, 493 (1937). — ERNSTING, W., and W. G., SILLEVIS SMITT: Neurologische verschijnselen bij de ziekte von Besnier-Boeck-Schaumann. Geneesk.Bl. (holl.) **41**, 1 (1944). — ESPERSEN, T.: Et par eksempler pad hypercalcaemi. Nord. Med. **22**, 894 (1944). — ESSELLIER, A. F., B. J. KOSZEWSKI, F. LÜTHI u. H. U. ZOLLINGER: Längsschnittbetrachtung eines klinisch diagnostizierten Falles von chronischer Meningoencephalitis Besnier-Boeck-Schaumann. Schweiz. med. Wschr. **1951**, 99. — Die zentralnervösen Erscheinungsformen des Morbus Besnier-Boeck-Schaumann. Schweiz. med. Wschr. **1951**, 376. — ESSER, H., H. FERENBACH u. F. E. SCHMENGLER: Zur Therapie der BOECKschen Erkrankung. Dtsch. med. Wschr. **1951**, 740—742. — ESSER, M.: Beitrag zur Ätiologie der BESNIER-BOECKschen Erkrankung. Schweiz. med. Wschr. **1940**, 285.

FERRIÉ, J., u. J. GRYNFELTT: Etude anatomo-clinique de certaines formes de la maladie de Besnier-Boeck-Schaumann. Ophthalmologica (Basel) **112**, 193 (1946). — FICK, K. A.: Schrumpfniere durch Infiltrate der BOECKschen Krankheit. Zbl. Path. **86**, 355 (1950). — FIRST, S. R.: Electrocardiographic evaluation of Boeck's sarcoid and advanced pulmonary tuberculosis. Amer. J. Med. **7**, 760 (1949). — FISHER, A. M., and B. D. DAVIS: The serum proteins in sarcoid: Electrophoretic studies. Bull. John Hopkins Hosp. **71**, 346 (1942). — FISHER, J. M.: Sarcoidosis. The chest and heart. J. A. MEYERS and C. A. McKINLAY. Springfield, Ill.: Ch. C. Thomas 1948. — FLANDIN, C., M. PARAT et G. POUMEAU-DELILLE: Sarcoides noueuses disseminées a vec diabetes insipide associe. Bull. Soc. méd. Hôp. Paris **52**, 1423 (1936). — FLEISCHHACKER, G.: Seltene Lokalisation bei Knochen-BOECK. Österr. Z. Kinderheilk. **8**, 79 (1952). — FLEISCHNER: Die Erkrankungen der Knochen bei Lupus pernio und BOECKschem Sarkoid. Fortschr. Röntgenstr. **32**, 193 (1924). — FLEMING, I. W., E. H. RUNYON and M. M. CUMMINGS: An evaluation of the hemagglutination test for tuberculosis. Amer. J. Med. **10**, 704 (1951). — FORCHHAMMER, H.: Lupus pernio. Société danoise de dermat., April 1905. Dermat. Z. **14**, 770 (1907). — FRAENKEL, E.: Handbuch der speziellen pathologischen Anatomie und Histologie von HENKE u. LUBARSCH, S. 366. Berlin: Springer 1926. — FRANCESCHETTI, A., u. J. BABEL: La chorio-rétinite en „taches de bougie" manifestation de la maladie de Besnier-Boeck. Ophthalmologica (Basel) **118**, 701 (1949). — FRANCESCHETTI, A., u. G. DE MORSIER: La neurouvéo-parotidite (syndrome de Heerfordt). Manifestations neuro-oculo-glandulaires de la maladie de Besnier-Boeck. Rev. méd. Suisse rom **61**, 129 (1941). — FREIDMAN, M.: Sarcoidosis of the spleen. Report of a case with autopsy and a study of intracellular „asteroid bodies". Amer. J. Path. **20**, 621 (1944). — FREIMAN, D. G.: Sarcoidosis. New England J. Med. **239**, 664, 709, 743 (1948). — FREY, U.: Übergang von BOECKscher Krankheit in Miliartuberkulose. Helvet. med. Acta **15**, 129 (1948). — FRIEDMAN, H. S.: Boeck's sarcoid: a review and a report of a case demonstrating multiple iris nodules, acute secondary glaucoma, and keratopathy. Amer. J. Ophthalm. **34**, 1126 (1951). — FRIOU, G. J.: A study of the cutaneous reactions to oidiomycin, trichophytin and mumps skin test antigens in patients with sarcoidosis. Yale J. Biol. a. Med. **24**, 533 (1952). — FROEHLICH, A., u. H. J. SCHERER: Zur Kenntnis der visceralen Form der BESNIER-BOECKschen Krankheit. Gastroenterologia (Basel) **65**, 36 (1940). — FUNK, C. F.: Das BOECKsche Sarkoid im Spiegel der Weltliteratur. Hautarzt **1**, 481 (1950).

GADRAT et MARQUÈS: Les lésions radiologiques dans la maladie de Besnier-Boeck (lupus pernio). Bull. Soc. Radiol. méd. France **24**, 585 (1936). — GALDSTON, M., S. WEISENFELD, B. BENJAMIN and M. B. ROSENBLUTH: Effect of ACTH in chronic lung disease. Amer. J. Med. **10**, 166 (1951). — GANS: Über Lupus pernio und seine Beziehung zum Sarkoid Boeck. Dermat. Z. **33**, 64 (1921). — GARCIA MORAN, J.: Enfermedad de Besnier-Boeck-Schaumann con localizacion gastrica. Rev. clin españ. **28**, 187 (1948). — GARLAND, H. G., and J. G. THOMPSON: Uveoparotid tuberculosis (febris uveo-parotidea of Heerfordt). Quart. J. Med. **2**, 157 (1933). — Uveoparotid tuberculosis. Lancet **1934**, 743. — GARLAND, L. H.: Pulmonary sarcoidosis, early roentgen findings. Radiology **48**, 333 (1947). — GARROD, O.: Two cases of sarcoidosis of the lungs with erythema nodosum. Proc. Roy. Soc. Med. Clin. Sect. **43**, 477—478 (1950). — GAUTIER, A., u. P. A. MAURICE: Purpura hyperglobulinémique de Waldenstroem et maladie de Besnier-Boeck-Schaumann. Schweiz. med. Wschr. **1953**, 1110. — GENDEL, B. R., and E. F. LUTON: Sarcoidosis complicated by spontaneous pneumothorax. Amer. Practitioner **2**, 339 (1951). — GENDEL, B. R., J. M. YOUNG and D. J. GREINER: Sarcoidosis. A review with twenty-four additional cases. Amer. J. Med. **12**, 205 (1952). —

GILBERT, W.: Über Uveoparotitis und ihre Beziehungen zur MIKULICZschen Erkrankung und zum BOECKschen Sarkoid. Ergebnisbericht über die Jahre 1934—1939. Zbl. Ophthalm. 44, 321 (1940). — GILG, INGRID: Forelø bige erfaringer med ultranolbehandlung of Boecks sarkoid. Ugeskr. Laeg. (dän.) 3, 1281—1285 (1949). — Boecks sarcoid in identical twins. Acta dermato-vener. (Stockh.) 32, Suppl. 29, 108—115 (1952). — Sarcoidosis involving the heart. Acta dermato-vener. (Stockh.) 33, 318 (1953). — A clinical study of the causes of death in sarcoidosis. Acta dermato-vener. (Stockh.) 34, 47 (1954). — GJERSØE, A., and K. KJERULF-JENSEN: Hypothalamic lesion caused by Boeck's sarcoid. J. Clin. Endocrin. 10, 1602 (1950). — GLANZMANN, E.: Die viscerale Form der BESNIER-BOECK-SCHAUMANN-schen Krankheit beim Kind. Ann. paediatr. (Basel) 165, 125 (1945). — GLAUNER, R.: Über die Epitheloidzellentuberkulose des Mediastinums und der Lungen (sog. Boecksches Sarkoid der Lungen). Fortschr. Röntgenstr. 65, 173 (1942). — GOLDSCHLAG, F., FR. GRÖER u. E. MEISELS: Ein Fall isolierter Lokalisation der BESNIER-BOECK-SCHAUMANNschen Krankheit in den Lungen bei einem 13jährigen Mädchen. Z. Kinderheilk. 59, 505 (1938). — GORMSEN, H.: Diagnostic value of sternal puncture; review of literature in connection with personal investigations. Ugeskr. Laeg. (dän.) 102, 991 (1940). — GRANSTRÖM, H. O., E. GRIPWALL, C. E. KRISTOF-FERSON u. A. G. H. LINDGAEN: Case of uveo-parotid fever (Heerfordt) with autopsy findings. Acta med. scand (Stockh.) 126, 307 (1946). — GRAVESEN, P. B.: Some cases illustrating the benign lymphogranulomatosis as an internal disease. Acta med. scand. (Stockh.) 103, 436 (1940). — Lymphogranulomatosis benigna. Odense, Denmark: I. Kommision hos Andels-bog-trykkerist, 1942. Siehe auch Zbl. Tbk.forsch. 55, 489 (1943). — GRIXONI, F.: Klinisch-therapeutische Befunde bei der benignen Lymphogranulomatose, behandelt mit Thiosemi-carbazon. Dermatologia (Napoli) 2, 78—81 (1951). — GROB, W.: Zur Ätiologie und Therapie des Spontanpneumothorax. Schweiz. Z. Tbk. 5, 308 (1948). — GRÖNBLAD, E.: Mikulicz's syndrome. Uveoparotid fever (Heerfordt) and keratoconjunctivitis sicca (Sjögren). Acta med. scand. (Stockh.) 1938, Suppl. 89, 316. — GRÜNEBERG, TH.: Die Erscheinungen der BOECKschen Krankheit an der Haut. Z. ärztl. Fortbild. 45, 83—86 (1951). — GÜTHERT, H., u. O. HÜBNER: Epitheloidzellige, sklerosierende Miliartuberkulose. Virchows Arch. 313, 182 (1944).

HAAS, A. M. L. DE: Meningitis Besnier-Boeck-Schaumann of meningitis tuberculosa chronica? Nederl. Tijdschr. Geneesk. 1949, 289. — HAAS, G., et H. JOSEPH: Un cas d'in-fantilisme avec syndrome de Mikulicz fruste accompagné d'iridochorioidite. Annales d'Ocul. 139, 130 (1908). — HADFIELD, G.: The primary histological lesion of regional ileitis. Lancet 1939, 773. — HADIDA, E., et P. MORÈRE: Maladie de B.B.S. Echec de la streptomycine. Bull. Soc. franç. Dermat. 57, 420 (1950). — HAEMEL, J.: Über die Nachweisbarkeit sog. Anti- und Procutine bei Tuberkulösen und Tuberkulosefreien. Würzburg. Abh. 26, 267 (1929/30). — HAGEN-MEINCKE, F.: Boeck's sarcoid and its relation to tuberculosis. Acta tbc. scand (Københ.) 18, 1 (1944). — HALDIMANN, C.: Hornhaut- und Bindehautverände-rungen bei BOECKscher Krankheit. Ophthalmoligica (Basel) 102, 138 (1941). — HAMMAN, L., and A. R. RICH: Fulminating diffuse interstitial fibrosis of the lungs. Trans. Amer. Clin. u. Climatol. A 51, 154—163 (1935). — Acute diffuse interstitial fibrosis of the lungs. Bull. Johns Hopkins Hosp. 74, 177 (1944). — Acute diffuse interstitial fibrosis of the lungs. J. Amer. Med. Assoc. 151, 215 (1953). — HANLON, D. G., and W. F. WILHELM: Hematologic manifestations of sarcoidosis. Tuberculosis Index 7, 1, 677. — HANNESSON, H.: Besnier-Boeck's disease. Rev. Brit. J. Tbc. 35, 88 (1941). HANTSCHMANN, LEO: Über torpide sklerosierende Tuberkulosen mit eigenartigem großzelligem histologischem Befund. Erg. Tbk.forsch. 9, 1 (1939). — HARRELL, G. T.: Generalized sarcoidosis of Boeck. A clinical review of eleven cases, with studies of the blood and the etiologic factors. Arch. Int. Med. 65, 1003 (1940). — HARRELL, G. T., and S. FISHER: Blood chemical changes in Boeck's sarcoid with particular reference to protein, calcium and phosphatase values. J. Clin. Invest. 18, 687 (1939). — HARRELL, G. T., and S. F. HORNE: Reaction to lepromin of patients with sarcoid or tuberculosis compared with that of patients in general hospitals, with discussion of mechanism of reaction. Amer. J. Trop. Med. 25, 523 (1945). — HARRIS, M. S., and C. SHORE: Boeck's sarcoid: Observations on the use of BCG vaccine. Dis. Chest 22, 159—162 (1952). — HARTWEG, H.: Über die BOECKsche Krankheit der Lungen. Fortschr. Röntgenstr. 72, 385 (1949/50). — Über die Todesursachen bei Morbus Boeck. Med. Welt 1951, 1604—1606. — HARVEY, R. M., M. I. FERRIER, J. W. RICHARDS jr. and A. COURNAND: Influence of chronic pulmonary disease in the heart and circulation. Amer. J. Med. 10, 719 (1951). — HARVIER, P., J. TURIAF, R. CLAISSE et J. ROSE: MBBS fébrile à localisations multiples: bronchique, pulmonaire, pleurale, thyroidienne et splénique. Echec de la streptomycine. Guérison spontanée. Bull. Soc. méd. Hôp. Paris 66, 192—197 (1950). — HAUSER, H.: Pulmonary sarcoidosis. Zit. bei SIMKINS u. SCOTTI-McKEOWN. J. Oklahoma Med. Assoc. 39, 395 (1946). — HAYNES jr., H. A., and J. H. STRAUCH: Sarcoidosis: involvement of scalp. Arch. of Dermat. 62, 593 (1950). — HEDÉN, K.: The treatment of Schaumann's disease with intravenous injections of a lipoid-containing substance extracted from tubercle bacilli, possessing the properties of tuberculin. Acta med. scand. (Stockh.) **104**, 386 (1940). — Hedvall, E.: Streptomycin therapy in lympho-granuloma benignum. Arch. Tisiol. **5**, 5—15 (1950). — Heerfordt, C. F.: Über eine Febris uveo-parotidea subchronica an der Glandula parotis und Uvea des Auges lokalisiert und häufig mit Paresen cerebrospinalen Nerven kombiniert. Arch. f. Ophthalm. **70**, 254 (1909). — Heilmeyer, L., K. Wurm u. H. Reindell: Klinik des Morbus Boeck. Beitr. Klin. Tbk. **114**, 46 (1955). — Held, A.: Die epitheloidzellige Tuberkulose der Lungen. Röntgenprax. **3**, 927 (1931). — Hellerström: Forme érythrodermique de lymphogranulome bénin, véri-fiée par l'histologie. Dermat. Ges. Stockholm, 10. Okt. 1934. Zbl. Hautkrkh. **51**, 3 (1935). — Herskovits, E.: Atypische Lokalisation der Ostitis tuberculosa multiplex cystica. Röntgen-prax. **9**, 45 (1937). — Heyden, W.: Die Ostitis tuberculosa multiplex cystoides (Jüngling-sche Krankheit) und die „tuberkuloiden" Gewebsveränderungen anderer Organsysteme. Beitr. Klin. Tbk. **86**, 23 (1935). — Hodgson, C. R., A. M. Olsen and C. A. Good: Bilateral hilar adenopathy: Its significance and management. Ann. Int. Med. **43**, 83 (1955). — Hogan, G. F.: Sarcoidosis. A report of 5 cases with one autopsy. Amer. Rev. Tbc. **54**, 166 (1946). — Holsinger, R. E., and J. E. Dalton: Isoniazid-therapy in cutaneous tuberculosis and sarcoidosis. J. Amer. Med. Assoc. **154**, 475 (1954). — Holt, J. F., and W. M. I. Owens: The osseous lesions of sarcoidosis. Radiology **53**, 11 (1949). — Homann: Sarkoid Boeck der oberen Luftwege. Dermat. Wschr. **115**, 888 (1942). — Horton, R., N. S. Lincoln and M. Pinner: Noncaseating tuberculosis — four case reports. Amer. Rev. Tbc. **39**, 186 (1939).— Howles, J. K.: Sarcoidosis in the negro. South. Med. J. **43**, 633—642 (1950). — Hoyle, C., J. Dawson and G. Mather: Skin sensitivity in sarcoidosis. Lancet **1954 II**, 164.— Hudelo et Rabut: Lupoides disseminées de Boeck. Bull. Soc. franç. Dermat. **32**, 108 (1925). Ref. Zbl. Hautkrkh. **17**, 457 (1925). — Hunnicutt jr., T. N.: Sarcoidosis. Virginia Med. Monthly **77**, 401—409 (1950). — Hunter, F. T.: Hutchinson-Boeck's disease (generalized „sarco-idosis"): historical note and report of case with apparent cure. New England J. Med. **214**, 346—352 (1936). — Husen, J. van: Ein Beitrag zur Kenntnis des Boeckschen Miliarlupoids und seiner Beziehung zu Erkrankungen anderer Organe. Dermat. Z. **28**, 1 (1919). — Hut-chinson, J.: Illustrations of clinical surgery, S. 42. London: J. and A. Churchill 1875. — Cases of Mortimer's malady (Lupus vulgaris multiplex non-ulcerosus et non serpiginosus). Arch. Surg. **9**, 307 (1898). — Hvidt, G.: Remarks on Boeck sarcoid, with special reference to the occurence on mucous membranes. Acta oto-laryng. (Stockh.) **5**, 87 (1923).

Irgang, S.: Sarcoid of Boeck in the negroe. Arch. of Dermat. **56**, 659 (1947). — Israel, H. L., E. DeLamater, M. Sones, W. D. Willis and A. Mirmelstein: Chronic disseminated histoplasmosis. An investigation of its relationship to sarcoidosis. Amer. J. Med. **12**, 252 (1952). — Israel, H. L., and M. Sones: The diagnosis of sarcoidosis with special reference to the Kveim reaction. Ann. Int. Med. **43**, 1269 (1955). — Israel, H. L., M. Sones and D. Har-rell: Ineffectiveness of isoniazid and iproniacid in therapy of sarcoidosis. Amer. Rev. Tbc. **67**, 671 (1953). — Cortisone treatment of sarcoidosis. J. Amer. Med. Assoc. **156**, 461 (1954). — Israel, H. L., M. Sones, S. C. Stein and J. D. Aronson: BCG vaccination in sarcoidosis. Amer. Rev. Tbc. **62**, 408 (1950).

Jackson, A., and I. Kass: The relationship between periarteritis nodosa and sarcoidosis. Ann. Int. Med. **38**, 288 (1953). — Jacob, W.: Morbus Besnier-Boeck-Schaumann und Nerven-system. Z. Tbk. **98**, 153 (1951). — Jacobs, E.: A propos d'un cas de sarcoidose. Présence de lésions décelables par l'examen bronchoscopique. Acta clin. belg. **4**, 301—310 (1949). — Jacobsen, A. W.: Generalized tuberculosis of lymph nodes and multiple cystic tuberculosis of bones. Report of 2 cases. J. of Pediatr. **8**, 292 (1936). — Jadassohn, W.: Die Tuberkulose. Arch. f. Dermat. **119**, 10 (1914). — Die Inokulationstuberkulose der Rattenhaut. (Ein Bei-trag zur Frage der Hauttuberkulose mit positiver Anergie.) Arch. f. Dermat. **167**, 169 (1932). — James, I., and A. J. Wilson: Spontaneous rupture of spleen in sarcoidosis. Brit. J. Surg. **33**, 280 (1945/46). — Jaques, W. E.: Relationship of nematode larvae to generalized sarcoidosis. Report of a case and review of the literature. Arch. of Path. **53**, 550 (1952). — Sarcoidosis. Review and a proposed etiolgic concept. Arch. of Path. **53**, 558 (1952).— Jersild, M.: The syndrome of Heerfordt (uveoparotid fever), a manifestation of Boeck's sarcoid. Acta med. scand. (Stockh.) **97**, 322—328 (1938). — Heerfordt's syndrome (Uveo-parotid fever): Manifestation of Boeck's sarcoid. Ugeskr. Laeg. (dän.) **1938**, 765. — John: Besnier-Boecksche Krankheit: Ostitis cystica multiplex. Südwestdtsch. Dermatol.-Ver. igg in Freiburg i. Br., 9. Mai 1936. Zbl. Hautkrkh. **54**, 299 (1937). — Johnson, J. B., and R. S. Jason: Sarcoidosis of the heart. Amer. Heart. J. **27**, 246 (1944). — Jones, M. P.: Sarcoidosis. Proc. Roy. Soc. Med. **42**, 85 (1949). — Jordon, J. W., and E. D. Osborne: Besnier-Boeck's disease. Report of 2 cases of extensive involvement. Arch. of Dermat. **35**, 663 (1937). — Jüngling, O.: Ostitis tuberculosa multiplex cystica. Fortschr. Röngenstr. **22**, 375 (1919 bis 1921). — Über Ostitis tuberculosa multiplex cystoides. Brun's Beitr. **143**. 401 (1928).

Kalkoff, K. W.: Zur Seitendifferenz der röntgenologisch nachweisbaren Lungenver-änderungen bei der Boeckschen Krankheit. Tuberkulosearzt **7**, 580 (1953). — Zur Aetio-logie des Morbus Boeck. Beitr. Klin. Tbk. **114**, 3 (1955). — Kalkoff, K. W., u. I. Hück:

Die Tuberkulinreizschwelle verschiedener Hauttuberkuloseformen einschließlich der BOECK-schen Krankheit. Arch. f. Dermat. 186, 374 (1948). — KALKOFF, K. W., u. H. J. MOHR: Zum Erregernachweis der BOECKschen Krankheit (Morbus Besnier-Boeck-Schaumann). Arch. f. Dermat. 188, 202 (1949). — KAY, S.: Sarcoidosis of the spleen. Report of four cases twenty-three year follow-up in one case. Amer. J. Path. 26, 427 (1950). — KENNEDY, A. C.: Boeck's sarcoidosis: report of a case with lesions detected in material obtained by sternal puncture. Glasgow Med. J., N. S. 31, 10 (1950). — KENNEDY, C. B., J. K. HOWLES, V. M. HENINGTON and M. E. KOPFLER: Cutaneous tuberculosis and related diseases in the southern negro. South. Med. J. 35, 449 (1942). — KERLEY, P.: The etiology of erythema nodosum. Brit. J. Radiol. 16, 199 (1943). — KING, D. S.: Sarcoid disease as revealed in chest roentgenograms. Amer. J. Roentgenol. 45, 505 (1941). — KING, M. J.: Ocular lesions of Boeck's sarcoid. Trans. Amer. Ophthalm. Soc. 37, 422 (1939). — KIRBY and ARMSTRONG: Sarcoidosis with uveoparotid fever. Ann. Int. Med. 21, 475 (1944). — KISSMEYER, A.: La maladie de Boeck. Sarcoides cutanées bénignes multiples. Paris: Masson & Cie. 1932. — KISTNER, F. B., and R. D. ROBERTSON: Benign granuloma of the nose (so called sarcoid). J. Amer. Med. Assoc. 111, 2003 (1938). — KLATSKIN, G., and R. YESNER: Hepatic manifestations of sarcoidosis and other granulomatous diseases. Yale J. Biol. a. Med. 23, 207—248 (1950). — KLEIN, F., u. A. LEHOTAN: Thrombopenische Purpura und Sarkoidose der Milz. Schweiz. med. Wschr. 1952, 927. — KLINEFELTER jr., H. F., and S. M. SALLEY: Sarcoidosis simulating glomerularnephritis. Bull. Johns Hopkins Hosp. 89, 333 (1946). — KLING-MÜLLER, G.: Der Morbus Boeck in der Familie. Dermat. Wschr. 124, 1199 (1951). — KLING-MÜLLER, V.: Über Lupus pernio. Arch. f. Dermat. 84, 323 (1907). — KNAPP, P.: BESNIER-BOECKsches Sarkoid. Schweiz. med. Wschr. 1942, 828. — KNUTH, K.: Differentialdiagnose der BOECKschen Krankheit. Z. Kinderheilk. 68, 318—327 (1950). — KOSZALKA, M., and A. C. FORTNEY: Sarcoidosis: Treatment with cortisone, ACTH and urethane. Dis. Chest 23, 444 (1953). — KRAUS, E. I.: Sarcoidosis (Besnier-Boeck-Schaumann's disease) as cause of pituitary syndrome. J. Labor. a. Clin. Med. 28, 140—146 (1942). — KREIBICH, K.: Über Lupus pernio. Arch. f. Dermat. 71, 3 (1904). — KREIBICH, K., u. A. KRAUS: Beiträge zur Kenntnis des BOECKschen benignen Miliarlupoids. Arch. f. Dermat. 92, 173 (1908). — KULKA W. E.: Sarcoidosis of the heart. A cause of sudden and unexpected death. Circulation (New York) 1, 372 (1950). — KUNKEL, P., and R. YESNER: Thrombocytopenic purpura associated with sarcoid granulomas of the spleen. Arch. of Path. 50, 778 (1950). — KUZ-NITZKY, E.: Lungenveränderungen bei BOECKs Sarkoid resp. Lupus pernio. Fortschr. Rönt-genstr. 27, 563 (1920). — KUZNITZKY, E., u. A. BITTORF: BOECKsches Sarkoid mit Beteiligung innerer Organe. Münch. med. Wschr. 62, 1349 (1915). — KVEIM, A.: En ny og specifikk kutan-reaksjon ved Boeck's sarcoid. Nord Med. 9, 169 (1941). — Some remarks on the aetilogy of Boeck's sarcoid. Acta dermato-vener. (Stockh.) 28, 169 (1948). — KYRLE, J.: Die Anfangsstadien des BOECKschen Lupoid. Arch. f. Dermat. 131, 33 (1921).

LAMY, M., MIGNON et POLACCO: Syndrome de Heerfordt. Images radiologiques d'infiltration micronodulaire des poumons. Bull. Soc. Méd. Hôp. Paris 1937, 1621. — LANDERS, P. H.: Vitreous lesions observed in Boeck's sarcoid. Amer. J. Ophthalm. 32, 1740 (1949). — LARSSON, L. G.: Nasopharyngeal lesions in sarcoidosis. Acta radiol. (Stockh.) 36, 361—373 (1951). — LARSSON, L. G., u. S. FRANZÉN: Sternal puncture in sarcoidosis. Acta radiol. (Stockh.) 37, 59 (1952). — LARSSON, L. G., A. LILJESTRAND u. H. WAHLUND: Treatment of sarcoidosis with calciferol. Acta med. scand. (Stockh.) 143, 280 (1952). — LAVAL, J.: Ocular sarcoidosis. Amer. J. Ophthalm. 35, 551 (1952). — LEDER, M.: Katamnestische Untersuchungen bei 13 Fällen von BOECKschem Sarkoid. Dermatologica (Basel) 80, 142 (1939). — LEGGATT, P. O.: Prognosis of sarcoid changes associated with erythema nodosum. Brit. J. Tbc. 46, 225—227 (1952). — LEITNER, ST. J.: Morbus Besnier-Boeck-Schaumann. Die chronische epitheloidzellige infektiöse (tuberkulöse) Reticuloendotheliose. Schweiz. med. Wschr. 1940, 411, 441, 461. — Diabetes insipidus bei der epitheloidzelligen Granulomatose. Zugleich Beitrag zur tuberkulösen Aetiologie des Morbus Besnier-Boeck-Schaumann. Schweiz. med. Wschr. 1945, 511. — Elektrocardiographische und spirometrische Untersuchungen bei der epitheloidzelligen Granulomatose Cardiologia (Basel) 10, 379 (1946). — Der Morbus Besnier-Boeck-Schaumann. Basel: Benno Schwabe & Co. 1949. — LEMMING, R.: Experimental study on positive tuberculin anergy in uveoparotid fever and in benign lymphogranulomatosis (Schaumann). Nord. med. Tidskr. 14, 1822 (1937). — Attempt to analyze tuberculin anergy in Schaumann's disease (Boeck's „sarcoid") and uveoparotid fever by means of BCG vaccination. Acta med. scand. (Stockh.) 103, 400 (1940). — Development of Boeck's sarcoid at the place on the skin where BCG vaccination had been made in a case of Schaumann's disease. Acta med. scand. (Stockh.) 110, 151 (1942). — LENARTOWITZ, u. J. ROTHFELD: Ein Fall von Haut-sarkoiden (DARIER-ROUSSY) mit identischen Veränderungen im Gehirn und den inneren Organen. Arch. f. Dermat. 161, 504 (1930). — LESNE, F., C. COUTELA et J. LÉVESQUE: Syndrome de Heerfordt, forme particulière de la maladie de Besnier-Boeck-Schaumann.

Bull. Soc. méd. Hôp. Paris **54**, 9 (1938). — Lever, W. F., and D. G. Freiman: Sarcoidosis: Report of an atypical case with erythrodermic lesions and subcutaneous nodes and asteroid inclusion bodies in giant cells. Arch. of Dermat. **57**, 639 (1948). — Levin, P. M.: Neurological aspects of uveo-parotid fever. J. Nerv. Dis. **81**, 176 (1935). — Levitt, J. M.: Boeck's sarcoid with ocular localization. Survey of the literature and report of a case. Arch. of Ophthalm. **26**, 358 (1941). — Lewis, N.: Ocular importance of sarcoid, its relation with a description of seven cases. Med. J. Austral. **1950**, 582. — Licharew: Lupus pernio. Dermat. Z. **11**, 253 (1908). — Lindau, A.: So-called chronic miliary tuberculosis. Acta path. scand. (Københ.) Suppl. **26**, 157—173 (1936). — Lindau, A., u. A. Löwegren: Benign lymphogranuloma (Schaumann's disease) and the eye. Acta med. scand. (Stockh.) **105**, 242 (1940). — Lindig, W.: Die Boecksche Lungenerkrankung. Z. inn. Med. **7**, 744—752 (1952). — Lindsay, S., and H. B. Perlman: Sarcoidosis of the upper respiratory tract. Ann. of Otol. **60**, 549—566 (1951). — Löffler, W.: Über die Boecksche Krankheit. Helvet. med. Acta **4**, 747 (1937). — Löffler, W., u. A. v. Albertini: Pathologisch-anatomische Befunde bei sog. Febris undulans des Menschen. Krankheits-Forsch. **8**, H. 1. — Löffler, W., u. G. Jaccard: Morbus Besnier-Boeck-Schaumann. Schweiz. Z. Tbk. **1948**, 295 (Separatum Fasc. 2). — Löfgren, S.: Erythema nodosum. Acta med. scand. (Stockh.) **124**, Suppl. 174 (1946). — Primary pulmonary sarcoidosis. Early signs and symptoms. Acta med. scand. (Stockh.) **145**, 424 (1953). — Primary pulmonary sarcoidosis. Clinical course and prognosis. Acta med. scand. **145**, 465 (1953). — Das bilaterale Hiluslymphdrüsensyndrom (BHL) als Anfangsstadium der Sarkoidose. Beitr. Klin. Tbk. **114**, 75 (1955). — Löfgren, S., u. H. Lundbäck: The bilateral hilar lymphoma syndrome. A study of the relation to age and sex in 212 cases. Acta med. scand. (Stockh.) **142**, 259 (1952). — Löfgren, S., L. Ström and G. Widström: Tuberculosis immunity in sarcoidosis studied with the aid of radioactive B.C.G. vaccine. Acta paediatr. (Stockh.) **43**, Suppl. 100, 160 (1954). — Loewy: Zit. bei Kissmeyer. — Lomholt, S.: Sur les lésions muqueuses dans les sarcoides. Séance spéciale de la Réunion Dermat. de Strasbourg, consacrée aux sarcoides. Bull. Soc. franç. Dermat. **1934**, 1142. — Douze cas de sarcoides de Boeck traités à l'antiléprol. Bull. Soc. franç. Dermat. **41**, 1354 (1934). — Discussions sur l'étiologie. Séance spéciale du 13 mai 1934, consacrée à l'étude des sarcoides. Réunion Dermatologique de Strasbourg. Bull. Soc. franç. Dermat. **41**, 1350 (1934). — Sarcoid (Boeck) oder lymphogranulomatosis benigna (Schaumann). Acta dermato-vener. (Stockh.) **18**, 131 (1937). — Beitrag zur Kveim-Reaktion bei Lymphogranulomatosis benigna. Acta dermato-vener. (Stockh.) **24**, 447 (1943). — La maladie de Besnier-Boeck-Schaumann traitée par le calciférol. Acta dermato-vener. (Stockh.) **30**, 334 (1950). — Longcope, W. T.: Sarcoidosis, or Besnier-Boeck-Schaumann disease. J. Amer. Med. Assoc. **117**, 1321 (1941). — Longcope, W. T., u. A. M. Fisher: The effect of Schaumann's disease upon the heart and its mechanism. Acta med. scand. (Stockh.) **108**, 529 (1941). — Longcope, W. T., and D. G. Freiman: A study of sarcoidosis. Medicine **31**, 1 (1952). — Longcope, W. T., and J. W. Pierson: Boeck's sarcoid (sarcoidosis). Bull. Johns Hopkins Hosp. **60**, 223—296 (1937). — Lovelock, F. J., and D. J. Stone: Cortisone therapy of Boeck's sarcoid. J. Amer. Med. Assoc. **147**, 930 (1951). — The therapy in sarcoidosis. Amer. J. Med. **15**, 477 (1953). — Lucia, S. P., a. P. M. Aggeler: Sarcoidosis (Boeck), lymphogranulomatosis benigna (Schaumann), observations on the bone marrow obtained by sternal puncture. Acta med. scand. (Stockh.) **104**, 351 (1940). — Lundbäck, H., u. S. Löfgren: Serologische Untersuchungen in Fällen von Sarkoidosis. Wien. med. Wschr. **1952**, 50—52. — Attempts at isolation of virus strains from cases of sarcoidosis and malignant lymphoma. I. Statistical evaluation of results previously reported. Acta med. scand. (Stockh.) **43**, 98 (1952). — Lutz: Zur Kenntnis des Boeckschen Miliarlupoids. Arch. f. Dermat. **126**, 947 (1919).

Magnusson, W.: On the roentgen picture of the lungs and mediastinum in lymphogranulomatosis benigna. Acta med. scand. (Stockh.) **103**, 511 (1940). — Mallory, T. B.: Pathology of pulmonary fibrosis, including chronic pulmonary sarcoidosis. Radiology **51**, 468 (1948). — Markoff, N.: Über pulmonale Formen der Bangschen Krankheit. Helvet. med. Acta **7**, 536 (1941). — Kalkschrumpfniere bei Morbus Boeck. Helvet. med. Acta **18**, 389 (1951). — Martenstein, H.: Sarkoid Boeck und Lupus pernio. Arch. f. Dermat. **147**, 70 (1924). — Martenstein, H., u. R. Noll: Statistische Untersuchungen über die Tuberkulinreaktion. Arch. f. Dermat. **158**, 409 (1929). — Mast, W. H.: Sarcoidosis: Report of a case simulating gall bladder disease treated with aureomycin. Ohio State Med. J. **47**, 713—716 (1951). — Maurice, P. A.: La biopsie musculaire dans le diagnostic de la maladie de Besnier-Boeck-Schaumann. Helvet. med. Acta **21**, 445 (1954). — Mauss: Ein Fall von Boeckschem Sarcoid. Univ. Klinik für Hals-, Nasen- u. Ohrenkrankh. Charité, Berlin. Z. Laryngol. **24**, 222 (1933). — Mazza, G.: Über das multiple benigne Sarkoid der Haut (Boeck). Arch. f. Dermat. **91**, 57 (1908). — McClement, J. H., Attilio D. Renzetti, A. Himmelstein and A. Cournand: Cardiopulmonary function in the pulmonary form of Boeck's sarcoid and its modification by cortisone therapy. Amer. Rev. Tbc. **67**, 154 (1953). —

McCord, M. C., and H. L. Hyman: Pulmonary sarcoidosis with the roentgenologic appearances of metastatic neoplasm. A report of two cases. Amer. J. Roentgenol. 67, 259—262 (1952). — McCort, S. S., R. H. Wood, J. B. Hamilton and D. E. Ehrlich: Sarcoidosis: A clinical and roentgenological study of 28 proved cases. Arch. Int. Med. 80, 293 (1947). — McKusick, V. A.: Boeck's sarcoid of the stomach with comments on the etiology of regional enteritis. Gastroenterology 23, 103 (1953). — Meira, J. A., J. M. Ferreira and M. Jamra: Sarcoidose. Rev. Med e Girur São Paulo 9, 1 (1949). Zit. nach Longcope u. Freiman. — Meyer u. Mitarb.: Abus de la vitamine D₂ dans un cas de maladie de Besnier-Boeck-Schaumann. Bull. Soc. franç. Dermat. 56, 196 (1949). — Meyer, F. W.: Lymphogranulomatosis benigna (Boecksches Sarkoid) und Iridozyklitis. Klin. Mbl. Augenheilk. 100, 377 (1938). — Augentuberkulose und Lymphogranulomatosis benigna (Boecksches Sarkoid. Multiples benignes Miliarlupoid). Klin. Mbl. Augenheilk. 102, 76 (1939). — Michael jr., M.: Symposium on cortisone and ACTH. The treatment of sarcoidosis with cortisone. Transactions of the national tuberculosis association. 47. meeting, Cincinnati Ohio, 1951. S. 65. — Michael jr., M., R. M. Cole, P. B. Beeson and B. J. Olson: Sarcoidosis. Preliminary report on a study of 350 cases with special reference to epidemiology. Amer. Rev. Tbc. 62, 403 (1950). — Michelson, H. E.: Uveoparotitis. A sarcoid reaction. Arch. of Dermat. 39, 329 (1939). — Sarcoidosis. A review and an appraisal. J. Amer. Med. Assoc. 136, 1034 1948). — Miescher, G.: Zur Aetiologie des Erythema nodosum. Schweiz. med. Wschr. 1948, 269. — Mino, R. A., A. I. Murphy and R. G. Livingstone: Sarcoidosis producing portal hypertension treatment by splenectomy and splenorenal shunt. Ann. Surg. 130, 951 (1949). — Moeschlin, S. M.: Spleen puncture. London: Heinemann 1951. — Morland, A.: A case of sarcoidosis of the lung with regional ileitis. Tubercle 28, 32 (1947). — Morosoff: Ein Fall von benignem Sarkoid der Haut nach Boeck. Dermat. Zbl. 11, 309 1908). — Morsier, G. de, P. Maurice et F. Martin: Besnier-Boeck diffus des muscles, et lésions du système nerveux central. Soc. suisse de neurologie 30—31 mai 1953 à Vevey (communication). Schweiz. med. Wschr. 1953, 1113. — Motta, J.: Les sarcoids de la lèpre. Ann. de Dermat. 2, 1180 (1931). — Moyer, J. H., and A. J. Ackerman: Sarcoidosis: A clinical and roentgenological study of twenty-eight cases. Amer. Rev. Tbc. 61, 299 (1950). — Müller, J., u. A. Pedrazzini: Morbus Besnier-Boeck mit Übergang in Miliartuberkulose. Schweiz. med. Wschr. 1948, 126. — Murdock, J. R., and H. J. Hutter: Leprosy: Roentgenological survey. Amer. J. Roentgenol. 1932, 598. — Myers, G. B., A. M. Gottlieb, P. E. Mattman, G. M. Eckley and J. L. Chason: Joint and skeletal-muscle manifestations in sarcoidosis. Amer. J. Med. 12, 161 (1952). — Mylius, K., u. P. Schürmann: Universelle, sklerosierende tuberkulöse großzellige Hyperplasie, eine besondere Form atypischer Tuberkulose. Beitr. Klin. Tbk. 73, 166 (1930).

Naegeli: Circinäres und serpiginöses Boecksches Sarkoid. VII. Kongr. Schweiz. Dermat. Ges. 1923. — Naumann, O.: Kasuistischer Beitrag zur Kenntnis der Schaumannschen benignen Granulomatose (Morbus Besnier-Boeck-Schaumann). Z. Kinderheilk. 60, 1 (1938). — Nelson, C. T.: Observations on the Kveim reaction in sarcoidosis of the American negro. J. Invest. Dermat. 10, 15 (1948). — Calciferol in the treatment of sarcoidosis. J. Invest. Dermat. 13, 81 (1949). — Nelson, R. S.: Sarcoidosis in the armed forces. Amer. J. Med. Sci. 226, 131 (1953). — Newns, C. H., and Hardwick: Besnier-Boeck's disease in an infant. Arch. Dis. Childr. 14, 78 (1939). — Nickerson, D. A.: Boeck's sarcoid. Report of 6 cases in which autopsies were made. Arch. of Path. 24, 19 (1937). — Nicolas, J., et J. Gaté: A propos d'une observation de maladie de Besnier-Boeck-Schaumann. Acta dermato-vener. (Stockh.) 21, 349 (1940). — Nielsen, J.: Roentgenological studies of Boeck's disease. Acta radiol. (Stockh.) 14, 663 (1933). — Recherches radiologiques sur les lésions des os et des poumons dans les sarcoides de Boeck. Bull. Soc. franç. Dermat. 41, 1187 (1934). — Nilsson, L.: Allvarlig njurskada efter kortvarig D-vitaminbehandlung av sarcoidos. Sv. Läkartidn. 49, 1809—1812 (1952). — Nitter, L.: Changes in the chest roentgenogramm in Boeck's sarcoid of the lungs. A study of the course of the disease in 90 cases. Acta radiol. (Stockh.) Suppl. 105 (1953). — Nonnenbruch, W.: Über eine besondere Form von gutartiger chronischen Miliartuberkulose. Dtsch. med. Wschr. 1931, 919. — Nordin, G.: Morbus Schaumann (Lymphogranulomatosis benigna) mit Erythrodermie-Plaques und Iridozyklitis als vorherrschende klinische Symptome. Acta dermato-vener. (Stockh.) 18, 245 (1937). — Nordland, M., R. S. Ylvisaker, P. Larson and R. Reiff: Pregnancy complicated by idiopathic thrombocytopenic purpura and sarcoid disease of spleen: Splenectomie and subsequent normal delivery. Case report. Minnesota Med. 29, 166—170 (1946). — Norman, R. L., and W. Shoemaker: Sarcoidosis. U. S. Nav. Med. Bull. 49, 407 (1949). — Notkin, M. u. Mitarb.: Sarcoid spleen with thrombocytopenic purpura. J. Med. Soc. New Jersey 47, 272—275 (1950).

Ockuly, O. E., and H. Montgomery: Lichenoid tuberculid. A clinical and histopathologic study. J. Invest. Dermat. 14, 415—426 (1950). — Olsen, A. M.: Boeck's sarcoid: Brief review and report of case in which diagnosis was made by bronchoscopic examination and biopsy. Ann. of Otol. **55**, 629 (1946). — Oppenheim, A., and Pollack: Boeck's sarcoid (sarcoidosis). Amer. J. Roentgenol. **57**, 28 (1947). — Opsahl: Un tuberculome benin — vraisemblablement identique au lymphogranulome benin de Schaumann — causant la stenose bronchiale. Acta med. scand. (Stockh.) **99**, 511 (1939). — Opsahl, R.: Atypical tuberculosis, Boecks sarcoid. Acta med. scand. (Stockh.) **113**, 267 (1943). — Orie, N. G. M., Th. G. van Rijssel u. G. L. van der Zwaag: Pyloric stenosis in sarcoidosis. Acta med. scand. (Stockh.) **138**, 139 (1950). — Osterberg, G.: Sarcoid of Boeck in iritis (iritis Boeck). Nord. med. Tidskr. **16**, 1125 (1938). — Brit. J. Ophthalm. **23**, 145 (1939).

Paré, P. J., D. G. Freiman and J. J. McCort: Sarcoidosis. A study of 25 cases followed for 5 or more years. Zit. bei Longcope u. Freiman. — Parker, J. G.: Generalized sarcoidosis with uremia due to congenital single fused polycystic kidneys: necropsy findings in a case previously reported as renal sarcoidosis. Dis. Chest **18**, 49—56 (1950). — Pautrier, L. M.: Les lésions granuliques pulmonaires de la maladie de Besnier-Boeck. Bull. Soc. méd. Hôp. Paris **1934**, 1409. — Les lésions érythrodermiques pures de la maladie de Besnier-Boeck-Schaumann. Lésions à type de lupus pernio de la face. Lésions érythrodermiques pures des membres inférieurs et des fesses. Lésions pulmonaires et osseuses. Ann. de Dermat. **1936**, 433. — Syndrôme de Heerfordt et maladie de Besnier-Boeck-Schaumann. Parotidite, irido-cyclite, paralysie faciale d'origine périphérique, paralysie récurrentielle, éruption confluente de grosses sarcoides des bras et des cuisses, érythrodemie sacoidique des jambes et des plantes des pieds. Bull. Soc. méd. Hôp. Paris **1937**, 1608. — Le syndrome de Heerfordt des ophthalmologistes n'est qu'une forme particulière de la maladie de Besnier-Boeck-Schaumann. Ann. de Dermat. **1938**, 161. — Les lésions oculaires de la maladie de Besnier-Boeck-Schaumann. Le syndrome de Heerfordt. Comptes rendus Congrès d'Ophthalmologie Paris, Mai 1938. Arch. d'Ophtalm. **1938**, 708. — Une nouvelle grande réticulo-endotheliose — Maladie de Besnier-Boeck-Schaumann. Paris: Masson et Cie. 1940. — Quatre nouveaux ca de maladie des Besnier-Boeck-Schaumann. Bull. Soc. méd. Hôp. Paris **58**, 153 (1942). — Splénomégalie et maladie de BBS. Schweiz. med. Wschr. **1944**, Nr 34, 907. — Sarcoidosis. Brit. J. Tbc. **42**, 1 (1948). — Pautrier, L. M., Jacob et Weber: Maladie de Besnier-Boeck-Schaumann à forme uniquement pulmonaire et ganglionnaire sans manifestations cutanées. Bull. Soc. méd. Hôp. Paris **53**, 1600 (1937). — Péchin, A.: Complications oculaires des oreillons (iritis et kératites). Rev. gén. Ophtalm. **20**, 455 (1901). — Peer, H., u. H. Kwerch: Bemerkenswerte Symptomatologie und Verlaufsform eines Falles MBBS. Klin. Med. (Wien) **7**, 34—38 (1952). — Pennel, W. H.: Boeck's sarcoid with involvement of the central nervous system. Arch. of Neur. **66**, 728 (1951). — Pfisterer, R., H. Wespi u. H. Herzog: Beobachtung einiger Fälle von Morbus Boeck nach BCG-Impfung. Helvet. med. Acta **21**, 439 (1954). — Philipps, A. K., and A. A. Luchette: Rupture of the spleen due to sarcoidosis. Ohio State Med. J. **48**, 617—619 (1952). — Philipps, R. W.: Hypercalcaemia of sarcoid corrected with cortisone. New England Med. J. **248**, 943 (1953). — Pierre, M., and V. Morax: Un cas de lésion conjunctivale avec adénopathie d'étiologie imprécisée. Ses rapports avec la lymphogranulomatosis bénigne de Besnier-Boeck-Schaumann. Bull. Soc. Ophtalm. Paris **50**, 436 (1938). — Piney, A., and M. S. Ross: Sarcoidosis of spleen and bone marrow. Tubercle **33**, 24 (1952). — Pinkerton, H., and L. Iverson: Histoplasmosis. Three fatal cases with disseminated sarcoid-like lessions. A.M.A. Arch. Int. Med. **90**, 456 (1952). — Pinner, M.: Noncaseating tuberculosis: analysis of literature. Amer. Rev. Tbc. **37**, 690—720 (1938). — On the etiology of sarcoidosis (editorial). Amer. Rev. Tbc. **54**, 532 (1946). — Pohle, E. A., L. W. Paul and E. A. Clark: Roentgen therapy of Boeck's sarcoid. Amer. J. Med. Sci. **209**, 503 (1945). — Posner, I.: Sarcoidosis: Case report. J. of Pediatr. **20**, 486—495 (1942). — Powell, L. W.: Sarcoidosis of skelettal muscle. Amer. J. Clin. Path. **23**, 881 (1953). — Press, P.: Essai de traitement de la maladie de Besnier-Boeck-Schaumann (BBS) par l'huile de Chaulmoogra. Rev. méd. Suisse rom. **73**, 556 (1953). — Pruvost, P., E. Hautefeuille, G. Canetti et J. Mabileau: Maladie de Besnier-Boeck-Schaumann et tuberculose. Arch. méd.-chir. Appar. respirat. **14**, 405 (1941). — Pulaski, E. J., and T. T. White: Streptomycin (report of ist clinical effects in 44 patients treated for various infections of the respiratory tract.) Arch. Int. Med. **82**, 217 (1948). — Putkonen, T.: Über die Intrakutanreaction von Kveim (KvR) bei Lymphogranulomatosis benigna. Acta dermato-vener. (Stockh.) **23**, Suppl. X (1943). — Über die Kveimreaktion bei Lymphogranulomatosis benigna. Mit einem Beitrag zur Thermostabilität und Haltbarkeit des Antigens. Acta dermato-vener. **25**, 393 (1945). — A case of skin tuberculosis with a positive Kveim's reaction as late as five years after injection of antigen. Acta dermato-vener. (Stockh.) **32**, Suppl. 29, 294 (1952). — Pyke, D. A., and J. G. Scadding: Effect of cortisone upon skin sensitivity to tuberculin in sarcoidosis. Brit. Med. J. **1952**, 1126.

Rabello jr.: Données nouvelles pour l'interprétation de l'affection de Besnier-Boeck. Rôle de la lèpre. Ann. de Dermat. **7**, 571 (1936). — Rakov, H. L., and J. S. Taylor: Sarcoidosis: Consideration of clinical and histologic criteria differentiating sarcoidosis from tuberculosis. J. Labor. a. Clin. Med. **27**, 1284 (1942). — Rappaport, H., F. H. Burgoyne and H. F. Smetana: The pathology of regional enteritis. Mil. Surgeon 109, 463 (1951). — Redslob: Siehe Pautrier, Monographie 1940. — Refvem, O.: Boeck's disease (or sarcoid) and the tubercle bacillus. Acta tbc. scand. (København.) 27, 314 (1952). — The Pathogenesis of Boeck's disease. Acta med. scand (Stockh.) 149, Suppl. 294 (1954). — Reis, W., und J. Rothfeld: Tuberculide des Sehnerven als Komplikation von Hautsarkoiden von Typus Darier-Roussy. Arch. f. Ophthalm. 126, 357 (1931). — Reisner, D.: Personal communication to J. M. Levitt. Arch. of Ophthalm. 26 (1941). — Boeck's sarcoid and systemic sarcoidosis (Besnier-Boeck-Schaumann disease). A study of 35 cases. Amer. Rev. Tbc. 49, 289, 437 (1944). — Rich, A. R.: The pathogenesis of tuberculosis, 2. Aufl. Springfield, Illinois: Ch. C. Thomas 1951. — Ricker, W., and M. Clark: Sarcoidosis. A clinocpathological review of three hundred cases, including twenty-two autopsies. Amer. J. Clin. Path. 19, 725 (1949). — Rieder: Über Kombination von chronischer Osteomyelitis und Lupus pernio. Fortschr. Röntgenstr. 15, 125 (1910). — Rijssel, Th. G. van: De ziekte van Besnier-Boeck en bacteriell-allergische Onstekingsprocessen. Utrecht: Keminken Zoon 1947. Siehe auch Nederl. Tijdschr. Geneesk. 94, 3517 (1950). — Riley, E. A.: Boeck's sarcoid. A review based upon a clinical study of fifty-two cases. Amer. Rev. Tbc. 62, 231 (1950). — Riley, R. L., M. C. Riley and H. Hill: Diffuse pulmonary sarcoidosis: diffusing capacitiy during exercise and other lung function studies in relation to ACTH therapy. Bull. Johns Hopkins Hosp. 91, 345 (1952). — Rischin, M.: Universelles benignes Miliarlupoid Boeck mit Beteiligung innerer Organe. Arch. f. Dermat. 139, 30 (1922). — Robert, F.: Les manifestations osseuses de la maladie de Besnier-Boeck-Schaumann. La maladie de Perthes-Jüngling. Semaine Hôp. 25, 2327 (1944). — Robinson, B.: Sarcoidosis: Diagnosis and management. Med. J. Austral. 1950 II, 959—961. — Robinson, B., and A. W. Pound: Sarcoidosis: A survey with report of thirty cases. Med. J. Austral. 1950, 568. — Robinson, R. C. V., and R. D. Hahn: Sarcoidosis in siblings. Arch. Int. Med. 80, 249 (1947). — Rogers, F. J., and E. W. Netherton: Sarcoidosis in identical twins. J. Amer. med. Assoc. 155, 974 (1954). — Roos, B.: Über das Vorkommen der Schaumannschen benignen Lymphogranulomatose (des Boeckschen benignen Miliarlupoids) bei Kindern. Z. Kinderheilk. 59, 280 (1937). — Neurologic aspects of Boeck's Sarcoid. Acta psychiatr. (København.) 13, 41 (1938). — Cerebral manifestations of lymphogranulomatosis benigna (Schaumann) and uveoparotid fever (Heerfordt). Acta med. scand. (Stockh.) 104, 123 (1940). — Rosenthal, J., and J. Feigin: Boeck's disease. Arch. of Path. 45, 681 (1948). — Rosenthal, S. R.: Pathological and experimental studies of Boeck's sarcoid. 1. Report of a case with panarteritis, periarteritis, terminalhypertension and uremia, and the reproduction of a sarcoid-like lesion in guinea pigs. Amer. Rev. Tbc. 60, 236 (1949). — Rossel, G.: Deux cas de maladie de Boeck. Rev. méd. Suisse rom. 1939, 420. — Rossier, P. H., A. Bühlmann u. P. Luchsinger: Bemerkungen über Diffusionsstörungen der Lunge. Schweiz. med. Wschr. 1954, 25.—Rostenberg, A., u. Mitarb.: Experimental studies on Sarcoidosis. Arch. of Dermat. 67, 306—314 (1953).—Rostenberg jr., A.: Etiologic and immunologic concepts regarding sarcoidosis. Arch. of Dermat. 64, 385 (1951). Rothbard, S., A. S. Dooneieff and K. E. Hik: Practical application of a hemagglutination reaction in tuberculosis. Proc. Soc. Exper. Biol. a. Med. 74, 72 (1950). — Roujeau et Ch. Sors: Les diagnostics abusifs de maladie de Besnier-Boeck-Schaumann localisation médiastinale, pulmonaire ou médiastino-pulmonaire. J. franç. Méd. et Chir. thorac. 7, 141 (1953). — Rubin, E. H., and M. Pinner: Sarcoidosis: one case and literature review of autopsied cases. Amer. Rev. Tbc. 49, 146 (1944). — Russel, K. P.: Sarcoidosis (Boeck's sarcoid) and pregnancy. Amer. Rev. Tbc. 63, 603—607 (1951). — Rutishauser, E., et A. Rywlin: Besnier-Boeck rénal. J. d'Urol. 56, 277 (1950). — Rywlin, A.: Le Besnier-Boeck de la glande thyroide et son diagnostic différentiel avec la thyroidite de Quervain. Presse méd. 1952, 1278—1280.

Sahli, H.: Lehrbuch der klinischen Untersuchungsmethoden, 6. Aufl., Bd. II/1, S. 463. 1914. — Sales, L. M.: Sarcoidosis of myocardium. Florida Med. Assoc. J. Jacksonville 40, 27 (1953). Ref. J. Amer. Med. Assoc. 153, 518 (1953). — Salmon, H. W., and G. J. Meynell: Primary hyperparathyroidism (adenoma) simulating sarcoidosis. Brit. Med. J. 1951, No 4745, 1440. — Salvesen, H. A.: The sarcoid of Boeck, a disease of importance to internal medicine. Acta med. scand. (Stockh.) 86, 127 (1935). — Sanda: Sarkoid Boeck des Mediastinums und der Lunge. Röntgenprax. 11, 231 (1939). — Sandbacka-Holmström, J.: Fall von Schaumann-Krankheit mit Febris Uveo-Parotidea (Heerfordt). Zbl. Hautkrkh. 56, 84 (1937). — Schaumann's disease and Heerfordt's „subchronic uveoparotid fever". Acta med. scand. (Stockh.) 103, 482 (1940). — Sauer, H.: Eine seltene, gutartige Form einer multiplen herdförmigen tuberkulösen Knochenerkrankung. Fortschr. Röntgenstr. 30, 112 (1922/23). — Savin, L. H.: An analysis of the signs and symptoms of 66 published cases of the uveoparotid syndrome with details of an additional case. Trans. Ophtham. Soc. U. Kingd. 54, 549 (1934). — Scadding, J. G.: Sarcoidosis, with special reference to lung changes. Brit. Med. J. 1950 I, 745—753. — Scadding, J. G., and Sherlock Sheila: Liver biopsy in sarcoidosis. Thorax (Lond.) 3, 79 (1948). — Scarinci, C.: Maladie de Besnier-

Boeck-Schaumann à type glangiomédiastinal pur avec compression réversible du système cave supérieur, étudiée angiographiquement. Action remarquable de l'association strepto-mycine — P.A.S. Poumon **8**, 825—832 (1952). — Schaumann, J.: Sur le lupus pernio; mémoire présenté en Novembre 1914 à la société française de dermatologie et de syphilographie pour le prix zambaco. Stockholm: Norstedt et Söner 1934. — Etude sur le lupus pernio et ses rapports avec les sarcoides et la tuberculose. Ann. de Dermat. **6**, 357—373 (1916/17). — Etude bactériologique et histologique sur les manifestations médullaires du lymphogranulome bénin. Ann. de Dermat. **7**, 385 (1919). — Sur une forme érythrodermique du lymphogranulome bénin. Ann. de Dermat. **1920**, 561. — Sur la nature du lymphogranulome bénin. Acta dermato-vener. (Stockh.) **1921**, 409. — Le lupus pernio et les sarcoides au point de vue étiologique. Acta dermato-vener (Stock.) **3**, 679 (1922). — Benign lymphogranuloma and its cutaneous manifestations. Brit. J. Dermat. **36**, 515—544 (1924). — Notes on histology of medullary and osseous lesions in benign lymphogranuloma and especially on their relationship to radiographic picture. Acta radiol. (Stockh.) **7**, 358—364 (1926). — Etude anatomo-pathologique et histologique des localisations viscérales de la lymphogranulomatose bénigne. Réunion Dermat. de Strasbourg. Bull. Soc. franç. Dermat. **40**, 1167 (1933). — Observations cliniques, bactériologiques et sérologiques pour servir à l'étiologie de la lymphogranulomatose bénigne. Réunion Dermat. de Strasbourg. Bull Soc. franç. **1934**, 1296. — Lymphogranulomatosis benigna in the light of prolonged clinical observations and autopsy findings. Brit. J. Dermat. **48**, 399 (1936). — On the nature of certain peculiar corpuscles present in the tissue of lymphogranulomatosis benigna. Acta med. scand. (Stockh.) **106**, 239 (1941). — Schaumann, J., u. G. Seeberg: On cutaneous reactions in cases of lymphogranulomatosis benigna. Acta dermato-vener. (Stockh.) **28**, 158 (1948). — Scherler, M.: Au sujet de trois cas de maladie de Besnier-Boeck-Schaumann traités par l'acétate de désoxycorticostérone (DOCA). Schweiz. med. Wschr. **1952**, 768—770. Schmid, F.: Die klinischen Erscheinungsformen der epitheloidzelligen Granulomatose im Kindesalter. Mschr. Kinderheilk. **98**, 489—494 (1950). — Schönholzer, G.: Morbus Besnier-Boeck-Schaumann und Armeedurchleuchtung. Schweiz. med. Wschr. **1947**, 585. — Schönholzer, G., u. K. Graber: Die atypische Tuberkulose (Typus Morbus Boeck) in der schweizerischen Armee. Vjschr. schweiz. San.offiz. **25**, 4 (1948); **26**, 1 (1949). — Schoeppe, H.: Ein Beitrag zur Frage der Augenveränderungen beim Boeckschen Lupoid. Klin. Mbl. Augenheilk. **65**, 812 (1920). — Schrijver, H., and P. H. M. Schillings: Thrombocytopenic purpura with sarcoidosis, cured after splenectomy. Acta med. scand. (Stockh.) **144**, 213—216 (1952). — Schröpl, E.: Zur Aetiologie und Pathogenese der Boeckschen Krankheit. Arch. f. Dermat. **183**, 545 (1943). — Schüpbach, A.: Zur Kenntnis der Febris uveoparotidea. Schweiz. med. Wschr. **1936**, 1182. — Nephrolithiasis bei Skelettaffektionen. Schweiz. med. Wschr. **1947**, 76. — Schüpbach, A., u. M. Wernly: Hyperkalzaemie und Organverkalkungen bei Boeckscher Krankheit. Acta med. scand. (Stockh.) **115**, 401 (1943). — Schultz, A.: Boeck's sarcoid with uveoparotitis and dacryoadenitis. Amer. J. Ophthalm. **28**, 1010 (1945). — Schwartz, S. O.: The prognostic value of marrow eosinophiles in thrombocytopenic purpura. Amer. J. Med. Sci. **209**, 579 (1945). — Scott, R. B.: The sarcoidosis of Boeck. Brit. Med. J. **1938**, 777. — Scotti, M. T., and Ch. E. McKeown: Sarcoidosis involving the heart, report of case with sudden death. Arch. of Path. **46**, 289 (1948). — Seeberg, G.: Tuberculin sensitivity in lymphogranulomatosis benigna. Acta dermato-vener. (Stockh.) **31**, 426 (1951). — Seibert, F. B., and J. W. Nelson: Electrophoresis of serum proteins in tuberculosis and other chronic diseases. Amer. J. Tbc. **47**, 66 (1943). — Sellei, J., and M. Berger: Sarkoide Geschwülste in einer Familie. Arch. f. Dermat. **150**, 47—51 (1926). — Shay, H., E. J. Berk, M. Sones, E. Aergerter, J. K. Weston and A. B. Adams: The liver in sarcoidosis. Gastroenterology **19**, 441—461 (1951). — Sherer, J. F., and R. T. Kelley: Sarcoidosis in identical twins. New England J. Med. **240**, 328 (1949). — Shulman, L. E., Edyth H. Schoenrich and A. McGehee Harvey: The effects of adrenocorticotropic hormone (ACTH) and cortisone on sarcoidosis. Bull. Johns Hopkins Hosp. **91**, 371 (1952). — Siebenmann: Lupus pernio der oberen Luftwege. Arch. f. Laryng. **19**, 177 (1907). — Siltzbach, L. E.: Effects of cortisone in sarcoidosis. A study of 13 pat. Amer. J. Med. **12**, 139—160 (1952). — Siltzbach, L. E., and J. C. Ehrlich: The Nickerson-Kveim Reaction in Sarcoidosis. Amer. J. Med. **16**, 790 (1954). — Siltzbach, L. E., and A. Posner: Cortisone therapy in sarcoidosis. Effect in a case with virtual blindness. J. Amer. Med. Assoc. **147**, 927 (1951). — Siltzbach, L. E., and M. L. Som: Sarcoidosis with bronchial involvment. A report of two cases with bronchoscopic bipsies. J. Mt. Sinai Hosp. **19**, 473—480 (1952). — Simkins, S.: Boeck's sarcoid with complete heart block mimicking carotid sinus syncope. J. Amer. Med. Assoc. **146**, 794—797 (1951). — Skavlem, R., and Ritterhoff: Coexistent pulmonary sarcoidosis and asbestosis. Amer. J. Path. **22**, 493 (1946). — Small, M. J.: Favorable response of sarcoidosis to cortisone treatment. J. Amer. Med. Assoc. **147**, 932—937 (1951). — Snapper, I., and A. W. M. Pompen: Pseudo-tuberculosis in man. Besnier-Boeck's disease. Haarlem-De Erven F. Bohn N. V.

1938. — Snider, G. E.: The treatment of Boeck's sarcoid with nitrogen mustard: a preliminary report. South. Med. J. **41**, 11 (1948). — Sohier, R.: Intradermo-réactions et allergies comparées à la tuberculine et aux antigènes typho-paratyphoidiques et diphtériques au cours d'affections du tissu réticulo-endothélial et lymphoide. Ann. Inst. Pasteur **71**, 223 (1945). — Sommer, E.: Zur Cortisonbehandlung der pulmonalen Boeckschen Krankheit. Beitr. Klin. Tbk. **114**, 91 (1955). — Zur Cortisonbehandlung der Boeckschen Sarcoidose der Lungen. Schweiz. med. Wschr. **1955**, 215. — Probleme der Boeckschen Sarcoidose. Schweiz. Z. Tbk. **12**, 163 (1955). — Sones, M., and H. L. Israel: Altered immunologic reactions in sarcoidosis. Ann. Int. Med. **40**, 260 (1954). — Sones, M., Israel, H. L., M. B. Dratman and J. H. Frank: Effect of cortisone in sarcoidosis. New England J. Med. **244**, 209 (1951). — Souter, W. C.: Disease of the choroid: Case of uveo-parotid fever with autopsy findings. Trans. Ophthalm. Soc. U. Kingd. **49**, 113 (1929). — Spencer, J., and S. Warren: Boeck's sarcoid: Report of case with clinical diagnosis confirmed at autopsy. Arch. Int. Med. **62**, 285 (1938). — Staehelin, H. R.: Zur Frage der Besnier-Boeckschen Krankheit und der Periarteritis nodosa. Virchows Arch. **309**, 235 (1942). — Stahel, R.: Reaktionen um Granulationsgewebe im Knochenmark bei Miliartuberkulose und Boeckscher Krankheit. Fol. haemat. (Lpz.) **61**, 345 (1939). — Stallard, H.B.: Boeck's sarcoidosis of lacrimal gland. Brit. J. Ophthalm. **24**, 451 (1940). — Stats D. Rosenthal and Wassermann: Hemolytic anaemia associated with malignant diseases. Amer. J. Clin. Path. **17**, 585 (1947). — Stone, D. J., A. Schwartz, J. A. Feltman and F. Lovelock: Pulmonary function in sarcoidosis. Results with cortisone therapy. Amer. J. Med. **15**, 468 (1953). — *Strassburger Dermatologie-Kongress:* Réunion Dérmatologique de Strassbourg: Mai 13, 1934. Consacrée à l'étude de sarcoides. Bull. Soc. franç. Dermat. **41**, 995—1392 (1934). — Struyvenberg, F. M. J.: Ziekte van Besnier-Boeck of tuberculose. Nederl. Tijdschr. Geneesk. **91**, 2251 (1947). — Stubbe, W.: Zur Diagnose und Prognose der Boeck-Besnier-Schaumannschen Erkrankung im Rahmen der Tuberkulose. Beitr. Klin. Tbk. **102**, 446 (1949). — Sullivan, R. D., R. L. Mayock, R. Jones jr. and H. Beerman: Local injection of hydrocortisone and cortisone into skin lesions of sarcoidosis. J. Amer. Med. Assoc. **152**, 308 (1953). — Sundelin, F.: Granulomatosis benigna. Wien. Arch. inn. Med. **27**, 437 (1935). — Symmers, W. St. C.: Localized tuberculoid granulomas associated with carcinoma. Their relationship to sarcoidosis. Amer. J. Path. **27**, 504.

Teilum, G.: Glomerular lesions of the kidneys in sarcoidosis (Boeck's sarcoid). Acta path. scand. (Københ.) **28**, 294—301 (1951). — Tenneson, M.: Lupus pernio. Bull. Soc. franç. Dermat. **3**, 417 (1892). — Thomas, C.: Conjunctivite de parinaud et parotidite (relations avec le syndrome de Heerfordt). Bull. Soc. Ophtalm. Paris **50**, 382 (1938). — Sarcoidosis. Arch. of Dermat. **47**, 58 (1943). — Thompson, W. C.: Uveo-parotitis. Arch. Int. Med. **59**, 646 (1937). — Thomson, J. G.: An unusual case of diffuse tuberculous infiltration of the myocardium. J. of Path. **33**, 1, 259 (1930). — Tillgren, J.: Diabetes insipidus as a symptom of Schaumann's disease. Brit. J. Dermat. **47**, 223 (1935). — Schaumann's disease (lymphogranulomatosis benigna). Acta med. scand. (Stockh.) **93**, 189 (1937). — Törnell, E.: Is sarcoidosis a fungoid disease? Acta tbc. scand. (Københ.) **20**, 212 (1946). — Touland et Morard: A propos d'un cas d'uvéo-parotidite (syndrome d'Heerfordt). Arch. d'Ophtalm. **53**, 321 (1936). — Turiaf, J., et P. Marland: Le traitement ambulatrice par la „cortisone buccale" des formes pulmonaires de la sarcoidose de Besnier-Boeck-Schaumann. J. franç. Méd. et Chir. thorac. **7**, 195 (1953). — Turiaf, J., P. Marland, Y. Rose et Ch. Sors: Valeur des renseignements fournis par la bronchoscopie et la biopsie de la muqueuse bronchique pour le diagnostic des formes pulmonaires de la sarcoidose de Besnier-Boeck-Schaumann. J. franç. Méd. et Chir. thorac. **7**, 188 (1953).

Uehlinger, E.: Über Morbus Boeck mit Übergang in Tuberkulose-Sepsis. Schweiz. med. Wschr. **1945**, 474. — Die pathologische Anatomie des Morbus Boeck. Beitr. Klin. Tbk. **114**, 17 (1955). — Ullerich, K.: Prognose und Therapie der epitheloidzelligen Granulomatose der Augen. Beitr. Klin. Tbk. **114**, 101 (1955). — Ulrich: Die Schleimhautveränderungen der oberen Luftwege beim Boeckschen Sarkoid. Arch. f. Laryng. **31**, 3 (1918). — Ulstrup, J. C.: Antibodies against the tubercle bacillus in sarcoid of Boeck (sarcoidosis). Nord. Med. **45**, 598 (1951). — Urbach, F., M. Sones and H. L. Israel: Passive transfer of tuberculin sensitivity to patients with sarcoidosis. New England J. Med. **247**, 794 (1952). — Urban, O.: Zur Kasuistik der Boeckschen Sarkoide. Arch. f. Dermat. **101**, 175 (1910). — Ustvedt, H. J.: Nosography and diagnosis of Boeck's sarcoid. Nord. Med. **2**, 1677 (1939). — Autopsy findings in Boeck's sarcoid. Tubercle **29**, 107 (1948).

Valenti, A.: Sull'aspetto radiologico delle lesioni polmonari nel sarcoide de Boeck. Radiol. med. **15**, 942 (1928). — Vignolo: Contributo allo studio critico dei cosidetti „tumor cutanei sarcoidi". Pseudoleucemia e sarcoide di Boeck. Giorn. ital. Mal. vener. **1916**, 108. — Vogt, Hans: Morbus Besnier-Boeck-Schaumann: Klinische und pathologisch-anatomische Studie. Helvet. med. Acta **16**, Suppl. XXV (1949). — Voldet, G.: Etude anatomique et expérimentale de la maladie de Besnier-Boeck du poumon. Schweiz. Z. Path. u. Bakter.

3, 222 (1941). — Volk, R.: Benignes miliarlupoid (Boeck) lupus pernio. In Handbuch der Haut- und Geschlechtskrankheiten Bd. X/1, Tuberculose der Haut, S. 386. 1931. — Voltz, H.: Ein Beitrag zum Morbus Boeck-Besnier-Schaumann. 2 Erkrankungsfälle bei Geschwistern. Dtsch. med. Wschr. 1953, 1598. — Vosbein, E.: Causes of death in cases of Boeck's sarcoid. Acta dermato-vener. 32, 437—439 (1952). — Vosbein, E. B., u. P. Bonnevie: Cutaneous manifestations of lymphogranulomatosis benigna Schaumann. A clinical survey based on 34 cases. Acta dermato-vener. (Stockh.) 21, 408 (1940). — Livre d'or en l'honneur du Professeur Jörgen Schaumann. Stockholm 1947.

Wagner, H.: Boecksche Krankheit als Ursache von Iridozyklitis und Periphlebitis retinalis. Klin. Mbl. Augenheilk. 100, 133 (1938). — Waldenström, J.: Uveoparotitis and allied conditions, with special reference to symptoms from nervous system. Acta med. scand. (Stockh.) 91, 53 (1937). — Walsh, F. B.: Ocular importance of sarcoid, its relation to uveo-parotid fever. Arch. of Ophthalm. 21, 421 (1939). — Walsh, F. B., and J. E. Howard: Conjunctival and corneal lesions in hypercalcaemia. J. Clin. Endocrin. 7, 644 (1947). — Walz, K.: Indurierende Lymphdrüsentuberkulose des Mediastinums. Verh. dtsch. path. Ges. (15. Tagg) 1912, 78. — Warfvinge, L. E.: Über eine von abgetöteten Tuberkelbazillen hervorgerufene Hautreaktion bei Lymphogranulomatosis benigna. Acta tbc. scand (Københ.) 19, 126 (1945). — Watson, C. J., L. G. Rigler, O. H. Wangensteen and J. S. McCartney: Isolated sarcoidosis of the small intestine simulating non-specific ileo-jejunitis. Gastroenterology 4, 30 (1945). — Weeks, K. D., and D. T. Smith: Lepromin skin tests in Boeck's sarcoid. Amer. J. Trop. Med. 25, 519 (1945). — Weiss, H. A. u. Mitarb.: Sarcoidosis diagnosed by means of subclavian lymph node biopsy. J. Amer. Med. Assoc. 146, 1221—1222 (1951). — Weissenbach, R. J.: Maladie de Besnier-Boeck-Schaumann. Vaccination par le BCG, étude des réactions à la tuberculine, avant et après vaccination. Bull. Soc. franç. Dermat. 51, 40 (1941). — Wells, A. Q., and J. A. H. Wylie: A tuberculin-neutralising factor in the serum of patients with sarcoidosis. Lancet 1949 I, 439. — West, J. R., J. H. McClement, D. Carroll, H. A. Bliss, M. Kuchner, D. W. Richards and A. Cournand: Effects of cortisone and ACTH in cases of chronic pulmonary disease with impairment of alveolar-capillary diffusion. Amer. J. Med. 10, 156 (1951). — Westra, S. A., and J. F. Visser: Hypercalcaemie bij de ziekte van Besnier-Boeck. Nederl. Tijdschr. Geneesk. 93, 18 (1949). — Weve, H. J. M.: Over keratitis profunda als uiting van de ziekte van Besnier-Boeck. Nederl. Tijdschr. Geneesk. 86, 2380 (1942). — Wexler, D.: Sarcoid of lacrimal gland. Arch. of Ophthalm. 23, 220 (1940). — Whittle, C. M.: Schaumann's disease (lymphogranulomatosis benigna): An account of a case. Brit. J. Dermat. 48, 356 (1936). — Wigley, J. E. M., and L. A. Musso: A case of sarcoidosis with erythrodermic lesions. Treatment with calciferol. Brit. J. Dermat. 63, 398—407 (1951). — Williams, D.: Boeck's sarcoidosis of the nervous system. Proc. Roy. Soc. Med., Sect. Neur. 43, 253 (1950). — Williams jr., H.: Pulmonary function in Boeck's Sarcoid. J. Clin. Invest. 32, 909 (1953). — Williams, R. H., and D. A. Nickerson: Skin reaction in sarcoid. Proc. Soc. Exper. Biol. a. Med. 41, 1370 (1935).— Winckler: Beitrag zur Frage der „Sarkoide" (Boeck), resp. der subkutanen nodulären Tuberkulide (Darier). Arch. f. Dermat. 77, 3 (1905). — With, T. K.: Is uveoparotid fever (Heerfordt) a manifestation of benign lymphogranulomatosis (Schaumann)? Acta ophthalm. (Københ.) 15, 104 (1937). — With, T., u. P. Helweg-Larsen: Ugeskr. Laeg. (dän.) 99, 763 (1937). — Wright, C. W., and G. F. Fully: Pulmonary fibrosis and respiratory function. Amer. J. Med. 10, 642 (1951). — Wuhrmann, F., u. Ch. Wunderly: Die Bluteiweißkörper des Menschen. Basel: Benno Schwabe & Co. 1947. — Wurm, K.: Zur Frage des Zusammenhanges der Lymphogranulomatose und der Tuberkulose. Prag. Beitr. Klin. Tbk. 97, 409 (1942). Ref. Schweiz. med. Wschr. 1942, 1086.

Yesner, R., and M. Silver: Fatal myocardial sarcoidosis. Amer. Heart J. 41, 777 (1951).

Zellweger, Hans: Über einen Fall von Speicheldrüsen Boeck. Helvet. paediatr. Acta 1, 485 (1946). — Zeman, W.: Die Meningocephalitis Besnier-Boeck-Schaumann Nervenarzt 23, 43 (1952). — Ziegler, Ernst: Boecksche Krankheit an der Mittelohrschleimhaut. HNO-Wegweiser 3, 73—77 (1952). — Zieler, K.: Über den sog. Lupus pernio und seine Beziehungen zur Tuberkulose. Arch. f. Dermat. 94, 99 (1909). — Zollinger, H.: 2 Fälle von großzellig-sklerosierender Lymphangitis cerebri (Morbus Boeck). Schweiz. med. Wschr. 1942, 1136. — Zweifel, E.: Gleichzeitiges Vorkommen eines Boeckschen Sarkoids mit einer primären chronischen Polyarthritis (beginnendes Sjörgen-Syndrom). Helvet. paediatr. Acta 1, 475 (1946).

Die parasitären Lungenkrankheiten.

Von

A. F. Essellier und P. Jeanneret.

Mit 35 Abbildungen.

Es werden hier die durch Zooparasiten verursachten Lungenkrankheiten besprochen; die durch Phytoparasiten bedingten Erkrankungen, d. h. die Lungenmykosen werden an anderer Stelle behandelt. Unter Zooparasiten versteht man Tiere, welche als Schmarotzer auf Kosten eines höheren Organismus, des sog. Wirtes leben. Mit Ausnahme der Lungenamöbiasis und der Milbenkrankheit werden die nachfolgenden Lungenparasitosen des Menschen durch Tiere übertragen. Diese Erkrankungen werden daher manchmal zu den „Zoonosen" oder „Anthropozoonosen" gerechnet und mit anderen vom Tier auf den Menschen übertragbaren Infektionskrankheiten besprochen (LOMMEL 1925, KOEGEL 1951, MOHR und ENIGK 1952).

Die meisten der hier behandelten Lungenparasitosen sind in Mitteleuropa nicht autochthon. Mit der Verbesserung der Fernreisemöglichkeiten durch das Flugzeug sowie mit den in den letzten Dezennien erfolgten Verschiebungen großer Menschenmassen (Flüchtlinge, Truppenverbände) hat aber ihre Bedeutung auch außerhalb der Endemiezonen erheblich zugenommen.

A. Lungenkrankheiten durch Protozoen.
I. Die Lungenamöbiasis.

Eine primäre, aerogene Lungenamöbiasis ist nicht bekannt. Die Lungenlokalisation der Amöbiasis ist ausnahmslos eine sekundäre Erkrankung nach Darmbefall, meistens nach einem hepatischen Zwischenstadium. Die Darmamöbiasis ist jedoch klinisch nicht immer manifest, so daß die Lungenamöbiasis als primäre Affektion imponieren kann.

1. Epidemiologie und Parasitologie.

Entamoeba histolytica oder dysenteriae, der Erreger der Amöbenruhr, findet sich in drei morphologisch verschiedenen Entwicklungsformen: 1. die Magna- oder Gewebsform, auch vegetative oder Trophozoitform benannt, 2. die Minuta- oder Darmlumenform und 3. die Cystenform. Die Magna- oder Gewebsform entwickelt sich in den Geweben und bildet proteolytische Enzyme, welche die Abszedierungstendenz der Amöbenläsionen erklären (WESTPHAL 1938). Die Minuta- oder Darmlumenform findet sich im Darminhalt. Magnaformen sind imstande, corpusculäre Elemente, insbesondere Erythrocyten, zu phagocytieren; Minutaformen phagocytieren nur vereinzelte Bakterien. Die Cystenform kommt lediglich in der subakuten oder chronischen Phase der Krankheit sowie in den latenten, symptomlosen Fällen vor.

Entamoeba histolytica lebt in der Regel in Gemeinschaft mit Bakterien; diese dienen den phagocytierenden Formen als Nahrung und liefern Stoffwechselprodukte, welche günstige Milieubedingungen für das Amöbenwachstum schaffen (Chang 1946, Lwoff 1951). So lassen sich bakterienfreie Kulturen in vitro nur unter besonderen Bedingungen und mit Zusatz von Embryonalextrakten züchten. In der Lunge sind die Verhältnisse für eine Symbiose mit Bakterien gegeben.

Die Übertragung der Amöbiasis erfolgt durch Nahrungsmittel oder Getränke, welche mit *Amöbencysten* oder seltener mit *Minutaformen* verunreinigt sind. Die Verbreitung der Cysten erfolgt durch Beschmutzung mit Fäkalien oder durch Fliegen, die mit menschlichen Faeces in Kontakt kommen. Diese Art der Übertragung ist rein mechanisch, ohne daß die Insekten dabei die Rolle eines Zwischenwirtes spielen. Die *vegetativen Formen* der Amöben werden durch den Magensaft vernichtet. Die Gefahr der Übertragung der Amöbiasis durch akut erkrankte Ruhrpatienten, welche vorwiegend die vegetative Gewebsform ausscheiden, ist also weniger groß als durch Rekonvaleszente oder durch Amöbenträger, welche Minutaformen bzw. Cystenformen ausscheiden. Im Sputum und im Eiter von Lungenabscessen wird nur die vegetative Form der Amöben gefunden, so daß der Kontakt mit diesen pathologischen Sekreten keine Darmruhr zur Folge haben kann.

In tropischen Gegenden ist ein hoher Prozentsatz der Bevölkerung mit Amöben in Minuta- oder Cystenform behaftet. Aber auch in nördlichen Gegenden findet man pathogene Amöben bei 5—20% der Bevölkerung (Hauer 1943, Bach 1949, Piekarski und Westphal 1952, Anderson, Bostick und Johnstone 1953), obgleich die Häufigkeit der akuten Amöbenruhr dort unvergleichlich geringer als in südlicheren Breitengraden ist. In England entdeckten z. B. Morton, Neal und Sage (1951), 1,6% Amöbencystenträger unter 1000 Rekruten der Luftwaffe, welche unter guten sanitären Verhältnissen lebten und das Mutterland nie verlassen hatten. Nur bei einem verschwindend kleinen Prozentsatz der mit Amöbencysten befallenen Individuen führen diese potentiell pathogenen Entwicklungsformen zu einer manifesten Erkrankung (4 sicher autochthone Fälle in Deutschland 1914—1938, nach Piekarski 1954). Wesentlich für das Auftreten der Ruhr sind Umwelteinwirkungen wie Ernährungsweise, Hitze und andere noch ungeklärte Faktoren. Besonders wichtig ist das Vorliegen von gleichzeitigen, parasitären oder bakteriellen Darminfekten, welche die Darmresistenz gegen die proteolytischen Fermente der Amöben vermindern (Cannavó 1952). Ein Amöbenbefall, welcher in den Tropen eine Ruhr verursachen würde, führt unter gemäßigtem Klima zu keiner manifesten Erkrankung (Reichenow 1931, 1937, Westphal 1928, Hoare 1950, Anderson, Bostick und Johnstone 1953). Die bedingte Pathogenizität der Amöben wird am besten durch die eindrücklichen Infestationsversuche von Westphal (1938) und Rendtorff (1954) gezeigt.

Bei Sputumuntersuchungen muß der Differenzierung zwischen Entamoeba histolytica und der nicht pathogenen Mundamöbe, *Entamoeba gingivalis*, große Aufmerksamkeit geschenkt werden. Frischpräparate allein genügen hier nicht. Zur parasitologischen Differentialdiagnose der beiden Amöbenarten eignen sich: 1. die Serum-Agarkultur nach Westphal, auf welcher Entamoeba gingivalis gut und Entamoeba histolytica nur spärlich wächst; 2. die Färbung nach Heidenhain, bei der die Entamoeba gingivalis im Gegensatz zur Entamoeba histolytica ein kräftigeres und eher eckiges Karyosom und eine unregelmäßig geformte Kernmembran zeigt; 3. die Fixation in Schaudinnscher Lösung, nach welcher Entamoeba histolytica zu einer kugeligen bis ovalen Abrundung neigt, während Entamoeba gingivalis ihre ektoplasmatischen, hyalinen Pseudopodien meist behält. Oft enthält Entamoeba gingivalis Einschlüsse, die im Frischpräparat eine gewisse Ähnlichkeit mit der für Entamoeba histolytica charakteristischen Erythrocytenphagocytose aufweisen, in Wirklichkeit aber phagocytierte Leukocytenkerne darstellen.

Die vegetativen Formen der Amöben verlieren ihre Beweglichkeit bei Zimmertemperatur und werden leicht mit phagocytierenden Makrophagen verwechselt. Amöben, welche die nicht hämatophage Minutaform annehmen, können leicht mit Leukocyten verwechselt werden. Die Färbung nach HEIDENHAIN zeigt aber auch hier die charakteristische cytologische Kernstruktur der Amöben, d. h. eine regelmäßige runde Form mit zentralem oder exzentrischem Karyosom, wodurch eine Verwechslung mit mononucleären Leukocyten und anderen Zellelementen des Wirtes ausgeschlossen wird. Über die besonderen Kautelen zur Differenzierung von Entamoeba dysenteriae, insbesondere im Sputum, geben die Arbeiten von DESCHIENS (1931, 1933), JIROVEC und Mitarbeiter (1942), WASIELEWSKI, GILLISEN und BOPP (1951) und besonders die Monographie von SCAFFIDI und RUGGIERI (1947) Auskunft. Für weitere parasitologische Einzelheiten über den Erreger der Amöbenruhr verweisen wir auf die Beiträge von DOXIADES (1938), FISCHER und REICHENOW (1952), PIEKARSKI (1954), sowie auf die Monographien von BLANC und SIGUIER (1950), LWOFF (1951) und ANDERSON, BOSTICK und JOHNSTONE (1953).

2. Pathogenese und pathologische Anatomie.

Der häufigste *Entstehungsmodus* des Amöbenabscesses der Lunge ist die *direkte Ausbreitung* eines Leberabscesses in den rechten Unterlappen durch Zwerchfell und Pleura (hepato-pulmonale Form). Leber- und Lungenabscesse können durch einen Fistelgang kommunizieren. Die Fistel kann aber auch ausheilen, so daß der Lungenabsceß als isolierter, metastatischer Herd imponiert. Es besteht aber zweifellos auch die Möglichkeit der Übertragung durch Lymphbahnen in entzündlichen Verwachsungen zwischen Leberkapsel, Zwerchfell und Pleura, was angenommen wird, wenn anatomisch-pathologisch keine Verbindung zwischen Leber und zwerchfellnaher Lungenlokalisation nachgewiesen werden kann.

Viel seltener als die Abscesse der rechten Basis sind die Abszedierungen der linken Lunge und der oberen Partien der rechten Lunge. In diesen Fällen muß eine *Verschleppung in den kleinen Kreislauf*, entweder direkt von einer Darm- oder viel häufiger von einer Leberamöbiasis aus stattgefunden haben. Bei einer Metastasierung vom Darm aus kommen 3 Wege in Frage: 1. der Pfortaderkreislauf mit Passage durch die Lebercapillaren (s. in LAUTMANN 1923) oder durch venöse Anastomosen, 2. die untere Hohlvene, in welche, bei Befall der unteren Colonsegmente, Amöben über die Venae haemorrhoidales inferiores gelangen können (CANNAVÓ 1954), 3. der Lymphweg über die Chilusgefäße (PETZETAKIS 1930, 1931), den Ductus thoracicus in die obere Hohlvene. Für die Möglichkeit einer lymphogenen Metastasierung spricht der Nachweis von Amöben in den Chylusgefäßen und in den regionalen Lymphdrüsen bei akuter Ruhr (s. in LAUTMANN 1923). Von den 3 angeführten Verschleppungswegen ist derjenige über den Pfortaderkreislauf der häufigste. Dafür spricht die größere Frequenz des Leberabscesses und die Häufigkeit, mit welcher dem Lungenabsceß ein Leberabsceß vorangeht. BUNTING (1906) sowie GIRGIS (1939) konnten den hämatogenen Entstehungsmodus des Lungenabscesses sicherstellen, indem sie Amöben in einem Embolus in einer Lungenarterie nachwiesen (Abb. 1a und b). In selteneren Fällen können die Amöben auch den Lungenfilter passieren und zu anderen metastatischen Organlokalisationen führen.

Pathologisch-anatomisch findet sich in den von Entamoeba histolytica befallenen Lungenbezirken zunächst eine umschriebene, zellarme Exsudation,

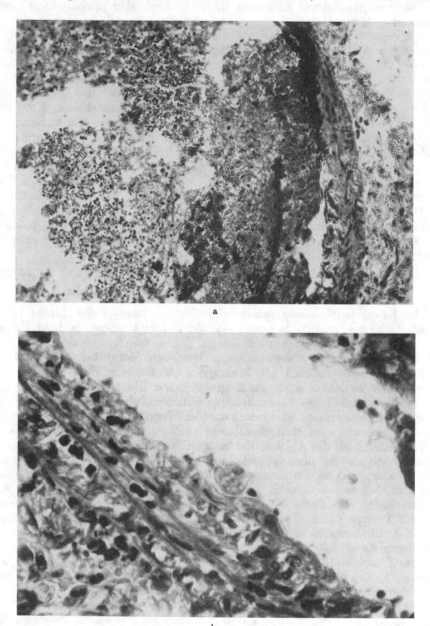

a

b

Abb. 1a u. b. Pathologisch-anatomischer Nachweis der *hämotogenen Amöbenmetastasierung.* a Lungenarterie
mit Amöben in einem Embolus. b Amöbe in einer Lungenarterie mit herdförmigen nekrotisierenden
Wandveränderungen. (Aus Girgis 1939.)

welche bald der Nekrose anheimfällt. Die nur geringfügige zellige Infiltration
der nekrotischen Herde (s. auch in Anderson, Bostick und Johnstone 1953)
weist darauf hin, daß die Gewebsnekrose der Amöbiasis auf einer fermentativ-

cytolytischen Wirkung der Amöben selbst beruht, worauf besonders WEST-
PHAL (1938) aufmerksam gemacht hat. Die Verflüssigung der Nekroseherde
führt zur Abszedierung (LAUTMANN 1923, CHAPMAN, SCHWARTZ und HAISLIP 1948).

Meistens besteht nur eine Absceßhöhle, deren Dimensionen von Münzengröße
bis zur lobären Ausdehnung variieren kann. Multiple metastatische Abscedie-
rungen oder pneumonisch-nekrotische Herde, wie in den Fällen von CHAPMAN,
SCHWARTZ und HAISLIP (1948), GIRGIS (1939) und SCAFFIDI und LI VOLSI (1952)
sind bei der Amöbiasis selten. Die Absceßwand ist unregelmäßig begrenzt,
die Absceßhöhle meist durch Stränge von übriggebliebenem Gewebe durchzogen. Der Inhalt des Amöbenabscesses besteht aus nekrotischen Massen von

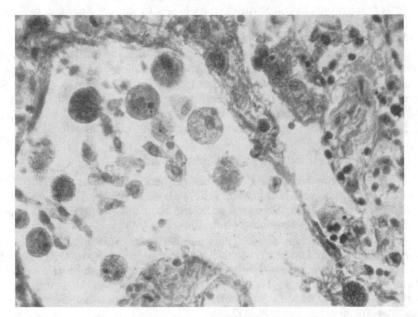

Abb. 2 Amöben in der nekrotischen Randzone eines Lungenabscesses. (Aus SCAFFIDI und LI VOLSI 1952.)

typischer gelatinöser Konsistenz. Die zerfallende Masse ist von einem pneumo-
nisch-infiltrierten Bezirk umgeben. Die Amöben liegen an der Peripherie der
nekrotischen Zone (Abb. 2). Für weitere pathologisch-anatomische Einzelheiten
verweisen wir insbesondere auf die Monographie von SCAFFIDI und RUGGIERI
(1947) über die Amöbiasis des Atmungsapparates, sowie auf den Abschnitt über
Lungenamöbiasis in der Monographie von BLANC und SIGUIER (1950).

3. Krankheitsbilder.

Die wichtigste Erscheinungsform der Lungenamöbiasis ist der *Amöben-
absceß*. Als besondere Krankheitsbilder werden von einigen Autoren auch
Amöbenbronchitiden und *-pneumonien* beschrieben. Ferner sind die pleuralen
Komplikationen der Amöbenabscesse von Leber und Lunge zu nennen.

Die Lungen- und Pleurabeteiligung ist eine relativ häufige Komplikation
der Amöbiasis, besonders bei Bestehen eines Leberabscesses. Ausgedehnte
statistische Erhebungen wurden von OCHSNER und DE BAKEY (1935, 1936)
durchgeführt. Diese Autoren (1935) verzeichnen eine Lungenbeteiligung bei 13,5 %
der Fälle von Amöbiasis mit Leberabscessen, die ihrerseits in 15,2 % aller Fälle von
Amöbendysenterie vorgefunden werden. In einer weiteren Beobachtungsserie

finden Ochsner und de Bakey (1936) pleuropulmonale Komplikationen in 15,7% der Fälle von Leberabsceß. Diese Autoren haben aus der Literatur 2490 autoptisch untersuchte Fälle von Amöbenabsceß der Leber zusammengestellt; in diesem großen Material zeigt sich, daß 15,8% der Fälle von Leberabsceß auch pulmonale Lokalisationen aufweisen (Pleurabeteiligung in 7,5%, Lungenabzedierung in 8,3% der Fälle).

Die Lungenamöbiasis kann sowohl während des akuten Stadiums der Amöbendysenterie als auch Monate bis Jahre später bei klinisch geheilten Amöbenträgern auftreten (Lautmann 1923, Bernard 1929, Debailleul 1939). Im letzten Fall liegen entweder gar keine Darmsymptome mehr vor, oder die Darmamöbiasis manifestiert sich nur durch zeitweilige, in kurzen Schüben auftretende Durchfälle. Diese Verlaufsform kommt besonders oft bei der chronischen Cöcalamöbiasis vor, welche nach Morenas (1934) häufig zu hämatogenen Streuungen von Amöben führt. Manchmal sind anamnestisch überhaupt keine Darmsymptome zu eruieren (Petzetakis 1931, Ameuille 1941).

Eine monographische Darstellung der Lungenamöbiasis findet sich in Scaffidi und Ruggieri (1947). Des weiteren verweisen wir auf Blanc und Siguier (1946), Sohier (1948), Anderson, Bostick und Johnstone (1953), Fischer und Reichenow (1952) und Coirault, Coudreau und Girard (1955).

a) Die Amöbenbronchitis.

Die Amöbenbronchitis wird insbesondere von Petzetakis (1923, 1924), Panayotatou (1924) und Haberfeld (1927) als eine relativ häufige, von anderen Autoren (Deschiens 1933, Scaffidi und Ruggieri 1947) hingegen als eine sehr seltene Form der Lungenamöbiasis betrachtet.

Die klinischen Zeichen in den seltenen sicheren Fällen sind hartnäckiger Husten, unklare Thoraxschmerzen und zäher, glasiger, gallertartiger, manchmal auch hämorrhagischer Auswurf mit geringem Leukocytengehalt (Paisseau und Bertrand-Fontaine 1926, Huber 1950). Im Falle von Wasielewski und Mitarbeitern (1951) wurden massenhaft Minutaformen, aber nur vereinzelte vegetative Formen im Sputum gefunden.

Die Diagnose der Amöbenbronchitis stützt sich auf den einwandfreien Nachweis von Entamoeba histolytica im Sputum bei negativem röntgenologischem Lungenbefund, wodurch bewiesen wird, daß die Amöben aus dem Bronchialbaum und nicht aus einer Amöbenpneumonie oder aus einem Amöbenabsceß stammen (Paisseau und Bertrand-Fontaine 1926, Mukherjee 1949, Huber 1950). Mitteilungen ohne röntgenologische Kontrolle wie diejenigen von Petzetakis (1923, 1924), Panayotatou (1924) und Haberfeld (1927) vermögen das Vorliegen einer Amöbenbronchitis nicht zu beweisen. In vielen der mitgeteilten Fälle beruht die Diagnose auf einer Verwechslung der nicht pathogenen Mundamöbe (Entamoeba gingivalis) mit Entamoeba histolytica. Entamoeba gingivalis ist die häufigste Amöbenart des Menschen. Nach Westphal (1941) wird sie in Deutschland bei 73% der Bevölkerung festgestellt. Jirovec und Mitarbeiter (1942) fanden in Prag eine Verseuchung von 41% der Exploranden und zitieren Autoren, die Entamoeba gingivalis bei 80—90% ihrer Patienten nachwiesen. Parasitologische Untersuchungen auf Entamoeba histolytica müssen daher mit größter Sorgfalt durchgeführt werden (s. Parasitologie); die Differenzierung auf Grund eines Frischpräparates allein ist unzulänglich (Deschiens 1931, 1933, Wasielewski, Gillisen und Bopp 1951). Ferner ist es nicht zulässig, die Diagnose der Amöbenbronchitis nur auf Grund des therapeutischen Erfolges der Emetinbehandlung zu stellen (Deschiens 1931, 1933).

b) Die Amöbenpneumonie.

Die Amöbenpneumonie entsteht meist durch hämatogene oder lymphogene Streuung aus einem Leberabsceß oder aus einer Amöbenhepatitis (BLANC und SIGUIER 1946, 1950) und stellt das Vorstadium des metastatischen Lungenabscesses dar. Im Gegensatz zur sofortigen Absceßbildung nach dem Durchbruch eines Leberabscesses geht beim hämatogenen Lungenbefall eine pneumonische Phase voran, welche von LAUTMANN (1923) als „nekrotisierende Pneumonie" beschrieben (s. auch CANNAVÓ 1954) und später von BLANC und SIGUIER (1946, 1950) als „präsuppurative Amöbenpneumonie" bezeichnet wurde. Die Amöbenpneumonie ist in pathogenetischer Hinsicht dem Frühstadium des Leberabscesses, der sog. Amöbenhepatitis (SODEMAN und LEWIS 1945, MANSON-BAHR 1954) gleichzusetzen. Die Amöbenpneumonie beginnt mit Seitenstechen und hohem Fieber. Die Thoraxschmerzen sind von mäßiger Intensität und unterscheiden sich dadurch vom reißenden Schmerz, der den Durchbruch eines Leberabscesses in die Lunge kennzeichnet. Der Auswurf ist uncharakteristisch, in gewissen Fällen hämorrhagisch. Physikalisch kann manchmal ein pneumonischer Befund erhoben werden. Die Amöbenpneumonie ist meistens im rechten Unterlappen lokalisiert. Im Röntgenbild liegt charakteristischerweise zwischen der pneumonischen Verschattung und dem Zwerchfell eine nicht infiltrierte Zone von Lungenparenchym. Diagnostisch von größter Wichtigkeit sind die gleichzeitigen Symptome eines Leberbefalls.

Unbehandelt führt die Amöbenpneumonie zum Absceß. Der Zeitabstand zwischen dem klinischen Beginn der Pneumonie und der Einschmelzung, die durch das Auftreten eines charakteristischen Sputums angezeigt wird, beträgt nach LAUTMANN (1923) mindestens 2 Wochen, kann sich nach BLANC und SIGUIER (1950) auch über Wochen bis Monate erstrecken.

c) Der Amöbenabsceß.

Die Amöbenabscesse der Lunge lassen sich entsprechend ihrer Pathogenese in hepatopulmonale und in metastatische Abscesse mit oder ohne konkomittierende Leberabszedierung einteilen. OCHSNER und DE BAKEY (1935, 1936) unterscheiden als weitere Form die hepatobronchiale Fistel mit geringer Lungenparenchymeinschmelzung (Abb. 3). Unter 153 Fällen von pleuropulmonaler Amöbiasis fanden diese Autoren 37,2% kommunizierende hepatopulmonale Abszedierungen, 19,6% hepatobronchiale Fistelbildungen mit geringfügiger Parenchymzerstörung, 14,3% metastatische Abscesse ohne Leberbeteiligung und 10,4% metastatische Abscesse mit Leberabsceß. In 17,6% der Fälle bestand ein Empyem.

Die *hepatopulmonalen* Abscesse sind die häufigste Form der Lungenamöbiasis (AMEUILLE 1941); sie entstehen durch direkte Ausbreitung oder durch lymphogene Verschleppung aus einem Leberabsceß. Der Durchbruch eines Leberabscesses in die Lunge ist oft von einem intensiven, reißenden Schmerz über den unteren rechten Thoraxpartien begleitet. Klinisch liegt ein hepatopulmonales Syndrom vor. Die Leberbeteiligung äußert sich durch Schweregefühl, Druckdolenz, Hepatomegalie und eventuell biochemische Zeichen eines Leberschadens (SODEMAN und LEWIS 1945, SHUTE 1947, BREM 1955). Bei tiefer Inspiration kann ein akuter Schmerz in der Lebergegend verspürt werden. Oft besteht eine Druckschmerzhaftigkeit der letzten Intercostalräume in der vorderen Axillarlinie. Bei Abscessen des linken Leberlappens ist manchmal eine Tumormasse im Epigastrium zu palpieren (MANSON-BAHR 1954).

Charakteristisch für den *hämatogenen* Lungenabsceß ist die Lokalisation in der linken Lunge oder in den oberen und mittleren Partien der rechten Lunge. Fast immer handelt es sich um einen einzelnen Herd; multiple metastatische Abscesse sind die Ausnahme (Girgis 1939, Chatterjee und Sen Gupta 1949, Scaffidi und Li Volsi 1952). Die Benennung des metastatischen Lungenabscesses

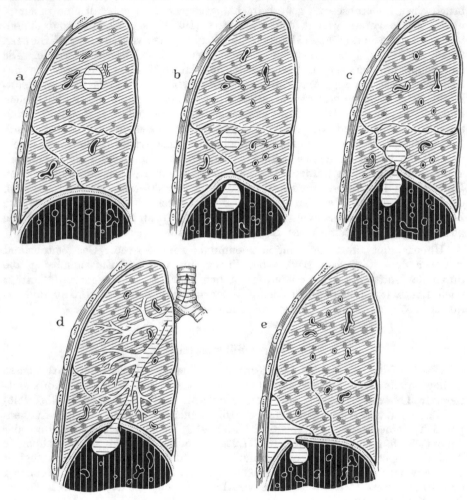

Abb. 3a—e. Schematische Darstellung der verschiedenen *Formen der Amöbenabscesse der Lunge*. a Metastatischer Lungenabsceß ohne Leberabsceß. b Metastatischer Lungenabsceß mit Leberabsceß. c Lungenabsceß der rechten Basis, ausgehend von einem Leberabsceß. d Hepatobronchiale Fistelbildung. e Pleuraempyem von einem Leberabsceß ausgehend. (Aus Ochsner und de Bakey 1936.)

als „primär" im Gegensatz zum hepatopulmonalen Absceß, der als „sekundär" bezeichnet wird, ist unklar; der Ausdruck „primär" würde nämlich bedeuten, daß die Lunge die Eintrittspforte der Amöbeninfektion ist, was nicht zutrifft.

Beim chronischen Amöbenabsceß bestehen Thoraxschmerzen, Husten, Auswurf sowie unregelmäßiges, meist nicht sehr hohes Fieber und eine erhebliche Beeinträchtigung des Allgemeinzustandes. Diese Symptomatologie führt oft zur Fehldiagnose einer Lungenphthise. Solche Fälle sind im französischen und italienischen Schrifttum als „pseudotuberkulöse Formen" der Amöbiasis besonders eingehend besprochen (Izar 1922, Dopter 1927, Bernard 1929,

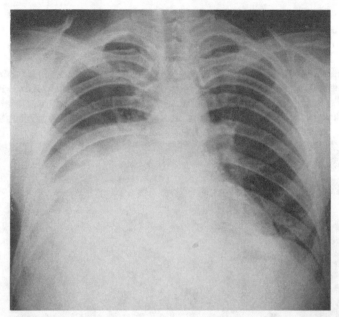

Abb. 4. Ausgedehnte *pneumonische Infiltrierung* der rechten Basis bei Leberabsceß. Keine Besserung durch Penicillin und Aureomycin, rasches Ansprechen auf Emetin. (Aus SULLIVAN und BAILEY 1951).

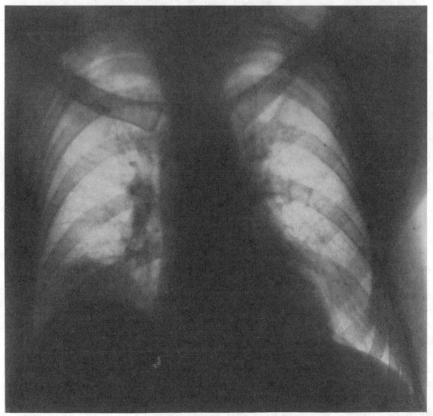

Abb. 5a

Pruneau 1930, Spanio 1931, Dell'Aquila 1949). Manchmal treten remittierende Fieberschübe auf, so daß zunächst an Malaria gedacht wird.

Die Beschaffenheit des *Sputums* liefert gewisse Hinweise auf die Natur des Abscesses. Bei der hepatobronchialen Fistelbildung hat der Auswurf die gleiche typische schokoladenbraune Farbe wie der durch Leberpunktion aspirierte Eiter (Ochsner und de Bakey 1935, Manson-Bahr 1954). Das Sputum der Lungenabscesse, die nicht mit einem Leberabsceß verbunden sind, weist ebenfalls oft eine charakteristische Beschaffenheit auf, die nach den französischen Autoren

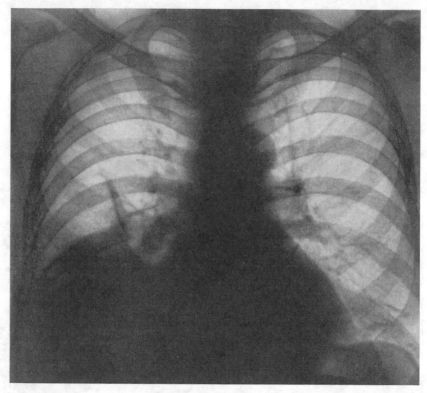

Abb. 5b.

an „zerdrückte Erdbeeren in Schlagsahne" erinnert. Typisch ist die gallertartige Konsistenz sowie die Blutbeimengung, welche durch nekrotisierende Gefäßläsionen verursacht wird. Bei den metastatischen Lungenabscessen ist das Sputum anfänglich uncharakteristisch hämorrhagisch und nimmt erst nach Einschmelzung der pneumonisch infiltrierten Gewebspartien die für den Amöbenabsceß typische Beschaffenheit an. Geschlossene Abscesse ohne Sputum sind selten. Sehr oft gelingt der Amöbennachweis im Sputum nicht, denn die Parasiten befinden sich nicht im Absceßinhalt, sondern an der Peripherie des nekrotischen Gebietes (s. Pathogenese und pathologische Anatomie). Daher enthält auch der bei chirurgischer Eröffnung der Abscesse gewonnene Eiter vielfach keine Amöben; im Auskratzungsmaterial der Absceßwand lassen sich hingegen manchmal Amöben nachweisen (Anderson, Bostick und Johnstone 1953).

Die *röntgenologische Untersuchung* ergibt beim hepatopulmonalen Absceß (Abb. 4 und 5a—c) wie beim isolierten Leberabsceß (Abb. 6 und 7a) einen Hochstand und eine eingeschränkte Beweglichkeit der rechten Zwerchfellkuppe

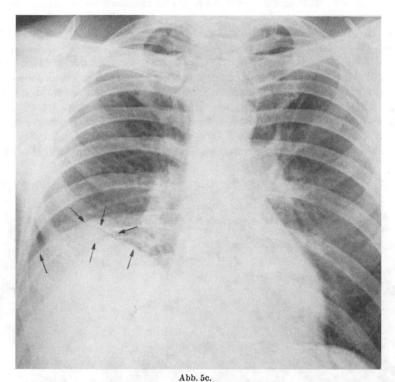

Abb. 5c.

Abb. 5a—c. Typisches Bild der *hepato-pulmonalen Abscedierung*. Zwerchfellhochstand. Verschattung der rechten Lungenbasis ohne sicher erkennbare Absceßhöhle. a und b Aus ALARCON in BANYAI (1954). c Aus KOSZALKA und Mitarb. (1949).

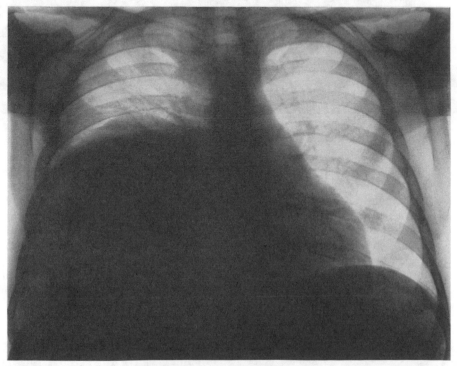

Abb. 6. Streifenatelektase über der hochstehenden rechten Zwerchfellkuppe bei *Amöbenabsceß der Leber*. (Aus KOSZALKA und Mitarb. 1949).

(Isaac 1945), die manchmal eine umschriebene Vorwölbung aufweist (Abb. 8 a und b). Beim hepatopulmonalen Absceß sind die Zwerchfellkonturen undeutlich, rechtsbasal findet sich eine streifig-fleckige Verschattung, welche meistens ohne Aufhellungszone in den Leberschatten übergeht (Abb. 4 und 5 a—c). Oft ist der Sinus phrenicocostalis obliteriert. Manchmal hebt sich oberhalb der diffusen Verschattung der rechten Basis ein Rundschatten ab, nicht selten mit einer zentralen Aufhellung. Des öfteren liegt auch ein subphrenischer Absceß vor, welcher auf Seitenaufnahmen auf Grund der Verschattung des vorderen Sinus phrenicocostalis diagnostiziert werden kann (Ochsner und de Bakey 1935).

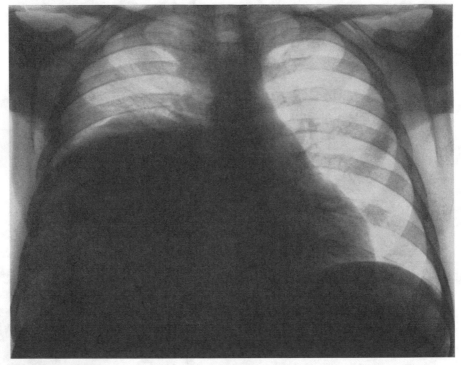

Abb. 7 a.

Der metastatische Absceß anderer Lungenpartien nimmt die Form einer münzen- bis über handtellergroßen Verschattung an, oft mit zentraler Aufhellung und Flüssigkeitsspiegel (Abb. 7 b sowie 9 a und b). Röntgenologisch ist der Amöbenabsceß nie scharf vom gesunden Parenchym abgegrenzt, da er stets von einer mehr oder minder breiten, pneumonischen Infiltrationszone umgeben ist. Ein besonderes röntgenologisches Bild bieten die seltenen Fälle mit multiplen, über allen Lungenfeldern unregelmäßig verteilten, kleinen Einschmelzungsherden.

Oft besteht eine erhebliche *Anämie*. Eine Leukocytose ist kein konstantes Symptom, da die Amöbennekrose an sich keinen Zustrom von Leukocyten verursacht (Westphal 1938). Eine Erhöhung der Leukocytenzahl weist auf eine Mischinfektion hin.

d) Pleurabeteiligung.

Empyeme bei Amöbiasis sind in der Mehrzahl der Fälle die Komplikation eines Leberabscesses oder einer hepatopulmonalen Abszedierung; seltener entstehen sie durch den Einbruch eines isolierten Lungenabscesses in die Pleura. Ein massiver Durchbruch in die freie Pleurahöhle ist meist von einem heftigen Schmerz begleitet und führt in kurzer Zeit zu einem schweren toxischen Zustand. Manchmal ist die Pleura durch vorbestehende Verwachsungen teilweise verklebt, so daß ein abgekapseltes Empyem entsteht. Als Folge eines Leberabscesses kann auch ein Reizexsudat entstehen, welches oft steril bleibt. Das Empyem oder das pleurale Reizexsudat kann den Leber- oder Lungenabsceß maskieren (MOLINIÉ 1909, BEZANÇON und BERNARD 1927, ANAGNOSTOPOULOS 1940). In

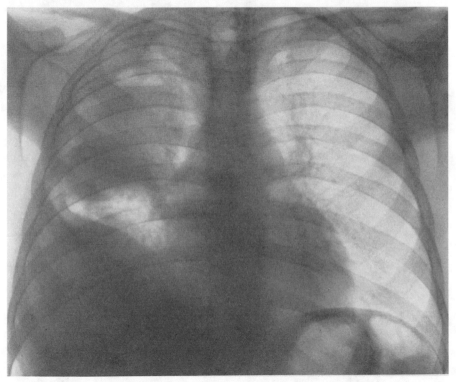

Abb. 7 b

Abb. 7a u. b. *Metastatischer Lungenabsceß* im Anschluß an eine Leberabszedierung. a Aufnahme vom 20. 7.: durch den Leberabsceß bedingter hochgradiger Zwerchfellhochstand, chirurgische Entleerung am gleichen Tag. b Am 28. 9. plötzlicher Thoraxschmerz mit remittierenden Temperaturen, faustgroße rundliche Verschattung mit Spiegelbildung im Ober- und Mittelfeld. Rückbildung des Zwerchfellhochstandes, der Rundschatten ist vom Zwerchfell durch gesundes Parenchym deutlich abgetrennt. (Aus SCAFFIDI und RUGGIERI 1947.)

diesen Fällen ist die ätiologische Abklärung des Pleuraergusses schwierig. Einzelheiten über die anatomischen und klinischen Erscheinungen des Durchbruches von Leberabscessen in die Pleura finden sich bei VERGOZ und HERMENJAT-GERIN (1932) und HUARD und MEYER-MAY (1936).

Im Erguß sind meistens keine Amöben nachweisbar. Manchmal ist das Amöbenempyem mischinfiziert. Bei hepatopulmonalen Formen weist der Eiter oft eine typische schokoladenbraune Farbe auf. Fast immer besteht eine hämorrhagische Beimengung. Der Eiter nicht mischinfizierter Amöbenempyeme sowie das Exsudat von Reizpleuritiden enthält wenig Leukocyten. Das cytologische Bild ist uncharakteristisch (SCAFFIDI und RUGGIERI 1947). Manchmal enthält das Pleuraexsudat Eosinophile, obwohl keine oder eine nur mäßige Bluteosinophilie besteht (CORDIER und MORENAS 1930, DE LAVERGNE, ABEL und

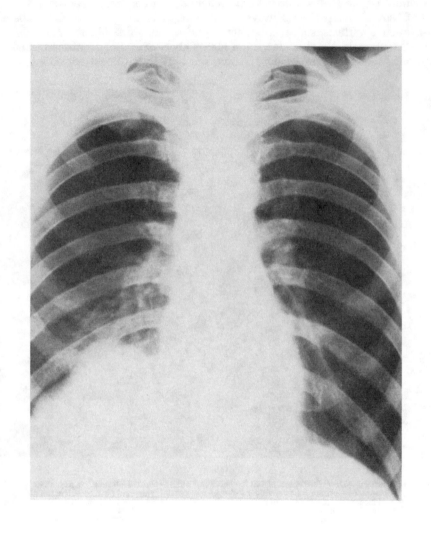

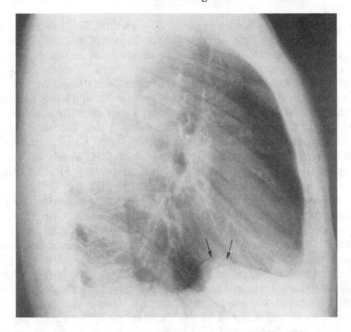

Abb. 8 b.

Abb. 8a u. b. Charakteristische lokalisierte Vorwölbung des Zwerchfells bei *Amöbenabsceß der Leber*. a Auf der Frontalaufnahme. (Aus OCHSNER und DE BAKEY 1936.) b Auf der Seitenaufnahme. (Aus KOSZALKA und Mitarb. 1949.)

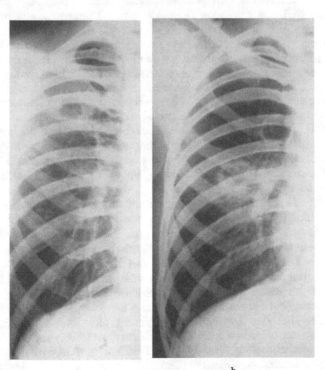

a   b

Abb. 9a u. b. *Amöbenabscesse*, tuberkulöse Kavernen vortäuschend. a Infraclaviculärer Absceß mit pneumonischer Infiltrierung. b Parahilärer Absceß mit schmaler Randzone. In beiden Fällen rasche Heilung durch Emetin. (Aus SULLIVAN und BAILEY 1951).

36*

Manchmal ist die Vorgeschichte sogar völlig unauffällig (Lemierre und Kourilsky 1928, Bernard 1929, Petzetakis 1931, Sullivan und Bailey 1951). Auch dann darf ein Amöbenabsceß nicht ausgeschlossen werden, da auch bei subklinisch verlaufendem Darmbefall Streuungen von Amöben erfolgen können.

In klinischer Hinsicht ist bei der Lungenamöbiasis die Diagnose „ex juvantibus" von größter Wichtigkeit. Die therapeutische Wirkung der spezifischen Chemotherapie ist schlagartig; ferner besitzen weder Emetin noch Chlorchinolinderivate eine antibakterielle Wirkung. So erlaubt der rasche Rückgang einer chronischen Lungenabszedierung unter Emetin- oder Chlorchinolinbehandlung, die retrospektive Diagnose einer Amöbiasis mit fast absoluter Sicherheit zu stellen (Manson-Bahr 1954, Bezançon und Bernard 1927, Lemierre und Kourilsky 1928, Ameuille 1941, Sullivan und Bailey 1951).

Sowohl die makroskopische Beschaffenheit des Sputums, auf welche bei der Beschreibung der klinischen Bilder bereits hingewiesen wurde, als auch die mikroskopische Sputumuntersuchung sind differentialdiagnostisch wichtig. Die Diagnose ist einfach, wenn täglich große Mengen von schokoladenbraunem Eiter ausgehustet werden. Diese Beschaffenheit des Auswurfes ist aber nur in Fällen mit hepatopulmonaler Abszedierung zu beobachten. Ein gutes diagnostisches Zeichen der isolierten Lungenabszedierung ist die hämorrhagische Beimengung, welche auf Gefäßnekrosen zurückzuführen ist, ferner die Tatsache, daß das Sputum geruchlos ist. Manchmal ist der Auswurf typisch gallertartig und gleicht einem Gemisch von Rahm und Erdbeeren. Patienten, die während längerer Zeit nur uncharakteristisches hämorrhagisches Sputum produzieren und das Bild einer subfebrilen Lungenerkrankung bieten, werden anfänglich oft als tuberkulös erkrankt betrachtet. In seltenen Fällen wird überhaupt kein Sputum produziert, so daß die klinische Diagnose einer Lungenabscedierung nur mit Schwierigkeit gestellt werden kann.

Im Sputum von Amöbenabscessen finden sich ausschließlich Magna- oder vegetative Amöbenformen, die nur im warmen Frischpräparat nachgewiesen werden können. Oft gelingt der Amöbennachweis nicht (Debailleul 1939, Alarcon in Banyai 1954). Bei der parasitologischen Untersuchung des Sputums muß eine Verwechslung mit der sehr verbreiteten Mundamöbe (Entamoeba gingivalis) vermieden werden (s. Parasitologie). Auch wenn reichlich Eiter entleert wird, z. B. bei hepatopulmonaler Abszedierung, ist der Auswurf oft steril oder enthält auffallend wenig Mikroorganismen, was einen wichtigen Hinweis auf die Amöbenätiologie der Abszedierung darstellt (Bernard 1929). Nicht selten ist aber der Auswurf mischinfiziert, entweder durch Superinfektion der Absceßhöhle oder durch Kontaminierung des Einschmelzungsmaterials im Bronchialbaum. Der geringe Leukocytengehalt des Auswurfs, ebenso der wiederholt negative Tbc-Bacillenbefund sind differentialdiagnostisch wichtig.

Beim Auftreten einer Lungeneiterung im Anschluß an eine akute Darmerkrankung liefert der Nachweis von vegetativen Amöbenformen im Stuhl einen wichtigen Hinweis auf die Ätiologie des Lungenprozesses. Das Vorliegen von Amöbencysten oder Minutaformen im Stuhl, ein häufiger Befund in Endemiegegenden, läßt hingegen keinerlei Rückschlüsse hinsichtlich einer gleichzeitig bestehenden Lungenaffektion zu. Eine gute Übersicht der modernen diagnostischen Methoden bei der Darmamöbiasis findet sich in einer Mitteilung von Faust (1952) sowie in einem kürzlich erschienenen Memorandum der amerikanischen tropenmedizinischen Gesellschaft (Brooke und Mitarbeiter 1953).

Die Komplementbindungsreaktion (Craig 1928, Magath und Meleney 1940, Böe 1945) mit Extrakten von Amöbenkulturen ist für die Diagnose des Amöbenabscesses zweifellos von Bedeutung. Nach McDearman und Dunham (1952) fällt diese Reaktion in 86% der Fälle von extraintestinalen Lokalisationen der Amöbiasis positiv aus, hingegen nur in 15% der Fälle von intestinaler Amöbiasis. Über analoge Resultate berichten TERRY und BOZICEVICH (1948), HUSSEY und BROWN (1950), HAEDICKE (1951) sowie SODEMAN und LEWIS (1951). Andere Autoren (SULLIVAN und BAILEY 1951, BROOKE und Mitarbeiter 1953) sind in der Bewertung der Komplementbindungsreaktion bei extraintestinaler Amöbiasis zurückhaltender. Deshalb weisen SULLIVAN und BAILEY (1951) darauf hin, daß bei klinischem Verdacht auf Amöbenabsceß, trotz negativem Ausfall sowohl der Komplementbindungsreaktion als auch der Sputumuntersuchung, die spezifische chemotherapeutische Behandlung unbedingt durchgeführt werden soll.

Röntgenologisch sind vor allem rechtsbasale Lungenprozesse mit Zwerchfellhochstand auf Amöbenabsceß verdächtig. Leberabscesse ohne Lungenabscesse können durch Zwerchfellhochstand mit atelektatischer Verschattung des rechten Unterfeldes (Abb. 6) oder durch rechtsseitige Reizpleuritis eine Lungenlokalisation vortäuschen. Bei Rundschattenbildung in den Lungen müssen außer den anderen häufigeren Ursachen solcher Rundherde auch Echinokokkencysten in Erwägung gezogen werden. Differentialdiagnostisch wesentlich ist die relativ scharfe Begrenzung der Echinokokkencyste, während der Rundschatten des Amöbenabscesses immer von einer unscharfen pneumonischen Infiltrationszone umgeben ist. Bei Höhlenbildung (Abb. 9a und b) ist die Unterscheidung von einer tuberkulösen Kaverne durch das Fehlen von Tuberkelbacillen im Sputum und vor allem durch das rasche Ansprechen auf Emetin leicht zu treffen.

Die Differentialdiagnose der *Amöbenpleuritis* bietet beträchtliche Schwierigkeiten, weil das Pleuraexsudat den Nachweis des Ausgangsherdes (Leberabsceß, Lungenabsceß) erschwert (BEZANÇON und BERNARD 1927, ANAGNOSTOPOULOS 1940). In solchen Fällen können die Komplementbindungsreaktion, welche bei extraintestinaler Amöbiasis oft positiv ausfällt, sowie biochemische Zeichen einer Leberschädigung diagnostische Hinweise liefern.

Leukocytose und Linksverschiebung sind bei nicht mischinfizierten Amöbenabscessen gering. Eine *Eosinophilie* besteht in der Mehrzahl der klinischen Fälle sowie bei der experimentellen Amöbiasis nicht. Die Bluteosinophilie fehlt bei der Amöbiasis wie bei den anderen Protozoenerkrankungen, da diese Organismen keine eosinotaktische Potenz besitzen (s. ESSELLIER 1956). Bei der Amöbiasis weisen die Darmveränderungen keine eosinophilen Zellinfiltrate auf. Eine eosinophile Infiltration fehlt ebenfalls an der Peripherie der Lungen- und Leberabszedierungen. Die Anwesenheit von ganz seltenen eosinophilen Zellen an der Peripherie von Amöbenläsionen beruht auf der Blutbeimengung durch Gefäßnekrose. DIGILIO und MAZZITELLI (1954) fanden in 95 Fällen von chronischer Amöbencolitis nur in 25% der Fälle eine Eosinophilenzahl von über 3%. In 5% dieser Fälle konnte eine andere Ursache der Eosinophilie gefunden werden. Unter den verbleibenden 19 Patienten bestand nur bei einem eine Eosinophilie von mehr als 9%. Die Autoren ziehen aus diesen Beobachtungen den Schluß, daß der Eosinophilie bei der Amöbiasis keine diagnostische Bedeutung zukommt, da sie nur bei wenigen Patienten vorkommt und zudem nicht mit Sicherheit auf die Amöbiasis zurückgeführt werden kann. Auch BONNIN und MORETTI (1952) haben bei Patienten mit chronischer Amöbenenteritis manchmal eine mäßige Bluteosinophilie festgestellt; sie betonen aber, daß die Eosinophilie nicht auf die Anwesenheit von Amöben, sondern wahrscheinlich auf die Fremdeiweißresorption durch die Darmulcerierungen oder auf eine gleichzeitige Infektion mit Helminthen zurückzuführen ist. CATTANEO (1946) fand in 15 Fällen von Darmamöbiasis keine erhöhte Eosinophilenzahl im Blut. In einer Publikation von HOFF und HICKS (1942) werden flüchtige Lungeninfiltrate mit Eosinophilie auf eine Amöbiasis zurückgeführt, weil zur Zeit des Auftretens dieser Infiltrate Amöbencysten im Stuhl gefunden wurden, und weil die Infiltrate nach Iodoxychinolin- und Emetinbehandlung verschwanden. Diese Beobachtung bringt keinerlei Beweis dafür, daß der Lungenprozeß und die Begleiteosinophilie auf die Amöbiasis zurückzuführen waren, da Amöbencysten im Stuhl einen banalen Befund darstellen (s. Epidemiologie). Ferner ist der zeitliche Ablauf der Infiltrate in diesem Fall mit der Annahme eines klassischen flüchtigen eosinophilen Lungeninfiltrates durchaus vereinbar und läßt keinen Schluß auf die Wirksamkeit der durchgeführten Therapie zu.

5. Therapie und Prognose.

Die **Chemotherapeutica** zur Amöbenbekämpfung können in 2 Gruppen eingeteilt werden. In einer Gruppe finden sich die Emetin-, Conessin- und die Chlorchinolinderivate, welche in den Geweben eine hohe Konzentration erreichen und auf die vegetative Form (Magnaform) der Amöben in den Organen wirken. In der anderen Gruppe sind die Iodoxy- oder Chlor-iod-hydroxychinolinderivate, welche sich nur für die Bekämpfung der Amöben im Magen-Darmtrakt, d. h. der Minutaform und der Cysten eignen. Dieser zweiten Indikation entsprechen auch Arsen- und Arsenbismutpräparate (Carbason, Viasept, Spirocid, Milibis usw.), welche durch die nicht toxischen Iodoxychinolinderivate verdrängt worden sind. Ferner scheint es heute angezeigt, die spezifische Chemotherapie durch Verabreichung von Antibiotica zu unterstützen, welche die das Amöbenwachstum fördernde Mischflora vernichten.

Emetin, das Alkaloid von Radix ipecacuanhae, wurde schon im 17. Jahrhundert zur Behandlung der Ruhr verwendet. Erst die subcutane Verabreichungsweise, welche in den Jahren vor dem ersten Weltkrieg von Rogers (1912) und von Chauffard (1913, 1914) eingeführt wurde, hat es erlaubt, die volle Wirksamkeit des Emetins bei der akuten Ruhr und bei den Organlokalisationen der Amöbiasis auszunützen. Heute wird Emetin intramuskulär oder besser noch intravenös verabreicht; die subcutane Anwendung wurde wegen der schmerzhaften Reaktionen aufgegeben.

Der Indikationsbereich der Emetintherapie ist ausschließlich die *Bekämpfung der Magnaformen* (vegetative Formen) von Entamoeba histolytica. Folgendes Dosierungsschema hat sich bewährt: 0,04—0,06 g täglich intravenös in 2 Dosen oder intramuskulär in einer Dosis verabreicht, bis zu einer Gesamtdosis von 0,6—0,8 g im Laufe von 7—10 Tagen. Bezogen auf das Körpergewicht beträgt die Gesamtdosis maximal 10 mg/kg. Es ist ratsam, 2 Behandlungsserien mit einer Pause von 7—10 Tagen durchzuführen. Zwischen den zwei Emetinkuren und nach Abschluß der zweiten Injektionsserie ist es empfehlenswert, den intestinalen Streuherd durch Medikamente, welche die Amöbencysten und die Minutaformen angreifen, zu sanieren (Conan und Head 1950). Es können z. B. während etwa 10 Tage 3mal 0,3 g Vioform oder 3mal 0,5 g Yatren täglich gegeben werden.

Da Emetin im Körper kumuliert, müssen die Dosierungsrichtlinien genau eingehalten werden. Bei parenteraler Verabreichung ist die emetische Wirkung in therapeutischer Dosierung gering. Brechreiz, Durchfälle und Albuminurie sind die ersten Warnzeichen einer Überdosierung, kardio-vasculäre Störungen (Blutdruckabfall, Tachykardie, Extrasystolie, Zeichen von Myokardschädigung im EKG) die wichtigsten Intoxikationszeichen. Beim Vollbild der Emetinvergiftung besteht eine schmerzhafte Polyneuritis mit motorischen Ausfallserscheinungen.

Emetin kann auch zur lokalen Behandlung verwendet werden, so intrapleural beim Amöbenempyem (Restrepo, Olaya und Bucaramanga 1950) und intrabronchial bei Amöbenbronchitis (Wasielewski und Mitarbeiter 1951). Diese letzte Verabreichungsweise hat eine erhebliche, jedoch vorübergehende Reizung der Schleimhäute der Atemwege zur Folge.

Conessin. Neuerdings wurde Conessin, das Alkaloid von Holarrhena antidysenterica in einigen der seltenen Fälle von emetinresistenten Lungenabscessen mit Erfolg angewendet (Alain und Mitarbeiter 1949, Soulage 1949). Die Bedeutung der Conessinbehandlung bei der Lungenamöbiasis läßt sich heute noch nicht beurteilen.

Chlorchinolinderivate. Die Medikamente dieser Gruppe (Chlorochin, Cirulin, Resochin, Aralen) sind als hochwirksame Malariabekämpfungsmittel bekannt. Ihre amöbiciden Eigenschaften sind erst vor wenigen Jahren erkannt worden. Chlorchinolinderivate werden rasch aus dem Dünndarm resorbiert und eignen sich deshalb nicht zur Bekämpfung der Darmlumenformen der Amöben, weil das Medikament in zu geringer Konzentration den Dickdarm erreicht. Für die Bekämpfung der Organlokalisationen der Amöbiasis sind diese Präparate dank ihrem Kumulierungsvermögen in den Geweben dem Emetin ebenbürtig, ohne dessen toxische Eigenschaften aufzuweisen (FUHRMAN und KOENIG 1953). Chlorchinolinderivate wirken gut auf Lungenabscesse (SUBRAMANIAM 1952, PATEL 1953) und ganz besonders auf Leberabscesse, weil sie im Leberparenchym in hoher Konzentration gespeichert werden (CONAN 1949, CONAN und HEAD 1950, SUBRAMANIAM 1952, MOHR und SCHWARTING 1953). Sie werden auch in den Leukocyten gespeichert, was die ausgezeichnete Wirkung auf das mischinfizierte Amöbenempyem erklärt (CONAN und HEAD 1950). Für die Behandlung der extraintestinalen Amöbiasis können die Chlorchinolinderivate wegen ihrer geringeren Toxicität dem Emetin vorgezogen werden.

Die Dosierung des Resochins oder Chlorochins beträgt insgesamt 9—12 g per os bei einer Kurdauer von 3 Wochen (SUBRAMANIAM 1952), und zwar 4mal 0,25 g/Tag während 4 Tage, 2mal 0,25 g/Tag während 7 Tage und 1mal 0,25 g/Tag während 7 Tage. Von MOHR und SCHWARTING (1953) wurde eine höhere Dosierung angegeben und zwar: 5mal 0,25 g/Tag während 3 Tage, 4mal 0,25 g/Tag während 8 Tage und 2mal 0,25 g/Tag während 10 Tage, also insgesamt 16—17 g. Resochin kann auch in 5%iger Lösung parenteral verabreicht werden.

Jodchinolinderivate *Yatren* oder *Chiniofon* (7-iod-8-oxychinolin-5-sulfosäure) und *Vioform* (5-chlor-7-iod-8-hydroxychinolin) sind wegen ihrer schlechten Resorbierbarkeit und raschen Ausscheidung im Urin nur für die Behandlung der Darmlumenformen der Amöben indiziert (FUHRMAN und KOENIG 1953). Möglicherweise beruht ihre Wirkung nicht nur auf einer direkten Beeinflussung der Amöben, sondern auch auf der Beseitigung der Begleitflora, welche dem Amöbenwachstum förderlich ist. In Fällen von Lungenamöbiasis zielt die Yatren- oder Vioformbehandlung nur dahin, den Streuherd zu beseitigen. In Kombination mit einer Chlorochin- oder Emetinbehandlung genügt hier eine Dosis von 3mal 0,5 g Yatren oder 3mal 0,3 g Vioform täglich. Bei akuter Ruhr ist eine höhere Dosierung von 3mal 0,75 bis 3mal 1 g im Tag anzuwenden. Oft treten verstärkte Durchfälle auf, welche eine Herabsetzung der Dosis und die gleichzeitige Verabreichung eines Parasympathicolyticums notwendig machen.

Neuerdings wurde bei akuter Ruhr die *Kombinationstherapie* mit Resochin + Yatren (Resotren) empfohlen, wobei dem Resochin die Rolle zukommt, in die Darmwand eingedrungene oder schon in die Organe verschleppte vegetative Formen der Amöben zu vernichten, während Yatren die im Darmlumen befindlichen Minuta- und Cystenformen zerstören soll. Beim Lungenabsceß ist diese Kombination zur gleichzeitigen Darmsanierung ebenfalls indiziert, und zwar mit zusätzlicher Gabe von Resochin zu Beginn der Therapie. Die Gesamtdosierung des Resotrens beträgt 20—30 g per os auf 14 Tage verteilt (HALAWANI und Mitarbeiter 1951, 1953, MOHR 1953, CHAUDHURI und Mitarbeiter 1954), z. B. nach folgendem Schema: 4mal 0,5 g/Tag während 4 Tage, 3mal 0,5 g/Tag während 7 Tage, 2mal 0,5 g/Tag während 7 Tage und 1mal 0,5 g/Tag während 7 Tage, oder 3mal 0,5 g/Tag während 1 Tag, 3mal 1 g/Tag während 6 Tage und 3mal 0,5 g/Tag während 7 Tage. Gute Resultate wurden auch mit einem kürzeren Behandlungsschema mit 18,5 g Resotren in 11 Tagen (4mal 0,5 g/Tag während 4 Tage und 3mal 0,5 g/Tag während 7 Tage) erzielt.

Antibiotica und Sulfonamide. Beim Amöbenabsceß sind Sulfonamide und Antibiotica insofern indiziert, als sie die meist vorhandene Mischinfektion bekämpfen. Chloramphenicol und Antibiotica der Tetracyclingruppe wirken wahrscheinlich nur indirekt auf die Amöbeninfektion, indem sie die für das Amöbenwachstum förderliche Mischflora hemmen (Shookhoff und Sterman 1952, Cannavó 1952, 1954, Anderson, Bostick und Johnstone 1953). Bei nichtmischinfizierten Amöbenabscessen der Lungen sind Chloramphenicol und Tetracyclinderivate wenig wirksam (Sullivan und Bailey 1951, Lindsay, Gossard und Chapman 1951, Cannavó 1954). Eindrücklich ist eine Beobachtung von Scaffidi und li Volsi (1952) in einem Fall von Amöbiasis mit Leber- und Lungenabszedierungen; unter Aureomycinbehandlung klangen die Ruhrsymptome rasch ab, und die Amöben verschwanden aus dem Stuhl, hingegen blieben die Leber- und Lungenabscesse völlig unbeeinflußt und führten zum Tode des Patienten. Bei Behandlung der Darmamöbiasis mit Antibiotica wird ein Teil der Amöben zur Cystenform zurückgebracht. Damit werden die akuten Ruhrsymptome günstig beeinflußt. Da aber die Patienten Cystenträger bleiben, sind Rezidive nach Behandlung mit Antibiotica allein häufig (Conn 1951, Elsdon-Dew, Armstrong und Wilmot 1952, Manson-Bahr 1954).

Von allen Antibiotica scheint nur *Bacitracin* (Most, Miller und Grossman 1950) einen direkten Einfluß auf die Amöben auszuüben. Neuerdings wurde auch *Fumagillin* in der Dosierung von 0,5 g im Tag und einer Gesamtdosis von 10—24 g gegen alle Darmformen der Amöben empfohlen (Barrios 1954, de la Portilla, Becerra und Ruiloba 1954). Nach den vorläufigen Resultaten von Black, Terry und Spicknall (1954) scheint aber Fumagillin — gleich wie die anderen Antibiotica — gegen die Gewebsmanifestationen der Amöbiasis unwirksam zu sein.

Chirurgische Eingriffe sind sowohl bei isoliertem Lungenabsceß als auch bei pleuropulmonalen oder hepatopleuropulmonalen Formen meistens gegenindiziert. Wenn eine Retention die Heilung eines hepatopulmonalen Abscesses durch Chemotherapie allein verhindert, so soll der Leberabsceß wenn möglich durch Punktion, nicht aber durch offene chirurgische Drainage entleert werden (Ochsner und de Bakey 1935). Subramaniam (1952) empfiehlt, die Punktion des Leberabscesses erst nach einer 8tägigen spezifischen Chemotherapie vorzunehmen. Das gleiche gilt auch für die Amöbenempyeme.

Dank der heutigen Chemotherapie ist die *Prognose* sowohl der isolierten Lungenabszedierungen als der hepatopulmonalen Abscesse und der Amöbenempyeme sehr gut geworden. Die chemotherapeutische Erfolgsquote ist in der modernen Literatur übereinstimmend nahezu 100%, sofern es sich nicht um Spätfälle mit großen Leber- und Lungeneinschmelzungen und fortgeschrittener Kachexie handelt.

II. Die pneumonischen Komplikationen der Malaria.

In einzelnen Fällen von Malaria werden pneumonische Episoden beobachtet, deren Pathogenese nicht abgeklärt ist. Folgende pathogenetische Möglichkeiten werden in Betracht gezogen: banale, durch die Malaria begünstigte interkurrente Pneumonien sowie Infarzierung bestimmter Lungenabschnitte durch Mikroembolien von Parasiten enthaltenden Erythrocyten. Diese Lungenveränderungen sind zum Teil sulfonamidresistent, sprechen jedoch rasch auf die spezifische antimalarische Therapie an. Eine eingehende Diskussion dieser Komplikation der Malaria findet sich in den Arbeiten von Appelbaum und Shrager (1944) sowie von Heilig und Sharma (1948).

B. Chronische Lungenkrankheiten durch Helminthen.

In diesem Beitrag werden nur die *chronischen* Lungenhelminthiasen behandelt. Die *flüchtigen* Lungenmanifestationen, die lediglich eine Episode im gesamten klinischen Bild gewisser Helminthiasen darstellen, sind hingegen ihren Leitsymptomen entsprechend mit den eosinophilen Lungeninfiltraten (s. Band IV, Teil 2) besprochen (s. auch ESSELLIER 1956). Solche flüchtige parasitäre Lungenerscheinungen mit flüchtiger oder chronischer Bluteosinophilie werden bei der Ascariasis, der Ankylostomiasis, der sog. „creeping eruption" durch nichtwirtsspezifische Ankylostomen, der Strongyloidesinfektion, der Filariose, der Trichinose und der Leberegelinfektion beobachtet.

Die Grenzen zwischen den flüchtigen und chronischen Erscheinungsformen der parasitären Lungenkrankheiten lassen sich nicht scharf ziehen. Flüchtige eosinophile Pneumonien können unter Umständen auch im Verlaufe chronischer, durch Helminthen verursachten Lungenkrankheiten auftreten, so bei der Schistosomiasis, besonders in der Frühphase der Infektion und bei der Echinokokkose nach Streuung von Parasitenteilen infolge Cystenruptur. Andererseits aber können Helminthiasen, die in der Regel nur von flüchtigen Infiltraten begleitet sind, in seltenen Fällen auch chronische Lungenveränderungen hervorrufen, wie z. B. die Filariosen und die Strongyloidesinfektion. Um Wiederholungen zu vermeiden, werden auch die chronischen Lungenmanifestationen der letzterwähnten Helminthiasen mit den eosinophilen Lungeninfiltraten behandelt (s. Band IV, Teil 2).

I. Die Echinokokkenkrankheit der Lungen.

1. Parasitologie und Epidemiologie.

Die Echinokokkenkrankheit des Menschen wird durch die Entwicklung der Larven (Finnen) des *Hundebandwurmes (Taenia echinococcus, Echinococcus granulosus)* verursacht. Die Taenia echinococcus ist ein 4—5 mm langer Bandwurm, der beim Hund etwa 7 Wochen nach der Infektion Eier abzugeben beginnt, welche eine reife Oncosphäre enthalten. Die Eier, welche gegen die Umweltfaktoren sehr widerstandsfähig sind, gelangen mit dem Hundekot ins Freie. Im Verdauungstrakt geeigneter Zwischenwirte werden aus den Eiern die Oncosphären frei, die von dort mit dem Blutkreislauf in die Organe verschleppt werden und sich zu Echinokokkenblasen entwickeln, in welchen zahlreiche Scolices entstehen. Wenn Hunde infiziertes, d. h. Echinokokkenblasen enthaltendes Fleisch fressen, entwickeln sich in ihrem Darm die Scolices zu ausgereiften Tänien. Damit ist der natürliche Infektionscyclus geschlossen. Die häufigsten *natürlichen Zwischenwirte* der Echinokokkenlarven sind Schaf, Ziege, Rind, Schwein und Pferd. Der Mensch ist ein *Ausnahmewirt*. Er infiziert sich durch Einnahme von Wasser oder Nahrungsmitteln, die mit Hundekot verunreinigt sind oder häufiger durch direkten Kontakt mit Hunden, welche Taenia echinococcus beherbergen; die Parasiteneier finden sich nicht selten an der Schnauze und an den Haaren der infizierten Tiere. Sehr eindrücklich ist die Beobachtung MARANGOS (1938) über die Infektion von 6 Mitgliedern einer Familie durch den gleichen Haushund.

Die Infektionsfrequenz beim Hund, welche für die Anzahl der menschlichen Fälle verantwortlich ist, hängt von der Sorgfalt der Fleischschau und der Hygiene der Schlachthöfe ab. Dort, wo infiziertes Fleisch auf den Markt gelangt, und

Hunde sich mit Fleischabfällen oder Tierkadavern ernähren können, ist auch die menschliche Echinokokkose stark verbreitet. Wie am Beispiel Islands veranschaulicht (Dungal 1946), läßt sich durch allgemeine sanitärische Maßnahmen (Entfernung von infiziertem Fleisch und von Tierkadavern) eine starke Herabsetzung der Echinokokkose erreichen; diese Maßnahmen können durch periodisch bei den Haushunden durchgeführte Wurmkuren unterstützt werden. Besonders hoch war und ist noch der Krankheitsbefall in Gegenden mit ausgedehnter Schafzucht wie Australien (Dew 1928, Waddle 1950), Neuseeland (Barnett 1940), Island, Sardinien oder in Ländern mit großen Viehbeständen überhaupt, wie Argentinien und Uruguay. In Europa ist die Echinokokkosekrankheit überall dort zu finden, wo die öffentliche Hygiene noch wenig entwickelt ist und wo zwischen Mensch und Hund ein enger Kontakt besteht. Aber auch dort, wo die Fleischhygiene nichts zu wünschen übrig läßt, treten doch immer wieder vereinzelte Fälle von Echinokokkose auf. Der Gesamtbefall der Erdbevölkerung wird von Stoll (1947) auf rund 100000 Fälle geschätzt. Weitere parasitologische und epidemiologische Einzelheiten bei Faust (1949), Vogel und Minning (1952), Piekarski (1954) und Dévé (1946, 1949).

Die Finnen von Taenia echinococcus kommen in 2 verschiedenen Formen vor, die ihrer Struktur entsprechend *Echinococcus cysticus* (Echinococcus hydatidosus, Blasenwurm, Hülsenwurm) und *Echinococcus alveolaris* genannt werden. Die Benennungen „Echinococcus unilocularis" und „multilocularis" zur Differenzierung dieser beiden Larvenformen sind unzutreffend, da auch Echinococcus cysticus durch Bildung von endogenen oder exogenen Tochterblasen zu einem multilokulären Gebilde ausarten kann, welches allerdings nicht die kleinblasige, charakteristisch infiltrative Wachstumsart von Echinococcus alveolaris aufweist. Echinococcus cysticus ist häufig in der Lunge lokalisiert. Echinococcus alveolaris entwickelt sich primär in der Leber und breitet sich nur äußerst selten in die Lunge aus. Es steht noch nicht fest, ob Echinococcus cysticus und Echinococcus alveolaris die Larvenformen von 2 artverschiedenen Parasiten sind (Posselt in Hosemann 1928, Gruber 1939, Henschen und Bircher 1945, Bircher 1945), oder ob Echinococcus alveolaris lediglich eine aberrierende Entwicklungsweise des gleichen Parasiten darstellt (Dévé 1949). Vereinzelte Fälle von Echinococcus alveolaris werden dort angetroffen, wo Echinococcus cysticus verbreitet ist. Es gibt aber auch Gebiete, wo die Krankheit endemisch ist, so z. B. in Süddeutschland, insbesondere Württemberg (Heni 1939), in Österreich, in der Schweiz (Dardel 1927, Bircher 1945, Henschen und Bircher 1945, Gerulewicz 1945) und im französischen Jura (Dévé 1937). Diese geographische Verteilung stellt einen der Gründe für Posselts Annahme dar, daß Echinococcus cysticus und alveolaris verschiedenen Tänienarten entstammen. Friedrich (1940) bestreitet die Tatsache eines herdmäßigen Auftretens von Echinococcus alveolaris. Nach diesem Autor ergeben sich scheinbare Infektionsherde dort, wo das medizinische Interesse für diese Krankheit erweckt wurde und sie deshalb häufiger diagnostiziert wird.

2. Pathogenese und pathologische Anatomie.

Die in den Eiern enthaltenen *Oncosphären* werden nach Verdauung ihrer Hülle im Dünndarm freigesetzt, dringen mit Hilfe ihrer Häkchen durch die Schleimhaut in die Darmvenen ein und werden über den Portalkreislauf in die Leber gebracht. Die Oncosphären, die sich nicht in den Lebercapillaren festsetzen, gelangen in die Lungen und entwickeln sich dort zu Echinokokkenblasen. Es ist nicht ausgeschlossen, daß Oncosphären über die Hämorrhoidalvenen, die

Vena cava inferior und das rechte Herz, ohne Leberpassage, in die Lunge gelangen. Dieser Streuungsweg ist jedoch nicht nachgewiesen. Der Propagierungsweg über das Lymphsystem, den Ductus thoracicus und die obere Hohlvene ist für die Oncosphären unwahrscheinlich, da eine primäre Echinokokkose der mesenterialen Lymphdrüsen nicht bekannt ist. Selten passieren Oncosphären auch den Lungenfilter und werden in verschiedene Organe verschleppt. Diese in den großen Kreislauf embolisierten Oncosphären können wiederum Lokalisationen im Thoraxraum aufweisen, so der Thoraxwandechinococcus, der subpleurale, auch „interpleuroparietal" genannte Echinococcus (ARMAND UGON 1934, BROCARD, BRINCOURT und BRUNEL 1953), der Rippenechinococcus, der eingehend von LARGHERO YBARZ (1952) beschrieben wurde, und der Perikard- sowie Herzechinococcus (LARGHERO YBARZ 1951 und 1954, Abb. 10a—c).

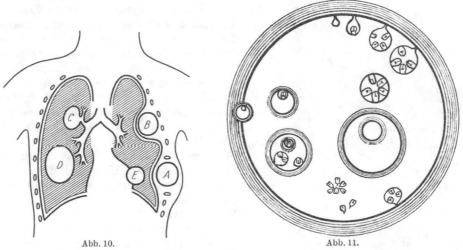

Abb. 10.   Abb. 11.

Abb. 10 Verschiedene Lokalisationen der primären Echinokokken im Thoraxraum. *A* Thoraxwandechinococcus, *B* subpleuraler Echinococcus, *C* und *D* Lungenechinokokken, *E* Herz- oder Perikardechinococcus. (Nach HOSEMANN und Mitarb. 1928.)

Abb. 11. Schematische Darstellung von *Echinococcus cysticus* mit Scolices enthaltenden Brutkapseln, Tochterblasen und Enkelblasen. (Nach FIEBIGER aus HOSEMANN und Mitarb. 1928.)

Aus den Oncosphären entwickelt sich die *Echinokokkenblase* oder *Hydatide* (Abb. 11). Ihr Wachstum erfolgt langsam. Nach 5 Monaten beträgt ihre Größe beim Menschen etwa 15—20 mm. Aus der Innenschicht der Blase (Endocyste oder Keimschicht) sprossen frühestens im 5.—6. Monat die sog. Brutkapseln, in welchen sich 10—30 Scolices entwickeln. Losgelöste, in der Hydatidenflüssigkeit freiliegende Scolices bilden den sog. Hydatidensand. Die Scolices besitzen einen Kranz von Häkchen, welche sich loslösen können. Manchmal kommt es in der Muttercyste zu einer Sprossung nach innen, d. h. zur Bildung von endogenen Tochtercysten und sogar von Enkelcysten (Abb. 11). Dieser Vorgang ist der Ausdruck einer Wachstumstörung des Parasiten, die in den Lungen nur bei älteren Cysten vorkommt. Eine Sprossung nach außen, wie sie beim Knochenechinococcus angetroffen wird, findet sich beim Lungenechinococcus nicht.

Die Außenschicht oder Cuticula bzw. Ektocyste der vollentwickelten Blase ist von einer wirtseigenen fibrösen Kapsel (Adventitia) von 3—5 mm Dicke umgeben. Diese Kapsel wird durch die sekundäre Fibrosierung von zusammengepreßtem, atelektatischem Lungengewebe gebildet (DÉVÉ 1949). Die Bezeichnung Echinokokken*cyste* sollte dem ganzen Gebilde — Parasit und Adventitia —

vorbehalten werden. Zwischen der Cuticula des Parasiten und der Adventitia besteht ein zunächst nur virtueller Gewebsspalt, der sog. pericystäre oder genauer perivesikuläre Lymphraum, durch den der Parasit die für seinen Stoffwechsel nötigen Nährstoffe aufnimmt. In diesem Raum münden arrodierte Bronchien; diese pathologisch-anatomische Anordnung erklärt die häufige Infektion des perivesiculären Lymphraumes, die nicht hämatogen, sondern bronchogen erfolgt. Im perivesiculären Lymphraum finden manchmal kleine Blutungen statt, die rezidivierende Hämoptoen verursachen können.

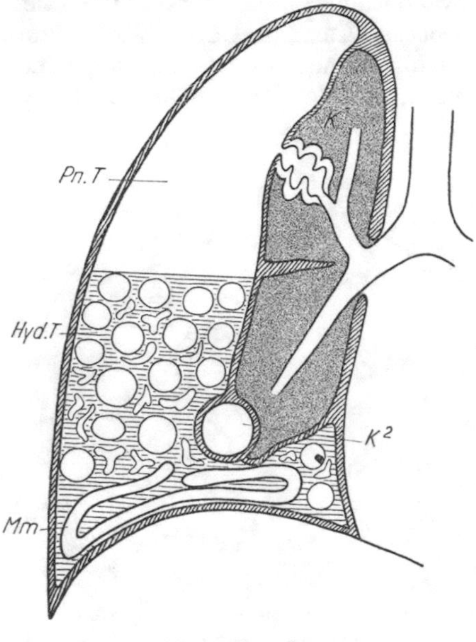

Früh absterbende Echinokokken bilden kleine, aus Cuticularesten und Kalkkörperchen bestehende Herde, in welchen mikroskopisch manchmal noch Häkchen von Scolices festgestellt werden können. In späteren Stadien absterbende Blasen fallen in sich zusammen und bilden, sofern keine Sekundärinfektion stattfindet, verkalkte Massen mit gefalteten Cuticularesten, die in einem Narbengewebe eingebettet sind. Bei vereiterten Echinokokkencysten, die von Lungenabszedierungen anderer Ätiologie schwer zu unterscheiden sind, können im Biopsie- oder Sektionsmaterial Cuticulareste durch die Carminfärbung nach Best (Abb. 21a und b) leicht dargestellt werden (Lasnier und Cassinelli 1942, Ardao 1942, Larghero Ybarz 1942).

Abb. 12. Schematische Darstellung des *Hydatiden-Pyopneumothorax* bzw. *Hydropneumothorax* (Hydatidothorax). *Pn.T.*: Pneumothorax. *Hyd.T.*: Hydatidothorax mit sekundären Hydatiden und abgestoßener Blasenmembran (Mm). *K¹*: Resthöhle des abgestoßenen Echinococcus (Adventitia). *K²*: Sekundärer Pfropfechinococcus der Pleura. (Aus Dévé 1946.)

Die Echinokokkencyste kann in den Bronchien prolabieren und rupturieren. Wenn ein größerer Bronchus arrodiert wird, kann sogar die ganze Echinokokkenblase ausgehustet werden. Der *Durchbruch einer Cyste* in die Pleura ist ein häufiges Ereignis im Verlauf der Lungenechinokokkose; er führt meistens zu einem Pyopneumothorax (Abb. 12). Höchst selten hingegen ist die sog. „heterotope" pleurale Echinokokkose; es handelt sich hier nicht um die Entleerung des Cysteninhaltes in die Pleura, sondern um die spontane Enucleierung einer intakten Blase aus ihrer Adventitia in die Pleura (Larghero Ybarz 1950). Ein seltenes Ereignis ist der direkte Durchbruch eines superinfizierten Leberechinococcus in die Lungen nach Arrosion von Zwerchfell und Pleura unter Bildung einer hepatobronchialen Fistel (Piquinela und Purriel 1940, Michans 1945, Calcagno 1945). Ebenso selten ist das Durchwachsen einer intakten Lebercyste durch Zwerchfell und Pleura in den rechten Unterlappen (Santy und Latarjet 1955).

Die Ruptur einer Echinokokkencyste kann zur Streuung von Scolices führen, welche sich wiederum zu Echinokokkenblasen entwickeln können. Dadurch entsteht eine *sekundäre Echinokokkose* (Abb. 19a und b), welche erstmals 1901 von Dévé beschrieben wurde (s. in Dévé 1946 und Deriu 1950). Die Streuung kann in die Umgebung (Bronchien, Pleurahöhle) erfolgen und führt unter anderem zum Bild der bronchogenen sekundären Echinokokkosen (Dévé 1931). Sie kann ferner durch den Kreislauf, aus der Leber oder dem rechten Herzen in die

Lungen oder aus der Lunge in andere Organe, stattfinden. Die Ruptur einer infizierten Lebercyste führt in den meisten Fällen nicht zur sekundären Echinokokkose, da im perforierten Leberabsceß die Scolices in der Regel abgestorben sind (ARDAO 1951, DEMIRLEAU 1952). Als Spezialfall der Scolicesstreuung ist das lokale Rezidiv nach chirurgischer Entfernung einer Cyste zu erwähnen. Die in die Lungen gestreuten Scolices entwickeln sich nicht immer zu Echinokokkenblasen, sondern sie können absterben und zu miliaren Granulomen in beiden Lungen führen (DÖRIG 1946, ARDAO und CASSINELLI 1948). Die Streuung in die Lungen löst sowohl eine lokale als auch eine allgemeine eosinophile Reaktion aus, die unter dem Bilde eines flüchtigen, eosinophilen Lungeninfiltrates verlaufen kann (DÖRIG 1946, COUMEL und Mitarbeiter 1946, s. auch in ESSELLIER 1956).

Für weitere Einzelheiten über Pathogenese und pathologische Anatomie der Echinokokkose verweisen wir auf HOSEMANN und Mitarbeiter (1928) und DÉVÉ (1946, 1949).

Echinococcus alveolaris besteht aus einer Vielzahl von stecknadelkopf- bis erbsengroßen Bläschen, welche in einem vom Wirt gebildeten Granulationsgewebe liegen. Ein Echinococcus alveolaris-Herd mißt in der Regel etwa 10 cm Durchmesser. Er bietet im Sektionsschnitt ein schwammartiges Bild, meistens mit einer zentralen, nekrotische Reste enthaltenden Höhle. Die Bläschen enthalten eine braungelbliche Gallerte und oft Kalkkörperchen. Primär kommt Echinococcus alveolaris fast ausnahmslos in der Leber vor. Die Lungenlokalisationen entstehen durch hämatogene Metastasierung aus der Leber (sekundärer Echinococcus alveolaris), indem der Parasit im Verlaufe seines tumorösen Wachstums in die Vena cava inferior selbst oder in die darin einmündenden Venen einbricht, wobei Bläschen abbröckeln und in die Lungen verschleppt werden. Die Metastasierung erfolgt in der Regel unbemerkt; die Lungenmetastasen sind meistens verschiedenen Alters und verkalken mit der Zeit. Bei Echinococcus alveolaris der Leber ist eine Ausbreitung in die Pleura häufig. Von dort kann der Parasit in die Lungen eindringen und sein infiltratives Wachstum fortsetzen.

3. Krankheitsbilder.

Entsprechend dem Eindringen der Oncosphären durch den Pfortaderkreislauf findet sich die überwiegende Mehrzahl der primären Echinokokkencysten in der Leber. Nach DÉVÉ (1949) beträgt die Häufigkeit der Leberechinokokken 74,5% aller Echinococcuslokalisationen, diejenige der primären Lungenechinokokkose 10,1%. Oft sind die Leber und die Lungen gleichzeitig befallen, die rechte Lunge häufiger als die linke.

Die **klinische Symptomatologie** des Lungenechinococcus ist durch die Raumeinengung, durch die Cystenruptur mit oder ohne sekundäre Echinokokkose, durch die Abszedierung der Cystenhöhle sowie durch anaphylaktische Reaktionen bedingt. Die ersten klinischen Zeichen des Lungenechinococcus sind meistens Reizhusten und spärliches, oft hämorrhagisch gefärbtes Sputum. Diese kleinen, rezidivierenden Hämoptoen gehören zu den wichtigsten Symptomen der Lungenechinokokkose; sie werden vor allem durch Blutungen im perivesiculären Raum verursacht. Die Einengung der Bronchien durch die Cysten führt in späteren Stadien zu Sekretstauungen und chronischen Bronchitiden. Infolge Kompression des umgebenden Lungengewebes und der Bronchien treten oft Atelektasen auf. Pneumonisch-atelektatische Prozesse in der Umgebung der Cyste lösen manchmal Fieberschübe aus. Pleuritische Reizsymptome sind nicht selten. Der physikalische Befund des intakten Lungenechinococcus hat nichts Pathognomonisches und entspricht demjenigen eines Lungentumors.

Mit dem Wachsen der Cyste können Thorax- und Rückenschmerzen sowie Dyspnoe auftreten. Cysten der rechten Lungenspitze haben in einzelnen Fällen eine Einflußstauung zur Folge. Eine lokalisierte Vorwölbung des Thorax oder sogar einer ganzen Thoraxhälfte wurde bei Riesencysten beschrieben. Nur in seltenen Fällen verursacht der Lungenechinococcus Knochenarrosionen. Die Arrosion von größeren Lungengefäßen ist selten; sie führt meistens zu tödlichen Blutungen (Larghero Ybarz und Ardao 1942).

Manchmal finden sich mehrere Cysten in einer Lunge (Marangos 1938, Arce 1942, D'Abreu und Rogers 1943, Holman und Pierson 1944) oder in beiden Lungen (de Bernardi 1951, multiple Lungenechinokokkose Abb. 13a

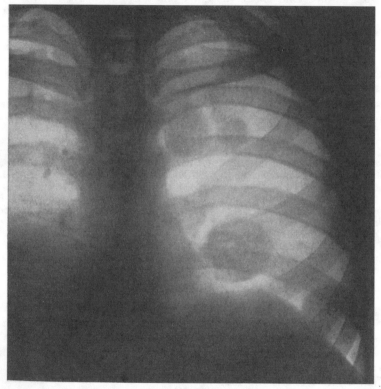

Abb. 13 a.

und b). Liegen nur wenige Echinokokkencysten vor (s. Abb. 13a und b), so ist eine primäre Lungenechinokokkose anzunehmen; sind die Lungen hingegen von zahlreichen Blasen durchsetzt (s. Abb. 19a und b), so handelt es sich in der Regel um eine sekundäre Echinokokkose.

Curtillet (1950), welcher die Frage der multiplen Echinokokkose eingehend behandelt hat, fand in seinem Krankengut von 105 Patienten 16 Träger von multiplen Cysten. In einem Fall handelte es sich um eine sekundäre Echinokokkose, in allen anderen Fällen lag mit größter Wahrscheinlichkeit eine primäre Echinokokkose vor. Es wurden 8mal multiple Cysten einer Lunge und 8mal multiple, auf beide Lungen verteilte Cysten festgestellt. Sehr oft werden gleichzeitig intakte, vereiterte sowie alte rupturierte und verkalkte Echinokokkencysten gefunden. Für eine bronchogen-sekundäre Entstehung der multiplen Cysten spricht ihre Tendenz zur Frühruptur in den Bronchialbaum, sowie der röntgenologische Nachweis einer rupturierten, primären Cyste. Die Bildung von endogenen Tochterblasen spricht hingegen für eine hämatogen-sekundäre

Herkunft. In bezug auf den Ausgangspunkt der hämatogenen Streuung gibt die Anamnese Hinweise. Wenn ein akutes Ereignis stattgefunden hat, handelt es sich meistens um die Ruptur eines Leberechinococcus, wohingegen die Ruptur eines Rechtsherzechinococcus, die meistens frühzeitiger erfolgt, symptomlos vor sich geht. Multiple, primäre Lungenechinokokken sind oft auch von einer multiplen Echinokokkose anderer Organe begleitet, welche für die massive primäre Kontaminierung des Patienten spricht. Sehr oft ist die Differenzierung zwischen primärer und sekundärer, sowie zwischen hämatogen- und bronchogen-sekundärer

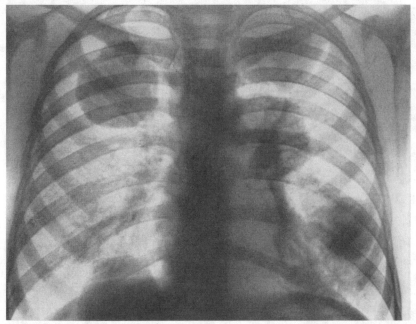

Abb. 13 b.

Abb. 13a u. b. *Multiple primäre Echinokokken.* a Einseitige multiple Echinokokken. (Aufnahme GALLY, aus MORENAS 1948.) b Doppelseitige multiple Echinokokken. (Aus OBERHOFER 1954.)

multipler Echinokokkose nicht möglich. Diese Unterscheidung, obwohl pathogenetisch interessant, ist vom praktisch-therapeutischen Standpunkt aus belanglos.

Die *Ruptur* der Cyste in einen Bronchus kommt meistens bei zentral gelegenem Echinococcus vor und stellt ein relativ häufiges Ereignis dar. Die Ruptur kann schleichend vor sich gehen oder sich akut durch die plötzliche Entleerung des Cysteninhaltes (Hydatidoptoe) manifestieren. Die ausgehustete Hydatidenflüssigkeit ist völlig klar und von salzigem Geschmack. Blasenteile können die Luftwege verlegen und in seltenen Fällen zum Erstickungstod führen. Der Kontakt von Hydatidenflüssigkeit mit den Geweben kann zu allergischen Erscheinungen führen, von banaler Urticaria bis zu schwersten anaphylaktischen Symptomen. Die Ruptur eines Lungenechinococcus in die Pleura ist seltener (s. pleurale Beteiligung).

Eine weitere häufige Komplikation ist die *perivesiculäre Eiterung*, d. h. die Infektion des Gewebsspaltes zwischen Cuticula des Parasiten und wirtseigener Adventitia. Sie führt zum klinischen Bild des Lungenabscesses (ARDAO 1942, SOTO BLANCO 1942, LARGHERO YBARZ 1942). Manchmal kann die Diagnose

der perivesiculären Eiterung auf Grund des Röntgenbildes gestellt werden (s. Diagnose). Bei der perivesiculären Eiterung kann die Echinokokkenblase selbst intakt
bleiben oder vereitern und rupturieren (Larghero Ybarz 1942, Demirleau
1952).

Pleurale Beteiligung. Die Ruptur in die Pleurahöhle ist eine schwere Komplikation der Lungenechinokokkose (Abb. 14). Die Ruptur in die Pleura kann
traumatisch oder spontan entstehen. Das klinische Bild der Echinococcusperfora-
tion in die Pleura und deren Folgen wurde eingehend von Dévé (1946), Barnett

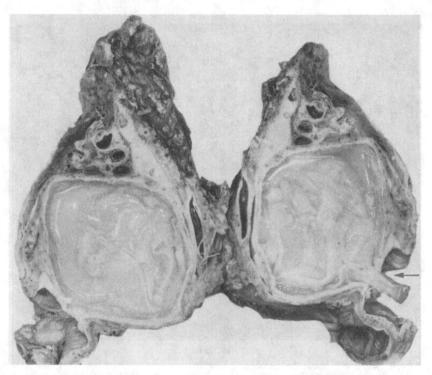

Abb. 14. Echinococcus des linken Unterlappens in die Pleura rupturiert. Der Pfeil weist auf die Perforationsstelle, durch welche Cuticulateile des Parasiten prolabieren. Man beachte die weiße, gefaltete, teilweise von der
Adventitia losgelöste Cuticula des Parasiten. (Sektionspräparat aus Ardao 1942.)

(1931), Armand Ugon (1935) und Adam und Nana (1944) beschrieben. Besonders sei hier auf die Monographie von Larghero Ybarz, Purriel und Ardao
(1935) über den Hydatidenpyopneumothorax hingewiesen.

Die Ruptur löst einen äußerst heftigen Schmerz aus. Manchmal tritt der
Tod sofort durch Spannungspneumothorax auf (Larghero Ybarz und Ferreira Berruti 1947). Häufig zeigen sich allergische Symptome in Form einer
Urticaria oder eines anaphylaktischen Schocks. Die Ruptur kann auch von
einem hochfebrilen Zustand begleitet sein. Nur in seltenen Fällen bleibt nach
Echinokokkenruptur das Exsudat steril (Hydatiden-Hydropneumothorax, Graña
und Bazzano 1943). Meist findet eine Infektion statt (Hydatiden-Pyopneumothorax), weil die in die Pleura rupturierte Cyste durch den perivesiculären
Lymphraum mit dem Bronchialbaum in Verbindung steht, was auch den meist
bestehenden Pneumothorax erklärt (Abb. 12). Die Diagnose des Hydatiden-
Pyopneumothorax ist oft schwierig; ein wertvoller Hinweis auf die Ätiologie
wird durch die Feststellung von Scolexhäkchen bei der mikroskopischen Unter-

suchung des Pleurapunktates gegeben. Da der Lungenechinococcus meistens keine endogene Sprossung aufweist, finden sich nur selten Tochterblasen im Exsudat. Manchmal wird die ganze Echinokokkenblase in die Pleura abgestoßen; sie kann bei chirurgischer Ausräumung der Pleurahöhle in toto entfernt werden. Wenn die Blase längere Zeit im eitrigen Exsudat verbleibt, zersetzt sie sich und liegt nur noch als Fetzen vor. Selten ist der sog. biliäre Hydatiden-Pyopneumothorax, der durch Perforation eines Leberechinococcus in die Pleura zustande kommt (s. LARGHERO YBARZ, PURRIEL und ARDAO 1935, BELLEVILLE 1950).

Relativ selten entwickelt sich eine sekundäre pleurale Echinokokkose. Einzigartig ist ein Fall von multipler sekundärer pleuraler Echinokokkose nach inapperzeptem Durchbruch eines kleinen subcorticalen Lungenechinococcus in die Pleura (LARGHERO YBARZ und PURRIEL 1942). Die sekundären Pleuraechinokokken imponieren röntgenologisch als Rundschatten, welche der Thoraxwand anliegen. Im Gegensatz zum subpleuralen Lungenechinococcus können die sekundären Pleuraechinokokken wie primäre Thoraxwandechinokokken (ARMAND UGON 1934) nach außen wachsen und als lokalisierte Vorwölbungen sichtbar werden.

Allergische Reaktionen. Aus der Echinokokkencyste austretende Hydatidenflüssigkeit verursacht allergische Reaktionen, welche von DÉVÉ unter dem Sammelnamen „intoxication hydatique" zusammengefaßt wurden. Die Sensibilisierung auf die Hydatidenflüssigkeit kommt dadurch zustande, daß ein stetiger Flüssigkeitsaustausch zwischen dem Parasiten und dem Wirt stattfindet, so daß ständig kleine Mengen von Antigen in den Körper gelangen. Es können urticarielle Reaktionen, angioneurotische Ödeme, Migräne, Durchfälle und Asthmaanfälle auftreten (JORGE und RE 1946). Das Problem des sog. „Hydatidenasthmas" wurde besonders eingehend von MUSSIO-FOURNIER und Mitarbeiter (1932) sowie von BENHAMOU, THIODET und CASANOVA (1938) besprochen. Es handelt sich charakteristischerweise um ein Spätasthma, welches öfters mit Schüben von Urticaria oder mit QUINCKEschen Ödemen abwechselt. Auch nach spontaner oder operativer Ruptur einer Hydatide können asthmatiforme Dyspnoeanfälle vorkommen.

Wenn größere Mengen von Hydatidenflüssigkeit, so bei spontaner, traumatischer oder chirurgischer Blasenruptur (LOZANO 1934, JORGE und RE 1946, FITZPATRICK 1951) in die Gewebe oder den Kreislauf gelangen, können schwere und sogar tödliche anaphylaktische Schockreaktionen auftreten. Ein eindrücklicher Fall von tödlichem anaphylaktischem Schock nach Ruptur eines Leberechinococcus und Streuung von Blaseninhalt in die Lungen wurde von DÖRIG (1946) mitgeteilt. Als Symptome der anaphylaktischen Reaktion nach Hydatidenruptur sind zu erwähnen: Erregung, Desorientierung, Fieber, Urticaria, Erbrechen, Tachypnoe, Tachykardie und Kreislaufkollaps. Nach Operation oder Punktion einer Cyste kann der anaphylaktische Schock in Form eines chirurgisch unerklärlichen, von keinen charakteristischen anaphylaktischen Symptomen begleiteten Kreislaufkollaps auftreten (JORGE und RE 1946). Die allergischen Erscheinungen treten innerhalb der ersten 24 Std nach der Operation auf. Wegen der großen Gefährdung der Echinokokkenträger durch anaphylaktische Reaktionen ist die Punktion von Lungenechinokokken zu diagnostischen Zwecken streng kontraindiziert.

Beachtenswert ist die Tatsache, daß bei multipler Echinokokkose die Ruptur einer Blase oft eine Kettenreaktion einleitet, in deren Verlauf eine Blase nach der anderen rupturiert und abgestoßen wird oder vereitert. Nach CHIFFLET (1941) ist dieser Vorgang auf eine allergisch-entzündliche Reaktion in der reich vascularisierten Adventitia der Cysten zurückzuführen, welche den Parasiten in seiner Vitalität beeinträchtigt. Auf dem gleichen Mechanismus beruht das Auftreten von Schmerzen in befallenen Organen nach einer intracutanen Antigenverabreichung oder nach der Operation eines anderswo lokalisierten Echinococcus (Chifflet 1941).

Übersichten über Lungenechinokokkose finden sich in Dew (1928), Staehelin (1930), Evans (1943), Davidson (1944), Waddle (1950), sowie in den Monographien von Piaggio-Blanco und Garcia Capurro (1949) und von Dévé (1946, 1949). Angesichts der sehr zahlreichen kasuistischen und experimentellen Mitteilungen über die Lungenechinokokkose [Davidson (1944) zitiert z. B. 493 von 1930—1944 erschienenen Publikationen und Dévé 324 eigene Arbeiten], ist es nicht möglich, die gesamte Literatur zu berücksichtigen. Zahlreiche interessante Arbeiten sind in den „Archivos internacionales de la hidatidosis" (Montevideo), die sich ausschließlich mit diesem Spezialgebiet befassen, zu finden.

Echinococcus alveolaris ist primär fast ausnahmslos in der Leber lokalisiert. Die Lungen können per continuitatem durch infiltratives Wachstum von der Leber aus oder metastatisch-hämatogen befallen werden. Heni (1939) hat unter 29 Fällen von Echinococcus alveolaris der Leber zweimal metastatische Lungenherde und einmal eine direkte tumorale Ausbreitung in die Lunge beobachtet. Geiger (1932) beschreibt einen Fall von Leberechinococcus mit Ausbreitung in den rechten Unterlappen und kavernösen Zerfall, so daß ein mit der Leber kommunizierender Lungenabsceß entstand. Im Krankengut der medizinischen Klinik Zürich lagen in 11 seit 1928 beobachteten Fällen von Echinococcus alveolaris der Leber keinerlei Lungenlokalisationen vor.

Im Gegensatz zu Echinococcus cysticus verursacht der bei chirurgischen Eingriffen freiwerdende Blaseninhalt von Echinococcus alveolaris keine anaphylaktischen Schockreaktionen, sondern höchstens flüchtige allergische Hauterscheinungen. Spontanheilung kommt bei Echinococcus alveolaris nicht vor, die Krankheit schreitet bis zum Tode fort (s. Posselt in Hosemann 1928, Heni 1939, Bircher 1945, Henschen und Bircher 1945).

4. Diagnose.

a) Röntgenologische Diagnose.

Intakte Cysten. In typischen Fällen besteht ein meist solitärer homogener Rundschatten von Weichteildichte. Die häufigste Lokalisation ist das rechte Unterfeld (Abb. 15). Echinokokkencysten sind aber nicht das häufigste Substrat von Rundschattenbildungen. So erwiesen sich unter 330 von Belot und Peuteuil (1936) beobachteten Rundschatten nur 7 als Lungenechinococcus. In den Fällen mit einer breiten Wirtskapsel oder mit entzündlicher Reaktion des umgebenden Lungenparenchyms ist der Rundschatten unscharf begrenzt. So fanden Belot und Peuteuil (1936) unter 87 Fällen von Lungenechinokokkose nur in 23% der Fälle scharf begrenzte Rundschatten.

Für die Diagnose der Echinokokkencysten sind verschiedene fakultative Zeichen wertvoll. Pathognomonisch ist eine Luftsichel zwischen Cuticula und wirtseigener Adventitia, welche im Röntgenbild (Abb. 16a und b) als Aufhellung am oberen Pol der Verschattung, manchmal aber auch seitlich davon (s. Abb. 17b), sichtbar wird (Belot und Peuteuil 1936, Evans 1943). Dieses relativ seltene „signe du décollement" besitzt ferner eine prognostische Bedeutung, weil es anzeigt, daß der perivesiculäre Lymphraum nicht mehr einen virtuellen Gewebsspalt, sondern einen mit den Bronchien in offener Verbindung stehenden Hohlraum darstellt. Es zeigt auch, daß der Druck der Hydatidenflüssigkeit abgenommen hat, d. h. daß der Parasit am Absterben ist. Die pericystäre Luftsichel weist somit auf eine baldige Ruptur der Membran und eine perivesiculäre Eiterung hin (Abb. 17a—c, Costantini und le Génissel 1937). Ferner wird das Escudero- oder Nemenovsche Zeichen beschrieben, welches in einer ovalären Deformation des Rundschattens im Inspirium besteht. Nach Popović und Vlahovic (1931) sowie Belot und Peuteuil (1936) wird dieses Zeichen nicht nur selten beobachtet, sondern es entbehrt jeder Spezifizität, da es auch bei Lungenabscessen, tuberkulösen Herden und interlobären Exsudaten beobachtet werden kann.

Die Differentialdiagnose der intakten, großen, zentral gelegenen Lungenechinokokken ist meist einfach. Wenn die Cyste dem Zwerchfell, dem Mediastinum oder der Thoraxwand anliegt und dadurch ihre Rundform verliert,

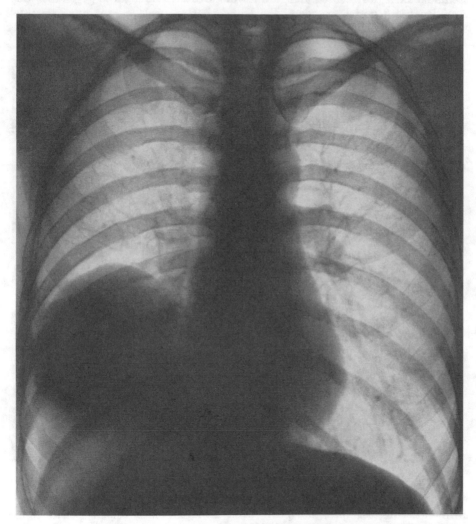

Abb. 15. Charakteristischer Aspekt eines intakten Lungenechinococcus. Keine perivesiculäre Luftsichel. (Eigene Beobachtung.)

kann die Diagnose Schwierigkeiten bieten (BELOT und PEUTEUIL 1936). Hilusnahe Cysten können mit vergrößerten Lymphknoten (Tuberkulose, Lymphogranulom (PIAGGIO BLANCO und Mitarbeiter 1950), Dermoidcysten und Neurinomen verwechselt werden. In Hilusnähe können verkalkte kleine Echinokokken (SAMUEL 1950, DE BERNARDI 1951) zu Verwechslungen mit verkalkten tuberkulösen Lymphomen führen. Cysten im Parenchym können ein Bronchialcarcinom, ein Lungensarkom, ein Pleuraendotheliom, Sarkom- oder Carcinommetastasen oder ein Tuberkulom vortäuschen (PIAGGIO BLANCO und

Garcia Capurro 1939, Kluck 1943, Hetrick 1952, Imbert und Mitarbeiter 1953). Gewisse pleuroperikardiale Cysten bieten röntgenologisch eine große Ähnlichkeit mit Echinokokken. Die auf den Herzschatten sich projizierenden Lungenechinokokken müssen von Perikard- oder Herzmuskelechinokokken unterschieden werden (Larghero Ybarz 1951, 1954). Bei zwerchfellnahen Echinokokken der rechten Lunge muß die Differentialdiagnose gegenüber dem Amöbenabsceß gestellt werden. Bei Rundschatten, welche ganz am Zwerchfell anliegen, erhebt sich die Frage, ob es sich um einen Lungenechinococcus oder

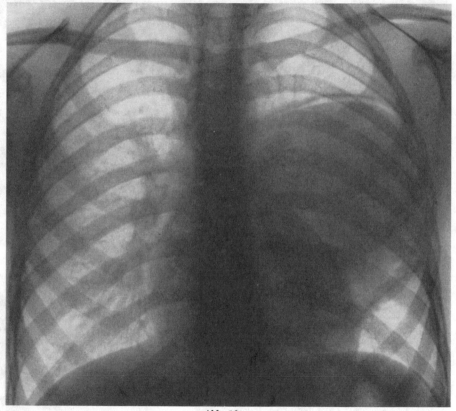

Abb. 16a.

einen in die Pleurahöhle sich vorwölbenden Leberechinococcus handelt. Die Differenzierung ist röntgenologisch nach Anlegen eines Pneumoperitonaeums möglich (Holman und Pierson 1944).

Rupturierte Cysten. Nach Ruptur kann die Blasenmembran innerhalb der bindegewebigen Wirtskapsel zusammenfallen; wenn die Cyste noch Flüssigkeit oder Eiter enthält (Pyopneumocyste), sieht man manchmal ein unregelmäßig geformtes, welliges Gebilde auf dem Flüssigkeitsspiegel, welches die Differenzierung von Lungenabszedierungen anderer Ätiologie ermöglicht (Evans 1943, de Bernardi 1951). In der halbleeren Cystenhöhle können die bei Lungencysten nur selten vorkommenden Tochterblasen als seifenblasenartige Gebilde sichtbar werden. Bei vollständiger Entleerung der Hydatidencyste sind manchmal Reste der Blasenmembran am Boden des Cavums zu erkennen. Die charakteristischen Aspekte des rupturierten Lungenechinococcus kommen am besten auf Schichtaufnahmen zur Darstellung (PIAGGIO BLANCO und GARCIA CAPURRO 1939, DEMIRLEAU 1952). Die verschiedenen röntgenologischen Aspekte der rupturierten Cysten sind in Abb. 18 schematisch dargestellt. Manchmal kommen luftgefüllte Hohlräume zwischen kollabierten Membranteilen als unregelmäßige, spiralartig angeordnete Aufhellungen zur Darstellung (OBERHOFER 1954).

Multiple Echinokokkose. Die Unterscheidung der multiplen Echinokokkose von multiplen carcinomatösen oder sarkomatösen Lungenmetastasen bietet große

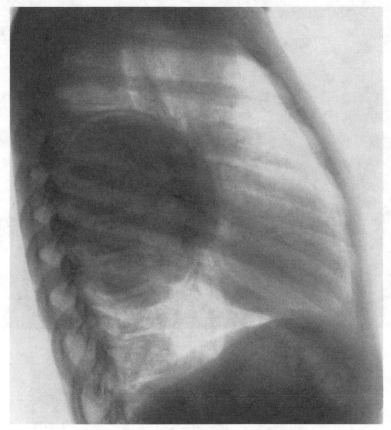

Abb. 16 b.

Abb. 16a u. b. Lungenechinococcus mit charakteristischer *Luftsichel* am oberen Pol bei einem 12jährigen Kind. (Aus EVANS 1943.)

Schwierigkeiten. Beim Fehlen der oben beschriebenen, charakteristischen röntgenologischen Zeichen kann die Diagnose nicht gestellt werden (Abb. 19a und b). Sie kann aber mit Sicherheit angenommen werden, wenn im Verlaufe der Erkrankung einer der Rundschatten verschwindet (PIAGGIO BLANCO und GARCIA CAPURRO 1939). Die Differentialdiagnose der multiplen Echinokokkose wurde eingehend von CHIFFLET, PURRIEL und ARDAO (1941) besprochen.

b) Laboratoriumsuntersuchungen.

Mikroskopischer Nachweis parasitärer Elemente. Die Diagnose einer rupturierten Hydatide kann durch die Feststellung von ganzen Scolices oder Scolexhäkchen im Auswurf gestellt werden. Meistens sind aber sowohl Scolices wie

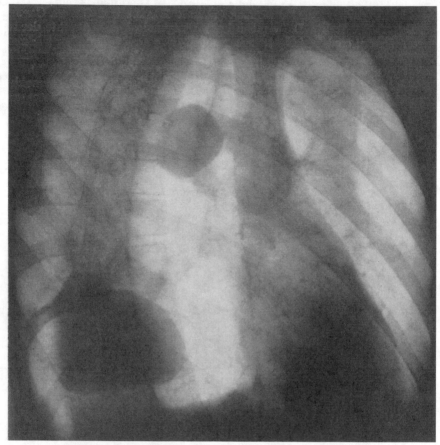

Abb. 17 a.

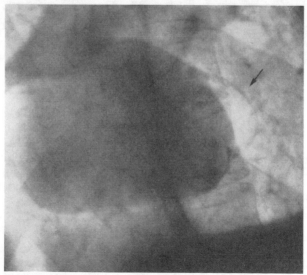

Abb. 17 b.

auch Häkchen nur während relativ kurzer Zeit nach der Ruptur im Sputum zu finden. Für die Diagnose eines Hydatidenhydro- oder Pyopneumothorax ist der mikroskopische Nachweis der Scolices oder Häkchen im Pleurapunktat besonders

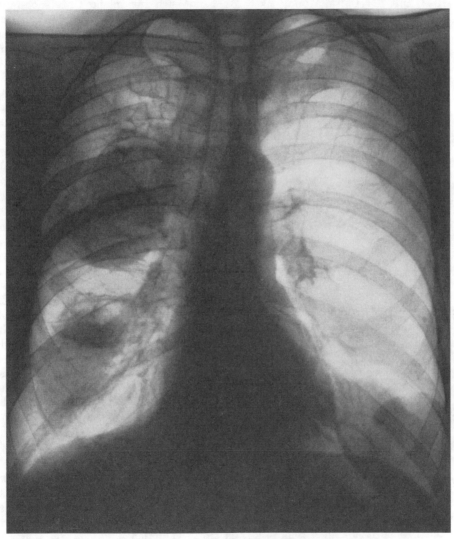

Abb. 17 c.

Abb. 17a—c. *Multiple Lungenechinokokken.* a Aufnahme vom 15. 1. 36 in Fechterstellung: 2 Blasen in der rechten Lunge, die untere mit großer, an ihrem vorderen Rand sichtbaren perivesikulären Luftsichel. An der linken Lungenbasis befinden sich zwei im Herzschatten projizierte Echinokokken. b Detailaufnahme der perivesikulären Luftsichel von Abb. a. c Aufnahme vom 15. 1. 37: An Stelle der 7 Monate vorher (am 3. 6. 36) rupturierten Blase des rechten Unterlappens bestehen fibröse Veränderungen mit fraglicher kleiner Resthöhle. Die Blase des rechten Oberlappens zeigt jetzt ebenfalls eine perivesikuläre Luftsichel an ihrem oberen Pol. Einen Monat später, am 15. 2. 37, Ruptur mit Expektorierung der Membran. An der linken Basis sind die 2 in Abb. a im Herzschatten projizierten intakten Blasen gut sichtbar. (Aus COSTANTINI und LE GÉNISSEL 1937.)

wertvoll. Die Häkchen sind auf Abb. 20 a schematisch dargestellt; Abb. 20 b zeigt ein mikroskopisches Präparat von Blaseninhalt. Die Probepunktion einer Cyste zur mikroskopischen Untersuchung ist jedoch wegen der Gefahr einer anaphylaktischen Reaktion und einer sekundären Echinokokkose nicht zulässig.

Bei Hydatidenvereiterungen, die röntgenologisch nur schwer von Lungenabszedierungen anderer Ätiologie abzugrenzen sind, ist der mikroskopische Nachweis von chitinösen Cuticularesten im Sputum von großem Wert (Ardao 1942, Larghero Ybarz 1942, Abb. 21 a und b). Die Technik von Lasnier und Cassinelli (1942) mit der Chitinfärbung nach Best hat sich für solche Untersuchungen bewährt. Auch wenn die Eiterung auf den perivesicutären Raum beschränkt bleibt, können exfoliierte Cuticulateilchen im Sputum mit der Carminfärbung nachgewiesen werden.

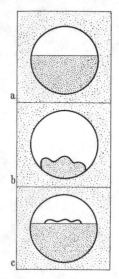

Abb. 18. Schematische Darstellung der verschiedenen Aspekte der rupturierten Echinokokken. a Cyste nach Blasenruptur; Flüssigkeitsspiegel, keine Cuticulareste sichtbar, die entweder ausgehustet wurden oder in der Flüssigkeit verborgen sind. b Cyste nach Blasenruptur und völliger Entleerung der Hydatidenflüssigkeit; Cuticulareste am Boden der Cyste. c Cyste nach Blasenruptur mit Cuticularesten oder Tochterblasen über dem Flüssigkeitsspiegel. (Aus Dévé 1949.)

Bluteosinophilie. Bei der Echinokokkose ist die Eosinophilie nur ein episodischer Befund, so daß sie nicht als diagnostisches Kriterium anzusehen ist (Dévé 1949, Missirloglou 1951, Bocchetti 1951). Die Eosinophilie hängt vom Zustand der Parasitenhüllen ab, d. h. von ihrer Permeabilität für die Hydatidenflüssigkeit. In diesem Zusammenhang ist die Beobachtung von Marangos (1938) zu erwähnen, welcher in 3 Fällen anfänglich eine hohe Bluteosinophilie (76%, 50% und 40%) und später nur noch Bluteosinophilenwerte zwischen 15% und 6% feststellte. Nach Lampiris (1932) besteht in 75%, nach Faust (1949) in 75%, nach Galey (1951) in 50%, nach Muzzolini (1954) in 62% der Fälle von Echinokokkose keine eindeutige Bluteosinophilie. Konstant ist jedoch die flüchtige Eosinophilie nach Blasenruptur, wie z. B. in Fällen von hämatogener oder bronchogener pulmonaler Streuung (Dörig 1946, Coumel und Mitarbeiter 1946). Nach operativer Entfernung einer Cyste geht die Eosinophilenzahl innerhalb von etwa 8 Tagen zur Norm zurück (Lampiris 1932). In der Regel ist die Bluteosinophilie von positiven biologischen Proben begleitet; wenn diese negativ ausfallen, besteht meistens auch keine Bluteosinophilie (de Franchis und Pinelli 1954).

c) Immunbiologische Reaktionen.

Die kombinierte Anwendung der Komplementbindungsreaktion nach Ghedini-Weinberg und der Intracutanprobe nach Casoni liefert bei positivem Ausfall der einen oder anderen Reaktion einen wertvollen diagnostischen Hinweis, da falsch positive Reaktionen selten sind. Ein negativer Ausfall der biologischen Proben läßt keinen Schluß zu, da sie in zahlreichen Fällen von sicherer, sogar multipler Echinokokkose negativ ausfallen können. So fand Waddle (1950) bei einer ausgedehnten Untersuchung die eine oder andere Probe nur in 40% der Fälle von Lungenechinococcus positiv. Die Angaben verschiedener Autoren über die Häufigkeit der positiven Reaktionen variieren sehr stark, was zweifelsohne nicht nur auf Unterschiede im untersuchten Patientengut, sondern auch auf die Herkunft und die Vorbereitung der Antigene zurückzuführen ist. Deshalb weisen Bensted und Atkinson (1953) auf die Notwendigkeit einer internationalen Standardisierung der Antigene für biologische Teste bei der Echinokokkose hin. Neuere Übersichten über die Immunologie und Serologie der Echinokokkose finden sich in Pérez Fontana (1941), Bircher (1945), Graña (1946) sowie Bobo Morillo und Vos Saus (1954).

Die *Intracutanprobe* ist nur bei der ersten Antigenverabreichung diagnostisch verwertbar, da sie eine Sensibilisierung verursacht. Es läßt sich ein Früh- und ein Spätreaktionstypus unterscheiden, wobei die Frühreaktion nach 15 min, die Spätreaktion nach 6—8 Std abgelesen wird. Nach PEREZ FONTANA (1941 und 5. Internationaler Kongreß der Hydatidose) ist die Frühreaktion durch Polysaccharide der Hydatidenflüssigkeit verursacht, die Spätreaktion durch die

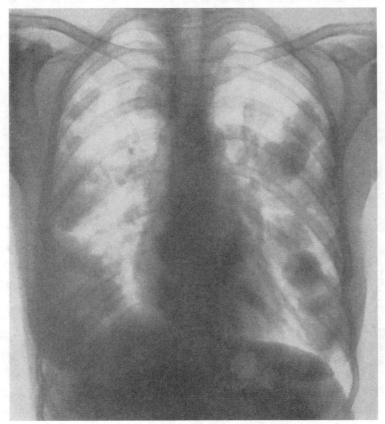

Abb. 19a.

Hydatidenglobuline. Die Frühreaktion ist häufiger positiv, aber weniger spezifisch als die Spätreaktion. Nach THIODET und BUTORI (1951) darf aus einer positiven Spätreaktion ohne positive Frühreaktion nicht auf eine Echinokokkose geschlossen werden. LAMPIRIS (1932) gibt in seinem Krankengut 86%, MUZZOLINI (1954) nur 50% positive Reaktionen an. Nach Entfernung des Echinococcus bleibt die Intracutanprobe für unbeschränke Zeit positiv, so daß sie für die Diagnose verbleibender Cysten oder einer postoperativen sekundären Echinokokkose nicht verwertbar ist. Eine eingehende Diskussion der immunologischen Grundlagen der Intracutanprobe findet sich in PEREZ FONTANA (1941).

Die *Komplementbindungsreaktion* fällt bedeutend seltener positiv aus als die Cutanprobe (nach LAMPIRIS 1932 in 45% der Fälle, nach MUZZOLINI 1954 nur in 6%). Sie ist besonders für die Beurteilung des Operationserfolges von Bedeutung, weil sie nach übereinstimmenden Angaben der Literatur innerhalb etwa 6 Monaten nach Entfernung des Parasiten negativ wird (Lampiris 1932). Nach dieser Zeit weist eine positive Reaktion auf das Verbleiben von Echinokokken oder auf eine postoperative sekundäre Echinokokkose hin.

Neuerdings wurde von Bobo Morillo und Vos Saus (1954) ein Hämolysetest für die Echinokokkose entwickelt, dessen praktische Bedeutung noch nicht beurteilt werden kann.

Echinococcus alveolaris. Das typische *röntgenologische* Bild des Echinococcus alveolaris zeigt zahlreiche, kleinmünzgroße verkalkte Rundschatten, welche öfters in den Ober- und

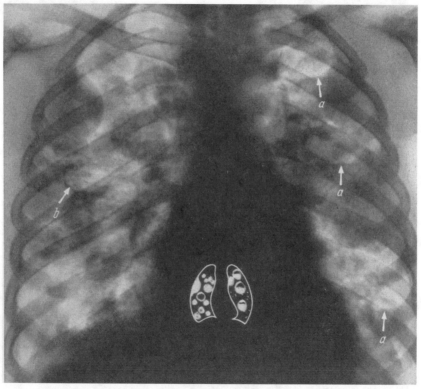

Abb. 19 b.

Abb. 19a u. b. a Multiple hämatogene *sekundäre Lungenechinokokkose.* (Aus Thiodet und Butori 1951, Aufnahme Dévé.) b Multiple, wahrscheinlich sekundäre Lungenechinokokkose. (Aus Piaggio Blanco und Garcia Carurro 1939.)

Mittelfeldern gelegen sind (Schlierbach 1938, Abb. 22). Die Verkalkungen erlauben es, diese Rundschatten von Tumormetastasen zu unterscheiden. Gegen Tumormetastasen spricht bei längerer Beobachtung auch die Tatsache, daß sich die einzelnen Rundschatten während längerer Zeitabschnitte nicht vergrößern. Beweisend für Echinococcus alveolaris ist das gleichzeitige Vorliegen von Verkalkungen in der Leber (Steinmann 1938, Friedrich 1940, Heilbrun und Klein 1946). Differentialdiagnostisch kommen auch Lungencysticerken in Frage.

Die *Komplementbindungsreaktion* und die *Cutanproben* mit Echinococcus cysticus-Antigen fallen bei Echinococcus alveolaris oft positiv aus. Nach Heni (1939) ist die Komplementbindungsreaktion in 53% der Fälle positiv; die Intracutanprobe ergibt 48% positive Frühreaktionen und 18% positive Spätreaktionen. Entgegen der Ansicht von Posselt (in Hosemann 1928) ist es nach Dévé (1949) nicht möglich, durch Verwendung von Antigenen, die aus Echinococcus alveolaris gewonnen sind, spezifische serologische Reaktionen und Cutanproben durchzuführen.

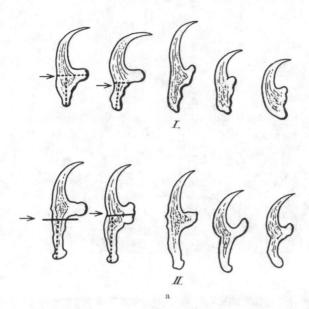

I.

II.

a

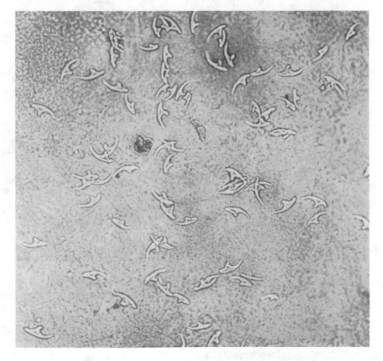

b

Abb. 20a u. b. a Schematische Darstellung der Haken von Echinococcus cysticus (I) und Echinococcus alveolaris (II). (Nach VOGLER, aus HOSEMANN und Mitarb. 1928.) b Häkchen von Echinococcus cysticus
im mikroskopischen Präparat. (Aus DAVIDSON 1944.)

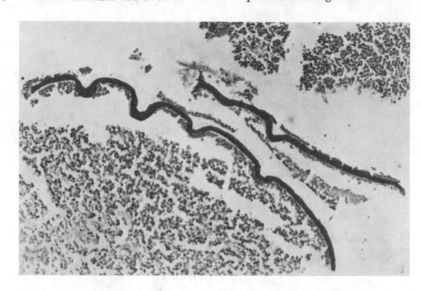

a

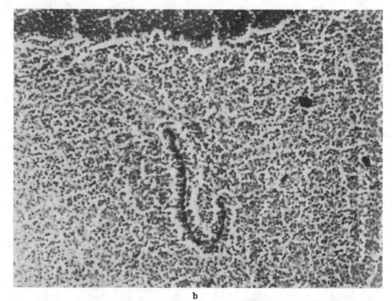

b

Abb. 21a u. b. Exfoliierte Lamellen der chitinösen *Cuticula* eines vereiterten Lungenechinococcus.
Eingebettetes Sputum, Carmin-Hämatoxylin-Färbung nach Best. (Aus Ardao 1942.)

Bei Echinococcus alveolaris ist die *Bluteosinophilie* nur selten ausgesprochen. In 11 Fällen der medizinischen Klinik Zürich und in 29 von Heni (1939) mitgeteilten Fällen fanden sich folgende Werte:

Bluteosinophile in Prozent	0—2	3—4	5—6	7—10	über 10
Anzahl der Fälle (Medizinische Klinik Zürich)	2	2	2	3	2
Anzahl der Fälle (Heni 1939)	13	8	5	1	2

Unter den 4 Fällen von Bühler und Hasselbach (1938) wurde in einem einzigen eine Eosinophilie von 5—7% verzeichnet. Unter den 9 Fällen von Henschen und Bircher (1945) bestand in 6 eine Eosinophilie von 4—9%.

Die Diagnose des Echinococcus alveolaris der Leber und damit auch des eventuellen metastatischen Lungenbefalles kann nur durch die *histologische Untersuchung* von Biopsiematerial gesichert werden. Der makroskopische Aspekt der Leberveränderungen kann einem Lebercarcinom sehr ähnlich sein, so daß ohne histologische Untersuchung sogar nach Probelaparotomie eine Fehldiagnose noch möglich ist (FRIEDRICH 1940).

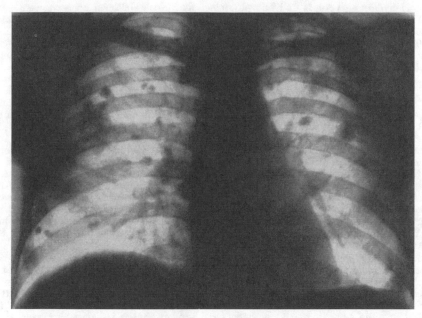

Abb. 22. Lungenmetastasen eines Echinococcus alveolaris der Leber (autoptisch verifiziert). (Aus SCHLIERBACH 1938.)

5. Therapie und Prognose.

Die Therapie des Lungenechinococcus ist vorwiegend ein chirurgisches Problem. Die Kenntnis der operativen Möglichkeiten ist auch für den Internisten von Wichtigkeit, da sie die Prognose der Lungenechinokokkose bestimmen. Die chirurgische Behandlung wird deshalb hier kurz besprochen; auf technische Einzelheiten kann im Rahmen dieses Beitrages nicht eingegangen werden.

Bei der *Prognosestellung* der Echinokokkenerkrankungen der Lungen darf nicht vergessen werden, daß Lungenechinokokken spontan in einen größeren Bronchialast abgestoßen werden können (VOGT 1951). Besonders interessant ist in dieser Hinsicht ein Fall von CALVO MELENDRO und SANCHEZ (1948), in welchem der gleiche Patient nacheinander 3 Cysten aushustete, wie auch ein Fall von COSTANTINI und LE GÉNISSEL (1937), der 5 große Lungencysten aufwies, wovon 3 spontan durch die Luftwege abgestoßen wurden (Abb. 18). Die Möglichkeit einer Spontanheilung rechtfertigt aber keine Expektation. Bei dem heutigen Stand der Thoraxchirurgie ist das operative Risiko geringer als die Gefahren der Cystenruptur mit ihren Komplikationen (anaphylaktischer Schock, Asphyxie, Blaseneiterung und sekundäre Echinokokkose).

a) Chirurgische Behandlung.

Grundsätzlich kommen heute zwei Gruppen von Eingriffen in Frage: die Entfernung der Echinokokkenblase allein oder die Entfernung des befallenen Lungenteiles durch Segmentresektion, Lobektomie oder seltener Pneumektomie.

Die Entfernung der Blase kann nach vorangehender Entleerung oder wie neulich beschrieben, durch Enucleierung der unentleerten Blase erfolgen. Bei der ersten Methode werden zunächst nach Ablassen von 30—50 cm³ Hydatidenflüssigkeit 10—20 cm³ 10%ige Formaldehydlösung in die Blase injiziert und einige Minuten darin belassen. Alsdann wird der Blaseninhalt durch eine kleine Incision abgesogen und anschließend die Blase zwischen Cuticula und Adventitia abgelöst. Die Resthöhle wird am Ende des Eingriffes mit 10%iger Formaldehydlösung betupft und mit physiologischer Kochsalzlösung ausgewaschen (ARCE 1941, HOLMAN und PIERSON 1944). Die moderne Technik der *Enucleierung* der intakten Blase wird eingehend in den Arbeiten von MARANGOS (1938), BARRET (1947, 1949), KOCH (1950), ARMAND UGON (1951, 1952) und DEMIRLEAU (1952) beschrieben. Um die Bildung einer Resthöhle zu verhindern, wird von einigen Chirurgen versucht, zwischen Lungengewebe und fibröser Wirtskapsel (Adventitia) vorzugehen, anstatt zwischen Cuticula und Adventitia (s. Diskussion in DOR, CRISTOFARI und DE ANGELIS 1950, sowie in DEMIRLEAU 1952 und BALÁS und BIKFALVI 1954). Oft gelingt dieses Vorgehen nicht; es soll nach ARMAND UGON (1952) wegen der per- und postoperativen Blutungsgefahr nicht erzwungen werden. Wenn die Entfernung der ganzen Cyste, d. h. des Echinococcus samt der Adventitia nicht möglich erscheint, und das Belassen einer stark verdickten, starren oder vereiterten Adventitia unratsam ist, soll zur Lobektomie geschritten werden (ARMAND UGON 1952). Die Resthöhle muß nach Verschluß der Bronchialöffnungen stets durch multiple Nähte obliteriert werden. SUSMAN (1948, 1950) fixiert zudem die verbleibende Adventitia an die Thoraxwand. Das chirurgische Vorgehen ist bei infizierten Cysten komplizierter. In der Regel muß die Resthöhle an die Thoraxwand gebracht und drainiert werden (SUSMAN 1948, 1950). Die früher angewandte Methode der Ausräumung von Echinokokkencysten nach künstlicher Pleuraverklebung (Methode LAMAS-MONDINO) wird seit der Einführung der intratrachealen Druckbeatmung und Narkose nicht mehr gebraucht. Über die besonderen Vorsichtsmaßnahmen zur Verhinderung einer peroperativen Streuung von Scolices aus der Hydatide gibt FITZPATRICK (1954) wertvolle technische Einzelheiten an.

Trotz sorgfältigstem Vorgehen kann während des chirurgischen Eingriffes eine Cystenruptur stattfinden; damit sind die Bedingungen für die Entstehung eines postoperativen anaphylaktischen Schocks und einer sekundären, lokalen Echinokokkose gegeben. Deshalb wird immer häufiger zur *Lobektomie* geschritten (ARDAO und CASSINELLI 1948, ROSSI 1952), welche die Entfernung des Parasiten ohne Gefahr einer Streuung von Hydatideninhalt ermöglicht. Die Lobektomie ist besonders bei großen Cysten indiziert, bei welchen der größte Teil des Parenchyms des befallenen Lappens ohnehin verloren ist (DE FRANCHIS und PINELLI 1954). Indiziert ist die Lobektomie ebenfalls bei bereits rupturierten, meist infizierten Cysten und bei multiplen Echinokokken (ARMAND UGON 1951, 1952, DEMIRLEAU 1952), sowie bei gleichzeitigem Vorliegen einer Tuberkulose (IMBERT und Mitarbeiter 1953). Auch die Segmentresektion findet immer breiteren Eingang in die Chirurgie des Lungenechinococcus (ROSSI 1952, JOHNSTON und TWENTE 1952, VENTURINO und BOSCH DEL MARCO 1954). Bei der multiplen Echinokokkose ist die genaue präoperative röntgenologische Erfassung aller vorhandenen Echinokokken wichtig, weil meist alle auf einer Seite diagnostizierten Blasen oder Blasenreste in einer Sitzung entfernt werden können.

Bei der heutigen chirurgischen Technik ist die operative Sterblichkeit bei der Exairese nichtinfizierter Cysten äußerst gering (s. in GALEY 1951). CURTILLET (1950) weist darauf hin, daß die früher vom therapeutischen und prognostischen Standpunkt aus vorgenommene Einteilung der Lungenechinokokken in zentrale und periphere Cysten veraltet ist, da zentral gelegene Cysten mit der modernen operativen Technik ebenso gut exstirpiert werden können als nahe an der Thoraxwand gelegene Cysten. Die postoperativen Komplikationen, die eingehend von FITZPATRIK (1951) sowie von VENTURINO und BOSCH DEL MARCO (1954) beschrieben wurden, bestehen in chronischer Abszedierung der Resthöhle, Pleuraempyem, lokaler sekundärer Echinokokkose und Bronchiektasen im operierten Lungenlappen.

Die Behandlung des in die Pleura durchgebrochenen Echinococcus besteht in einer möglichst weiten Pleurotomie mit gründlicher Untersuchung der Pleurahöhle nach Echinokokkenresten. Die weitere Behandlung ist die übliche Therapie des Empyems. Gegen das Auftreten einer sekundären Pleuraechinokokkose sind keine anderen Maßnahmen als ausgiebige Spülungen der Pleurahöhlen möglich.

Vorbeugung des anaphylaktischen Schocks. Trotz einwandfreier operativer Technik können infolge Resorption kleinster Mengen Hydatidenflüssigkeit schwere anaphylaktische Schockreaktionen auftreten. Als einfachste vorbeugende Maßnahme ist die peroperative Einführung von Formaldehyd in die Cyste zu erwähnen. Formaldehyd bewirkt nicht nur eine Sterilisierung des Cysteninhaltes, wodurch die Bildung einer sekundären Echinokokkose verhindert wird, sondern schwächt auch die schockauslösenden Eigenschaften der Hydatidenflüssigkeit ab. JORGE und RE (1946) empfehlen zudem, vor der Operation eine Desensibilisierung durch intracutane Verabreichung eines konzentrierten Hydatidenantigens durchzuführen. Zudem soll postoperativ Calciumgluconat verabreicht werden. FANTA, FAIGUENBAUM und NEGHEME (1950) stellten nach intracutaner Desensibilisierung eine eindeutige Besserung des Allgemeinzustandes fest. Aus diesem Grunde empfehlen zahlreiche Autoren, unter anderem THIODET (1954), in jedem Falle die präoperative Desensibilisierung durchzuführen.

b) Konservative Behandlung.

α) Behandlung durch Cystenpunktion.

Bei intakten Cysten empfehlen CASTEX und CAPDEHOURAT (1950) und CAPDEHOURAT (1953) folgendes Vorgehen: nach Pleuraverödung durch Instillation von hypertonischer Glucose werden 10—20 cm³ 2%ige Formaldehydlösung transthorakal in die Cyste injiziert, 10 min darin belassen, worauf der Cysteninhalt aspiriert wird. Diese Behandlung darf nur nach vorangegangener Desensibilisierung durchgeführt werden. Bei rupturierter, aber nicht vereiterter Cyste injizieren diese Autoren transthorakal Lösungen von 0,05—0,15% HCl und 5—20% Pepsin zur Aufweichung der Membranteile, welche nachher leichter ausgehustet werden. Bei infizierten Cysten werden transthorakal Antibiotica und Sulfonamide in die Abszeßgegend verabreicht. Beim heutigen Stand der Thoraxchirurgie bieten solche konservative Behandlungsversuche mehr Gefahren als die radikale Entfernung der Cyste durch Enucleierung oder Lobektomie.

β) Bronchoskopische Behandlung.

SCHIROSA (1949) und LEVI-VALENSI und ZAFFRAN (1951) berichten über Fälle, in welchen nach bronchoskopischer Eröffnung der im Bronchiallumen prolabierenden Cyste der ganze Parasit ausgehustet wurde. MIMOUNI (1953) erzielte ebenfalls gute Resultate durch Bronchoaspiration des Echinococcus nach vorangegangener intrabronchialer Instillation von Streptokinase-Streptodornase und von Papain zur Aufweichung der umgebenden Gewebe und der Cystenwand. Zweifellos birgt diese Methode gewisse Gefahren und dürfte sich nur dann empfehlen, wenn ein chirurgischer Eingriff nicht in Frage kommt.

γ) Thymolbehandlung.

Vor kurzem haben CUERVO GARCIA (1951, 1955) und nach ihm THIODET (1954), sowie CAROLI, CHAMPEAU und PARAF (1955) die Thymoltherapie eingeführt. Es werden 3 cm³ einer 50%igen Thymollösung in 1% Jodöl (= 1,5 g Thymol) intramuskulär injiziert. Die Behandlung besteht aus 4 Serien von 15 Injektionen in 2tägigem Abstand mit je 10 Tagen Intervall zwischen den Behandlungsserien. CUERVO GARCIA (1955) konnte in 6 Fällen von Leber- und 10 Fällen von Lungenechinococcus einen eindeutigen Rückgang der Cysten beobachten; THIODET (1954) erreichte gute Resultate in 2 Fällen von Leber- und in einem Fall von Lungenechinococcus. Sollten diese günstigen Ergebnisse bestätigt werden, so würde dies einen entscheidenden Fortschritt der konservativen Behandlung der Echinokokkose bedeuten.

δ) „Biologische" Behandlung.

Calcagno (1940, 1941) hat an Hand zahlreicher Beobachtungen die Indikationen und Resultate der Behandlung der Echinokokkose mit intracutaner und subcutaner Verabreichung von konzentriertem Hydatidenantigen untersucht. Diese Behandlung beeinträchtigt die Vitalität des Parasiten, hemmt sein Wachstum und kann sogar zu seinem Absterben führen. Auf Grund der Beobachtungen von Chifflet (1941) ist anzunehmen, daß der Wirkungsmechanismus dieser Therapie auf einer allergisch-entzündlichen Reaktion in der Cystenadventitia beruht. Die „biologische" Therapie ist in denjenigen Fällen indiziert, in welchen ein operativer Eingriff wenig erfolgversprechend ist, d. h. bei den Knochen- und zentralnervösen Lokalisationen, sowie bei der multiplen, abdominellen und pulmonalen Echinokokkose. Calcagno konnte in solchen Fällen hervorragende Resultate sowohl in bezug auf die lokalen Veränderungen als auch auf den Allgemeinzustand erreichen.

Echinococcus alveolaris. Die Bestrahlung des Leberechinococcus kann bei nicht zu weit fortgeschrittenen Fällen zu einem Absterben des Parasiten führen (Gerulewicz 1945). In allen frühzeitig erfaßten Fällen erscheint jedoch ein chirurgischer Eingriff unbedingt indiziert. Einzelheiten über die operativen Möglichkeiten bei Echinococcus alveolaris finden sich bei Bircher (1945) und Henschen und Bircher (1945).

II. Die Lungenparagonimiasis.

1. Epidemiologie und Parasitologie.

Paragonimus westermani (Lungenegel) befällt den Menschen und zahlreiche Tierarten, so Hund, Fuchs, Katze (Tiger, Panther, Leopard), Schwein, Schaf und Ziege. Aus den im Sputum von Mensch und Tier abgesetzten Eiern entwickeln sich in 2—3 Wochen sog. Miracidien, die in Wasserschnecken der Gattung Melania eindringen. In den Lymphgefäßen der Schnecken verwandeln sich die Miracidien über die Stadien von Sporocysten und 2 Generationen von Redien zu Cercarien, wobei jede Redie etwa 20 Cercarien freiläßt. Die freischwimmenden Cercarien dringen nun in Süßwasserkrebse oder Krabben ein und gehen in deren Gewebe (Muskeln, Leber usw.) in die Cystenform (Metacercarien) über. Der Mensch infiziert sich durch Genuß ungenügend gekochter oder roher Krebse bzw. Krabben. Im Darm werden die Cysten aufgelöst, die Metacercarien werden freigesetzt und wandern in die Lungen, wo sie ausreifen.

Die Lungenparagonimiasis ist beim Menschen vorwiegend in Japan, Korea, Formosa, in bestimmten Bezirken von China, Indochina, Indien und auf den Philippinen verbreitet. Sporadische Fälle wurden auch aus Niederländisch-Indien, den Südsee-Inseln, Siam, Malaya, aus südamerikanischen Ländern sowie aus Afrika (Nigeria, Belgisch-Kongo, Kamerun) gemeldet. Die stärkste Verseuchung ist in Korea anzutreffen, wo nach Angaben von Kulka und Barabas (1955) etwa 32% aller Erkrankungen der Atemwege auf einer Paragonimiasis beruhen. In einzelnen Dörfern wurde nach diesen Autoren eine Verseuchung von 85—90% festgestellt. Stoll (1947) schätzt den Gesamtbefall der Erdbevölkerung auf etwa 3 Millionen Fälle. Die Kenntnis der Paragonimiasis ist auch außerhalb der Endemieherde von Wichtigkeit, da sie bei Immigranten aus Endemiegebieten (Japaner in USA, Fehleisen und Cooper 1910) und bei heimkehrenden Truppen aus fernöstlichen Ländern (Miller und Wilbur 1944, Roque, Ludwick und Bell 1953) angetroffen wird. Eindrücklich ist der Fall einer norwegischen Krankenschwester, bei welcher erst 1 Jahr nach der Rückkehr in die Heimat eine in Korea aufgetretene, unklare Lungenaffektion als Paragonimiasis erkannt wurde (Steen 1953). Größeres Interesse für die

Paragonimiasis wurde in den letzten Jahren dadurch erweckt, daß zahlreiche Fälle von europäischen, in Korea tätigen Ärzten beobachtet wurden (ROELS-GAARD 1953, KULKA und BARABAS 1955).

Im Tierreich ist die Lungenparagonimiasis nicht auf die Endemiegebiete der menschlichen Erkrankung beschränkt. So wurde auch in den Vereinigten Staaten Paragonimus westermani bei Hunden, Katzen und bei verschiedenen Pelztieren vorgefunden (AMEEL 1934). Die Möglichkeit einer autochthonen humanen Paragonimiasis ist also in diesen Gebieten gegeben; die Erkrankung tritt nur deshalb nicht auf, weil der Genuß von rohen Süßwasserkrebsen und -krabben nicht in den alimentären Gewohnheiten liegt.

Die Lungenparagonimiasis wurde früher als parasitäre oder endemische Hämoptoe bezeichnet (BAELZ 1880); im französischen Schrifttum (BRUMPT 1949) ist sie unter dem Namen „distomatose pulmonaire" bekannt. BAELZ (1880), ein in Japan tätiger deutscher Arzt, schrieb in seiner Erstbeschreibung des Krankheitsbildes der Lungenparagonimiasis zu einer Zeit, da der verantwortliche Parasit noch nicht bekannt war: „In Japan kommt eine unbeschriebene und selbst den einheimischen Ärzten bis jetzt unbekannte Krankheit vor, welche darin besteht, daß sonst völlig gesunde Leute lange Zeit, oft viele Jahre hindurch, beständig oder in Zwischenräumen blutige Sputa aushusten. Diese blutigen Sputa haben mit Phthisis oder irgendwelchen physikalisch nachweisbaren Lungenaffektionen überhaupt durchaus nichts zu schaffen; selbst bei 10jährigem Bestand des Leidens zeigen die Betroffenen außer zuweilen vorhandenem Kratzen und dem ganz unbeschwerlichen Husten gar keine subjektiven und objektiven Krankheitssymptome." Die Geschichte der Entdeckung des Parasiten und der Erforschung des klinischen Bildes der Paragonimiasis wurde von MUS-GRAVE (1907), AMREIN (1923), BERCOVITZ (1937), TILLMAN und PHILLIPS (1948) eingehend geschildert. Parasitologische Einzelheiten über Paragonimus westermani finden sich bei MUSGRAVE (1907), NAKAGAWA (1917), KOBAYASHI (1921), AMEEL (1934), im Beitrag von VOGEL und MINNING (1952) in diesem Handbuch sowie in den Lehrbüchern von FAUST (1949), MANSON-BAHR (1954) und PIEKARSKI (1954).

2. Pathogenese und pathologische Anatomie.

Die im menschlichen Darm freigesetzten Metacercarien durchwandern die Darmwand und die Peritonealhöhle, durchbohren Zwerchfell und Pleura und siedeln sich in der Regel im subpleuralen und parabronchialen Lungengewebe an, wo sie zu ausgewachsenen Würmern ausreifen. Auch andere Organsysteme können befallen werden. Experimentell läßt sich beim Hund feststellen, daß etwa 7—10 Tage nach Verfütterung von Cercariencysten Metacercarien ins Lungengewebe eindringen (MIYAKE und Mitarbeiter 1954), und daß nach 3 Monaten voll ausgereifte Lungenegel einzeln oder paarweise in bindegewebigen Lungencysten vorliegen (NAKAGAWA 1917, MIYAKE und Mitarbeiter 1954).

In der menschlichen *Lunge* bilden sich um die ausgereiften Würmer etwa erbsengroße Cysten, welche häufig mit einem Bronchialast kommunizieren. In der Umgebung der Cysten wird eine entzündlich-desquamative, teilweise eosinophile Reaktion ausgelöst. Im rostfarbenen, dickflüssigen Cysteninhalt finden sich meistens ein oder zwei Parasiten und deren Eier (Abb. 23). Außer den typischen Cysten werden auch fibröse, langgezogene, kanälchenartige Gebilde beobachtet, die ebenfalls Parasiteneier und das charakteristische rostfarbene Material enthalten. Eier werden nicht nur in die Cysten, sondern auch in das pneumonisch infiltrierte umgebende Lungengewebe abgelegt. Um die Eier bilden sich manchmal pseudotuberkelartige Granulome. Die subpleuralen Lokalisationen rufen häufig eine pleurale Reaktion hervor.

Die *extrapulmonale* Paragonimiasis kann praktisch jedes Organ befallen. Die häufigsten extrapulmonalen Lokalisationen sind in der von MUSGRAVE (1907) aufgestellten Reihenfolge: Gehirn, Milz, Pankreas, Muskeln, Lymphdrüsen, Haut und Darmwand. MUSGRAVE (1907) beschreibt neben den typischen

cysten- oder absceßförmigen Herden auch infiltrative, eierenthaltende Gewebsveränderungen, welche je nach dem Alter des Prozesses von einer bindegewebigen
Kapsel umgeben sind. Haut-, Darm- und Bronchialschleimhaut-Lokalisationen
weisen zudem auch Ulcerationen auf.

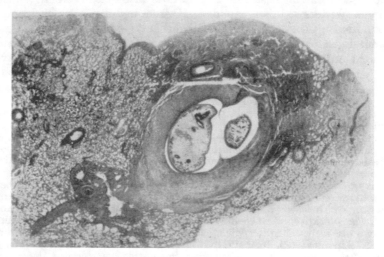

Abb. 23. Subpleurale *Paragonimuscyste* mit breiter fibröser Kapsel. In der Cyste 2 ausgereifte Lungenegel.
(Anatomisches Präparat aus Ross 1952.)

3. Krankheitsbilder.

Die *Lungenmanifestationen*. Die Lungenparagonimiasis beginnt schleichend
mit Husten und rostfarbenem oder hämorrhagischem Sputum, welches Parasiteneier, Eosinophile und des öfteren auch Charcot-Leydensche Kristalle

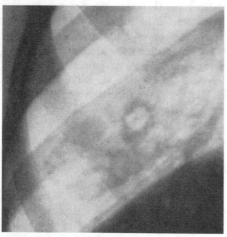

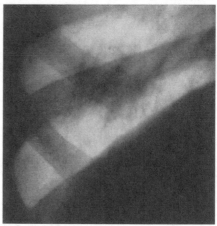

Abb. 24a.   Abb. 24b.

enthält. Fast immer werden Thoraxschmerzen verspürt, welche auf eine Pleura-
reizung durch subpleurale Lokalisationen zurückzuführen sind. In weiter fortgeschrittenen Fällen können wiederholte Hämoptoen auftreten, die nur in
seltenen Fällen ein lebensbedrohliches Ausmaß annehmen (Bertrand 1947).

Hämoptoen sind aber kein obligates Symptom der Lungenparagonimiasis. Im Krankengut von KULKA und BARABAS (1955) waren nur in 27% der Fälle Hämoptoen zu verzeichnen. In Spätfällen führt die zunehmende Lungensklerose zur Einschränkung der Lungenfunktion und zur Dyspnoe. Fieber ist kein Symptom der Paragonimiasis, sondern nur ihrer Komplikationen wie Bronchiektasen und Empyem.

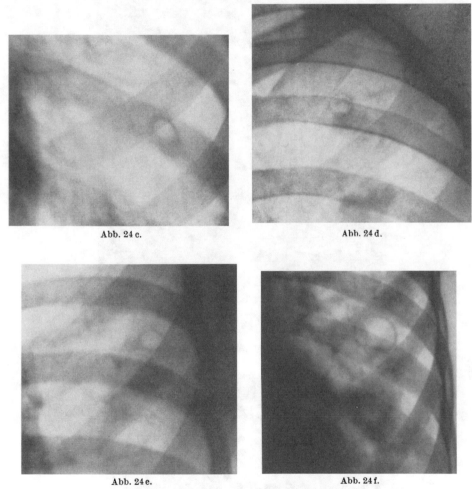

Abb. 24 c.   Abb. 24 d.

Abb. 24 e.   Abb. 24 f.

Abb. 24 a—f. *Paragonimuscysten* a, b, c basal; d infraclaviculär; e, f im Mittelfeld.
(Aus KULKA und BARABAS 1955.)

Röntgenologisch erscheint die Lungenparagonimiasis meist als multiple, rundliche, erbsen- bis haselnußgroße Schattenbildungen. Nach KULKA und BARABAS (1955) erfolgt die Invasion der Lunge von unten nach oben und von der Peripherie zum Hilus. Geschlossene Cysten kommen als noduläre Verschattungen zur Darstellung. Pathognomonisch sind multiple nicht verkalkte Ringschatten von 5—10 mm Durchmesser (Abb. 24—27), die pathologisch-anatomisch einer bindegewebigen Cyste entsprechen, in welche durch ein Bronchialostium Luft eingedrungen ist (MIYAKE und Mitarbeiter 1954). Nur selten lassen sich größere Cysten von 15—20 mm Durchmesser nachweisen. Nach KULKA und BARABAS (1955) ist es in 66% der Fälle möglich, bei der genauen Betrachtung der

Übersichtsaufnahmen die parasitären Cysten zu erkennen. Miyake und Mitarbeiter (1951) fanden nur in 2 von 26 Fällen die charakteristischen Cysten.

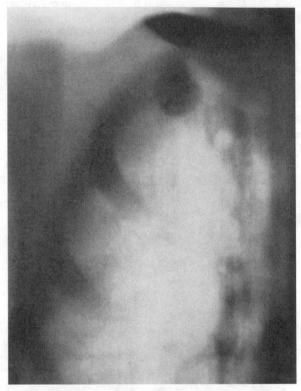

Abb. 25a.

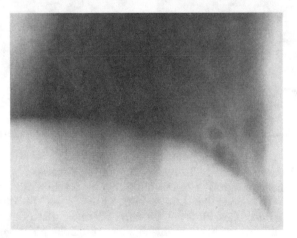

Abb. 25 b.

In manchen Fällen kommen die Cysten nur auf den Schichtaufnahmen zur Darstellung (Ross und Mitarbeiter 1952, Zemanek und Mitarbeiter 1954, Miyake und Mitarbeiter 1954, Abb. 25a und b und 26b).

MU-HAN (1955) unterscheidet 4 röntgenologische Stadien der Lungenparagonimiasis. Im infiltrativen Stadium, welches 1—2 Monate dauert, lassen sich unscharf begrenzte, exsudative Herde erkennen. Das noduläre oder cystische Stadium ist gekennzeichnet durch gut abgegrenzte runde oder oväläre abgekapselte Herdbildungen von 8—37 mm Durchmesser, meist in den Unter- oder Mittelfeldern; die Herde können 2—8 charakteristische Luftvacuolen sowie typische perifokale, radiäre Schattenlinien aufweisen. Im fibrösen Stadium

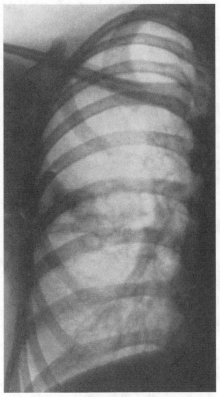

Abb. 25 c.

Abb. 25a—c. a *Paragonimuscyste* auf dem Tomogramm der rechten Lungenspitze in einem Fall, in welchem die Übersichtsaufnahme nur eine kleine Verschattung ohne sichtbare Aufhellung aufwies. Bestätigung des röntgenologischen Befundes durch Sektion. (Aus MIYAKE 1954.) b *Paragonimuscyste* der linken Lungenbasis im Tomogramm. (Aus KULKA und BARABÁS 1955.) c Traubenförmig angeordnete Paragonimuscysten im rechten Mittelfeld. (Aus OIKE, Asoda und SIRAKAWA 1951, überlassen von H. MIYAKE.)

findet nach dem Absterben des Parasiten eine Schrumpfung der Herde durch bindegewebige Narbenbildung statt. Im Stadium der Verkalkung sind kleine Kalkflecken und häufig eine interstitielle Fibrose zu sehen.

Sehr häufig äußert sich aber die Lungenparagonimiasis nur durch uncharakteristische, streifig-fleckige Infiltrate (MIYAKE und OIKE 1951, OIKE, ASODA und SIRAKAWA 1951, MOMOSE, OIKE und MASUSAKI 1952, MIYAKE und Mitarbeiter 1954). So haben BREM und COHN (1946) einen Fall beschrieben, bei welchem ein handtellergroßes Infiltrat im rechten Unterfeld bestand. In einem Fall von BERTRAND (1947) lag eine Verschattung des ganzen rechten Oberlappens vor. In den Fällen von WANG und HSIEH (1937) fanden sich unregelmäßig verteilte, vereinzelte oder multiple, nuß- bis kleinhandflächengroße, unscharf begrenzte Infiltrate. Tillman und Phillips (1948) beobachteten in der Hälfte ihrer 12 Fälle größere, homogene, einzelne oder multiple runde Verschattungen und in der anderen Hälfte multiple kleine Rundherdbildungen.

Pleurabeteiligung. Die fast immer bestehenden subpleuralen Lokalisationen der Paragonimuscysten führen häufig zu einer Pleurabeteiligung. Koo und Woo (1949) berichteten über einen Fall von sterilem Pleuraempyem, in welchem keine Parasiteneier gefunden wurden. In 2 der 12 von Tillman und Phillips

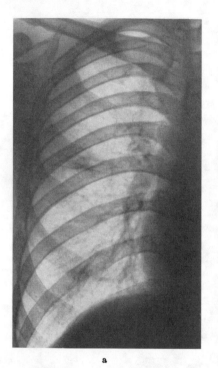
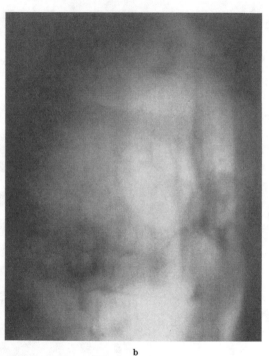

a   b

Abb. 26a u. b. a Unscharf begrenzte Schattenbildung auf Höhe der 3. Rippe vorn, dem Interlobärspalt aufliegend. b Tomographisch lassen sich im Infiltrat Paragonimuscysten nachweisen. (Aus Ross 1952.)

(1948) beobachteten Fällen von Lungenparagonimiasis lag ein Pleuraexsudat vor, in welchem Parasiteneier nachgewiesen wurden.

Extrapulmonale Lokalisationen. Alle Organe und Gewebe können vom Parasiten befallen werden, aber die extrapulmonalen Lokalisationen sind viel seltener als die Lungenparagonimiasis. Musgrave (1907) unterscheidet in klinischer Hinsicht eine generalisierte, eine abdominelle und eine cerebrale Paragonimiasis. Kulka und Barabas (1955) beschreiben als bestindividualisierte Formen die zentralnervöse Paragonimiasis, die Haut- und Muskellokalisationen sowie die Paragonimiasis des Samenstranges. Die zentralnervöse Form kann die mannigfaltigsten Symptome hervorrufen, unter anderem epileptische Anfälle. Die Paragonimiasis kann auch eine aseptische eosinophile Meningitis verursachen (Nonomura 1941).

Weitere Einzelheiten über Klinik und Röntgenologie der Lungenparagonimiasis und ausführliche Literaturangaben finden sich in den Arbeiten von Amrein (1923), Bercovitz (1937), Wang und Hsieh (1937), Tillman und Phillips (1948), Roque, Ludwick und Bell (1953) und Kulka und Barabas (1955).

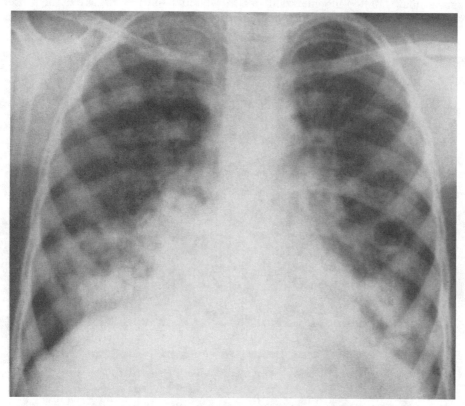

Abb. 27. Disseminierte multiple *Lungenparagonimiasis* mit zahlreichen Cystenbildungen in beiden Lungen.
(Aus KULKA und BARABAS 1955.)

4. Diagnose.

Differentialdiagnostisch kommt bei der Lungenparagonimiasis in erster Linie die Tuberkulose in Frage. Bei Frühfällen mit geringer Expektoration kann hingegen die klinische Diagnose Schwierigkeiten bieten. In fortgeschrittenen Fällen mit rezidivierenden Hämoptoen sprechen der auffallend gute Allgemeinzustand und die Afebrilität gegen Tuberkulose. Da in den meisten Fällen Parasiteneier in großer Menge im Sputum zu finden sind, gibt die Erkrankung selten Anlaß zu Fehldiagnosen.

Das *Sputum* soll im frischen, ungefärbten Zustand untersucht werden. Die Eier von Paragonimus westermani haben eine gelblich-bräunliche Farbe und weisen eine doppelte, stark lichtbrechende Schale auf. Die ovalären Eier sind 0,08—0,118 mm lang und 0,048—0,06 mm breit; häufig ist an deren spitzerem Ende eine deckelartige Vorwölbung zu sehen (Abb. 28a und b, FAUST 1949). Paragonimuseier können auch im Magensaft nachgewiesen werden. Diese Untersuchungsmethode ist besonders bei Kindern von Bedeutung. Nach KOMIYA und YOKOGAWA (1953) fällt in fast allen Fällen mit Parasiteneiern im Sputum auch der Eiernachweis im Stuhl positiv aus. Magensaft- und Stuhluntersuchungen sind bei Massenuntersuchungen wichtig, bei welchen es nicht immer möglich ist, Sputum zu erhalten.

Die *Bluteosinophilie* kann einen Hinweis auf die parasitäre Ätiologie der Lungenaffektion liefern. So fanden ZEMANEK und Mitarbeiter (1954) regelmäßig eine erhöhte Bluteosinophilenzahl bei Paragonimus-infizierten Kindern. Unter tropischen Verhältnissen liegen aber häufig gleichzeitig andere Parasitosen vor.

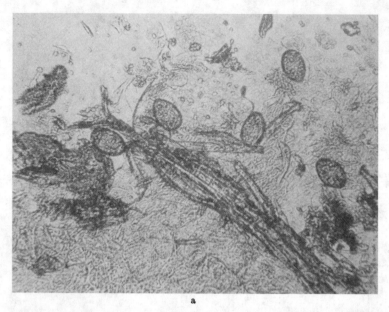

a

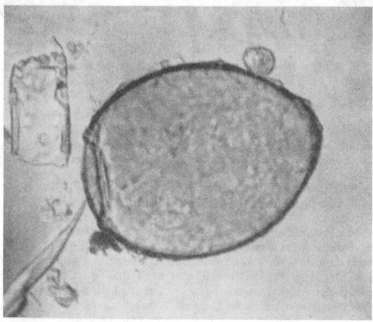

b

Abb. 28a u. b. Typisches Aussehen von *Paragonimuseiern* in ungefärbtem Sputum. a Bei schwacher Vergröße-rung. b Bei starker Vergrößerung. Das Paragonimusei mißt 0,08—0,11 × 0,05—0,06 mm. (Aus Roque, Ludwick und Bell 1953.)

Der Befund einer erhöhten Bluteosinophilenzahl ist dann für die Diagnose der Paragonimiasis nicht zu verwerten. So waren die Patienten von Tillman und

PHILLIPS (1948) und von ROQUE, LUDWICK und BELL (1953), welche eine deutliche Bluteosinophilie aufwiesen, gleichzeitig von Ankylostomen oder von anderen Darmparasiten befallen. Die Bluteosinophilie kann aber auch fehlen. BERCOVITZ (1937) fand in keinem von 20 Fällen von Lungenparagonimiasis eine Bluteosinophilie. In dem von STEEN (1953) mitgeteilten Fall betrug die Bluteosinophilie einige Monate nach Erkrankung 1%, 1 Jahr später 4%. Das Fehlen einer Bluteosinophilie in vielen Fällen von Lungenparagonimiasis, obwohl dieser Parasit die den Trematoden eigene eosinotaktische Potenz besitzt, kann durch dessen Abkapselung erklärt werden, wie es auch bei der Echinokokkose, der Cysticerkose und der Trichinose der Fall ist. Interessant in dieser Hinsicht ist die Beobachtung von ROQUE, LUDWICK und BELL (1953), die stets eine erhöhte Bluteosinophilie im Anschluß an Hämoptoen fanden. Eine beschleunigte Blutsenkung oder eine Leukocytose liegen bei der unkomplizierten Paragonimiasis in der Regel nicht vor.

5. Therapie und Prognose.

Die Lungenparagonimiasis hat eine gute *Prognose* quoad vitam. Die Hämoptoen nehmen nur selten ein bedrohliches Ausmaß an, Superinfektionen und Abszedierungen sind selten. Eine Einschränkung der Lungenfunktion wird erst nach jahrzehntelanger Krankheitsdauer bemerkbar. So erwähnen ROQUE, LUDWICK und BELL (1953) einen Patienten mit fortgeschrittener Lungenparagonimiasis, der hervorragende sportliche Leistungen vollbrachte. Eine schlechte Prognose hingegen hat die generalisierte Paragonimiasis besonders dann, wenn Hirn- und Leberlokalisationen vorliegen (MUSGRAVE 1907).

Das gebräuchlichste *Chemotherapeuticum* bei Paragonimiasis ist das Emetin. Die Dosierung ist die gleiche wie bei der Amöbiasis. Emetin führt zu einer Abnahme oder sogar zum vorübergehenden Verschwinden der Eier aus dem Sputum und zu einer Besserung der subjektiven Symptome. Nach den meisten Autoren halten jedoch die günstigen Resultate nicht an; in vielen Fällen können nach Absetzen der Behandlung wieder Eier im Sputum nachgewiesen werden (TILLMAN und PHILLIPS 1948). Auch die Kombination von Emetin mit Sulfonamiden bringt keine Dauererfolge (KOMIYA und Mitarbeiter 1952, KULKA und BARABAS 1955).

Arsenpräparate, Brechweinstein sowie Santonin und Isoniacid (KULKA und BARABAS 1955) haben sich als unwirksam erwiesen. Neuerdings wurden von CANIZARES und CELIS (1951) mit Fuadin und von CHUNG, CH'ENG und HOURT (1954) mit Chloroquin (Resochin) ermutigende Resultate erzielt.

III. Die Lungenveränderungen bei der Schistosomiasis.

Im Gegensatz zu anderen Helminthiasen (Echinokokkose, Paragonimiasis), bei welchen die Lungenerkrankung durch den Parasiten selber hervorgerufen wird, sind bei der Schistosomiasis (Bilharziose) die Lungenveränderungen vor allem durch die hämatogene Streuung von Schistosomen*eiern* aus extrapulmonalen Lokalisationen bedingt. Die durch embolisierte, ausgereifte Schistosomen verursachten Gewebsreaktionen stehen im klinischen Bild der Lungenschistosomiasis gänzlich im Hintergrund. Ebenfalls von geringer klinischer Bedeutung, aber von pathogenetischem Interesse sind die flüchtigen Lungenveränderungen durch Passagen der Schistosomenlarven während der sog. ,,Inkubationsphase" der Krankheit.

1. Epidemiologie, Pathogenese und pathologische Anatomie.

Die wichtigsten Erreger der Schistosomiasis (Bilharziose) sind: *Schistosoma haematobium, Schistosoma mansoni* und *Schistosoma japonicum.* Schistosoma haematobium ist in Afrika und in Indien verbreitet, Schistosoma mansoni in Afrika, Indien und Zentralamerika. Schistosoma japonicum kommt in China, Japan und in den Philippinen vor. Eine hohe Verseuchung weist Ägypten auf, wo nach Erfan (1948) und Girgis und Mitarbeiter (1953) 60—70% der etwa 20 Millionen Einwohner an Schistosomiasis leiden. Nach einer Schätzung von Stoll (1947) beläuft sich der Befall für die ganze Welt auf etwa 114 Millionen Menschen.

Auf den *Entwicklungscyclus* des Parasiten wird hier nur so weit eingegangen, als dies für das Verständnis der Lungenmanifestationen notwendig ist. Für parasitologische Einzelheiten und Beschreibung der verschiedenen klinischen Bilder der primären Organschistosomiasis verweisen wir auf den Beitrag von Vogel und Minning (1952) in diesem Handbuch, sowie auf die Lehrbücher von Faust (1949) und Manson-Bahr (1954). Der Entwicklungscyclus von Schistosoma japonicum und Schistosoma mansoni wurde in allen Einzelheiten von Faust und Meleney (1924) und von Faust, Jones und Hoffman (1934) untersucht; derjenige von Schistosoma mansoni ist unter besonderer Berücksichtigung der Lungenmanifestationen von Meira (1942) eingehend besprochen worden.

Die Schistosomeneier werden mit dem Kot oder Harn von erkrankten Tieren oder Menschen ausgeschieden und geben im Süßwasser Embryonen (Miracidien) frei. Diese dringen in verschiedene Arten von Süßwasserschnecken ein, in welchen sie sich zunächst zu Muttersporocysten umwandeln. Durch ungeschlechtliche Vermehrung entstehen Tochtersporocysten und, als 3. Generation, mit einem Schwanz ausgestattete Larven (Cercarien), welche ins Wasser ausschwärmen. Kommt der Mensch mit cercarieninfestiertem Wasser in Berührung, so durchbohren die Cercarien die Haut und gelangen über den venösen Kreislauf in das rechte Herz und von dort in die Lungen, wo sie bereits 24 Std nach Durchdringen der Haut erscheinen. Die *Lungenpassage* der Larven von Schistosoma mansoni wurde von Faust, Jones und Hoffman (1934) an der Ratte und am Kaninchen untersucht. Die Cercarien zwängen sich durch die Lungencapillaren, indem sie einerseits eine hochgradige Erweiterung derselben erzeugen, andererseits sich in ihrer Form verändern. Bei dieser Durchwanderung können Capillaren rupturieren und kleine hämorrhagische Herde entstehen. Auch die Lungenpassage der Cercarien von Schistosoma japonicum beim Kaninchen und beim Hund (Faust und Meleney 1924) verursacht zahlreiche Blutungen. Larven können von den Lungen in die Pleura eindringen und dort absterben. Ungefähr 12—14 Tage nach der Infektion gelangen die Larven über das linke Herz in den großen Kreislauf und sammeln sich nach eventueller mehrfacher Lungenpassage im intrahepatischen Teil des Portalkreislaufes, wo sie zu reifen Exemplaren auswachsen. Die reifen Cercarien wandern dann entgegen dem Blutstrom in die venösen Gebiete, die ihren endgültigen Wohnsitz darstellen. *Schistosoma haematobium* wandert über porto-cavale Anastomosen in die Venen der Beckenorgane, in den Plexus vesicalis, in die Venen des unteren Dickdarmes und in die Venen der inneren und äußeren Geschlechtsorgane und führt zum Bild der *urogenitalen Bilharziose. Schistosoma mansoni* und *Schistosoma japonicum* wandern in das Pfortadersystem (Vena mesenterica superior und inferior) und rufen das Bild der *intestinalen* und der *hepatolienalen Bilharziose* hervor. Eier von Schistosoma japonicum sind beim Menschen frühestens 26 Tage nach Infektion im Stuhl festgestellt worden, beim Affen ebenfalls und beim Hund nach 34 Tagen (Ch'ien Liu und Bang 1950).

Die *Lungenveränderungen* der Schistosomiasis beruhen auf der Embolisierung von Parasiteneiern aus den befallenen venösen Gebieten in die Lungencapillaren.

Die Eier gelangen als Emboli durch die Vena cava inferior (Schistosoma haematobium) oder über porto-cavale Anastomosen (Schistosoma japonicum und mansoni) in das rechte Herz und in die Lungenarteriolen. Sie lösen eine akute nekrotisierende Arteriolitis aus, die auf eine toxische Wirkung der Stoffwechselprodukte des in den Eiern lebenden Embryos (Miracidium) zurückzuführen ist. Die Eier treten durch die nekrotischen Gefäßwandpartien in das Lungengewebe, in welchem sie zur Bildung eines meistens parabronchiolär gelegenen Granuloms führen (Abb. 29a und b).

Die erste pathologisch-anatomische Mitteilung über die Lungenbeteiligung bei der Schistosomiasis stammt von BELLELI (1885), dessen Arbeiten von MAINZER (1951b) in einer historischen Übersicht eingehend besprochen sind. BELLELI beschrieb den durch die Eierembolien hervorgerufenen reaktiven Pseudotuberkel. Weitere Arbeiten stammen von BOWLBY (1891), TURNER (1908, 1909), FAIRLEY (1920), SOROUR (1928 zitiert nach SAMI 1951). Sehr eingehende pathologisch-anatomische Untersuchngen bei Infektion durch Schistosoma haematobium und mansoni wurden von SHAW und GHAREEB (1938), bei Infektion durch Schistosoma mansoni von KOPPISCH (1937, 1941) und MEIRA (1942) durchgeführt. Das durch Schistosomeneier hervorgerufene Granulom besteht in frühen Stadien vorwiegend aus eosinophilen Leukocyten und Histiocyten; später dringen Lymphocyten ins granulomatöse Gewebe ein, die Eier werden von Riesenzellen durchsetzt, und nach und nach führt eine fibroblastische Reaktion zur Vernarbung des Granuloms. MEIRA (1942) weist darauf hin,

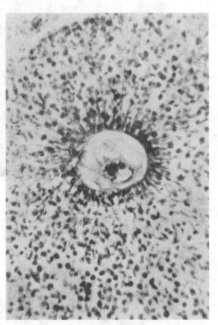

Abb. 29a.

daß neben den granulomatösen Veränderungen auch diffuse, zunächst eosinophile, später fibrös veränderte Infiltrierungszonen um die embolisierten Eier gefunden werden. EL MALLAH und HASHEM (1953) weisen darauf hin, daß die eosinophile Durchsetzung in der Umgebung der Schistosomeneier ein umgekehrtes Verhalten zum Fortschreiten der fibroblastischen Reaktion zeigt. Die endarteriitisch veränderten Arteriolen weisen eine hochgradige Intimawucherung auf, die zum vollständigen Gefäßverschluß führen kann (Abb. 30). Die in der Umgebung einer obliterierten Lungenarteriole einsetzende, intensive Neubildung von Capillaren kann zu dem von SHAW und GHAREEB (1938) beschriebenen „Angiomatoid" führen. Bei massiver und wiederholter Invasion der Lunge mit Parasiteneiern entstehen ausgedehnte Veränderungen an den Lungenarterien, welche zum Bilde der fortschreitenden Rechtsinsuffizienz führen. Im Material von SHAW und GHAREEB war ein Cor pulmonale in 2,1% aller Sektionsfälle von Schistosomiasis und in 6,3% der Lungenformen zu finden.

In seltenen Fällen können, wie erstmals von SYMMERS (1905) autoptisch nachgewiesen wurde, auch ausgewachsene Würmer die Lungen befallen, indem sie über porto-cavale Anastomosen und das rechte Herz in die Lungenarteriolen gelangen (ASH und SPITZ 1947). Die Würmer, welche gewöhnlich an den Bifurka-

tionssteilen der Gefäße aufgehalten werden, lösen Arteriennekrosen und nekrotisierende Herdpneumonien aus. Diese Herde heilen unter Narbenbildung aus,

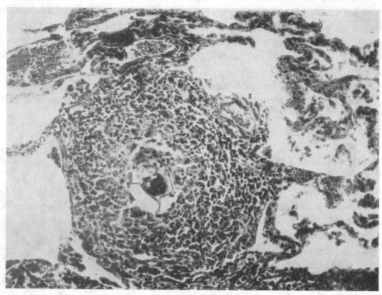

Abb. 29 b.

Abb. 29 a u. b. *Schistosomengranulom* in den Lungen. a Frische miliare Pseudotuberkelbildung um ein Schisto-
somenei. Der miliare Herd besteht vorwiegend aus neutrophilen Polynucleären mit einer starken eosinophilen
Durchsetzung. (Aus Weinberg und Tillinghast 1946.) b Paraarterioläre Pseudotuberkelbildung in einer Alveole.
Schistosomenei im Zentrum des Tuberkels. Die Arteriole liegt oberhalb des Granuloms.
(Aus Shaw und Ghareeb 1938.)

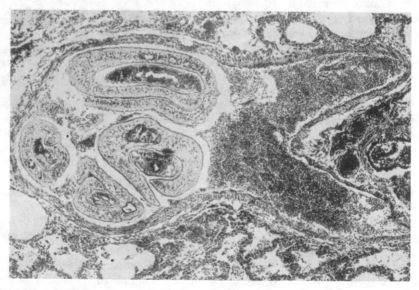

Abb. 30. Intravasculär gelegenes Schistosomenpaar an einer Arteriengabelung. (Aus Shaw und Ghareeb 1938.)

wobei die abgestorbenen Parasiten der Verkalkung anheimfallen (Abb. 31).
Shaw und Ghareeb (1938) fanden vereinzelte reife Parasiten (sowohl Schistosoma haematobium wie Schistosoma mansoni) in den Zweigen der Arteria

pulmonalis in 3,6% aller sezierten Fälle von Schistosomiasis, und in 10,5% der Fälle mit Lungenveränderungen.

Die *Häufigkeit der Lungenbeteiligung* bei der Schistosomiasis geht aus den Arbeiten von SHAW und GHAREEB (1938) hervor, welche in Ägypten in 33% der Fälle von Schistosomiasis eine Lungenbeteiligung autoptisch gefunden haben; in 2% der Fälle war der Lungenbefall infolge seiner Auswirkungen auf den Kreislauf als unmittelbare Todesursache anzusehen. Hingegen fand MARQUES (1952) in Brasilien eine Lungenbeteiligung nur in 10%, SAMI (1951) in Ägypten nur in 2,1% der Fälle. Diese Unterschiede lassen sich dadurch erklären, daß die Kriterien der Lungenbeteiligung auch für das Sektionsmaterial nicht einheitlich sind.

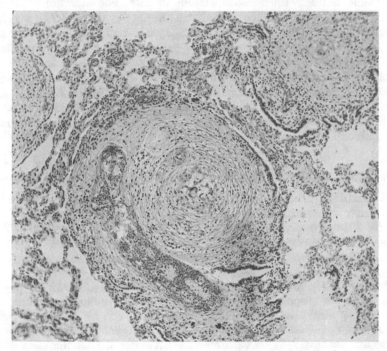

Abb. 31. *Endarteriitis* der Lungenarteriolen bei Schistosomiasis. Zwei durch Intimawucherung verschlossene Arteriolen sind durch den Schnitt getroffen. Im Zentrum, besonders der größeren Arteriole, Anhäufung von Epitheloidzellen und eine Fremdkörperriesenzelle. Im linken unteren Quadranten ist im Bereich der zerstörten Media ein transversal geschnittenes, neugebildetes Gefäß zu sehen. (Nach KOPPISCH aus MAINZER 1949.)

Diese aus Autopsiebefunden gewonnenen Zahlen vermitteln aber keinen Anhalt über die Häufigkeit der klinisch manifesten Lungenschistosomiasis. So geben SHAW und GHAREEB (1938) für ihr Sektionsmaterial eine Lungenbeteiligung von 33% an; da aber in 86% dieser Fälle in den Lungen sich nur vereinzelte Granulome vorfanden, dürfte der Prozentsatz der Fälle mit einer klinisch manifesten Lungenbeteiligung bedeutend tiefer liegen. Auch GELFAND (1948) weist darauf hin, daß bei sorgfältiger histologischer Untersuchung der Lungen vereinzelte Eiergranulome in 50% der Sektionsfälle entdeckt werden, ohne daß diesem Befund eine klinische Bedeutung zukommt. So versteht man, daß SAMI (1951) in Kairo bei seinen Schistosomiasispatienten anamnestische Symptome eines Lungenbefalls nur in 0,8% der Fälle erheben konnte.

2. Krankheitsbilder.

Bei ihrem Eindringen durch die Haut verursachen die Cercarien eine flüchtige Dermatitis. Erst nach einer „*Inkubationszeit*", welche nach VOGEL und

Minning (1952) etwa 4—7 Wochen, nach Faust (1949) etwa 12 Wochen beträgt, tritt das *akut-febrile Initialstadium* auf, charakterisiert durch Fieber, allergische Hauterscheinungen und ausgesprochene Bluteosinophilie. Diese akute Phase, welche 1—8 Wochen dauert, kann manchmal fehlen (Vogel und Minning 1952); sie entspricht der Durchwanderung der Cercarien von der Haut bis zu ihrem endgültigen Wohnsitz im Organismus. Die hier angelangten Schistosomen beginnen Eier abzulegen, womit die *chronische Phase* der Krankheit eingeleitet wird. Während dieses Stadiums beherrschen die reaktiven, durch die abgelagerten oder embolisierten Eier bedingten, proliferativen und cirrhotischen Organmanifestationen das klinische Bild.

Klinische Lungenerscheinungen werden in zwei der drei klinischen Phasen der Schistosomiasis beschrieben, und zwar während des akut-febrilen und während des chronischen Stadiums. Es sind uns hingegen keine Mitteilungen über Lungenerscheinungen bei den Cercarienpassagen zu Beginn der sog. „Inkubationsphase" bekannt. Insbesondere haben Barlow und Meleney (1949) in ihrem Selbstversuch mit Schistosoma haematobium im Anschluß an die Hautmanifestationen keinerlei Lungensymptome festgestellt. Im Tierexperiment hingegen konnten Faust und Meleney (1924) und Faust, Jones und Hoffman (1934) sowohl mit Schistosoma japonicum als auch mit Schistosoma mansoni hämorrhagische, durch Larvenpassagen verursachte Lungenveränderungen nachweisen.

a) Die Lungenmanifestationen der akut-febrilen Phase der Schistosomiasis.

Während dieser Phase können Lungensymptome auftreten: Husten, schleimigeitriges oder hämorrhagisches, zahlreiche Eosinophile enthaltendes Sputum (Lawton 1918, Pons und Hoffman 1933, Meira 1942). Billings, Winkenwerder und Hunninen (1946) sowie Most und Mitarbeiter (1950) stellten fest, daß in Frühfällen von Schistosomiasis japonica häufig ein chronischer Reizhusten ohne Auswurf auftrat.

Röntgenologisch wurde von Most und Mitarbeitern (1950) in 31 von 51 Fällen ein pathologischer Lungenbefund erhoben. Johnson und Berry (1945, zitiert in Most und Mitarbeiter 1950) fanden in 12 von 49 Frühfällen (innerhalb eines Jahres nach der Exposition) flüchtige röntgenologische Veränderungen. Thomas und Gage (1945) beobachteten in den ersten 3 Monaten nach der Infektion in 2 Fällen disseminierte, kleine Infiltrate; ein Fall imponierte als Miliartuberkulose.

Binet, Bétourné und Aubert (1952) beschrieben einen Fall von symptomloser Darm- und Blasenschistosomiasis im Frühstadium, mit ausgedehnter pneumonischer Verschattung im rechten Unterlappen, hohem Fieber und Bluteosinophilie (25% bei 13800 Leukocyten). Über Sputumuntersuchungen liegen keine Angaben vor, eine Bronchialbiopsie zeigte aber eine eosinophile Bronchitis. Die Lungenveränderungen sprachen auf eine Fuadinkur rasch an; es konnte in etwa 4 Wochen eine vollständige Rückbildung erzielt werden (Abb. 32a und b). Reymond (1950, zitiert in Moretti 1951) beobachtete einen Patienten, bei welchem etwa 8 Wochen nach Infestation mit Schistosoma japonicum ein Lungeninfiltrat im rechten Unterlappen auftrat, welches sich innerhalb einer Woche spontan zurückbildete.

Nach Mainzer (1938a) sind die Lungensymptome der akut-febrilen Phase der Schistosomiasis auf die Cercarienpassagen durch die Lungen, die später auftretenden Lungenerscheinungen hingegen auf die Eierembolien zurückzuführen. Auf Grund neuer Erkenntnisse über den Entwicklungsgang der Schistosomen beim Menschen (s. oben und in Vogel und Minning 1952) ist es aber unwahrscheinlich, daß zur Zeit des akut-febrilen Initialstadiums, welches 4—7 Wochen nach der Infektion beginnt, noch Cercarien im Blute kreisen.

Die Lungenerscheinungen der akut-febrilen Phase dürften demnach sehr wahrscheinlich auf den ersten Embolien von Parasiteneiern in die Lungen, und nicht auf Larvenpassagen durch die Capillaren des kleinen Kreislaufs beruhen. MEIRA (1942) konnte in einem seiner Fälle bereits in diesem Stadium Schistosomeneier im Sputum finden. Besonders aufschluß- reich ist in dieser Hinsicht die Mitteilung von WEINBERG und TILLINGHAST (1946) über 2 Fälle von Schistosoma japonicum-Infektion, welche in der akut-febrilen Phase der Krank- heit ein miliares Lungenbild aufwiesen. Bei der Sektion eines dieser Patienten wurden Schistosomeneier in Herden von desquamativer und eosinophiler Alveolitis sowie in frischen, vorwiegend eosinophilen Pseudotuberkeln festgestellt (Abb. 29a). Im zweiten Fall bildeten sich die miliaren Lungenveränderungen unter spezifischer Chemotherapie zurück; dies

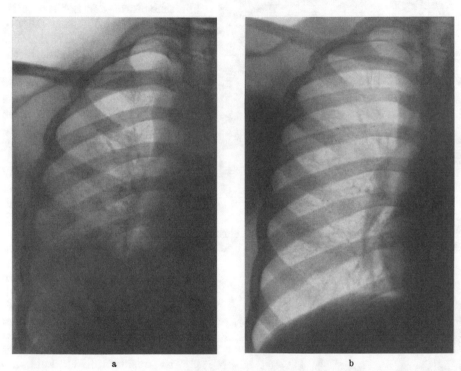

a   b

Abb. 32a u. b. *Eosinophiles Lungeninfiltrat* in der akuten Phase der Schistosomiasis. a Pseudolobäre Ver- schattung des rechten Unterlappens. b Völlige Rückbildung der Verschattung nach Fuadinbehandlung. (Aus BINET, BÉTOURNÉ und AUBERT 1952).

weist darauf hin, daß nach Absterben der Schistosomen in den extrapulmonalen Besied- lungsgebieten keine weiteren Eierembolien in die Lungen stattfanden. Diese Fälle stützen vollauf die Auffassung, daß die Lungeninfiltrate der akuten Schistosomiasis auf Eierembolien und nicht auf Cercarienpassagen beruhen.

Die Lungenveränderungen der akut-febrilen Phase der Schistosomiasis sind als eine besondere Form von *eosinophilen Pneumonien* (ESSELLIER 1956) aufzu- fassen. Dafür sprechen die pathologisch-anatomischen Befunde von WEIN- BERG und TILLINGHAST (1946), welche eosinophile Herdpneumonien um emboli- sierte Parasiteneier nachweisen konnten. Auch die klinische Beobachtung von BINET, BÉTOURNÉ und AUBERT (1952) eines Lungeninfiltrates mit eosinophiler Bronchitis und Bluteosinophilie spricht in diesem Sinne. Pathogenetisch sind diese Lungenveränderungen auf die eosinotaktische Potenz der embolisierten Schistosomeneier zurückzuführen. Sie sind somit den übrigen Formen von parasitären, eosinophilen Pneumonien gleichzusetzen (s. Kapitel Eosinophile Lungeninfiltrate, s. Band IV, Teil 2).

b) Die Lungenmanifestationen der chronischen Schistosomiasis.
(Bronchopulmonale Schistosomiasis).

Die Lungenmanifestationen der chronischen Schistosomiasis wurden von Tavares (1935), Day (1937), Pons (1933, 1937), Jaffé (1939), Erfan (1948, 1949), Sami (1951), Marques (1952), und besonders eingehend von Mainzer (1935—1951) und Meira (1942) beschrieben. Mainzer (1935) hat als erster diese klinische Form der Schistosomiasis erkannt. Nach Mainzer (1936b, 1939a, b) und Day (1937) sollte die Bezeichnung „Lungenschistosomiasis" nur bei den Fällen gebraucht werden, bei welchen die Lungenerscheinungen das klinische Bild beherrschen. Symptomlose oder symptomarme Lungenveränderungen bei urogenitaler oder Darmschistosomiasis sollten als „latente Lungenschistosomiasis" bezeichnet werden, da sie meist nur einen röntgenologischen Zufallsbefund darstellen.

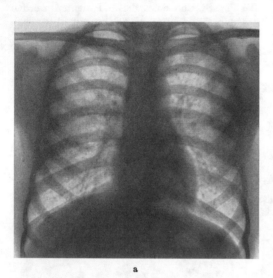

a

Die klinischen Manifestationen der chronischen Lungenschistosomiasis (bronchopulmonale Schistosomiasis, Erfan und Mitarbeiter 1949) sind Husten, Auswurf, der manchmal hämorrhagisch gefärbt sein kann (Meira 1942, Bartone 1950) und subfebrile Temperaturen, so daß oft der Verdacht einer Lungentuberkulose erweckt wird (Mainzer 1935). Meistens ist auskultatorisch kein abnormer Befund zu erheben (Mainzer 1935a, b, Meira 1942, Erfan und Mitarbeiter 1949). Die in dieser Phase der Krankheit meistens nicht hochgradige, doch fast stets vorhandene Blut- und Sputumeosinophilie weist auf eine parasitäre Erkrankung hin. Asthmatiforme Anfälle können in seltenen Fällen auftreten (Suarez 1930) und werden von Mainzer (1938a, 1939b)

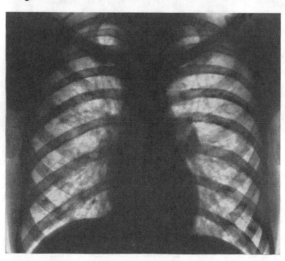

b

Abb. 33a u. b. a Miliares Lungenbild bei Schistosomiasis. b Grobfleckiges Lungenbild bei Schistosomiasis. (Aus Mainzer 1951.)

als allergische Reaktionen auf Schistosomenantigene aufgefaßt; Sami (1951) hingegen bestreitet den kausalen Zusammenhang zwischen Asthma und Schistosomiasis. Auch akute Bronchopneumonien mit Exacerbation der chronischen Bluteosinophilie können im Verlaufe einer chronischen Darm- oder urogenitalen Schistosomiasis auftreten.

Röntgenologisch unterscheidet MAINZER (1951a) miliare bzw. submiliare Formen (Abb. 33a), grobfleckige Veränderungen (Abb. 33b), sowie Bilder mit streifigen oder netzförmigen Zeichnungen. ERFAN und Mitarbeiter (1949) weisen darauf hin, daß die miliaren Herde die Unterfelder stärker befallen, und daß sie in der Regel neben einer Arteriole gelegen sind. Die Streifen- und Netzzeichnungen sind nach diesen Autoren die röntgenologische Äußerung der arteriitisch veränderten, verdickten arteriellen Lungengefäße.

Die Lungenmanifestationen der chronischen Schistosomiasis sind vorwiegend auf die reaktiven, durch die embolisierten Eier bedingten, proliferativen und cirrhotischen Lungenveränderungen zurückzuführen. Jede Embolisierung verursacht aber zunächst exsudative eosinophile pneumonische Reaktionen, welche zu den parasitären, flüchtigen eosinophilen Lungeninfiltraten mit Exacerbation einer chronischen Bluteosinophilie zu zählen sind (ESSELLIER 1956).

c) Die kardiopulmonale Schistosomiasis.

Bei der sog. kardio-pulmonalen Form (DAY 1937) stehen die Zeichen pulmonaler Hypertension mit zunehmender Atemnot, Rechtsherzdekompensation und progressiver Cyanose im Vordergrund. Die Abgrenzung dieser Form gegenüber der bronchopulmonalen Schistosomiasis stützt sich auf den klinischen Verlauf allein. Pathologisch-anatomisch finden sich nämlich von Anfang an in

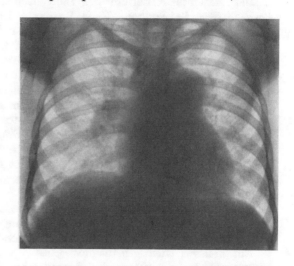

Abb. 34. Kardio-pulmonale Form der Schistosomiasis. Aneurysmatische Erweiterung der Pulmonalarterie und ihres rechten Hauptastes. (Aus MAINZER 1951.)

beiden Formen sowohl Gefäß- als auch Parenchymveränderungen. Erst wenn die Gefäßalterationen nach lang dauernder Infektion zu einer hochgradigen Einengung der Strombahn des kleinen Kreislaufes geführt haben, treten kardiale Symptome auf, welche die Einteilung des Falles zu der kardiopulmonalen Form bestimmen.

Auf die Bedeutung der Gefäßveränderungen, die in Spätstadien zum Bild des Cor pulmonale (Abb. 34) und seltener der diffusen Pulmonalsklerose mit Cyanose (AYERZAsches Syndrom) führen, haben unter anderem MILLER (1914), SOROUR (1930), AZMY (1932), CLARK und GRAEF (1935), BEDFORD, AIDAROS und GIRGIS (1946), SIRRY (1948), TIDY (1949), ERFAN und Mitarbeiter (1949), KENAWY (1950), VASQUEZ-GUZMAN (1951), VESELL und SHACK (1952), GIRGIS, GUIRGUIS und MOFAWY (1953) sowie EFFAT (1953) hingewiesen. EL RAMLY und Mitarbeiter (1953) haben kürzlich die hämodynamischen Veränderungen der kardiopulmonalen Schistosomiasis mittels Herzkatheterismus untersucht. Nach SHAW und GHAREEB (1938) sind in Ägypten die kardiopulmonalen Komplikationen in 2% der Autopsiefälle von Schistosomiasis als Todesursache anzusehen. GELFAND (1948) konnte hingegen in 300 Autopsien in Rhodesien keinen einzigen Fall von Rechtshypertrophie bei Schistosomiasis finden. Zeichen von pulmonaler Hypertension wurden von ERFAN und Mitarbeiter (1949) in 28 von 49 Fällen von chronischer Schistosomiasis vorgefunden.

3. Diagnose.

In der akut-febrilen Phase der Schistosomiasis können die Lungenmanifestationen, insbesondere wenn sie röntgenologisch ein mikronoduläres Bild aufweisen, als tuberkulöse Streuung imponieren. Im chronischen Stadium sind in differentialdiagnostischer Hinsicht vor allem die Miliartuberkulose, die Lymphangiosis carcinomatosa, Lungenmykosen, die Periarteriitis nodosa sowie die Pulmonalsklerose in Betracht zu ziehen. Die kardiopulmonalen Formen müssen auch von kongenitalen Herzvitien unterschieden werden, besonders in den Fällen. in welchen trotz ausgedehnter Pulmonalarteriitis kein charakteristisches Lungenbild vorliegt (Meira 1942).

Das sicherste Kriterium der Lungenschistosomiasis ist der Nachweis von *Parasiteneiern im Sputum*. Nach Mainzer (1951b) ist es selten möglich, Eier im Sputum festzustellen. Anderer Ansicht sind El Din und Baz (1954), die in 22 von 62 Fällen Parasiteneier im Auswurf fanden. Diese Autoren benützen folgende Anreicherungsmethode: das Sputum von 24 Std wird mit 5%iger Natronlauge versetzt, und nach 2 Std wird der Bodensatz mikroskopisch untersucht. Auch Meira (1942) konnte im angereicherten Sputum in 2 von 4 Fällen, Erfan (1950) und Bartone (1950) in je einem Fall Schistosomeneier im Sputum nachweisen. Da Ei von Schistosoma haematobium ist länglich, mißt im Mittel 143/60 μ und besitzt einen endständigen Stachel. Das Ei von Schistosoma mansoni ist ungefähr gleich groß, ebenfalls ovalär, der Stachel liegt aber seitlich. Das Ei von Schistosoma japonicum ist fast rundlich, etwa 89/67 μ groß und besitzt nur einen rudimentären Seitenstachel in Form eines lateralen Knöpfchens.

Die Diagnose der *primären Organschistosomiasis* liefert einen wichtigen Hinweis auf die Ätiologie der Lungenerscheinungen. Es sei auf die einschlägige parasitologische und tropenmedizinische Literatur verwiesen.

Ein weiteres wichtiges diagnostisches Merkmal der Schistosomiasis ist die *Bluteosinophilie*, die während des akut-febrilen Stadiums der Erkrankung in der Regel einen hohen bis sehr hohen Grad erreicht (Weinberg und Tillinghast 1946); als Maximalwert wurde eine solche von 95% (absolut 50000 Eosinophile/mm³, Billings, Winkelwerder und Hunninen 1946) beobachtet. Die Bluteosinophilie zeigt mit dem Fortschreiten der Affektion eine Tendenz zum Absinken und beträgt im chronischen Stadium 10—20%. Für den Ablauf der Gewebs- und Bluteosinophilie sind die Untersuchungen von Ch'ien Liu und Bang (1950) von Bedeutung. Nach experimenteller Infektion beim Affen zeigt sich eine intensive eosinophile Infiltrierung um frisch embolisierte, miracidienenthaltende Eier, wohingegen abgestorbene, verkalkte Eier eine viel geringere eosinotaktische Wirkung ausüben. Die Eosinophilie nimmt häufig unter der Antimonbehandlung zunächst zu und sinkt erst später allmählich ab; aus dem Grade der Eosinophilie können jedoch keine Rückschlüsse auf den Behandlungseffekt gezogen werden. Die Schistosomiasis ist für manches mit Bluteosinophilie einhergehende Syndrom verantwortlich. Nach Mainzer (1951a) ist sie die Ursache gewisser Fälle von „persistierender Bluteosinophilie mit Splenomegalie" sowie von „tropischer Eosinophilie".

4. Therapie und Prognose.

Nach Mainzer (1951a) bilden sich die röntgenologischen Manifestationen der Lungenschistosomiasis unter spezifischer Chemotherapie meistens innerhalb von 6 Monaten zurück, sofern es sich um Frühfälle handelt. Die Prognose wird nicht durch die Parenchymveränderungen bestimmt, sondern durch die Gefäßveränderungen, welche nach langjährigem Bestehen einer unbehandelten Schistosomiasis zur pulmonalen Hypertension mit Herzversagen führen. Nur durch eine frühzeitige Behandlung kann der Übergang in eine kardiopulmonale Form verhindert werden.

Im Vordergrund der Behandlung der Schistosomiasis steht die *Antimon*- und *Xanthon*therapie, die jedoch gegen die Cercarien unwirksam ist (VOGEL 1954, BEAVER 1955). Diese Therapie soll deshalb erst 1—2 Monate nach der Infektion eingesetzt werden, d. h. wenn sich die Larven bereits zu geschlechtsreifen Schistosomen entwickelt haben (KIKUTH und GÖNNERT 1948). Zudem scheint im akuten Stadium der Krankheit eine *symptomatische* Behandlung mit ACTH oder Glucocorticoiden nützlich, um das Ausmaß der durch die Eierembolisierung verursachten Läsionen der Lungengefäße und des Lungenparenchyms einzuschränken.

Unter den Antimonpräparaten haben sich bewährt Tartarus stibiatus (Brechweinstein), das aber eine nicht zu unterschätzende Toxicität besitzt (CLEVE, LANGSJOEN und HANSLER 1955), sowie die organischen Präparate Fuadin und Anthiomalin, die auch intramuskulär verabreicht werden können (RODRIGUEZ und ADRIANZA 1950, MAINZER 1951a, HALAWANI und DAWOOD 1953). Neue therapeutische Aussichten wurden eröffnet durch die Xanthon- und Thioxanthonderivate (Miracil D, Nilodin) [KIKUTH, GÖNNERT und MAUSS 1946, ALVES 1950, WATSON, PRING und KERIM 1951, HASEEB 1952, FAIN und LAGRANGE 1952, HALAWANI und ABDELLA 1952, GREMLIZA 1953, SCHWETZ 1951, KING 1955], die auch peroral wirksam sind. Alle erwähnten Präparate haben zunächst eine „Sterilisation" der Schistosomen zur Folge, so daß in der Regel die Eierausscheidung aufhört. Oft werden aber die Schistosomen nicht abgetötet (VOGEL und MINNING 1948 und 1952) und regenerieren ihren Sexualapparat, so daß 3 und sogar 6—8 Monate nach einer anscheinend erfolgreichen Kur Spätrezidive auftreten können. Für ausführliche Angaben über Durchführungsmodus, Nebenwirkungen, Gegenindikationen und Erfolgsquoten der Antimon- und Xanthonbehandlung verweisen wir auf die Beiträge von MOST und Mitarbeitern (1950), sowie von VOGEL und MINNING (1952).

IV. Seltene Lungenhelminthiasen.

1. Die Lungenlokalisation der Cysticerkose.

Die Cysticercose ist die *extraintestinale Infektion* des Menschen mit der als *Cysticercus cellulosae* bezeichneten Larve (Finne) von *Taenia solium*, wobei der Mensch in diesem Falle ausnahmsweise als Zwischenwirt dient. Die ausgereifte Taenia solium besiedelt den Darm des Menschen als natürlichen Endwirt. Der natürliche Zwischenwirt der Larve ist in der Regel das Schwein. Cysticercusbefall des Menschen kann durch Selbst- oder Fremdinfektion zustande kommen. Im ersten Fall kann die Infektion erfolgen, indem Proglottiden durch Retroperistaltik in den oberen Dünndarm gelangen und dort Eier frei geben. Eine zweite Art der Selbstinfektion besteht darin, daß der Bandwurmträger Eier auf dem Wege Anus-Finger-Mund aufnimmt. Die Fremd- oder Heteroinfestation ist der häufigere Infektionsmodus; sie geschieht meist durch Genuß von Gemüse, welches mit menschlichem Kot gedüngt oder durch infiziertes Küchenpersonal beschmutzt wurde.

Der Befall mit Cysticercus bovis von Taenia saginata ist beim Menschen sehr selten (VOGEL und MINNING 1952).

Die Oncosphären von Taenia solium werden hämatogen gestreut. Bei der Cysticerkose werden, im Gegensatz zur Echinokokkose, die Oncosphären in der

Regel in Leber und Lungen nicht aufgehalten, so daß Lokalisationen an der Peripherie, insbesondere im Auge, im Zentralnervensystem und in der Muskulatur (Skeletmuskulatur, Herz, Zwerchfell, Zunge) häufig sind. In der Literaturübersicht von Senevet (1935), die 978 Fälle umfaßt, sind 106 Fälle von generalisierter Cysticerkose angeführt; ob in diesen Fällen auch die Lungen befallen waren, wird nicht erwähnt. Eine isolierte Lungencysticerkose lag nur in 2 Fällen

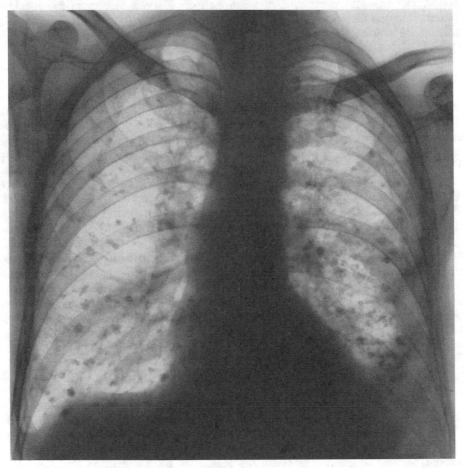

Abb. 35. Cysticercose der Lunge bei einem 54jährigen Mann. Beide Lungen sind übersät mit kleinen, kalkdichten Fleckschatten von 1—7 mm Größe. Die Schatten sind unregelmäßig gerundet und zeigen eine zentrale Aufhellung. (Aus Cocchi 1953.)

vor. In 87 Sektionsfällen von Cysticerkose beobachtete Dressel (1877) nur 3mal ein Befallensein der Lungen. In den Geweben verwandeln sich die Oncosphären in Bläschen von etwa 1—2 cm Durchmesser; diese enthalten einen Scolex, welcher 4 Saugnäpfe und einen Hakenkranz mit 22—32 Häkchen trägt. Die Blasen werden von einer bindegewebigen Wirtskapsel umgeben und verkalken in der Regel nach 4—5 Jahren. Manchmal verkreiden nur die darin enthaltenen Scolices, so daß im Röntgenbild punktförmige, kalkdichte Herde sichtbar sind (Samuel 1950).

Klinische Symptome zur Zeit der Cysticerkenstreuung sind unseres Wissens nie beobachtet worden. Die Symptome der Lungencysticerkose sind wenig bekannt. Im Falle von ZUR (1951) ist die Symptomatologie nicht beurteilbar, da eine dekompensierte Hypertonie vorlag. Im Fall von COCCHI (1953) fand sich nur eine geringe Einschränkung der Vitalkapazität und des Atemgrenzwertes. In der Regel ist die Lungencysticerkose ein röntgenologischer Zufallsbefund.

Der *röntgenologische Aspekt* der Lungencysticerkose ist in den Arbeiten von MEHMET (1934), BENASSI (1935), ZUR (1951) und COCCHI (1953) beschrieben (Abb. 35). Keiner dieser Fälle ist durch Sektion verifiziert; der Fall von BENASSI kann aber ätiologisch als gesichert gelten, da auch multiple Muskelverkalkungen vorlagen. Typischerweise finden sich zahlreiche, nicht homogene, krümelig-verkalkte, linsen-, erbsen- bis kleinmünzengroße Verschattungen, oft mit unregelmäßiger zentraler Aufhellung. Im Falle von BENASSI (1935) waren miliare und submiliare, teilweise verkalkte, über beiden Lungen disseminierte Herdchen von 1—4 mm, meistens 2—3 mm Durchmesser zu finden. Manchmal kommen die Cysticerken als kalkdichte Ringschatten zur Darstellung (s. WEISER 1942).

Differentialdiagnostisch kommen vor allem Lungenmetastasen eines Echinococcus alveolaris der Leber, Lungenmetastasen eines verkalkenden Chondrosarkoms sowie verkalkte Paragonimuscysten (MU-HAN 1955) in Betracht. Wenn die zentralen Aufhellungen schlecht sichtbar sind, können Cysticerken mit grobknotigen, hämatogenen, tuberkulösen Streuherden, sowie mit Pentastomiasisknoten verwechselt werden (WEISER 1942, GONZÁLES DE VEGA 1949, ZUR 1951). Die ätiologische Diagnose kann auf Grund der übrigen klinischen und röntgenologischen Untersuchungen gestellt werden, und zwar beim Echinococcus alveolaris und beim Chondrosarkom durch die Feststellung der primären Lokalisation, bei der Cysticerkose auf Grund anderer Organlokalisationen. Auf der Thoraxaufnahme können unter Umständen Muskelcysticerken, insbesondere der Rückenmuskulatur, auch als Lungencysticerken imponieren (TORNACK 1941). Die richtige Lokalisation ist jedoch ohne weiteres durch Tomogramm (TORNACK 1941, COCCHI 1953) oder stereoskopische Aufnahmen (BENASSI 1935) möglich.

Der 1924 von JAKSCH-WARTENHORST als Lungencysticerkose veröffentlichte Fall, mit annähernd kreisrunden, nicht verkalkten, auf beiden Lungenfeldern verteilten, gut begrenzten Schatten von „Heller- bis 20-Hellergröße", konnte bei der Obduktion nicht bestätigt werden (JAKSCH-WARTENHORST 1927, 1929). Daher sind auch die ähnlichen, auf Grund der ersten Mitteilung von JAKSCH-WARTENHORST (1924) von REINBERG (1925) sowie HECKER und KELLNER (1929) als Lungencysticerkose mitgeteilten Fälle von nicht verkalkten Rundherden, die weder durch Obduktion bewiesen noch durch andere Lokalisation erhärtet werden konnten, als sehr fraglich anzusehen. In einer Mitteilung zur Differentialdiagnose Cysticerkose und Pentastomiasis der Lungen bezweifeln WEISER (1942) und GONZÁLES DE VEGA (1949) die Möglichkeit einer Lungencysticerkose in den Fällen von JAKSCH-WARTENHORST (1927, 1929) und von HECKER und KELLNER (1929) und weisen auf die Möglichkeit einer Lungenpentastomiasis (Arthropodeninfektion) hin.

2. Die Lungensyngamosis.

Syngamus laryngeus, auch *Cyathostoma* benannt, ist ein dem Hakenwurm nahverwandter Parasit, der in tropischen Gegenden häufig in den oberen Luftwegen verschiedener Vögel und Säugetiere gefunden wird. Im ganzen sind 8 Fälle von menschlicher Infektion mit diesem Parasiten bekannt, die in Brasilien, Westindien und den Philippinen vorkamen (FAUST 1949). Die Wurmpaare setzen sich an der Oberfläche der Schleimhaut der Trachea oder der großen Bronchien fest und verursachen Hustenanfälle sowie Blutungen, die oft zur Auswerfung des Parasiten und damit zur Heilung führen. Die Diagnose dieser seltenen Parasitose läßt sich durch den Eiernachweis im Sputum stellen (s. in FAUST 1949).

C. Lungenerkrankungen durch Arthropoden.

I. Zur Frage der Lungenacariasis.

Die *Milben (Acarina)*, als Vertreter der Spinnentiere (Arachnoidea) unter den Gliederfüßlern (Arthropoda), kommen in unseren Gegenden fast ubiquitär vor. In Wohnräumen und Lebensmittellagern werden sie aber wegen ihrer Kleinheit (190—1200 μ) und ihrer unauffälligen Färbung in der Regel erst dann entdeckt, wenn sie in sehr großen Mengen auftreten. Dank ihrer großen Fruchtbarkeit ist ihnen eine Massenvermehrung innerhalb weniger Tage möglich, sofern sie günstige Lebensbedingungen vorfinden. Für Einzelheiten über die Parasitologie der Milben verweisen wir auf die Arbeit von Esselier, Schwarz und Horber (1951), den Beitrag von F. Weyer in diesem Handbuch (1952) sowie auf das Lehrbuch der Parasitologie von Piekarski (1954).

Die Bedeutung der Milben für die menschliche Lungenpathologie ist umstritten. Verschiedene Autoren haben bei Lungenerkrankungen mit Bluteosinophilie Milben im Auswurf festgestellt und sprechen deshalb den Acarien eine ätiologische Bedeutung zu.

Carter, Wedd und D'Abrera (1944) haben bei 28 Patienten mit Atembeschwerden und einer Bluteosinophilie von 6—66% in 17 Fällen Milben im Sputum nachgewiesen. 1946 berichteten dieselben Autoren über 25 Patienten aus Ceylon mit Atembeschwerden und hoher Bluteosinophilie, bei welchen in 24 Fällen Milben im Auswurf gefunden wurden, und die erfolgreich mit Arsenpräparaten behandelt wurden. Soysa und Jayawardena (1945) fanden in Ceylon bei 30 Soldaten mit asthmoider Bronchitis ohne Milz- und Lymphknotenvergrößerung eine Leukocytose von 10000—37000, eine Bluteosinophilie von 33—81% und, in 11 von 21 darauf untersuchten Fällen, Milben im Auswurf. Van der Sar (1946) erhob in Holländisch-Westindien bei 7 Fällen von asthmoider bzw. rezidivierender Bronchitis und bei 1 Fall von kavernöser Lungentuberkulose folgende Befunde: eine Leukocytose von 12000—20000, eine Eosinophilie von 1—80%, röntgenologisch in 5 Fällen das Bild der „eosinophil lung", in 2 weiteren ein flüchtiges Infiltrat und in 1 Fall keinerlei Veränderungen; bei diesen 8 Patienten wurden im Auswurf Milben gefunden. 1947 stellte Wilson in Ostafrika unter 6 Fällen von sog. tropischer Eosinophilie mit einer Leukocytose von 11000 bis 34000 und einer Eosinophilie von 52—78%, bei 3 Patienten Milben und Milbeneier im Sputum fest. Milben wurden ebenfalls im Auswurf von 2 „unter dem Bild des Löffler-Syndroms" erkrankten Patienten gefunden (Saito 1949, Figueroa Taboada 1952). Im Sputum eines gleichzeitig an Lungenparagonimiasis erkrankten koreanischen Kindes fanden Daniel und Mitarbeiter (1955) neben Paragonimuseiern auch wiederholt Milben.

Beobachtungen aus der Tierpathologie wurden ebenfalls herangezogen, um die ätiologische Bedeutung der Milben für die Lungenpathologie zu erhärten. Beim Affen wurde ein Befall der Lungen mit Pneumonyssus simicola verschiedentlich festgestellt (Davis 1945, Freund 1948, Kirsch 1950).

Davis (1945) teilte einen zufällig bei der Autopsie eines Macacus erhobenen, eigenartigen, makroskopisch an tuberkulöse Lungenveränderungen erinnernden Befund mit. Es fanden sich knötchenförmige Gebilde; mikroskopisch handelte es sich um kleine Cysten, welche je 1 Milbe, wahrscheinlich vom Typus Pneumonyssus, enthielten. Die epithelisierte Cystenwand bestand aus einem Granulationsgewebe von Fibroblasten, Leukocyten, vereinzelten Eosinophilen, Plasmazellen, histiocytären Elementen und spärlich geformtem Bindegewebe. Kirsch (1950) fand in den Lungen von 16 mit Milben befallenen Rhesusaffen die Parasiten in kleinkavernösen Gebilden, die unter dem Einfluß des Speicheldrüsensekretes des Parasiten entstehen. Die Höhlenwand bestand hauptsächlich aus verklebten Alveolen. Nur an vereinzelten Stellen fanden sich zellige Infiltrate, die nicht näher beschrieben werden. Blutbefunde liegen ebenfalls nicht vor.

Die Frage der Lungenacariasis wurde auch tierexperimentell geprüft.

Carter und D'Abrera (1946) haben einem Affen etwa 200 Milbeneier intratracheal verabreicht. 7 Wochen später trat beim Versuchstier ein spastischer, unregelmäßiger, 3 Monate dauernder Husten auf. Die Bluteosinophilie, die in den ersten 5 Versuchswochen unregelmäßige Schwankungen gezeigt hatte, stieg in der Folge bis auf maximal 24% an; sie blieb auch nach Verschwinden des Hustens bestehen und war 8—10 Monate später noch nachweisbar. Auswurf bestand nicht. Im Magenspülwasser und im Stuhl konnten keine Milben festgestellt werden. Die Lungen wurden weder klinisch noch röntgenologisch untersucht, eine Sektion wurde nicht vorgenommen. Diese Untersuchungen führten also zu keinem eindeutigen Ergebnis.

Durch experimentelle Untersuchungen an einem größeren Tiermaterial haben ESSELLIER, SCHWARZ und HORBER (1951) untersucht, ob die intrabronchiale Verabreichung von Milben zu einer Infestation des Respirationsapparates des Versuchstieres führt und ob die dadurch bedingten Erscheinungen Ähnlichkeiten mit bekannten Krankheitsbildern der Humanpathologie aufweisen. Diese Versuche zeigten, daß die Inhalation von Milbenmaterial beim Kaninchen eine mäßig symptomreiche, mit einer neutrophilen Leukocytose einhergehenden Bronchitis, Peribronchitis und Bronchopneumonie zur Folge hat, die sich nach 2—3 Wochen gänzlich zurückbildet oder kleine, Milbenmaterial enthaltende Granulome zurückläßt. Eine eosinophile Reaktion tritt weder im Blut noch im Gewebe auf. Auf eine zweite Milbeninfestation reagieren die Tiere in gleicher Weise wie auf die Erstinfektion. Eine „Andersreaktion" im Sinne eines allergischen Geschehens tritt nicht auf.

Die Befürworter der Acariasis als Ätiologie gewisser Lungenerkrankungen mit Bluteosinophilie, welche in den Rahmen der sog. tropischen Eosinophilie gehören, stützen sich lediglich auf das Vorkommen von Milben im Sputum der Erkrankten. Unseres Erachtens kann aus diesem Befund keinesfalls auf die Milbenätiologie dieser Lungenaffektionen mit Bluteosinophilie geschlossen werden. Durch die Feststellung von Milben im Sputum wird nicht bewiesen, daß sie aus den Lungen stammen und auch nicht, daß sie die festgestellten Lungenveränderungen und die Bluteosinophilie verursachen. Das Sputum kann durch Milben kontaminiert sein, welche sich in der Mund- und Rachenhöhle befanden; ferner ist eine sekundäre Kontaminierung des untersuchten Materials in Betracht zu ziehen. In diesem Sinne spricht die Tatsache, daß Milben im Sputum auch bei anderen Lungenerkrankungen (BALL 1950) und ebenfalls bei Gesunden gefunden werden. Es ist hinzuzufügen, daß in der Mehrzahl der Fälle von tropischer Eosinophilie keine Milben im Auswurf festgestellt werden (BALL 1950). Auch in einem Autopsiefall von tropischer Eosinophilie konnte VISWANATHAN (1947) keine Acarien in den Lungen nachweisen.

Das Hauptargument gegen die Milbenätiologie der erwähnten Lungenerkrankungen mit Bluteosinophilie sehen wir in der experimentellen Tatsache, daß massive Milbeninfestationen weder Blut- noch Gewebseosinophilie verursachen (ESSELLIER, SCHWARZ und HORBER 1951). Auch pathologisch-anatomisch wurde von DAVIS (1945) und KIRSCH (1950) bei Milbeninfektion des Affen keine eosinophile Gewebsreaktion in der Lunge festgestellt. Die von CARTER und D'ABRERA (1946) beobachtete Bluteosinophilie nach intratrachealer Verabreichung von Milbeneiern bei einem Affen kann nicht ohne weiteres mit der Milbeninfestation in ätiologischem Zusammenhang gebracht werden, da in diesem Fall nicht nachgewiesen wurde, daß die Infestation tatsächlich zu einer Lungenacariasis geführt hatte, und anderweitige Ursachen der Bluteosinophilie nicht ausgeschlossen wurden. Die letzte Einschränkung gilt ebenfalls für die mitgeteilten klinischen Fälle von tropischen Lungenerkrankungen mit Bluteosinophilie und positivem Milbenbefund im Sputum. Auf Grund dieser Tatsachen muß man sich der Ansicht FREUNDS (1948) anschließen, *daß Milben als ätiologischer Faktor für die in tropischen Gegenden vorkommende Lungenerkrankung mit Eosinophilie nicht in Frage kommen.*

Das durch die intrabronchiale Milbeninfestation am Kaninchen erzeugte Krankheitsbild einer mäßig symptomreichen, mit einer neutrophilen Leukocytose einhergehenden, durchschnittlich innerhalb 5—10 Tagen abklingenden Bronchitis, Peribronchitis und Bronchopneumonie erinnert hingegen an gewisse atypische Bronchopneumonien und Pneumonien der menschlichen Pathologie. Wir möchten in diesem Zusammenhang nur zwei Krankheitsbilder herausgreifen, deren Ätiologie trotz umfangreicher Bemühungen bisher nicht abgeklärt werden konnte: die Bagassosis und die Drescherkrankheit.

Bei der *Bagassosis* handelt es sich um eine bei der Einatmung von Bagassestaub (faserige Reste des Zuckerrohres nach der Zuckerextraktion) auftretende fieberhafte, mit einer neutrophilen Leukocytose einhergehende, nach durchschnittlich 4 Wochen spontan abklingende Bronchitis und Bronchopneumonie. Pathologisch-anatomisch konnten in einem zur Sektion gekommenen Fall und durch Nadelbiopsien der Lunge interstitielle, fibroblastische, Fremdkörper umschließende Reaktionsherde nachgewiesen werden. Trotz eingehenden Untersuchungen gelang es nicht abzuklären, ob die Bagassosis auf Pilze, Bakterien, andere dem Staub beigemengte Organismen, auf eine allergische Reaktion auf Bagasse, auf chemische oder physikalische Reize des Staubes oder auf eine Kombination dieser ätiologischen Momente zurückzuführen ist. Obwohl das Zuckerrohr bekanntlich sehr häufig von Milben befallen ist, wurde unseres Wissens an die Möglichkeit einer Acariasis nicht gedacht. In diesem Zusammenhang sollte nachgeprüft werden, ob es sich bei den von gewissen Autoren in Bagassosislungen nachgewiesenen „spicules" nicht um Milbenteile handelt, und ob im Auswurf der Patienten sich nicht Milben nachweisen lassen.

Die *Dreschkrankheit* oder *Drescherkrankheit* geht mit Fieber, Husten, Kopfschmerzen, starkem Schwitzen, Appetitlosigkeit, Schwächegefühl, Unsicherheit beim Stehen und Gehen einher. Nach Hoffmann (1946) und Wuhrmann (1948) äußert sich die Affektion als eine fieberhafte, akute, diffuse, mit einer Leukocytose mäßigen Grades einhergehende Bronchitis mit asthmoidem Einschlag, in schwereren Fällen als Bronchopneumonie, die nach wenigen Tagen spontan ausheilt. Die von Hoffmann geäußerte Ansicht, es handle sich um eine durch einen im feucht eingebrachten, grau gewordenen Getreide vorkommenden, beim maschinellen Dreschen eingeatmeten Pilz hervorgerufene Krankheit, konnte von Wuhrmann (1948) und Katz (1949) tierexperimentell nicht bestätigt werden. Nach Wuhrmann (1948) spielen beim Zustandekommen der Drescherkrankheit folgende Momente eine Rolle: Staubinhalationen, allergische Mechanismen und sehr wahrscheinlich menschenpathogene Pilze aus der Reihe der Monilia (s. auch in Doerr 1953). Nach Törnell (1946) ist die „tresher's lung" eine durch Hefepilze (Monilien) verursachte Bronchomykose. Die mykotische Ätiologie der Drescherkrankheit konnte aber bis heute noch nicht bewiesen werden. Es gelang auch nicht, die Frage zu beantworten, ob es sich bei den im Auswurf der Erkrankten nachgewiesenen Monilia um saprophytäre oder pathogene Formen handelt, und in letzterem Falle, ob man es mit einer primären oder sekundären Moniliasis zu tun hat.

Ein ähnliches Krankheitsbild bietet die sog. *Farmerlunge*, für welche Aspergillen, Penicillien und Mucor verantwortlich gemacht werden.

Gerade in feuchtem, grau gewordenem, verschimmelten Getreide und Getreideabfall kommen regelmäßig starke Milbenpopulationen (Tyroglyphiden, eventuell Tarsonemiden, Pediculopsis) vor. Diese Milben leben zum Teil von Pilzen, spielen wegen ihrer Beborstung bei deren Verschleppung eine große Rolle und machen in Form von Kadavern und leeren Häuten einen Teil des Staubes aus, der beim Dreschen und Manipulieren von verschimmeltem Stroh und Heu durch die Luft wirbelt. Die Drescherkrankheit tritt bei den Dreschern gerade dann auf, wenn die Bedingungen für die Entwicklung der kosmopolitischen und schädlichsten Milben (Tyroglyphiden, auch Tarsonemiden und Pediculopsis) optimal sind. Es sollte deshalb bei der Ätiologieforschung der Drescherkrankheit den im verschimmelten Getreide vorkommenden Milben mehr Beachtung geschenkt werden.

II. Die Pentastomiasis der Lungen.

Die zu den Pentastomida (= Linguatulida), einer Art von Spinnentieren gehörenden *Nasen- oder Zungenwürmern*, spielen in der Lungenpathologie des Menschen eine geringe Rolle. In den gemäßigten Zonen findet sich als Parasit des Menschen die Abart Linguatula serrata, in tropischen Gebieten die Schlangenparasiten Porocephalus crotali, subulifer, Armillifer armillatus und moniliformis.

Linguatula serrata ist in seiner geschlechtsreifen Form ein Parasit der Nebenhöhlen des Hundes und verschiedener Raubtierspecies. Als Zwischenwirt für das encystierte larväre Nymphenstadium dienen verschiedene Pflanzenfresser, bei welchen die Larven in den meisten Organen vorgefunden werden. Die Übertragung der Krankheit findet dadurch statt, daß Parasiteneier mit dem Nasensekret erkrankter Tiere ins Freie gelangen und vom grasfressenden Zwischenwirt aufgenommen werden. Die aus den Eiern im Darm des Zwischenwirtes freigesetzten Larven gelangen mit dem Blutstrom in die Organe, mit Vorliebe in die Leber und in die Lungen. Die Larven kapseln sich dann ein und nach neunmaliger Häutung und allmählichem Wachstum bildet sich in einem zweiten

Larvenstadium eine Larve vom Aussehen der ausgewachsenen Linguatula. Dieses Stadium wurde früher als selbständige Parasitenform betrachtet und als Pentastoma denticulatum bezeichnet. Die Larven werden vom Endwirt mit kontaminiertem Fleisch eingenommen und wandern aus dem Verdauungstrakt retrograd in die Nasenhöhlen ein, wo sie sich zu geschlechtsreifen Exemplaren entwickeln.

In Fällen von *humaner Infektion* spielt der Mensch für den Parasiten in der Regel die Rolle eines Zwischenwirtes. Nur in allerseltensten Fällen reifen *Linguatula*exemplare in den Nasenhöhlen des Menschen (als Endwirt) aus. Die Larven von Linguatula serrata, auch Pentastomum denticulatum benannt, werden nicht allzu selten in Europa bei Sektionen, vorwiegend in der Leber gefunden (SONOBE 1927, SYMMERS und VALTERIS 1950). Dabei handelt es sich jedoch um Zufallsbefunde ohne klinische Bedeutung, da die embolisierten Larven beim Menschen in der Regel absterben und verkalken, ohne Organschädigungen zu verursachen. Um die verkalkten Parasitenteile bildet sich eine reaktive Wirtskapsel aus. Auch die Larven der oben angeführten *tropischen Pentastomida* der Schlangen finden sich öfters in Sektionen von Eingeborenen, besonders in den tropischen Zonen Afrikas. In seltenen Fällen von massiver Infektion können die tropischen Schlangenpentastomiasen zu schwerer Erkrankung führen, so z. B. im Falle von CANNON (1942). Für weitere parasitologische Einzelheiten über die Pentastomida sei auf SONOBE (1927), GONZÁLES DE VEGA (1949), SYMMERS und VALTERIS (1950), PIEKARSKI (1954) und HEYMONS (1935—1940) verwiesen.

Der Pentastomeninfektion der *Lungen* kommt lediglich eine differential-diagnostische Rolle gegenüber anderen verkalkenden Lungenherden zu, da sie klinisch symptomlos bleibt. Der Pentastomenbefall der Lungen ist selten. KOCH (1906) fand in Berlin bei 400 Autopsien in 11,75% der Fälle Linguatula-larven, wovon aber nur in einem Fall 4 Larven in den Lungen. LAENGNER (1906), ebenfalls in Berlin, konnte bei 500 Sektionen in 3% der Fälle Pentastomen finden, in keinem Fall aber in den Lungen. SONOBE (1927) fand in 3,2% von 500 Fällen verkalkte Larven in Organen, doch keine einzige Lungenlokalisation. Der von SAGREDO (1924) mitgeteilte Befund einer hämorrhagischen Lungen-läsion durch eine wandernde Linguatulalarve wird von SONOBE (1927) als Fehl-deutung bewertet. WEISER (1942) und GONZÁLES DE VEGA (1949) weisen an Hand von zwei einander sehr ähnlichen Fällen mit zahlreichen, haselnuß- bis kirschgroßen, runden Lungenverschattungen, mit kleinen unregelmäßigen Ver-kalkungsschollen in ihrem Zentrum, auf die Möglichkeit einer Pentastomiasis hin, ohne daß eine anatomische Verifizierung des Befundes vorgenommen werden konnte. SCHILLING und KUHLMANN (1937) berichten über einen Patienten, der in Zentralamerika mit Schlangen in Kontakt gekommen war, und in dessen Lungenbild sowie auf der Abdomenaufnahme zahlreiche hirsekorngroße, kalk-dichte Herdchen sichtbar waren, die als verkalkte Porocephaluslarven gedeutet wurden. CANNON (1942) fand vereinzelte subpleurale Cysten mit lebenden Larven in einem Fall von generalisierter Pentastomiasis.

Literatur.

Einleitung.

KOEGEL, A.: Zoonosen (Antropozoonosen). Basel: Reinhardt 1951.

LOMMEL, F.: Zoonosen. In Handbuch der inneren Medizin, 2. Aufl., Bd. 1, Teil 2. Berlin: Springer 1925.

MOHR, W., u. K. ENIGK: Seltene Infektionskrankheiten vorwiegend Zoonosen. In Hand-buch der inneren Medizin, 4. Aufl., Bd. 1, Teil 1. Berlin: Springer 1952.

Die Lungenamöbiasis.

Alain, M., E. Massal, R. Touzin et L. Porte: Le traitement de l'amibiase par la coness-sine. Résultats d'une expérimentation faite à l'hôpital Michel Lévy, hôpital d'instruction de l'Ecole d'application du service, de santé des troupes coloniales. Méd. trop. 9, 3 (1949). — Ameuille, P.: Pneumopathies subaiguës de la base droite et amibiase. Presse méd. 1941 II, 1235. — Anagnostopoulos, C.: Contribution à l'étude de la pleurésie droite symptomatique de l'abcès hépatique amibien. Presse méd. 1940 I, 7. — Anderson, H. H., W. L. Bostick and H. G. Johnstone: Amebiasis. Pathology, diagnosis and chemotherapy. Springfield: Ch. C. Thomas 1953.

Bach, F. W.: Untersuchungen in Kriegs-, Friedens- und Nachkriegszeit über die Ver-breitung parasitischer Darmprotozoen, insbesondere Entamoeba histolytica, unter der ein-heimischen Bevölkerung. Zbl. Bakter. I. Orig. 153, 4 (1949). — Banyai, A. L.: Non-tuber-culous diseases of the chest. Springfield: Ch. C. Thomas 1954. — Barrios, H.: The treatment of Amebiasis with PAA-701- a preliminary report. Gastroenterology 27, 81 (1954). — Ber-nard, E.: Notions récentes sur l'amibiase pulmonaire. Arch. méd.-chir. Appar. respirat. 4, 257 (1929). — L'amibiase pulmonaire. Médecine 10, 366 (1929). — Bezançon, F., et E. Ber-nard: Volumineux abcès amibien du foie ouvert dans les bronches ayant par son début simulé une pneumonie et par les vomiques une suppuration pulmonaire. Interprétation des signes radiologiques. Guérison par l'émétine et le novarsénobenzol. Bull. Soc. méd. Hôp. Paris 51, 1728 (1927). — Black, R. L., L. L. Terry and C. G. Spicknall: Fumagillin in the treatment of amebiasis. Gastroenterology 27, 87 (1954). — Blanc, F., et F. Siguier: L'amibiase. Étude clinique et thérapeutique. Préface de Lemierre. Expansion Sci. franç., Paris, 1950, S. 637. — Les pneumopathies présuppuratives d'origine amibienne. Paris méd. 1946, 117. — Böe, J.: Complement fixation antigen in E. histolytica infection. Proc. Soc. Exper. Biol. a. Med. 60, 31 (1945). — Bonnin, H., et G. F. Moretti: Lois d'occurrence de l'éosinophilie dans les parasitoses animales. Presse méd. 60, 221 (1952). — Brem, T. H.: The use of hepatic function tests in the diagnosis of amebic abscess of the liver. Amer. J. Med. Sci. 229, 135 (1955). — Brooke, M. M., G. Otto, F. Brady, E. C. Faust, T. T. Mackie and H. Most: An analysis of a memorandum on the diagnosis of amebiasis. Amer. J. Trop. Med. 2, 593 (1953). — Bunting, C. H.: Haematogenous amoebic abscess of the lung. Arch. Schiffs- u. Tropenhyg. 10, 73 (1906).

Cannavò, L.: Clinically primitive pulmonary amebiasis. Rass. med. (Milano) 1954, 159. — Nuovi orientamenti e nuove armi terapeutiche nella cura dell'amebiasis intestinale. Minerva med. (Torino) 1952 II, 129. — Cattaneo, I.: L'ematopoiesi nell'amebiasi intestinale. Haema-tologica (Pavia) 28, 145 (1946). — Chang, S. L.: Studies of entamoeba histolytica. Para-sitology 37, 101 (1946). — Chapmann, B. M., H. Schwartz and D. B. Haislip: Unusual complications of amebiasis. Ann. Int. Med. 28, 850 (1948). — Chatterjee, P. K., and S. Sen Gupta: Multiple amoebic abscess of the lungs. J. Indian Med. Assoc. 18, 481 (1949). — Chaudhuri, R. N., S. C. Ghosh, S. K. Gupta, K. L. Mukherjee, G. N. Sen and G. Werner: Clinical observations with new amoebicidal drugs. Part 1: Trials with Resotren. Indian Med. Gaz. 89, 9 (1954). — Chauffard, M. A.: État hémoptoïque chronique, consécutif à l'ouverture dans les bronches d'un abcès dysentérique du foie. Guérison par l'émétine. Bull. Soc. méd. Hôp. Paris 37, 29 (1914). — Abcès dysentérique du foie ouvert dans les bronches. Guérison rapide par l'émétine. Bull. Acad. Méd. Paris 69, 122 (1913). — Coirault, R., H. Coudreau et J. Girard: Les complications intra-thoraciques non suppurées de l'amibiase. Semaine Hôp. 1955, 1591. — Les manifestations suppurées intrathoraciques de l'amibiase. Semaine Hôp. 1955, 1603. — Le péricardites amibiennes. Semaine Hôp. 1955, 1617. — Conan, N. J.: The treatment of hepatic amoebiasis with chloroquine. Amer. J. Med. 6, 309 (1949). — Conan, N. J., and J. A. Head: Pleural and hepatic amoebiasis treated with chloroquine. Report of two cases. Trans. Roy. Soc. Trop. Med., Lond. 43, 659 (1950). — Conn, H. C.: Amebiasis in veterans. IV. Results of treatment with aureomycin and chloram-phenicol. Gastroenterology 17, 517 (1951). — Cordier, V., et L. Morenas: Eosinophilie pleurale symptomatique d'un abcès hépatique amibien évacué par vomique. Constatation d'Entamoeba dysenteriae dans l'expectoration. C. r. Soc. Biol. Paris 104, 198 (1930). — Craig, C. F.: Complement fixation in the diagnosis of infection with E. histolytica. Amer. J. Trop. Med. 8, 29 (1928).

Debailleul, R.: Contribution à l'étude de l'amibiase pulmonaire. Thèse Paris 1939. — Dell'Aquila, A.: Amebiasi polmonare sinistra a sindrome pseudotubercolare. Acta med. ital. Mal. infett. 4, 315 (1949). —Deschiens, R.: Sur les localisations extra-intestinales de l'amibiase. Presse méd. 1931, 654. — Comment concevoir les complications viscérales de l'amibiase. Bull. Soc. Path. exot. Paris 26, 178 (1933). — Digilio, V., e L. Mazziteli: L'eosinofilia nell'amebiasi. Acta med. ital. Mal. infett. 9, 188 (1954). — Dopter, C. A. H.: L'amibiase pulmonaire. Arch. Méd. mil. 86, 269 (1927). — Doxiades, T.: Der heutige Stand der Amöbenfrage. Amöben, Amöbendysenterie und Amöbiase. Erg. inn. Med. 55, 118 (1938).

ELSDON-DEW, R., T. G. ARMSTRONG and A. J. WILMOT: Antibiotics and amoebic dysentery. Lancet **1952** II, 104. — ESSELLIER, A. F.: Die Klinik der eosinophilen Pneumonien, zugleich ein Beitrag zur Physiopathologie des eosinophilen Zellsystems. Berlin: Springer 1956.

FAUST, E. C.: Modern criteria for the laboratory diagnosis of amebiasis. Amer. J. trop. Med. a. Hyg. **1**, 140 (1952). — FISCHER, L., u. E. REICHENOW: Amoebiasis (Amöbenruhr, Amöbendysenterie, tropischer Leberabsceß). In Handbuch der inneren Medizin, 4. Aufl., Bd. I, Teil 2. Berlin: Springer 1952. — FUHRMANN, G., u. K. KOENIG: Untersuchungen über die Resorptions- und Ausscheidungsverhältnisse von Resotren, Resochin und Yatren. Z. Tropenmed. u. Parasitol. **4** (1953).

GIRGIS, S.: Pulmonary amoebiasis. J. Egypt. Med. Assoc. **22**, 402 (1939).

HABERFELD, W.: Bronchitis and Peribronchitis amoebiana. Münch. med. Wschr. **1927**, 1834. — HAEDICKE, T. A.: Clinical value of complement fixation test for hepatic amebiasis. Med. Ann. Distr. Columbia **20**, 415 (1951). — HALAWANI, A., A. ABDALLAH and M. I. EL KORDY: Resotren; a new therapeutic agent for amoebiasis. J. Egypt. Med. Assoc. **34**, 731 (1951). — HALAWANI, A., A. ABDALLAH, M. I. EL KORDY and M. SAIF: Treatment of amoebiasis with resotren. J. Egypt. Med. Assoc. **36**, 747 (1953). — HAUER, A.: Erfahrungen mit einem neuen Mittel gegen Ruhr-Amöben-Infektion. Dtsch. tropenmed. Z. **47**, 153 (1943). — HOARE, C. A.: Amoebiasis in Great Britain with special reference to carriers. Brit. Med. J. **1950**, 238. — HOFF, A., and H. M. HICKS: Transient pulmonary infiltrations. A case with eosinophilia (LÖFFLER's syndrom) associated with amoebiasis. Amer. Rev. Tbc. **45**, 194 (1942). — HUARD, P., et J. MEYER-MAY: Les abcès du foie. Paris: Masson & Cie. 1936. — HUBER, H.: Besondere Verlaufsformen der Amöbenerkrankung. Dtsch. med. Wschr. **75**, 71 (1950). — HUSSEY K. L., and H. W. BROWN: The complement fixation test for hepatic amebiasis. Amer. J. Trop. Med. **30**, 147 (1950).

ISAAC, F.: Roentgen findings in amebic disease of the liver. Radiology **45**, 581 (1945). — IZAR, G.: Sindromi pseudotubercolari da amebe. Riforma med. **1922**, 292.

JÍROVEC, O. F., Z. BARTOŠ, Z. MÉZL u. V. NOVÁK: Zur Kenntnis der Mundprotozoen beim Menschen. Arch. Protistenkde **96**, 31 (1942).

LAUTMANN, A.: Contribution à l'étude de l'amibiase pulmonaire. Thèse de Paris 1923. — LAVERGNE, V., DE, E. ABEL et R. DEBENEDETTI: Eosinophilie pleurale au cours d'un abcès amibien du poumon. Bull. Soc. méd. Hôp. Paris **54**, 593 (1930). — LEMIERRE, A., et R. KOURILSKY: Un cas d'abcès amibien du poumon confondu avec une pleurésie interlobaire et guéri par l'émétine. Bull. Soc. méd. Hôp. Paris **52**, 56 (1928). — LINDSAY, A. E., W. H. GOSSARD and J. S. CHAPMAN: Treatment of unusual pulmonary amebic abscess with chloroquine. Dis. Chest. **20**, 533 (1951). — LWOFF, M.: Nutrition of parasitic amebae. In Biochemistry and physiology of protozoa by A. LWOFF, Bd. 1, S. 235. New York: Academic. Press. Inc. 1951.

MAGATH, T. B., and H. E. MELENEY: The complement fixation reaction for amebiasis: comparative tests performed by two laboratories. Amer. J. Trop. Med. **20**, 211 (1940). — MANSON-BAHR, P. H.: MANSON's tropical diseases. A manual of the diseases of warm climates, 14. Aufl. London: Cassell & Comp. 1954. — McDEARMAN, S. C., and W. B. DUNHAM: Complement fixation tests as an aid in the differential diagnosis on extra-intestinal amebiasis. Amer. J. Trop. Med. **1**, 182 (1952). — MELENEY, H. E.: The pathology of amebiasis. (Clinical lecture at Cleveland session.) J. Amer. Med. Assoc. **103**, 1213 (1934). — MOHR, W.: Die Therapie der Amöbenruhr mit Resotren. Medizinische **2**, 1157 (1953). — MOHR, W., u. G. SCHWARTING: Die Therapie der Amöben-Hepatitis und des Amöben-Abscesses mit Resochin. Z. Tropenmed. u. Parasitol. **4**, 555 (1953). — MOLINIÉ, J. B. H.: Contribution à l'étude des abcès du foie compliqués d'épanchement pleural. Thèse de Paris 1909. — MORENAS, L.: L'amibiase métastatique et sa pathogénie. Cah. gastro-entérol. (Paris) **8**, 3 (1934). — MORTON, T. C., R. A. NEAL and M. SAGE: Indigenous amoebiasis in Britain. Lancet **1951** I, 766. — MOST, H., J. W. MILLER and E. J. GROSSMAN: Treatment of amebiasis with bacitracin and other antibiotics. Amer. J. Trop. Med. **30**, 491 (1950). — MUKHERJEE, S. K.: Pulmonary amoebiasis. Indian. Med. Gaz. **84**, 250 (1949).

OCHSNER, A., and M. DE BAKEY: Pleuropulmonary complications of amebiasis. An analysis of 153 collected and 15 personal cases. J. Thorac. Surg. **5**, 225 (1936). — Diagnosis and treatment of amebic abscess of liver. Study based on 4,484 collected and personal cases. Amer. J. Digest. Dis. **2**, 47 (1935).

PAISSEAU, M., et M. BERTRAND-FONTAINE: Sur un cas d'amibiase bronchique. Bull. Soc. Path. exot. Paris **1926**, 176. — PANAYOTATOU, A.: Amibiase familiale à localisations différentes. Amibiase intestinale chez la fille. Amibiase bronchique chez le père. Bull. Soc. méd. Hôp. Paris **48**, 406 (1924). — PATEL, J. C.: Chloroquine in the treatment of amoebic liver abscess. Brit. Med. J. **1953** I, 811. — PETZETAKIS, M.: La broncho-amibiase. Bronchites amibiennes pures sans abcès (présence de l'amoeba histolytica dans les crachats. Bull. Soc. méd. Hôp. Paris **47**, 1229 (1923). — Beobachtungen über eine durch lebende Entamöben im

Anschluß an Amöbenruhr verursachte Bronchitis. Nachweis von lebenden Entamöben im Sputum und Harn. Klin. Wschr. 1924 I, 1026. — Amoebic bronchitis and frequent presence of live entamoeba in the sputum and urine during acute amoebic dysentery. J. Trop. Med. 24, 74 (1924). — Amibémie et abcès amibien primitif du poumon sans dysenterie, „La forme amibémique de l'abcès du poumon". Paris méd. 1931, 215. — Bull. Soc. méd. Hôp. Paris 54, 1341 (1930). — Piekarski, G.: Lehrbuch der Parasitologie. Berlin: Springer 1954. — Piekarski, G., u. A. Westphal: Amöbenruhr und Verbreitung von Entamoeba histolytica 1903—1950 (Europa und Mittelmeerraum). In Welt-Seuchen-Atlas, herausgeg. von E. Roden-waldt. Hamburg: Falk 1952. — Portilla, R. H. de la, E. Becerra and J. Ruiloba: Amebicidal effects of fumagillin in vivo; preliminary communication. Gastroenterology 27, 93 (1954). — Pruneau, J.: Contribution à l'étude de l'amibiase pulmonaire pure. Thèse de Paris 1930.

Reichenow, E.: Die Biologie der Entamoeba histolytica als Grundlage für die Pathogenese. Arch. Schiffs- u. Tropenhyg. 41, 257 (1937). — Die pathogenetische Bedeutung der Darmprotozoen des Menschen. Zbl. Bakter. I Orig. 122, 195 (1931). — Rendtorff, R. C.: The experimental transmission of human intestinal protozoan parasites. I. Entamoeba coli cysts given in capsules. Amer. J. Hyg. 59, 196 (1954). — Restrepo, Olaya e M. Buca-ramanga: Presentación de un caso clínico de pleuresia por Endamoeba histolytica. Med. e Cir. 1950, 310. — Rogers, L.: Rapid cure of amoebic dysentery and hepatitis by hypodermic injections of soluble salts of emetine. Brit. Med. J. 1912 I, 1424. — Amoebic colitis in India: prevalance, diagnosis, and emetine cure. Lancet 1912 I, 1062. — The rapid and radical cure of amoebic dysentery and hepatitis, by the hypodermic injection of soluble salts of emetine. Ther. Gaz. 1912, 837.

Scaffidi, V., e M. li Volsi: Sulla terapia aureomicinica dell' amebiasi. Rilievi e critiche a proposito di un caso letale con localizzazioni coliche epatiche e polmonari. Acta med. ital. Mal. infett. 7, 169 (1952). — Scaffidi, V., e G. Ruggieri: Amebiasi e apparato respiratorio. Catania: Azienda Poligrafica 1947. — Shookhoff, H. B., and M. M. Sterman: Treatment of amoebiasis with aureomycin and bacitracin. Ann. New York Acad. Sci. 55, 1125 (1952). — Shute, D.: Liver damage in amoebiasis. Brit. Med. J. 1947, 172. — Sodeman, W. A., and B. O. Lewis: Amebic hepatitis. Report of thirty-three cases. J. Amer. Med. Assoc. 129, 99 (1945). — Some recent advances in diagnosis and treatment of amebiasis. Med. Ann. Distr. Columbia 20, 409 (1951). — Sohier, R.: Amibiase pulmonaire. Traité de Médecine, Bd. II. Paris: Masson & Cie. 1948. — Soulage, J.: Expérimentation de la conessine (roquessine) Compte-rendu de l'essai thérapeutique effectué au centre médical des T. F. E. O. (Hôp. Grall Saigon). Méd. trop. 9, 39 (1949). — Spanio, A.: Su due casi di amebiasi (ascesso polmonare primitivo e forma ribelle di dissenteria cronica) guariti con iniezioni endovenose di cloridrato di emetina e novarseno-benzolo. Gazz. Osp. 52, 195 (1931). — Subramaniam, E.: Resochin in the treatment of amoebiasis of the liver. Indian Med. Gaz. 87, 295 (1952). — Sullivan, B. H., and F. N. Bailey: Amebic lung abscess. Dis. Chest 20, 84 (1951).

Terry, L. L., and J. Bozicevich: The importance of the complement fixation test in amebic hepatitis and liver abscess. South. Med. J. 41, 691 (1948).

Vergoz, et Hermenjat-Gerin: De la rupture des abcès amibiens du foie dans les cavités séreuses (plèvre-péritoine-péricarde). Rev. de Chir. 51, 680 (1932).

Wasielewski, E. v., G. Gillisen u. K. P. Bopp: Kasuistischer Beitrag zur Bronchitis durch E. histolytica. Münch. med. Wschr. 1951 II, 1405. — Westphal, A.: Die Pathogenese der Amöbenruhr bei Mensch und Tier. Arch. Schiffs- u. Tropenhyg. 42, 343 (1938). — Ein Kulturverfahren für Entamoeba gingivalis und dessen Anwendung für die Differentialdiagnose von E. gingivalis und E. histolytica. Dtsch. tropenmed. Z. 45, 685 (1941).

Pneumonische Komplikationen der Malaria.

Appelbaum, I. L., and J. Shrager: Pneumonitis associated with malaria. Arch. Int. Med. 74, 155 (1944).

Heilig, R., and G. B. Sharma: Presumptive malarial pneumonia. Indian Med. Gaz. 83, 116 (1948).

Die Echinokokkenkrankheit der Lungen.

Adam, E., and A. Nana: Betrachtungen über Lungenechinococcusperforation in der Pleurahöhle. Arch. klin. Chir. 205, 475 (1944). — Arce, J.: Hydatid disease (hydatidosis). Hydatid cyst of the lung. Arch. Surg. 43 II, 789 (1941). — Hydatidosis of the lung. Surg. etc. 75, 67 (1942). — Ardao, H. A.: La supuración peri vesicular en el quiste hidático del pulmón. Comunicacion presentada a la sociedad de Cirugía el 5 de Agosto de 1942. Montevideo: Monteverde & Cia. 1942. — El quiste hidatico del higado fistulizado en los bronquios. Arch. urug. Med. 38, 164 (1951). — Ardao, H. A., y J. F. Cassinelli: Lobectomía por quiste hidático hialino del pulmon. An. Fac. Med. Montevideo 33, 1083 (1948). — Armand Ugón, C. V.: Equinococosis pleural secundaria. Arch. int. Hidatid. 1, 219 (1934). — Neumotorax hidático. Arch. int. Hidatid. 1, 143 (1935). — Quiste hidático del pulmon (resultados opera-torios). Arch. urug. Med. 38, 201 (1951). — Tratamiento del quiste, hidàtico del pulmón y de sus complicaciones. El Tórax 1, 83 (1952).

BALÁS, A., u. A. BIKFALVI: Über Klinik und chirurgische Behandlung des Lungen-echinococcus mit Berücksichtigung atypischer Fälle. Thoraxchirurgie 2, 14 (1954). — BARNETT, L.: Hydatid pneumothorax. Brit. J. Surg. 19, 593 (1931/32). — The incidence of hydatid disease in New Zealand and elsewhere. New Zeald Med. J. 39, 330 (1940). — BARRET, N. R.: Treatment of pulmonary hydatid disease. Thorax (Lond.) 2, 21 (1947). — Removal of simple univesicular pulmonary hydatid cyst. Lancet 1949 II, 234. — BELLE-VILLE, G.: Hidatidopleura de origen hepatico. Bol. Acad. argent. Cir. 34, 490 (1950). — BELOT, J., et G. PEUTEUIL: Le problème radiologique du kyste hydatique du poumon. Les éléments de son diagnostic positif. Presse méd. 1936 I, 696. — Le signe du „décollement" pathognomonique du kyste hydatique du poumon. Bull. Soc. Radiol. méd. France 24, 533 (1936). — BENHAMOU, E., THIODET et J. CASANOVA: L'asthme hydatique. Paris méd. 1938, 158. — BENSTED, H. J., and J. D. ATKINSON: Hydatid disease. Serological reactions with standardised reagents. Lancet 1953 I, 265. — BERNARDI, E. DE: Pulmonary hydatid disease in man. Acta radiol. (Stockh.) 36, 234 (1951). — BIBER, W.: Über einen metastasierenden Echinococcus multilocularis. Zbl. Path. 22, 481 (1911). — BIRCHER, R.: Ein Beitrag zur Kenntnis der Echinococcenkrankheit. Diss. Basel 1945. — BOBO MORILLO, T., y R. VOS SAUS: El quiste hidatidico (hidatidosis) y su diagnostico por el laboratorio. Med. colonial 24, 231 (1954). — BOCCHETTI, G.: La diagnosi biologica dell'echinococcosi. Arch. ital. Sci. med. trop. 32, 166 (1951). — BROCARD, H., J. BRINCOURT et M. A. BRUNEL: Deux cas de kystes hydatiques interpleuro-parieutaux. J. franç. Méd. et Chir. thorac. 7, 541 (1953). — BÜHLER, F., u. H. V. HASSELBACH: Zur Diagnostik des Echinococcus alveolaris. Münch. med. Wschr. 1938, 1665.

CALCAGNO, B. N.: Terapéutica biológica de la hidatidosis. Bol. Soc. Cir. Buenos Aires 24, 567 (1940). — Terapéutica biológica de la hidatidosis. Bol. Soc. Cir. Buenos Aires 25, 700 (1941). — Migración transdiafragmatica de un quiste hidátidico calcificado del hígado. Bol. Soc. Cir. Buenos Aires 29, 649 (1945). — CALVO MELENDRO, J., y A. SANCHEZ: Equino-coccosis pulmonar multiple. Curacion por vomica. Rev. clin. españ. 30, 175 (1948). — CAPDEHOURAT, E. L.: Tratamiento incruento del quiste hidátidico del pulmón, en sus di-stintas variedades. Rev. Asoc. méd. argent. 67, 432 (1953). — CAROLI, J., M. CHAMPEAU et A. PARAF: Traitement médical du kyste hydatique par la méthode de Carlos Cuervo Garcia. Presse méd. 1955, 276. — CASTEX, M. R., and E. L. CAPDEHOURAT: Medical treatment of hydatid cysts of lung. Brit. Med. J. 1950 II, 604. — CHIFFLET, A.: Alergia tisural y quiste hidático. Rev. méd. lat.-amer. 27, 55 (1941). — CHIFFLET, A., P. PURRIEL y H. Ardao: El diagnostico de la equinococosis pulmonar multiple. Rev. méd. lat.-amer. 26, 437 (1941). — COSTANTINI et LE GÉNISSEL: A propos de l'"image de décollement" du kyste hydatique du poumon. Bull. Soc. Radiol. méd. France 25, 727 (1937). — COUMEL, GALY, DELANNOY and DUMEAU: Pneumopathie chronique avec éosinophilie sanguine. Echinococcose pulmonaire métastatique. Lyon méd. 175, 394 (1946). — CUERVO GARCÍA, C.: Ensayos de un tratamiento medico del quiste hidatidico. Rev. clin. españ. 40, 320 (1951). — Tratamiento medico del quiste hidatidico. Salamanca: Nunez 1955. — CURTILLET, E.: Les kystes hydatiques dits "centraux" du poumon. J. franç. Méd. et Chir. thorac. 4, 151 (1950). — Les kystes hyda-tiques multiples du poumon. Arch. int. Hidatid. 11, 49 (1950).

D'ABREU, A. L., and L. ROGERS: Bilateral pulmonary hydatid cysts. Brit. J. Surg. 31, 153 (1943). — DARDEL, G.: Das Blasenwurmleiden in der Schweiz. Bern: A. Francke 1927. — DAVIDSON, L. R.: Hydatid cysts of the lung. J. Thorac. Surg. 13, 471 (1944). — DEMIRLEAU, J.: Considération sur le traitement des kystes hydatiques du poumon d'après 130 observa-tions. Valeur de la kystectomie. Semaine Hóp. 28, 2508 (1952). — DERIU, F.: Contributo alla conoscenza della idatidosi polmonare secondaria broncogenetica. Arch. ital. Chir. 73, 17 (1950). — DÉVÉ, F.: De l'échinococcose secondaire. Diss. Paris 1901. — L'échinococcose secondaire bronchogène du poumon. Ann. d'Anat. path. 8, 1205 (1931). — L'échinococcose alvéolaire chez l'homme et chez les animaux; l'échinococcose alvéolaire humaine en France. Rev. Path. comp. et Hyg. gén. 37, 453 (1937). — L'échinococcose secondaire. Paris: Masson & Cie. 1946. — L'échinococcose primitive (maladie hydatique). Paris: Masson & Cie. 1949. — DEW, H. R.: Hydatid disease: its pathology, diagnosis and treatment. Sidney: Australasian Med. Publ. Co. 1928. — DÖRIG, J.: Über einen Fall von Echinococcus cysticus der Leber mit Einbruch in die Vena hepatica, multiplen Streuschüben unter dem klinischen Bild des eosinophilen Lungeninfiltrates (Löffler) und Tod im allergischen Schock. Diss. Zürich 1946. Über einen Fall von Echinococcus cysticus der Leber mit Einbruch in die Vena hepatica, multiplen Streuschüben unter dem klinischen Bild des eosinophilen Lungeninfiltrates (Löffler) und Tod im allergischen Schock. Helvet. med. Acta 13, 625 (1946). — DOR, CRISTOFARI, et de ANGELIS: A propos du traitement des kystes hydatiques du poumon. L'exérèse du

622   A. F. Essellier und P. Jeanneret: Die parasitären Lungenkrankheiten.

kyste avec son adventice est-elle possible ? Mém. Acad. Chir. 76, 611 (1950). — Dungal, N.: Echinococcosis in Iceland. Amer. J. Med. Sci. 212, 12 (1946).
Essellier, A. F.: Die Klinik der eosinophilen Pneumonien, zugleich ein Beitrag zur Physiopathologie des eosinophilen Zellsystems. Berlin: Springer 1956. — Evans, W. A.: Echinococcus cyst of the lung. Radiology 40, 362 (1943).
Fanta, E., J. Faiguenbaum y A. Negheme: Sobre tratamiento biologico de la hidatidosis. Rev. méd. Chile 78, 796 (1950). — Faust, E. C.: Human helminthology, 3. Aufl. Philadelphia: Lea & Febiger 1949. — Fitzpatrick, S. C.: Sequelae of treatment of hydatid cysts of the lung. Austral. a. New Zealand J. Surg. 20, 278 (1951). — The sedimentation of hydatid scolices. Austral. a. New Zealand J. Surg. 24, 109 (1954). — Franchis, M. de, e L. Pinelli: Considerazioni su una casuistica di operati per cisti da echinococco. Rass. Clin. e Ter. 53, 87 (1954). — Friedrich, H.: Die Diagnose des infiltrierend wachsenden Echinococcus (Echinococcus alveolaris), insbesondere seine Röntgendiagnose. Dtsch. Z. Chir. 254 150 (1940).
Galey, J. J.: Les kystes hydatiques du poumon. France méd. 14, 23 (1951). — Geiger, M.: Über einen Fall von Alveolarechinokokkus der Leber, mit Durchbruch in die Pleura und Metastase im Gehirn. Diss. Zürich 1932. — Gerulewicz, E.: Zürcher Erfahrungen der Strahlentherapie des Echinococcus alveolaris der Leber. Diss. Zürich 1945. — Graña, A.: Hydatid Allergy. Ann. Allergy 4, 207 (1946). — Graña, A., y H. R. Bazzano: Hidroneumotorax hidatico. Algunas observaciones clínicas y biólogica. Arch. urug. Med. 22, 320 (1943). Gruber, G. B.: Zur Frage nach der Natur des Echinococcus. Dtsch. tierärztl. Wschr. 1939, 665, 680.
Heilbrun, N., and A. J. Klein: Massive cálcification of the liver: case report with a discussion of its etiology on the basis of alveolar hydatid disease. Amer. J. Roentgenol. 55, 189 (1946). — Heni, F.: Beitrag zur Klinik des Echinococcus alveolaris. Z. klin. Med. 136, 547 (1939). — Über den Wert der biologischen Reaktionen beim Echinococcus alveolaris. Dtsch. Arch. klin. Med. 184, 458 (1939). — Henschen, C., u. R. Bircher: Zur Epidemiologie, Pathologie und Chirurgie des Echinococcus alveolaris. Bull. schweiz. Akad. Med. Wiss. 1, 209 (1945). — Hetrick, C. G.: L'échinococcose et la tuberculose pulmonaire. Diss. med. Paris, Paris 1952. — Holman, E., and P. Pierson: Multiple echinococcus cysts of the lung, liver and abdomen. J. Amer. Med. Assoc. 124, 955 (1944). — Hosemann, G., E. Schwarz, J. C. Lehmann u. A. Posselt: Die Echinokokkenkrankheit. In Neue Deutsche Chirurgie, Bd. 40. 1928.
Imbert, Meunier, Taby et Hetrick: Difficultés de diagnostic entre kyste hydatique et tuberculose pulmonaire en milieu marocain. Maroc. méd. 32, 1051 (1953). — Les indications de l'exérèse dans l'échinococco-tuberculose pulmonaire. Maroc. méd. 32, 1049 (1953). — V. Internationaler Kongreß der Hidatidose, Madrid 1954. Ref. Medicamenta (Madrid) 22, 409 (1954).
Johnston, J. H., and G. E. Twente: Pulmonary hydatid (echinococcic) cyst. Report of native case. Ann. Surg. 136, 305 (1952). — Jorge, J. M., y P. M. Re: Hidatidosis y procesos graves anafilacticos. Rev. Asoc. méd. argent. 60, 445 (1946).
Kluck: Verkalkte Echinokokkuszyste. Dtsch. Tbk.bl. 17, 11 (1943). — Koch, F. W.: Die Barettsche Operation der Lungen-Echinococcus-Cyste. Med. Klin. 1950, 1443.
Lampiris, S.: Die Bedeutung der serodiagnostischen und biologischen Reaktionen für die Diagnose des Echinococcus. Dtsch. Z. Chir. 237, 382 (1932). — Larghero Ybarz, P.: Quiste hidatico del pulmon (Sammlung von Referaten). Bol. Soc. Cir. Uruguay 23, 5 (1942). — Equinococosis heterotopica pleural. Bol. Soc. Cir. Uruguay 21, 271 (1950). — Quiste hidatico calcificado implantado en auricula derecha y venas cavas y a crecimiento en el espacio cisural del pulmón derecho. Arch. urug. Med. 38, 102 (1951). — Equinococosis costal. El Tórax 1, 199 (1952). — Tratamiento del quiste hidático del ventrículo izquierdo. Diez observaciones en el Uruguay. El Torax 3, 263 (1954). — Larghero Ybarz, P., y H. A. Ardao; Hemorragias mortales fulminantes en el q. h. del pulmón. Comunicación presentada a la Sociedad de Cirurgía el 19 de Agosto de 1942. Montevideo: A. Monteverde & Cia. 1942. — Larghero Ybarz, P., y P. Ferreira Berruti: Pioneumoquiste y pioneumotorax hidatico sofocante. Bol. Soc. Cir. Uruguay 18, 450 (1947). — Larghero Ybarz, P., y P. Purriel: Equinococosis pleural. Comunicación presentada a la Sociedad de Cirugía el 19 de Agosto de 1942, Montevideo! Monteverde 1942. — Larghero Ybarz, P., P. Purriel y H. A. Ardao: Pioneumotorax hidatico. Estudio clinico, anatomopatologico, radiologico, terapeutico. Montevideo: Mercant 1935. — Lasnier, E. P., y J. F. Cassinelli: Diagnostico del quiste hidatico pulmonar en la expectoracion incluida. Arch. urug. Med. 21, 564 (1942). — Levi-Valensi, A., et A. Zaffran: Echinococcose pulmonaire et bronchoscopie. Bronches 1, 342 (1951). — Lozano, R.: Chascos y peligros de la hidatidosis. Arch. int. Hidatid. 1, 95 (1934).
Marangos, G.: Beitrag zum familiären Auftreten der Echinokokkenkrankheit. Münch. med. Wschr. 1938, 830. — Michans, J. R.: Migración transdiafragmatica de un quiste hidátidico calcificado del hígado. Bol. Acad. argent. Cir. 29, 617 (1945). — Mimouni, J.:

Guérison de cinq kystes hydatiques du poumon par bronchoaspiration. Contribution de méthodes adjuvantes: Varidase, Trypsine, Papaïne, Ultra-sons. Maroc. méd. **32**, 1054 (1953). — MISSIRLOGLOU, A.: On the frequency of hydatic disease in Greece and on its treatment. J. Egypt. Med. Assoc. **34**, 236 (1951). — MUSSIO-FOURNIER, J. C., C. SÉOANE, F. ROCCA et J. C. BARZANTINI: L'asthme d'origine hydatique. Arch. méd.-chir. Appar. respirat. **7**, 296 (1932). — MUZZOLINI, M.: Criteri diagnostici nell'echinococcosi. Progr. med. (Napoli) **10**, 388 (1954).

OBERHOFER, B.: Akciğerlerin hydatis kistlerinin teshis ve tedavisi. Istanbul Univ. Tip. Fak. Mec. **17**, 245 (1954).

PEREZ-FONTANA, V.: Alergia y anafilaxia hidática. Arch. int. Hidatid. **5**, 391 (1941). — PIAGGIO BLANCO, R. A., y F. GARCIA CAPURRO: Equinococosis pulmonar. Buenos Aires: El Ateneo 1939. — PIAGGIO BLANCO, R. A., W. CARCIA FONTES, J. P. IBARRA y R. CETRANGOLO: Equinococosis juxtamediastinal. Rev. Tbc. Uruguay **18**, 3 (1950). — PIEKARSKI, G.: Lehrbuch der Parasitologie. Berlin: Springer 1954. — PIQUINELA, J. A., y P. Purriel: Quiste hidático del hígado abierto en los bronquious. Arch. urug. Med. **17**, 84 (1940). — POPOVIČ, L., u. J. VLAHOVIĆ: Zu dem Symptom Escudero-Nemenov. Röntgenprax. **3**, 83 (1931). — POSSELT, A.: In G. HOSEMANN, E. SCHWARZ, J. C. LEHMANN u. A. POSSELT: Die Echinokokkenkrankheit. Neue Deutsche Chir., Bd. 40. 1928.

ROSSI, R.: Contributo al trattamento chirurgico delle cisti da echinococco del polmone mediante resezione parenchimale tipica. Giorn. ital. Chir. **8**, 420 (1952).

SAMUEL, E.: Roentgenology of parasitic calcification. Amer. J. Roentgenol. **63**, 512 (1950). — SANTY, P., et M. LATARJET: Kyste hydatique du foie en voie de migration thoracique. Presse méd. **1955**, 502. — SCHIROSA, G.: Su di un caso di cisti di echinococco del polmone diagnosticato e curato per via bronchoscopica. Riforma med. **63**, 635 (1949). — SCHLIERBACH, P.: Ein Fall von Echinoncoccus alveolaris der Leber mit Lungenmetastasen. Röntgenprax. **10**, 164 (1938). — SOTO BLANCO, J.: Supuracion perihidatidica en un quiste hidatidico pulmonar. Arch. urug. Med. **21**, 639 (1942). — STAEHELIN, R.: XIX. Tierische Parasiten. 1. Der Echinokokkus. In Handbuch der inneren Medizin, 2. Aufl., Bd. 2, Teil 2, S. 1875. Berlin: Springer 1930. — STEINMANN, B.: Zur klinischen und röntgenologischen Diagnose des Echinococcus alveolaris der Leber. Schweiz. med. Wschr. **1938**, 1411. — STOLL, N. R.: This wormy world. J. of Parasitol. **33**, 1 (1947). — SUSMAN, M. P.: Treatment of pulmonary hydatid disease J. Thorac. Surg. **19**, 422 (1950). — The treatment of pulmonary hydatid disease. Thorax (Lond.) **3**, 71 (1948).

THIODET, J.: Le traitement médical de l'hydatidose (1ère note). Algérie méd. **58**, 311 (1954). — THIODET, J., e P. L. BUTORI: L'échinococcose. In Encyclopédie médico-chirurgicale, maladies infectieuses. 1951.

VENTURINO, W., u. L. M. BOSCH DEL MARCO: Algunos aspectos del tratamiento quirurgico de la hidatidosis pleuro-pulmonar. Bol. Soc. Cir. Uruguay **25**, 3 (1954). — VOGEL, H., u. W. MINNING: Wurmkrankheiten. In Handbuch der inneren Medizin, 4. Aufl., Bd. 1, Teil 2 Berlin: Springer 1952. — VOGT, A.: Zur Frage der Selbstheilung des cystischen Lungen. echinococcus. Fortschr. Röntgenstr. **74**, 566 (1951).

WADDLE, N.: Pulmonary hydatid disease. Austral. a. New Zeald J. Surg. **19**, 273 (1950).

Lungenparagonimiasis.

AMEEL, D. J.: Paragonimus, its life history and distribution in North America and its taxonomy. Amer. J. Hyg. **19**, 278 (1934). — AMREIN, O.: Über Lungenegel-Krankheit (Distomum pulmonale) auf Grund eines selbst beobachteten Falles. Schweiz. med. Wschr. **1923**, 576.

BAELZ, E.: Über parasitäre Hämoptoe (Gregarinosis pulmonum). Zbl. med. Wiss. **18**, 721 (1880). — BERCOVITZ, Z.: Clinical studies on human lung fluke disease (endemic hemoptysis) caused by paragonimus westermani infestation. Amer. J. Trop. Med. **17**, 101 (1937). — BERTRAND: Distomatose pulmonaire ou hémoptysie pulmonaire à paragonimus. Ann. Soc. belge Méd. trop. **27**, 1 (1947). — BREM, T. H., and H. A. COHN: Paragonimus westermani: acase report. Radiology **46**, 511 (1946). — BRUMPT, E.: Précis de parasitologie, 6. Aufl. Paris: Masson & Cie. 1949.

CANIZARES, M., and J. CELIS: Observations on paragonimiasis at the Quezon Institute. Dis. Chest **19**, 668 (1951). — CHUNG, J., C. H. CH'ENG and T. CH. HOURT: Preliminary observations on efficacy of chloroquine in treatment of paragonimiasis. A report of three cases. Chin. Med. J. **72**, 1 (1954).

ESSELLIER, A. F.: Die Klinik der eosinophilen Pneumonien, zugleich ein Beitrag zur Physiopathologie des eosinophilen Zellsystems. Berlin: Springer 1956.

FAUST, E. C.: Human helminthology, 3. Aufl. Philadelphia: Lea & Febiger 1949. —FEHLEISEN, F., and C. M. COOPER: Paragonimiasis or parasitic hemoptysis. Report of an imported case in California. J. Amer. Med. Assoc. **54**, 697 (1910).

KOBAYASHI, S.: On the development of the paragonimus westermani and its prevention.

624   A. F. Essellier und P. Jeanneret: Die parasitären Lungenkrankheiten.

Jap. Med. World 1, 14 (1921). — Komiya, Y., and M. Yokogawa: The recovering of paragonimus eggs from stools of paragonimiasis patients by AMS III centrifuging technic. Jap. J. Med. Sci. 6, 207 (1953). — Komiya, Y., M. Yokogawa, K. Shichijo, H. Nishimiya, T. Suguro and K. Yamaoka: Studies on paragonimiasis in Shizuoka prefecture. II. Studies on the treatment of paragonimiasis. Jap. J. Med. Sci. 5, 433 (1952). — Koo, S. N., and D. L. Woo: Pleural paragonimiasis complicated by empyema thoracis. China med. J. 67, 211 (1949). — Kulka, F., u. M. Barabás: Clinical aspects and x-ray diagnosis of paragonimiasis. Hung. Acta med. 7, 371 (1955).

Manson-Bahr, P. H.: Manson's tropical diseases. A manual of the diseases of warm climates, 14. Aufl. London: Cassell & Co. 1954. — Miller jr. J. J., and D. L. Wilbur: Paragonimiasis (endemic hemoptysis). Nav. Med. Bull. (Wash.) 42, 108 (1944). — Miyake, H., T. Momose, K. Amo, M. Masusaki u. T. Kaho: Beitrag zur Röntgendiagnostik der Lungenegelseuche. Tokushima J. exper. Med. 1, 63 (1954). — Miyake, H., u. K. Oike: The mass chest survey of the lung distomiasis (Part 1). Shikoku Acta med. 2, 233 (1951). — Momose, T., K. Oike u. M. Masusaki: The mass chest survey of the paragonimiasis (Part 3). Shikoku Acta med. 3, 282 (1952). — Mu-Han, Chien: Roentgenological diagnosis of paragonimiasis. Chinese Med. J. 73, 37 (1955). — Musgrave, W. E.: Paragonimiasis in the Philippine islands. Philippine J. Sci. B 2, 15 (1907).

Nakagawa, K.: Human pulmonary distomiasis caused by paragonimus westermani. J. of Exper. Med. 26, 297 (1917). — Nonomura, T.: Ein Fall von parasitärer Meningitis, hervorgerufen durch Distomum pulmonum, mit besonderer Berücksichtigung des Auftretens der eosinophilen Leukocyten im Liquor cerebrospinalis. Okayama-Igakkai-Zasshi (jap.) 53, 67 (1941). Zit. nach Vogel u. Minning 1952.

Oike, K., Y. Asoda u. T. Sirakawa: Mass chest survey of paragonimiasis (Part. 2). Shikoku Acta med. 2, 304 (1951).

Piekarski, G.: Lehrbuch der Parasitologie. Berlin: Springer 1954.

Roelsgaard, M.: Lungeforandringer ved paragonimiasis. Nord. Med. 50, 1040 (1953). — Roque, F. T., R. W. Ludwick and J. C. Bell: Pulmonary paragonimiasis: a review with case reports from Korea and the Philippines. Ann. Int. Med. 38, 1206 (1953). — Ross, J. A., W. E. Kershaw and A. C. Kurowski: The radiological diagnosis of paragonimiasis with report of a case. Brit. J. Radiol. 25, 579 (1952).

Steen, E.: Paragonimiasis. Tidsskr. Norsk. Laegefor. 73, 482 (1953). — Stoll, N. R.: This wormy world. J. of Parasitol. 33, 1 (1947).

Tillman, A. J. B., u. H. S. Phillips: Pulmonary paragonimiasis. Amer. J. Med. 5, 167 (1948).

Vogel, H., u. W. Minning: Wurmkrankheiten. In Handbuch der inneren Medizin, 4. Aufl., Bd. 1, Teil 2. Berlin: Springer 1952.

Wang, S. H., and C. K. Hsieh: Roentgenologic study of paragonimiasis of lungs. Chin. Med. J. 52, 829 (1937).

Zemanek, J., S. Pohl, Z. Matl u. M. Petru: Paragonimiasis der Lunge. Rozhl. tbk. 14, 169 (1954).

Lungenveränderungen bei Schistosomiasis.

Alves, W.: The treatment of urinary bilharziasis with miracil D and nilodin. Ann. Trop. Med. 44, 34 (1950). — Ash, J. E., and S. Spitz: Pathology of tropical diseases. Philadelphia: W. B. Saunders Company 1947. — Azmy, S.: Pulmonary arteriosclerosis of a bilharzial nature. J. Egypt. Med. Assoc. 15, 87 (1932).

Barlow, C. H., and H. E. Meleney: A voluntary infection with schistosoma haematobium. Amer. J. Trop. Med. 29, 79 (1949). — Bartone, L.: Syndrome of pulmonary schistosomiasis with haemotptysis. A case in Cyrenaica. Acta med. ital. Mal. infett. 5, 341 (1950). — Beaver, P. C.: Persönliche Mitteilung 1955. — Bedford, D. E., S. M. Aidaros and B. Girgis: Bilharzial heart disease in Egypt; cor pulmonale due to bilharzial pulmonary endarteritis. Brit. Heart J. 8, 87 (1946). — Billings, F. T., W. L. Winkenwerder and A. V. Hunninen: Studies on acute schistosomiasis japonica in the Phillippine Island. I. A clinical study of 337 cases with a preliminary report on the results of treatment with fuadin in 110 cases. Bull. Johns Hopkins Hosp. 78, 21 (1946). — Binet, L., C. Bétourné et P. Aubert: A propos d'un cas très trompeur de bilharziose pulmonaire observé à Paris. Presse méd. 1952, 1829. — Bowlby, A. A.: Specimens of distoma haematobia with urinary organs and lungs containing ova. Trans. Path. Soc. Lond. 42, 194 (1891).

Ch'ien Liu, and F. B. Bang: The natural course of a light experimental infection of schistosomiasis japonica in monkeys. Bull. Johns Hopkins Hosp. 86, 215 (1950). — Clark, E., and J. Graef: Chronic pulmonary arteritis in schistosomiasis Mansoni associated with right ventricular hypertrophy. Report of a case. Amer. J. Path. 11, 693 (1935). — Cleve, E. A., P. H. Langsjoen and N. M. Hensler: The toxic effect of tartar emetic in treatment of schistosomiasis. Amer. J. Med. Sci. 229, 74 (1955).

DAY, H. B.: Pulmonary bilharziosis. Trans. Roy. Soc. Trop. Med., Lond. 30, 575 (1937). EFFAT, S.: Bilharzial cor pulmonale (bilharzial Ayerza). J. Egypt. Med. Assoc. 36, 728 (1953). — EL DIN, G. N., and K. K. BAZ: Sputum examination in the diagnosis of bilharziasis of lungs. J. Egypt. Med. Assoc. 37, 75 (1954). — EL MALLAH, S. H., and M. HASHEM: Localised bilharzial granulome of the lung simulating a tumor. Thorax (Lond.) 8, 148 (1953). — EL RAMLY, Z., A. SOROUR, A. EL SHERIF, M. LOUTFY and M. IBRAHIM: A clinical and haemodynamic study of cardio-pulmonary bilharziasis, using the technique of cardiac catheterisation. J. Egypt. Med. Assoc. 36, 567 (1953). — ERFAN, M.: Bilharzia ova in the sputum. J. Egypt. Med. Assoc. 33, 97 (1950).— Pulmonary schistosomiasis. Trans. Roy. Soc. Trop. Med., Lond. 42, 109 (1948). — ERFAN, M., and A. A. DEEB: The radiological features of chronic pulmonary schistosomiasis. Brit. J. Radiol. 22, 263 (1949). — ERFAN, M., H. ERFAN, A. H. MOUSSA and A. A. DEEB: Chronic pulmonary schistosomiasis: A clinical and radiological study. Trans. Roy. Soc. Trop. Med., Lond. 42, 477 (1949). — ESSELLIER, A. F.: Die Klinik der eosinophilen Pneumonien, zugleich ein Beitrag zur Physiopathologie des eosinophilen Zellsystems. Berlin: Springer 1956.

FAIN, A., et E. LAGRANGE: Valeur curative des dérivés du thioxanthone (miracil D et nilodin) dans les cas de parasitisme intense par schistosoma Mansoni. Ann. Soc. belge Méd. trop. 32, 221 (1952). — FAIRLEY, N. H.: A comparative study of experimental bilharziasis in monkeys contrasted with the hitherto described lesions in man. J. of Path. 23, 289 (1920). FAUST, E. C.: Human Helminthology, 3. Aufl. Philadelphia: Lea a. Febiger 1949. — FAUST, E. C., C. A. JONES und W. A. HOFFMAN: Studies on schistosomiasis Mansoni in Puerto Rico. III. Biological studies. 2. The mammalian phase of the life cycle. Puerto Rico J. Publ. Health 10, 133 (1934). — FAUST, E. C., and H. E. MELENEY: Studies on schistosomiasis japonica. (Monographic series No. 3.) Amer. J. Hyg. 1924.

GELFAND, M.: The prognosis in schistosomiasis. J. Trop. Med. 51, 112 (1948). — GIRGIS, B., S. GUIRGUIS and R. MOWAFY: Bilharzial cor pulmonale. A clinicopathologic report of two cases. Amer. Heart J. 45, 190 (1953). — GREMLIZA, L.: Bilharziose der Harnwege und Behandlungserfahrungen mit dem Schistosomiasismittel Miracil-D. Z. Tropenmed. u. Parasitol. 4, 394 (1953).

HALAWANI, A., and A. ABDELLA: Further experience in the treatment of bilharzia with mirazil-D nilodin and lucanthone salicylate. Amelioration of the side effects of miracil by belladonna and neoantergan. J. Egypt. Med. Assoc. 35, 735 (1952). — HALAWANI, A., u. M. M. DAWOOD: Evaluation of the treatment of bilharziasis with fouadin, stibophen and anthiomaline with special reference to the apparent curerates and relapse-rates. J. Egypt. Med. Assoc. 36, 339 (1953). — HASEEB, M. A.: „Nilodin" in treatment of schistosoma haematobium. Brit. Med. J. 1952, 1331.

JAFFÉ, R.: Communicaciones sobre la bilharziosis pulmonar. Gac. méd. Caracas 46, 390 (1939).

KENAWY, M. R.: The syndrome of cardiopulmonary schistosomiasis (cor pulmonale) Amer. Heart. J. 39, 678 (1950). — KIKUTH, W., and R. GÖNNERT: Experimental studies on the therapy of schistosomiasis. Ann. Trop. Med. 42, 256 (1948). — KIKUTH, W., R. GÖNNERT u. H. MAUSS: Miracil, ein neues Chemotherapeuticum gegen die Darmbilharziose. Naturwiss. 33, 253 (1946). — KING, B. A.: Treatment of schistosomiasis with „nilodin". Brit. Med. J. 1955, 185. — KOPPISCH, E.: Studies on schistosomiasis Mansoni in Puerto Rico. IV. The pathological anatomy of experimental schistosomiasis Mansoni in the rabbit and albin rat. Puerto Rico J. Publ. Health 13, 54 (1937). — Studies on schistosomiasis Mansoni in Puerto Rico. VI Morbid anatomy of the disease as found in Puerto Ricans. Puerto Rico J. Publ. Health 16, 395 (1941).

LAWTON, F. B.: The early symptoms following infection by schistosomum Mansoni. J. Army Med. Corps 31, 472 (1918).

MAINZER, FR.: Sur la bilharziose pulmonaire, maladie des poumons simulant la tuberculose. Acta med. scand. (Stockh.) 85, 538 (1935a). — Sur une maladie des poumons simulant la tuberculose. C. r. Soc. Méd. Hyg. trop. Egypt. 6, 1934/35b. — Bilharzial asthma (bronchial asthma in schistosoma infection). Trans. Roy. Soc. Trop. Med., Lond. 32, 253 (1938a). — Clinical aspects of pulmonary diseases induced by schistosoma haematobium and Mansoni. J. Egypt. Med. Assoc. 21, 762 (1938b). — On a latent pulmonary disease, revealed by X-ray in intestinal bilharziasis (schistosoma Mansoni). Puerto Rico J. Publ. Health 15, 111(1939a). — Bilharzial asthma. J. Allergy 10, 349 (1939b). — Viscerale Bilharziase. Erg. inn. Med. N. F. 2, 388 (1951a). — Ein Beitrag zur Geschichte der Lungenbilharziase: Eine Arbeit Dr. BELLELIS aus dem Jahre 1885. Z. Tropenmed. u. Parasitol 3, 234 (1951b). — MAINZER, FR., u. E. YALOUSSIS: Über latente Lungenerkrankung bei manifester Blasenbilharziose (nach Röntgenuntersuchungen). Fortschr. Röntgenstr. 54, 373 (1936b). — MANSON-BAHR, PH. H.: Manson's tropical diseases. A manual of the diseases of warm climates, 14. Aufl. London: Cassell & Comp. 1954. — MARQUES, R. J.: A propos du diagnostic de la bilharziose pulmonaire. Ann. de Parasitol. 27, 387 (1952). — MEIRA, J. A.: Estudo clínico das formas pulmonares da esquistosomíase mansônica. Arch. Cir. clin. exper. **6**, 3 (1942). — Miller, J. W.: Über die brasilianische Schistosomiasis (Bilharziosis). Verh. dtsch. path. Ges. **17**, 265 (1914). — Moretti, G.: Les infiltrats pulmonaires labiles avec éosinophilie en pays tropical. Presse méd. **1951**, 1083. — Most, H., C. A. Kane, P. H. Lavietes, E. F. Schroeder, A. Behm, L. Blum, B. Katzin and J. M. Hayman: Schistosomiasis japonica in american military personnel: clinical studies of 600 cases during the first year after infection. Amer. J. Trop. Med. **30**, 239 (1950).

Pons, J.: Studies on schistosomiasis Mansoni in Puerto Rico. Clinical aspects of schistosomiasis Mansoni in Puerto Rico. Puerto Rico J. Publ. Health **13**, 171 (1937). — Pons, J., u. W. A. Hoffman: Febrile phenomena in schistosomiasis Mansoni with illustrative cases. Puerto Rico J. Publ. Health **9**, 17 (1933).

Rodriguez, C., e M. Adrianza: Complicaciones pleuropulmonares de la amibiasis. Arch. venez. Patol. trop. **2**, 89 (1950).

Sami, A. A.: Pulmonary manifestations of schistosomiasis. Dis. Chest **19**, 698 (1951). — Schwetz, J.: Schistosomiasis at Lake Bunyonyi, Kigesi District, Uganda. Trans. Roy. Soc. trop. Med., Lond. **44**, 515 (1951). — Shaw, A. F. B., and A. A. Ghareeb: The pathogenesis of pulmonary schistosomiasis in Egypt with special reference to Ayerza's disease. J. of Path. **46**, 401 (1938). — Sirry, A.: Radiological study of bilharzial cor pulmonale. J. Egypt. Med. Assoc. **31**, 146 (1948). — Sorour, M. F.: Rôle de la cellule polynucléaire à granulations éosinophiles dans l'association de la bilharziose à la tuberculose. Ann. d'Anat. path. **7**, 439 (1930). — Bilharziosis of blood vessels. Proc. Roy. Soc. Med., Sect. Trop. Dis. a Parasitol. **23**, 25 (1930). — Significance of polymorphonuclear eosinophile cell and association of bilharziosis and tuberculosis. J. Egypt. Med. Assoc. **13**, 73 (1930). — Stoll, N. R.: This wormy world. J. of Parasitol. **33**, 1 (1947). — Suarez, R. M.: Schistosomiasis of the lungs simulating bronchial asthma. Bol. Asoc. méd. P. Rico **22**, 40 (1930). — Symmers, W. St. C.: A note of a case of bilharzia worms in the pulmonary blood in a case of bilharzial colitis. Lancet **1905 I**, 22.

Tavares, A. S.: Aspectos anátomo-clínicos da esquistomose. Brasil-Med. **49**, 69 (1935). — Thomas, H. M., and D. P. Gage: Symptomatology of early Schistosomiasis japonica. Bull. U.S. Army Med. Dept. **4**, 197 (1945). — Tidy, H.: Ayerza's disease, silicosis, and pulmonary bilharziasis. Brit. Med. J. **1949**, 977. — Turner, G. A.: Pulmonary schistosomiasis in South Africa. Transvaal Med. J. **4**, 197 (1908). — Pulmonary bilharziosis. J. Trop. Med. **12**, 35 (1909).

Vasquez-Guzman, D.: Estudio sobre la bilharziosis, con esposicion de une localizacion rara: en la arteria pulmonary y sus ramas. Med. colonial **18**, 293 (1951). — Vesell, H., and J. A. Schack: Schistosomal heart disease: bilharzic cor pulmonale. Amer. Heart J. **44**, 296 (1952). — Vogel, H., and W. Minning: The action of miracil in schistosoma japonicum infections in laboratory animals. Ann. Trop. Med. **42**, 268 (1948). — Wurmkrankheiten. In Handbuch der inneren Medizin, 4. Aufl., Bd. 1, Teil 2. Berlin: Springer 1952. — Persönliche Mitteilungen 1954.

Watson, J. M., G. Pring and J. A. Kerim: Clinical investigations on the treatment of urinary bilharziasis. II. Miracil D. J. Trop. Med. **54**, 137 (1951). — Weinberg, H. B., and A. J. Tillinghast: The pulmonary manifestations of schistosomiasis caused by schistosoma japonicum. Amer. J. Trop. Med. **26**, 801 (1946).

Die Lungenlokalisation der Cysticerkose.

Benassi, E.: Cisticercosi polmonare diagnosticata coll'esame radiologico. Radiol. med. **22**, 506 (1935).

Cocchi, U.: Ein Fall von Zystizerkose der Lunge und Leber. Radiol. clin. (Basel) **22**, 54 (1953).

Dressel: Zur Statistik der Cysticercus cellulosae. Diss. Berlin 1877.

Essellier, A. F.: Die Klinik der eosinophilen Pneumonien, zugleich ein Beitrag zur Physiopathologie des eosinophilen Zellsystems. Berlin: Springer 1956.

González de Vega, N.: Enfermedades parasitarias pulmonares. Discusion sobre un caso de probable pentastomiasis pulmonar. Rev. clin. españ. **32**, 1 (1949).

Hecker, H. V., u. F. Kellner: Zur Diagnostik der Lungenzystizerkose beim Lebenden. Fortschr. Röntgenstr. **39**, 624 (1929).

Jaksch-Wartenhorst, R.: Zur Röntgendiagnostik der Lungenerkrankungen (Tuberkulose und Zystizerkosis). Med. Klin. **1924 I**, 5. — Demonstration in 5. Tagung der Vereinigung Deutscher Röntgenologen und Radiologen in der tschechosl. Republik. Fortschr. Röntgenstr. **35**, 1043 (1927). — Pseudozystizerkosis vorgetäuscht durch Lungentuberkulose. Fortschr. Röntgenstr. **39**, 1116 (1929).

MEHMET, S.: Ein Fall von Zystizerkose der Lunge. Röntgenprax. 6, 601 (1934).

REINBERG, S. A.: Zur Röntgendiagnostik der Lungenzystizerkose. Fortschr. Röntgenstr. 33, 382 (1925).

SAMUEL, E.: Roentgenology of parasitic calcification. Amer. J. Roentgenol. 63, 512 (1950). — SENEVET, G.: Cysticercose. Maladies infectieuses.. Tome III ans Encyclopédie méd.-chirurg., Paris: Masson & Cie. 1935.

TORNACK, J. H.: Über Zystizerkeninfektion. Dtsch. med. Wschr. 67/I, 628 (1941).

VOGEL, H., u. W. MINNING: Wurmkrankheiten. In Handbuch der inneren Medizin, Bd. I, Teil 2, 4. Aufl., Berlin: Springer 1952.

WEISER, F.: Zur Differentialdiagnose der parasitären Lungenerkrankungen. Cysticercose-Pentastomiasis. Beitr. Klin. Tbk. 98, 239 (1942).

ZUR, G.: Zystizerkosis der Lungen und Leber. Fortschr. Röntgenstr. 75, 186 (1951).

Die Lungensyngamosis.

FAUST, E. C.: Human helminthology, 3. Aufl. Philadelphia: Lea a. Febiger 1949.

Die Stellung der Milben in der Lungenpathologie.

BALL, J. D.: Tropical pulmonary eosinophilia. Trans. Roy. Soc. Trop. Med., Lond 44, 237 (1950).

CARTER, H. F., and V. ST. E. D'ABRERA: Mites "acarina" — probable factor in aetiology of spasmodic bronchitis and asthma associated with high eosinophilia. Trans. Roy. Soc. Trop. Med., Lond. 39, 373 (1946a). — Some experiments on toque monkeys with tyroglyphid mites. Indian Med. Gaz. 81, 284 (1946b). — CARTER, H. F., G. WEDD and V. ST. E. D'ABRERA: Occurence of mites (acarina) in human sputum. Indian Med. Gaz. 79, 163 (1944).

DANIEL, M., M. PETRŮ, L. SEIDLER u. J. SVATÝ: Beitrag zur Lungenakariasis des Menschen. Zbl. Bakter. I. Orig. 162, 136 (1955). — DAVIS, L. J.: Pulmonary acariasis in monkeys. Brit. Med. J. 1945, 482. — DOERR, W.: Pneumonokoniose durch Getreidestaub. Virchows Arch. 324,, 263 (1953).

ESSELLIER, A. F., E. SCHWARZ u. E. HORBER: Experimentelle Untersuchungen über die Milbenlunge (Lungenacariasis). Helvet. med. Acta 18, 241 (1951).

FIGUEROA TABOADA, M.: Dos casos de acarosis pulmonar. Med. colonial 19, 357 (1952). — FREUND, L.: Über Lungenmilben. Schweiz. med. Wschr. 1948, 9.

HOFFMANN, W.: Die Dreschkrankheit. Schweiz. med. Wschr. 1946, 988.

KATZ, I.: Contribution à l'étude de l'ivraie enivrante. Phytopath. Z. 15, 496 (1949). — KIRSCH, E.: Pathologische Lungenveränderungen beim Rhesusaffen, hervorgerufen durch Pneumonyssus simicola (Acarina). Z. Parasitenkde 14, 626 (1950).

PIEKARSKI, G.: Lehrbuch der Parasitologie. Berlin: Springer 1954.

SAITO, Y. (1947): Zit. in M. SASA; Mites of the genus Dermatophagoides Bogdanoff, 1864 found from three cases of human acariasis. Jap. J. of Exper. Med. 20, 519 (1950). — SAR, A. VAN DER: Pulmonary acariasis. Amer. Rev. Tbc. 53, 440 (1946). — SOYSA, E., and M. JAYA-WARDENA: Pulmonary acariasis: a possible cause of asthma. Brit. Med. J. 1945 I, 1.

TÖRNELL, E.: Thresher's lung. Fungoid disease resembling tuberculosis or morbus Schaumann. Acta med. scand. (Stockh.) 125, 191 (1946).

VISWANATHAN, R.: Pulmonary eosinophiliosis. Indian Med. Gaz. 80, 392 (1945). — Post-mortem appearances in tropical eosinophilia. J. Trop. Med. 50, 93 (1947).

WEGMANN, T.: Die Pilzerkrankungen der Lunge. In Handbuch der inneren Medizin, 4. Aufl., Bd. IV. Heidelberg: Springer 1956. — WEYER, F.: Arthropoden als Krankheitserreger und -überträger. In Handbuch der inneren Medizin, 4. Aufl., Bd. 1, Teil 2, S. 771. Berlin: Springer 1952. — WILSON, H. T. H.: Tropical eosinophilia in East Africa. Brit. med. J. 1, 801 (1947). — WUHRMANN, F.: Zur Frage der sog. Drescherkrankheit. Helvet. med. Acta 15, 524 (1948).

Die Pentastomiasis der Lungen.

BURI, R.: Beitrag zur Kenntnis der lokalen Verbreitung von Pentastoma denticulatum beim Rindvieh. Schweiz. Arch. Tierheilk. 55, 585 (1913).

CANNON, D. A.: Linguatulid infestation of men. Ann. Trop. Med. 36, 160 (1942).

GONZÁLEZ DE VEGA, N.: Enfermedades parasitarias pulmonares. Discusion sobre un caso de probable pentastomiasis pulmonar. Rev. clin. espan. 32, 1 (1949).

HEYMONS, R.: Beiträge zur Systematik der Pentastomiden. I. Z. Parasitenkde 8, 1 (1935). II. Z. Parasitenkde 10, 675 (1939). — III. Z. Parasitenkde 11, 77 (1939). — IV. Z. Parasitenkde

12, 317 (1940). — V. Z. Parasitenkde 12, 330 (1940). — VI. Z. Parasitenkde 12, 419 (1940). — Der Nasenwurm des Hundes (Linguatula serrata Froelich), seine Wirte und Beziehungen zur europäischen Tierwelt, seine Herkunft und praktische Bedeutung auf Grund unserer bisherigen Kenntnisse. Z. Parasitenkde 12, 607 (1942).

Koch, M.: Zur Kenntnis des Parasitismus der Pentastomen. Zbl. Path. 16, 265 (1906).

Laengner, H.: Über Pentastomum denticulatum beim Menschen. Zbl. Bakter. I. Orig. 40, 368 (1906). — Low, G. C., and G. R. M. Cordiner: A case of porocephalus infection in a west african negro. Trans. Roy. Soc. trop. Med. (Lond.) 23, 535 (1935).

Piekarski, G.: Lehrbuch der Parasitologie. Berlin: Springer 1954.

Sagredo, N.: Linguatula-rhinaria-Larve (Pentastoma denticulatum) in den Lungen des Menschen. Virchows Arch. 251, 608 (1924). — Schilling, V., u. F. Kuhlmann: Porocephaliosis im Röntgenbild. Fortschr. Röntgenstr. 56/II, 32 (1937). — Sonobe, K.: Über Linguatuliden-Larven-Knötchen (sog. Pentastomen Knötchen) der Leber des Menschen nebst Bemerkungen zu der Veröffentlichung von N. Sagredo in Bd. 251 dieses Archivs. Virchows Arch. 263, 753 (1927). — Symmers, W. St. C., and K. Valteris: Two cases of human infestation by larvae of linguatula serrata. J. Clin. Path. 3, 212 (1950).

Weiser, F.: Zur Differentialdiagnose der parasitären Lungenerkrankungen. Cysticercose Pentastomiasis. Beitr. Klin. Tbk. 98, 239 (1942).

Die Pilzerkrankungen der Lunge.

Von

T. Wegmann.

Mit 13 Abbildungen.

Einleitung.

Jeder unklare Lungenbefund, ungeachtet der klinischen Symptomatologie oder Verlaufsform, sei er akut oder chronisch, kann durch Pilze hervorgerufen werden. Trotz dieser Tatsache bestehen verschiedene Gründe, warum sich die innere Medizin mit den Problemen der Mykologie relativ wenig befaßt hat. Einmal sind Pilzerkrankungen der inneren Organe in unseren europäischen. Breiten relativ selten, im Gegensatz zu den Pilzerkrankungen der Haut. Aus diesem Grund bekommen wir solche Erkrankungen nur sehr selten zu Gesicht, weshalb den meisten Internisten auch entsprechende Erfahrungen fehlen. Die mykotischen Affektionen kommen meist nur sporadisch vor und nur in ganz seltenen Fällen epidemisch, weil die Pilze nicht wie die meisten Bakterien oder Viren direkt übertragen werden. Wie wir noch später sehen werden, bereitet auch die Diagnose erhebliche Schwierigkeiten. In diesem Zusammenhang ist noch zu erwähnen, daß auch die Nomenklatur nicht einheitlich gehandhabt wird. Wenn wir dies am Beispiel des ubiquitär vorkommenden Soorpilzes erörtern, so finden sich nach Angaben im „Manual of Clinical Mycology" in der Literatur für Soor nicht weniger als 172 Bezeichnungen.

Der Begriff *Pneumonomykose* geht auf VIRCHOW zurück. Er gab im Virchow-Archiv des Jahres 1856 bekannt, daß es sich bei den Lungenmykosen um vorwiegend sekundäre Veränderungen handle, bei vorbestehender Affektion der Lunge, speziell chronischer Art, z. B. Tuberkulose, Carcinose usw. Diese Auffassung deckt sich weitgehend mit der heutigen, wonach die häufig vorkommenden Pilze als sekundäre Besiedler unseres Organismus unter ganz bestimmten Umständen zu einer Erkrankung führen können.

HOOKE entdeckte bereits im Jahre 1677 in den gelblichen Flecken von Rosenblättern fadenförmige Pilze. Erst im 19. Jahrhundert (1839) beschrieb LANGENBECK das Oidium albicans. In der gleichen Zeit, nämlich in das 3. Dezennium des 19. Jahrhunderts, fällt die Erkenntnis des Zürcher-Klinikers LUKAS JOHANNES SCHÖNLEIN, der erkannte, daß ein Fadenpilz (das nach ihm benannte Achorion Schönleinii), den er in den Pusteln des Favus fand, eine Erkrankung beim Menschen hervorrufen könne.

Bemerkungen zur Biologie der Pilze.

Die Pilze oder Fungi gehören zu den niedrigen Pflanzen ohne Chlorophyll, weshalb sie für ihre Lebensvorgänge kein Licht benötigen und sich inmitten der Körperhöhlen des Organismus in der Dunkelheit entwickeln können. Es sind *Kryptogamen*, d. h., sie haben keine Blüten. Sie gehören dem Stamme der

Thallophyten an, einfach gebauten Organismen ohne Differenzierung in Stengel, Blätter und Wurzeln, die nur aus einem Thallus gebildet sind. Die zahlreichen Pflanzen, die zu den Thallophyten gehören, sind in mehrere Klassen eingeteilt, von denen nur die Pilze und Bakterien für die Humanpathologie von Bedeutung sind. Ihre Nährstoffe beziehen sie meistens aus verwesten organischen Substanzen, seltenerweise aus dem lebenden Gewebe direkt. Sie sind also in der Regel Saprophyten und werden nur ausnahmsweise infolge von Anpassungserscheinungen Parasiten. Es handelt sich also in jedem Falle um sog. fakultative Parasiten. Das Grundelement im Aufbau eines Pilzes ist der Thallus oder das Mycelium. Diese werden gebildet aus dünnen, fadenförmigen Mycelfäden oder Hyphen, die aus einer Protoplasmamasse mit kräftiger Membranbegrenzung bestehen und entweder schlauchförmig (ungeteilt) oder septiert (gekammert) sind. Die Mycelien haben Spitzenwachstum oder bilden seitliche, oft dichotome Verzweigungen aus.

In der morphologischen Diagnostik besteht insofern eine gewisse Schwierigkeit, als die Pilze, je nach ihrer Umgebung die Form stark ändern können, so daß ein und derselbe Pilz ein polymorphes Aussehen annimmt.

Klassifikation der Pilze.

1. Botanische Systematik. Die botanische Klassifikation basiert auf dem vegetativen Aufbau, sowie auf der Vermehrungsart. So vermehren sich die Algenpilze durch Eizellen, die Schlauchpilze durch Sporenschläuche oder Ascien und die Basidienpilze durch Basidien. Eizellen, Ascien und Basidien sind die 3 Hauptfruchtformen der Pilze. Daneben gibt es Nebenfruchtformen; Pilze, die sich nur durch Nebenfruchtformen vermehren, werden als *Fungi imperfecti* bezeichnet. Daneben gibt es Pilze, die sich durch beide Fruchtformen fortpflanzen.

Alle Pilze die in der Humanpathologie eine Bedeutung haben, gehören zu den 3 folgenden Ordnungen: 1. Phycomyceten (Algenpilze); 2. Ascomyceten (Schlauchpilze); 3. Hyphomyceten oder Fungi imperfecti (Fadenpilze).

Die für die Lungenpathologie wichtigsten Pilze verteilen sich wie folgt auf die genannten Ordnungen: zu den Algenpilzen gehören: Mucor, Coccidiodes, Paracoccidiodes; zu den Schlauchpilzen gehören: Aspergillus, Penicillium; zu den Fadenpilzen gehören: Phialophora, Blastomyces dermatitidis, Histoplasma, Sporotrichum, Torula, Candida, Geotrichum, Actinomyces, Nocardia.

Da die botanische Klassifikation für klinische Zwecke ungeeignet ist, verzichten wir auf die Wiedergabe einer entsprechenden Tabelle, wie sie in den verschiedenen Büchern von Brumpt, Neveu und Lemaire zu finden sind.

2. Einteilung nach klinischen Gesichtspunkten. Von den ungefähr 80 000 bekannten Pilzarten kommt nur einer kleinen Minderzahl von etwa 30 in der Humanpathologie eine Bedeutung zu. Unter diesen sind es vor allem die ubiquitären Hefen, von denen allerdings nur gewisse Stämme unter ganz speziellen Bedingungen menschenpathogen werden. Zu den Sproßpilzen gehören ferner die nord- und südamerikanischen Blastomycen, die Coccidien und die Histoplasmen.

Für die Klinik besser geeignet ist eine Einteilung, die davon ausgeht, ob der Erreger primär im menschlichen Organismus vorhanden ist oder nicht. Nach diesem Gesichtspunkt muß man unterscheiden zwischen *primären* oder *exogen* erfolgten Infektionen und solchen, die sekundär oder endogen durch Überwucherung von physiologischerweise im menschlichen Organismus saprophytär vorkommenden Pilzen zustande kommen.

Dieses Einteilungsprinzip geht bereits auf Lang und Grubauer (1923) zurück.

Exogene Mykosen werden hervorgerufen durch folgende Pilze: Histoplasmen, Coccidiomycen, Nord- und Südamerikanische Blastomycen, Nocardien, Sporotrichen und Rhinosporidien.

Die häufigsten Erreger der *endogenen* Mykosen sind Actinomyceten, Monilien, Geotrichen und Aspergillen.

Durch folgende Pilze können *exogene* wie auch *endogene* Mykosen hervorgerufen werden: Cryptococcen, Aspergillen und Mucor. Die unter endogenen, bzw. unter exogenen und endogenen Mykosen erwähnten Erreger nehmen seit der umfangreichen Anwendung der Antibiotica zu. Dies gilt für sämtliche erwähnte Fungi, ausgenommen die Cryptococcen.

Tabelle 1.

A. *Exogene Mykosen:*	B. *Endogene Mykosen:*
Histoplasmen	Actinomyces
Coccidiomycen	Monilien
Nordamerikanische Blastomycen	Geotrichen
Südamerikanische Blastomycen	
Chromoblastomycen	C. *Exogene und endogene Mykosen:*
Nocardia	Cryptococcus (Torulopsis neoformans)
Sporotrichen	Aspergillus
	Penicillium
	Mucor

Epidemiologie.

Das epidemiologische Auftreten jedes Mikroorganismus ist durch sein primäres Vorkommen diktiert. Verschiedene Pilze sind — wie wir noch in den einzelnen Abschnitten besprechen werden — an bestimmte Regionen gebunden. So sind z. B. die für die Humanpathologie wichtigen nordamerikanischen Blastomyceten auf Amerika beschränkt.

Im Gegensatz dazu sind z. B. die Monilien, welche häufig als Zufallsbefund bei der Untersuchung von Sputen, Haut- und Schleimhautabstrichen, Stuhl und Fluor gesehen werden, überall auf der Welt gefunden worden. Ebenso kommt der Actinomyces bovis überall vor, speziell aber im Zahnfleisch bei normalen oder speziell auch bei Individuen mit schlechter Zahnhygiene (EMMONS, LORD und TREVETT, THOMPSON und LOVESTEDT, SLACK) Monilien, Geotrichen, Penicillien, Aspergillen und Mucor wurden isoliert von Speichel, Stuhl, Haut und Vagina auch gesunder Individuen (CARTER, JONES, ROSS und THOMAS, MARWIN usw.). Cryptococcus wurde gefunden bei Hautabstrichen, selten auch in Fruchtsäften, sehr häufig in der Erde und ausnahmsweise auch bei einer Mastitis von Kühen (POUNDEN, AMBERSON und JAEGER s. Tabelle 2).

Epidemien können aber auch dann auftreten, wenn z. B. nicht immune Individuen in eine Umgebung mit massenhaftem Pilzvorkommen verpflanzt werden. So beobachtete man z. B. Coccidiosen bei Soldaten, die von Osten in den Südwesten Amerikas dislozierten (GOLDSTEIN und McDONALD, DAVIS, SMITH und SMITH). Ferner wurden über 1000 Fälle von Sporotrichose in den Goldminen von Südamerika bekannt (BROWN, WEINTRAUB und SIMPSON). Epidemien von Histoplasmose wurden beobachtet bei Menschen, die mit Tauben oder Hühnern in Berührung kamen (FELDMANN und SABIN). Ebenso sind durch Silostaub Mykosen verursacht worden (GRAYSTONE).

SMITH macht darauf aufmerksam, daß die Häufigkeit von subklinischen Pilzinfektionen vielleicht ebenso groß sei wie bei durch Tuberkelbacillen oder Viren hervorgerufenen Krankheiten. Dies wurde nachgewiesen für Coccidien von KESSEL, ARONSON und C. E. SMITH, für Histoplasmen von CHRISTIE und PETERSON, PALMER und FURCOLOW.

Tabelle 2. *Natürliche Quellen von exogenen Pilzen* (modifiziert nach Smith).

Fungus:	*Vorkommen:*
Histoplasma capsulatum	Erde, Silo
Coccidioides immitis	Erde
Blastomyces dermatitidis	Erde ?
Blastomyces braziliensis	Gemüse
Nocardia asteroides	Erde
Sporotrichum Schenckii	Erde, Bergbauholz
Aspergillus fumigatus	Getreidekörner
Cryptococcus neoformans	Erde, Pfirsich

Geographische Verbreitung verschiedener Pilze:

Aktinomykose	Ubiquitär
Coccidiomykose	Südwest-USA., Argentinien
Nordamerikanische Blastomykose	Südost, Zentral-USA. und Nordamerika
Südamerikanische Blastomykose	Südamerika
Chromoblastomykose	Jeder Kontinent außer Asien
Sporotrichose	Ubiquitär
Histoplasmose	Alle Gebiete der Welt (aber vorwiegend in Zentral-USA.)
Nocardiose	Ubiquitär
Cryptococcose	Ubiquitär
Geotrichose	Ubiquitär
Aspergillose	Ubiquitär
Penicillose	Ubiquitär
Moniliase	Ubiquitär
Mucormykose	Ubiquitär

Antibiotica und Mykosen.

Der Einfluß der Antibiotica auf die Entstehung von Mykosen hat in der Literatur zu vielen Diskussionen Anlaß gegeben.

In neuerer Zeit sind die Pilzkrankheiten in den Vordergrund des Interessenkreises gerückt, da sie als Spätfolgen von antibiotischer Behandlung gesehen wurden. Tatsächlich muß in zeitlicher Hinsicht auffallen, daß solche Pilzkomplikationen erst seit der weitverbreiteten und protrahierten, oft kombinierten Anwendung von Antibiotica bekannt wurden. Wir haben uns mit dieser Frage eingehend befaßt. In unserer Arbeit „Pilzerkrankungen der inneren Organe als Folge von Behandlung mit Antibiotica unter besonderer Berücksichtigung des Respirationstraktes" haben wir unsere entsprechenden Beobachtungen mitgeteilt unter Verwertung von ausführlicher Literatur.

Nach unseren eigenen Beobachtungen sowie auf Grund der Literatur sind wir zum Schluß gekommen, daß die durch Pilze hervorgerufenen Komplikationen schwerer Art, die klinisch das Krankheitsbild beherrschen, selten sind. Sie scheinen nur unter ganz gewissen Bedingungen zustande zu kommen, einmal wenn die Abwehrkraft des Körpers darniederliegt und auf der anderen Seite, wenn die Antibiotica über längere Zeit, in hoher Dosierung und vor allem in Kombination angewendet werden.

In pathogenetischer Hinsicht wurden verschiedene Möglichkeiten diskutiert. Es sind vor allem drei Mechanismen, welche eine Erklärung für das gehäufte Vorkommen von Pilzerkrankungen im Anschluß an längere antibiotische Behandlungen geben können.

Erstens ist die *Störung des physiologischen Gleichgewichtes der Körperflora* zu nennen, indem es durch die Vernichtung antibiotisch-sensibler Keime zu einer tiefgreifenden Störung im bakteriellen physiologischen Antagonismus des Makroorganismus kommt. Nach den Untersuchungen von Fleming u. a. sind fast alle Bakterien mit Ausnahme der Hefe, von Proteus und Pseudomonas hoch cmpfindlich gegenüber den neueren Antibiotica wie Terramycin, Chloromycetin und Aureomycin. Durch die Vernichtung der antibiotisch-sensiblen Keime kommt es damit zu einem ungehinderten Wachstum der antibiotisch nicht-sensiblen Pilze. Es scheinen aber bei diesen Entstehungsmechanismen noch andere Faktoren eine Rolle zu spielen, sonst könnte man sich nicht erklären, warum z.B. solche Komplikationen bei Männern seltener angetroffen werden als bei Frauen.

In zweiter Linie ist die *Vitaminmangeltheorie* zu erwähnen. Durch die genannten hochwirksamen Antibiotica wird die Coli-aerogenes Flora im unteren Dünndarm und im anschließenden Abschnitt des Dickdarmes zerstört. Aus diesem Grunde kann die Synthese der verschiedensten Vitamine des B-Komplexes wie B 12, Folsäure, Biotin, Lactoflavin, Nicotinsäure, Pantothensäure, Paraaminobenzoesäure, sowie des Vitamin K_2 nicht mehr stattfinden. Auf diese Weise werden die gelegentlich als B-Avitaminosen imponierenden Mangelerscheinungen wie Perlèches, Glossitiden, Rhagaden und Stomatitiden interpretiert.

Es wurde ferner auch eine *direkte wachstumsstimulierende Wirkung* diskutiert. Diese Annahme könnte allerdings nicht von allen Forschern bestätigt werden. Von PAPPENFORT und SPITZER-SCHNALL wird z. B. von Aureomycin eine wachstumssteigernde Wirkung auf Pilze hergerufen. Andere Untersucher sind allerdings der Meinung, daß die in der Hülle der Antibiotica enthaltenen Phosphate für die Wachstumssteigerung verantwortlich seien.

Nach in vitro-Untersuchungen PAINEs üben Chloromycetin und Penicillin keinen Effekt auf Monilien, hingegen einen geringen wachstumssteigernden Effekt auf Schimmelpilze aus. Im Autoklaven inaktiviertes Penicillin hingegen führt zu leichter Stimulation, so daß der wachstumsfördernde Effekt nicht unbedingt mit dem antibiotischen zusammenhängt. Terramycin übt ebenfalls keine Wirkung auf Monilien aus, hindert aber das Wachstum des Schimmelpilzes, während Aureomycin beide Pilzarten leicht am Wachstum hindert. Streptomycin übt nur in höherer Konzentration eine leichte Stimulation auf Monilien aus und eine leichte Inhibition von Schimmelpilzen, während bei niedriger Dosierung überhaupt kein sicher wachstumsbeeinflussender Effekt auftritt.

Wachstumsfördernde Wirkungen konnten auch am Pflanzenwachstum gezeigt werden. Dies gilt für alle Antibiotica, wie WILSON und Mitarbeiter an Hand von Zwiebelwurzeln nachweisen konnten. Ähnliches gilt für das Tierwachstum (PLICHET), so daß Antibiotica auch zu industrieller Geflügel- und Schweinezucht verwendet wurden. In solchen Fällen ist allerdings die Dosierung dermaßen niedrig gehalten, daß eine Sterilisierung des Darmes nicht eintritt.

Zusammenfassend läßt sich sagen, daß im Organismus auch physiologischerweise Pilzorganismen vorhanden sind; da die Mischflora einen gegenseitig kontrollierenden hemmenden Effekt aufweist, spielen die Pilze praktisch keine Rolle. Bei Vernichtung der antibiotisch empfindlichen Keime kommt es deshalb erst zur Überwucherung von Pilzelementen, die eben im Gegensatz zu den meisten Mikroben nicht auf die Antibiotica ansprechen. Es ist aber nur bei fortgeschrittener Verminderung der Abwehrkräfte des Organismus mit dem Auftreten von letalen Komplikationen zu rechnen. Wir stehen deshalb vor der paradoxen Situation, daß wir ein bisher als unheilbar gegoltenes Leiden, z. B. eine Endocarditis lenta, dank der Antibiotica zum Verschwinden bringen, daß wir aber den gleichen Patienten an einer durch Antibiotica hervorgerufenen letalen Pilzkomplikation ad exitum kommen sehen.

Wir hatten Gelegenheit, im ganzen drei letale Fälle von Lungenmykosen nach protrahierter antibiotischer Therapie zu verfolgen. Während solche generalisierte Mykosen der Lunge schwer auf verschiedene antimykotische Mittel ansprechen, so sind doch die lokalen Komplikationen, z. B. im Bereiche der Mundhöhle, relativ leicht therapeutisch erreichbar.

Aus diesen Gründen ist von der kritiklosen protrahierten und kombinierten Anwendung verschiedener Antibiotica zu warnen. Pilzerkrankungen nach antibiotischer Behandlung sind also nur ein Teilproblem des biologisch außerordentlich interessanten und wichtigen Resistenzproblems antibiotisch behandelter Erreger. Eine zielgerichtete Behandlung mit Antibiotica soll Medikamente ohne breites Wirkungsspektrum in die Hand des Arztes geben, damit nur die pathogenen und nicht auch andere für die Funktion des Organismus notwendigen Mikroorganismen vernichtet werden.

Daß wir solche Pilzkomplikationen vor allem im Bereiche des Respirationstraktes sehen, mag damit zusammenhängen, daß dieses Organsystem uns in diagnostischer Hinsicht am meisten entgegenkommt, indem auf der einen Seite das Sputum gut untersucht werden kann, auf der anderen Seite röntgenologisch rasch Veränderungen im Bereiche der Lungen gesehen werden. Im Prinzip können ja als Komplikationen nach antibiotischer Behandlung sämtliche inneren Organe von irgendeinem, die Körperhöhlen besiedelnden saprophytären Fungus affiziert werden. Auch wurden eigentliche Pilzpyämien beschrieben, wobei alle inneren Organe mehr oder weniger ausgedehnt befallen waren.

Diagnose.

Aus den klinischen Daten allein kann niemals eine sichere Diagnose, sondern höchstens eine Vermutungsdiagnose gestellt werden. Für eine Diagnose benötigen wir Kenntnis des Wohnsitzes des Patienten, die genauen klinischen Symptome, den Röntgenbefund und vor allem den Erregernachweis. Eine Diagnose kann also nur unter Zuhilfenahme aller zur Verfügung stehenden Daten gestellt werden und hat auch dann noch mit aller Reserve zu erfolgen, sogar wenn der Pilznachweis vorliegt. In praktischer Hinsicht ist an erster Stelle die

1. mikroskopische Untersuchung von Sputum, Liquor, Urin, Faeces usw. zu nennen. Zuverlässiger als der Pilznachweis im Sputum ist derjenige im bronchoskopisch entnommenen Bronchialsekret, da dem Sputum Pilzelemente der Mundhöhle beigemischt sein können. Pilze sind schon im Nativpräparat meist gut zu erkennen. Bei kapselhaltigen Elementen läßt eine Anfärbung mit Tusche die Kapseln deutlich werden.

Auch Anreicherungsverfahren mit speziellen Färbungen nach Giemsa, Gram oder Ziehl-Nelson ergeben gute Darstellungen.

2. Kulturen. Die kulturellen Verfahren sind am wichtigsten. Sie sind in jedem Falle anzuwenden, da sie allein eine exakte Artdiagnose erlauben. Sie haben aber leider den Nachteil, daß sie erst nach einer Überwachungszeit von mindestens 3—4 Wochen eine Diagnose erlauben, während man klinisch gezwungen ist, bereits viel früher therapeutisch einzugreifen.

Fast alle Pilze sind Aerobier (außer den anaeroben Actinomyceten) und wachsen im allgemeinen auf dem Glucoseagar nach Sabouraud (Pepton Agar von p_H 5—6 mit 4% Dextrose).

3. Hautteste. Hautteste mit Pilzantigenen werden wie eine Mantouxsche Reaktion durchgeführt, d. h. mit dünner Nadel werden 0,1 cm³ Antigenlösung streng intracutan gespritzt. Bei der Interpretation der Reaktionen ist zu beachten, daß nur sog. Spätreaktionen, d. h. solche Reaktionen, die erst nach 48 Std, im Mittel aber erst nach 3—5 Tagen auftreten, als positiv bewertet werden dürfen. Nicht selten beobachtet man bei Positivwerden solcher Reaktionen starke fokale Reaktionen, indem es z. B. im Fall von Lungenmykosen zu vermehrtem Husten und Auswurf kommt. Auch Fieberreaktionen werden nicht selten ausgelöst.

Die Hautteste sind im allgemeinen negativ in der Initialphase der Erkrankung, um dann im Verlaufe der Krankheit positiv zu werden.

Auch bei rasch progredienten Formen, vor allem z. B. bei Histoplasmose können sie wieder negativ werden. Das gleiche gilt für terminale Fälle, die negative Reaktionen geben (Stadium der Anergie). Wegen gewissen Kreuzreaktionen zwischen Histo-, Blasto- und Coccidiomycen, speziell aber zwischen Histo- und Blastomycen muß man in der Interpretation der Hautreaktionen vorsichtig sein. Deshalb sollten bei Verdacht auf einen dieser genannten Pilze immer alle 3 Antigene simultan gespritzt werden, da dann die spezifischen Reaktionen am stärksten herauskommen und keine Schwierigkeit in der Interpretation besteht. Bei Coccidiomykose kommt es nur zu einer Kreuzreaktion bei ganz starker Empfindlichkeit auf Coccidiodin, d. h. bei positiven Hautreaktionen auf Verdünnung von 1:10000 und mehr.

In praktischer Hinsicht empfehlen wir als orientierende Voruntersuchungen *Oidiomycetin* (gruppenspezifisches Antigen für Blastomyces, Geotrichen und Schizosaccharomyces) und *Actinomycetin* (gruppenspezifisches Antigen der Actinomyces- und Nocardiaarten). Bei Auftreten heftiger lokaler und fokaler Reaktionen nach intracutaner Applikation solcher Antigene wird mit spezifischen monovalenten Antigenen weitergetestet. Positive Intracutanteste sind aber an sich noch keineswegs pathognomonisch, da auch allergische Reaktionen auf saprophytär vorkommende Pilze häufig sind.

Nach unseren Reihenuntersuchungen reagieren 15% aller Patienten, die wegen irgendeines internen Leidens die Zürcher Med. Poliklinik aufsuchen, mit positiven Hautreaktionen auf Pilzmischvaccine. Ein besonderer Zusammenhang zwischen vorangegangener antibiotischer Behandlung und positiven Hautreaktionen scheint nicht sicher zu bestehen. Bei 76 Sanatoriumspatienten fand Wyss in etwa 20% auf Oidiomycetin positive Hautreaktionen.

Im Gegensatz dazu sei auf die Untersuchungen von Elo und Pätiälä verwiesen, wonach bei 366 Finnländern ohne Auslese (wovon 312 positiv auf Tuberkulin reagierten) alle Intracutanteste mit Histoplasmin und Coccidiodin negativ ausfielen. Dies ist ein Beweis dafür, daß die Intracutanreaktionen nur bei den exogenen Mykosen diagnostisch eine wichtige Bedeutung haben. Glusker und Mitarbeiter fanden unter 7013 mexikanischen Rekruten in 1,6% positive Coccidiodin-, bzw. in 14% positive Histoplasminreaktionen.

4. Serologische Reaktionen (Nachweis von Agglutininen, komplementbindenden Antikörpern, Präcipitinen) beschränken sich auf Blastomyces und Sporotrichen sowie Histoplasmen und Coccidien, wobei besonders den Titerschwankungen eine diagnostische Bedeutung beigemessen werden kann. Die Titerwerte sind im allgemeinen aber niedrig (Werte um 1:4, 1:8 usw. sind die Regel), da den Pilzen ein geringes antigenes Vermögen zukommt, im Gegensatz zu ihren starken allergisierenden Eigenschaften. Coccidien und Histoplasmen sind die stärksten Antigenbildner.

Die Antikörper werden bei subklinischen oder milden klinischen Infektionen nicht stimuliert. Es braucht also schwerere Gewebsreaktionen, bis positive serologische Resultate auftreten.

Positive serologische Reaktionen sprechen für aktive Infektion. Die Titer steigen während der Erkrankung an, sinken ab oder verschwinden bei der Heilung. Sera von Histoplasmose- und Blastomykosekranken weisen gekreuzte Reaktionen auf, in geringerem Maße auch die von Coccidiomykosekranken.

5. Biopsie. Die Interpretation von Biopsiematerial ist insofern schwierig, als die durch Pilze hervorgerufenen Gewebsreaktionen unspezifisch sind. Es werden Gewebsgranulome gesehen, wie sie auch von anderen granulomatösen Krankheiten bekannt sind. Die Biopsien sind deshalb nicht so zuverlässig wie Kulturen, um so mehr als der Erregernachweis im Gewebe oft sehr schwierig ist.

Zur Darstellung von Pilzen im Gewebeschnitt eignet sich die Färbung nach HOTCHKISS und McMANUS, welche auf der Tatsache basiert, daß die Zellwände der Pilze aus einer Mischung von Cellulose und Chitin bestehen. Beide Substanzen sind in tierischen Geweben nicht vorhanden.

6. Tierversuche. Tierversuche erlauben oft keine Artdiagnose. Da man mit einfacheren diagnostischen Verfahren rascher zum Ziele kommt, wird man im allgemeinen darauf verzichten können. Tierversuche sind indiziert zur Differenzierung gegenüber morphologisch ähnlich aussehenden aber apathogenen Fungi. Das aus dem getöteten Versuchstier gewonnene Untersuchungsmaterial wird kulturell weiter differenziert zum Zwecke der Artdiagnose.

Da die verschiedenen Pilze nur für ganz bestimmte Versuchstiere und nur auf einem ganz bestimmten Inoculationsweg pathogen sind, werden wir sie jeweils in den einzelnen Abschnitten des speziellen Teiles erwähnen.

Um nur ein Beispiel zu erwähnen, sind die Tauben bei intratrachealer und intraperitonealer, die Ratten und Meerschweinchen bei intraperitonealer Inoculation für Aspergillen empfindlich, während Hunde und Katzen für jede Infektionsart resistent sind.

Allgemeine Richtlinien für die Behandlung.

Obschon die wichtigsten Behandlungsmethoden und Möglichkeiten jeweils für jede einzelne Pilzart kurz besprochen werden, scheint es uns der Übersicht wegen angezeigt, kurz auf allgemein-therapeutische Überlegungen, die sich bei Pilzkrankheiten ergeben, einzugehen.

Bei ausgedehnteren Lungenprozessen sollten immer fungicide oder fungistatische Mittel angewendet werden, falls solche für die betreffende Pilzart überhaupt zur Verfügung stehen. Bei solitären Lungenherden kommt operative Intervention in Frage.

1. Jod. Seit alters her gilt das Jod als das klassische Mittel in der Behandlung von Pilzkrankheiten. Peroral soll es in gesättigter Lösung von Kalium jodatum in auf- oder absteigender Dosierung gegeben werden. Um Mißverständnissen vorzubeugen, sei hervorgehoben, daß es sich bei Kalium jodatum (Bezeichnung der Pharmacopoea Helvetica V) (P.H.V) nicht etwa um Jodate, sondern um Jodide handelt. In der Pharmacopoea internationalis steht denn auch die Bezeichnum Kalium jodidum (P.J.). Bei Unmöglichkeit peroraler Verabreichung kann Natrium jodatum (PHV) in $^1/_2$%iger Lösung intravenös verabreicht werden. Wir beginnen gewöhnlich mit 2mal 1 cm³ und steigern täglich bis zum Maximum von 2×10 cm³ intravenös. Bei den die Pilzerkrankungen der Lunge begleitenden spastischen Bronchitiden empfiehlt sich die Kombination mit Inhalation von Natrium jodatum und Bronchusdilatatoren.

2. Gentianaviolett. In vielen Fällen bewährt sich immer noch das Gentianaviolett, und zwar bei lokaler Verabreichung als 5%ige Lösung. Für die intravenöse Injektion muß eine $^1/_{20}$%₀ige Lösung verwendet werden, und zwar in einer Dosierung von 5 mg/kg Körpergewicht (STOVALL und GREELEY). Diese Behandlungsmethode hat den Vorteil, daß es zu einer raschen Rückbildung der manchmal ungeheuren Sputummengen kommt. Hingegen haben die Injektionen den Nachteil von unangenehmen Nebenerscheinungen in Form von schwersten, ausgedehntesten Venenthrombosierungen, so daß man oft gezwungen ist, die Behandlung mit Gentianaviolett abzubrechen. Diese Behandlungsart kommt vor allem für die endogenen Mykosen in Betracht.

3. Paraben. Das Paraben hat sich rasch in der Behandlung von Pilzkrankheiten einen ersten Platz erobert. Auch nach unseren Erfahrungen ist es weitaus die wirksamste Substanz in der Behandlung der meistens endogenen Pilzkrankheiten. Beim Paraben handelt es sich um einen Ester der Parahydroxybenzoesäure. Methylester sollen besonders gegen Schimmelpilze, Propylester gegen Sproßpilze wirksam sein. Die Verträglichkeit des Esters ist gut. Applikationsmöglichkeiten sind oral, rectal sowie vaginal. Nebenerscheinungen haben wir nie gesehen. Im allgemeinen genügt eine Dosierung von täglich 800 mg, verabreicht in 4 Einzeldosen. Diese Dosierung genügt, um in wenigen Tagen auch schwere Pilzkomplikationen zum Stillstand zu bringen, wenn nicht ein zugrunde liegendes schweres Allgemeinleiden die Heilung verzögert.

Nach Anwendung dieses Mittels in der angegebenen Dosierung beobachteten wir eine kritische Entfieberung bereits am 2. Tag bei einer akuten Pilzpneumonie, aufgetreten im Anschluß an antibiotische Behandlung.

4. Antibiotica. Bei der Bekämpfung von generalisierten primären Mykosen werden auch Antibiotica verwendet. In der Behandlung der Aktinomykose kommt dem Penicillin eine wesentliche Bedeutung zu. Bei einer generalisierten nordamerikanischen Blastomykose wurde während Wochen täglich 3mal bis 4 g Aureomycin verabreicht und auch Rezidive konnten mit dieser Therapie erfolgreich angegangen werden (McVay und Caroll). Diese Behandlung wurde im ganzen während vieler Monate durchgeführt.

Auch neuere Antibiotica wie *Actidione* (Jenkins und Mitarbeiter) sowie *Prodigiosin* (Lack) haben eine Wirkung auf verschiedene Pilze, besonders aber auf Coccidoides immitis. Diese Antibiotica haben aber den Nachteil, sehr toxisch zu sein.

Nach neueren Angaben von Le Chevalier soll auch *Candicidin* wirksam sein: ein neues Antibioticum, das aus Actinomycespilzen hergestellt wird und starke fungicide Eigenschaften aufweist, speziell gegen Hefearten. Tierexperimentell ließ sich eine therapeutische Wirksamkeit gegenüber Candida albicans und Blastomyces nachweisen, weniger gegenüber Histoplasmen. Dieser Autor berichtete über die Heilung einer intestinalen Mykose durch Candicidin per os.

5. Aromatische Diamidine. Experimentelle und klinische Beobachtungen schreiben den *aromatischen Diamidinen* einen hemmenden Effekt auf verschiedene Pilze zu. Nach den Angaben verschiedener Autoren (Schönbach und Miller, Pariser und Mitarbeiter, Fink, van der Ploeg und Moorsund) sollen die aromatischen Diamidine vor allem auf die nordamerikanische Blastomykose wirken. Das Mittel wird per os verabreicht, und zwar in einer Dosierung von 150 mg täglich, total 4,5—6 g. Die bekannten Nebenerscheinungen in Form von Spätneuralgien des Nervus trigeminus werden bei Stilbamidin in Kauf genommen, da es sich um ein so glänzendes Therapeuticum handeln soll. Bei der Torulopsis neoformans-Infektion sollen mit Stilbamidin hingegen keine Erfolge erzielt worden sein.

6. ACTH und Cortison. Die entzündungshemmende Wirkung von ACTH und Cortison macht man sich auch bei Mykosen zu Nutzen. Diese beiden nicht ungefährlichen Medikamente müssen aber reserviert bleiben für schwere Fälle mit ausgesprochen entzündlichen Gewebsreaktionen. Wenn diese Hormone mit aller Vorsicht, in Kombination mit anderen therapeutischen Maßnahmen und nur ganz kurzfristig angewendet werden, dürften sie ganz bestimmt einen wichtigen Platz in der Behandlung von Pilzkrankheiten einnehmen.

7. Vitamine. Bei sekundären Mykosen im Anschluß an antibiotische Behandlung soll prinzipiell eine zusätzliche *Vitaminmedikation* erfolgen. Wie wir in der Einleitung dargelegt haben, kommt es zu einem Vitaminmangel infolge antibiotischer Zerstörung von verschiedenen, die Biosynthese von Vitaminen durchführenden Mikroorganismen im Darm. Wir verabreichen in solchen Fällen immer große Mengen von Vitamin B-Komplex und Vitamin K. In diesem Zusammenhang ist noch darauf aufmerksam zu machen, daß gerade Mykosen, die im Anschluß an hochdosierte und langfristig verabreichte antibiotische Behandlung auftreten, häufig hämorrhagische Diathesen aufweisen.

Bei diesen endogenen Mykosen, die im Gefolge antibiotischer Behandlung auftreten, ist auch noch die Frage der Prophylaxe zu diskutieren. Wenn wir längere Zeit Antibiotica verabreichen müssen, treiben wir eine Prophylaxe mit Paraben, indem wir den Patienten täglich 0,2 g geben, eine Dosis, die ausreicht zur Verhinderung des Pilzwachstums. Da man aber bei kurzfristiger antibiotischer Therapie solche Komplikationen im allgemeinen nicht zu befürchten hat, ist man wieder davon abgekommen, den Aureomycinkapseln Paraben beizugeben. (90 mg Methylparaben und 22,5 mg Propylparaben je 250 mg wirksamer Substanz), wie dies eine Zeitlang von gewissen chemischen Firmen getan wurde.

8. Vaccine. Wie wir noch im Kapitel Blastomykosen ausführen, kommt die Vaccinetherapie vor allem bei der Behandlung der nordamerikanischen Blastomykose zu ihrem Recht. Dabei müssen aber die besonderen Allergieverhältnisse berücksichtigt werden. Unter Vaccinebehandlung besteht die Gefahr von Dissemination, so daß also diese Art der Behandlung mit aller Vorsicht zu geschehen hat. Bei cutaner Allergie empfiehlt sich eine Desensibilisierung, während bei negativen Hautreaktionen und negativen Seroreaktionen Immunisierung in Frage kommt (Smith).

9. Operation. Bei den primären lokalisierten Mykosen der Lunge ist gelegentlich chirurgische Intervention indiziert. Es handelt sich um die gleichen Eingriffe der Thoraxchirurgie, wie wir sie von der Tuberkulose her kennen: Lobektomie, Pneumektomie usw. Im allgemeinen sollen die Pilzkavernen nur wenig auf Pneumothoraxbehandlung ansprechen.

10. Röntgentherapie. Die Röntgentherapie beschränkt sich im wesentlichen auf die cutanen Formen von Blastomykose, Coccidiomykose, Soor und Aktinomykose.

Bei den Pilzerkrankungen der Lunge kommt sie nur bei der Lungenaktinomykose zur Anwendung und auch hier nur als zusätzliche Maßnahme zur medikamentösen Therapie.

11. Varia. In der Literatur wird auch noch über verschiedene andere Substanzen mit fungistatischer Wirkung berichtet. So wird der *Undecylensäure* bei peroraler Verabreichung von Mountain und Krummenacher eine prophylaktische Wirkung bei antibiotischer Behandlung zugeschrieben. Nach ihrem Vorschlag wurde je 0,250 g Aureomycinsubstanz 0,44 g Undecylensäure beigegeben.

Auch über fungistatische Wirkung verschiedener *Antihistaminica* wird berichtet (Mitchell und Mitarbeiter).

Da wir uns häufig mit den sekundären Mykosen der Lungen zu beschäftigen haben, werden wir in erster Linie dem Paraben und in zweiter Linie dem Gentianaviolett in der Therapie den Vorzug geben. Bei primären, exogenen Infektionen hat man sich nach dem jeweils wirksamsten Fungicid zu richten. Es ist aber darauf aufmerksam zu machen, daß in dieser Hinsicht leider nur relativ wenige sicher wirksame Medikamente zur Verfügung stehen.

Coccidiomykose der Lungen.

Der Erreger dieser Infektionskrankheit ist der Pilz Coccidioides immitis.

Synonyma für die Erkrankung sind: Valley Fever, San Joaquin-Fever, Wüstenrheumatismus, Coccidiengranulom, POSADA-WERNICKE-Krankheit.

Diese Pilzerkrankung ist außerordentlich infektiös. Die Mehrzahl der Bewohner endemischer Gebiete infizieren sich mit Coccidien.

Historisches. Unter dem Titel „Über einen Protozoenbefund bei Mycosis fungoides" erfolgt durch WERNICKE die erste Beschreibung der Krankheit, die durch seinen Schüler POSADA in Buenos Aires entdeckt wurde. Wir zitieren wörtlich aus dieser Publikation im Zentralblatt für Bakteriologie und Parasitenkunde des Jahres 1892: „Bei der Untersuchung von Hautstücken, welche einem Menschen entnommen waren, der laut Diagnose von anerkannten Spezialisten an Mycosis fungoides litt, fand einer meiner Schüler, Herr A. POSADA, eigentümliche Körper, die er meiner Ansicht nach mit Recht als Sporozoen klassifizierte und mit der vorliegenden Krankheit in ursächlichem Zusammenhang betrachtete."

Bereits 1894 wurde der 2. und 3. Fall von RIXFORD und THORN mitgeteilt, 1896 von RIXFORD und GILCHRIST. 1900 berichteten OPHÜLS und MOFFIT über einen weiteren Fall. In der Folge ist es vor allem CARTER, der sich mit den Coccidiomykosen befaßt hat. Von ihm erschien im Jahre 1931 eine umfassende Arbeit mit ausführlichen Literaturangaben. CARTER konnte bereits im Jahre 1931 über 37 Fälle mit Lungenbeteiligung berichten. Schon damals wies er darauf hin, daß die Krankheit ähnlich einer Tuberkulose verlaufe, daß besonders Lungen- und Knochenveränderungen typisch seien und daß die Ähnlichkeit zur Tuberkulose noch größer sei als diejenige zur Blastomykose.

Erreger. Der Pilz Coccidiodes immitis kommt in zwei verschiedenen Formen vor: 1. in einer parasitierenden und 2. in einer vegetativen Form.

Die *parasitierende* Form wird im infizierten Gewebe gefunden. Sie imponiert als kleine Cysten oder Sphaerulae, die doppelt konturierte, lichtbrechende Kapseln aufweisen. Der Durchmesser beträgt im Mittel 20—30 μ. In solchen Cysten können sich 50—100, seltenerweise auch bis 200 Endosporen von 2—5 μ Durchmesser ausbilden. Durch Ruptur entleeren sich die Endosporen aus den Cysten und bilden ihrerseits junge Sphaerulae aus.

Die *vegetative* Form, die man außer in den Kulturen in der freien Natur am Boden und im Sand antrifft, hat Mycelienform mit verzweigten, septierten Hyphen, welche rundliche oder ovale, dickwandige Arthrosporen ausbilden.

Diese Pilze wachsen bei Zimmertemperatur auf Glucoseagar nach SABOURAUD oder Ochsenblutagar.

Pathologische Anatomie. Für Coccidiose spezifisch histologische Veränderungen sind nicht bekannt. Die pathologisch-anatomischen Veränderungen gleichen weitgehend denjenigen der Tuberkulose einerseits und der nordamerikanischen Blastomykose andererseits.

Nach COX und SMITH werden in der Lunge proliferativ-infiltrative und exsudative Prozesse vorgefunden. Bei den erstgenannten Veränderungen bestehen Knötchen aus epitheloiden Zellen und Riesenzellen, die von Lymphocyten, Plasmazellen und Makrophagen umgeben sind. Solche Noduli enthalten die Sphaerulae.

Die exsudative Form ist gekennzeichnet durch zentrale Nekroseherde, die von polymorphkernigen Leukocyten umsäumt werden.

Übertragung und Infektionsmodus. Die von den vegetativen Formen gebildeten Sporen, die in Endemiegebieten auf dem Erdboden gefunden werden, werden durch den Wind verbreitet und gelangen durch die Atmungswege in den menschlichen Organismus.

Die Haupteintrittspforten in den menschlichen Körper für die von der vegetativen Form gebildeten Sporen stellt der Respirationstrakt dar, während das Eindringen der Sporen durch die verletzte Haut selten ist. Diese Sporen sind außerordentlich infektiös, was einerseits aus der Zahl der Laborinfektionen (LOONEY und STEIN), andererseits aus der Tatsache hervorgeht, daß Reisende, welche Endemiegebiete in geschlossenen Fahrzeugen durchqueren, infiziert werden können.

Eine Infektion von Mensch zu Mensch und von Tier zu Tier wurde nie beobachtet.

Die Tiere, speziell Nagetiere spielen nur als Reservoire für Coccidien eine Rolle, nicht aber für deren Übertragung.

Gemäß der Übertragung der Sporen durch Staub besteht auch eine jahreszeitliche Häufung von Erkrankungen. Während in der Regenperiode kaum je Neuerkrankungen vorkommen, häufen sich solche Infektionen während der heißen Trockenperiode (Juli—August).

Geographische Verbreitung. Die überragende Mehrzahl der Fälle ist im San Joaquin-Tal von Kalifornien bekannt geworden, und zwar vor allem im südlichen Teil dieses Landes. Im übrigen verweisen wir auf die geographische Verteilung, wie sie aus der Karte ersichtlich ist (vgl. Karte S. 645).

In Europa wurden nur selten solche Fälle beschrieben. Zwei Beobachtungen stammen von BECK aus Italien. Im 2. Weltkrieg wurden ferner solche Erkrankungen bei deutschen Kriegsgefangenen, die in Kalifornien in Lagern untergebracht waren, auch in Deutschland gesehen (PAUL).

Die Coccidiomykose kommt in allen Altersstufen vor, bei Männern häufiger als bei Frauen. Die primäre Coccidiomykose ist im Gegensatz zur disseminierten Form bei beiden Geschlechtern gleichermaßen vorhanden. Auffallend ist, daß sie bei dunkelpigmentierten Menschenrassen (Negern, Indianer) häufiger ist. Bei diesen Rassen ist auch die granulomatöse disseminierte Form sowie die Mortalität höher.

Vom Department of public health in Kalifornien werden jährlich nur über 46 neue Fälle von Coccidiomykose berichtet. Es ist anzunehmen, daß der größte Teil der Bewohner von endemischen Regionen eine Immunität gegen die Coccidien besitzt.

Symptomatologie. Der Übersicht halber teilen wir die Lungencoccidiomykose ein in: 1. primäre, im allgemeinen benigne verlaufende Formen und 2. postprimäre, progressive, meist tödlich verlaufende Formen.

1. Primäre Formen. Nach einer Inkubationszeit von etwa 2—3 Wochen treten die ersten proteusartigen Symptome auf. Sie verlaufen unter dem Bild eines milden katarrhalischen Infektes der oberen Luftwege mit leichtem Reizhusten, Temperatursteigerungen, manchmal Schüttelfrösten, allgemeiner Abgeschlagenheit, Kopfschmerzen und den üblichen Infektionszeichen. Dies entspricht am ehesten der Symptomatologie einer Grippe. Seltener sind Arthralgien, Conjunctivitis und cervicale Lymphknotenvergrößerungen. Manchmal werden geringe Mengen von Sputum expektoriert. Sehr zahlreich sind auch die Fälle, die mit Thoraxschmerzen, speziell substernalen, einhergehen. Ebenso werden Pleuraschmerzen häufig beobachtet.

Auskultatorisch ist in diesem Stadium kaum ein Befund zu erheben, außer spärlichen Rasselgeräuschen und abgeschwächtem Atem.

Während des katarrhalischen Prodromalstadiums sind röntgenologisch meistens bereits Lungenveränderungen vorhanden: nach Angaben von PAUL in 80% der Fälle in Form eines vergrößerten, schlecht abgesetzten und verdichteten Hilus, oder in Form von kleinen Infiltratschatten. Als charakteristisch werden aber auch einzelne oder multiple rundliche, scharf umschriebene Infiltrate meistens im Bereiche der Mittel- oder Unterlappen beschrieben mit einem Durchmesser von wenigen Zentimetern. Die einzelnen Infiltrate verschwinden im Verlaufe von Monaten ganz oder bilden sich ausnahmsweise zu ganz dünnwandigen Kavernen um (Abb. 1).

Typisch für diese Kavernen ist außer der ausgesprochenen Dünnwandigkeit ihre rasche Entwicklung in manchmal nur 10—14 Tagen. Nach WINN ist die Prognose für die durch Coccidien verursachten Kavernen folgende: 25% der Lungenkavernen schließen sich spontan, 10% persistieren für Jahre ohne Beeinträchtigung des Allgemeinzustandes und nur in 28% der Kavernen treten Komplikationen auf (Spontanpneumothorax) infolge Ruptur von Kavernen.

Die Kavernen können sich unter Fibrosierung schließen. Das Endresultat solcher Entwicklungen sind Kalkeinlagerungen.

Kleinere Pleuraexsudate, die nur den Sinus phrenicocostalis ausfüllen, kommen in etwa $^1/_5$ der Fälle vor. Massive Pleuraexsudate hingegen werden allgemein als selten bezeichnet.

Als konstanteste hämatologische Veränderungen bei Coccidiomykose werden angegeben: eine Erhöhung der Senkungsreaktion sowie eine wechselnde Eosinophilie mit einer Leukocytose (WILLETT und WEISS). Die Eosinophilen schwanken nach den Angaben verschiedener Autoren zwischen geringen Werten von 5—18%. In einem einzigen Fall von WILLETT und OPPENHEIM wurde eine Eosinophilie von 87% beschrieben, in einem weiteren Fall eine solche von 27%.

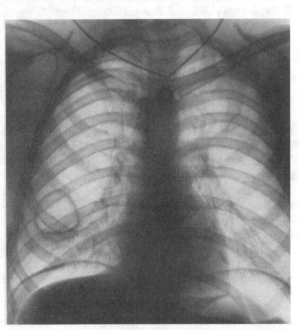

Abb. 1. Coccidiomykose der Lungen mit cystenähnlicher Kaverne. Behandlung durch Pneumoperitonaeum. (Armed Forces Institute of Pathology, Washington, D.C.)

Nach einem absolut unspezifischen Prodromalstadium von etwa 2—3 Wochen Dauer kommt es unter Rückgang der Temperaturen zu allergischen Manifestationen. Unter erneuten Temperatursteigerungen bilden sich über den Unterschenkelstreckseiten Veränderungen aus, die an ein *Erythema nodosum* oder *multiforme* erinnern. Solche Hautveränderungen können aber auch an anderen Körperpartien auftreten. Sie sind anfänglich auf Druck empfindlich und verschwinden dann nach wenigen Tagen unter Rücklassung von pigmentierten Flecken, die noch während Wochen persistieren. Ein Erythema multiforme oder nodosum wird in 4,4—20% der Fälle beobachtet.

Die Erkenntnis, wonach beide Krankheiten, die eigentliche Coccidiomykose und das Valley fever nichts anderes als ein und dieselbe Infektionskrankheit sind, wurde erst 1936 durch GIFFORD und DICKSON gewonnen.

2. Progressive Formen. Die progressiven Formen der Lungencoccidiomykose sind wesentlich seltener als die primären Formen. Nur in 0,2% der Fälle von primärer Lungencoccidiomykose entwickeln sich progressive Formen mit Generalisierung in sämtliche inneren Organe, und vorzugsweise auch in das Skeletsystem.

Diese Formen können sich ähnlich wie bei der Tuberkulose in direktem Anschluß an die Infektion weiterentwickeln, oder aber sich erst nach monate- oder jahrelangen freien Intervallen ausbilden.

Die Patienten leiden unter allgemeiner Schwäche, Anorexie, Gewichtsabnahme und protrahierten, meist subfebrilen Temperaturen.

Zunehmende Dyspnoe und Cyanose folgen. Das Sputum wird eitrig, schleimig, selten blutig.

Perkussorisch sind Dämpfungszonen über den infiltrierten Lungenpartien nachzuweisen mit verändertem Atemgeräusch und im allgemeinen nur wenig Rasselgeräusche.

Röntgenologisch findet man bei der progressiven Verlaufsform gemäß der Entstehungsweise aus der primären Form folgende Veränderungen:

1. Durch rasche Größenzunahme der Primärherde entstehen große Infiltrate, die besonders bei apikaler Lokalisation zerfallen.

2. Vergrößerung der mediastinalen Lymphknoten mit meist einseitiger massiver Hilusschwellung.

3. Miliare Herde durch hämatogene Streuung aus einem Lungenherd, selten von einem extrapulmonalen Herd aus entstanden.

Die röntgenologischen Veränderungen sind niemals so charakteristisch, daß man aus den Röntgenbildern allein eine Coccidiomykose diagnostizieren könnte. JAMISON fand unter 96 Fällen mit Lungencoccidiomykose röntgenologisch folgende Veränderungen: Noduläre Parenchymfoci, cystenähnliche Kavernen, persistierende pneumonische Infiltrationen, mediastinale Hilustumoren, Pleuraergüsse und miliare Veränderungen beider Lungen. Gerade die disseminierte Coccidiomykose erinnert klinisch durchaus an das Bild einer akuten oder subakuten Miliartuberkulose der Lungen. Die Diagnose wird in solchen Fällen in der Regel erst kulturell aus dem Sektionsmaterial gestellt.

Auch COLBURN hat eine größere Serie von Lungencoccidiomykosen röntgenologisch zu klassifizieren versucht, ohne daß er dabei zu sicheren diagnostischen Schlußfolgerungen gekommen ist. Er weist allerdings auf die Wichtigkeit von Hilusveränderungen während der Krankheit hin. POWERS und STARKS, die Gelegenheit hatten Studenten, die nach einem 3tägigen Aufenthalt in endemischen Gebieten akut an Lungenveränderungen erkrankten, zu untersuchen, betrachten peripher liegende rundliche Herde in Ein- oder Mehrzahl, die wie Metastasen aussehen, als typisch. Sie sprechen die einherdige Form als benigne und die mehrherdige schwerere Form mit fortschreitender Entwicklung während Wochen als maligne an. Nach ihnen ist nur relativ selten eine Hilusvergrößerung zu beobachten.

Tuberkulose und Coccidiomykose. Die Frage von gegenseitiger Beeinflussung von Coccidiomykose und Tuberkulose wurde von verschiedenen Autoren studiert; gerade weil die Diagnose einer Coccidiomykose gegenüber einer Tuberkulose eine äußerst schwierige ist. Nach STEIN, der Gelegenheit hatte, 15 Fälle mit kombinierten Infektionen zu beobachten, verläuft die Tuberkulose nicht schwerer als wie üblich.

Wann erfolgt die Generalisierung der Cocciciomykose? Nach SMITH und PUTT kommt es im ersten Jahr nach der Infektion zur Generalisierung. Wie bei der Tuberkulose, können auch klinisch geheilte pulmonale Coccidiosen als Quelle für eine Streuung dienen. Bei der hämatogenen Aussaat können natürlich sämtliche Organe befallen werden. Im allgemeinen wird aber bei der Metastasierung das Skeletsystem bevorzugt.

COX und SMITH konnten bei einem Falle nachweisen, daß die Coccidien noch 15 Jahre nach ihrem ersten Nachweis lebens- und infektionsfähig waren, so daß diese Herde — auch wenn sie röntgenologisch noch so inaktiv erschienen —

immer als Streuquelle in Betracht kommen können. Es handelt sich auch hier um absolut analoge Verhältnisse wie bei der Tuberkulose, wo auch in abgekapselten Herden Tuberkelbacillen jahrzehntelang virulent vorhanden sind.

Zwischen Tuberkulose- und Coccidieninfektion gibt es große Parallelismen. Bei beiden Erregern hängt die Pathogenität nicht vom Erregerstamm ab. Die Hautteste sind spezifisch, zeigen aber ebenfalls keine Stammesdifferenzen. Anfänglich kommt es unter Ausbildung eines pneumonischen Befundes zur Entwicklung eines primären Lungenherdes. Während dieser Phase bildet sich eine Allergie unter Lokalisation der primären Infektion aus. Die Abheilung erfolgt ebenfalls unter Abkapselung und eventuell Verkalkung. Das Erythema nodosum ist der Ausdruck eines hypersensitiven Stadiums. Und endlich ist zu erwähnen, daß der Primärinfekt vor weiteren exogenen Infektionen schützt, während endogene Reinfektionen vorkommen können.

Diagnose. Auf Grund klinischer Daten allein ist eine sichere Diagnose nicht möglich. In Kenntnis des klinischen Bildes und der geographischen Verbreitung, d. h. des Wohnsitzes des Patienten kann höchstens eine Vermutungsdiagnose in Betracht gezogen werden.

Am wichtigsten ist der Erregernachweis im Sputum. Die Erreger sind mikroskopisch schon im ungefärbten Präparat bei Abblendung zu erkennen. Da morphologisch eine große Ähnlichkeit zu nordamerikanischen Blastomyketen besteht, sollen kulturelle Weiterdifferenzierungen erfolgen.

Auf Tierversuche wird man in den meisten Fällen verzichten können. Mäuse eignen sich bei intraperitonealer Infektion, Meerschweinchen bei testiculärer Inoculation als Versuchstiere.

Über die Spezifität allergischer und serologischer Reaktionen herrschen verschiedene Auffassungen. Die Hautteste sollen mit einer Antigenlösung in einer Verdünnung von 1:100 durchgeführt werden. Bei diesem Vorgehen soll nach KRITZER u. a. ein Maximum an spezifischen und ein Minimum an unspezifischen Reaktionen auftreten. Während JAKOBSON den Intracutantest für absolut spezifisch hält, fanden EMMONS u. a. eine gekreuzte Reaktion, zwischen heterologen Fungusantigenen, vor allem aber zwischen Histoplasmin und Blastomycin sowie Coccidiomycin. KESSEL und ARONSON fanden keine gekreuzte Reaktion auf Tuberkulin.

An serologischen Reaktionen stehen zur Verfügung: der Nachweis von Präcipitinen, Agglutininen und komplementbindenden Antikörpern. Nach SMITH steigt der Präcipitintiter besonders rasch an, fällt dann aber bereits wieder ab in einem Zeitpunkt, wo der Komplementbindungstiter erst anzusteigen beginnt.

Die Differentialdiagnose der Lungenveränderungen bei Coccidiomykosen hat verschiedene Krankheiten zu berücksichtigen. In erster Linie muß eine Abgrenzung gegen Tuberkulose erfolgen. Dies gilt nicht nur für die benigne Form, welche unter dem Bilde eines ,,Primärherdes'' verläuft, sondern auch für ausgedehntere Lungenprozesse, wie für die Formen mit Pleuraexsudat und solche mit Kavernenbildung, wobei allerdings hervorzuheben ist, daß diese Kavernen äußerst zartwandig sind und im allgemeinen eine günstige Prognose aufweisen. Ferner muß natürlich auch noch eine Abgrenzung gegen andere Pilzerkrankungen vorgenommen werden, in erster Linie gegenüber nordamerikanischer Blastomykose und Histoplasmose, welche auch unter Kalkeinlagerungen ausheilen können. Carcinommetastasen, Morbus Boeck, Lymphogranuloma Hodgkin usw. müssen ebenfalls ausgeschlossen werden.

Die Prognose der primären Erkrankungsform ist im allgemeinen gut, indem es meistens nach wenigen Wochen ohne spezielle Therapie zu einer völligen Heilung kommt. Komplikationen sind außerordentlich selten.

Ganz anders ist die Prognose für die disseminierten Fälle zu stellen. Hier rechnet man mit einer Letalität von etwa 50%. Wie auch bei anderen Pilzen scheinen die dunkelhäutigen Rassen von den progressiven Formen häufiger befallen zu sein, so daß die Prognose eine wesentlich schlechtere ist als für die Weißen.

Bei den von FORBUS und BESTEBREUTJE studierten 50 letalen Fällen betrug die mittlere Krankheitsdauer 104 Tage (25—467 Tage).

Behandlung. Wegen der guten Prognose der primären Coccidiomykose wird man sich mit einer symptomatischen Therapie begnügen.

Bis heute stehen keine sicher wirksamen Medikamente in der Bekämpfung der Coccidiomykose zur Verfügung.

Acridinfarbstoffe wurden von DENENHOLZ und CHENEY versucht, jedoch ohne Erfolg. Auch Jodpräparate und Gentianaviolett, Thymol und Sulfonamide scheinen unwirksam zu sein. COHEN und Boss schlagen in Analogie zur Stilbamidinbehandlung der Blastomykose die Verwendung von aromatischen Diamidinen auch für die Coccidiomykose vor.

Coccidioides immitis reagiert in vitro auf Stilbamidin und Rimocidin, ein Antibioticum, das aus Streptomyces griseus gewonnen wird. Bis heute fehlen aber entsprechende klinische Erfahrungen.

Die Ansichten über die Vaccinebehandlung bei der Coccidiomykose sind geteilt. Der Erfolg solcher Vaccineinjektionen ist auch insofern schwierig zu beurteilen, als langdauernde Kuren von 12—15 Injektionen in Intervallen von 8—14 Tagen gefordert werden. Dazwischen werden injektionsfreie Pausen von mindestens 2 Monaten eingeschaltet (MARTIN und SMITH).

Röntgentherapie kann bei lokalisierten Prozessen versucht werden. Die Wirkung ist jedoch unsicher.

Lokalisierte Lungenherde und Kavernen sollen durch Resektion der entsprechenden Lungenabschnitte angegangen werden. Nach STEIN sollen Coccidienkavernen auf Kollapsbehandlung wenig ansprechen.

Prophylaxe. Spezielle prophylaktische Maßnahmen sind nicht notwendig, da eine Infektion von Mensch zu Mensch bis jetzt nicht bekannt wurde. Besonders groß ist eine Infektionsmöglichkeit bei unbewachsener Erde. SMITH schlägt deshalb vor, mit raffiniertem Öl solche Plätze zu bespritzen oder sie in Grasland zu verwandeln.

Histoplasmose der Lunge.

Die Histoplasmose der Lungen ist eine Pneumomykose, verursacht durch Histoplasma capsulatum. Sowohl der Pilz selbst, der zu den Fungi imperfecti gehört, wie auch das durch diese Pilze bedingte Krankheitsbild, haben gewisse Ähnlichkeit mit der Leishmania donovani, bzw. der Kala-Azar.

Von HUMPHREY wurde das Krankheitsbild als „Reticuloendothelial-Cytomycosis" benannt, weil das reticuloendotheliale System in toto befallen ist. Das klinische Bild wird durch eine Splenomegalie und rezidivierende Temperaturen beherrscht, die über viele Monate bis zum Tod sich erstrecken, ferner durch eine Knochenmarkschädigung, ulceröse Prozesse von Haut und Schleimhäuten sowie miliare, pneumonische und abszedierende Lungenherde.

Historisches. Die Bezeichnung „Histoplasma" stammt von DARLING, der im Jahre 1905 diesen Erreger im Gewebe eines Autopsiefalles fand, der in seinem klinischen Verlauf an Kala-Azar erinnerte. Erst 6 Jahre später, beim Betrachten dieser histologischen Schnitte DARLINGS, erkannte DA ROCHA-LIMA das Histoplasma als einen Fungus, der dem Cryptococcus nahesteht. Von DE MONBREUN stammen die ersten Kenntnisse über die kulturellen Eigenschaften des Pilzes. PARSON und ZARAFONATI berichteten im Jahre 1945 in einer Übersicht der Weltliteratur über insgesamt 71 Fälle.

Erreger. Das Histoplasma capsulatum nimmt insofern eine Sonderstellung unter den humanpathogenen Pilzen ein, als es primär das reticuloendotheliale System affiziert. Es wird ganz selten extracellulär im Gewebe gefunden. Der Pilz imponiert als schmales, ovales Körperchen von 1—5 μ Durchmesser. Der direkte Nachweis aus Blut, Knochenmark, Lymphknoten und Ulceraabstrichen geschieht am besten durch die Färbung nach GIEMSA. Diese Pilze wachsen auf SABOURAUD-Platten in Mycelienform, auf gewöhnlichem Agar hingegen in Hefeform.

Pathologische Anatomie. Die histologischen Veränderungen im Bereiche der Lungen (Lungenparenchym und Lymphonodi) bestehen in tuberkuloiden Formationen mit zentraler Nekrose und konsekutiver Absceßbildung. Diese Befunde entsprechen somit auch histologisch weitgehend einer Tuberkulose.

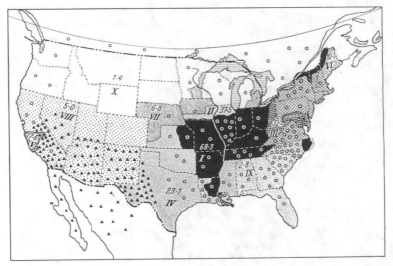

Abb. 2. Geographische Verteilung von Histoplasmose, Blastomykose und Coccidiomykose in Nord-Amerika. Schwarz: Histoplasmose; Kreise: Blastomykose; Dreiecke: Coccidiomykose. [Nach SMITH, D. T.: Bull. New York Acad. Med. **29**, 778 (1953).]

Geographische Verbreitung. Histoplasmaerkrankungen wurden beobachtet vor allem in Zentralamerika, in den Vereinigten Staaten sowie in Südamerika (vgl. Karte, Abb. 2). Weitere Beobachtungen stammen aus England, den Philippinen und Java.

Histoplasmen wurden in verschiedenen Tieren gefunden, speziell aber bei Nagetieren. Es liegen darüber entsprechende Befunde vor bei Ratten, Katzen, Hunden, Mäusen, Skunks und Opposums. Ausnahmsweise wurden Histoplasmen auch aus Zecken isoliert (OLSON, BELL und EMMONS), welche sich an Hunden infizierten. Da der Pilz durch die Tierexkremente ausgeschieden wird, kommt er auch in der Erde vor.

Übertragung und Infektionsmodus. Eine Übertragung von Mensch zu Mensch wurde bisher nicht beobachtet. Über interessante Übertragungsversuche berichten PRIOR und COLE. In einem ersten Versuch wurden 5 gesunde Hunde mit an lungenkranken Hunden, mit positiven Lungen- und Faeceskulturen und positiven Hauttesten, zusammengebracht. Es erfolgten keine Ansteckungen, während in einer zweiten solchen Versuchsserie insgesamt 3 Hunde nach einer mittleren Expositionsdauer von 7½ Monaten infiziert wurden. Unter 25 Personen, die engen Kontakt hatten mit an Histoplasma erkrankten Hunden, wiesen 16 eine positive Hautreaktion auf. Diese Prozentzahl ist wesentlich höher als für die entsprechende Region zu erwarten wäre. Die Übertragungsart ist auch heute noch nicht ganz geklärt. Es scheint, daß die Tiere vor allem als Reservoir und nicht als direkte Überträger eine Rolle spielen. Die Morbidität der Bevölkerung bestimmter Landesteile verhält sich nicht parallel zur Zahl der infizierten Tiere.

Es kommen vor allem 3 Eintrittspforten in Frage: 1. Der Respirationstrakt; 2. Der Gastrointestinaltrakt und 3. Die Haut (wahrscheinlich aber nur die verletzte Haut), wobei dem ersten Infektionsmodus die größte Bedeutung zukommt.

Symptomatologie. Der Anfang der Krankheit ist uncharakteristisch. Unter allgemeinem Unwohlsein kommt es zu langsam zunehmenden Temperatursteigerungen. Immer besteht ein mehr oder weniger stark ausgeprägter Husten oder Hustenreiz, wobei Auswurf produziert wird. Im Auswurf können die Pilze kulturell, in späteren Stadien auch direkt mikroskopisch nachgewiesen werden. Auch klinisch sind die Beziehungen zur Tuberkulose äußerst enge, kommt es doch auch hier zur Ausbildung von Nachtschweißen und Abmagerung.

Diese Formen werden meist als Zufallsbefund anläßlich von Röntgenaufnahmen entdeckt. Als erstes Zeichen sind die Hiluslymphknoten vergrößert.

Die Blutbildveränderungen sind im allgemeinen nicht spezifisch. In späteren

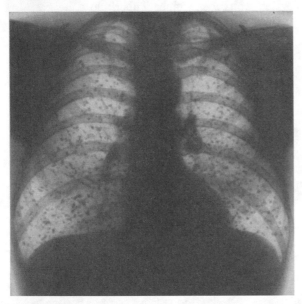

Abb. 3. Unter miliarer Verkalkung geheilte Histoplasmose der Lungen. (Armed Forces Institute of Pathology, Washington, D.C.)

Stadien kommt es zu einer Anämie mit Leukopenie und reaktiver Lymphocytose. Die Senkungsreaktion ist meistens erhöht.

Besonders charakteristisch ist nach Zwerling und Furcolow eine diffuse Aussaat feiner Kalkherde über beide Lungen. Aber auch solche Formen werden meist nur als Zufallsbefund anläßlich von Reihenuntersuchungen entdeckt. Wegen des Fehlens von Begleiterscheinungen während der Infektion ist der Träger völlig beschwerdefrei und ist während der Ausbildung der Verkalkungen nicht auf seine Krankheit aufmerksam geworden. Da solche Veränderungen für ihre Entstehung Monate bis Jahre brauchen, erinnert man sich auch nicht mehr besonders an kleine katarrhalische Infekte, die man zur Zeit eines Aufenthaltes in Endemiegebieten durchgemacht hat.

Verhältniszahlen über die Häufigkeit von isolierten Lungenformen zu den generalisierten Formen liegen nicht vor. Wahrscheinlich sind aber die pulmonalen Formen häufiger als allgemein angenommen wird.

Spitz und Schwartz unterscheiden 4 Arten von Lungenveränderungen:

1. Disseminierte Kalkherde von miliarer oder submiliarer Größe (Abb. 3). Nach Zwerling sind sie morphologisch nicht zu unterscheiden zwischen den Kalkherden einer Tuberkulose. Beides sind Endresultate von entzündlichen Lungenprozessen. Viele solcher miliarer Kalkherde zeigen einen sog. Haloeffekt, d. h.

einen dichten Kalkkern, der umgeben wird von einer wenig schattendichten Zone von Fibrose. Diese hellen Zonen verschwinden dann erst bei totaler Verkalkung. Zwei solcher Fälle wiesen nach SPITZ und SCHWARTZ in ihrer Anamnese, als sie in einem Endemiegebiet weilten, eine sog. „Viruspneumonie" auf. In beiden Fällen fand man damals doppelseitige diffuse pneumonische Infiltrate mit starker Hilusvergrößerung, welche sich langsam innerhalb von Monaten zurückbildeten und durch eine feine interstitielle Fibrose ersetzt wurden.

2. Scharf umschriebene, rundliche Fleckschatten mit einem Durchmesser von 1—2$^1/_2$ cm, sind nicht selten. Für diese Herde bestehen keine Prädilektionsstellen im Bereiche der Lungen. Auch sie weisen im Zentrum oft dichte Kalkeinlagerungen auf, welche nicht zu unterscheiden sind von tuberkulösen Herden. Bei anderen Herden ohne dichte Kernzone ist eine morphologische Differenzierung unmöglich, speziell gegen andere granulomatöse Prozesse oder aber gegen ein Neoplasma.

3. Besondere Schwierigkeiten diagnostischer Art weisen die Infiltrate im oberen Drittel der Lunge auf. Sie sehen röntgenologisch ganz analog aus wie die Infiltrate bei Lungentuberkulose. Solche von SPITZ und SCHWARTZ beobachteten 4 Fälle wurden als Tuberkulosefälle hospitalisiert, wovon einer während 2 Jahren in einem Sanatorium.

4. Relativ selten ist eine isolierte Hilusvergrößerung, die vor allem durch das Anschwellen von paratrachealen Lymphknoten zustande kommen soll. FURCOLOW berichtet über einen 13jährigen Knaben, der beidseitige Hilustumoren und ein miliares Bild aufwies ohne jegliche klinische Krankheitszeichen. Im Magensaft konnte kulturell Histoplasma capsulatum nachgewiesen werden. Innerhalb 4 Jahren entwickelten sich bei dem Knaben bei völliger Gesundheit Kalkherde. Nach diesem Autor sollen Hilusschwellungen in der Hälfte der Fälle beobachtet werden. Die hilären Kalkschatten sehen oft aus wie Himbeeren (alle diese Befunde stammen von tuberkulinnegativen Kindern!).

Ferner sah er von miliaren Herden bis zu großen Infiltratschatten alle möglichen Varianten. Disseminierte Formen scheinen eher selten zu sein und unter den Erscheinungen einer Nebenniereninsuffizienz ad exitum zu kommen (PINKERTON und IVERSON).

Entsprechend den verschiedenen Schattenbildungen kommt es dann auch zur Ausbildung verschiedener Kalkherde von Stecknadelkopfgröße bis zur Nußgröße, mit Verkalkungsbeginn im Zentrum oder am Rand.

Kavernen scheinen relativ selten zu sein. PUCKETT berichtet über 22 Fälle von Histoplasmennachweis in reseziertem Lungengewebe. Er fand, daß Kavernen eher als Frühmanifestationen aufzufassen sind.

Die Tatsache der hohen Prozentzahlen von histoplasminpositiven Kindern, welche miliare Verkalkungen in den Lungen aufweisen ohne eine entsprechende Anamnese, spricht dafür, daß die meisten Fälle klinisch völlig inapperzept verlaufen und daß wir dann nur die Endstadien solcher Erkrankungen als Zufallsbefund zu Gesicht bekommen.

Histoplasmose und Tuberkulose. Die Histoplasmose der Lungen scheint sich bei Anwesenheit von Lungentuberkulose nicht anders zu verhalten als wenn sie allein vorhanden wäre. Entsprechende Beobachtungen stammen von SPITZ und SCHWARTZ. Die 19 Fälle von histoplasminpositiven und tuberkulinnegativen und eine weitere Gruppe von 18 Fällen mit histoplasmin- und tuberkulinpositiven Veteranen verhielten sich klinisch ungefähr analog hinsichtlich Lungenveränderungen und Verlaufsform.

Diagnose. Da selten schwerere Lungenveränderungen vorhanden sind ohne gleichzeitige Beteiligung anderer innerer Organe, wird man nach weiteren Zeichen dieser Erkrankung fahnden, wie z. B. Schleimhautulcerationen, hypochrome

Anämie, unregelmäßige Temperaturschübe, Hepatosplenomegalie sowie Lymph-knotenvergrößerungen. Am wichtigsten ist der Erregernachweis im Sputum oder Magensaft. Am besten zur Darstellung dieser Pilze eignet sich die GIEMSA-Färbung. Zur genaueren Identifizierung des Pilzes sind wie bei allen anderen Pilzerkrankungen Kulturen erforderlich. Es lohnt sich nicht aus dem Knochenmark Kulturen anzulegen, da sie nur ausnahmsweise ein positives Resultat ergeben. Nach SCHWARTZ und BARSKY ging von 193 Kulturen aus Knochenmark nur eine einzige an.

Die serologischen Nachweisverfahren sind für die Histoplasmose nicht sehr wichtig. Sie können höchstens eine Bestätigung herbeiführen bei Fällen, bei denen die Hautreaktion bereits positiv ist.

Für Tierversuche sind besonders Mäuse, Meerschweinchen und Kaninchen empfindlich.

Hautteste. In diagnostischer Hinsicht kommt dem *Hauttest* eine wichtige Bedeutung zu.

Die Hautteste sollen immer gleichzeitig mit Coccidioidin und Tuberkulin durchgeführt werden, da gerade diese beiden Erkrankungen die größten Ähnlichkeiten aufweisen mit den pulmonalen Formen der Histoplasmose. Ferner sind zwischen Coccidien und Blastomycen sowie Histoplasmen gekreuzte Reaktionen bekannt.

Als positive Reaktionen gelten Infiltrationen von mindestens 5 mm Durchmesser.

Je nach Autor sind die Prozentzahlen für positive Hautreaktionen verschieden. So fanden z. B. GODDARS, EDWARDS und PALMER bei Reihenuntersuchungen von über 16 300 Lernschwestern an 76 verschiedenen Schulen, in verschiedenen Städten von USA. 19,5% positive Histoplasminreaktionen und 15,5% positive Tuberkulinreaktionen. Unter ungefähr im gleichen Alter stehenden mexikanischen Rekruten (7013) stellten GLUSKER und Mitarbeiter bei Reihenuntersuchungen insgesamt 14% positive Histoplasmin- und 21% positive Tuberkulinteste fest. In einer anderen Gruppe von Lernschwestern fand PALMER 22,9% positive Reaktionen auf Histoplasmin, wobei regionale Unterschiede von 6,3—65,8% festgestellt wurden. Von diesen Schwestern wiesen 294 verkalkte Lungenherde auf. Unter diesen waren 91,5% positiv auf Tuberkulin, Histoplasmin, oder beide Allergene zusammen. Es ließ sich ferner an dieser Gruppe zeigen, daß unter den Schwestern, die auf Tuberkulin reagierten, nur 10,4% verkalkte pulmonäre Herde aufwiesen, während der entsprechende Prozentsatz bei Histoplasminpositiven 31,1% betrug. Waren beide Reaktionen positiv, so betrug er 34,1%. Unter den Schwestern mit negativen Tuberkulin- und Histoplasminreaktionen, stellte man hingegen in 1,2% verkalkte Lungenherde fest. (Testfehler? Fehler in der Interpretation des Röntgenbildes?)

Im Gegensatz dazu stehen die Resultate von europäischen Autoren: ELO und PATIÄLÄ, die in Finnland unter 366 Patienten eine Reihenuntersuchung anstellen, fanden durchwegs negative Hautteste auf Histoplasmin und Coccidioidin. An 180 Klinikpatienten mit Kalkherden in den Lungen fanden KOLLER und KUHN in Zürich nur zweimal positive Histoplasminreaktionen, wobei in beiden Fällen ein längerer Auslandaufenthalt anamnestisch vorhanden war. Reihenuntersuchungen von den gleichen Autoren an 555 Schweizer Rekruten ergaben durchwegs negative Histoplasminteste.

Da die Empfindlichkeit auf den Histoplasminhauttest regional sehr verschieden ist, wurden von FEREBEE und FURCOLOW nur Geschwister berücksichtigt, die immer am gleichen Ort gewohnt hatten. Um die rassengebundenen Unterschiede auszumerzen, wurden nur Weiße getestet. Unter denjenigen

Geschwistern, von denen das Älteste positiv reagierte, wurden 50,9%, d. h. mehr histoplasminempfindliche Individuen gefunden als wenn das Älteste negativ reagierte. Je geringer der Altersunterschied der Geschwister, desto größer ist die Wahrscheinlichkeit der gleichen Reaktionen der Kinder.

Nach CHRISTIE und PETERSON sind die Hautteste ohne große Bedeutung, da bei einer Untersuchungsreihe 50% der 4—5jährigen Kinder mit positiven Hauttesten einen völlig negativen klinischen Befund aufwiesen und da sie andererseits bei Patienten mit fortgeschrittener Erkrankung negative Hautteste fanden. Es besteht somit auch hier eine Analogie zur Anergie bei der Tuberkulinreaktion bei miliaren Formen der Tuberkulose.

Bei Untersuchungen an Studenten fanden PRIOR, WILS und BALKANIS die höchste Histoplasminempfindlichkeit bei Studenten aus ländlichen Zonen, dafür weniger Tuberkulose. In den Städten waren diese Verhältnisse gerade umgekehrt. Die Verteilung der Lungenverkalkungen gingen parallel zum geographischen Histoplasmavorkommen.

Trotz diesen ganz widersprechenden Angaben scheint der Hauttest trotzdem sehr wichtig für Ausschließung von akuten und subakuten Formen von Histoplasmose.

Differentialdiagnose. In differentialdiagnostischer Hinsicht sind alle anderen Erkrankungen der Lunge in erster Linie Tuberkulose und Coccidiomykose auszuschließen. Aber auch alle anderen granulomatösen Erkrankungen, speziell Morbus Boeck, Hodgkin, Bang, aleukämische Leukosen usw. sind in die differentialdiagnostischen Überlegungen mit einzubeziehen.

Prognose. Während man früher annahm, die Histoplasmose sei eine Krankheit mit durchaus schlechter Prognose, ist man durch die systematische Reihenuntersuchung, vor allem bei der ätiologischen Abklärung von Kalkherden der Lunge, zur Überzeugung gekommen, daß die Histoplasmose viel häufiger eine gutartige Form aufweist, als man früher annahm. Die Mehrzahl der Fälle verläuft klinisch völlig inapperzept.

Die selteneren disseminierten Formen führen in der Regel zum Tode.

Behandlung. Bei den benignen Fällen ist keine Therapie notwendig.

Das Mittel der Wahl bei den isolierten Formen ist eine Resektion von einzelnen Lappen oder Segmenten.

Bei den disseminierten Erkrankungen ist eine medikamentöse Therapie indiziert. Von den zahlreichen Medikamenten, die in der Behandlung der Histoplasmose versucht wurden, haben sich eigentlich nur die orale Jodtherapie sowie die Antimonpräparate, speziell aber das Stilbamidin einen Platz sichern können. Sulfonamide und Penicillin sind wirkungslos. Nach neuesten Angaben von ELLIS, SCOTT und MILLER wird das Äthylvanillat als Mittel der Wahl in der Behandlung der Histoplasmose dargestellt. LOCKET und Mitarbeiter hingegen berichten über einen Mißerfolg mit dieser Behandlung.

Blastomykose der Lunge.

Unter Blastomykosen versteht man Infektionskrankheiten, verursacht durch die Blastomycespilze. Man muß streng unterscheiden zwischen den *amerikanischen* und den sog. *europäischen* Blastomykosen. Bei den auf Amerika beschränkten Blastomykosen ist die *nordamerikanische* Blastomykose oder die GILCHRISTsche Erkrankung zu erwähnen, die streng auf Nordamerika beschränkt ist. Ihr Erreger ist der Pilz *Blastomyces dermatididis*.

Die *südmaerikanische* Blastomykose ist durch den *Paracoccidiodes braziliensis* verursacht.

Die sog. europäischen Blastomykosen, welche häufig meningeale Krankheitsbilder verursachen, sind hingegen den *Cryptococcosen* zuzurechnen. Die neuere Bezeichnung lautet *Torulose*, verursacht durch den Erreger Torulopsis neoformans.

Auch die *Chromoblastomykosen* sind hierher zu rechnen. Sie kommen vor allem in Brasilien, aber auch selten in Europa vor. Es handelt sich um eine chronische Hauterkrankung.

a) Nordamerikanische Blastomykose.

Die erste Beschreibung der nordamerikanischen Blastomykose stammt von GILCHRIST und RIXFORD aus dem Jahre 1896, die allerdings die Pilznatur des Erregers noch nicht erkannten.

Erreger. Der Erreger dieser Krankheit ist der Blastomyces dermatididis.

Die Bezeichnung Blastomycen, also Sproßpilze, ist recht unglücklich, da auch noch andere Fungi der genera Saccharomyces, Cryptococcus und Candida hierher gehören. Es wurden deshalb verschiedene Bezeichnungen vorgeschlagen, die sich aber nicht recht einbürgern konnten: so z. B. Zymonema, Gilchristia, Blastomycoides usw.

Die Elemente von Blastomyces dermatididis imponieren als einzelne oder sprossende, rundlich-ovale, hefeähnliche Zellen mit einer dichten, lichtbrechenden Hülle. Ihr Durchmesser beträgt 8—15 μ. Diese dicke, stark lichtbrechende Hülle manifestiert sich als Doppelkontur. Mycelien werden im organischen Untersuchungsmaterial nicht gefunden. Hingegen kommen Mycelien in den Kulturen vor. Die Kulturen wachsen bei Zimmertemperatur sehr langsam. Bei störenden Zelltrümmern in den Präparaten empfiehlt es sich, einen Tropfen von 10%iger Kalilauge hinzuzufügen und das Präparat sorgfältig über dem Bunsenbrenner zu erwärmen. Wegen der stark lichtbrechenden Hülle müssen die Präparate mit abgeblendetem Licht mikroskopisch untersucht werden.

Pathologische Anatomie. In histologischer Hinsicht besteht große Ähnlichkeit mit der Tuberkulose, indem tuberkuloide Gewebsreaktionen vorherrschen. Man findet chronische Entzündungen mit Riesenzellen, Nekrose und Fibrose. Bei Hautbeteiligungen bestehen Mikroabscesse. Bei der generalisierten Form liegt eine Pyämie vor. Hefeartige Zellen kommen vor allem im Abszeßeiter vor.

Die Lungenbeteiligung gehört eigentlich in der Regel zur Systemerkrankung. Die Blastomyceten befallen nur in 45% der Fälle die Haut allein, in weiteren 45% die inneren Organe und nur in 10% beides (SMITH). Da die Blastomykose als Systemerkrankung meist im Respirationstrakt angeht, weisen 95% der Sektionsfälle Lungenveränderungen auf. In über der Hälfte solcher Fälle sind die Lungen gegenüber anderen Organen am stärksten befallen. Andere Lokalisationen — ausgenommen das Skeletsystem — treten stark zurück.

Übertragung. Die Infektion kommt zustande einerseits durch die verletzte Haut oder dann durch die Inhalation von Staub. Diesen Infektionsweg konnten wir bei einer Tabakarbeiterin nachweisen. Auch bei der Autopsie sind inhalatorische Infektionen nachgewiesen worden. Die Inkubationszeit ist nicht sicher bekannt. Im allgemeinen werden Wochen bis Monate angegeben.

Geographische Verbreitung. Die nordamerikanischen Blastomykosen sind auf Nordamerika begrenzt, mit einer Häufung auf die Gebiete mit Tabakvorkommen (North-Carolina, vgl. Karte Abb. 4a und b).

Symptomatologie. 1. *Akute Lungenblastomykosen.* Nach einem Prodromalstadium von wenigen Tagen mit allgemeiner Müdigkeit und raschem Temperaturanstieg tritt Husten mit gräulichem Auswurf auf. Der physikalische Befund entspricht einer akuten Pneumonie. Röntgenologisch sind die Veränderungen vielfältig. Es werden weiche Infiltratschatten, Rundherde und je nach der Lokalisation der entzündlichen Lungenherde auch Exsudate beschrieben.

Die Rückbildung von akuten Lungenformen vollzieht sich im allgemeinen ohne Hinterlassung von Residuen.

Akute Lungenerkrankungen, die unter dem Bilde einer Pneumonie verlaufen, sind wesentlich seltener als die als charakteristisch geltenden, subakut-chronischen Verlaufsformen. BAKER, WAR-RICK und NOOJIN berichteten über eine solche akute Ver-laufsform einer streng auf die Lungen begrenzten Er-krankung mit pneumonischem Befund über beiden Lungen-feldern, die in 20 Tagen zum Tode führte. Von BONOFF wurde in der amerikanischen Armee eine Kleinendemie aku-ter Lungenblastomykosen auf der Insel Okinawa, 800 Meilen nordöstlich der Philippinen, beschrieben: von 33 infizier-ten Männern wiesen 6 Lungen-veränderungen auf. Nach ihm sollen für akute Fälle Prodromi, die 3—14 Tage dauern, sowie umschriebene Thoraxschmer-zen charakteristisch sein.

Die peripheren Lymph-knoten sind nicht beteiligt. Es besteht eine mäßige Leuko-cytose sowie eine mäßige Er-höhung der Senkungsreaktion.

2. Chronisch-subakute Ver-laufsformen. Der Beginn sol-cher Erkrankungen wird meist nicht bemerkt. Unter dem Bilde eines subakuten katarrhali-schen Infektes mit Husten und Dyspnoe, geringfügigen Tem-peratursteigerungen und Tho-raxschmerzen kommt es zur Ausbildung einer chronischen Lungenblastomykose. Die

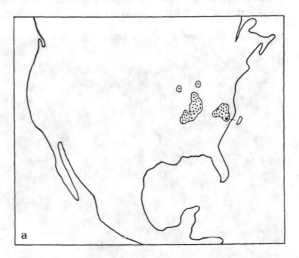

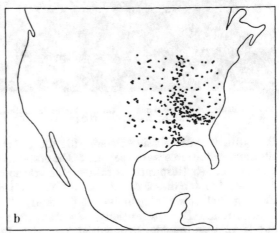

Abb. 4a u. b. a Blastomykosevorkommen in Nordamerika. (Aus Mannual of clinical mycology. Philadelphia u. London: W. B. Saunders Company 1949.) *D* Durham. b Tabakvorkommen in Nordamerika. (Aus Atlas der Mittelschulen. Verlag Orell-Füssli, Zürich.)

Symptomatologie des Anfangs-stadiums unterscheidet sich demnach keineswegs von einem banalen Infekt der oberen Luftwege. Erst nach Monaten kommt es zur Ausbildung größerer, even-tuell eitriger Sputummengen, die unter Umständen Blutbeimischung aufweisen. Nachtschweiße und Gewichtsabnahme sind neben subfebrilen uncharakteristischen Temperaturen sehr häufig, so daß auch klinisch der Verdacht auf eine Lungen-tuberkulose naheliegt. Während die Pleuren relativ weniger befallen sind, werden Herz und Mediastinum öfters Sitz der Erkrankung.

Auskultatorisch findet man über den befallenen Lungenpartien einen pneumonischen Befund mit Dämpfung, verschärftem bis bronchialem Atmen und feuchten, klingenden Rasselgeräuschen. Der Auskultationsbefund ist oft sehr stark ausgeprägt, besteht auffallend lange über viele Monate und ist von wechselnder Intensität.

Röntgenologisch kommen die gleichen Bilder zustande wie bei der Tuberkulose (Abb. 5). Auch miliare Formen sind bekannt, allerdings mit dichterem Befall der Unterfelder, im Gegensatz zur Tuberkulose. Die Knötchen sind eher

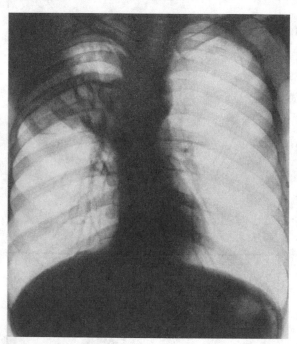

Abb. 5.   Blastomykose der Lungen.   (Armed Forces Institute of Pathology, Washington, D.C.)

etwas gröber und weniger scharf begrenzt als bei jener. Oft besteht röntgenologisch eine Hilusvergrößerung.

Wegen der relativen Seltenheit ausschließlicher Lungenbeteiligung bei der nordamerikanischen Blastomykose berichten wir absichtlich etwas ausführlicher über eine eigene Beobachtung von chronischer, unter dem Bilde einer doppelseitigen Pneumonie verlaufenden Lungenblastomykose bei einer Tabakarbeiterin, die sich während der Arbeit mit Tabakstaub infizierte.

Eine 50jährige, bis dahin stets gesunde Frau arbeitete seit Oktober 1950 in einer Zigarettenfabrik. Sie mußte Tabakblätter auseinanderzetteln, eine Tätigkeit, die mit starker Staubentwicklung verbunden war. Die Patientin war die einzige Person, die diese Arbeit ausführen mußte. Die Ventilationsverhältnisse waren schlecht. Die ersten Krankheitssymptome waren solche von seiten des Respirationstraktes. Sie traten erstmals anfangs 1951, d. h. nach wenigen Monaten dieser Arbeit auf in Form von starkem Reizhusten, Auswurf und Fiebergefühl sowie allgemeiner Müdigkeit. Trotz ärztlicher Behandlung mit Penicillin und Expectorantien (man stellte die Diagnose auf chronische Pneumonie und asthmoide Bronchitis) war der Lungenbefund während Monaten stationär. Ferner kam es zu einer Gewichtsabnahme von mehreren Kilogramm.

Bei der Untersuchung fand man eine relative Dämpfung über beiden Lungenbasen mit zahlreichen trockenen und feuchten klingenden Rasselgeräuschen, die in ihrer Intensität stark wechselten. Röntgenologisch (vgl. Thoraxbild, Abb. 6) bestand eine deutlich verstärkte Lungenzeichnung mit fleckigen Verschattungen in beiden Lungenmittel- und -unterfeldern, welche zum Teil konfluierten. Vorübergehend kam es zu einem Pleuraexsudat. Eine Hilusbeteiligung wurde nie sicher festgestellt.

Tomographisch war ebenfalls eine strangförmige verstärkte Lungenzeichnung mit Knötcheneinlagerungen in beiden Mittel- und Unterfeldern vorhanden. Bei der bronchoskopisch vorgenommenen Probeexcision fand man histologisch lediglich eine unspezifische Bronchitis. Die Bronchographie ergab das Bild einer chronischen Bronchitis. Die Lungenfunktion wies eine deutliche Einschränkung der Atemreserven um etwa $^2/_3$ auf. Die Senkungsreaktion war ständig um 19 bis 25 mm in der ersten Stunde erhöht. Wa.R. im Blut negativ. Blutbild: Hämoglobin zwischen 88—95%, Erythrocyten 4,1—4,3 Mill. Färbeindex um 1,0, Leukocyten schwankend von 5000—6500, mit einer wechselnden geringfügigen Eosinophilie zwischen 6—9%, bei im übrigen normaler Verteilung. Tuberkulinreaktion nach 48 Std: Infiltration von 3 mm und Rötung von 15 mm. Im Magensaft mehrmals keine Tuberkelbacillen. Tierversuch auf Tuberkulose aus Magensaft und Sputum negativ.

Die Allergieproben auf verschiedene Tabaksorten, mit denen die Patientin arbeitete (Läppchenproben und Scratchtest), sind negativ ausgefallen.

Während 7 Monaten ambulanter Beobachtung hat sich das klinische Bild — abgesehen von Exacerbationen mit bronchopneumonischen Schüben, begleitet von Temperaturanstieg, vermehrtem Husten und Auswurf, sowie Thoraxschmerzen nach Intracutantesten mit Pilzantigenen — nicht wesentlich verändert. Auch Blutsenkung und Bluteosinophilie blieben stationär. Vorübergehend kam es zu einer kleinen Exsudatbildung im linken Sinus phrenicocostalis. Röntgenologisch fand man nie Zeichen einer Wirbelsäulenbeteiligung.

In den Nativpräparaten konnten mehrmals Hefepilze nachgewiesen werden, doch niemals die für Bla-

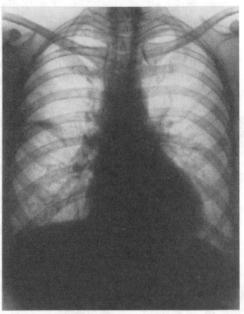

Abb. 6. B. B., 50jährige Tabakarbeiterin. Nordamerikanische *Blastomykose* der Lungen. (Eigene Beobachtung.) Vgl. Ausführungen im Text.

stomyces typischen Sproßformen. Die gleichen Elemente fanden sich auch im bronchoskopisch entnommenen Abstrichmaterial.

Bei den serologischen Untersuchungen fand man eine positive Komplementbindungsreaktion auf Blastomyces dermatididis in einer Verdünnung von 1:8.

Intracutanteste mit gruppenspezifischen Pilzvaccinen ergaben eine starke lokale und fokale Reaktion, und zwar im Maximum erst nach 5—7 Tagen, so daß es sich also um eine typische Spätreaktion handelte. Auch bei der Wiederholung von Intracutantesten mit spezifisch monovalenten Vaccinen in einer Verdünnung von 1:100 kam es mit Blastmyces dermatididis-Vaccine zu sehr starken lokalen, allgemeinen sowie Herdreaktionen, während die Versuche mit anderen Pilzantigenen negativ ausfielen. Die Herdreaktionen äußerten sich in Form von vermehrtem Husten, Auswurf und Thoraxschmerzen sowie vorübergehendem Temperaturanstieg.

Bei der kulturellen Differenzierung gelang es auf verschiedenen Nährböden nicht, Blastomyces nachzuweisen.

In der Literatur gelten Reaktionen nach intracutaner Verabreichung von Pilzantigenen, welche über eine Woche dauern, als sehr stark positiv. In unserem Falle dauerte die Reaktion während mindestens 14 Tagen an.

Ein besonderes Problem in diesem Falle bildet der Infektionsweg. Das Vorkommen von Blastomyces dermatididis ist streng auf die Gegend von Nordamerika beschränkt. Wie aus den Karten auf S. 651 hervorgeht, ist es gerade das Gebiet mit den größten Tabakvorkommen, das auch das größte Pilzvorkommen aufweist. Es ist deshalb anzunehmen, daß Blastomycespilze am Gewinnungsort des Tabaks in das Packmaterial oder in die Tabakblätter selbst gelangt sind, und daß die Pilze beim Auseinanderzetteln der Blätter inhaliert wurden (vgl. Karten, Abb. 4a und b).

Prognose. Die Prognose der akuten Lungenblastomykose scheint, von wenigen Ausnahmen abgesehen, gut. Baker und Mitarbeiter berichten über eine akute, doppelseitige Unterlappenpneumonie, die innerhalb 20 Tagen zum Tode führte.

Die generalisierten Formen mit Lungenbeteiligung enden in einem hohen Prozentsatz unter exquisit chronischem Verlauf tödlich.

Nach Smith spielen bei der Beurteilung der Prognose die immunologischen Verhältnisse eine wesentliche Rolle. Die besten Prognosen sind zu erwarten, wenn Hauttest positiv und serologische Reaktionen negativ ausfallen. Im Gegensatz dazu wird als ungünstigste Kombination angegeben: negativer Hauttest bei positiven Seroreaktionen.

Nach Martin und Smith betragen die Überlebenszeiten für Blastomyceserkrankte nur in 22% der Fälle weniger als 6 Monate. Chronische Verlaufsformen sind deshalb die Regel.

Diagnose. Eine sichere Diagnose ist auch hier nur möglich bei Kenntnis aller klinischen Daten.

In erster Linie ist der Erregernachweis anzustreben, der allerdings nicht immer leicht gelingt. Die Erreger können direkt im Sputum, Stuhl, Urin, Liquor usw. gefunden werden. In jedem Falle sind aber auch Kulturen anzulegen, um den Erreger identifizieren zu können.

Auch die serologischen Verfahren sind nützlich, aber nicht absolut wegleitend. Die Blastomyceten haben weniger stark allergisierende Eigenschaften als die Histoplasmosen und Coccidien. Ihre Seroreaktionen sind deshalb weniger schlüssig als bei den genannten Pilzaffektionen. Bei Blastomykose findet man nur in 75% der klinisch gesicherten Fälle positive Seroreaktionen. In den subklinisch verlaufenden Fällen werden die Seroreaktionen kaum positiv.

Ein einziger Fall wurde bekannt von passiver Übertragung von Blastomycesantikörpern (Noojin und Praytor): Eine Schwangere mit cutaner und pulmonaler Lokalisation von Blastomykose erhielt 3 Monate vor der Geburt Kaliumjodid per os. Sie gebar ein klinisch völlig gesundes Kind mit negativem Hauttest und positiver serologischer Reaktion. Drei Monate nach der Geburt verschwanden die Antikörper aus dem Blut des Säuglings. Klinische Zeichen einer Blastomykose beim Kind sind nicht aufgetreten.

Für Tierversuche ist die Maus am besten geeignet.

Die Hautteste können zu unangenehmen Nebenerscheinungen Anlaß geben. Sie sind deshalb sehr vorsichtig auszuführen.

Im Biopsiematerial sind die Pilze meistens nur sehr schwierig zu erkennen. Die histologischen Veränderungen sind nicht spezifisch für die Blastomykose.

Differentialdiagnose. Die akute Form der Lungenblastomykose entspricht klinisch einer Pneumonie und muß deshalb von pneumonischen Prozessen anderer Ätiologie unterschieden werden.

Die chronischen Lungenformen müssen in jedem Fall gegen eine Tuberkulose abgegrenzt werden. Die Lungenblastomykosen weisen etwas weniger häufig Pleurabeteiligung auf als die Tuberkulose, befallen aber häufiger das Skelet als die Tuberkulose.

Die Differentialdiagnose gegen ein Bronchuscarcinom kann ebenfalls sehr schwierig sein, besonders wenn die Krankheit mit einer Hilusvergrößerung beginnt und wie beim Carcinom zu einer zapfenförmigen, vom Hilus ausgehenden Verschattung führt. Bei Suspicium auf Lungenblastomykose sind immer auch Rippen und Wirbelsäule röntgenologisch zu untersuchen, da diese oft befallen sind.

Weiterhin kommen natürlich alle anderen Pilzerkrankungen in Betracht sowie seltenere Infektionskrankheiten, Parasitosen, Morbus Boeck, Periarteriitis nodosa, Speicherkrankheiten usw.

Therapie. Die Behandlung richtet sich im wesentlichen nach den immunologischen Verhältnissen. Bei Vorliegen eines positiven Hauttestes muß unbedingt eine Desensibilisierung angestrebt werden, bevor medikamentös eingegriffen wird. Bei positiven Hautreaktionen ist bei der Verabreichung von Jodiden eine Generalisierung zu befürchten. Man nimmt an, daß unter den Jodiden bei Individuen ohne Antikörpergehalt eine Auflösung von spezifischem Granulationsgewebe das Auftreten von Disseminationen fördere. Aus diesem Grunde soll die Jodbehandlung erst nach erreichter therapeutischer Verminderung der Hautallergie durch Vaccinebehandlung begonnen werden.

Nach neueren Erkenntnissen ist das Mittel der Wahl für Lungen- oder generalisierte Blastomykosen *Stilbamidin*, und zwar ungeachtet der Immunitätslage. Die wirksame Substanz bleibt für Jahre im Gewebe. Man verabreicht das Mittel in einer intravenösen Infusion in einer täglichen Dosierung von 50—150 mg während 10 Tagen. Nach einer Pause von 10 Tagen wird diese Dosis eventuell wiederholt (SCHÖNBACH). SMITH hingegen gibt das Medikament während 30 Tagen fortlaufend. Nach einer solchen Behandlung wird im allgemeinen eine Besserung für 2—3 Monate erzielt.

STILLIANS und KEMPTNER berichten über einen günstigen Erfolg von Stilbamidin in einem Fall von gleichzeitigem Vorkommen von Tuberkulose der Lungen und Blastomykose der Haut, wobei allerdings noch Streptomycin verabreicht wurde. In tierexperimenteller Hinsicht verfügen wir über eine Mitteilung von HEILMAN, der bei intravenös infizierten Mäusen mit Blastomyces dermatididis mit Stilbamidin eine totale Unterdrückung in bezug auf die Lungenveränderungen ausüben konnte.

Bei einseitigem Befallensein der Lungen kommen natürlich auch chirurgische Verfahren wie Lobektomie, Pneumektomie usw. in Frage.

b) Südamerikanische Blastomykose.

Die südamerikanische Blastomykose ist eine chronische Pilzerkrankung, die im Gegensatz zur nordamerikanischen Blastomykose durch ihre größere Prädilektion für die Schleimhäute, besonders des Mundes und der Nase, weniger des Darms und für die Haut auffällt. Die Krankheit wird auch als „*paracoccidial granuloma*" bezeichnet, da die Gewebsform des Pilzes große Ähnlichkeiten mit den Erregern der Coccidiomykose aufweist.

Erreger und pathologische Anatomie. Der Erreger, *Blastomyces brasiliensis*, oder *Paracoccidiodes brasiliensis* unterscheidet sich bei mikroskopischer Betrachtung morphologisch kaum vom Blastomyces dermatitidis. Beide Mikroorganismen zeichnen sich durch eine dicke, lichtbrechende Hülle aus. Der Blastomyces brasiliensis wächst auf Blutagar oder Glucoseagar sehr langsam bei 37⁰.

Die histologischen Veränderungen sind den bei der nordamerikanischen Blastomyces beschriebenen ebenfalls sehr ähnlich.

Übertragung und Infektionsweg. Die Übertragungsart des Erregers ist noch nicht sicher erkannt. Entsprechend der vermehrten Verbreitung der Erkrankung unter der landwirtschaftlichen Bevölkerung ist anzunehmen, daß die Primäraffekte in der Mundhöhle in Form von exulcerierenden Schleimhautwucherungen durch direkten Kontakt mit Pflanzen zustande kommen.

Eintrittspforte für die viscerale Form der Erkrankung ist der Gastrointestinaltrakt. Die ausgedehntesten Läsionen werden autoptisch im Coecum und in der Appendix gefunden.

Die Lungen werden in der Regel nur sekundär Sitz der Erkrankung.

Geographische Verbreitung. Wie schon der Name sagt, ist die Krankheit vor allem auf Südamerika beschränkt. Sie kommt hauptsächlich in Brasilien, aber auch in Argentinien, Venezuela und Peru vor.

Klinik. Nach DE ALMEIDA und anderen werden 4 Formen der Erkrankung unterschieden:

1. eine äußere Form, mit Beteiligung von Haut und Schleimhäuten;
2. eine lymphatische Form, als direkte Folge der erstgenannten;
3. eine viscerale Form mit Beteiligung verschiedener innerer Organe, in erster Linie der Leber und Milz (Hepatosplenomegalie), ferner der Lungen;
4. eine sog. Mischform.

Die Mischform stellt das häufigste Erscheinungsbild dar und entspricht einer präterminal auftretenden hämatogenen Pilzaussaat.

Nach SMITH sind die Lungen nur in ungefähr 20% dieser Fälle betroffen. Von DE ALMEIDA wird die Lungenbeteiligung viel höher eingeschätzt.

Die ersten Symptome der visceralen Form sind entsprechend der Eintrittspforte gastrointestinaler Art und äußern sich in Erbrechen und hartnäckiger Anorexie. Die Temperaturen sind meist nicht sehr hoch. Die Lungenbeteiligung manifestiert sich in Form von Husten, pleural bedingten Thoraxschmerzen und zunehmend eitrigem, manchmal blutig tingiertem Sputum.

Die Lungenherde entgehen anfänglich der Perkussion. Auskultatorisch können trockene Rasselgeräusche vorhanden sein.

Die Thoraxaufnahme läßt in der Mehrzahl über die ganze Lunge regellos angeordnete Fleckschatten von verschiedener Größe erkennen. Durch Konfluierung derselben bilden sich größere Infiltrate aus, die unter Umständen auch einschmelzen können.

Diagnose. Da die Lungenveränderungen nur als Teilerscheinungen der visceralen Erkrankung auftreten, sind für die Diagnose der südamerikanischen Blastomykose die massiven Vergrößerungen der lokalen Lymphknoten, besonders der Kieferwinkeldrüsen, sowie die an luische Gummen erinnernden Hautmanifestationen wegleitend.

Der Erregernachweis kann mikroskopisch im Sputum versucht werden. Da aber eine rein morphologische Abgrenzung gegenüber den nordamerikanischen Blastomycen nicht möglich ist, sind Kulturen zur Weiterdifferenzierung unerläßlich.

Als Versuchstiere geeignet sind Meerschweinchen für intratesticuläre und Mäuse für intraperitoneale Überimpfung. Die Tierversuche haben aber den Nachteil, daß sich die spezifischen Läsionen sehr langsam, erst im Verlauf von 5—6 Wochen entwickeln.

Wertvolle Aufschlüsse liefern die Nachweise von komplementbindenden Antikörpern im Serum.

Hautteste sind ebenfalls zuverlässig, führen jedoch nicht selten zu starken Allgemeinerscheinungen mit Temperaturanstieg.

Besonders wichtig ist die Untersuchung von Biopsiematerial, da dieses leicht erhältlich ist und die Pilze darin gut zu erkennen sind.

Differentialdiagnose. Die Lungenveränderungen sind so uncharakteristisch, daß sie in Unkenntnis des übrigen klinischen Befundes gegenüber den verschiedensten Lungenaffektionen abgegrenzt werden müssen. Im Gegensatz zu den Lungenbefunden sind die Veränderungen an der Haut und auf den Schleimhäuten charakteristisch und sind deshalb von Krankheiten mit Granulombildung, wie nordamerikanische Blastomykose, Lues, Leishmania, Tuberkulose, Coccidiomykose, Sporotrichose, sowie gewissen Neoplasmen zu differenzieren.

Prognose. Die Prognose der südamerikanischen Blastomykose ist im allgemeinen infaust. FONSECA zweifelt bei den als geheilt beschriebenen Fällen an der Diagnose.

Therapie. Nach DE ALMEIDA sollen die besten Behandlungserfolge mit einer kombinierten Verabreichung von Chemotherapeutica und einer polyvalenten Vaccine erreicht werden. Er empfiehlt Prontosil, Sulfathiazol oder Sulfonamid in einer täglichen Dosierung von 3—4 g während Monaten.

Die bisher bekannten Antibiotica sind wirkungslos.

Vor der Einführung der Chemotherapeutica wurde das Jod als einziges, wirksames Medikament angesehen. Für die Behandlung mit Jodiden gelten die gleichen Richtlinien, wie wir sie für die nordamerikanische Blastomykose skizzierten.

Bei lokalisierten Formen wurde Röntgen- und Radiumbehandlung angewendet.

c) Chromoblastomykose (Chromomykose).

Wie wir bereits in der Einleitung des Kapitels, das wir den Blastomykosen gewidmet haben, darlegten, kommt es bei dieser Pilzaffektion nur in den seltensten Fällen zu einer Beteiligung der inneren Organe.

Diese ausgesprochen seltene Mykose wird durch verschiedene Erreger hervorgerufen: Hormodendrum Pedrosi, Hormodendrum compactum und Phialophora verrucosa.

Die meisten Beobachtungen stammen aus Brasilien, Cuba und Puerto Rico. Aber auch aus Java und Sumatra, Rußland, Südafrika und Japan werden Fälle dieser Krankheit gemeldet.

Praktisch ist nur die Haut von der Erkrankung betroffen in Form von Warzen, welche unter Umständen sekundär exulcerieren.

In der Vorgeschichte solcher Erkrankungen spielen meist Verletzungen durch Holzsplitter eine Rolle.

Unseres Wissens sind bis heute in der Literatur keine Chromoblastomykosen der Lungen bekannt geworden.

Sporotrichose der Lungen.

Definition. Die Sporotrichose ist eine Pilzerkrankung, die gummöse Veränderungen in der Haut oder Subcutis hervorruft und zu einer massiven Vergrößerung der zugehörigen Lymphknoten führt. Im Gegensatz zu anderen Mykosen ist die Lunge am Krankheitsbild primär kaum beteiligt und auch bei der visceralen Form nur ganz selten Sitz der Erkrankung.

Historisches. Die Bezeichnung Sporotrichose geht auf SCHENK zurück, der diese Krankheit im Jahre 1898 erstmals beschrieb und auch Pilze aus dem Hautabsceß eines Kranken kultivierte. Später wurde dann die Krankheit besonders von GOUGEROT in Frankreich studiert.

Erreger. Sporotrichen sind grampositive, zigarrenförmige Körperchen von einer Längsausdehnung von 4—5 μ. Sie wachsen auf Blutagar oder Glucoseagar nach Sabouraud bei einer Temperatur von 37°. In den Kulturen kommt es zur Ausbildung von feinen Hyphen ohne Septen, welche einen gestreckten Verlauf aufweisen. Daneben finden sich hefeartige Filamente mit kleinen, seitlich angebrachten Sproßverbänden und Conidien. Die Conidien sind ovalär-kugelig und bilden in älteren Kulturen einen dicken Wall. Ihr Durchmesser beträgt 2—4 μ. Die Anordnung der Conidien entlang den Hyphen ist das Kriterium zur Differenzierung verschiedener Species, die aber möglicherweise nur Varianten des Sporotrichum Schenkii darstellen.

Scheinbar existieren pathogene und apathogene Formen von Sporotrichen. Die menschenpathogenen Stämme werden vor allem bei verschiedenen Tierarten, speziell bei Hunden, Ratten und Pferden vorgefunden. Apathogene Keime wurden vor allem von Pflanzen und Gräsern isoliert. Die verschiedenen Stämme lassen sich morphologisch nicht oder kaum voneinander unterscheiden. Nur der Tierversuch entscheidet über die pathogenen Eigenschaften der verschiedenen Stämme.

Übertragung und Infektionsmodus. Die Eintrittspforte in den menschlichen Organismus wird meistens durch die verletzte Haut oder Schleimhaut dargestellt. In diesen Fällen wird die Lunge hämatogen vom Erreger erreicht. Der Respirationstrakt kommt nur ausnahmsweise als Infektionsweg in Betracht. Direkte Übertragung von Mensch zu Mensch ist bis jetzt nicht bekannt geworden, hingegen scheinen gewisse Tiere, speziell Ratten, als Überträger der Erreger in Frage zu kommen. Katzen, Hunde und Kaninchen können spontan an Sporotrichose erkranken.

Verbreitung. Infektionen mit Sporotrichen werden aus allen Gebieten der Welt berichtet. Es scheint aber, daß diese Krankheit in Nordamerika häufiger vorkommt als anderswo. Unter den europäischen Ländern verfügt Frankreich über die meisten Beobachtungen von Sporotrichosen.

Entsprechend dem Vorkommen der für den Menschen pathogenen Keime scheint es, daß landwirtschaftliche Berufsgruppen Sporotrichosen mehr ausgesetzt sind als andere Berufe.

Pathologische Anatomie. In der Literatur wird darauf aufmerksam gemacht, daß eine gewisse Ähnlichkeit besteht zwischen tuberkulösen Granulomen und denjenigen der Sporotrichose. Letztere sind gekennzeichnet durch eine zentrale nekrotische Partie, eine Mittelzone mit epitheloiden Zellen in Palisadenstellung und Langhansschen Riesenzellen und einem äußeren entzündlichen Wall, der aus Lymphocyten, Plasmazellen und vereinzelten Riesenzellen besteht. Solche Granulome sind vorzugsweise perivasculär angeordnet.

Im Gegensatz zu anderen Mykosen sind die Lungen nur selten Sitz dieser Erkrankung. Den wenigen, in der Literatur mitgeteilten Fällen von durch Sporotrichen verursachten Lungenerkrankungen ist mit aller Vorsicht zu begegnen, da der Pilz als banaler Schleimhautbesiedler auch zufällig in den Sputa vorkommen kann. Im Jahre 1927 sichtete Forbus die Literatur auf Sporotrichosen mit pulmonaler Lokalisation; nur 2 Fälle von Lungensporotrichosen hielten einer Kritik stand. Ein dritter Fall wurde von Forbus mitgeteilt, der erst histologisch nach der Autopsie diagnostiziert werden konnte. Forbus wies mit Recht darauf hin, daß eine Sporotrichose der Lungen so selten ist, daß sie auch bei unklaren Lungenbefunden kaum je zu erwägen ist. Smith mit seiner reichen Erfahrung hat ebenfalls nur einen einzigen Fall von isolierter Sporotrichose der Lungen gesehen, und zwar bei einem Kinde mit stark vergrößerten Hilusschatten. In diesem Falle konnte Sporotrichum Schenkii aus dem Sputum isoliert werden. Hautteste und Seroreaktionen waren positiv. Eine Tuberkulose konnte wegen negativen Tuberkulinreaktionen weitgehend ausgeschlossen werden.

Nach einer Zusammenstellung von REEVES, der 79 Bronchialmykosen ätiologisch sichtete, fand sich nur in 3 Fällen eine Sporotrichose der Lungen.

Eine Literaturübersicht von TROCMÉ, PLICHEVIN und BORDAT im Jahre 1950 ergab nur 13 Fälle von Lungenbeteiligung bei Sporotrichose. Die Autoren be-

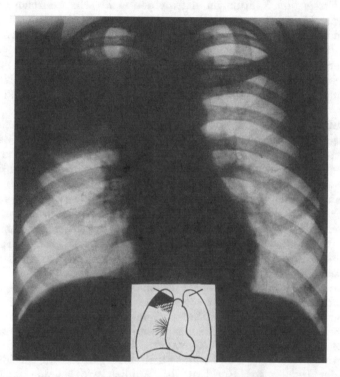

Abb. 7. Sporotrichose der Lungen. 26jähriger Gärtner in schlechtem Allgemeinzustand, der seit längerer Zeit an chronischer Bronchitis litt. Seit ³/₄ Jahren Stechen rechts im Thorax, seit 2 Monaten Nachtschweiße, Temperaturen bis 39°. 80—100 cm³, manchmal blutiger Auswurf. Spitaleinweisungsdiagnose: Lungentuberkulose. Sputum und Magensaft Tbc-negativ. Blutsenkung 64/98 mm. Leukocyten 7900, Linksverschiebung. Lymphopenie. Mehrfache Absceßentleerung. Im Sputum Sporotrichen. Diagnose (durch Sektion bestätigt): Gangränös mischinfizierte Lungensporotrichose mit alten Kavernen, perifokale chronische Pneumonie. Pleuritis chronicafibrosa über dem rechten Oberlappen. (Nach R. ZEERLEDER.)

schrieben eine afebril verlaufende bronchopneumonische Form mit charakteristischen gummösen Hautveränderungen.

Im Gegensatz zur Seltenheit der menschlichen Lungensporotrichose ist Mitbeteiligung der Lunge bei Sporotrichenerkrankung des Tieres viel häufiger.

Symptomatologie. Aus den spärlichen Angaben, die uns aus der Literatur zur Verfügung stehen, kann man das klinische Bild der Lungensporotrichose wie folgt umschreiben: Die ersten klinischen Symptome treten auf in Form eines meist nur geringfügigen Reizhustens bei fehlender oder geringfügiger Temperatursteigerung. Der Auswurf ist von üblem Geruch; er ist oft von gräulichen Klümpchen durchsetzt. Über den Lungen hört man einen bronchitischen Befund mit verlängertem und verschärftem Exspirium sowie trockenen Rasselgeräuschen. Röntgenologisch sind zu diesem Zeitpunkt der Erkrankung die Lungenveränderungen ebenfalls ganz uncharakteristisch; geringfügige Vergrößerungen der Hili sowie verstärkte Lungenparenchymzeichnung sind die Regel. In späteren Stadien der Krankheit werden röntgenologisch Infiltratbildungen sehr variabler Größe und Lokalisation gesehen (vgl. Abb. 7).

Diagnose. Das klinische Bild der Lungensporotrichose ist wie bei den anderen Mykosen recht uncharakteristisch.

Eine sichere Diagnose aus Sputum kann nicht gestellt werden. Die mikroskopischen Befunde sind auch nach Färbung inkonstant, so daß sie nicht als wegleitend gelten können.

Da die Erreger im Sputum im allgemeinen nicht sehr zahlreich vorkommen, sind Tierversuche immer notwendig. Am besten eignen sich Mäuse. Sie werden intraperitoneal infiziert. Gut geeignet sind ebenfalls Ratten, etwas weniger Kaninchen und Meerschweinchen. Mit dem durch Tierpassage gewonnenen Material werden dann Kulturen angelegt.

An serologischen Nachweisverfahren kommt der Komplementbindung und der Agglutination eine gewisse diagnostische Bedeutung zu, während den Hauttesten allgemein nachgesagt wird, daß sie sehr unspezifisch seien.

Differentialdiagnose. Da die Lungenveränderungen den verschiedensten morphologischen Variationen unterliegen, müssen in Anbetracht der seltenen Fälle isolierter Lungensporotrichose sämtliche Erkrankungen, welche die Lunge befallen können, ausgeschlossen werden. Leichter ist die Differentialdiagnose gegenüber solchen Fällen, bei denen an der primären Eintrittspforte im Bereich der Schleimhäute noch Veränderungen sichtbar sind; diese erinnern vor allem an gummöse Krankheiten wie Lepra, Tuberkulose, Lues, Katzenkratzkrankheit usw.

Prognose. Die Prognose hinsichtlich der isolierten Lungenerkrankungen ist, soweit wir unterrichtet sind, nicht schlecht. Bei systematisierten Erkrankungen sind chronische Krankheitsbilder die Regel, letale Verlaufsformen im ganzen gesehen eher selten.

Behandlung. Die Sporotrichosis ist diejenige Pilzerkrankung, die weitaus am besten auf Jodpräparate anspricht. Am besten verabreicht man Kalium jodatum oder Natrium jodatum in hohen Dosierungen von 2—4 g täglich und während längeren Perioden. Aus neuerer Zeit liegen auch Berichte vor über erfolgreiche Behandlung mit Sulfanilamiden (NOVARRO, MARTIN, NOOJIN und CALAWAY). Bei ganz lokalisierten Prozessen kommt auch chirurgische Intervention in Frage.

Wegen der Gefahr von Rezidiven ist, ähnlich wie bei der Aktinomykose, die Jodbehandlung noch über längere Zeit fortzuführen.

Cryptococcose der Lungen.

Die Cryptococcose ist eine subakut bis chronisch verlaufende Pilzkrankheit, die vor allem das Zentralnervensystem, viel weniger häufig die Haut und die Lungen befällt. Ihr Erreger ist die Cryptococcus neoformans oder die Torula histolytica.

Nach HOFFMEISTER existieren in der Literatur nicht weniger als 68 Synonyma für diese Erkrankung. Die geläufigsten Benennungen sind: Torulose, Torulopsis, Torulopsis neoformans-Infektion, europäische Blastomykose, BUSSE-BUSCHKE-Krankheit. Nach dem Vorschlag von HOFFMEISTER empfiehlt es sich, die Krankheit als *Torulopsis neoformans-Infektion* zu bezeichnen.

Historisches. Die erste Beschreibung des Erregers verdanken wir BUSSE und BUSCHKE, welche im Jahre 1894 bereits tierexperimentelle Untersuchungen mit dem Eiter eines Kranken anstellten. Von FROTHINGHAM stammt die erste Beschreibung einer Lungeninfektion durch Torula bei einem Pferde. In einer Literaturzusammenstellung vom Jahre 1947 werden von GREENING und MENVILLE 107 Fälle von Torulosen erwähnt.

Erreger. Die ubiquitär anzutreffende Pilz ist in der Regel ein Saprophyt. Er kann auf der Haut von gesunden Menschen, in Fruchtsäften (SAN FELICE), an Tierhaaren (POUNDEN, AMBERSON und JÄGER) sowie auf dem Boden (EMMONS) gefunden werden. Die Pilzorganismen sind ovale bis kugelige, sprossende Gebilde mit einem Durchmesser von 5—20 μ. Sie erinnern sehr an Hefezellen. Charakteristisch ist eine dicke, breite, weißliche Schleimhülle mit starken lichtbrechenden Eigenschaften.

Die Pilze wachsen leicht auf der SABOURAUD-Platte oder auf Blutagar bei 37° und bilden dort hefeartige Kolonien aus. In dieser Wachstumsphase werden keine Kapseln entwickelt.

Pathologische Anatomie. Im Bereich der Lungen werden folgende histologische Veränderungen gefunden: 1. miliare Knötchen, welche nur wenig Pilze enthalten und an tuberkuloide Formationen erinnern; 2. akute entzündliche Reaktionen, wie bei einer akuten Bronchopneumonie; 3. massive Proliferation von Cryptococcen, die sich zu einer gelatinösen Masse zusammenballen und keine oder nur geringfügige entzündliche Randreaktionen aufweisen. Am häufigsten sind die miliaren Knötchen.

Die Lungenbeteiligung bei der Torulopsis neoformans-Infektion scheint eher selten zu sein. In der Literatur finden sich diesbezüglich widersprechende Angaben. Von den 107 von GREENING und MENVILLE erwähnten Torulosen wiesen nur *vier* eine Lungenbeteiligung auf. Von einer Ausnahme abgesehen handelte es sich bei diesen 4 Fällen um generalisierte Formen der Erkrankung. LEVIN sah unter 60 Torulopsisfällen des Zentralnervensystems 9mal eine Lungenbeteiligung, und CHIARI sogar in 75%, also in der Mehrzahl seiner Fälle.

Nach einer Zusammenstellung von BERK und GERSTL im Jahre 1952, die damals selbst einen sechsten Fall beschrieben, waren bis damals nur fünf solitäre Lungenfälle bekannt: STREPPE 1924, HARDAWAY und CRAWFORD 1935, GREENING und MENVILLE 1947, MOODY 1947, FROIO und BAILEY 1949.

Übertragung und Infektionsmodus. Die Übertragungsweise ist noch nicht genau bekannt. Auf alle Fälle wurde bis heute eine direkte Übertragung von Mensch zu Mensch [abgesehen von der Infektion von Feten in utero (NEUHAUSER und TUCKER)] oder auch vom Tier auf den Menschen nicht beobachtet. Auf Grund von Tierversuchen nehmen WADE und STEVENSON an, daß die Krankheit durch ein Stadium der hämatogenen Streuung hindurchgeht. Nach intravenöser, intracerebraler, intraperitonealer, subcutaner oder intratrachealer Infektion von weißen Mäusen konnten diese Forscher keine Beteiligung des zentralen Nervensystems ohne Veränderungen innerer Organe, besonders der Nieren und der Lungen beobachten. Bei intranasaler Inokulation wurden nur Rhinitiden und schwere Sinusitiden gesehen.

Wahrscheinlich braucht es eine gewisse Disposition des Individuums, daß die meist apathogene Pilzart pathogene Eigenschaften erlangt.

Als Eintrittspforten in den menschlichen Organismus spielen möglicherweise die verletzte Haut, die Schleimhäute und vielleicht auch der Respirationstrakt eine Rolle.

Die Annahme einer Eintrittspforte im Bereich des Respirationstraktes wird durch die Beobachtung gestützt, wonach Patienten mit Torulopsis des Zentralnervensystems fast immer in der Vorgeschichte einen katarrhalischen Infekt aufweisen.

Geographische Verbreitung. In folgenden europäischen Ländern wurden Torulopsis neoformans-Infektionen beobachtet: Deutschland, Frankreich, Italien, seltener in der Schweiz.

Aus überseeischen Ländern liegen Mitteilungen vor aus: Australien, Japan, den Philippinen, Ostindien, Brasilien, Argentinien, Paraguay und aus Kalifornien.

Symptomatologie. Der Beginn der Lungentorulopsis verläuft unter dem Bilde einer milden, katarrhalischen Infektion der Luftwege mit allgemeinen Infektionszeichen leichter Art, Reizhusten mit wenig Auswurf und unbedeutenden Temperatursteigerungen. Das klinische Bild entspricht somit einer leichten Bronchitis mit entsprechenden diskreten Auskultationsbefunden. Diese Symptome sind so geringfügig, daß der Patient nicht besonders darauf achtet und der Arzt nur in den seltensten Fällen aufgesucht wird. Röntgenologisch sind die Veränderungen uncharakteristisch und entsprechen einer Bronchitis mit geringgradig vermehrter Strangzeichnung.

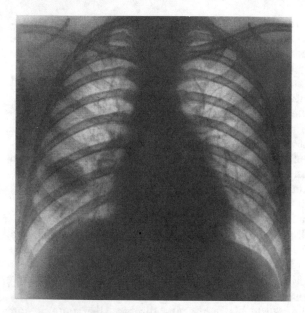

Abb. 8. Cryptococcose der Lungen. (Armed Forces Institute of Pathology, Washington, D.C.)

Dieses Initialstadium der Erkrankung heilt in der Mehrzahl der Fälle ohne Hinterlassung von Residuen in den Lungen ab.

Schreitet der Lungenprozeß ausnahmsweise fort, so verstärken sich die eingangs erwähnten Symptome: Das Fieber bleibt über längere Zeit bestehen, ohne daß es den Allgemeinzustand des Patienten stark beeinträchtigt, Husten und Auswurf nehmen zu. In selteneren Fällen weist das Sputum Blutbeimengungen auf. Thoraxschmerzen stellen sich ein, die sich besonders bei der tiefen Inspiration verstärken. Physikalisch findet man kleine Dämpfungszonen speziell über den Lungenunter- und -mittelfeldern mit verschärftem oder bronchialem Atemgeräusch und feuchten, klingenden Rasselgeräuschen. Röntgenologisch sind in diesem Zeitpunkt der Erkrankung uncharakteristische, pneumonische Herde anzutreffen (Abb. 8).

Aber auch in diesen Stadien können die subjektiven Störungen noch so geringfügig sein, daß die Lungenveränderungen als Zufallsbefund bei röntgenologischen Routineuntersuchungen entdeckt werden. So berichtet RATCLIFF über einen 30jährigen Mann, der früher beschwerdefrei war und bei dem man, als Kopfschmerzen als Symptom der Erkrankung des Zentralnervensystems auftraten, ein Infiltrat im rechten Mittelfeld und Cryptococcen im Sputum fand.

Im späteren Krankheitsstadien werden röntgenologisch die verschiedensten Veränderungen festgestellt. Am häufigsten sind die Lungenbasen befallen in Form von circumscripten dichten, scharf begrenzten Infiltraten, die konfluieren und seltenerweise zu Kavernenbildung Anlaß geben können. Auch Hilusvergrößerungen, die im allgemeinen aber nicht sehr massiv sind, wurden beschrieben, scheinen aber eher selten zu sein. Aber auch submiliare Lungenbilder, Oberlappeninfiltrate und Pleuraexsudate wurden beobachtet. Die Mehrzahl der Lungeninfiltrate heilt unter Fibrosierung ab.

Zwischen den Veränderungen bei isolierter Lungenbeteiligung und denjenigen bei generalisierten Krankheitsformen besteht morphologisch kein Unterschied.

Das Verhalten der Senkungsreaktion sowie des Blutbildes ist uncharakteristisch Oft wird eine geringe Leukocytose mit Linksverschiebung beobachtet.

Diagnose. Die Diagnose einer Torulopsis der Lunge sollte sich dann aufdrängen, wenn lang dauernde Lungenparenchymreaktionen entzündlichen Charakters vorliegen, die fast symptomlos verlaufen und ätiologisch nicht mit den üblichen Laboratoriumsuntersuchungen erfaßt werden können. Besonders typisch ist der Befall der Lungenbasen sowie das gleichzeitige Vorkommen von zentralnervösen Symptomen.

Die Pilze sind leicht zu erkennen im Sputum und infiziertem Gewebe, während ihr Nachweis im Liquor schwierig ist. Im Liquor können diese Pilze leicht mit Lymphocyten verwechselt werden, wenn man nicht entsprechende Vorsichtsmaßnahmen beim Mikroskopieren anwendet, wie z. B. Abblendung oder tinktorielle Darstellung der weißlichen Schleimhülle. Besonders deutlich kann diese Kapsel unter Verwendung von Tusche dargestellt werden.

Die Kulturen gehen an auf SABOURAUD-Agar oder Blutagar bei Zimmertemperatur.

Die Hautteste sind im allgemeinen unzuverlässig und kommen deshalb für die Diagnose nicht in Betracht. Das gleiche gilt für die serologischen Reaktionen (möglicherweise verhindert das Kapselmaterial die Produktion von Antikörpern?).

Im Biopsiematerial sind die Pilze bei entsprechender Kapselfärbung gut sichtbar.

Tierversuche sind bei der Torulopsis von Bedeutung, da sie ermöglichen, die verschiedenen Stämme, welche sich morphologisch, kulturell und serologisch nicht gegeneinander differenzieren lassen, auf Pathogenität zu prüfen. Als Versuchstiere eignen sich am besten Mäuse bei intraperitonealer Inoculation.

Differentialdiagnose. In den meisten Fällen wird das klinische Bild durch eine Mitbeteiligung des Zentralnervensystems beherrscht. Die Differentialdiagnose ist daher in erster Linie diejenige der chronischen Meningitis. Oft sind die Meningen basal affiziert, so daß eine Tuberkulose bis in alle Einzelheiten vorgetäuscht werden kann. Ferner müssen auch Lues, Toxoplasmose, Choriomeningitis sowie andere Pilzerkrankungen, dann Hirnabscesse, Encephalitis und Tumor ausgeschlossen werden.

Bei Neugeborenen ist die Differentialdiagnose der Lungenveränderungen besonders gegenüber einer Toxoplasmose schwierig: NEUHAUSER und TUCKER fanden bei zwei in utero infizierten Neugeborenen mit Lungenveränderungen Verkalkungen des Gehirns und Hydrocephalus.

Auch bei den auf die Lungen beschränkten Krankheitsformen muß in erster Linie an eine Tuberkulose gedacht werden. Die Hilusbeteiligung ist im allgemeinen aber nicht so massiv wie bei dieser oder bei der Hilusform des Lungen-Boeck. Besondere Schwierigkeiten bereitet die Abgrenzung gegenüber dem Morbus Hodgkin.

Die Frage nach dem gleichzeitigen Vorkommen von HODGKINScher Lymphogranulomatose und Torulopsis wurde an Hand der Literatur von GENDEL und Mitarbeitern studiert. Unter 165 Fällen von generalisierter Cryptococcose wurden 14 mit HODGKINScher Erkrankung gefunden. Es ist schwierig zu entscheiden, ob es sich um ein zufälliges Zusammentreffen dieser beiden Affektionen handelt oder aber ob die bei Morbus Hodgkin geschwächte Infektionsabwehr dafür verantwortlich ist, daß die Cryptococcen pathogene Eigenschaften erlangen. Ferner ist auch noch daran zu denken, daß eine HODGKINSche Erkrankung durch eine Torulopsis bis in alle Einzelheiten vorgetäuscht wird, wie dies in einem Fall von Symmers zutraf.

Prognose. Die Prognose richtet sich im wesentlichen nach der Ausdehnung bzw. Generalisierung der Pilzinfektion. Es ist selten, daß primäre Lungenveränderungen spontan abheilen. Viel häufiger führen sie zu einer Generalisierung des Leidens mit Beteiligung des Zentralnervensystems. Bei diesen Fällen ist die Prognose im allgemeinen ernst.

Behandlung. Bis heute existiert kein sicher wirksames Mittel gegen die Torulopsis.

Bei der Früherfassung von Lungenherden, d. h. bevor eine Generalisierung stattgefunden hat, kommt der chirurgischen Behandlung die wichtigste Rolle zu. Froio und Bailey berichten über einen durch Lobektomie geheilten Fall bei einem ausgedehnten Infiltrat im Lungenunterlappen. Berk und Gerstl verfügen über eine ähnliche Beobachtung. Wichtig ist, daß bei feststehender Diagnose das entsprechende Lungensegment reseziert wird, *bevor* die Meningen affiziert sind.

Einer Mitteilung von Hamilton und Tayler zufolge sollen auch Jodpräparate günstig wirken, hingegen sind weder Penicillin noch Sulfathiazole und Akroflavine wirksam. In vitro hingegen scheinen die Cryptococcen auf Penicillin empfindlich zu sein (Hobby, Meyer und Chaffee). Harford sah klinisch keinen Erfolg von Penicillin. Er behandelte allerdings nur einen einzigen Fall. Nach Beck und Voyles sind Jodide im Tierversuch ebenfalls wirkungslos.

Entsprechend den immunologischen Besonderheiten ist eine Vaccinebehandlung im allgemeinen ohne Effekt.

Aktinomykose und Nokardiose der Lungen.

Aktinomykose und Nokardiose sind chronisch entzündliche Erkrankungen, die durch Mikroorganismen aus der Gattung der Actinomyces bzw. Nokardia hervorgerufen werden. Die Erreger werden im allgemeinen unter die Pilze eingereiht, trotzdem sie in zahlreichen Eigenschaften den Bakterien nahestehen.

Aktinomykose und Nokardiose sind *Strahlenpilz*erkrankungen; sie werden hier *nicht* gesondert besprochen, weil sich ihre klinischen Manifestationen kaum voneinander unterscheiden lassen; eine Differenzierung ist nur bakteriologisch möglich und wird erst seit einigen Jahren durchgeführt. Daraus geht hervor, daß die als überaus selten geltenden Nokardiaerkrankungen früher der Aktinomykose zugerechnet wurden.

Historisches. Die ersten Beobachtungen von Aktinomykose wurden beim Tier gemacht; 1826 beschrieb Leblanc Kiefertumoren, die er für Osteosarkome hielt. Erste Erkenntnisse der Fungusnatur dieser Erkrankung gehen auf Bernhard von Langenbeck zurück. Sie sind enthalten in einer Beobachtung aus dem Jahre 1845. Noch heute ist in der Literatur umstritten, wem die Priorität der ersten Aktinomykosebeschreibung zukommen soll.

Erreger. Erreger der Aktinomykose ist der *Actinomyces bovis*, zugleich der einzige Vertreter seiner Species. Er wächst streng *anaerob*. Synonyma für den Actinomyces bovis sind: 1. Nocardia actinomyces, 2. Streptotrix actinomyces und 3. Actinomyces Israeli. Der Begriff *Streptotrichose*, der seinerzeit als Arbeitshypothese eingeführt wurde, sollte nicht weiter gebraucht werden.

Der Actinomyces bovis ist gekennzeichnet durch unsegmentierte, oft strahlenförmig angeordnete Mycelfäden mit einem Durchmesser bis zu $1\,\mu$; sie sind oft seitlich verzweigt. Die Pilze sind im allgemeinen grampositiv und säurefest. Am Ende der Luftmycelien bilden sich kleine Ketten von Arthrosporen.

Der Actinomyces bovis ist kulturell schwer zu züchten. Er gedeiht im anaeroben Milieu bei Körpertemperatur. Er bildet keine Sporen und ist auf Austrocknung sehr empfindlich. Man findet diesen Fungus hauptsächlich in der Mundhöhle: in cariösen Zähnen, in den Tonsillen, welche auch beim gesunden Individuum besiedelt werden können. In Anbetracht der anaeroben Lebensbedingung, der fehlenden Sporenbildung und der Hinfälligkeit bei Austrocknung ist das Fehlen des Actinomyces bovis in der freien Natur verständlich.

Die *Nokardia*arten hingegen wachsen *aerob* und sind säurefest. Ihre hauptsächlichsten Vertreter sind die 1. Nocardia asteroides, 2. Nocardia gipsoides und 3. Nocardia madurae. Für Nocardia asteroides gelten als Synonyma: Streptotrix asteroides, actinomyces asteroides, actinomyces gipsoides.

Die Nocardia asteroides kommt vor allem *außerhalb* des menschlichen und tierischen Organismus vor, z. B. auf dem Erdboden; sie ist kulturell unter aeroben Bedingungen schon bei Zimmertemperatur leicht zu züchten, bildet Sporen und ist gegen Austrocknung ziemlich resistent, womit eine weite Verbreitung in der Natur möglich wird.

Pathologische Anatomie. Die Aktinomykose bedingt im befallenen Gewebe eine von vornherein chronische Entzündung. Es bilden sich entzündliche Knötchen, die sich zu einem infiltrativen Granulationsgewebe mit Tendenz zu eitriger Einschmelzung und Fistelbildung entwickeln. Das an Capillaren, Gewebszellen und Hystiocyten reiche Granulationsgewebe enthält auch mehrkernige Riesenzellen, Lymphocyten, Plasmazellen und besonders polynucleäre Riesenzellen und verfügt über deutliche resorptive Eigenschaften, besonders gegenüber den im entzündlichen Milieu freigesetzten Fettstoffen. Diese Eigenart des neugebildeten aktinomykotischen Granulationsgewebes ist so ausgesprochen, daß die Läsionen schon mit bloßem Auge betrachtet, gelbgefärbt erscheinen. Die Actinomyceskörner wirken dann inmitten des gelblichen Gewebes wie kleine Abscesse. Nach dem Untergang der Erreger verwandelt sich das Granulationsgewebe um in narbiges Bindegewebe mit zahlreichen teils hyalinisierten Bindegewebsfasern.

Im meist spärlichen Eiter von Aktinomykosekranken findet man den Actinomyces bovis in Gestalt von gelblichen Körnchen, welche mikroskopisch aus sog. *Drusen* bestehen, die aus einem dichten Geflecht von feinen, dichotom verzweigten, nicht septierten und in der Regel grampositiven Fäden aufgebaut sind. An der Peripherie des Myceliums sind die Fäden kolbig aufgetrieben, von glasigem Aspekt und färben sich nicht mehr nach GRAM. Sie sind als Degenerationsprodukte der Pilzfäden aufzufassen und dürfen nicht mit Sporen verwechselt werden.

Geographische Verbreitung. Die Strahlenpilze kommen überall auf der Welt vor. Trotzdem ist die Aktinomykose keine sehr häufige Krankheit. Beim Menschen wird die Aktinomykose viel seltener beobachtet als bei den Tieren. Auf 10000 Einwohner in Deutschland fallen 0,006 Fälle. Nach PORTER wurden in Schottland während 13 Jahren nur 186 Fälle gemeldet. GUTSCHER stellte in der Schweiz während 20 Jahren nur 37 Fälle zusammen, SCHAUB im Zeitraum von 20 Jahren am Bürgerspital Basel nur 7 Fälle von Lungenaktinomykosen, und KUONI im Zeitraum von 20 Jahren 17 Fälle am Kantonsspital in Zürich. MARKO fand unter 40000 Röntgenaufnahmen des Thorax in Ungarn nur 12 Fälle von Aktinomykosen. Nach Angaben des eidgenössischen statistischen Amtes sind von 1931—1951 in der ganzen Schweiz an Aktinomykose 170 Männer und und 37 Frauen gestorben.

Übertragung und Infektionsmodus. Von einer eigentlichen Übertragung kann nicht gesprochen werden, da der *Actinomyces* als häufiger Bewohner der Mundhöhle nur fakultativ pathogene Eigenschaften zeigt, wenn er unter anaeroben Bedingungen ins Unterhautzellgewebe kommt.

Anders verhält es sich mit den aeroben Formen der *Nokardien*. Da die Nocardia asteroides vor allem außerhalb des menschlichen oder tierischen Organismus vorkommt, ist eine exogene Infektion anzunehmen, wobei die Eintrittspforte fast immer die Lunge darstellt. Die Infektionsfälle sind aber selten und spielen praktisch nur eine ganz unbedeutende Rolle.

Neben dem endogenen Infektionsweg spielt der exogene nach Lenze eine völlig untergeordnete Rolle bei der *Aktinomykose*. Er ist der Auffassung, daß das gehäufte Vorkommen der Aktinomykose bei der landwirtschaftlichen, ländlichen Bevölkerung auf die schlechtere Mundpflege zurückzuführen sei; gleicherweise erklärt Garrod den von Porter beobachteten häufigeren Befall der landwirtschaftlichen Bevölkerung in Schottland. Diese Annahmen finden eine Unterstützung durch Beobachtungen von Coleman, der bei 3 Fällen von aktinomykotischem Empyem als Ausgangspunkt einmal eine Zahnextraktion und in 2 weiteren Fällen eine eitrige Gingivitis vorfand.

Die Lunge kann somit über folgende Wege erreicht werden: 1. durch aerogene Infektion, 2. descendierend von einem Prozeß im Bereich der Mundhöhle oder ascendierend von einem subdiaphragmalen Prozeß und 3. hämatogen.

Klinik. Um eine bessere Übersicht über die vielgestaltigen Lungenveränderungen bei der Aktinomykose zu gewinnen, schlagen wir folgende Einteilung vor:

1. *Primäre Formen:* Bronchitis, Bronchiolitis, massive Infiltratbildung, die zu Einschmelzung und Kavernisierung führen.

2. *Sekundäre Formen:* a) *per continuitatem:* Descendierende und ascendierende Form. b) *Hämatogene Form*, durch Streuung aus extrapulmonalen häufiger pulmonalen Herden. Diese als miliar auftretende Form kann sich kombinieren mit den unter 1. und 2. erwähnten.

1. Primäre Formen: a) *Bronchiale Form.* Führendes Symptom dieser Erkrankung ist ein quälender, hartnäckiger chronischer Reizhusten, begleitet von Auswurf; in leichteren Fällen sind keine röntgenologischen Veränderungen zu sehen. Schwere Fälle erinnern am ehesten an eine Masernbronchiolitis (Uehlinger). Diese oberflächliche oder bronchitische Form (Bronchitis actinomycotica) ist die seltenste Form der Lungenaktinomykose. Das angrenzende Lungengewebe ist nicht beteiligt, da der Pilz die Bronchialwand nicht durchwächst.

b) *Pulmonale Form:* Weit häufiger ist das Bild der aktinomykotischen Pneumonie mit entsprechenden physikalischen Symptomen. Röntgenologisch findet man unscharf begrenzte Infiltratschatten, welche meist in den perihilären Abschnitten oder auch in den Unterfeldern sitzen. Charakteristisch für die Aktinomykose ist die rasche Mitbeteiligung der Pleura. Oft entsteht dann ein Empyem, das zu fistelnden Durchbrüchen durch die Thoraxwand neigt (vgl. Abb. 9a—c). Das Rippenperiost reagiert sehr bald mit einer ossifizierenden Periostitis, welche ein wichtiges radiologisches Merkmal dieses Empyemtypus darstellt. Die Infektion kann sich andererseits auch auf den Herzbeutel und das Myokard ausdehen.

Massive, solitäre Infiltrate sind meist als Folge einer respiratorischen Verschleppung von infektiösem Material aus der Mundhöhle zu deuten, und entstehen nicht selten nach Aspiration eines cariösen Zahnfragmentes. Diese besonders in den Unterlappen lokalisierten massiven Infiltrate neigen zu Abszedierung und Kavernenbildung. Als Charakteristikum solcher Kavernen wird angegeben, daß sie häufig durch Konfluieren kleiner, multipler Einschmelzungen zustande kommen.

2. Sekundäre Formen. a) *Die descendierende Form der Lungenaktinomykose* nimmt ihren Ursprung meistens in der Mundhöhle; ohne Respektierung anatomischer

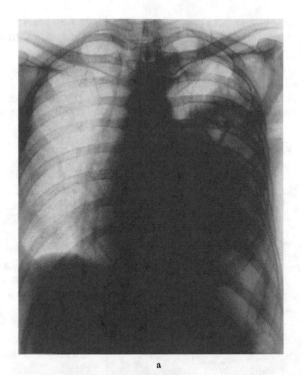

a

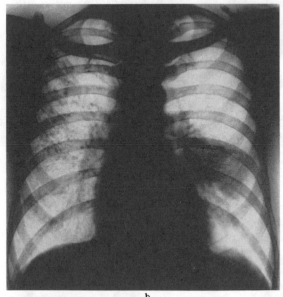

b

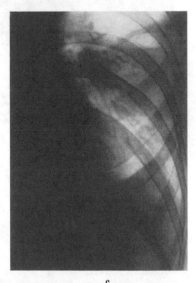

c

Abb. 9a—c. a 19. 9. 47. Lungenaktinomykose mit Absceßbildung. b 26. 10. 46. c 13. 11. 46. Spiegelbildung.
Z. H., 47jähriger Bankangestellter. Erkrankt am 1. 6. 46 mit Fieber und stechenden Schmerzen auf rechter
Thoraxseite. Nach 14 Tagen plötzlich reichlich stinkend-eitriger Auswurf und hohe Temperaturen. 1. 7. 46
Diagnose im Spital: Kleiner Lungenabsceß im rechten Oberfeld, Sputum 200 cm³ täglich. Auf Penicillin rasche
Besserung. Oktober 1946 erneut Fieber. Auftreten eines Infiltrates links. Hilusbeteiligung. 23. 10. 46 Kantons-
spital Zürich: Trotz Penicillin + Elkosin hohe Temperaturen. Auswurf 200 cm³ täglich. Zunahme des Infiltrates
links mit Spiegelbildung. 28. 11. 46: Monaldidrainage links. Im Sputum Actinomycesfäden. Rasche Erholung.
24. 1. 47: Entlassung zur zweimonatigen Höhenkur. Dann *Arbeitsaufnahme, Röntgenbestrahlung und Jodkali.*
Wegen Retention und erneutem Fieber Wiedereintritt. 25. 9. 47: Wegen bedrohlichem Luftemphysem des
Thorax und des Gesichts Thorakotomie: faustgroße, mehrkammerige Höhle. 28. 9. 47: starke Hämoptoe infolge
Kavernenblutung. Exitus letalis.

Schranken ähnlich einem malignen Tumor wandert die Infektion prävertebral gegen den Thoraxraum, wo sie sich apicocaudal über die Lungen ausbreitet.

Nicht selten werden bei der Deszension eines paravertebralen Senkungsabscesses oder eines Abscesses, der von einer Kieferaktinomykose ausgeht und sich der Wirbelsäule entlang ins hintere Mediastinum einen Weg bahnt, die apikalen Pleurakuppen befallen. Röntgenologisch findet man dann massive Oberlappeninfiltrate, die durchaus an einen Tumor erinnern (Abb. 10).

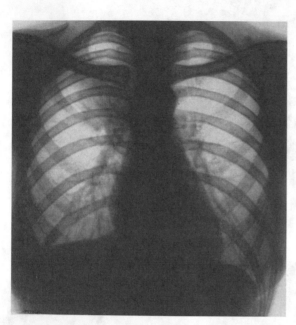

Abb. 10. Lungenaktinomykose: *Tumorform.* M. J., 20jährige Haarschneiderin. Erkrankt anfangs Juli 1952 mit leicht stechenden Schmerzen besonders beim tiefen Einatmen, im Bereiche der Schulterblattspitze rechts, ohne Fieber, zunehmende Müdigkeit. Wegen hoher SR, Verschattung im rechten Lungenoberfeld Spitaleinweisung am 8. 9. 52. *Befunde:* Afebril, leichte Dämpfung rechts oben in der Höhe der 5.—6. Rippe mit abgeschwächtem Atemgeräusch, kein Husten, kein Auswurf, Magensaft Tbc-negativ. Mantoux 1:100 negativ. SR bis 89/124 mm, leichte Anämie und leichte Leukocytose. Mit Verdachtsdiagnose Pleuratumor am 22. 10. 52 operiert: Entfernung des rechten Lungenoberlappens mit Resektion des apikalen Segmentes des rechten Unterlappens. Diagnose postoperativ: Lungenaktinomykose des rechten Ober- und Unterlappens. Gebessert entlassen am 22. 11. 52.

Die Lungen können auch durch *Aszension* eines subdiaphragmal gelegenen, das Zwerchfell durchwandernden aktinomykotischen Prozesses erreicht werden, wobei selbst massive Infiltrationen eines ganzen Lungenlappens durch kontinuierliche Ausbreitung von einem Lungenherd aus sich ausbilden können. Radiologisch zeigen sich runde Schatten mit scharfer Begrenzung, worauf speziell LÜDIN hingewiesen hat. Hilusvergrößerungen sind eher selten. Solche Fälle wurden von EICHBAUM, FIEBER, TORÉ u. a. beschrieben.

Hämatogene Formen. Wenn die Lungen auf dem Blutwege vom Erreger erreicht werden, gleichgültig ob die Streuquelle intra- oder extrapulmonal liegt, können miliarpneumonische Formen entstehen. Solche Verlaufsformen wurden von BOTZSTEIN, SCHINZ und BLANGEY, CARTER, GRUBER sowie WERTHEMANN mitgeteilt. Im Vergleich zur Tuberkulose ist die Verteilung insofern anders, als die Spitzengebiete eher verschont bleiben. Die Knötchen sind schon im allgemeinen weniger dicht und etwas größer als bei einer Miliartuberkulose.

Über die Häufigkeit der Lungenbeteiligung bei der Aktinomykose herrschen verschiedene Ansichten. Die relative Häufigkeit der Lungenaktinomykose beträgt ungefähr $1/_5$ aller Fälle von Aktinomykoseerkrankungen. Nach UEHLINGER ist die durch primäre aerogene Infektion des Respirationstraktes entstandene Aktinomykose etwa 4mal so häufig wie die sekundäre Form.

Diagnose. Aus einer Übersicht der am Kantonsspital Zürich beobachteten 20 Fälle von Lungenaktinomykose geht hervor, daß die Diagnose meistens spät gestellt wird; die durchschnittliche Dauer bis zur Erkennung der Krankheit betrug 12 Monate (KUONI).

Die Diagnose läßt sich nur unter Berücksichtigung aller zur Verfügung stehender Befunde stellen. Am wichtigsten ist der Erregernachweis. Bei der makroskopischen Betrachtung des Eiters fallen bereits gelbliche Körner auf, welche die Drusen enthalten. Die mikroskopische Feststellung des Erregers im Sputum ist aber noch nicht entscheidend, da es sich um Verunreinigungen mit harmlosen Saprophyten des cavum oris handeln kann. Zur Vermeidung solcher Irrtümer ist es empfehlenswert, bronchoskopisch entnommenes Bronchialsekret zu untersuchen. Im Empyemeiter hingegen ist der Erreger sicher nachzuweisen.

Kulturen haben den Nachteil einer langen Überwachungszeit von etwa 3 bis 4 Wochen. Sie müssen streng unter anaeroben Bedingungen angelegt werden.

Dem *Hauttest* kommt wohl eine diagnostische Bedeutung zu; er ist aber niemals beweisend, da die Hautreaktionen auch bei scheinbar gesunden Personen positiv ausfallen können. Möglicherweise bewirken während des Lebens inapperzept überstandene Infekte eine allergische Reaktionslage des Organismus. Positive Hautteste heißen also nicht anderes als stattgehabter Pilzkontakt.

Allgemein gelten für die Beurteilung der Intracutanproben die gleichen Vorbehalte, wie sie bei den anderen Pilzkrankheiten gemacht wurden.

Der Nachweis von komplementbindenden Antikörpern sowie von Agglutininen kann für die Diagnose einer Aktinomykose beigezogen werden. Mutatis mutandis gelten aber die gleichen Reserven, wie wir sie für die Hautteste und deren Interpretation angebracht haben. Auch bei klinisch gesunden Individuen sind positive Seroreaktionen durchaus möglich.

Von röntgenologischer Seite wurde vielfach versucht, auf morphologischer Basis bestimmte Richtlinien zur Erkennung der Aktinomykose aufzustellen. Ein wichtiges röntgenologisches Kriterium besteht in der frühzeitigen Mitbeteiligung der benachbarten Rippen, einer für die Aktinomykose typischen Eigenheit. Im übrigen wird man in jedem Falle nach anderen, oberflächlich gelegenen Lokalisationen der Aktinomykose fahnden.

Differentialdiagnose. Die isolierten infiltrativen Formen mit Übergang zur Kavernenbildung müssen differentialdiagnostisch vor allem der Tuberkulose und den Tumoren (vgl. Abb. 9c) gegenübergestellt werden. Die Differentialdiagnose der primären Formen umfaßt vor allem Tuberkulose, Tumoren und Lymphogranulom, jene der hämatogenen Formen besonders den miliaren Lungen-Boeck, Miliartuberkulose, Speicherkrankheiten, Pneumokoniosen, Stauungslungen usw.

Prognose. Im ganzen gesehen ist die Aktinomykose eine vorwiegend chronische Erkrankung. Die Prognose der Lungenaktinomykose ist im allgemeinen ungünstig. PONCET und DEVENEAU rechnen auf 4 Heilungen von Lungenaktinomykosen einen letalen Ausgang. Die Prognose hängt vor allem von der Frühdiagnose und entsprechender frühzeitig einsetzender Behandlung ab.

Behandlung. *1. Röntgenbehandlung.* Seit Ende der zwanziger Jahre ist in zunehmendem Maße die Röntgenbehandlung angewendet worden. Sie spielt auch heute eine nicht zu unterschätzende Rolle. PLIENINGER vermochte durch frühzeitige, allerdings intensive Röntgenbestrahlung blutende aktinomykotische Läsionen zu heilen. Der Strahlentherapie wird nachgesagt, daß sie zu einem raschen Fistelschluß führe.

2. Operative Therapie. Die operative Behandlung ist in neuerer Zeit etwas in den Hintergrund getreten, da viele Fälle durch die Anwendung von Antibiotica und Chemotherapeutica geheilt werden können. In vielen Fällen, besonders beim Empyem, wird man ohne chirurgische Therapie nicht auskommen.

Bei den schweren lokalisierten Fällen ist chirurgisches Vorgehen indiziert, in Form von Drainage von Abscessen, von Lobektomien und Pneumektomien usw. Um eventuellen Rückfällen vorzubeugen, soll postoperativ in allen Fällen prophylaktisch mindestens 6 Monate lang außer Penicillin und Sulfonamiden, Kalium jodatum gegeben werden.

3. Kalium jodatum. Auch die Jodpräparate kommen in der Behandlung der Aktinomykose immer noch zu ihrem Recht. Am besten wird gesättigte Lösung von Kalium jodatum in aufsteigender Dosierung angewendet. Jodpräparate fördern die Resorption des Granulationsgewebes und ermöglichen Penicillin und Sulfonamiden einen engeren Kontakt zum Erkrankungsherd. Allgemein wird empfohlen, das Jod hoch zu dosieren, beginnend z. B. mit täglich 3 × 3 Tropfen einer gesättigten Kalijodatlösung nach den Mahlzeiten, täglich steigernd um einen Tropfen bis zur Tagesdosis von 30—40 Tropfen. In besonders schweren Fällen sind bis 400 Tropfen pro die erlaubt. Bei Intoleranzerscheinungen muß das Medikament für mindestens eine Woche abgesetzt werden, worauf die Therapie erneut beginnen kann.

4. Antibiotica und Chemotherapeutica. Die Einführung der Sulfonamide und Antibiotica stellten den größten Fortschritt in der Behandlung der Lungenaktinomykose dar. Es sind bis heute aus der Literatur mehrere Fälle unter Sulfonamidtherapie geheilter Lungenaktinomykose bekannt. FANCONI berichtet von einem 13jährigen Knaben mit Lungenaktinomykose in fistulösem Stadium, welche unter protrahierter Behandlung mit total 125 g Sulfanilamid und 183 g Cibazol ausgeheilt ist. Ein Fall von sekundärer Lungenaktinomykose, die auf Kaliumjodatum und auf Röntgenstrahlen nicht ansprach, wurden nach Angaben von MERKLE durch 568 g Irgamid geheilt.

Die Therapie der Wahl der Aktinomykose ist Penicillin hochdosiert.

Nach übereinstimmenden Erfahrungen sind die Wirkungen von Sulfonamiden und Penicillin gegen den Actinomyces bovis gleichwertig. Allerdings erfordern beide Stoffe monatelange Behandlung, da die spezifischen Granulome einerseits wenig vascularisiert sind und andererseits eine Abszedierung die Medikamente vom Wirkungsort fernhält. Mit hochdosierter Behandlung konnten auch schwerste Fälle geheilt werden, wie Beobachtungen von BLAINEY und MORRIS in Fällen von miliaren Lungenveränderungen zeigen. Nach Ansicht von KAY sind Sulfothiazine und Penicillin vor allem in Phasen von Exacerbation von Nutzen, vermögen aber die Progredienz des Leidens im ganzen nicht zu verhindern. Aus diesem Grunde soll man nicht mit der Operation zuwarten, wenn eine massive antibiotische Behandlung nicht bald einen gewissen Erfolg zeigt.

Im Gegensatz zu Actinomyces bovis ist die Nocardia asteroides weniger penicillin- und sulfonamidempfindlich.

Nach einer neueren Mitteilung von McVAY und SPRUNT ist *Isoniazid* in vitro gegen Actinomyces bovis wirksam. Dies soll sich auch in 3 Fällen von cervicofacialer Lokalisation bewährt haben.

Nach dem heutigen Stand der therapeutischen Erfahrungen ist eine kombinierte Behandlung mit hohen Dosen von Penicillin und Sulfathiazolen, wenn nötig kombiniert mit chirurgischer Therapie, am erfolgreichsten.

SCHÖNBACH und MILLER berichten über erfolgreiche Behandlung der Aktinomykose mit *Stilbamidin* bei einer Dosierung von 150 mg täglich und einer totalen Dosis von 4,5—6 g.

Dank den neueren Behandlungsmöglichkeiten der Aktinomykose ist die früher viel ausgeübte Vaccinetherapie in den Hintergrund getreten; sie hat an Bedeutung stark eingebüßt.

Lungensoor (Moniliase).

Unter Lungensoor verstehen wir eine durch Hefepilze bedingte Erkrankung der Lungen.

Wie wir bereits in der Einleitung darlegten, existieren in der Literatur für Soor nicht weniger als 172 Benennungen. Da die Bezeichnung Oidien oder Monilien von den Botanikern bereits belegt wurde, empfiehlt es sich, ganz einfach von *Soor* zu sprechen.

Historisches. Die erste Beschreibung eines Lungensoors stammt von FRAYHAN aus dem Jahre 1881.

Von CASTELLANI wurde im Jahre 1905 erstmals eine bronchiale Form des Soors bei den Teeversuchern auf Ceylon mitgeteilt.

Erreger. Erreger der Soorerkrankungen sind die den Sproßpilzen angehörenden ubiquitären Hefen, welche nur unter ganz besonderen Bedingungen Anlaß zu Erkrankungen geben. Mikroskopisch findet man die Pilze in Form von zylindrischen oder verzweigten, im Durchschnitt ungefähr 5 μ großen Fäden. An diesen Fäden, oder auch am Ende finden sich kugel- oder eiförmige, stark lichtbrechende Blastosporen, mit einem Durchmesser von etwa 5—7 μ, also demjenigen eines roten Blutkörperchens entsprechend. Die Kulturen wachsen sehr rasch, bilden sich bei Zimmertemperatur meistens in 2 Tagen schon kräftig aus und weisen einen starken Hefegeruch auf, den man übrigens bei massenhaftem Vorkommen dieser Pilze auch schon bei der Untersuchung des Sputums wahrnimmt. Auf den Nährböden entstehen weißliche, hefeartige Kolonien. Die Fungi finden sich im Sediment der Exsudate als rundliche, doppelt konturierte und dünnwandige Gebilde. Bei geeigneten Bedingungen kommt es rasch zur Knospung. Die Länge der einzelnen Pilzfäden beträgt 50—600 μ bei einem Durchmesser von 3—5 μ.

Bei den Hefen sind es vor allem die anascosporogenen Formen, die den Mediziner besonders interessieren, d. h. Hefen ohne die Fähigkeit der Sporenbildung. Diese Hefen zerfallen nach der Systematik von DIDDENS und LODDER in 3 Familien, wobei für den Kliniker nur die Unterfamilie der Mycotoruloideae mit ihren 3 Untergruppen Candida, Brettanomyces und Trichosporon von Wichtigkeit ist. Die anascosporogenen Hefen der Unterfamilie der Mycotoruloideae sind charakterisiert durch Pseudomycelbildung und Blastosporenapparat. Die Gattung *Candida*, die uns am häufigsten beschäftigt, weist rund-ovale Zellen auf mit verschieden starker Entwicklung des Pseudomycels, Blasto- und Chlamydosporenbildung und kräftige oxydative und fermentative Kohlehydratassimilation. Auf die Schwierigkeit in der Indentifizierung solcher Organismen, die gelegentlich durch Modifikation und Dissoziation zu Irrtümern Anlaß geben können, weist FISCHER in seiner ausführlichen Arbeit über die Technik der Identifizierung hefeartiger Mikroorganismen hin. Schon wegen diesen erwähnten Schwierigkeiten müssen Kliniker und Mykopathologen zusammenarbeiten.

Pathologische Anatomie. Die histologischen Veränderungen sind wie bei anderen Pilzaffektionen weitgehend unspezifisch und gleichen denjenigen bei Tuberkulose. Das histologische Hauptelement der Lungenmoniliase ist das *Pilzgranulom*, ein Knötchen, ähnlich dem Tuberkel. Solche Granulome bestehen aus Epitheloidzellen, wenigen Riesenzellen und aus einem Leukocytenkern, der in späteren Stadien der Krankheit zerfällt oder bindegewebig vernarbt. Eosinophile Leukocyten sind nur spärlich vorhanden. Die Pilze befinden sich vor allem in der Randzone solcher Bezirke. Der mikroskopische Pilznachweis im Schnittpräparat begegnet großen Schwierigkeiten, besonders bei nicht ganz frischen Präparaten.

Häufigkeit. Soorerkrankungen kommen in allen Teilen der Welt vor. In den Vereinigten Staaten von Nordamerika und in tropischen Gebieten wurden sie jedoch viel häufiger beobachtet als in unseren gemäßigten Zonen.

Wir pflichten der Ansicht von ORIE bei, wonach der Lungen- oder Bronchialsoor trotz der weltweiten Verbreitung und des ubiquitären Vorkommens des Erregers eine relativ seltene Erkrankung darstellt.

Unter den Pneumomykosen ist der Soor relativ häufig vertreten. In einer Zusammenstellung von 207 Lungenmykosefällen, die an der Duke Clinic in Durham beobachtet wurden, fand SMITH 43 Moniliasen.

Klinik.

Um eine bessere Übersicht über die klinischen Erscheinungsformen des Lungensoors zu gewinnen, hat BOTHEN folgende Gruppierung vorgenommen: 1. Primäre Moniliase. 2. Chronisch maligne Moniliase. 3. Sekundäre Moniliase im Anschluß an antibiotische Behandlung.

Uns scheint eine Einteilung, welche die pathogenetischen Gesichtspunkte in den Vordergrund stellt, geeigneter für die Besprechung der verschiedenen Verlaufsformen. Aus diesem Grunde schlagen wir folgende Einteilung vor:

1. *Primärer Lungensoor. a) Bronchiale Formen:* Bronchomoniliase, asthmoide Soorbronchitis, CASTELLANIsche Bronchitis. *b) Pulmonale Formen:* Drescherlunge, Farmers lung (Farmerlunge).

2. *Sekundärer Lungensoor. a) Entstehungsart per continuitatem:* Pilzbronchitis oder Pneumonie. *b) Entstehungsart hämatogen:* Miliarer Lungensoor.

Unter primärem Lungensoor sind solche Erkrankungen zu verstehen, bei denen der Erreger direkt die Lunge erreicht, z. B. durch massive Inhalation von pilzhaltigem Staub, oder bei dem der Erreger, der sich bereits im Respirationstrakt befindet, aus irgendeinem Grunde pathogen wurde.

Demgegenüber sind die sekundären Soorerkrankungen als solche aufzufassen, die durch sekundäres Übergreifen des Soors, sei es canaliculär oder hämatogen, zustande kommen. Dieser letzten Gruppe gemeinsam ist eine Resistenzverminderung des Makroorganismus.

1. Primärer Lungensoor.

a) Bronchiale Form. Am häufigsten ist die auf die Bronchien beschränkte Form des Lungensoors, die als *chronische Bronchitis* imponiert. Im Vordergrund der Beschwerden steht ein Husten, der zum Teil ungeheure Auswurfmengen fördert. Der Allgemeinzustand ist kaum oder nur wenig betroffen. Atemnot ist häufig, da diese Bronchitiden mit einer asthmoiden Komponente einhergehen. Temperaturen können fehlen. Der Verlauf solcher Erkrankungen kann sich über Jahre hinziehen, wobei klinisch symptomfreie Intervalle mit asthmoiden Zuständen abwechseln.

Auskultatorisch findet man verlängertes und verschärftes Atemgeräusch sowie zahlreiche trockene Rasselgeräusche, vor allem in Form von Giemen.

Röntgenologisch sind diese Fälle gekennzeichnet durch eine mehr oder minder ausgeprägte Vergrößerung der Hiluslymphknoten, sowie durch eine vermehrte Strangzeichnung, besonders der Lungenmittel- und Unterfelder.

Wir erinnern uns an eine 59jährige Frau mit chronisch rezidivierender Bronchitis seit Monaten, welche unsere Poliklinik wegen asthmoider Beschwerden, Temperaturschüben und erheblicher Gewichtsabnahme aufsuchte. Auskultatorisch sowie röntgenologisch bestanden die Zeichen einer Bronchitis. Die Blutsenkung war auf 37 mm erhöht, der Blutstatus zeigte bei normaler Leukocytenzahl eine

Linksverschiebung von über 20% Stabkernigen. Im Sputum und im Magensaft konnten nie Tuberkelbacillen, hingegen konstant massenhaft Soor gefunden werden. Die Agglutination auf Soor im Serum war positiv, die Hautteste stark positiv. Erst auf eine spezifische fungicide Behandlung mit Natrium jodatum intravenös und Kalium jodatum per os wurden Beschwerdefreiheit, Gewichtszunahme von 4 kg und Rückgang der ständig erhöhten Senkung bis auf 7 mm erzielt.

Systematische Untersuchungen bei Asthmapatienten sollten angestellt werden, um entscheiden zu können, wie viele Fälle von Asthma auf Pilzen beruhen. Wir haben bis jetzt in einem einzigen Fall den Eindruck erhalten, daß nach therapeutischer Eliminierung der Pilze das Asthma deutlich und anhaltend besser wurde. In der Literatur berichtet VAN DER WERFT über 2 Fälle von Asthma, bedingt durch Trichosporonpilze.

Eine Sonderstellung nimmt die durch CASTELLANI 1905 beschriebene Form der *Bronchomoniliase bei den Teeprüfern auf Ceylon* ein. Husten ist das hervorstechendste Symptom. Das Befinden dieser Patienten ist nicht besonders stark angegriffen. Das Sputum ist meist farblos oder grauweißlich, fädig, schleimziehend und weist einen ganz typischen, faden Geruch auf. Die darin enthaltenen grauen Fleckchen enthalten massenhaft Candida und eventuell Zelltrümmer.

b) Pneumonische Formen. Die Lungenmoniliasen im engeren Sinne sind nicht so häufig wie die Bronchomoniliasen. Es handelt sich um ein viel ernsteres Bild als bei letzteren: Der Allgemeinzustand der Patienten ist stark reduziert, Puls und Temperaturen sind mehr oder weniger stark erhöht. Die Sputummengen sind zum Teil außerordentlich groß und weisen einen faden Geruch auf. Wir selbst verfügen über eine Beobachtung mit täglichen Sputummengen bis 440 cm³. Das Sputum ist weißlich-gelatinös und oft hämorrhagisch. Hämoptoen sollen nach BROWN nicht ungewöhnlich sein und ungefähr in einem Fünftel der Fälle auftreten. Pleurabeteiligungen können ein- oder doppelseitig sein, bilden aber eher die Ausnahme (ZAHAWI und SEMAH).

Auskultatorisch auffällig ist ein vielgestaltiger, stark wechselnder Befund mit massenhaft klingenden, mittel- bis grobblasigen, feuchten Rasselgeräuschen und zahlreichen Giemen, Pfeifen, Knacken und Schnurren, besonders über den unteren Lungenpartien. Das Atemgeräusch ist exspiratorisch verlängert und verschärft, selten bronchial.

Röntgenologisch wurden Infiltrate von weicher Beschaffenheit und im allgemeinen unscharfer Begrenzung, von verschiedenster Größe und Lokalisation gefunden (vgl. Abb. 11a—c). Kavernenbildung wurde bisher nur einmal beobachtet (WYLIE und DE BLASE).

Drescherlunge. Eine Sonderform der akuten Soorpneumonien nimmt die von TÖRNELL im Jahre 1946 beschriebene sog. *Drescherlunge* ein. Darunter versteht man akute Soorpneumonien, die durch Inhalation von Staub, von schimmligem Heu oder Stroh während der als staubig berüchtigten Drescharbeit zustande kommen.

Unter Entwicklung von starker Müdigkeit, Gliederschmerzen und quälendem Hustenreiz mit pertussoiden Hustenanfällen, Atemnot und starken Schweißen kommt es zu einem Fieberanstieg bis 39⁰ oder gelegentlich sogar 40⁰. Diese Symptome entwickeln sich kurze Zeit nach dem Dreschen, meist schon am Abend des ersten Arbeitstages. Das Sputum, welches meist nur in kleiner Menge expektoriert wird, weist durch den Staubgehalt eine gräuliche Farbe auf.

Auskultatorisch findet man die Zeichen einer spastischen Bronchitis. Im Blutbild ist eine leichte Leukocytose die Regel, eine Polyglobulie wurde nur in zwei Fällen gefunden.

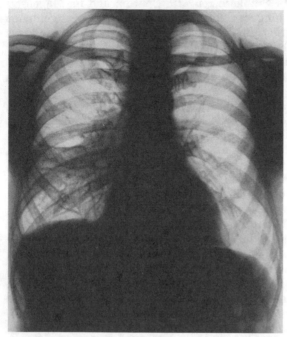

Abb. 11a.

In schwereren Fällen beobachtet man Schüttelfröste mit hohen Temperaturen, sowie Husten mit eitrigschleimigem oder sanguinolentem Auswurf. Die Atemnot kann in solchen Fällen sehr schwere Ausmaße annehmen.

Die Röntgenaufnahmen der Lunge weisen außer einer Vergrößerung der Hiluslymphknoten eine verstärkte Bronchialzeichnung sowievor allem in den Lungenmittel- und Unterfeldern angeordnete, weiche und unregelmäßig begrenzte Fleckschatten auf (Bild der fallenden Schneeflocken). Röntgenologisch gleichen diese Befunde weitgehend denjenigen einer Miliartuberkulose, wobei aber die Lungenspitzen frei bleiben.

Es fragt sich, ob die *Drescherkrankheit* im engeren Sinne von der Drescherlunge, wie sie von TÖRNELL beschrieben wurde, zu differenzieren sei. Die Drescherkrankheit kommt durch akute massive Getreidestaubinhalation zustande und ist nach WUHRMANN abhängig von physikalischen und chemischen Qualitäten des Staubes sowie von der Dauer der Exposition und der individuellen Empfindlichkeit. Pilze sollen dabei nicht beteiligt sein, währenddem bei der von TÖRNELL beschriebenen Drescherlunge es sich um eine akute Lungenmoniliase handelt.

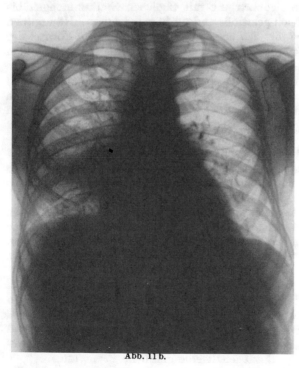

Abb. 11b.

Auch in der Schweiz wurde das Krankheitsbild beobachtet und erstmals von HOFFMANN im Jahre 1946, dann von WUHRMANN 1948 beschrieben. Es ist unter den Bauern besser bekannt als unter den Ärzten. Da die Erkrankung meist nur vorübergehenden

Charakter hat, werden die Ärzte kaum zugezogen. Die Bauern fürchten vor allem feucht eingebrachtes Getreide, vorwiegend Hafer. Dies würde mit dem Pilzvorkommen, wie es von TÖRNELL gefunden wurde, übereinstimmen, indem die Pilze bekanntlich am besten auf feuchtem Milieu wachsen.

Als prophylaktische Maßnahme kommt das trockene Einbringen von Heu und Getreide, eventuell das Tragen von Staubmasken in Frage. Therapeutisch werden Jodide empfohlen.

Farmerlunge. Ätiologisch umstritten ist auch heute noch die Farmerlunge. Nach einer Definition von STUDDERT handelt es sich um eine unspezifische interstitielle Reaktion des Lungenparenchyms durch einen Reiz von verschiedenen Substanzen, die in pilzbeladenem Staub vorkommen.

CAMPBELL berichtete im Jahre 1932 über Landarbeiter, die akut an Husten und Atemnot sowie leichter Temperatursteigerung erkrankten, nach Exposition von schimmligem Heu. Klinisch waren die Patienten stark cyanotisch und dyspnoisch. Auskultatorisch fand man reichlich Giemen über den Lungen, röntgenologisch verstärkte Lungenzeichnung sowie multiple weiche Schattenbildungen. In der Regel kam es nach 1—2 Monaten zu einem Verschwinden der klinischen Symptome. Selten blieben aber als Residuen Lungenfibrosen und Emphysem zurück.

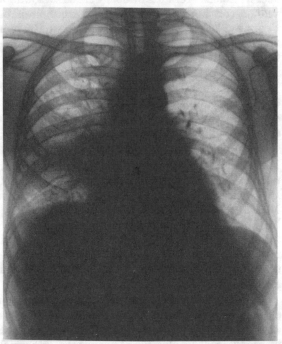

Abb. 11 c.

Abb. 11a—c. a 29. 10. 53. b 5. 11. 53. c 11. 11. 53. G. I., 46jähriger Mann. *Soorpneumonie.* Während 5 Tagen Kopfschmerzen und Temperatur bis 39°. Während weiterer 5 Tage Temperaturanstieg unter Behandlung mit Penicillin und Irgapyrin. Bei Klinikeintritt Cyanose, Hilusvergrößerung rechts mit Infiltration des Mittelfeldes, kleiner Sinuserguß, Leukocyten 35000, Eosinophile 5%, starke Linksverschiebung. SR 59 mm. Im Sputum wiederholt Hefen in Reinkultur. Am 12. Tag nachdem auch im linken Unterfeld ein Infiltrat sich ausbildete, Auftreten einer Pericarditis fibrinosa. Stark positive Hautreaktionen auf Mischantigen und spezifisches Antigen von Candida albicans. (Eigene Beobachtung.)

In mehreren Publikationen zwischen 1936 und 1940 studierte FAWCITT ähnliche Erkrankungen, wobei er im Sputum Schimmelpilze fand, die morphologisch gleich aussahen wie solche im Heustaub, so daß er eine bronchiale Pilzinfektion der Lungen für die Krankheit verantwortlich machte. Er brauchte dafür die Bezeichnung einer „*Bronchomycosis feniseciorum*" und empfahl Behandlung mit Jodiden. DUNCAN kam im Jahre 1945 zur Ansicht, daß diese Krankheit durch eine Reizung der Lunge durch feinen pflanzlichen Staub, welcher beim Entzweibrechen von mit Pilzen befallenen Heuhalmen entsteht, hervorgerufen wird. Diese Krankheit sei mit einer Byssinose vergleichbar.

Nach FAWCITT werden bei den Lungenkrankheiten von Heuarbeitern Aspergillen, Penicillien und Mucor, bei den Getreidearbeitern Penicillien, bei den Erdarbeitern Mucor gefunden. Er unterscheidet demnach 4 verschiedene Typen von Staublungen: 1. Mykose der Heuarbeiter; 2. Mykose der Getreidearbeiter;

3. Mykose der Erdarbeiter, wo vor allem Mucor eine Rolle spielt und 4. eine Lungenerkrankung, bei der ein auf Butter und Milch wachsender Pilz (Botrytis cinerea) das kausale Agens darstellt.

2. Sekundärer Lungensoor.

a) **Soorbronchitis oder -pneumonie, entstanden durch Deszension eines Mundsoors.** Solche Verlaufsformen werden besonders häufig bei kachektischen Individuen mit konsumptiven Grundkrankheiten beobachtet. Das Übergreifen des Soors auf die Schleimhäute des tieferen Respirationstraktes leitet oft das Endstadium solcher Krankheitsbilder ein. Besonders häufig kommen solche Deszensionen bei röntgenbestrahlten Carcinomen im Bereich des Larynx und des Pharynx vor.

Die solchermaßen befallenen Patienten leiden unter Erstickungsanfällen, die durch Verschluß der Trachea oder der Bronchien infolge Soormembranen bedingt sind. Durch kräftige Hustenstöße können solche weißlich-gräuliche Membranen expektoriert werden, was zu einer momentanen Erleichterung der Atmung führt.

Sekundäre Verlaufsformen des Lungensoors können ferner als eine akute lobäre Bronchopneumonie imponieren, wie wir dies bei einem jungen Mann nach offener Unterschenkelfraktur beobachten konnten: Nach einer zweimonatigen Fieberperiode trat trotz massiver antibiotischer Behandlung von insgesamt 18 Mill. E Penicillin, 1 g Streptomycin und 23 g Terramycin Temperaturanstieg bis über 40° auf. Es entwickelte sich ein Soor im Bereich der Mundhöhle und unter zunehmender Dyspnoe kam es zur Ausbildung eines physikalisch und röntgenologisch nachweisbaren pneumonischen Befundes über einem Lungenunterlappen. Auf Paraben und nach Absetzen des Antibiotica erfolgte kritische Entfieberung.

b) **Miliare Soorpneumonien.** Miliare Soorpneumonien können als akute oder chronische Krankheitsbilder auftreten. Auskultatorisch imponieren sie als spastische Bronchitis mit massenhaft trockenen und spärlich feuchten Rasselgeräuschen, während röntgenologisch hirsekorngroße weiche Herdschatten über beiden Lungen, speziell über den unteren Partien, zu sehen sind.

Diagnose. Die Diagnose eines Mundsoors ist eine außerordentlich einfache und schon inspektorisch weitgehend zu stellen auf Grund der weißlichen, auf den Schleimhäuten festhaftenden Belägen, die mikroskopisch massenhaft Erreger enthalten.

Demgegenüber bereitet die Diagnose eines Lungensoors erhebliche Schwierigkeiten. Die folgenden Gründe sind dafür verantwortlich:

1. Das klinische Bild des Lungensoors ist uncharakteristisch.

2. Der Erregernachweis im Sputum ist nicht unbedingt beweisend für das Vorliegen einer Soorerkrankung der Lungen, da Hefen in den Sputa auch gesunder Individuen recht häufig gefunden werden.

Nach unseren Erfahrungen an der Zürcher Medizinischen Universitäts-Poliklinik waren in 10—13% der Fälle, bei denen wegen irgendeines Leidens das Sputum untersucht wurde, Hefepilze vorhanden. Je nach den verschiedenen Untersuchern variieren diese Zahlen stark. So fand z. B. Niel in 60% von Sputa von Patienten einer ausländischen Poliklinik Pilzvorkommen. Brygoo untersuchte Sputen von Tuberkuloseerkrankten mit dem Resultat, daß in 38% Pilze vorhanden waren. Schon diese Zahlen sprechen mit aller Deutlichkeit dafür, daß der gelegentliche Nachweis von Pilzen allein diagnostisch nicht entscheidend sind.

Nur dem *konstanten* Nachweis von *massenhaft* Soorpilzen im Sputum kommt diagnostische Bedeutung zu.

In diesem Zusammenhang muß noch darauf hingewiesen werden, daß die morphologische Beurteilung von Soor im *Magensaft* mit großen Schwierigkeiten verbunden ist. Angedaute Nahrungsbestandteile und Sarcinen können Pilzelemente weitgehend vortäuschen.

Etwas zuverlässiger als die Untersuchung der Expektorate, welche oft Beimischungen von im Munde vorkommenden saprophytären Pilzorganismen aufweisen, ist die *Kontrolle der direkt bronchoskopisch entnommenen Abstriche*. Aber auch da bedeutet Pilznachweis keineswegs Identität mit Krankheitsursache.

MANKOWSKI fand in einem Viertel von wahllos bronchoskopierten Fällen Pilze, meist Soor. Nach NILSBY und NORDEN sind in 33% der Larynxabstriche Gesunder Soorpilze vorhanden.

Hautteste. Die Intracutanreaktionen mit Pilzextrakten sind diagnostisch ebenfalls nur bedingt zu verwerten, da allergische Hautreaktionen häufig sind, weil wir täglich wilden Hefen ausgesetzt sind, welche eine enge Antigenverwandtschaft zu Candida albicans aufweisen. Wir fanden in 15% unserer Zürcher Poliklinikpatienten positive Hautreaktionen auf Oidiomycetin. Demgegenüber stehen die Angaben von HOFFMEISTER und Mitarbeitern, die bei 91 Pilzträgern 45% und bei Gesunden 46% positive Hautteste sahen.

Serologische Reaktion. Der Nachweis von komplementbindenden Antikörpern, Präcipitinen und Agglutininen stellt ein weiteres diagnostisches Hilfsmittel dar. Allerdings ist auch diesen Seroreaktionen mit der gleichen Reserve zu begegnen, wie wir das in bezug auf die Intracutanteste ausführten. Weder ein positiver noch ein negativer Ausfall dieser Reaktionen gibt bindende Resultate, indem einerseits durch fortlaufende, unterschwellige Infektion im Verlaufe des Lebens eine erworbene Immunität mit niedrigen Titerwerten auftritt, andererseits durch eine konsumptive Grundkrankheit hervorgerufene Anergie negative Resultate ergibt.

Tierversuche. Tierversuche sind für die Diagnostik von besonderer Bedeutung, da sie als einziges Nachweisverfahren die Differenzierung der Pathogenität einzelner Stämme erlauben.

Als Versuchstiere werden im allgemeinen Kaninchen verwendet. Weniger empfindlich sind Mäuse, während Ratten und Meerschweinchen resistent sind. Man injiziert das zu untersuchende verdünnte Keimmaterial den Tieren intravenös. Die Tiere gehen schon nach 4—5 Tagen zugrunde unter dem Bilde einer allgemeinen Pilzpyämie.

Die intracutane Injektion von Untersuchungsmaterial führt bei Kaninchen innerhalb 48 Std zu Abszeßbildung.

Differentialdiagnose. Die Differentialdiagnose der primären Erkrankungen hat je nach dem Erscheinungsbild asthmoide Bronchitiden oder akute Lungeninfekte verschiedenster Art zu berücksichtigen. Die miliaren Formen müssen in erster Linie gegen eine Miliartuberkulose, gegen Staublungenerkrankungen, Carcinosen, Berylliosen und andere Lungenaffektionen, die zu miliaren Bildern führen können, abgegrenzt werden. Die Abgrenzung gegen die solchen Formen zugrunde liegenden Grundleiden ist außerordentlich schwierig.

In diesem Zusammenhang ist noch darauf hinzuweisen, daß Soor als sekundärer Besiedler von Lungenkavernen anderer Ätiologie, z. B. nach Absceß, Infarkt oder bei Tuberkulose nicht selten ist, während Soorkavernen scheinbar eine große Seltenheit darstellen.

Prognose. Die Prognose der primären Erkrankungsformen ist im allgemeinen quoad vitam gut. Die Bronchomoniliasen verlaufen, auch wenn sie über Jahre bestehen und rezidivieren, ausgesprochen gutartig. Die pulmonalen Formen verlaufen selten letal, führen aber öfter zu Komplikationen wie Pleuraergüssen usw. Über einen tödlich verlaufenden Fall einer primären Lungenmoniliase berichtet Temel.

Die Prognose der sekundären Verlaufsformen richtet sich nach dem zugrunde liegenden konsumptiven Leiden.

Therapie. Nach unserer Erfahrung hat sich das Paraben, ein Ester der Parahydroxybenzoesäure, als Mittel der Wahl bei Moniliase nicht nur der Lungen, sondern auch anderer Lokalisation erwiesen. Eine Dosierung von $4 \times 0,2$ g während wenigen Tagen verabreicht, stellt das Optimum dar. Nach wenigen Tagen, in der Regel nach 24—48 Std, kommt es zu einem kritischen Fieberabfall und Verschwinden der Pilzelemente aus den Exkreten.

Etwas weniger zuverlässig spricht der Lungensoor auf intravenöse Verabreichung von $^1/_2{}^0/_{00}$ Gentianaviolett an.

Da die Mehrzahl der Lungensoorerkrankungen im Anschluß an antibiotische Behandlung auftreten, sind in solchen Fällen Vitamine in hoher Dosierung zu verabreichen.

Während wir bei Lungenerkrankungen durch Soor mit Jodiden wenig Beeinflussung fanden, berichten Wylie und de Blase über eine akute Form, die unter dem Bilde einer Lungenmiliaris verlief, welche durch Jod intravenös und per os geheilt werden konnte.

Mountain und Krummenacher empfehlen orale Verabreichung von Undecylensäure, Keeney von Caprylsäure-Aerosol. Wir besitzen keine eigenen Erfahrungen über die fungistatische Wirkung von ungesättigten Fettsäuren.

Chirurgische Behandlung ist indiziert bei den kavernösen Formen, welche auf medikamentöse Therapie nicht ansprechen.

Geotrichose der Lungen.

Die Geotrichose ist eine durch die verschiedenen Arten der Geotrichen bedingte Pilzerkrankung.

Übertragung, Vorkommen. Geotrichen sind nicht an bestimmte Regionen gebunden. Sie gehören zu den saprophytären Besiedlern unserer Schleimhäute, besonders des Mundes, des Darmtraktes und des Respirationstraktes.

In der überwiegenden Mehrzahl der Erkrankungen handelt es sich um endogene oder sekundäre Mykosen, die infolge Resistenzverminderung des Makroorganismus auftreten.

Eine Infektion von außen wurde bis jetzt nur ausnahmsweise beobachtet: So berichten Thjötta und Urdal über eine Familienepidemie von Lungengeotrichosen, wobei 11 Personen eines Bauernhofes in Norwegen befallen waren. Möglicherweise kam hier die Infektion durch Inhalation von sporenhaltigem Staub zustande.

Erreger. Geotrichen sind rechteckige Zellen, oft mit etwas abgerundeten Ecken, von einer Länge von 4—$8\,\mu$. Häufig imponieren sie auch als kugelige Gebilde mit einem Durchmesser von 4—$10\,\mu$.

Sie wachsen auf Glucoseagar nach Sabouraud relativ langsam bei Zimmertemperatur. Die Kulturen sind wichtig zur Abgrenzung vor allem gegenüber den Blastomycen, die ähnliche runde Zellen aufweisen und mitunter ohne weiteres mit diesen verwechselt werden können. In den Kulturen formieren sich Hyphen, welche sich in Arthrosporen unterteilen.

Geotrichen sollen vor allem auch in Kombination und bei Anwesenheit von Friedländer-, sowie Tuberkel-Bacillen vorkommen.

Klinik. Im Bereich des Respirationstraktes werden zwei Erkrankungsformen unterschieden: 1. Eine häufigere, bronchiale Form. 2. Eine seltenere, pulmonale Form der Geotrichose.

Bronchiale Form. Die bronchiale Form ist die häufigere. Im Vordergrund der subjektiven Beschwerden steht ein quälender Reizhusten. Der Auswurf ist schon makroskopisch auffallend weißlich-schleimig und weist einen faden Geruch auf. Blutbeimengungen sind nicht selten. Der Allgemeinzustand solcher Patienten ist aber kaum betroffen. Temperatursteigerungen fehlen in der Regel.

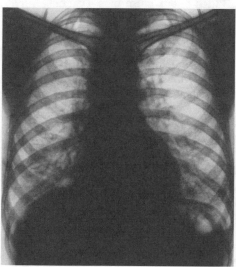
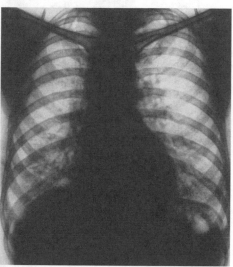

23. 10. 51.   11. 1. 52.

Abb. 12. M. A., 55jährige Hausfrau. *Geotrichose* der Lunge mit Spontanpneumothorax. (Eigene Beobachtung.) Die Patientin suchte innerhalb 2 Jahren wegen eines quälenden Reizhustens mit Erstickungsanfällen und einem gelatinösen-weißlichen Auswurf verschiedene Ärzte auf. Auskultatorisch bestand ein ausgedehnter pneumonischer Befund, vor allem über den Lungenbasen, mit feuchten klingenden und nichtklingenden Rasselgeräuschen. Dekompensationszeichen von seiten des Kreislaufes konnten nicht nachgewiesen werden. Röntgenologisch fand sich ein submiliares Lungenbild mit stecknadelkopfgroßen, dichtstehenden, nach caudal zunehmenden, ziemlich scharf begrenzten Herdchen. Senkungsreaktion zwischen 30 und 45 mm. Leukocyten nie erhöht, bei 5000 Leukocyten, 4% Eosinophile. Hautteste auf Geotrichosen positiv, Seroreaktionen negativ. Im frischen Sputumpräparat konnten mikroskopisch Geotrichen nachgewiesen werden, die sich in den Kulturen als Geotrichum Langéron identifizieren ließen. Unter Fortbestehen des quälenden Reizhustens und Produktion größerer Sputummengen kam es zu zunehmender Gewichtsabnahme und Ausbildung eines rechtsseitigen Spontanpneumothorax. Exitus letalis. (Eigene Beobachtung.)

Auskultatorisch findet man, besonders über den Lungenbasen verschärftes und verlängertes Exspirium mit zahlreichen trockenen Rasselgeräuschen.

Röntgenologisch besteht verstärkte bronchiale Zeichnung mit ausgefransten Hili.

Pulmonale Form. Das Krankheitsbild der pulmonalen Geotrichose beginnt mit einem ganz uncharakteristischen Prodromalstadium unter dem Bilde eines Katarrhs der oberen Luftwege. Diese akuten Erscheinungen klingen meistens in wenigen Tagen ab. Die Patienten leiden unter allgemeinen Infektionszeichen, wie Mattigkeit, Husten und Atemnot, mit lang dauernden Temperatursteigerungen. Husten und subfebrile Temperaturen können noch Wochen und Monate fortdauern.

Der Auswurf ist hell-weißlich. Hämoptoen sind nicht selten. Eine Leukocytose mit Linksverschiebung bildet die Regel. Spontanpneumothoraces werden gar nicht selten beobachtet (vgl. Abb. 12). Ausnahmsweise kommen nach SMITH auch Kavernen vor, mit äußerst geringer Umgebungsreaktion. Je nach den zugrunde liegenden Lungenveränderungen sind verschiedenartige physikalische Befunde zu erheben. Am häufigsten sind über den besonders basal angeordneten Dämpfungszonen Veränderungen des Atemgeräusches im Sinne von Bronchialatmen zu hören. Daneben finden sich zahlreiche feuchte klingende, sowie trockene Rasselgeräusche.

Röntgenologisch am häufigsten werden weiche, unscharf begrenzte Infiltrate vor allem in den Lungenunterfeldern, ausnahmsweise aber auch einmal in den Obergeschossen der Lunge gefunden. Die Kavernen zeichnen sich durch ihre Dünnwandigkeit aus.

Diagnose. Auf Grund des klinischen Bildes allein kann eine Diagnose nicht gestellt werden. Die Diagnose basiert auf dem Erregernachweis.

Im charakteristisch-schleimig-gelatinösen Sputum findet man nach unserer Erfahrung schon makroskopisch grauweißliche Klümpchen, welche bei mikroskopischer Betrachtung die Erreger in Haufen enthalten. Da die Geotrichen im frischen Sputumpräparat ähnlich aussehen können wie die Erreger der nordamerikanischen Blastomykose, sind zur Differenzierung in jedem Falle Kulturen anzulegen.

Hautteste mit Geotrichen sind nicht spezifisch. Der serologische Nachweis von Präcipitinen und komplementbindenden Antikörpern gelingt nur in einer Minderzahl von Erkrankungen, da Geotrichen schwache Antikörperbildner sind.

Differentialdiagnose. Die wichtigste Fehldiagnose ist die einer Tuberkulose, und zwar können die verschiedensten Arten von Lungentuberkulosen Anlaß zur Verwechslung geben, indem auch Pneumothoraces, Infiltrate verschiedener Anordnungen und Kavernen zustande kommen. Von den anderen Pilzerkrankungen ist es vor allem die nordamerikanische Blastomykose, die gegen eine Geotrichose abgegrenzt werden muß.

Prognose. Die Prognose ist im allgemeinen als günstig zu bezeichnen, und zwar quoad sanationem wie auch quoad vitam. Letale Verlaufsformen, wie wir selbst eine beobachten konnten, bilden die Ausnahme.

Therapie. Für febrile Formen gelten die gleichen Behandlungsmaßnahmen wie für eine Pneumonie. Entsprechend dem im allgemeinen Kapitel dargelegten Entstehungsmechanismus sekundärer Mykosen nach antibiotischer Behandlung sind hohe Vitamindosen angezeigt.

Jodide scheinen günstig zu wirken (Kunstadter). Über Behandlung nur mit Röntgenstrahlen allein liegen keine Berichte vor, da Röntgenbehandlung immer in Kombination mit Jodiden angewendet wurde.

Bei Versagen der Jodbehandlung kann eine Desensibilisierung mit Pilzvaccine versucht werden.

Über die Wirkung von Antibiotica und Paraben auf Geotrichen existieren keine klinischen Angaben.

Entsprechend der guten Ansprechbarkeit der oralen Geotrichose auf Gentianaviolett ist bei Lungenbeteiligung intravenöse Applikation des genannten Medikamentes zu versuchen.

Aspergillose der Lungen.

Aspergillosen sind Pilzkrankheiten, die durch verschiedene Arten von Aspergillen verursacht werden. Beim Menschen werden vor allem die Lungen, das äußere Ohr, sowie die Nebenhöhlen der Nase befallen.

Historisches. Der Pilz selbst, der Genus aspergillus, wurde bereits im Jahre 1725 durch Michaeli beschrieben.

Im Jahre 1815 fand Mayer erstmals eine Bronchusaspergillose bei Vögeln.

Im Jahre 1842 beschrieb HUGHES BENETT den ersten Fall von Lungenaspergillose beim Menschen.

Von VIRCHOW, der zum ersten Mal den Begriff der Lungenmykose geprägt hat, wurden im Jahre 1855 3 Fälle mit chronischer Lungenaspergillose auf dem Autopsietisch diagnostiziert. DIEULAFOY, CHANTEMESSE und WIDAL berichten 1890 von einigen Fällen bei Taubenfütterern in Paris. Erstmals spricht RÉNON im Jahre 1897 von der Aspergillose als von einer Berufskrankheit.

Erreger. Als Erreger spielen vor allem 2 Species von Aspergillen eine Rolle. 1. Der häufiger vorkommende Aspergillus fumigatus, der rauchfarbige Kolbenschimmelpilz und 2. der viel seltenere Aspergillus niger.

Diese Pilze haben ein charakteristisches Aussehen, das durch die fächerförmige Anordnung der Conidienketten, welche an den verbreiterten Enden von segmentierten Hyphen aufsitzen, zustande kommt.

In den mikroskopischen Präparaten finden sich meist nur Pilzfragmente neben zahlreichen Sporen, mit einem Durchmesser von 2—3 μ.

Die Pilze lassen sich auf SABOURAUD-Glucose-Agar schon bei Zimmertemperatur gut züchten.

Pathologische Anatomie. Die durch Aspergillen hervorgerufenen Veränderungen im Lungenparenchym erscheinen makroskopisch als kleine, graugelbliche Knötchen oder Kavernen.

Histologisch am auffälligsten sind Nekroseherde, die von Zellreaktionen akut entzündlicher Art umgeben sind. Weniger häufig sind chronisch-entzündliche Umgebungsreaktionen mit Riesenzellen. Aus solchen Nekrosebezirken bilden sich Abscesse oder Kavernen, oder sie heilen unter Fibrosierung ab.

Infektionsweg. Die Frage, ob die Aspergillose der Lungen als primäre oder sekundäre Mykose aufzufassen sei, ist dahin zu entscheiden, daß wohl beide Entstehungsarten möglich sind.

In den meisten Fällen wird die Eintrittspforte durch den Respirationstrakt dargestellt. Die Pilzsporen werden durch Inhalation von Getreide- oder Mehlstaub aufgenommen.

Diese Krankheit gilt zu Recht als eine ausgesprochene Berufskrankheit der Taubenfütterer und Perückenmacher. Taubenfütterer haben die Gewohnheit, die Schnäbel ihrer Tiere mit einem Gemisch von Korn und Wasser aus ihrem eigenen Munde zu stopfen, wobei sie eine schwere „Pseudotuberkulose" durch diesen direkten Kontakt akquirieren. Perückenmacher haben die Gepflogenheit, die Haare, welche mit Roggenmehl bestäubt sind, zu entfetten, indem sie sie durch ihren Mund ziehen.

Viel seltener als die durch bronchogene Entstehung sind die durch hämatogene Aussaat zustande kommenden, disseminierten Formen.

Verbreitung und Häufigkeit. Aspergillosen kommen in allen Teilen der Welt vor. In wärmeren Ländern werden solche Erkrankungen etwas häufiger beobachtet.

An Tieren sind vor allem die Tauben, Enten, Hühner und Pinguine affiziert. Menschen sind relativ immun. Nur bei sehr lang andauerndem Tier- und Staubkontakt kommt es zu Erkrankungen. Gefährdet sind vor allem die Futtermühlenarbeiter, Drescher, Haarkämmer, speziell die Perückenmacher, Schwammreiniger, Geflügelmäster, insbesondere die Taubenfütterer, Getreidearbeiter usw.

Aspergillen sind als Saprophyten weit verbreitet. Sie werden in der Mischflora des Sputums als Zufallsbefund entdeckt und werden häufig als Besiedler von Lungencysten oder Lungenabscessen gefunden. Sie erlangen nur unter ganz bestimmten Bedingungen pathogene Eigenschaften. Wie auch bei anderen

Pneumomykosen sind vorstehende Erkrankungen der Lunge, besonders Bronchiektasen und Tuberkulose für das Angehen des Pilzes prädisponierend.

Primäre Lungenaspergillosen sind weniger häufig als die sekundären Formen, wie z. B. die Pilzbesiedlung von Bronchiektasen, Kavernen oder Lungencysten.

Klinik.

1. Bronchusaspergillose. Auf die Bronchien beschränkte Aspergillenerkrankungen äußern sich in zwei Erscheinungsformen: a) als rezidivierende Hämoptoen und b) als chronische Bronchitis.

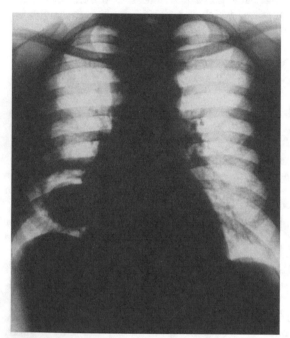

Abb. 13. Lungenaspergillose mit charakteristischer Sichelbildung. B. E., 29jährige Frau. Seit 14. Lebensjahr öfters Lungenblutungen, Husten, wechselnder Auswurf, der zeitweise sehr übelriechend war. 1938 Operation: Eröffnung der „Cyste", Entleerung des Inhaltes. Diagnose pathologisch-anatomisch bestätigt. Heilung. (Beobachtung von Prof. BRUNNER, Direktor der chirurgischen Universitätsklinik, Zürich.)

a) Mit Hämoptoen einhergehende Formen. Für diese Verlaufsarten wurden verschiedene Bezeichnungen geprägt; so sprechen LÉON-KINDBERG und PARAT von *pseudokavernösen* primitiven, pulmonalen Aspergillosen und französische Autoren (MONOD, PESLE und SEGRÉTAN) von *bronchiektasierenden* Aspergillomen.

Die subjektiven Erscheinungen solcher Patienten unterscheiden sich kaum von solchen mit Bronchiektasien. Die physikalischen Untersuchungsmethoden sind kaum in der Lage, die durch Aspergillose hervorgerufenen Lungenbefunde erkennen zu lassen, es sei denn, es handle sich um massive Infiltratbildungen mit Kavernen.

Hingegen sind die Röntgenbefunde für solche Aspergillosen typisch, gemäß der Entstehungsart solcher Veränderungen: Die Aspergillen, besonders Aspergillus fumigatus setzen sich in Klumpen in den erweiterten Bronchien ab. Oberhalb des durch den Pilzknäuel bedingten intrabronchialen Tumors findet man doppelkonturierte Luftsicheln (vgl. Abb. 13).

Solche Formen sind im allgemeinen charakterisiert durch einen ausgesprochen chronischen Verlauf, der sich über Jahre hinziehen kann. So berichtet z. B. TRIGALTANOS über eine Beobachtung mit einer 8jährigen Anamnese mit rezidivierenden Hämoptoen, wobei auf den Thoraxröntgenbildern keine Veränderungen erkennbar waren. Die Diagnose konnte nur bronchoskopisch gestellt werden. Man fand kleine Exulcerationen der Bronchialschleimhäute, auf denen Aspergillen nachgewiesen werden konnten.

b) Bronchitis chronica. Als chronische Bronchitiden imponierende Formen sind ebenfalls möglich. Es ist aber schwierig zu entscheiden, ob den Aspergillen in diesen Fällen überhaupt eine kausale Bedeutung zukommt. Solche exquisit chronischen Formen von Aspergillusbronchitiden mit quälendem Reizhusten wurden als „*Pseudotuberculosis aspergillina*" bezeichnet, da sie unter allgemeinem Kräftezerfall, Nachtschweiß und subfebrilen Temperaturen nur durch die Sputumuntersuchung von einer Lungentuberkulose zu differenzieren sind. Das Röntgenbild solcher Verlaufsformen läßt eine verstärkte bronchiale Strangzeichnung, welche von den wenig vergrößerten, ausgefaserten Lungenhili ausgehen, erkennen.

Eine seltenere Form entspricht klinisch einem *Asthma bronchiale* mit den subjektiv und objektiv für das Asthma kennzeichnenden Symptomen, abgesehen von Pilzbefund im Sputum. Auch röntgenologisch sind die Veränderungen in diesen Fällen ganz uncharakteristisch.

2. **Lungenaspergillose.** Die *akuten* Lungenaspergillosen imponieren im allgemeinen als akute Bronchopneumonien, seltener als akute Lappenpneumonien.

Die hochfebrilen Patienten leiden unter produktivem Husten mit eitrigem, oft auch blutig-eitrigem Auswurf, zunehmender Atemnot und schwerer Beeinträchtigung des Allgemeinzustandes.

Auskultatorisch findet man besonders über den Lungenunterfeldern Dämpfungszonen mit Bronchialatmen und feuchten, klingenden Rasselgeräuschen.

Röntgenologisch fällt nur eine geringfügige Hilusvergrößerung mit meist basal lokalisierten, weichen Infiltraten auf.

Blutbild und Senkungsreaktion weisen nur uncharakteristische Veränderungen auf.

Auch akute, unter dem Bild einer lobären Pneumonie verlaufende Formen wurden bekannt. Über eine solche Beobachtung berichtet Delikat. Er beschreibt eine akute, hochfebrile Pneumonie mit eitrig-hämorrhagischem Sputum, wobei auskultatorisch und röntgenologisch ein pneumonischer Befund erhoben wurde. Im Sputum wurden Klümpchen von Aspergillen gefunden. Die anfängliche Therapie mit Chemotherapeutica blieb wirkungslos, während mit Kalium jodatum ein prompter Erfolg eintrat.

Auch die in der Literatur mitgeteilten *endemischen* Formen von Lungenaspergillosen sind hierher zu rechnen. So berichten Herzog und Smith über eine Erkrankung bei Geschwistern:

Bei einem 5jährigen Knaben, der nie krank war, kam es 1 Monat vor der Hospitalisierung zu einem akuten Infekt der Luftwege. Der Tod erfolgte an einem ausgedehnten doppelseitigen Lungenbefund am Tag der Spitaleinweisung. Seine Schwester, ein 7jähriges Mädchen erkrankte ebenfalls mit Temperaturen und beschleunigter Atmung. Trotz Penicillin, Streptomycin- und Sulfonamidbehandlung kam es 5 Tage später zum Exitus.

Auch eine Familienendemie, wobei die Mutter und ihre 4 Kinder erkrankten, wurde von Hamil mitgeteilt. In diesem Fall wurden — außer Aspergillen — noch Monilien gefunden, eine Pilzkombination, die häufig angetroffen wird. Es muß angenommen werden, daß sämtliche Familienglieder der gleichen Infektionsquelle, nämlich dem Staub von Heu und Hühnerfedern ausgesetzt waren.

Als Komplikationen von solchen pneumonischen Formen werden selten pleurale Reizexsudate oder hämatogene Streuungen, hingegen häufiger Einschmelzungen beschrieben.

3. **Disseminierte Aspergillose.** In der Mehrzahl von Generalisierung handelt es sich um eine hämatogene Aussaat eines Lungenherdes meist unter dem Einfluß von Antibiotica oder infolge Resistenzverlustes bei konsumptiven Krankheiten. Solche Formen unterscheiden sich weder klinisch noch röntgenologisch von anderen präterminal auftretenden „Pilzpyämien".

Diagnose. Die Aspergillose ist in gewissen Fällen wohl die einzige Pilzerkrankung, bei der aus dem *Röntgenbild* allein in klassischen Fällen eine Vermutungsdiagnose möglich sein kann, nämlich dann, wenn man die lufthaltigen Sichelbildungen in den Bronchien deutlich sieht. Großer Wert ist ferner auf eine genaue Erhebung der Berufsanamnese zu legen.

Der Pilznachweis ist meist schon makroskopisch zu vermuten, wenn man graugelbliche Klümpchen im Sputum findet. In technischer Hinsicht ist darauf aufmerksam zu machen, daß bei der Ziehl-Nelsonschen Färbung die einzelnen Mycelfragmente als Tuberkelbacillen imponieren können.

Wegen dieser Möglichkeit sind Kulturen anzulegen, wodurch sich die Pilze leicht erfassen lassen, wegen ihres raschen Wachstums auf verschiedenen Nährböden.

Den serologischen Nachweismöglichkeiten (Präcipitinreaktion, Komplementbindung) kommt keine wichtige Bedeutung zu, da die Aspergillen schwache Antikörperbildner sind.

Intradermoreaktionen sind unzuverlässig, da viele Individuen unspezifische allergische Hautreaktionen aufweisen.

Den Tierversuchen kommt eine wesentliche Bedeutung zu, da man mit ihrer Hilfe die Aspergillen auf ihre Pathogenität prüfen kann. Am empfindlichsten sind die Tauben. Sie können intratracheal oder intraperitoneal mit dem zu untersuchenden Keimmaterial inoculiert werden und sterben innerhalb 2 bis 3 Wochen. Intravenöse Applikationen einer Keimaufschwemmung führt bereits in wenigen Tagen zum Tode. Ratten und Meerschweinchen sind als Versuchstiere weniger geeignet.

Differentialdiagnose. Die Differentialdiagnose der bronchialen Formen hat Bronchitiden anderer, vorwiegend tuberkulöser Ätiologie sowie Bronchiektasen zu berücksichtigen.

Die als akute Herd- oder Lappenpneumonien verlaufenden Erkrankungen sind klinisch besonders im Anfangsstadium nicht von anderen, akut-infektiösen Pneumonien zu unterscheiden. Bei der mit rezidivierender Hämoptoe einhergehenden Aspergillose ist die Abgrenzung gegenüber Tuberkulose, Bronchiektasen, Bronchuscarcinom, Lungencysten und Lungenabscessen, bei denen die Aspergillen als sekundäre Besiedler eine Rolle spielen, von Bedeutung.

Prognose. Die Prognose der akuten, unbehandelten Lungenaspergillosen ist ernst. Sie führen in der Regel zum Tode.

Die auf die Bronchien beschränkten Formen zeigen einen exquisit chronischen Verlauf, enden aber selten tödlich. Auch die rezidivierenden, aber wenig massiven Hämoptoen sind meistens nicht lebensgefährlich.

Da die hämatogenen Formen oft das Endstadium eines anderen Leidens einleiten, richtet sich ihre Prognose nach derjenigen des Grundleidens.

Therapie. *1. Chirurgische Therapie.* Bei den isolierten, kavernösen Formen der Lungenaspergillose ist die Segmentresektion die Therapie der Wahl. Aber auch angeborene Lungencysten mit sekundärer Aspergillenbesiedlung sollen wegen der rezidivierenden Blutungen chirurgisch angegangen werden.

2. Konservative Therapie. Da die Antibiotica und Chemotherapeutica keine sichere Wirkung entfalten, kommt der klassischen Jodbehandlung immer noch eine große Bedeutung zu.

In Analogie zu den Erfahrungen bei den Soorerkrankungen muß angenommen werden, daß das Paraben auch hier wirksam ist. Entsprechende klinische Mitteilungen sind bis heute in der Literatur nicht erwähnt worden.

Mucormykose der Lunge.

Der Erreger dieser Erkrankung ist ein Pilz, der nur ausnahmsweise die Lunge affiziert. Es handelt sich um die verschiedenen Mucorarten: *Rhizomucor*, *Absidia*, *Mucor*. Mucorpilze stellen neben Penicillium und Aspergillen eine der häufigsten durch Pilze bedingte Verunreinigung in den Laboratorien dar. Erreger der Mucormykose ist der Rhizomucor parasiticus, der gehäufte Erkrankungen von Paronychien und Otitiden hervorrufen soll, selten aber die inneren Organe befällt und dort manchmal zu Absceßbildungen führen kann.

MURPHY, BORNSTEIN und OTEEN berichten über einen 40jährigen Landwirt mit isoliertem Oberlappenbefund, den sie während 2 Jahren klinisch beobachteten. Erst nach der Resektion konnte die Diagnose histologisch gestellt werden. Weitere Beobachtungen stammen von PALTAUF, ferner von PODACK, sonst sind keine sicheren Lungenerkrankungen durch Mucor bekannt geworden.

Penicilliose der Lungen.

Erreger dieser Krankheit sind die verschiedenen Penicilliumarten. Penicillien kommen ubiquitär vor, man findet sie in der Luft und auf der Erde. Bei Laboratoriumsverunreinigungen spielt dieser Pilz wegen seiner Häufigkeit eine wichtige Rolle. In der weitaus größten Mehrzahl der Fälle handelt es sich um einen apathogenen Besiedler der Schleimhäute oder der Haut.

Unter antibiotischer Behandlung wurde bisher keine Vermehrung von Krankheiten, verursacht durch Penicillien, gesehen. In der Literatur existieren wenige Angaben über Lungenkrankheiten durch Penicillium (NUSSBAUM und BENEDEK, AIME, CREUZE und KRESSER). Bei der Beobachtung von AIME und Mitarbeiter kam es zur Ausbildung eines Lungenabscesses. Es ist schwierig zu entscheiden, ob die Penicillien wirklich das kausale Agens für diese Erscheinungsform waren, oder ob es sich um einen Zufallsbefund bei Sekundärinfektion handelte.

Bei der Diagnose einer Penicilliose sind alle Reserven notwendig, denn es muß immerhin auffallen, daß bei dem häufigen Vorkommen des Pilzes doch kaum je Erkrankungen beobachtet werden. In den meisten Fällen wird deshalb den Penicillien bloß eine untergeordnete Rolle bei Mischinfektionen zukommen.

Jeder Pilz kann einmal ausnahmsweise auch die Lunge befallen. Wir haben uns im Rahmen dieser Darstellung absichtlich darauf beschränkt, nur auf die geläufigsten Pilzinfektionen der Lungen einzugehen. Der Vollständigkeit halber haben wir die durch Penicillium und Mucor verursachten Pneumonomykosen kurz erwähnt. Es handelt sich — wie wir bei der Aspergillose bereits darstellten — um sekundäre Mykosen.

Zusammenfassung.

Es gibt keine für Pneumonomykosen absolut charakteristische Symptomatologie, obschon gewisse Eigenarten verschiedener Pilzorganismen sich auch klinisch manifestieren, sei es in einer Prädilektion gewisser Lungenabschnitte (z. B. Befall besonders der Lungenbasen bei der Torulopsis neoformans-Infektion) oder sei es für die intrabronchialen Aspergillome, die röntgenologisch einen Rundherd mit darüberliegender Sichelbildung erkennen lassen.

Zu Beginn der Erkrankung verlaufen fast alle Pilzkrankheiten der Lunge wie ein banaler Infekt der oberen Luftwege, wie dies auch für alle Anfangsstadien banaler grippöser viraler oder durch Rickettsien bedingten Erkrankung der Lunge zutrifft. In diesem Stadium werden die differentialdiagnostischen

Überlegungen vor allem in Richtung von häufig auftretenden Infektionskrankheiten des Respirationstraktes beschränkt. Erst in späteren Phasen der Krankheit, wohl aber erst nach Monaten, wenn die Differentialdiagnose in Richtung Tuberkulose oder Neoplasma sich bewegt, oder diese Affektionen bereits ausgeschlossen werden konnten, müssen Pilzaffektionen ätiologisch in Betracht gezogen werden.

Eine Pilzaffektion der Lungen kann eine Tuberkulose weitgehend nachahmen: chronische oder akute Formen, Infiltrate, Kavernen, rezidivierende Hämoptoen, ja sogar Residuen in Form von Verkalkungen. Das dauernde Fehlen von Tuberkelbacillen im Sputum und Magensaft sollte deshalb die differentialdiagnostische Überlegung auch auf die Pilzerkrankungen lenken.

In Mitteleuropa sind Pilzkrankheiten der Lunge ein relativ seltenes Vorkommnis. Sie haben aber seit der weitverbreiteten Anwendung von Antibiotica numerisch zugenommen. Dabei handelt es sich dann immer um endogene Mykosen, bei welchen ein apathogener, physiologischerweise unsere Körperschleimhäute besiedelnder Pilz pathogene Eigenschaften erlangt. Die biologischen Eigenheiten der Pilze sind dafür verantwortlich zu machen, daß wir mit großen diagnostischen Schwierigkeiten zu rechnen haben.

Unter gewissen Umständen, besonders bei der raschen Wiederbelebung des transozeanischen Fernverkehrs muß auch in unseren Landen einmal damit gerechnet werden, eine durch vorwiegend in anderen Kontinenten beheimatete Pilzart bedingte Krankheit der Lunge zu sehen.

Literatur.

Übersichten.

ASH, J. E., and S. SPITZ: Pathology of tropical diseases: An Atlas. Philadelphia u. London: W. B. Saunders & Company 1945.

BRUMPT, E., u. M. NEVEU-LEMAIRE: Parasitologie des Menschen. Berlin: Springer 1951.

CONANT, N. F., D. S. MARTIN, D. T. SMITH, D. T. BAKER and J. L. CALAWAY: Manual of clinical mycology. Philadelphia u. London: W. B. Saunders Company 1949.

GÄUMANN, E.: Pflanzliche Infektionslehre. Basel: Birkhäuser 1945.

LEWIS, G. M., and M. E. HOPPE: An introduction to medical mycology. Chicago: The Year Book Publishers 1948.

MOSS, E. S., and A. L. McQUOWN: Atlas of medical mycology. Baltimore: Williams & Wilkins Company 1953.

NICKERSON, WALTER J.: Biology of pathogenic fungi, Bd. VI. Waltham, Mass.: Chronica Botanica Company 1947.

UEHLINGER, E.: Lehrbuch der Röntgendiagnostik von H. R. SCHINZ, W. BAENSCH u. E. UEHLINGER. Stuttgart: Georg Thieme 1952.

WEGMANN, T.: Pilzerkrankungen der innerer Organe als Folge von Behandlungen mit Antibiotica, unter besonderer Berücksichtigung des Respirationstraktes. Antibiotica et Chemotherapia. Fortschr. 1, 235 (1954).

ZEERLEDER, R.: Differentialdiagnose der Lungenröntgenbilder. Bern: Hans Huber 1953.

Coccidiose.

AHLFELDT, F. E.: Special observations on morphology of coccidioides immitis. J. Inf. Dis. 44, 211 (1929). — ARONSON, J. D.: Sensitivity to coccidioidin among boys in eastern schools etc. J. Amer. Med. Assoc. 119, 1450 (1942). — ARONSON, J. D., und R. R. SAYLOR and E. J. VAV: Relationship of coccidiomycosis to calcified pulmonary nodules. Arch. of Path. 34, 31 (1942).

BASS, H. E., A. SCHOMER and R. BERKE: Coccidiomycosis. Persistence of pulmonary lesions. Arch. Int. Med. 82, 519 (1948). — BOWMAN, W. B.: Coccidioidal granuloma. Amer. J. Roentgenol. 6, 547 (1914). — BROWN, P. K.: Coccidioidal granuloma; review of the eighteen cases and reports of cases fifteen and sexteen. J. Amer. Med. Assoc 48, 743 (1907). — A. fatal case of coccidioidal granuloma. J. Amer. Med. Assoc. 61, 770 (1913). — BUNNEL, J. L.,

u. M. L. Furcolow: A report on ten proved cases of histoplasmosis. Publ. Health Rep. **63**, 299 (1948). — Burgess, J. F.: Coccidioidal granuloma; report of case. Brit. J. Dermat. **41**, 140 (1927).

Cain, J. C., E. J. Devins and J. E. Dowing: An unusual pulmonary disease. Arch. Int. Med. **79**, 626 (1947). — Caldwell, G. F : Secondary (granulomatous) coccidioidomycosis-coccidioidal granuloma. Texas J. Med. **38**, 376 (1942). — Carter, R. A.: Coccidioidal granuloma; Roentgen diagnosis. Amer. J. Roentgenol. **25**, 715 (1931). — Infectious granulomas of bones and joints, with special reference to coccidioidal granuloma. Radiology **23**, 1 (1934). — The reontgen diagnosis of fungous infections of the lungs with special reference to coccidiodomycosis. Radiology **38**, 649 (1942). — Cheney, G., and E. J. Denenholz: Observations on coccidioidin skin test. Mil. Surgeon **97**, 148 (1945). — Christie, A., and J. C. Peterson: Pulmonary calcifications in negativ reactors to tuberculin. A study of 100 cases. Amer. J. Publ. Health **35**, 1131 (1945). — Cohen, R.: Coccidiomycosis in children. Arch. of Pediatr. **66**, 241 (1949). — Cohen, R., and J. Boss: Two new fungicids for coccidioides immitis. Arch. of Pediatr. **69**, 33 (1952). — Cohen, R., J. Boss and A. P. Webb: Coexisting coccidiomycosis and tuberculosis in children. Arch. of Pediatr. **69**, 267 (1952). — Colburn, J. R.: Roentgenologic types of pulmonary lesions in primary coccidiomycosis. Amer. J. Roentgenol. **51**, 1 (1944). — Cooke, J. V.: Immunity tests in coccidioidal granuloma. Arch. Int. Med. **15**, 479 (1915). — Cox, A. J., and C. H. Smith: Arrested pulmonary coccidial granuloma. Arch. of Path. **27**, 717 (1939). — Cronkite, A. E., and A. R. Lack: Primary pulmonary coccidioido-mycosis; experimental infection with coccidioides immitis. J. of Exper. Med. **72**, 167 (1940). — Cummins, W. T., and J. Sanders- The pathology, bacteriology and serology of coccidioidal granuloma, with a report of two additional cases. J. Med. Res. **35**, 243 (1916/17). — Cummins, W. T., J. K. Smith and C. H. Halliday: Coccidioidal granuloma; epidemiologic survey with a report of 24 additional cases. J. Amer. Med. Assoc. **93**, 1046 (1929).

Davis jr., B. L., R. T. Smith and C. E. Smith: An epidemic of coccidioidal infection. J. Amer. Med. Assoc. **118**, 1182 (1942). — Denenholz, E. J., and G. Cheney: Diagnosis and treatment of chronic coccidiomycosis. Arch. Int. Med. **74**, 311 (1944). — Dickson, E. C.: Coccidiomycosis in California, with special reference to coccidioidal granuloma. Arch. Int. Med. **16**, 1028 (1915). — Coccidiomycosis. J. Amer. med. Assoc. **111**, 1362 (1938). — Dickson, E. C., and M. A. Gifford: Coccidioides infection; the primary type of infection. Arch. Int. Med. **62**, 853 (1938).

Emmons, C. W.: Coccidioidomycosis in wild rodents. Method of determining extent of endemic areas. Publ. Health Rep. **58**, 1 (1943). — Emmons, C. W., and L. J. Ashburn: Isolation of haplosporangium parvum n. sp. and coccidioides immitis from wild rodents. Publ. Health Rep. **57**, 1715 (1942). — Emmons, C. W., B. J. Olson and W. W. Eldridge: Studies of the role of fungi in pulmonary disease. Publ. Health Rep. **60**, 1383 (1945). — Evans, N., and H. A. Ball: Coccidioidal granuloma; analysis of 50 cases. J. Amer. Med. Assoc. **93**, 1881 (1929).

Faber, H. K., C. E. Smith and E. C. Dickson: Acute coccidioidomycosis with erythema nodosum in children. J. of Pediatr. **15**, 163 (1939). — Falkinberg, L. W.: Disseminated coccidiomycosis. J. Amer. Med. Assoc. **150**, 216 (1952). — Farness, O. J.: Coccidiomycosis. J. Amer. Med. Assoc. **116**, 1749 (1941). — Farness, O. J., Ch. W. Mills: Coccidioides infection; a case of primary infection in the lung with cavity formation and healing. Amer. Rev. Tbc. **39**, 266 (1939). — Forbus, W. D., and A. M. Bestebreutje: Coccidiosis; a study of 95 cases of the disseminated typs with special reference to the pathogenesis of the disease. Mil. Surgeon **99**, 653 (1946). — Furcolow, M. L., P. H. High and M. F., Allen: Some epidemiological aspects of sensitivity to histoplasmin and tuberculin. Publ. Health Rep. **61**, 1132 (1946). — Furcolow, M.L., H. L. Mantz and I. Lewis: The roentgenographic appearence of persistent pulmonary infiltrates associated with sensitivity to histoplasmin. Publ. Health Rep. **62**, 1711 (1947).

Goldstein, D. M., and S. Louis: Primary pulmonary coccidioidomycosis; report of epidemic of 75 cases. War Med. **4**, 299 (1943). — Goldstein, D. M., and J. E. McDonald: Primary pulmonary coccidiomycosis; follow up of 15 cases with 10 more cases from new endemic areas. J. Amer. Med. Assoc. **124**, 557 (1944). — Good: Roentgenologic manifestations of coccidioidomycosis. Proc. Staff Meet. Mayo Clin. **22**, 341 (1947).

Hektoen, L.: Systemic blastomycosis and coccidioidal granuloma. J. Amer. Med. Assoc. **49**, 1071 (1907). — Helsley, G. F.: Coccidioidal granuloma; report of cases. J. Amer. Med. Assoc. **73**, 1697 (1919). — Hirsch, E. F.: Introduction of coccidioidal granuloma into Chicago. J. Amer. Med. Assoc. **81**, 375 (1923). — Hirsch, E. F., and D. D'Andrea: Specific substance of coccidioides immitis. J. Inf. Dis. **40**, 634 (1927).

Jakobson, H. P.: Imunotherapy for coccidioidal granuloma; report of cases. Arch. of Dermat. **9**, 577 (1924). — Jamison, H. W.: A roentgen study of chronic pulmonary coccidiomycosis. Amer. J. Roentgenol. **55**, 396 (1946). — JAMISON, H. W., and R. A. CARTER: The roentgen findings in early coccidiomycosis. Radiology **48**, 323 (1947).

KAHN, R.: Primary coccidiomycosis and concomitant tuberculosis. Amer. Rev. Tbc. **61**, 887 (1950). — KESSEL, J. F.: The coccidioidin skin test. Amer. J. Trop. Med. **19**, 199 (1939). — KRITZER, M. D., M. BIDDLE and J. F. KESSEL: An outbreak of primary pulmonary coccidiomycosis in Los Angeles county. Ann. Int. Med. **33**, 960 (1950).

LARSON, R., and P. E. SCHERB: Coccidial pericarditis. Circulation, J. Amer. Heart Assoc. **7**, 211 (1953). — LEMON, W. S.: Clinical manifestations of coccidioidal granuloma. Proc. Staff Meet. Mayo Clin. **4**, 305 (1929). — LOONEY, J. M., and T. STEIN: Coccidiomycosis. New England J. Med. **242**, 77 (1950).

MACNEAL, W. J., and R. M. TAYLOR: Coccidioides immitis and coccidioidal granuloma. J. Med. Res. **30**, 261 (1914). — MARTIN, C. L.: Roentgen ray findings in coccidioidomycosis. Texas J. Med. **38**, 385 (1942). — MOERSCH, H. J.: Pulmonary coccidioidal mycosis, clinical aspects. Proc. Staff Meet. Mayo Clin. **22**, 276 (1947).

OPHÜLS, W.: Coccidioidal granuloma. J. Amer. Med. Assoc. **45**, 1291 (1905). — OPHÜLS, W., and H. C. MOFFIT: A new pathogenic mold (formerly described as a protozoon; coccidioides immitis pyogenes). Philadelphia Med. J. **5**, 147 (1900).

PALMER, C. E.: Non tuberculous pulmonary calcifications and sensitivity to histoplasmin. Publ. Health Rep. **60**, 513 (1945). — PAUL, H. P.: Klinik und Pathologie der Coccidiomycose. Diss. Bonn 1948. — PEERS, R. A., HOMANN and C. H. SMITH: Pulmonary coccidioidal disease. J. Amer. Med. Assoc. **19**, 1530 (1942). — POWERS, R. A., and J. D. STARKS: Acute (primary) coccidiomycosis. Radiology **37**, 448 (1941). — POSADES, A.: Psorospermose infectante généralisée. Rev. de Chir. **20**, 277 (1900).

REKOFSKY, M., and TH. W. KNICKERBOCKER: Roentgen manifestations of primary pulmonary coccidiomycosis. Amer. J. Roentgenol. **56**, 141 (1946). — RIXFORD, E.: Case of protoic dermatitis. Occidental M. Times **8**, 704 (1894).

SASHIN, D., G. N. BROWN u. Mitarb.: Disseminated coccidioidomycosis localized in bone. Amer. J. Med. Sci. **212**, 565 (1946). — SHELTON, R. M.: Survey of coccidioidomycosis at camp Roberts, California. J. Amer. Med. Assoc. **118**, 1186 (1942). — SMITH, C. E.: Acute coccidiomycosis with erythema nodosum. J. Amer. Med. Assoc. **115**, 563 (1940). — Epidemiology of acute coccidiomycosis with erythema nodosum. Amer. J. Publ. Health **30**, 601 (1940). — Parallelism of coccidial and tuberculous infectious. J. Amer. Med. Assoc. **120**, 1434 (1942). — Parallelisme of coccidioidal and tuberculous infection. Radiology **38**, 643 (1942). — Coccidiomycosis. Med. Clin. N. Amer. **27**, 790 (1943). — Recent progress in pulmonary mycotic infections. California Med. **67**, 1 (1947). — Cavernen bei Coccidiomycose. Ann. Int. Med. **29** (1948). — SMITH, C. E., R. R. BEARD, E. G. WHITING and H. G. ROSENBERG: Varieties of coccidioidal infection in relation to epidemiology and control of disease. Amer. J. Publ. Health **36**, 1394 (1946). — SMITH, C. E., M. T. SAITO, R. R. BEARD and H. G. ROSENBERG: Histoplasmin sensitivity and coccidioidal infection. I occurence of cross reaction. 1953. — SMITH, L. M.: Coccidial granuloma texas. J. Amer. Med. Assoc. **120**, 80 (1942). — STEIN, H. F.: Coexisting pulmonary coccidiomycosis and tuberculosis. Amer. Rev. Tbc. **67**, 477 (1953). — STEWART, R. A., and K. F. MEYER: Isolation of coccidioides immitis (Stiles) from soil. Proc. Soc. Exper. Biol. a. Med. **29**, 937 (1932). — STOKES, W. R., E. F. KISER and H. W. SMITH: Bronchomycosis. Report of case. J. Amer. Med. Assoc. **95**, 14 (1930). — SWEIGERT, C. F., J. W. TURNER and J. B. GILLESPIE: Clinical and roentgenological aspects of coccidiomycosis. Ann. Int. Med. **33**, 960 (1950).

TAYLOR, A. B., and A. K. BRINEY: Observations on primary coccidioidomycosis. Ann. Int. Med. **30**, 1224 (1949). — TAYLOR, R. G.: Coccidioidal granuloma. Amer. J. Roentgenol. **10**, 551 (1923).

WALTERS, P. R.: Coccidioidal granuloma; case report. California Med. **29**, 188 (1928). — WERNICKE, R.: Über einen Protozoenbefund bei Mycosis fungoides (?). Zbl. Bakter. **12**, 859 (1892). — WILLETT, F. M., and E. OPPENHEIM: Pulmonary infiltrations with associated eosinophilia. Amer. J. Med Sci. **212**, 606 (1946). — WILLETT, F. M., and A. WEISS: Coccidiomycosis in South California; report of a new endemic area with reviews of 100 cases. Ann. Int. Med. **23**, 349 (1945). — WINN, W. A.: Coccidiomycosis associated with pulmonary cavitation. Arch. Int. Med. **68**, 1179 (1941). — Pulmonary mycosis — coccidioidomycosis and pulmonary cavitation. Arch. Int. Med. **87**, 541 (1951). — WINN, W. A., and G. H. JOHNSON: Primary coccidiomycosis roentgenographic study of 40 cases. Ann. Int. Med. **33**, 915 (1950).

Blastomycosis.

ALMEIDA, F. P.: As blastomycoses no Brasil. Ann. Fac. Méd. São. Paulo **9**, 69 (1933). BAKER, R. D.: Tissue reactions in human blastomycosis, analysis of tissue from 23 cases. Amer. J. Path. **13**, 139 (1937). — Comparison of infection of mice by mycelial and yeast forms of blastomyces dermatitidis. J. Inf. Dis. **63**, 324 (1938). — BAKER, R. D., and E. W. BRIAN: Blastomycosis of heart; report of 2 cases. Amer. J. Path. **13**, 139 (1937). — BAKER,

R. D., G. W. WARRICK and R. D. NOOJIN: Acute blastomycotic pneumonia. Arch. Int. Med. **90**, 718 (1952). — BARWASSER, N. C.: Chromoblastomycosis. J. Amer. Med. Assoc. **153**, 556 (1953). — BENHAM, R. W.: Fungi of blastomycosis and coccidioidal granuloma. Arch. of Dermat. **30**, 385 (1934). — BERGER, L., M. BEAUDRY and E. GAUMOND: Chromoblastomycosis due to new species of fungus (first Canadian case). Canad. Med. Assoc. J. **53**, 138 (1945). — BINFORD, C. H., G. HESS and C. W. EMMONS: Chromoblastomycosis; report of case from continental United States and discussion of classification of causative fungus. Arch. of Dermat. **49**, 398 (1944). — BONOFF, CH. P.: Acute primary pulmonary blastomycosis. Radiology **54**, 157 (1950). — BUSSE, O.: Über parasitäre Zelleinschüsse und ihre Züchtung. Zbl. Bakter. **16**, 175 (1894). — Über Saccharomyces hominis. Virchows Arch. **140**, 23 (1895).

CALAWAY, J. L., and V. MOSELEY: Primary cutaneous Gilchrist's disease. South. Med. J. **33**, 622 (1940). — CARRION, A. L.: Chromoblastomycosis. Ann. New York Acad. Sci. **50**, 1255 (1950). — CARRION, A. L., and C. W. EMMONS: Spore form common to 3 etiologic agents of chromoblastomycosis. J. Publ. Health a. Trop. Med. **11**, 114 (1935). — CARTER, R. M.: Blastomycosis as a complication of industrial accidents. J. Industr. Hyg. **5**, 457 (1923/24). — CONANT, N. F., and A. HOWELL: Similiarity of fungi causing South American blastomycosis (paracoccidioidal granuloma) and North American blastomycosis (Gilchrist's disease). I. Inf. Dermat. **6**, 353 (1942). — CONWAY, H., und W. BERKELEY: Chromoblastomycosis (Mycetoma form) treated by surgical excision. Arch. of Dermat. **66**, 695 (1952).

DOUB, H. P.: Roentgenologic aspects of bronchomycosis. Radiology **34**, 267 (1940).

ESHONGUES, J. R.: Blastomycose pulmonaire à candida tropicalis. Presse méd. **66**, 59 (1951).

FONSECA, O. DA: Sobre o agente etiologico da granulomatose blastomicoide neotropical. An. brasil. Dermat. **14**, 85 (1939). — FONSECA, O. DA, e A. E. DE AREA LEAO: Diagnostico differencial entre as formas brazileiras de blastomycose. Sciencia med. **5**, 615 (1927).

GILCHRIST, T. C.: A case of blastomycetic dermatitis in man. Bull. Hopkins Hosp. **1**, 269 (1896).

HAMILTON, C. M.: Blastomycosis. South. Med. J. **19**, 431 (1926). — HEALY, T. R., and L. B. MORRISON: Yeast infection of the lungs. Amer. J. Radiol. **26**, 408 (1931). — HEILMAN, F. R.: Effect of stilbamidin on blastomycosis in mice. Proc. Staff Meet. Mayo Clin. **12**, 522 (1953).

JORDAN, J. W., and F. D. WEIDMANN: Coccidioidal granuloma; compairison of South and North American diseases with special reference to paracoccidioides brasiliensis. Arch. of Dermat. **33**, 31 (1936).

KLIGMAN, A. M., MESCONT and E. DE LAMATER: The Hotchkiss-McManus stain for the histopathologic diagnosis of fungus disease. Amer. J. Chir. Path. **21**, 86 (1951).

LACK, A.: Prodigiosin; antibiotic action on coccidioides immitis in vitro. Proc. Soc. Exper. Biol. a. Med. **72**, 656 (1949). — LEWIS, G. M.: Mycetoma like blastomycosis affecting hand; further findings and comparative mycologic studies. J. Invest. Dermat. **10**, 155 (1948).

MACKIE, T. T., G. W. HUNTER and C. B. WORTH: Mann. of trop. Med. Philadelphia: W. B. Saunders Compan: 1945. — MACLANE, C. C.: Cases of generalized fatal blastomycosis including one in a dog. J. Inf. Dis. **19**, 194 (1916). — MARTIN, D. S.: Complement fixation in blastomycosis. J. Inf. Dis. **19**, 194 (1916). — MARTIN, D. S., and D. T. SMITH: Laboratory diagnosis of blastomycosis. J. Labor. a. Clin. Med. **21**, 1289 (1935/36). — Blastomycosis. I. A review of the literatur. Amer. Rev. Tbc. **39**, 275 (1939). — Blastomycosis. II. A report of 13 new cases. Amer. Rev. Tbc. **39**, 488 (1939). — MONBREUN, W. A. DE: Experimental chronic cutaneous blastomycosis in monkeys; study of etiologic agent. Arch. oft Dermat. **31**, 831 (1935). — MOORE, M.: Blastomycosis; coccidioidal granuloma and paracoccidioidal granuloma; comparative study of North American, South American and European organisms and clinical types. Arch. of Dermat. **38**, 163 (1938). — MOORE, M., Z. K. COPPER und R. S. WEISS: Chromomycosis (chromoblastomycosis). Report of 2 cases. J. Amer. Med. Assoc. **122**, 1237 (1943). — MUNDT, L. K., and M. MOORE: Chromomycosis; report of case from Louisiana with discussion of its clinical and mycologic features. New Orleans Med. J. **100**, 558 (1948). — MYERS, H. J., and A. M. STOBER: A case of systemic blastomycosis. Arch. Int. Med. **13**, 585 (1914).

NOOJIN, R. O., and H. B. PRAYTOR: Systemic blastomycosis complicated with pregnancy. J. Amer. Med. Assoc. **147**, 749 (1951).

REDAELLI, P., and R. CIFERRI: Gilchristia dermatitidis, causativ agent of American Gilchrist disease (dermatitis verrucosa). J. Trop. Med. **37**, 280 (1934). — REEVES, R. L.: Incidence of bronchomycosis in the South. Amer. J. Roentgenol. **45**, 513 (1941).

SAXTON, W. J., F. HATCHER and E. H. DERVICK: Chromoblastomycosis with report of 2 cases occuring in Queensland. Med. J. Austral. **1**, 695 (1946). — SMITH, D. T.: Blastomycosis. Ann. Int. Med. **31**, 463 (1949). — Year Book 1950, S. 79. — The diagnosis and treatment of mycotic infections. Bull. New York Acad. Sci. **29**, 778 (1953). — STOBER, A. M.: Systemic blastomycosis; a report of its pathological, bacteriological and clinical features. Arch. Int. Med. **13**, 509 (1914).

TOD-STEVENS, F. R.: Chromoblastomycosis. Med. J. Austral. **1**, 93 (1947).

WEGMANN, T.: Blastomykose und andere Pilzerkrankungen der Lunge. Dtsch. Arch. klin. Med. **199**, 192 (1952). — WEIDMANN, F. D., and L. H. ROSENTHAL: Chromoblastomycosis; new and important blastomycosis in North America, report of case in Philadelphia. Arch. of Dermat. **43**, 62 (1941).

Torulosis (Cryptococcosis).

BENHAM, R. W.: Cryptococci; their identification by morphology and serology. J. Inf. Dis. **57**, 255 (1935). — BERK, M., and B. GERSTL: Torulosis producing a solitary pulmonary lesion. J. Amer. Med. Assoc. **149**, 1310 (1952). — BUSSE, O.: Über parasitäre Zelleinschlüsse und ihre Züchtung. Zbl. Bakter. **16**, 175 (1894). — Über Saccharomyces hominis. Virchows Arch. **140**, 23 (1895).

CHIARI, H.: Zur Pathologie und Histologie der generalisierten Torulose. Arch. f. Dermat. **162**, 435 (1930). — COCK, A. W.: Cryptococcus (Torula) meningitis. J. Amer. Med Assoc. **146**, 1105 (1951).

DORMER, B. A., J. FRIEDLÄNDER, F. J. WILES and F. W. SIMSON: Tumor of lungs due to cryptococcus histolyticus (blastomycosis). J. Thorac. Surg. **14**, 322 (1945).

EMMONS, C. W.: Isolation of cryptococcus neoformans from soil. J. Bacter. **62**, 2, 685 (1951). — EVANS, E.: Imunologic comparison of 12 strains of cryptococcus neoformans (Torula histolytica). Proc. Soc. Exper. Biol. a. Med. **71**, 644 (1949).

FROIO, G. F., and CH. P. BAILEY: Pulmonary cryptococcosis; report of case with surgical cure. Dis. Chest **16**, 354 (1949).

GENDEL, B. R., R. ENDE and S. L. NORMAN Cryptococcosis; a review with special reference to apparent association with Hodgkin's diease. Amer, J. Med. **9**, 343 (1950). — GREENING, R. R., and L. J. MENVILLE: Roentgen findings in torulosis. Radiology **48**, 381 (1947).

HAMILTON, J. B., and G. R. TAYLER: Pulmonary torulosis. Radiology **47**, 149 (1946). — HARDAWAY, R. M., and P. M. CRAWFORD: Pulmonary torulosis; report of case. Ann. Int. Med. **9**, 334 (1935). — HOFFMEISTER, W.: Die Torulosis neoformans-Infektion. Klin. Wschr. **1951**, Nr. 17/18.

KERNOHAN, J. W.: New staining method to demonstrate pathogenic yeast and fungi. J. of Neuropath. **2**, 95 (1943). — KESSEL, J. F., and F. HOLTZWART: Experimental studies with torula from knee infection in man. Amer. J. Trop. Med. **15**, 467 (1935).

LEVIN, E. A.: Torula infection of the central nervous system. Arch. Int. Med. **59**, 667 (1937).

MACKIE, T. T., G. W. HUNTER and C. B. WORTH: Mann. of Trop. Med. Philadelphia: W. B. Saunders Company 1945. — MARSHALL, M., and R. W. TEED: Torula histolytica meningoencephalitis; recovery following bilateral mastoidectomy and sulfonamid therapy. J. Amer. Med Assoc. **120**, 527 (1942). — MOCK, W. H., and R. MOORE: Cutaneosus torulosis. Arch. of Dermat. **33**, 951 (1936). — MOODY, A. M.: Asphyxial death due to pulmonary cryptococcosis; case report. California Med. **67**, 105 (1947).

NEUHAUSER, E. B., and A. TUCKER: The roentgen changes produced by diffuse torulosis in the newborn. Amer. J. Roentgenol. **59**, 805 (1948). — NICOD, J. L.: Un cas autochthone de blastomycose des méninges. Schweiz. med. Wschr. **1938**, 234.

POUNDEN, W. D., J. M. AMBERSON and R. F. JAEGER: A severe mastitis problem associated with cryptococcus neoformans in a large dairy herd. Amer. J. Vet. Res. **13**, 121 (1952).

RATCLIFF, H.' E., and W. R. COOK: Cryptococcosis; review of literatur and report of case with initial pulmonary findings. U.S. Armed Forc. Med. J. **1**, 957 (1950). — REEVES, D. L., E. M. BUTT and R. W. HAMMACK: Torula infection of the lung and central nervous system. Arch. Int. Med. **68**, 57 (1941).

SANFELICE, F.: Über eine für Tiere pathogene Sproßpilzart und über die morphologische Übereinstimmung, welche sie bei ihrem Vorkommen in den Geweben mit den vermeintlichen Krebs-Coccidien zeigt. Zbl. Bakter. **17**, 113 (1895). — SHEPPE, W. R.: Torula infection in man. Amer. J. Med. Sci. **167**, 91 (1924). — SHOENMACKERS, J.: Meningitis bei Blastomykose-Allgemeininfektion. Klin. Wschr. **1951**, 794. — SMITH, D. T.: The diagnosis and therapy of mycotic infections. Bull. New York Acad. Med. **29**, 778 (1953). — SYMMERS, W.: Torulosis. Lancet **1953**, No 6795, 1068.

TABER, K. W.: Torulosis in man. J. Amer. Med Assoc. 108, 1405 (1937).

VOYLES, G. Q., and E. M. BECK: Systemic infection due to torula histolytica (Cryptococcus hominis); report of case and review of literatur. Arch. Int. Med. 77, 504 (1946).

WADE, L. J., and L. D. STEVENSON: Torula infection. Yale J. Biol. a. Med. 13, 467 (1941). — WEGMANN, T.: Blastomykose und andere Pilzerkrankungen der Lunge. Dtsch. Arch. klin. Med. 199, 192 (1952).

Aktinomykose und Nocardien.

ARNDT, H. J.: Handbuch der speziellen pathologischen Anatomie und Histologie von I. HENKE u. O. LUBARSCH, Bd. III, Teil 3.

BAUMECKER, H.: Die Chirurgie der Strahlenpilzerkrankungen beim Menschen. Erg. Chir. 29, 38, 101 (1036). — BENBOW, E. P., D. T. SMITH and K. S. GRIMSON: Sulfonamidtherapy in actinomycosis. 2 cases caused by aerobic partially acid-fast actinomyces. Amer. Rev. Tbc. 49, 395 (1944). — BLAINEY, J. D., and E. D. MORRIS: Actinomycotic pyaemia. Brit. Med. J. 1953, No 4842, 913. — BOTSZTEIN, CH.: Über einen Fall von Lungenaktinomykose mit hämatogener Generalisation. Diss. Zürich 1935.

CALERO, M.: Pulmonary actinomycosis. Report of first case observed in istmus of Panama. Dis. Chest 12, 402 (1946). — CARTER: Pulmonary mycotic infections. Radiology 26, 551 (1936). — CLAIRMONT, P.: Die Aktinomykose der Lunge. Wien. klin. Wschr. 1937, 822. — COLEMAN, B. R., and H. D. JANOWITZ: Actinomyces in putrid empyema. J. Thorac. Surg. 19, 355 (1950). — CONSTAM, G.: Sulfanilamidtherapie in einem Fall von Lungenaktinomykose. Schweiz. med. Wschr. 1943, 9. — CUTTINO, J. T., and A. M. McCABE: Pure granulomatous nocardiosis: a new fungus disease distinguished by intracellular parasitism. Amer. J. Path. 25, 1, (1949).

DOBSON, L., and W. CUTTING: Penicillin and sulfonamides in the treatment of actinomycosis. J. Amer. Med. Assoc. 128, 865 (1945). — DONALIES u. SMITH: Beitrag zur Kenntnis der Lungenaktinomykose. Med. Klin. 1930, 735. — DRAKE, C. H., and A. T. HENRICI: Nocardia asteroides; its pathogenicity and allergic properties. Amer. Rev. Tbc. 48, 184 (1943).— DUBOIS, R., et R. GRAFTAL: Guérison d'un cas d'actinomycose pulmonaire chez l'enfant. Rév. méd. Suisse rom. 65, 75 (1945). — DUBOS, R. J.: Bacterial and mycotic infections in man. Philadelphia: J. B. Lippincott Company 1948.

ECKHARDT, K., and J. PILCHER: Brain abscess due to nocardia asteroides. Texas J. Med. 46, 915 (1950). — EICHBAUM, F.: Geschwulstartige Aktinomykose der Lungen und des vorderen Mediastinums. Fortschr. Röntgenstr. 43, 346 (1931). — EPPINGER, H.: Über eine neue pathogene Cladothrix und eine durch sie hervorgerufene Pseudotuberkulose. Beitr. path. Anat. 9, 287 (1890).

FANCONI, G.: Ein Fall von Lungenaktinomykose im fistulösen Stadium geheilt durch protrahierte Sulfonamidtherapie. Schweiz. med. Wschr. 1943, 175.

GAAL, A.: Zur Diagnose und Therapie der Aktinomykose. Röntgenprax. 5, 650 (1933). — GLOVER, R. P., W. E. HERELL, F. R. HEILMAN and K. H. PFUETZE: Nocardia asteroides infection stimulating pulmonary tuberculosis. J. Amer. Med. Assoc 136, 172 (1948). — GOLDEN, R.: Diagnostic roentgenology. New York: Thomas Nelson a. Son 1936. — GRUBER, W. H.: Hämatogen-metastatische Lungenaktinomykose. Röntgenprax. 14, 129 (1942). — GUTSCHER, V.: Statistisches zur Aktinomykose. Dtsch. Z. Chir. 244 (1935).

HAGER, H. F., A. V. MIGLIACCIO and R. YOUNG: Nocardiosis pneumonia and empyema due to Nocardia asteroides. New England J. Med. 241, 226 (1949). — HARRIS, P. N.: Multiple liver abscesses caused by lepthothrix with review of lepthothrical infections. Amer. J. Path. 9, 71 (1933). — HENRICI, A. T., and E. L. GARDENER: The acid fast actinomyces with a report of case from which a new species was isolated. J. Inf. Dis. 28, 232 (1921). — HOLM, P.: Some investigations into penicillin sensitivity of human pathogenic actinomyces and some coments on penicillin treatment of actinomycosis. Acta path. scand. (København) 25, 376, (1948). — HUCHZERMEYER: Aktinomykose im Röntgenbild. Arch. klin. Chir. 196, 183 (1939).

KAY, E. B.: Pulmonary actinomycosis; its treatment by pulmonary resection in conjunction with chemotherapy. Report of 2 cases. Ann. Surg. 124, 535 (1946). — KIRBY, W. M. M., and J. B. McNAUGHT: Actinomycosis due to nocardia asteroides. Report of two cases. Arch. Int. Med. 78, 578 (1946). — KUMMER, R., u. M. WASSERFALLEN: Echec du traitement actinotherapique dans un cas d'actinomycose généralisée. Schweiz. med. Wschr. 1930, 83. — KUONI, R.: Pulmonale Manifestationen der Actinomycose. Diss. Zürich 1955.

LEWIS, G. M., and M. E. HOPPE: An introduction to medical mycology. Chicago: Year Book Publishers Inc. 1948. — LORD, F. D., and L. D. TREVETT: Pathogenesis of actinomycosis; recovery of actinomyces-like organisms from normal mouth. J. Inf. Dis. 58, 115

(1936). — LÜDIN, M.: Der solitäre umschriebene rundliche Schatten im Lungenröntgeno-gramm. Fortschr. Röntgenstr. **34** (1926). — Beitrag zur Röntgenbehandlung der Lungen-aktinomykose. Strahlenther. **42**, 466 (1931).

MARKÓ, D.: Beiträge zur Röntgendiagnostik und -therapie der Lungen. Fortschr. Röntgenstr. **39**, 629 (1929). — McLELLAN, A.: Leptothrichosis; pulmonary abscess and fatal pyaemia. Ann. Surg. **103**, 422 (1936). — McVAY, L. V., and D. H. SPRUNT: Treatment of actinomycosis with isoniacid. J. Amer. Med. Assoc. **153**, 95 (1953). — MORELLI, B., et E. MACKINNEN: Actinomycose pulmonaire et généralisation pyohémique par actinomyces israeli. Arch. méd.-chir. Appar. respirat. **13**, 247 (1938). — MÜLLER, G.: Über einen Fall von Lungenaktinomykose. Med. Klin. **1939**, 426.

NICOD, J. L.: Le leptothrix pleuriticus et son rôle pathogène. Ref. Schweiz. med. Wschr. **1939**, 733. — NICOTRA: La radiologia delle malattie chroniche del polmone. Atti Congr. ital. Radiol. Med. **1**, 1—99 (1932). — NOCARD, E.: Note sur la maladie des boeufs de la guadeloup. Ann. Inst. Pasteur **2**, 293 (1888).

OSTFELD, D.: Über Lungenaktinomykose. Med. Klin. **1932**, 1808.

PANCOAST and PENDERGRASS: Roentgenological aspects of pneumoconiosis and its dif-ferential diagnosis. J. Amer. Med Assoc. **101**, 587 (1933).—PARK, W. H., and A. W. WILLIAMS: Pathogenic microorganisms. 10. Aufl. Philadelphia: Lea a. Febiger 1933. — PORTER, J. A.: Actinomycosis in Scotland. Brit. Med. J. **1953**, No 4845, 1084. — PRESTON, T. W.: Pulmo-nary actinomycosis. Brit. Med. J. **1928**, 1172. — PUTT, F. A.: A modified Ziehl-Neelson method. Amer. J. Clin. Path. **21**, 92 (1951).

REEVES, R. J.: Incidence of bronchomycosis in the south. Amer. J. Roentgenol. **45**, 513 (1941).

SATTLER, A.: Zur Klinik der Lungenstreptotrichose. Wien. klin. Wschr. **1935**, 1310. — SCHAUB, C.: Die Lungenaktinomykose im Röntgenbild. Radiol. clin. 14, 233 (1945). — SCHINZ, H. R., u. R. BLANGEY: Generalisierte Aktinomykose. Röntgenprax. **6** (1934). — SHAPIRO, P. E.: Generalized actinomycosis. Arch. of Path. **12**, 397 (1931). — SHAW, F. W., R. A. HOLT and E. S. RAY: Pulmonary actinomycosis due to N. asteroides. Virginia med. Monthly **73**, 362 (1946). — SKINNER, C. E., C. W. EMMONS and H. M. TSUCHIGA: Henrici's molds, yeasts and actinomycetes, 2.Aufl. New York: John Wiley & Sons 1948. — SMITH, D. T.: Diagnosis and treatment of common fungus infections of lungs. Nat. Tbc. Assoc. **29** (1933). — The diagnosis and treatment of mycotic infections. Bull. New York Acad. Med. **29**, 778 (1953). — STRAUSS, R. E., A. M. KLIGMAN and D. PITTSBURG: Chemotherapie of actinomycosis and nocardiosis. Ann. Rev. Tbc. **63**, 441 (1951).

THJÖTTA, TH.: Pneumonie mit Empyem und Pyämie durch anaerobe gramnegative Leptothrix. Ref. Schweiz. med. Wschr. **1934**, 90. — TOREK: Actinomycosis of lungs and chest. Arch. Surg. **12**, 385 (1926). — TUCKER, F. C., and E. F. HIRSCH: Nocardiosis with a report of three cases due to nocardia asteroides. J. Inf. Dis. **85**, 72 (1949).

WAKSMAN, S. A., and A. T. HENRICI: Nomenclature and classification of actinomycetes. J. Bacter. **46**, 337 (1943). — WEBER, E.: Zwei kasuistische Beiträge (Lungenechinococcus und Aktinomykose der Lunge). Fortschr. Röntgenstr. **17**, 327 (1911). — WERTHEMANN, A.: Über die Generalisation der Aktinomykose. Virchows Arch. **255**, 112 (1925). — WIGAND, R.: Streptotrichose der Lunge. Röntgenprax. **14**, 354 (1942). — WISSLER, H., u. E. ZIEGLER: Thoraxaktinomykose unter dem Bild der Polyserositis mit FRIEDEL-PICKscher Lebercirrhose. Helvet. med. Acta **13**, 585 (1946).

ZAMFIR, D., and A. CERSTEA: L'actinomycose bronchopulmonaire aigue. Arch. méd.-chirg. Appar. respirat. **14** (1939). — ZEERLEDER, R.: Images radiologiques pulmonaires pouvant se confondre avec les images de la tuberculose pulmonaire. Diss. Lausanne 1943.

Aspergillen.

BRUNNER, A.: Über den derzeitigen Stand der Behandlung der Lungentumoren. Langen-becks Arch. u. Dtsch. Z. Chir. **262**, 507 (1949).

COE, G. C.: Primary bronchopulmonary aspergillosis, an occupational disease. Ann. Int. Med. **23**, 423 (1945). — COOPER, N. S.: Acute bronchopneumonia due to aspergillus fumigatus fresenius. Report of case with description of acute and granulomatous lesions produced by fungus in rabbits. Arch. of Path. **42**, 644 (1946).

DELICAT, E.: Acute pulmonary mycosis. Lancet **1945**, No 6369, 370. — DONALDSON, J. M., C. J. KOERTH and R. S. McCORKLE: Pulmonary aspergillosis. J. Labor. a. Clin. Med. **27**, 740 (1942).

GREKIN, R. H., E. P. CAWLEY and B. ZHEUTLIN: Generalized aspergillosis. Arch. of Path. **49**, 387 (1950).

HAMIL, B. M.: Bronchopulmonary mycosis; simultaneous primary occurence in four children and their mother with subsequent healing by diffuse miliary calcification, 12 years of observation. Amer. J. Dis. Childr. **79**, 233 (1950). — HETHWINGTON, L. H.: Primary aspergillosis of the lungs. Amer. Rev. Tbc. **47**, 107 (1943). — HERZOG, A. J., T. S. SMITH and M. GOBLIN: Acute pulmonary aspergillosis. Pediatrics **4**, 331 (1949).

LAPHAM, M. E.: Aspergillosis of the lungs and its association with tuberculosis. J. Amer. Med. Assoc. **87**, 1031 (1926). — LÉON-KINDBERG, M., et M. PARAT: Tumeur mycosique du poumon, aspergillose pulmonaire primitive pseudo-cancereuse. Presse méd. **92**, 1834 (1936).

MACKIE, T. T., G. W. HUNTER und C. B. WORTH: Mann. of Trop. Med. Philadelphia: W. B. Saunders Company 1944. — MONOD, V., G. PESLE et SEGRÉTAN: Bronchiektasierendes Aspergillom. Presse méd. **59**, 74 (1951). — MOOLTEN, S. E.: Case of primary bronchopulmonary aspergillosis. J. Mt. Sinai Hosp. **5**, 533 (1938).

RANKIN, N. E.: Disseminated aspergillosis. Brit. Med. J. **1953**. — RÉNON, L.: Zit. nach R. H. GREKIN u. Mitarb. — ROSS, C. F.: Case of pulmonary aspergillosis. J. of Path. **63**, 409 (1951).

SAYERS, R. R., and F. V. MERIWETHER: Miliary lung disease due to unknown cause. Amer. J. Roentgenol. **27**, 337 (1932). — SCHNEIDER, L. V.: Primary aspergillosis of lungs. Amer. Rev. Tbc. **22**, 267 (1930).

TRIGALTANOS, M. A.: Les mycoses broncho pulmonaires. Apropos d'un cas d'aspergillose bronchique isolée. Ann. Otorhinol. **69**, 440 (1952).

WÄTJEN, J.: Durch Schimmel- und Sproßpilze bedingte Erkrankungen der Lungen. In Handbuch der speziellen pathologischen Anatomie und Histologie von HENKE-LUBARSCH-ROESSLE, Bd. III/3. Berlin 1931.

Monilien.

BARLAS, O., R. AKYEL: A case of pulmonary moniliasis. Brit. Med. J. **1952**, No 1395. — BENNETT, J. H.: Trans. Roy. Soc. Edinburgh **15**, 1840 (1862). — BOTHEN, N. F.: Roentgen picture in cases of lung mycosis. Acta radiol. (Stockh.) **36**, 35 (1951). — BROWN, T. G.: Pulmonary mycosis. Edinburgh Med. J. **53**, 583 (1946). — Pulmonary mycosis. Edinburgh Med. J. **54**, 414 (1947).

CAIN, J. C., E. J. DEVINS and J. E. DOWNING: Unusual pulmonary disease. Arch. Int. Med. **79**, 626 (1947). — CASTELLANI, A.: Philippine J. Sci. **1910**, 197. — CHRISTIE, A., and J. C. PETERSON: Histoplasmin sensitivity. Pediat. **29**, 417 (1946). — CHRISTIE, A., and J. C. PETERSON: Pulmonary calcification and sensitivity to histoplasmin. J. Amer. Med. Assoc. **131**, 658 (1946).

DIDDENS, H. A., u. J. LODDER: N. V. Noord-Hollandsche Uitgevers Ry. Amsterdam 1942. — DODGE, C. W.: Mycology Rosby. St. Louis 1935.

ELO, R., R. PAETIAELAE u. V. RITAMA: Pulmonary mycosis: clinical and pathological features. Ann. med. int. fenn. **40**, 2 (1951). — EMMONS, C. W., J. B. OLSON and W. W. ELDRIDGE: Studies of role of fungi in pulmonary disease; cross reactions of histoplasmin. Publ. Health Rep. **60**, 1383 (1945). — EPSTEIN, B.: Studien zur Soorkrankheit. Jb. Kinderheilk. **104**, 129 (1924).

GAUSEWITZ, P. L., F. S. JONES and G. WORLEY: Total generalized moniliasis; Case. Amer. J. Clin. Path. **21** (1951). — GREER, A. E.: Synergism between mycotic and tuberculous infections of lung. Dis. Chest. **14**, 33 (1948).

HAMIL, B. M.: Bronchopulmonary mycosis: simultaneous primary occurence in 4 children and their mother with subequent healing by diffuse miliary calcification. Amer. J. Dis. Child. **79**, 233 (1950). — HERMELINK, B.: Verschleierung des klinischen Bildes der Tuberkulose durch eine generalisierte Moniliase. Tuberkulosearzt **12**, 719 (1951). — HOFFMEISTER, W.: Lungenmykose durch Candida albicans. Z. klin. Med. **147**, 493 (1951). — HOFFMEISTER, W., F. DICKGIESSER u. H. GÖTTING: Tierexperimentelle und serologische Untersuchungen zur Diagnostik und Therapie der Infektion mit Candida albicans. Dtsch. Arch. klin. Med. **198**, 499 (1951).

IKEDA, K.: Monilia infections of lung (bronchomoniliasis). Amer. J. Clin. Path. **7**, 76 (1937).

JOHN, S.: Beitrag zur Klinik der primären Moniliase (Lungenmykose). Münch. med. Wschr. **1953**, 477.

KÄRCHER, K. H.: Soormykose als Ursache von Lungenerkrankungen. Arch. f. Dermat. **194**, 511 (1952). — KEENEY, E. L.: Candida asthma. Ann. Int. Med. **34**, 223 (1951). — KOSTMANN, R.: Acta paediatr. (Stockh.) **32**, 520 (1945).

MANKOWSKI, TH.: La flore fungique des bronches. Semaine Hôp. **1953**, Nr 4, 186. — McLEOD, J. H., C. W. EMMONS, S. ROSS and F. G. BURKE: Histoplasmosis, report of 4 cases,

2 in siblings. Histoplasmintest and other diagnostic procedures. J. of Pediatr. 28, 275 (1946). — MOUNTAIN, D. C., and F. P. KRUMMENACHER: Amer. J. Med. Sci 225, 274 (1953). — MOZER, J. J., PH. SEGRÉTAN u. C. FLEURY: Moniliase pulmonaire. Hevet. med. Acta 19, 495 (1952). — MULDER, J.: Haemophilus influenzae (Pfeiffer) as ubiquitous cause of acute and chronical purulent bronchitis. Acta med. scand (Stockh.) 94, 98 (1938). — MURPHY, J. R., PH. KRAININ and M. J. GERSON: Scleroderma with pulmonary fibrosis. J. Amer. Med. Assoc. 116, 449 (1941).

NIEL, K.: Zur Klinik der Candida-Infektionen. Med. Wien 2, 49 (1953). — NORDÉN, A.: Interna svympsjukdomar (Systemic fungus disease). Nord. Med. 1952, No. 479, 271.

ORIE, N. G. M.: Candida (monilia) infection of the respiratory tract. Dis. Chest. 22, 107 (1952). — ORMEROD, F. C., and J. FRIEDMANN: A case of moniliasis. Brit. Med. J. 1951, No 4745, 1439.

PUGH, D. G.: Roentgenologic manifestations of scleroderma. Amer. J. Med. Sci. 216, 671 (1948).

ROBERTSON, R. F.: Pulmonary moniliasis. Edinburgh Med. J. 55, 274 (1948).

SONTAG, L. W., and J. E. ALLEN: Lung-calcifications and histoplasmin-tuberculin skin sensitivity. Pediat. 30, 657 (1947). — SMVLEWICZ, J.: Über einen Fall von Moniliasis der Lunge. Schweiz. med. Wschr. 1953, 702. — SCHÜRMANN, R.: Über Soormykosen nach antibiotischer Behandlung. Ärztl. Wschr. 1953, 719. — STOVALL, W. D., and H. P. GREELEY: Bronchomycosis; report of 18 cases of primary infection of lung. Amer. Med. Assoc. 91, 18 (1928).

TEMEL, T.: A propos d'un cas de moniliose pulmonaire. Presse méd. 45, 59, 972 (1951). — TODD, R. L.: Studies on yeastlike organism isolated from mouths and throats of normal persons. J. Amer. Med. Assoc. 108, 1831 (1937). — TÖRNELL, E.: Thresher's lung, Fungoid disease resembling tuberculosis or morbus Schaumann. Acta med. scand. (Stockh.) 125, 191 (1946).

VIDAL, J., H. HARANT et J. RIOUX: Soc. de Sic. Méd. et Biol. de Montpellier 6. April 1951.

WÄTJEN, J.: Handbuch der pathologischen Anatomie und Histologie, Bd. III/3, S. 481. Berlin: Springer 1931. — WELD, T. J.: Candida albicans; rapid identification in cultures made directly by human material. Arch. of Dermat. 67, 5, 473 (1953). — WOLFF, F. W.: Acute moniliasis of the urinary tract. Lancet 1952, 1236. — WUNDERLICH, CHR.: Beitrag zum Problem der endogenen Mykosen. Dtsch. med. Wschr. 1953, Nr 50, 1736. — WYLIE, P. E., and J. A. DE BLASE: Bronchopulmonary moniliasis. J. Amer. Med. Assoc. 125, 7 (1944).

ZAHAWI, S., and R. D. SEMAH: Bronchopulmonary moniliasis. Trans. Roy. Soc. Trop. Med. London 44, 5 (1951).

Sporotrichen.

AUFDERMAUER, M., M. PILLER u. E. FISCHER: Sporotrichose des Hirns. Schweiz. med. Wschr. 1954, 167.

BEURMANN, L. DE, et H. GOUGEROT: Les sporotrichoses. Bull. Soc. méd. Hôp. Paris 26, 732 (1908). — BONNER, G.: Hautsporotrichose. Zbl. Hautkrkh. 3, 64 (1947). — BROWN, R., D. WEINTRAUB and M. W. SIMPSON: Symposium. Transval Chamber of Mines Johannesburg 1947. — BRUMPT, E.: Précis de parasitologie, Bd. II. Paris: Masson & Cie. 1949.

CAWLEY, E. P.: Sporotrichosis, protean disease: with report of disseminated subcutaneous gummateons case of disease. Ann. Int. Med. 30, 1287 (1949). — COLLINS, W. T.: Disseminated ulcerating s. with widespread visceral involvant, report of case. Arch. of Dermat. 56, 523 (1947).

DUBOS, R. J.: Bacterial and mycotic infections of man. Philadelphia: J. B. Lippincott Company 1948.

FORBUS, W. D.: Pulmonary sporotrichosis. Amer. Rev. Tbc. 16, 599 (1927).

HYSLOPE, G. H., J. B. NEEL, W. H. KRAUS and O. HILLMANN: A case of sporotrichosis meningitis. Amer. J. Med. Sci. 172, 726 (1926).

KLIGMAN, A. M., H. MESCON and E. DE LAMATER: Hotchkiss-McManus stain for histopathologic diagnosis of fungus diseases. Amer. J. Clin. Path. 21, 86 (1951).

NICAUD, P.: Les mycoses pulmonaires. Présse méd. 34, 1521 (1926). — NACAIGNE, N., and NICAUD, P.: Aspergilloses pulmonaires primitives. Présse méd. 34 (1926). — Traité de Médecine, Bd. II. Paris: Masson & Cie. 1948. — NICOD, J.: Un cas autochthone de blastomycose des méninges. Schweiz. med. Wschr. 1938, 234. — Hyphomycoses (aspergilloses méringées). Schweiz. Z. Path. u. Bakter. 9, 673 (1946).

SCHWARZ, J. and L. BAUM: Blastomycosis. Amer. J. Clin. Path. 21, 999 (1951). — SMITH, D. T.: The diagnosis and treatment of mycotic infections. Bull. New York Acad. Med. 29, 778 (1953).

WEGMANN, T.: Blastomykose und andere Pilzerkrankungen der Lunge. Dtsch. Arch. klin. Med. **199**, 182 (1952). — WHITAKER, H. W.: North american blastomycosis; report of case in which patient with meningeal involvement was treated with streptomycin and promin. Arch. of Path. **48**, 212 (1949).

Geotrichen.

KUNSTADTER, R. H., A. MILZER and F. WHITCOMB: Bronchopulmonary geotrichosis in children. Amer. J. Dis. Childr. **79**, 82 (1950). — KUNSTADTER, R. H., R. C. PENDER-GRASS and J. H. SCHUBERT: Bronchopulmonary geotrichosis. Amer. J. Med. Sci. **211**, 583 (1946).

ROSSIER, P. H.: Antibiotica und Mykosen. Helvet. med. Acta **19**, 261 (1952). — ROS-SIER, P. H., u. T. WEGMANN: Pilzerkrankung als Komplikation antibiotischer Behandlung unter besonderer Berücksichtigung der Lungenmykose. Wien. med. Wschr. **1953**, 358.

SMITH, D. T.: Oidiomycosis of lungs. Report of case due to species of geotrichum. J. Thorac. Surg. **3**, 241 (1934). — The diagnosis and treatment of mycotic infections. Bull. New York Acad. Med. **29**, 778 (1953). — SUNDGAARD, A., TH. THJÖTTA u. K. URDAL: Familial occurence of geotrichosis. Nord. Med. **43**, 434 (1950).

THJÖTTA, TH., u. K. URDAL: Family endemic of geotrichosis putruonum. Acta path. scand. (København.) **26**, 673 (1949).

WEGMANN, T.: Pilzerkrankungen der inneren Organe als Folge von Behandlung mit Antibiotica, unter besonderer Berücksichtigung des Respirationstraktes. Antibiotica et Chemotherapia **1**, 235—275 (1954).

Organische Staublungen.

Von

T. Wegmann.

Mit 2 Abbildungen.

I. Allgemeines.

Organische Staubgemische sind pflanzlicher oder tierischer Herkunft. Am häufigsten sind die durch solche Staubarten hervorgerufenen entzündlichen Erscheinungen im Bereiche der Haut, die sog. Berufsdermatitiden. Seltener werden auch die Conjunctiven Sitz entzündlicher Erscheinungen. Zahlreiche Staubgemische führen auch zu allergischen Reaktionen.

Die durch Inhalation von verschiedenen organischen Staubgemischen bedingten Lungenerkrankungen gehören fast ausnahmslos zu den Berufskrankheiten. Es sind dies vor allem Erkrankungen, die die Landwirte betreffen (Kornfieber, Mahlfieber), ferner die Arbeiter der Baumwoll- und Zuckerrohrindustrie sowie diejenigen Berufsarten, die mit dem Umladen von staubhaltigem Material zu tun haben.

Folgende Berufsgruppen sind besonders gefährdet (nach SAPPINGTON): Bäcker; Arbeiter der Getreidebranche, Müller, Siloarbeiter, unter Umständen auch Bauern; Besenmacher, Bürstenmacher; Teppichmacher, Teppichreiniger; Arbeiter der Textilindustrie: Kleidermacher, Filzhutmacher, Baumwollarbeiter, Zwirner, Haararbeiter, Jutearbeiter, Weber; Verarbeiter tierischer Produkte: Hornarbeiter, Lederzurichter, Gerber, Lederarbeiter, Sattler, Pelzarbeiter; Arbeiter der Tabakindustrie: Zigarrenarbeiter, Zigarrenwicklerinnen; Matratzenmacher, Verarbeiter von Lumpen, Polsterarbeiter; Holzarbeiter: Hobler, Falzer, Kunstharzarbeiter, Zündholzfabrikarbeiter; Tierstopfer; Zuckerraffinieriearbeiter, Strohhutfabrikarbeiter, Spinner, Paprikaspalter, Hanfspalter, Teppichputzer, Straßenreiniger.

Ätiologisch sind diese Erkrankungen naturgemäß nicht einheitlich. Je nach der Zusammensetzung der Staubgemische kommt es zu verschiedenen klinischen Bildern. Die Veränderungen im Bereiche des Respirationstraktes können auf die verschiedensten Arten zustande kommen: durch direkte mechanische Reizung der Staubpartikelchen, auf allergischer, bakterieller Basis oder durch Pilze. Naturgemäß sind demnach auch die klinischen Krankheitsbilder nicht einheitlich. Alle diese Krankheiten verlaufen aber anfänglich ähnlich, unter dem Bilde eines mehr oder weniger heftigen katarrhalischen, banalen oder eines grippösen Infektes. Später kommt es zur Ausbildung einer asthmoiden Bronchitis mit exquisit chronischem Verlauf, der häufigsten Erscheinungsform der durch organische Staubarten verursachten Lungenveränderungen.

Bei den verschiedenen Berufsgruppen sistieren die klinischen Erscheinungen nach kurzem Aussetzen der Arbeit.

Bei der Wiederaufnahme derselben werden akute Exacerbationen beobachtet. Diese Verhältnisse sind besonders deutlich bei der Byssinose. Es scheint, daß

Staubarten organischen Ursprungs, also z. B. von Federn, Holz, Zucker, Textilien oder Blumen in relativ hoher Konzentration und in adäquater Partikelgröße (lungengängig, RÜTTNER) vorhanden sein müssen, bis sie zu Reizerscheinungen im Bereiche der Luftwege führen.

Die Diagnose ist schwierig, da sowohl das klinische wie auch das röntgenologische Bild niemals typisch ist für diese Erkrankungen. Nur die Berufsanamnese kann in solchen Fällen weiterhelfen sowie die Erkenntnis, daß es sich um Gruppenerkrankungen handelt. In allen Fällen ist also immer eine genaue Anamnese hinsichtlich Exposition aufzunehmen.

In differentialdiagnostischer Hinsicht kommen anfänglich grippöse, banale Infekte, spastische Bronchitiden, später vor allem die Tuberkulose und die BOECKsche Sarkoidose in ihren verschiedenen Entwicklungsstadien in Betracht. Röntgenologisch ist ebenfalls kein charakteristisches Bild vorhanden. Von einer Verstärkung der Lungenzeichnung bis zu fein-miliaren, grobmiliaren sowie zu größeren Schattenbildungen sind alle Übergänge möglich.

Die Prognose ist im allgemeinen gut. Es kommt nur in ganz seltenen Fällen unter Ausbildung von Komplikationen zum Tode.

Meist genügt eine symptomatische Therapie mit Expectorantien und Diaphoretica.

Die prophylaktischen Maßnahmen sind vor allem solche betriebstechnischer Art und haben einerseits durch entsprechende Maßnahmen eine Staubentwicklung nach Möglichkeit zu verhindern oder andererseits die Arbeiter durch Masken vor Staubaufnahme zu schützen.

II. Byssinose.

Unter Byssinose versteht man eine durch Staubentwicklung in der Baumwollindustrie verursachte, akute, katarrhalische Erkrankung der oberen Luftwege. Synonyma für diese Erkrankung sind das „Grinders- oder Strippersasthma".

Die Byssinose ist eine Erkrankung, welche nur bei Arbeitern der Baumwollindustrie vorkommt, und zwar hauptsächlich solchen, die in der Vorspinnerei tätig sind.

Der Ausdruck Byssinose ist abgeleitet vom Griechischen *bussos* und bezeichnet je nachdem eine Art von Seide oder Baumwolle (NEUBURGER), währenddem LIDWELL und SCOTT darunter gelben Flachs verstehen, Flachs wie er für ägyptische Mumienkleider verwendet wurde.

Bereits im Jahre 1831 beschrieb THACKRAH eine bei Flachsarbeitern vorkommende Krankheit des Respirationstraktes. Im Jahre 1863 berichtete JESSE LEECH über spastischen Husten, Halsbeschwerden, Expektorationen, die mit Blut vermischt seien, Pneumonien und Asthma mit Druckgefühl über dem Brustkasten bei Baumwollarbeitern: „Symptome, die so stark waren, daß die Arbeiter dagegen Tabak kauten, Tee tranken und rauchten, wenn sie die Fabrik verlassen hatten." Schon im Jahre 1908 wird darauf hingewiesen (Rapport of the Chiefinspector of factories), daß Baumwollreiniger & -schleifer (strippers und grinders) nach 5—20 Jahren Beschäftigung im Betrieb an einer Krankheit der Thoraxorgane litten und deshalb zu gesünderer Beschäftigung Zuflucht nehmen mußten. DEARDEN und MILROY beschrieben im Jahre 1927 ein Asthma mit trockenem Reizhusten bei Baumwollarbeitern, wobei sie bereits auf die Zunahme der Symptome jeweilen am Montag aufmerksam machten. Soweit die historischen Daten über Byssinosis, wie sie uns von FLETCHER angegeben wurden.

Über die Ätiologie und Pathogenese dieser Erkrankung ist nichts sicheres bekannt. Ein Befürworter der Allergie als pathologischer Faktor war PRAUSNITZ, der im Jahre 1936 im Staub der Baumwollspinnereien reizende oder toxische Fraktionen fand, die verschieden von Allergenen waren. Ferner wurden Histamin oder histaminähnliche Substanzen in Baumwollstaubextrakten für diese Krankheit verantwortlich gemacht, so nach den Untersuchungen von MAITLAND, HEEP und MCDONALD im Jahre 1932, MCDONALD und MAITLAND 1934, MCDONALD und PRAUSNITZ 1936, HAWORTH und MCDONALD 1937.

Andere Forscher messen dem Bakteriengehalt in der Rohbaumwolle eine wesentliche ätiologische Bedeutung zu, so z. B. PRINDLE. In diesem Zusammenhang ist aber darauf aufmerksam zu machen, daß die von NEAL, SCHNEITER, CAMMITA im Jahre 1942, ferner von SCHNEITER, NEAL und CAMMITA im Jahre 1942, und von CAMMITA, SCHNEITER, KOLB und NEAL im Jahre 1943 beschriebenen akuten Erkrankungen bei Baumwollarbeitern keine eigentlichen Byssinosen waren, sondern Infektionen, bedingt durch den aerobacter cloacae.

Die mikroskopische Untersuchung von Baumwollstaub ergab grampositive Kokken und Bacillensporen in allen Proben und auch Pilzsporen, meistens von Aspergillen und Penicillien. Weniger häufig fand man Mucor und Sporotrichen. Kulturell beobachtete man auf Platten Wachstum von gramnegativen Bakterien, welche mikroskopisch vorher kaum zu sehen waren, die auf den Platten dann aber sehr gut angingen. An aeroben Bakterien fand man zwischen 108—4000 Mill. Keime je Gramm bei 37° Temperatur, an Pilzen 85—400 Mill. je Gramm, und zwar meistens Aspergillus niger und Penicillium. Dieser Gehalt an Bakterien und Pilzen war im großen und ganzen konstant in verschiedenen Proben von Baumwolle verschiedenen Ursprungs. Dies sind die Resultate der Untersuchungen von FURNESS und MAITLAND.

Die Prüfung auf Allergie wurde mittels Hauttesten mit verschiedenen Extrakten von Baumwollstaub durchgeführt. So untersuchten BRAMWELL & ELLIS im Jahre 1932 sowie BROWN solche Fälle und erhielten positive Hautreaktionen, und zwar Frühreaktionen mit Staubextrakten, welche allerdings nach den Untersuchungen von MAITLAND, HEEP und MCDONALD Histamin enthielten. VAN LEEUWEN stellte im Jahre 1932 Extrakte ohne Histamin her und erhielt dann Früh- und Spätreaktionen bei Asthmatikern sowie auch bei gesunden Personen. Insgesamt wurden 10 Extrakte von 4 verschiedenen Staubproben nach verschiedenen Methoden hergestellt und an ganz verschiedenen Individuen (insgesamt 291 Versuchspersonen) mittels Hauttesten ausgetestet, wobei es sich um Individuen mit oder ohne Baumwollkontakt handelte, aus verschiedenen Orten und Fabriken. Der Prozentsatz der positiven Reagenten war in allen Gruppen ungefähr gleich groß. Man unterscheidet dabei zwei verschiedene Reaktionsformen: 1. eine Frühreaktion; 2. eine Spätreaktion, welche erst 12 Std nach der Applikation des Extraktes auftritt und mit Rötung und Induration der Haut einhergeht. 90% weisen Spätreaktionen auf, welche durch toxische Substanzen ausgelöst werden und in 30—40% der getesteten Fälle findet man daneben noch Frühreaktionen. Es handelt sich dabei also niemals um spezifische Reaktionen, da auch Bauern und Städter ohne Baumwoll-Kontakt positiv reagieren. Diese Methode ist also keineswegs geeignet für eine Auslesemethode der Arbeiter, da sie keine prophylaktischen Rückschlüsse erlaubt.

Nach PRAUSNITZ enthalten die Staubpartikel des Baumwollstaubes Proteine, welche zu einer Verdickung der Alveolarwände und zu einer lokalen Überempfindlichkeit führen.

Für das Auftreten dieser Erkrankung spielen sicher die Konzentration des Staubes auf der einen, also die Massigkeit der Exposition, und auf der anderen Seite die dispositionelle Empfindlichkeit eine wichtige Rolle. Nach einer Zusammenstellung von HAWORTH leiden 81% von Arbeitern in der Card-room-

Abteilung im Alter zwischen 30 und 45 Jahren an Erkrankungen des Respirationstraktes. Ferner wurde eine stark erhöhte Mortalität an Kreislaufleiden angegeben, welche Zahlen aber mit Vorsicht aufzunehmen sind, da es sich wahrscheinlich nicht um Todesfälle infolge Kreislaufleidens, sondern von Respirationsleiden handelt.

Bis heute ist man sich also nicht im klaren über die Ätiologie und Pathogenese der Byssinose. Es steht fest, daß dem Baumwollstaub eine entscheidende Bedeutung bei der Entstehung der Lungenveränderungen zukommt. Dispositionelle Faktoren sind aber unbedingt nötig, denn nicht jeder Arbeiter im Betrieb erkrankt an Byssinose. Die Symptome treten meistens erst nach 5—20 Jahren Tätigkeit in der Vorspinnerei auf. Nach FLETCHER beträgt der Durchschnitt der Exposition 16 Jahre.

Klinische Symptomatologie. Es sind drei Kardinalsymptome, welche die Krankheit kennzeichnen, und zwar: 1. Dyspnoe; 2. Husten und 3. Auswurf.

Die Krankheit durchläuft verschiedene Stadien.

1. Stadium. Dieses Stadium entwickelt sich in den ersten 5—10 Jahren der Arbeit mit Baumwollstaub.

Die ersten Symptome subjektiver Art sind ein gewisses Schweregefühl im Thorax, besonders dann, wenn die Arbeiter nach einer kurzen Pause die Arbeit wieder aufnehmen. Ganz charakteristisch ist das Auftreten dieser Erscheinungen nach dem arbeitsfreien Wochenende, weshalb die Krankheit auch als *Monday-feeling* oder *Monday-fever* bezeichnet wurde. Die Arbeiter klagen dann, sobald sie wieder den Arbeitsraum nach dem freien Wochenende betreten, über Atemnot, Müdigkeit, manchmal auch über Husten. Die Symptome verschwinden nach wenigen Stunden oder spätestens am nächsten Tag.

2. Stadium. Das 2. Stadium ist durch das Fortschreiten der genannten Symptome charakterisiert. Das unbestimmte Druckgefühl im Thorax und die Atemnot nehmen zu und beherrschen auch an den übrigen Tagen der Woche das Krankheitsbild. Charakteristisch für dieses Stadium ist ein trockener Reizhusten mit wenig, meist sehr zähem Auswurf, der selten Blutbeimengung aufweist. Sehr häufig werden auch asthmatiforme Zustände beschrieben. Auch in diesem 2. Stadium kommt es innerhalb von einigen Tagen zum Verschwinden sämtlicher Symptome, wenn sich die Arbeiter in einer staubfreien Atmosphäre aufhalten. Die genannten Beschwerden können allerdings bereits in diesem Stadium zu temporärer Arbeitsunfähigkeit führen.

3. Stadium. Im 3. Stadium wird eine weitere Verstärkung dieser Symptome beobachtet, wobei noch eine chronische asthmoide Bronchitis, Gewichtsabnahme und Emphysem hinzukommt, so daß eine totale Arbeitsunfähigkeit resultiert. Diese Symptome des 3. Stadiums sistieren auch in staubfreier Atmosphäre nicht mehr.

Das Endstadium einer solchen Krankheit ist eine chronische asthmoide Bronchitis sowie ein ausgedehntes Emphysem mit Fibroseherden. Röntgenologisch bestehen keine charakteristischen Veränderungen und auch autoptisch wurden nie spezifische Veränderungen gefunden, außer chronischer Bronchitis, Emphysem und Rechtshypertrophie des Herzens. Die meisten Patienten mit Byssinose sterben an einer Dekompensation vorwiegend des rechten Herzens.

Röntgenologisch werden nie charakteristische Zeichen gefunden, wie bei anderen Pneumokoniosen, z. B. bei einer Silikose, sondern es bestehen nur ganz uncharakteristische Veränderungen zu Beginn der Erkrankung im Sinne einer vermehrten Bronchialzeichnung, oder später im Sinne eines Emphysems. Die Diagnose kann deshalb niemals aus dem Röntgenbild allein gestellt werden, sondern hat die Arbeitsanamnese und die entsprechende Exposition zu berücksichtigen. Bei fortgeschrittenen Fällen können allerdings auch diffus verteilte Fleckschatten von weicher Qualität von Haselnuß- bis Eigröße über beide Lungen gesehen werden. McCARTY und Mitarbeiter beschreiben einen solchen Fall.

Prophylaktische Maßnahmen haben zu einem starken Rückgang der Erkrankungen geführt. Dies ist vor allem den modernen technischen Einrichtungen, wie Vakuumreinigung, Aircondition usw. in den Kardier-Räumen zu verdanken. Ferner wurden auch Versuche unternommen, mit Ölemulsionen eine Staubentwicklung der Baumwolle zu verhindern. Diese neue Methode wurde im Jahre 1948 von PATTON eingeführt und ist bereits in verschiedenen Fabriken in Betrieb. Das Öl wird direkt durch einen Flüssigkeitssprayer auf die Baumwollfasern ausgepreßt, bevor diese noch kardiert werden. Schon vom bloßen Auge sieht man eine Abnahme der Staubentwicklung in den Kardierräumen und nach wenigen Monaten seit der Anwendung dieser Ölspraymethoden verschwinden bei den beschäftigten Arbeitern die Symptome der Byssinose. Aber auch heute scheint diese Maßnahme noch nicht ganz einwandfrei zu funktionieren, so daß in dieser Richtung noch weitere Verbesserungen notwendig sind, um einen weiteren Rückgang der Erkrankungen zu erzielen.

III. Bagassose.

Unter Bagassosekrankheit der Lunge oder Bagassosis versteht man eine Pneumokoniose, die durch Inhalation von Bagassestaub in der Zuckerindustrie zustande kommt.

Bagasse ist Zuckerrohr, welches bereits extrahiert wurde. Dieses Material wird Monate, unter Umständen sogar Jahre im Freien gelagert. Arbeiter, welche Bagasse brechen, können manchmal eine solche Krankheit akquirieren.

Ätiologie und Pathogenese. In ätiologischer Hinsicht wurden die verschiedensten Faktoren diskutiert. Die Zuckerrohrfasern an sich, Pilze, andere Mikroorganismen und der Siliciumgehalt der Fasern. PERK und Mitarbeiter, die die Pathogenität von Bagasse an Meerschweinchen nach längerer Exposition prüften, kamen zum Schluß, daß der anorganische Bestandteil der Bagasse das kausale Agens ist, dessen Inhalation eine Fremdkörperreaktion im Lungengewebe hervorruft. Diese Veränderungen kommen aber nicht durch Silicium zustande. Der Siliciumgehalt der Bagassefaser ist sehr gering. Nach CANGINI enthält grünes Zuckerrohr 3% Asche, davon ist nur $1/_6$ Silicium.

GERSTL und Mitarbeiter gelang es durch intratracheale Bagassestaub-Insufflation bei Kaninchen pneumonische Läsionen zu erzeugen, aus welchen in einigen Fällen kulturell Aspergillen isoliert werden konnten. In Autoklaven sterilisierte Bagasse führte zu Läsionen mit vielkernigen Riesenzellen und geringer fibroblastischer Proliferation. Es wurden auch gleichartige Versuche mit Bagasseasche in Suspension und benzinlöslichen Harzen aus Bagasse angestellt. Asche führte nach 35 Tagen zu einer Riesenzellreaktion im interstitiellen Gewebe. Intratracheal applizierte Suspension der Harze erzeugte ähnliche Reaktionen. Die Exposition von Kaninchen in Bagassestaub während verschieden langer Perioden unter ähnlichen Bedingungen wie bei der Exposition der Arbeiter in der Industrie führte zu ausgedehnten, entzündlichen Veränderungen mit Nekroseherden in Milz und Leber, protrahiertem Husten und rasch fortschreitender Pneumonie. Die Verfasser nehmen an, daß der anorganische Anteil der Bagasse zu einer lang dauernden Reaktion des Gewebes mit Fremdkörpergranulationen führe.

Pneumonische Veränderungen führen diese Autoren auf die in Bagassestaub enthaltenen Mikroorganismen zurück. Nach mexikanischen Autoren ist anzunehmen, daß Zuckerrohr ein Allergen enthält und die erste (akute) Phase der Bagassose einer Antigen-Antikörperreaktion entsprechen würde.

Die zweite Phase würde eher einer Reaktion des Lungenparenchyms auf Cellulose, speziell der kristallinen Form, welche im Zuckerrohr enthalten ist, und die dritte Phase der einer Lungenfibrose entsprechen.

Im Tierexperiment wurden Fremdkörperreaktionen des Gewebes beobachtet, wobei die Faser selbst zu dieser Erscheinung führte. Nur bei den lange dauernden, entzündlichen Gewebsveränderungen, die letal ausgehen, fand man Mikroorganismen, welche in der Bagasse vorkommen. Es scheint demnach, daß Mikroorganismen für den tödlichen Verlauf verantwortlich sind. Für diese Annahme würden die Beobachtungen, die an Meerschweinchen gewonnen wurden, sprechen, indem bei den spontan gestorbenen Tieren Aspergillen gefunden wurden. Diese Tierversuche dürfen aber nicht ohne weiteres auf die Verhältnisse beim Menschen übertragen werden.

Klinische Symptomatologie. Als Frühsymptome der Erkrankung gelten trockener Husten und Dyspnoe. Die ersten Krankheitserscheinungen können unter Umständen schon nach wenigen Tagen von Bagassestaub-Exposition auftreten. Im allgemeinen ist das Sputum schleimig und sieht weißlich aus, außer in den wenigen Fällen, wo es mit Blut vermischt ist. Nachtschweiße und subfebrile Fieber sind nicht selten. Weniger häufig sind die Fälle mit perakutem Beginn wie bei einer lobären Pneumonie. Man hört vor allem über den Lungenbasen abgeschwächtes Atemgeräusch. Im Sputum findet man immer polymorphkernige Leukocyten und Lymphocyten, keine Eosinophilen, und als Nebenbefund häufig auch Pilze. Die Blutsenkung ist deutlich erhöht. Im Blutbild fällt eine Leukocytose leichten Grades mit Linksverschiebung auf.

Röntgenologisch ist eine miliare Fleckelung in beiden Lungen vorhanden. Die Röntgenbefunde ähneln am meisten gewissen Bildern, die durch siliciumhaltigen Staub zustande kommen.

In differentialdiagnostischer Hinsicht wird auch bei dieser Affektion vor allem eine Tuberkulose in Erwägung gezogen werden müssen, um so mehr, als die klinischen Symptome wie Husten, Dyspnoe, Nachtschweiße und unter Umständen Hämoptoe, sowie intermittierende Temperaturen und eine miliare Fleckelung der Lunge ganz in diese Richtung weisen.

Über die Dauer der für die Erkrankung notwendigen Expositionen werden in der Literatur verschiedene Zahlen angegeben. Nach CANGINI sollen die Beschwerden schon nach 8tägiger Staubinhalation auftreten. Nach SODEMAN und PAHLEN beträgt die Exposition im Mittel zwischen 3 Wochen und 2 Jahren. Als Komplikationen werden Bronchitiden und Bronchopneumonien angegeben. Die Krankheit endet selten letal.

Nicht in allen Fällen kommt es zu einer völligen Rückbildung der Lungenveränderungen. Sie können sich auch einmal in eine ausgeprägte Fibrose umwandeln.

In therapeutischer Hinsicht wird symptomatische Behandlung empfohlen, z. B. Kalium jodatum als Expectorans, Opiate gegen Hustenreiz.

Abschließend läßt sich festhalten, daß die Bagassose eine Lungenerkrankung ist, die durch Inhalation von Bagassestaub zustande kommt. Die von verschiedenen Autoren geäußerte Annahme, wonach es sich um eine echte Silikose handelt, kann fallen gelassen werden. Schon die Faser allein führt zu einer Fremdkörperreaktion in der Lunge, welche im allgemeinen reversibel ist. Nur die progredienten entzündlichen Reaktionen, die ausnahmsweise bis zum Tode führen können, sind durch Mikroorganismen verursacht.

IV. Paprikaspalterlunge (Toxomykose).

Die Paprikaspalterlunge oder Toxomykose ist eine in der Paprikaverarbeitung
auftretende Lungenveränderung, bedingt durch Eindringen von Pilzstaub in ein
von Capsicin entzündlich verändertes Bronchialsystem.

Kovats beschrieb bereits im Jahre 1932 eine Lungenerkrankung bei Paprika-
spalterinnen. Der ursprünglich in Südamerika gezogene Paprika kam erst im 16.
Jahrhundert durch die Türkenherrschaft (türkischer Pfeffer) nach Ungarn. Er
wurde besonders in der Umgebung der Stadt Szeged gepflanzt, wo 4000—5000 Arbeiterinnen mit dem Spalten von Paprika beschäftigt sind. Der scharfe Geschmack
der Frucht, einer Solanacee (Paprica capsicum annuum), ist allgemein bekannt.
Dieser Geschmack ist auf den hohen Capsicingehalt der Placenta zurückzuführen.
Die Spaltung der reifen Früchte erfolgt erst, nachdem diese vollkommen getrock-
net sind. Die Spalter sind meist arme Leute. Es sind vor allem weibliche Arbeiterinnen, die zu Hause dieser Beschäftigung nachgehen. Die Arbeit wird in
meistens kleinen, schlecht ventilierten Räumen verrichtet. Die Paprikakapseln
werden mit einem kleinen Messer gespalten und von den sich im Innern der Frucht
befindlichen Adern gesäubert. Die so gesäuberten Fruchtschalen werden dann in
einer Mühle gemahlen. Die Atmosphäre in solchen Arbeitsräumen ist für Unge-
wohnte wegen starkem Hustenreiz meist unerträglich. Die Arbeiterinnen, welche
sich an die Reizung der Rachen- und Nasenschleimhäute gewohnt sind, leiden
unter dem Husten nicht besonders. Sie suchen meistens den Arzt erst auf, wenn
der Husten auch noch nach Arbeitsniederlegung anhält. Der starke Hustenreiz
ist auf die kleinen Partikelchen der Placenta zurückzuführen, welche Luft, Fuß-
boden, Gegenstände des Arbeitsraumes sowie Kleidungsstücke in Form eines
feinen Niederschlages verunreinigen. Das Capsicin hat eine ausgesprochene
Reizwirkung auf die Haut und Schleimhäute des Organismus.

Erst bei längerer Aufbewahrung oder bei feuchtem Einbringen der Paprika
werden die Früchte von Schimmelpilzen befallen, die sich in großen Massen im
Innern der Früchte ansammeln. Wenn nun solche Paprikafrüchte gespalten
werden, bricht aus denselben eine Staubwolke hervor, die massenhaft Sporen und
Mycelien enthält. An Pilzen wurden besonders Penicillien und Aspergillen gefunden.

Die Paprikaspalterlunge beansprucht insofern eine Sonderstellung in der
Pathogenie, als es sich weder um eine rein mechanische Läsion noch um eine reine
Mykose, sondern um eine Affektion handelt, die eine Zwischenstellung zwischen
beiden einnimmt, und die deshalb am besten als Toxomykose bezeichnet wird.
Die Erkrankung entsteht durch das Zusammenwirken zweier Faktoren: einem
Reizstoff, dem scharfen Capsicin, welches zu Husten und dadurch zur vertieften
Inspiration führt, wodurch die bei der Bearbeitung in großen Mengen frei-
gewordenen Schimmelpilzsporen bis tief in die Lungen gelangen und lokale
Schädigungen verursachen.

In pathologisch-anatomischer Hinsicht besteht die auffallendste Veränderung
in Form von Bronchialerweiterungen. Sie können so hohe Grade annehmen, daß
es zu schweren Bronchiektasen- und sogar zur Kavernenbildung kommen kann.
Die Pleura ist dann verdickt, die Pleurablätter untereinander verwachsen, die
Lungenlappen verklebt. Die entzündlichen Prozesse wandern den Bronchien und
Gefäßen entlang gegen den Hilus zu, breiten sich also zentripetal aus. Als Folge-
stadien sind Fibrosen beschrieben worden. Ferner werden gehäuft Gefäßthrom-
bosen in den Lungen beobachtet.

Klinische Symptomatologie. Die ersten Symptome sind solche allgemeiner
Art, wie schlechtes Allgemeinbefinden, Appetitlosigkeit, Atemnot und Husten.

In fortgeschrittenen Stadien kommt es dann zu einer erheblichen Verminderung des Allgemeinzustandes und Abmagerung. Gelegentlich wurden auch eigentliche Hämoptoen beobachtet. Temperatursteigerungen sind im allgemeinen selten. Auch bei jahrelange bestehenden Veränderungen kommen diese kaum vor. Bei akut verlaufenden Fällen besteht ein ausgesprochen deutlicher Auskultationsbefund mit reichlich mittel- bis grobblasigen Rasselgeräuschen, wobei letztere besonders über den Lungenspitzen gehört werden. Röntgenologisch sieht man in den Anfangsstadien noch kaum ausgeprägte Veränderungen. Erst in späteren Stadien treten bei Übergang in chronische Verlaufsformen röntgenologische Veränderungen verschiedenster Art auf: Es werden zum Teil kleine konfluierende Herde, teils größere Infiltrate beobachtet, die symmetrisch angeordnet sind, im allgemeinen aber eine Prädilektion für die Oberlappen zeigen. Nicht selten kommt es zu einer Vergrößerung beider Hili, ferner zu emphysembedingten Aufhellungen im Bereiche der Lungenspitzen. Wegen dieser Emphysembildung, die mit lokalisierter Ausbildung großer Bullae einhergeht, werden Spontanpneumothoraces gar nicht so selten beobachtet. Kovats berichtet über 2 Fälle mit bilateralen Spontanpneumothoraces.

Anämien wurden nur selten beschrieben. Die Blutsenkung ist im allgemeinen stark erhöht.

Die Differentialdiagnose hat sowohl klinisch wie auch röntgenologisch in erster Linie eine Tuberkulose auszuschließen. Eine Häufung an Tuberkulose ist durchaus verständlich, wenn man bedenkt, daß diese sozial schlecht gestellten Arbeiterinnen unter denkbar unhygienischen Verhältnissen in kleinen stauberfüllten Räumen arbeiten müssen.

Überempfindlichkeitsreaktionen im Bereiche der Haut konnten nie ausgelöst werden.

Prognose. Eine Prognose ist schwierig zu stellen. Im allgemeinen ist diejenige der akut verlaufenden und rasch abklingenden Erkrankungen gut. Eine schlechte Prognose ist in den Krankheitsfällen zu erwarten, wo chronische Veränderungen mit einem unaufhaltsamen Weiterschreiten der Fibrosen einhergehen. Endstadien mit Bronchiektasen, Fibrosen sowie Thrombophlebitiden gelangen unter den Erscheinungen einer Rechtsinsuffizienz des Herzens ad exitum.

Behandlung. Die Behandlung ist diejenige der spastischen Bronchitis.

Zusammenfassend läßt sich festhalten, daß die Toxomykose dann zustande kommt, wenn

1. eine genügend hohe Konzentration an Pilzsporen in der Einatmungsluft vorhanden ist und

2. das Eindringen derselben in den tieferen Respirationstrakt durch vertiefte Inspirationen infolge Hustens, hervorgerufen durch chemische Reizung der Schleimhäute durch Capsicin, gewährleistet ist. Klinisch und röntgenologisch kommen die verschiedensten Bilder zustande, je nach der Ausdehnung des Lungenprozesses. Pathologisch-anatomisch herrschen Bronchiektasen sowie Fibrosen vor.

V. Tabakstaublunge (Tabakosis).

Unter Tabakstaublunge versteht man Veränderungen der Lunge, die durch Inhalation von Tabakstaub zustande gekommen sind.

Nach den heutigen Auffassungen existiert aber eine Tabakstaublunge, oder allgemeiner gefaßt, eine Tabakosis, im engeren Sinne des Wortes nicht. Doch begegnen wir dem Begriff Tabakpneumokoniose im älteren Schrifttum noch häufig. Seit den Untersuchungen von Zenker im Jahre 1865 über Tabakstaublungen wird immer wieder über diese Krankheit berichtet. Aber auch eine Arbeit von

Lickint aus dem Jahre 1930, die über diskrete Staublungen infolge Tabakstaubinhalation spricht, ist durch die Untersuchungen Longs überholt.

Long untersuchte im Jahre 1939 insgesamt 1246 Tabakarbeiter mit längerer Exposition. Auf Grund dieser umfassenden Reihenuntersuchung kam er zum Schluß, daß in keinem einzigen Falle das Bild einer beginnenden Pneumokoniose oder Silikose vorlag. Der Verfasser ist deshalb der Ansicht, daß Tabakstaub nicht in der Lage sei, eine Pneumokoniose hervorzurufen.

Durch Tabak können auf verschiedenem Wege Schädigungen des Gesamtorganismus zustande kommen. Wir haben uns aber hier nur mit der Gefährdung durch Inhalation von Tabakstaub zu befassen. Auf der anderen Seite ist natürlich auch noch die Schädigung durch Nicotin zu berücksichtigen. Außer durch Inhalation kann Nicotin auch percutan resorbiert werden.

Wie auch bei anderen Staubarten, kommt es durch Tabakstaub zu einer mechanischen Reizung und damit zu einer Wirkung auf die Schleimhäute des Respirationstraktes. Im Gefolge der Einatmung treten chronisch entzündliche Veränderungen im Bereiche der oberen Luftwege und eine chronische Bronchitis auf. Röntgenologisch erfaßbare Veränderungen im Bereiche der Lungen treten jedoch nicht auf.

Eine eventuelle Staubgefährdung kann aber nach Kölsch durch das sog. Mattieren verursacht werden. Unter dem Mattieren versteht man das Einpudern von Zigarren, um dem Deckblatt eine möglichst helle Farbe zu verleihen. Als Mattierstaub wird Talkpuder verwendet, dem oft noch Quarzmehl beigemischt wird. Dieser Prozeß geschieht im allgemeinen maschinell und führt kaum zur Entwicklung größerer Staubmengen. Hingegen kann eine gewisse Staubentwicklung beim Sortieren und Verpacken solcher Zigarren auftreten. Allerdings wurden auch bei diesem Arbeitsgang bis heute nie Veränderungen im Sinne einer Pneumokoniose beobachtet.

Über den Zusammenhang von Tabak und Lungentuberkulose wurde relativ viel berichtet. Allgemein wird auf die stark erhöhte Erkrankungsziffer bei Tabakarbeitern an Lungenkrankheiten und insbesondere an Lungentuberkulose hingewiesen. Die Ursachen dazu glauben einige Autoren in der spezifisch schädigenden Wirkung des Nicotins zu sehen (Lickint, Palitzsch), während aber die Mehrzahl (Holzmann, Kölsch, v. Müller, Berghaus, Chajes) die schlechten sozialhygienischen Verhältnisse dafür verantwortlich machen.

So gibt Lickint auffällig hohe Zahlen an für die Tuberkulosemorbidität in der Zigarettenindustrie: Unter 37 Todesfällen fand er 20 Lungentuberkulosen. Aus den Untersuchungen Brandts geht hervor, daß 4,5% der Arbeiter in der sächsischen Zigarettenindustrie tuberkuloseverdächtig sind. Diese Zahl ist im Verhältnis zu anderen Berufsgruppen außerordentlich hoch. Chajes geht so weit, daß er die Lungentuberkulose als Berufskrankheit der Tabakarbeiter bezeichnet wissen möchte. Palitzsch berichtet über einen Fall von „Tabakstaublunge" bei einem Zigarettenmacher, bei dem nach jahrelanger massiver Inhalation von Tabakstaub in schlecht ventilierten Räumen im Anschluß an einen katarrhalischen Infekt der oberen Luftwege ein ausgedehnter, zur Induration neigender Spitzenprozeß auftrat.

Die Frage nach dem Zusammenhang von Tabak und Lungentuberkulose kann heute dahin entschieden werden, daß die gehäuft auftretende Tuberkulose in der Zigarettenindustrie keineswegs auf die schädliche Einwirkung von Tabakstaub direkt zurückzuführen ist, wie das früher angenommen wurde, sondern daß es sich durchwegs um ein soziales Problem handelt, indem die Tabakarbeiter aus gesundheitlich und wirtschaftlich schlecht gestellten Familien stammen, die zum Teil mit Tuberkulose familiär belastet sind. Louis hat im Jahre 1948 diese Frage wieder neu aufgerollt und ist zum Schluß gekommen, daß eine vermehrte Anfälligkeit von Tuberkulose bei diesen Arbeitern nicht vorhanden ist und daß es sich meistens um Fehlinterpretationen handle, indem bei vielen dieser Fälle überhaupt nie Röntgenbilder angefertigt worden seien.

Abschließend läßt sich somit festhalten, daß eine Tabakstaublunge sensu strictu nicht existiert, sondern daß durch die Einatmung von Tabakstaub lediglich unspezifische, entzündliche Erscheinungen im Bereiche der oberen, vielleicht auch der unteren Luftwege resultieren. Bei entsprechender Quarzstaubexposition, die nur beim Mattieren der Zigarren vorhanden ist, könnte unter Umständen auch einmal eine Silikose auftreten. Bis heute wurden allerdings keine entsprechenden Beobachtungen bekannt. Hingegen ist damit zu rechnen, daß die Tabakblätter oft mit anderen Verunreinigungen vermischt sind, so daß auch einmal eine Mykose entstehen kann, wie wir dies bei einer Arbeiterin der Zigarettenindustrie, deren Beschäftigung im Auseinanderzetteln von Tabakblättern bestand, beobachten konnten. (Vgl. Kapitel Blastomycose in Pilzerkrankungen der Lunge S. 652 ff.)

VI. Hanflunge.

Als Hanflunge bezeichnet man Lungenveränderungen, die durch Staubinhalation in der Hanfverarbeitungsindustrie entstehen.

Beim Brechen der Flachsstengel, dem Klopfen oder Reiben derselben zwischen Walzen kommt es zu einer erheblichen Staubentwicklung. Der so gewonnene Reinhanf wird durchgerissen (durchgestoßen), dann oberflächlich geschwungen und gehächelt. Die langen Fasern werden zu Tauen, die kurzen zu Bindfäden verarbeitet. Der Hanfstaub ist manchmal so dicht, daß die Sicht in solchen Arbeitsräumen oft auf wenige Meter beschränkt ist. Die in diesem Staub vorhandenen Partikelchen sind als Ursache für eine Reizerscheinung besonders der Conjunctiven und der Schleimhäute des Respirationstraktes anzusehen. Auf diese Weise erklärt sich auch das vermehrte Auftreten von Tonsillitiden bei Hanfarbeitern. Als gehäufte Folgeerkrankung dieser Tonsillitiden werden Rheumatismus und Endokarditis angegeben.

Je nach der Verarbeitungsphase sind die Hanfstäube verschieden zusammengesetzt. Bei fortschreitender Verarbeitung des Materials nehmen die organischen Bestandteile zu, die vor allem aus Pilzsporen und Fasern bestehen, währenddem die anorganischen Substanzen immer mehr abnehmen.

Klinisch liegt eine spastische Bronchitis vor, die besonders bei Wiederaufnahme der Arbeit jeweils am Montag zu Rezidiven neigt und dann auch zu Fieberschüben führen kann. Wir finden also ganz ähnliche Verhältnisse vor wie bei der Byssinose. Recht charakteristisch sind ferner Augenbindehautentzündungen.

In Analogie zum Schweißerfieber kann es zu einem sog. *Hanffieber* mit plötzlichem Temperaturanstieg bis über 40° unter Kopfschmerzen kommen. Man findet dann bei den so Erkrankten eine schwere Dyspnoe, Katarrh der oberen Luftwege, manchmal Erbrechen, Diarrhoe und Epistaxis. Solche Anfälle dauern meistens nicht länger als höchstens 48 Std. Wahrscheinlich hängen diese Fieberschübe mit der Blüte des Hanfes zusammen, sind also durch Pollen bedingt. Ferner beobachtet man besonders bei den Frauen, muskuläre und artikuläre Erkrankungen: Lumbago, Neuralgien usw.

Erst nach jahrelanger Exposition treten Veränderungen im Bereiche der Lungen auf, die auch röntgenologisch zur Darstellung gelangen. Die Röntgenbefunde sind uncharakteristisch, bestehen meist aus einer symmetrischen Hilusschwellung sowie einer Vermehrung der retikulären Zeichnung. Erst bei weiter fortgeschrittenen Fällen kommt es zur Ausbildung feinherdiger Fleckschatten. Die ersten subjektiven Symptome bestehen in einem unbestimmten Druckgefühl des Brustkorbes, Reizhusten mit entsprechendem Auskultationsbefund.

Die **Diagnose** kann nur unter Zuhilfenahme der Berufsanamnese gestellt werden.

Die **Prophylaxe** besteht wie bei den anderen Gewerbekrankheiten in einer Bekämpfung der Staubentwicklung sowie im Schutz der Arbeiter durch Masken.

Die **Behandlung** ist eine symptomatische.

VII. Seltenere, ätiologisch umstrittene Staublungen.

(Getreidestaub-Pneumokoniose, Dockerlunge, Gräserpneumokoniosen, Korn- oder Mahlfieber, Holzstaublungen.)

1. Getreidestaublunge.

Staublungenerkrankungen, welche nur durch Getreidestaub hervorgerufen werden, stellen eine Seltenheit dar. Häufiger sind die als Farmerlunge (farmer lungs) und Drescherlunge (thresher lungs) bezeichneten Lungenveränderungen, welche nicht durch eine alleinige Schädigung durch Getreidestaub, sondern durch Pilzinfektion der Lungen zustande kommen. Aus diesem Grunde haben wir diese Lungenerkrankungen im Kapitel „Pilzerkrankungen der Lunge" besprochen (vgl. Literatur).

In neuester Zeit berichteten RÜTTNER und STOFER über eine Beobachtung von reiner Getreidestaubpneumokoniose, die sowohl klinisch, röntgenologisch sowie auch pathologisch-anatomisch und berufsanamnestisch gesichert werden konnte. Es ist zu betonen, daß auch in diesem Falle intra vitam eine sichere Diagnose nicht gestellt werden konnte.

Aus der Anamnese dieses Falles ist zu erwähnen, daß der 1903 geborene Patient von Beruf Müller war, er übte diesen Beruf insgesamt 35 Jahre aus. Andere Staubexpositionen waren nicht vorhanden.

Das Lungenleiden begann im Jahre 1947 mit dem Auftreten von zunehmender Atemnot mit Steigerung bis zu nächtlichen asthmatischen Anfällen. Die erste Thoraxaufnahme aus dem Jahre 1951 (vgl. Abb. 1) zeigte: knollig vergrößerte, unscharf begrenzte und streifig ausgezupfte Hili sowie ausgedehnte, fleckige pneumonische Verschattungen im linken Lungenunterfeld, streifige, eher weiche Verschattungen im rechten Mittelfeld mit verdickter Interlobärlinie, zackige Zwerchfelladhäsionen rechts, Spitzen und Oberfelder hell, Emphysem im rechten Unterfeld.

Die bronchoskopische Untersuchung ergab einen diffus granulierenden Schleimhautprozeß mit Stenose des Bronchiallumens. Histologisch zeigte eine Probeexcision aus dem Bronchus ein nicht verkäsendes Granulationsgewebe. Bei der weiteren klinischen Untersuchung fand man eine Lymphopenie und Linksverschiebung. Die Blutsenkung betrug 2 mm. Der Wassermann war negativ. Die MANTOUXsche Tuberkulinreaktion war in einer Verdünnung von 1:100 schwach positiv.

Differentialdiagnostisch wurde in erster Linie ein Morbus Boeck in Erwägung gezogen. Es wurde auch an eine Pneumokoniose, eine atypische Tuberkulose sowie ein Lymphogranulom gedacht. Das Leiden entwickelte sich progressiv, wiederholte Sputumuntersuchungen auf Tuberkulose blieben negativ. Allmählich trat eine Herzinsuffizienz auf.

Thoraxaufnahme vom 6. Juni (vgl. Abb. 2) 1953: ausgedehnte grobfleckige Verschattung beider Mittel- und Unterfelder, Zunahme des Emphysems infraclaviculär, frische Pleurareaktion links mit zahlreichen horizontal verlaufenden Streifenschatten, Zunahme der Herzgröße besonders rechts, keilförmige, dem Mediastinum aufsitzende Interlobärverschattung rechts, Gegenüber dem früheren Röntgenbild ausgesprochene Progression des Prozesses, besonders rechts basal und im linken Mittelfeld. Auffallend freie Oberfelder.

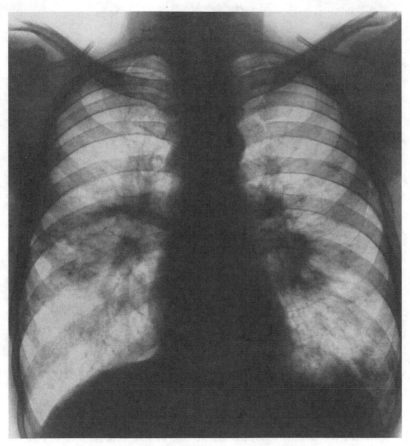

Abb. 1. Getreidestaublunge bei 48jährigem Müller. Thoraxaufnahme vom Jahre 1951.

Am 28. September 1953 kam der Patient an zunehmendem Kreislaufversagen mit Lungenödem ad exitum.

Pathologisch-anatomische Diagnose. Mittelgrobknotige, schwere Verschwielung des Lungengewebes in der Art einer Silikose mittleren bis schweren Grades, Verschwielung der Pleura, der bronchialen und retroperitonealen Lymphknoten. Bullöses Emphysem, Bronchitis chronica catarrhalis, zylindrische Bronchiektasen, Hydrothorax beidseits, exzentrische Hypertrophie der rechten Herzkammer, chronische Stauungsorgane.

Auszugsweise sei in Ergänzung der pathologisch-anatomischen Diagnose der makroskopische Lungenbefund wiedergegeben: Lungen beidseits vergrößert, bullöses Emphysem der Spitze und der medialen Ränder. Lungenschnittfläche

glatt, in den Oberlappen und im rechten Mittellappen dunkelbraun. Abstrich-
saft reichlich, blutig. Gewebe nicht brüchig. Perihilär beidseits zahlreiche bis
zu 2 cm Durchmesser haltende scharf begrenzte, derbe Knoten. Im übrigen
Lungengewebe weitere, bis 1 cm große gleichartige Knoten, die im Bereiche des
rechten Unterlappens konfluieren und große Teile des Lappens einnehmen.
Konsistenz derb, die großen Bronchien sind durch die perihilären Knoten teilweise eingeengt, Schleimhaut intakt. Die Bifurkationslymphknoten und die

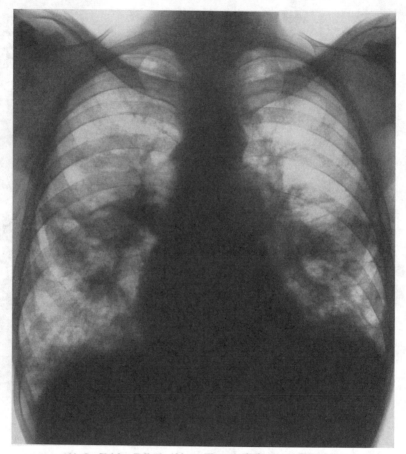

Abb. 2. Gleicher Fall wie Abb. 1. Thoraxaufnahme vom Jahre 1953.

bronchialen Lymphknoten sind bis zu 3 cm groß, derb, grauschwarz. Pleura
vielfach durch subpleurale Knoten eingezogen.

Histologische Untersuchung der Lungen. Die perihilären schwieligen Knoten
sind zusammengesetzt aus vielen, durchschnittlich 5 mm großen Einzelknötchen,
die dicht zusammengeballt sind. Sie bestehen aus konzentrisch geschichteten,
kernarmen hyalinen Bindegewebsfasern. Die zentralen Abschnitte der Einzelknötchen lassen vielfach einen geordneten Bau vermissen. Die Bindegewebsfasern
sind oft gebündelt, schachbrettartig durchflochten. In den Randabschnitten der
Knoten nicht selten Einlagerungen von Cholesterinkristallen. Außerdem ziemlich
regellose Durchsetzung der knötchenartigen Verschwielungen mit unregelmäßigen,
in der Größe variierenden Körperchen. Zwischen den Knoten atelektatisches, oft

schwielig umgewandeltes Lungenparenchym. Sehr häufig in den Randabschnitten der Schwielen ein ziemlich ausgedehntes Granulationsgewebe vom Typus des Fremdkörpergranulationsgewebes mit zahlreichen Riesenzellen, die nadelförmige Gebilde einschließen. Die fibrösen Knötchen weisen oft völlig obliterierte, zentrale Gefäße auf, deren elastische Wandanteile unterbrochen sind. Mehrfach erkennt man einen Einbruch des Fremdkörpergranulationsgewebes in die Wandung kleinerer und größerer Bronchien mit Zerstörung des Knorpels. Subpleural und in den übrigen Lungenabschnitten gleichartige, meist völlig fibrosierte, vorwiegend konzentrisch geschichtete Knötchen. Gelegentlich perivasculäre Phagocytenknötchen mit beginnender Durchsetzung durch kollagene Fasern. Das restliche Lungenparenchym emphysematös.

Lymphknoten. Sie sind in der Regel völlig durch ein schwieliges Gewebe eingenommen, das, wie in der Lunge, aus einzelnen Faserknötchen besteht. In den Knötchen gleichartige, verschiedengestaltige Körperchen von teils spindeliger, teils fädiger Struktur. Diese Körperchen sind im Polarisationsmikroskop doppelbrechend und lassen sich mit Hämalaun-Eosin nicht anfärben.

Der histologische Befund in Verbindung mit dem makroskopischen Erscheinungsbild der Lungen ließ an eine Silikose denken. Ungewöhnlich für eine Silikose waren die chronisch granulomatösen Prozesse im Zwischengewebe, und unvereinbar mit der Annahme einer Silikose war die Berufsanamnese.

Eine nochmalige genaue Erhebung der Berufsanamnese ergab, daß der Verstorbene seit seinem 16. Altersjahr, d. h. vom Jahre 1919 bis zum Jahre 1944 ausschließlich als Kornmüller tätig war und nie in einem anderen staubhaltigen Milieu gearbeitet hatte. Zu erwähnen ist aber, daß der Mann als Müller gelegentlich die Aufgabe hatte, Mühlsteine zu behauen. Die Mühlsteine bestanden aus sog. Champagnestein, d. h. einem praktisch reinen Quarzstein. Die Behauung erfolgte von Hand mit Hammer und Meisel. Eine approximative Schätzung der Gesamtarbeitszeit, während der der Patient quarzhaltige Mühlsteine behauen mußte, betrug im Zeitraum von 25 Jahren etwa 8 Monate. Damit wurde die Frage nach dem Vorliegen einer Silikose erneut aufgeworfen. Es mußte deshalb geprüft werden, ob in der Lunge und den Lymphknoten Quarz oder andere Kieselsäuremodifikationen nachweisbar waren.

Die Untersuchungen erfolgten sowohl kristalloptisch an veraschten histologischen Schnittpräparaten wie auch durch die Röntgen-Feinstrukturuntersuchung. Weder mit der einen noch mit der anderen Methode war Quarz in den Lungen und Lymphknoten nachweisbar.

Aus diesem Grunde mußte deshalb das Vorliegen einer silikotischen Lungenfibrose fallengelassen werden.

Zusammengefaßt war das Ergebnis der Staubuntersuchungen in den Lungen folgendes: Quarz und andere kristalline Kieselsäuremodifikationen sowie Silikate konnten nicht gefunden werden. Es waren dagegen eindeutig Staubteilchen pflanzlicher Herkunft vorhanden. Ihre Anwesenheit führte man auf die Inhalation von Müllereistaub zurück.

Pathologisch-anatomisch mußte das morphologische Bild in den Lungen und den Lymphknoten als eine herdförmige, chronisch granulomatöse und fibroplastische Fremdkörperentzündung charakterisiert werden, welche durch Getreidestaub zustande kam.

2. Dockerlunge.

Unter Dockerlunge versteht man Pneumokoniosen bei Dockarbeitern, die vor allem mit dem Umladen von Saaten und Futter zu tun haben. Bei dieser Affektion sind die klinischen Symptome meistens ganz im Hintergrund, so daß die

Diagnose erst auf Grund röntgenologischer Veränderungen, die im allgemeinen
nur anläßlich von Reihendurchleuchtungen erhoben werden, gestellt wird. So
fanden Dunner und Mitarbeiter unter 55 Dockarbeitern 11 mit Lungenveränderungen. Es soll sich klinisch um ein charakteristisches Syndrom bei Dockern,
Futterarbeitern und Kornarbeitern handeln. Im Jahre 1944 beschrieben Heatley,
Kahn und Rex bei Arbeitern, die Weizenstaub inhalierten, Silikosen, die wahrscheinlich den Beobachtungen bei den Dockarbeitern gleichzusetzen sind.

Analysen von Getreidestaub in Lagerschuppen, und zwar von den leichteren
Fraktionen, von denen man annahm, sie stellen den inhalierten Anteil der Stäube
dar, ergaben nach Dunner und Mitarbeiter *chemisch*: freies Silicium und Silikate;
mikroskopisch: feine Haare, Stärkekörner und Cellulose; *bakteriologisch*: oft Hefen
und Actinomycespilze. Die eben erwähnten Fraktionen wurden von dem auf den
Boden niedergeschlage-
nen Staub separiert, in-
dem man den Anteil, der
durch Luftströmung auf-
gewirbelt wurde, sam-
melte und analysierte.
Es werden folgende Zah-
len als Prozente der un-
tersuchten Staubproben
angegeben (Tabelle 1).

Tabelle 1.

Stäube	Total Silicium	lösl. Silicium	in total Silicium lösl. Silicium	Asche
Weizen .	3,6—5,4	1,33—1,28	36,9—23,8	7,4—11,4
Hafer. .	9,1	2,8	30,7	15,2
Gerste .	5,5—8,1	1,15—1,60	19,0—19,7	12,2—14,1
Mais . .	1,1	0,92	83,6	6,4

Die klinische Symptomatologie der Erkrankungen des Respirationstractus
bei Docker-, Futter- und Kornarbeitern soll relativ charakteristisch sein. Über
Jahre bestehen subjektive Symptome von Husten und Atemnot, jedoch in so
geringem Ausmaße, daß ein Arzt nicht aufgesucht wird. Erst später sollen auch
Exspektorationen von Sputum, in seltenen Fällen mit Blutbeimengungen auftreten, auch Thoraxschmerzen sollen öfters beobachtet werden. Der Allgemeinzustand ist jedoch kaum betroffen.

Die Lungenveränderungen manifestieren sich im allgemeinen erst nach einer
mittleren Expositionszeit von über 20 Jahren. Bei der Röntgenuntersuchung
der Lungen ist man dann erstaunt, einen erheblichen Befund zu finden, ohne
eine entsprechende schwerwiegende klinische Symptomatik. Gerade diese Diskrepanz zwischen Lungenbefund und Allgemeinbefinden ist charakteristisch für
diese Art von Lungenerkrankungen. Röntgenologisch handelt es sich meist um
symmetrische Veränderungen, wobei von einer vermehrten reticulären Zeichnung
bis zu grobmiliaren Schattenbildungen alle Übergänge beobachtet werden.

3. Gräserpneumonokoniosen.

Stephanopoli und Besson haben bei den Dockarbeitern in Marseille Krankheitsbilder studiert, bei welchen die ersten Manifestationen zu einem *Gräserfieber*
mit Schüttelfrost, Dyspnoe, Schwindel und mukösen Auswurf führen. Diese
Erscheinungen treten schon nach dem ersten Kontakt mit den genannten Staubarten auf. Nach 2—3 Tagen klingen diese akuten Erscheinungen ab, welche wahrscheinlich durch Bakterien bedingt sind. Erst nach längerer Exposition kommt
es in 66% der Fälle zur Ausbildung einer Pneumokoniose ersten oder zweiten
Grades. Lungenveränderungen mit Ballungen wurden bis jetzt nur in einem einzigen Falle beobachtet.

Diese Autoren haben versucht, das Krankheitsbild experimentell an Meerschweinchen durch Inhalation von Gräserstaub zu erzeugen. Sie haben bei ihren

Versuchen folgende Lungenveränderungen feststellen können: 1. Symmetrische Hilusschwellung mit Bronchitis; 2. reticuläre Zeichnung vom Hilus ausgehend, oft mit pleuraler Reaktion und 3. parahilär angeordnete Knötchen.

4. Korn- oder Mahlfieber.

Von JOHNSTONE wurde im Jahre 1941 das sog. *Korn-* oder *Mahlfieber* beschrieben, eine akute Erkrankung nach Malzstaubinhalation, die wahrscheinlich allergisch bedingt ist.

5. Holzstaublungen.

VALLANDER untersuchte 81 in der *Holzindustrie* tätige Arbeiter, welche über 10 Jahre massiv Holzstaub gegenüber exponiert waren. Von diesen wiesen nur 2 pulmonale Veränderungen auf — der eine eine Fibrose, der andere Asthma. Wenn auch der Holzstaub kaum ätiologisch dafür verantwortlich gemacht werden kann, so ist andererseits doch in Erwägung zu ziehen, ob nicht einmal nach jahrzehntelanger Exposition Lungenveränderungen auftreten können.

Literatur.

Allgemeines über organische Staublungenerkrankungen.

ARLIDGE, J. T.: The hygiene diseases and mortality of occupations. London: Percival & Co. 1892.

EDWARDS, J. G.: Changes in the lungs in various industries. Med. J. Austral. 28, 73 (1941).

FAWCITT, R.: The roentgen recognition of certain bronchomycosis involving occupational risks. Amer. J. Roentgenol. 39, 19 (1938). — FELSON, H., and G. HEUBLEIN: Some observations on diffuse pulmonary lesions. Amer. J. Roentgenol. 59, 59 (1948). — FRANK, T. M.: Dusts of clinical significance. Dis. Chest 16, 89 (1949).

KUHLMANN, F.: Schädigung der Atmungsorgane durch organischen und anorganischen Staub. Med. Klin. 35, 755 (1939).

SAPPINGTON, C. O.: Essentials of industrial health. Philadelphia, London u. Montreal: J. B. Lippincott Company 1943.

WHITE, F. C., and H. E. HILL: Disseminated pulmonary calcification; report of 114 cases with observations of antecedent pulmonary disease in 15 individuals. Amer. Rev. Tbc. 62, 1 (1950).

Byssinosis.

BOLEN, H. L.: Byssinosis; report of two cases and review of literature. J. Industr. Hyg. a. Toxicol. 25, 215 (1943).

CAYTON, H. R., G. FURNESS and H. B. MAITLAND: Studies on cotton dust in relation to byssinosis. II. Skin tests for allergy with extracts of cotton dust. Brit. J. Industr. Med. 9 186 (1952).

FLETCHER, G.: Byssinosis. Proc. of the 9. Internat. Congr. of Industr. Med., London 1949, S. 875. — FURNESS, G., and H. B. MAITLAND: Studies on cotton dust in relation to byssinosis. I. Bacteria and fungi in cotton dust. Brit. J. Industr. Med. 9, 138 (1952).

GILL, C. I. C.: Byssinosis in cotton trade. Brit. J. Industr. Med. 4, 48 (1947).

JOHNSTONE, R. T.: Occupational medicine and industrial hygiene, S. 389 ff. St. Louis 1948.

McCARTY, P. V., and W. R. AKENHEAD: Pneumoconiosis due to cotton dust (byssinosis). Radiology 46, 46 (1946). — MIDDLETON, E. L.: Dust in cotton card rooms. J. Industr. Hyg. 8, 436 (1926).

SCHILLING, R. S. F.: Byssinosis in the british cotton textil industry. Brit. Med. Bull. 7, 52 (1950).

VISMANS, J. B. M.: Byssinosis. Nederl. Tijdschr. Geneesk. 96, 794 (1952).

Bagassose.

BOCCIA, D.: Aluminosis and bagassosis. Two new occupational pneumopathies. Prensa méd. argent. 1951, 1587.

CANGINI: Casi di bagassosi in Italia. Lotta Tbc. 21, 5 (1951). — CASTLEDEN, L. M., and J. L. HAMILTON: Bagassosis. Brit. Med. J. 1942, 478.

GERSTL, M., M. TAGER and L. W. SZOZEPANIAK: The pathogenicity of bagasse. II. Effect on rabbits of prolonged exposure to bagasse. Proc. Soc. Exper. Biol. a. Med. **70**, 697 (1949). — GILLISON, J. A., and F. TAYLOR- Bagassosis. Brit. Med. J. **1942**, 478.

PERRY, K. M.: La bagasse. Arch. Mal. profess. **9**, 594 (1948).

SODEMAN, W. A., and R. L. PULLEN: Bagasse disease of the lung. New Orleans Med. **95**, 558 (1943). — Bagasse disease of the lungs. Arch. Int. Med. **73**, 365 (1944).

Paprikaspalter-, Hanfspalter- und Tabakstaublunge.

BALO, J. v.: Beitrag zur Frage der Lungenerkrankung der Paprikaspalter auf Grund pathologisch-anatomischer und histologischer Untersuchungen. Ärztl. Sachverst.ztg **22/23**, 304 (1936).

GERLEI, F.: Ein Beitrag zur Frage der Lungenkrankheit der Paprikaverarbeiter. Zbl. Path. **66**, 301 (1936).

Hygiène du Travail, Bd. 1, S. 468. Genève 1903: Industrie du chanvre.

JOHNSTONE, R. T.: Occupational medicine and industrial hygiene, S. 396. St. Louis 1948.

KOVATS, F. v.: Die Paprikaspalterlunge, eine Gewerbekrankheit. Ärztl. Sachverst.ztg **22/22** (1936). — Die Lungensklerose und Tuberkulose der Paprikaspalter. Tuberkulose **10**, 217 (1936). — Die Lungenerkrankung der Paprikaspalter. Leipzig: Johann Ambrosius Barth 1937.—Die Toxomykose als Gewerbekrankheit. Ber. über den 8. Kongr. für Unfallmed. u. Berufskrkh., Frankfurt a. M. 1938. Leipzig: Georg Thieme. — A penészsporak altal okozott tüdoelvaltozasok — a toxomikozisck keletkezese. Orv. Hetil. **1951**, Nr 21, 670.

LANG, F.: Staublungen. Ärztl. Mh. 4, 10 (1948). — LONG, C. F.: Tobaco dust and human lung. Industr. Med. 8, 365 (1939).

MAGRI, G.: Aspetti clinico radiologici della pneumoconiso da canapa. Radiol. med. **34**, 668 (1948). — MOHR, W.: Handbuch der inneren Medzin von BERGMANN-FREY-SCHWIEGK, 4. Aufl., Bd. I/1, S. 877, Toxomykose der Lunge. Berlin-Göttingen-Heidelberg: Springer 1952.

NICAUD, P.: Les mycoses pulmonaires. Presse méd. **34**, 1521 (1926).

RAUNERT, M.: Der Paprika. Leipzig: Johann Ambrosius Barth 1939.

TEDESCHI, J.: Pneumoconiosi da canapa. Ferrara 1937.

UEHLINGER, E.: Lehrbuch der Rötgendiagnostik von SCHINZ-BAENSCH-FRIEDL-UEH-LINGER, Bd. III, S. 2153. Stuttgart: Georg Thieme 1952.

VALLANDER, A.: The effect of wood dust on the lungs. Nord. Med. **44**, 1316 (1950).

WEGMANN, T.: Lungentuberkulose und Intoxikationen. Diss. Zürich 1945.

Drescher-Farmer-Lunge u. ä.

DUNNER, L., R. HERMON and D. I. T. BAGNALL: Pneumoconiosis in dockers dealing with grain and seeds. Brit. J. Radiol. **19**, 506 (1946).

ENGLERT, E., and W. PHILLIPS: Acute diffuse pulmonary granulomatosis in bridge workers. Amer. J. Med. **15**, 733 (1953).

FAWCITT, R.: Occupational diseases of the lungs in agricultural workers. Brit. J. Radiol. **11**, 378 (1938).

MANN, B., and W. MIALL: A case of farmers lung. Tubercle **33**, 48 (1952).

STEPHANOPOLI, J., u. J. BESSON: Pneumonoconiose durch Gräserstaub. Brux. méd. **14** (1951). — STUDDERT, T. C.: Farmer's lung. Brit. Med. J. **1953**, 1305.

TÖRNELL, E.: Drescher-Lunge. Acta med. scand. (Stockh). **125**, 191 (1946).

VALLANDER, A.: The effect of wood dust on the lungs. Nord. Med. **44**, 1316 (1950).

WUHRMANN, F.: Zur Frage der sog. Drescher-Krankheit. Helvet med. Acta **15**, 524 (1948).

Seltenere, ätiologisch umstrittene Staublungen.

CHAUMONT, A. J., et E. WEIL: Study of the dust of sorghum as a pathogenic agent. Arch. Mal. profess. **15**, 360 (1954).

DUNNER, L., R. HERMON and D. BAGNALL: Pneumoconiosis in Dockers dealing with grain and seeds. Brit. J. Radiol. **19**, 506 (1946).

FAWCITT, R.: The Roentgen recognition of certain bronchomycosis involving occupationel risks. Amer. J. Roentgenol. **39**, 19 (1938).

HEATLEY, TH., D. KAHN and C. REX: Case of silicosis cost by wheat dust. J. Amer. Med. Assoc. **124**, 980 (1944).

JOHNSTONE, R. T.: Occupational Medicine and industriel hygiene. St. Louis 1948.

RÜTTNER, J., u. A. STOFER: Getreidestaub-Pneumokoniose. Schweiz. med. Wschr. **1954**, 1433.

STEPHANOPOLI, J., et J. BESSON: Pneumonoconiose durch Gräserstaub. Brux. méd. **14** (1951).

Die Pneumokoniosen.

A. Geschichte der Silikose.

Von

W. Löffler.

Mit 1 Abbildung.

> „Soll die Medizin ihre Aufgabe wirklich erfüllen,
> so muß sie in das große politische und soziale Leben
> eingreifen; sie muß die Hemmnisse angeben, welche
> der normalen Erfüllung der Lebensvorgänge im Wege
> stehen und ihre Beseitigung erwirken.‟

RUDOLF VIRCHOW, 1849.

Ein Handbuch für Innere Medizin ist nicht der Ort für eine ausführliche Geschichte der Silikose. Wir geben hier einen kurzen Überblick und verweisen für detaillierte Ausführungen auf das Werk von WORTH-SCHILLER: „Die Pneumokoniosen" (1954).

Die Silikose ist die älteste Gewerbekrankheit. COLLIS (5) beschreibt eine wahrscheinliche Silikose bei einem Bergbauer aus dem Neolithikum. Ägyptische Mumien zeigen Anzeichen von Silikose. Die Mumie des Sängers Harmose der 18. Dynastie zeigt anthrakotisches Pigment. Einzelne Bilder aus dem Atlas von RUFFER (31) können als Silikose gedeutet werden (vgl. auch WORTH-SCHILLER).

Aus einem Passus aus dem Epidemienbuch IV des HIPPOKRATES wird die Erkrankung eines Bergwerkarbeiters ($\acute{o}$ $\acute{\epsilon}\varkappa$ $\mu\epsilon\tau\acute{\alpha}\lambda\lambda\omega\nu$) mit Druck auf der Brust, großer Milz usw., schwerer Atmung und blassem Aussehen als Silikosefall gedeutet (12).

Das Altertum kannte den schädigenden Einfluß der Arbeit in Bergwerken. Neben Sklaven mußten vor allem Verbrecher in Bergwerken arbeiten, z. B. in den berühmten Silberminen des Lauriongebirges bei Athen. Dabei galt die Strafe des Bergbaues geradezu als Todesstrafe, so auch im alten Rom (JUSTINIAN: „proxima morti poena metalli coercitio").

Am schönsten wohl kommt die Auffassung in klassischer Zeit zum Ausdruck bei LUKREZ „De rerum natura" (19), das sich durch Benützung bester Quellen auszeichnet, so für die Pest den Text des Thukydides in Versen wiedergibt (wobei leider die weiteren Quellen in der uns zugänglichen Ausgabe nicht genannt sind) etwa 58—57 v. Chr. und an Memmius gerichtet:

> Nonne vides etiam terra quoque sulfur in ipsa
> Gignier, et tetro concrescere odore bitumen ?
> Denique ubi argenti venas aurique sequuntur,
> Terrae penitus scrutantes abdita ferro,
> Quales exspirat scaptesula subter odores!
> Quidve mali fit ut exhalent aurata metalla!
> Quas hominum reddunt facies, quales colores!
> Nonne vides audisve perire in tempore parvo

Quam solenat, et quam vitae copia desit,
Quos opere in tali cohibet vis magna ? Necesse est
Hos igitur tellus omnes exaestuet aestus,
Exspiretque foras in aperta promptaque coeli.

Wir geben die Übersetzung wieder aus WORTH-SCHILLER (36):

Siehst Du nicht auch, wie im Erdreich selbst der Schwefel sich bildet
Und sich mit eklem Geruch das Erdpech klumpet zusammen,
Welch abscheulicher Dunst entströmt Scapensulas Boden,
Wo man so gierig erschürft die Adern des Goldes und Silbers
Und das Verborgene der Erde durchwühlt mit eisernem Werkzeug!
Oder was dringt für giftige Luft aus den Goldbergwerken,
Wie entstellt sie des Menschen Gesicht, wie bleicht sie die Farbe!
Siehst Du und hörst Du nicht auch, in wie kurzer Zeit sie zu sterben
Pflegen und wie ihnen bald die Lebenskräfte entschwinden,
Wenn sie zu solcher Frohnde des Lebens gewaltige Not zwingt ?
Alle derartigen Dämpfe entwickelt also die Erde,
Die sie hinaus in das Weite verdampft und den offenen Himmel.

C. PLINIUS Sec. Maior (23—79 n. Chr.) erwähnt die Schädlichkeit des Staubes: „Die welche Purpur pulverisieren, bedecken in den Werkstätten ihr Gesicht mit nicht aufgeblasenen Schweinsblasen, die ihnen erlauben zu sehen und sie doch vor dem schädlichen Staube schützen (27), (26).

Im Mittelalter werden giftige *Dämpfe* und *Räuche* der Metalle als Ursache der Krankheit der Bergleute beschuldigt, wie schon der Titel des Werkes von ULLRICH V. ELLENBORG (gest. 1499): „Von den gifftigen Besen Tempffen unn Reuchen der Metal" ausdrückt. (vgl. Faksimile des Titelblattes in WORTH-SCHILLER.)

PARACELSUS (24), Theophrastus von Hohenheim (1493—1541) schreibt etwa 1534 „Von der Bergsucht und anderen Bergkrankheiten". Die Bergsucht beginnt mit dem „Keichen" der Bergleute, sie ist eine „Lungensucht mit Schwinung des Leibs". Die Vorstellung, daß es vor allem Mineralstaub ist, geht nicht klar aus den Ausführungen hervor, indem die Wirkung von Staub, Dämpfen, Abkühlung in Kombination als krankmachend betrachtet werden.

GEORGIUS AGRICOLA (GEORG BAUER, 1494—1555): „De re metallica", sieht die Lungenkrankheiten der Bergleute als Folge von verpesteter Luft und Staub, führt Frischluftzufuhr von Übertage her durch Ventilation ein (36).

YSBRAND V. DIEMERBROECK (1609—1674) beschreibt in „Anatome corporis humani" 1672 den Autopsiebefund von 3 Steinmetzen (7). Die Lungen werden voll von Staub (pulvis lapidum) gefunden. Er nimmt an, daß der Staub durch Inspiration aus der Luft aufgenommen wurde (Inspiratione attracta). RAMAZZINI faßt DIEMERBROECKs (7) Befunde wörtlich folgendermaßen zusammen in Übersetzung: „Recht interessant ist, was DIEMERBROKIUS berichtet über verschiedene Steinmetzen, die an Asthma gestorben sind. Bei der Sektion deren Körper hätte er in den Lungen steinigen Sand gefunden und als er die Lungenbläschen mit dem Messer durchschnitt, so schien es ihm, als ob er einen sandigen Körper durchschnitte. Und ebendaselbst berichtet er, von einem Steinhauermeister sei ihm erzählt worden, wenn er Stein schneide, entstehe ein feiner Staub, der in die aufgeblähten Schweinsblasen, die in der Werkstatt hängen, eindringe, so stark, daß im Verlaufe eines Jahres im Innern der Blase eine Handvoll solchen Staubes sich angesammelt habe. Und das sei jener Staub, fügte er hinzu, der die mit dem Staub wenig vorsichtigen Steinhauer langsam dahinraffe."

BERNARDO RAMAZZINI (1633—1714) schreibt 1700 in „De morbis artificum diatriba" auch „De lapicidarum morbis" (28). Er beschreibt die Spätstadien der Lapicidae, Statuarii und anderer ähnlicher Arbeiter: „Dum enim in subterraneis marmora e rupe discindunt, secant, scalpris incidunt, ut statuae et alia

opera effingantur, ramenta aspera, aculeata, angulosa, quae resiliunt, inspirando
per saepe hauriunt, unde a tussi infestari solent, ac ex iis nonnulli asthmaticas
passiones cotrahunt, ac tabidi fiunt." Er beschreibt den inspiratorischen Stridor,
den Husten, den häufig auftretenden asthmatischen Zustand und die Kachexie.
Aus der Übersetzung von ACKERMANN:

> „Die Künstler und Handwerker, die unter diese Klasse gehören, sind besonders die Müller,
> die Becker, die Kraftmehlbereiter, die Peruquenmacher, die Steinmetzen, die Bildhauer, die
> Maurer, diejenigen, die in den Pochwerken arbeiten, die mit dem Einsammeln des Heues und
> dem Messen und Sieben des Getraides umgehen, die Tabackbereiter, die Apotheker, die Hanf-
> Flachs- und Seidenhechler, die Schlotfeger und einige andere."

> „Ich selbst bin sehr oft vom Husten, Schnupfen, Ekel und Erbrechen befallen worden,
> wenn ich bei der Aufräumung des Heues, des Getraides, bei dem Treschen und bei dem
> Reinigen des Getraides zugegen gewesen bin, und gewiß wird ein jeder, der sich an solchen
> Orten eine Zeitlang aufgehalten hat, husten und niesen müssen, und so wohl durch die Nase,
> als durch den Mund einen schwarzgrauen, bloß von diesem Staub von gefärbten Schleim von
> sich geben. Wenn man spanischen Pfeffer, oder Nieswurz reibt, so müssen alle die, die in
> dem Zimmer sich befinden, niesen und husten. Die scharfen Theilchen dieses Staubes sind so
> reizend, daß mir selbst einst die Hand, nachdem ich spanischen Pfeffer gerieben, und mir
> dadurch ein heftiges Niesen erregt hatte, an den Stellen roth und entzündet wurde, die die
> Feuchtigkeit, die bei dem Niesen mit Gewalt aus der Nase gepreßt wurde, unversehens be-
> rührt hatte."

> „Keine Krankheiten sind daher bei Arbeitern, die mit staubigen Materien umgehen,
> häufiger und gefährlicher, als Lungenkrankheiten, und der größte Theil dieser Handwerker
> findet frühzeitig seinen Tod bei diesen Arbeiten, wenn in den Lungen entweder von der an-
> haltenden Verstopfung ihrer Ausführungsgefäße sich ein großer Theil der scharfen, sie schwä-
> chenden Säfte versammlet hat, und sich einen Ausweg durch ein Blutspeien, oder durch einen
> entkräftenden Auswurf bahnt, oder wenn sie durch die Schärfe des Staubes beständig gereizt
> werden, und dadurch Anlage zur Engbrüstigkeit, zum Husten, zum Asthma, zum Blutspeien
> und zur Schwindsucht erzeugt wird. Manche Arten vom Staub, z. B. der Kalkstaub, trocknen
> sie aus, und verursachen dadurch ebenfalls die benannten Krankheiten, und der Staub von
> den Steinen, der sich zuweilen bei den Steinmetzen in den Lungen sammelt, zerschneidet die
> feinen Fasern derselben mit seinen Spitzen, und stümpft bei der anatomischen Untersuchung
> die Messer des Zergliederers."

RAMAZZINI ist also nicht der erste, der auf Berufskrankheiten hinweist, aber
der erste, der *systematisch* die Berücksichtigung des Berufes in der Anamnese
fordert:

> „Cum ad aegrotum deveneris, interrogare oportet, quae patiatur et ex qua
> causa, et quot jam diebus, et an venter secedat, et quo victu utatur — verba
> sunt *Hippocratis* in libro Affectionibus — licebat quoque interrogationem hanc
> adiicere: *et quam artem exerceat.*"

Die zweite Auflage des RAMAZZINI-Werkes kommt 1713 heraus. Eine zeit-
genössische Notiz im „Guardian" vom 17. 8. 1713 von einem anonymen Essayist:
„I have seen a treatise written by a learned physician on distempers peculiar
to those who work in stone and marble" zeigt die Verbreitung des Werkes (nach
WORTH-SCHILLER).

JOHANNES BUBBE beschreibt 1721 die *Seeberger Steinbrecherkrankheit.* GEORG
WEPFER aus Schaffhausen weist 1727 auf den Zusammenhang der Steinhauer-
krankheit mit dem Staub hin (36).

Besonders bekannt geworden ist die Krankheit durch LINNÉ (1707—1778).
1734 als *Orsa*-Krankheit der schwedischen Sandsteinhauer. Diese Leute wurden
selten älter als 20—30—40jährig. Eine Frau in Orsa habe hintereinander 7 Männer geheiratet, weil einer nach dem anderen an dieser Krankheit hinweggestorben
war.

Die Verhältnisse in Orsa werden am besten illustriert durch folgende kleine
Beobachtung: Bei einem Besuch des schwedischen Freiluft-National-Museums,

Skansen, suchte ich das auf dem Plan verzeichnete Orsa-Häuschen der Steinhauer. Begleitet von einem befreundeten, in Stockholm wohnenden Geologen
suchten wir lange nach dem Objekt, und der Geologe erklärte mir, er hätte nie
auf dem Skansen ein solches Haus gesehen. Da bemerkten wir, daß wir
dicht vor einem unscheinbaren Häuschen standen, mit enger Tür und kleinen
Fenstern, das eine Etikette mit Aufschrift „Orsa" trug. Vor dem Haus und
darin lag ein Schleifstein von etwa 60 cm Durchmesser. Die Enge der Hütte
und die fast fehlende Ventilation zusammen mit dem schwedischen Klima
gaben eine sprechende Erklärung für die Ätiologie der Orsa-Krankheit.

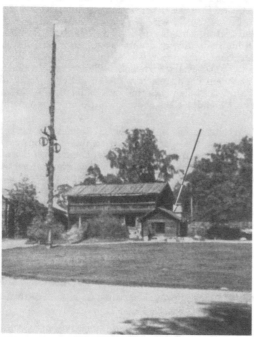

Abb. 1. Orsa-Häuschen

MORGAGNI, JO. BAPTISTA
(1682—1771) *hat einen Fall von
Steinstaublungen seziert* (22).

Im 19. Jahrhundert nimmt
durch die Industrialisierung der
Kohlenverbrauch zu. Damit
wachsen die Kohlenbergwerke.
Man wird aufmerksam auf die
unhygienischen Verhältnisse in
den Kohlengruben. Soziale Probleme werden wichtig. Die
Krankheiten der Kohlenarbeiter
werden beschrieben und diskutiert.

Typisch für die Hygiene zu
Anfang des 19. Jahrhunderts
ist ein Buch von RÖBER (29):
„Von der Sorge des Staates für
die Gesundheit seiner Bürger".
Er schreibt darin:

„Das Steinespitzen und Steine-
behauen der Maurer und Steinmetzger
erzeigt stets einen sandigen Staub,
der durch die Luft fortgetrieben, nicht
nur dem Arbeiter selbst, sondern auch
seinen Nachbarn und Vorübergehenden großen Schaden an Augen und
Lungen bewürken kann. Es ist daher auch bekannt, daß Steinmetzger, welche sich unaus-
gesetzt mit dieser ungesunden Arbeit beschäftigen, gewöhnlich an Augenübeln, Engbrüstig-
keit, Lungensucht und Blutspeyen leiden. Wenn man nun auch gleichsam zusehen muß, daß
sich diese unentbehrlichen Professionisten bei unvorsichtigem Betriebe ihres Broderwerbes,
um ihre Gesundheit bringen, so ist es doch Schuldigkeit, andere, soviel als möglich, für den
aus dieser notwendigen Arbeit entstehenden Nachteil zu schützen. Aus diesem Grunde sollte
man diese Arbeiten, nie im Freyen, nemlich auf Straßen oder stark besuchten öffentlichen
Plätzen betreiben lassen, sondern nur in besonders darzu erbaueten Hütten, welche mit,
nach Veränderung des Windes zu verändernden Zügen versehen seyn müssen, durch welche
der Staub von der Arbeit weg, an einen bestimmten Ort getrieben werden kann; und wenn
etwa diese gewiß sehr leicht einzuführende Einrichtung, doch nicht überall zulässig seyn
sollte, so muß allen im Freyen arbeitenden Steinbehauern anbefohlen werden, ihre Arbeitsplätze, bey trockenem Wetter wenigstens täglich dreymal mit Wasser zu begießen und jeden
Abend den Staub oder Sand wegzuschaffen."

1826. THOMSON, A. und W. starten eine Rundfrage an Kollegen in Bergwerk-
gegenden bezüglich Fällen von „*schwarzer Lunge*" (30). Unter den Antworten,
sind vor allem diejenige von THOMAS STRATTON, der erstmals vorschlägt, die
schwarze Lunge Anthrakose zu nennen, hervorzuheben, dann diejenige von
PHILP, der darauf hinweist, daß die Arbeit *am Stein* vor allem krankmache

„I have always found, that they have worked more or less at what is called stone-work", nicht die Arbeit an der Kohlenmauer. PHILP findet auch, daß Sandstein, Basalt (whinstone), nicht aber Kalkstein krankmache. STEELE teilt ebenfalls mit, daß die geologische Beschaffenheit des Gesteins die Morbidität entscheidend beeinflusse. *1833.* THOMSON, J. besucht SCHOENLEIN *in Zürich,* der ihm mitteilt, er hätte verschiedene Fälle von schwarzer Infiltration der Lungen bei Bergleuten in Würzburg und in Zürich gesehen. 1838 wird das Werk von THOMSON gedruckt. Es ist eigentlich das erste moderne Werk, enthält schon die Beschreibung der verschiedenen Typen und Stadien der Silikose (Anthrako-Silikose, einfache Silikose, Siliko-Tuberkulose). Die Silikoseforschung scheint ihre Richtung gefunden zu haben.

Die Staublungenforschung wird unterbrochen durch eine in ihrer Problematik heute nicht ganz leicht verständliche eigenartige Diskussion über die Herkunft des schwarzen Pigmentes in den Lungen, sowie in den Lymphknoten und auch anderen Organen, welch letztere der Deutung besondere Schwierigkeiten bereiteten. Die Diskussion zieht sich über fast zwei Drittel eines Jahrhunderts hin und hat die Erkenntnis der Koniosen zunächst hintangehalten.

Der Pigmentstreit, 1806—1866: *1806.* REISSEISEN, F. D.: „Preisaufgabe über Struktur usw. der Lungen", der Berliner Akademie der Wissenschaften präsentiert: Das schwarze Pigment der Lymphknoten stamme aus dem Blut, von wo es durch die Lungenalveolen aufgenommen werde und durch die Lymphbahnen in die Lymphknoten transportiert werde.

1806. S. TH. v. SOEMMERING: nimmt ebenfalls an der Preisaufgabe teil: findet auch, daß das Pigment in den Lymphknoten aus der Lunge stamme, nimmt jedoch exogenen Ursprung an.

1810. BAYLE, G.: „Recherches sur la phthisie pulmonaire". Unter den 6 Arten von Phthise ist eine „Phthise mit Melanose", wobei das Pigment als pathologisches Produkt des Körpers betrachtet wird.

1813. PEARSON, G.: „On colouring matter of the black bronchial glands and of the black spots of the lungs": Der Autor differenziert scharf endogenes schwarzes Pigment des Körpers und exogene von Kohlenstaub herrührende Schwarzfärbung der Lungen. Er weist chemisch Identität des exogenen Pigmentes mit Kohle nach (30).

1819. LAËNNEC unterscheidet: 1. wahre Lungenmelanose und 2. „matière noire pulmonaire", die nicht pathologisch und *identisch mit Lampenruß ist* (17).

1826. BECKER, F. W.: „Diss.: De glandulis thoracis lymphaticis". Negiert heftigst den exogenen Ursprung des Pigmentes.

1826. FAWDINGTON, TH.: „A case of melanosis with general observations on the pathology of this interesting disease." Beschreibung eines malignen Melanoms. Chemische Analyse des Pigmentes, das sich als organisch von ähnlicher Art wie das natürliche Pigment erweist (30).

1827. GOBERT, Belgien: Erste Beschreibung eines Falles von „schwarzem Sputum" bei einem Bergmann. Er findet, daß die Inhalation von Kohlenstaub eine wichtige Ursache des Bergleute-Asthmas ist. Diese Arbeit blieb aber unbekannt und ohne Einfluß auf die weitere Forschung über Krankheiten der Bergleute.

1828. TROUSSEAU, A. und LEBLANC, U.: Das schwarze Lungenpigment kommt von einer Alteration des Blutes. Unter normalen Verhältnissen werde es zum Pigment der Haare, Haut, Chorioidea, unter pathologischen Verhältnissen, speziell wenn der normale Prozeß der Pigmentablagerung gestört sei, bestehe Tendenz zur Formung pigmentierter Tumoren. — Fälle von Anthrakose und Melanom scheinen hier nicht unterschieden zu werden.

1837. Th. Stratton prägt den Begriff „*Anthrakose*". Er differenziert zwischen Anthrakose, die über die ganze Lunge verbreitet sei, und Melanose, die in isolierten Portionen in der Lunge vorkomme (30).

1841. Henle ist eher für exogenen Ursprung des Pigmentes, kann sich aber nicht vorstellen, wie das Pigment aus der Lunge in die Lymphdrüsen kommen soll.

1847. Virchow: *Das schwarze Pigment entsteht aus dem Blutfarbstoff.* „Warum aber das Lungenpigment eben schwarz wird und nicht braun oder gelb bleibt ist nicht zu erkennen. Es wäre jedenfalls unrecht, dabei an den Einfluß der Respiration zu denken, da auch die Pigmente der Costalpleura und der Bronchialdrüsen schwarz werden, welche doch mit der Respiration nicht mehr zu tun haben als alle anderen Körperteile" (34).

1860. Traube: „Über das Eindringen feiner Kohlenteilchen in das Innere des Respirationsapparates." Diese Arbeit kann Virchow von der exogenen Theorie überzeugen.

1866/67. Zenker beschreibt einen Fall von „Siderosis pulmonum" — der in der Folgezeit berühmt geworden ist — durch Einatmung von Eisen- oder Eisenoxydstaub, also erwiesen *exogenem Pigment*. Er macht damit dem Streit über exogene und endogene Ursache des Lungenpigmentes endgültig ein Ende.

1830—1870 erkrankten die bei den Restaurationsarbeiten am aus Sandstein gebauten Dom in Lund beschäftigten Arbeiter in großer Zahl an Silikose und nachher an Tuberkulose (2).

1899 wurden bei den Restaurationsarbeiten am Dom zu Skara in Schweden die Steinblöcke im Innern der Kirche behauen, namentlich im Winter. Beim 33. Todesfall hieß es in der Todesanzeige: „Es war das staubfeine Steinmehl, welches sich bei der Arbeit in den Lungen angesammelt hatte, das seinen frühen Tod verursachte" (2).

1870. Visconti beschreibt eine Lungenkrankheit, entstanden durch Inhalation von Quarzstaub und nennt sie „*Silikose*" (35).

1882 wird durch die Entdeckung des Tuberkelbacillus durch Koch die Aufmerksamkeit fast ausschließlich organischem und organisiertem Staub zugewandt. Man glaubte nicht mehr oder dachte nicht einmal mehr daran, daß mineralischer Staub krankheitserzeugend wirken könnte.

1885. Arnold: „Untersuchungen über Staubinhalation und Staubmetastase": Erste Untersuchung der feineren Anatomie der Krankheit (1).

Die Erkenntnis der sozialen Bedeutung der Grubenarbeit, der steinbearbeitenden Handwerke und Gewerbe hat sich außerordentlich langsam durchgesetzt, immerhin an verschiedenen Orten mit verschiedener Geschwindigkeit. Man denke an die Auffassung Röbers (1806) und vergleiche damit die eine Generation später von einer englischen Kommission formulierte, die 1882 die Bergwerke inspizieren mußte. Der betreffende Rapport erschien in den Zeitungen und die Schilderung der Verhältnisse verbreitete damals Entsetzen (30).

Auch die naturalistische Literatur greift das Thema auf. Die Situation der Grubenarbeiter in hygienischer und sozialer Hinsicht findet drastische Darstellung in „Germinal" von Emile Zola, erschienen 1885, aber bezogen auf die 50er Jahre: „Die Begegnung mit dem alten Bergarbeiter — ein heftiger Hustenanfall brachte ihn dem Ersticken nahe. Endlich spuckte er aus und sein Auswurf zeichnete auf den erleuchteten Boden einen schwarzen Fleck — und sein

Lachen glich dem Knirschen eines schlecht geschmierten Rades und endete in einem furchtbaren Hustenanfall. Und als der Husten zu Ende war, drang aus der Tiefe der Kehle ein schabendes Geräusch. Er spuckte neben den Förderkorb und wiederum schwärzte sich der Boden" (38).

Gegen Mitte bis Ende des 19. Jahrhunderts beginnt auch die Medizin sich für die Morbidität und Mortalität in den Bergwerken zu interessieren. Sichere Zahlen für Morbidität und Mortalität der Bergleute an Silikose sind aber im 19. Jahrhundert nicht zu eruieren. Es steht jedoch fest, daß sie sehr hoch waren. Auch die Statistiken bezüglich Silikose + Tuberkulose oder Tuberkulose allein bei Bergleuten sind nicht zuverlässig, da unter „Consumption" die verschiedensten schweren Zustände verstanden wurden, z. B. zählte der Deutsche WAHL (30) unter „den Sammelbegriff der Tuberkulose" folgendes: chronische Lungeneiterung, chronische Pneumonie, Miliartuberkulose, Phthise.

Gegen Ende des 19. Jahrhunderts besserten sich die Gesundheitsbedingungen bei den Kohlenbergleuten. Die Krankheiten des *Respirationstraktes* standen im Vordergrund, besonders seit die Ankylostomiasis, die GRIESINGERsche Krankheit (11), auf Grund der Erkenntnis ihrer Genese beseitigt werden konnte und damit die früher so häufig beschriebenen intestinalen Störungen und die Anämie in Wegfall kamen.

Als erstes Land hat sich die *Südafrikanische Union* um die systematische Erforschung und Bekämpfung der Silikose bemüht. Schon 1902 sind Maßnahmen zur Verhütung und Entschädigung der Silikosekrankheit ergriffen worden. MAVROGORDATO in zahlreichen Arbeiten 1915—1940 (20), (21). In den anderen Bergbau betreibenden Ländern folgten ähnliche Bemühungen.

In *Italien:* LUIGI DEVOTO (1913), dessen Institut später den Namen „Clinica del Lavoro Luigi Devoto" erhielt.

1915. COLLIS stellt die Theorie auf, daß freier kristalliner Quarz die Lungenveränderungen verursache und daß solche Individuen für Tuberkulose anfälliger seien.

1916 schildert STAUB in Kollaboration mit ZANGGER die Staublungenerkrankung (32).

1894 schon erschien die erste schweizerische Arbeit über Staublungenerkrankung von WEGMANN, Eidg. Fabrikinspektor.

1916 WATKINS-PITCHFORD, **1918** MOORE: Scharfkantigkeit und Härte bedingen die Pathogenität des Quarzes.

In Amerika war H. K. PANCOAST (4) einer der ersten, der auf das Staublungenproblem hinwies und die klinische und röntgenologische Forschung anregte. **1917** erste Arbeit: „A roentgenologic study of the effects of dust inhalation upon the lungs" unter Mitarbeit von LANDIS und MILLER (23).

1920. Begriff der „akuten Silikose" von GARDNER (8) (9), später von GERLACH (10) und UEHLINGER (37).

1923. GARDNER: CSi, *Carborund*, der viel härter und ebenso scharfkantig ist, ruft im Tierversuch keine Silikose hervor.

In *Deutschland:* Forschungsinstitut für *Silikose in Münster in Westfalen*, begründet auf Initiative von JÖTTEN, 1926 (16). Weitere Forschungsinstitute siehe WORTH-SCHILLER.

In *Frankreich* hat POLICARD ab 1927 in Lyon im Rahmen des Institutes für Arbeitsmedizin die systematische Silikoseforschung inauguriert.

1929. Entschädigungspflicht der schweren Silikose in Deutschland.

1930. Internationale Silikosekonferenz in *Johannesburg:* Am prägnantesten kommt der Stand der Silikosefrage 1930 zum Ausdruck in den Leitsätzen der Silikosekonferenz von Johannesburg, wie sie GARDNER im Konferenzbericht „Silicosis" wiedergegeben hat und wie sie sich in deutscher Sprache finden bei ICKERT und abgekürzt bei LOCHTKEMPER und TELEKY (18). Ihren wesentlichen Inhalt möchte ich etwa in folgender Gruppierung in knapper Form wiedergeben:

I. Pathogenese: Silikose ist ein pathologischer Zustand der Lungen, der auf die Einatmung von Siliciumdioxyd (SiO_2) zurückzuführen ist (2)[1].

Damit eine Silikose entstehen kann, muß das Siliciumdioxyd in chemisch ungebundenem Zustand die Lunge erreichen in Teilchen unter 10 μ. Die untere Grenze, bis zu der die Teilchen noch pathogen sind, ist nicht bekannt. Der inhalierte Staub kann einer natürlichen Mischung von SiO_2 mit anderen Staubarten entstammen, wie sie im Granitstaub vorliegt oder einer künstlichen Mischung, wie im Scheuerpulver. Die Löslichkeit des SiO_2 in dem Gewebe stellt den wesentlichen Faktor in der Verursachung der Silikose dar (5).

Silikose entsteht erst bei genügender Menge Staubes in genügender Zeit, wobei sich diese beiden Faktoren vertreten können. Ihre Minima sind noch nicht bestimmt (3). Unterbrechung der Staubarbeit kann die Entwicklung der Krankheit verzögern (8).

Die lang dauernde Einatmung von SiO_2 Staub führt anfangs zu einer Anhäufung staub-gefüllter Phagocyten in den Endbronchiolen (in Südafrika als trockene Bronchiolitis bezeichnet), dann im intrapulmonalen Lymphgefäßsystem, dann in Lymphknoten und -gefäßen. Es folgt Abtransport zu den tracheobronchialen Lymphdrüsen, die in diesem Stadium vergrößert sind.

Die eigentliche Krankheit aber besteht in:

a) Bindegewebsentwicklung im Bereich solcher Phagocytenhaufen, was allmählich zur Bildung charakteristischer Knoten aus hyalinem Gewebe führt.

b) Degenerative Veränderungen in diesen Knoten.

c) Vergrößerung der hyalinen Knoten durch Ausdehnung an der Peripherie, Vereinigung benachbarter Knoten und dadurch Entwicklung großer krankhafter Bezirke (9).

Die Lungenteile zwischen den fibrösen Knoten können emphysematös werden. Die tracheobronchialen Lymphdrüsen können jetzt kleiner sein als im Frühstadium, sie sind oft fibrös umgewandelt (10).

II. Diagnose: Es sind zu berücksichtigen

a) die Beschäftigungs-Anamnese (gewerbehygienische Anamnese);

b) Symptome und akustische Krankheitszeichen;

c) der röntgenologische Befund (15).

Die Inhalation von SiO_2 muß in einem dem röntgenologischen Befund entsprechenden Maß erfolgt sein (17). Eine klinische Stadieneinteilung in 3 Stadien kann nach folgenden Gesichtspunkten gegeben werden (16).

I. Stadium: Symptome von seiten der Atmung fehlen, oder sind ganz leicht. Die Arbeits-fähigkeit kann ganz leicht vermindert sein. Die akustische Untersuchung kann, braucht aber nicht Abweichungen von der Norm zu geben. Das Röntgenbild muß vermehrte Dichte der linearen Schatten aufweisen, außerdem zarte Schatten als erste Zeichen der Knötchen-bildung (18).

II. Stadium: Auf dem Röntgenbild Vermehrung der diskreten, auf Knötchenbildung hinweisenden Schatten an Zahl und Größe. Die akustischen Symptome haben zugenommen. Die Arbeitsfähigkeit ist herabgesetzt (19).

III. Stadium: Das Röntgenbild zeigt Bezirke massiver Fibrosen. Alle Erscheinungen haben zugenommen. Es besteht hohe oder vollständige Arbeitsunfähigkeit (20).

Lungentuberkulose kann sich in jedem Stadium finden. Die Klassifikation muß bei dieser Kombination mehr auf den Grad der Arbeitsunfähigkeit, als auf die Befunde begründet sein (21).

III. Beeinflussung durch andere Faktoren: Die Infektion der Lungen mit Tuberkelbacillen oder anderen pathogenen Organismen, erfolge dies vor, zugleich oder nach der Entwicklung der Silikose, beeinflußt die Krankheit in ungünstigem Sinn. Dies gilt besonders für die Tuberkulose (6).

Drei Typen sind zu unterscheiden:

a) typisches Bild der Silikose ohne wesentliche Abweichung vom Geschilderten, bei dem aber biologisch Tuberkelbacillen nachgewiesen werden können (z. B. klassischer Fall von GERLACH).

---

[1] Die Ziffern in Klammern bedeuten die Nummer des Leitsatzes.

b) es ist die Silikose und die Tuberkulose typisch zu erkennen;

c) Die Tuberkulose ist typisch zu erkennen. Das Vorhandensein der Silikose ist dagegen schwierig nachzuweisen (11).

Die Gegenwart von SiO_2 im Gewebe bildet anscheinend günstige Bedingungen für das Wachstum der Tuberkelbacillen. Ihre Virulenz wird dadurch aber nicht verändert; augenscheinlich wird in vitro das Wachstum der Tuberkulose durch SiO_2 beschleunigt (12).

Das Bestehen eines silikotischen Prozesses in der Lunge macht die nachfolgende Inhalation anderer Staubarten, auch wenn diese an sich verhältnismäßig unschädlich ist, fähig, ernste Pneumokoniosen hervorzubringen (7). Es kann die Beimischung anderer Staubarten das Krankheitsbild im Sinne der Pneumokoniose verschieben (4).

Andere Staubarten wie Marmor, Kohle, Carborund, denen kleine Mengen SiO_2 beigemischt sein können, können Lungenveränderungen, die röntgenologisch manchmal denjenigen von Silikose in frühen Stadien ähnlich sind, hervorbringen (24). Die Einatmung von Asbeststaub führt zu einer bestimmten Pneumokoniose, der Asbestose. Sie kann mit Tuberkulose vergesellschaftet sein (23).

1932 übernimmt in der Schweiz die SUVAL freiwillig gemäß Verwaltungsratsbeschluß Silikose aus versicherten Betrieben.

1938 wird in der Schweiz ,,Quarz" (Kieselsäure) *,,Silikose"* in die Giftliste aufgenommen und die Silikose für die SUVAL damit entschädigungspflichtig.

Weitere experimentelle Arbeiten zur Ätiologie der Silikose:

1930. BADHAM und KOELSCH weisen auf die ,,krankmachende Bedeutung der *Silikate"* hin.

1932. KETTLE überzog einen pathogenen Quarzstaub mit einer dünnen Schicht von Eisenoxyd, seine Pathogenität verschwand dadurch. Damit zeigte er, daß die groben Staubpartikel nicht von großer Bedeutung seien. ,,It is only when it can undergo solution in the body fluids with the production of a soluble tissue poison that it becomes dangerous".

1933—1935. JONES (15) glaubt, daß *Sericit*, ein hydriertes Kalium-Aluminium-Silikat, nicht die Kieselsäure in freier Form, für die Silikose verantwortlich sei.

1937. DENNY (6) und Mitarbeiter zeigen im Tierversuch, daß Tiere, die zugleich mit Quarzstaub Aluminiumstaub ausgesetzt werden, weniger oder gar keine Fibrose aufweisen.

1946. VELIGOGNA: Hypothese, daß die Entstehung der Silikose auf den piezoelektrischen Eigenschaften der Quarzkristalle beruhe. 1949 wird diese Theorie von POLICARD für unwahrscheinlich gehalten.

1940. Pneumoconiosis Research Unit of the Medical Research Council, Llandung Hospital near CARDIFF, FLETCHER und Mitarbeiter.

1945. Gründung der *Zürcher* Arbeitsgemeinschaft zur Erforschung und Bekämpfung der Silikose in der Schweiz zwecks Zusammenarbeit verschiedener Wissenszweige in der Silikosebekämpfung gemäß auch dem Bundesbeschluß vom 4. 12. 1944 über ,,Bekämpfung der Quarzstaublunge (Silikose) im Tunnel-, Stollen- und Bergbau" (NIGGLI).

1947. Geotechnische Prüfstelle des Mineralogischen und Petrographischen Institutes der ETH (DE QUERVAIN).

1950. *Dritte Konferenz* des Internationalen Arbeitsamtes unter Silikosefachleuten in *Sydney*. Es wird ein *neues Schema* der Silikosestadieneinteilung angenommen, das ähnlich ist demjenigen, das in Großbritannien schon sehr verbreitet war, nach FLETCHER (1949).

Als *röntgenologische* Klassifikation betrifft die Einteilung naturgemäß nur *einen* Sektor des Gesamtbildes und die praktische Brauchbarkeit des Schemas von 1950 und ihre Überlegenheit über das Schema 1930 steht zur Zeit noch zur Diskussion.

Wir fügen hier die Tabelle aus dem Atlas ZORN-WORTH, „*Staublungen im Röntgenbild*" bei: (39)

Tabelle 1.

International 1930	International 1950	Anglo-French		British	
0	0	X		0	No Pneumoconiosis
I	1		1	1	* Pneumoconiosis with discrete opacities
	2	X	2 P M N	2	** Simple Pneumoconiosis
II	3		3 P M N	3 4	*** Ombres Fines
	A		A p m n	A	* Pneumoconiosis with coalescent or massive shadows
III	B C		B C	B C	** Complicated Pneumoconiosis or Progressive Massive Fibrosis *** Ombres Etendues
	D		D	D	

X in the International Classification refers to definite cases of pneumoconiosis which are difficult to allocate to the Categories 1, 2 and 3.

X in the Anglo-French classification refers to films resembling, but not diagnostic of pneumoconiosis, usually with increased linear markings.

* International Terminology.   ** British Terminology.   *** French Terminology
P = Pinhead;   M = Micronodular;   N = Nodular.

1950, 1951, 1953 R. JÄGER, SEIFERT **1950, 1952, 1953:** Strukturgebundene und strukturgelenkte Grenzflächenprozesse sind entscheidend für die Silikoseentstehung. Die große „*Giftigkeit*" des Quarzes gegenüber dem Eiweiß kommt dadurch zustande, daß jeweils eine Aminogruppe auf eine reaktionsfähige Stelle der Quarzoberfläche trifft. Auch das Problem der Schutzstäube wird damit erklärt (Oberflächenaktivitätstheorie).

1954/55. Aufstellung einer speziellen Form des Emphysems, wahrscheinlich *bronchialer* Genese. PARRISIUS, HUMPERDINCK, CARSTENS, HUSTEN, FLETCHER (3), (14), (25).

Trotzdem die Silikose mit relativ einfachem und klar umschriebenem, wenn auch von Ort zu Ort wechselndem ätiologischen Agens geradezu als Modellversuch für die Entstehung einer Lungenaffektion betrachtet werden kann, birgt die Pathogenese sehr zahlreiche Probleme, deren Lösung noch keineswegs befriedigend gelungen ist.

Literatur.

1. ARNOLD: Untersuchungen über Staubinhalation und Staubmetastase. Leipzig 1885.
2. BRUCE TORSTEN: Die Silikose als Berufskrankheit in Schweden. Acta med. scand. (Stockh.) Suppl. **129** (1942).

3. CARSTENS, M.: Die „Emphysembronchitis" der Bergleute. — Eine klinische Studie. Med. wissenschaftl. Beiträge aus Krankenhaus Ruhrknappschaft Bochum 1955, 6, S. 17.
4. COLE, L. G.: Lung dust lesions versus tuberculosis. White Plains, N.Y.: Amer. Med. Films Inc.
5. COLLIS, E. L.: Industrial pneumoconioses with special reference to dust-phthisis. Milroy lectures 1915. H. M. Stat. Off. 1919.
6. DENNY, J. J., W. D. ROBSON and D. A. IRWIN: Prevention of silicosis by metallic aluminium. Preliminary report. Canad. Med. Assoc. J. 37, 1—11 (1937).
7. DIEMERBROECK, Y.: Zit. bei RAMAZZINI. — Zit. bei WORTH-SCHILLER.
8. GARDNER, L.: Studies on the relation of mineral dust to tuberculosis. I. The relatively early lesions in experimental pneumoconiosis produced by granite inhalation and their influence on pulmonary tuberculosis. Amer. Rev. Tbc. 4, 734 (1920).
9. GARDNER, L. U., E. L. MIDDLETON and A. Y. ORENSTEIN: Report upon the medical aspects of silicosis including aetiology, pathology and diagnostics. Supp. to Silicosis Rc. Int. Conf. Johannesburg 1930.
10. GERLACH, W., u. G. GANDER: Über akute Staublungen. Zugleich ein Beitrag zur Frage Staublunge und Lungentuberkulose. Arch. Gewerbepath. 3, 44.
11. GRIESINGER: Klinische und anatomische Beobachtungen über die Krankheiten von Ägypten. Arch. physiol. Heilk. 13, 555 (1854).
12. Hippocratis coi sive magni opera omnia. Graece et Latine. Apud Gaasbeeckios 1665.
13. HUGH-JONES, P., and C. M. FLETCHER: The social consequences of pneumoconiosis among coalminers in South Wales. Medical Research Council Memorandum No 25, 1951.
14. HUMPERDINCK, K.: Chronische Bronchitis, Emphysem — eine Berufskrankheit der Bergleute? Med. wissenschaftl. Beiträge aus Krankenhaus Ruhrknappschaft Bochum 1955, 6, S. 3.
15. JONES, W. R.: Die Minerale der Silikoselunge. (Aus der geologischen Abt. d. Imperial College of Science and Technology London). Ill. of Hyg. 33, 307—320 (1933).
16. JÖTTEN, K. W.: Der Lehr- und Forschungsbetrieb in den Kliniken und wissenschaftlichen Anstalten der Universität Münster. Z. Krkhauswes. 22, 165 (1926).
17. LAËNNEC, R. TH. H.: De l'auscultation médiate, 2. Aufl. 1826.
18. LOCHTKEMPER u. TELEKY: Studien über Staublunge. 1. Mitteilung: Geschichte der Erkenntnis der Staublunge in Deutschland. Arch. Gewerbepath. 3, H. 3, 418. — Studien über Staublunge. 2. Mitteilung: Die Staublunge in einzelnen besonderen Betrieben und bei besonderen Arbeiten. Arch. Gewerbepath. 3, H. 4, 600; Studien über Staublunge. 3. Mitteilung: Steinmetze und Steinbrüche. Arch. Gewerbepath. 3, H. 5, 712.
18a. LÖFFLER, W.: Über Silikose. Schweiz. Z. Unfallmed. u. Berufskrkh. 1934, Nr II.
18b. LÖFFLER, W.: Silikose und Silikoseprobleme der Gegenwart. Radiol. clin. (Basel) Sep. 14, No 2 (1945).
19. LUCRÈCE: Oeuvres complètes. Avec traduction française par M. Blanchet. Paris: Garnier frères.
20. MAVROGORDATO, A. E.: Experiments on the effects of dust inhalation. J. of Hyg. 17, 439 (1918).
21. MAVROGORDATO, A. E.: The etiology of silicosis. Report fourth meeting of permanent international commission for the study of occupational diseases. Lyon, April 3—6, 1929.
22. MORGAGNI: De sedibus et causis morborum. 6/7. XV, Liber II.
23. PANCOAST, H. K.: A roentgenologic study of the effects of dust inhalation upon the lungs. Trans. Assoc. Amer. Physicians 32, 97—108 (1917).
24. PARACELSUS, Theophrastus v. Hohenheim: Sämtliche Werke in zeitgem. Kürzung. 1533/34, Von der Bergsucht, S. 276. St. Gallen: Zollikofer & Co. 1948.
25. PARRISIUS, W.: Ist das Emphysem der Bergleute eine Berufskrankheit? Med. wissenschaftl. Beiträge aus Krankenhaus Ruhrknappschaft Bochum 1955, 6, S. 5.
26. PENDERGRASS, E. P.: Some considerations concerning the roentgen diagnosis of pneumoconiosis and silicosis. Amer. J. Roentgenol. 48, 571 (1942).
27. PLINIUS: Zit. nach PENDERGRASS.
28. RAMAZZINI, B.: Abhandlung von den Krankheiten der Künstler und Handwerker. Übersetzung von Dr. JOHANN CHRISTIAN GOTTLIEB ACKERMANN. Stendal, bey D. C. FRANZEN u. J. C. GROSSE 1780.
29. RÖBER, F. A.: Von der Sorge des Staats für die Gesundheit seiner Bürger. Dresden 1806.
30. ROSEN, G.: The history of miners' diseases. New York: Schuman's 1943.
31. RUFFER, M. A.: Studies in the palaeopathology of Egypt. Ed. by R. L. Moody Pl XX S. 92.
32. STAUB-OETIKER: Z. klin. Med. 19.
33. TACKRAH, C. TURNER: The effects of arts, trades and professions on health and longevity etc., 2. Aufl. Leeds: Beines & Newson 1832.

34. Virchow, R.: Die pathologischen Pigmente. Virchows Arch. 1, 379 (1847); 1, 13 (1858). — Über das Lungenschwarz. Virchows Arch. 35, 186 (1866).
35. Visconti, reported by C. L. Rovida: Un caso di silicosi del pulmone con analisi chimica. Pilli annali chimica 1871.
36. Worth-Schiller: Die Pneumokoniosen, S. 3—30. Köln: Staufenverlag 1954.
37. Uehlinger, W.: Mischstaub-Pneumokoniosen und Atelektase. Arch. Gewerbepath. 13, 496—507 (1955).
38. Zola, E.: Germinal 1885, S. 3.
39. Zorn-Worth: Staublungen im Röntgenbild. Köln: Staufenverlag 1952.

B. Physikalische und chemische Eigenschaften der Gewerbestäube.

Von

Hermann Gessner.

Mit 3 Abbildungen.

Es wird im folgenden eine Orientierung über die Eigenschaften des Staubzustandes gegeben, wobei die den Mediziner im besonderen interessierenden Probleme der Gewerbestäube etwas ausführlicher behandelt werden.

I. Allgemeiner Überblick über den Begriff „Staub" und dessen Eigenschaften.

1. Nomenklatur.

Unter *Staub* versteht man die Zerteilung *fester* schwebefähiger Partikel in der Atmosphäre. Mit dieser Definition läßt sich der Staub zwanglos als Untergruppe in die Gruppe der *Aerosole* oder *Schwebstoffe in Gasen* einordnen, die im Sinne von Ostwald als *disperse Systeme* mit Zerteilungen fester oder flüssiger Stoffe in gasförmigen Medien (Dispersionsmitteln) definiert sind[1].

Auch für die vorliegende Arbeit erscheint es zweckmäßig, nicht nur den Staub für sich, sondern ganz allgemein die Schwebstoffe zu betrachten, da Staub und Nebel in ihren Eigenschaften weitgehend einander gleich sind und in ihrer Bedeutung für den Menschen keine grundsätzlichen Unterschiede bestehen. Auch liegen häufig gemischte Systeme vor, welche flüssige und feste Partikel als Schwebstoffe enthalten.

Als entscheidendes Merkmal irgendwelcher Aerosolsysteme ist ihre meist beschränkte Beständigkeit zu nennen, die durch das Gleichgewicht der auf die Teilchen einwirkenden Kräfte, der Schwerkraft und der Zähigkeit (Viscosität) der atmoshärischen Luft als Medium, sowie durch die Koagulationserscheinungen (Tendenz zur Aggregatbildung durch Zusammentreten mehrerer Teilchen) andererseits bestimmt wird.

---

[1] Der Begriff Aerosol wird allerdings nicht einheitlich verwendet. A. Kuhn beschränkt ihn auf Schwebstoffe mit Teilchen oder Tröpfchen in kolloider Größenordnung, d. h. unter $0,5\,\mu$ Durchmesser ($1\,\mu = 0,001$ mm); in letzter Zeit wird der Begriff Aerosol andererseits häufig in stark einschränkender Bedeutung für mechanisch erzeugte Sprühnebel, wie sie für Desinfektionslösungen und zur Inhalationstherapie verwendet werden, gebraucht; vgl. zahlreiche Arbeiten in der Zeitschrift für Aerosolforschung und -therapie, Stuttgart.

Im folgenden wird der Begriff Aerosol allgemein für Schwebstoffe in Gasen verwendet.

Die „Schwebefähigkeit" der Teilchen von Aerosolen kommt dadurch zustande, daß die Fallgeschwindigkeit (Sedimentation) der Teilchen mit abnehmender Tropfengröße stark abnimmt.

Die folgende Tabelle 1 gibt einen Überblick über die Fallgeschwindigkeit der Teilchen verschiedener Größe, deren reziproker Wert, ausgedrückt als Zeit, welche das Teilchen zum Durchfallen einer bestimmten Strecke benötigt, als Schwebefähigkeit bezeichnet werden kann.

Tabelle 1. *Fallgeschwindigkeit und Schwebefähigkeit von Mineralstaubpartikeln*.

Bezeichnung	Teilchen-durchmesser in μ	Fallgeschwindigkeit		Schwebe-fähigkeit, Fall-zeit zum Durch-laufen einer Höhe von 100 cm
		cm/sec	je Stunde	
Grobstaub	100	~100**	3,6 km/h	~1 sec
	10	0,8	28 m/h	125 sec
Feinstaub	1	0,0095	34 cm/h	3 Std
	0,5	0,0027	9,7 cm/h	10 Std
Kolloidstaub	0,1	0,00024	0,86 cm/h	116 Std
	0,05	0,0001	0,36 cm/h	320 Std

* Die Werte gelten für kugelförmige Mineralteilchen mit einem spezifischen Gewicht von 2,65 in Luft; für Teilchen mit anderen spezifischen Gewichten ändern sich die Werte für die Fallgeschwindigkeit proportional den spezifischen Gewichten, die Werte für die Schwebefähigkeit umgekehrt proportional mit dem spezifischen Gewicht. Für Wassertropfen werden also die Fallgeschwindigkeiten 2,65mal kleiner, die Schwebefähigkeit 2,65mal größer.
** Approximativer Wert, die Berechnung der Fallgeschwindigkeit wird kompliziert. Über die Berechnung der Fallgeschwindigkeiten vgl. FÜRTH und GESSNER (6).

In der Tabelle 1 sind die Staubteilchen nach Teilchengrößen in die Gruppen *Grobstaub*, rasch sedimentierende Staubteilchen mit Korndurchmessern über 10 μ,

Feinstaub, langsam sedimentierende Partikel mit Korndurchmessern zwischen 10 und 0,5 μ, und

Kolloidstaub[1], mit den sehr langsam sedimentierenden Partikeln unter 0,5 μ Korndurchmesser, eingeteilt.

Die angeführte Einteilung ist nicht allgemein gebräuchlich, die Grenze zwischen Grobstaub und Feinstaub wird von anderen Autoren bei 100 oder 50 μ Korndurchmesser angegeben, so von MELDAU. Die obere Grenze für Kolloidstaub mit 0,5 μ ist durch die Definition des Begriffes „kolloid" gegeben (KUHN).

Für *Nebel* ist die Einteilung nach Tropfengrößen im oben angegebenen Sinne insofern von geringerer Bedeutung, als die Tropfengrößen infolge Verdunstungs- und Kondensationserscheinungen raschen Änderungen unterworfen sind. *Kolloid-nebel* mit Tropfengrößen zwischen 0,5 μ und einigen mμ können unter bestimmten Bedingungen recht beständig sein.

Mit dem Begriff *Rauch*, welcher häufig als weitere Untergruppe der Aerosol-systeme angeführt wird, ist die Vorstellung der pyrogenen Entstehung verbunden.

Es handelt sich entweder um das bei der Verbrennung von Heiz- oder Treib-stoffen, auch von Tabak, entstehende *Gemisch* von Verbrennungsgasen, fester Asche- und Rußpartikeln und flüssigen Kondensationsprodukten in Form von Wasser- und Teertröpfchen und Luft,

---

[1] Mit dem Begriff „*kolloid*" wird ausschließlich eine Aussage über die räumlichen Dimensionen eines Partikels gemacht und darunter der Bereich zwischen der Wellenlänge des Lichtes (400 bis 800 mμ (1 mμ = 10^{-6} mm) und der Größe normaler Moleküle (im Bereich von etwa 0,5 mμ) verstanden, vgl. KUHN.

oder um die bei thermischen Prozessen mit den Abgasen verfrachteten festen Anteile: (Metalloxyde, Carbid-, Ferrosilicium, Schweißereirauch), in welchen ausschließlich oder vorherrschend feste Anteile in sehr feiner Zerteilung enthalten sind, also um Kolloidstäube im oben angeführten Sinne.

2. Übersicht über das Vorkommen des Aerosolzustandes.

Grundsätzlich kann jede Atmosphäre, die nicht ausschließlich aus reinen Gasen besteht, als Aerosol betrachtet werden.

In großen Zügen kann folgende Einteilung vorgenommen werden:

1. Die *natürliche Atmosphäre* mit Nebel- und Wolkenbildung, Schnee und natürlichem Flugstaub.

2. Die *verunreinigte Atmosphäre* in bewohnten Gebieten, insbesondere in Industriegebieten (Industrierauch, Staub, Abgase).

3. Die *Atmosphäre in geschlossenen Räumen,* im besonderen in Arbeitsräumen.

4. *Künstliche Aerosole* für technische, medizinische und weitere Zwecke.

Es ist klar, daß von der unter 1 angeführten natürlichen Atmosphäre kaum mehr gesprochen werden kann, indem die aus Industriegebieten stammenden Verunreinigungen mit den Windströmungen über sehr große Strecken verfrachtet werden, sich dabei allerdings sehr stark verdünnen. Diese, im französischen und englischen Sprachgebrauch mit *Airpollution* bezeichnete Verschmutzung der Atmosphäre ist ein Problem, das in den letzten Jahren von verschiedenen Stellen eingehend bearbeitet wird (Avy[1]). Ein besonderes Gepräge erhält das Problem unter Berücksichtigung der Verunreinigung der Atmosphäre durch die radioaktiven Partikel der Explosionswolken von Atombombenversuchen (Herbst[2]).

Die unter 3 aufgeführte Atmosphäre in geschlossenen Räumen ist gegenüber der freien Atmosphäre dadurch gekennzeichnet, daß um Größenordnungen höhere Staubkonzentrationen auftreten können als in der freien Atmosphäre.

3. Die Kennzeichnung eines Staubzustandes.

Es ist zweckmäßig, nicht von einem bestimmten Staub, sondern von *Staubsystem* und *Staubzustand* zu sprechen. Wir verstehen unter Staubsystem die in einem bestimmten Raum (Betrieb) herrschenden Staubverhältnisse, die dauernd, häufig sehr starken Veränderungen unterworfen sind, und unter Staubzustand den zu einer bestimmten Zeit in einem bestimmten Raum festgestellten oder herrschenden Zustand]vgl. H. Gessner (3)].

Zur klaren Beurteilung eines Staubsystems ist der durchschnittliche Staubzustand über eine längere Zeitperiode maßgebend, welcher nur durch wiederholte Untersuchung von Stichproben erfaßt werden kann.

Ein *Staubzustand* ist durch folgende Merkmale gekennzeichnet:

Die *Konzentration,* d. h. die in Gramm (oder Milligramm) ausgedrückte *Staubmenge,* die in der Volumeinheit Luft (zweckmäßig in Kubikmeter ausgedrückt) vorhanden ist.

Die *Kornabstufung,* d. h. die Verteilung der verschiedenen Korngrößen nach Gewicht oder Teilchenzahl[3] in der Gesamtstaubmenge.

---

[1] Vgl. auch Bureau of Mines Bulletin 537 „Atmospheric Pollution". Pittsbourgh Pa./U.S.A. (1954).

[2] Vgl. auch 13. Halbjahresbericht der Amerikanischen Atomenergiekommission, Washington DC, Januar 1953.

[3] Vielerorts wird die *Teilchenzahl* (Anzahl Teilchen je Volumeinheit) als maßgebende Größe auch für die Konzentration eines Staubes angegeben. Die Bestimmung der Teilchenzahl hat den Nachteil, daß sie nur bis zur Sichtbarkeitsgrenze des verwendeten optischen Gerätes (Mikroskop, Ultramikroskop oder Elektronenmikroskop) erfaßt wird und vergleichbare Werte nur unter genau gleichen optischen Bedingungen erhalten werden, vgl. H. Gessner (4).

Die *stoffliche* (mineralogische, chemische) *Zusammensetzung* des Staubes, egebenengfalls nach Korngrößen verschieden und die *Morphologie* der Staubteilchen (Teilchenform, Vorliegen der Partikel als Einzelteilchen oder als Aggregate). Gleichzeitig mit der stofflichen Zusammensetzung der festen und allenfalls flüssigen Aerosolteilchen wird es in vielen Fällen notwendig sein, die chemische Zusammensetzung des Trägergases, im besonderen die luftfremden gasförmigen Anteile (z. B. in Verbrennungsgasen) und den Wassergehalt ebenfalls zu erfassen.

Die *elektrische Aufladung des Staubes.*

Es wird im konkreten Fall selten möglich und häufig auch nicht erforderlich sein, den Staubzustand erschöpfend zu erfassen. Wichtig ist, daß die wesentlichen Merkmale, welche für den Zweck der Untersuchung entscheidend oder maßgebend sind, erkannt werden (z. B. der Bleigehalt in einem Mischstaub, wenn es sich darum handelt, den Ursprung einer Bleivergiftung abzuklären).

Über die in der Natur und in technischen Betrieben auftretenden Staubverhältnisse lassen sich folgende generellen Angaben machen.

In der *freien Atmosphäre* in Gebieten mit wenig Industrie ergeben Staubuntersuchungen Mischstäube in Konzentrationen von einigen Gamma (1 γ [1 μg] = 10^{-6} g) bis etwa 1 mg/m³, deren stoffliche Zusammensetzung durch $^1/_3$—$^2/_3$ verbrennbare Substanz (organischer Flugstaub, Pflanzenpollen, Ruß- und Teerprodukte) und den Rest an mineralischem Flugstaub gekennzeichnet ist [Gessner (2)]; die Korngrößen liegen vorherrschend unter 10 μ[1].

In Industriegebieten, großen Städten usw. steigen dann die Staubkonzentrationen in der freien Atmosphäre in den Bereich von einigen Milligramm je Kubikmeter an, Meldau gibt als Maximalzahlen 10 (20) mg/m³ an.

Die Konzentrationen sind stark von Wind und Wetter abhängig, die stoffliche Zusammensetzung von den vorherrschenden Industriebetrieben und von der Jahreszeit; so wird durch den Rauch der nur im Winter in Betrieb befindlichen Heizanlagen ein erheblicher Anteil des Gesamtstaubes auf Ruß, Asche und Teerprodukte entfallen.

In *geschlossenen Räumen* stauberzeugender Betriebe werden meistens höhere Konzentrationen festgestellt. Die auftretenden Konzentrationen stellen immer einen Gleichgewichtszustand zwischen der in einem Betrieb vorhandenen Stauberzeugung (d. h. der Menge des je Zeiteinheit in die Luft austretenden staubfähigen Materials) und den im Betrieb herrschenden Belüftungsverhältnissen (d. h. der Lufterneuerung im Raum, in welchen der Staub verwirbelt wird) dar. Das Problem ist in einer früheren Arbeit eingehend behandelt [Gessner (3)].

Die *Konzentrationen* können zwischen einigen Milligramm je Kubikmeter und einigen 100 mg/m³ liegen; Konzentrationen über 1 g/m³ werden ausnahmsweise festgestellt. Eine Staubkonzentration über 100 mg/m³ wird subjektiv schon als sehr dicht und lästig empfunden.

Die *Kornzusammensetzung* des Staubes ist naturgemäß von den verschiedenen Betriebsarten und vom bearbeiteten oder verarbeiteten Material abhängig, immerhin umfaßt der Korngrößenbereich meistens eine recht große Spanne zwischen 0,1 und 100 μ Korndurchmesser.

---

[1] Andere Verhältnisse liegen in Wüsten- und Steppengebieten vor, wo der Flugstaub vorherrschend aus Mineralpartikeln besteht.

Es erweist sich als zweckmäßig, die Kornverteilung eines Staubes in Kurvenform darzustellen, wofür die Abb.2 und 3 einige Beispiele geben. Die sog. Kornhäufigkeitskurven, in welchen die Häufigkeit der im untersuchten System vorhandenen Korngrößen über dem in logarithmischem Maßstabe dargestellten Korndurchmesser aufgetragen wird, weisen in der Regel eine Glockenform auf, die sich häufig einer Gaussschen Fehlerverteilungskurve nähert.

Die *stoffliche Zusammensetzung* des Staubes entspricht bei einfachen mechanischen Arbeitsvorgängen den im Betrieb bearbeiteten oder verwendeten Materialien; häufig handelt es sich jedoch um Mischstäube und Rauch-Staubgemische, wenn verschiedene Staub- und Rauchquellen in einem Betrieb vorhanden sind, wie das z. B. in Gießereien der Fall ist.

4. Die wichtigsten Eigenschaften des Staubes.

Die Beständigkeit. Über die beschränkte Schwebefähigkeit eines Staubes infolge der immer vorhandenen Sedimentation ist auf S. 725 bereits orientiert worden.

Die Koagulation, auf welche ebenfalls kurz hingewiesen wurde, ist die Folge der lebhaften Brownschen Bewegung, in welcher sich die Partikel von Aerosolen befinden. Die Brownsche Bewegung entspricht durchaus der kinetischen Bewegung der Gasmoleküle, sie kommt durch die unregelmäßig von allen Seiten auf das Teilchen auftreffenden Stöße der Gasmoleküle des Mediums zustande. Die Bewegung von Staubteilchen ist im Ultramikroskop gut sichtbar. Die sog. *mittlere Verschiebung* (statistisches Maß entsprechend dem „mittleren Fehler" in der Fehlerrechnung) liegt für Aerosolteilchen von $1\,\mu$ Durchmesser in der Größenordnung des Teilchendurchmessers und nimmt dann mit abnehmender Teilchengröße rasch zu; Teilchen mit einem Durchmesser von $0{,}1\,\mu$ weisen ungefähr die 3fache Verschiebung der 10mal größeren Teilchen, oder das 30fache ihres Korndurchmessers auf.

Infolge der Brownschen Bewegung besteht für jedes gegebene Aerosolsystem eine bestimmte Wahrscheinlichkeit des Zusammenstoßes von 2 Teilchen, welcher — sofern die Teilchen nicht gleichsinnig elektrisch aufgeladen sind — zu einem Zusammenhaften der beiden Einzelteilchen, d. h. zur Bildung eines Doppelteilchens führt. Durch Wiederholung des Vorganges kommt es zur Bildung von Teilchenaggregaten (in Nebeln zur Bildung größerer Tropfen) und schließlich zur Ausflockung des Systems. Der zeitliche Ablauf der Koagulation ist in erster Linie durch die ursprüngliche Teilchenzahl in der Volumeinheit des Systems abhängig; je höher die Teilchenzahl, um so rascher der Ablauf.

Über die Theorie der Koagulation (v. Smoluchowski 1916) vgl. z. B. Pallmann.

Die Anwendung der Theorie auf Aerosolsysteme zeigt folgendes:

Da die elektrische Aufladung der Aerosolteilchen in der Regel bipolar und so gering ist, daß sie — im Gegensatz zu Hydrosolen — für die Betrachtung der Koagulation vernachlässigt werden darf (vgl. folgenden Abschnitt), muß sich jedes Aerosolsystem im Zustande der Koagulation befinden. Dies hat zur Folge, daß konzentrierte Aerosolsysteme, d. h. Systeme mit großen Teilchenzahlen überhaupt nicht beständig sein können, während in Systemen mit kleinen Teilchenzahlen die Koagulation so langsam abläuft, daß die Systeme, über kürzere Zeiten betrachtet, beständig erscheinen.

Einige Zahlenbeispiele mögen das Gesagte erläutern:

Bei gleicher Teilchenzahl ist der Koagulationsablauf — im Gegensatz zu Hydrosolen — von der Korngröße abhängig. Ein System mit 10^6 Teilchen von

0,02 μ Durchmesser im Kubikzentimeter (was für Mineralstaub eine Gewichtskonzentration von etwa 10 γ/m³ ausmacht) weist eine sog. Koagulationshalbwertszeit von 220 sec (3,5 min) auf, während ein System mit 10⁶ Teilchen von 2 μ Teilchendurchmesser im Kubikzentimeter (etwa 10 g/m³) trotz der millionenfachen gewichtsmäßigen Konzentration eine Halbwertszeit von 3300 sec ($\sim$ 1 Std) ergibt.

Unter der als Vergleichsgröße angeführten Halbwertszeit wird die Zeit verstanden, innerhalb welcher die ursprüngliche Teilchenzahl infolge der Koagulation auf den halben Wert abgefallen ist.

Enorm werden die Unterschiede, wenn man Aerosole gewichtsmäßig gleicher Konzentration miteinander vergleicht. Wenn man 4,2 mm³ eines Stoffes (etwa 10 mg Mineralstaub) einmal in Teilchen von 0,02 μ Durchmesser aufteilt, und in einem Kubikmeter verteilt, so beträgt die Teilchenzahl je Kubikzentimeter 10⁹ Teilchen und die daraus berechnete Halbwertszeit wird 0,2 sec, während bei einer Aufteilung der gleichen Stoffmenge in Teilchen von 2 μ Durchmesser nur 1000 Teilchen im Kubikzentimeter auftreten, deren Koagulationshalbwertszeit 3,3 · 10⁶ sec (etwa 4 Tage) beträgt.

Man kommt zum Schluß, daß Kolloidstaubsysteme (z. B. Rauch) auch in geringen gewichtsmäßigen Konzentrationen in ihrer ursprünglichen Zerteilung nicht beständig sein können, sondern durch die Koagulation in Systeme gröberer Aggregate übergeführt werden, während die relativ groben Staubsysteme auch in höheren Konzentrationen bis zu etwa 1 g/m³ nur langsam koagulieren und damit beständig erscheinen.

Der Befund deckt sich durchaus mit den Beobachtungen in der Praxis und im Laboratorium.

Die elektrische Aufladung in Aerosolen. Im Gegensatz zu Hydrosolen, wo alle Teilchen immer im gleichen Sinne elektrisch aufgeladen sind und durchwegs Teilchenpotentiale in der Größenordnung von 10—50 mV (negativ oder positiv) aufweisen, welche den Systemen ihre Stabilität verleihen, ist die elektrische Aufladung der Aerosole, im besonderen in Betriebsstäuben, mehr zufälliger Natur.

In Mineralstäuben sind die Teilchen häufig ungefähr zur Hälfte positiv und zur Hälfte negativ geladen, auch tritt immer ein gewisser, meist kleiner Prozentsatz ungeladener Teilchen auf. Die spezifische Ladung ist z. B. bei Quarzstaub im Mittel und unabhängig von der Teilchengröße 10⁸ Elementarladungen je Quadratzentimeter der Teilchenoberfläche, wobei allerdings die Ladungen der Einzelteilchen sehr große Streuungen aufweisen. Aus der durchschnittlichen Ladung eines Quarzteilchens von 2 μ Korndurchmesser berechnet sich ein Teilchenpotential von $\pm$ 18 mV.

In zerstäubten Flüssigkeiten scheint die elektrische Aufladung stark vom Zerstäubungsmechanismus abhängig zu sein. Bei der sog. Wasserfallelektrizität (Lenard 1892) handelt es sich um eine relativ starke negative Aufladung der am Fuße eines Wasserfalls auftretenden Sprühnebel, während das abfließende Wasser und die groben Tropfen eine positive Überschußladung aufweisen. Andererseits konnte bei der Zerstäubung von Wasser und anderen Flüssigkeiten durch Düsen, bei welchen im Vergleich zum Sprühnebel des Wasserfalls relativ grobe Tropfen in der Größenordnung von 1 μ entstehen, eine ähnliche, bipolare Aufladung wie bei Quarzstäuben festgestellt werden.

Ursprünglich nicht aufgeladene Aerosolteilchen, wie sie z. B. bei der Bildung von Ammoniumchloridnebeln entstehen, erfahren im Laufe der Zeit eine geringe Aufladung durch Anlagerung der in der Luft immer vorhandenen Ionen.

Die Ladung, welche meist nur ein elektrisches Elementarquantum je Teilchen beträgt, erreicht nach einigen Stunden asymptotisch einen Grenzwert mit etwa 80% positiv oder negativ aufgeladenen Teilchen. Die positiven und negativen Ladungen halten sich die Waage.

Während also in den natürlichen Aerosolen die elektrische Aufladung meist relativ klein ist und infolge der gleichzeitig vorhandenen positiven und negativen Ladungen nach außen nicht in Erscheinung tritt, gelingt es durch experimentelle Anordnung (Sprühentladungen), wie sie in der Technik beim Cottrell-Verfahren zur Staubabscheidung benützt wird, sowie durch starke Ionisation der Luft mit radioaktiven Präparaten die Teilchen in Aerosolsystemen gleichsinnig und kräftig aufzuladen.

Eine gute Übersicht über die elektrischen Eigenschaften von Aerosolen mit zahlreichen Literaturzitaten gibt die 1954 erschienene Dissertation von Jutzi.

Die optischen Eigenschaften von Aerosolen. Die optischen Eigenschaften der Aerosole sind dadurch gekennzeichnet, daß kolloide Teilchen, deren Korngrößen kleiner sind als die Wellenlängen des Lichtes $(0,4—0,8 \mu)$, sich optisch vollkommen anders verhalten als grobe Staubpartikel oder Tropfen, deren Abmessungen deutlich über die Wellenlängen des Lichtes hinausgehen.

Teilchen über 1μ Korndurchmesser zeigen das optische Verhalten makroskopischer Körper (normale Reflexion und Refraktion). Ein Grobstaubsystem erscheint in der Farbe des Materials, aus welchem die Teilchen bestehen; das von einem Teilchen reflektierte Licht muß dessen Oberfläche proportional sein, so daß bei der Zerteilung einer bestimmten Stoffmenge in der Volumeinheit der Atmosphäre die Staubwolke mit abnehmender Teilchengröße proportional der zunehmenden Oberfläche dem Auge „dichter" erscheinen muß.

Mit abnehmender Teilchengröße unter 1μ verändert sich das optische Verhalten, indem im Bereich der Wellenlänge des Lichtes eine normale Lichtreflexion oder Refraktion nicht mehr vorhanden sein kann. Es treten Lichtstreuungs- und Beugungserscheinungen auf, die am besten am sog. Tyndall-*Phänomen* zu beobachten sind. Ein planparalleler Lichtstrahl, welcher senkrecht zur Blickrichtung durch eine kolloide Dispersion vor einem dunklen Hintergrund beobachtet wird, erscheint dem Auge in einem blaßbläulichen Lichte (Tyndall 1869).

Bei der Beobachtung des Tyndall-Lichtkegels im Mikroskop (senkrecht zur Blickrichtung geschaltete Dunkelfeldbeleuchtung) lassen sich die Einzelteilchen als Beugungsbilder in lebhafter Brownscher Bewegung erkennen (Ultramikroskop nach Zsigmondy und Siedentopf 1903).

Die Gesetzmäßigkeiten für Aerosole, deren Teilchen deutlich kleiner sind als die Wellenlänge des Lichtes, sind durch die Formel von Lord Rayleigh (1871) gegeben.

Die Formel kann in der folgenden Form geschrieben werden:

$$J_s = J_e \cdot K \cdot N \, \frac{v^2}{\lambda^4} \cdot \left[\frac{(n^2 - 1)}{(n^2 + 2)} \right] 2.$$

In der Formel bedeuten:

J_s = Intensität des aus einer Dispersion seitlich abgestreuten Lichtes.
J_e = Intensität des einfallenden Lichtes.
K = eine Konstante.
N = Anzahl der Teilchen in der Volumeinheit.
v = Volum des Teilchens.
λ = Wellenlänge des Lichtes.
n = Verhältnis des Brechungsexponenten des Mediums gegenüber dem

Brechungsexponenten des Teilchens.

Die Formel ist streng nur für isotrope kugelförmige Teilchen gültig, deren Durchmesser deutlich kleiner ist als die Wellenlänge des Lichtes.

Aus der Formel ergeben sich folgende Schlüsse für das optische Verhalten kolloider Aerosole:

Die Intensität des seitlich abgebeugten Lichtes nimmt mit abnehmender Teilchengröße mit dem Quadrat des Volums des Teilchens, also mit der 6. Potenz des Teilchendurchmessers ab; das Teilchen mit dem halben Durchmesser streut nur noch den 64. Teil des Lichtes des einfachen Teilchens ab.

Es ist dazu zu bemerken, daß bei gleichbleibender gewichtsmäßiger Konzentration die Teilchenzahl mit abnehmender Teilchengröße umgekehrt proportional der 3. Potenz des Teilchendurchmessers zunimmt, so daß die Lichtintensität bei konstanter Konzentration nur mit der 3. Potenz des Teilchendurchmessers abnimmt.

Der im Nenner der Formel auftretende Faktor λ^4 wird für die Farberscheinungen von Aerosolen entscheidend; das abgebeugte Licht ist viel reicher an kurzwelliger als an langwelliger Strahlung, d. h. es muß bläulich erscheinen, während der durch das Aerosol durchfallende Lichtstrahl gelb bis rot erscheint.

Die Farberscheinungen sind am großartigsten an den Trübungsfarben der natürlichen Atmosphäre zu beobachten; dunkle Hintergründe erscheinen dem Auge bläulich, helle Partien (Schnee, Wolken) gelblich, die untergehende Sonne rot usw. Die Infrarotphotographie stellt eine Ausnützung der Gesetzmäßigkeit dar, indem nur mit den leicht durch die trübe Atmosphäre dringenden roten und infraroten Strahlen photographiert wird.

Die Übergänge der Gesetzmäßigkeiten der RAYLEIGHschen Formel im kolloiden Gebiet zum Verhalten des Lichtes im grobdispersen Gebiet sind sehr kompliziert (MIE 1908). Literatur über die Optik von Dispersoiden vgl. ZOCHER und OSTWALD.

II. Der Staub in Industrie und Gewerbe.

Die Beurteilung von Industrie- und Gewerbestäuben erfordert die enge Zusammenarbeit zwischen dem Techniker und dem Mediziner, ebenso die Planung der Staubabwehrmaßnahmen[1].

1. Die Staubbildung in Betrieben.

Es ist leicht einzusehen, daß mit der Zunahme der Arbeitsintensität in allen irgendwie stauberzeugenden Betrieben eine Zunahme der Staubproduktion verbunden sein muß, wenn nicht gleichzeitig entsprechende technische Maßnahmen getroffen werden, um die Staubbildung zu verhindern.

Die folgende Zusammenstellung gibt einen

Überblick über die Möglichkeiten der Staubbildung.

a) *Staubbildung durch mechanische Einwirkung auf feste Stoffe.* Zerkleinerung groben Materials durch Sprengen, Schlagen, Mahlen, usw. Bohren. Oberflächenbearbeitung (Behauen, Feilen, Schleifen, Sandstrahlen, usw.). Aufwirbelung von pulverförmigen Materialien und Bewegung von staubhaltigem Material (Aufwirbelung von Staubsedimenten auf dem Boden durch den Verkehr, beim Verladen von staubhaltigen Materialien und bei Siebvorgängen). Analog der mechanischen Stauberzeugung ist die *Nebelbildung* bei mechanischer Einwirkung auf Flüssigkeiten (Zerstäubung usw.).

b) *Rauchbildung* durch Kondensation von Dämpfen bei thermischen Prozessen, häufig zu Misch-Aerosolen führend.

---

[1] Es mag an dieser Stelle auf die Tatsache hingewiesen werden, daß im Gegensatz zu der enormen Zahl von medizinischen Arbeiten über die Silikose nur ganz spärliche Berichte über umfassende Staubuntersuchungen aus den betreffenden Betrieben, in welchen die Silikosen erworben worden sind, vorliegen.

c) Bildung von festen oder flüssigen Reaktionsprodukten bei der *chemischen Reaktion* von Gasen.

In zahlreichen Betrieben sind häufig verschiedene Staub- und Rauchquellen nebeneinander vorhanden, z. B. in Metallgießereien mit der mechanischen Staubbildung bei der Aufbereitung der Formsande, beim Auspacken der Gußstücke und bei der Gußputzerei, und mit der Rauchbildung beim Schmelzen und Gießen.

Die in einem Betrieb auftretende und für die Beurteilung maßgebende *Staubkonzentration* ist immer ein Gleichgewichtszustand zwischen der Stauberzeugung, unter welcher wir die in die Luft austretende Menge an schwebefähigem Material verstehen, und der Luftmenge, in welcher der Staub verteilt wird (*Staubbildung*). Die entstehende Staubkonzentration ist damit von der Stauberzeugung, von der Belüftung (Ventilation) des Raumes und von der Raumgröße, in welcher sich die Staubbildung abspielt, abhängig. Im weiteren ist zu beachten, daß der Anfangszustand nicht konstant bleibt, sondern durch die Sedimentation und — namentlich bei sehr feindispersem Material wie bei Rauchen — durch die Koagulationserscheinungen dauernd Veränderungen erfährt. Die Verhältnisse sind in einigen früheren Arbeiten eingehend behandelt worden [Gessner (1) und (3)].

Es ist bereits betont worden, daß die Staubverhältnisse in verschiedenen Betrieben außerordentlich große Unterschiede aufweisen.

Aus zahlreichen eigenen Untersuchungen können folgende Zahlen mitgeteilt werden:

Tabelle 2.

Betriebsart	Ergebnisse der Staubuntersuchung	
Arbeitsräume der *Uhrenindustrie* . .	Totalstaub 0,5—1,5 mg/m³	
Stollenbau im Fels	Totalstaub	Feinstaub (Anteil < 10 μ)
Naßbohrverfahren	~8 mg/m³	~5,5 mg/m³
Trockenbohrverfahren	~1000 mg/m³	~500 mg/m³
Schotterwerke ohne Staubabsaugvorrichtungen . .	30—500 mg/m³	15—250 mg/m³
mit Staubabsaugvorrichtungen . .	8—20 mg/m³	5—14 mg/m³

Gießereien weisen außerordentlich große Schwankungen auf: von 103 in der letzten Zeit untersuchten Staubproben wiesen auf

Anzahl Proben	*Gehalt an Feinstaub*
35	über 10 mg/m³ (max. 120)
31	10—5 mg/m³
37	weniger als 5 mg/m³ (min 1,5)

Die systematischen, umfassenden Untersuchungen der Staubbedingungen im Stollenbau sind eingehend beschrieben in Gessner (1), (3) und (5).

Als *Grundlage* für die schlüssige Beurteilung des *maßgebenden Staubzustandes* in einem Betrieb kann nur eine durch mehrere Stichproben wiederholte, umfassende Staubuntersuchung, wie sie auf S. 726 skizziert ist, dienen. Routineuntersuchungen, wie sie in gewissen Betrieben laufend durchgeführt werden, sind wertvoll, wenn sie mit der umfassenden Untersuchung verglichen werden können. Sie geben im besonderen guten Aufschluß über die in einem Betriebe herrschenden Schwankungen.

Über Staubuntersuchungen vgl. Meldau, Gessner (1) und (4) und Davies.

2. Die Einwirkung des Staubes auf den Menschen.

An erster Stelle steht zweifellos die Frage, in welchem Umfange der Staub in Abhängigkeit der Korngröße und der Form der Staubteilchen durch die Atemwege in die Lunge gelangt, dort abgelagert wird und in welcher Weise er dort zur Wirkung kommt.

Im weiteren ist die Ablagerung des Staubes auf der Körperoberfläche und dessen Einwirkung beim Kontakt mit der Haut zu berücksichtigen.

Schließlich sind der Einfluß der Staubatmosphäre auf den Arbeitsprozeß durch Behinderung der Sicht und — vom technischen Standpunkt aus — die schädlichen Einwirkungen auf die Qualität gewisser Erzeugnisse der Präzisionsarbeit zu nennen (Erosion und Korrosion auf der Oberfläche von Werkstücken, die Verunreinigung in Achsenlagern usw.).

Die Staubaufnahme bei der Atmung. Beim Einatmen staubhaltiger Luft kann immer nur ein Teil der vorhandenen Staubteilchen überhaupt bis in die Bronchiolen und Alveolen gelangen. Bei der Nasenatmung wird schon ein gewisser Anteil, namentlich an gröberem Korn im Nasenraum herausfiltriert, worauf dann der in die Trachea eintretende Staub eine weitere Abscheidung erfährt, indem die gröberen Staubpartikel bei Richtungsänderungen des Luftstromes im Bronchialbaum auf die Wandungen ausgeschleudert und von hier durch das Flimmerepithel wieder herausgeschafft werden. Der „Abscheidungsgrad“ in den Bronchien ist in erster Linie von der Größe und der Masse (spezifisches Gewicht) der Staubpartikel abhängig; je größer und schwerer die Teilchen sind, um so leichter werden sie filtriert und bei Richtungsänderungen auf die Wandungen ausgeschleudert. Es ist also zu erwarten, daß nur Teilchen mit einer bestimmten Korngröße in wesentlichen Mengen bis in die Alveolen gelangen. In den Alveolen tritt eine weitere Scheidung ein, indem beim Übergang von der Inspiration zur Exspiration eine Richtungsänderung in der Luftströmung auftritt, während welcher für eine relativ kurze Zeitspanne ein strömungsloser Zustand herrscht. Die gröberen der bis in die Alveolen gelangten Staubteilchen werden während des Richtungswechsels des Luftstromes auf den Alveolarwänden abgelagert, während die feineren Partikel infolge ihrer Schwebefähigkeit nur teilweise auf die Alveolarwände gelangen und der Rest wieder ausgeatmet wird. Mit der Abnahme der Korngrößen in den Bereich der kolloiden Größen (d. h. unter $0,5\ \mu$ Korndurchmesser) muß dann der Einfluß der BROWNschen Bewegung in Erscheinung treten, indem mit abnehmender Teilchengröße die Partikel mit einer immer größer werdenden Wahrscheinlichkeit gegen die Alveolarwände geschleudert werden und haften bleiben.

Es ist somit zunächst ein Maximum der Ablagerung in einem mittleren Korngrößenbereich zu erwarten, an welches im Bereich feinerer Korngrößen ein Minimum anschließt, nach welchem die Ablagerung wiederum zunehmen muß.

Als erster hat FINDEISEN die Verhältnisse für Wassertropfen theoretisch durchgerechnet und ist zu der in Abb. 1 dargestellten Kurve gelangt.

Eigene Untersuchungen (GESSNER, RÜTTNER und BÜHLER) an Staubproben, die aus Lungen verstorbener Silikotiker isoliert worden sind, ergaben die in Abb. 2 dargestellten Kornverteilungen und den daraus berechneten „Abscheidungsgrad“ für die verschiedenen Korngrößen. Abb. 1 zeigt, daß die von FINDEISEN berechnete Kurve gegenüber der experimentell ermittelten wesentlich in das Gebiet der gröberen Anteile verschoben ist; das Maximum der Kurve von FINDEISEN liegt zwischen 3 und $4\ \mu$, während es in unserer Kurve erst unter $1\ \mu$ erreicht wird. Die Unterschiede zwischen den beiden Kurven rühren daher, daß FINDEISEN seine Werte für den liegenden Menschen mit einem Atemvolum von

12 Liter je Minute und für Wassertropfen mit dem spezifischen Gewicht 1 gerechnet hat, während unsere Zahlen für den in aufrechter Stellung arbeitenden

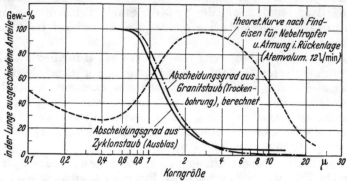

Abb. 1. Abscheidungsgrad des eingeatmeten Staubes in der Lunge in Funktion der Korngröße.

Mineur, bei welchem ein wesentlich größeres Atemvolumen angenommen werden muß und für Staubteilchen mit einem spezifischen Gewicht von 2,6—2,7 gültig

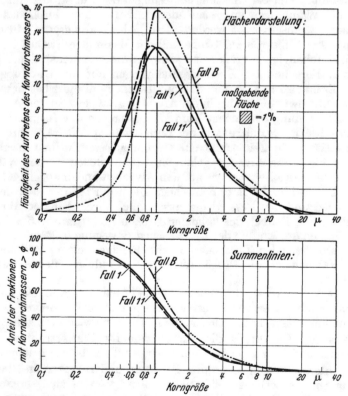

Abb. 2. Kornverteilung in drei aus Lungen verstorbener Silikotiker isolierten Staubproben.

sind. Sowohl die durch das größere Atemvolum bedingte höhere Strömungsgeschwindigkeit wie das höhere spezifische Gewicht der Staubteilchen muß zu einem erheblich höheren Ausschleudereffekt der Staubpartikel bei Richtungsänderungen des Luftstromes im Bronchialbaum führen. Die beiden Befunde stehen durchaus im Einklang.

Neuere Arbeiten (DAVIES; DAUTREBANDE, CARTRY, VAN KERKOM und CEREGHETTI) geben ähnliche Werte für Staube wie die unseren.

Es kann als gesichert gelten, daß Staubteilchen mit zunehmendem Korndurchmesser über 1 μ sehr rasch nur noch mit einem geringen Anteil der im eingeatmeten Staub vorhandenen Menge in die Lunge gelangen;

daß ein Maximum des Abscheidungsgrades bei und unter 1 μ großen Teilchen zu erwarten ist, wobei aber über den effektiven Abscheidungsgrad im Maximum der Abscheidungskurve keine sicheren Angaben gemacht werden können;

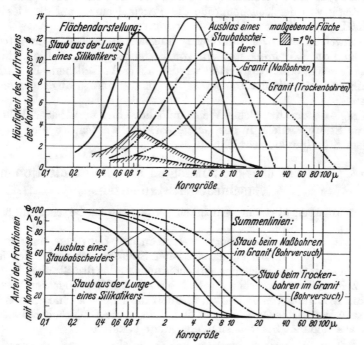

Abb. 3. Vergleich der Kornzusammensetzung des Staubes in der Lunge mit einigen Betriebsstaubarten.

während über das Verhalten der wesentlich feineren Teilchen im Bereiche unter 0,5 μ keine exakten quantitativen Untersuchungen vorzuliegen scheinen und der angegebene Verlauf der Kurve durch ein Minimum nur auf Grund theoretischer Überlegungen angenommen wird.

Recht aufschlußreich ist ein Vergleich des in der Lunge gefundenen Staubanteils mit dem Staubzustand des Milieus, in welchem die Staubaufnahme erfolgt ist. In Abb. 3 ist die Kornverteilung der Staubprobe, die in der Lunge eines verstorbenen Silikotikers gefunden worden ist, mit den Kornverteilungskurven, wie sie unter verschiedenen Bedingungen in der Praxis auftreten, verglichen. Wenn man annimmt, daß der Kornanteil zwischen 0,5 und 0,75 μ des Betriebsstaubes quantitativ in der Lunge abgeschieden wird, so läßt sich der übrige Staubanteil, welcher aus dem Betriebsstaub aufgenommen wird, durch eine einfache Konstruktion ermitteln. Die Lungenstaubkurve in Abb. 3 wird in dem Maßstab reduziert, daß der linke Kurvenast mit den Betriebsstaubkurven im Bereiche zwischen 0,5 und 0,75 μ zusammenfällt. Die durch Schraffur hervorgehobenen Flächen entsprechen dem Anteil des Betriebsstaubes, welcher überhaupt in die Lunge gelangen kann. Die Rechnung gilt für die Annahme, daß der Staubanteil zwischen 0,5 und 0,75 μ quantitativ in die Lunge gelange und dort abgelagert werde, während die effektive Ablagerung dieses Staubanteils wahrscheinlich erheblich kleiner ist; Davies nimmt den Abscheidungsgrad in diesem Bereich zwischen 50 und 60% an.

Es erhebt sich die Frage, welche der in die Lunge gelangten Korngrößen toxisch am wirksamsten seien, ein Problem, das in zahlreichen Arbeiten über die Silikose behandelt worden ist.

In physikalisch-chemischer Betrachtung ergeben sich folgende Überlegungen:

Für relativ leicht wasser- oder fettlösliche Stoffe (Cyanide, Schwefeltrioxyd, fettlösliche organische Verbindungen) kann kein Zweifel darüber herrschen, daß es unabhängig von der Teilchengröße der Partikel einzig auf die Gesamtmenge des in die Lunge gelangten Materials ankommt.

Für schwerlösliche oder unlösliche, langsam hydrolysierende Stoffe (z. B. Silikate) muß die Korngröße insofern von Bedeutung sein, als die kleineren Teilchen rascher gelöst oder hydrolysiert werden als grobe Teilchen. Es dürfte häufig ein Zusammenhang mit der *Oberfläche* der in der Lunge abgelagerten Partikel bestehen[1].

Die Frage, ob und in welcher Weise unlösliche und ungelöst gebliebene Rückstände von Staubpartikeln in der Lunge wirksam werden, ist vom physikalisch-chemischen Standpunkt aus nicht zu beurteilen.

3. Übersicht über die zulässigen Staubkonzentrationen verschiedener Staubarten.

Sichere Angaben über die „Giftigkeit" von Stäuben lassen sich schwer festlegen.

Die Dosis, d. h. die Stoffmenge, welche in der Lunge zu einer bestimmten Wirkung führt, ist ja immer ein Produkt der Staubkonzentration des im vorangehenden Abschnitt besprochenen Abscheidungsgrades des Staubes in der Lunge und der Zeit, während welcher die Staubkonzentration eingeatmet worden ist.

Für die Kontrolle von Betrieben können die in der nachfolgenden Tabelle 3 angegebenen Werte dienen, wie sie in den USA heute Gültigkeit haben. Analoge Tabellen aus anderen Staaten sind uns nicht bekannt.

Tabelle 3. *Amerikanische Angaben über die zulässige Höchstkonzentration verschiedener Rauche und Staubarten in Arbeitsräumen.* (Maximum allowable concentration.)

A. Rauche und Dämpfe mit Angabe der Konzentration in mg/m³.

	mg/m³		mg/m³
Antimon	0,5	Magnesiumoxydrauch	15
Arsen	0,5	Mangan	6
Barium	0,5	Pentachlornaphthalin	0,5
Blei	0,15	Phosphor (gelber)	0,1
Cadmium	0,1	Phosphorpentachlorid	1
Chromhaltige Verbindungen, ber. auf		Schwefelsäure (ohne Angabe der Konzentration)	
CrO₃	0,1	zentration)	1
Cyanide (ber. auf CN)	5	Selen (ber. als Se)	0,1
Dinitrotoluol	1,5	Tellur	0,1
Fluoride	2,5	Trinitrotoluol	1,5
Eisenoxydrauch	15	Zinkoxyd	15

---

[1] Die in einer Staubprobe vorhandene Oberfläche läßt sich relativ leicht ermitteln, wenn eine Kornanalyse vorliegt. Es sei in diesem Zusammenhang an die Tatsache erinnert, daß die Gesamtoberfläche einer Stoffmenge bei der Dispergierung umgekehrt proportional mit der Teilchengröße zunimmt.

Ein Würfel von 1 cm Seitenlänge, welcher 6 cm² Oberfläche aufweist, werde in Würfel von 1 mm Seitenlänge aufgeteilt, es entstehen 1000 Würfel mit 6 mm² Oberfläche, die Gesamtoberfläche beträgt somit 60 cm²; bei der Aufteilung des cm³-Würfels in Würfel von 1 μ Seitenlänge entsteht eine Gesamtoberfläche von 6 m².

Tabelle 3. (Fortsetzung.)

B. *Mineralstäube,* deren Konzentration in *Teilchenzahlen* je Volumeinheit angegeben werden[1].

Die ursprüngliche Angabe in Millionen Partikel je Kubikfuß (M.P.P.C.F.) ist auf Anzahl Teilchen je Kubikzentimeter (N/cm³) umgerechnet.

	N/cm³		N/cm³
Asbest	175	Portlandzement	1750
Carborundum	1750	Schiefer (weniger als 5% freie SiO₂)	1750
Glimmer (mit weniger als 5% freier		Steatit	700
SiO₂)	1750	Talkum	700
Kieselsäurehaltige Mineralstäube[2]			
mit weniger als 5% freier SiO₂ . .	1750		
mit 5—50% freier SiO₂	700		
mit mehr als 50% freier SiO₂	175		

[1] Die Angabe der Teilchenzahl ist insofern unsicher, als für den gleichen Staub je nach der verwendeten Auszähloptik sehr große Unterschiede erhalten werden können. Die vorliegenden Angaben gelten für Auszählmethoden (MIDGET-IMPINGER-Methode), mit welchen die Partikel bis zu etwa 0,9 μ Teilchendurchmesser noch erfaßt werden. Die groben Teilchen (über 10 μ) fallen zahlenmäßig nicht mehr ins Gewicht. Die Zahl 700 Teilchen je cm³ entspricht in erster Annäherung einem Staub mit einem Gehalt von etwa 5 mg Feinstaub unter 10 μ je Kubikmeter; vgl. GESSNER (4).

[2] Die Beurteilung kieselsäurehaltiger Staubarten in bezug auf deren Silikosegefährlichkeit erfolgt in den meisten Staaten auf Grund der durch irgendeine Auszählmethode erhaltenen Teilchenzahlen.

Nach dem uns zur Verfügung stehenden Material ist ein Staub mit einem Quarzgehalt von etwa 40% in einer Konzentration von weniger als 5 mg Feinstaub je Kubikmeter wahrscheinlich auch bei längeren Expositionszeiten nicht mehr als schädlich zu beurteilen [GESSNER (3)].

Die angegebenen Zahlen gelten als die *zulässigen Höchstkonzentrationen* (maximum allowable concentrations), die bei 8stündiger täglicher Arbeitszeit in einem Betrieb vorhanden sein dürfen.

4. Die Staubbekämpfungsmaßnahmen.

Die Staubbekämpfungsmaßnahmen haben zum Ziel, den Staubgehalt in der Atmosphäre der Arbeitsräume durch technische Einrichtungen zu vermindern oder durch individuelle Atemschutzgeräte nur gerade die eigentliche Atemluft vom Staub zu befreien.

Es handelt sich um technische Maßnahmen, über welche im folgenden eine kurze orientierende Übersicht gegeben werden soll.

a) Naßarbeitsverfahren.

Als zweckmäßiges, indessen nicht bei allen Arbeitsvorgängen anwendbares Verfahren ist die Benetzung des zu bearbeitenden oder zu bewegenden Materials zu nennen, wie das Naßbohren im Stollenbau [vgl. GESSNER (5)], sowie das Bespritzen losen, im trockenen Zustand beim Verladen usw. stark staubbildenden Materials.

Die Anwendung nasser Bearbeitungsmethoden verlangt jedoch häufig andere Maschinenkonstruktionen als der gleiche Arbeitsprozeß mit trockenem Material.

b) Staubabsaugverfahren.

Wo eine direkte Einwirkung auf den eigentlichen Staubbildungsprozeß nicht anwendbar ist, wird das Absaugen des gebildeten Staubes möglichst nahe an der Entstehungsstelle, bevor der Staub in den Arbeitsraum austreten kann, angestrebt.

Der abgesaugte Staub wird meistens in einem Staubabscheider (Cyclon, Elektroabscheider oder Stoffilter) abgeschieden und die gereinigte Abluft mit dem nicht abgeschiedenen Staubanteil ins Freie ausgeblasen. Der Abscheidungsgrad jedes Staubabscheidersystems ist von der Kornabstufung des anfallenden Staubes abhängig. Die meisten Systeme zeigen unterhalb einer kritischen Korngrenze im Bereich zwischen 5 und 10 μ mit abnehmender Korngröße eine stark abfallende Leistung.

Besondere Anforderungen sind an Staubabscheider zu stellen, welche die Luft im Umwälzverfahren wieder in den Raum einblasen, ein Verfahren, das besonders in der kalten Jahreszeit wegen der beim Ausblasen auftretenden Wärmeverluste häufig verlangt wird. Bei ungenügenden Abscheidungsgraden im Bereich feiner Korngrößen erfährt die Raumatmosphäre im Verlaufe der Arbeitszeit eine Anreicherung an feinstem, unvollkommen abgeschiedenem Staub.

c) Die Raumbelüftung.

In den meisten stauberzeugenden Betrieben ist es, auch wenn Staubabsaugeinrichtungen vorhanden sind, notwendig, den ganzen Arbeitsraum zusätzlich mit einer kräftigen Raumventilation zu versehen. Bei konstanter Stauberzeugung ist die im Arbeitsraum auftretende Staubkonzentration in erster Annäherung umgekehrt proportional der mit der Ventilation umgewälzten Luftmenge.

Bei großen anfallenden Staubmengen kann es notwendig werden, die Abluft über einen Staubabscheider ins Freie auszublasen.

Für Präzisionsarbeiten (z. B. Uhrenfabrikation) kann es notwendig werden, die einem Arbeitsraum *zugeführte* Frischluft durch einen Staubabscheider vom natürlichen Flugstaub der Atmosphäre oder von dem aus dem eigenen Betrieb stammenden, in die Umgebung ausgetretenen Staubgehalt zu befreien.

d) Die individuellen Atemschutzgeräte.

Technisch besteht durchaus die Möglichkeit, durch Anwendung von Masken oder Halbmasken mit geeigneten Staubfiltern die Atemluft in wirksamer Weise auch von den feinsten Staubpartikeln weitgehend zu befreien.

Auch Frischluftgeräte, welche dem Arbeiter unter einer Maske oder unter einem helmartigen Kopfschutz reine Frischluft zuführen (z. B. Anwendung im sog. Sandstrahlerhelm), müssen an sich als voll wirksam bezeichnet werden.

Die Verwendung solcher Geräte in der Praxis ist jedoch sehr stark eingeschränkt, indem die Arbeiter infolge der beim Tragen der Masken auftretenden Wärmestauung, der Kondenswasserbildung und der Behinderung beim Sprechen die Staubmasken in der Regel nur ausnahmsweise für kürzere Zeiten tragen.

e) Staubbekämpfung durch Sprühnebel.

Das „Niederschlagen" von Staubpartikeln durch Berieseln eines Raumes mit Wasser, wobei die erzeugten Wassertropfen relativ grob, d. h. in der Größenordnung über 10 μ sein müssen, damit sie eine genügende Fallgeschwindigkeit aufweisen, kann einen gewissen Effekt ausüben, wenn genügend Wasser verwendet wird. Immerhin nimmt der Auswascheffekt auf die Staubpartikel mit abnehmender Staubkorngröße stark ab. Ältere Versuche des USA-Bureau of Mines[1] ergaben im Stollenbau recht gute Resultate. Selbstverständlich ist das Verfahren nur an Arbeitsstellen anwendbar, wo das anfallende Berieselungswasser den Betrieb nicht allzu stark stört.

---

[1] Bureau of Mines, Report of Investigations Nr. 3388 (März 1938, Pittsbourgh, Pa./USA.).

In neuerer Zeit ist von Dautrebande und Mitarbeitern die Anwendung feiner, beständiger Aerosole, d. h. Sprühnebel mit Tropfengrößen um 0,5 μ zur Bekämpfung von Silikosestäuben vorgeschlagen worden. Die Wirkung wird in der Weise erklärt, daß bei Anwesenheit einer großen Tropfenzahl die Tropfen und die Staubteilchen gemeinsam eine Koagulation erfahren und Aggregate in einer Größe gebildet würden, welche beim Einatmen nicht bis in die Lunge gelangen sollen.

Es ist keine Frage, daß für die Koagulation eines Aerosolsystems die Gesamtheit der vorhandenen Partikel, also Nebeltropfen und Staubteilchen zusammen, maßgebend ist (vgl. S. 728) und daß bei genügend großen Partikelzahlen der Koagulationseffekt wirksam werden muß. Die sich bildenden Aggregate hätte man sich als größere Flüssigkeitstropfen vorzustellen, in welchen eine entsprechende Anzahl Staubpartikel suspendiert wären.

Es ist ohne systematische Versuche nicht zu entscheiden, ob der gewünschte Effekt in genügendem Maße auftritt oder nicht.

Das Problem erscheint jedenfalls theoretisch und experimentell noch nicht so weit abgeklärt, daß eine endgültige Beurteilung erlaubt wäre.

Die Anwendung des Verfahrens in der Praxis dürfte, vom technischen Standpunkt aus betrachtet, beschränkt bleiben.

Literatur.

Avy, A. P.: La pollution de l'atmosphère par les poussières et fumées industrielles. Journée du dépoussiérage des fumées et gaz industriels, Paris 1954.

Dautrebande, L., D. Cartry, J. v. Kerkom et A. Cereghetti: Essai de prévention de la silicose. Hrsg. Union Minière du Haut-Katanga, Brüssel 1954. — Davies, C. N.: Dust is dangerous. London 1954.

Findeisen, W.: Pflügers Arch. 236, 367 (1935). — Fürth, R.: Kolloidchemisches Taschenbuch, 4. Aufl., S. 55. Leipzig 1953.

Gessner, H.: (1) Vjschr. naturforsch. Ges. Zürich 1947, Beih. 3/4. — (2) Festschrift Paul Schläpfer, Solothurn 1950. — (3) Vjschr. naturforsch. Ges. Zürich 1950, Beih. 2/3. — (4) Z. Aerosol-Forsch. 2, 677—696 (1953). — (5) Staub 1953, H. 33. — (6) Kolloidchemisches Taschenbuch, 4. Aufl., S. 387. Leipzig 1953. — Gessner, H., J. R. Rüttner u. H. Bühler: Schweiz. med. Wschr. 1949, Nr 51/52.

Herbst, H.: Z. Aerosol-Forsch. 3, 420—440 (1954).

Jutzi, W.: Beitrag zur Kenntnis der elektrischen Eigenschaften grobkolloider Aerosole. Staub 1954, H. 36, 165.

Kuhn, A.: Kolloidchemisches Taschenbuch, 4. Aufl., S. 5. Leipzig 1953.

Meldau, R.: Handbuch der Staubtechnik, Bd. 2, S. 143. Düsseldorf 1952/53.

Ostwald, W.: Licht und Farbe in Kolloiden. Stuttgart: Steinkopff 1924.

Pallmann, H.: Kolloidchemisches Taschenbuch, 4. Aufl., S. 109. Leipzig 1953.

Zocher, H.: Kolloidchemisches Taschenbuch, 4. Aufl., S. 167. Leipzig 1953.

C. Die pathologische Anatomie und experimentelle Pathologie der Staublungenerkrankungen.

Von

E. Uehlinger.

Mit 12 Abbildungen.

Staubinhalation führt in den Lungen und tracheobronchialen Lymphknoten zur Staubspeicherung. Die Hauptmasse des Staubes wird auf den Schleimhäuten der großen Luftwege niedergeschlagen und mit dem Schleim und der Atemluft wieder aus dem Respirationstrakt hinausbefördert. Nur ein Teil des

Staubes dringt über die Bronchioli respiratorii bis in die Alveolen vor und gelangt zur Speicherung. Nach den Untersuchungen von Gessner liegt die kritische *Korngröße* unter 10 μ. Das *Ziel der Staubbekämpfungsmaßnahmen* ist die *Verminderung des Quarz-Feinstaubes unter den kritischen Grenzwert von 5 mg im Kubikmeter.*

Wir unterscheiden, nach der *chemischen Zusammensetzung*, Staube, die reaktionslos gespeichert werden, und Staube, die eine physikalisch-chemische Wirkung auf die Speichergewebe ausüben. Eindeutig geklärt ist, daß von den 3 wichtigsten Stauben Quarz, Kohle und Eisen, nur dem Quarz eine sehr starke

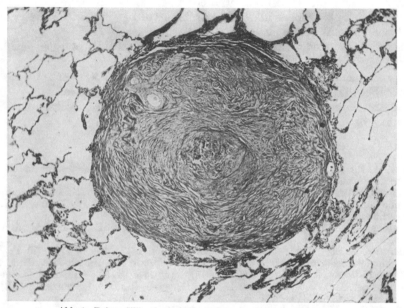

Abb. 1. Reines Silikosegranulom. Steinhauer, 68jährig, SN. 438/34.

fibroplastische Reizwirkung zukommt. Ob es sich dabei um die Wirkung minimaler Mengen gelöster Kieselsäure handelt, oder lediglich um die Adsorption von Proteinmolekülen, vorwiegend von β-Globulinen an der Staubdeckfläche (Rüttner), ist noch umstritten. Unbestritten dagegen ist das Ergebnis: die Fibrose. Kohle, Eisen, Chrom haben nur chromatische Wirkung. Aluminium hat möglicherweise eine eiweißfällende, aber keine fibroplastische Wirkung. Silikate wirken leicht fibrosierend, Chrom und Silikate gelegentlich carcinogen.

Die Wirkung eines Staubes auf die Respirationsorgane steht in Abhängigkeit von der Staub*quantität*, von der *Zusammensetzung* des Staubgemisches, von der *Korngröße der einzelnen Fraktionen. Maßgebend ist der Anteil an Quarz in der Korngröße zwischen 0,3 und 3 μ.*

Grundsätzlich werden immer Staubgemische, nie reine Staube inhaliert. Die Auswirkungen der Staubspeicherung stehen in Abhängigkeit von der fibroplastischen Wirkung des Quarzanteils. Dabei ist es anatomisch und funktionell angezeigt, zu unterscheiden zwischen Pneumokoniosen nach Inhalation eines quarzreichen Gemisches und Pneumokoniosen bei Überwiegen der quarzfremden Anteile. Je nach dem Quarzgehalt des Staubgemisches wird sowohl der anatomische Befund, wie vor allem die Funktionsstörung sich maßgebend unterscheiden. Wir unterscheiden 3 Gruppen: Silikosen, Mischstaubpneumokoniosen und

Silikatosen. Wir bezeichnen als *Silikose* eine Pneumokoniose mit Vorherrschen der Quarzwirkung, als *Mischstaubpneumokoniose* die Speicherung eines Staub-

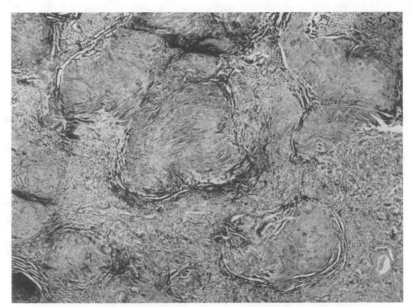

Abb. 2. Steinhauerlunge mit silikotischem Schwielenfeld. Steinhauer, 52jährig, SN. 591/46.

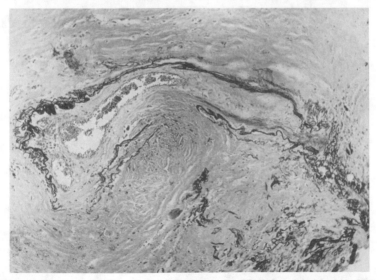

Abb. 3. Steinhauersilikose. Gefäßobliteration und Zerstörung in silikotischem Schwielenfeld. Mann, 46jährig SN. 1250/36.

gemisches mit geringem Quarzgehalt, als Silikatose die Speicherung von Talk und anderen Silikaten.

Ein Teil des Staubes wird von Alveolarphagocyten aufgenommen. Nach der ASCHOFFschen Auffassung wandern die staubbeladenen Phagocyten durch Epithellücken im Grenzabschnitt Alveole-Bronchiolus respiratorius in das

Zwischengewebe, dringen in die Lymphbahnen ein und verlagern den Staub ins perilymphatische Gewebe und in die intrapulmonalen und tracheobronchialen

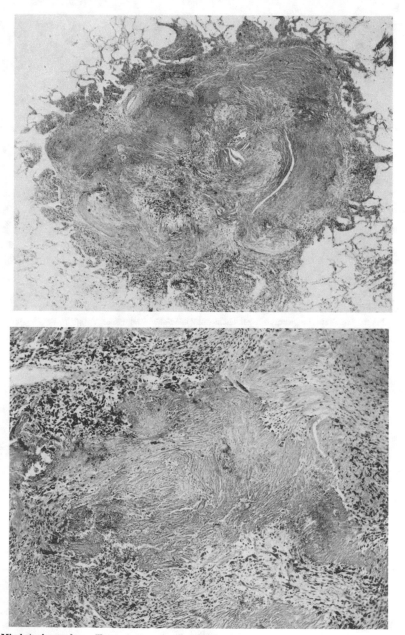

Abb. 4. Mischstaubgranulom. Ungeordnete schachbrettartige Mischung von Fibrillenzügen und Phagocyten-nestern. Gießereiarbeiter, 56jährig, SN. 147/43.

Lymphknoten. Diesem cellulären Staubtransport steht gegenüber die Auffassung, daß die kleinen Staubpartikel unmittelbar als solche in das Zwischengewebe eingesogen werden und dann extracellulär in den Lymphbahnen bis in das tracheobronchiale Lymphknotensystem abgeschwemmt werden. Da experi-

mentell schon wenige Minuten nach Bestaubung einer Lunge in den Lymphknoten Quarz nachgewiesen werden kann, dürfte die Annahme einer unmittelbaren Staubaufnahme ins Zwischengewebe zu bejahen sein.

Die eingehendsten, umfassendsten anatomischen Untersuchungen über die
Staublunge verdanken wir DI BIASI, im französischen Sprachgebiet POLICARD,
in Großbritannien COUGH. Die *Speicherung* des quarzreichen Staubes erfolgt
vorwiegend im perivasculären, peribronchialen und perilobulären Stützgewebe.
Das Endergebnis ist das *Staubknötchen* oder *Staubgranulom*. Das *Quarzgranulom*

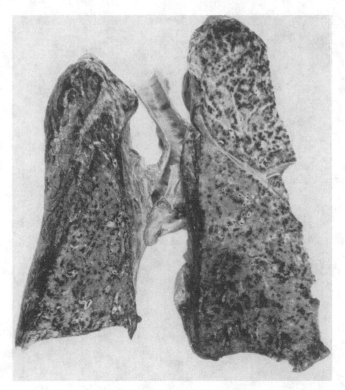

Abb. 5. Gießer-Mischstaubpneumokoniose. Gleichmäßige Fleckung aller Lungenfelder. Gießer, 72jährig
SN. 1333/35.

zeigt anatomisch eine Zweischichtung in eine Kernzone aus gebündelten kollagenen Fibrillen, die miteinander verknüpft sind, und eine Mantelzone aus Histiocyten, welche, in Form von spitz auslaufenden Büscheln, sich zungenförmig in die
angrenzenden Alveolarsepten vorschiebt (Abb. 1 und 2). Um das Knötchen
herum sind die Alveolen gebläht (fokales Emphysem). Mantel- und Kernzone
sind ziemlich scharf getrennt. In der Kernzone sind zwischen die Fibrillen
feinste Kohlenstaubkörnchen eingelagert, während der Quarz mit dem gekreuz-
ten Nicol im wesentlichen nur in der cellulären Mantelzone festzustellen ist.
Je älter ein Staubgranulom, um so schmaler die Mantelzone, um so ausgeprägter
die zentrale Kollagenisierung. Im Elastinpräparat lassen sich verhältnismäßig
häufig in der Kernzone Reste zersplitterter elastischer Membranen und Reste
der Elastica von Blutgefäßen erkennen, wobei auffallenderweise der Elasticaring
nur in einem Sektor aufgesprengt ist. Entlang den Gefäßen verschmilzt die
Fibroseschicht mit der Adventitia (Abb. 3).

In den *Lymphknoten* finden sich zunächst nur im lymphatischen Mantel-
gewebe einzelne miliare Staubzellgranulome. Im Laufe der Zeit verschmelzen
die einzelnen Granulome unter fortschreitender Vernichtung des lymphatischen Gewebes zu Konglomeraten.

Die Staubeinlagerung in die Lungen erfolgt vorwiegend in die Mittelgeschosse,
d. h. in die Basen der Oberlappen, den rechten Mittellappen und die Spitzen

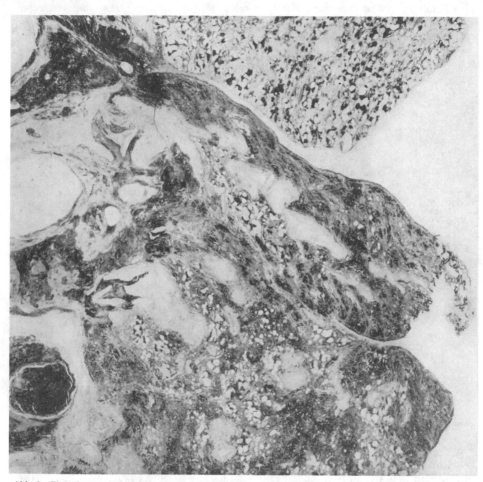

Abb. 6. Gießerlunge mit Atelektase des rechten Mittellappens. Ungefärbter Großschnitt: schwarz: Kohle, Eisen,
Quarz, grau: Fibrose. Besonders deutlich ist das fokale Emphysem um die kleinknotigen Schwielenfelder. Mann,
68jährig, SN. 747/51.

der Unterlappen. Makroskopisch findet man bei der Silikose 1. Grades eine
Verstärkung des Lungengerüstes durch Staubzellen und vereinzelte Staubzell-
knötchen. Bei der Silikose 2. Grades nehmen die Knötchen, besonders in den
Mittelgeschossen, an Zahl zu und verbinden sich durch fadendünne geschwärzte
Stränge. In der 3. Phase erkennt man im Lappenkern großknotige Granulom-
ballungen und im Lappenmantel subpleurale Plattenbildungen, besonders entlang den Interlobärspalten. Die zentralen Konglomerate sind oft durch fibröse
Stränge mit diesen Platten verbunden. Über den Ballen zeigt die Lungenoberfläche tiefe rinnenförmige Einschnürungen. An der Basis der Unterlappen

wird die Narbenschrumpfung durch ein raumfüllendes Emphysem ausgeglichen. Die Hiluslymphknoten sind durchwegs vergrößert, verbacken, lederhart (Abb. 2).

Das *Mischstaubgranulom* unterscheidet sich vom Quarzgranulom durch die viel stärkere Durchdringung von Staubzellzügen und Fibrillenbündeln. Alle Formationen sind schachbrettartig ineinandergefügt, wobei sich zusätzlich noch capillarreiches lymphatisches Gewebe zwischen die Staubzellen- und Fibrillenfelder einschiebt (Abb. 4). Da es nicht zu einer geschlossenen Bündelverknäuelung kommt, ist das Knötchen in seiner Konsistenz viel weicher und flexibler. Das Schnittbild wird durch die kohlenbeladenen Staubzellbüschel bestimmt.

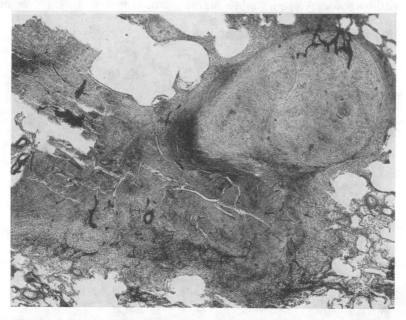

Abb. 7. Silikotuberkulose. Rechts oben silikotisches Schwielengranulom. Links unten acinös-käsige Zusatzpneumonie. Das silikotische Granulom wirkt lokalisierend auf die Tuberkulose. Mann, 32jährig, SN. 1051/52.

Die Staubzellen sind gruppenweise ausschließlich mit grobkörniger Kohle, gruppenweise auch nur mit Eisen beladen. Die perigranulomatösen Alveolen enthalten vielfach staubbeladene Makrophagen. Die Ausscheidung kollagener Fibrillen ist unterschiedlich, im allgemeinen eher diskret. Starke Ballung von Mischstaubgranulomen ist immer auf Zusatztuberkulose verdächtig. Die Mischstaubschwielen haben im allgemeinen nur eine geringe Schrumpfungstendenz. Die Lungengefäße werden vom Mischstaub wenig angegriffen (Abb. 5 und 6).

Bei der Kombination von *Silikose* und *Tuberkulose* bestehen 3 Möglichkeiten: Simultane Entwicklung von Silikose und Tuberkulose, primäre Silikose und Zusatztuberkulose, initiale Tuberkulose und Zusatzsilikose (Abb. 7 und 8). Grundsätzlich ist daran festzuhalten, daß es schwerste Silikosen mit Ballungen geben kann, ohne daß eine tuberkulöse Infektion mit im Spiele ist. In späten Mischfällen ist die Abklärung der zeitlichen Rangfolge der Vorgänge aus dem anatomischen Befund oft nicht mehr möglich. Die Begünstigung der Tuberkulose durch Silikose ist eine erfahrungsmäßig gesicherte Tatsache. Die Gründe sind nicht restlos klargestellt. Eine gewisse Bedeutung kommt zweifellos der Störung der Lymphzirkulation durch die Staubspeicherung und der Blockade des histiocytären Abwehrsystems durch den Staub zu. Dazu kommen aber noch biochemische Milieubedingungen, die noch nicht präzisiert sind, aber günstige

Voraussetzungen für die Tuberkulose schaffen. Es wäre meines Erachtens falsch, wollte man die Tuberkulosebegünstigung nur auf mechanische Faktoren zurückführen. Die Frage der Begünstigung gewinnt versicherungsrechtliche Bedeutung bei leichten Staublungen. Nach meiner Erfahrung ist sie zu bejahen, wobei zwischen Mischstaubpneumokoniose und Silikose eindeutige Differenzen bestehen. Der tuberkulosefördernde Einfluß der Quarzsilikose ist wesentlich größer als derjenige der Mischstaubpneumokoniose. Die Mischstaubpneumokoniose mit Tuberkulose entspricht dem Typus der aktiven, oft vieljährig stationären cirrhotischen Tuberkulose, d. h. der chronischen Lungentuberkulose mit ausgeglichener Kampflage zwischen Makroorganismus und Tuberkelbacillus.

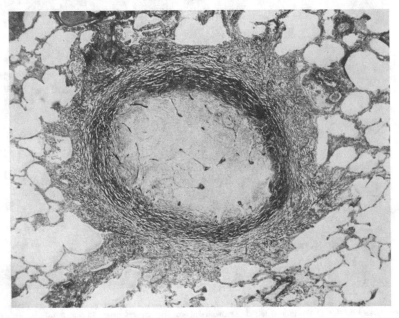

Abb. 8. Tuberkulosilikose. Knötchen mit zentraler käsiger Pneumonie und silikotischer Mantelfibrose. Mineur, 28jährig, SN. 471/44.

Durch die Staubgranulome wird die Tuberkulose dahin modifiziert, daß tuberkulöse Prozesse sich örtlich hauptsächlich an silikotische Prozesse anschließen und zur Verschmelzung silikotischer Schwielenfelder beitragen (Abb. 9). Die Kavernen innerhalb des tuberkulosilikotischen Gewebes sind vielbuchtig, nischenreich, schwer zu sanieren. Silikosegranulome werden meist als ganzes in die Kavernen sequestriert. In den Lymphknoten begünstigt silikotisches Schwielengewebe den Aufbruch und das Aufflackern alter tuberkulöser Narben und kann so zu einer Reaktivierung beitragen. Umgekehrt begünstigt tuberkulöses Granulationsgewebe die Anhäufung von Staub im Histiocytenmantel. Dieser wirkt als Staubfänger. Das Ergebnis ist teils eine Verstärkung des histiocytären Walles, teils eine Förderung tuberkulöser Nekrose und Überführung einer nichtkavernösen in eine kavernöse Phthise. Tuberkulös-silikotische Mischherde zeigen als Ausdruck eines schubweisen Wachstums im zentralen Nekrosefeld konzentrisch geschichtete Ringe aus Kohlenstaub.

Jede Staublunge ist auch nach Abschluß der Exposition progredient; doch bestehen von Fall zu Fall ungemein große Unterschiede. Je größer das Quarzangebot, je rascher die Entwicklung, um so rascher die Progredienz. Je geringer und je protrahierter das Staubangebot, um so langsamer der Verlauf. Maßgebend ist das Angebot an qualifiziertem Quarz im Staubgemisch, d. h. die Quantität des Quarzstaubes von der Korngröße 0,3—3 μ. Wird die Lunge mit solchem Quarzstaub überschüttet, so erfolgt in einer ersten Phase eine Speicherung im ganzen histiocytär-reticulären Gerüstgewebe, in einer zweiten Phase eine reaktive Ausfällung von Proteinen, so daß in wenigen Jahren eine schwerste Lungenfibrose mit Konglomerationen zustande kommt (Abb. 10). Das Gegenbeispiel ist die Steinhauerlunge mit geringem Quarzangebot über lange Zeit. Das Ergebnis ist hier die Ausbildung klassischer Quarzgranulome mit lokalem perifokalem

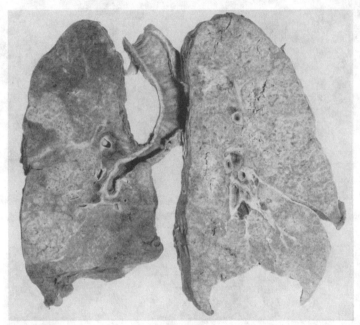

Abb. 9. Sandstrahler-Siliko-Tuberkulose. In der linken Lunge silikotische Schwielenfelder, in der rechten Lunge Einbau derselben in eine lobäre käsige Pneumonie. Sandstrahler, 32jährig, SN. 1051/32.

Emphysem, ohne Konglomerationen und ohne wesentliche respiratorische Störungen. Solche Quarzgranulome können zentral oder zwischen Kernzone und Staubzellmantel verkalken und ossifizieren. Die Kalkschalenbildung in den Hiluslymphknoten ist Folge einer Kalkausfällung in dieser Zwischenschicht (Abb. 11).

Die Staub*bronchitis* ist zunächst eine uncharakteristische Reizbronchitis und als solche nicht eine spezifische Folge des Quarzes, sondern nur des Staubes an sich im Sinne eines physikalischen Reizes. Ungeklärt ist, ob Quarz als solcher, ohne Disposition eine Bronchitis spastica auslösen kann. Es ist jedenfalls Erfahrungstatsache, daß bei gewissen Leuten das Staubgemisch eine solche auslöst und damit die Entstehung eines schweren Emphysems fördert. Ob dieses Emphysem über die Bronchitis spastica als Berufsschaden anerkannt werden soll, ist nicht geklärt. Die zunehmende Erstarrung der Bronchien im sklerosierenden Speichergewebe hemmt den bronchialen Sekretabfluß. Verformungen der Bronchien im Schwielengewebe fördern die Sekretretention. Beide Prozesse wirken synergetisch im Sinne der Förderung und Erhaltung einer chronischen hyperplastischen Bronchitis. Diese *mechanischen* Einwirkungen auf die Bronchien sind aber auf die schweren Silikosen beschränkt (Abb. 12).

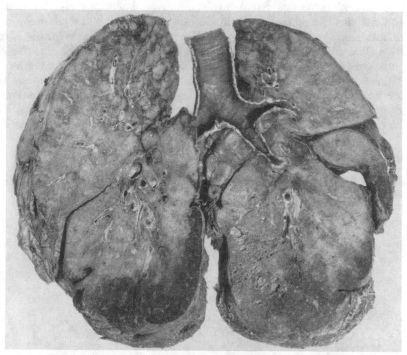

Abb. 10. Schwerste akute Mineursilikose mit ausgedehnter Verschwielung der Mittelgeschosse. Mineur, 28jährig
SN. 112/46. Gesamtexpositionszeit 4 Jahre.

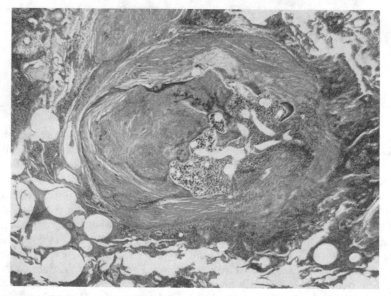

Abb. 11. Altes Steinhauergranulom mit zentraler Verknöcherung. Steinhauer, 64jährig, SN. 1060/35.

Kavernen sind immer verdächtig auf Zusatztuberkulose. Erweichung, Zerfall und Kavernenbildung kommt aber bei Mischstaubpneumokoniosen in den
Oberlappen zweifellos auch ohne Zusatztuberkulose vor. Der Zerfall wird durch
die obliterierende Quarzangitis maßgebend gefördert.

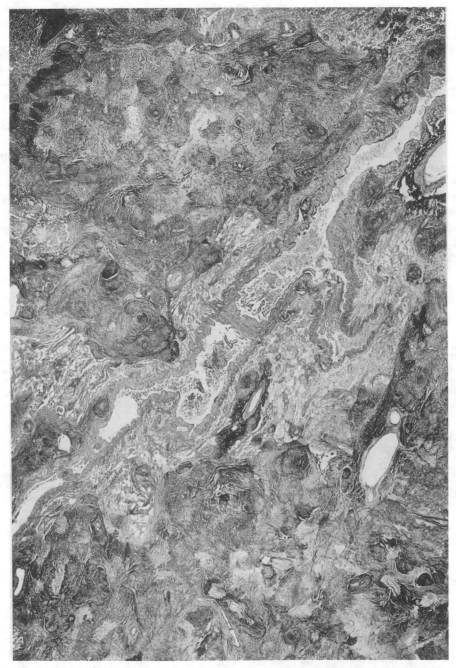

Abb. 12. Sandstrahlersilikose mit Stenosierung und Knickung eines Bronchus durch silikotisches Schwielenfeld mit sekundärer Bronchitis. Sandstrahler, 37jährig, SN. 1284/39.

Die Belastung des rechten *Herzens* ergibt sich zunächst aus der chronischen Bronchitis, der Gefäßobliteration im Staubgranulom mit Reduktion des pulmonalen Strombahnquerschnittes und in späteren Phasen durch das fokale kompensatorische und Altersemphysem. Wirken Lungenstarre und Emphysem zusammen, so entwickelt sich eine respiratorische Insuffizienz, die über Beschleunigung des Blutdurchflusses durch die Lungen mit ungenügender Arterialisation zusätzlich noch einen Spasmus der Lungenarterien auslösen kann. Da dieser die gesamte Lunge umfaßt, wird dadurch der Widerstand im Lungenkreislauf besonders in die Höhe getrieben und der Druck in der rechten Herzkammer steigt an. Die Belastung des rechten Herzens ist also eine recht komplexe, die Überwindung der Widerstände abhängig vom Alter des Patienten und dem Zustand seiner Kranzgefäße.

Die Analyse der Staubeinwirkungen ist in ausgedehntem Maße durch das *Experiment* abgeklärt und gefördert worden. Bekannt sind zunächst die Staubteste zur Prüfung der fibrogenetischen Wirkung. Zur Verfügung steht die intratracheale Injektion des Staubgemisches (Policard, King) oder die intraperitoneale Injektion (Rüttner u. a.). Staubgranulome entwickeln sich in etwa 4 Wochen. Über die Auswirkungen verschiedener Korngrößen und Staubgemische (insbesondere Beimengung von Aluminium) liegen Arbeiten von King und seiner Schule vor. Über die Abklärung der Beziehungen zwischen Staub und Tuberkulose haben wir Experimente von Gardner. Elektronenmikroskopische Unteruchungen sind von Policard durchgeführt worden.

Literatur.

Attygalle, D., C. V. Harrison, E. J. King and G. P. Mohanty: Infective pneumoconiosis. Brit. J. Industr. Med. **11**, 245 (1954).

Biasi, W. di: Pathologische Anatomie der Silikose. Beitr. Silikoseforsch. **1949**, H. 3. — Über den Standpunkt des pathologischen Anatomen bei der Begutachtung von Staublungenerkrankungen. Die Staublungenerkrankungen, S. 102. Darmstadt: Dr. Dietrich Steinkopff 1950. — Zur Frage der Anthrako-Silikose. Ber. über die Med.-wiss. Arbeitstagung über Silikose, Oktober 1951. Beitr. Silikoseforsch. **1951**. — Böhme, A., u. H. Lent: Silikose und Bronchitis. Beitr. Silikoseforsch. **1951**, H. 11. — Bovet, P.: Die Wirkung von Graphit und anderen Kohlenstoffmodifikationen im Tierversuch, zugleich ein Beitrag zur experimentellen Silikoseforschung. Schweiz. Z. Path. u. Bakter. **15**, 548 (1952).

Ceelen, W.: Zum Staublungenproblem. Beitr. Silikoseforsch. **1951**, H. 13. — Cough, J.: Pneumoconiosis in Coal Workers in Wales. Occupat. Med. **4**, 86 (1947). — Cuurun, R.: Observations on the formation of collagen in quartz lesions. J. of Path. **66**, 271 (1953).

Doerr, W.: Pneumoconiose durch Zementstaub. Virchows Arch. **322**, 397 (1952).

Eickhoff, W.: Die spezielle pathologische Anatomie der Staublunge. Die Staublungenerkrankungen, S. 115. Darmstadt: Dr. Dietrich Steinkopff 1950. — Einbrodt, H.-J.: Zur mikroskopischen Identifizierung von Quarz im Lungenstaub. Beitr. Silikoseforsch. **1955**, H. 36.

Friedberg, K. D., u. L. Lendle: Zur Frage anaphylaxieartiger Reaktionen bei Einwirkung von Quarz und Kieselsäureverbindungen auf Serum und Gesamtorganismus. Beitr. Silikoseforsch. **1956**, H. 41.

Gardner, L. U.: The similarity of the lesions produced by silica and by the tubercle bacillus. Amer. J. Path. **13**, 13 (1937). — Etiology of pneumoconiosis. J. Amer. Med. Assoc. **111**, 1925 (1938). — The pathology and roentgenographic manifestations of pneumoconiosis. J. Amer. Med. Assoc. **114**, 535 (1940). — Gerlach, W.: Die Staublunge des Mansfelder Bergmanns, zugleich ein Beitrag zur Staublunge und Lungentuberkulose. Arch. Gewerbepath. **2**, 105 (1931). — Gersing, R.: Die frühen Reaktionen der Lunge auf verschiedene Staubarten im vergleichenden Tierversuch. Beitr. Silikoseforsch. **1956**, H. 42. — Gerstel, G.: Über die Veränderungen der Lungenblutgefäße bei Staublungenerkrankungen. Veröff. Gewerbe- u. Konstit.path. **1932/34**, H. 35, 1—42. — Giese, W.: Quarzstaub, Schwielenlunge und Lungentuberkulose. Veröff. Gewerbe- u. Konstit.path., **1931**, H. 28, 1—64.

Hepleston, A. G.: The pathologic anatomy of simple pneumokoniosis in coal workers. J. of Path. **66**, 235 (1953). — Hulse, E. V.: A concept of dust disposal in the lungs. J. of Path. **69**, 225 (1955). — Husten, K.: Die Staublungenerkrankung der Bergleute im Ruhrkohlenbezirk. Veröff. Gewerbe- u. Konstit.path. **1931**, H. 29, 1—54.

Keller, H.: Über Lymphknotenveränderungen im Lungenabfluß bei der Mansfelder Staublunge. Arch. Gewerbepath. **4**, 141 (1932). — King, E. J.: The solubility theory of silicosis. Die Staublungenerkrankungen, S. 212. Darmstadt: Dr. Dietrich Steinkopff 1950. —

King, E. J., C. V. Harrison and D. Attygalle: The effect of cortisone on established silicotic fibrosis in the lungs of rats. Brit. J. Industr. Med. 12, 228 (1955). — King, E. J., V. Pash and W. Weedon: Colorimetric estimation of silica without removal of phosphate and iron. Biochemic. J. 56, xlvi (1954). — Klosterkötter, W.: Staubspeicherung und Serumproteinfraktionen. Beitr. Silikoseforsch. 1955, H. 34.

Lanza, A. J.: Silicosis and asbestosis. London: Oxford University Press 1938. — Leger-lotz, C.: Über die Wirkung quarzreicher sowie kohlereicher quarzarmer Lungenstaubfraktionen nach intraperitonealer Applikation an der Maus. Beitr. Silikoseforsch. 1955, H. 36. — Lynch, K. L., and F. A. McIver: Pneumoconiosis from exposure to kaolin dust: Kaolinosis. Amer. J. Path. 30, 1117 (1954).

Nagelschmidt, G.: Mineralogical aspects of pneumokoniosis. Die Staublungenerkrankungen, S. 236. Darmstadt: Dr. Dietrich Steinkopff 1950. — Nagelschmidt, G., E. S. Nelson, E. J. King and C. V. Harrison: The development of lymph nodes after injection of flint of variable size into the lungs of rats. Brit. J. Industr. Med. 11, 145 (1954). — Nordmann, M., H. J. Löblich u. W. Koch: Die Resorption von Quarzkristallen bei Lebendbeobachtung der Rattenlunge. Beitr. Silikoseforsch. 1955, H. 34.

Policard, A.: Structure et mode de formation des blocs fibreux du poumon dans les pneumoconioses minérales. Ann. d'Anat. path. 16, 97 (1939). — L'experimentation animale dans l'étude des pneumoconioses. Die Staublungenerkrankungen, S. 262. Darmstadt: Dr. Dietrich Steinkopff 1950.

Rüttner, J. R.: Vergleichende tierexperimentelle Untersuchungen über die Wirkung von frischgebrochenem und sogenanntem „altem", aus Silikotikerlungen isoliertem Quarz. Z. Unfallsz. u. Berufskrkh. 43, 66 (1950). — Die Gewebsreaktionen auf Mineralstaube im Peritonealtest an der Maus. Die Staublungenerkrankungen, Bd. 2, S. 106. Darmstadt: Dr. Dietrich Steinkopff 1954. — Rüttner, J. R., W. Willy u. A. Baumann: Tierexperimentelle Studien zur Wirkung von amorpher kolloidaler und kristalliner Kieselsäure. Schweiz. Z. Path. u. Bakter. 17, 352 (1954).

Schulze, M.: Höhlenbildungen in den Mansfelder Staublungen. Arch. Gewerbepath. 5, 158 (1933). — Schumacher, H.: Experimentelle Untersuchungen über die Adsorption von Bluteiweiß-Fraktionen an Quarz- und andere Mineralpartikel. Beitr. Silikoseforsch. 1956, H. 41. — Siegmund, H.: Das Schicksal der Lunge und der Atmungswege nach Aufnahme verschiedener Staubarten. Die Staublungenerkrankungen, S. 12. Darmstadt: Dr. Dietrich Steinkopff 1950.

Uehlinger, E.: Über Mischstaubpneumokoniosen. Schweiz. Z. Path. u. Bakter. 9, 692 (1946). — Die akute Staublunge. Die Staublungenerkrankungen, Darmstadt: Dr. Dietrich Steinkopff 1950. — Die akute Silikose des Sarganser Beckens. Schweiz. Z. Path. u. Bakter. 12, 150 (1949).

Wätjen, J.: Zur Pathologie der Mansfelder Staublunge. Arch. Gewerbepath. 4, 310 (1933). — Wells, A. L.: Pulmonary vascular changes in Coal-Workers pneumoconiosis. J. of Path. 68, 573 (1954). — Westermann, E.: Häufigkeit und klinische Symptomatologie des Lungenkrebses bei Silikosen. Beitr. Silikoseforsch. 1951, H. 12. — Winkler, A.: Talkose und Talksilikose. Ber. über die Med.-wiss. Arbeitstagung über Silikose, Oktober 1951. Beitr. Silikoseforsch. 1951. — Worth, G., u. W. Nerreter: Kritische Betrachtungen bei der Beurteilung der Silikose und Silikose-Tuberkulose unter Vergleich von klinisch-röntgenologischem und pathologisch-anatomischem Befund. Beitr. Silikoseforsch. 1954, H. 30.

Zebel, G.: Über die Kornverteilung von Lungenstäuben. Beitr. Silikoseforsch. 1956, H. 41. — Zollinger, R.: Silikose und haematogene Tuberkulose. Schweiz. Z. Tbk. 3, 205 (1946).

D. Die Klinik der Silikose.

Von

Hans J. Schmid.

Mit 2 Abbildungen.

I. Einleitung. Latenz.

Das klinische Bild der Silikose ist die direkte und indirekte Folge einzig und allein der morphologischen Lungenveränderungen. Es kommt zustande durch die funktionelle Auswirkung der nodulären und schwieligen Fibrose des Lungenparenchyms mit den daraus folgenden Schrumpfungsprozessen, des perifokalen

und kompensatorischen Emphysems, der deformierenden Bronchitis, schließlich der perivasculären Fibrose und der Endangitis. Anderweitige Einwirkungen
der Kieselsäure auf den Organismus als die lokale fibroplastische Reizwirkung
sind nicht bekannt.

Die Entwicklung der reaktiven Lungenfibrose bis zu einem Grade, der funktionelle Störungen und damit klinische Erscheinungen hervorzurufen imstande
ist, braucht Zeit; Silikosesymptome sind daher nicht im unmittelbaren Anschluß
an den Beginn der Quarzexposition zu erwarten. Im Gegenteil liegt zwischen
dem Beginn der Quarzexposition und den ersten Zeichen der Silikose immer
eine gewisse Zeitspanne, eine „Inkubationszeit", die Zeit der sog. *Latenz.*

Der Begriff der Latenz ist bei jahrelang gleichbleibender Staubarbeit, wie
z. B. bei Bergleuten oder bei Gießereiarbeitern, vom Begriff der Expositionszeit
(vgl. HÖGGER, Die silikose-gefährdeten Berufsgruppen, Tabelle 3, S. 854) nicht
zu trennen. Wo aber eine nur verhältnismäßig kurze und scharf begrenzte Staubexposition besteht, wie z. B. bei gewissen Mineuren oder Sandstrahlern, läßt
sich eindeutig erkennen, daß nach Aufnahme der die Silikoseentwicklung in
Gang bringenden Quarzmenge eine Silikoseerkrankung nicht schon vorhanden
zu sein braucht; klinische und röntgenologische Silikosebefunde können beim
Abbruch der Staubarbeit noch vollkommen fehlen und erst nach einer gewissen
Latenzzeit allmählich in Erscheinung treten, auch wenn keine weitere Quarzaufnahme mehr stattfindet.

Die Dauer der Latenzzeit ist außerordentlich verschieden; sie hängt im
wesentlichen von der Dauer und der Intensität der Quarzaufnahme ab, daneben
aber auch von anderen Faktoren, die wir heute noch nicht völlig übersehen,
wobei einmal die Zusammensetzung des inhalierten Staubgemisches und sicher
auch individuell-konstitutionelle Momente eine Rolle spielen. Je nach dem
Zusammenwirken dieser verschiedenen Einflüsse schwankt die Dauer der Latenzzeit von wenigen Monaten bis zu 10, 20 und mehr Jahren. Bei geringfügiger
Quarzaufnahme und starker Beimischung andersartiger Stäube ist sie in der
Regel länger als bei starker und relativ reiner Quarzexposition; wir kennen
jedoch gerade auch bei konzentrierter, aber kurzfristiger Quarzeinwirkung
Latenzzeiten von 1—2 Jahrzehnten (spätprogrediente Formen, s. unten).

Die silikotische Fibrose ist im Röntgenbild in der Regel bereits erkennbar,
bevor sie klinische Symptome macht; die röntgenologische Latenz ist daher
gewöhnlich kürzer als die klinische. Die Divergenz läßt das Bild der symptomlosen Silikose (s. unten) zustande kommen.

II. Klinische Symptomatologie.

1. Subjektive Beschwerden.

Atemnot ist in der Regel das zuerst auftretende und meist auch dauernd das
wesentlichste, sicher das subjektiv bedeutsamste Merkmal.

Die typische Atemnot der Silikose ist eine ausgesprochene *Belastungsdyspnoe*;
sie fällt zunächst nur bei stärkeren Anstrengungen auf, beim Bergansteigen oder
beim Treppensteigen, insbesondere mit Lasten, dann beim Bücken und Heben.
In Körperruhe verschwindet sie rasch, nachts macht sie sich nicht geltend,
eine erhöhte Lage im Bett wird meist erst in späten Stadien notwendig. Mit
fortschreitenden Jahren wird die Arbeitsdyspnoe ganz allmählich — nur selten
schubweise — intensiver, erscheint schon bei leichter Belastung, der Kranke
wird in seiner körperlichen Leistungsfähigkeit mehr und mehr behindert, schon
beim Ebenausgehen kann er mit seinen Kameraden nicht mehr Schritt halten,

die Berufsarbeit wird je länger desto schwieriger. Schließlich plagt die Kurzatmigkeit den Patienten schon in Körperruhe und verbietet jede Tätigkeit; das An- und Auskleiden kann zur Qual werden. An den Lehnstuhl gefesselt oder aufrecht im Bett sitzend, verbringt der Kranke, nach Luft schnappend, seine letzten Monate.

Die silikotische Belastungsdyspnoe zeigt — wenn wir den Ablauf des einzelnen Atemzugs ins Auge fassen — häufig einen ausgesprochen asthmoiden Charakter, mit verlängertem und oft pfeifendem Exspirium. Im Ablauf des ganzen Geschehens dagegen besteht ein sehr charakteristischer Unterschied zwischen der silikotischen und der asthmatischen Atemstörung: im Gegensatz zum asthmatischen Verhalten eignet der silikotischen Funktionsstörung eine ausgesprochene Stetigkeit; sie entwickelt sich ganz allmählich, ohne Schübe und Wellen, ohne Exacerbationen und Remissionen, die einzelnen Paroxysmen hängen einzig von der Belastung ab und sind bei gleicher Belastung immer gleich, nicht heute schwer und morgen gering, je nach Wetter und Laune, wie dies für asthmatische Störungen charakteristisch ist.

Wenn diese stetige, reine Belastungsdyspnoe für Silikose sehr typisch ist, so ist sie jedoch keineswegs pathognomonisch; sie entspricht der Funktionsstörung, wie wir sie auch beim unkomplizierten, essentiellen Emphysem finden.

Zwischen der Intensität des anatomischen und des Röntgenbefundes einerseits, der Intensität der Belastungsdyspnoe andererseits besteht kein Parallelismus. Wenn auch im großen ganzen gesehen schwereren anatomischen Veränderungen auch schwerere funktionelle Störungen entsprechen, so findet sich im Einzelfall nicht selten eine beträchtliche Diskrepanz; insbesondere sind es die in den Untergeschossen lokalisierten Prozesse (akute Silikosen, gewisse Mineursilikosen), die — wohl infolge von Beeinträchtigung der Zwerchfellbeweglichkeit — zu frühen und schweren Atemfunktionsstörungen neigen, während umgekehrt bei selbst ausgedehnter Verschwartung der Obergeschosse die Kurzatmigkeit auffallend gering sein kann (z. B. gewisse Keramikersilikosen); vgl. Tabelle 2, S. 763.

Neben der Kurzatmigkeit treten alle anderen subjektiven Symptome bei Silikose an Bedeutung weit zurück.

Husten ist zwar häufig vorhanden, kann aber auch in schweren Fällen völlig fehlen und auch im einzelnen Fall periodisch stark schwanken, im Gegensatz zur stetigen Atemnot. Meist handelt es sich um einen trockenen Reizhusten ohne oder mit nur wenig Auswurf; gelegentlich kann der fast unstillbare Hustenreiz sehr quälend werden und subjektiv im Vordergrund der Beschwerden stehen. Sehr oft allerdings hat dieser Husten seinen Grund nicht in der Silikose, sondern in einem begleitenden Staubreizkatarrh der oberen Luftwege; dann verschwindet er, im Gegensatz zur Kurzatmigkeit, rasch nach Unterbruch der Staubexposition. Einem stärker gelösten Husten mit reichlicherem, oft eitrigem Auswurf liegt immer eine Komplikation mit Bronchitis, Bronchiektasen oder Tuberkulose zugrunde.

Brustschmerzen, Bruststechen und andere Mißgefühle im Thorax werden öfters angegeben, sind aber sehr uncharakteristisch und gehören nicht zum eigentlichen Bild der Silikose. Gelegentlich hängen sie mit pleuritischen Reizzuständen, gelegentlich mit zirkulatorischen Komplikationen (Stenokardie, Pulmonalsklerose) zusammen; häufig aber sind sie psychogen bedingt, teils hypochondrischer Genese angesichts der dem Patienten bekannten ernsten Prognose der Sandlunge, teils auch begehrungsneurotischen Ursprungs im Hinblick auf die Rentenversicherung.

Das **Allgemeinbefinden** ist in der Regel bei leichten und häufig auch noch bei recht fortgeschrittenen Fällen auffallend wenig beeinträchtigt. Appetit und Schlaf sind gut, das Aussehen ist gesund, der Ernährungszustand leidet nicht, oft besteht eher eine Tendenz zum Fettansatz. Der Leistungswille ist häufig bis in schwerste Stadien hinein nicht gebrochen, die Ermüdbarkeit nicht inadäquat. Nicht selten ringen die Patienten ihrem durch die Arbeitsdyspnoe schwer belasteten Körper noch erstaunliche Leistungen ab, bevor sie vor der unerbittlichen Atemnot kapitulieren.

2. Befunde an den Atmungsorganen.

Physikalische Lungenbefunde. Die Ergebnisse der Perkussion und der Auskultation überraschen immer wieder durch ihre Geringfügigkeit im Vergleich zu den beträchtlichen Röntgenbefunden. *Perkutorisch* finden wir häufig keinen abnormen Befund, oder dann nur die Zeichen eines umschriebenen oder allgemeinen Emphysems: hypersonorer Klopfschall, fehlende absolute Herzdämpfung, herabgesetzte Verschieblichkeit der Lungengrenzen; der emphysematische Tiefstand der Lungengrenzen fehlt hingegen oft infolge von Sinusverklebungen. Schalldämpfungen sind selbst bei großen Knoten und Schwielen häufig nicht nachweisbar; Reichmann (1933) nennt dafür zwei Gründe: einmal die Symmetrie der Veränderungen, die keine Schalldifferenz zwischen rechts und links zustande kommen läßt, und zweitens die Aufhebung lokaler Schalldifferenzen durch überblähtes Lungengewebe.

Auch *auskultatorisch* sind die Befunde in der Regel auffallend wenig verändert: soweit Emphysem vorliegt, verursacht es abgeschwächtes, leeres, stellenweise kompensatorisch verschärftes Vesiculäratmen; bronchialer Beiklang fehlt auch bei ausgedehnten Indurationen häufig oder bleibt gering. Rasselgeräusche fehlen bei sehr vielen Silikosen aller Stadien dauernd oder mindestens während langen Zeiträumen; bronchitische Befunde gehören nicht zu den typischen Zeichen einer Staublunge. Immerhin finden sich trockene oder feuchte Rhonchi, diffus oder umschrieben lokalisiert, konstant oder häufiger nur zeitweise, bei nicht wenigen Staublungen aller Stadien. Die Häufigkeit und die Bedeutung solcher bronchitischer Befunde bei Silikose ist in den letzten Jahren stark diskutiert worden.

Bronchitis und Silikose. Zahlreiche Arbeiten der letzten Jahre haben sich mit der *Häufigkeit* der — auskultatorisch diagnostizierten — Bronchitis bei den verschiedenen Silikosestadien befaßt (Beckmann 1951, Böhme 1951, Böhme und Lent 1951, Parrisius 1950, Rossier, Bucher und Wiesinger 1947, Trautmann 1949, Worth 1953, Worth und Dickmans 1950, Zorn 1949). Während bei den schweren Formen (Röntgenstadium III) ziemlich übereinstimmende Werte zwischen 45 und 54% angegeben werden (Beckmann nur 22%), gehen die Zahlen bei den leichteren Formen stärker auseinander. Die überraschend hohe Zahl von Rossier, Bucher und Wiesinger (42% Bronchitiden bei Röntgenstadium I) wurde von Parrisius bestätigt (43,6% bei 0—I, 29,9% bei I), während andere Autoren wesentlich weniger fanden (im Röntgenstadium I: Beckmann 13,3%, Böhme und Lent 17,6%, Trautmann gar nur 6,2%, Zorn 3%).

Auf die mathematische und medizinische Unzulänglichkeit des Vergleichs dieser Statistiken hat Friehoff (1952) hingewiesen. Bei der außerordentlichen Veränderlichkeit bronchitischer Befunde schon innerhalb weniger Stunden, insbesondere bei Frühsilikosen, hängt das Ergebnis in hohem Maße von Art und Auswahl des Materials ab: Spitalpatienten, Leute innerhalb und außerhalb der Arbeit, Gutachtenfälle oder Reihenuntersuchungen müssen zwangsläufig ganz unterschiedliche Werte ergeben.

Außerdem werden bei diesen, rein auskultatorisch diagnostizierten Bronchitiden zweifellos Erscheinungen von *ganz verschiedener Genese und Bedeutung* zusammengefaßt. Wir möchten unter diesem Gesichtspunkt folgende Gruppen unterscheiden:

a) den chronischen Bronchialkatarrh auf Grund von Bronchitis deformans und Bronchiektasen bei fortgeschrittener Silikose,

b) den asthmoiden Staubreizkatarrh,

c) die katarrhalische Reaktion der Luftwege auf infektiöse und atmosphärisch-klimatische Noxen.

a) Daß die anatomischen *Bronchialveränderungen der fortgeschrittenen, schrumpfenden Silikose* chronische Bronchialkatarrhe zur Folge haben, ist nicht verwunderlich. Klinisch äußern sich diese meist in bronchitischen Lungenbefunden von großer Konstanz, zum Teil diffus, vorwiegend aber lokalisiert an den Stellen der schweren Lungenveränderungen. Doch können selbst bei erheblicher, bronchographisch nachgewiesener Bronchialerkrankung katarrhalische Erscheinungen völlig fehlen (WORTH 1952). Diese Bronchitiden stellen zweifellos eine echte Komplikation der fortgeschrittenen Silikose dar.

b) Demgegenüber steht die *Bronchitis der silikotischen Frühstadien* meist in eklatanter Weise im direkten Zusammenhang mit der aktuellen Staubeinwirkung, ist dagegen weitgehend unabhängig von der Entwicklung einer echten silikotischen Läsion. BÖHME (1950) fand bei Bergleuten vor Beginn der Arbeit in 9%, während der Arbeit aber in 49% bronchitische Rasselgeräusche. Dies stimmt auch mit unseren eigenen Erfahrungen überein: wir können immer wieder bei Silikotikern aus dem Gießereibetrieb feststellen, daß sie während der Ferien oder während eines mehrwöchigen Militärdienstes ihre Bronchitis völlig verlieren und sich entsprechend auch funktionell bessern, während die silikotischen Lungenveränderungen natürlich unverändert bleiben; dafür ein Beispiel unter vielen:

H. W., geboren 1916; 1938—1947 Hilfsarbeiter in einem Gießereibetrieb, wechselnd mit verschiedenen, zum Teil stark quarzstaub-gefährdeten Arbeiten beschäftigt. Erkrankt seit 1940, also nach recht kurzer Staubexposition, immer wieder an asthmoiden Lungenkatarrhen, die jeweilen nach 2—3wöchigem Arbeitsunterbruch abheilen. 1940—1945 wiederholte, mehrmonatige Perioden von Militärdienst, während denen der Mann beschwerdefrei und voll leistungsfähig ist. 1943 Lungendurchleuchtung: Kein pathologischer Befund; 1944 Schirmbild: Ebenfalls o. B.; 1947: Schirmbild: Hilusvergrößerung beiderseits, anschließend Großaufnahme: Silikose I. Darauf Versetzung zu einer staubfreien Arbeit. Seither nie mehr Lungenkatarrhe, nie mehr ein bronchitischer Auskultationsbefund; das silikotische Lungenbild ist bis 1954 bei wiederholten Kontrollen stationär.

Dieses Beispiel zeigt die immer wieder zu machende Erfahrung, daß die Bronchitis der silikotischen Frühfälle ganz von der aktuellen Staubexposition abhängig ist: sie setzt bereits kurz nach Beginn der Staubexposition ein, zu einer Zeit, wo anatomische Silikoseläsionen noch kaum vorhanden sein können, sie variiert ganz parallel zum Wechsel der Staubexposition, sie kann schließlich, trotz manifester Entwicklung einer silikotischen Lungenveränderung, völlig verschwinden, wenn die Staubexposition aufhört.

Solche Erfahrungen führen zur Auffassung, daß diese — vorwiegend trockenen, asthmoiden — Bronchitiden der silikotischen Frühstadien unabhängig sind von der anatomischen Entwicklung der Silikosekrankheit, daß sie im Gegenteil eine direkte, mehr oder weniger akute und stets reversible Reaktion des Bronchialbaums auf die Staubinhalation darstellen. Eine Bestätigung findet diese Auffassung in den Untersuchungen von BÖHME (1951), der bei silikosefreien

Bergleuten dieselben, ja in späteren Lebensjahren sogar wesentlich höhere Prozentzahlen von Bronchitikern fand als bei ihren silikosekranken Nebenarbeitern.

Wahrscheinlich spielt bei diesen Staubreizkatarrhen der Quarz als solcher überhaupt keine spezifische Rolle. Dautrebande (1951, 1952) hat experimentell entsprechende akute und subakute bronchitische Staubreaktionen mit zahlreichen Stäuben ganz verschiedener Art auslösen können. Größere klinische Untersuchungen über die Bronchitishäufigkeit in stark staubigen, aber nicht quarzgefährdeten Betrieben stehen noch aus; eigene beschränkte Erfahrungen in einem Betrieb der Nahrungsmittelbranche mit stark staubendem organischem Material zeigen aber ähnliche bronchitische und asthmoide Reaktionen, wie wir sie auch im Gießereibetrieb sehen. Ja, gewisse Beobachtungen legen es nahe, in einzelnen Fällen nicht einmal den Staub, sondern andere flüchtige Noxen der Arbeitsstelle, z. B. Gase und Dünste des Gießereibetriebs, für die asthmoide Reaktion verantwortlich zu machen.

Es scheint uns daher richtig, die trockene Bronchitis der silikotischen Frühstadien nicht der Silikose selbst zuzurechnen, sondern sie als, von der spezifischen Quarzwirkung unabhängige, *Staubreizbronchitis* zu betrachten. A. Wiesinger (1949, 1953) stellt sogar die Hypothese auf, daß diese Reizbronchitiden durch den erhöhten Feuchtigkeitsgehalt der Bronchen den Bergmann vor der Staublungenerkrankung schützen, also eine zweckmäßige Abwehrreaktion gegen die Staubschädigung darstellen. Dazu könnte die schon erwähnte Feststellung von Böhme (1951) passen, daß in den älteren Jahrgängen bronchitische Befunde bei nichtsilikotischen Bergleuten bedeutend häufiger festzustellen sind als bei silikotischen.

Ob neben diesen, meist mit bronchospastischen Reaktionen einhergehenden Staubreizbronchitiden, auch die silikotischen Gewebsveränderungen selbst zu bronchospastischen Reaktionen disponieren, wie dies Rossier und Mitarbeiter (1947) vertreten, ist noch umstritten. Der häufig typisch asthmoide Charakter der silikotischen Belastungsdyspnoe, auch bei Patienten ohne bronchitischen Auskultationsbefund und fern von jeder aktuellen Staubexposition, sowie der bronchographische Nachweis von Bronchialspasmen unter denselben Bedingungen (Schinz und Cocchi 1950) scheinen für eine solche Annahme zu sprechen.

c) Häufig zeigt sich beim Silikosekranken eine besondere *Anfälligkeit der Luftwege für Erkrankungen durch infektiöse oder atmosphärisch-klimatische Noxen*. Nicht selten sind immer wiederkehrende und schlecht ausheilende Katarrhe der Luftwege, besonders in den Wintermonaten, bei bisher nicht empfindlichen Leuten das erste Anzeichen einer sich entwickelnden Silikose. Auskultatorisch zeigen diese Katarrhe, im Gegensatz zu den Staubreizbronchitiden, neben den trockenen häufig und oft überwiegend auch feuchte Rasselgeräusche. Die Ursache dieser Empfindlichkeit ist wohl einerseits in verschlechterten Verhältnissen der Durchlüftung und der Blut- und Lymphzirkulation im Gefolge silikotischer Fibrosen, andererseits in der Schleimhautalteration durch den Staubreizkatarrh zu suchen. Dementsprechend ist sie oft schon recht früh im Silikoseverlauf, bei relativ noch geringfügigen anatomischen Veränderungen, festzustellen.

Die unter a) bis c) besprochenen verschiedenen Bronchitisformen sind natürlich selten scharf auseinander zu halten und können sich in verschiedenster Weise kombinieren; so entsteht das wechselvolle und leicht zu widersprechender Beurteilung verführende Bild der „silikotischen" Bronchitis.

Typisches **Bronchialasthma** ist bei Silikose eher selten (Parrisius 1950); konstitutionelle Asthmatiker meiden in der Regel zum Vornherein die Staubberufe. Gegebenenfalls wird man ein zufälliges Zusammentreffen als wahrscheinlich annehmen müssen. Der wellenförmige, sich aus Exacerbationen und Remissionen zusammensetzende Verlauf des Bronchialasthmas steht in deutlichem Gegensatz zum stetigen Verlauf der silikotischen Dyspnoe und deren nur durch Belastung ausgelösten Paroxysmen.

Umschriebenes oder auch ausgedehnteres **Lungenemphysem** gehört hingegen zu den regelmäßigen Symptomen einer nicht mehr ganz initialen Silikose, teils als perifokales Emphysem durch Schrumpfungsprozesse und Bronchiolarstenosen, teils als vikariierendes Emphysem in den kompensatorisch überventilierten Lungenabschnitten. Im Gegensatz zum essentiellen, konstitutionellen Emphysem ist aber das silikotische Emphysem im Prinzip nie universell, sondern stets auf bestimmte, wenn auch eventuell ausgedehnte, Lungenabschnitte beschränkt. Häufig ist allerdings die Unterscheidung des silikotischen vom konstitutionellen Emphysem praktisch sehr schwierig bis unmöglich. Auch die Frage, ob zwischen den beiden Affektionen positive oder negative pathogenetische Beziehungen bestehen, ist bis anhin nicht geklärt.

Die **Thoraxstarre,** die das konstitutionelle Emphysem in der Regel begleitet, gehört nicht zum Bild der Silikose. Zwar ist der Brustkorb bei stärkeren Graden der Ateminsuffizienz stets mehr oder weniger in extremer Inspirationsstellung fixiert, die Atemexkursion kann dann nur wenige Zentimeter betragen, aber die Elastizität der Rippen ist bei Silikose fast immer in einem dem Alter entsprechenden Maße erhalten.

An den **oberen Luftwegen** sind silikotische Veränderungen nicht bekannt. Häufig findet sich allerdings bei unter Staubexposition stehenden Menschen ein *Staubreizkatarrh* auch in der Nase und im Rachen; oft bedeckt zäher, stark staubhaltiger Schleim die Schleimhäute und führt zu weitgehender Behinderung der Nasenatmung. Darauf dürfte auch die Häufigkeit fokalseptischer Herde in den oberen Luftwegen (Tonsillen, Nebenhöhlen) bei Silikotikern zurückzuführen sein.

Der **Auswurf** ist bei reinen Silikosen recht spärlich oder fehlt ganz. Unter mehr oder weniger starkem Hustenreiz werden in 24 Std nur wenige Kubikzentimeter zähschleimig-glasige Massen expektoriert. Cytologisch finden sich darin häufig nur Elemente der oberen Luftwege, meist aber stellenweise auch mehr oder weniger zahlreiche, zum Teil pigmentierte Alveolarepithelien; es ist uns aufgefallen, daß dieses Pigment bemerkenswert häufig die Berlinerblau-Reaktion auf Eisen gibt („Herzfehlerzellen"), auch bei Leuten, die nie in Gießereien gearbeitet haben oder sonst mit Eisenstaub Kontakt hatten. Wir halten es für möglich, daß dieser Befund mit dem histologisch feststellbaren starken Eisengehalt silikotischer Knötchen zusammenhängen und damit ein Hinweis auf die Diagnose einer Silikose sein könnte.

Bei der chronischen Bronchitis fortgeschrittener Silikosestadien und bei infektiösen Komplikationen in den Luftwegen wird der Auswurf unter gelösterem Husten natürlich reichlicher, eitriger, gelegentlich dreischichtig-bronchiektatisch oder nummulär. Bakteriologisch sind — außer dem entscheidend wichtigen Nachweis von Tuberkelbacillen —, keine wesentlichen Befunde zu erwarten.

Das plötzliche Aushusten reichlich schwärzlichen Sputums weist auf das Einschmelzen silikotischer Schwielen, seltener einmal auf den Einbruch einer siliko-anthrakotischen Drüse in den Bronchialbaum, hin. Im ersteren Falle können gelegentlich elastische Fasern gefunden werden.

In seltenen Fällen wurde bei Porzellinern und Steinhauern auch das Aushusten mehr oder weniger zahlreicher, hirsekorn- bis erbsgroßer, unregelmäßiger, steiniger Gebilde beobachtet („Erbsenkrankheit", SAUPE 1930, SALOTTO 1940, BAADER 1954); das Vorkommen scheint aber nicht auf Silikose beschränkt zu sein.

Gelegentliche kleinere *Hämoptysen* stammen aus Einschmelzungen, Drüsen-einbrüchen oder Bronchiektasen. Massive Hämoptysen aus reinsilikotischen Kavernen können gelegentlich zur unmittelbaren Todesursache werden.

Der Gehalt des Auswurfs an *Staubpartikeln*, insbesondere an doppelbrechen-den Mineralkristallen, hängt sehr stark von der aktuellen Staubexposition ab; ins Gewebe aufgenommene Staubteilchen dürften nicht mehr in den Auswurf gelangen; der Nachweis von solchen Staubpartikeln im Sputum hat daher keine diagnostische Bedeutung erlangt (Policard, Magnin und Martin 1930).

Die **Bronchoskopie** läßt die katarrhalisch-bronchitischen Schleimhautver-änderungen, sowie Verlagerungen, Abknickungen und Stenosen der Bronchen im Gefolge silikotischer Schrumpfungsprozesse erkennen (Champeix und Mory 1950, Molfino und Pesce 1952). Wir selbst konnten in einem Falle von Sili-kose durch Bronchoskopie eine exspiratorische Invagination der erschlafften Pars membranacea der intrathorakalen Trachea als Ursache einer unerklärlich schweren, teils paroxysmalen Dyspnoe nachweisen, wie dies von Herzog (1954) bei Asthma bronchiale und Emphysembronchitis beschrieben worden ist.

3. Befunde am Kreislaufapparat.

Neben den Erscheinungen von seiten der Atmungsorgane spielen diejenigen von seiten des Kreislaufs die Hauptrolle im Krankheitsbild der Silikose. Die silikotischen Lungengewebsveränderungen bewirken eine Verengerung der Lungen-strombahn einmal durch Einengung und Veröfung von Gefäßen in emphysema-tösen Lungenbezirken, dann durch Lageveränderungen der größeren Gefäße infolge silikotischer Schrumpfungen, schließlich durch die, von Uehlinger und Zollinger (1946) auch experimentell erzeugten, schon im Frühstadium der Silikose zu findenden Endangitiden und perivasculären Fibrosen. Bei der außerordentlichen Weite der Lungenstrombahn genügen diese gefäßverengernden Einflüsse allerdings kaum je, um eine Drucksteigerung im kleinen Kreislauf hervorzurufen; eine solche kommt bei Silikose in der Regel erst dann wirksam zustande, wenn infolge ventilatorischer Globalinsuffizienz die Sauerstoffspan-nung der Alveolarluft abfällt und damit eine reflektorische Engerstellung des Pulmonalkreislaufs erfolgt (vgl. darüber die Ausführungen im Abschnitt von Rossier und Bühlmann, Pathophysiologie der Atmung, in diesem Band, Teil 1).

Aus diesen Zusammenhängen erklärt sich, daß leichtere Silikoseverände-rungen auch bei deutlicher Ateminsuffizienz noch nicht zur Überbelastung des rechten Herzens und damit zur Entwicklung eines Cor pulmonale führen. Bei fortgeschrittenen Silikosefällen ist dann allerdings die Rechtshypertrophie anato-misch ein außerordentlich regelmäßiger Befund, nur in späteren Lebensjahr-zehnten kann deren Entwicklung gelegentlich ausbleiben (Husten 1951).

Klinisch ist das Cor pulmonale bei Silikosen relativ selten nachweisbar, wegen der regelmäßig vorhandenen Überlagerung des Herzens durch überblähte Lungenabschnitte. Auskultatorisch weist ein akzentuierter zweiter Pulmonal-ton auf eine Drucksteigerung im kleinen Kreislauf hin.

Auch röntgenologisch ist das silikotische Cor pulmonale oft schwer nachzu-weisen. Bei schrumpfenden Oberfeldprozessen findet sich trotz Rechtshyper-trophie eine schmale, steilgestellte Herzsilhouette. Nur bei schweren Silikosen namentlich im jugendlichen und mittleren Lebensalter prägt sich das Cor pulmo-nale durch verstärkte Wölbung des rechten Vorhofbogens, sowie durch Akzentua-tion des Pulmonalbogens aus. Eine stärkere Dilatation des rechten Ventrikels ist meist mit einer gewissen Linksrotation des Herzens verbunden und führt dadurch zur Verbreiterung des Herzschattens nach links und zu vermehrter Rundung der linken Herzkontur, so daß das Bild eines Linksherzens vorgetäuscht wird. In höheren Lebensjahren überlagert meist das Bild des echten Linksherzens auf hypertonischer oder sklerotischer Grundlage das wenig entwickelte silikotische Cor pulmonale. Schrumpfungsprozesse können durch Verziehung des Herzschattens namentlich im Gebiet des rechten und des linken Vorhofbogens zu atypischen Konfigurationen führen. Die verstärkten Hilusschatten der Silikose zeigen bei der Durchleuchtung keine expansive Pulsation.

Auch das **Elektrokardiogramm** ergibt wenig charakteristische Befunde; das zu erwartende Rechtskardiogramm findet sich nur in einer Minderzahl der Fälle, hauptsächlich bei stark entwickeltem Begleitemphysem (TRAUTMANN 1948, ZORN 1950). ZORN findet bei 1580 Silikosefällen (worunter 50 leichte, 128 mittelschwere und 1402 schwere Fälle) in den Extremitätenableitungen einen Rechtstyp in 26%, einen Linkstyp in 36,9%, Überhöhung von P in Abl. II und III

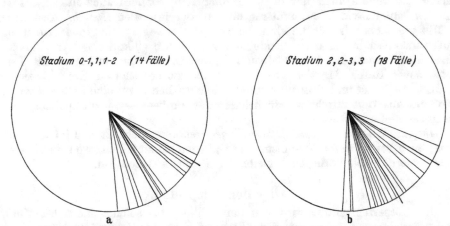

Abb. 1a u. b. EKG-Veränderungen bei Silikose: Richtung der elektrischen Herzachse zur Zeit der überwiegenden R-Spitze. a *Stadium O—I, I, I—II* (14 Fälle). Durchschnittliches Alter 39 Jahre (24—60). Durchschnittliche Achsenrichtung 51°. b *Stadium II, II—III, III* (18 Fälle). Durchschnittliches Alter 46 Jahre (32—60). Durchschnittliche Achsenrichtung 61°. (Beobachtungsgut der Medizinischen Universitätsklinik Zürich, Prof. Dr. W. LÖFFLER), 32 Fälle, vgl. Text.

in 11,6%, Reizbildungs- und Reizleitungsstörungen in 2,8%, einen WILSON-Block in 1,1% der Fälle; in den Brustwandableitungen stellt er einen Rechtstyp bei 30,1%, einen Linkstyp bei 37,0% der Fälle fest. Wir selbst konnten am Gutachtenmaterial der Medizinischen Klinik Zürich (Prof. Dr. LÖFFLER), nach Ausschluß aller Fälle über 60 Jahre (wegen Altersveränderungen) und weiterhin aller Fälle mit kardiovasculären Komplikationen immerhin doch eine deutliche Tendenz zur Rechtsdrehung der Herzachse mit fortschreitender Silikose feststellen (vgl. Abb. 1). Ähnlich fanden ROSSIER, BÜHLMANN und LUCHSINGER (1955) ein Cor pulmonale bei Silikose I in 5%, bei Silikose II in 16%, bei Silikose III in 33% der Fälle. — Lageveränderungen des Herzens infolge von Schrumpfungen, Emphysem, Zwerchfellfixation usw. wirken sich oft in unübersichtlicher Weise auf das EKG aus und müssen bei der Interpretation in Rechnung gestellt werden. — Versuche, das EKG bei Silikosen zur funktionellen Kreislaufdiagnostik auszuwerten, haben zu keinen überzeugenden Ergebnissen geführt.

Funktionell bleibt das rechte Herz den gesteigerten Anforderungen meist auffallend lange gewachsen. Erst in späten Silikosestadien, häufig erst bei zusätzlicher Myokardschädigung durch coronare Veränderungen oder durch infektiös-toxische Einflüsse (oft von einer Tuberkulose, von einer chronischen Bronchitis oder von infizierten Bronchiektasen ausgehend), kommt allmählich eine *Kreislaufinsuffizienz* zur Ausbildung: die bis dahin normale Pulsfrequenz steigt an, die Cyanose nimmt zu, namentlich auch in Ruhe, die Halsvenen schwellen an, der Venendruck steigt; nun kommt es auch zu typischem nächtlichem Asthma cardiale, das bis dahin im Bild der Silikose zu fehlen pflegt; den Ablauf beschließt endlich die große Kreislaufinsuffizienz mit Stauung aller Organe, Ödemen, allgemeinem Hydrops, mit maximaler Cyanose und Dyspnoe bereits in Ruhe, schließlich kommt der Tod in chronischer Herzinsuffizienz, womit — meist erst nach jahrelangem Verlauf — der Silikoseprozeß sein typisches Ende erreicht

4. Anderweitige Organbefunde.

Die pathologisch-anatomisch nicht seltene, metastatische Lokalisation silikotischer Granulome nicht nur in den bronchialen, sondern auch in den mediastinalen, supraclaviculären, axillären und retroperitonealen *Lymphknoten*, sowie in Milz und Leber, ist für die klinische Symptomatologie ohne große Bedeutung. Ausnahmsweise haben erweichende und zerfallende silikotische Lymphknoten durch Einbruch in den Bronchialbaum, in den Oesophagus, in Pleura und Perikard, sowie durch Arrosion größerer Gefäße zu ernsthaften Komplikationen geführt (Di Biasi und Bommert 1948). Gelegentlich kann eine äußere Lymphknotenlokalisation durch die Möglichkeit der Probeexcision zur histologischen Diagnosenstellung willkommen sein.

Uhrglasnägel und *Trommelschlegelfinger* gehören nicht zum Bild der Silikose; auch bei schwerer Ateminsuffizienz pflegen sie zu fehlen; wo sie auftreten, weisen sie auf das Vorliegen begleitender Bronchiektasen hin.

5. Allgemeinsymptome.

Die **Körpertemperatur** wird von der Silikose als solcher nicht beeinflußt. Fiebersteigerungen weisen mit Sicherheit auf Komplikationen infektiöser Natur hin (Bronchitis, Bronchopneumonien, Tuberkulose).

Morphologisches Blutbild. Hämoglobin und Erythrocytenzahl sind in leichten bis mittelschweren Fällen von reiner Silikose unbeeinflußt normal; bei stärkerer Atemfunktionsstörung zeigt sich eine Tendenz zur Polyglobulie und zu einem mäßigen Anstieg des Hämoglobins bei normalem oder leicht sinkendem Färbeindex. Die Leukocytenzahl ist bei leichten und mittelschweren, unkomplizierten Silikosen nicht erhöht; bei schweren, sowie bei rasch fortschreitenden leichteren Silikosen findet sich eine mäßige Leukocytenvermehrung; eine Vermehrung der stabkernigen Neutrophilen (Linksverschiebung) wird bei komplikationsfreien Silikosen fast immer vermißt (Zollinger 1946, Schmidt 1949).

Die **Blutsenkungsreaktion** bei Silikosen wurde unter anderem von Wiesinger (1949) in einer großen statistischen Zusammenstellung von 2213 Fällen untersucht; er fand folgende Zahlen:

Tabelle 1.

	Senkung normal bis 10/20/— %	leicht beschleunigt bis 25/45/— %	stärker beschleunigt bis 60/90/— %	stark beschleunigt über 60/90/— %
Leichte Silikosen	84,24	13,94	1,82	—
Schneegestöber-Silikosen bis und mit leichter Konfluenz	27,47	50,86	20,72	0,95
Schwere Silikosen	16,75	32,74	44,84	5,67

In dieser wie in zahlreichen anderen ähnlichen statistischen Zusammenstellungen ist es natürlich außerordentlich schwierig, entzündliche Komplikationen und interkurrente Erkrankungen auszuschließen. Am genau und wiederholt untersuchten Einzelfall haben wir die Überzeugung gewonnen, daß die reine, unkomplizierte Silikose an sich nicht zu einer Senkungsbeschleunigung führt, mit Ausnahme fortgeschrittener, schwielenbildender Formen, insbesondere von Mischstaubsilikosen, die auch ohne Komplikation eine mäßige Senkungsbeschleunigung (bis maximal 20/40/— mm) aufweisen können; im übrigen scheint uns eine Senkungsbeschleunigung immer auf eine, zur Zeit vielleicht nicht erkennbare, entzündliche Komplikation, insbesondere auf eine Tuberkulose, oder dann auf einen interkurrenten Infekt hinzuweisen. Wir möchten hierin dem erfahrenen Kliniker Böhme beipflichten, der sich 1949 darüber folgendermaßen geäußert hat:

,,Bei eigener jahrelanger Verfolgung Silikosekranker finde ich, daß die Kranken mit dauernder stärkerer Senkungsbeschleunigung fast immer schließlich eine manifeste Tuberkulose aufweisen.''

Im Zusammenhang mit der Blutsenkungsreaktion und über diese hinausweisend gibt die eingehende Analyse der **Serum-Eiweißverhältnisse** gewisse Einblicke in die Reaktion des Gesamtkörpers auf die sich entwickelnde Silikose. Aus den Arbeiten von H. Bauer (1950), Pagnamenta (1950, 1953), Paula (1949, 1951), Vigliani, Boselli und Pecchiai (1950), sowie von Beckmann, Antweiler und Hilgers (1953) ergibt sich, daß das Gesamteiweiß im Serum in der Regel normal, daß aber das Differentialeiweißbild in knapp der Hälfte der leichten und in gut zwei Drittel der schweren Silikosefälle im Sinne einer Dysproteinämie verändert ist: die γ-Globuline sind vermehrt und die Eiweißlabilitätsreaktionen zeigen nach Pagnamenta bei reinen Silikosen das Bild des indurativ-fibrotischen Reaktionstyps mit verlänertem, rechtsverschobenem Weltmann-Band. Bei hinzutretenden entzündlichen Erscheinungen, insbesondere bei Entwicklung einer zusätzlichen Tuberkulose, wird das Weltmann-Band normal, weil ,,verschleiert''; ansteigende Senkungswerte trotz sich normalisierendem Weltmann enthüllen diese ,,Verschleierung'' und weisen damit auf das Hinzutreten einer Komplikation hin. Die Befunde sind aber nicht genügend konstant, um aus ihnen für den Einzelfall verwertbare Anhaltspunkte im Hinblick auf Diagnose und Prognose zu gewinnen.

Der **Kieselsäurespiegel im Blut** ist bei Silikose nicht in typischer Weise verändert. Worth (1951, 1952) fand bei 264 Personen ohne Rücksicht auf Alter, Geschlecht, Gesundheitszustand und Berufsanamnese im Durchschnitt einen Kieselsäuregehalt von 8,3 $\pm$ 2,4 γ/ml Gesamtblut; bei Silikosekranken fanden sich keine signifikanten Abweichungen von diesem Wert.

III. Verlauf der Silikose.

Die Silikose zeigt in der Regel einen ausgesprochen chronischen, sich über Jahre, oft Jahrzehnte erstreckenden Verlauf, der sich durch große Stetigkeit auszeichnet, insbesondere im Vergleich zu den ausgesprochen schubweise verlaufenden bronchitischen, asthmatischen und kardialen Erkrankungen. Fast unmerklich verschlechtert sich allmählich die *Atemfunktion*, zwingt langsam zum schrittweisen Abbau zuerst einzelner schwerer, später immer weiterer Leistungen; gewöhnlich erst nach Jahren muß die Erwerbsarbeit zuerst partiell, dann völlig aufgegeben werden; später engt sich auch der kleine Tätigkeitsbereich des häuslichen Alltags immer mehr ein; schließlich geht der Invalide, an Lehnstuhl und Bett gebunden, bei schwerster Atemnot, in Monaten und

Jahren völliger Untätigkeit, seinem Ende entgegen. Sprunghafte Verschlechterungen sind selten; Exacerbationen der Beschwerden mit nachfolgender Erholung, ein eigentlich wellenförmiger Verlauf, gehören nicht zum Bild der Silikose, sondern weisen auf Komplikationen hin, insbesondere auf bronchitische und asthmatische Schübe. Wo solche katarrhalische Schübe häufig sind, prägen sie der Erkrankung gerne einen ausgesprochen jahreszeitlichen Gang auf, mit relativem Wohlbefinden und ordentlicher Leistungsfähigkeit im Sommer und Herbst und Verschlechterung in den Wintermonaten.

Die zunehmende *Neigung zu katarrhalischen Erkrankungen der Luftwege* ist neben der allmählich sich entwickelnden Kurzatmigkeit das häufigste Frühsymptom der Silikose. Sie ist allerdings weniger eindeutig als diese; nur zum Teil handelt es sich bei diesen Katarrhen um den Ausdruck einer silikotischen Lungenerkrankung; häufig liegt ein unspezifischer Staubreizkatarrh der Luftwege vor (s. oben); ein solcher ist insbesondere dann anzunehmen, wenn die katarrhalischen Erscheinungen schon wenige Monate bis Jahre nach Aufnahme der Staubarbeit einsetzen, zu einer Zeit, wo sich silikotische Lungenveränderungen radiologisch noch nicht nachweisen lassen und auch anatomisch noch kaum vorhanden sein können.

Wenn wir von diesem unspezifischen Staubreizkatarrh absehen, so ist beim Auftreten der ersten klinischen Silikosesymptome (der Kurzatmigkeit und der silikose-spezifischen Luftwegskatarrhe) der anatomische Silikoseprozeß in der Regel röntgenologisch bereits nachweisbar, mindestens in Form von leichter, reticulär bis nodulär verstärkter Lungenzeichnung, häufig aber in bereits wesentlich fortgeschritteneren Stadien, die sich bis dahin klinisch symptomlos entwickelt haben.

Der Verlauf der Silikoseerkrankung ist häufig auch *nach Abschluß der Quarzexposition weiterhin progredient*; selbst bei zur Zeit geringfügigen Befunden muß man damit rechnen, daß, trotz Aussetzen der Staubarbeit, in naher oder fernerer Zukunft der Prozeß weiterschreitet, manchmal bis zu schweren und schwersten Endstadien. Darin liegt nicht zuletzt ein Hauptgrund für das Unberechenbare und Heimtückische dieser Erkrankung.

Diese dem Silikoseprozeß eigentümliche **Tendenz zur autonomen Weiterentwicklung** kommt aber nicht zwangsläufig immer zur Auswirkung. In jedem Zeitpunkt kann die Erkrankung zum Stillstand kommen; insbesondere bei leichten Veränderungen mit geringfügigem Röntgenbefund sehen wir den definitiven Stillstand nach Verlassen der Staubarbeit häufig; aber selbst ausgedehnte schwielige Silikosen können ausnahmsweise jahrelang einen klinisch, röntgenologisch und funktionell stationären Zustand zeigen und schließlich an einer interkurrenten Erkrankung sterben. GREINACHER und LANG (1947) sind diesen Verhältnissen am Material der Schweiz. Unfallversicherungsanstalt nachgegangen; sie fanden dabei folgende Ergebnisse:

a) Von 82 Silikotikern verschiedenster Berufe, die *voll arbeitsfähig* aus der Staubarbeit entfernt worden waren, blieben nach mindestens 4jähriger Beobachtungszeit dauernd voll arbeitsfähig:

bei Röntgenstadium O—I, I, I—II: 32 von 50 Fällen = 64%,
bei Röntgenstadium II: 8 von 22 Fällen = 36%,
bei Röntgenstadium II—III, III: 1 von 10 Fällen = 10%.

b) Von 96 Silikotikern verschiedenster Berufe, die mit einer *Invalidität von 0—35%* aus der Staubarbeit entfernt worden waren, blieben nach mindestens 4jähriger Beobachtung stationär:

bei Röntgenbefund O—I, I, I—II: 36 von 55 Fällen = 65%,
bei Röntgenbefund II: 10 von 29 Fällen = 34%,
bei Röntgenbefund II—III, III: 1 von 12 Fällen = 8%.

LUCHSINGER und BÜHLMANN (1953) fanden unter 45 überwiegend leichten Silikosefällen nach 4jähriger Beobachtung den Röntgenbefund stationär in 28, progredient in 18 Fällen, während die funktionelle Störung sich in 20 Fällen *verschlechtert hatte*, in den übrigen 26 dagegen gleich geblieben oder sogar besser geworden war (Tabelle 7 auf S. 134 dieses Handbuchs, Bd. IV/1, Abschnitt ROSSIER und BÜHLMANN).

Stadieneinteilung. Die ausgesprochene Stetigkeit im klinischen Verlauf der Silikose erschwert dessen Unterteilung in einzelne Krankheitsstadien, wie sie zum Zwecke der gegenseitigen Verständigung und des Vergleichs von Befunden verschiedener Herkunft wünschenswert ist. Man hat daher die Einteilung der Silikose immer wieder nach den besser abzustufenden Röntgenbefunden vorgenommen, dabei aber auch immer wieder betont, daß der klinische Befund eines Patienten weitgehend unabhängig vom röntgenologischen Stadium variieren könne. Es ist deswegen neben der röntgenologischen doch auch eine klinische Stadieneinteilung der Silikose notwendig; das klinische Grundsymptom der Silikose, die Belastungsdyspnoe, gibt dafür, gerade wegen ihres stetigen und nicht umkehrbaren Ablaufs, eine geeignete Grundlage, und als zweckdienliches Maß dafür kann unseres Erachtens die — langfristig betrachtete — Arbeitsfähigkeit im Beruf herangezogen werden; da die Silikose ja sozusagen ausschließlich in körperlich schwer arbeitenden Berufen vorkommt, gibt die Arbeitsfähigkeit sicher einen weitgehend allgemein vergleichbaren Maßstab. Die klinisch-funktionelle Entwicklung der Silikose läßt sich dafür in 4 Stadien einteilen:

Klinisches Stadium 0: röntgenologisch feststellbare Silikosen ohne klinischen Befund. Zufallsbefunde bei Reihenuntersuchungen oder interkurrenten Erkrankungen;

Klinisches Stadium I: silikotische Atembeschwerden ohne Beeinträchtigung der Arbeitsfähigkeit;

Klinisches Stadium II: partielle Arbeitsunfähigkeit durch silikotische Beschwerden;

Klinisches Stadium III: völlige und dauernde Arbeitsunfähigkeit durch silikotische Beschwerden.

153 eigene Fälle komplikationsfreier Silikosen (also insbesondere ohne Tuberkulose) aus dem Stollenbau, aus Gießerei- und Keramikbetrieben wurden nach obiger klinischer Stadieneinteilung in Vergleich gebracht zur röntgenologischen Stadium, ausgedrückt in der von WORTH (1952) vorgeschlagenen Nomenklatur, woraus sich folgende Tabelle 2 ergibt:

Tabelle 2.

Röntgenstadium	I/1	I/2	I/3	II/A	II/B	II/C	Total
Klinisches Stadium 0 .	10	18	4	2	1	0	35
Klinisches Stadium I .	13	25	8	6	0	0	56
Klinisches Stadium II	1	8	9	4	6	1	29
Klinisches Stadium III	1	4	6	3	13	6	33
Total	25	55	27	15	24	7	153

Die Tabelle 2 zeigt die bereits erwähnte Tatsache, daß ein eindeutiger Parallelismus zwischen der Schwere des klinisch-funktionellen und des Röntgenbefundes im Einzelfall nicht besteht, was im Interesse insbesondere einer sauberen Begutachtungspraxis immer wieder hervorgehoben worden ist. Andererseits ist aber ein genereller Zusammenhang zwischen dem Fortschreiten des Röntgenbefundes und der klinisch-funktionellen Störungen doch unverkennbar und eine gewisse Korrektur des gerne überbetonten gegenteiligen Standpunkes ist am Platz. Insbesondere gilt dies für die Beurteilung schwerer Funktionsstörungen bei geringfügigem Röntgenbefund; in diesen Fällen ist das Vorliegen einer silikosefremden Erkrankung (Staubreizkatarrh, Emphysem, Bronchialathma, Herz-Kreislaufaffektion) trotz bestehender Staubexposition wahrscheinlicher. Häufiger sind erhebliche Röntgenbefunde trotz überraschend geringfügiger Funktionsstörung, namentlich bei schrumpfenden Obergeschoßprozessen, wie sie sich besonders bei Keramikersilikosen finden. Die obige Tabelle 2 zeigt demgemäß unter 80 Fällen mit geringfügigem Röntgenbefund (I/1, I/2) nur 14 Fälle mit eingeschränkter oder aufgehobener Arbeitsfähigkeit, während umgekehrt untere 46 Fällen mit konfluierenden Röntgenbefunden (II/A, II/B, II/C) immerhin 13 noch vollarbeitsfähig sind.

Ende der Silikose. Eine Heilung des anatomischen Silikoseprozesses, ja auch nur einen Rückgang der eigentlichen Silikosesymptome (soweit es sich nicht um akzessorische oder interkurrente Erscheinungen handelt) kennen wir nicht. Falls die Erkrankung nicht, wie dies besonders in Frühstadien durchaus möglich ist, nach Unterbruch der Staubexposition zum Stillstand kommt, führt sie durch langsame, stetige, unerbittliche Progredienz zum klassischen Endstadium der Silikose, demjenigen der chronischen Atem- und Kreislaufinsuffizienz, mit hochgradiger Atemnot, Cyanose und allgemeinem Hydrops. Die Häufigkeit dieses eigentlichen, kardialen Silikosetodes neben anderen Todesursachen ergibt sich aus folgender Zusammenstellung der 60 von uns selbst beobachteten *Silikosetodesfälle*; es starben an silikotischer Kreislaufinsuffizienz 23 Fälle, an rein silikotischer, massiver Hämoptyse 2 Fälle, an rein silikotischem Spontanpneumothorax 1 Fall, an Tuberkulosetod bei Silikotuberkulose 24 Fälle, an interkurrenten, silikosefremden Todesursachen 10 Fälle.

Komplikationen der Silikose. Wie aus der obigen Zusammenstellung der Todesursachen hervorgeht, ist die *Tuberkulose* die häufigste und gefährlichste Komplikation der Silikose. Ihr Hinzutreten verändert das Krankheitsbild und den Verlauf der Silikose nicht selten derart, daß beinahe von einer neuen Krankheit gesprochen werden kann, so daß sich deren Darstellung in einem eigenen Abschnitt empfiehlt (s. Abschnitt VII, S. 783).

Die Bildung *silikotischer Schwielen* im Lungengewebe kann für sich allein noch kaum als Silikosekomplikation angesprochen werden, liegt doch diese Entwicklung in der normalen Verlaufslinie aller schwereren Silikosen, um so mehr, je mehr es sich um Mischstaubsilikosen handelt.

Hingegen ist der zentrale Zerfall dieser Schwielen mit *Kavernenbildung* unter die Komplikationen einzureihen. Die rein silikotische Entstehung von Kavernen ist früher stark bezweifelt, das Ereignis gerne als Zeichen einer begleitenden Tuberkulose betrachtet worden. Heute kennen wir die Bildung rein silikotischer Kavernen als nicht allzu seltenes Vorkommnis bei schweren Silikosen. Klinisch kann sich die Kavernenbildung durch das plötzliche Auftreten vermehrten, schwärzlichen Auswurfs, vielleicht sogar mit elastischen Fasern, manifestieren, oft begleitet von vermehrten bronchitischen Erscheinungen und leichten Fieberreaktionen. In der Regel allerdings bleibt die Kaverne klinisch stumm, wie sie auch röntgenologisch kaum in Erscheinung tritt. Konstante, lokalisierte, stark klingende und grobe Rasselgeräusche, sowie dauernd eitrig-nummuläres Sputum können gelegentlich auf die Höhle hinweisen; kavernöse Veränderungen des Atemgeräusches oder gar des Klopfschalls sind kaum je festzustellen.

Bronchiektasen bilden sich bei fortgeschrittenen, stark schrumpfenden Silikosen sehr häufig auf dem Boden der anatomisch und röntgenologisch fast

immer nachweisbaren Bronchopathia deformans. Sie zeigen das übliche klinische
Bild mit starken katarrhalischen Symptomen, mit reichlichem, teils dreischich-
tigem, teils nummulärem, selten fötidem Auswurf, mit der allmählichen Entwicklung von Uhrglasnägeln und Trommelschlegelfingern, die sich sonst bei
Silikose nicht finden. Durch sekundäre Infektion können Temperatursteigerungen auftreten und es kann ein infektiös-toxischer Aspekt in das Bild der
Silikose hineingetragen werden, der der reinen Silikose fremd ist. Ausnahmsweise ist im Gefolge der Bronchiektasen die Bildung von *Lungenabscessen*
gesehen worden.

Atelektasen sind auf dem Boden der Schrumpfungsprozesse, der Bronchopathia deformans und der chronischen Bronchitis bei schweren Silikoseformen
eigentlich zu erwarten. Sie sind bis heute aber selten diagnostiziert worden.
WINKLER hat bereits 1943 auf kleine, atelektatische Gewebsraffungen hingewiesen; ESSER (1949), BECK (1949) und UEHLINGER (1953, 1955) haben auf
größere, bis lobäre Atelektasen aufmerksam gemacht, WORTH (1952) hat solche
bei bronchographischen Untersuchungen hinter Bronchialstenosen nachgewiesen
und 1954 die diesen Erscheinungen im Rahmen der Silikose zukommende Bedeutung betont. Auch wir glauben, daß atelektatische Prozesse im Ablauf der
Silikose häufiger diagnostiziert werden sollten; die nicht seltenen flüchtigen
Verschattungen in der Umgebung gröberer Silikoseherde, ohne wesentliche
katarrhalische oder allgemein-entzündliche Erscheinungen, beschwerde- und
symptomlos im Laufe einiger Tage bis Wochen abklingend, die wir bisher als
perifokale Pneumonien oder interkurrente Virusinfiltrate diagnostiziert haben,
dürften wohl in der Mehrzahl der Fälle richtiger als Atelektasen angesprochen
werden. KERGIN (1952) vertritt sogar die Meinung, der auch wir uns anzuschließen geneigt sind, daß ein Teil der silikotischen Schwielen, insbesondere der
asymmetrischen, auf Grund von Atelektasen mit konsekutiver chronisch-indura-
tiver Pneumonie zustande komme.

Das zu allen schrumpfenden Silikoseprozessen gehörende perifokale Emphysem führt nicht so selten zur Entstehung eines, häufig nur partiellen, *Spontanpneumothorax*; bei der bereits zuvor schon mehr oder weniger schwer beein-
trächtigten Atemfunktion des Silikotikers bedeutet ein solches Ereignis leicht
den akuten Exitus.

Hämoptysen geringen Umfangs kommen auf Grund der Bronchiektasen und
im Gefolge von Einschmelzung silikotischer Schwielen nicht ganz selten vor.
Massive Blutungen aus rein silikotischen Kavernen infolge von Arrosion eines
größeren Gefäßes haben bei 2 Fällen meines Krankengutes zum foudroyanten
Exitus geführt.

Lobäre Pneumonien scheinen uns bei Silikotikern relativ häufig vorzukommen
und damit auf eine besondere Anfälligkeit des silikotischen Lungengewebes für
die pneumonische Infektion hinzuweisen. Der Verlauf ist bei erheblicher Silikose in der Regel schwerer als sonst, was insbesondere in der Zeit vor den Chemotherapeutica und Antibiotica auffiel; unter unseren 60 Silikosetodesfällen
(s. oben) verzeichnen wir 2 lobäre Pneumonien; sie sind unter den 10 an interkurrenten Krankheiten Verstorbenen eingereiht. Oft aber wird die Pneumonie,
angesichts der schweren Atemfunktionsstörung, doch erstaunlich gut überstanden und löst sich auch meist in fast normaler Weise; gelegentlich sieht man
allerdings auch verzögerte Lösung und Übergang in chronische, schrumpfende
Pneumonien, die wohl auch manchmal die Ursache asymmetrischer silikotischer Schwielenbildung sind. In der Regel allerdings hat der pneumonische
Prozeß keinen Einfluß auf den weiteren Verlauf der Silikose.

Bronchopneumonien sind als Komplikationen der chronischen Bronchitiden und Bronchiektasen bei Silikose kein seltenes Ereignis. Ihr Verlauf läßt keine Besonderheiten erkennen. Im Zusammenhang damit sind auch *trockene Pleuritiden*, meist an umschriebener Stelle, nichts Ungewöhnliches, während bei der Bildung größerer Pleuraexsudate an eine tuberkulöse Komplikation gedacht werden muß.

Der Zusammenhang von **Bronchial- und Lungencarcinom** mit Silikose ist oft diskutiert worden. Statistisch läßt sich eine Häufung .von solchen Carcinomen bei Silikotikern gegenüber der Durchschnittsbevölkerung nicht nachweisen. Es seien nach GARDNER (1940) die großen südafrikanischen Erfahrungen zitiert, wo sich autoptisch Lungen- und Bronchialcarcinome in folgenden Prozentsätzen fanden:

bei 1393 Europäern ohne Grubenarbeit in 0,93%,
bei 1679 europäischen Bergleuten ohne Silikose in 0,71%,
bei 1438 europäischen Bergleuten mit Silikose in 0,70%.

SCHOCH (1954) errechnet aus schweizerischem Material folgende Zahlen:

Tabelle 3.

	1943—1947 %	1948—1952 %
Carcinombefunde bei Silikose-Autopsien	0,35	2,37
Lungen- und Bronchialcarcinom-Todesfälle in % der Gesamttodesfälle der männlichen Bevölkerung	1,37	2,21

Wenn wir somit, nach allen statistischen Unterlagen, im allgemeinen mit Sicherheit einen Kausalzusammenhang zwischen Silikose und Bronchialcarcinom ablehnen können, so muß man immerhin mit DE BIASI (1949) sich fragen, ob im Einzelfall, bei deutlichem lokalisatorischem Zusammenhang des Tumors mit silikotischen Schwarten oder gar Kavernen, nicht doch ausnahmsweise einmal ein ursächlicher Zusammenhang angenommen werden darf, analog dem „Kavernencarcinom" bei Tuberkulose.

Auf ein überdurchschnittlich häufiges Vorkommen der *Polyarthritis rheumatica chronica* bei Silikotikern, insbesondere bei solchen mit schweren, massiven Fibrosen, haben CAPLAN (1953) aus dem Kohlenrevier von Südwales und PETRY (1954) aus dem Ruhrgebiet aufmerksam gemacht. CAPLAN fand bei einem großen Teil seiner Fälle ein charakteristisches Röntgenbild, ausgezeichnet durch multiple runde Fleckschatten besonders in der Lungenperipherie, das er als „rheumatoide" Form der silikotischen Fibrose bezeichnet. Ein ähnliches Röntgenbild sah CLERENS (1953) bei zwei Mädchen mit Silikose aus der Putzmittelindustrie und gleichzeitiger schwerer, primär chronischer Polyarthritis in Belgien. BAADER (1954) hat für dieses Syndrom den Namen „Silikoarthritis" geprägt und die heute noch schwer durchschaubaren Zusammenhänge zwischen Silikose und Arthritis durch deren gemeinsame Einreihung ins Gebiet der Kollagenerkrankungen zu klären versucht.

IV. Besondere Verlaufsformen.

1. Symptomlose und symptomarme Silikosen.

Seit der häufigen Durchführung von röntgenologischen Reihenuntersuchungen in Industriebetrieben kommen mehr und mehr Fälle silikotischer Lungenerkrankungen zur Kenntnis, die klinisch völlig symptomfrei sind; auch bei der Röntgenuntersuchung anderweitig Erkrankter können wir immer wieder auf solche Zufallsbefunde stoßen. BERTSCHI und STIEFEL (1950, 1955) fanden bei der Durchuntersuchung einer aus 622 Mann bestehenden Belegschaft einer Großgießerei mittels großformatiger Röntgenaufnahme in 146 Fällen einen silikotischen Lungenbefund; nur 5 Fälle hatten damit zusammenhängende klinische Beschwerden; in den übrigen 141 Fällen handelte es sich um einen Zufallsbefund bei völlig beschwerdefreien Leuten; davon standen

> 91 im röntgenologischen Stadium 0—I
> 28 im röntgenologischen Stadium I
> 15 im röntgenologischen Stadium I—II
> 3 im röntgenologischen Stadium II
> 2 im röntgenologischen Stadium II—III
> 2 im röntgenologischen Stadium III

Die Expositionszeiten dieser Leute schwankten zwischen 11 und 42 Jahren Gießereitätigkeit. Es handelt sich hier um eine offenbar sehr leichte, quarzarme Gießereimischstaubsilikose. Ebenso fand MEISTER (1955) unter 20, 10—39 Jahre als Schmirgler beschäftigten Arbeitern 13 Silikosen, wovon aber 8 klinisch völlig symptomfrei waren.

Offenbar erfassen wir durch unsere heutigen, erweiterten und verbesserten Untersuchungen eine zunehmende Zahl von Silikosefällen, die sich noch im Stadium der klinischen Latenz befinden, und deren Entwicklung so langsam vor sich geht, daß sie bis zur klinischen Manifestation in jene Altersklassen hineinkommen, wo sich dann silikotische und Altersbeschwerden nicht mehr scharf voneinander abgrenzen lassen. In den durch quarzarmen Mischstaub gefährdeten Berufen sind diese harmlosen Silikosen recht häufig und überwiegen zahlenmäßig gewiß bei weitem die ernsthafteren Formen der Erkrankung.

2. Ruhende Silikosen.

Von der Regel, daß eine Silikose auch dann fortschreitet, wenn durch Aufgabe der Staubarbeit die Quarzgefährdung aufhört, sind zunehmend zahlreiche Ausnahmen bekannt geworden (GREINACHER und LANG 1947, LUCHSINGER und BÜHLMANN 1953, vgl. S. 762/763). Im Prinzip kann eine Silikose in jedem Stadium der Röntgenveränderung und der Funktionsstörung zum Stillstand kommen und über Jahre hinweg röntgenologisch und funktionell stationär bleiben; bei schwerem Röntgenbefund und bereits beträchtlicher Invalidität ist dies allerdings die Ausnahme; je geringer aber die Symptome sind, desto eher darf mit einem solchen Stillstand gerechnet werden. Neben der Intensität der Quarzexposition dürfte dabei auch das Lebensalter eine wichtige Rolle spielen: jenseits des 50. Altersjahrs kommen solche Stillstände auch bei gröberen Veränderungen eher vor als in jüngeren Jahren, wo sie kaum erwartet werden dürfen.

3. Spätprogrediente Formen.

Eine ruhende Silikose kann auch nach jahrelang stationärem Befund ohne erkennbaren Anlaß plötzlich progredient werden. Nach unserer Erfahrung betrifft dies besonders Patienten mit massiver, aber ganz kurzfristiger Quarzexposition. WARTER, VOEGTLIN und GRAPPE (1952) beschrieben den Fall eines 57jährigen Landwirts, der 30 Jahre nach einer nur 17 Monate dauernden Bohrung in quarzreichem Gestein an schwerer Silikose erkrankte. Dazu ein Beispiel aus unserer eigenen Erfahrung:

Gießerei-Hilfsarbeiter, geboren 1888, weist als einzige gefährliche Quarzexposition eine 10monatige Arbeit am ungeschützten Sandstrahlgebläse auf, in den Jahren 1932/33. 1944 ist ein Schirmbild einwandfrei; 1947 wird anläßlich einer weiteren Schirmbildaktion eine Silikose I/3 m (Nomenklatur nach WORTH 1952) festgestellt, klinisch symptomfrei; seit 1950 macht sich eine rasch an Intensität zunehmende Arbeitsdyspnoe geltend; 1953 ist der Patient bereits voll arbeitsunfähig mit einem röntgenologischen Silikosebefund II/B 3 m, wobei die Ballungen sich speziell in den Untergeschossen lokalisieren; 1954 kommt Patient ad exitum an typisch silikotischer Herzinsuffizienz. Autopsie: schwere Mischstaubsilikose; keine Tuberkulose oder anderweitige Komplikationen.

Ähnliche Fälle haben SAITA (1949) bei einem Sandstrahler und GREINACHER (1945) bei Schweizer Mineuren beschrieben.

Es ist uns aufgefallen, daß diese spätprogredienten Silikosen häufig vorwiegend basale Schwielenbildung aufweisen.

Nicht zu den Spätprogredienzen zu rechnen sind natürlich die auf den ersten Blick ähnlichen Verlaufsbilder, die zustande kommen, wenn zu einer langsam progredienten Silikose plötzlich eine aktive Tuberkulose hinzutritt und dem Krankheitsprozeß eine schlimmer Wendung gibt.

4. Akute Silikosen.

Bei sehr massiver Quarzaufnahme infolge stark staubender Arbeit an sehr quarzreichem Material werden nach extrem kurzer Expositionszeit und kurzer Latenz bösartig verlaufende und rasch zum Tode führende Silikosen beobachtet, die sich auch röntgenologisch und pathologisch-anatomisch von dem üblichen Silikosebild unterscheiden. Derartige Silikosen wurden beschrieben beim Stollenbau in sehr quarzreichem Gestein (GARDNER 1933, LANG und ZOLLINGER 1949, UEHLINGER 1949, 1950), sowie in der Putzmittelindustrie, wo reines Quarzmehl mit alkalischem Seifenpulver gemischt wird (MCDONALD, PIGGOT und GILDER 1930, GERLACH und GANDER 1932, CHAPMAN 1932, RÖSSING 1947), ausnahmsweise auch bei Sandstrahlern und anderen schweren Quarzexpositionen. Aufsehen erregten die Erfahrungen beim Bau des Gauley-Bridge-Tunnels in West-Virginia im Jahr 1932 (MAGNIN 1936), wo von 2000 Arbeitern ein großer Teil an akuter Silikose erkrankte; die kürzeste Expositionszeit betrug 35 Arbeitstage; meist trat die Krankheit nach 7—17monatiger Staubarbeit auf. Auch ROULET und BOUCHER (1946) haben eine akute Silikose nach nur 35tägiger Exposition bei einem Tunnelmineur beschrieben. UEHLINGER (1949, 1950), sowie LANG und ZOLLINGER (1949) berichteten über eine Epidemie akuter Silikosen bei einem Schweizer Festungsbau 1940—1942, wo ohne Schutzmaßnahmen in einem Gestein von 70% Kieselsäuregehalt trocken gebohrt worden war; bis 1949 lagen 24 Erkrankungen vor, wovon bis dahin bereits 14 Todesfälle; von den noch Überlebenden war 1949 keiner mehr voll arbeitsfähig. Die Expositionszeit schwankte zwischen 10 und 36 Monaten, der Zeitraum von Expositionsbeginn bis Invalidität zwischen 43 und 72 Monaten, die Zeit von Expositionsbeginn bis zum Tod zwischen 69 und 93 Monaten. In einzelnen Fällen lag ein beschwerdefreies, „stummes" Intervall bis zu 5 Jahren zwischen Ende der Exposition und Beginn der Krankheit; selbst der Röntgenbefund konnte am Ende der Exposition noch recht unauffällig sein, um dann nach einigen Monaten bis Jahren rasch progredient zu werden. Die Krankheitsdauer der Verstorbenen betrug 1—$3^1/_2$ Jahre.

Wir selbst sahen ähnlich akut verlaufende Fälle bei Sandstrahlern der Metallindustrie, aus der Zeit, wo noch ohne genügenden Schutz gearbeitet wurde:

Gießerei-Hilfsarbeiter, geboren 1891; Sandstrahler am ungeschützten Sandstrahl insgesamt während $2^1/_2$ Jahren 1927—1929; rasch zunehmende Dyspnoe seit 1931; vollinvalid 1932, mit einem Röntgenbefund I/2 n; Exitus 1933 an silikotischer Kreislaufinsuffizienz.

In der Putzmittelindustrie sind es namentlich ganz junge Mädchen, die nach Expositionszeiten von 3 Monaten bis 4 Jahren und nach einer Krankheitsdauer von wenigen Monaten bis 7 Jahren an Silikose zugrunde gingen.

Klinisch zeichnen sich diese Fälle in der Regel aus durch eine starke und rasch zunehmende Arbeitsdyspnoe zu einer Zeit, wo die Lungen röntgenologisch erst geringfügige und wenig charakteristische Veränderungen aufweisen. Röntgenologisch wie pathologisch-anatomisch tritt die umschriebene Knötchenbildung zurück hinter der massiven, diffusen Quarzspeicherung im gesamten Lungengerüst, die zu einer diffusen Gerüstsklerose und röntgenologisch zu einer feinen reticulären Marmorierung der Lungenfelder führt; die Hiluslymphknoten sind sowohl pathologisch-anatomisch wie röntgenologisch nur wenig befallen. Bald kommt es aber dann zu massiven Ballungen, die besonders in den Untergeschossen und nicht selten asymmetrisch lokalisiert sind; Schrumpfungsprozesse spielen nur eine geringe Rolle. Gleichzeitig erreicht die Ateminsuffizienz extreme Grade, mit schwerster Kurzatmigkeit und Cyanose, mit Tachypnoe und Tachykardie. Die Blutsenkungsreaktion ist, auch ohne begleitende Tuberkulose, bereits in den Anfangsstadien mäßig (Stundenwerte 10—30 mm), in den Endstadien stark (Stundenwerte 60—90 mm) beschleunigt. Die Komplikation mit Tuberkulose ist nicht häufiger als bei anderen Silikoseformen; unter den 14 Tubesfällen der erwähnten Schweizer Epidemie waren 6 mit Tuberkulose kompliziert.

LANG und ZOLLINGER (1949) weisen darauf hin, daß bei der Entstehung derartiger akuter Silikoseformen auch eine persönliche Disposition mit im Spiele sein dürfte, denn aus der großen Belegschaft des in Frage stehenden Schweizer Festungsstollens, wo alle unter denselben Bedingungen arbeiteten, sind bis 1948 nur eine Minderzahl an Silikose erkrankt; die Autoren erwarten für die kommenden Jahre weitere Erkrankungen mit durchschnittlicher oder gar spätprogredienter Entwicklung.

5. Entzündliche Silikoseformen.

Wie bereits ausgeführt, verläuft die unkomplizierte Silikose in der Regel ohne entzündliche Allgemeinreaktionen, ohne Fieber, ohne Senkungsbeschleunigung, ohne Blutbildveränderungen und ohne Beeinträchtigung des Allgemeinzustandes. Abweichungen von dieser Regel sind immer verdächtig auf Komplikationen, insbesondere mit Tuberkulose oder mit chronischer eitriger Bronchitis. Gewisse Erfahrungen lassen es uns aber möglich erscheinen, daß auch die reine Silikose, insbesondere die Mischstaubsilikose, die ja histologisch eine vermehrt entzündliche Gewebsreaktion zeigt, gelegentlich klinisch ein entzündliches Bild bieten kann. Auf dieses Problem sei an Hand eines eigenen Falles hingewiesen:

Der 1879 geborene Hilfsarbeiter hat 1909—1932 in einem Gießereibetrieb gearbeitet, vorwiegend als Maschinenformer, zeitweise in der Nähe der ungeschützten Sandstrahlerei, also unter im ganzen mäßiger, protrahierter Mischstaubexposition. Bis 1928 war er nie ernstlich krank. Ab 1928 treten immer wiederholte Fieberschübe ohne erkennbaren Organbefund auf; mehrere Klinikaufenthalte an verschiedenen Orten führen nicht zur Klärung der Diagnose; insbesondere verlaufen alle Nachforschungen nach septischen Herden, nach Morbus Bang, nach Malaria, Lues und insbesondere nach einer Tuberkulose völlig negativ. Das Thoraxbild zeigt eine leicht streifig verstärkte Lungenzeichnung. Von 1932 an werden die Fieberschübe seltener, treten noch 3—4mal jährlich auf und dauern 8—14 Tage, der Patient schenkt ihnen keine Beachtung mehr. Ab 1934 bemerkt er hingegen eine langsam und stetig zunehmende Kurzatmigkeit bei Anstrengungen, seit 1938 wird er dadurch in seiner Leistungsfähigkeit merklich behindert, seit 1940 tritt spärlicher Reizhusten mit spurweisem, schleimig-eitrigem Auswurf auf, 1943 wird Patient wegen überhandnehmender Atemnot vollkommen arbeitsunfähig. Erst jetzt sucht Patient wieder einen Arzt auf; eine klinische Untersuchung ergibt einen gegenüber früher stark reduzierten Allgemeinzustand, normale, schubweise leicht subfebrile Temperaturen, beträchtliche Arbeitsdyspnoe bei relativ guten spirometrischen Werten, spärlich schleimig-eitrigen Auswurf bei starkem Reizhusten und diffusem, trocken-bronchitischem Auskutlationsbefund, keine TB im Auswurf. Das Röntgenbild zeigt jetzt eine ziemlich dichte, feinherdige, reticulär-noduläre Verschattung aller Lungenfelder. Blutbild und Senkung mäßig entzündlich verändert; Weltmann-Band verlängert, Takata-Reaktion positiv. Differentialdiagnostisch schwankt man zwischen einer chronischen, hämotogen-disseminierten Lungentuberkulose, einer Silikose und einer Kombination der beiden. Wegen der jahrelangen, stark entzündlichen Erscheinungen wird eine reine Silikose für unwahrscheinlich gehalten. 1945 hat sich der Allgemeinzustand weiterhin verschlechtert, die Atembeschwerden haben weiterhin zugenommen; der röntgenologische Lungenbefund hat sich zu einer unregelmäßigen, grobfleckigen „Schneegestöber"-Lunge intensiviert. Anfangs 1946 macht Patient Exitus.

Die Autopsie (Prof. Dr. E. Uehlinger) ergibt eine disseminierte Mischstaubsilikose 2. Grades mit auffallend weichen Granulomen; histologisch handelt es sich um ausgesprochen stark entzündliche Mischstaubgranulome. Daneben besteht schweres perifokales und kompensatorisches Lungenemphysem. Anderweitige Befunde finden sich nicht, insbesondere keine Anhaltspunkte für Tuberkulose, auch nicht histologisch in den silikotischen Granulomen, ebenso auch keine anderweitigen entzündlichen Herde, die das über anderthalb Jahrzehnte sich hinziehende, infektiös-toxische Bild erklären könnten.

Der Verlauf dieses infektiös-toxischen Bildes ergibt sich aus folgender Zusammenstellung:

Tabelle 4.

Datum	Gewicht kg	Blutsenkung	Leukocyten	Neutrophile %	Lymphocyten %
April 1929 .	62,2	15/—/—			
Oktober 1929	64,4	21/—/—	12600	68	23
Mai 1931 . .	59,5	25/—/—			
August 1943	52,4	38/65/107	12800	77$^{1}/_{2}$	13
Oktober 1943	56,5	22/42/98	11300	64	28
Mai 1945 . .	49,7	3/16/—[1]	11800	60	32

[1] Normalisierung der Senkung eventuell durch zunehmende Herzinsuffizienz bedingt.

Der stark entzündliche Charakter der Mischstaubsilikose dieses Falles im histologischen Bild einerseits, das Fehlen anderweitiger entzündlicher Herde andererseits lassen es wahrscheinlich erscheinen, daß zwischen der entzündlichen Mischstaubsilikose und dem jahrelang vorwiegend entzündlichen Charakter der Erkrankung des Patienten engere Beziehungen bestehen, um so mehr, als das Maximum der entzündlichen Allgemeinreaktionen der Entwicklung des silikotischen Lungenbildes kurz vorausgeht und mit ihr zusammenfällt.

Es liegt nahe, in diesem und ähnlichen Fällen eine entzündlich-toxische Allgemeinwirkung des Silikosegranuloms anzunehmen. Uehlinger (1946) vermutet, daß dabei eine allergische Reaktion auf eine Teilkomponente des Mischstaubes vorliegen könnte.

Solche, an sich sicher seltene, Silikoseerkrankungen von vorwiegend entzündlichem Verlauf sind nicht zu subsumieren unter den im südafrikanischen und englischen Schrifttum gebräuchlichen Begriff der „Infective Silicosis"; unter diesem Ausdruck werden die schwieligen Silikoseformen verstanden, im Hinblick darauf, daß die südafrikanischen und englischen Autoren für die Entstehung silikotischer Schwielen die obligate Mitwirkung des Tuberkelbacillus annehmen zu müssen glauben.

6. Berufsspezifische Silikosen.

Beim Vergleich von Silikosefällen aus verschiedenen Quarzberufen fällt auf, daß, trotz allen Unterschieden, die durch Dauer und Intensität der Quarzexposition, sowie durch individuelle Disposition bedingt sein mögen, das Krankheitsbild bei Angehörigen einer bestimmten Berufsart klinisch, röntgenologisch und anatomisch doch eine gewisse Einheitlichkeit aufweist und in charakteristischem Gegensatz steht zu Bildern aus anderen Berufen, so daß der Kenner häufig in der Lage ist, aus dem Röntgenbild allein schon auf den Beruf des

Patienten zu schließen. Es läßt dies vermuten, daß der Quarzstaub für die Formung des Krankheitsbildes nicht allein verantwortlich ist, sondern daß daneben andere, von Beruf zu Beruf verschiedene Begleitumstände ebenfalls von wesentlicher Bedeutung sind. Unter diesen Begleitumständen dürfte — neben der Größe der Quarzpartikel und der Gestalt ihrer Oberfläche — die Beimengung anderer Staubbestandteile die entscheidende Rolle spielen. Offensichtlich beeinflussen diese Begleitstäube die Reaktion des Gewebes auf die Kieselsäure in erheblichem Maße, so daß ganz unterschiedliche histologische und damit auch röntgenologische Bilder und klinische Verlaufsformen entstehen. Zum Teil ist schon oben unter den „Besonderen Verlaufsformen" auf solche Bilder hingewiesen worden; sie sollen hier aber speziell unter dem Gesichtspunkt der Berufsspezifizität besprochen werden.

Die Möglichkeit der Inhalation wirklich reinen Quarzstaubes ist nur selten gegeben, am ehesten noch in der Putzmittelindustrie. Doch zeigen diejenigen Fälle, wo der Quarzgehalt des Staubes die anderen Staubbestandteile überwiegt oder wenigstens einen erheblichen Anteil des Staubes ausmacht, gewisse gemeinsame Characteristika gegenüber jenen Silikoseformen, wo der Quarzgehalt des Staubes im Vergleich zu den anderen Staubbestandteilen stark zurücktritt und an sich unerheblich ist. Man kann daher die ersteren Formen als *reine Silikosen* klinisch, röntgenologisch und histologisch den *Mischstaubsilikosen* gegenüberstellen, bei deren Entstehung Quarz nur in verhältnismäßig bescheidenen Mengen wirksam ist (UEHLINGER 1946); ausnahmsweise kann der Quarz auch ersetzt sein durch einen anderen „silikogenen" Staub (RÜTTNER 1950, versteht darunter, neben Quarz, andere kristalline Kieselsäuremodifikationen, wie Tridymit und Cristobalit, sowie gewisse Silikate). Immer aber, selbst in sehr kieselsäurearmen Mischstaubsilikosen, muß der nie fehlenden Kieselsäure in silikogener Form die eigentlich krankheitsauslösende Rolle zugeschrieben werden, während die in überwiegender Menge vorliegenden Begleitstäube in zweifacher Weise wesentlich mitwirken: einmal, indem sie die oft geringfügigen, an sich kaum pathogenen Quarzmengen pathogen werden lassen, und zweitens, indem sie die Gewebsreaktion auf diese Quarzteilchen derart modifizieren, daß histologisch, klinisch und röntgenologisch charakteristisch veränderte Bilder resultieren.

Natürlich sind reine Silikosen und Mischstaubsilikosen im Einzelfall nicht scharf voneinander zu trennen, um so weniger, als gerade bei den hier in Frage kommenden Berufsarten Wechsel der Arbeitsstellen mit verschiedenartiger Quarzexposition häufig vorkommt (z. B. Gießereiarbeiter mit kurzfristiger Sandstrahlertätigkeit). Daraus ergeben sich unscharfe Grenzlinien und zahlreiche Überschneidungen; trotzdem lassen sich die Typen der reinen und der Mischstaubsilikose im wesentlichen nicht nur histologisch, sondern auch klinisch und röntgenologisch deutlich auseinanderhalten.

Die *„reinen"* Silikosen charakterisieren sich, entsprechend dem histologischen Aufbau aus vorwiegend fibrös-hyalinen, scharf umschriebenen Knötchen ohne wesentlichen histiocytär-entzündlichen Wall, einmal röntgenologisch durch relativ harte und scharf umschriebene, ziemlich regelmäßig verteilte Fleckenzeichnung und verhältnismäßig geringe Tendenz zur Schwielenbildung und Schrumpfung, klinisch aber insbesondere durch eine im Verhältnis zum Röntgenbefund erhebliche Funktionsstörung. Die Progredienzneigung nach Entfernung aus dem Quarzstaub ist eher gering, doch finden sich gerade hier auch die Fälle mit einer nach langem, stummem Intervall einsetzenden, bösartigen Spätprogredienz.

Einen besonderen Typ der reinen Silikosen bilden die oben beschriebenen akuten Silikosen, bei denen infolge massiger Überschwemmung der Lungen mit

Quarzstaub Gewebsreaktion wie auch klinischer Verlauf stark vom üblichen Bild abweichen.

Schwielenbildungen und Ballungen lokalisieren sich bei „reinen" Silikosen mit Vorliebe in den Untergeschossen.

Im Gegensatz dazu zeigen die *Mischstaubsilikosen*, entsprechend dem stark histiocytär-entzündlich geprägten histologischen Bild eine flauere, weniger scharf konturierte und unregelmäßigere Fleckelung der Lungen, Neigung zur „Schnee-gestöber"-Zeichnung des Röntgenbildes und zu frühzeitiger, massiger Schwielen-bildung mit starker Schrumpfungstendenz, insbesondere in den Obergeschossen, mit starker sekundärer Emphysembildung in den übrigen Lungenabschnitten. Die Atemfunktion ist hier im Vergleich zu den röntgenologischen Veränderungen oft erstaunlich gut erhalten. Gegenüber den reinen Silikosen zeigen die Misch-staubsilikosen eine konstantere Neigung zu langsamer bis sehr langsamer, aber stetiger Progression, auch nach Entfernung aus dem Staubberuf; zusätzliche bronchitische Infekte sind bei Mischstaubsilikosen häufiger als bei reinen Silikosen.

Dieser Unterteilung in reine Silikosen und Mischstaubsilikosen lassen sich die einzelnen berufsspezifischen Silikoseformen folgendermaßen zuordnen:

a) Reine Silikosen.

α) Silikosen der Putzmittelindustrie. Die Verarbeitung von reinem Quarz-mehl zusammen mit Alkalien zu Scheuerpulver gibt bei ungünstigen Arbeits-verhältnissen Anlaß zur Entwicklung schwerer Erkrankungen, die nach kurzer Expositionszeit (meist 2—4 Jahre, gelegentlich unter einem Jahr) unter dem Bild der akuten Silikose verlaufen (MCDONALD, PIGGOT und GILDER 1930; GERLACH und GANDER 1932; RÖSSING 1947); es handelt sich meist um ganz jugendliche Arbeiterinnen. — Hierher zu rechnen sind auch die Erkrankungen durch Gebrauch von Bimssteinschleifmitteln, wie die von SOMMER (1949) publi-zierte Epidemie schwerster Silikosen bei Lacklederschleiferinnen.

β) Silikosen der Sandsteinhauer und Sandsteinmetzen. Der bearbeitete Sand-stein enthält je nach Herkunft 50—80% Quarz. Die Exposition ist, entspre-chend der Arbeitsweise, in der Regel nur wenig intensiv. Die Latenzzeit bis zum Auftreten klinischer Erscheinungen beträgt gewöhnlich Jahrzehnte. Die allmählich auftretenden Symptome sind meist nur mäßig schwer und vermischen sich mit den beginnenden Altersbeschwerden. Die regionalen Unterschiede in Latenzzeit, Progredienzneigung und Schwere des klinischen Bildes sind, ent-sprechend den Unterschieden des verarbeiteten Materials, recht groß. Röntgeno-logisch zeigen die Sandsteinhauerlungen häufig das sehr charakteristische Bild der grobknotigen, hartschattigen „Schrotkornlunge".

γ) Silikosen der Metallschleifer (Feilenschleifer, Messerschleifer usw.). Solange für diese Arbeiten Schleifsteine aus Natursandstein verwendet wurden, traten dabei ähnliche Veränderungen auf wie bei den Sandsteinhauern; entsprechend der intensiveren Exposition verlief die Erkrankung häufig kurzfristiger und schwerer als bei den Steinmetzen. Die Schleifersilikosen fielen daher schon frühzeitig auf und gehören zu den frühest beschriebenen Silikoseformen (Berichte aus den Metallschleifereien Solingen, Cronenberg und Remscheid 1882 von OLDENDORFF, 1900 von MORITZ; aus schweizerischen Feilenschleifereien 1916 von STAUB-OETIKER). Seit dem Ersatz der Naturschleifsteine durch Kunststein verschwinden diese bösartigen Silikosen.

δ) Sandstrahlersilikosen. An sich sind diese Staublungen entsprechend ihrer Herkunft von sozusagen reinem Quarzsand zu den reinen Silikosen zu rechnen; beim häufigen Wechsel des Arbeitsplatzes dieser Leute innerhalb des Gießerei-

betriebs ergeben sich aber sehr häufig Kombinationen mit Gießereimischstaub-
silikosen. Immerhin konnten wir selbst eine ganze Reihe reiner Sandstrahl-
silikosen beobachten, alle aus den Jahren vor 1932 stammend, wo, in Unkenntnis
der Gefahr, noch ohne jeden Schutz am Quarzsangebläse gearbeitet wurde.
Die reinen Sandstrahlersilikosen zeigten Expositionszeiten von meist 2—4 Jahren,
minimal aber nur 7 Monaten ausschließlicher Sandstrahltätigkeit. Sie entwickelten sich meist ohne wesentliche „stumme" Latenz unter dem Bild einer
rasch progredienten Ateminsuffizienz und mit dem röntgenologischen Befund
einer eher weichfleckigen, feinfleckigen, dichten „Sago"-Lunge ohne wesentliche
Ballungen und Schrumpfungen; gelegentlich aber, insbesondere nach relativ
kurzfristiger Exposition, sahen wir ausgesprochen spätprogrediente Formen
mit stummem Intervall von 10—20 Jahren und der Tendenz zu Ballungen basal
oder im Mittelgeschoß (vgl. den S. 767 dargestellten Fall). Die Dauer der Krankheit vom Auftreten erheblicher Beschwerden an bis zum Tod betrug bei den
kurzfristigen wie bei den spätprogredienten Formen ohne charakteristischen
Unterschied 2—8 Jahre. — Die Sandstrahlersilikose ist durch technische und
medizinische Prophylaxe leicht vermeidbar; sie dürfte daher, wie die Schleifer-
silikose, allmählich der Vergangenheit angehören.

ε) **Silikosen der Stollenmineure in quarzreichem Gestein.** Hierher zu rechnen
sind insbesondere die Silikosen der Stollenarbeiter in den südafrikanischen
Goldminen, wo die Goldadern in einem Gestein von 80—90% Quarzgehalt
liegen. Die massenhaften, schweren Erkrankungen der hier beschäftigten Bergleute ließen um 1900 zuerst die Gefährlichkeit der Quarzarbeit erkennen und
gaben damit den Anstoß zur modernen Silikoseforschung (WATKINS-PITCHFORD
1927, IRVINE, MAVROGORDATO und PIROW 1930). Röntgenologisch herrschen
bei diesen Silikosen, soweit sie chronisch verlaufen, ähnlich den Sandsteinhauerlungen, mittelgrobe bis grobe, harte Fleckschatten vor (IRVINE 1934, SAYERS
1934). Auch bei schweizerischen Stollenmineuren im Granit der Zentralalpen
(Bau von Tunnels, Kraftwerk- und Festungsstollen) ist zum Teil das Bild der
reinen Silikose zu beobachten: nach minimal 6 Monaten, durchschnittlich
aber 10 Jahren Expositionszeit entwickeln sich häufig klein- und hartherdige
Silikosen mit schweren Funktionsstörungen; oft kommt es auch hier bei kurzfristiger Exposition zu spätprogredienten Fällen mit stummen Intervall bis zu
30 Jahren. Ballungen lokalisieren sich mit Vorliebe in den Untergeschossen.
Je nach der Zusammensetzung des bearbeiteten Gesteins zeigen die Fälle alle
Übergänge zu Mischstaubsilikoseformen (GREINACHER 1945, NICOD 1950). —
Unter sehr ungünstigen Arbeitsverhältnissen neigen gerade auch die Stollenmineure zu akuten Silikoseverläufen (LANG und ZOLLINGER 1949, UEHLINGER
1949).

b) Mischstaubsilikosen.

α) **Anthrakosilikose der Kohlenbergwerksarbeiter.** Diese Mischstaubsilikose
dürfte die am häufigsten vorkommende Pneumokoniose sein; sicher ist sie die
am besten untersuchte und am meisten beschriebene Silikoseform und gilt
daher als Prototyp der Silikose überhaupt; ihr Bild ist aber stark durch die
begleitenden Stäube geformt, insbesondere den Kohlenstaub, und insofern sind
auch die Erkrankungsformen von Revier zu Revier, ja gelegentlich sogar von
Flöz zu Flöz etwas verschieden, je nach Begleitgestein und wohl auch je nach
der Art der Kohle, ferner auch nach der Art der Tätigkeit, indem die Gesteinshauer schwerere Erkrankungen zeigen als die Kohlenhauer.

Der Verlauf der Anthrakosilikose der Kohlenbergwerksarbeiter ist im ganzen
deutlich langsamer und milder als derjenige der reinen Silikosen; er ist auch

stetiger, indem ausgesprochen „stumme" Latenzzeiten und bösartige Spätprogredienzen fehlen. Nach Reichmann und Schürmann (1935) dauert bei
Gesteinshauern aus dem Ruhrgebiet die Entwicklungszeit bis zum Stadium der
leichten Silikose 10—15 Jahre, durchschnittlich 13 Jahre, maximal 26 Jahre
ständiger Arbeit vor Gestein. Einen genauen Einblick in die Verhältnisse gibt
die umfassende statistische Untersuchungen von Zorn (1949) an insgesamt
28 208 Gesteinshauern des Ruhrgebietes aus den Jahren 1929—1941; nach Ausschluß von 1685 Fällen mit tuberkulösen Veränderungen im Röntgenbild
(= 5,97%), blieben 26 523 Fälle, aus deren Zusammenstellung wir Folgendes
entnehmen:

Tabelle 5. *Silikoseentwicklung bei Gesteinshauern des Ruhrgebietes.* (Nach Zorn 1949.)

Staubveränlderungen	Dauer der Gesteinsarbeit			
	1—5 Jahre %	5—10 Jahre %	10—15 Jahre %	über 15 Jahre %
Keine	80,0	46,0	26,7	23,2
Beginnende und leichte.	19,8	51,0	62,0	46,0
Mittelschwere	0,5	2,9	10,2	24,1
Schwere	0,04	0,2	4,3	6,7

Noch milder scheint nach Worth und Dickmans (1950) die Anthrako-
silikose im linksrheinischen Kohlengrubenbezirk zu verlaufen; bis zur Erreichung des Stadiums einer beginnenden Silikose dauert es durchschnittlich
19 Jahre, bis zur leichten Silikose durchschnittlich 33 Jahre Untertagearbeit.
Das Stadium der schweren Silikose wird nur von einer kleinen Minderheit der
Bergleute überhaupt erreicht. Die Krankheitsdauer einer schweren Bergmanns-
silikose wird von Reichmann und Schürmann (1935) auf 6—7 Jahre angegeben; das durchschnittliche Sterbealter beträgt nach Worth und Dickmans
(1950) 58,76 Jahre.

Klinisch zeigen die Anthrakosilikosen der Kohlenbergwerksarbeiter eine
ganz allmählich im Laufe der Jahre zunehmende Ateminsuffizienz bei dauernder
Grubenarbeit. Nach Abbruch der staubgefährdeten Arbeit sahen Reichmann
und Schürmann (1935) zwar meist eine Verlangsamung der üblichen Progredienz, nur selten aber einen wirklichen Stillstand des Silikoseprozesses.

Röntgenologisch weisen die Kohlenbergwerkssilikosen das typische Bild der
Mischstaubsilikosen auf, mit verhältnismäßig weicher und gerne etwas unregelmäßiger Fleckenzeichnung („Schneegestöber") und beträchtlicher Tendenz zu
Ballungen und Schwielenbildung, besonders in den infraclaviculären Partien
und in den ganzen Obergeschossen.

Ähnliche Silikoseformen wie in den deutschen Kohlenbergwerken findet man
auch in den Kohlengrubenbezirken Frankreichs, Belgiens und Großbritanniens.
In den walisischen Gruben scheint der Kohlenstaub derart zu überwiegen, daß
die dortigen Untersucher (Fletcher 1951) an der silikotischen Natur ihrer
Pneumokoniosen zweifeln und für die „einfachen", d. h. leichteren Fälle eine
bloße Anthrakose, für die schwereren, sog. „komplizierten" oder „infektiven"
Fälle mit Schwielenbildung die zusätzliche Einwirkung einer tuberkulösen
Infektion annehmen. Klinisch scheinen die walisischen Fälle im ganzen noch
benigner zu verlaufen als diejenigen des Ruhrgebietes; definitiver Stillstand
nach Entfernung aus dem Staubberuf scheint insbesondere bei den leichten
Formen die Regel zu sein.

Ähnliche, im ganzen benigne Anthrakosilikosen sind auch bei den über Tag
beschäftigten Kohlentrimmern (Aufbereitung und Verladung der Kohle) beschrieben worden (Collis und Gilchrist 1928, Sladden 1933).

β) **Mischstaubsilikosen der Erzbergwerksarbeiter.** Je nach der Zusammensetzung der Erze und der Begleitgesteine entwickeln sich regional recht verschieden schwere Silikoseformen, von den bösartigen, reinen Silikosen der Goldminenarbeiter Südafrikas bis zu den leichtesten Mischstaubsilikosen. Einen besonderen Aspekt prägen einzelnen dieser Silikosen gewisse biologisch selbst aktive Begleitstäube auf, wie in den Joachimsthaler und Schneeberger Werken, wo Arsengehalt und Radioaktivität des Staubes eine besondere Disposition zur Entwicklung von Bronchialcarcinomen schaffen, die den Silikosen sonst fehlt (SAUPE 1939).

Als typische Mischstaubsilikosen verlaufen auch die Staublungen der Granitsteinhauer (RÖHRL 1947, BUCHER 1951) und der Schieferbrucharbeiter (FEIL 1935).

γ) **Anthrako-Sidero-Silikosen in der Metallindustrie.** Der im Formsand enthaltene Quarz, wie er in Gießereien sozusagen an allen Arbeitsstellen in verschiedener Menge und Flüchtigkeit vorkommt, ist die Ursache der Gießereipneumokoniosen; geprägt aber wird deren Bild durch den an Menge weit überwiegenden Kohlen- und Eisenstaub, so daß ein typisches, im allgemeinen eher leichtes und gutartiges Bild einer Mischstaubsilikose entsteht. Die Gefährdung der verschiedenen Arbeitsplätze ist verschieden; BERTSCHI und STIEFEL (1950, 1955) fanden bei einer Durchuntersuchung einer schweizerischen Großgießerei einen röntgenologischen Silikosebefund bei 40% der Gußputzer, 28,5% der Kernmacher, 22% der Gießer, 19% der Hilfsarbeiter und 5,5% der Sandmacher; bei 20 Gießereischmirglern mit mehr als 10jähriger Exposition fand MEISTER (1955) 13 röntgenologische Silikosen.

Entsprechend der in diesen Zahlen sich abzeichnenden Gefährdung der verschiedenen Berufsgruppen ist auch die Expositionszeit verschieden, in der Regel recht lang, 20—30 Jahre, nur bei Gußputzern vielleicht etwas kürzer. OBRIST (1948) berechnet bei den schweizerischen Gießereisilikosen die durchschnittliche Expositionszeit auf 28,2 Jahre.

Klinisch sind die Gießereisilikosen in der Regel sehr benigne; unter den 113 von OBRIST gesammelten Fällen waren 40% symptomfreie, röntgenologische Zufallsbefunde; unter den von BERTSCHI und STIEFEL (1950) bei einer Reihenuntersuchung gefundenen 146 Silikosen hatten gar nur 5 klinische Erscheinungen. Die Beschwerden setzen in der Regel erst jenseits des 50. Altersjahrs ein und vermischen sich mit den beginnenden Altersbeschwerden. Immerhin führen sie oft zu etwas vorzeitiger Invalidität und gelegentlich (im Material von OBRIST in 14%) zum Silikosetod.

Röntgenologisch findet sich eine reticulär verstärkte Lungenzeichnung mit mäßiger Schwellung der Hilusdrüsen, später feine bis gröbere, unregelmäßige Fleckelung, schließlich eine stets nur mäßige, oft etwas asymmetrische Schwielenbildung, meist in den Obergeschossen, mit starkem kompensatorischem Emphysem.

δ) **Mischstaubsilikosen in den keramischen Industrien.** Die aus Kieselsäure, Kalk und Tonerde in sehr verschiedenem Verhältnis zusammengesetzten keramischen Stoffen (Porzellan, Steingut, Chamotte, Zement usw.) verursachen ebenfalls typische Mischstaubsilikosen, die sich durch geringe Tendenz zur Knötchenbildung, dagegen durch um so intensivere Neigung zu ausgedehnten Ballungen und Schrumpfungen, insbesondere in den Obergeschossen, auszeichnen. Über Porzellinersilikosen hat ausführlich KIRCH (1953), über Steingutsilikosen LANDAU (1931) sowie ROSTOSKI und SAUPE (1931), über Chamottesilikosen KOELSCH (1932) berichtet.

Klinisch sind diese Pneumokoniosen oft durch ausgesprochene funktionelle Gutartigkeit bei röntgenologisch sehr intensiven Befunden charakterisiert. Die in der Tabelle 2 S. 763 aus eigenem Material angeführten Fälle von Röntgenstadium II/A und II/B bei fehlenden klinischen Erscheinungen sind alle drei langjährige Steingutarbeiter. Klinisch bösartige Entwicklung mit schließlich typischem Silikosetod sahen wir unter den keramischen Silikosen nur bei Ofenmaurern eines Gießereibetriebs, die beim Ausspitzen quarzreicher, „saurer" Chamottebeläge in engen Ofenräumen einer sehr hohen Staubkonzentration ausgesetzt waren; auch bei diesen Leuten ging der bösartigen Entwicklung eine 20—30jährige Exposition und ein langjähriges, klinisch symptomarmes Stadium mit bereits starken röntgenologischen Lungenveränderungen voraus.

V. Konstitutionelle und dispositionelle Einflüsse.

Das unterschiedliche Verhalten verschiedener Menschen gegenüber anscheinend gleichartiger Staubexposition führt immer wieder zur Frage nach einer individuellen Disposition für die Staublungenerkrankung. Dabei darf allerdings auch die Möglichkeit recht ungleicher Staubexposition im gleichen Betrieb, ja sogar am selben Arbeitsplatz nicht außer acht gelassen werden; sie kann unter anderem von Mensch zu Mensch sehr verschieden sein, je nach Körpergröße, Körperhaltung bei der Arbeit, Atemtyp und anderen, schwer übersehbaren Faktoren.

Was den Atemtypus anbetrifft, so hat G. Lehmann (1935, 1937, 1938) auf die besondere Gefährdung der *Mundatmer* hingewiesen, da die gesunde Nase bis zu 50% des eingeatmeten Staubes abzufiltern in der Lage ist. Bei anstrengender Arbeit und bei katarrhalischer Erkrankung der oberen Luftwege nimmt natürlich die Tendenz zur Mundatmung zu.

Verschiedentlich ist die Abhängigkeit der Silikosegefährdung vom *Körperbau* studiert worden: Lochtkemper 1935, Beckmann 1951, Krüger und Schlomka 1954, u. a. m. Der Versuch bestimmten Körperbautypen eine besondere Silikosegefährdung zuzuschreiben, hat zu widerspruchsvollen Ergebnissen geführt, und es erscheint wahrscheinlich, daß ein wesentlicher direkter Zusammenhang hier nicht besteht. Indirekt mag die geringere Atemreserve des einen Konstitutionstyps gegenüber dem anderen zur früheren klinischen Manifestation disponieren (Lochtkemper 1935).

Familiär gleichartiges Verhalten gegenüber der Staubexposition, sei es nun gleichmäßige Erkrankung oder gleichmäßige Resistenz, ist in Bergleute- und Stollenmineurfamilien öfters aufgefallen (Lochtkemper 1935, Geisler 1937, Zorn 1949, Thevenoux 1950). Mit der Methode der *Zwillingsuntersuchung* haben Parrisius und Im Brahm (1953, 1954) folgendes gefunden: unter annähernd gleicher Exposition zeigte die Silikose im bezug auf Beginn, Progredienz und Lokalisation bei 28 eineiigen Paaren 25mal ein konkordantes und 3mal ein diskordantes Verhalten, bei 26 zweieiigen Paaren aber nur 14mal ein konkordantes und 12mal ein diskordantes Verhalten. Es bestätigt dies den Erfahrungseindruck, daß für Eintritt und Verlauf der Silikose ein *erbgebundener Faktor* in beträchtlichem Maße mitspielt. In welcher Weise dieser Erbfaktor sich auswirkt, ist heute noch ungeklärt.

Eine *Geschlechtsdisposition* zur Silikose ist nicht zu erkennen. Ihr Nachweis ist allerdings erschwert durch die Tatsache, daß gleichmäßige Exposition beider Geschlechter kaum zu finden ist, angesichts der sozusagen rein eingeschlechtigen Führung der in Betracht fallenden Betriebe (rein weiblich in der Putzmittelindustrie, ausschließlich männlich in den übrigen Staubberufen).

Auch die Frage, ob gewisse *Lebensalter* eine besondere Disposition zur Silikose zeigen, ist noch umstritten. ZORN (1949) kommt bei der Auswertung seines außerordentlich umfangreichen Materials von Kohlenbergwerks-Silikosen zur Auffassung, daß die Entwicklung zur leichten und mittelschweren Silikose im jugendlichen Alter rascher vor sich gehe als später. SAYERS (1933) kam bei der Untersuchung von Bergleuten aus Oklahoma eher zum gegenteiligen Schluß. Sowohl WATKINS-PITCHFORD (1927) auf Grund südafrikanischer Minenerfahrung als auch THÉVENOUX (1950) bei Untersuchungen französischer Kohlenbergleute vertreten die Ansicht, daß die Gefährdung unabhängig vom Alter rein der Expositionsdauer entspreche.

Da Erkrankungen mit kurzfristiger, scharf umgrenzter Exposition möglicherweise eher als die jahrzehntelange Bergwerksexposition Anhaltspunkte für eine bestimmte Altersdisposition geben könnten, haben wir a) aus unserem eigenen Material von insgesamt 34 kurzfristig exponierten Sandstrahlern die 6 Jüngsten und die 6 Ältesten, b) aus der von LANG und ZOLLINGER (1949) publizierten Castelser Epidemie von 24 Stollenmineuren die 5 Jüngsten und die 5 Ältesten einander gegenübergestellt und verglichen nach dem Alter beim Beginn der Exposition, der Expositionsdauer, der Dauer der Latenzzeit (von Beginn der Exposition bis zum Einsetzen klinischer Beschwerden) und der Dauer der Erkrankung (nur bei den verstorbenen Mineuren). Daraus ergibt sich folgende Tabelle (die eingeklammerten Zahlen geben die Schwankungsbreite, aus der der Durchschnitt berechnet wurde):

Tabelle 6.

		Durchschnitts-alter Jahre	Durchschnitt-liche Expositionszeit Jahre	Durchschnitt-liche Latenz Jahre	Todes-fälle	Durchschnitt-liche Krankheitsdauer Jahre
Sandstrahler (1925—1932)	6 Jüngste	$19^1/_2$ (18—22)	$1^3/_4$ ($^1/_2$—2)	$15^1/_2$ (6—26)	0	—
	6 Älteste	$40^1/_6$ (35—52)	$3^1/_6$ ($^1/_2$—5)	$8^2/_3$ (4—23)	2	—
Mineure (1941/42)	5 Jüngste	$23^1/_4$ (22—25)	$1^{11}/_{12}$ (1—3)	$4^3/_4$ (3—$7^1/_2$)	3	2 ($1^1/_2$—$2^1/_2$)
	5 Älteste	$43^1/_6$ (35—53)	$1^1/_2$ ($^3/_4$—2)	$4^1/_4$ (4—$6^1/_2$)	3	$1^1/_4$ (1—$1^1/_2$)

Auch aus diesen Zahlen läßt sich ein eindeutiger Einfluß des Lebensalters auf die Disposition zur Staublungenerkrankung nicht herauslesen.

VI. Die Diagnose der Silikose.

Es gibt keine für Silikose pathognomonischen Symptome, wenn auch gewissen typischen Röntgenbefunden nahezu diese Bedeutung zukommt. Die Diagnose ergibt sich daher in der Regel aus dem Zusammenstellen und Abwägen einer Anzahl mehr oder weniger charakteristischer Einzelfeststellungen. Die wesentlichen Pfeiler der Silikosediagnose sind:

a) die Arbeitsanamnese,
b) der Röntgenbefund der Lungen,
c) das klinisch-funktionelle Bild.

a) Die Arbeitsanamnese.

Sie hat den Nachweis einer erfahrungsgemäß für das Entstehen einer Silikose genügenden Quarzexposition zu erbringen. Dies ergibt sich oft ohne weiteres

aus der beruflichen Vorgeschichte; in anderen Fällen, insbesondere bei häufigem
Arbeitswechsel, müssen die Expositionsperioden oft mühsam zusammengesucht
und ihr Gewicht einzeln abgeschätzt werden; dabei können gelegentlich auch
Nebenbeschäftigungen oder an sich harmlose Arbeiten in der Nähe einer Gefährdungsquelle in Frage kommen. Die einzelnen Perioden dürfen im allgemeinen,
auch wenn sie weit auseinanderliegen, einfach summiert werden, denn — wenigstens bei geringer bis mäßiger Quarzeinwirkung — kommt es, grob gesehen,
nur auf die Gesamtmenge des aufgenommenen Quarzes und kaum auf die zeitliche Verteilung an. Bei der Beurteilung, ob eine genügende Quarzexposition
vorliegt oder nicht, muß die große Schwankungsbreite der Erfahrungszahlen
in Betracht gezogen werden; hilfreich kann im Zweifelsfall die Untersuchung
von Nebenarbeitern am gleichen Arbeitsplatz sein. Beim Vorliegen von Veränderungen, welche die Staubabwehr beeinträchtigen (Mundatmer, vorbestehende
Lungen- und Pleuraveränderungen, Thoraxdeformitäten), sind geringere Anforderungen an die Expositionszeit zu stellen. — Ohne den Nachweis einer
genügenden Quarzexposition darf die Diagnose einer Silikose nur mit größter
Zurückhaltung und größtem Mißtrauen gestellt werden; eine Mißachtung dieser
Regel führt immer wieder zu Fehldiagnosen. Allerdings muß die Möglichkeit
einer trotz sorgfältiger Anamnese nicht entdeckten Exposition oder gar einer
bis dahin unbekannten Gefährdungsquelle stets im Auge behalten werden.

Wenn einerseits ohne genügende Arbeitsanamnese keine Silikosediagnose
gestellt werden soll, so darf andererseits niemals der bloße Nachweis einer ausreichenden Exposition als Grundlage akzeptiert werden, um bei uncharakteristischem übrigem Befund die Diagnose einer Silikose zu stellen. Neben der positiven Arbeitsanamnese ist mindestens noch entweder ein charakteristisches
Röntgenbild oder dann ein typischer klinischer Befund, insbesondere eine
typische, stetige Arbeitsdyspnoe, zu fordern.

b) Der Röntgenbefund.

Dieser ist häufig derart charakteristisch, daß er für sich allein zur Diagnosestellung genügen könnte. Als Regel darf aber auch der Röntgenbefund nicht als
pathognomonisch betrachtet werden; sozusagen in jedem Fall können weitgehend ähnliche Bilder auch durch andere Lungenprozesse hervorgerufen
werden. Erst im Zusammenhang mit der Berufsanamnese oder dem klinischen
Befund, eventuell auch beim Überblick über eine röntgenologische Entwick-
lungsreihe, wird das Röntgenbild sicher deutbar. Für Einzelheiten der röntgenologischen Silikosediagnostik wird auf das Kapitel über die Röntgenologie der
Silikose verwiesen.

c) Klinischer Befund.

Dieser ist in zahlreichen Fällen von Staublunge völlig normal; in anderen,
ebenfalls zahlreichen Fällen sind die Symptome ganz uncharakteristisch, so daß
das klinische Bild häufig sehr wenig zur Diagnose beiträgt.

Diagnostisch positiv bedeutsam ist einzig der Nachweis der typischen *Belastungsdyspnoe*. Um charakteristisch für Silikose zu sein, muß es sich um eine
stetige Ateminsuffizienz handeln, d. h. sie muß in Ruhe entweder fehlen oder
dann Tag um Tag, Woche um Woche stationär, über längere Zeiträume gesehen
eventuell langsam gleichmäßig zunehmend sein, und bei gleicher Belastung
immer ungefähr im selben Maße paroxysmal sich steigern. Diesen Typus der
Ateminsuffizienz zeigt außer der Silikose nur das essentielle Emphysem. Ein
stärkeres Schwanken des Leistungsniveaus nach oben und unten in kurzen

Fristen, Abhängigkeit von Wetter und Jahreszeit, Abhängigkeit vom Aufenthaltsort (ob am Arbeitsplatz oder zu Hause, ob am Wohnort oder am Kurort) entspricht nicht dem typisch silikotischen Verhalten; es kann durch bronchitische oder asthmoide Komplikationen der Silikose bedingt, ebensowohl aber Ausdruck vieler anderer Erkrankungen sein und ist damit unspezifisch. Ähnlich unspezifisch sind auch Husten, Auswurf und Brustschmerzen, die zwar häufig eine Silikose begleiten, aber ebenfalls völlig uncharakteristisch sind und nicht zur Stützung einer noch ungeklärten Silikosediagnose beitragen können. Der physikalische Lungenbefund ist oft auch bei beträchtlichen röntgenologischen Veränderungen normal oder nur wenig verändert, was im Gegensatz zu anderen Lungenprozessen mit ähnlich intensivem Röntgenbefund diagnostisch gelegentlich verwertet werden kann. Umgekehrt spricht eine erhebliche Atemfunktionsstörung bei noch geringem Röntgenbefund im Vergleich zu röntgenologisch ähnlichen Lungenprozessen anderer Genese für das Vorliegen einer Silikose.

d) Funktionelle Diagnostik.

Die Atemfunktionsprüfung ergibt zwar keine krankheitsspezifischen Befunde und ist daher für die Sicherung der Silikosediagnose als solcher nicht von Bedeutung, wohl aber für die Feststellung des Krankheitsstadiums, der Leistungsfähigkeit und der fortlaufenden Entwicklung.

Die genaueste Orientierung über die Atemfunktion läßt sich durch die kombinierten spirometrischen und blutgasanalytischen Untersuchungen gewinnen, wie sie von ROSSIER und BÜHLMANN im Abschnitt: ,,Pathophysiologie der Atmung'' dieses Handbuchs eingehend besprochen sind; diese Untersuchungen erlauben eine weitgehende und oft sehr aufschlußreiche Differenzierung der Funktionsstörung in jedem einzelnen Fall. Sie sind aber an ein spezialisiertes Laboratorium gebunden und recht zeitraubend, so daß sie für den laufenden, praktischen Gebrauch außer Betracht fallen müssen. Für den praktischen Gebrauch, wo es nicht so sehr auf eine differenzierte Erfassung der Funktionsstörung, als auf ein gewisses Maß für die Gesamtleistungsfähigkeit des Exploranden ankommt, sind eine Anzahl leichter durchführbarer Leistungsprüfungen empfohlen worden.

Für die motorische Atemfunktion finden wir ein gewisses Maß in der Messung der *Atemexkursion des Thoraxumfangs* zwischen tiefster In- und Exspirationslage. Dieser Wert ist bei Silikose, entsprechend der mehr oder weniger fixierten Inspirationsstellung des Thorax, vom Normalwert von 7—10 cm (je nach Alter) herabgesetzt bis auf Werte von nur 1—2 cm bei hochgradigem Begleitemphysem. Die Atemexkursion ist abhängig von der Beweglichkeit der Rippen im Costovertebralgelenk und viel weniger von der Elastizität der Rippen, die bei Silikose, im Gegensatz zum essentiellen Emphysem, meist noch recht gut erhalten ist.

Ein weiteres Maß für die motorische Atemfunktion findet sich in der *Beweglichkeit des Zwerchfells*, die am besten im Orthodiagramm gemessen wird. Auch die Zwerchfellbeweglichkeit ist bei vielen Silikosen recht gut erhalten und wird erst durch kompensatorisches Emphysem, durch Pleuraverwachsungen oder pulmonale Schrumpfungsprozesse beeinträchtigt. Am stärksten reduziert ist die Zwerchfellbeweglichkeit bei Ballungen in den Unterfeldern, wodurch sich deren besonders schwere funktionelle Auswirkung erklärt; umgekehrt ist die Zwerchfellbeweglichkeit und damit auch die Atemfunktion bei Obergeschoßschwielen oft weitgehend erhalten.

Eine einfache, überall leicht und exakt durchführbare Funktionsprobe ist die *Bestimmung der maximalen in- und exspiratorischen Apnoezeit*. STUDER (1946) konnte einen gewissen Parallelismus dieser Werte zum Atemgrenzwert nachweisen. Die Untersuchung ist allerdings weitgehend vom guten Willen und von der Übung des Exploranden abhängig und wird daher von Rossier und Bühlmann, sowie von Petry (1953) als Funktionsprobe abgelehnt. Bei Berücksichtigung ihrer Tücken kann sie aber doch sehr wohl zur Orientierung darüber dienen, ob überhaupt eine erhebliche Störung vorliegt oder nicht, ferner auch zur Kontrolle der Progredienz bei ein und demselben Patienten in zeitlichen Abständen. Wir achten dabei auch auf die Intensität und die Dauer der anschließenden Dyspnoe (bei normaler Atemfunktion höchstens 1—2 vertiefte Atemzüge).

Einfache *spirographische Untersuchungen* (Vitalkapazität und ihre Komponenten, Minutenvolumen, Atemgrenzwert) können ebenfalls wertvolle Anhaltspunkte für die Gesamtbeurteilung der Atemfunktion geben, insbesondere auch bei der Verfolgung der Entwicklung ein und desselben Krankheitsfalles. Dabei erscheint der Atemgrenzwert als dynamische Größe gegenüber der statischen Vitalkapazität bedeutsamer. Rossier und Bühlmann (dieses Handbuch) setzen die Messung der motorischen Exspirationsleistung im Tiffeneau-Test und im Pneumometerstoß nach Hadorn der Bestimmung des Atemgrenzwertes bedeutungsmäßig gleich. Der Vergleich des Atemgrenzwertes mit dem Minutenvolumen ergibt einen wertvollen Anhaltspunkt für die Beurteilung der Atemreserve, die bei der Bemessung der Leistungsfähigkeit des Silikotikers von ausschlaggebender Bedeutung ist. Die Bestimmung der Vitalkapazität wie insbesondere des Atemgrenzwertes ist natürlich stark vom Verständnis und der gutwilligen Mitarbeit des Exploranden abhängig; im Zweifelsfall bedienen wir uns gerne des Kohlensäurebelastungsversuchs nach Goiffon (Goiffon und Paraut 1931, Heine, Benesch und Hertz 1953) zur Erreichung der maximal möglichen Lungenventilation. In Kombination mit dem Adrenalintest nach Rossier-Méan (1936) erlauben diese spirographischen Untersuchungen den Nachweis der bronchospastischen Komponente einer vorliegenden Ateminsuffizienz.

Das *spirographische Sauerstoffdefizit* nach Uhlenbruck-Knipping vermag, insbesondere bei Arbeitsbelastung, Anhaltspunkte zu geben für das Bestehen einer Sauerstoffuntersättigung des Blutes; in Kombination mit abgestufter Arbeitsbelastung am Ergometer ergibt sich daraus auch die Möglichkeit einer quantitativen Schätzung der Leistungsfähigkeit (Reichmann 1940, 1950; Zorn 1940, 1950; Jéquier-Doge 1950; Jéquier-Doge und Wiesinger 1952).

Die Grenzen aller dieser einfacheren Funktionsprüfungen ergeben sich aus der eingehenden Kritik von Rossier und Bühlmann (dieses Handbuch).

Ebenso wichtig wie diese mehr oder weniger exakten Laboratoriumsmethoden ist aber für die funktionelle Beurteilung einer Silikose die Beobachtung des Exploranden im Belastungsversuch (Kniebeugeversuch, Schellong-Test, Treppenversuch oder andere Stufentests verschiedener Art), wobei neben der Kontrolle von Puls- und Atemfrequenz und der Blutdruckwerte auch der Gesamteindruck des Mannes, Art der Dyspnoe, Cyanose, Erholungszeit zu beachten sind. Der immer wieder mit denselben Belastungsmethoden arbeitende und persönlich beobachtende Untersucher vermag aus diesen Befunden ein zwar subjektives, aber meist weitgehend zutreffendes Bild von der Leistungsfähigkeit des Exploranden zu gewinnen; dabei ist jedoch zu berücksichtigen, daß alle diese mehr oder weniger kurzfristigen Belastungen ein relativ zu günstiges Bild der Atemfunktion ergeben. Die notwendige Korrektur dazu vermittelt erst die Beobachtung an der Arbeitsstelle selbst oder dann eine sehr eingehende, mit Berufs- und Ortskenntnis aufgenommene Leistungsanamnese.

Differentialdiagnose.

Es sind im wesentlichen zwei Gruppen von Syndromen, die — bei nachgewiesenermaßen genügender Quarzexposition — die Abgrenzung der Silikose von anderen Erkrankungen mit ähnlicher Symptomatik notwendig machen, nämlich:

a) klinisch das dyspnoisch-katarrhalische Syndrom der Luftwege;

b) röntgenologisch das Bild der herdförmigen Lungeninduration.

a) Das dyspnoisch-katarrhalische Syndrom.

Sehr häufig, insbesondere bei kurz oder wenig quarzexponierten Leuten, muß ein unspezifischer *Staubreizkatarrh* oder eine *asthmoide Bronchitis* anderweitiger beruflicher (Gießereidunst, Zinkdämpfe usw.) oder außerberuflicher Genese von einer beginnenden Silikose abgegrenzt werden. Das Röntgenbild ist hier meist noch wenig verändert; die bereits mehr oder weniger stark intensivierte Lungenzeichnung ist beim Staubreizkatarrh und bei der asthmoiden Bronchitis mehr trabeculär und steht in struktureller Beziehung zu den grobstreifigen, vermehrt ausfasernden Hili, während die Silikose eine rein reticuläre Zeichnung ohne Strukturbeziehung zu den mehr kompakt vergrößerten Hili aufweist. Neben diesem röntgenologischen Unterschied charakterisieren sich Staubreizkatarrh und asthmoide Bronchitis durch frühen Einsatz, direkte Abhängigkeit von der Exposition und dadurch stark schwankende Intensität sowie Rückbildungsfähigkeit gegenüber der sehr stetigen silikotischen Schädigung, die allerdings auch zu bronchospastischen Reaktionen, insbesondere auf Belastung, und in späteren Stadien zur asthmoiden Begleitbronchitis führen kann. Für das Vorliegen einer echten asthmoiden Bronchitis spricht eine Eosinophilie in Blut und Auswurf. Beim Staubreizkatarrh findet sich gewöhnlich auch eine starke Mitbeteiligung der obersten Luftwege, die der reinen Silikose fehlt.

Auch wo bereits schwerere silikotische Bronchialveränderungen vorliegen, wird man oft nach Einsatz und Verlauf noch differenzieren können zwischen silikotischen Begleitbronchitiden und eigentlich silikosefremden Katarrhen.

Ein *essentielles Emphysem* werden wir auch beim Quarzexponierten dann annehmen, wenn ein geringfügiger, uncharakteristischer Röntgenbefund der Lungen vorliegt, höchstens mit etwas verstärkter peribronchitischer Zeichnung, daneben aber eine typische Belastungsdyspnoe, ein ausgesprochen starrer Thorax, ein für Emphysem charakteristischer physikalischer Lungenbefund und ein ausgesprochenes Cor pulmonale im EKG. Wo aber das Röntgenbild bereits eine Silikose erkennen läßt, kann es außerordentlich schwer werden, das Begleitemphysem der Silikose von einem essentiellen Emphysem mit hinzutretender Silikose zu differenzieren. Nur der frühzeitig starre, in Inspirationsstellung fixierte Thorax und der Hinweis auf familiäres Vorkommen können dann noch als Zeichen für den essentiellen Charakter des Emphysems dienen; bei Silikose ist, trotz starker Entwicklung des Begleitemphysems, der Thorax oft noch lange überraschend elastisch und wenig fixiert.

Bronchiektasen und Wabenlunge sind unter Umständen sehr schwer von Silikose zu unterscheiden, um so mehr, als fortgeschrittene Stadien der Silikose auch mit Bronchiektasen kompliziert sein und deren typische Symptome aufweisen können. Bei geringfügigem und uncharakteristischem Röntgenbefund sprechen dreischichtiger Auswurf, Uhrglasnägel und Trommelschlegelfinger für Bronchiektasen und gegen Silikose, trotz bestehender Exposition. Bronchographie und Bronchoskopie werden zur weiteren Differenzierung beitragen.

Die *Stauungslunge* kann sowohl durch die Ateminsuffizienz wie durch das Röntgenbild mit großen Hili und feinfleckiger Lungenzeichnung beim Quarzexponierten gelegentlich Anlaß zur Differentialdiagnose gegenüber Silikose geben. Der Nachweis eines Herzleidens, insbesondere einer Mitralstenose, sowie weiterer Stauungserscheinungen, und der Rückgang der Symptome, vor allem auch der radiologischen, unter kardialer Therapie lassen deren zirkulatorischen Ursprung erkennen. Deutlicher Expansivpuls der Hilusschatten spricht für Kreislauferkrankung und gegen Silikose. Alveolarepithelien mit eisenhaltigem Pigment, sog. ,,Herzfehlerzellen'', kommen im Auswurf auch bei Silikotikern ohne Herzinsuffizienz vor und können nicht differentialdiagnostisch verwertet werden.

Die *Differenzierung einer kardialen von einer silikotischen Dyspnoe* beim Vorliegen zirkulatorischer Schäden (Hypertonie, Coronarsklerose, Myokardschaden) neben einer Silikose macht oft recht große Schwierigkeiten. Die kardiale Dyspnoe ist in der Regel weniger eine reine Arbeitsdyspnoe als die silikotische; vor allem sind Anfälle von Asthma cardiale, besonders während der Nachtruhe, der unkomplizierten Silikose fremd; die kardiale Dyspnoe ist mehr als die affektiv indifferentere silikotische Dyspnoe von Angst-, Beklemmungs- und Erschöpfungsgefühlen begleitet, sie neigt mehr zur Cyanose und erholt sich in der Ruhe langsamer; dafür ist sie therapeutischen Beeinflussungen weit zugänglicher als die sehr resistente silikotische Atemnot. Im Belastungsversuch zeigt die silikotische Störung oft einen, im Vergleich zur erheblichen Dyspnoe und Tachypnoe, überraschend geringen und rasch vorübergehenden Einfluß auf die Pulsfrequenz. In den Endstadien der Silikose finden wir natürlich kardiale und pulmonale Insuffizienzzeichen unentwirrbar verbunden.

Stenokardieartige Beschwerden, insbesondere krampfhaft-dumpfe Retrosternalschmerzen, kommen gelegentlich auch bei Silikose zur Beobachtung, aber eigentlich nur bei Anstrengung; auf Nitrite reagieren sie nicht. Wir beziehen sie auf einen Druckanstieg in der A. pulmonalis, wie er bei erheblicher Störung des Capillarbettes im kleinen Kreislauf erwartet werden kann. Typische Stenokardien mit charakteristischer Ausstrahlung und der üblichen Therapiereaktion, sind, insbesondere wenn sie in Körperruhe auftreten, nicht auf Silikose zurückzuführen.

b) Das Bild der herdförmigen Lungeninduration.

Hier hat differentialdiagnostisch die röntgenologische Morphologie das erste Wort; doch sind die Röntgenbefunde kaum je pathognomonisch, und es bleibt Aufgabe der Klinik, durch Erarbeiten charakteristischer anderweitiger Symptome der in Frage stehenden Erkrankungen zur Klärung der Diagnose beizutragen.

Bei feinherdiger, diffus alle Lungenfelder durchsetzender Fleckenzeichnung kommt differentialdiagnostisch in erster Linie die *hämatogene Tuberkuloseaussaat* in Frage; daneben müssen je nach den klinischen Symptomen, insbesondere auch *miliare Carcinose*, dann *miliare Bronchopneumonien*, die schon erwähnte *Stauungslunge* und die disseminierten Lungenformen des *Lymphogranuloms* Hodgkin und der Besnier-Boeck-Schaumannschen *Sarkoidose* in Erwägung gezogen werden. Mehr feinstreifig verstärkte Lungenzeichnung machen die Lymphangitis carcinomatosa, wiederum das Lymphogranulom und die Boecksche Erkrankung, dann die Lungenamyloidose und die *Speicherkrankheiten* (Gaucher, Niemann-Pick, Schüller-Christian). Auch *Pilzerkrankungen* der Lungen, insbesondere die Moniliasen, sowie die hämatogene Aktinomykose, können ähnliche Bilder zeigen. Bei gröberen, harten Herden kann differentialdiagnostisch zur ,,Schrotkornlunge'' der Sandsteinhauer einmal außer einer abgeheilten, grobherdigen Tuberkuloseaussaat auch ein *Parasitenbefall* (Cysticerken) in Frage kommen.

Bei großflächigeren Herden stellt sich immer in erster Linie die Differentialdiagnose gegenüber der tertiären *Lungentuberkulose*, wobei als dritte, bei Quarzexponierten alltägliche Alternative die Kombinationsform der Silikotuberkulose in Frage kommt. Das Problem ist oft kaum zu lösen. Ein positiver Bacillenbefund im Auswurf schließt eine Silikose nicht aus, ein fehlender Bacillenbefund läßt eine begleitende Tuberkulose nicht einmal unwahrscheinlich erscheinen. Entzündliche Erscheinungen in Blutbild und Blutsenkung, über längere Zeit anhaltend, machen eine Tuberkulose zunehmend wahrscheinlich, falls dafür keine anderen Ursachen ersichtlich sind; die Wahrscheinlichkeit einer Silikose muß häufig einzig nach der Exposition beurteilt werden. Im Verhältnis zur Intensität der Röntgenveränderungen beträchtliche Funktionsstörungen können zugunsten einer mindestens überwiegenden Silikose verwertet werden, während ausgedehnte Röntgenbefunde ohne wesentliche Atemfunktionsstörungen für die tuberkulöse Natur des Prozesses sprechen. Meist erlaubt erst die klinische und röntgenologische Überwachung des Verlaufs während mehreren Jahren ein einigermaßen zuverlässiges Urteil.

Außer der Tuberkulose kommen bei grobflächigen Verschattungen differentialdiagnostisch je nach dem klinischen Bild immer wieder auch *Bronchialcarcinome*, metastatische Geschwülste, chronische *Pneumonie*, *Lungeninfarkte*, *Atelektasen* in Frage. Unter den im Rahmen dieser Fragestellung sich aufdrängenden Untersuchungen sei auf die gelegentlich mögliche bioptische Kontrolle vergrößerter Supraclaviculär- oder Axillärdrüsen hingewiesen, die unter Umständen nicht nur die Diagnose einer Tuberkulose oder eines Carcinoms ermöglicht, sondern auch einmal die Silikosediagnose positiv bestätigen kann.

Die *Symmetrie der Läsion* spricht im allgemeinen zugunsten einer Silikose; doch darf bei Asymmetrie eine Silikose nicht unbedingt ausgeschlossen werden. Oft vermag eine eingehende klinische Untersuchung die Ursache einer asymmetrischen Silikoseentwicklung aufzuzeigen: Thoraxdeformitäten, postpleuritische Verwachsungen, Indurationsfelder nach schlecht sich lösenden Pneumonien oder Infarkten, Atelektasen infolge Bronchusstenosen bei Bronchopathia deformans oder Bronchialkompression durch Hiluslymphknotenschwellung usw. Bei Silikose wird man, neben der asymmetrischen Läsion, kaum je wenigstens diskrete, silikoseverdächtige Veränderungen in den übrigen Lungenabschnitten vermissen.

VII. Die Kombination von Silikose mit Tuberkulose (Silikotuberkulose).

1. Häufigkeit.

Schon die Tatsache der wesentlich über dem Durchschnitt liegenden *Tuberkulosehäufigkeit in Staubberufen* weist auf besondere Beziehungen zwischen Staublungenschädigung und Tuberkulose hin. REDEKER und WALTER (1929) fanden in 7 Mansfelder Erzbergbaugemeinden eine Tuberkulosesterblichkeit der Männer von 36,5 auf 10000 Einwohner, gegenüber 10,9 der Frauen derselben Gemeinden und gegenüber 10,7 der männlichen Tuberkulosesterblichkeit im übrigen Preußen. TELEKY (1928) gibt für die Metallschleifer ähnliche Zahlen: die Tuberkulosesterblichkeit der Solinger Schleifer betrug 29,9, diejenige der Remscheider Schleifer sogar 97,6 gegenüber 14,7 bzw. 17,0 in der übrigen männlichen Bevölkerung. KÜPPER (1947) errechnet bei den Kohlenbergleuten in Gelsenkirchen

1941—1943 eine Tuberkulosesterblichkeit von 10,6 gegenüber 5,2 in der übrigen Bevölkerung. Aus den Vereinigten Staaten berichten Lanza und Vane (1934) über eine um das 2—10fache erhöhte Tuberkulosesterblichkeit in verschiedenen quarzgefährdeten Berufen.

Der *Gipfel der Tuberkulosesterblichkeit* in Staubberufen liegt nach zahlreichen übereinstimmenden Untersuchungen (Teleky, Redeker und Walter, Pope, Küpper, Zorn und Mölleney, zit. nach Worth und Schiller) altersmäßig jenseits des 40. Altersjahrs, also mindestens 10—20 Jahre später als bei der nicht staubgefährdeten übrigen männlichen Bevölkerung. Den daraus gelegentlich gezogenen Schluß auf eine retardierende, also günstige Wirkung des Staubes auf die Lungentuberkulose haben schon Redeker und Walter (1929) zurückgewiesen unter Hinweis auf die Tatsache, daß die jugendliche Tuberkulosesterblichkeit auch in Staubberufen ungefähr dem Durchschnitt entspricht; die Spättuberkulose der Staubarbeiter erweist sich also als eine ohne Pneumokoniose nicht eintretende, zusätzliche Erkrankung, als eine „Zusatztuberkulose" im Sinne von Redeker. Der spätliegende Tuberkulosegipfel in den Staubberufen zeigt vielmehr, daß die Neigung zur Tuberkuloseentwicklung mit zunehmender Exposition und zunehmender Schwere der Staublungenerkrankung ansteigt und beweist damit den die Tuberkuloseentwicklung fördernden Einfluß der Silikose.

Dementsprechend ist die *Kombination tuberkulöser und silikotischer Veränderungen* (wofür wir generell den Ausdruck „Silikotuberkulose" verwenden) ein überaus häufiger Befund, um so häufiger, je weiter fortgeschritten die Silikose selbst schon ist. Es sind darüber sehr zahlreiche Untersuchungen aus den verschiedensten Staubberufen publiziert (Zusammenstellung bei Leu 1953), deren Zahlen zum Teil stark voneinander abweichen, je nach Beruf und Intensität der Staubexposition, wohl aber auch je nach der allgemeinen hygienischen Lage und der Tuberkulosedurchseuchung der betreffenden Bevölkerung; insbesondere sind natürlich auch die auf klinischen und die auf autoptischen Befunden basierenden Zahlen nicht miteinander zu vergleichen. Außerdem dürften die meist aus dem 3. und 4. Jahrzehnt dieses Jahrhunderts stammenden Zahlen infolge des allgemeinen Rückgangs der Tuberkulose den heutigen Verhältnissen nicht mehr ganz entsprechen; Zahlen aus neuester Zeit liegen noch nicht vor.

Für die Verhältnisse im Ruhrkohlenbergbau dürften die klinischen Zahlen von Böhme (1935) und vergleichsweise die aus derselben Bevölkerung und derselben Zeit stammenden, autoptisch gewonnenen Zahlen von Di Biasi (1933) kennzeichnend sein; es fand sich eine begleitende Tuberkulose bei Silikose:

Tabelle 7.

Begleitende Tuberkulose bei Silikose	I %	II %	III %
Klinisch (Böhme 1935)	6	20	> 50
Autoptisch (Di Biasi 1933) . . .	35	52	63,5

Für den belgischen Kohlenbergbau gibt Thomas (1946) 66%, für den walisischen Kohlenbergbau Hepplestone (1951) 30% als autoptisch gefundene Zahl tuberkulöser Komplikationen bei Silikose. Aus dem Material der Schweizerischen Unfallversicherungsanstalt von Silikosen verschiedenster Herkunft errechnet Lang (1948) autoptisch eine Kombination mit Tuberkulose in 50—60% aller Fälle; darunter fallen unter anderem folgende Einzelzahlen bei berufsspezifischen Silikosen: Granitsteinhauer 30% (Bucher 1951), Sandsteinhauer 37,2% (Burri 1951), Sandstrahler 37,5% (Uehlinger 1935), Gießereiarbeiter 44% (Obrist

1949), Stollenmineure 65% (MOGINIER 1950); unter 11 obduzierten Fällen akuter Mineursilikose fand UEHLINGER (1949) 5 durch Tuberkulose kompliziert.

Unter unseren eigenen, meist über viele Jahre hinweg kontrollierten 194 Silikosefällen aus Stollen-, Gießerei- und Keramikbetrieben erlebten wir klinisch 40mal (= 21,1%) das Auftreten einer tuberkulösen Komplikation; von 60 Todesfällen waren 24 (= 40%) durch die begleitende Tuberkulose verursacht; autoptisch wurden noch in weiteren Fällen klinisch stumm gebliebene tuberkulöse Herde gefunden. Unter 610 Silikosetodesfällen notieren TURNER und MARTIN (1949) 313mal Lungentuberkulose als Todesursache.

2. Pathogenese.

Über die *Frage des Zusammenwirkens von Silikose und Tuberkulose* ist viel diskutiert worden, seitdem die südafrikanischen Autoren (MAVROGORDATO und WATKINS-PITCHFORD, zit nach GIESE 1931) unterschieden haben zwischen einer Form mit vorausgehender Silikose, einer solchen mit vorausgehender Tuberkulose und einer Kombinationsform, und seitdem GIESE (1931) glaubte annehmen zu können, daß bei einer, zu einem tuberkulösen Prozeß hinzutretenden Silikose ein chronisch-protrahierter, im umgekehrten Fall aber ein akuter Verlauf zu erwarten sei. Eine Übersicht über die einschlägige Literatur und insbesondere über die verwirrende Nomenklatur gibt LEU (1953). Eine Differenzierung zwischen sog. „Zusatztuberkulosen" und „Zusatzsilikosen" hat sich aber klinisch nicht erarbeiten lassen, und auch die Bedeutung der am Einzelherd studierten histologischen Unterschiede für eine prinzipielle Unterscheidung der Pathogenese wird von LEU (1953) bestritten. In weitaus den meisten Fällen entwickelt sich die Silikose zweifellos — wenigstens heute noch — in einer, einen mehr oder weniger „abgeheilten" tuberkulösen Primärkomplex tragenden Lunge; die so in Kombination mit der Silikose auftretende Tuberkulose entspricht dann einem — endogenen oder exogenen — Reinfekt (LEU 1953, SANDERS 1949). Zwei Fälle von Späterstinfektion bei vorbestehender Silikose hat UEHLINGER (1953) beschrieben und dabei einen die maligne Entwicklung fördernden Einfluß der Silikose angenommen. Die Entstehung einer Silikose in einer bereits aktiv tuberkulosekranken Lunge ist nicht nur wegen der verschiedenen Manifestations- und Verlaufsgeschwindigkeit der beiden Affektionen kaum je zu erwarten, sondern heute auch bei der strengen Kandidatenauslese für Staubberufe praktisch ausgeschlossen. Eigentliche Kombinationsformen (HUSTEN 1931), bei denen durch gleichzeitige Einwirkung von Quarzstaub und Tuberkelbacillen lauter gemischte Granulome entstehen sollen, sind jedenfalls extrem selten.

Die Silikose scheint die Tuberkuloseentwicklung in zwei Richtungen zu fördern: einmal begünstigt sie die tuberkulöse Herdsetzung (beim exogenen wie beim endogenen Reinfekt); zweitens beeinflußt sie die gesetzten Herde im Sinne eines zwar meist protrahierten und wenig toxischen, aber auch wenig Heilungstendenz zeigenden Verlaufs.

Für diese Einwirkungen der Silikose auf die Tuberkulose sind verschiedene Mechanismen verantwortlich gemacht worden, ohne daß das Problem bis heute geklärt wäre (zusammengestellt nach LEU 1953):

a) mechanische Blockade der Lymphbahnen durch Verödung des intrapulmonalen und tracheobronchialen lymphatischen Gewebes (DI BIASI, FRÄNKEL, GARDNER, IRVINE, UEHLINGER);

b) chemische Wirkung des silikosegeschädigten Gewebes als wachstumsfördernder Nährboden für die Tuberkelbacillen (CHRIST, DAYMANN, GULLAND, HOLZAPFEL, KETTLE, RÖSSLE, WÄTJEN);

c) Schädigung der Abwehr und Schwächung der Immunität durch silikotisch bedingte Parenchymschäden (Winkler, Cummins).

Für die Förderung des endogenen Reinfektes dürfte die Aufschließung alter, abgekapselter tuberkulöser Herde durch eindringendes silikotisches Granulationsgewebe eine wesentliche Rolle spielen; insbesondere kann der Lymphknotenanteil des ruhenden tuberkulösen Primärkomplexes auf diese Art zum Aufflackern gebracht werden (Giese 1935); dies ermöglicht dann hämatogene (Zollinger 1946) und durch Lymphknoteneinbruch in den Bronchialbaum auch bronchogene (Steiger 1951) Neuherdsetzungen. Nach Uehlinger (1946) neigen besonders Mischstaubsilikosen dazu, durch ihr zellreiches Granulationsgewebe abgekapselte Tuberkuloseherde aufzubrechen.

Demgegenüber ist ein fördernder Einfluß der Tuberkulose auf den silikotischen Gewebsprozeß klinisch nicht nachzuweisen, hingegen sieht man nicht selten eine gegenseitige *lokalisierende Beeinflussung* zwischen Silikose und Tuberkulose: so führen vorbestehende tuberkulöse Indurationsfelder und Pleuranarben gerne zu asymmetrischen Silikoselokalisationen, andererseits sehen wir bei den akuten, vorwiegend in den Untergeschossen sich entwickelnden Silikosen auch eine entsprechende atypische Lokalisation der hinzutretenden Tuberkulose. In der Regel bevorzugen allerdings auch in der Kombination die beiden Komponenten ihre üblichen Lokalisationen (Leu 1953).

3. Klinische Symptomatologie.

Grundsätzlich setzt sich das Krankheitsbild der Silikotuberkulose zusammen aus den charakteristischen Symptomen der beiden Erkrankungen: einerseits aus der typischen, stetigen Arbeitsdyspnoe der Silikose, andererseits aus den katarrhalischen und infektiös-toxischen Symptomen der Lungentuberkulose, die sich in äußerst wechselndem Verhältnis und ganz verschiedenem zeitlichem Verlauf kombinieren, woraus sich in vielen Fällen ein recht charakteristisches, neues klinisches Bild formen kann.

In der Regel äußert sich eine hinzutretende Tuberkulose in einer allgemeinen Beunruhigung des bis dahin stetig gleichmäßig-ruhigen Silikoseverlaufs: schubweise Störungen treten auf und verschwinden wieder: subfebrile bis febrile Temperaturschübe, „grippe"-artige Erkrankungen mit vermehrten katarrhalischen Erscheinungen (Husten, Auswurf, Rasselgeräuschen), mit Schweißneigung, Bruststechen, allgemeiner Müdigkeit; die Schübe sind begleitet von kurzfristigen entzündlichen Veränderungen im Blutbild und einer länger anhaltenden, oft nie mehr ganz sich normalisierenden Beschleunigung der Blutsenkungsreaktion. Häufig ist das Allgemeinbefinden über kürzere oder längere Zeit gestört, der Appetit nimmt ab, das Körpergewicht geht zurück. Ebenso häufig ist allerdings auch bei manifest sich entwickelnder, durch bacillären Sputumbefund gesicherter Tuberkulose der Allgemeinzustand über lange Zeiträume hinweg auffallend gut, das Aussehen blühend und wohlgenährt, der Appetit gesund; das Körpergewicht nimmt zu, die Leistungsfähigkeit ist voll erhalten oder nur durch die Kurzatmigkeit beeinträchtigt. Solche, trotz massivem, kavernösem und progredientem Tuberkulosebefund mit oft hoher Senkungsbeschleunigung klinisch sehr wenig toxische Bilder sind für einen Teil der Silikotuberkulosen charakteristisch und lassen direkt an eine gewisse Abschirmung der Tuberkulotoxine durch den Silikoseprozeß denken.

Häufig weist bei dauernder Überwachung das **Röntgenbild** zuerst auf das Hinzutreten einer Tuberkulose hin: in dem bis anhin ruhigen Bild fallen plötzlich, am ehesten in den Spitzen oder infraclaviculär, weiche, wolkige, meist asymmetrische Verschattungen auf, die wieder zurückgehen, streifig sich verdichten oder auch frühzeitig kavernös einschmelzen können; Einschmelzungszeichen in noch frischen Infiltratschatten in wenig verdichteter Umgebung sind charakteristisch für Tuberkulose, im Gegensatz zu den erst spät und nur in dichten Schwielen sich bildenden, silikotischen Höhlen.

Der **auskultatorische Lungenbefund,** bis dahin normal oder höchstens diffus trocken-bronchitisch, ergibt plötzlich an umschriebener Stelle mehr oder weniger konstante, feuchte, klingende Rasselgeräusche; grobblasiges, stark klingendes Rasseln ist über tuberkulösen Kavernen viel häufiger als über rein silikotischen. Doch kann auch bei progredienten silikotuberkulösen Läsionen der Auskultationsbefund dauernd normal bleiben.

Der **Auswurf,** bis dahin spärlich, glasig oder dann wäßrig-bronchiektatisch, wird reichlicher, eitrig-nummulär. Entscheidend wichtig ist natürlich der Nachweis von *Tuberkelbacillen,* doch gelingt dieser meist erst in späten Stadien der Erkrankung; in der Regel sind Bacillen nur in spärlicher Zahl zu finden, und sehr häufig überhaupt nur zeitweise nachweisbar. Selbst bei sehr sorgfältiger und immer wiederholter Untersuchung, auch unter Beizug des Magensaftes, sowie der Kultur und des Tierversuchs, bleibt der Bacillenbefund in einem großen Teil auch der aktiv-progredienten Silikotuberkulosen über Jahre hinweg oder sogar dauernd negativ. Die in der Literatur angegebene Prozentzahl offener Silikotuberkulosen schwankt je nach Untersucher und Krankenmaterial sehr stark, geht aber nicht über 50% hinaus. Selbst kavernöse Silikotuberkulosen können ausnahmsweise dauernd bacillenfrei bleiben.

Nicht selten gibt die Silikotuberkulose Anlaß zu *Hämoptysen,* sowie zu trockenen und auch exsudativen *Pleuritiden.*

Das *Verhältnis zwischen dem silikotischen und dem tuberkulösen Syndrom* kann sehr verschieden sein und damit Anlaß geben zu einer breiten Reihe klinischer Bilder. Am einen Ende der Reihe stehen jene Fälle, bei denen die tuberkulöse Entwicklung mit katarrhalischem und infektiös-toxischem Bild völlig die Oberhand gewinnt und die Silikose sich höchstens noch äußert in besonders stark betonter Atemnot und auffälliger Therapieresistenz, am anderen Ende jene anderen Fälle, die ganz als zunehmend dyspnoische Silikosen verlaufen und die begleitende Tuberkulose vielleicht nur in gelegentlich positivem Bacillenbefund erkennen lassen; diese leiten dann zu jenen gar nicht seltenen Formen über, wo bei klinisch reiner Silikose sich autoptisch doch die Kombination mit einer — klinisch völlig stumm gebliebenen — Tuberkulose findet. Nur ein Teil der Silikotuberkulosen schließt mit einem Tuberkulosetod ab; ein nicht unbeträchtlicher Teil — in unserem Material ist es ungefähr die Hälfte — stirbt trotz klinisch manifester Tuberkulose an silikotischer Herz- und Ateminsuffizienz.

4. Verlauf.

Der Verlauf der Silikotuberkulose ist in der Regel *ein ungemein chronischer;* Seite an Seite mit der langsamen Entwicklung der silikotischen Dyspnoe entfaltet sich ganz allmählich, mehr oder weniger deutlich erkennbar, meist in wiederholten, Monate bis Jahre auseinanderliegenden Schüben, die begleitende Tuberkulose. Dabei ist oft eine gewisse Diskrepanz zwischen der klinischen und der röntgenologischen Entwicklung auffällig: akut entzündliche Schübe können ohne röntgenologisch erkennbare Veränderungen ablaufen, während andererseits grobe röntgenologische Erscheinungen, ja akute Einschmelzungen, gelegentlich ohne erhebliche Störungen des klinischen Zustandes beobachtet werden.

Auch bei im ganzen ausgesprochen chronischem Verlauf können einzelne Krankheitsperioden, insbesondere im terminalen Stadium, den Charakter *akuter Tuberkuloseschübe* von exsudativ-pneumonischem Charakter annehmen. Die meisten der als akute Silikotuberkulosen vom Kliniker und insbesondere vom Pathologen beschriebenen Fälle dürften derartige terminale Verläufe sein, deren möglicherweise jahrelange tuberkulöse Vorgeschichte klinisch stumm geblieben ist; in einem über Jahre hinweg sorgfältig kontrollierten Krankengut finden sich jedenfalls primär akute und im ersten Schub tödlich verlaufende Silikotuberkulosen sehr selten; wir selbst sahen sie nur im Rahmen der akuten Mineursilikosen, und auch dort war die rasche Progredienz des Krankheitsbildes mehr durch die Silikose als durch die Tuberkulose bedingt.

Steiger (1951) hat darauf aufmerksam gemacht, daß bei akut-pneumonisch einsetzenden Silikotuberkulosen die Tuberkulose sich häufig perihilär und gegen das Unterfeld zu lokalisiert, im Gegensatz zu der bei chronischem Verlauf üblichen Lokalisation im Ober- und Mittelgeschoß; er konnte solche Fälle auf den *Einbruch silikotuberkulöser Hilus- und Mediastinallymphknoten* in den Bronchialbaum zurückführen.

Trotz dem im ganzen progredienten Verlauf der Silikotuberkulose können die einzelnen Tuberkuloseschübe weitgehend *ausheilen*; die tuberkulösen Infiltrate können zurückgehen, Kavernen können sich verkleinern oder sogar ausnahmsweise verschwinden, der Auswurf kann bacillenfrei werden und die aufgehobene Arbeitsfähigkeit ganz oder teilweise sich wiederherstellen. Derartige Ausheilungserscheinungen sahen wir schon vor der Ära der modernen Tuberculostatica, sie sind seither sicher noch häufiger geworden. Im ganzen ist aber die Rückbildung tuberkulöser Veränderungen bei Silikose heute noch wie früher wesentlich seltener, wesentlich weniger weitgehend und wesentlich weniger dauerhaft als wir dies bei sonst ähnlichen einfachen Tuberkulosen zu sehen gewohnt sind. Immerhin kann nach Reichmann (1949) eine Tuberkulose auch in Gegenwart einer Silikose gelegentlich einmal endgültig ausheilen.

Was die *Abhängigkeit des Tuberkuloseverlaufs vom Stadium der Silikose* anbetrifft, so kann kein Zweifel darüber bestehen, daß die Tuberkulose nicht nur um so häufiger ist (vgl. die Zahlen von Böhme und Di Biasi auf S. 784), sondern auch um so schwerer verläuft, je fortgeschrittener die begleitenden silikotischen Veränderungen sind. Noch zweifelhaft ist hingegen, ob auch schon ganz geringfügige und erst beginnende silikotische Veränderungen bereits einen fördernden Einfluß auf die Entwicklung einer Tuberkulose ausüben können. In der Regel läßt sich bei Silikose I noch kein deutlicher Unterschied des Tuberkuloseverlaufs gegenüber der reinen Tuberkulose feststellen (Böhme 1935, Bertschi und Stiefel 1955). Doch berichtet Küpper (1947) über die auffallende Tatsache, daß unter 114 Tuberkulosetodesfällen von Kohlenbergleuten jenseits des 50. Altersjahrs sich 34 Fälle mit nur beginnender bis leichter Silikose fanden, und schließt daraus, daß bereits leichte Silikosen schon einen fördernden Einfluß auf die Tuberkulose ausüben können. Auch Reichmann (1949) konnte bei genauer statistischer Verarbeitung eines umfangreichen Materials bereits bei Silikosen im Stadium 0—I und I einen verschlimmernden Einfluß auf bis dahin inaktive Tuberkulosen feststellen; er folgert daraus, daß „vom Augenblick der Einatmung einer größeren Menge Kieselsäure an die Zahl der Tuberkulosen zu steigen beginnt". Dies entspricht auch der experimentellen Feststellung von Gardner (1934), daß sich im Tierversuch durch Staubinhalation ein abheilender Primärinfekt reaktivieren läßt.

Die Häufigkeit und der Verlauf der *Tuberkulose bei den verschiedenen berufsspezifischen Silikosen* hängt nicht nur vom Charakter des betreffenden Staubes ab, sondern ebensosehr von den sozialen und hygienischen Verhältnissen des betreffenden Berufs, so daß einwandfreie Schlüsse auf größere oder geringere Förderung der Tuberkulose durch den in Frage stehenden Staub schwer zu ziehen sind. Im ganzen scheint zwischen den reinen Silikosen und den Misch-staubsilikosen in dieser Beziehung kein deutlicher Unterschied zu bestehen; nur die sehr quarzarmen Mischstaubsilikosen der Kohlenarbeiter (Böhme 1925), sowie mancher Gießerei- und Keramikarbeiter fallen durch günstigere Ver-hältnisse aus dem Rahmen.

Besondere Verlaufsformen.

α) **Die Silikotuberkulose der tracheobronchialen Lymphknoten.** Nicht ganz selten entwickelt sich eine Kombination von Silikose und Tuberkulose nur in den tracheobronchialen Lymphknoten, während die Lungen eine reine Silikose aufweisen; es handelt sich dabei offenbar um das Aufbrechen eines ruhenden tuberkulösen Drüsenherdes durch das silikotische Granulationsgewebe. Klinisch manifestiert sich dieser Prozeß am ehesten im Röntgenbild durch vermehrte, knollige Lymphknotenschwellung in den Hili, insbesondere aber durch das Hervortreten der von rein silikotischen Veränderungen selten in solchem Aus-maß befallenen, paratrachealen Lymphknoten. Es können schließlich auch die supraclaviculären Lymphknoten manifest anschwellen, so daß eine Diagnose durch Probeexcision möglich wird; dabei kommt es allerdings vor, daß bei Silikotuberkulose der tracheobronchialen Lymphknoten nur der tuberkulöse Prozeß bis in die supraclaviculären Drüsen fortschreitet und die Probeexcision eine reine Tuberkulose ergibt. Das Auftreten auch rein tuberkulöser supra-claviculärer Lymphknoten in den von dieser Affektion sonst verschonten mitt-leren Lebensjahren begründet bei vorhandener Quarzexposition einen starken Verdacht auf Silikose. Dabei kann die Silikotuberkulose der Lymphknoten bereits in einem sehr frühen Stadium der Silikose auftreten:

In einem eigenen, bioptisch bestätigten Fall von Lymphknoten-Silikotuberkulose wurde die Lymphknotenerkrankung paratracheal bei einem wegen Quarzgefährdung in ständiger Überwachung stehenden Arbeiter bereits in einem Zeitpunkt röntgenologisch diagnostizier-bar, wo im Röntgenbild erst eine reticuläre bis feinst noduläre Verstärkung der Lungen-zeichnung auf die Möglichkeit einer beginnenden Silikose hinwies; die sichere Diagnose dieser noch ganz geringfügigen Lungenveränderung als Silikose ergab sich erst aus dem positiven Biopsiebefund einer Supraclaviculärdrüse.

Außer der Lymphknotenschwellung macht diese Form der Silikotuberkulose im allgemeinen keine wesentlichen klinischen Symptome, höchstens noch gering-fügige entzündliche Allgemeinreaktionen, insbesondere eine gewisse Senkungs-beschleunigung. Sie kann aber einerseits durch Einbruch einer Drüse in den Bronchialbaum zum akut-pneumonischen Beginn einer Silikotuberkulose der Lungen führen (Steiger 1951), andererseits kann sie die Quelle sein für hämato-gene Tuberkulosestreuung (Zollinger 1946).

β) **Die hämatogene Tuberkulosestreuung bei Silikotuberkulosen.** Ob häma-togen gesetzte Tuberkuloseherde bei Silikotuberkulose häufiger sind als bei einfacher Tuberkulose, darüber gehen die Meinungen in der Literatur auch heute noch auseinander. Gardner (1937) hält die hämatogene Tuberkulose bei Sili-kose für selten, ebenso Di Biasi (1949); Bergerhoff (1938) fand sie autoptisch in 28% der Fälle, ebenso Leu (1953) in 20—30%, und damit nicht wesentlich über dem für einfache Tuberkulosen angegebenen Wert von 20% (Pagel und Henke 1930); Nicod (1949) sah sie bei Mineuren sogar nur in 6% und Zorn und Mölleney (1954) bei Ruhrbergleuten nur in 9,5% der Silikotuberkulosen. Demgegenüber haben Uehlinger (1934) und Giese (1936) auf die überdurch-schnittliche Häufigkeit hämatogener Tuberkulosemetastasen bei Silikotuberkulose hingewiesen. Zollinger (1946) hat am Material der Uehlingerschen Institute 1935—1944 unter 44 exakt anatomisch untersuchten Silikotuberkulosen 20mal eine hämatogene Aussaat gefunden, darunter 2 akute Miliartuberkulosen, 4 allgemeine miliare Aussaaten, 5 Serositiden und 4 extrapulmonale, zum Teil multiple Organtuberkulosen; in 4 Fällen führte die hämatogene Aussaat direkt zum Tod, in 4 weiteren wirkte sie sich eindeutig in einer Verkürzung der sonst zu erwartenden Lebenszeit aus. Zollinger weist noch besonders darauf hin, daß diese hämatogenen Tuberkulosen sich bei Silikotuberkulose in einem Alter häufen, wo tuberkulöse Generalisation sonst selten ist.

Bei unseren eigenen, langfristig beobachteten 40 Fällen von Silikotuberkulose entwickelten sich nur 5mal klinisch manifeste, extrapulmonale Tuberkuloseherde, wobei nur einmal, nämlich im Falle einer allgemeinen miliaren Aussaat, mit tödlichem Ausgang, der Krankheitsverlauf erheblich durch die extrapulmonale Tuberkulose beeinflußt wurde. Eine durch die Silikose verursachte, hämatogene Tuberkuloseaussaat halten wir auch im folgenden, durch seinen zeitlichen Verlauf eigenartigen, Falle für wahrscheinlich:

1903 geborener Gießereihilfsarbeiter, arbeitet 1925—1927 drei Jahre lang am ungeschützten Sandstrahl. Keine tuberkulöse Vorgeschichte. — 1933 Peritonitis tuberculosa, 1935 Tuberkulose des Brustbeins, 1941 Tuberkulose eines Metakarpalknochens; Lungenbefund auch röntgenologisch oft untersucht, nie beanstandet. — 1943 erstmals Belastungsdyspnoe; 1944 Diagnose einer Lungensilikose im feinnodulären Stadium, später rasch konfluierend, wird als spätprogrediente Form aufgefaßt. — 1947 erstmals Feststellung vereinzelter Tuberkelbacillen im Auswurf. — Seither Verlauf in der Art einer einfachen Lungensilikose mit stetig zunehmender Arbeitsdyspnoe, dabei aber immer wieder gelegentlich positiver Bacillenbefund. — Seite Ende 1954 vollständig arbeitsunfähig wegen hochgradiger Belastungsdyspnoe, bei recht gutem Allgemeinzustand.

Angesichts eines solchen Falles möchten wir eine hämatogene Tuberkulose in den mittleren Lebensjahren bei einem quarzgefährdeten Patienten auch ohne erkennbaren Lungenbefund als erhebliches Indiz für das Vorliegen einer Silikose bewerten.

5. Differentialdiagnose der Silikotuberkulose.

Eine Silikotuberkulose muß diagnostisch abgegrenzt werden einerseits gegenüber der reinen Silikose, andererseits gegenüber der einfachen Lungentuberkulose, eine Abgrenzung, die angesichts der weitgehenden Überschneidung der klinischen wie der röntgenologischen Bilder oft unüberwindliche Schwierigkeiten macht.

Für das Vorliegen einer Tuberkulose neben einer Silikose haben wir nur ein einziges beweisendes Symptom, den positiven Bacillenbefund, für das Vorliegen einer Silikose neben einer Tuberkulose gibt es aber überhaupt keinen Beweis außer der Histologie. Umgekehrt haben wir keine Möglichkeit, eine Tuberkulose neben einer sicheren Silikose, oder, falls eine genügende Quarzexposition vorliegt, eine Silikose neben einer sicheren Tuberkulose auszuschließen.

Für das Vorliegen einer Tuberkulose neben einer Silikose spricht klinisch das deutliche und anhaltende Bestehen infektiös-toxischer Allgemeinsymptome (Müdigkeit, Appetitverlust, Gewichtsabnahme, Fieberschübe, Senkungsbeschleunigung, entzündliche Veränderungen des Blutbildes) ohne anderweitige erkennbare Ursache, ferner länger anhaltender eitriger Auswurf mit umschrieben und konstant lokalisiertem feucht-bronchitischem oder gar infiltrativem Auskultationsbefund. Röntgenologisch wird eine deutliche Asymmetrie des Lungenbildes, verhältnismäßig rasches Auftreten infiltrativer Herdschatten und gegebenenfalls auch deren Rückgang, sowie frühzeitige und ausgedehnte Einschmelzung an Tuberkulose denken lassen; der tuberkulöse Herd ist durch meist betonte strukturelle

Beziehung zum Hilus von dem eher isoliert stehenden silikotischen Herd unterschieden; die Lungenspitzen bleiben bei Silikose meist sehr lange frei, so daß deren frühzeitige Verschattung ebenfalls für das Hinzutreten einer Tuberkulose spricht.

Neben einer sicheren Tuberkulose muß, falls eine genügende Quarzexposition nachgewiesen ist, das Vorliegen einer gleichzeitigen Silikose von vornherein als wahrscheinlich angenommen werden, insbesondere dann, wenn sich die Tuberkulose erst jenseits des 40. Lebensjahres entwickelt hat und keine anderen disponierenden Momente (insbesondere Alkoholismus) in Betracht kommen. Röntgenologisch kann man in tuberkulosefreien Lungenfeldern oft die eher gleichartigen, regelmäßig verteilten, isoliert stehenden und über lange Zeit stationären Einzelherde als wahrscheinlich silikotischer Natur erkennen, insbesondere dann, wenn eine Reihe von Röntgenbildern über längere Zeit hinweg die Entwicklung verfolgen läßt. Eine gegenüber ähnlich ausgedehnten Tuberkulosen ungewöhnlich starke Arbeitsdysnoe, daneben aber ein in Anbetracht der Ausdehnung der Läsionen oft erstaunlich guter Allgemeinzustand und trotzdem eine auffallende Therapieresistenz formen zusammen ein nicht ganz seltenes klinisches Bild, das aus dem Rahmen der üblichen Tuberkuloseverläufe herausfällt und auf das Vorliegen einer Kombination mit Silikose hinweist.

Auch bei hämatogenen Tuberkulosen muß, wenn eine genügende Quarzexposition vorhanden ist, stets an die Möglichkeit einer Silikotuberkulose, eventuell auch nur der tracheobronchialen Lymphknoten, gedacht werden, dies besonders dann, wenn die Erkrankung ins 4.—6. Lebensjahrzehnt fällt, wo sonst hämatogene Streuungen ungewöhnlich sind.

6. Die Tuberkulosetherapie bei Silikotuberkulose.

Insbesondere die akuten, entzündlich-katarrhalischen Schübe der Silikotuberkulose bedürfen einer auf die Tuberkulose ausgerichteten Behandlung, wobei grundsätzlich die Regeln der allgemeinen Tuberkulosetherapie zur Anwendung kommen.

Die Grundlage bildet auch heute noch die **Krankenhaus- oder Heilstättenbehandlung** mit ausgedehnter, geregelter Liegekur, besonders Freiluftliegekur und kräftiger Ernährung. Wegen der silikotischen Ateminsuffizienz empfehlen sich allerdings eigentliche Höhenstationen über 1000 m ü. M. weniger; ab und zu mußten wir schon Silikotiker wegen zunehmender Dyspnoe aus den hochalpinen Stationen in tiefere Lagen zurücknehmen, wo sie sich dann gut erholten. Südliche Tieflandstationen wirken sich auf die katarrhalischen Symptome wie auch auf die Kreislaufsituation oft ausgesprochen günstig aus.

Unter dieser einfachen, konservativen Tuberkulosetherapie sahen wir schon vor der Ära der Tuberculostatica, insbesondere bei wenig ausgedehnten, mit leichtgradigen Silikosen vergesellschafteten Tuberkulosen, gelegentlich recht befriedigende Resultate, wenn auch kaum je eine dauernde Heilung. Immerhin konnte der bacilläre Auswurf verschwinden, selbst Kavernen sah man gelegentlich sich zurückbilden, oft konnte die Arbeit, wenn auch nicht mehr im staubigen Milieu, ganz oder teilweise wieder aufgenommen werden. Immerhin standen die Behandlungserfolge an Häufigkeit, Ausmaß und Dauer hinter denjenigen bei einfacher Tuberkulose deutlich zurück.

Die modernen **medikamentösen Tuberkuloseheilmittel** (Streptomycin, PAS, INH, Thiosemocarbazone), in der bei Tuberkulose üblichen Weise, also heute wohl immer kombiniert, angewendet, haben eine gewisse Besserung der Heilerfolge gebracht; aber auch heute reichen die Resultate nicht an die Erfolge heran, die bei unkomplizierten Tuberkulosen erreicht werden.

Wir haben insgesamt 32 Tuberkuloseschübe bei offener Silikotuberkulose (bei insgesamt 28 einzelnen Patienten) zusammenstellen können, die wir, großenteils in Zusammenarbeit mit Dr. STEIGER, Chefarzt am Sanatorium Wallenstadter Berg, in den Jahren 1946—1955 mit Krankenhaus- und Heilstättenkur und seit 1950 zusätzlich mit einfacher und kombinierter medikamentöser Therapie behandelt haben; ohne Tuberkulostatica wurden behandelt 10 Schübe (2 bei Silikose I., 5 bei II., 3 bei III.), mit Tuberculostatica 22 Schübe (1 bei Silikose I., 12 bei II., 9 bei III.); die Erfolge im Hinblick auf Bacillenfreiheit, Arbeitsfähigkeit und Letalität, bezogen je auf einen behandelten Krankheitsschub, zeigen folgendes Bild:

Tabelle 8.

Bei Abschluß der Kur waren	Bei rein konservativer Therapie (10 Fälle)	Bei zusätzlich tuberkulostatischer Therapie (22 Fälle)	Bei Abschluß der Kur waren	Bei rein konservativer Therapie (10 Fälle)	Bei zusätzlich tuberkulostatischer Therapie (22 Fälle)
bacillenfrei	4	11	teilweise arbeitsfähig .	3	5
nichtbacillenfrei . . .	6	11	arbeitsunfähig . . .	2	8
			gestorben	5	9

Weitere Zusammenstellungen der Resultate tuberkulostatischer Therapie bei Silikotuberkulose liegen vor von LANG (1950, 1951) aus dem Material der Schweizerischen Unfallversicherungsanstalt, von BOSELLI und LUSARDI (1950), sowie von COHEN und GLINSKY (1953). Sie alle lassen übereinstimmend erkennen, daß die modernen Tuberkuloseheilmittel bei Silikotuberkulose nicht dieselben Erfolge verzeichnen können, wie bei reiner Tuberkulose; sie bedeuten aber doch gegenüber früher einen deutlichen Fortschritt und können uns in der Behandlung des akuten Tuberkuloseschubes gute Dienste leisten, die wir nicht mehr missen möchten.

Die **Kollapstherapie** eignet sich wenig zur Behandlung der Silikotuberkulose. Der Pneumothorax kann wegen Pleuraverwachsungen selten im erwünschten Maße zur Auswirkung kommen. Beim Pneumothorax und ebenso bei der Thorakoplastik behindert die Starre der silikotischen Läsionen den Kollaps. Außerdem wird bei der bereits bestehenden silikotischen Ateminsuffizienz die Reduktion der Ventilationskapazität meist sehr schlecht ertragen.

Die **lungenchirurgische Behandlung** tuberkulöser Herde bei Silikose scheint dagegen in geeigneten Fällen aussichtsreicher zu sein. Sie bietet wegen harter Ummauerung der Lungenwurzel durch die silikotischen Lymphknoten allerdings beträchtliche technische Schwierigkeiten (KERGIN 1952). Als Indikation für den Eingriff kommen nach KERGIN nur umschriebene, einseitige, pneumonisch-atelektatische Prozesse in Frage, die sich im Gefolge von Bronchialkompression durch silikotuberkulöse Lymphknoten eingestellt haben. Als Beispiel sei folgender Fall erwähnt[1]:

1919 geborener Hilfsarbeiter, 1940—1951 als Stollenmineur im Gotthardgranit tätig. — 1951 Diagnose einer Silikose I—II, auf Grund einer reticulär bis feinnodulär verstärkten Lungenzeichnung im Röntgenbild; daneben bestand ein handflächengroßer, dichter, ziemlich scharf begrenzter Infiltratschatten rechts perihilär und parakardial (vgl. Abb. 2). Geringfügige Belastungsdyspnoe. TB im Tierversuch positiv, deswegen Einweisung zur Heil-

---

[1] Für die Überlassung der Krankengeschichte und der Bilder bin ich Herrn Dr. FELIX SUTER, Chefarzt der Thurgauisch-Schaffhausischen Heilstätte in Davos, sowie der Schweiz. Unfallversicherungsanstalt zu Dank verpflichtet.

stättenkur. Während 2 Jahren Heilstättenaufenthalt keine wesentliche Besserung des Befundes. TB nie mehr nachweisbar. Bronchoskopie: Verengerung des Ostiums des rechten Mittellappenbronchus durch Kompression von außen. 23. 2. 53: Lobektomie des Mittellappens (Dr. F. Suter, Davos). Operationspräparat: eigroßer, harter, rauchgrauer Herd mit vielen kleinen Höhlen, in den Höhlen Eiter mit reichlich TB; im umgebenden Lungengewebe zahlreiche disseminierte silikotische Knötchen, keine Tuberkulose. Postoperativer Verlauf komplikationslos. Heilung mit einer um 50% reduzierten Atemreserve, funktionell gegenüber dem Zustand vor der Operation unverändert, teilarbeitsfähig.

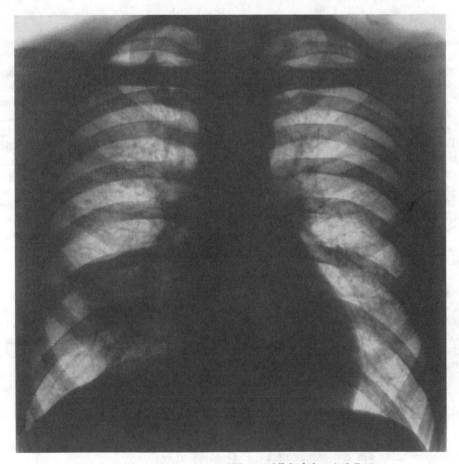

Abb. 2. 34jähriger Stollenmineur; Silikose und Tuberkulom (vgl. Text).

Bonniot (1952) hat bereits über 7 erfolgreich operierte Silikosen mit einseitiger, kavernöser Tuberkulose berichtet. Nach ihm, wie auch nach Kergin (1952), sowie nach persönlicher Mitteilung von F. Suter (Davos) bleibt die Atemfunktion auffallend gut erhalten; offenbar wird die noch bestehende Funktionsreserve durch die Lobektomie weniger beeinträchtigt als durch eine Kollapsoperation.

Natürlich muß jeder, auch nur gelegentlich bacillen-positive Patient — trotz vielleicht noch erhaltener Arbeitsfähigkeit — dauernd aus dem Staubberuf entfernt werden, sowohl im eigenen Interesse wie in demjenigen seiner Mitarbeiter, für die er eine erhebliche Gefahr bedeutet. Angesichts der malignen

Entwicklungstendenz gerade auch tuberkulöser Erstinfektionen bei vorbestehender Silikose (UEHLINGER 1953) erscheint es andererseits angezeigt, tuberkulinnegative Anwärter von den Staubberufen fernzuhalten oder aber sie vorgängig der Tuberkuloseschutzimpfung zu unterziehen.

VIII. Prognose der Silikose (einschl. Silikotuberkulose).

Der Verlauf der Silikose hängt in ganz überwiegendem Maße von der aufgenommenen Quarzmenge und dem Charakter der Begleitstäube ab, daneben von dispositionellen Momenten, die wir heute noch nicht fassen können. Dementsprechend sind die Zukunftsaussichten von Beruf zu Beruf, ja von Arbeitsplatz zu Arbeitsplatz außerordentlich verschieden, und innerhalb des gleichen Berufs im wesentlichen von der Expositionsdauer abhängig, aber abgesehen davon noch in gewissen Grenzen variabel. Sie schwanken vom Bild jener symptomlosen Silikosen mit bloßem Röntgenbefund, die erst sehr spät, und kaum je erhebliche, klinische Erscheinungen machen und die Arbeitsfähigkeit des Trägers innerhalb der normalen Spanne des Berufslebens nicht beeinträchtigen bis zum anderen Extrem der akuten Silikosen, die binnen kurzen Jahren zu schwersten klinischen und röntgenologischen Erscheinungen führen und der frühen Invalidität und dem raschen Tod verfallen sind. Gesamthaft gesehen ist durch die gehäufte Entdeckung leichter Silikosefälle bei der systematischen Untersuchung quarzgefährdeter Berufsleute die durchschnittliche Prognose der Staublunge wesentlich besser geworden gegenüber jener Zeit, wo die Diagnose „Silikose" ein innerhalb weniger Jahre gnadenlos vollstrecktes Todesurteil bedeutete.

Die Prognosestellung im Einzelfall verlangt eine gewisse Kenntnis der Arbeitsverhältnisse in dem betreffenden Beruf, sowie Vertrautheit mit dem üblichen Verlauf der berufsspezifischen Silikose. Die Beurteilung von Staublungen aus einem dem Untersucher fremden Arbeitsgebiet ist sehr problematisch. Für ein zuverlässiges Urteil ist meist die Beobachtung der Krankheitsentwicklung über 2—3 Jahre hinweg notwendig. Auch dann noch können spätprogrediente Fälle zu schlimmen Überraschungen führen.

Die prognostische Qualifikation der einzelnen berufsspezifischen Silikosen ist im Abschnitt V besprochen worden. Im ganzen sind die quarzarmen Mischstaubsilikosen der Kohlenbergwerksarbeiter, der Gießereiarbeiter und der Keramikarbeiter wesentlich harmloser als die mehr oder weniger „reinen" Silikosen der Gesteinshauer und Stollenmineure in quarzreichem Gestein, der Metallschleifer am Sandstein und der Quarzsandstrahler.

Das Hinzutreten einer Tuberkulose ergibt eine erhebliche Verschlechterung der rein auf Grund der Silikose gestellten Prognose, wenn sich dies auch im Einzelfall oft nicht sofort deutlich manifestiert. TURNER und MARTIN (1949) errechnen eine Lebensverkürzung, ausgehend vom 40. Altersjahr, gegenüber dem Durchschnitt der Bevölkerung, von 8 Jahren bei einfacher Silikose, von 13 Jahren dagegen bei Silikotuberkose. Auffallend gering ist demgegenüber der Einfluß der Tuberkulose in dem von WORTH und DICKMANS (1950) verarbeiteten Silikosematerial von Kohlenbergwerksarbeitern: sie fanden bei einfacher Silikose ein durchschnittliches Lebensalter im Zeitpunkt des Todes von 58,76 Jahren, bei Silikotuberkulosen ein solches von 57,40 Jahren.

Einen gewissen Einblick in die durchschnittliche Prognose bei einem aus Fällen verschiedenster Herkunft gemischten Silikosematerial vermittelt folgende, für uns vom statistischen Dienst der Schweiz. Unfallversicherungsanstalt errechnete Zusammenstellung (Silikotuberkulosen inbegriffen[1]):

1. *Mittleres Alter der Silikoserentner bei Rentenbeginn:* 50,1 Jahre (1421 Fälle, deren Renten in den Jahren 1932—1954 festgesetzt wurden).

2. *Mittleres Alter der Silikoserentner bei Eintritt der Vollinvalidität:* 53,8 Jahre (585 Renten, die bis 21.9 55 den 100%igen Invaliditätsgrad erreichten).

3. *Mittleres Alter von Silikosekranken im Zeitpunkt des Todes:* 52,3 Jahre (911 bis zum 21. 9. 55 von der SUVA anerkannte Silikosetodesfälle).

Tabelle 9. *Aufgliederung dieser Zahl nach Berufsgruppen.*

	Anzahl der Todesfälle	Mittleres Alter im Zeitpunkt des Todes
Mineure, Stollenarbeiter	523	48,8
Steinbrucharbeiter	57	51,4
Sandstrahler	55	51,7
Kiesgrubenarbeiter	9	53,9
Schleifer, Polierer	18	54,3
Gießer, Gußputzer, Former	71	59,2
Keramikarbeiter	22	59,3
Schieferbrucharbeiter	33	60,7
Steinhauer	87	62,8
Verschiedene Berufe	36	53,5

IX. Therapie der Silikose.

1. Die Verhütung weiterer Gefährdung.

Während sonst bei Schädigungen durch exogene Noxen in der Regel die Entfernung des Kranken aus dem schädigenden Milieu die erste und grundlegende therapeutische Maßnahme ist, so gilt dieser Grundsatz für die Kieselsäureschädigung nur sehr bedingt. Die Besonderheit der Silikose in dieser Beziehung beruht einerseits auf ihrem außerordentlich chronischen, nur sehr langsam progredienten Verlauf, der es in vielen Fällen, namentlich von Mischstaubsilikose, erlaubt, daß der Silikotiker die normale Altersgrenze der Berufsarbeit nahezu oder völlig erreicht, andererseits auf der Tatsache, daß die Silikose meist auch trotz Entfernung aus dem Staubmilieu nicht zur Ruhe kommt, sondern weiterhin bis zum schweren Endstadium fortschreiten kann; wir wissen heute allerdings, daß dies nicht unbedingt so sein muß: je geringfügiger die Schädigung bei Abschluß der Quarzexposition ist, desto eher dürfen wir erwarten, daß die Silikose zum definitiven Stillstand (LUCHSINGER und BÜHLMANN 1953, GREINACHER und LANG 1947) kommen oder wenigstens verzögert fortschreiten wird. Außerdem darf aber auch in Betracht gezogen werden, daß bei Entfernung eines Silikotikers aus dem Staubmilieu damit zwangsläufig ein frischer, noch nicht geschädigter Arbeiter der Staubgefahr ausgesetzt wird, ohne daß dem ersteren sicher ein Nutzen daraus erwächst.

Es muß daher auf Grund dieser verschiedenen Überlegungen von Fall zu Fall erwogen werden, ob die Entfernung des Erkrankten aus dem Staubmilieu

---

[1] Wir danken den Organen der Schweiz. Unfallversicherungsanstalt für diese Arbeit

wirklich eine sinnvolle Maßnahme darstellt oder nicht. Bei der Schweiz. Unfallversicherungsanstalt hat sich das folgende Vorgehen als zweckmäßig erwiesen
(Lang, in Greinacher und Lang 1947):

a) bei initialen Silikosen mit geringem Röntgenbefund (0—I, I, I—II) und geringen
funktionellen Störungen empfiehlt sich in der Regel die Entfernung aus dem Staubmilieu,
ohne Rücksicht auf das Alter des Betroffenen und die Dauer der Exposition. Bei älteren
Leuten allerdings, die nach jahrzehntelanger Staubarbeit geringfügige Silikosezeichen entwickelt haben, hat der Abbruch der offensichtlich nur wenig gefährdenden Arbeit keinen
Sinn;

b) bei röntgenologisch fortgeschrittenen Silikosen (II und III) empfiehlt sich ein differenziertes Vorgehen: falls die Veränderungen sich schon nach relativ kurzer Expositionszeit
entwickelt haben (akute Silikosen), muß die Staubarbeit abgebrochen werden, die Aussicht auf einen Stillstand des Leidens ist allerdings in diesen Fällen trotzdem gering; falls
aber die Veränderungen nach jahrzehntelanger Staubarbeit bei älteren Arbeitern gefunden
werden, so wird man von einem Arbeitswechsel wenig mehr erwarten dürfen; die Staubarbeit soll weitergeführt werden, unter folgenden Voraussetzungen allerdings: daß der Staub
nicht zu rezidivierenden Bronchitiden Anlaß gibt — daß der Arbeiter selbst im Beruf weiter
arbeiten will —, daß die funktionellen Störungen die Weiterführung der Berufsarbeit erlauben —, daß keine Vergesellschaftung mit offener Tuberkulose vorliegt.

2. Kausale Therapie.

Eine kausale Therapie, die imstande wäre, die fibrotischen Veränderungen
der Silikose zum Rückgang zu bringen, oder auch nur deren Progredienz zu
verzögern, kennen wir bis heute nicht; angesichts der massiven anatomischen
Läsionen dürfen wir wohl auch für die Zukunft keine zu großen Hoffnungen in
dieser Beziehung hegen.

Immerhin ließ sich im Tierversuch bei gleichzeitiger oder sukzessiver Verabreichung von Kieselsäure (per inhalationem oder per injectionem) und *Cortison*
oder *ACTH* eine Verzögerung der Fibrosierung silikotischer Granulome nachweisen, allerdings nur bei derartiger Überdosierung der Hormone, daß die Tiere
eingingen (Schiller 1951, Harrison, King, Dale und Sichel 1952, Policard
und Tuchmann-Duplessis 1951, 1952, Magarey und Gough 1952). Über
klinische Versuche haben Warter und Moise (1951) und Kennedy, Pare,
Pump, Beck, Johnson, Epstein, Venning and Browne (1951) berichtet; sie
beobachteten subjektive Besserung, Rückgang von Cyanose und Dyspnoe, aber
ohne Änderung des Röntgenbefundes. Bei infektiösen Komplikationen (Bronchitis, Tuberkulose) dürfen derartige Behandlungsversuche nur unter Berücksichtigung der möglichen Aktivierung des Infektes unternommen werden.

3. Symptomatische Therapie.

Antidyspnoische Maßnahmen. Die Dyspnoe des Silikotikers kann überall
dort, wo die asthmoide Komponente, wie sie sich im Adrenalinversuch nach
Rossier-Méan (1936) nachweisen läßt, eine wesentliche Rolle spielt, durch
broncholytisch wirksame Medikamente günstig beeinflußt werden. In Betracht
kommen dafür Atropin, Papaverin, Ephedrin, sowie Xanthinpräparate; zur
Inhalation eignet sich besonders gut das den Blutdruck nicht steigernde, im
Gegenteil vasodilatatorisch wirkende Aleudrin, das immerhin gerne Tachykardien erzeugt; zur Injektion kommen hauptsächlich Aminophyllin und das
besser verträgliche Oxyaethyltheophyllin in Frage.

Wo die bronchospastische Komponente der Dyspnoe gering ist und mehr
die emphysematisch bedingte Verminderung der Atemreserve im Vordergrund

steht, sind diese Medikamente keine Hilfe. Hier kann eine auf genügendes Exspirium gerichtete *Atemgymnastik* oft nützlich sein, sei es durch Sprech- oder Singübungen, sei es durch Wechselatmung mit Über- und Unterdruck am pneumatischen Apparat (BISA 1954), sei es mittels elektrisch gesteuerter Atembewegung in der „Elektrolunge" (HASLREITER und ZIMMER 1952, KÄLIN 1954); die letztere Methode hat uns selbst recht gute subjektive und spirometrische Erfolge ergeben, wenn auch nur vorübergehender, bestenfalls den Abschluß der Behandlung um wenige Wochen überdauernder Natur.

Häufig läßt sich durch Kombination der broncholytischen und der atemgymnastischen Behandlung der Erfolg noch verbessern.

Die beim dyspnoischen Silikotiker sich oft aufdrängende *kardiale Therapie* ist meist sinn- und erfolglos. Nur in den letzten Stadien der Silikose spielt das Versagen des Herzmuskels, erst des rechten, dann beider Ventrikel, eine gewisse Rolle, und nur dann hat die Verordnung von Herzglykosiden einen Sinn. Der Erfolg ist aber auch dann leider meist gering, weil die Wurzel der Störung anderswo liegt. Herzwirksam ist hier vor allem die *Entlastung des Lungenkreislaufs*, was am besten durch alle jene Maßnahmen erfolgt, die den Sauerstoffgehalt der Alveolarluft steigern und damit den Druck in der Pulmonalarterie senken; am wirksamsten ist Sauerstoffatmung, in Kombination mit den bereits angeführten broncholytischen und ventilationssteigernden Maßnahmen. Auch ein Aderlaß kann vorübergehend willkommene Entlastung bringen.

Von größter Bedeutung, sowohl für das subjektive Wohlbefinden wie für den Verlauf der Erkrankung, ist die *Bekämpfung der Begleitbronchitis*. Die infektiöse Komponente fordert in ihren ernsteren Exacerbationen den Einsatz von Antibioticis, insbesondere von Penicillin per inj. und per inhal., sowie von Sulfonamiden; bei putriden Infekten kann Neosalvarsan günstig sein; auch Transpulmin ist oft wertvoll. Für die laufende antikatarrhalische, sekretlösende und sekretionshemmende Behandlung eignet sich vor allem die Inhalation von Salzlösungen in der Form von feinteiligen Aerosolen (DAUTREBANDE 1951); man hat dazu mit Vorteil auch natürliche Mineralwässer verwendet (CAUER und NEYMANN 1951). Eine gewisse antikatarrhalische Wirkung sieht man auch von Calcium und von Guajacolpräparaten. Natürlich ist eine zweckentsprechende broncholytische und atemgymnastische Therapie ebenfalls der Besserung der bronchitischen Symptome förderlich.

4. Prophylaktische Behandlung.

Wir möchten darunter diejenigen Maßnahmen verstehen, die bei staubgefährdeten Arbeitern schematisch und meist in größeren Gruppen oder Reihen *ohne individuelle Indikationsstellung angewendet* werden, um der Entstehung einer Silikose vorzubeugen oder eine bereits vorhandene Silikose in ihrer weiteren Entwicklung zu hemmen.

a) Die Leit- oder Schutzstaubbehandlung. Die Erfahrungen bei Mischstaubsilikosen haben uns bereits gelehrt, daß die Begleitmineralien eines Staubgemisches unter Umständen einen erheblichen Einfluß auf die Pathogenität des beigemengten Quarzes ausüben können. HALDANE hat schon 1917 und 1931 darauf hingewiesen, daß die in englischen Gruben zur Verminderung der Explosionsgefahr geübte Verstaubung der Stollen mit Steinstaub die Silikosegefahr nicht erhöhe, sondern vermindere (zit. nach KING 1950). GARDNER (1938), JÖTTEN (1941), BELT und KING (1945) haben später im Tierversuch die silikosehemmende Wirkung der Beimengung von Kalk, Tonerde und mineralischen Silikaten zum Quarz bestätigt. Ebenso fanden bereits 1937 Denny, Robson und Irwin und nach ihnen zahlreiche andere (vgl. die Referate von Gärtner 1950 und King 1950), daß bei Inhalation von Quarzstaub, dem 10% schwarzes *Aluminiumpulver* oder Aluminium-Hydroxyd-Gel beigemengt war, die Versuchstiere eine später einsetzende und wesentlich geringere silikotische Fibrose entwickelten als die ohne Aluminium verstaubten Kontrolltiere. Entsprechende praktische Behandlungsversuche am Menschen sind seit 1942 vor allem in Canada und auch in den Vereinigten Staaten im Gang, worüber Brown und van Winkle (1949) zusammenfassend berichtet haben. Der zu behandelnde Arbeiter atmet dabei vor und nach seiner Arbeitsschicht während einiger Zeit Aluminiumstaub aus einem geeigneten Zerstäuber ein. Subjektiv sind die Erfolge befriedigend, indem der Großteil der Arbeiter über Besserung ihrer Staubbeschwerden unter Aluminiuminhalation berichten; objektive Besserungen sind dagegen nicht sicher nachgewiesen worden, dagegen konnte auch unter Aluminiumbehandlung in manchen Fällen eine Progredienz der Silikose beobachtet werden. Der Unterschied zu den günstigen Tierversuchen ergibt sich aus den grundlegend verschiedenen Verhältnissen im Tierexperiment einerseits, bei der industriellen Anwendung am Menschen andererseits, deren methodische Schwierigkeiten Brown und van Winkle (1949) besonders hervorheben. Auf die Psychogenese der günstigen Aluminiumwirkung im industriellen Versuch weist Berry (1948) an Hand von Blindversuchen hin. Andererseits konnten Brown und van Winkle (1949) in ihrer, mehrere Tausend Arbeiter umfassenden Übersicht auch keine ungünstigen Einwirkungen des Aluminiumsstaubs nachweisen, wie sie nach der klinischen Feststellung von Staublungenschäden durch Aluminium (Goralewski und Jaeger 1942, Goralewski 1947, Shaver und Riddell 1947) hätten erwartet werden können; die Intensität der Aluminiumexposition bei den durch gewerbliche Aluminiuminhalation geschädigten Arbeitern ist eben erheblich größer als bei der therapeutischen Bestäubung. Auf Grund dieser Erfahrungen steht man heute der Aluminiumschutzstaubbehandlung, wenn auch nicht direkt ablehnend, so doch recht zurückhaltend und kritisch gegenüber (Gärtner 1950, Beckmann 1954); beim Vorliegen einer tuberkulösen Komplikation ist die Aluminiuminhalation nach Policard (1947) kontraindiziert.

In deutschen Bergwerken wurde der als Streustaub verwendete *Kalk* auch in Einzelinhalationsversuchen erprobt (Gärtner 1949, Beckmann 1951), in der Erwartung, davon eine Schutzwirkung gegen Silikose zu sehen; positive Ergebnisse sind bis heute nicht gemeldet worden.

b) Die Aerosolbehandlung. Die Aerosolanwendung in der Silikosebekämpfung verfolgt zwei prinzipiell verschiedene Zwecke: einmal soll, im Sinne einer rein technischen Prophylaxe, durch Aggregatbildung zwischen dem Salzlösungsaërosol und dem Staub eine Präzipitation der schädlichen Partikel bereits außerhalb des Organismus oder dann in den oberen Luftwegen erreicht und damit die Lunge vor dem gefährlichen Kontakt bewahrt werden; zweitens aber wird versucht, durch das Aerosol eine medikamentös-therapeutische Wirkung auf die tieferen Luftwege, insbesondere auf die katarrhalischen und bronchospastischen Erscheinungen zu erzielen (Dautrebande 1951, Dautrebande, Beckmann und Walkenhorst 1953, 1954). Solche katarrhalische und bronchospastische Erscheinungen finden sich insbesondere unmittelbar nach der Staubeinwirkung (Dautrebande 1952, Lent 1950); nach Dautrebande (1952) haben sie einen fördernden Einfluß auf die Entwicklung der Silikose. Die therapeutische Wirkung der Aerosole auf diese Vorgänge kann mit künstlichen Salzlösungen, mit natürlichen, antikatarrhalischen Mineralwässern, am intensivsten aber bei Zusatz von broncholytischen Medikamenten (insbesondere Aleudrin) erreicht werden (Pneumodilatation nach DAUTREBANDE 1952). Das Aerosol wird in individuellen oder kollektiven Inhalatorien am Ende der Arbeitsschicht appliziert. Es kann kein Zweifel bestehen, daß dadurch die subjektiven Beschwerden und die katarrhalischen Erscheinungen günstig beeinflußt werden können; die Frage dagegen, ob sich auf diesem Wege die Entwicklung der Silikose wirklich verhindern oder verzögern lasse, ist noch nicht spruchreif.

5. Die psychische Führung.

Wie bei jeder langwierigen Erkrankung, ist auch bei der Silikose die Einstellung des Patienten zu seinem Leiden und damit die psychische Führung von großer Bedeutung. Gewöhnlich kennt der Arbeiter das Silikosebild seines Berufskreises aus den Erfahrungen seiner Mitarbeiter und er hat davon besonders die schlimmen Verlaufsformen und die schweren Endstadien im Gedächtnis. Man wird es daher in der Regel vermeiden, dem Patienten die Silikosediagnose mitzuteilen, solange sie nicht gesichert ist, oder wenn es sich um einen klinisch völlig irrelaventen Zufallsbefund handelt (z. B. bei Reihenröntgenuntersuchungen). In allen anderen Fällen hat aber der Kranke natürlich das Recht auf die Mitteilung der Diagnose; man wird sie verbinden mit einer Aufklärung über den üblichen Verlauf, unter Hinweis auf die stets mehr oder weniger häufigen, benignen Verlaufstypen. Das Wissen um die finanzielle Sicherung bei zunehmender Arbeitsunfähigkeit ist dabei eine entscheidende Beruhigung und hilft neurotische Entwicklungen, die sich aus der Angst vor einer unsicheren Zukunft ergeben, vermeiden.

Die Arbeit im Rahmen der Leistungsfähigkeit ist psychisch wie auch medizinisch-funktionell ein Segen. Abbau der Arbeit, Übergang zu minder qualifizierter Tätigkeit, schließlich die völlige Arbeitsaufgabe wird in der Regel als Trauma empfunden und soll daher nicht unnötig früh vorgenommen werden; andererseits wird der Arzt darauf dringen, daß dem Erkrankten der Anspruch auf einen neuen, geeigneten Arbeitsplatz gesichert ist, sobald dies ärztlich wünschenswert erscheint; daß der beruflich Geschädigte dabei auf das Verständnis und den guten Willen des Arbeitgebers zählen kann, ist für die Vermeidung neurotischer Entwicklungen ebenso wichtig wie die rein finanzielle Sicherung.

Wird der Patient schließlich doch völlig arbeitsunfähig, so ist er im Kreise seiner Familie am besten aufgehoben, wo er noch lange in kleinen Handreichungen in Haus und Hof einen Lebensinhalt finden kann. Für Spital- und Anstaltsbedürftige sind eigene, nur der Silikose dienende Krankenhäuser unzweckmäßig; die Unterbringung zusammen mit andersartigen Patienten verschiedener Prognose vermag dem chronisch Kranken am ehesten noch etwas Lebensinteresse und Zukunftshoffnung zu erhalten.

X. Die Begutachtung der Silikose.

Die Tatsache, daß die Silikose so gut wie immer eine Berufsschädigung ist, hat zur Folge, daß bei ihr Entschädigungs- und Versicherungsfragen eine derart wichtige Rolle spielen wie bei kaum einer anderen Erkrankung; dementsprechend ist auch die Begutachtung für administrative und gerichtliche Instanzen ein wichtiger Teil der Tätigkeit eines jeden sich näher mit Silikose beschäftigenden Arztes. In allen Staaten mit moderner Sozialversicherung ist die Silikose im Laufe der letzten Jahrzehnte rechtlich dem beruflichen Unfall gleichgestellt worden. Die Entschädigungspflicht ist allerdings in den einzelnen Staaten sehr verschieden geordnet; trotzdem sind natürlich die grundsätzlichen gutachtlichen Fragestellungen, weil sie sich aus der Natur der Krankheit ergeben, überall im Prinzip dieselben, nämlich:

A. Die Krankheitsdiagnose.
B. Die funktionelle Diagnose.
C. Die Kausalitätsfragen.
D. Die Beurteilung der Arbeitsfähigkeit.
E. Vorschläge für zu treffende ärztliche Maßnahmen.

Diese Problemkreise sollen nachstehend noch kurz unter dem Gesichtspunkt des Begutachters beleuchtet werden, wobei oft auf die einschlägigen Ausführungen in den vorausgehenden Abschnitten verwiesen werden kann.

1. Die Krankheitsdiagnose.

Die Fragestellung lautet hier: Liegt überhaupt eine Silikose vor oder nicht? Wenn nein, welches ist statt dessen die zutreffende Diagnose? Erst eine gut gestützte Alternativdiagnose erlaubt es in der Regel, eine Silikose mit Überzeugung auszuschließen. Wenn ja, handelt es sich um eine einfache Silikose? oder lassen sich außerdem noch anderweitige Krankheitsprozesse nachweisen, sei es als Komplikation oder als unabhängig davon bestehende weitere Erkrankungen? In erster Linie ist dabei zu achten auf asthmoide Bronchitis, Emphysem, Bronchiektasen, Tuberkulose und Kreislauferkrankungen. Die einschlägigen diagnostischen Überlegungen sind in Abschnitt VI (S. 977), sowie VII/5 (S. 790) dargestellt.

2. Die funktionelle Diagnose.

Bei der Begutachtung stellt sich in der Regel nur die Frage nach der gesamthaften Leistungsfähigkeit des Exploranden. Diese ergibt sich in erster Linie aus einer sorgfältigen und genauen Leistungsanamnese, wobei bestimmte und bekannte alltägliche Leistungen, wie der Anstieg gewisser Treppenhäuser, das Begehen gewisser ansteigender Straßenstrecken oder deren Befahren mit dem Fahrrad als Maßstab zweckmäßig sind, sowohl im Vergleich zum Gesunden wie auch im Vergleich mit der eigenen, früheren Leistungsfähigkeit des Exploranden. Zusätzlich kommen eine Anzahl einfacher klinischer und experimenteller Funktionsproben zur Anwendung, um die Angaben des Patienten zu objektivieren und nach Möglichkeit zahlenmäßig faßbar zu machen. Atemexkursion des Thoraxumfangs, Zwerchfellbeweglichkeit, apnoische Pause im In- und Exspirium, sowie spirometrische Messungen in Ruhe (Vitalkapazität, Minutenvolumen, Atemgrenzwert) und bei dosierter Arbeit (Spiroergometrie, BRAUER-KNIPPING, JÉQUIER-DOGE); vgl. die einschlägigen Ausführungen in Abschnitt VI, d, S. 779). Die damit gewonnenen Zahlen dürfen allerdings keinen absoluten Wert beanspruchen und sollen niemals in eine feste Skala beruflicher Leistungsfähigkeit umgerechnet werden; dafür sind sie von allzuvielen individuellen Momenten und erst noch alle in mehr oder weniger hohem Maße von der gutwilligen Mitarbeit des Exploranden abhängig. Trotzdem sind sie recht wertvoll, einmal um die zeitliche Entwicklung des Einzelfalles vergleichend zu verfolgen; dann aber erlauben sie bei kritischer Auswertung eine gewisse Kontrolle der subjektiven Angaben des Patienten und des subjektiven Eindrucks des Untersuchers; bei genügender Erfahrung und Vertrautheit mit den verwendeten Untersuchungsmethoden lassen ernsthafte Diskrepanzen den Schluß zu auf das Hineinspielen psychischer Momente, sei es nun absichtlicher Aggravation oder psychoneurotischer Mechanismen.

Ein genaueres Erfassen und Differenzieren der Funktionsstörungen erlauben die kombinierten spirometrischen und blutgasanalytischen Untersuchungen, wie sie von ROSSIER und Mitarbeitern ausgearbeitet worden sind (vgl. das Kapitel von ROSSIER und BÜHLMANN, Pathophysiologie der Atmung, in diesem Handbuch). Wenn solche Untersuchungen auch für die Beurteilung der Gesamtleistungsfähigkeit und damit für laufende Begutachtungen meist nicht notwendig sind, so können sie doch in komplizierter liegenden Fällen gelegentlich entscheidende Aufschlüsse bringen, z. B. in der Überführung von Aggravanten oder bei der Differenzierung der pulmonalen, bronchialen und kardialen Komponente der Ateminsuffizienz. Auch zur prognostischen und therapeutischen Abklärung kann die genauere Funktionsanalyse gute Dienste leisten; in dieser Beziehung gibt namentlich der Adrenalinversuch nach ROSSIER und MÉAN (1936) oder ein entsprechender Aleudrin-Inhalationsversuch durch Isolierung der bronchospastischen, also reversiblen und therapeutisch beeinflußbaren Komponente der Ateminsuffizienz, sehr wertvolle Anhaltspunkte.

3. Die Kausalitätsfragen.

Es sind unter diesem Gesichtspunkt zu diskutieren und je nach den rechtsgültigen Vorschriften einzuschätzen:

a) vorbestehende, die Entwicklung der Silikose *begünstigende Momente*, wie Störung der Nasenatmung, Thoraxdeformitäten, narbige Lungen- und Pleuraveränderungen;

b) eigentliche *Komplikationen* der Silikose; hier kommen insbesondere in Frage Tuberkulose, chronische Bronchitis, Bronchiektasen, bronchospastische Erscheinungen, schließlich die terminale silikotische Kreislaufdekompensation;

c) *von der Silikose unabhängige, aber den Gesamtzustand*, insbesondere die Funktionsstörung *beeinflussende Erkrankungen*, wie primäre Kreislaufaffektionen (Herzklappen-, Herzmuskel-, Coronarleiden und Hypertonie), primäre asthmoide Bronchitis, speziell der asthmoide Staubreizkatarrh, ferner Emphysem und Bronchialasthma;

d) von der Silikose unabhängige, aber durch deren Vorhandensein *in ihrem Verlauf beeinflußte Erkrankungen*; als solche kommen insbesondere interkurrente Erkrankungen der Atmungsorgane in Frage, wie infektiöse, insbesondere grippöse Katarrhe der oberen Luftwege und der Bronchen, sowie pneumonische Erkrankungen;

e) von der Silikose sowohl hinsichtlich Entstehung als hinsichtlich Auswirkung völlig unabhängige, einfach *nebenher laufende Erkrankungen*; in diese Gruppe wird in der Regel das Bronchialcarcinom einzuordnen sein (Ausnahme: einwandfreie Kavernen- oder Narbencarcinome, DI BIASI 1949).

Die *von einer Silikose begleitete Lungentuberkulose* wird in den meisten Staaten (unter anderem Belgien, Frankreich, Großbritannien, Italien, Niederlande, Norwegen, Schweden) entschädigungsrechtlich der Silikose gleichgestellt, ohne Nachweis eines ursächlichen Zusammenhanges. In der Deutschen Bundesrepublik muß gemäß der Fünften Berufskrankheitsverordnung ein solcher Nachweis jedoch geleistet werden; auch die Entschädigungspraxis der Schweizerischen Unfallversicherungsanstalt verlangt diesen Nachweis. Dies führt insbesondere bei leichten Silikosen, vor allem wenn sie mit beträchtlichen tuberkulösen Veränderungen verbunden sind, sowie bei Tuberkulosen, die ohne vorausgehende Silikosediagnose nach relativ kurzfristiger Quarzexposition auftreten, zu großen, oft ehrlicherweise unlösbaren gutachtlichen Schwierigkeiten. Neuere statistische Untersuchungen (KÜPPER 1947, REICHMANN 1949, vgl. S. 788) machen es wahrscheinlich, daß bereits schon geringfügige silikotische Veränderungen einen tuberkulosefördernden Einfluß haben können. Eine weitherzige Entschädigung der von Silikose begleiteten Tuberkulose geht daher sicher nicht weit an den Tatsachen vorbei und erlaubt gleichzeitig, auf viele unfruchtbare gutachtliche Diskussionen zu verzichten.

Auch *extrapulmonale, hämatogene Tuberkulosen* sind bei bestehender Silikose und entsprechenden zeitlichen Verhältnissen als Silikosekomplikationen aufzufassen und damit entschädigungspflichtig (vgl. Abschnitt VII/4, S. 789). Bei genügender Quarzexposition muß sogar ohne Nachweis einer Lungensilikose die Möglichkeit eines silikotischen Ursprungs einer hämatogenen Tuberkulose (aus silikotuberkulösen tracheobronchialen Lymphknoten) in Erwägung gezogen werden. Das Auftreten hämatogener Tuberkulosen außerhalb der üblichen Generalisationsperioden, also in den mittleren Lebensjahrzehnten, darf als Argument zugunsten einer ursächlichen Beteiligung der Silikose gewertet werden.

Infektiöse Katarrhe der oberen Luftwege und grippöse Erkrankungen sind als interkurrente, von der Silikose unabhängige Affektionen einzuschätzen. Wo der Verlauf aber ungewöhnlich langwierig wird, darf eine schädliche Einwirkung seitens der Silikose angenommen werden; entsprechend sind auch Bronchopneumonien zu beurteilen, soweit sie nicht manifeste Komplikationen der Silikose sind.

Lobäre Pneumonien (Pneumokokkenpneumonien und Pneumonien anderer Ätiologie) sowie sonstige *infektiöse Lungeninfiltrate* sind ebenfalls in der Regel als interkurrente Erkrankungen zu betrachten, doch kommt auch hier bei ungewöhnlich langem oder schwerem Verlauf ein verschlimmernder Einfluß der Silikose in Frage. Insbesondere bei Pneumonietodesfällen spielt die Behinderung der Atmung und des Kreislaufs durch die Silikose meist eine wesentliche Rolle, die im Einzelfall abzuschätzen ist.

Beim *Emphysem* kann, wo eine genügende Quarzexposition vorhanden oder sogar eine silikotische Lungenveränderung nachgewiesen ist, die Beurteilung der Kausalitätsfrage größte Schwierigkeiten machen: handelt es sich um ein silikosebedingtes, fokales oder kompensatorisches Emphysem, oder aber um eine silikoseunabhängige, konstitutionelle Erkrankung? Das klinisch-funktionelle Bild ist dasselbe. Eine auffallende Diskrepanz zwischen dem erheblichen Emphysembefund und geringfügigen silikotischen Veränderungen darf für die konstitutionelle Natur des Emphysems ausgewertet werden; für das konstitutionelle Emphysem sprechen insbesondere ein starrer, faßförmiger Thorax, womöglich noch kombiniert mit einer fixierten Thorakalkyphose, sowie ein ausgeprägtes Cor pulmonale, besonders im EKG, bei nur unbedeutenden Zeichen von Lungenfibrose. Der Nachweis eines familiären Emphysems kann diese Auffassung weiterhin stützen. Bei ausgesprochenen Silikosebefunden wird man das Emphysem in der Regel als silikosebedingt betrachten.

Bei der Erörterung der *Beziehung zwischen Kreislauferkrankungen und Silikose* ist darauf Bedacht zu nehmen, daß nicht nur die Kreislauferkrankung die silikotische Atemfunktionsstörung verstärkt, sondern daß andererseits auch die Silikose durch Behinderung des kleinen Kreislaufs ihrerseits die kardiale Funktionsstörung akzentuieren und die schließliche Dekompensation beschleunigen kann; dies gilt insbesondere für die funktionellen Störungen bei Mitralfehlern und Myokardschäden, weniger für diejenigen bei den sich lange Zeit unabhängig von der Silikose entwickelnden Belastungen der linken Kammer, speziell durch Hypertonie.

4. Beurteilung der Arbeitsfähigkeit.

Grundlage dafür sind die Leistungsanamnese und die klinischen Funktionsprüfungen. Daß aus deren Zahlenergebnissen keine starre Skala der praktischen Leistungsfähigkeit errechnet werden darf, wurde bereits betont. Zahlreiche individuell wechselnde Momente, insbesondere auch das Lebensalter und die psychische Elastizität, müssen in Betracht gezogen werden, wenn festgestellt werden soll, wieweit eine bestimmte reduzierte Leistungsfähigkeit sich noch als praktische Arbeitsfähigkeit verwerten läßt. Dafür muß der Begutachter mit den Arbeitsbedingungen des betreffenden Berufs oder Betriebs vertraut sein.

Wichtig ist die Beurteilung der Frage, ob eine momentan bestehende Leistungsbeschränkung dauernder Natur sei oder ob noch eine gewisse Besserung erwartet werden dürfe. Die eigentlich silikotische Funktionsstörung ist irreversibel und meist langsam progredient. Hingegen kann nach Rückgang zusätzlicher asthmoider Katarrhe, insbesondere auch der begleitenden Staubreizkatarrhe, und nach Abheilung infektiöser Komplikationen die Atemfunktion und damit auch die Leistungsfähigkeit sich manchmal wieder beträchtlich bessern; es wird sich daher gegebenenfalls empfehlen, die Arbeitsfähigkeit einige Monate nach Entfernung aus dem staubigen Milieu und nach erfolgreicher Behandlung infektiöser Katarrhe erneut zu überprüfen und erst dann definitiv zu beurteilen.

Bei der *Silikotuberkulose* erfolgt die Beurteilung der Arbeitsfähigkeit anders als bei der einfachen Silikose, weniger auf Grund der funktionellen Leistungsfähigkeit als auf Grund übertragungs-prophylaktischer und infekt-therapeutischer Überlegungen. Eine offene Silikotuberkulose bedingt prinzipiell volle Arbeitsunfähigkeit. Aber auch bei fehlendem oder bacillenfreiem Auswurf ist eine Silikotuberkulose mit stärker entzündlichen Allgemeinreaktionen (dauernd und stärker erhöhte Blutsenkungsgeschwindigkeit, dauernde Neutrophilie und Vermehrung der Stabkernigen im Blutbild) in der Regel als voll arbeitsunfähig zu betrachten, selbst wenn funktionell eine mehr oder weniger weitgehende Arbeitsbelastung durchaus noch möglich wäre. Nur vollständig ruhige Silikotuberkulosen, wie wir sie insbesondere nach längeren Kuraufenthalten und geeigneter medikamentöser Behandlung nun häufiger sehen, können, unter Beachtung der dauernd notwendigen allgemeinen Schonung und unter enger ärztlicher Kontrolle, einer reduzierten Berufsarbeit in staubfreiem Milieu zugeführt werden.

5. Vorschläge für zu treffende Maßnahmen.

Hier sind folgende Fragen zu erörtern:

a) Änderung des Arbeitsplatzes (sofern nicht völlige Arbeitsunfähigkeit besteht);

b) eigentlich therapeutische Maßnahmen;

c) weitere Überwachung.

Bei der *Wahl des Arbeitsplatzes* muß nicht nur der noch bestehenden Leistungsfähigkeit Rechnung getragen werden, sondern auch der Überlegung, ob eine Entfernung aus dem quarzgefährdeten Milieu notwendig und zweckmäßig sei oder nicht. Entsprechende Richtlinien sind in Abschnitt IX/1, S. 795, angeführt. Wo neben der Silikose eine erhebliche asthmoide Bronchitis besteht, empfiehlt sich die Versetzung nicht nur auf einen quarzfreien, sondern überhaupt auf einen staub- und dunstfreien Arbeitsplatz; es kann dadurch unter Umständen eine wesentliche Besserung, ja eine völlige Erholung der Arbeitsfähigkeit erreicht werden (vgl. das kasuistische Beispiel S. 755).

Die Empfehlung spezieller *therapeutischer Maßnahmen* hat sich ganz nach den besonderen Verhältnissen des Einzelfalls zu richten; es sei dafür auf Abschnitt IX 3, S. 796, verwiesen.

Für die weitere Überwachung sind je nach Lage des Falles *Nachkontrollen* in längeren oder kürzeren Intervallen vorzuschlagen. Wir halten bei der Großzahl der Fälle eine erneute Überprüfung jeweils nach 2—3 Jahren für genügend. Bei schweren oder erwartungsgemäß rasch ablaufenden Formen ist eine jährliche Kontrolle angezeigt. Bei Silikotuberkulosen ist oft eine noch häufigere Kontrolle am Platz; mindestens sollte bei allen Silikotuberkulosen und einschlägigen Verdachtsfällen die Sputumuntersuchung auf Tuberkelbacillen alle 3 Monate durchgeführt werden.

Literatur.

A. Monographie.

WORTH, G., u. E. SCHILLER: Die Pneumokoniosen. Köln: Staufen-Verlag 1954, 898 S. mit *umfassendem Literaturverzeichnis.*

B. Einzelarbeiten (soweit im Text zitiert).

BAADER, E. W.: Ein Silikosesteinspucker. Arch. Gewerbepath. **13**, 58—72 (1954). — Silikoarthritis. Z. Rheumaforsch. **13**, 258 (1954). — BAUER, HELMUT: Bluteiweißfraktionen bei Silikose und Siliko-Tuberkulose. Arch. f. Hyg. **133**, 265—270 (1950). — BECK, H. R.: Atelektase durch anthrakotischen Lymphknoten. Fortschr. Röntgenstr. **71**, 935—937 (1949). — BECKMANN, H.: Häufigkeit der Bronchitis im Verhältnis zum Lebens- und Berufsalter, sowie Grad der Silikose. (Erstes Teilergebnis der Untersuchungen auf den Gruben.) Beitr. Silikose-Forsch. **1951**, H. 11, 11—26. — Konstitution und Silikose. Bericht über die medizinisch-wissenschaftliche Arbeitstagg über Silikose vom 18.—20. Okt. 1951, S. 103 bis 113, Diskussionsbemerkungen. S. 113—118. Beitr. Silikose-Forsch. **1951**. — Zur Therapie der Silikose. Bericht über die medizinisch-wissenschaftl. Arbeitstagg über Silikose vom 18.—20. Oktober 1951. Beitr. Silikose-Forsch. **1951**, 243—249. — Die Behandlung der Staublungenerkrankungen. In K. W. JÖTTEN, W. KLOSTERKÖTTER, G. PFEFFERKORN (Hrsg.). Wiss. Forsch.-Ber. Naturwiss. Reihe, Darmstadt **63**, 365—385 (1954). — BECKMANN, H., H. ANTWEILER u. A. HILGERS: Elektrophoretische Untersuchungen der Serum-Proteinfraktionen bei Silikosen und Siliko-Tuberkulosen im Vergleich mit verschiedenen Serumlabilitätsreaktionen. Beitr. Silikose-Forsch. **1953**, H. 20, 1—21. — BELT, T. H., and E. J. KING: Tissue reactions produced experimentally by selected dusts from South Wales coalmines (Chronic pulmonary disease in South Wales coalminers. — III. Experimental studies.) Med. Res. Council, Spec. Rep. Ser. **250**, 29—68 (1945), 35 Abb. — BERGERHOFF, W.: Die Silicose der Bergischen Metallschleifer. Arch. Gewerbepath. **8**, 339—411 (1938). — BERRY, J. W.: Aluminium therapy in advanced silicosis. Amer. Rev. Tbc. **57**, 557—572, Discussion 572—573 (1948). — BERTSCHI, E., u. E. STIEFEL: Silikose in einer Großgießerei. Schweiz. med. Wschr. **1950**, 1163—1166. — Silikose in einer Großgießerei. Schweiz. med. Wschr. **1955**, 1114—1117. BIASI, W. DI: Schwere Silikose. A. Pathologisch-anatomischer Teil. In F. KÖNIG u. G. MAGNUS (Hrsg.), Handbuch der gesamten Unfallheilkunde, Bd. 2, S. 123—164. 1933. — Tuberkulose und Silikose. In Bericht über die Arbeitstagung „Fragen der Entstehung und Verhütung der Silikose". Bochum, am 8.—10. November 1934, S. 33—39, Aussprache S. 39—44, 1935. — Die pathologische Anatomie der Silikose. Beitr. Silikose-Forsch. **1949**, H. 3, 1—95. — BIASI, W. DI, u. H. BOMMERT: Über tödliche Folgen der Erweichung silikotischer Lymphknoten. Ärztl. Wschr. **1948**, 367—369. — BISA, K.: Probleme der Therapie bei Silikosekranken. In Die Staublungenerkrankungen, Bd. 2, von K. W. JÖTTEN, W. KLOSTERKÖTTER, G. PFEFFERKORN (Hrsg.). Wiss. Forsch.-Ber., Naturwiss. Reihe, Darmstadt **63**, 390—402 (1954). — BÖHME, A.: Staublunge und Tuberkulose bei den Bergarbeitern des Ruhrkohlenbezirks. Beitr. Klin. Tbk. **61**, 364—371 (1925). — Tuberkulose und Silikose. Häufigkeit der Tuberkulose in steinstaubgefährdeten Berufen. Zbl. Gewerbehyg. **22** (N. F. 12), 101 bis 104 (1935). — Die Klinik der Staubkrankheiten der Lunge. Verh. dtsch. Ges. inn. Med. **48**, 126—142 (1936). — Über die Klinik der Staublungen-Erkrankungen, insbesondere der Silikose. In K. W. JÖTTEN u. H. GÄRTNER (Hrsg.), Die Staublungenerkrankungen. Wiss. Forsch.-Ber., Naturwiss. Reihe, Darmstadt **60**, 23—32, Aussprache 32—33 (1950). — Zur Frage der Bronchitis der Steinkohlenbergarbeiter. Bericht über die medizinisch-wissenschaftliche Arbeitstagg über Silikose vom 18.—20. Okt. 1951, S. 183—186, Diskussionsbemerkungen. S. 186—187. Beitr. Silikose-Forsch. **1951**. — Silikose und Bronchitis. Beitr. Silikose-Forsch. **1951**, H. 11, 1—10. — BONNIOT, A.: Les aspects chirurgicaux de la silicotuberculose. Lyon chir. **47**, 305—321 (1952). — BOSELLI, A., e C. LUSARDI: La terapie con streptomicina e acido paraminosalicilico della tuberculosi attiva et aperta associata alla silicosi polmonare. Med. Lav. **41**, 268—277 (1950). — BROWN, E. W., and W. VAN WINKLE jr.: Present status of aluminium in the therapy and prophylaxis of silicosis. J. Amer. Med. Assoc. **140**, 1024—1029 (1949). — BUCHER, J.: Die Silikose der Granitsteinhauer im Tessin. Z. Unfall med. u. Berufskrkh. Zürich **44**, 225—234, 300—312 (1951); **45**, 54—65 (1952). — BURRI, E.: Die Silikose der Sandsteinhauer in der Schweiz. (Material der Schweizerischen Unfallversicherungsanstalt.) Med. Diss. Basel, 40. S. 1950.

CAPLAN, A.: Certain unusual radiological appearances in the chest of coal-miners suffering from rheumatoid arthritis. Thorax. (Lond.) **8**, 29 (1953). — CAUER, H., u. N. NEYMANN: Die Inhalieranlage nach BARTHEL-KÜSTER auf der Zeche Hannibal und die Inhalierung von Kalziumsole gegen Silikosebeschwerden. Glückauf **87**, 1011—1017 (1951). — CHAMPEIX, J., et F. MORY: Contribution à l'étude de l'endoscopie bronchique chez les silicotiques. Arch. Mal. profess. **11**, 31—33 (1950). — CHAPMAN, E. M.: Acute silicosis. J. Amer. Med. Assoc. **98**, 1439—1441 (1932). — CLERENS, J.: Silicose pulmonaire et rhumatisme ou syndrome de Colinot-Caplan. Arch. belg. Méd. soc. et Hyg. etc. **10**, 336 (1953). — COHEN, A. C., and G. C. GLINSKY: Streptomycin in silicotuberculosis. Dis. Chest **24**, 62—65 (1953). — COLLIS, E. L., and J. C. GILCHRIST: Effects of dust upon coal trimmers. J. Ind. Hyg. **10**, 101—110 (1928).

DAUTREBANDE, L.: Aérosols médicamenteux. III. Possibilités de traitement des états asthmatiformes par aérosols de substances dites bronchodilatatrices. Arch. internat. Pharmacodynamie **66**, 379—396 (1941). — Dust particles and aqueous aerosols. Reply. J. Ind. **31**, 169—170 (1949). — I. Réaction pneumoconstrictrice à l'inhalation de poussières fines. II. Action neutralisante des aérosols pneumodilateurs. III. Considérations générales sur la physiologie de la respiration en rapport avec la silicose et l'aluminothérapie. In: Atti del Convegno internazionale di Medicina del Lavoro. Milano, 15—18 Giugno 1950, S. 226—247, Résumé S. 247—248, Riassunto S. 248—249, Summary S. 249—250, Bibliographie S. 250 bis 252, 1951. — Les aérosols agglutinants dans la lutte contre les poussières. Bericht über die medizinisch-wissenschaftliche Arbeitstagg über Silikose vom 18.—20. Oktober 1951. Beitr. Silikose-Forsch. **1951**, 275—302. — L'aérosologie. Technique, physiologie, thérapeutique, hygiène. Paris: Baillère 1951. 340 S. — Le problème des poussières nocives. Rev. industr. minérale **1952**. — DAUTREBANDE, L., H. BECKMANN u. W. WALKENHORST: Neue Untersuchungen über die Koagulation von Feinstaub durch Kochsalz-Aerosole und Betrachtungen über die hygienische Bedeutung feiner und feinster Stäube. Beitr. Silikose-Forsch. **1953**, H. 19, IV, 21 S., 26 Abb. — Über Staubkoagulation mit Kochsalzaerosol. In Die Staublungenerkrankungen, Bd. 2, von K. W. JÖTTEN, W. KLOSTERKÖTTER, H. PFEFFERKORN. (Hrsg.), Wiss. Forsch.-Ber., Naturwiss. Reihe, Darmstadt **63**, 325—336(1954). — DAUTREBANDE, L., E. PHILIPPOT, R. CHARLIER, R. DUMOULIN et F. NOGARÈDE: Aérosols médicamenteux. IV. Espace nuisible et espace utile de la respiration. Influence sur le degré d'efficacité de la respiration chez l'homme de médicaments pneumodilateurs (Phénylmèthylaminopropane ou Pervitine, Ether benzylique de la Benzyléthylméthylamine ou 202, Adrenaline ou Aludrine, Novocaine, Cocaine, Atropine, Histamine, Nitrite sodique) et de médicaments pneumoconstricteurs (Choline, Pilocarpine, Percaine, F. 883, F. 933, Caféine). Arch. internat. Pharmacodynamie **68**, 117—210 (1942). — DENNY, J. J., W. D. ROBSON and D. A. IRWIN: The prevention of silicosis by metallic aluminium. I. A preliminary report. Canad. Med. Assoc. J. **37**, 1—11 (1937).

ESSER, C.: Über hochgradige Schrumpfung ganzer Lungenlappen (Lappenatelektase und Lappenbronchiektasie). Fortschr. Röntgenstr. **71**, 28—54 (1949).

FEIL, A.: Existe-t-il une pneumoconiose des ardoisiers? Résultats d'une enquête dans les carrières d'ardoises (Abstract). Bull. Acad. Méd. Paris, III. s. **113**, 105—109 (1935). — FLETCHER, C. M.: Coalworkers' pneumoconiosis so-called „anthraco-silicosis". Bericht über die medizinisch-wissenschaftliche Arbeitstagg über Silikose vom 18.—20. Okt. 1951, S. 119 bis 138, dtsch. Übers. S. 139—150. Beitr. Silikose-Forsch. **1951**. — FRIEHOFF, F.: Die Bewertung statistischer Zahlen bei der Beurteilung der Zusammenhangsfrage zwischen Silikose und Bronchitis. Beitr. Silikose-Forsch. **1952**, H. 16, 1—15.

GÄRTNER, H.: Der heutige Stand der Anwendung von Schutzstauben zur Prophylaxe der Staublungen-Erkrankungen. Z. ärztl. Fortbildg **43**, 599—602 (1949). — Über die Grundlagen der bisherigen Leitstaubbehandlung. In Die Staublungenerkrankungen von K. W. JÖTTEN u. H. GÄRTNER (Hrsg.). Wiss. Forsch.-Ber. Naturwiss. Reihe, Darmstadt **60**, 271 bis 277, Aussprache 303—306 (1950). — Der derzeitige Stand der Staublungenforschung (unter besonderer Berücksichtigung der Ätiologieforschung). In Die Staublungenerkrankungen, Bd. 2, von K. W. JÖTTEN, W. KLOSTRKÖTTER u. G. PFEFFRKORN (Hrsg.). Wiss. Forsch.-Ber., Naturwiss. Reihe, Darmstadt **63**, 3—16 (1954). — GARDNER, L. U.: Pathology of so called acute silicosis. Amer. J. Publ. Health **23**, 1240—1249 (1933). — Silicosis and its relationship to tuberculosis. Amer. Rev. Tbc. **29**, 1—7 (1934). — Silicosis and related conditions. J. Ind. Hyg. 19, 111—125 (1937). — Evidences of inhibitory action of different minerals upon silica. Med. Chicago 7, 738—741 (1938). — The pathology and roentgenographic manifestations of pneumoconiosis. J. Amer. Med. Assoc. 114, 535—545 (1940). — GEISLER, E.: Die Bedeutung der konstitutionellen Disposition für die Erlangung einer schweren Staublungenerkrankung und die Auswirkung dieses Faktors auch in sozialer Beziehung. Preisaufgabe der Medizinischen Fakultät der Martin-Luther-Universität Halle-Wittenberg. Veröff. Konstit.- u. Wehrpath. 1937, H. 41, 34 S. — GERLACH, WERNER u. G. GANDER: Über akute Staublungen. Zugleich ein Beitrag zur Frage Staublunge und Lungentuberkulose. Arch. Gewerbepath. 3, 44—57 (1932). — GIESE, W.: Quarzstaub, Schwielenlunge und Lungentuberkulose. Veröff. Gewerbe- u. Konstit.path. 1931, H. 28, 66 S. u. 5 Taf. — Experimentelle Untersuchungen zur Staublungenfrage. Beitr. path. Anat. 94, 442—490. (1935). — Die pathologische Anatomie der Staubkrankheiten der Lunge. Verh. dtsch. Ges. inn. Med. 48, 107—125 (1936).— GOIFFON, R., et R. PARENT: Examen fonctionnel de la ventilation pulmonaire au moyen d'un spiromètre à re-respiration. C. r. Soc. Biol. Paris 108, 486—487 (1931). — GORALEWSKI, G.: Weitere Erfahrungen zum Krankheitsbild der Aluminiumlunge. Dtsch. Tbk.bl. 17, 3—10 (1943). — Die Aluminiumlunge — eine neue Gewerbeerkrankung. Z. inn. Med. 2, 665—673 (1947). — GORALEWSKI, G., u. R. JAEGER: Zur Klinik, Pathologie und Pathogenese der Aluminiumlunge. Arch. Gewerbepath. 11, 102—105 (1942). — GREINACHER-CRISTOFARI, V.: Die Mineur-Silikose in der Schweiz, bearbeitet auf Grund des Krankengutes der Schweizerischen Unfallversicherungsanstalt. Med. Diss. Zürich 1945. 26 + 2 S. — GREINACHER-CRISTOFARI, V., u. F. LANG: Untersuchungen über den weiteren Verlauf bei Silikotikern nach ihrer Entfernung aus dem gefährlichen Staubmilieu. Z. Unfallmed. u. Berufskrkh. (Zürich) 40, 61—75 (1947).

HARRISON, C. V., E. J. KING, J. C. DALE and R. SICHEL: The effect of cortisone on experimental silicosis. Brit. J. Industr. Med. 9, 165—172 (1952). — HASLREITER, E., u. R. ZIMMER: Die Elektrolunge als Hilfsmittel bei der Kurbehandlung von Staublungenkrankheiten. Münch. med. Wschr. 1952, 505—508. — HEINE, F., W. BENESCH u. C. W. HERTZ: Untersuchungen zur Methodik der Atemgrenzwertbestimmung. Z. Tbk. 102, 273—290 (1953). — HEPPLESTON, A. G.: Coal workers' pneumoconiosis. Pathological and etiological considerations. Arch. Ind. Hyg. 4, 270—288 (1951). — HERZOG, H.: Erschlaffung und exspiratorische Invagination des membranösen Teils der inthrathorakalen Luftröhre und der Hauptbronchien als Ursache der asphyktischen Anfälle beim Asthma bronchiale und bei der chronischen asthmoiden Bronchitis des Lungenemphysems. Schweiz. med. Wschr. 1954, 217—219. — HUSTEN, K.: Die Staublungenerkrankung der Ruhrbergleute, auf Grund pathologisch-anatomisch gesichteten Materials. (Bericht über die wissenschaftliche Sitzung anläßlich der Versammlung westdeutscher Pathologen und Ärzte in Marburg am 12. Oktober 1930.) Zbl. Path. 50, 385—386 (1931). — Die anatomischen Veränderungen des Herzens bei der Silikose. Bericht über die medizinisch-wissenschaftliche Arbeitstagg über Silikose vom 18.—20. Okt. 1951, S. 7—20, Diskussionsbemerkungen S. 20—22. Beitr. Silikose-Forsch. 1951.

IRVINE, L. G.: Discussion. (Joint Meeting of Chemical, Metallurgical, and Mining Society of South Africa and Geological Society of South Africa. Johannesburg, 18th. September 1933.) J. Chem. Metallurg. Min. Soc. South Africa 34, 117—120 (1933/34). — Miners' phthisis (Discussion). J. Chem. Metallurg. Min. Soc. South Africa 34, 304—310 (1933/34). — IRVINE, L. G., A. MAVROGORDATO et H. PIROW: La silicose dans les mines d'or du Witwaterstrand. — Exposé historique. In: Compe rendu de la conférence internationale tenue à Johannesburg du 13 au 27 août 1930: La silicose, S. 193—227, 1930.

JÉQUIER-DOGE, E.: A propos du déficit-oxygène. Schweiz. med. Wschr. 1950, 587—593. — JÉQUIER-DOGE, E., et M. LOB: La fonction pulmonaire dans la silicose. Helvet. med. Acta 11, 123—128, Discussion 128—129 (1944). — L'estimation de la capacité de travail dans la silicose à l'aide d'enregistrements spirométriques durant l'effort. Arch. Mal. profess. 11, 349—356 (1950). — JÉQUIER-DOGE, E., et K. WIESINGER; Zum Thema des arteriellen Sauerstoffdefizites. Schweiz. med. Wschr. 1952, 923—924. — JÖTTEN, K. W.: Ein experimenteller Beitrag zur Frage der Bedeutung der freien kristallinischen Kieselsäure für das Zustandekommen und die Verhütung von Silikose und Tuberkulose. Reichsarbeitsbl. 21 (N. F.), T. III, Arbeitsschutz S. 194—202 (1941).

KÄLIN, REMY: Lungenfunktionsuntersuchungen bei asthmoiden Zuständen vor und nach Behandlung mit der „Elektrolunge". Z. Unfallmed. u. Berufskrkh. (Zürich) 47, 3 (1954). — KENNEDY, B. J., J. A. P. PARE, K. K. PUMP, J. C. BECK, L. G. JOHNSON, N. B. EPSTEIN, E. H. VENNING and J. S. L. BROWNE: Effect of adrenocorticotropic hormone (ACTH) on beryllium granulomatosis and silicosis. Amer. J. Med. 10, 134—155 (1951). — KERGIN, F. G.: Silicotic and tuberculosilicotic lesions simulating bronchiogenic carcinoma. J. Thorac. Surg. 24, 545—565. Diskussion 565—567 (1952). — KING, E. J.: The inhibition of silicosis with aluminium. In Die Staublungenerkrankungen von K. W. JÖTTEN u. H. GÄRTNER (Hrsg.). Wiss. Forsch.-Ber. Naturwiss. Reihe, Darmstadt 60, 278—303, Aussprache 303—306 (1950). — KIRCH, E.: Die oberfränkische Porzellanstaublunge in pathologisch-anatomischer Beleuchtung. Beitr. Silikose-Forsch. **1953**, H. 25, 1—29. — KOELSCH, F.: Untersuchungen über die Staubgefährdung in Schamottefabriken. Reichsarbeitsbl. **12** (N. F.), T. III, Arbeitsschutz S. 12—16 (1932). — KRÜGER, P. D., u. G. SCHLOMKA: Untersuchungen über die Bedeutung der Konstitution für die Erkrankungsbereitschaft an Silikose. Z. inn. Med. **9**, 176—182 (1954). — KÜPPER, A.: Die Tuberkulosesterblichkeit der Bergleute. Tuberkulosearzt **1/2**, 44—46 (1947/48).

LANDAU, W.: Das Röntgenbild der Staublunge der Steingutarbeiter (mit Bemerkungen zur Einteilung der Silikose). Fortschr. Röntgenstr. **43**, 188—201 (1931). — LANG, F.: Staublungen. Ärztl. Mh. **4**, 99—938 (1948). — Die Entschädigung der Silikose in der Schweiz. Erfahrungen der Schweiz. Unfallversicherungsanstalt (SUVA). In Die Staublungenerkrankungen von K. W. JÖTTEN u. H. GÄRTNER (Hrsg.). Wiss. Forsch.-Ber. Naturwiss. Reihe, Darmstadt **60**, 87—100, Aussprache 100—101 (1950). — Die Streptomycinbehandlung bei Silikotuberkulosen. Mitt. med. Abt. SUVA No 27, 1951, 8 S. — LANG, F., u. R. ZOLLINGER: Akute Mineursilikosen nach einem Stollenbau. Z. Unfallmed. u. Berufskrkh. (Zürich) **42**, 122—133 (1949). — LANZA, A. J., and R. J. VANE: The prevalance of silicosis in the general population and its effects upon the incidence of tuberculosis. Amer. Rev. Tbc. **29**, 8—16 (1934). — LEHMANN, G.: Die Bedeutung des Staubbindungsvermögens der Nase für die Entstehung der Lungensilicose. Arb.physiol. **8**, 218—250 (1935). — Die Filtrierung der Atemluft und deren Bedeutung für Staubkrankheiten. Erg. Hyg. **19**, 1—87 (1937). — Die Filtrierung der Atemluft und deren Bedeutung für Staubkrankheiten. Berlin: Springer 1938. 105 S. — LENT, H.: Untersuchungen über das Vorkommen von Bronchialspasmen bei Bergleuten. Beitr. Silikose-Forsch. **1950**, H. 10, 1—17. — LEU, H. J.: Zur Morphologie der Silikose mit Tuberkulose. Med. Diss. Zürich von 1953. 20 S. Schweiz. Z. Tbk. **10**, 447—466 (1953). — LOCHTKEMPER, J.: Familiäre Disposition zur Silikose. Ärztl. Sachverst.ztg **41**, 174—175 (1935). — LUCHSINGER, P., u. A. BÜHLMANN: Die Lungenfunktion bei der Silikose und die Prognose nach Aufhören der Staubarbeit. Z. Unfallmed. u. Berufskrkh. (Zürich) **46**, 282—288 (1953).

MAGAREY, F. R., and J. GOUGH: The effect of cortisone on the reaction to quartz in the peritoneal cavity. Brit. J. of Exper. Path. **33**, 76—81 (1952), 2. Taf. — The effect of cortisone on experimental intraperitoneal silicotic nodules. Brit. J. of Exper. Path. **33**, 510—512 (1952), 2 Taf. — MAGNIN, J.: Opinions américaines sur les pneumoconioses. Méd. travail, Lyon **8**, 252—262 (1936). — McDONALD, G., A. P. PIGGOT and F. W. GILDER: Two cases of acute silicosis, with a suggested theory of causation. Lancet **1930**, 846—848. — MEISTER, P.: Beitrag zur Kenntnis der Schmirgler-Pneumokoniosen. Arch. Gewerbepath. **14**, 214—226 (1956). — MOGINIER, H.: Aspects de la complication tuberculeuse dans la silicose des mineurs valaisans. Z. Unfallmed. u. Berufskrkh. (Zürich) **43**, 51—66, 128—135 (1950). — MOLFINO, F., e G. PESCE: Indagini broncoscopiche e broncografiche nella silicosi. Rass. Med. industr. **21**, 97—109 (1952). — MORITZ: Über die Gesundheitsgefahren des Schleifer-Berufs und ihre Verhütung. Zbl. allg. Gesdh.pfl. **19**, 283—298 (1900).

NICOD, J. L.: Les lésions vasculaires dans le poumon silicotique et leurs relations avec la tuberculose. Schweiz. Z. Path. **12**, 157—160, Diskussion 160 (1949). — La silicose des mineurs valaisans. Mém. Soc. vaudoise sci. nat. Nr 63 **10**, Nr 2, 41—136 (1950).

OBRIST, E.: Die Gießersilikose in der Schweiz. Z. Unfallmed. u. Berufskrkh. (Zürich) **42**, 196—222 (1949). — OLDENDORFF, A.: Die Mortalitäts- und Morbiditätsverhältnisse der Metallschleifer in Solingen und Umgegend, sowie in Remscheid und Kronenberg. Zbl. allg. Gesdh.pfl. **1**, 238—261 (1882).

PAGEL, W., u. F. HENKE: Lungentuberkulose. In F. HENKE u. O. LUBARSCH' Handbuch der speziellen pathologischen Anatomie und Histologie, Bd. 3, Teil 2, S. 139—528. Berlin: Springer 1930. — PAGNAMENTA, C.: Über Bluteiweiß-Untersuchungen bei 88 Fällen von Silikose. Vjschr. naturforsch. Ges. Zürich **95**, Beih. 2/3, 46—51 (1950). — Über Bluteiweißuntersuchungen bei 94 Fällen von Silikose und Silikotuberkulose. Med. Diss. Zürich 1953. 34 S. — PARRISIUS, W.: Bronchitis und Silikose. Beitr. Silikose-Forsch. **1950**, H. 10, 29 bis 43. — PARRISIUS, W., u. K. IM BRAHM: Steinstaublunge bei Zwillingspaaren. Med. wiss. Beitr. Ruhrknappschaft **1953**, H. 2, 111—112. — Steinstaublunge bei Zwillingspaaren. In Die Staublungenerkrankungen von K. W. JÖTTEN, W. KLOSTERKÖTTER u. G. PFEFFERKORN (Hrsg.). Wiss. Forsch.-Ber., Naturwiss. Reihe, Darmstadt **63**, 309—311 (1954). — PAULA, F.: Über Untersuchungen bei Silikose an Hand der WELTMANNschen Koagulation. Sichere Arbeit, Wien **2**, H. 4, 6—11 (1949). Zit. nach W. S. — Die WELTMANNsche Koagulation bei der Silikose. Vortragsreihe über die Verhütung und Bekämpfung der Staublungenerkrankung. Leoben 21.—22. Juni 1951. 22 S. Zit. nach W. S. — PETRY, H.: Kritische Bewertung der spirometrischen Lungen- und Kreislauffunktionsprüfungen. Med. wiss. Beitr. Ruhrknappschaft **1953**, H. 2, 12—109, 12 Tab. u. 13 Abb. — Silikose und Polyarthritis. Arch. Gewerbepath. **13**, 221 (1954). — POLICARD, A.: Some aspects of the pathology of pneumokoniosis. Part. I. The mechanism of the removal of dust particles from the lung. In: Silicosis, pneumokoniosis, and dust suppression in mines. Proceedings at conference, held in London, April 1947, S. 11—17, Diskussion S. 26—32, 1947. — Some aspects of the pathology of pneumokoniosis. Part. II. The action of mineral particles on the lung. In: Silicosis, pneumokoniosis, and dust suppression in mines. Proceedings at conference, held in London April 1947, S. 28—26, Diskussion S. 26—32, 1947. — Action de l'acétate de cortisone sur le granulome expérimental du rat. C. r. Soc. Biol. Paris 146, 1535—1536 (1952). — POLICARD, A. A., MAGNIN et E. MARTIN: Recherches sur la silicose pulmonaire; étude microscopique et chimique de l'expectoration chez les sujets soupçonnés de silicose pulmonaire. Presse méd. 38, 875—877 (1930). — POLICARD A., et H. TUCHMANN-DUPLESSIS: Influence de l'hormone corticotrope hypophysaire (ACTH) sur la dissémination dans l'organisme des particules introduites dans le péritoine. C. r. Acad. Sci. Paris 232, 1888—1890 (1951). — POPE, A. S., and D. ZACKS: Epidemiological aspects of silicosis and tuberculosis. Amer. Rev. Tbc. 32, 229—242 (1935).

REDEKER, P., u. O. WALTER: Entstehung und Entwicklung der Lungenschwindsucht des Erwachsenen. Leipzig: Curt Kabitzsch 1929. — REICHMANN, V.: Zur Begutachtung der Silicose mit Demonstration von Röntgenbildern. Arch. orthop. Unfall-Chir. 32, 616—621 (1933). — Ergometrische Ergebnisse bei Silikosen. Verh. dtsch. Ges. Kreislaufforsch. 13, 66—76 (1940). — Kurzer Überblick über den Stand der Silikoseforschung nebst einem Beitrag über die röntgenologischen und klinischen Beziehungen der Silikose zur Tuberkulose. Beitr. Silikose-Forsch. 1949, H. 1, 27 S. — Funktionsprüfungen von Atmung und Kreislauf mittels klinischer Methoden. Beitr. Silikose-Forsch. 1950, H. 7, 1—19. — REICHMANN, V., u. SCHÜRMANN: Der Verlauf der Silikose bei den Gesteinshauern des Ruhrgebietes nebst Mitteilung über die bisherigen Beobachtungen an Gesteinshauern mit Arbeitswechsel hinsichtlich der Weiterentwicklung der Silikose. Zbl. Gewerbehyg. 22 (N. F. 12), 121—132 (1935). — RÖHRL, W.: Bericht über eine Reihenuntersuchung von Granitarbeitern. Staub 1942, H. 18, 513—519, 6 Abb. — RÖSSING, P.: Über akute Silikosen, zugleich ein Beitrag zur Frage der silikogenen Wirkung von Staubgemischen. Dtsch. Gesundheitswesen 2, 317 bis 320 (1947). — ROSSIER, P. H., u. H. BUCHER: Pathophysiologie der Silikose. I. Mitteilung des klinischen Sektors. Z. Unfallmed. u. Berufskrkh. 40, 159—167 (1947). — ROSSIER, P. H., H. BUCHER u. K. WIESINGER: Studien über die Patho-Physiologie der Atmung bei der Silikose. Die Lungenfunktion in Ruhe bei der Silikose. Vjschr. naturforsch. Ges. Zürich 92, Beih. 3/4, 83—119 (1947). — ROSSIER, P. H., u. A. BÜHLMANN: Studien über die Pathophysiologie der Atmung bei der Silikose. Die Lungenfunktion im Arbeitsversuch. Vjschr. naturforsch. Ges. Zürich, Beih. 2/3, 51—73 (1950). — ROSSIER, P. H., et H. MÉAN: L'action de l'adrénaline sur la fonction pulmonaire. Verh. schweiz. naturforsch. Ges. 117, 356—357 (1936). — ROSSIER, P. H., A. BÜHLMANN u. P. LUCHSINGER: Cor pulmonale und Silikose. Arch. Gewerbepath. 13, 486 (1955). — ROSSIER, P. H., A. BÜHLMANN u. P. LUCHSINGER: Die Pathophysiologie der Atmung bei der Silikose und die Begutachtung der Arbeitsfähigkeit. Dtsch. med. Wschr. 1955, 508—614. — ROSTOSKI, O., u. E. SAUPE: Klinisch-röntgenologische Untersuchungen an Steingutarbeitern. Reichsarbeitsbl. 11 (N. F.), T. III, Arbeitsschutz, S. 230—234 (1931). — ROULET, A., et H. BUCHER: Silicose aiguë après exposition très courte aux poussières de silice pure. Tuberculose associée tardive. Revue de la Tbc., V. s. 10, 300—302 (1946). — RÜTTNER, J. R.: Die Silikoanthrakose der Gießer. Vjschr. naturforsch. Ges. Zürich 95, Beih. 2/3, 73—98 (1950).

SAITA, G.: Silicosi tardiva in un operaio sabbiatore per sette mesi. Med. Lav. 40, 37—42 (1949). — SALOTTO, B.: Ripetuta emissione di calcoli polmonari attraverso le vie naturali in un caso di tubercolocalicosi evoluto benignamente. Acta med. Patavina 1, 386—414 (1940). — SANDER, O. A.: Pneumoconiosis and infection. J. Amer. Med. Assoc. 141, 813 bis 817 (1949). — SAUPE, E.: Über einen Fall von „Erbsenkrankheit" mit Lungenfistel. Arch. Gewerbepath. 1, 735—739 (1930). — Bericht über eine röntgenologische Reihenuntersuchung an Joachimsthaler Bergleuten. Fortschr. Röntgenstr. 60, 163—171 (1939). — SAYERS, R. R.: The clinical manifestations of silicosis. J. Amer. Med. Assoc. 101, 580—583, Diskussion 591—593 (1933). — Silicosis. Publ. Health Rep. 49, 595—602 (1934). — SCHILLER, E.: Der Einfluß von Hormonen auf die Entwicklung silikotischer Granulome. Bericht über die medizinisch-wissenschaftliche Arbeitstagg über Silikose vom 18.—20. Okt. 1951. Beitr. Silikose-Forsch. 1951, 251—264. — SCHINZ, H. R., u. U. COCCHI: Das Bronchogramm bei Silikose. Vjschr. naturforsch. Ges. Zürich 95, Beih. 2/3, 26—45 (1950). — SCHMID, H.: Die Silikose im Schaffhauser Industriegebiet. Mitt. naturforsch. Ges. Schaffhausen 18, 12 (1943). — SCHMIDT, HELMUT: Über das Verhalten der Blutsenkung und des Blutbildes bei Silikosen und Siliko-Tuberkulosen. Beitr. Silikose-Forsch. 1949, H. 2, 35—47. — SCHOCH, H.: Silikose und Lungenkrebs. Z. Unfallmed. u. Berufskrkh. (Zürich) 47, 138—157, 184 bis 195 (1954). — SHAVER, C. G., and A. R. RIDDELL: Lung changes associated with the manufacture of alumina abrasives. J. Ind. Hyg. 29, 145—157 (1947). — SLADDEN, A. F.: The silica content of lungs. Lancet 1933, 123—125. — SOMMER, F.: Über das Auftreten von Staublungen bei Anwendung von Bimsstein als Schleifmittel. Ärztl. Wschr. 1949, 25 bis 28. — STAUB-OETIKER, H.: Die Pneumokoniose der Metallschleifer. Dtsch. Arch. klin.

Med. **119**, 469—481 (1916). — STEIGER, J.: Siliko-Tuberkulose. Schweiz. Z. Tbk. **8**, 310 bis 328 (1951). — STUDER, P.: Die ex- und inspiratorischen Apnoezeiten. Med. Diss. Zürich 1946.

TELEKY, L.: Sterblichkeits- und Krankheitsstatistik der Schleifer Solingens, Cronenbergs und Remscheids. Arb. u. Gesdh. **1928**, H. 9, 31—43. — THEVENOUX: Étude statistique de quelques facteurs influant sur le déterminisme de la pneumoconiose des houilleurs. Rev. méd. min. **3**, 167—189 (1950). — THOMAS, A.: La silicose dans le bassin de Liège. Acta clin. belg. **1**, 255—266 (1946). — TRAUTMANN, H.: Über das Elektrokardiogramm des Silicoseherzens. Med. Mschr. **2**, 483—487 (1948). — Zur Frage des Zusammenhanges von Silikose, Bronchitis und Asthma bronchiale. Beitr. Silikose-Forsch. **1949**, H. 4, 13—28. — TURNER, H. M., and W. J. MARTIN: Mortality and survival rates in males with silicosis or silicotuberculosis. Brit. Med. J. **1949**, No 4637, 1148—1150.

UEHLINGER, E.: Über die Beziehungen zwischen Lungensilikose und Lungentuberkulose. Helvet. med. Acta **1**, 693—701 (1934/35). — Über Mischstaubpneumokoniosen. Schweiz. Z. Path. **9**, 692—698, Diskussion 698—700 (1946). — Über Mischstaubpneumokoniosen. (Freie Vereinigung der Schweizer Pathologen. 12. Tagg in Bern, 29./30. Juni 1946.) Schweiz. med. Wschr. **1947**, 270. — Die akute Silikose von Castels (Sargans). (Freie Vereinigung der Schweizer Pathologen. 14. Jahresverslg in Zürich, 19. u. 20. Juni 1948.) Schweiz. med. Wschr. **1949**, 720. — Die akute Silikose des Sarganser Beckens. Schweiz. Z. Path. **12**, 150 bis 155 (1949). — Die akute Staublunge. In Die Staublungenerkrankungen von K. W. JÖTTEN u. H. GÄRTNER (Hrsg.). Wiss. Forsch.-Ber., Naturwiss. Reihe, Darmstadt **60**, 134 bis 149, Aussprache 149—152 (1950). — Die pathologische Anatomie der tuberkulösen Späterstinfektion. Erg. Tbk.forsch. **11**, 1 (1953). — Die Epidemiologie des Bronchialdurchbruchs tuberkulöser Lymphknoten. Beitr. Klin. Tbk. **110**, 128 (1953). — Mischstaubpneumokoniose und Atelektase. Arch. Gewerbepath. **13**, 496 (1955). — UEHLINGER, E., u. R. ZOLLINGER: Die klinische Bedeutung der silikotischen Gefäßschädigung. Bull. schweiz. Akad. Med. Wiss. **2**, 176—183 (1946/47).

VIGLIANI, E. C., A. BOSELLI e L. PECHIAI: Studi sulla componente emoplasmopatica della silicosi. Med. Lav. **41**, 33—48 (1950). — VÖLKER, R.: Einfache Herz- und Lungenfunktionsproben für den Betriebsarzt. In K. W. JÖTTEN, W. KLOSTERKÖTTER u. G. PFEFFERKORN (Hrsg.). Wiss. Forsch.-Ber., Naturwiss. Reihe, Darmstadt **63**, 296—302 (1954).

WARTER, J., et R. MOISE: Essai de traitement d'une silicose avec l'ACTH. Influence favorable sur la dyspnée. Strasbourg méd., N. s. **2**, 230—232 (1951). — WARTER, J., R. VOEGTLIN et J. M. GRAPPE: Silicose à forme pseudotumorale notée 30 ans après l'empoussiérage. Strasbourg méd., N. s. **3**, 753—755 (1952). — WATKINS-PITCHFORD, W.: The silicosis of the South African gold mines, and the changes produced in it by legislative and administrative efforts. J. Ind. Hyg. **9**, 109—139 (1927). Zit. nach WORTH u. SCHILLER. — WIESINGER, A.: Senkung, Silikose und Silikotuberkulose. Beitr. Silikose-Forsch. **1949**, H. 2, 21—23. — Die Silikose, ein physikalisches und chemisches Problem. Beitr. Silikose-Forsch. **1949**, H. 4, 1—11. — Bronchitis gegen Silikose. Med. wiss. Beitr. Ruhrknappschaft **1953**, H. 3, 41—48. — WINKLER, A.: Zur Pathogenese und Pathomorphologie der isolierten Silikose. I. Über das isolierte silikotische Erstgeschehen. Beitr. Klin. Tbk. **99**, 95—129 (1943). — Zur Pathogenese und Pathomorphologie der isolierten Silikose II. Über das isolierte silikotische Zweitgeschehen. Beitr. Klin. Tbk. **99**, 130—170 (1943). — Zur Pathogenese und Pathomorphologie der isolierten Silikose III. Über das isolierte silikotische Dritt- und Endgeschehen. Beitr. Klin. Tbk. **99**, 552—577 (1943). — WORTH, G.: Kieselsäure-Blutspiegel und Silikose. Bericht über die medizinisch-wissenschaftliche Arbeitstagg über Silikose vom 18.—20. Okt. 1951. Beitr. Silikose-Forsch. **1951**, 221—230. — Blutkieselsäurespiegel bei Lungenerkrankungen. Tuberkulosearzt **6**, 149—153 (1952). — Deutsche Begutachtung von Staublungenfilmen nach der internationalen Klassifikation. Ein Abänderungsvorschlag zur internationalen Klassifikation. Beitr. Silikose-Forsch. **1952**, H. 18, 1—26. — Bronchographische Studien bei der Silikose und Siliko-Tuberkulose. Vortr. Herbsttagg der Rhein.-Westf. Tuberkulose Ver.igg am 11. Okt. 1952 Düsseldorf. Ref. Tuberkulosearzt **7**, 363—364 (1953). — Internationale Nomenklatur der Silikose. Med. wiss. Beitr. Ruhrknappschaft **1953**, H. 3, 5—14. — WORTH, G., u. H. DICKMANS: Verlauf, Entwicklung und Prognose der Silikose und Siliko-Tuberkulose im linksniederrheinischen Bergbaugebiet. Tuberkulosearzt **4**, 495—503 (1950). — Verlauf, Entwicklung und Prognose der Silikose und Silikotuberkulose im linksniederrheinischen Bergbaugebiet. Arbeiten aus der Silikose-Forschungsabteilung des Steinkohlenbergwerks „Rheinpreußen", Homburg (Niederrhein), **1950**, H. 1, 18 S.

ZOLLINGER, F., u. F. LANG: Stand und Bedeutung der Silikose in der Schweiz auf Grund des Materials der Schweizerischen Unfallversicherungsanstalt. Vjschr. naturforsch. Ges. Zürich **92**, Beih. 3/4, 4—13 (1947). — ZOLLINGER, R.: Silikose und hämatogene Tuberkulose. Schweiz. Z. Tbk. **3**, 205—278 (1946). — ZORN, O.: Die quantitative Lungen- und Kreislauffunktionsprüfung bei Bergarbeitern (unter besonderem Einschluß der Silikose). Beitr.

Klin. Tbk. **94**, 544—588 (1940). — Ergebnisse der zwölfjährigen Gesteinhauerkontrolle im westfälischen Kohlenrevier. Beitr. Silikose-Forsch. **1949**, H. 2, 1—19. — Funktionsprüfungen von Atmung und Kreislauf mittels der Spiro-Ergometrie nach Brauer-Knipping. Beitr. Silikose-Forsch. **1950**, H. 7, 21—47. — Vergleichende elektrokardiographische und röntgenologische Diagnostik bei Silikosen. Beitr. Silikose-Forsch. **1950**, H. 8, 42 S., 1 Taf. — Klinik und Röntgenologie der Staublungenerkrankungen. In K. W. Jötten, W. Klosterkötter, G. Pfefferkorn (Hrsg.). Wiss. Forsch.-Ber., Naturwiss. Reihe, Darmstadt **63**, 265—280 (1954). — Zorn, O. u. W. Mölleney: Klinische und statistische Ergebnisse der Silikotuberkulose im Ruhrgebiet. Beitr. Silikose-Forsch. **1954**. Zit. nach Worth u. Schiller.

E. Röntgenologie.

Von

U. Cocchi.

Mit 32 Abbildungen.

Die Röntgenuntersuchung ist für die Erkennung der Pneumokoniosen am Lebenden von ausschlaggebender Bedeutung, da nur diese allein es gestattet, objektiv einen Nachweis über das Bestehen morphologischer Veränderungen in den Lungen und über das weitere Fortschreiten derselben zu liefern. Diese Veränderungen bestehen, je nach dem anatomischen Befund, aus mehr oder weniger kräftigen, weichteildichten, mitunter auch kalkdichten Verschattungen in Form von Strängen oder Knötchen als Ausdruck der durch den Quarzstaub hervorgerufenen fibroplastischen Gewebsreaktion. Das weitere Fortschreiten des Prozesses, von der normalen Lunge bis zu den hochgradigsten Veränderungen, geht verschieden schnell vor sich und ist von der Berufsgruppe und der Konstitution des einzelnen Individuums abhängig.

Die Röntgendiagnostik bedient sich hierzu vor allem der gewöhnlichen *dv.-Übersichtsaufnahme*, wozu als wichtiges Hilfsmittel noch die *frontale Tomographie* hinzukommt, besonders zur Differenzierung von Veränderungen der röntgenologischen Frühstadien und zur Abklärung über das Vorliegen von Kavernen, und außerdem noch die *transversale Tomographie* zur Lokalisierung und Abgrenzung größerer Schwielenbildungen. Eine weniger eindeutige Aufklärung über das Vorliegen von röntgenologischen Frühstadien gibt uns dagegen die Thoraxdurchleuchtung. Bei der *Durchleuchtung* werden verstärkte Lungenzeichnung sowie kleine Fleckschatten entweder als leichte diffuse Trübung der Lungenfelder erkannt oder überhaupt nicht wahrgenommen. Das gleiche gilt von der *Schirmbilduntersuchung*. Beide Verfahren stellen demnach nur gröbere Siebungsmethoden dar. Einen Vorteil in der Begutachtung beginnender Pneumokoniosen bietet dagegen die *Hartstrahlvergrößerungstechnik*. Ferner haben wir als wertvolle Ergänzung noch das *Atmungskymogramm*, sowohl in vertikaler als auch horizontaler Richtung, das uns Auskunft über die Beweglichkeit des Zwerchfells, der Rippen und Lungen gibt, sowie die *Bronchographie* zur Abklärung von Bronchialveränderungen, bei denen die übrigen röntgenologischen und die klinischen Untersuchungsmethoden keine eindeutigen Schlüsse erlaubten.

Aus praktischen Gründen wurde von den verschiedensten Seiten versucht, diese auf dem Röntgenbild sichtbaren Veränderungen in einzelne Stadien einzureihen. Hierbei muß man sich aber bewußt sein, daß diese **röntgenologische Klassifikation der Pneumokoniosen** sich nur auf das morphologische, topographische Bild bezieht und nicht ohne weiteres auf das Gesamtkrankheitsbild der Pneumokoniose verwendet werden darf und somit auch in keiner Weise einen Einfluß auf die versicherungsrechtliche Beurteilung und rentenmäßige

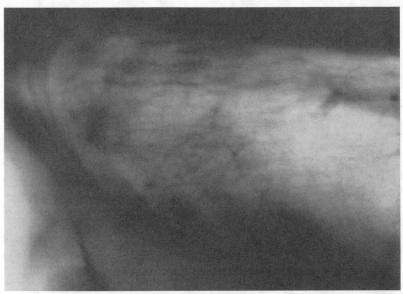

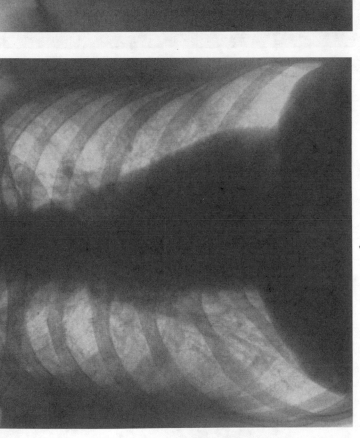

Abb. 1 a u. b. *Silikose II—III* (neue Klassifikation A). 46jähriger Gießer mit 30jähriger Exposition. Klinisch beschwerdefrei. Zufallsbefund bei Schirmbilduntersuchung.

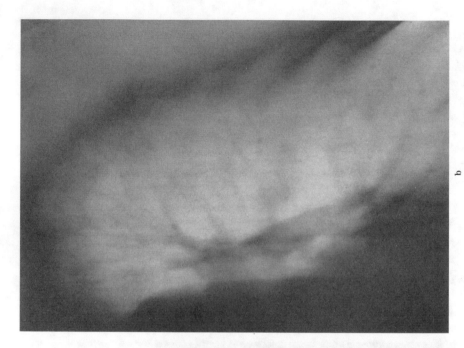

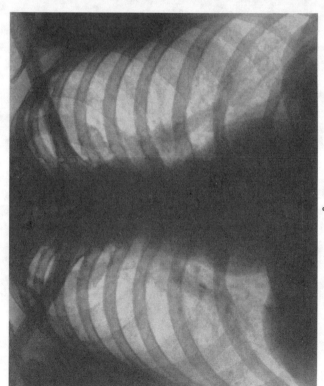

Abb. 2a u. b. *Silikose I* bei 53jährigem Steingutarbeiter mit 38jähriger Expositionszeit. a Thoraxbild: grobe, zum Teil etwas wabige Lungenzeichnung und vereinzelte Fleckschatten von 2—3 mm Durchmesser beiderseits. Verkalkter Primärkomplex. Pleuraschwarte infraclaviculär rechts. b Tomogramm (Schnitt 9 cm): deutlich vermehrte Fleckenschatten in den peripheren Partien bis zur Spitze hinaufreichend, die medialen Partien sind fast fleckenfrei. Außer der Pleuraschwarte rechts sieht man hier auch noch eine Spitzenpleuraschwarte links.

Entschädigung hat. Mitunter findet man bei Massenuntersuchungen gefährdeter Betriebe zufällig bei Arbeitern röntgenologische Anzeichen einer Staub-
erkrankung, die klinisch völlig stumm verlaufen (Abb. 1). Andererseits haben
wir oft röntgenologisch jahrelang einen stationären Befund, während die Schwere
des klinischen Bildes dauernd zunimmt.

Unter den zahlreichen Vorschlägen für eine zweckmäßige Stadieneinteilung
hat für lange Zeit die 1930 auf der Konferenz von Johannesburg vorgeschlagene

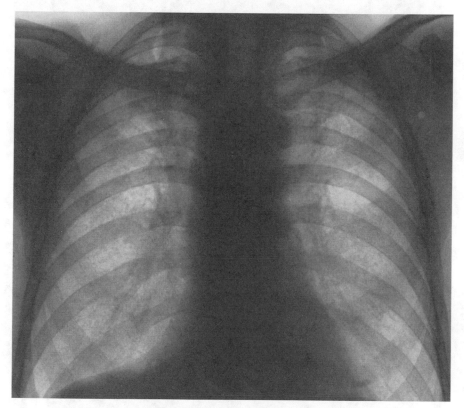

Abb. 3. *Steinhauerlunge*, miliare Form. 49jähriger Mann.

Klassifikation in vielen Ländern Eingang gefunden und sich durchgesetzt, bei
der bekanntlich 3 Stadien (Stadium I, II und III) unterschieden werden, zu
denen dann noch im deutschen Sprachgebiet ein Vorstadium, Stadium 0—I,
und bei einigen Autoren 2 Zwischenstadien (Stadium I—II und II—III) hin-
zukamen.

Stadium 0—I stellt ein uncharakteristisches röntgenologisches Vorstadium
dar, für das, auf Grund der Berufsanamnese, nur der Wert einer Wahrscheinlichkeitsdiagnose zukommt. Das Röntgenbild zeichnet sich durch streifen- oder
netzförmig verstärkte Lungenzeichnung aus mit etwas vergröberten und teilweise auch vergrößerten Hilusschatten und eventuell Auftreten von vereinzelten,
höchstens $^1/_2$—1 mm großen Fleckenschatten, die meist an den Knüpfungs-
stellen des Gefäßnetzwerkes liegen. Diese Knötchen können mitunter leicht
mit orthograd getroffenen Gefäßschatten verwechselt werden. In diesen Fällen
entscheidet dann meist das Tomogramm.

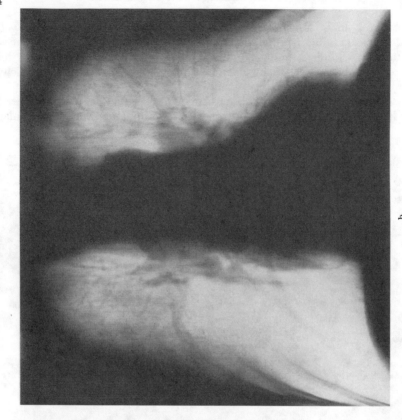

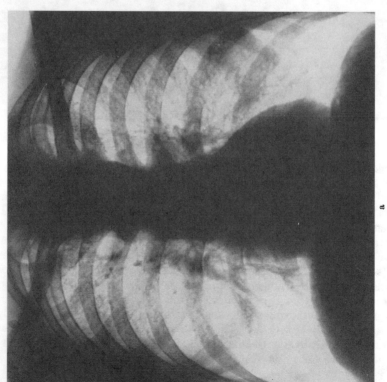

Abb. 4 a u. b. *Silikose II* (neue Klassifikation 3) bei 46jährigem Steinhauer mit 30jähriger Expositionszeit im Steinbruch (Trockenarbeit). Ausgedehnte Fleckenschattenbildungen und kräftiges allgemeines, vornehmlich aber basales Emphysem beidseits. Beginnende Bildung von eierschalenförmigen Verkalkungen im rechten Hilus. a Thoraxaufnahme. b Tomogramm.

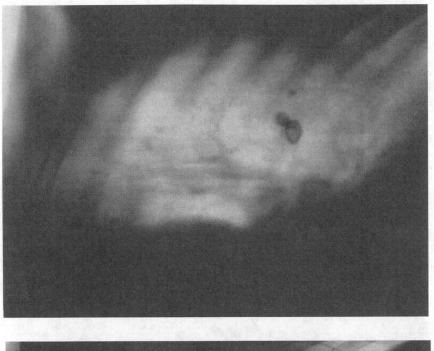

b

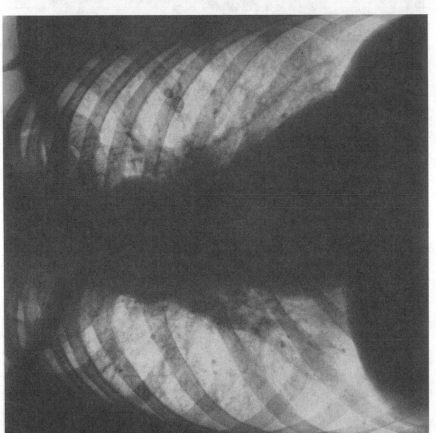

a

Abb. 5 a u. b. *Silikose atypischer Art* bei 51jährigem Mann, der 1918—1943, total 10 Jahre lang, als Mineur in Quarz und Sandstein. Verstärkte netzförmige Lungenzeichnung und kleine Knötchen von 2—4 mm Durchmesser. Außerdem verstreut über beide Lungen kleine kalkdichte Knötchen; zwei größere Knötchen in der Mitte links zeigen deutliche Ringform: verknöcherte kleine Schwielen (?). a Thoraxaufnahme. b Ausschnitt aus dem Tomogramm in Schnitt 7 cm.

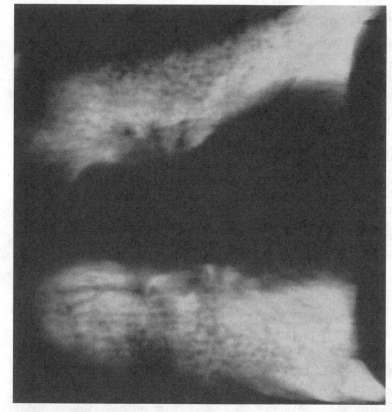

b

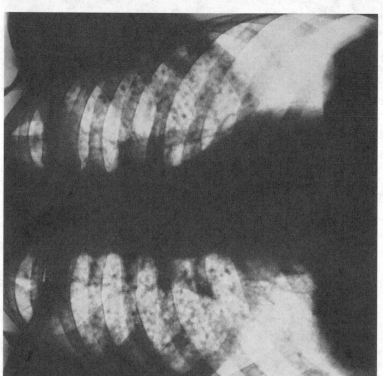

a

Abb. 6 a u. b. *Silikose II—III* (neue Klassifikation A) bei 61jährigem Steinhauer mit Schrotkornlunge und beginnender Schwielenbildung und Emphysem in den basalen Lungenpartien. a Thoraxaufnahme. b Tomogramm.

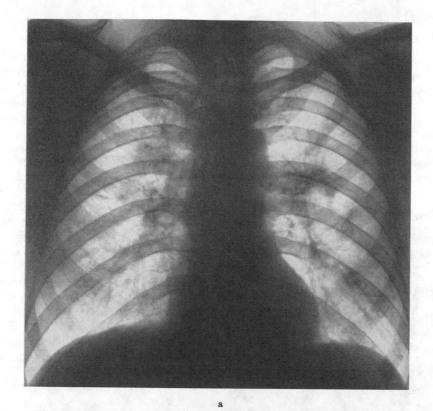

a

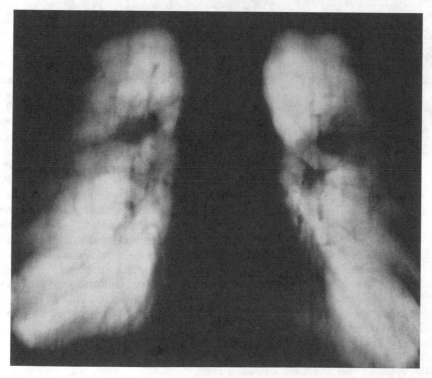

b

Abb. 7 a u. b. *Silikose III* (neue Klassifikation A) bei 40jährigem Mann, mit 13¹/₃jähriger Exposition als Former und Gießer. Konfluierende Verschattungen perihilär beiderseits, vereinzelte kleine runde Fleckenschatten von etwa 4 mm Durchmesser, verstärkte netzförmige Lungenzeichnung und kräftige Emphysembildung in beiden Ober- und Unterfeldern. Hilär links sieht man einzelne kleine Lymphknotenschatten mit eierschalenförmigen Verkalkungen. a Thoraxübersichtsaufnahme; b Tomogramm (8 cm Tiefe).

Stadium I, in welchem zu den oben beschriebenen Veränderungen eine Zunahme der Fleckenschatten mit einem Durchmesser von 2—4 mm festzustellen ist, die charakteristischerweise, entweder gleichmäßig verteilt oder an einzelnen Stellen gehäuft, vorwiegend symmetrisch in den peripheren Partien des Mittelfeldes und des Oberfeldes und, wie sich tomographisch erkennen läßt, bis zu den Spitzen unter Freilassung des Lungenkernes und des Unterfeldes auftreten. Infolge Überlagerung und Summation der in den peripheren Abschnitten der ventralen und dorsalen Thoraxwand liegenden Knötchen kann dabei auf der gewöhnlichen Thoraxaufnahme das Bild eines die ganze Lungenbreite einnehmenden Prozesses entstehen, während das Tomogramm dagegen die wirkliche anatomische Verteilung der Fleckschatten zeigt (Abbildung 2). Die Lungenzeichnung ist teils grob, teils fein, dicht oder locker strukturiert.

Stadium I—II stellt eine Zwischenstufe zum nächsten Stadium dar mit Vorkommen einzelner größerer Knötchen und mäßiger Ausdehnung der Fleckenfelder über das oben be-schriebene Maß.

Stadium II, das Vollstadium oder typischste Stadium (Berufsanamnese immer vorausgesetzt) der Pneumokoniose mit meist diffuser Ausbreitung der Fleckenschatten, die jetzt dichter und ausgeprägter erscheinen, über alle Lungenfelder. Die Knötchen haben einen Durchmesser bis zu 6 mm (Abb. 3 und 4) und weisen zuweilen kleine kalkdichte Einlagerungen aus Hydroxylapatit im Zentrum und perinoduläres Emphysem auf. Bild der „Schneegestöber-" und „Schrotkornlunge". In ganz vereinzelten Fällen werden auch Verknöcherungen in silikotischen Schwielen beobachtet, die sich rönt-

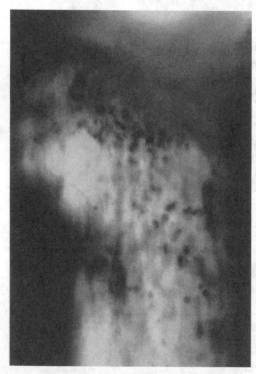

Abb. 8. *Silikose III* (neue Klassifikation D) bei 73jährigem Steinhauer mit 51jähriger Berufsanamnese. Schrotkornlunge mit Schwielenbildungen beiderseits, Schrumpfungserscheinungen und Emphysem. — *Tomogramm* Schnitt 6 cm: Schwielenfeld und zahlreiche kalkdichte Fleckenschatten, zum Teil auch in Ring- und Schalenform. Pathologisch-anatomisch handelt es sich bei letzteren um Verknöcherungen.

genologisch jedoch von kalkdichten Schatten nur durch das Vorkommen von ring- oder schalenförmigen Schatten unterscheiden, nicht hingegen durch die Kalkdichte (Abb. 5 und 8). An den Hili findet man mitunter eierschalenförmige Verkalkungen in den Lymphknoten. In seltenen Fällen kann es infolge Bronchusverschluß durch staubhaltiges Granulationsgewebe zu Segment- oder Lappenatelektase kommen.

Auf den Wert der Tomographie für die Frage, inwieweit die medianwärts gerichtete Ausbreitung der Knötchen den Tatsachen entspricht, wurde schon bei Besprechung des Stadium I hingewiesen.

Stadium II—III stellt wiederum eine Zwischenstufe zum Stadium III dar mit Vorkommen einer kleinen, isolierten Schwielenbildung, einer Ballung (Abb. 6).

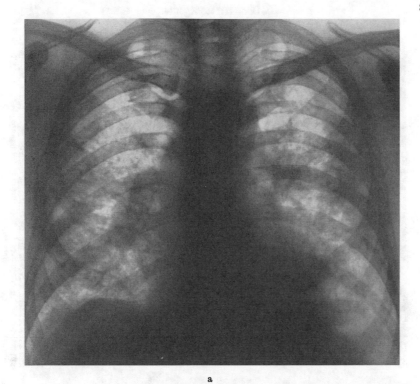

a

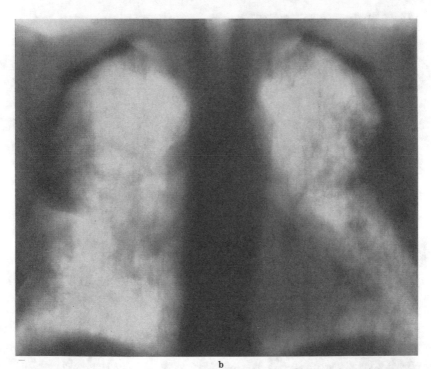

b

Abb. 9 a u. b. *Silikose III* (neue Klassifikation C) bei 47jährigem Mineur mit 30jähriger Berufsanamnese. Ausgedehnte grobwabige Fibrosen und Schwielenfelder beiderseits, sowie Knötchen von einem Durchmesser bis zu 6 mm, Emphysem in beiden Oberfeldern und im rechten Unterfeld, Spitzenschwarten beiderseits. a Thoraxaufnahme. b Tomogramm, Schnitt 11 cm.

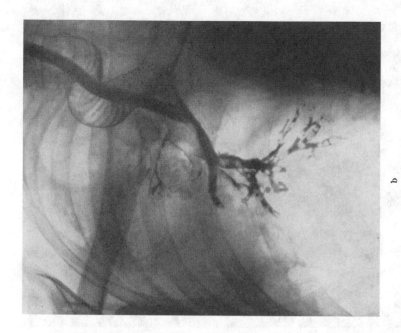

b

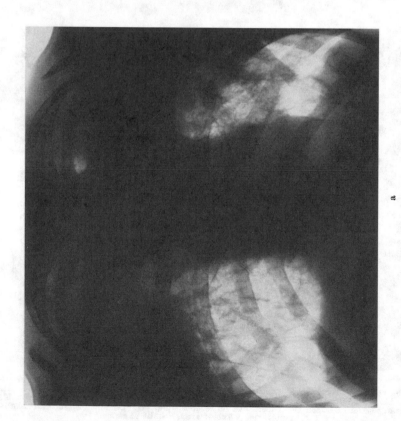

a

Abb. 10 a u. b. Bronchitis deformans, Bronchiektasen und hochgradige Verlagerungen von Trachea und Bronchialbaum rechts infolge Oberlappenschrumpfung rechts bei einem 43jährigen Mineur mit 21jähriger Expositionszeit und *Silikose III* (neue Klassifikation D). a Thoraxübersicht: hochgradige Schwielenbildungen in beiden oberen Lungenhälften, Emphysem basal beiderseits mit „Regenstraßen", Sinusverschwartung links. b Bronchogramm.

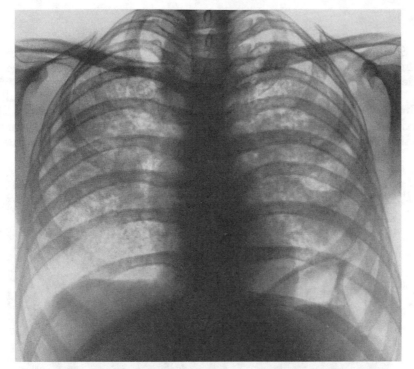

a

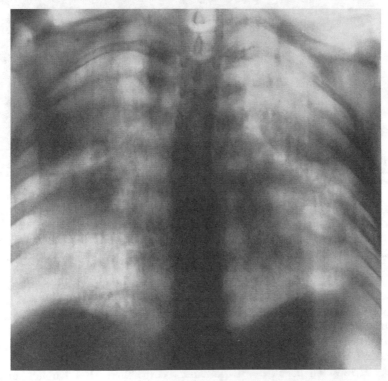

b

Abb. 11a—c. *Silikose III* (neue Klassifikation C). 42jähriger Mann, der 15 Jahre lang als Mineur in Tunnelbauten arbeitete. a Ausgedehnte Verbreitung von scharfbegrenzten, dichten Knotenschatten in beiden Lungen, Schwielenbildungen beiderseits, basales Emphysem, Pleuraschwarte basal links nach Pleuritis exsudativa mit Hochverziehung des Zwerchfells und „Kaverne mit Spiegelbildung" in der Mitte links, die auf einer früheren Aufnahme noch etwas größer erschien. Vom Kliniker als suspekte Silikotuberkulose angesehen. Nie Tuberkelbacillen nachgewiesen. b Tomogramm in 5 cm Tiefe: Deutlich sichtbarer Rand einer Schwielenbildung, die einen Teil der „Cavumwand" vortäuschte.

Stadium III. In diesem treten neben den Knötchenschatten eine oder mehrere größere Ballungen ein- oder beiderseitig auf, hauptsächlich in den Oberfeldern, mitunter auch in den Mittel-, selten in den Unterfeldern (Abb. 6, 7, 8 und 9). Ferner bestehen ausgedehnte Schrumpfungserscheinungen mit Verziehung der Nachbarorgane, wie Bronchien (Abb. 10), Trachea, Herz, Hochverziehung der Hili, Auftreten von Pleuraduplikaturen, die von den Indurationsschatten zur Zwerchfellkuppe ziehen und von Reichmann als sog. „Regenstraßen"

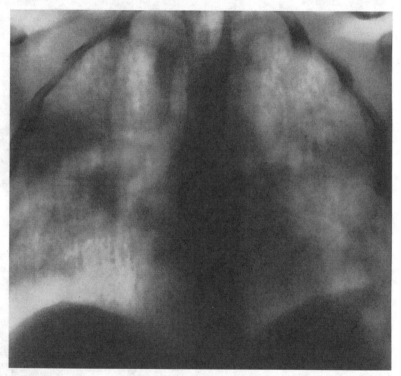

Abb. 11c. Tomogramm 8 cm Tiefe: Darstellung der luftgefüllten Bronchien in den Schwielenfeldern beiderseits. Kein Cavum feststellbar. Auch bei der Autopsie konnten kein Cavum oder Anhaltspunkte für tuberkulöse Veränderungen beobachtet werden.

bezeichnet wurden. In seltenen Fällen werden Atelektasen infolge der Bronchialverziehungen beobachtet. Der Thorax wird starr, erweitert sich und bleibt in Inspirationslage fixiert, die Zwerchfellkuppen stehen tief und weisen herabgesetzte Exkursionen auf, die Rippenbeweglichkeit ist eingeschränkt. In großen Schwielenfeldern sieht man, wenn auch selten, als Folge eines unspezifischen Infektes Kavernen, die allerdings auch durch verdickte Randpartien der Ballungen vorgetäuscht werden können, wie es Abb. 11 zeigt. Wie für das Stadium I ist auch in diesem Stadium wieder das Tomogramm als wichtige diagnostische Untersuchungsmethode hinzuzuziehen, sowohl für die Erfassung von Höhlenbildungen als auch zur Abgrenzung derselben gegenüber Emphysemblasen oder Projektionseffekten.

Das *Herz* erscheint in der Regel nicht vergrößert. Bei Kohlen- und Eisenbergarbeitern, am häufigsten aber bei Schleifern und Sandstrahlern werden in etwa der Hälfte der leichten und mittelschweren Fälle eine Linkskonfiguration als Ausdruck einer Arbeitshypertrophie des linken Ventrikels (Haubrich)

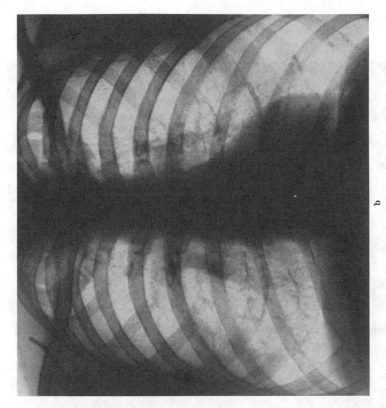

b

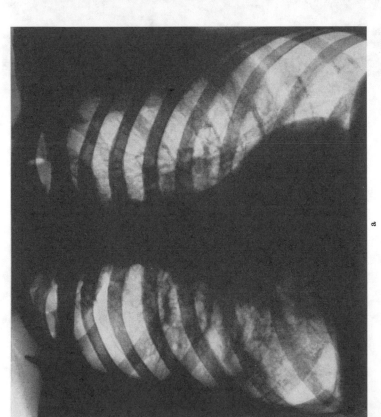

a

Abb. 12a—h. Total 18 Jahre als *Mineur* in Tunnelbauten tätig und bis vor 1 Jahr beschwerdefrei. Dann a Spontanpneumothorax, Atemnot, Husten, Auswurf, Pleuritis exsudativa. *Silikose I.* Kleinfleckige Schatten und netzförmige Lungenzeichnung, besonders perihilär. Sinusschwarte rechts, Emphysem basal beiderseits. b Aufnahme 1 Jahr nach Beginn der Beschwerden.

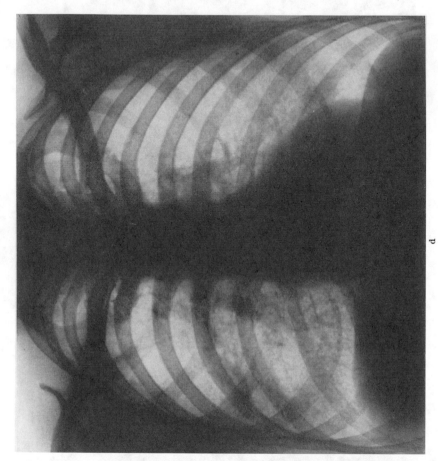

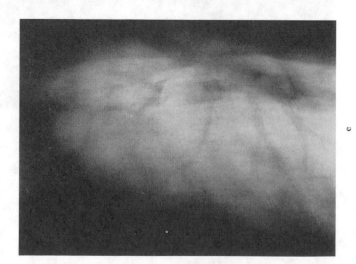

Abb. 12 c. Tomogramm 8 cm Tiefe: multiple winzige, eher weiche Flecken, vornehmlich peripher gelegen (auf Original deutlicher) und Emphysemblase an der Spitze. d Aufnahme 1½ Jahre später: Zunahme der Knötchenbildung, sie werden dichter und breiten sich bis ins Unterfeld aus. *Silikose II—III.*

gefunden. Oft sieht man, besonders bei schwer veränderten Gesteinshauerlungen ein auffallend schmales und median gestelltes Herz infolge des Zwerchfelltiefstandes bei emphysematöser Lunge und dadurch bedingter Drehung der Herz-

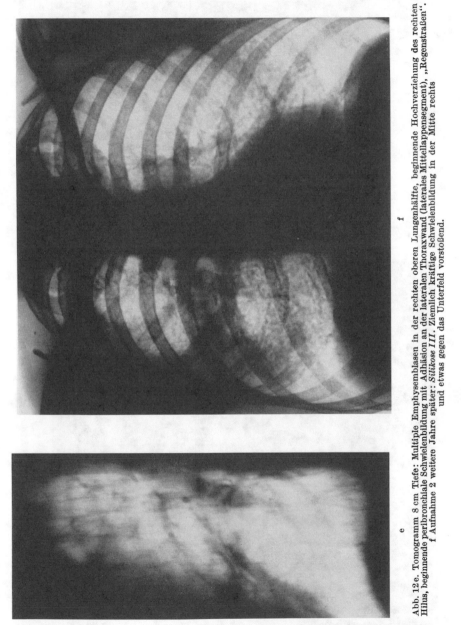

Abb. 12e. Tomogramm 8 cm Tiefe: Multiple Emphysemblasen in der rechten oberen Lungenhälfte, beginnende Hochverziehung des rechten Hilus, beginnende peribronchiale Schwielenbildung mit Adhäsion an der lateralen Thoraxwand (laterales Mittellappensegment), „Regenstraßen". f Aufnahme 2 weitere Jahre später: *Silikose III.* Ziemlich kräftige Schwielenbildung in der Mitte rechts und etwas gegen das Unterfeld vorstoßend.

achse sowie eine Rechtshypertrophie, die aber als solche röntgenologisch in mittelschweren und schweren Fällen nur in einem Teil derselben zu erkennen ist.

Zu dieser Stadieneinteilung werden noch für die verschiedenen Folgezustände, nach Zürcher Vorschlag, folgende Zusatzbezeichnungen angewendet:

A = Adhäsionen, Pleuraschwarten, entweder als Folgezustände einer Pleuritis exsudativa oder einer interkurrenten Bronchopneumonie. Bei ausgedehnten

Schwielen können die Pleuraschwarten oft nur im Tomogramm erkannt werden und auch hier mitunter schwer (s. auch Abb. 28).

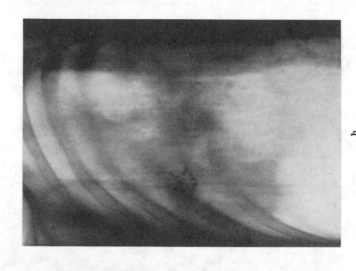

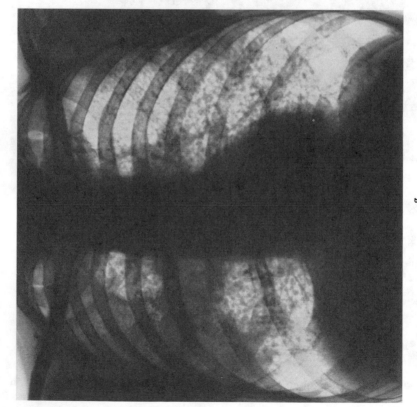

Abb. 12 g. Aufnahme weitere 2 Jahre später: Zunahme der Verschwielung rechts. h Tomogramm (7 cm Tiefe): unspezifische Kavernenbildung in der Schwiele.

$B = Bronchiektasen$ als Endzustand einer chronischen Bronchitis mit Schwächung der Bronchialwandung oder infolge Verziehung des Bronchialbaumes infolge Narbenkontrakturen silikotischer Granulome, seltener infolge Kompression der hilusnahen Bronchialpartien durch Lymphknotenpakete. Broncho-

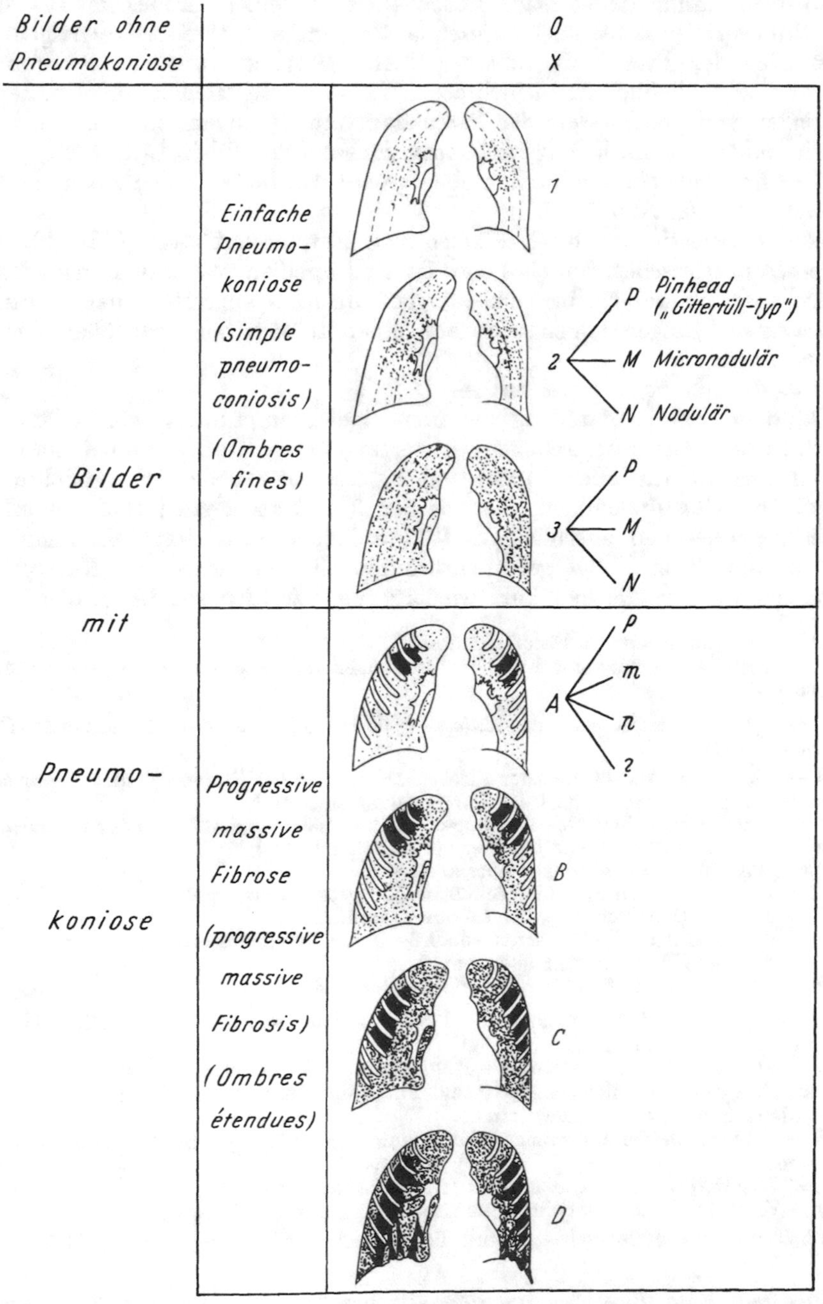

Abb. 13. Übersicht über die englisch-französische röntgenologische Klassifikation der Pneumokoniosen (Typ „Cardiff-Douai"). [Aus WORTH (1953), modifiziert nach FLETCHER (1951)].

graphisch zeigt sich (SCHINZ und COCCHI) überhaupt mit zunehmender Dauer der Staubgefährdung eine Abnahme des Prozentsatzes an normalen Bronchial-bildern. Während sich bei einer Expositionszeit von 0—5 Jahren noch 66,6%

der Fälle durch ein normales Bild auszeichnen, sind es bei einer solchen von
6—15 Jahren nur noch 42% und nach 16 und mehr Jahren nur noch 30%.
Im Bronchogramm findet man sämtliche Zeichen einer chronischen Bronchitis,
wie Bronchitis spastica, deformierende Bronchitis mit divertikelartigen Aus-
stülpungen der Bronchialwandung (s. Abb. 10b) und ungleichem Bronchial-
kaliber und schließlich Bronchiektasen. Letztere stehen nicht in direkter Abhängigkeit von der Schwere der Parenchymveränderungen; sie kommen hauptsächlich aber erst nach längerer Expositionszeit vor (über 15 Jahre).

C = Kavernen sind, wie schon oben gesagt wurde, bei reiner Pneumokoniose
äußerst selten (s. Abb. 12b).

D = Pneumothorax, durch Platzen von Emphysemblasen (Abb. 12), durch
Zerreißen nekrotischen Gewebes oder durch Einreißen gesunden Lungengewebes
infolge ausgedehnter Narbenverziehungen. Je nach dem Maße der eventuellen
Pleuraverwachsungen haben wir dann einen totalen oder partiellen *Spontanpneumothorax.*

E = Kombinationsformen von A—D.

Da diese Stadieneinteilung als ungenügend empfunden wurde, sind von
verschiedenen Autoren Ergänzungen vorgenommen worden, wobei man sogar
Einteilungen in 6 Stadien (Cole) und 12 Stadien (Pancoast) aufstellte. Auf
Grund von Übereinkommen, die auf der 3. Internationalen Silikosekonferenz
in Sidney 1950 und anschließend 1951 anläßlich einer französisch-englischen
Zusammenkunft in *Douai* getroffen worden sind, ist eine *neue Klassifikation*
aufgestellt worden, die hier kurz wiedergegeben werden soll (Abb. 13).

O = ohne Anzeichen von Pneumokoniose.
X = fragliche pneumokoniotische Veränderungen (entspricht etwa den obengenannten
Stadien 0—I).

I. Hauptgruppe, einfache Pneumokoniosen (entspricht dem Stadium I und zum Teil auch
dem Stadium II).
1 = mit kleiner Anzahl kleinster Fleckschatten in einem Raum, der nicht mehr als die
Hälfte der medialen zwei Drittel der Lungenfelder einnimmt.
2 = ziemlich zahlreiche Verschattungen in über mehr als der Hälfte der medialen zwei
Drittel, aber noch nicht oder erst gering im lateralen Drittel.
3 = zahlreiche Verschattungen über alle Felder.
Hierzu kommen noch 3 Unterabteilungen für jede Untergruppe:
P = Pinhead (Fleckschatten bis 1,5 mm Durchmesser).
M = Mikronodular (Fleckschatten von 1,5—3 mm Durchmesser).
N = Nodular (Fleckschatten über 3 mm).
? = keine genaue Definierung der Fleckschatten möglich.

II. Hauptgruppe, Progressive massive Fibrose (entspricht außer dem Stadium II haupt-
sächlich dem Stadium III).
A = Verschattungen, die etwa die Höhe eines vorderen Intercostalraumes einnehmen,
unscharf abgegrenzt und nicht homogen sind, und durch Zusammenfließen mehr oder weniger
abgerundeter Schatten entstanden sind.
B = dichtere, besser abgegrenzte, homogene Verschattungen bis knapp 3 Intercostal-
räume hoch.
C = Verschattungen über mehr als 3 Intercostalräume hoch.
D = Verschattungen mit Schrumpfungserscheinungen der Lungen.
Der Charakter der Fleckschatten wird diesmal mit *p, m, n* oder „?" angegeben.

Zu dieser Klassifikation, und dies gilt besonders für 1 und 2, ist allerdings
zu sagen, daß sie sich rein auf das gewöhnliche dv. Thoraxbild bezieht unter
Außerachtlassen der tomographischen Befunde, die zu Beginn der Staublungenveränderungen eher ein Freibleiben oder geringeres Befallensein des Lungenkernes im Gegensatz zur Peripherie zeigen, worauf wir schon weiter oben hingewiesen haben (s. auch Abb. 2).

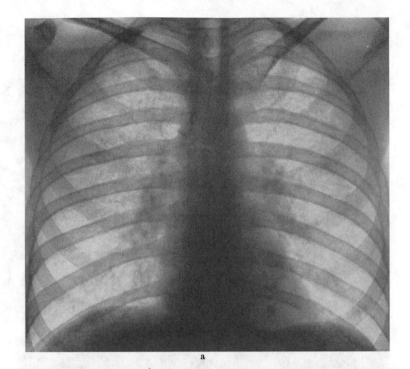

a

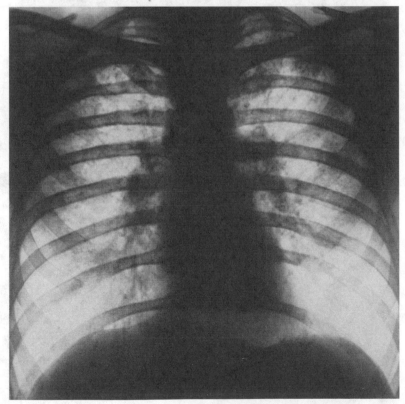

b

Abb. 14a—d. *Silikose bei Sandstrahlbläser* mit 4jähriger Expositionszeit. a Thoraxbild im Alter von 27 Jahren, 3 Jahre nach Aussetzen der Arbeit. Silikose II, kleinfleckige Form (Aufnahme SUVA, Luzern). b Thoraxbild 8 Jahre später. Beginnende Schrotschußlunge und eierschalenförmige Hilusdrüsenverkalkungen. Emphysem basal beiderseits. Eine Aufnahme 1 Jahr vorher zeigte diese Veränderungen in etwas weniger ausgeprägter Form, aber schon mit beginnender Schwiele infraclaviculär rechts. Heute besteht auch noch eine Schwiele infraclaviculär links. Silikose III (neue Klassifikation A).

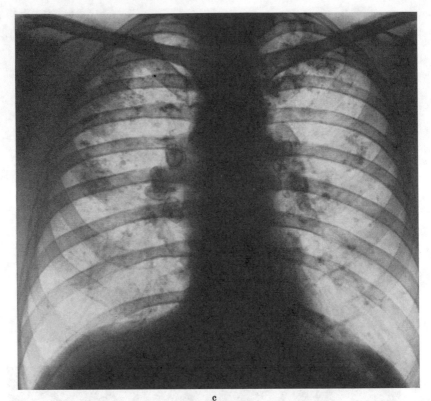

c

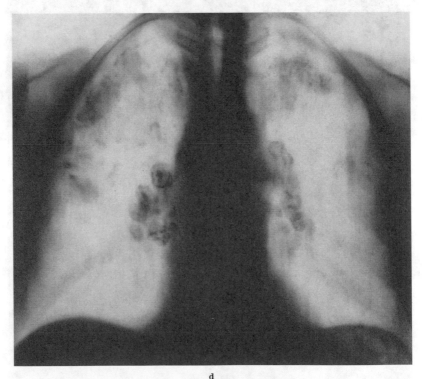

d

Abb. 14 c. Thoraxbild weitere 12 Jahre später: Zunahme der Verkalkungen und Anzeichen von Verknöcherung der Fleckschatten (Ringform), sowie beginnende Hochverziehung des linken Hilus und Pleuraverschwartung rechts. Silikose III (neue Klassifikation D). Ohne Hilusverziehung waren die Veränderungen schon vor 6 Jahren sichtbar. d Tomogramm zu c.

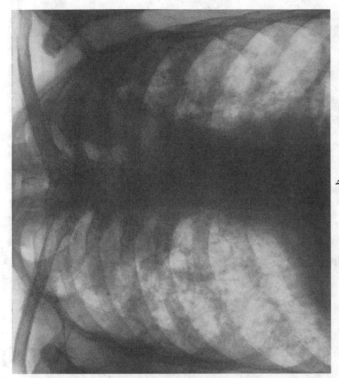

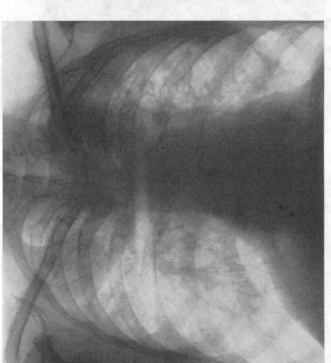

Abb. 15 a u. b. *Silikose III* (neue Klassifikation D) bei 55jährigem *Sandstrahlbläser* nach 12½jähriger Exposition. a Schrumpfung des linken Oberlappens mit Schwielen und Verziehung der Trachea nach links sowie des Bronchialbaumes des Oberlappens nach oben. Rechts Verschleierung (Atelektase?) des anterioren Oberlappensegmentes bei Schrumpfung auch des rechten Oberlappens mit kleiner Schwiele im Hilusbereich rechts. Hochverziehung beider Hili. Verstärkte Lungenzeichnung und Fleckenschatten links, rechts kräftiges Emphysem. b Aufnahme 9 Jahre später: Zunahme der Ballungen beiderseits. Die Verschattung des rechten vorderen Oberlappensegmentes schrumpft. Schöne Darstellung der Verziehung von Trachea und Bronchien des schwieligen linken Oberlappens. Grobwabige Lungenzeichnung. Verdacht auf Tuberkulose. Bacillen aber immer negativ. *Sektion:* Grobballige Oberlappensilikose III, sowie zerstreute Silikoseherde im rechten Mittellappen und beiden Unterlappen. Einige Tage nach Aufnahme Exitus letalis. Bronchopneumonie beiderseits. Bronchiektasen in beiden Unterlappen. Myodegeneratio cordis.

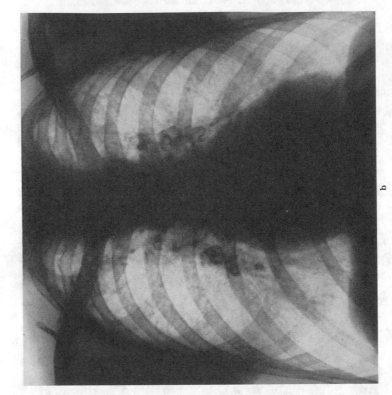

a

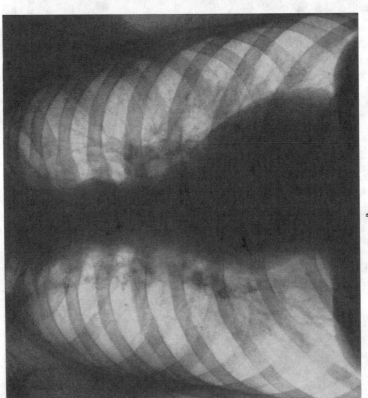

b

Abb. 16a—e. a *Silikose I* (neue Klassifikation 2) bei 55jährigem Arbeiter in *Scherenschleiferei*. Trotz Naßarbeit starker Nebel in Werkstatt; arbeitet mit quarzhaltigem Sandstein ohne Maske. Exposition etwa 1¹/₃ Jahre. (Aufnahme SUVA, Luzern.) b Kontrolle nach weiteren 6¹/₃ Jahren, jetzt nicht mehr im Betrieb. Silikose II (neue Klassifikation 3) mit eierschalenförmigen Verkalkungen im Hilus beiderseits.

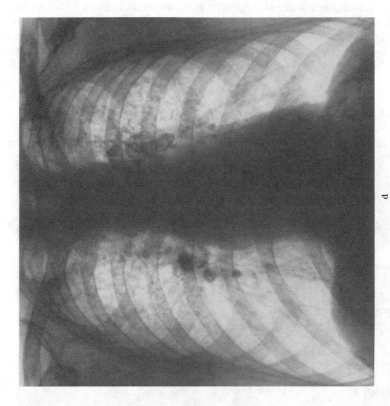

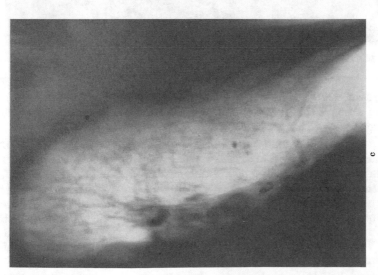

Abb. 16c. Tomogramm (Schnitt 8 cm) zu b. d Kontrolle nach weiteren 5 Jahren (14 Jahre nach Expositionsbeginn): Silikose III; große Ballung infraclaviculär links mit Anzeichen von Hochverziehung des linken Hilus. Emphysem basal beiderseits.

c   d

Die *Entwicklungszeiten* der Lungenveränderungen sind je nach Beruf und Konstitution verschieden, und auch die Progredienz ist bei den verschiedenen Berufen mit verschiedenen Staubarten sehr unterschiedlich. Unter den am gefährdesten Berufen haben wir denjenigen der Sandstrahler, bei denen eine Silikose I schon nach 1—2 Jahren Exposition beobachtet werden kann, dann die Mineure (2—4 Jahre), etwas länger dauert es bei Gußputzern, Kohlenberg-arbeitern, Steinhauern (5—20 Jahre), bei Porzellanarbeitern 10—25 Jahre,

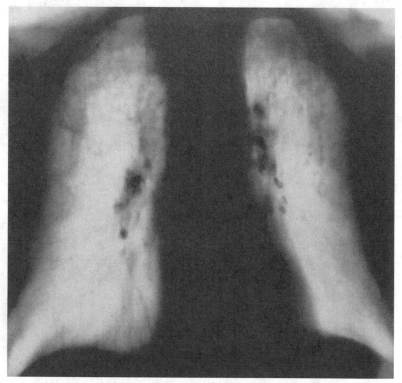

Abb. 16e. Tomogramm (Schnitt 10 cm) zu e: peripher auch größere Emphysemblasen sichtbar.

bei Gießern im Durchschnitt noch länger (nach Obrist etwa 28 Jahre). Für Arbeiter in Steinbrüchen wurde von Bucher eine durchschnittliche Exposi-tionszeit von knapp 34 Jahren gefunden.

Relativ selten findet man auch im Röntgenbild Staublungenerkrankungen, die sich nach einer äußerst kurzen Exposition von nur wenigen Monaten bis zu wenigen Jahren entwickeln und sich durch rasche Progredienz und hohe Letali-tät auszeichnen. Diese sog. *akuten Silikosen* sind bei Arbeitern der Putzmittel-industrie beobachtet worden, die mit feinstem Quarzstaub zur Herstellung von Seifenpulver zu tun haben, ferner bei Quarzmühlenarbeitern und Stollen-arbeitern in besonders quarzreichem Gestein (mehr als 60% SiO_2). Die röntgeno-logischen Veränderungen selbst zeichnen sich von den übrigen chronischen Pneumokoniosen durch vorwiegendes Befallen der Unterfelder aus.

So wie wir bei den verschiedenen Staubberufen unterschiedliche Entwick-lungszeiten und Progredienz beobachten können. können diese auch im *Röntgen-*

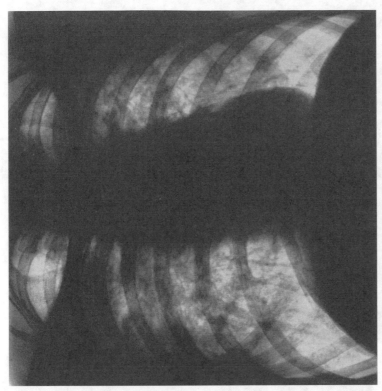

Abb. 18. *Silikose III* mit multiplen Fleckenschatten bis zu 6 mm Durchmesser und mehr oder weniger großen Ballungen beiderseits, besonders infraclaviculär, verstärkter Lungenzeichnung und Emphysem bei 48jährigem Bergarbeiter in *Anthrazitgrube* (mit 40—50 %igem SiO₂-Gehalt) mit total 2jähriger Expositionsdauer. Thoraxaufnahme 2 Jahre nach Aussetzen der Arbeit.

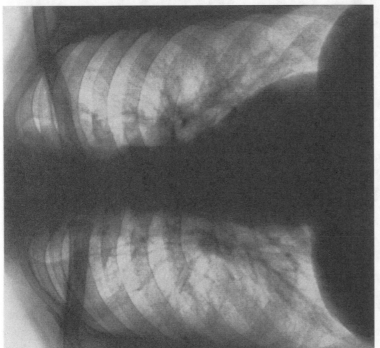

Abb. 17. *Silikose I* mit verstärkter Lungenzeichnung und kleinen Fleckenschatten im peripheren Lungenbereich beiderseits bei *Metallschleifer* mit Carbor und mit 25jähriger Expositionszeit.

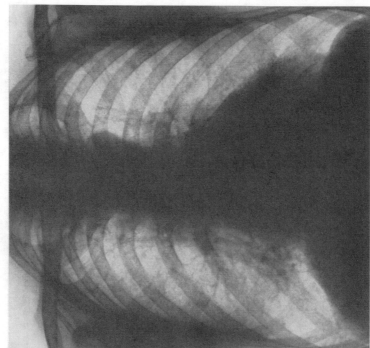

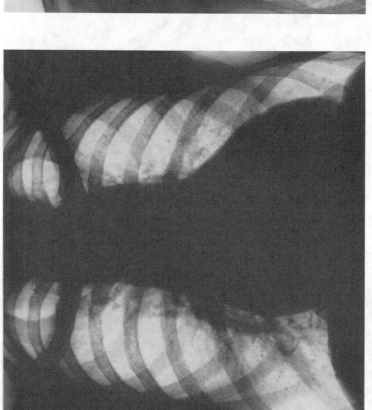

Abb. 19. *Silikose I* (Lungenkern tomographisch noch frei von Fleckschatten) mit zahlreichen miliaren Knötchen in den peripheren Lungenpartien beiderseits bis zu den Spitzen hinaufreichend und feiner netzförmiger Lungenzeichnung, Emphysem und mäßiger Herzverbreiterung, bei 66jährigem *Gußputzer* mit 32jähriger Berufsanamnese.

Abb. 20. *Silikose I* bei 68jährigem Arbeiter mit 44jähriger Tätigkeit im *Schieferbruch*. Außer morgendlichem Hustenreiz sonst keine Beschwerden. Netzförmig verstärkte Lungenzeichnung und miliare Knötchen in den peripheren Lungenbezirken beiderseits. Lungenkern tomographisch noch frei. Mäßige Herzverbreiterung, Aortensklerose, Emphysem.

bild mehr oder weniger ausgeprägte **berufsspezifische Besonderheiten** zeigen. Diese zeichnen sich aus durch charakteristische röntgenologische Unterschiede zwischen den reinen Quarzstaub- und den Mischstaubsilikosen, bei denen also neben Quarzeinwirkung auch noch andere Staubkomponente, oft auch Silikate mitwirken. Bei den ersteren finden wir relativ scharf begrenzte, dichte Fleckschatten mit geringer Neigung zu Konfluenz, bei den Mischstaubsilikosen eine eher weiche Struktur mit unscharfer Konturierung und erheblicher Neigung zur Konfluenz und geringerer Neigung zur Verkalkung der Hiluslymphknoten.

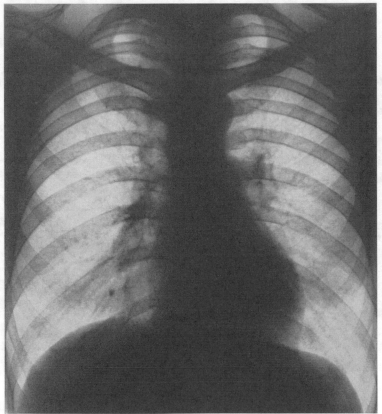

Abb. 21. *Silikose I* bei 35jährigem *Töpfer* mit 19jähriger Expositionszeit. Kleinfleckige Verschattungen in den peripheren Lungenpartien beider Lungen (tomographisch) und mäßig verstärkte Lungenzeichnung. Hili etwas zerzaust. Emphysem.

Im allgemeinen erweist sich aber eine genaue Trennung infolge des häufigen Arbeitsplatzwechsels, des nicht selten vorkommenden verschiedenen Quarzgehaltes in einem und demselben Betrieb, sowie der Vielfältigkeit der Staubveränderungen der Lunge im Röntgenbild oft als äußerst schwierig.

Ein ziemlich charakteristisches Bild bietet in dieser Beziehung z. B. die sog. *Steinhauerlunge* mit zahlreichen kalkdichten Fleckschatten (s. Abb. 3, 4, 5 und 7) und die Lunge der *Sandstrahlbläser*, entweder ebenfalls mit sehr harten und dichten Fleckschatten (Abb. 14) oder mit derben Fibrosen (Abb. 15). Auch im *Schleiferberuf* beobachtet man bei Verwendung von Sandstein, und hier wiederum bei Naßschleifern, schwere Lungenveränderungen (Abb. 16). Nach Einführung künstlicher Schleifkörper, wie Korund (Al_2O_3) und Carborund (SiC), sind diese

Lungenschädigungen allerdings erheblich geringer geworden (Abb. 17) und ähneln mehr den „Mischstaubsilikosen".

Bei den **Mischstaubsilikosen** wirken Staubgemische mit, die relativ arm an silikogenen Anteilen sind. Die Einzelherde sind deshalb in der Regel nicht so schattendicht und weniger scharf begrenzt als bei den „reinen" Silikosen. Als charakteristische Staublunge haben wir hier diejenige der *Kohlen- und Eisenbergarbeiter* (Abb. 18). Weitere Mischstaublungen finden wir bei Arbeitern

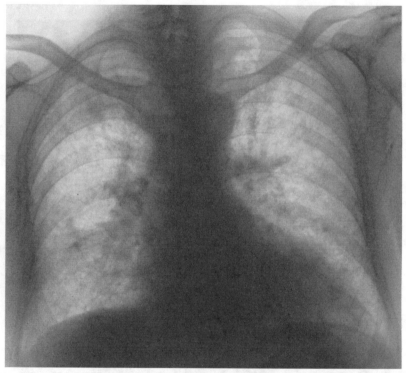

Abb. 22. *Silikose II* bei 81jährigem ehemaligen *Steingutdreher* mit langjähriger Berufsanamnese. Grobwabige Lungenzeichnung. Weiche, zum Teil auch etwas dichtere Knötchen bis 6 mm Durchmesser. Ringförmige Kalkschatten in beiden Hili. Herzverbreiterung.

der Metallindustrie, *Gießern* (s. Abb. 1 und 8) und *Gußputzern* (Abb. 19), ferner bei Mineuren in Tunnelbauten in den Alpen (s. Abb. 6 und 9—12). Auch bei *Schieferarbeiter* werden Lungenveränderungen beobachtet, die allerdings sehr oft infolge des meist sehr geringen Kieselsäuregehaltes nur geringfügiger Natur sind (Abb. 20): feinfleckige Schattenbildungen und verstärkte Lungenzeichnung. Anders hingegen bei *Keramikarbeitern*, die mit Rohmaterialien arbeiten mit einem Quarzgehalt, der bis zu 30% und etwas mehr ansteigen kann. Die Lungenveränderungen zeichnen sich durch weiche, klein- bis grobfleckige und unscharf begrenzte Herde aus, vergrößerte Hili und relativ wenig ausgeprägte Lungenzeichnung (Abb. 21); doch können auch hier kalkdichte Ringschatten im Hilusbereich beobachtet werden (Abb. 22) oder gar dichte Fleckschatten mit Schwielen (Abb. 23), besonders in der Steingutindustrie. Fast regelmäßig werden bei Porzellanarbeitern Bildungen von Pleuraschwarten beobachtet.

Zu den Mischstaubsilikosen ist auch die *Graphitlunge* zu rechnen, da in der Regel der inhalierte Graphitstaub noch Beimischungen von Quarz und Silikaten

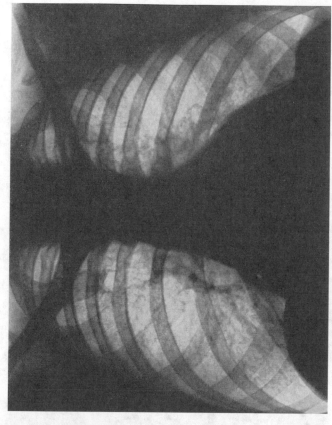

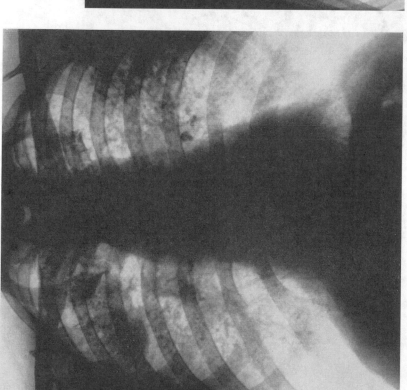

Abb. 24. *Graphitlunge* bei 44jährigem Arbeiter in graphitverarbeitender Fabrik mit 18jähriger Anamnese. Klinisch beschwerdefrei (Zufallsbefund). Kleine Fleckschatten bis zu 3 mm Durchmesser in der Peripherie und Spitzen beiderseits (tomographisch), netzförmig verstärkte Lungenzeichnung, Sinusverschwartung links.

Abb. 23. *Silikose III* bei 44jährigem Tonmischer und Brenner in *Steinzeugfabrik* mit [18]jähriger Anamnese. Vor 12 Jahren wurde schon eine Silikose II festgestellt. Dichte [Fl]eckenschatten beiderseits und Ballung im rechten Oberfeld. Ringförmige kalkdichte Schatten perihilär links, beginnende Konfluenz lateral links. Kräftiges Emphysem, besonders basal.

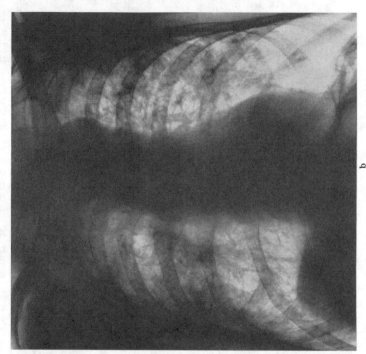

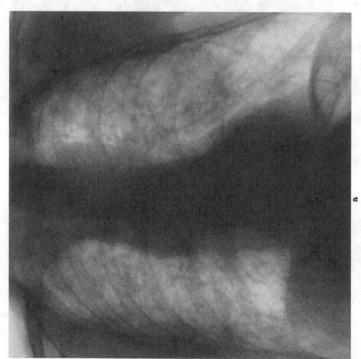

b

a

Abb. 25a—d. *Graphitlunge* bei Heizer an Graphitöfen mit 21jähriger Expositionszeit. a. Aufnahme 1945 (Alter 62 Jahre). Grobe Lungenzeichnung mit Fleckenschatten bis zu 6 mm Durchmesser, Andeutung von Schwielenbildung. b Thoraxbild 1947. Zunahme der Schwielenbildung, „Regenstraßen", Emphysem.

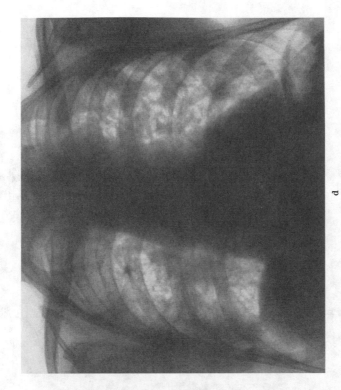

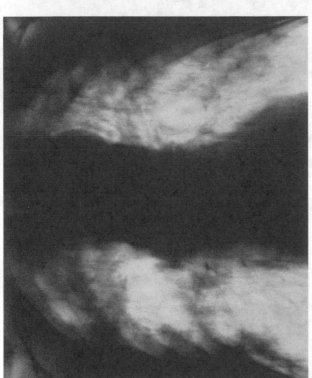

d

c

Abb. 25 c. Bessere Darstellung der Schwielen im Tomogramm. d Thoraxbild 1949, 14 Monate vor Exitus. Weitere Zunahme der Veränderungen, Rechtsverbreiterung des Herzens. Im isolierten Staub der Lunge konnte kristalloptisch Carborund und Graphit nachgewiesen werden (RÜTTNER, BOVET, AUFDERMAUR).

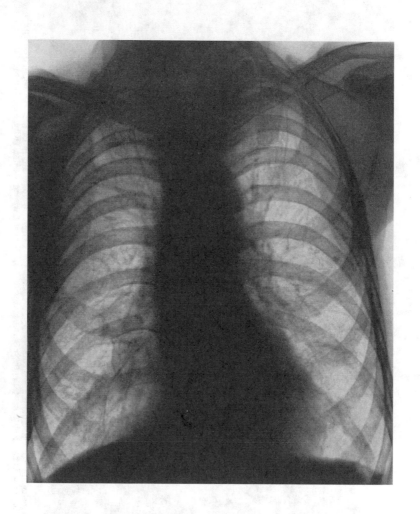

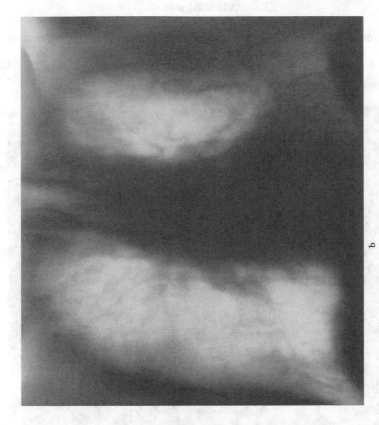

b

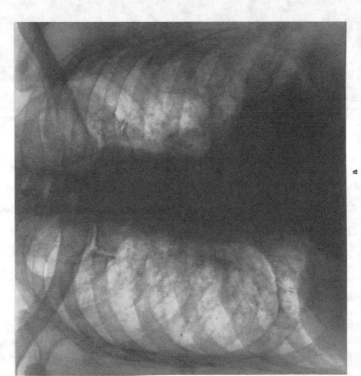

a

Abb. 27 a u. b. *Asbestose III* bei 65jährigem Ingenieur in Asbestose-Industrie mit 42jähriger Berufsanamnese. Seit 5 Jahren leichte Bronchitis und Arbeitsdyspnoe. Starke Fibrose in beiden Lungen, ganz vereinzelte Fleckschatten. „Regenstraßen" basal rechts. Große Pleuraschwarte an der linken lateralen Thoraxwand. Verwaschene Konturen des nicht vergrößerten Herzens. a Thoraxaufnahme; b Tomogramm (in 13 cm Tiefe).

ist das Röntgenbild aber viel unausgeprägter als bei den Silikosen und zeigt oft längere Zeit in den Frühstadien nur einen geringfügigen Befund.

Unter den Silikatosen sei hauptsächlich die *Asbestose* erwähnt, die SAUPE röntgenologisch in 3 Stadien mit einem Vorstadium einzuteilen versucht hat:

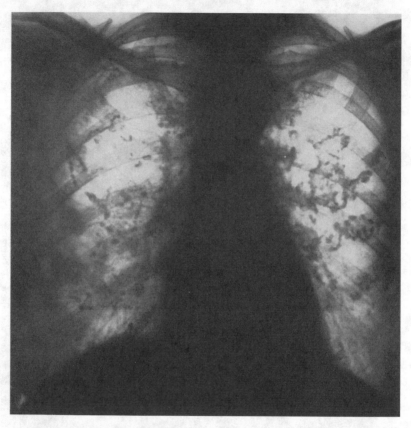

Abb. 28. *Ausgedehnte Pleuraverkalkungen* beiderseits bei heute 67jähriger Frau, die 1909—1912 und 1919—1921 in asbestverarbeitendem Betrieb, 1921—1923 in Gummifabrik gearbeitet hat. Hier lediglich Gummibälle mit Benzin abgewaschen, keine sichere Talkstaubexposition, auch keine Erkrankungen an den Atmungsorganen oder Pleura bekannt. Zufallsbefund.
(Aufnahme aus dem Univ.-Strahleninstitut der Freien Universität Berlin, Dir.: Prof. Dr. OESER.)

Stadium 0—I. Mit ziemlich uncharakteristischer verstärkter Lungenzeichnung, besonders in Mittel- und Unterfeldern.

Stadium I. Mit äußerst feinem Netzwerk der Lungenzeichnung und kleinen Fleckschatten durchsetzt.

Stadium II. Zunahme der Dichte der Lungenzeichnung und der Fleckschatten, vikariierendes Emphysem vornehmlich in den Oberfeldern und Spitzen (Abb. 26).

Stadium III. Ziemlich hochgradige Fibrose in Mittel- und Unterfeldern und Emphysem der Oberfelder, verwaschene Herzkonturen und Hilusschatten infolge Überprojektion mit den weichen Fleck- und Netzschatten. Hiluslymphknoten vergrößert, aber nicht verkalkt (Abb. 27).

Häufig beobachtet man Herzvergrößerungen.

Eine zum ersten Mal von FROMMHOLD in Berlin beobachtete Pleuraverkalkung bei Asbestose zeigt Abb. 28, die als Folgeerscheinung einer Hyperplasie und Dilatation des Lymphgewebes in der Lungenperipherie anzusehen ist, die von GARDNER und CUMMINGS im Tierversuch nach Asbestexposition festgestellt werden konnte. Diese Verkalkungen gleichen den weiter unten erwähnten

„Talc Plaques". Das relativ frühzeitige Auftreten von röntgenologischen Veränderungen bei Asbestose (durchschnittlich schon nach Expositionszeiten von 3—5 Jahren) läßt in diesem Fall am ehesten diese Pneumokoniose als Ursache erscheinen, zumal sonst anamnestisch keinerlei pleuritische Erkrankungen bestanden haben und nur eine kurze und unsichere Talkexposition. Röntgenologische Veränderungen bei Talkose treten aber erst spät auf, nach einer Exposition von 10 und mehr Jahren.

Eine seltenere Silikatose stellt die *Talkose* dar, die röntgenologisch ebenfalls durch diffuse Fibrose der Mittel- und Unterfelder ausgezeichnet ist, daneben

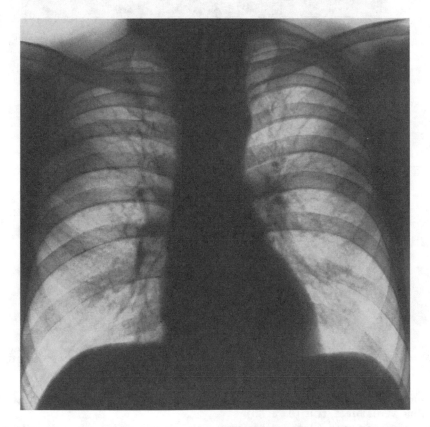

Abb. 29. Aluminiumlunge bei 61jährigem Arbeiter in Aluminiumwerk mit 36jähriger Exposition. Verstärkte Lungenzeichnung beiderseits, zum Teil netzförmig.

aber in etwa $^1/_3$ der Fälle auch noch kleine Fleckschatten aufweisen kann. Das Röntgenbild ähnelt hierbei demjenigen der Asbestose. In einigen Fällen findet man aber auch eigenartige schwartenartige kalkdichte Schatten subpleural in der Lungenperipherie, sowie entlang der Herzkonturen, sog. „Talkplaques", die mitunter ausgedehnten Pleuraverkalkungen nach Empyem ähneln können.

Zu den nichtsilikogenen, **anorganischen Staublungen** gehört die *Aluminiumlunge*, die bei Arbeitern der Aluminium verarbeitenden Industrie beobachtet wird. Im Röntgenbild sehen wir eine wabige oder netzförmige Verstärkung der Lungenzeichnung (Abb. 29), die in schwereren Fällen von klein- bis mittelgrobfleckigen Verschattungen oder wolkiger Trübung durchsetzt sein kann und zu Ballungen und Schrumpfungserscheinungen führen kann. Bei Platzen von

Emphysemblasen kann es zu Spontanpneumothorax kommen. Die Schwere der Lungenveränderungen geht mehr oder weniger mit der Expositionsdauer, nicht aber mit dem Grad der subjektiven Beschwerden zusammen.

Bei den Schneidegebläsebrennern und Elektroschweißern wird ebenfalls eine Pneumokoniose beobachtet, die *Lungensiderose*, die allerdings nicht selten infolge Beimischung von Asbeststaub bei Schweißern eine Mischstaubsilikose darstellt. Röntgenologisch sieht man eine netzförmige verstärkte Lungen-

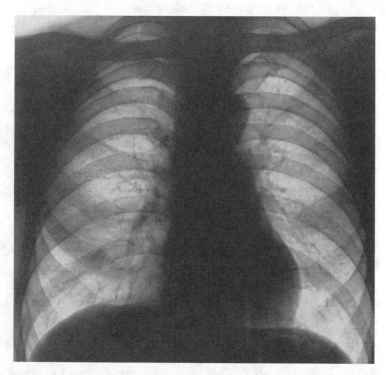

Abb. 30. *Siderose* bei 53jährigem Elektroschweißer mit 25jähriger Berufsanamnese. Verstärkte Lungenzeichnung beiderseits mit ganz weichen kleinen Fleckschatten in den peripheren Lungenpartien, besonders Mitte und Unterfeld (nur tomographisch sichtbar!).

zeichnung und kleine weiche Fleckschatten ohne Ballungstendenz und eventuell mäßig verdichtete Hili (Abb. 30).

Bei Gewinnung oder Verarbeitung von *Beryllium* können einerseits akute Lungenschädigungen, Berylliumpneumonie, in Form von rasch auftretenden und rasch wieder verschwindenden weichfleckigen Verschattungen oder Trübungen der Mittel- und Untergeschosse vorkommen, die in seltenen Fällen in eine chronische Berylliumlunge übergehen kann mit vorerst verstärkter Lungenzeichnung und anschließend grobkörniger Verschattung. Bei der chronischen Schädigung der Arbeiter der Leuchtkörperindustrie findet man neben Hautschädigungen (Dermatitis, Geschwüre) auch Lungenveränderungen in Form von miliaren Fleckenschatten, in fortgeschrittenen Stadien verstärkte Netzzeichnung und verdickte Hili, sowie Bildung von kleinen Knötchen infolge Verschmelzung der miliaren Schatten. Das Herz weist beträchtliche Rechtshypertrophie auf.

Eine häufige Begleiterscheinung der Staublungen ist das Vorkommen von *Lungentuberkulose* (s. auch Kapitel D), wobei es sich meistens um eine Zusatz-

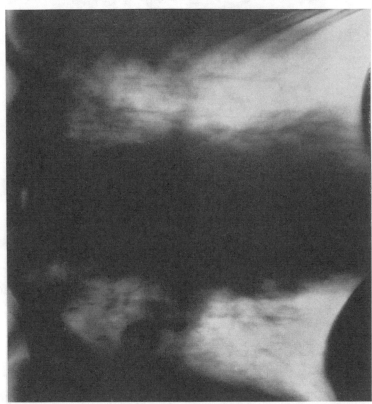

a

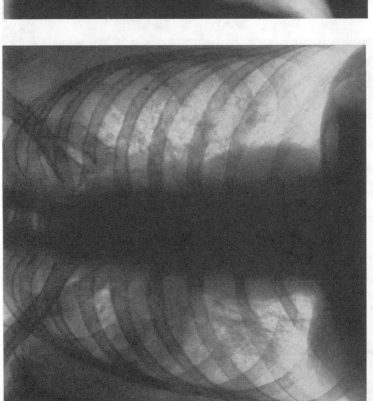

b

Abb. 31a u. b. *Silikose-Tuberkulose* bei 59jährigem Sandstrahlbläser mit 34jähriger Expositionszeit. Ausgedehnte Schwielenbildungen in beiden oberen Lungenhälften, Emphysem und vereinzelte kleine Fleckenschatten basal beiderseits. a Thoraxaufnahme. b Tomogramm (9 cm Tiefe): Kaverne im Schwielenbereich.

848

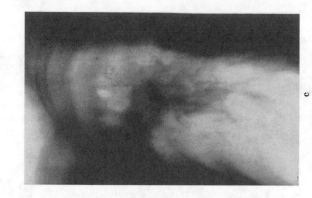

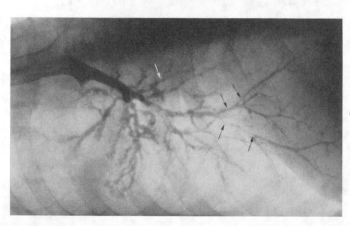

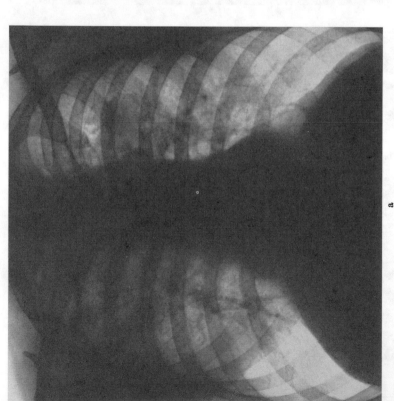

c

b

a

Abb. 32a—c. *Siliko-Tuberkulose* bei 43jährigem Gießer mit 22jähriger Expositionszeit. Ausgedehnte Infiltration und Schrumpfung des rechten Oberlappens mit mehreren Kavernen verschiedener Größe infraclaviculär (tomographisch sichtbar). Außerdem multiple bis zu 6 mm große Fleckenschatten beiderseits, zum Teil mit kalkdichten Zentren sowie großes Schwielenfeld im linken Oberfeld. Emphysem basal beiderseits. a Thoraxaufnahme. b Bronchogramm: Verschluß des Oberlappenbronchus, Bronchiektasien der nach kranial verzogenen Äste des Mittellappens und Bronchitis chronica mit Spasmen in den Unterlappenbronchien. c Tomogramm (8 cm Tiefe).

tuberkulose handelt, die sich auf dem Boden einer Staublunge entwickelte, seltener um eine Zusatzstaublunge. Röntgenologisch zeichnet sich eine Zusatztuberkulose durch Asymmetrie der Schattenbildungen aus, durch raschen Wechsel derselben, Auftreten von größeren, weicheren, unschärfer begrenzten Schatten und kavernösem Zerfall, der überaus weit häufiger anzutreffen ist als rein nekrotischer Zerfall einer silikotischen Schwiele (Abb. 31 und 32). Röntgenologisch ist eine Differenzierung dieser Kavernen nicht möglich. Der Formenreichtum der Zusatztuberkulose kann genau so wie derjenige der reinen Staublunge äußerst mannigfaltig sein, so daß es außerordentlich schwierig, ja unmöglich sein kann, aus dem Röntgenbild allein eine Diagnose zu stellen. Auf jeden Fall muß der Befund durch das klinische Bild und Laboratoriumsuntersuchungen erhärtet sein.

Literatur.

ALPSTÄG, H.: 600 Silikosefälle in ihrem röntgenologischen und klinischen Verlauf über Jahre und Jahrzehnte. Z. Unfallmed. u. Berufskrkh. **1955**.

BAADER, E. W.: Neues über Talklunge und Talkgranulom. Dtsch. med. Wschr. **1950**, 50. Die Aluminiumlunge. Z. Unfallmed. u. Berufskrkh. **42**, 79, 186 (1949). — BALESTRA, G.: Il quadro radiologico delle pneumoconiosi. Atti XV. Congr. Radiol. Med. Cortina, 1948, 35. — BERTSCHI, E., u. E. STIEFEL: Silikose in einer Großgießerei. Schweiz. med. Wschr. **1950**, 1163. BÖHME, A.: Untersuchungen an den Arbeitern einer Asbestfabrik. Arch. Gewerbepath. **11**, 433 (1942). — BRUCE, T.: Die Silikose als Berufskrankheit in Schweden. Acta med. scand. (Stockh.) **1942**, Suppl. 129. — BUCHER, J.: Die Silikose der Granitsteinhauer im Tessin. Z. Unfallmed. u. Berufskrkh. **44**, 225, 300 (1951); **45**, 54 (1952).

CAZAMIAN, P.: Le temps de latence radiologique et l'évolution radiologique différée des pneumoconioses silicotiques. Arch. Mal. profess. **1954**, 119. — COLE, L. G.: Lung dust lesions versus tuberculosis. New York: Amer. Med. Film. Inc., White Plains 1948. — COLE, L. G., and W. G. COLE: The roentgenological diagnosis of pneumoconiosis (silicosis) and use of the „electric eye" to determine regional densities. Radiology **33**, 261 (1939). — CORCORAN, W. J.: Anthraco-Silicosis. Radiology **50**, 751 (1948).

DOIG, A. T., and A. J. G. MCLAUGHIN: Clearing of X-ray shadows in welders. J. Industr. Hyg. a. Toxicol. **20**, 233 (1938). — DUNNER, L.: Observations on pulmonary disease in graphite workers. Brit. J. Radiol. **18**, 33 (1945). — DUNNER, L., and J. T. BAGNALL: Graphite pneumoconiosis complicated by cavitation due to necrosis. Brit. J. Radiol. **19**, 165 (1946). Pneumoconiosis in graphite workers. Brit. J. Radiol. **22**, 373 (1949).

EHRECKE, K.-H.: Über die Aluminiumlunge. Fortschr. Röntgenstr. **74**, 408 (1951). — ESKILDSEN, P., and P. F. MØLLER: Om porcelaensilikosens begyndelsestadier. Ugeskr. Laeg. (dän.) **109**, 219 (1947).

FLETCHER, C. M.: Pneumoconiosis in coal-miners. Brit. Med. J. **1948**, 1015. — Coal-workers' pneumoconiosis so-called „anthraco-silicosis". Beitr. Silikoseforsch. **1951**, 119.

GALLORO, ST.: Alterazioni dell' apparato respiratorio nei pulitori di metalli nell'industria della cromatura. Fol. med. **1935**, 219. — GARDNER, L. U.: The pathology and roentgenographic manifestations of pneumoconiosis. J. Amer. Med. Assoc. **114**, 535 (1940). — GARDNER, L. U., and D. E. CUMMINGS: Studies on experimental pneumoconiosis. IV. Inhalation of asbestos dust; its effect upon primary tuberculous infection. J. Industr. Hyg. a. Toxicol. **13**, 65 u. 97 (1931). — GIUNTOLI, L.: Considerazioni sulla sindrome atelettasica del lobo medio e sulla patogenesi di alcune forme massive da silica. Giorn. ital. Tbc. **7**, 326 (1953). — GRAYSON, C. E., and H. BLUMENFELD: Eggs shell calcifications in silicosis. Radiology **53**, 31 (1949). — GROHMANN, A.: Kasuistischer Beitrag zur akuten Silikose. Fortschr. Röntgenstr. **74**, 676 (1951).

HAUBRICH, R.: Über die Röntgencharakteristik der Silikosen nach Staubberufen. Fortschr. Röntgenstr. **74**, 385 (1951). — Über die Herzveränderungen bei der Silikose. Fortschr. Röntgenstr. **75**, 303 (1951). — HAUBRICH, R., u. B. SCHULER: Über die Lungenstruktur im Röntgenbild seltener Pneumokoniosen. Fortschr. Röntgenstr. **78**, 272 (1953).

KAESTLE, C.: Untersuchungen über den Einfluß der Beschäftigung in der bayerischen Graphitindustrie auf die Atmungsorgane der Arbeiter. Radiol. Rdsch. **1**, 67 (1932).

LISCHI, G.: Considerazioni sulla silicosi radiologicamente evoluta asintomatica. Ann. Radiol. Diagn. **22**, 27 (1950). — LOCHTKEMPER, J.: Atlas der Staublungenkrankheiten. Arch. Gewerbepath. **8**, 153 (1932). — LÖFFLER, W.: Silikose und Silikoseprobleme der Gegenwart. Radiol. Clin. **14**, 58 (1945). — LURA, A.: Su un presunto segno di pneumoconiosi: le „rhige di pioggia" di Reichmann. Atti XV. Congr. Radiol. Cortina 1948, 319.

Manchon, F., y A. Modolell: Diagnostico radiologico de la silicosis. Rad. Canc. (Madrid) **1**, 35 (1946). — Molfino, F., e G. Pesce: Indagini broncoscopiche e broncografiche nella silicosi. Rass. Med. industr. **21**, 97 (1952). — Montesano, G.: Aspetti della silicosi in una miniera di antracite. Rass. Med. industr. **13**, 331 (1942). — Müller, H.: Zystenbildungen in Graphit-Staublungen. Fortschr. Röntgenstr. **79**, 205 (1953).

Nehrkorn, O.: Außergewöhnliche silikotische Schwielenbildung. Fortschr. Röntgenstr. **78**, 91 (1953).

Obrist, E.: Die Gießersilikose in der Schweiz. Z. Unfallmed. u. Berufskrkh. **1949**, 196.

Pancoast, H. K., u. E. P. Pendergrass: Pneumoconiosis (silicosis). A roentgenological study with notes on pathology. New York: Hoeber 1926. — Roentgenologic aspects of pneumoconiosis and its differential diagnosis. J. Amer. Med. Assoc. **101**, 587 (1933). — Pendergrass, E. P., and A. G. Robert: Some considerations of the roentgen diagnosis and conditions that may simulate it. Radiology **50**, 725 (1948). — Piemonte, M.: Sopra alcune immagini a strie nei campi polmonari. Radiol. med. **34**, 193 (1948).

Rüttner, J. R., P. Bovet u. M. Aufdermaur: Graphit, Carborund, Staublunge. Dtsch. med. Wschr. **1952**, 1413.

Sättler, A.: Ein Beitrag zum Thema der „Silikatosen" in Form einer Talkumstaublungenerkrankung. Fortschr. Röntgenstr. **78** 612 (1953). — Saupe, E.: Röntgenatlas der Asbestosis der Lungen. Leipzig: Georg Thieme 1938. — Über das Lungenröntgenbild der Elektroschweißer. Fortschr. Röntgenstr. **64**, 214 (1941). — Schinz, Baensch, Friedl u. Uehlinger: Lehrbuch der Röntgendiagnostik, Bd. III. Stuttgart: Georg Thieme 1952. — Schinz, H. R., u. U. Cocchi: Das Bronchogramm bei Silikose. Vjschr. naturforsch. Ges. Zürich, **1950**, Beih. 2/3, 26. — Schinz, H. R., u. H. Eggenschwyler: Die Silikose im Röntgenbild. Vjschr. naturforsch. Ges. Zürich **1947**, Beih. 3/4, 119. — Schulte, G., u. K. Husten: Röntgenatlas der Staublungenerkrankungen der Ruhrbergleute. Leipzig: Georg Thieme 1936. — Shaver, C. B.: Further observations of lung changes associated with the manufacture of alumina abrasives. Radiology **50**, 760 (1948). — Siegel, W., A. R. Smith and L. Greenburg: The dust hazard in tremolite talc mining, including roentgenological findings in talc workers. Amer. J. Roentgenol. **49**, 11 (1943).

Tillmann, A.: Zur Kenntnis der Siderosis pulmonum. Z. Unfallmed. u. Berufskrkh. **37**, 183 (1944). — Turano, L.: La pneumoconiosi nella patologia, nella clinica, nella radiologia. Riv. Radiol. e Fisica med. **3**, 1 (1931).

Uehlinger, E.: Mischstaubpneumokoniose und Atelektase. Arch. Gewerbepath. **13**, 496 (1955). — Uehlinger, F. P.: Untersuchungen über die Silikose in einem Großbetrieb der Metallindustrie. Leistungsfähigkeit des Schirmbildes in der Silikosediagnostik. Med. Diss. Zürich 1949.

Vigliani, E.: Studio sull' asbestosi nelle manufatture di amianto. Ediz. Ente Naz. Prevenz. Infortuni, Torino. 1940.

Wilson, S. A.: Delayed chemical pneumonitis of diffuse pulmonary granulomatosis of beryllium workers. Amer. J. Roentgenol. **63**, 467 (1950). — Worth, G., u. W. Heinz: Über Bronchialveränderungen bei Silikose und Siliko-Tuberkulose. Fortschr. Röntgenstr. **78**, 263 (1953). — Worth, G., u. E. Schiller: Die Pneumokoniosen. Köln: Staufer-Verlag 1954. (Sehr ausführliches Literaturverzeichnis.)

Zorn, O., u. G. Worth: Staublungen im Röntgenbild. Köln: Staufen-Verlag 1952.

F. Die silikosegefährdeten Berufsgruppen.

Von

D. Högger.

Mit 1 Abbildung.

Die Gefährdung.

Wo ein Arbeiter bei seiner beruflichen Tätigkeit längere Zeit einem Staube[1] ausgesetzt ist, der in erheblichem Umfang freie Kieselsäure enthält (gewöhnlich handelt es sich um Quarz, ausnahmsweise kann auch Cristoballit oder Tridymit

---

[1] In der Physik und in der Staubtechnik bezeichnet man als „Staub" ein Aerodispersoid, das aus einem gasförmigen Träger, gewöhnlich Luft, und aus einem festen dispersen Anteil besteht. Im Gegensatz dazu wird nachstehend entsprechend dem allgemeinen Sprachgebrauch, der sich in der Hygiene seit langem eingebürgert hat, die Bezeichnung „Staub" oft auch für den festen Anteil allein verwendet.

vorliegen), besteht die Gefahr, daß er an Silikose erkrankt. Auch Staub, der Kieselsäure in gebundener Form (als Silikat) enthält, kann eine Lungenfibrose verursachen. Die Silikatosen sind jedoch, verglichen mit der Silikose, selten und mit Ausnahme der Asbestose sehr viel weniger bösartig. Sie werden im Kapitel über die Lungenveränderungen, die durch quarzfreien Staub hervorgerufen werden, behandelt.

Die Gefährdung der Arbeiter hängt von einer Reihe von Umständen ab:

a) Staubdichte (feste Bestandteile je Kubikmeter Luft).

b) Quarzgehalt des Staubes.

c) Größe der Staubpartikel.

d) Schwere der Arbeit (maßgebend für das Atemvolumen).

e) Tägliche Expositionsdauer.

f) Art des quarzfreien Staubanteils.

g) Individuelle Disposition.

Wesentlich für die Entstehung der Silikose sind die Quarzpartikel, die in die Lungenalveolen gelangen. Schwer lösliche Partikel, die im Bereich von Nase, Mund, Rachen, Trachea und Bronchien abgelagert worden sind, werden innerhalb weniger Tage teils durch Nase und Mund, vor allem aber durch den Darm wieder nach außen befördert (Untersuchungen von SCOTT, AXELROD, CROWLEY und HAMILTON mit radioaktiven Stauben). Solche Partikel haben dementsprechend für die Entstehung der Silikose keine Bedeutung. Staubkörner hingegen, die in die Alveolen gelangen, verbleiben großenteils in der Lunge und in den regionären Lymphknoten. Sie werden durch Staubzellen phagocytiert, teils zwar expektoriert, teils aber auch in die Lymphbahnen und die regionären Lymphknoten verschleppt (SIMSON, STRACHAN und IRVIN). Während inerte Staubkörner wie z. B. Kohlenpartikel die Phagocyten wenig beeinflussen, bewirken die toxischen Quarzkörner innerhalb kurzer Zeit deren Tod. Die Phagocyten zerfallen und die Quarzkörner bleiben teils in den Alveolen, teils unterwegs in den Lymphbahnen liegen. Quarzkörner und Phagocytenreste verstopfen die Lymphbahnen stellenweise und geben zu Bindegewebsneubildung Anlaß (POLICARD, MAVROGORDATO).

MCCRAE hat 1913 als erster festgestellt, daß die Quarzkörner, die in den Lungen südafrikanischer Bergarbeiter gefunden wurden, zu 70% einen Durchmesser von weniger als $1\,\mu$ haben. Untersuchungen von SIMSON haben ergeben, daß sogar 82% der Staubkörner in der Lunge kleiner als $1\,\mu$ sind, während WATKINS-PITCHFORD und MOIR 61% als dieser Größenklasse angehörig gefunden haben. FINDEISEN vermochte eine einleuchtende Erklärung für diesen Sachverhalt zu geben. Ausgehend von der Annahme, daß ein Staubkorn, das irgendwo mit der Wand der Luftwege in Berührung kommt, dort haften bleibt und nicht mehr weiter in die Tiefe gelangt, berechnete er die Durchgangsmöglichkeiten verschieden großer kugeliger Staubkörner durch den Bronchialbaum für ein Atemvolumen von 12 Liter/min. Die Vorgänge, die die Staubpartikel an den Wänden der Atemwege zur Abscheidung bringen, sind die BROWNsche Bewegung, die Sedimentation, die Ausschleuderung bei Richtungsänderung des Luftstroms (Trägheitswirkung) und der Randeffekt. Die Rechnung ergab, daß Partikel mit einem Durchmesser von $10\,\mu$ und mehr die Bronchien nicht zu passieren vermögen; sie bleiben irgendwo an den Wänden hängen, bevor sie die Alveolen erreichen. Selbst Partikel von $5\,\mu$ Durchmesser gelangen nur vereinzelt in die Alveolen. Nur die kleineren Körner erreichen diese in größerer Zahl. Die Ablagerung in den Alveolen ist prozentual am höchsten für Partikel von $1\,\mu$ Durchmesser. Kleinere Körner werden vorwiegend in den Ductuli alveolarii abgelagert, zum Teil auch wieder ausgeatmet. BEDFORD und WARNER, sowie

Brown, Cook, Ney und Hatch haben auf Grund weiterer Versuche und Berechnungen diese Angaben bestätigt (Abb. 1). Sie haben im Gegensatz zu Findeisen auch den Einfluß des Nasen-Rachenraums in die Betrachtung einbezogen. Insbesondere haben sie bestätigt, daß für sehr kleine Partikel (unter 0,25 μ Durchmesser) infolge der stärkeren Brownschen Bewegung die Retention in den Endverzweigungen des Bronchialbaums wieder zunimmt. Wesentlich ist ferner ihre Feststellung, daß mit steigender Atemfrequenz die Retention, soweit es Partikel mit einem Durchmesser von 1—5 μ anbetrifft, abnimmt. Hingegen scheint die Frage, inwieweit die erhöhte Geschwindigkeit des Atemluftstroms bei vermehrtem Atemvolumen für die Verteilung des Staubniederschlags auf die verschiedenen Abschnitte des Bronchialbaums von Bedeutung ist, noch nicht genügend abgeklärt.

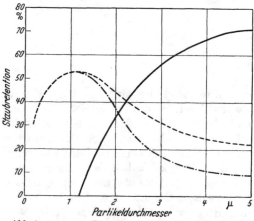

Abb. 1. ———— Retention in den oberen Luftwegen. - - - - - - Retention in den Alveolen, unter der Voraussetzung, daß die Absorption in den oberen Luftwegen bei Ein- und Ausatmung gleich sei (Maximalwert). —·—·—·— Retention in den Alveolen unter der Voraussetzung, daß die Absorption in den oberen Luftwegen nur während der Einatmung stattfindet (Minimalwert). Der wahre Wert dürfte zwischen den beiden Kurven liegen. Da nur zwei Drittel der Inspirationsluft bis in die Alveolen gelangen, kann die Retention feinster Partikel maximal 66% betragen, was für submikroskopische Teilchen zutreffen dürfte (nach Brown, Cook, Ney und Hatch).

Die fibrogene Wirkung der Quarzkörner ist abhängig von der Teilchengröße. Bezogen auf gleiche Oberfläche wirken die Körner mit einem Durchmesser von 1—4 μ am stärksten toxisch. Körner von 4—8 μ wirken wesentlich schwächer, aber auch Partikel von weniger als 1 μ Durchmesser haben etwas geringere Wirkung (King und Nagelschmidt).

Wird durch irgendeinen Vorgang Staub aufgewirbelt, so fallen die groben Körner innerhalb kurzer Zeit wieder zu Boden, während die feinen längere Zeit in der Luft schweben. Die Fallgeschwindigkeiten für Körner mit einem spezifischen Gewicht von 2,6 (Quarz), berechnet nach der Formel von Stokes unter Berücksichtigung der Korrektur von Cunningham, sind in Tabelle 1 zusammengestellt.

Sehr kleine Körner schweben somit sehr lange in der Luft. Sind stärkere Auftriebsströmungen vorhanden, so setzen sie sich überhaupt nicht ab. Untersuchungen von Middleton (zit. nach Langelez) haben ergeben, daß Industriestaubwolken zu 80% aus Körnern mit weniger als 2 μ Durchmesser bestehen. Unsere eigenen Untersuchungen ergaben meist noch einen wesentlich höheren Prozentsatz.

Der Staub, dem der Arbeiter bei seiner Tätigkeit ausgesetzt ist, ist praktisch immer ein Mischstaub, der neben Quarz auch andere feste Stoffe in größerer oder kleinerer Menge enthält. Die Zusammensetzung des Staubes hängt von der Art der Bearbeitung und von der Zusammensetzung des bearbeiteten Materials ab. Sandsteine, wie sie zum Häuserbau, aber auch als Schleifsteine verwendet werden, haben einen Quarzgehalt von 70—93%. Die Goldvorkommen in Südafrika liegen in einem Gestein, das über 80% Quarz enthält. Der sog. „Basalt" des Rheintals weist einen Quarzgehalt von 70% auf, Quarzit einen solchen von 90%, Granit von 20—37%. Schiefer enthält 5—40% Quarz je nach Provenienz (Lang, Langelez). Echter Basalt (jungvulkanisches Gestein), Kalk, Marmor und Zement sind hingegen quarzfrei.

In der keramischen Industrie werden Gemenge verwendet mit einem Quarzgehalt von 10—40%. Der Quarzgehalt des in den Gießereien verwendeten Sandes liegt zwischen 50 und 90% (Einzelheiten siehe Abschnitt über die Maschinen- und Metallindustrie). In Putzpulvern findet man oft 80—90% Quarzmehl.

Da die verschiedenen Bestandteile eines Gesteins verschiedene Struktur und Härte aufweisen, werden sie bei der Bearbeitung nicht in gleicher Weise zertrümmert und zermahlen. Infolgedessen stimmt die prozentuale Zusammensetzung des Feinstaubes (Korngröße $< 10\,\mu$), der in der Luft schwebt, gewöhnlich nicht mit derjenigen des Gesteins oder der rasch sedimentierenden groben Partikel überein (GURNEY, LANGELEZ). Ähnliches gilt auch bei der Verwendung von quarzhaltigem Material in der Industrie. RÜTTNER hat bei Untersuchungen in einer Gießerei gefunden, daß der Formsand 60—90% Quarz enthielt, während der Schwebestaub (Durchmesser unter $10\,\mu$) nur 15—20% Quarz aufwies. Ein beträchtlicher Teil des Feinstaubes bestand aus Kohle, Ruß und Eisen. Entsprechende Verhältnisse wurden früher schon von WILLIAMS beschrieben.

Die Gefährlichkeit einer Staubwolke hängt im wesentlichen von der Zahl der Quarzkörner ab, deren Durchmesser zwischen 0,2 und $5\,\mu$ liegt, wobei den Partikeln mit rund $1\,\mu$ Durchmesser die größte Bedeutung zukommt.

Tabelle 1.

Korndurchmesser μ	Fallgeschwindigkeit			
10	0,85	cm/sec = 51	cm/min
5	0,19	cm/sec = 11,4	cm/min
1	0,007	cm/sec = 0,42	cm/min
0,5	0,0017	cm/sec = 0,10	cm/min
0,2	0,00028	cm/sec = 0,0168	cm/min

Eine einwandfreie Bestimmung der maßgebenden Kornzahl ist sehr umständlich. Die Gesamtzahl der Körner kann zwar mit dem Thermopräzipitator in einwandfreier Weise bestimmt werden. Die Staubmenge, die mit diesem Instrument gewonnen wird, reicht jedoch für eine chemische oder mineralogische Untersuchung nicht aus. Es muß eine zweite Probe entnommen werden mit einer Methode, die größere Substanzmengen liefert (Filter- oder IMPINGER-Methode). Für regelmäßige Betriebskontrollen ist diese Doppeluntersuchung zu umständlich. Man muß sich meist mit einem einfacheren Vorgehen unter Verwendung eines einzigen Instrumentes begnügen (Konimeter, Thermopräzipitator, Filter oder Impinger allein). Unter bekannten Verhältnissen können auch auf diese Weise brauchbare Unterlagen für die Beurteilung der Gefährdung gewonnen werden. Für Erstuntersuchungen an neu eingerichteten Arbeitsstellen können jedoch nur Methoden, die sowohl über Kornzahl als auch über Korngrößenverteilung und Quarzgehalt Auskunft geben, als zuverlässig gelten (s. Beitrag von GESSNER in diesem Handbuch).

MAVROGORDATO und DRINKER geben auf Grund von Untersuchungen in Bergwerken und Stollenbauten an, daß eine Konzentration von 1 mg Quarz je Kubikmeter Luft als unschädlich betrachtet werden darf. SAYERS und Mitarbeiter bevorzugen die Zählung der Partikel mit dem Impinger; sie betrachten auf Grund von Untersuchungen in den Anthrazitgruben Pennsylvaniens eine Kornzahl von 175—350 je Kubikzentimeter bei einem Quarzgehalt des Staubes von 35% als ungefährlich. Diese Angaben sind später andernorts übernommen und teilweise erweitert worden. Tabelle 2 enthält eine Zusammenstellung der in verschiedenen Ländern empfohlenen Richtwerte. Die betreffenden Konzentrationen gelten im allgemeinen als unschädlich. Es ist aber zu beachten, daß es sich nicht um Ergebnisse exakter Untersuchungen, sondern um Erfahrungswerte handelt, die dementsprechend zurückhaltend zu verwenden sind.

Es ist zu beachten, daß in Fällen, wo eine Staubwolke aus sehr feinen Partikeln besteht, die Untersuchung mit dem Thermopräzipitator sehr viel höhere Kornzahlen liefert als diejenige mit dem Impinger. Sind jedoch zahlreiche Staubkornagglomerate vorhanden, die bei der Gewinnung des Staubes mit dem Impinger zerteilt werden, so fällt das Ergebnis der Thermopräzipitation unter

Tabelle 2. *Richtwerte betreffend Quarzstaubgehalt der Luft in verschiedenen Ländern.*
(Zusammengestellt von Hartmann.)

Partikelzahl bzw. Gewicht	Bei Quarz-gehalt %	Meßgerät	Land bzw. Autor
175 ppcm³	> 50	Midget-Impinger	USA.
140 ppcm³	> 50	Midget-Impinger	nach Pathy
600 ppcm³	50—80	Thermopräzipitator	Holland
1 mg/cm³	> 50	Filter totales Staubgewicht	Südafrika Südafrika
200 ppcm³	hoch	löslicher Filter Fraktion < 3 μ	Frankreich
450 ppcm³	< 50	Thermopräzipitator	Wright, Cardiff

Umständen niedriger aus. Vergleichbare Zahlen erhält man nur bei Anwendung desselben Instrumentes.

Die Beurteilung der Betriebsverhältnisse auf Grund einer einmaligen Staubentnahme ist unsicher, da sie lediglich über den Staubzustand während einer kurzen Zeitspanne Auskunft zu geben vermag. Erfahrungsgemäß wechselt aber der Staubgehalt in vielen Betrieben im Laufe eines Arbeitstages erheblich. Die Entnahmen müssen deshalb wiederholt in den verschiedensten Arbeitsphasen durchgeführt werden. Die Staubuntersuchungen dienen vor allem als Grundlage für die Verbesserung und Kontrolle des Arbeitsverfahrens; sie vermögen die regelmäßige ärztliche Untersuchung der exponierten Arbeiter nicht zu ersetzen (s. unten).

Die unterschiedliche Gefährdung in den einzelnen Berufen kommt einerseits in der verschiedenen relativen Häufigkeit der Erkrankung, vor allem aber auch darin zum Ausdruck, daß die Zahl der Dienstjahre, die im Durchschnitt geleistet werden, bis erstmals eine Silikose festgestellt wird, von Beruf zu Beruf große Unterschiede aufweist. Lang gibt hierüber folgende Zusammenstellung:

Tabelle 3. *Dauer der Staubexposition der erkrankten Arbeiter bis zur Feststellung einer manifesten Silikose in Jahren.* (Nach Lang.)

Beruf	Durch-schnitt	Minimum	Maximum
Putzmittelindustrie	5	1	15
Sandstrahler	6	14 Monate	16
Steinbrüche im Rheintal	7	3	14
Mineure	10	6 Monate	38
Chamotte	11	3	19
Gußputzer	17	2	48
Keramische Industrie	16	9	41
Schleifer auf Natursandstein . .	21	11	28
Sandsteinhauer	21	12	30

Es ist zu beachten, daß im selben Industriezweig die Gefährdung von Betrieb zu Betrieb stark verschieden sein kann je nach Betriebseinrichtung und Arbeitsverfahren. Dies ist, neben der individuellen Disposition, eine der Ursachen für die großen Unterschiede zwischen den Minimal- und den Maximalwerten in Tabelle 3.

Die Feststellung der relativen Häufigkeit, d. h. das Verhältnis der Zahl der Erkrankten zur Gesamtzahl der Arbeiter im betreffenden Beruf (wobei nur Gruppen mit gleicher durchschnittlicher Expositionsdauer verglichen werden dürfen), scheitert gewöhnlich an der ungenügenden Erfassung der Gesunden.

Nur vereinzelt finden sich Angaben über den Prozentsatz der Silikotiker in den einzelnen Dienstaltersklassen einer Berufsgruppe (BUCHER).

Verschiedene Beobachtungen weisen darauf hin, daß der quarzfreie Anteil eines Staubes die Entwicklung der Silikose beeinflussen kann. DENNY, ROBSON und IRWIN haben 1937 beobachtet, daß die fibrogene Wirkung des Quarzes im Tierversuch sehr stark vermindert wird, wenn dem Staub feinstes metallisches Aluminiumpulver beigefügt wird. Sie stellten fest, daß in vitro die Löslichkeit des Quarzes durch Aluminiumbeimengungen stark herabgesetzt wird. Andere Begleitstaube haben eine ähnliche Wirkung in vitro (Zusammenstellung bei WORTH und SCHILLER).

Die Häufigkeit der Silikose.

Die statistische Erfassung der Silikose bereitet besondere Schwierigkeiten. Die Lungenveränderungen beginnen allmählich und verursachen vorerst keine klinischen Symptome. Im Augenblick der Feststellung der Krankheit durch den Arzt liegt der Beginn der anatomischen Veränderungen gewöhnlich schon Jahre zurück. Da die Entwicklung je nach Exposition, aber auch je nach individueller Disposition verschieden rasch verläuft, kann der Zeitpunkt des ersten Auftretens nicht bestimmt werden. Lediglich die Gesamtzahl der bekannten und der jährlich neu entdeckten Fälle kann festgestellt werden.

Tabelle 4. *Österreich.*

	1951	1952	1953
Gemeldete Silikosen . . .	410	642	600
Übrige Berufskrankheiten		585	608
Todesfälle infolge Silikose	18	21	19

Die in den verschiedenen Ländern erhobenen Zahlen lassen sich wegen der Unterschiede in den gesetzlichen Bestimmungen über die Erfassung der Berufskrankheiten nicht ohne weiteres miteinander vergleichen. Während z. B. in der Schweiz ein Fall als Silikose anerkannt wird, sobald er röntgenologisch gesichert ist, somit unter Umständen lange bevor er subjektive Beschwerden verursacht, sind in der Deutschen Bundesrepublik vor 1953 nur die schweren Silikosefälle registriert und entschädigt worden. Die Silikose ist die weitaus häufigste und bedeutungsvollste aller Berufskrankheiten. Aus verschiedenen Ländern liegen die in den Tabellen 4—7 wiedergegebenen Zahlen vor.

Die in Österreich gemeldeten Silikosen machen 1952 rund 57% und 1953 rund 50% aller Berufskrankheiten aus.

Tabelle 5. *Deutsche Bundesrepublik.*

	1952	1953
Gesamtzahl der Versicherten	13 034 900	13 746 500
Bergarbeiter	621 000	637 400
Angezeigte Berufskrankheiten total . .	40 896	49 208
Angezeigte Berufskrankheiten im Bergbau allein	26 948	30 905
Erkrankungen an Silikose total	26 811	39 358
Erkrankungen an Silikose im Bergbau allein		25 010
Erstmals entschädigte Berufskrankheiten total	8 769	14 521
Erstmals entschädigte Silikosen . . .	5 734	11 224

Aus der Zusammenstellung der in der Deutschen Bundesrepublik erfaßten Fälle geht hervor, daß 1953 auf die Bergarbeiter, welche 4,65% aller Versicherten stellen,

63% aller Silikosen und 61,5% aller gemeldeten Berufskrankheiten entfallen. Des weiteren geht die Auswirkung der Gesetzgebung aus den Zahlen deutlich hervor. Während im Jahre 1952 in der deutschen Bundesrepublik, wie bereits erwähnt, nur schwere Staublungenerkrankungen meldepflichtig waren, sind es seit 1953 auf Grund der 5. Berufskrankheiten-Verordnung alle Stadien der Staublungenerkrankungen. Die Verdoppelung der Zahl der erstmals entschädigten Silikosen von 1952 auf 1953 ist größtenteils auf die Erfassung der leichten Fälle infolge der Gesetzesrevision zurückzuführen.

Die Bedeutung der Silikose ist aus dem Umstand ersichtlich, daß 81,7% aller Todesfälle, 76% der Fälle völliger Erwerbsunfähigkeit und 74% der Fälle teilweiser Erwerbsunfähigkeit, durch Silikose verursacht werden.

Tabelle 6. *In der Bundesrepublik 1953 erstmals entschädigte Berufskrankheiten nach ihren Folgen.*

	Tod	Erwerbsunfähig	
		völlig	teilweise
Total	491	416	13 614
Silikosen allein	401	315	10 508

In der Schweiz ist die Zahl der exponierten Arbeiter im Vergleich zu anderen Ländern gering, da praktisch kein Bergbau betrieben wird; andererseits ist die Gefährdung der Stollenarbeiter im quarzreichen Gestein der Alpen beträchtlich. Der Zusammenhang zwischen der Ausdehnung der prophylaktischen Untersuchungen und der Zahl der erkannten Silikosefälle ist deutlich ersichtlich.

Von den insgesamt 1782 Silikosekranken der Periode 1932—1947 sind 1177 Stollen-, Tunnel- oder Steinbrucharbeiter, d. h. Angehörige von Berufsgruppen, die dem Bergbau verwandt sind.

Ein Hinweis auf die Bedeutung der Silikose für die Berufskrankheitenversicherung ergibt sich aus folgenden Zahlen: Die 1782 Silikosefälle, die zwischen

Tabelle 7. *Versicherte Berufskrankheiten in der Schweiz.*

	1932 bis 1947	1948	1949	1950	1951	1952	1953
Auf Tauglichkeit zur Arbeit im Quarzstaub untersuchte Arbeiter		1715	2185	2236	3617	6355	6516
Neu gemeldete Fälle von Silikosen . . .	1782	173	215	234	286	357	431
Todesfälle infolge Silikose	440						
Hautkrankheiten						492	501
Chronische Vergiftungen						254	238

1932—1947 in der Schweiz entschädigt wurden, belasteten die obligatorische Versicherung mit 18,03 Mill. Franken, die 173 Fälle des Jahres 1948 mit 3,3 Mill. Franken.

In der deutschen Bundesrepublik mußten 1952 für Silikosekranke rund 200 Mill. DM. aufgewendet werden, und der Ruhrkohlenbergbau mußte 1953 25 Pfennige je Tonne Kohle für die Staublungenbekämpfung aufwenden.

Die absolute Häufigkeit der Silikose in einem Industriezweig hängt nicht nur mit der Gefährdung, sondern auch mit dem Umfang des Personalwechsels zusammen. Betriebe mit einer jahrelang unveränderten Belegschaft weisen naturgemäß eine größere Zahl von Erkrankungen auf als solche, die die Arbeiter innerhalb weniger Jahre immer wieder ersetzen (diese erkranken indessen dann sehr oft nachträglich am nächsten Arbeitsplatz). Schwerarbeiter wechseln oft im mittleren Alter den Platz und suchen sich eine leichtere Beschäftigung. Solche Umstände dürften zum Teil dafür verantwortlich sein, daß z. B. die

Silikosehäufigkeit in der keramischen Industrie verhältnismäßig hoch ist im Gegensatz zu den Großgießereien.

Eine Zusammenstellung über die Zahl der Silikosefälle in den einzelnen Berufen hat VIGLIANI auf Grund einer Durchsicht von 235000 Schirm- und Röntgenbildern gegeben, die in den Jahren 1939—1949 in der fahrbaren Schirmbildstation der E.N.P.I., sowie in den arbeitsmedizinischen Instituten der E.N.P.I. in Turin, Mailand, Genua, Brescia, Spezia, Savona, Florenz, Iglesias und Palermo und in der Clinica del Lavoro in Mailand aufgenommen wurden. Die Untersuchung erfaßte mehr als 120000 Arbeiter (Tabelle 8).

Die Silikose in den einzelnen Berufsgruppen.

Bergbau, Tunnel- und Stollenbau.

Das Vorkommen einer besonderen Erkrankung der Atemwege bei den Bergarbeitern war schon HIPPOKRATES bekannt. AGRICOLA bezeichnete als erster in seinem Werk „De re metallica" (erschienen 1556) als deren Ursache den Staub. Häufigkeit und Schwere der Silikose haben vor allem seit Einführung der Preßluftgeräte in den 90er Jahren des vergangenen Jahrhunderts sehr stark zugenommen. Alarmierend wirkte seinerzeit der 1902 erschienene Bericht des staatlichen Bergbauingenieurs von Transvaal, daß von 1377 Mineuren, die seit mehr als 3 Jahren mit Preßluftbohrern arbeiteten, 225 innerhalb 3 Jahren gestorben seien. Es wurde daraufhin die Miners' Phthisis Commission gegründet, die 1903 die ersten Empfehlungen zur Bekämpfung der Silikose herausgab. In den folgenden Jahren wurde das Problem in Südafrika eingehend bearbeitet, auf Grund der Erfahrungen die notwendigen Maßnahmen vorgeschrieben und 1912 das erste Entschädigungsgesetz erlassen. Heute stellen wohl in den meisten Ländern die Berg-, Tunnel- und Stollenarbeiter bei weitem das größte Kontingent der Silikosekranken.

Die Gefährdung ist in erster Linie vom Quarzgehalt des durchfahrenen Gesteins abhängig. Dieser ist von Ort zu Ort sehr stark verschieden. Die Goldvorkommen in Südafrika liegen in einem Gestein mit über 80% Quarzgehalt, diejenigen in Ontario hingegen in einem solchen mit nur 35%.

Viele Gesteine der Alpen, die in den letzten Jahren bei Kraftwerk-, Tunnel- und Stollenbauten, während des Krieges auch bei Festungsbauten durchfahren wurden, enthalten bis zu 70% Quarz. Daneben kommen aber auch praktisch quarzfreie Kalkgesteine vor. In den Kohlenbergwerken ist die Arbeit an der Kohle weniger gefährlich als diejenige am Gestein. Die Staubentwicklung ist am größten beim Bohren der Sprenglöcher (PATTERSON, NELSON), vor allem wenn trocken gebohrt wird. HARRINGTON fand beim Trockenbohren 4000 Partikel/cm³ mit einem Durchmesser unter 10μ (Thermopräcipitation). Ähnliche Werte wurden auch von PATTERSON festgestellt. NELSON, der nur die feineren Partikel berücksichtigte, fand 1000—2000 Körner je Kubikzentimeter. Am meisten gefährdet sind die Mineure, die in quarzhaltigem Gestein mit dem Preßluftbohrer an der Stollenbrust arbeiten. Eine weitere Staubquelle bilden die Sprengungen unter Tag. Unmittelbar nach dem Abschießen ist die Staubdichte außerordentlich hoch. Es dauert nach Angaben von NELSON eine Stunde, bis ein Wert von 450 Partikel/cm³ erreicht wird, der für ungefährlich gehalten wird. Auch beim Schaufeln feinen Gesteinmaterials und beim Beladen der Rollwagen entsteht Staub. Die Menge ist jedoch wesentlich geringer als beim Bohren und Sprengen. Der anfallende Staub ist um so feiner, je konzentrierter die Energie ist, die bei der Bearbeitung des Materials aufgewendet wird (PATTERSON). Der

Tabelle 8. *Häufigkeit und Schwere der Silikose und der Tuberkulose in*

Industrie Gewerbe	Zahl der untersuchten Arbeiter	Silikose					
		Stadium 0—I und I		Stadium II		Stadium III	
		Zahl	%	Zahl	%	Zahl	%
						Maschinen- und	
Total	77 595	4316	5,6	599	0,8	157	0,2
Davon:							
Stahlwerke	7 923	517	6,5	86	1,1	25	0,3
Stahlgießereien	13 534	1068	7,9	226	1,7	87	0,6
Eisengießereien	32 131	1850	5,8	167	0,5	22	0,1
Emaillierwerke	547	28	5,1	13	2,3	4	0,7
Buntmetallgießereien . .	3 262	180	5,5	20	0,6	1	0,3
Elektrochemie	1 411	64	4,5	10	0,7	4	0,3
Mechanische Werkstätten .	18 024	555	3,1	72	0,4	13	0,1
Messerschmieden	763	54	0,7	5	0,7	1	0,1
						Berg-	
Total	28 092	2108	7,5	692	2,5	272	1,0
Davon:							
Bergwerke und Stollenbau .	22 073	1719	7,8	589	2,7	242	1,1
Gewinnung und Verarbeitung von Talk, Graphit, Barit, Ocker, Kaolin und Magnesit	1 474	97	6,6	28	1,9	9	0,6
Steinbrüche und Bearbeitung von Granit und Schleifsteinen	871	69	7,9	17	2,0	10	1,1
Steinbrüche und Bearbeitung von Quarz und Quarzit	581	54	9,3	33	5,7	9	1,5
Steinbrüche für Mergel und Zement	2 003	169	5,5	25	0,8	2	0,1
						Keramische	
Total	13 364	855	6,4	389	2,9	147	1,1
Davon:							
Tonwaren	8 264	396	4,8	196	2,4	38	1,0
Porzellan und Isolatoren .	612	20	3,3	7	1,1	1	0,2
Feuerfeste Steine	3 833	394	10,2	159	4,1	58	1,6
Klinker	361	34	9,3	24	6,7	4	1,1
Terrakotta	304	11	3,6	3	1,0	1	0,3
						Schmirgel-Scheuermittel-	
Total	2 266	175	7,7	32	1,4	20	0,9
Scheuermittel	857	59	6,9	3	0,4	4	0,5
Schmirgel	465	46	9,9	10	2,2	6	1,3
Glas	861	62	7,2	13	1,6	3	0,3
Sandseifen	39	2	5,1	3	7,7	—	—
Filterkerzen	33	5	15,2	3	9,1	7	21,2
Verschiedenes	11	1	9,1	—	—	—	—

Die vorliegenden Zahlen geben Auskunft über die Häufigkeit und Schwere der Silikose
Statistiken zeigen die hygienische und

Feinstaub wird durch den Luftzug in den Stollen über weite Strecken verschleppt.
Es sind deshalb auch Arbeiter gefährdet, die nicht unmittelbar mit Arbeiten
beschäftigt sind, bei denen Staub aufgewirbelt wird.

verschiedenen Gewerben in Italien. Periode 1941—1948. (Nach VIGLIANI.)

Silikose und Tuberkulose		Total Silikose		Tuberkulose					
				inaktiv		aktiv		total	
Zahl	%	Zahl	%	Zahl	%	Zahl	%	Zahl	%
Metallindustrie									
88	0,1	844	1,1	999	1,4	637	0,8	1630	2,1
5	0,1	110	1,3	125	1,6	51	0,6	176	2,2
26	0,2	330	2,5	220	1,6	145	1,1	375	2,7
32	0,1	221	0,7	372	1,1	233	0,7	605	1,9
1	0,2	18	3,3	12	2,2	8	1,5	20	3,6
—	—	21	0,6	40	1,2	10	0,3	50	1,5
—	—	14	1,0	13	0,9	9	0,6	22	1,3
23	0,1	108	0,6	207	1,1	172	1,0	379	2,1
1	0,1	7	0,9	4	0,5	9	1,2	13	1,7
bau									
113	0,4	1077	3,8	172	0,6	236	0,8	408	1,5
92	0,4	923	4,2	134	0,6	179	0,8	313	1,4
2	0,1	39	2,6	11	0,7	14	0,9	25	1,7
4	0,5	31	3,6	3	0,3	7	0,8	10	1,1
9	1,5	51	8,8	5	0,9	16	2,8	21	3,6
6	0,2	33	1,1	19	0,6	20	0,6	39	1,3
Industrie									
45	0,3	581	4,3	197	1,5	131	1,0	328	2,5
20	0,2	299	3,6	115	1,4	80	1,0	195	2,3
—	—	8	1,3	4	0,7	6	1,0	10	1,6
23	0,6	240	8,3	65	1,7	40	1,0	105	2,7
2	0,6	30	8,3	10	2,8	3	0,8	13	3,6
—	—	4	1,3	3	1,0	2	0,6	5	1,6
und Glasindustrie									
10	0,4	62	27	36	1,6	28	1,2	64	2,8
—	—	7	0,8	15	1,8	8	0,9	23	2,7
1	0,2	17	3,7	8	1,7	5	1,1	13	2,8
7	0,8	23	2,7	11	1,3	14	1,6	25	2,9
—	—	3	7,7	—	—	1	2,6	1	2,6
2	6,1	12	36,4	2	6,1	—	—	2	6,1
—	—	—	—	—	—	—	—	—	—

in verschiedenen Industrien und Gewerben während einer bestimmten Periode. Derartige volkswirtschaftliche Bedeutung der Silikose.

Die Expositionszeit, die bis zum Auftreten der ersten Symptome verstreicht, wechselt bei den Bergleuten je nach den Arbeitsbedingungen sehr stark. Bei einem Durchschnitt von 10 Jahren, wie er in der Schweiz beobachtet wurde, gibt es Fälle, die erst sehr spät (maximal 38 Jahre) erkranken. Andererseits sind eine Reihe von sehr frühzeitig auftretenden, bösartig verlaufenden sog. akuten Mineursilikosen beobachtet worden. Beim Bau des Gauley Bridge-Tunnels in West-Virginia, der in einem Fels mit 97—99% Quarzgehalt liegt, erkrankten schon nach 7—17 Monaten von den 2000 Arbeitern mehrere hundert an schwerer Silikose. Zahlreiche Erkrankungen verliefen tödlich. Die Arbeitsbedingungen waren in mancher Beziehung ungünstig, so vor allem auch die lange Arbeitszeit von 12 Std täglich (Sampson). Bei Arbeitern, die in den Schweizer Alpen im Festungsbau beschäftigt waren, ereignete sich etwas Ähnliches (Greinacher, Uehlinger, Nicod, Lang und Zollinger). Der Quarzgehalt der betreffenden Gesteine betrug 40—70%. Die Arbeitsbedingungen waren im allgemeinen ebenfalls ungünstig (enge, oft ungenügend ventilierte Stollen, meistenteils Trockenbohrung). Lang und Zollinger berichten über eine Gruppe von 24 Mineuren, die alle in den Jahren 1940—1942 während $^3/_4$—3 Jahren in derselben Festung gearbeitet hatten. Ende 1948 waren 14 von ihnen an Silikose gestorben, während 10 infolge Silikose invalid waren. Das stumme Intervall zwischen Beendigung der Arbeit im Staub und dem Beginn der Erkrankung betrug im Durchschnitt $4^3/_4$ Jahre. Die Fälle sind bemerkenswert, weil sie erneut zeigen, daß bei ungünstigen Arbeitsbedingungen auch eine kurze Expositionszeit den Arbeiter aufs schwerste gefährden kann, daß aber in solchen Fällen die Krankheit oft erst jahrelang nach Beendigung der Exposition manifest wird (s. auch Holstein 1943).

Die Staubentwicklung kann durch Naßbohren und durch Benetzen des Bodens, der Wände und des gebrochenen Materials mit Wasser erheblich eingeschränkt werden. Ein Bericht des Bureau of Mines in Pittsburgh (1939) gibt an, daß durch die richtige Verwendung von Wasser die Staubkornzahl in der Luft an den Arbeitsstellen auf rund einem Fünftel herabgesetzt werden kann. Untersuchungen der Federal Security Agency in den Metallminen von Utah haben dies bestätigt. Von anderer Seite (Hay) ist allerdings daraufhingewiesen worden, daß die Wirkung des Naßbohrens nicht in jedem Fall eintritt; die große Mehrzahl der Bergbaufachleute befürwortet jedoch das Verfahren. Leider hat die Naßbohrung zwei erhebliche Nachteile. Beim Anbohren der Löcher und vor allem beim Bohren nach oben wird der Arbeiter mit großen Mengen von schmutzigem Wasser durchnäßt. Die Methode ist deshalb meist unbeliebt, und es bedarf eingehender Aufklärung der Arbeiter über ihre Bedeutung und einer ausreichenden Kontrolle der Durchführung. Schwerer wiegt vielfach noch, daß in sehr heißen Gruben die Luftfeuchtigkeit durch die Wasserverwendung stark erhöht wird, so daß die klimatischen Bedingungen sehr ungünstig werden können (Hitzschlaggefahr). Durch reichliche Ventilation kann indessen diesem Nachteil bis zu einem gewissen Grade begegnet werden.

Die Entfernung des Feinstaubes aus der Luft an den Arbeitsplätzen erfolgt durch eine reichliche Belüftung. Ein Niederschlagen der feinen Partikel durch einen Wasserspray hat sich als unmöglich erwiesen, da diese feinen Körner von den Wassertröpfchen nicht benetzt werden. Eine Sprengstelle darf nach dem Abschießen erst nach längerer Zeit (mindestens 15—30 min) wieder betreten werden. Es soll dadurch nicht nur die Gefährdung durch verspätet losgehende Schüsse vermieden werden, sondern es ist auch abzuwarten, bis sich die Atmosphäre durch die Wirkung des Luftzuges wieder gereinigt hat. Die Sedimentation der silikoseerzeugenden Staubkörner spielt für die Reinigung keine Rolle, da der gefährliche Feinstaub erst innerhalb vieler Stunden zu Boden fällt. Neben den technischen Maßnahmen ist es notwendig, daß die Belegschaft bei allen Arbeiten, bei denen Gestein von bedeutendem Quarzgehalt durchfahren wird, regelmäßig ärztlich untersucht wird.

Steinbrüche, Steinmühlen, Steinhauer.

Beim Brechen der Steine im offenen Steinbruch besteht eine gewisse Gefahr, wo mit Preßluftgeräten gearbeitet wird. Die übrigen Arbeiter sind, auch wenn der Quarzgehalt des Gesteins erheblich ist, als wenig gefährdet zu betrachten. THÜRLIMANN fand unter der Belegschaft von 4 Rheintalersteinbrüchen, bei einem Quarzgehalt des Gesteins von durchschnittlich 70%, unter 190 Mann im Lauf von 8 Jahren nur 2 Mineure, die eine Silikose aufwiesen. Hingegen sind die Brecherwarte, d. h. die Arbeiter, die die Steinbrechmaschinen im Brecherhaus überwachen, stark gefährdet. THÜRLIMANN fand innerhalb 8 Jahren 17 silikosekranke Brecherwarte (9 Todesfälle) bei einer durchschnittlichen Belegschaft von 15 Mann in den Brecherhäusern. Die Expositionszeit schwankte zwischen 2 und $12^1/_2$ Jahren (Durchschnitt $6^1/_2$ Jahre). Stark gefährdet ist auch die Belegschaft der Quarzmühlen.

Die Gefährdung der Sandsteinhauer ist verhältnismäßig gering, obwohl die Sandsteine je nach Herkunft einen Quarzgehalt von 50—95% aufweisen. Bei der Bearbeitung der Steine mit Hammer und Meißel entsteht jedoch verhältnismäßig wenig Staub, und die anfallenden Körner sind wesentlich gröber als bei Bearbeitung mit dem Preßluftgerät. Die Arbeitsplätze befinden sich teils im Freien, teils in offener Bauhütte und nur zum kleinsten Teil in geschlossener Werkstatt. BURRI berichtet über 86 Sandsteinhauer, die wegen Silikose der Versicherung gemeldet wurden. Er konnte dabei feststellen, daß bei der großen Mehrzahl die ersten Krankheitssymptome sich erst in einem Alter von über 50 Jahren bemerkbar machen. Die durchschnittliche Expositionszeit betrug 38 Jahre (es ist allerdings zu beachten, daß die Sandsteinhauer im Winter vielfach anderen Berufen nachgehen, in denen sie dem Quarzstaub nicht ausgesetzt sind). Die Erkrankung schreitet bei den Sandsteinhauern nur langsam vorwärts, so daß im Vergleich zur Durchschnittsbevölkerung keine Lebensverkürzung eintritt, trotzdem ein großer Teil dieser Arbeiter vorzeitig berufsuntauglich wird.

Die Silikose der Granitsteinhauer ist im allgemeinen ebenfalls verhältnismäßig gutartig (Quarzgehalt des Granits 20—40%). BUCHER (1951) berichtet über die Schirmbilduntersuchung von 728 Arbeitern, dabei wurden 38 Silikosen (5,2%) festgestellt. Während die Steinhauer (Handarbeit) nur zu 3,9% erkranken, steigt die Häufigkeit bei der Verwendung von Preßluftwerkzeugen auf 12—15% an. Die Expositionszeit beträgt im Durchschnitt über 30 Jahre. Invalidität wurde nur bei alten Arbeitern gefunden. Die Befunde stimmen im wesentlichen mit denjenigen von RÖHRL (1947) und ZANETTI (1947) überein, stehen indessen im Gegensatz zu denjenigen amerikanischer Autoren (RUSSELL und Mitarbeiter 1930). Diese haben eine größere Erkrankungshäufigkeit, vor allem aber eine wesentlich kürzere Expositionszeit gefunden, was beides mit einer anderen Arbeitstechnik zusammenhängen dürfte.

Maschinen- und Metallindustrie.

In den Gießereien, vor allem aber auch in den zugehörigen Nebenbetrieben (Sandaufbereitung, Gußputzerei, Sandstrahlerei, Schmirglerei, Ofenreparatur) besteht bei verschiedenen Verrichtungen eine mehr oder weniger große Gefährdung. Der Quarzgehalt des Formsandes ist je nach Herkunft verschieden. In der Schweiz werden vorwiegend Qualitäten mit einem Gehalt von 50—60% verwendet (OBRIST). Vereinzelt ist der Gehalt jedoch auch höher (90—95%; UEHLINGER, RÜTTNER). LANGELEZ berichtet über eine belgische Stahlgießerei, deren Formsand ebenfalls 90% Quarz enthielt, während nach Angaben von WILLIAMS in verschiedenen amerikanischen Gießereien Sand mit nur 30% Quarz verwendet wird. In England und Norwegen wird zum Teil Olivin, ein quarzfreies Eisenorthosilicat, als Formsand verwendet (zit. nach Carozzi). Der Quarzgehalt des Kernsandes ist gewöhnlich hoch, häufig über 90%, ebenso der Gehalt des zum Strahlen (s. unten) verwendeten Sandes. Als Formpuder wurde früher oft reines Quarzpulver verwendet, heute meist Lykopodium, Kohle, Talkum, Kalk oder Ton, die quarzfrei sind.

Der Staub, der in der Gießerei und ihren Nebenbetrieben bei den verschiedenen Arbeiten entsteht, besteht zu einem beträchtlichen Teil aus Kohle, Ruß, Eisen, Erde usw. und weist gewöhnlich einen niedrigeren Quarzgehalt als der Formsand auf (Williams, Rüttner). Die Belegschaft ist in erster Linie dem Staub ausgesetzt, der unmittelbar an den Arbeitsplätzen entsteht. Je nach Arbeitsverrichtung bestehen hier erhebliche Unterschiede. Da die feinsten Staubanteile sich nur sehr langsam absetzen und dementsprechend mit den Luftströmungen im Arbeitsraum über weite Strecken getragen werden können, sind auch Arbeiter dem Staub ausgesetzt, die in erheblicher Entfernung von den eigentlichen Staubquellen tätig sind. Selbst in der Krankabine einer Gießerei haben wir noch einen Staubgehalt von 247 Partikeln/cm³ Luft gefunden (Thermopräcipitation).

Die Staubentwicklung beim Formen ist gering, da der Sand feucht verwendet wird und aus technischen Gründen ein ziemlich grobes Korn haben muß (Korndurchmesser 10—800 μ; in mehrfach gebrauchtem Sand finden sich allerdings auch kleinere Körner). Hingegen muß das Pudern der Formen mit Quarzpulver als gefährlich betrachtet werden, insbesondere da es üblich ist, den Puderüberschuß mit Preßluft oder gar mit dem Mund wegzublasen, was jedesmal eine kleine Staubwolke aufwirbelt. Während des Gießens entwickeln sich oft reichlich Rauch und Gase, jedoch kein Staub. Die Staubentwicklung beim Auspacken der Gußstücke, wobei die Formen entweder auf dem Rüttler oder mit Hammer und Meißel oder mit dem Preßluftgerät zertrümmert werden, ist hingegen sehr erheblich. Eigene Messungen in verschiedenen Gießereien ergaben 3300—5200 Partikel/cm³ Luft, wovon 82—93% mit einem Durchmesser unter 3 μ. Im Strom der aufsteigenden heißen Luft werden die feinen Partikel weit in die Höhe getragen und verbleiben nachher stundenlang in der Atmosphäre. In modernen Kleinstückgießereien erfolgt deshalb das Auspacken maschinell in geschlossenen Tunneln, aus denen der Staub mit einem starken Luftstrom abgesaugt wird, so daß er nicht in den Arbeitsraum zu dringen vermag. Die ausgepackten Gußstücke werden anschließend durch den Gußputzer teils mit einfachem Werkzeug, teils mit dem Preßluftmeißel gereinigt. Auch hier entsteht erheblich Staub. Die weitere Reinigung, insbesondere die Entfernung von eingebranntem Formsand erfolgt vielfach mit Hilfe des Sandstrahlverfahrens. Es wird dabei Quarzsand mit Preßluft von 4—5 atü aus einem Strahlrohr mit großer Gewalt auf das Gußstück geschleudert. Dieser Sandstrahl hat eine sehr kräftige Reinigungswirkung. Kleine Gußstücke werden in eine geschlossene oder halboffene Anlage gebracht, wo sie automatisch unter dem Strahl durchgeführt werden. Große Stücke werden in einer Kabine durch einen Arbeiter, den Sandstrahler, der das Strahlrohr zu führen hat, bearbeitet. Diese Arbeit hat sich als außerordentlich gefährlich erwiesen, wenn der Sandstrahler nicht durch besondere Vorkehren geschützt wird, denn es entsteht beim Strahlen eine quarzreiche, sehr dichte Staubwolke. Der Jahresbericht der Gewerbeaufsicht des Landes Württemberg-Baden für das Jahr 1953 beschreibt den Fall eines 47jährigen Mannes, der lediglich vor Jahren einmal während 6 Wochen im Innern eines Benzintanks mit dem Sandstrahlgebläse gearbeitet hatte, sonst aber nie mit Quarzstaub in Berührung gekommen war. Bei der Untersuchung wies er eine einwandfreie Silikose II kombiniert mit offener Lungentuberkulose auf. Erwerbsminderung 100%.

Der Sandstrahler hat einen allseitig geschlossenen Helm zu tragen, der bis auf die Schultern reicht. Dieser schützt Kopf und Hals vor den herumfliegenden Sandkörnern; vom Scheitel her wird unter Druck Frischluft eingeblasen, so daß der Träger unabhängig von der staubigen Kabinenluft atmet. Die überschüssige Luft, die unter dem Helmrand herausströmt, verhindert ein Eindringen des Staubes weitestgehend. Überdies muß die Kabine ausgiebig ventiliert werden.

Der Quarzsand wird heute weitgehend durch quarzfreie Strahlmittel ersetzt, insbesondere durch Stahlkies oder Korund (Al_2O_3) oder man nimmt die Reinigung mit einem Wasserstrahl unter hohem Druck vor. Es entsteht allerdings auch bei Verwendung von Stahlkies oder Korund aus dem Formsand, der am Gußstück haftet, quarzhaltiger Staub; seine Menge und sein Quarzgehalt sind jedoch unbedeutend im Vergleich zu den dichten Wolken, die sich bei der Verwendung von Quarzsand als Reinigungsmittel entwickeln.

Nachdem das Gußstück vom Sand befreit worden ist, werden in der Schmirgelerei mit Schmirgelscheiben, die heute fast ausschließlich aus Korund (Al_2O_3) oder Carborund (SiC) bestehen, die Gußnähte und die Kanten rund um die abgeschlagenen Angüsse abgeschliffen. Hier besteht keine Gefährdung durch Quarz, hingegen kann es zu einer Lungenverstaubung mit dem Material der Schmirgelscheiben sowie mit Eisenstaub kommen. Diese Lungenverstaubungen sind bei weitem nicht so bösartig wie die Quarzstaublunge. Sie machen sich im Röntgenbild in ähnlicher Weise wie die Silikose 0—1 oder 1 bemerkbar, haben jedoch klinisch wenig Bedeutung. Nach Aufhören der Exposition verlaufen sie nicht progredient. Es ist indessen zu beachten, daß in vielen Betrieben in der allgemeinen Gießereihalle geschmirgelt wird. Die Schmirgler sind hier dem Gießereistaub ausgesetzt und können infolgedessen nach Jahren an echter Silikose erkranken.

Der gebrauchte Formsand, der nach Auspacken der Gußstücke anfällt, muß für die Wiederverwendung aufgearbeitet werden, da er verschmutzt und durch die Hitze in seiner Struktur verändert ist. In Kleinbetrieben, wo die Sandaufbereitung mancherlei Handarbeit (Schaufeln, Sieben usw.) erfordert, besteht für die betreffenden Arbeiter eine gewisse Gefahr. Unsere Messungen ergaben bis 4500 Partikel/cm³, davon 86—96% unter 3 μ. Großbetriebe verfügen gewöhnlich über abgeschlossene automatische Sandaufbereitungsanlagen, in denen die Arbeiter kaum gefährdet sind.

Eine weitere Gruppe von Arbeitern, die in jeder Gießerei anzutreffen sind, sind die Ofenmaurer. Die Schmelzöfen sind mit einer Auskleidung von feuerfesten Steinen (Schamotte, Silica) versehen, die regelmäßig erneuert werden muß. Die betreffenden Steine enthalten je nach Qualität 40—90% Quarz. Beim Entfernen der alten und Zurichten der neuen Steine entsteht in erheblichem Umfang quarzhaltiger Staub, der erfahrungsgemäß die Arbeiter gefährdet (STICOTTI und CENTONI).

Zusammenfassend ist festzustellen, daß in modern eingerichteten Gießereien und den zugehörigen Nebenbetrieben die Belegschaft nur in mäßigem Grade silikosegefährdet ist. Selbst unter den Sandstrahlern, die früher als sehr gefährdet betrachtet werden mußten, geht die Erkrankung stark zurück. Es darf indessen nicht vergessen werden, daß jede Quarzsandstrahlerei, deren technische Einrichtung mangelhaft ist, eine erhebliche Gefahrenquelle bedeutet, und daß durch undichte Kabinen auch die Nebenarbeiter des Sandstrahlers stark gefährdet werden können (UEHLINGER). Beim übrigen Gießereipersonal wird man heute im allgemeinen damit rechnen dürfen, daß frühestens nach 10 Jahren die ersten Symptome einer Silikose auftreten, und daß das Fortschreiten der Krankheit sehr langsam vor sich geht. Obrist hat gefunden, daß das mittlere Lebensalter des Gießereipersonals nicht wesentlich herabgesetzt ist.

Da infolge ungünstiger individueller Veranlagung, vor allem aber beim Hinzutritt einer Tuberkulose, auch die Gießereisilikose rasch ungünstig verlaufen kann, ist eine regelmäßige ärztliche Kontrolle der Belegschaften wünschenswert, insbesondere um Tuberkulosekranke, die nicht nur sich selber, sondern vor allem auch ihre Mitarbeiter aufs schwerste gefährden, frühzeitig auszuscheiden.

Tonwaren, Keramik, Glas.

In all diesen Industrien besteht eine gewisse Gefährdung, da einzelne Rohmaterialien zum Teil erhebliche Mengen Quarz enthalten (vor allem Flint = Quarzmehl [bis 98% freie Kieselsäure] und Quarzsand). Im fertigen Gemenge finden sich 10—40% Quarz. Der Schweiz. Unfallversicherungsanstalt wurden von 1932—1947 aus der keramischen Industrie 104 Silikosefälle gemeldet, von denen mehrere tödlich ausgingen. Eine Untersuchung von Flinn und Mitarbeitern bei 2516 Arbeitern der englischen Tonwarenindustrie ergab 189 Silikosefälle, davon 6 im Stadium III. Die keramische Industrie in Großbritannien beschäftigte 1953 2500 Arbeiter; es wurden in diesem Jahre 254 neue Silikosefälle anerkannt. Die Zahl der Todesfälle infolge Silikose betrug im Jahre 1951 62 (McLaughlin). Hartmann hat die Staubkonzentrationen an den verschiedenen Arbeitsplätzen gemessen und dabei die bereits früher gemachte Erfahrung bestätigt, daß die Gefahr in der feinkeramischen Industrie (Porzellan) am größten ist. Vor allem sind die Geschirrschleifer gefährdet, die die Ränder und Kanten des vorgetrockneten, noch nicht gebrannten Geschirrs abzuschleifen haben. In anderen Betriebsteilen ist die Gefährdung geringer, vor allem weil das Material dort vielfach in feuchtem Zustand verarbeitet wird. Immerhin kann auch dort Staub entstehen, wenn das Gemenge zu Boden fällt, dort austrocknet und nachher zertreten wird.

Der Verlauf der Silikose ist bei den Arbeitern der keramischen Industrie in der Mehrzahl der Fälle verhältnismäßig gutartig. Die Krankheit tritt gewöhnlich erst nach sehr langer Staubexposition auf (nach Baader durchschnittlich nach 15—17 Jahren) und ist nur langsam progredient. Im Zeitraum von 1930 bis 1953 wurden in Großbritannien bei den Arbeitern der keramischen Industrie 750 Todesfälle infolge Silikose beobachtet. Die Verstorbenen erreichten im Durchschnitt ein Alter von 61,7 Jahren; sie hatten durchschnittlich 38,4 Dienstjahre am staubgefährdeten Arbeitsplatz hinter sich.

Es ist zu beachten, daß die Arbeitsverhältnisse in den einzelnen Betrieben der keramischen Industrie sehr verschieden sind. In modern eingerichteten Betrieben sind schwere Krankheitsfälle selten.

Putzmittelindustrie.

Hier hat sich vor allem das offene Abfüllen von feinsten, hochquarzhaltigen Putzpulvern als sehr gefährlich erwiesen. Es sind in früheren Jahren eine Reihe von rasch verlaufenden Silikosen bei jugendlichen Packerinnen beobachtet worden. Jedesmal, wenn das abgemessene Quantum aus dem Vorratsbehälter in die Kartonhülle fällt, entsteht unmittelbar vor dem Gesicht der Arbeiterin eine kleine Staubwolke. Heute werden in modernen Betrieben diese Pulver maschinell, ohne unmittelbare Mitwirkung eines Arbeiters, abgefüllt, wobei zwischen Vorratsbehälter und Packung eine dichte Verbindung hergestellt wird, die das Entweichen des Staubes stark einschränkt. Unsere Staubmessungen mit dem Thermopräzipitator haben in einem gut eingerichteten Betriebe indessen immer noch 600—700 Partikel, wovon 60% unter $1\,\mu$ Durchmesser, ergeben.

Die Verhütung der Silikose.

Die *technischen Maßnahmen* sind im einzelnen je nach Betriebsart verschieden. Sie sind bei der Besprechung der einzelnen Berufsgruppen bereits kurz erläutert worden. Hier ist vor allem auf die allgemeinen Grundsätze hinzuweisen:

1. Ersatz quarzhaltigen Arbeitsmaterials durch quarzfreies. So werden z. B. heute an Stelle der früher gebrauchten Schleifsteine aus Natursandstein praktisch fast ausschließlich solche aus Kunststein (vor allem Carborund) verwendet. An Stelle des Quarzsandes dient in der Sandstrahlerei weitgehend Stahlkies, Korund oder Druckwasser zum Reinigen der Gußstücke. Als Formsand wird vielfach Olivin ($MgFe_2SiO_4$) verwendet.

2. Bekämpfung der Staubentwicklung. Naßbohren, aber auch Brechen der Steine unter Wasser (LANGELEZ).

3. Allgemeine Belüftung der Arbeitsplätze mit staubfreier Frischluft. Dies ist vor allem im Berg-, Tunnel- und Stollenbau notwendig.

4. Örtliche Absaugung des Staubes unmittelbar neben den Staubquellen. Sämtliche Schleifscheiben in der Metall- und der keramischen Industrie sind mit einer Absaugung zu versehen.

5. Einschließen der Staubquellen: Sandstrahlkabinen, Einkapseln von Mühlen usw.

6. Individueller Schutz. Frischlufthelm für Sandstrahler. Die Verwendung von Masken beim ordentlichen Arbeitsbetrieb bietet keinen ausreichenden Schutz. Da vor allem der feinste Staub zurückgehalten werden muß, könnte nur von Feinstaubfiltern ein Nutzen erwartet werden. Diese verstopfen sich jedoch beim Gebrauch in staubiger Atmosphäre sehr rasch; der Atemwiderstand steigt und die Maske wird vom Arbeiter weggelegt. Grobstaubfilter sind nutzlos.

Wenn auch heute die Silikosegefahr in den meisten Berufen durch technische Maßnahmen weitgehend vermindert werden kann, so sind doch in vielen Betrieben regelmäßige *ärztliche Untersuchungen* der Arbeiter nicht entbehrlich. Diese haben einen mehrfachen Zweck. Durch „Eintrittsuntersuchungen", die unmittelbar vor oder in den ersten Wochen nach Aufnahme der Arbeit im staubgefährdeten Beruf durchgeführt werden, sollen Arbeiter, von denen angenommen werden muß, daß sie aus gesundheitlichen Gründen in besonderem Maße gefährdet seien, von den betreffenden Arbeitsstellen ferngehalten werden. Als besonders gefährdet sind Personen mit einer aktiven Tuberkulose zu betrachten. Erfahrungsgemäß verläuft eine Tuberkulose, wenn sie zusammen mit einer Silikose auftritt, ungünstig. Der Ausschluß ist aber auch im Interesse der Nebenarbeiter notwendig; diese müssen, soweit möglich, vor Infektionsgefahr geschützt werden. Vorsichtshalber wird man auch Arbeiter, die früher einmal eine tuberkulöse Erkrankung durchgemacht haben, von der Arbeit im Quarzstaub ausschließen, selbst wenn die Erkrankung nicht mehr aktiv ist. (Lediglich der ausgeheilte Primärkomplex kann als belanglos betrachtet werden.) Ferner sind Personen mit ausgesprochenem Emphysem, mit Asthma und mit Bronchiektasen als untauglich zu betrachten, ebenso solche mit organischen Herzkrankheiten. (Die Silikose führt in ihren fortgeschrittenen Stadien zu Rechtsinsuffizienz.) Ob eine wesentliche Behinderung der Nasenatmung zu Silikose disponiere, wird von den einzelnen Autoren (LEHMANN, BUCKUP, LANG) verschieden beantwortet. BUCKUP mißt diesem Befund nur untergeordnete Bedeutung bei, da der Silikosegefährdete meist ein Schwerarbeiter sei, der ohnehin mit offenem Munde atme und auch beim Sprechen der Mund als Atemweg benützt werde. Demgegenüber ist allerdings darauf hinzuweisen, daß der trainierte Schwerarbeiter wohl nur vorübergehend einen derartigen Lufthunger hat, daß er deswegen den Mund öffnen müßte, und daß die mündliche Verständigung gerade bei den Mineuren infolge des Lärms im Stollen weitgehend verunmöglicht wird. Lang weist auf Grund der Erfahrungen der Schweizer Unfallversicherungsanstalt darauf hin, daß es angezeigt sei, Personen, die infolge Septumdeviation oder adenoiden Vegetationen eine wesentliche Behinderung der Nasenatmung aufweisen, nicht zur Arbeit im Quarzstaub zuzulassen. Als weitere Ausschließungsgründe sind alle krankhaften Veränderungen an Thorax und Wirbelsäule zu betrachten, die die Atmungsfunktion beeinträchtigen. Die ärztliche Überwachung der Arbeiter ist in den meisten Ländern verhältnismäßig neu. Man wird deshalb vorderhand immer wieder Personen begegnen, die schon bei der ersten ärztlichen Untersuchung eine Silikose aufweisen. Von der Beurteilung dieser Fälle wird unten kurz die Rede sein.

Die dem Quarzstaub ausgesetzten Arbeiter sollen von Zeit zu Zeit wieder einer ärztlichen Kontrolle unterzogen werden. Dabei ist eine *genaue* Berufsanamnese zu erheben und eine kurze klinische Untersuchung durchzuführen, die sich vor allem auf den Zustand von Lunge und Herz zu erstrecken hat. Von ausschlaggebender Bedeutung ist das Röntgenbild, das allein gestattet, die Frühstadien der Silikose festzustellen (Durchleuchtung genügt nicht!). Vigliani hält auch das Schirmbild für ausreichend (Format 7×7 cm), während andere Autoren (Zollinger und Lang) dieses (Format 24×24 mm) vor allem für die Siebung bei größeren Reihenuntersuchungen als geeignet betrachten, während sie für die Einzelabklärung schwieriger Fälle die Großaufnahme für erforderlich halten.

Das Intervall zwischen zwei Untersuchungen hängt ab von der Gefährlichkeit des Betriebes und vom Befund, der anläßlich der letzten Kontrolle erhoben wurde. Ein starres Schema läßt sich nicht aufstellen. Die Angehörigen stark gefährdeter Berufe (Stollenarbeiter, Brecherwarte usw.) sollen in der Regel alle 1—2 Jahre untersucht werden, während für andere wie die Steinhauer, das Personal der keramischen Industrie, die Former, die Gußputzer usw. eine Untersuchung alle 2—3 Jahre im allgemeinen ausreichend sein dürfte (Erfahrungen der Schweizer Unfallversicherungsanstalt in Luzern).

Je nach dem ärztlichen Befund wird dem Arbeiter die Weiterarbeit gestattet oder aber es wird ein Berufswechsel vorgeschrieben. Der Arzt, der einen Berufswechsel empfiehlt, muß sich vor Augen halten, daß damit in den meisten Fällen ein sozialer Abstieg verbunden ist. Aus einem spezialisierten Berufsmann wird nur allzuoft ein ungelernter Handlanger. Der Entscheid ist deshalb verantwortungsvoll. Zahlreiche Autoren (Buckup, Nicod, Perret, Sander u. a.) weisen überdies darauf hin, daß der Arbeitswechsel zur Folge habe, daß immer wieder neue Arbeiter der Gefahr ausgesetzt werden, während die Erkrankten gleichwohl über kurz oder lang ihrem Leiden zum Opfer fallen würden. Letzteres trifft indessen doch wohl nur für die außerordentlich bösartigen Mineursilikosen zu. In vielen Fällen, wo die Exposition geringer war, kommt das Fortschreiten der Krankheit einige Zeit nach Aufhören der Staubeinwirkung zum Stillstand. Maßgebend für die Empfehlung eines Arbeitswechsels sind folgende Gesichtspunkte:

a) Vorliegen einer Tuberkulose.

b) Beeinträchtigung der Arbeitsfähigkeit im betreffenden Beruf infolge Schädigung von Atmung oder Kreislauf.

c) Rasches Auftreten einer Silikose bei jüngeren Leuten trotz mäßiger Gefährdung (ausgeprägte individuelle Disposition).

Darüber, ob auch bei großer Gefährdung (Quarzmühlenarbeiter, Mineure in sehr gefährlichem Gestein) beim Erscheinen der ersten Symptome die Arbeit

gewechselt werden solle, gehen die Auffassungen auseinander. Leider hat die
Erfahrung gezeigt, daß es in diesen Fällen meist zu spät ist, um den Betroffenen
zu retten. Immerhin darf nicht außer acht gelassen werden, daß in einzelnen
Fällen der Verlauf durch den Arbeitswechsel wesentlich verlangsamt werden
kann, und dies rechtfertigt im Zweifelsfall die Vornahme des Wechsels.

Hingegen wird man ältere Arbeiter, die erst nach langen Jahren die ersten
Zeichen einer beginnenden Silikose zeigen und die in einem Berufe tätig sind,
in dem die Gefährdung erfahrungsgemäß gering ist, in ihrer Arbeit belassen,
denn ihre Lebenserwartung ist gewöhnlich nicht nachweisbar beeinträchtigt.
Die regelmäßigen ärztlichen Untersuchungen der Belegschaft haben nicht nur
die genannten Aufgaben zu erfüllen, sondern sie müssen auch Unterlagen liefern
für die Beurteilung der Arbeitsverhältnisse im Betrieb. Letztlich ist es der
Gesundheitszustand der langjährig im Betriebe tätigen Belegschaft, der dafür
maßgebend ist, ob die vorliegenden technischen Einrichtungen als genügend
angesehen werden können.

Andererseits sind die Grenzen, die der ärztlichen Untersuchung gesteckt
sind, zu beachten. In sehr gefährlichen Berufen wird oft innerhalb kurzer Zeit,
längst bevor im Röntgenbild irgendwelche Symptome wahrnehmbar sind, so viel
Quarzstaub aufgenommen, daß sich im Lauf der Jahre, oft erst lange nach
Abbruch der betreffenden Arbeit, eine tödliche Silikose entwickelt. Technische
Maßnahmen und ärztliche Überwachung müssen deshalb nebeneinander her-
gehen und sich ergänzen.

Gesetzgebung.

Die Gesetzgebung in den deutschsprachigen Ländern enthält gewöhnlich
einerseits Vorschriften über die technischen Maßnahmen zur Verhütung der
Silikose, die Überwachung der gefährdeten Betriebe und die ärztliche Kontrolle
der Arbeiter, andererseits auch solche betreffend die Versicherung. Die Versicherungsleistungen bestehen gewöhnlich in ärztlicher Behandlung, Kranken-
geld, Invaliden- und Hinterlassenenrente sowie Umschulungs- bzw. Übergangs-
beiträgen. Art und Geltungsbereich der Vorschriften und Umfang der Leistung
sind von Land zu Land verschieden.

Bundesrepublik Deutschland.

Die Überwachung der Betriebe und ihrer Einrichtungen liegt den Gewerbe-
aufsichtsämtern ob, deren technische Aufsichtsbeamte (Gewerberäte) meist
gemeinschaftlich mit den staatlichen Gewerbeärzten tätig sind. Für den Bergbau
bestehen besondere bergamtliche Regelungen. Technische Vorschriften mit
Gesetzeskraft bestehen für die keramische Industrie (Verordnung vom 1. Sept.
1951); auch die Glashüttenverordnung vom 23. Dez. 1938 berücksichtigt den
Staubschutz. Die Unfallverhütungsvorschriften der einzelnen Berufsgenossen-
schaften, die bindender Art sind, schreiben, soweit dies notwendig ist, ebenfalls
Maßnahmen zur Staubbekämpfung vor. Im übrigen kann jedes Gewerbeauf-
sichtsamt, auch auf Vorschlag des staatlichen Gewerbearztes, detaillierte Vorschriften für den einzelnen Betrieb in Form einer Auflage erlassen, da diese
Ämter Polizeigewalt haben. Die dritte Verordnung über Ausdehnung der Unfallversicherung auf Berufskrankheiten vom 16. Dez. 1936 bestimmt in § 1: „Berufskrankheiten im Sinne der Unfallversicherung sind die Krankheiten in Spalte 2
der Anlage, wenn sie durch berufliche Beschäftigung in einem in Spalte 3 der
Anlage neben der Krankheit bezeichneten Unternehmen verursacht sind." Die
erwähnte Anlage findet sich in der fünften Verordnung über Ausdehnung der

Unfallversicherung auf Berufskrankheiten vom 26. Juli 1952, wo unter 27a und 27b bestimmt wird, daß sowohl die *Staublungenerkrankung (Silikose)* als auch die *Staublungenerkrankung in Verbindung mit aktiv-fortschreitender Lungentuberkulose (Silikotuberkulose)* in allen Unternehmungen als Berufskrankheit zu gelten haben, wenn sie durch die berufliche Beschäftigung verursacht sind. Die Beschränkung der Entschädigungspflicht auf *„schwere* Staublungenerkrankungen" ist in der fünften Verordnung weggefallen. Sobald eine Einbuße an Erwerbsfähigkeit infolge der Beeinträchtigung von Atmung oder Kreislauf vorliegt, ist der Versicherungsfall eingetreten. Mit dem Wort „Silikose" bezeichnet das Gesetz nicht nur Erkrankungen, die durch das Einatmen von Staub aus freier Kieselsäure entstanden sind, sondern auch Erkrankungen durch Silikatstaub (z. B. Talkum, s. Bauer: „Die entschädigungspflichtigen Berufskrankheiten", Stuttgart 1953).

Deutsche Demokratische Republik.

In der Deutschen Demokratischen Republik wurde eine zentrale Silikosebekämpfung, deren Träger das Zentralinstitut für Sozial- und Gewebehygiene in Berlin-Lichtenberg ist, geschaffen. Hier werden auch die Silikoseforschungsarbeiten auf medizinischem und technischen Gebiet unter Mitwirkung von Silikoseausschüssen gelenkt und als zweckmäßig erkannte Maßnahmen den gefährdeten Betrieben vermittelt. Besondere Silikoseerhebungsstellen mit Silikosekommissionen, die gleichfalls dem Zentralinstitut angegliedert sind, dienen der Diagnosestellung und der Feststellung des Umfangs der Gefährdung (Holstein).

Die Versicherung erfolgt auf Grund der *Sechsten Berufskrankheiten-Verordnung vom 27. April 1950*, deren Nr. 28 lautet: „Staublungenerkrankungen (Silikose oder Silikatose) mit objektiv feststellbarer Leistungsminderung von Atmung oder Kreislauf oder in Verbindung mit aktiver Lungentuberkulose." Sie ist gültig für alle Unternehmungen.

Saarland.

Für die Versicherung gegen die Silikose ist im Saarland die Sechste Berufskrankheiten-Verordnung vom 2. Juni 1954 maßgebend. Nr. 27a nennt die „Staublungenerkrankung (Silikose)", während Nr. 27b „Staublungenerkrankung in Verbindung mit aktiver Lungentuberkulose" erfaßt (Siliko-Tuberkulose).

Österreich.

Für den Bergbau gilt die Staubschädenbekämpfungsverordnung vom Juli 1954. Die Überwachung der Betriebe des Bergbaues liegt den Revierbergämtern ob. Für gewerbliche und industrielle Betriebe, die der Gewerbeordnung unterliegen, gelten die Vorschriften der „Allgemeinen Dienstnehmerschutz-Verordnung", der Verordnung über den Schutz von Dienstnehmern bei Ausführung von Bauarbeiten, der Glashütten-Verordnung usw. Für die Überwachung dieser Betriebe sind die Arbeitsinspektorate zuständig. Diese können insbesondere auch regelmäßige ärztliche Untersuchungen gefährdeter Arbeitnehmer anordnen.

Die Versicherung erfolgt auf Grund der Vierten Berufskrankheiten-Verordnung vom 29. Jan. 1943, wo unter Nr. 17a die „Schwere Staublungenerkrankung (Silikose)" erwähnt ist, während unter 17b die „Staublungenerkrankung (Silikose) in Verbindung mit aktiv fortschreitender Lungentuberkulose" genannt wird. Die Verordnung gilt für alle Unternehmungen.

Schweiz.

Maßgebend ist die Verordnung über Maßnahmen zur Verhütung und Bekämpfung der Quarzstaublunge (Silikose) vom 3. Sept. 1948 bzw. das Bundesgesetz über die Kranken- und Unfallversicherung. Die erstgenannte Verordnung gilt nur für Betriebe, in denen eine Gefährdung durch Quarzstaub vorliegt, während die Gefährdung durch Silicatstaube hier nicht erfaßt wird. Der Versicherungsschutz und die allgemeinen Schutzmaßnahmen erstrecken sich hingegen auch auf die Gefährdung durch Silicate. Die Maßnahmen technischer Art für die einzelnen Betriebsarten werden durch das Volkswirtschaftsdepartement verfügt (Verfügung II über die Maßnahmen in Eisen- und Metallgießereien). Weisungen für einzelne Betriebe können durch die Schweizer Unfallversicherungsanstalt erlassen werden. Auf Grund der genannten Verordnung sind Tauglichkeits- und Kontrolluntersuchungen der gefährdeten Arbeiter durchzuführen. Der Arzt erhält dafür ein entsprechendes Formular. Arbeiter des Baugewerbes, der Steinbrüche, Kiesgruben und Schotterwerke erhalten ein Kontrollbüchlein, in das das Ergebnis der Untersuchungen eingetragen wird. Ebenso sind vom Betriebsinhaber Art und Dauer der Arbeit im Quarzstaub zu vermerken. Bei Silikotuberkulose gilt die Tuberkulose als Teil der Berufskrankheit.

Literatur.

ALBERTINI, v. u. BRANDENBERGER: Untersuchung eines Falles von Steinhauersilikose. Z. Unfallmed. u. Berufskrkh. (Zürich) **1946**.

BAADER: Gewerbekrankheiten. München u. Berlin 1954. — BEDFORD and WARNER: The size and nature of dust particles found in lung tissue. Brit. J. Industr. Med. **7**, 187 (190). — BERTHEAU: Der Kampf der Technik gegen die Silikose im Betrieb. Arbeitsschutz **1936**, 301. — BROWN, COOK, NEY and HATCH: Influence of particle size upon the retention of particulate matter in the human lung. Amer. J. Publ. Health **40**, 450 (1950). — BRUCE, TORSTEN: Die Silikose als Berufskrankheit in Schweden. Eine klinische und gewerbemedizinische Studie. Acta med. scand. (Stockh.) **110**, Suppl. 129 (1942). — BUCHER: Die Silikose der Granitsteinhauer im Tessin. Z. Unfallmed. u. Berufskrkh. (Zürich) **44**, 225, 300 (1951); **45**, 54 (1952). — BUCKUP: Arbeitsmedizinische Gesichtspunkte bei der Beurteilung der Staubarbeiter. Arbeitsmed. **1939**, H. 11. — *Bureau of Mines:* Allaying dust in bitumons coal mines with water. Techn. Paper **593**, 55 (1939). — BURRI: Die Silikose der Sandsteinhauer in der Schweiz. Z. Unfallmed. u. Berufskrkh. (Zürich) **44**, 63 (1951).

CAROZZI: La silicosi, problema internationale. Fol. med. Napoli **23**, 1071 (1937). — COLLIS: Industrial pneumoconiosis with special reference to dust phthisis. London: His Maj. Stat. Off. 1919.

DENNY, ROBSON and IRWIN: The prevention of silicosis by metallic aluminium. I. A preliminary report. Canad. Med. Assoc. J. **37**, 1 (1937). — DRINKER, THOMSON and FINN: Quantitative measurements of the inhalation, retention and exhalation of dusts and fumes by man. I. Concentrations of 50 to 450 mg per cubic meter. J. Industr. Hyg. **10**, 13 (1928). — *Federal Security Agency:* Health and working environment of nonferrous metal mine workers. Public Health Bull. No 277, Washinton 1942. — FINDEISEN: Über das Absetzen kleiner, in der Luft suspendierter Teilchen in der menschlichen Lunge bei der Atmung. Pflügers Arch. **236**, 367 (1935). — FLINN, DREESSEN, EDWARDS, BLOOMFIELD, SAYERS, CADDEN and ROTHMAN: Silicosis and lead poisoning among pottery workers. Publ. Health. Bull. **244**, 178 (1939). — FORBES, DAVENPORT, MORGIS: Review of literature on dusts. Washington: U.S. Gov. Print. Off. 1950.

GÄRTNER: Der heutige Stand der Staublungenforschung. Arbeitsschutz (Sonderbeilage) **1949**, H. 3, 10. — GESSNER u. BÜHLER: Die Staubbildung beim Naßbohren. Staub **33**, 1 (1953). — GREINACHER: Die Mineursilikose in der Schweiz. Z. Unfallmed. u. Berufskrkh. Diss. Zürich 1945. — GREINACHER-CRISTOFARI u. LANG: Untersuchungen über den weiteren Verlauf bei Silikotikern nach ihrer Entfernung aus dem gefährlichen Staubmilieu. Z. Unfallmed. u. Berufskrkh. **40**, 61 (1947). — GURNEY: Are we controlling dust? National Safety News **31**, 20 (1935).

HARTMANN: Staubuntersuchungen in der keramischen Industrie. Diss. ETH Zürich **1955**. — HARRINGTON: Occupational-disease hazard of silicosis in construction operations and its prevention. Pres. before Nat. Safety Council. Chicago 1933, S.13. — Ventilation. J. Chem., Metallurg. a. Min. Soc. S. Africa **35**, 131 (1934). — Hay: A short description of a dust trap to be used in conjunction with percussive rock drills. J. Industr. Hyg. 8, 496 (1926). — Hellmers u. Udluft: Untersuchungen über die Ursachen der Staublungenerkrankungen im Bereich des Mansfelder Kupferschieferbergbaus. Arch. Gewerbepath. **11**, 481 (1942). — Hensoldt: Der Einfluß des konstruktiven Plans der Hartmetallbewehrung auf die Bohr-kornverformung in gewerbehygienischer Hinsicht. Zbl. Gewerbehyg. **20**, 145 (1943). — Holstein: Das Schicksal im Ablauf der Silikose. Arbeitsschutz **3**, 268 (1943).

Ibeling: Die Silikose in der Holzbearbeitung. Dtsch. med. Wschr. **1942** II, 768. — Isenegger: Untersuchungen zur Frage der Untauglichkeit in silikosegefährdeten Betrieben. Z. Unfallmed. u. Berufskrkh. (Zürich) **46**, 111 (1953).

Jötten u. Kehrer: Silicosebekämpfung durch Verwendung von Siliciumcarbid-Schleif-steinen. Arbeitsschutz **3**, 222 (1943).

King u. Nagelschmidt: Die pathologische Wirkung verschiedener Mineralstaube im Tierversuch. Staublungenerkrankungen, Bd. 2. — Wiss. Forschgsber. **63** (1954).

Lang: Unsere Erfahrungen mit den Staublungen (Krankengut der SUVA 1932—1943). Radiol. clin. (Basel) **14**, 83 (1945). — Unsere Erfahrungen mit Silikosen. Schweiz. Z. Un-fallmed. u. Berufskrkh. (Zürich) **31**, 264 (1937). — Staublungen. Ärztl. Mh. **4**, 909 (1948). — Die Staublungen in der Schweiz. Gesdh. u. Wohlf. 88 (1952). — Lang u. Zollinger: Akute Mineursilikosen nach einem Stollenbau. Z. Unfallmed. u. Berufskrkh. (Zürich) **42**, 122 (1949). — Langelez: La silicose. Paris: Masson & Cie. 1946. — Lehmann: Die Bedeutung des Staubbindungsvermögens der Nase für die Entstehung der Lungensilicose. Arbeitsphysiol. 8, 218 (1935).

Mavrogordato: Experiments on the effects of dust inhalations. J. of Hyg. **17**, 439 (1918). — McCrae: The ash of silicotic lungs. Publ. S. Afr. Inst. Med. Res. **1**, 117 (1913). — McLaughlin: The dust diseases in great britain. Arch. Ind. Health **12**, 83 (1955). — Moir: Zit. nach Tillson.

Nelson: Silicosis in coal mines. VII. Account of an investigation in western wales. Coll. Guard. **152**, 683 (1936). — Nicod: La silicose des mineurs valaisans. Mem. Soc. vaud. Sci. nat. **10**, 41 (1950).

Obrist: Die Gießersilikose in der Schweiz. Z. Unfallmed. u. Berufskrkh. (Zürich) **42**, 196 (1949).

Patterson: Certain dusts produced by mining processes and in other ways. Bull. Inst. Min. Met. **1939**, No 417, 1. — Perret: Courts empoussiérages et silicose chez les mineurs valaisans. Z. Unfallmed. **45**, 117 (1952). — Policard: Ann. Méd. **1937**. Zit. nach Langelez.

Röhrl: Die Granitsilikose. Arbeitsmed. **1947**, H. 23. — Besonderheiten des Röntgen-bildes und Verlauf der Silikose der Elbsandsteinarbeiter. Arch. Gewerbepath.**11**, 381 (1942). — Roulet et Bouchet: Silicose aigue après exposition très courte aux poussières de silice pure. Tuberculose associée tardive. Revue de la Tbc. **5—6**, 300 (1946). Ref. Schweiz. med. Wschr. **1947**, 860. — Rüttner: Foundry worker's pneumoconiosis in Switzerland. Arch. of Industr. Hyg. **9**, 297 (1954). — Russel, Britten, Thompson and Bloomfield: The health of workers in dustry trades. II. Siliceous dust (granite industry). U.S. Publ. Health Bull. **187**, 206 (1929).

Sander: Lung findings in foundry workers. A four-year survey. Amer. J. Publ. Health **28**, 601 (1938). — Schmidt: Ber. dtsch. keram. Ges. **31**, 355 (1954). — Scott, Axelrod, Crowley and Hamilton: Deposition and fate of plutonium, uranium and their fission products inhaled as aerosols by rats and men. Arch. of Path. **48**, 31 (1949). — Simson, Strachan and Irwine: Silicosis in south africa: A symposion on the histopathology, patho-logical anatomy, and radiology of the disease. Proc. Trans. Mine Med. Off. Assoc., spec. supp. **1930**. — Sticotti e Centoni: Osservazioni sulla silicosi da materiale refrattario. Riv. Pat. e Clin. Tbc. **16**, 191 (1942).

Thürlimann: Die Silikose bei den Arbeitern der linksseitigen Rheintaler Steinbrüche. Diss. Zürich 1943. — Tillson: Silicosis; its causation. Engin. a. Min. J. **135**, 121 (1934).

Uehlinger: Untersuchungen über die Silikose in einem Großbetrieb der Metallindustrie. Mitt. naturforsch. Ges. Schaffhausen **23** (1949). — Die akute Silikose von Castels (Sargans). Schweiz. med. Wschr. **1949**, 720.

Vigliani: Lo stato attuale della silicosi in Italia. XV. Congr. naz. Med. del Lavoro, Genua 1949.

Watkins-Pitchford: The silicosis of the south african gold miners and changes pro-duced in it by legislative and administrative efforts. J. Ind. Hyg. **9**, 109 (1927). — Watson: The effect of water on the production of industrial dust. J. Ind. Hyg. **20**, 155 (1938). — Williams: Composition of industrial dusts. I. Foundry dusts. J. Ind. Hyg. **27**, 110 (1945). — Worth u. Schiller: Die Pneumokoniosen. Staufen 1954.

Zanetti: Med. Lav. **138** (1949). Zit. nach Bucher.

G. Silikatosen.

Von

W. Behrens jr.

"Today Collis's clearly defined concepts of pneumoconiosis are becoming confused again because enthusiastic observers in many fields are drawing deductions without sufficient knowledge of the problem as a whole. Roentgenologists are too ready to ascribe any abnormal shadow in the film of a workman to some dust which he may have inhaled. General pathologists have concluded that the mere presence of a certain mineral in a pulmonary lesion is *ipso facto* proof that this dust was the cause of the reaction. Experimental pathologists with high powered microscopes have searched the early reactions to inhaled dusts and drawn sweeping conclusions as to the potentialities of this or that mineral to cause fibrosis. Petrologists and chemists are performing test tube experiments which prove that some silicate is more soluble in water than quartz, deducing from the solibility hypothesis that it must therefore be a more potent irritant than quartz. Clinicians, who see only the disabled silicotic patient with advanced lesions, often complicated by tuberculosis, are insisting, that only such conditions represent the true picture of silicosis."

L. U. GARDNER 1938

Der Begriff „*Silikatose*" geht auf BADHAM zurück. Er hat 1927 aus der Gesamtheit der Steinstaublungen eine in mehrfacher Hinsicht eigenartige Gruppe herausgeschält.

Seine Beobachtung betraf eine zarte Lungenfibrose im Röntgenbild von Goldmineuren, die Staub mit sehr wenig freier Kieselsäure, aber viel Rhodonit, einem Magnesiumsilikat, ausgesetzt waren. Des weiteren stützte er sich auf Mitteilungen über analoge Befunde bei Arbeit in hartem Gestein ohne freie — jedoch mit Kieselsäure in gebundener Form, in Asbeststaub und anderen Silikaten. BADHAM stellte diese nach Silikatstaubinhalation entstehenden diffusen feinen Lungenfibrosen — *die Silikatosen* — der durch freie Kieselsäure bewirkten massiven herdförmigen Fibrose — *der Silikose* — gegenüber, wobei jene nicht als Vorstadium für diese zu gelten habe. Er verwies auf die Möglichkeit eines letalen Verlaufs, betonte aber das Fehlen einer Prädisposition zu tuberkulösen Komplikationen und äußerte sich schließlich noch über die versicherungsrechtlichen Konsequenzen.

Diese Auffassung stand im Gegensatz zu der seit COLLIS (1915) gültigen These, wonach nur *freie Kieselsäure* eine Lungenfibrose erzeugen könne. Die weitere Forschungsarbeit über die schädigende Wirkung von Silikatstäuben ist durch die Löslichkeitstheorie der Silikose entscheidend beeinflußt worden (GYE und PURDY 1922, Nachweis der toxischen Eigenschaften kolloidaler Kieselsäure). Der Schluß, die pathogenen Eigenschaften von Silikaten mit ihrer Löslichkeit in Beziehung zu setzen, lag nahe und hat die Anschauungen der zwei folgenden Jahrzehnte beherrscht. Im Gegensatz zur Quarzwirkung (Auflösung kristalliner, reiner Kieselsäure) wäre demnach die Silikatwirkung durch Freiwerden von Kieselsäure aus verschiedenen Kieselsäureverbindungen aufzufassen, und das Vorkommen von Silikatosen wurde geradezu als weiterer Beleg für die Richtigkeit der Löslichkeitstheorie der Silikose herangezogen. Der Beweis dafür, daß diese Auffassung — zumindest bei der Asbestose — revidiert werden muß, ist erst in den letzten Jahren erbracht worden.

Die scheinbar einfachen und bewiesenen theoretischen Grundlagen haben sich in der Folge für die Staublungenforschung eher ungünstig ausgewirkt. Es kam zu einer kaum übersehbaren Zahl von Beobachtungen und Auffassungen (Motto: Gardner 1938!). Diese Verwirrung bei der Beurteilung der durch Staubinhalation erworbenen Lungenfibrosen ist vor allem dadurch bedingt, daß jede der in Frage stehenden Krankheiten einen berufsanamnestischen, klinischen und pathologisch-anatomischen Aspekt besitzt, die nicht voneinander getrennt werden können und dürfen. Volle Beweiskraft erhält die Frage, ob z. B. eine Silikatose wirklich vorkomme, erst dann, wenn den drei genannten Punkten noch eine tierexperimentelle Bestätigung der schädlichen Wirkung des Staubes hinzugefügt werden kann. Das Problem muß also immer in seiner Gesamtheit betrachtet werden, und die Tendenz aus Einzelbefunden allgemeine Schlüsse zu ziehen, hat oft zu Irrtümern geführt. Die Berufsanamnese ist insofern von entscheidender Bedeutung, als in der Industrie ja nur sehr selten reine Stäube vorkommen. Bezüglich der mit Silikaten kombinierten Mischstaubsilikosen (z. B. Glimmer) verweisen wir auf den Abschnitt Mischstaubsilikosen.

Wenn wir den Begriff der Silikatosen beibehalten und die Silikate mit Rüttner 1950/2 weiterhin zu den silikogenen Stäuben rechnen, so möchten wir dies nur im Sinne einer ätiologischen — vielleicht bald historischen — keineswegs aber in Form einer pathogenetisch irgendwie festgelegten Betrachtungsweise tun.

Zu besprechen sind:

I. Die Asbestosis pulmonum.
II. Talkosis.
III. Kaolinosis.

I. Asbestosis pulmonum.

Der Begriff Asbest — franz. amiante, pierre à coton — ital. amianto — deutsch auch Bergflachs — stammt aus dem Griechischen ($\check{α}σβεστος$) und bedeutet unverbrennbar. Als technischer Sammelbegriff umfaßt Asbest faserige, basische Magnesiumsilikate, als wichtigste: *Chrysotilasbest* (auch Serpentin- oder Olivinasbest) und *Hornblendeasbeste* (auch Amphibolasbest: Amosit, Blauasbest = Crocidolit, Tremolit).

Die beiden folgenden Tabellen nach Niggli und Sundius und Bygdèn geben über die verschiedenen physikalischen und chemischen Eigenschaften Aufschluß.

Mutter- bzw. Nebengesteine sind Serpentin, Hornblende, Magnetit, Chromit, nicht aber Quarz. Die größten Asbestvorkommen liegen in Thetford-Canada (Chrysotilasbest — etwa $^3/_4$ der Weltproduktion), weiterhin in Südafrika (Chrysotilasbest, Crocidolit, Amosit), in den USA (Arizona — Chrysotilasbest), in Rußland (Ural, Sibirien — Serpentinasbest) sowie in Finnland (Amphibolasbest).

Tabelle 1.

	Hornblendeasbest	Chrysotilasbest
Formel	$Mg_3CaSi_4O_{12}$	$H_4Mg_3Si_2O_9$ oder $3MgO.\ 2SiO_22H_2O$
Härte	5—6	3—4
Spezifisches Gewicht	2,5—3,4	2,3—2,5
Lichtbrechung	1,66—1,60	1,55—1,53
Doppelbrechung	sehr klein —0,03	0,01—0,02
Schmelzpunkt	1150—1530° C	um 1550° C
Widerstandsfähig gegen Säuren . .	sehr stark	schwach
Wärmeleitfähigkeit	schlecht	aufgefasert gut, sonst schlecht
Elastizität	wenig elastisch, spröde	sehr elastisch

Tabelle 2.

	Serpentinasbest %	Amositasbest %	Blauasbest %
Kieselsäure SiO_2 . . .	39—42,5	49—53	50,5—51,5
Tonerde Al_2O_3	0,3—3,7	0,13—9,4	—
Eisenoxyd Fe_2O_3 . . .	0,7—4,4	34—44	35,5—36
Eisenoxydul FeO . . .	0,42	37,34	—
Kalk CaO	0—0,35	0—2,5	—
Magnesia MgO	39—43	0,7—6,3	0—3
Wasser H_2O	13,3—16,5	2,3—3	3,5—4
Alkalien Na_2O, K_2O . .	—	—	7,5—9
Titansäure TiO_2 . . .	—	0,004	—
Nickel Ni	Spuren	—	—
Manganoxydul	—	Spuren	—

Die praktisch wichtigsten Eigenschaften des Asbests — hohe Temperaturbeständigkeit, Spinnbarkeit, geringes Elektrizitäts- und Wärmeleitungsvermögen, Resistenz einzelner Sorten gegen Säuren — waren zum Teil schon im Altertum bekannt (vgl. COOKE 1927 und 1929) und bedingten in jüngster Zeit seine ständig zunehmende industrielle Verarbeitung.

Die *Gewinnung* erfolgt meist im Tagbau und birgt wie auch die vorläufige Aufschließung in offenen Mühlen keine nennenswerte Staubgefährdung in sich (OLIVER 1930, SIMSON 1928, CARTIER 1949). Bei der überaus vielfältigen *industriellen Verwendung* (feuerfeste Textilien und Dichtungen, Isoliermaterial gegen Wärme und Elektrizität, säurefeste Auskleidungen, Brems- und Kupplungsbeläge, Filter und verschiedenste Laboratoriumsgegenstände, Asbestzement, Asbestziegel und -platten sowie Farbzusätze als Träger u. a. m.) ist häufig mit einer recht erheblichen *Staubentwicklung* zu rechnen. AURIBAULT hat 1906 als erster auf ihre verhängnisvollen Folgen aufmerksam gemacht. Besonders gefährliche Staubkonzentrationen treten aber in der *Asbesttextilindustrie* (Krempeln, Weben, Mischen, Spinnen — COOKE 1927, GERBIS und UCKO,

Tabelle 3. (Nach BOEHME 1951.)

Beschäftigung	Zahl der Untersuchten	Asbestose	
		Zahl	%
Vorbereitung und Krempelei .	17	9	52
Weberei und Klöppelei . . .	23	2	9
Spinnerei	11	4	50
Bremsbandschleiferei	8	4	50
Verschiedenes	16	7	44
	75	23	31

KRÜGER und Mitarbeiter, SIMSON 1928), in Bremsbandschleifereien (BOEHME 1941) und bei der Fabrikation von Asbestmatten auf (vgl. dazu Tabelle 3 nach BOEHME 1951 über Häufigkeit der Asbestose in den verschiedenen Beschäftigungsarten).

Staubzählungen in Betrieben stammen von DREESSEN und Mitarbeiter, FLEISCHER und Mitarbeiter sowie von LUTON und Mitarbeiter 1946, LUTON und Mitarbeiter 1951. DREESSEN und Mitarbeiter nennen als Sicherheitsgrenze eine Konzentration von 5 Mill. Staubpartikeln je Kubikfuß. Die mikroskopische Untersuchung ergibt Fasern zwischen 2 und $150\,\mu$ Länge (COOKE 1929, GLOYNE 1929, LUTON und Mitarbeiter 1946, KOPPENHOEFER). (Für Staubgewichtsbestimmungen vgl. LUTON und CHAMPEIX, für elektronenmikroskopische Befunde KÜHN.)

Die jahrelange Inhalation von Asbeststaub erzeugt eine diffuse Lungenfibrose, die nach Ausbildung eines mittelschweren Stadiums unaufhaltsam fortschreitend den Tod des Patienten herbeiführt. Die besondere Bedeutung dieser Pneumokoniose, der *Asbestosis* liegt darin, daß sie die einzige gründlich erforschte, durch Silikate bedingte Staublungenkrankheit darstellt (BEHRENS).

Den ersten kasuistischen Mitteilungen über Asbeststaublunge (Murray 1906, Fahr und Mitarbeiter 1914 und Cooke 1924; Cooke 1927, McDonald 1927) folgten zahlreiche weitere Beiträge (vgl. z. B. bei Wood und Gloyne 1934 sowie Egbert 1935).

Die *Expositionszeit* — die Zeit zwischen Beginn der ungeschützten Staubarbeit und dem Einsetzen der Symptome der Lungenfibrose — wird von den meisten Autoren mit 3—5 Jahren angegeben. (Unter besonders ungünstigen Bedingungen können jedoch schon vorher Veränderungen auftreten — Bohne 1936, Merewether, Stone, Wood 1929, Wood und Mitarbeiter 1934).

Der Versuch Erhards, die oft deutlichen individuellen Unterschiede wenigstens teilweise durch Filterwirkung der Nase zu erklären, ergab keine endgültigen Resultate. Die nachfolgende Tabelle von Boehme 1951 gibt Aufschluß über die Beziehungen zwischen Arbeitsdauer und röntgenologischen Stadien.

Tabelle 4.

Arbeitsdauer in Jahren	Zahl der Untersuchten	Röntgenbefund				Summe	
		0—1	1	2	3	Zahl	%
1936							
2—5	38	3	2	0	0	5	13
5—10	26	9	5	1	0	15	58
10—	9	2	3	2	0	7	77
	73					27	37
1940							
2—5	51	3	1	0	0	4	8
5—10	10	2	3	0	0	5	50
10—	10	2	3	3	0	8	80
	71					17	24
1949							
2—5	33	1	0	0	0	1	3
5—10	11	1	2	1	0	4	36
10—	31	7	8	2	1	18	58
	75					23	31

Die Rolle der *Staubkonzentration,* die für die Entwicklung der Lungenfibrose einen ebenso wichtigen Faktor wie die Expositionszeit darstellt, ergeht aus nachfolgender Tabelle von Dreessen und Mitarbeiter.

Tabelle 5. (Zit. nach Dreessen und Mitarbeiter.)

Staubkonzentration Millionen Partikel je Kubikfuß		Expositionszeit in Jahren		
		0—4,9	5—9,9	über 10
0—4,9	krank	2 Arb.	1 Arb.	0 Arb.
	exponiert . . .	84 Arb.	19 Arb.	5 Arb.
	in Prozent . . .	2	5	0
5—9,9	krank	0 Arb.	6 Arb.	13 Arb.
	exponiert . . .	70 Arb.	37 Arb.	19 Arb.
	in Prozent . . .	0	16	68
über 10	krank	8 Arb.	22 Arb.	21 Arb.
	exponiert . . .	134 Arb.	43 Arb.	36 Arb.
	in Prozent . . .	6	51	58

Zu Beginn der Staubarbeit wird verschiedentlich ein „Initialkatarrh" im Bereich der oberen Luftwege beschrieben (Boehme 1941 und 1951, Luton und

CHAMPEIX 1946, SAUPE 1939), dem nach einigen Monaten ein symptomloses Stadium folgt.

Die subjektiven **Symptome** der Lungenfibrose, die äußerst schleichend einsetzen (*Dyspnoe, Husten* mit wenig schleimigem Auswurf, stechende, brennende oder dumpfe Thoraxschmerzen, *Anorexie* und schließlich Kachexie) stehen lange in einem auffallenden Widerspruch zu den geringfügigen oder fehlenden objektiven und röntgenologischen Erscheinungen. Zu nennen sind *Thoraxstarre*, eventuell Cyanose; eine Besprechung der spärlichen seltenen auskultatorischen und perkussorischen Befunde dürfte sich erübrigen. Die Untersuchung des Sputums zeigt (frühestens nach 3wöchiger Staubarbeit — LUTON und CHAMPEIX 1946) nach einigen Monaten fast regelmäßig sog. *Asbestosiskörperchen. Sie sind an sich nur Zeichen einer stattgehabten Staubinhalation und berechtigen allein nicht zur Diagnose der Lungenfibrose* (GARDNER 1940).

Sie können noch viele Jahre nach Absetzen der Asbestarbeit beobachtet werden und sind bei fehlender Expektoration zufolge Lungenstarre auch schon in den Faeces (GLOYNE 1931) oder durch Lungenpunktion (HADDOW, STEWART und Mitarbeiter 1929) gefunden worden. Eine ernstere Bedeutung besitzt der Nachweis von „*Asbestosis bodies in clumps*" — Haufen von bis 30 mehr oder weniger radiär angeordneten Asbestosiskörperchen. Sie erscheinen nur bei fortgeschrittener Asbestose (STEWART und Mitarbeiter 1932, LUTON und Mitarbeiter 1951).

Lungenfunktionsprüfungen von ROEMHELD und Mitarbeiter haben erwartungsgemäß schwere Störungen ergeben. Für einzelne, mit seinen Befunden übereinstimmende Angaben vgl. BOEHME (1941), LUTON und CHAMPEIX (1946), ROUSSEAU, SOPER, STONE und WOOD (1929).

Der **Röntgenuntersuchung** (vgl. Abschnitt Röntgenologie — COCCHI) kommt zur Erfassung des Leidens und zur Überwachung der Kranken eine kaum zu überschätzende Bedeutung zu. Bei der Art der Verschattungen, wie sie der Asbestose eigen sind, sind Röntgenaufnahmen mit stets gleichbleibender Technik erforderlich, weil Schirmbild- oder Durchleuchtungskontrollen oft versagen. Unter den verschiedenen röntgenologischen Klassifizierungen (ELMAN, LUTON, STONE sowie BRISTOL) bevorzugen wir die nachfolgende Stadieneinteilung von SAUPE (s. bei KRÜGER, ROSTOSKI und SAUPE 1931 sowie SAUPE 1938), die sich im deutschen Sprachgebiet allgemein durchgesetzt hat:

Asbestose 0—I (Vorstadium): Ziemlich uncharakteristische Verstärkung der Lungenzeichnung, besonders in den Mittel- und Unterfeldern. Feine Streifenschatten und ganz zarte Fleckelung in Komplementärräumen, besonders im Herz-Zwerchfellwinkel.

Asbestose I: Äußerst feines Netzwerk der Lungenzeichnung in den Mittel- und Unterfeldern, schon mit sehr kleinen zarten Flecken durchsetzt.

Asbestose II: Dichtere Lungenzeichnung, zahlreichere kleinste Fleckenschatten, beginnende Helligkeitsverminderung der Mittel- und Unterfelder, besonders der herznahen Abschnitte. Breite und dichte Hili, im allgemeinen ohne Kalkeinlagerungen.

Asbestose III: Ausgesprochene Abschattung der Mittel- und Unterfelder, vermehrt strahlendurchlässige Oberfelder, Herzränder schlecht differenzierbar, breite mitteldichte Hili.

Die röntgenologischen Veränderungen der Asbestose verhalten sich somit anders als diejenigen der Silikose. Die weichen, flauen, anfänglich nur schwer von der normalen Lungenzeichnung unterscheidbaren Verschattungen werden mit Ausdrücken wie „ground glass appearance" der angloamerikanischen Literatur oder „aspect en toile d'araignée" französischer Autoren anschaulich umschrieben. Sie stehen schon in ihrer Intensität in einem scharfen Gegensatz zu den bis kalkdichten, meist ziemlich scharf abgegrenzten silikotischen Infiltrationen. Ein weiterer wesentlicher Unterschied liegt in der Anordnung der Schatten: Bei der *Asbestose* entwickelt sich eine *lineare bis diffuse Fibrose* gegenüber der *knotigen Fibrose* (Schrotkörner, Ballungen) der *Silikose.* Die Verschattungen der Asbestose sind basal am stärksten ausgebildet und werden in den Spitzen oft von emphysematösen Lungenpartien überdeckt.

Ganz allgemein bedeuten aber die weniger ausgesprochenen röntgenologischen Veränderungen der Asbestosis keineswegs einen weniger ernst zu nehmenden Schaden als beispielsweise die groben Ballungen bei der Silikose.

Mit zunehmender Lungenfibrose sind Erscheinungen im Sinne eines Cor pulmonale zu erwarten und von Stone und Wegelius auch beschrieben worden, — Dreessen und Mitarbeiter haben sie vermißt.

Die Blutsenkungsreaktion kann beschleunigt ausfallen (Luton, Champeix und Faure 1946, Wedler 1943). Hämatologische Untersuchungen ergeben nichts Besonderes.

Von Gloyne (1929) und Dewirtz wurden erstmals „Asbestwarzen" beschrieben. (Asbestfasern enthaltende Fremdkörperreaktion der Haut mit Hyperkeratose, Acanthose und Fremdkörperriesenzellen.)

Die **Diagnose** einer Lungenasbestose kann nur unter Berücksichtigung von *Berufsanamnese* (Expositionszeit, Staubkonzentration), *Klinik* (Mißverhältnis zwischen subjektiven Symptomen und objektiven Befunden, Sputumuntersuchungen) und *Röntgenbild* (lange Zeit geringfügige Veränderungen, apico-caudal zunehmende diffuse Fibrose) mit einiger Sicherheit gestellt werden.

Der **Verlauf** ist chronisch und zieht sich über viele Jahre hin. Wie bei den anderen Staublungenkrankheiten muß sich die Therapie auf rein symptomatische Maßnahmen beschränken. Um so wichtiger ist eine regelmäßige prophylaktische Überwachung der Asbestarbeiter mit wiederholten Thoraxaufnahmen gleicher Technik, die nach Bohne (1932, 1936) und Wegelius in mindestens 1—2jährigen Abständen erfolgen sollen.

Die Häufigkeit der *tuberkulösen Komplikationen* bei Asbestose — wie groß sie auch sein möge — bleibt geringer als bei der Silikose (Merewether 1933). In Deutschland hat Wedler (1947) die Frage in einer Monographie eingehend bearbeitet. Unter rund 2300 Asbestarbeitern fand er um 200 fragliche und etwa 500 sichere Asbestosen mit 31 Todesfällen. Von diesen 700 Patienten zeigten 11 (1,6%) eine aktive und 51 (7%) eine inaktive Tuberkulose (vgl. auch Boehme 1951).

Ist somit die Seltenheit tuberkulöser Komplikationen bei der Asbestose belegt, so ergeben die Beobachtungen der letzten 20 Jahre eine auffallend häufige *Kombination der Asbestose mit dem Bronchuscarcinom* (vgl. Lynch und Smith 1935, Gloyne 1935, Egbert und Geiger 1936, Gloyne 1936, Nordmann 1938, Lynch und Smith 1939, Wedler [Bohne] 1943, Linzbach und Wedler 1941, Holleb und Angrist 1942, Desmeules und Mitarbeiter 1947, Homburger 1943, Welz 1942, Wedler [Deutschländer] 1943, Wedler [Alwens] 1943, Cureton 1948, Boemke 1953, Stoll und Mitarbeiter 1951, Werber 1951, Owen 1951, Weiss 1953).

Auf Grund von 22 kasuistischen Mitteilungen der Literatur errechnete Behrens 1952 eine durchschnittliche Expositionszeit von $16^1/_2$ Jahren (19 Monate bis 42 Jahre) bei einem Intervall vom Beginn der Staubarbeit bis zum Eintritt des Todes von durchschnittlich $20^1/_4$ Jahren (6—$42^1/_2$ Jahre) und einem Durchschnittsalter der Fälle von $50^1/_2$ Jahren. In 13 Fällen fand sich ein Pflasterzellcarcinom.

Tabelle 6.

	Sektionen von Abestosis-fällen	Davon mit Carcinom
Deutschland (Wedler 1943, Koelsch, Welz)	34	10
England (Annual Report of Factories 1924—1946)	235[1]	31
Amerika (Lynch und Cannon)	40	3
Canada (Thetford, Cartier 1955)	40	6
Total	349	50 = 14,3%

[1] Todesfälle.

Die Häufigkeit des Bronchuscarcinoms bezogen auf ein größeres Sektions-material ergibt sich aus Zusammenstellung in Tabelle 6.

Demgegenüber errechnete beispielsweise RÜTTNER für 2204 Silikosesektionen der Literatur eine Bronchuscarcinomhäufigkeit von 1,4% und für 271 eigene Silikosesektionen eine Häufigkeit von 1,1%. Tierexperimentell haben nur NORDMANN und Mitarbeiter (1941) bei 2 von 10 Mäusen, die 240 Tage überlebten, ein Pflaster-Epithelzellcarcinom erzeugen können.

Bei der bekannten Zusammensetzung des Asbests ist ein chemischer Faktor, der für die Entwicklung einer malignen Neubildung verantwortlich gemacht werden könnte, sehr unwahrscheinlich. Die Mehrzahl der Autoren nimmt denn auch an, daß die ständigen Verletzungen der Bronchialschleimhaut durch die Asbestfasern zu gesteigerter regeneratorischer Proliferation führen soll, die gelegentlich metaplasieren und in maligne Entartung umschlagen kann (vgl. z. B. NORDMANN, LINZBACH und WEDLER, WELZ).

Die **Prognose** der Asbestosis muß meistens als ernst bezeichnet werden. BÖHME (1951) schreibt zwar, daß das Leiden, solange die Veränderungen nur leichter oder mittelschwerer Natur seien, nach Absetzen der Staubexposition nicht nur weniger Neigung zum Fortschreiten zeige als die Silikose, sondern häufiger als diese zum Stillstand komme (vgl. auch CARTIER 1955). In gleiche Richtung weisen tierexperimentelle Befunde von VORWALD (1951). Ist jedoch einmal ein mittelschweres bis schweres Stadium der Krankheit erreicht, so schreitet sie — auch bei Absetzen der Staubarbeit — in individuell verschie-denem Verlauf unaufhaltsam fort.

Pathologisch-anatomisch (vgl. STROEBE, DI BIASI, FRANCHINI u. a., MOTTURA und Mitarbeiter, GARDNER 1940 — s. auch GARDNER bei LANZA 1938, HAMPE, GLOYNE 1933, LYNCH 1955) sind die Lungen meist klein, kontrahiert, schwer und besonders in den Unterlappen von derber bis harter, lederartiger Konsistenz. · Die Pleuren sind häufig flächenhaft fibrös verdickt, Spitzenschwielen und Symphysis pleurae (knorpelharte Schwar-tenbildung) sind nicht selten. Die Lungenschnittfläche zeigt eine diffuse von oben nach unten zunehmende Fibrose mit verstärkter netzförmiger Septenzeichnung und besonders in den Unterlappen breiten fibrösen Bändern. Die Fibrose zusammen mit den emphysematös ver-änderten Abschnitten kann in schweren Fällen die normale Lungenstruktur weitgehend ver-wischen. Die tracheobronchialen Lymphknoten sind klein bis mittelgroß, weich bis mäßig derb, meist von schwarzer Farbe.

Bei der **histologischen Untersuchung** imponiert vor allem die starke Vermehrung des peribronchiolären und perivasculären Bindegewebes, das sich diffus ins Lungenparenchym fortsetzt und auch auf die Interlobärsepten und die Pleuren übergreift. Besonders in den basalen Lungenabschnitten liegen zahlreiche Gruppen kollabierter bindegewebig durch-wachsener Alveolen. Die unregelmäßig durcheinander geflochtenen straff-faserigen derben kollagenen Faserbündel mit elastischen Elementen vermischt, sind stellenweise leicht ent-zündlich infiltriert. Sie enthalten sehr zahlreiche Asbestnadeln und Asbestosiskörperchen. Die Alveolarwände sind bald leicht fibrös bald bis zum mehrfachen ihrer ursprünglichen Breite verdickt. Die Alveolen und die peribronchialen Fibroseherde enthalten Fremdkörperriesen-zellen, Asbestnadeln, Asbestosiskörperchen und körniges Pigment. Asbestnadeln und As-bestosiskörperchen liegen bald frei, bald in mononucleären Phagocyten, bzw. mehrkernigen Fremdkörperriesenzellen eingeschlossen, einzeln und in Haufen im Lumen der Alveolen und der feinsten Verzweigungen des Bronchialsystems, die manchmal mit ihnen vollgestopft sind. Zwischen derart veränderten Parenchymabschnitten findet sich normales oder emphysematös geblähtes Lungengewebe.

Die diffuse Asbestfibrose zeigt keine morphologische Ähnlichkeit mit den typischen kon-zentrisch geschichteten silikotischen Knötchen.

GLOYNE (1933) sah im Bereich der tracheobronchialen Lymphknoten im allgemeinen nur eine leichte celluläre Reaktion und einige wenige Asbestosiskörperchen. Auch DI BIASI und MOTTURA (1939) betonten die schwache Fibrose in den Hiluslymphknoten. Nur LYNCH und SMITH (1931) sowie STROEBE sprechen von fibrös indurierten Bronchiallymphknoten. Außer-halb der Lungen und der Hiluslymphknoten finden sich nur sehr selten Asbestnadeln oder Asbestosiskörperchen (LYNCH und SMITH 1930, LYNCH 1937, STEWART und Mitarbeiter 1931, LUTON und Mitarbeiter 1951).

Die sog. *Asbestosiskörperchen* bestehen aus einer Asbestnadel und einer Hüll-substanz (vgl. MARCHAND und RIESEL 1906 und FAHR und Mitarbeiter 1914,

Cooke und Hill 1927 — „curious bodies", Stewart und Haddow 1929 — „Asbestosis bodies", Gloyne 1932). Es handelt sich um etwa $10\,\mu$ bis über $120\,\mu$ lange, stäbchenförmige, gelblich-rötliche Gebilde, die meist eine deutliche Gliederung in kleine kugelige, aneinandergereihte Elemente zeigen, so daß sie nach Eisenfärbung manchmal wie große blau gefärbte Streptokokkenketten aussehen (Marchand). Ihre Enden sind etwas angeschwollen, es entstehen dann trommelstock-, keulen-, oder hantelförmige Gebilde. Beim Abblenden wird manchmal eine zentrale längsverlaufende Asbestfaser deutlich, die auch aus der Hüllsubstanz herausragen kann. Sie sind gegenüber Anilinfarbstoffen im allgemeinen indifferent, die verschiedenen Eisenreaktionen fallen aber sehr schön positiv aus.

Begers Arbeiten haben durch Nachweis der Verbrennbarkeit, der Löslichkeit in Säuren und Alkalien und der Verdauung durch proteolytische Fermente die Eiweißnatur der gelartigen Hüllsubstanz belegt. Die Untersuchungen von Sundius und Bygdèn (Mikroelementaranalysen an mechanisch aus Lungengewebe isolierten Asbestosiskörperchen) haben ergeben, daß diese Hüllsubstanz aus Eisenoxyd (etwa 40%), einem organischen Gel von Eiweißnatur (etwa 30%), Wasser (etwa 15%) und Phosphorsäure (etwa 7%) besteht.

Interessanterweise konnten die beiden schwedischen Autoren trotz dem im Industriestaub für gewöhnlich stark überwiegenden Chrysotilasbest, kristalloptisch nur Hornblendeasbest nachweisen. Dieser für eine Auflösung des Chrysotilasbest sprechende Befund ist von Ruska röntgenspektrographisch erhärtet und von Kühn an weiteren Fällen bestätigt worden.

Rüttner 1952 und Willy 1954 haben Asbestosiskörperchen „in vitro" hergestellt — für erfolglose diesbezügliche Bemühungen vgl. Behrens 1952.

Zu Verwechslungen können sog. *Pseudoasbestosiskörperchen* führen — analoge Hüllenbildungen um andersartige faserige Stoffe.

Für pathologisch-anatomische Mitteilungen der Literatur über derartige Gebilde bei fehlender Asbeststaub-Exposition vgl. Behrens 1952. Bei den in Talkstaublungen beschriebenen Asbestosiskörperchen darf unseres Erachtens, bis genauere Untersuchungen vorliegen, noch nicht von Pseudo-Asbestosiskörperchen gesprochen werden, da ja sehr oft Tremolit und andere Asbestvarietäten zusammen mit Talk verarbeitet werden.

Genauere Angaben über den nadelförmigen Kern von Pseudo-Asbestosiskörperchen geben Sundius und Bygdèn: Hornblende-Rutil, Cooke 1929 und 1935: Biotit-Fusain, Gloyne und Mitarbeiter 1949: Graphit, Glauser und Rüttner: Carborund, Nordmann 1949, Luton u. a. 1947: Kieselgur. Experimentell sind von Vorwald u. a. 1951 in der Meerschweinchenlunge mit Brucit (MgO H$_2$O) typische Pseudo-Asbestosiskörperchen und histologisch der Asbestosis völlig entsprechende Veränderungen erzeugt worden. — Analoge Versuche mit Glaswolle ergaben keine entsprechenden Resultate.

Eine Zusammenstellung der **Tierversuche** der Literatur mit verschiedenen Asbestsorten an verschiedenen Tierarten und in verschiedenen Geweben findet sich bei Behrens 1951. 1951 erschien von Vorwald und Mitarbeiter ein vollständiger Bericht über die von Gardner 1928 begründete tierexperimentelle Asbestose-Forschungsarbeit am Saranac Lake-Institut. Diese wertvolle Studie ergibt (in weitgehender Übereinstimmung mit der Literatur) kurz zusammengefaßt folgendes: Verschiedene Tierarten (Meerschweinchen, Ratte und Kaninchen — nicht aber Maus und Hund) entwickeln nach Inhalation oder Instillation von langfaserigem Chrysotilasbest eine peribronchioläre Lungenfibrose (ähnlich der menschlichen Asbestose). Kurze Asbestfasern (Fraktionen unter $3\,\mu$ Faserlänge — nach Vorwald aber auch Fraktionen unter $20\,\mu$) können diese Reaktion nicht erzeugen. Die Wirkungsweise der langen Asbestfasern bei der Entstehung der Asbestosis scheint dementsprechend vorwiegend mechanischer Art zu sein. Die Expositionszeit für die Entwicklung der Fibrose ist umgekehrt proportional der Staubkonzentration. Bei Absetzen der Staubexposition schreitet die experimentell erzeugte Asbestosis nicht weiter. Die Injektion von aus Menschenlungen isolierten Asbestosiskörperchen bewirkte keine Fibrose. Aluminiumhydroxyd hat die fibrogene Wirkung langfaseriger Asbestnadeln nicht neutralisiert. Asbestinhalation hat die experimentelle Meerschweinchentuberkulose nicht eindeutig beeinflußt.

Die oben skizzierten Forschungsergebnisse berechtigen unseres Erachtens bei der Frage nach der **Pathogenese** zur Annahme, daß die Asbestfibrose zumindest sehr weitgehend auf mechanische Momente zurückzuführen ist.

Unter dem Einfluß der Löslichkeitstheorie der Silikose herrschte lange Zeit die Auffassung vor, daß sich aus dem relativ leicht löslichen Chrysotilasbest Kieselsäure freisetze, die für die Fibrose verantwortlich zu machen sei. Vereinzelte Untersuchungsbefunde (SUNDIUS und BYGDÈN, RUSKA, KÜHN, GARDNER 1942 und BEGER) machen eine Auflösung von Chrysotilasbest wahrscheinlich. Gegen eine chemische Wirkung sprechen aber die Untersuchungen mit lang- und kurzfaserigen Asbestsorten (VORWALD, RÜTTNER, KING und Mitarbeiter 1946, MACLEAN SMITH und Mitarbeiter), die bei kurzfaserigen Fraktionen keine Fibrose beobachtet haben, ferner der Umstand, daß Asbest im Gegensatz zu Quarz nicht in jedem Tier und nicht in jedem Organ zur Fibrose führt (GARDNER 1942). In der Humanpathologie spricht die peribronchioläre Fibrose (am Ort wo die langfaserigen Asbestnadeln abgelagert werden) und das Fehlen einer Fibrose in den mediastinalen Lymphknoten, die reichlich feinste Asbestpartikel enthalten, im gleichen Sinn.

Die den Asbestosiskörperchen von BEGER auf Grund sorgfältiger Untersuchungen zugeschriebene Rolle von „Lösungsvermittlern" der Kieselsäure kann nicht aufrecht erhalten werden. Pseudo-Asbestosiskörperchen — tierexperimentelle Erzeugung von Fibrose ohne Asbestosiskörperchen sowie Asbestosiskörperchen ohne Fibrose (VORWALD und Mitarbeiter 1951, BEHRENS 1951) — Auftreten von Asbestosiskörperchen vorwiegend in bewegten Geweben (Lunge, Muskulatur, Bindegewebe), — Ausbleiben einer Lungenfibrose nach Instillation von Asbestosiskörperchen (VORWALD und Mitarbeiter) — machen es viel wahrscheinlicher, daß die Entwicklung von Asbestosiskörperchen eine unspezifische Erscheinung darstellt, die stark bewegte Gewebe des Menschen und bestimmte Tierarten gegen langfaserige Fremdkörper bestimmter Elastizität schützt.

II. Talkosis pulmonum.

»Nous pouvons multiplier par 10, 100 ou 1000 les observations éparses dans la litérature mondiale, il reste toujours un abîme entre le nombre infime des silicatoses (Talk) et le nombre élevé des sujets exposés aux poussières silicatogènes«.

EVEN, SORS ET COLBERT 1952.

„Talk" ist ein hydriertes Magnesiumsilikat [Formel: $Mg_3(OH_2/Si_4O_{10})$], mineralogisch als Steatit-Speckstein, Seifenstein bekannt.

In reiner Form enthält Talk keine freie Kieselsäure. Im Rohzustand finden sich entsprechend den an den Fundorten vorliegenden Begleitgesteinen verschiedene Beimengungen. Besonders das Calciummagnesiumsilikat Tremolit, eine Hornblendeasbest-Varietät wird als verwandtes Mineral oft zusammen mit Talk gewonnen und verarbeitet. Zu nennen sind ferner: Calcit, Dolomit, Eisenoxyd, Antigorit, Magnesit, Spinell, Chromit, Magnetit und Quarz. Angaben über die Häufigkeit und das Ausmaß der Quarzbeimengung variieren.

Nach MCLAUGHLIN und Mitarbeiter, DREESSEN und SIEGAL und Mitarbeiter ist handelsüblicher Talk normalerweise fast ganz quarzfrei. SCHULTZ und WILLIAMS fanden unter 51 Talkproben 25mal keinen Quarz, 25mal nur Spuren, 1mal eine Quarzkonzentration von 3%. GARDNER (1940) gibt jedoch an, daß der Gehalt des Rohgesteins an freier Kieselsäure zwischen 2 und 20% variiert.

Ungefähr 65% der Welttalkproduktion stammt aus den USA. Die größten europäischen Vorkommen finden sich am Nordhang der Pyrenäen. Die Verwendung als Füllmaterial, chemisch-inertes Streckmittel, Absorptionsstoff und Pudergrundlage führt in der Papier-, Farb-, Bau-, Gummi- (Trennmaterial-Füllstoff), Textil- sowie in der kosmetischen und pharmazeutischen Industrie zu einer potentiellen Staubgefährdung.

Staubuntersuchungen in Betrieben wurden von DREESSEN, SIEGAL und Mitarbeiter, BUUS HANSEN und Mitarbeiter, ALIVISATOS und Mitarbeiter, MCLAUGHLIN und Mitarbeiter durchgeführt. Sie ergaben übereinstimmend höchstens Spuren freier Kieselsäure bei Staubkonzentrationen von sechs- bis fünftausend Millionen Partikel je Kubikfuß und größten Faserlängen von 15 μ (SIEGAL u. a.). DREESSEN fand 1933 im Betriebsstaub Tremolit und Speckstein in annähernd gleichen Mengen, alle Silikatstaubteilchen waren kleiner als 6 μ, über die Hälfte kleiner als $2\,\mu$. Parmeggiani nennt als beginnende gefährliche Staubkonzentration über 1000 Partikel von weniger als $5\,\mu$ Korngröße je Kubikzentimeter.

1896 hat Thorel aus Nürnberg über die „Specksteinlunge" berichtet. Seine pathologisch-anatomische Untersuchung betraf eine 44jährige Frau, die nach mehrjähriger Arbeit in einer Specksteinfabrik an einer kavernösen Lungentuberkulose verstorben war.

Weitere kasuistische Beiträge zeigen pathologisch-anatomisch eine geringgradige fibröse Reaktion (Devoto u. a. 1911) oder ebenfalls Komplikation mit Tuberkulose (Zanelli 1931).

In größerem Umfang wurde die Frage der Talkstaublunge 1933—1935 von Merewether, Dreessen, Dreessen und Dallavalle bearbeitet.

Merewether sah bei 24 Arbeitern mit bis 40jähriger Talkexposition röntgenologisch eine diffuse interstitielle Fibrose ohne Beeinträchtigung des Allgemeinzustandes. Dreessen und Dallavalle fanden bei 22 von 66 Arbeitern aus Talkmühlen und Minen das Bild einer Pneumokoniose. Die Staubkonzentration am Arbeitsplatz war zum Teil enorm (über $1^{1}/_{2}$ Billionen Partikel je Kubikfuß — durchschnittliche Partikelgröße unter $1\,\mu$). Siegal u. a. entdeckten 1941 unter 221 Tremolit-Fabrikarbeitern 32mal eine deutliche Lungenfibrose. Die Arbeitsanamnese ergab dabei für 18 Arbeiter Exposition gegen Talkstaub allein (Talk, Tremolit, Anthophyllit; Gehalt an freier SiO_2 unter 1%) vgl. dazu die Nachuntersuchungen von Kleinfeld 1955. Parmeggiani beschrieb unter 751 Talkarbeitern in 10,4% eine Pneumokoniose, 29mal in fortgeschrittenen Stadien. Weitere Untersuchungen stammen von Porro und Mitarbeiter, Hobbs, Even und Mitarbeiter, Buus Hansen und Mitarbeiter, Alivisatos und Mitarbeiter, Köhler und Mitarbeiter, Bruusgaard und Mitarbeiter. Parmeggiani, Gardner 1940, Reichmann, Nuck.

Solchen Arbeiten stehen Angaben anderer Autoren gegenüber, die unter größeren Belegschaften nur selten eine Pneumokoniose feststellten: Even und Mitarbeiter (85 Arbeiter mit 2—17jähriger Exposition) sowie Hogue und Malette (20 Untersuchte mit 10—36jähriger Talkarbeit) gar keine röntgenologische Abnormität — Pruvost: nur 2 von 90 Arbeitern mit röntgenologischen Veränderungen im Sinne einer Silikose bzw. Silikatose.

Die zur Entwicklung einer Fibrose notwendige *Expositionszeit* wird von Dreessen (1933) mit 5 Jahren, von Reichmann und Siegal und Mitarbeiter mit 10 Jahren angegeben. (Bei extrem hoher Staubkonzentration erwähnen Porro und Mitarbeiter und Alivisatos und Mitarbeiter weniger als 2 Jahre.)

Die schleichend beginnenden **Beschwerden** (Dyspnoe, Husten, Thoraxschmerzen, Müdigkeit) sowie die *objektiven Befunde* (eingeschränkte Thoraxexkursion, im allgemeinen diskrete akustische Phänomene, Trommelschlegelfinger, Gewichtsabnahme und reduzierter Allgemeinzustand) entsprechen ganz dem bei anderen Pneumokoniosen geläufigen Bild. Wichtig ist — wie bei der Asbestosis — die häufige Diskrepanz zwischen erheblichen subjektiven Erscheinungen und sehr oft diskreten Röntgenveränderungen. Aus dem Fehlen eines deutlichen Röntgenbefundes darf also nicht auf ein „Gesundsein" geschlossen werden.

Die Frage einer Prädisposition zur *Lungentuberkulose* läßt sich noch nicht endgültig beantworten. Immerhin haben Dreessen und Dallavalle bei 5 von 22 und Siegal und Mitarbeiter bei 3 von 18 Talkfibrosen eine Lungentuberkulose festgestellt, während Porro und Mitarbeiter gar bei 3 von 5 Fällen Tuberkelbacillen im Sputum nachweisen konnten. Hobbs beschreibt neben Komplikation mit Tuberkulose auch einen Fall von Talkstaublunge, bei dem ein Bronchuscarcinom auftrat. *Spontanpneumothorax* bei Talkosis pulmonum wurde von Porro und Mitarbeiter und von Pruvost beobachtet.

Die **röntgenologischen Veränderungen** sind von Dreessen (1933) folgendermaßen umschrieben worden:

Stadium I: Feine allgemeine Fibrose, in der Hauptsache beschränkt auf die unteren zwei Drittel der Lungenfelder.

Stadium II: Verstärktes Hervortreten der Bronchialzeichnung mit fleckenartigen, getüpfelten Stellen von größerer Dichte in beiden Lungenfeldern.

Stadium III: Konfluieren der getüpfelten Stellen zu massiven, wolkigen und dichteren Schattenbezirken.

Wir möchten diese Einteilung als rein deskriptive Darstellung der verschiedenen röntgenologischen Erscheinungsmöglichkeiten auffassen. In Anbetracht der *wenigen in jeder Beziehung* einwandfrei verarbeiteten Beobachtungen glauben wir nicht, in einer derartigen oder einer ähnlichen röntgenologischen Klassifizierung bereits einen gesetzmäßigen Ablauf des Krankheitsgeschehens erblicken zu dürfen.

Aus späteren Beschreibungen (PORRO und Mitarbeiter, KÖHLER und Mitarbeiter, ALIVISATOS und Mitarbeiter, REICHMANN, SIEGAL und Mitarbeiter, HOBBS) geht hervor, daß zunächst eine *verwaschene Lungenzeichnung* besteht, die der „ground glass appearance" des Röntgenbildes der Lungenasbestosis ähnelt. Außerdem kann eine ganz zarte diffuse *Netzzeichnung* beobachtet werden, die kaum stärker in Erscheinung tritt als die normale Lungenstruktur. Als weitere Veränderung finden sich wenig schattendichte, *submiliare* bis feinkörnige und schließlich *verschieden große kleinknotige Herdchen.* Während PORRO u. a. betonen, daß diese weniger dicht und weniger gut abgesetzt seien als die typischen Herde der Silikose, meinen SIEGAL und Mitarbeiter, daß sie damit verwechselt werden könnten. Diese Schattenherde sind im großen und ganzen symmetrisch angeordnet. Sie bevorzugen die Mittel- und Unterfelder. Nach PORRO kann die größte Intensität der Schatten in der Umgebung der vergrößerten und verdichteten Hili, subapikal oder über den Lungenbasen liegen. Die Spitzen und manchmal die am meisten basal gelegenen Partien bleiben relativ frei und sind hie und da emphysematös. SIEGAL und Mitarbeiter haben auch einige Male „zottige Herzränder" (wie bei Asbestosis) und Pleuraverwachsungen beobachtet.

Im Gegensatz zur Asbestose zeigen die flauen knotigen Herde — nach PORRO vorerst in den Unterlappen — gelegentlich die Tendenz zu ausgedehnteren unscharf begrenzten weichen Ballungen zusammenzufließen. Damit wird ein fortgeschrittenes Stadium der Krankheit erreicht (PORRO und Mitarbeiter, ALIVISATOS und Mitarbeiter, PRUVOST, EVEN und Mitarbeiter).

Die diffuse Verschleierung, die unbestimmte netzförmige Zeichnung und die kleinknotigen Herde können gleichzeitig vorkommen, sie stellen nach PORRO und Mitarbeiter die wesentlichen röntgenologischen Veränderungen dar.

SIEGAL und Mitarbeiter haben bei ihren Talkarbeitern 14mal sog. *Talkplaques* festgestellt. Wahrscheinlich handelt es sich — anatomische Unterlagen stehen noch aus — um Ablagerungen eines opaken, kalkdichten Materials von unregelmäßiger Form und Ausdehnung auf der Pleuraoberfläche. Klinisch sind diese Ablagerungen symptomlos (anamnestisch bestand einmal eine Pleuritis, nie ein Empyem; Beziehungen zu Infekten oder Lungenkrankheiten fehlten. Fünfmal fanden sich keine weiteren Röntgenveränderungen, 7mal eine deutliche Fibrose, je einmal eine aktive bzw. inaktive Tuberkulose). Bei der Diskussion der Genese dieser schalenartigen Niederschläge besprechen SIEGAL und Mitarbeiter die Möglichkeit von Talkansammlungen oder von Calciumniederschlägen in entzündlich fibrös verändertem Gewebe und verweisen auf analoge Beobachtungen LOMMELs bei der Eierschalensilikose. COCCHI verfügt über eine gleichartige Beobachtung bei Asbestosis (persönliche Mitteilung).

Bei den zum Teil äußerst zarten miliaren Fleckschatten und der diffusen schleierartigen Trübung der Lungenzeichnung muß die Durchleuchtung als Untersuchungsmethode begreiflicherweise versagen. Dementsprechend ist auch das Schirmbild, worauf KÖHLER und Mitarbeiter mit Recht hinweisen, zur Kontrolluntersuchung ungeeignet. Eine genügende Sicherheit bei der Überwachung der gefährdeten Arbeiter ist auch hier nur durch die Großaufnahme zu erzielen.

Spirometrische und blutgasanalytische Untersuchungen an 7 Patienten stammen von ALIVISATOS und Mitarbeiter. Sie belegen zum Teil recht erhebliche Funktionsausfälle. Leichtere Störungen fanden BUUS-HANSEN und Mitarbeiter.

Die **Prognose** erfordert Zurückhaltung sobald einmal deutlichere röntgenologische Veränderungen und subjektive Beschwerden vorliegen. Zwar sind die Aussichten günstiger als bei der Asbestose (vgl. z. B. KLEINFELD und Mitarbeiter, die für 19 verstorbene Talkosefälle nur 4mal die Lungenfibrose als Todesursache angeben). Es ist jedoch mit einer langsamen Zunahme der respiratorischen Insuffizienz und einem jahrelangen Siechtum zu rechnen (PORRO und Mitarbeiter, SIEGAL und Mitarbeiter). HOBBS nennt als Zeichen einer ungünstigen Entwicklung Anorexie und Gewichtsverlust. Banale Superinfektionen sind wie bei den übrigen Pneumokoniosen relativ häufig.

Über die **pathologische Anatomie** orientieren einige wenige ausführlichere kasuistische Beiträge (McLaughlin und Mitarbeiter, Porro und Levine, di Biasi, Jaques und Benirschke und mehr summarisch gehaltene Mitteilungen unter anderem von Porro und Mitarbeiter und Hobbs.

Die *Pleuren* zeigen zum Teil ausgedehnte Verwachsungen (möglicherweise tuberkulöser Herkunft), Porro.

Das *Lungengewebe* ist besonders basal mit zahlreichen unscharf begrenzten bis wenige Millimeter messenden, hellgrauen Knötchen und ganz feinen Streifen, Netzen und etwas derberen Strängen durchsetzt. Stellenweise konfluieren sie zu größeren Massen (McLaughlin). di Biasi gibt ebenfalls basal gehäuft, bis etwa 5 cm Durchmesser haltende Ballungen an, deren Konsistenz deutlich geringer sei als diejenige silikotischer Schwielen. Wiederholt wird ein verschieden starkes Lungenemphysem angegeben. Die Hiluslymphknoten erscheinen nur wenig vergrößert, weich, höchstens zäh, nicht fibrosiert.

Fälle ohne komplizierende Todesursache zeigten ein Cor pulmonale.

Histologisch beschreiben McLaughlin sowie Porro u. a. Knötchen aus locker verwobenem fibrösem Gewebe, die zum Teil wirbelförmig angeordnet um kleine Gefäße und Bronchioli respiratorii lokalisiert waren. Sie enthielten — einzeln und in Haufen — bis 40 μ lange Talkfasern.

Die Ballungen bestehen nach di Biasi ganz überwiegend aus einem sehr feinfaserigen mit Talkkristallen vollgestopften Bindegewebsnetz, in dem stellenweise unregelmäßig angeordnet etwas breitere Fasern und vereinzelt gestrüppartige hyaline Bindegewebsbalken liegen (scharf begrenzte hyalinschwielige Knoten fehlten). Die perivasculären Knötchen zeigten prinzipiell den gleichen Bau. Daneben sah er Alveolarwand-Septenfibrose und in den *Hiluslymphknoten* viele Talk enthaltende Staubzellen, jedoch keine Fibrose.

Im Fall von Jaques und Mitarbeiter fand sich eine ausgedehnte, diffuse Lungenfibrose mit auffallend geringen Staubmengen. Das Vorliegen produktiver Epitheloidzellgranulome in Lungen, Epi- und Myokard sowie Magenschleimhaut (bei wiederholt negativen Untersuchungen auf Tbc.) lassen jedoch die Diagnose einer Talkpneumokoniose bezweifeln (Morbus Boeck?).

Auch Melissinos (zit. bei Alivisatos) hat eine „massive" Fibrose beobachtet.

Asbestosiskörperchen (Pseudoasbestosiskörperchen?) bei Talkosis wurden erstmals von Gardner (zit. nach Jaques) beschrieben. Seine Beobachtung ist seither wiederholt bestätigt worden (di Biasi, McLaughlin, Hobbs, Porro und Mitarbeiter).

Die Möglichkeit, daß langfaserige Talkkristalle — analog Asbestfasern — von einem eisenhaltigen Gel umhüllt werden, wodurch eigentliche Pseudo-Asbestosiskörperchen entstehen (vgl. Asbestosis), muß unbedingt bejaht werden. Die Verhältnisse sind jedoch nicht immer klar übersehbar, da Asbest (di Biasi), bzw. eine faserige Talkvarietät — Asbestine — (McLaughlin) oft zusammen mit Talk verarbeitet wurden und somit auch echte Asbestosiskörperchen vorliegen könnten.

Für weitere Literatur zur Pathologie vgl. Jaques und Mitarbeiter und Baader.

Nach Röntgenfeinstruktur-Untersuchungen von Lungenstaub durch Zrenner (s. bei di Biasi) soll das Kristallgitter von Talk in der Lunge abgebaut werden; zu ähnlichen Schlüssen „Zersetzung der Lungen-Talkkristalle" gelangen auch Beintker und Meldau auf Grund elektronenoptischer Methodik.

Bei der **pathogenetischen Frage,** ob analog dem wiederholt für die Asbestose postulierten Geschehen — auch für die Talkose, die aus dem Silikat Talk gelöste Kieselsäure als entscheidendes kausales Moment für die Fibrose zu gelten habe, ist auf Grund der bisherigen Forschungsergebnisse Vorsicht am Platz.

Klinisch wird übereinstimmend von vielen Autoren eine Verwandtschaft der Talkosis mit der Asbestosis hervorgehoben, wobei die Talkose milder verlaufe. Pathologisch-anatomisch besteht bei der locker herdförmig-diffusen Fibrose und den an Speicherkrankheiten erinnernden Befunden ein ganz anderes Bild als bei der Silikose mit ihren konzentrisch geschichteten wirbelförmigen, fibröshyalinen Knoten und Ballungen. Die Lymphknoten speichern zudem den Talk ohne nennenswerte fibröse Reaktion.

Die sog. Talkgranulome (Roberts, Rössle) können unseres Erachtens als unspezifische Fremdkörperreaktion interpretiert werden.

Die **experimentelle Pathologie** vermag eine fibrogenetische bzw. silikogene (RÜTTNER 1950/2) Wirkung des Talkstaubes nicht zu belegen. So fand GARDNER (1938) 24 Monate nach intravenöser Applikation von Talk am Kaninchen bei Phagocytose und ausgedehnterer lymphocytoider Infiltrierung keine fortschreitende oder fibröse Reaktion. Im intraperitonealen Meerschweinchenversuch ergab sich nach 12 Monaten der gleiche Befund wie beim Kaninchen. MILLER und Mitarbeiter (1934) rechnen die Talkwirkung — ebenfalls auf Grund des intraperitonealen Meerschweinchenversuches — zu den inerten Reaktionen. WORTH-SCHILLER und SIEGAL erwähnen weitere Mitteilungen der Literatur über Versuche mit Talk an verschiedenen Tieren; eine auch nur einigermaßen deutliche Fibrose konnte nie erzeugt werden. POLICARD hat in kurzdauerndem Inhalationsversuch die Frühreaktion auf Talk verfolgt.

Zusammenfassend scheint uns heute die Auflösung von Talk als pathogenetisches Prinzip für die Entstehung der Talkose nicht gesichert. Die Möglichkeit einer unspezifischen mechanischen Schädigung, welche analog der Asbestose zur Fibrose führt, ist naheliegender.

III. Kaolin und seltene Silikate.

Kaolin (engl. china clay) ist ein Aluminiumsilikat — Formel Al_2O_3, $2 SiO_2$, $2 H_2O$. Mineralogisch unterscheidet man: Kaolinit, Dickit und Nakrit, alle mit der gleichen chemischen Zusammensetzung.

Verwendung: Keramische, Papier-, Gummi-, Linoleum-, kosmetische, Zement-, Aluminium-Industrie. Medizinisch: (Bolus alba) Absorptionsmittel, Pulvergrundlage. Von verschiedenen Seiten wird Kaolin zur künstlichen Pleuraverödung empfohlen. BAADER (1951) macht jedoch auf die dabei beobachtete Bildung von Kaolingranulomen aufmerksam, die er als gefährlich beurteilt.

Als zusätzliche Noxe einer Mischstaubsilikose ist Kaolin bei der Staublunge von Arbeitern der Keramischen Industrie seit langem bekannt (für Literatur vgl. WORTH-SCHILLER und WEBER 1952).

Einige wenige kasuistische Mitteilungen aus jüngerer Zeit betreffen pneumokoniotische Veränderungen bei Individuen, die gegenüber Kaolinstaub ohne Beimengung freier Kieselsäure exponiert waren.

TARA und TROUARD-RIOLLE beobachteten 2 Fälle mit 16—20 Jahren Arbeit im Kaolinstaub (pharmazeutische Fabrik). Sie zeigten klinisch typische Pneumokoniosesymptome und röntgenologisch das Bild der Schneegestöberlunge. PLAUCHU und CHABANON (1948) sahen nach 12jähriger Exposition gegen Kaolin und Feldspat pseudotumoröse Veränderungen, während BASTENIER (1950) nach 39 Jahren Arbeitszeit (Kobaltoxyd und Kaolin) bei einer Frau an Asbestose erinnernde Röntgenveränderungen beschrieb.

GÄRTNER (1940) fand bei Röntgenfeinstrukturuntersuchungen von Porzellanarbeiter-Lungen zum Teil nur Kaolin, bzw. Sillimanit und keinen Quarz. Vgl. außerdem Untersuchungen von HAGEN 1939 über Staublungenerkrankungen in der Erdfarbenindustrie, wo vorwiegend Kaolin verwendet wird und Quarz nur in Spuren vorkommt, sowie seinen Beitrag zur Staublunge nach Arbeit an künstlichen Schleifsteinen (Carborund, Kaolin, Bakelit und Feldspat).

Die Frage, ob Kaolin allein beim Menschen zur Pneumokoniose führen kann, muß offen gelassen werden, bis weitere, in jeder Hinsicht vollständige Beobachtungen vorliegen. In diesem Zusammenhang sind die tierexperimentellen Befunde von Interesse:

WEBER fand 1952 im intraperitonealen Mäuseversuch (RÜTTNER 1950/1) nach 9—10 Monaten fast zellose konzentrisch geschichtete fibröse Knötchen, die histologisch ohne kristalloptische Analyse nicht von experimentellen Silikoseknötchen zu unterscheiden waren. Widersprechende Angaben früherer Autoren führt er auf die jeweiligen Versuchsbedingungen (Reinheit, Menge und Korngrößen) zurück. KETTLE hat 1932 Kaolin auf Grund seiner Tierversuche den „active dusts" zugerechnet — KING und Mitarbeiter dagegen konnte mit Kaolin keine Fibrose erzeugen.

Fullererde, eine glimmerartige Substanz wird bei der Verarbeitung von Ölen verwendet und enthält neben zahlreichen verschiedenen Mineralien als Hauptbestandteil *Montmorillonit*, ein Aluminiumsilikat, während Quarz bald in geringen Mengen, bald nur in Spuren vorkommt. MIDDLETON hat 1938 erstmals auf einige wenige Erkrankungen bei Fullererde-Arbeitern hingewiesen. Untersuchungen an 49 Arbeitern mit meist über 8jähriger Exposition stammen von McNALLY und TROSTLER: Mit Ausnahme von 3 zeigten alle röntgenologische Veränderungen bei geringfügigen klinischen Symptomen. Die Autoren verweisen auf Tierversuche mit Ratten, wo nach intraperitonealer Injektion von Fullererde eine Nekrose aufgetreten sei. Autopsiebefunde stammen außer von MIDDLETON (1938) von CAMPBELL und GLOYNE (1942) und von TONNING (1949). Nach den Erstgenannten steht die Fibrose zwischen den knotigen Veränderungen der Silikose und der diffusen Bindegewebsvermehrung der Asbestose; TONNING jedoch fand viele Jahre nach sehr langer Staubexposition etwas Fibrose um alte Staubdepots, die sich nach Mikroincineration als freie Kieselsäure erwiesen.

Sillimanit Al(AlSiO₅), ein nadelförmiges Aluminiumsilikat wird in der Porzellanindustrie verwendet. MIDDLETON beobachtete 1936 bei 4 von 15 Arbeitern, die 5—17 Jahre mit diesem Material gearbeitet hatten, röntgenologisch eine netzförmig verstärkte Lungenzeichnung. GÄRTNER 1940 fand bei seinen Röntgenfeinstrukturuntersuchungen fibröser Porzellanarbeiterlungen zweimal nur Sillimanit. 1947 berichtet er mit v. MARWYCK über ein, aus dem Staub von Corundschmelzerlungen isoliertes ähnliches Silikat (Mullit). Anatomisch lag eine peribronchiale und perivasculäre Fibrose vor, die nicht den typischen wirbelförmigen Silikoseknötchen entsprach; ähnliche Befunde habe er mit Sillimanit in der Rattenlunge gesehen. JÖTTEN und EICKHOFF haben 1944 in der Kaninchenlunge mit Sillimanit nach annähernd 2 Jahren gut abgegrenzte Staubknötchen erzeugt.

Literatur.

ALIVISATOS, G. P., A. E. PONTIKAKIS and T. TERZIS: Talcosis of unusually rapid development. Brit. J. Industr. Med. 12, 43 (1955). — *Annual Report of Factories* (englisch): Asbestosis and cancer of the lung: Editorial, J. Amer. Med. Assoc. 140, 1219 (1949). — AURIBAULT, M.: Notes sur l'hygiène et la sécurité des ouvriers dans les filatures et tissages d'amiante. Bull. de l'Insp. du travail, S. 120. Paris: Imprimerie nationale 1906.

BAADER, E. W.: Neues über Talklunge und Talkgranulom. Dtsch. med. Wschr. 1950 I, 50. — Gedanken zur Kaolinwirkung. Schweiz. med. Wschr. 1950, 1212. — BADHAM, C.: Note on a fine type of fibrosis pneumoconiosis produced by silicates and other minerals. Rep. Director General Pub. Health, New South Wales, Year 1927. Sydney, Australia: Gouvernement Printing Office 1929. — Studies in Industrial Hygiene, Nr 13, S. 102. — BASTENIER, H.: Un cas de pneumoconiose attribuée au kaolin. Arch. belg. Méd. soc. et Hyg. etc. 8, 81 (1950). — BEGER, P. J.: Über die Asbestosiskörperchen. Virchows Arch. 290, 280 (1933). — Weiteres über die Asbestosiskörperchen. Virchows Arch. 293, 530 (1934). — Med. Klin. 1934, 1222, 1258. — Mineralogische und chemische Beiträge zur Kenntnis beruflich erworbener Lungenfibrosen. Verh. dtsch. path. Ges. 33, 291 (1949). — BEHRENS, W.: Über experimentelle Asbestose. Schweiz. Z. Path. u. Bakter. 14, 275 (1951). — Über Klinik und Pathologie der Asbestose. Z. Unfallmed. u. Berufskrkh. (Zürich). 1952, 129. — BEINTKER, E., u. R. MELDAU: Zur Submikro-Physiographie des Staubinhalts einer Talkumlunge. Klin. Wschr. 1949, 607. — BIASI, DI: Zur pathologischen Anatomie der Lungenasbestose. Arch. Gewerbepath. 8, 139 (1938). — BIASI, DI, E.: Zur pathologischen Anatomie der Talkstaublunge. Virchows Arch. 319, 505 (1951). — BÖHME, A.: Untersuchungen an den Arbeitern einer Asbestfabrik. Arch. Gewerbepath. 11, 433 (1941). — Ergebnisse von Nachuntersuchungen bei Arbeitern einer Asbestfabrik. Beitr. Silikoseforsch. H. 11, 27 (1951). — BOEMKE, F.: Das Lungenkarzinom in der Asbestlunge. Med. Mschr. 7, 77 (1953). — BOHNE: Asbest und Asbestkrankheit. Med. Klin. 1932, 1154. — Über Asbestose. Dtsch. med. Wschr. 1936 I, 928. — BRISTOL, L. J.: Roentgenologic aspects of silicosis and asbestosis. Arch. Ind. Health 11, 189 (1955). — BRUUSGAARD, A., and K. B. SKIELBRED-KNUDSEN: Proceedings of the Ninth Internat. Congr. on Industrial Medicine, London Sept. 1948, S. 755 bis 757. — BUUS-HANSEN, A., J. FROST and J. GEORG: Talcosis pulmonum. Ugeskr. Laeg. 1950, 1691.

CAMPBELL, A. H., and S. R. GLOYNE: Case of pneumoconiosis due to the inhalation of Fuller's earth. J. of Path. 54, 75 (1942). — CARTIER, P.: Contribution à l'étude de l'amiante. Arch. Mal. profess. 10, 589 (1949). — Some Clinical observations of asbestosis in mine and mill workers. Arch. Ind. Health 11, 204 (1955). — COLLIS, E. L.: Industrial pneumoconiosis, with especial reference to dust phthisis; milroy lectures 1915. Publ. Health 28, 252 (1915). — COOKE, W. E.: Fibrosis of the lung due to the inhalation of asbestos dust. Brit. Med. J. 1924 II, 147. — Pulmonary asbestosis. Brit. Med. J. 1927 II, 1024. — Asbestos dust and the curious bodies found in pulmonary asbestosis. Brit. Med. J. 1929 II, 578. — COOKE,

W. E., and C. F. HILL: Pneumoconiosis caused by asbestos dust. Brit. Med. J. **1927 I**, 890. — J. of Hyg. **35**, 207 (1935). — CURETON, R. J. R.: Squamous cell carcinoma occuring in asbestosis of the lung. Brit. J. Canc. **2**, 249 (1948).

DEMEULES, R., L. ROUSSEAU, M. GIROUX et A. SIROIS: Amiantose et cancer pulmonaire. Semaine Hôp. **1947**, 1820. — DEVOTO u. Mitarb.: National Congr. on Occupational Diseases, Turin 1911. — DEWIRTZ, A. P.: Astbestwarzen. Arch. f. Dermat. **161**, 1 (1930). — DREESSEN, W. C.: Effects of certain silicate dusts on the lung. J. Industr. Hyg. **15**, 66—78 (1933). — DREESSEN, W. C., and DALLAVALLE, J. M.: Effects of exposure to dust in two Georgia talc mills and mines. Publ. Health Rep. **50**, 131—143 (1935). — DREESSEN, W. C., J. M. DALLAVALLE, T. J. EDWARDS, J. W. MILLER and R. R. SAYERS: A study of asbestosis in the asbestos textile industry. U. S. Public Health Bull. No 241. Washington: U. S. Government Printing Office 1938.

EGBERT, D. S.: Pulmonary asbestosis. Amer. Rev. Tbc. **31**, 25 (1935). — EGBERT, D. S., and A. J. GEIGER: Pulmonary asbestosis and carcinoma. Amer. Rev. Tbc. **34**, 143 (1936). — EHRHARD, W.: Untersuchungen über die Bedeutung des Staubbindungsvermögens der Nase bei Asbestose. Arch. Gewerbepath. **10**, 309 (1940). — ELMAN, P.: Pulmonary asbestosis. Brit. J. Radiol. **7**, 281 (1954). — EVEN, R., CH. SORS et J. COLBERT: Silicatoses (1). Semaine Hôp. **1952**, 2936.

FAHR, TH: Kurze Bemerkungen zur Frage der Asbestose. Klin. Wschr. **1932**, 1114. — FAHR, TH. u. FEIGEL: Krystallbildung in den Lungen. Dtsch. med. Wschr. **1914**, 1548. — FLEISCHER, W. E., F. G. VILES, R. L. GADE and PH. DRINKER: A health survey of pipe covering (asbestos) operations in constructing naval vessels. J. Industr. Hyg. **28**, 9 (1946). — FRANCHINI, A., e G. CANEPA: Contribution à l'étude anatomo-pathologique de l'asbestose. Med. Lav. **40**, 161 (1949).

GÄRTNER, H.: Röntgenfeinstrukturuntersuchungen an Porzellanstaublungen. Arch. Gewerbepath. **10**, 151 (1940). — GÄRTNER, H., u. C. v. MARWYCK: Lungenfibrose durch Sillimanit. Dtsch. med. Wschr. **1947**, 708. — GARDNER, L. U.: Etiology of pneumoconiosis. J. Amer. Med. Assoc. **111**, 1925 (1938). — Silicosis. Studies and Reports of I.L.O. (Series F., Nr 17), Geneva, S. 40 (1940). — The pathologic and roentgenographic manifestations of pneumoconiosis (Silicosis and asbestosis). J. Amer. Med. Assoc. **114**, 535 (1940). — Chrysotile asbestos as an indicator of subtile differences in animal tissues. Amer. Rev. Tbc. **45**, 762 (1942). — GERBIS u. UCKO: Über Asbestosis der Lungen. Dtsch. med. Wschr. **1932**, 285. — GLAUSER, A., u. J. R. RÜTTNER: Über Pseudo-Asbestosekörperchen (sog. Karborund- und Graphitkörperchen). Experientia (Basel) **7**, 275 (1951). — GLOYNE, S. R.: The presence of the asbestos fibre in the lesions of asbestos workers. Tubercle **10**, 404 (1929). — The presence of asbestos bodies in faeces of a case of pulmonary asbestosis. Tubercle **12**, 158 (1931). — The asbestos body. Lancet **1932 I**, 1351. — Morbid anatomy and histology of asbestosis. Tubercle **14**, 445, 493, 550 (1933). — Two cases of squamous cell carcinoma of the lung occuring in asbestosis. Tubercle **17**, 5 (1935). — A case of oat cell carcinoma of the lung occuring in asbestosis. Tubercle **18**, 100 (1936). — GLOYNE, S. R., G. MARSHALL and C. HOYLE: Pneumoconiosis due to graphite dust. Thorax (Lond.) **4**, 31 (1949). — GYE, W. E., and E. H. PURDY: The poisonous properties of colloidal silica. Brit. J. Exper. Path. **3**, 75 (1922).

HADDOW, A. C.: Clinical aspects of pulmonary asbestosis. Brit. Med. J. **1929 II**, 580. — HAGEN, J.: Staublungenerkrankungen durch Erdfarben. Arch. Gewerbepath. **9**, 621 (1939). — Reaktive Staublungenveränderungen durch Schleifen an künstlichen Schleifkörpern. Reichsarb.bl. **20** (III), 2 (1940). — HAMPE, J. F.: Stof en stoflongen. van Gorcum. 1942, Amsterdam. — HOBBS, A. A.: A type of pneumoconiosis. Amer. J. Roentgenol. **63**, 488 (1950). — HOGUE jr., W. L., and F. S. MALETTE: A study of workers exposed to talk and other dusting compounds in the rubber industry. J. Industr. Hyg. a. Toxicol. **31**, 359—364 (1949). — HOLLEB, H. B., and A. ANGRIST: Bronchogenic carcinoma in assiciation with pulmonary asbestosis. Amer. J. Path. **18**, 123 (1942). — HOMBURGER: The coincidence of primary carcinoma of the lungs and pulmonary asbestosis. Amer. J. Path. **19**, 797 (1943).

JAQUES, W. E., and K. BENIRSCHKE: Pulmonary talcosis with involvement of the stomach and the heart. Arch. of Industr. Hyg. **5**, 451 (1952). — JÖTTEN, K. W., u. W. EICKHOFF: Lungenveränderungen durch Sillimanitstaub. Arch. Gewerbepath. **12**, 223.

KETTLE, E. H.: The interstitial reaction caused by various dusts and their influence on tuberculous infections. J. of Path. **35**, 395 (1932). — KING, E. J., J. W. CLEGG and V. M. RAE: Effects of asbestos and asbestos and aluminium on lungs of rabbits. Thorax (Lond.) **1**, 188 (1946). — KING, E. J., C. V. HARRISON and G. NAGELSCHMIDT: The effects of kaolin on the lungs of rats. J. of Path. **60**, 435 (1948). — KLEINFELD, M., J. MESSIK and J. R. TABERSHAW: Talc pneumoconiosis. Arch. Ind. Health **12**, 66 (1955). — KÖHLER, G. M., G. LEOPOLD u. W. STEYER: Zur Frage der Talkumpneumokoniose. Z. ärztl. Fortbildg **45**, 375 (1951). — KOELSCH: Lungenkrebs und Beruf. Unio. internat. contra cancrum **3**, 243 (1938). — KOPPENHOEFER, G. F.: Untersuchungen zur Pathogenese silikotischer Gewebs-

veränderungen. 3. Mitteilung: Neue Untersuchungen über die Natur der Asbestosiskörperchen. Arch. Gewerbepath. 6, 39 (1935). — KRÜGER, E., O. ROSTOSKI u. E. SAUPE: Asbestosis. Arch. Gewerbepath. 2, 558 (1931). — KÜHN, Z.: Übermikroskopische Untersuchungen an Asbeststaub und Asbestlungen. Arch. Gewerbepath. 10, 473 (1941).
LANZA, A. Z.: Asbestosis. J. Amer. Med. Assoc. 106, 368 (1936). — Silicosis and asbestosis. NewYork: Oxford Univ. Press 1938. — LINZBACH, A. J., u. H. W. WEDLER: Beitrag zum Berufskrebs der Astbestarbeiter. Virchows Arch. 307, 387 (1941). — LOMMEL, F.: Pleura und Lymphapparat im Röntgenbild der Silikose. Fortschr. Röntgenstr. 64, 300 (1941). — LUTON, P., et J. CHAMPEIX: Etude de l'asbestose. Arch. Mal. profess. 7, 365 (1946). — LUTON, P., J. CHAMPEIX et P. FAURE: Asbestose. Arch. Mal., profess. 7, 299 (1946). — La signification de la présence de corps asbestosiques dans l'expectoration des travailleurs de l'amiante. Arch. Mal. profess. 8, 56 (1947). — Un cas d'asbestose pulmonaire, evolution radiologique, étude anatomo-pathologique. Arch. Mal. profess. 12, 629 (1951). — LYNCH, K. M.: Pulmonary asbestosis: Asbestosis bodies and similar objects in the lung. J. Amer. Med. Assoc. 109, 1974 (1937). — Pathology of asbestosis. Arch. Ind. Health 11, 185 (1955). — LYNCH, K. M., and M. W. CANNON: Dis. Chest 14, 874 (1948). Zit. Brit. J. Industr. Med. 6, 268 (1948). — LYNCH, K. M., and W. A. SMITH: Asbestosis bodies in sputum and lung. J. Amer. Med. Assoc. 95, 659 (1930). — Asbestosis, including report of a pure case. Amer. Rev. Tbc. 23, 643 (1931). — Pulmonary asbestosis: Carcinoma of lung in asbesto-silicosis. Amer. J. Canc. 24, 56 (1935). — Pulmonary asbestosis: A report of bronchial carcinoma and epithelial metaplasia. Amer. J. Canc. 36, 567 (1939).
MACLEAN SMITH J., P. WOOTON and E. J. KING: Experimental asbestosis in rats. Thorax (Lond.) 6, 127 (1951). — McDONALD, S.: Histology of pulmonary asbestosis. Brit. Med. J. 1927 II, 1025. — McLAUGHLIN, A. I. G., E. ROGERS and K. C. DUNHAM: Talc pneumoconiosis. Brit. J. Industr. Med. 6, 184 (1949). — McNALLY, W. D. and J. S. TROSTLER: Pneumoconiosis caused by inhalation of Fuller's earth. J. Industr. Hyg. a. Toxicol. 23, 118 (1941). — MARCHAND u. RIESEL: Über eigentümliche Pigmentkristalle in den Lungen. Verh. dtsch. path. Ges. 10, 223 (1906). — MEREWETHER, E. R. A.: A memorandum in asbestosis. Tubercle 15, 69, 109, 152 (1933). — Annual report chief Inspector of Factories and Workshops for England and Wales. London: His Majesty's Stat. Off. 63 (1933); 65 (1934). MIDDLETON, E. L.: Industrial pulmonary disease due to the inhalation of dust with special reference to silicosis. Lancet 1936 II, 1, 59. — Documents sur la silicose. Méd. Trav. 10, 297 (1938). — MILLER, J. W., R. R. SAYERS and W. P. YANT: Response of peritoneal tissue to dusts introduced as foreign bodies. J. Amer. Med. Assoc. 103, 907 (1934). — MOTTURA, G.: L'interpretazione patogenetica dell'asbestosi polmonare sulla base del reperto linfoghiandolare. Rass. Med. industr. 10, 321 (1939). — MOTTURA, G., e E. FAGIANO: Anatomia patologica e patogenese dell'asbestosi polmonare. Rass. Med. industr. 11, 233 (1940). — MURRAY, M.: Dep. committee comp. Ind. dis. minutes of evidence, appendix and index 1907, Cd 3496, 127. Report 1907 cd 3495, 14.
NIGGLI, P.: Tabellen zu allgemeiner und spezifischer Mineralogie. Berlin: Gebrüder Bornträger 1927. — NORDMANN, M.: Der Berufskrebs der Asbestarbeiter. Z. Krebsforsch. 47, 288 (1938). — Durch Beruf erworbene Lungenfibrosen. Verh. dtsch. path. Ges. 33, 266 (1949). — NORDMANN, M., u. A. SORGE: Lungenkrebs durch Asbeststaub im Tierversuch. Z. Krebsforsch. 51, 168 (1941). — NUCK, K.: Die Talkumstaublunge. Dtsch. med. Wschr. 1939, 555. — Die Talkumstaublunge. Wissenschaftl. Forschungsberichte. Naturwiss. Reihe, Bd. 60, Die Staublungenerkrankungen von K. W. JÖTTEN u. H. GÄRTNER, S. 102. Darmstadt: Dietrich Steinkopf 1950.
OLIVER, TH.: Pulmonary asbestosis. Arch. Gewerbepath. 1, 67 (1930). — OWEN, T. K Carcinoma and asbestosis of the lung: Report of a case. Brit. J. Canc. 5, 382 (1951).
PARMEGGIANI, L.: Le pneumoconiose dei minetori e dei mugnai di talco nel pinerolese. Rass. Med. industr. 17, 16 (1948). — PLAUCHU, M., et R. CHABANON: Réflexions à propos d'un cas de pneumoconiose pseudo-tumorale due au kaolin et au feldspath. Lyon méd. 179, 169 (1948). — POLICARD, A.: Action des poussières de talc sur les poumons. Etude expérimentale. Mal. profess. 2, 530 (1939/40). — PORRO, F. W., and N. M. LEVINE: Pathology of talc pneumoconiosis with report of autopsy. North. N.Y. Med. J. 3, 23 (1946). — PORRO, F. W., J. R. PATTON and A. A. HOBBS jr.: Pneumoconiosis in the talc industry. Amer. J. Roentgenol. 47, 507 (1942). — PRUVOST, P. M.: Talcose à forme pseudo-tumorale. Bull. Acad. Méd. Paris 130, 202 (1946).
REICHMANN, V.: Über Talkumstaublunge. Arch. Gewerbepath. 12, 317 (1944). — ROBERTS, G. B. S.: Granuloma of the fallopian tube due to surgical glove talc. Silicious granuloma. Brit. J. Surg. 34, 417 (1946/47). — ROEMHELD, L., H. KEMPF u. H. W. WEDLER: Untersuchungen über die Lungenfunktion bei Asbestose. Dtsch. Arch. klin. Med. 186, 53 (1940). — RÖSSLE, R.: Über die chronische Entzündung von Geweben durch Talk infolge ärztlicher Maßnahmen. Ärztl. Wschr. 1950, Nr 15/16, 233. — ROUSSEAU, L.: Quelques considerations sur l'amiantose. Semaine Hôp. 1947, 1811. — RÜTTNER, J. R.: Kann der

Silikose eine ätiologische Bedeutung für die Geschwulstbildung zugesprochen werden? Oncologia **2**, 115 (1949). — Vergleichende tierexperimentelle Untersuchungen über die Wirkung von frischgebrochenem und sog. „altem", aus Silikotikerlungen isoliertem Quarz. Z. Unfallmed. u. Berufskrkh. (Zürich) **1**, 66 (1950). — Die Silikoanthracose der Gießer. Vjschr. naturforsch. Ges. Zürich **95**, Beih. 2/3, 73 (1950). — Über Asbestose- und Pseudoasbestosekörperchen. Schweiz. Z. Path. u. Bakter. **15**, 628 (1952). — Ruska, H.: Übermikroskopische Untersuchungen an Asbeststaub und Asbestlungen. Arch. Gewerbepath. **11**, 575 (1942).

Saupe, E.: Röntgenatlas der Asbestose. Leipzig: Georg Thieme 1938. — Weitere Beiträge zur Röntgendiagnose der Lungenasbestose. Arch. Gewerbepath. **9**, 391 (1939). — Schulz, R. Z., and C. R. Williams: Commercial talc; animal and mineralogical studies. J. Industr. Hyg. a. Toxicol. **24**, 75—79 (1942). — Siegal, W., A. Ross Smith and L. Greenburg: The dust hazard in tremolite talc mining including roentgenological findings. Amer. J. Roentgenol. **49**, 11 (1943). — Simson, F. W.: Pulmonary asbestosis in Southafrica. Brit. Med. J. **1928 I**, 885. — Simson, F. W., and Sutherland-Strachan: Asbestosis bodies in sputum; specimens from 50 workers in asbestos. mill. J. of Path. **34**, 1 (1931). — Soper, W. B.: Pulmonary asbestosis: Report of a case and a review. Amer. Rev. Tbc. **22**, 571 (1930). — Stewart, H. L., C. J. Bucher and E. H. Coleman: Asbestosis, report of 2 cases. Arch. of Path. **12**, 909 (1931). — Stewart, M. J., and A. C. Haddow: Demonstration of the peculiar bodies (Asbestosis bodies) in material obtained by lung puncture and in the sputum. J. of Path. **32**, 172 (1929). — Stewart, M. J., N. Tattersall and A. C. Haddow: On the occurence of clumps of asbestos bodies in the sputum of asbestos workers. J. of Path. **35**, 737 (1932). — Stoll u. Mitarb.: Asbestosis associated with bronchogenic carcinoma. Arch. Int. Med. **88**, 831 (1951). — Stone, M. J.: Clinical studies in asbestosis. Amer. Rev. Tbc. **41**, 12 (1940). — Stroebe, H.: Bericht über den Fall von Lungenasbestose, welcher der Arbeit von Herrn Prof. Beger zugrunde liegt. Virchows Arch. **290**, 354 (1933). — Sundius, N., u. A. Bygdèn: Der Staubinhalt einer Asbestosislunge und die Beschaffenheit der sog. Asbestosiskörperchen. Arch. Gewerbepath. **8**, 26 (1938).

Tara, S., et Trouard-Riolle: Pneumoconiose au Kaolin. Arch. Mal. profess. **9**, 292 (1948). — Thorel, Ch.: Die Specksteinlunge. Beitr. path. Anat. **20**, 85 (1896). — Tonning, H. O.: Pneumoconiosis from Fuller's earth. Report of a case with autopsy findings. J. Industr. Hyg. a. Toxicol. **31**, 41 (1949).

Vorwald, A. J., Th. M. Durkan and Ph. C. Pratt: Experimental studies of Asbestosis. Arch. of Industr. Hyg. **3**, 1 (1951).

Weber, R.: Die Wirkung von Kaolin im intraperitonealen Mäuseversuch. Diss. Zürich 1952. — Wedler, H. W.: Asbestose und Lungenkrebs. Dtsch. med. Wschr. **1943**, 575. — Schafft die Asbestose eine Bereitschaft zur Erkrankung an Lungenkrebs? Dtsch. Arch. klin. Med. **191**, 189 (1943). — Lungentuberkulose bei Asbestose. Leipzig: Johann Ambrosius Barth 1947. — Wegelius, C.: Changes in lungs in 126 cases of asbestosis observed in Finnland. Acta radiol. (Stockh.) **28**, 139 (1947). — Weiss, A.: Pleurakrebs bei Lungenasbestose. Medizinische **1953**, 92. — Welz, A.: Weitere Beobachtungen über den Berufskrebs der Asbestarbeiter. Arch. Gewerbepath. **11**, 536 (1941). — Werber, M.: Lungenasbestose und Karzinom. Zbl. f. Arbeitsmed. u. Arbeitsschutz **2**, 178 (1952). — Willy, W.: Untersuchungsmethoden zur Analyse von Mineral-Feinstaub sowie mineralogische Beiträge zur Abklärung der Pathogenese der Staublungenerkrankungen. Schweiz. Min. Petr. Mitt. **34**, 410 (1954). — Wood, W. B.: Pulmonary asbestosis. Radiographic appearances of the chest of workers in asbestos. Tubercle **10**, 353 (1929). — Wood, W. B., and S. R. Gloyne: Pulmonary asbestosis: A review of 100 cases. Lancet **1934 II**, 1383. — Worth, G., u. E. Schiller: Die Pneumoconiosen. Köln: Staufen Verlag 1954.

Zanelli, A.: Talcum pneumoconiosis. Med. Lav. **22**, 3 (1931).

H. Lungenerkrankungen durch Staub, der keine freie Kieselsäure enthält.

Von

D. Högger.

Zahlreiche Beobachtungen der vergangenen Jahrzehnte haben gezeigt, daß auch verschiedene Staubarten, die keine freie Kieselsäure enthalten, zu typischen Lungenveränderungen führen können. Zum Teil handelt es sich um außerordentlich bösartige Erkrankungen. Zahlenmäßig kommt ihnen allerdings im

Vergleich mit der Silikose nur eine untergeordnete Bedeutung zu, vor allem weil die Zahl der exponierten Arbeiter vergleichsweise gering ist. Die Einzelfälle können jedoch sehr schwerwiegend sein, und ihre Erkennung ist im Interesse des betroffenen Patienten (Versicherung), aber auch der gefährdeten Belegschaften (Betriebssanierung) von großer Bedeutung.

Je nach Art des Staubes oder Rauches werden sehr verschiedene Reaktionen des Lungengewebes beobachtet. Die Einatmung inerter Stoffe kann zu Ablagerungen im Interstitium führen, die wie bei der Siderosis, der Barytosis und der Stannosis im Röntgenbild gut sichtbar sind als netzförmige Zeichnung, klinisch jedoch keine Bedeutung haben. Stoffe wie Talk, Asbest, vermutlich auch Kaolin führen zu diffusen Fibrosen, zum Teil auch zu Knötchen- und Schwielenbildung. Beryllium kann ähnlich wie Mangan, Vanadium, Thomasschlacke und andere akute pneumonische Prozesse verursachen, aber auch zu chronischen Erkrankungen führen, die in manchen Stadien dem Boeckschen Sarkoid ähnlich sind. Von besonderer Bedeutung sind die krebserzeugenden Staube, vor allem die Chromate und der Asbest. Nachstehend sollen die gewerbehygienisch wichtigsten dieser Erkrankungen kurz beschrieben werden. Für Einzelheiten, aber auch für seltenere Vorkommnisse wie Byssinosis, Bagassosis, Drescherkrankheit usw. muß auf die Spezialliteratur verwiesen werden.

Lungenerkrankungen durch Talk.

Talk ist ein Magnesiumsilikat ($Mg_3[(OH)_2Si_4O_{10}]$), das an zahlreichen Fundstätten, vor allem in den Vereinigten Staaten, in den Pyrenäen und der Steiermark gewonnen wird. Er ist häufig mit Magnesit ($MgCO_3$), Dolomit ($CaMg(CO_3)_2$), Tremolit ($Ca_2Mg_5[(OHF)_2Si_8O_{22}]$), Spinell ($MgAlO_4$), Chromit ($FeCr_2O_4$) oder Magnetit ($Fe_3O_4$), jedoch nur sehr selten mit Quarz (SiO_2) verunreinigt. Gemahlener Talk, der als Talkum bezeichnet wird, findet in der Industrie sehr mannigfaltige Verwendung. In der Gummiindustrie dient er zum Einstäuben der fertigen Erzeugnisse, um ein Aneinanderhaften zu verhindern, ferner als Füllmittel. Bei der Herstellung von Kunstdruckpapieren wird es als Füllstoff verwendet, in der Textilindustrie als Schlichtmittel und zur Appretur, in der Eisengießerei als Formpuder, beim Gießen von Akkumulatorenplatten als Stäubemittel. Zahlreiche andere Verwendungsmöglichkeiten bieten sich in der Seifen- und Putzmittelindustrie, für Schmiermittel, Öl- und Pastellfarben usw.

Lungenveränderungen bei Arbeitern von Betrieben, in denen Talkum gewonnen oder verwendet wird, sind vereinzelt immer wieder beschrieben worden. Zanelli berichtete 1931 über eine Staublunge bei einer Arbeiterin, die Talkum mit Hilfe von Preßluft in Fahrradschläuche einblies. Dreessen beobachtete 1933 bei Arbeitern in Talkgruben und Talkmühlen im Röntgenbild ausgedehnte Lungenveränderungen; die klinischen Veränderungen waren jedoch geringfügig. In weiteren Untersuchungen mit Dalla Valle zusammen konnte er 1935 diese Befunde bestätigen. Auch Bruusgaard und Skjelbred-Knudsen betonen die auffallende Diskrepanz zwischen dem Röntgenbefund und übrigen Symptomen. Später sind jedoch auch klinisch schwerwiegende Fälle, ja selbst einzelne Todesfälle beobachtet worden (Nuck und Szczepanski; Porro, Patton und Hobbs; Siegal, Smith und Greenburg; Baader; Kleinfeld, Messite und Tabershaw). Die Obduktion ergab zum Teil ausgedehnte Lungenfibrosen. In der Mehrzahl der Fälle verläuft jedoch die Talkose gutartig und führt nicht zu einer Lebensverkürzung. Es handelt sich häufig um Zufallsbefunde bei der Röntgenuntersuchung mit nur geringfügigen klinischen Symptomen. In den schwereren Fällen kommt es indessen zu erheblicher Kurzatmigkeit, Brustschmerzen, Husten,

Auswurf und Verminderung der Vitalkapazität. Das Röntgenbild zeigt eine kontrastarme, unscharfe Streifenzeichnung, in schweren Fällen überdies eine feine weiche Tüpfelung vor allem in den Untergeschossen. Eine Besonderheit sind die schattentiefen Talk-Plaques über Zwerchfell und Perikard (DREESSEN, SIEGAL und Mitarbeiter). Histologisch werden Staubgranulome beobachtet, deren Zentrum im Gegensatz zu den Silikoseknötchen nicht hyalinisiert ist. Die Lymphknoten bleiben frei. Die allgemeine Fibrose ist nach WINKLER ohne Zusammenhang mit der Kieselsäure. Nach Beobachtungen von LEVY, PORRO und LEVINE sowie ZIMMERMANN finden sich in einzelnen Alveolen Asbestosekörperchen (auch Asbest ist ein Magnesiumsilicat), hingegen scheint Lungenkrebs in Talklungen nicht gehäuft aufzutreten. Ob ein engerer Zusammenhang mit Tuberkulose besteht, ist vorderhand nicht näher abgeklärt. Die Mehrzahl der bisher obduzierten Fälle wiesen auch tuberkulöse Herde auf.

Lungenerkrankungen durch Kaolin.

Kaolin ist ein Aluminiumsilikat $(Al_4(OH)_8(Si_4O_{10})]$, das vor allem bei der Porzellanherstellung verwendet wird. Der Staub galt lange als harmlos. TARA und TROUARD-RIOLLE haben indessen bei 2 Frauen, die seit 16, bzw. 20 Jahren mit dem Sieben und Absacken von Kaolinpulver beschäftigt waren, mit Atemnot und Abmagerung einhergehende Lungenerkrankungen festgestellt. Das Röntgenbild zeigte eine verstärkte Netzzeichnung und etwas Schneegestöber. Quarz konnte in den vorliegenden Kaolinmustern nicht festgestellt werden. Andere Fälle von reiner Kaolinlunge sind bisher nicht bekannt geworden. Hingegen bleibt die Frage offen, wieweit der Kaolinstaub bei der Silikose der Arbeiter in der keramischen Industrie ursächlich mitbeteiligt ist (GUDJÓNSSON und JACOBSON, SUNDIUS, BYGDÉN und BRUCE, GÄRTNER). HARTMANN hat beobachtet, daß die Silikose bei Arbeitern der feinkeramischen Industrie, in der kaolinreiches Material verwendet wird, deutlich ungünstiger verläuft als in der grobkeramischen, die kaolinärmeres Material verwendet. Die Staubverhältnisse waren hinsichtlich Kornzahl/cm³ sowie Korngröße ähnlich.

Lungenschädigungen durch Glaswolle.

Glaswolle besteht aus Glasfasern von mehreren Zentimetern Länge, die entweder offen oder in Form von Matratzen oder Schnüren als Wärmeisoliermittel verwendet werden. In Form von Geweben dient sie auch als elektrische Isolierung. Bei der Verarbeitung entsteht unvermeidlich reichlich Staub, der aus kurzen Bruchstücken der Fasern besteht. Diese bohren sich, besonders wenn sie unter die Kleider gelangen, in die Haut und führen zu Jucken, Rötung und in selteneren Fällen zu Pusteln und Furunkeln. Die letzteren können sich epidemisch ausbreiten, wenn sich ein Furunkelträger in der Belegschaft findet.

Lungenschädigungen sind demgegenüber bisher kaum bekannt geworden. LANG berichtet über geringfügige Reizung der oberen Luftwege (Pharyngitis, Rhinitis, Laryngitis, Tracheitis, Bronchitis). Einzig KAHLAU hat einen Fall einer abszedierenden croupösen Pneumonie und konfluierender Bronchopneumonie beschrieben, der tödlich ausging. Es handelte sich um einen 67jährigen Tapezierer, der während 23 achtstündigen Arbeitstagen Isolationsarbeiten mit Glaswolle ausgeführt hatte. Die Pneumonie trat 4 Wochen nach Beendigung der Arbeit auf. In Lungen und Hiluslymphknoten fand sich feinster Glaswollstaub.

Fibrosen wurden bisher nicht beobachtet. Erfahrungsgemäß führen vor allem Silikate, die mineralogisch als sauer zu betrachten sind, zu Lungenfibrosen. Bei alkalischem Glas scheint die Gefährdung nur gering zu sein.

Lungenschädigungen durch Aluminiumstaub.

Das Aluminium galt lange Zeit als ungiftig. In den letzten 2 Jahrzehnten sind indessen von verschiedenen Autoren eine Reihe von Lungenerkrankungen beobachtet worden, die ohne Zweifel auf die Einatmung von Aluminiumstaub zurückgeführt werden müssen. Beim ersten Fall, der 1934 von Baader als solcher erkannt wurde, handelte es sich um einen 55jährigen Farbspritzer, der während 6 Monaten täglich 5—10 kg Aluminiumbronze verspritzt hatte. Weitere Fälle wurden 1938/39 von Meyer, Kasper, Koelsch und Goralewski bei Arbeitern aus Aluminiumpulverfabriken beobachtet. Die Erkrankungen häuften sich, seitdem in Deutschland wesentlich feinere Aluminiumpulver hergestellt wurden als bisher, die an Stelle von 3,6 Mill. Staubteilchen je Gramm deren 4 Md. enthielten. Überdies dürfte von Bedeutung gewesen sein, daß der Stearinzusatz, der beim Stampfen die Staubteilchen mit einem dünnen Film bedeckte und ihre Löslichkeit stark herabsetzte, beim neuen Verfahren weggelassen wurde.

Die Krankheit äußert sich mit Kurzatmigkeit, Husten, Auswurf, Schmerzen und Engigkeit auf der Brust. Daneben bestehen Mattigkeit, Appetitlosigkeit, Gewichtsabnahme, oft auch Leibschmerzen und Schlafstörungen. Fieber fehlt; die Senkung ist normal. Das Sputum ist grau und enthält noch längere Zeit nach Aufhören der Exposition erhebliche Mengen Aluminium. Häufig besteht eine Lymphocytose (Baader 1949), hin und wieder auch eine Eosinophilie. Auskultation und Perkussion ergeben wenig. Die Vitalkapazität ist fast immer stark eingeschränkt. Oft besteht eine chronische Bronchitis. Das Röntgenbild zeigt vorerst eine netzförmige Verstärkung der Lungenzeichnung, in die feine weiche, unscharf begrenzte Fleckschatten eingelagert sind. Später entstehen durch Konfluenz flächenhafte, oft wolkige Trübungen. Durch Adhäsionen und Schrumpfungen kann es zu starken Verziehungen am Zwerchfell und am Perikard kommen. Auffallend häufig tritt ein Spontanpneumothorax auf (Baader, Goralewski, Koelsch, Jamin).

Die Krankheit verläuft meist rasch ungünstig. Jamin beobachtete zwei 20jährige Arbeiter aus Aluminiumstampfwerken, die nach einer Exposition von 1½ Jahren erkrankten und nach weiteren 1½ Jahren Krankheitsdauer an Atmungsinsuffizienz zugrunde gingen. Scheidemandel berichtet über 6 Arbeiter, die nach zweijähriger Exposition infolge Aluminiumlunge ad exitum kamen.

Eine besondere Anfälligkeit für Tuberkulose scheint nicht zu bestehen (Bauer).

Bei der Obduktion findet sich ein verdichtetes, verhärtetes und geschrumpftes Lungengewebe. Die schiefergraue Schnittfläche zeigt keine Knötchen, hingegen Bindegewebsstränge mit entsprechenden narbigen Einziehungen an der Oberfläche. Mikroskopisch zeigt sich, daß das Parenchym weitestgehend durch ein zellarmes kollagenes Bindegewebe mit hyaliner Umwandlung ersetzt ist (Kahlau). Die Lymphknoten enthalten kein Aluminium; es scheint, daß ein Staubtransport in den Lymphbahnen kaum stattfindet.

Die Korundschmelzerlunge.

Korund (95% Al_2O_3, 2,5% TiO_2, 1,5% SiO_2, 1% F_2O_3) wird durch Schmelzen von Bauxit (50—60% Al_2O_3, 10—20% Fe_2O_3, 5—11% SiO_2, 2,5—3,5% TiO_2, 0,1—0,5% CaO) im Elektroofen gewonnen. Unabhängig voneinander haben Wätjen in Deutschland und Shaver und Riddell in Canada bei den Ofenarbeitern sowie bei einem Kranführer, der dem Ofenrauch ausgesetzt war, Lungenveränderungen beobachtet, die dem Bild der Aluminiumlunge auffallend gleichen. Es tritt Kurzatmigkeit, Husten und eine starke Verminderung der Vitalkapazität auf; Spontanpneumothorax ist häufig. Oft besteht eine chronische

Bronchitis. Das Röntgenbild zeigt netzförmige Zeichnung, weiche Fleckschatten sowie Zwerchfell- und Perikardverziehungen. Die Prognose ist zweifelhaft; es ist eine größere Zahl von Todesfällen bekannt geworden. Der Obduktionsbefund gleicht demjenigen bei der Aluminiumlunge (KAHLAU, WYATT und RIDDELL). Die Lungen sind dunkel gefärbt, zum Teil mit Randemphysem. Es liegt eine diffuse, stark ausgeprägte interstitielle Fibrose mit Hyalinisierung vor, jedoch keine Knötchen. Die Lymphknoten sind unverändert. Weitere Fälle sind von HAGEN, SCHWELLNUS und KLEINSORG beobachtet worden. Die Ursache dürfte vor allem in der Einatmung des Aluminiumoxyds liegen. JÄGER hat darauf hingewiesen, daß beim Schmelzprozeß unter 960° vorerst die sehr reaktionsfähige γ-Tonerde entsteht, die erst bei höheren Temperaturen in die α-Tonerde (Korund) übergeht. Er betrachtet die γ-Tonerde als das schädliche Agens. Für diese Auffassung spricht, daß die Korundzerkleinerer, die einem erheblichen Staub aus α-Tonerde ausgesetzt sind, nicht erkranken. Vermutlich spielt bei der Entstehung der Krankheit aber auch der Quarzrauch, der sich in geringen Mengen bildet, eine gewisse Rolle. Auch der Sillimannit (Al[AlSiO$_5$]) ist angeschuldigt worden (GÄRTNER und VAN MARWICK).

Die Manganpneumonie.

Mangan wird vor allem in Form von Braunstein (Mangandioxyd, MnO$_2$) gewonnen, daneben auch als Braunit (Mn$_2$O$_3$), Hausmannit (Mn$_3$O$_4$), Manganit (Mn$_2$O$_3$H$_2$O), sowie als Carbonat. Gemahlener Braunstein findet Verwendung für Firnisse, Lacke, Sikkative und Schutzfarbanstriche, zum Entfärben von Glas, Herstellung farbiger Gläser und Glasuren, Trockenelementen, Kaliumpermanganat usw., das Metall Mangan zur Veredlung von Eisen und Stahl und zur Legierung mit Kupfer und Bronze (korrosionsbeständig).

Manganvergiftungen sind verhältnismäßig selten. Die Aufnahme von Manganoxydstaub führt in erster Linie zu zentral-nervösen Störungen. Diese werden an anderer Stelle beschrieben. Hier ist lediglich auf die Manganpneumonie hinzuweisen, die von zahlreichen Autoren beobachtet wurde. Sie tritt auf in Manganbergwerken (SCHOPPER, FREISE, BÜTTNER), Manganverladeplätzen (BUBAREV, BAADER, FREISE), Braunsteinmühlen (BREZINA, LLOYD DAVIES), Trockenbatteriefarbiken (BAADER) und ähnlichen Betrieben. BREZINA berichtet über eine Braunsteinmühle, in der innerhalb 27 Monaten 5 von 10 Arbeitern nach Expositionszeiten von 1—6 Monaten an Pneumonie verstarben. BUBAREV fand in sowjetischen Mangangruben über 53% Pneumonien (davon 31% mit tödlichem Ausgang), FREISE in brasilianischen Gruben 61% Pneumonien. ELSTAD berichtet, daß nach Eröffnung einer Manganschmelzerei in Sauda in Norwegen die Zahl der tödlichen croupösen Pneumonien in der betreffenden Gegend (nicht nur unter den Arbeitern!) auf das Zehnfache angestiegen sei. Der Rauch der Fabrik enthielt reichlich Manganoxyd. ELSTAD bezeichnet die Manganpneumonie als ausgesprochen kontagiös (Familienerkrankungen).

Nach den übereinstimmenden Befunden von SCHOPPER, ELSTAD, BAADER, BAUER, BOEMKE und BÜTTNER handelt es sich bei der Manganpneumonie um eine typische lobäre Pneumonie. BÜTTNER gibt an, daß eine erhöhte Empfindlichkeit gegenüber Pneumokokken vorliege. Auffallend ist allerdings, daß nach den Angaben von RODIER die Penicillintherapie versagt. Andere Autoren konnten dies hingegen nicht bestätigen (BAUER). Die Letalität war früher sehr hoch. Nach DANTIN (Spanien 1935) starben 33% der Erkrankten, nach BÜTTNER 57% (Deutschland 1939). Neuere Angaben über die Letalität fehlen. Pneumonietodesfälle waren früher bei Manganarbeitern nach BÜTTNER 10—30mal häufiger als in anderen Berufsklassen. Inwieweit verbesserte Arbeitsverfahren und die moderne Pneumonietherapie hier eine Änderung herbeigeführt haben, ist nicht zahlenmäßig festgestellt. Eine wesentliche Besserung des Gesundheitszustandes der Manganarbeiter steht aber außer Zweifel.

Die Thomasschlackenpneumonie.

Thomasschlacke ist ein Abfallprodukt, das bei der Veredlung des Roheisens nach dem Thomasverfahren aus dem Phosphorgehalt des Eisens und dem Kalk des Futters entsteht. Sie enthält 12,25% Phosphorsäure, 50% Kalk, 10% Eisenoxyde, 8% Manganoxydul, 8% Kieselsäure, 2% Schwefel und 5% Magnesia. Die gemahlene Schlacke (Thomasmehl) wird als Düngemittel verwendet.

Pneumonien waren früher vor allem in den Thomasmühlen sehr häufig. Enderlin berichtete 1892, daß fast die Hälfte der Thomasmüller an schweren Pneumonien erkrankten. Davon gingen rund 50% tödlich aus. Durch eine energische Staubbekämpfung haben sich die Verhältnisse stark gebessert, und die Pneumonie ist heute bei den Thomasmüllern selten. Gefährdet sind ferner die Arbeiter in den Düngemittelmischereien. Früher waren es auch die Verladearbeiter. (Herzig 1936, Kahlstorf 1939). Seit dem Ersatz der Jutesäcke durch staubdichte Papiersäcke hat indessen die Gefährdung hier stark abgenommen. Von einzelnen Autoren sind auch Pneumonien bei Landarbeitern mit dem Streuen von Thomasmehl in Zusammenhang gebracht worden (Koch 1942).

Die Thomasschlackenpneumonie ist eine lobäre Pneumonie, die durch starke Kreislaufschädigung, verzögerte Lösung und hohe Letalität gekennzeichnet ist (Silberkuhl 1933, Kahlstorf 1939, Jötten 1939). Komplikationen sind häufig (Lungenödem, Gangrän, Empyem). Als Erreger findet man gewöhnlich Pneumokokken der Typen I—III (Gundel und Homann, Gundel und Fischer). Zuverlässige Unterscheidungsmerkmale gegenüber schweren Pleuropneumonien anderer Genese bestehen nicht. Der Auswurf enthält häufig, aber nicht regelmäßig Thomasmehl. Maßgebend für die Anerkennung einer Pneumonie als Berufskrankheit ist der zeitliche Zusammenhang zwischen Staubeinwirkung und Erkrankung.

Neben dieser typischen Erkrankung begegnet man als Folge der Einatmung von Thomasmehl bei den exponierten Arbeitern häufig einer Reizung der Schleimhaut in den Atemwegen mit Laryngitis, Tracheitis, Bronchitis, aber auch Bronchopneumonie.

Lungenerkrankungen durch Berylliumverbindungen.

Die industrielle Verwendung des Leichtmetalls Beryllium ist verhältnismäßig neu (ungefähr seit 1940). Die Verwendungszwecke sind sehr vielfältig. Vor allem wird es als Legierungsmetall verwendet. Beryllium-Aluminium-Legierungen sind hart wie Stahl, aber leichter als Aluminium (Flugzeugbau). Berylliumbronze ist ebenfalls sehr hart, ein hervorragender elektrischer Leiter und außerordentlich widerstandsfähig gegen Abnützung. Als Leichtmetall, das weitgehend strahlendurchlässig ist, wird Beryllium bei der Herstellung von Röntgenröhren verwendet. Es findet sich aber auch in Schweißpulvern für Aluminiumschweißung. Die keramische Industrie verwendet Berylliumoxyd (BeO) zur Herstellung von feuerfesten Tiegeln und hitzebeständigen keramischen Farben. Zinkberylliumsilicat ($ZnBeSiO_2$) und Zinkberylliummangansilicat fluorescieren stark im Ultraviolett und werden deshalb vielfach als Belag für Leuchtstoffröhren verwendet. Die amerikanischen Fabrikanten haben allerdings im Hinblick auf die Gefährlichkeit dieser Verbindungen seit 1. Juli 1949 großenteils auf deren

Verwendung verzichtet (Ind. Hyg. 7, 1949). Leuchtstoffröhren anderer Herkunft enthalten jedoch zum Teil noch Beryllium.

Berylliumverbindungen rufen sowohl Haut- als auch Lungenerkrankungen hervor. Hier kann nur auf die letzteren eingegangen werden. Gefährdet sind vor allem die mit der Aufarbeitung der Erze beschäftigten Arbeiter (MACHLE, BEYER und TEBROCK). Der Beryll ($Al_2Be_3Si_6O_{18}$), der am häufigsten als Ausgangsstoff dient, wirkt zwar nicht toxisch, was wohl mit seiner geringen Löslichkeit zusammenhängt. Bei der Extraktion des Metalls entstehen indessen je nach Verfahren Berylliumoxyd, -hydroxyd, -fluorid, -chlorid und -sulfat, die alle als gefährlich zu betrachten sind. Zahlreiche Schädigungen sind auch beobachtet worden bei der Herstellung von Fluorescenzpulvern, bei der Fabrikation von Leuchtstoffröhren sowie bei der Herstellung und Verarbeitung von Berylliumlegierungen. MACHLE betrachtet als toxische Grenze einen Berylliumgehalt der Luft von 0,1 mg/m³. Sehr interessant und in mancher Beziehung noch unabgeklärt sind die Erkrankungen, die bei mehreren Anwohnern in der Nachbarschaft einer amerikanischen Berylliumgewinnungsanlage aufgetreten sind. Die betreffenden Patienten waren selber nicht in der Fabrik tätig und wohnten zum Teil mehrere Kilometer von derselben entfernt (EISENBUD, HARDY). Zwei dieser Fälle gingen tödlich aus; die Obduktion ergab das typische Bild der Berylliosis und in der Lunge wurde Beryllium nachgewiesen. EISENBUD berechnete auf Grund dieser Beobachtungen eine toxische Grenze von 0,01 γ/m³ Luft.

Unter der Wirkung des Berylliums entstehen zwei verschiedene Lungenerkrankungen:

1. Berylliumpneumonie. Sie tritt meist plötzlich auf mit Husten, Atemnot, wenig Fieber und auffallender Cyanose; manchmal geht eine längere Hustenperiode, oft mit substernalen Schmerzen voraus (HARDY, MACHLE). Die Erkrankung tritt in einzelnen Fällen schon nach einer Exposition von wenigen Tagen auf, meist aber erst nach einer längeren Arbeitsperiode. Bemerkenswert ist, daß sie auch noch längere Zeit nach Aufhören der Berylliumarbeit zum Ausbruch kommen kann (BAADER). Ein Röntgenbefund erscheint vielfach erst einige Zeit nach Beginn der klinischen Erkennung (WILSON). Das Röntgenbild zeigt vorerst kleine Fleckschatten, die an eine Miliartuberkulose erinnern (WILSON), bei der weiteren Entwicklung der Krankheit eine zunehmende diffuse Verschattung. Der Verlauf ist außerordentlich langwierig; er kann Monate, selbst Jahre dauern. HARDY und BAADER beobachteten Fälle, die nach mehr als einem Jahr noch eine pulmonale Insuffizienz aufwiesen. Die Letalität beträgt nach VAN ORDSTRAND 10—20%. Pathologisch-anatomisch findet sich eine großzellige karnifizierende Pneumonie auf dem Boden einer produktiven Alveolitis.

Zahlreiche Autoren (MACHLE und Mitarbeiter, WILLIAMS, BAADER, VIGLIANI) weisen auch auf die Reizerscheinungen in den oberen Luftwegen hin. Rhinitis mit reichlich Sekretion, oft Epistaxis, Laryngitis und Tracheobronchitis treten als Vorläufer der Pneumonie auf. Werden sie frühzeitig behandelt und die Exposition unterbrochen, so heilen sie gewöhnlich innerhalb einiger Wochen aus.

2. Berylliosis. Als „Berylliosis" wird eine chronische Granulomatose der Lungen bezeichnet, die in ihren Frühstadien dem BOECKschen Sarkoid sehr ähnlich ist. HIGGINS bezeichnete sie auf Grund von 6 Obduktionen als beruflich erworbene Lungensarkoidose. Die Berylliose entwickelt sich oft im Anschluß an eine Berylliumpneumonie, häufig aber auch ohne akute Vorkrankheit nach mehrmonatiger bis mehrjähriger Exposition. Die Hauptsymptome sind ein hartnäckiger trockener Husten, ständig zunehmende Atemnot und starker Gewichtsverlust sowie allgemeine Schwäche und Ermüdbarkeit. Fieber und Auswurf sind unbedeutend. Das Röntgenbild zeigt vorerst eine sehr feine Tüpfelung beider Lungenfelder; in späteren Stadien kommt eine verstärkte netzförmige Zeichnung und schließlich eine starke Vergrößerung der Knötchen dazu. Differentialdiagnostisch kommen vor allem Miliartuberkulose, miliare Carcinose, Boecksches Sarkoid, Siderose, Silikose und Pilzerkrankungen in Betracht. Der Entscheid erfolgt auf Grund des Nachweises der Berylliumexposition und des Berylliumgehaltes im Urin. Der Urin von Personen, die nicht exponiert sind, enthält kein Beryllium (Machle). Wilson hat darauf hingewiesen, daß bei den verschiedenen Berylliumarbeitern (Leuchtpuder, Berylliumbronze usw.) das Röntgenbild berufs-typische Unterschiede aufweist (ein analoges Verhalten findet sich auch bei der Silikose).

Die Prognose ist relativ ungünstig; die Letalität beträgt nach Denardy und Mitarbeitern rund 35%. Therapeutisch ist ACTH versucht worden (Kennedy, Parc, Pump und Stanford).

Die Granulome werden im Gegensatz zu denjenigen des Boeckschen Sarkoids nicht selten nekrotisch. Die Erkrankung beschränkt sich, wie eine Beobachtung von Agate zeigt, nicht auf die Lunge. Es können auch typische Granulome mit Berylliumgehalt in den regionären Lymphknoten, in der Leber, der Milz und der Haut gefunden werden.

Lungenschädigungen durch Chromate und Bichromate.

Chrom ist ein sehr hartes, wetterbeständiges Metall von silberähnlichem Aussehen. Es wird als Schutzüberzug für andere Metalle verwendet, aber auch, häufig zusammen mit Nickel, zur Herstellung von Edelstählen. Der größere Teil des Chromerzes (nur Chromeisenstein: $(CrO_2)_2Fe$) wird zu Chromverbindungen aufgearbeitet, vor allem zu Chromaten und Bichromaten. Diese sind farbig und werden in großem Umfang in der Lack- und Farbenindustrie verwendet (Chromgelb: $PbCrO_4$; Rostschutzfarbe $ZnCrO_4$; Rot: Ag_2CrO_4; Gelb: $BaCrO_4$; aber auch Chromgrün $Cr(OH_3)$). Zum Gerben von Chromleder wird Bichromat ($K_2Cr_2O_7$), vor allem aber auch Chromalaun verwendet. Chromate und Bichromate dienen vielfach als Oxydationsmittel, zur Konservierung von Holz, als Bleichmittel, für galvanische Elemente usw. Während metallisches Chrom ungiftig ist, können vor allem die Verbindungen des sechswertigen Chroms (Chromate und Bichromate) zu Erkrankungen der Haut, der Schleimhäute, der Nieren und der Lunge führen. Die Verbindungen des dreiwertigen Chroms (Chromalaun: $NaCr(SO_4)_2$; Chromgrün: $Cr(OH_3)$) sind wenig gefährlich. Hier soll nur von den Erkrankungen der Lunge und der Luftwege die Rede sein. Das Einatmen von Chromatstaub (Mono- oder Bichromat) oder von Nebeln, die Chromat enthalten (Galvanisierbetriebe) kann kleine Geschwüre im knorpeligen Teil der Nasenscheidewand verursachen, die häufig schließlich eine Perforation zur Folge haben. Diese wurden erstmals 1827 von Cumin als eine Folge der Chromateinwirkung erkannt (eingehende Untersuchungen von Lehmann). Ein Chromgehalt von 0,1 mg/m³ Luft in Form von Chromat führt bei den Ofenarbeitern in Chromatgewinnungsbetrieben zu einer Verletzung der Nasenschleimhaut (Bloomfield und Blum). Die Reizung der oberen Luftwege kann aber auch zu akuten und chronischen Bronchialkatarrhen Anlaß geben, ebenso zu Stirnhöhlenentzündungen. Nebenhöhlenkrebs ist bisher in 4 Fällen beobachtet worden (Newman, Fischer-Wasels, Spannagel).

Bei weitem die folgenschwerste Berufskrankheit, die durch Chromateinwirkung hervorgerufen wird, ist der Lungenkrebs. Es handelt sich in den meisten Fällen um einen Plattenepithelkrebs, der sich von Lungenkrebsen anderer Ursache nicht unterscheidet. Häufig besteht indessen gleichzeitig eine Septumperforation, die auf die frühere Exposition hinweist. Ein Zusammenhang zwischen Chromateinatmung und Lungenkrebs wurde erstmals von ALWENS, BAUKE und JONAS vermutet. Spätere Untersuchungen haben gezeigt, daß ihr Verdacht begründet war. Bei den Arbeitern der Chromatherstellungsbetriebe ist die Häufigkeit des Lungenkrebses sehr viel größer als bei der übrigen Bevölkerung. Aber auch in Betrieben, in denen Chromate verarbeitet werden, ist sie erhöht (BAETJER, MACHLE und GREGORIUS, GREGORIUS, SPANNAGEL, GAFAFER und Mitarbeiter). Die Expositionszeiten im Chromatbetrieb bis zum Auftreten des Krebses lagen in 39 von BAADER überprüften Fällen zwischen 4 und 42 Jahren. Die Latenzzeit kann verhältnismäßig kurz sein (Minimum 7 Jahre), sie kann aber auch sehr lange dauern (Maximum 47 Jahre). Im Durchschnitt beträgt sie 30—40 Jahre. Oft tritt der Krebs erst viele Jahre nach Aufgabe der Arbeit im Chromatbetrieb auf. Der Jüngste der von BAADER beobachteten Tumorträger war 30 Jahre alt. Bei Tumorträgern, die schon seit Jahren die Arbeit im Chromatbetrieb aufgegeben haben, finden sich oft noch deutlich meßbare Mengen von Chrom (25—35 γ-%) im Blut, während normalerweise das Blut kein Chrom enthält und auch bei ehemaligen Chromatarbeitern, die keinen Tumor haben, höchstens noch Spuren von Chrom nachweisbar sind (BAADER).

Die Prognose des Chromatkrebses ist naturgemäß infaust. Zur Verhütung wird vorgeschlagen, in Chromatbetriebe nur Arbeiter in einem Alter von mehr als 35 Jahren aufzunehmen. Auf diese Weise soll erreicht werden, daß sich bei Auftreten eines Tumors nach einer durchschnittlichen Latenzzeit von 35 Jahren keine Verkürzung der Lebensdauer ergibt. Der Urin soll vierteljährlich kontrolliert werden; jährlich ist eine Röntgenuntersuchung vorzunehmen. Im Hinblick auf die anderen möglichen Chromatschädigungen wird man Personen mit Luftwegserkrankungen, mit Magen- oder Nierenleiden oder Ekzemen in der Vorgeschichte zur Arbeit in Chromatbetrieben nicht zulassen.

Bei der Obduktion verstorbener Chromatarbeiter sind in den Lungen verschiedentlich fibrotische Veränderungen, zum Teil mit beträchtlichen Ablagerungen von dunkelbraunem Pigment gefunden worden (LUKANIN, LETTERER, NEIDHARDT, KLETT). Klinisch haben sie offenbar keine Bedeutung.

Literatur.

Lungenerkrankungen durch Talk.

BAADER: Neues über Talklunge und Talkgranulom. Dtsch. med. Wschr. **1950**. — Gewerbekrankheiten. München u. Berlin 1954. — BRUUSGAARD u. SKJELBRED-KNUDSEN: Silicatosis in the norwegian talc industry. IX. Internat. Congr. on Ind. Med. London 1948.

DREESSEN: Effects of certain silicate dusts on the lungs. J. Ind. Hyg. **15**, 66 (1933). — DREESSEN and DALLAVALLE: The effects of exposure to dusts in two Georgia talc mills and sirmes. Publ. Health Rep. **50**, 5 (1935).

KLEINFELD, MESSITE and TABERSHAW: Talc pneumoconiosis. Arch. Ind. Health **12**, 66 (1955).

LEVY: Zit. nach BAADER.

NUCK u. SZCZEPANSKI: Talk und Talkstaublunge. Arbeitsmed. **9** (1939).

PORRO, PATTON and HOBBS: Pneumoconiosis in talc industry. Amer. J. Roengtenol. **47**, 507 (1942). — PORRO and LEVINE: Pathology of talc pneumoconiosis with report of an antopsy. New York Med. J. **3**, 23 (1946).

SIEGAL, SMITH and GREENBURGH: Dust hazard in tremolite talc mining, including roentgenological findings in talc workers. Amer. J. Roentgenol. **49**, 11 (1943).

WINKLER: Talkose und Talksilikose. Med. Wiss. Arbeitstagung über Silikose, Bochum 1951.

ZANELLI: La pneumoconiosi da talco. Med. Lav. **22** (1931). — ZIMMERMANN: Zit. nach BAADER.

Lungenerkrankungen durch Kaolin.

BAADER: Gedanken zur Kaolinwirkung. Schweiz. med. Wschr. 1950, 1212.
GÄRTNER: Die Röntgen-Feinstrukturuntersuchung als medizinische Untersuchungs-
methode. Arbeitsschutz 20, 193 (1940). — GUDJÓNSSON: Arch. Gewerbepath. 4, 478 (1933). —
GUDJÓNSSON and JACOBSON: J. of Hyg. 34, 166 (1934). Zit. nach BAADER.
HARTMANN: Staubuntersuchungen in der keramischen Industrie. Diss. ETH Zürich 1955.
SUNDIUS, BYGDÉN u. BRUCE: Ber. dtsch. keram. Ges. 17, 2 (1936). Zit. nach BAADER. —
TARA et TROUARD: Pneumoconiose an kaolin. Arch. Mal. profess.

Lungenschädigungen durch Glaswolle.

KAHLAU: Tödliche Pneumonie nach Glasstaubinhalation durch Verarbeitung eines Kunst-
stoffes aus Glaswolle. Frankf. Z. Path. 59, 143 (1947/48).
LANG: Lungenschädigungen durch Glaswolle. Mitt. med. Abt. schweiz. Unfallvers.-
anstalt 16, 14 (1944).

Lungenschädigungen durch Aluminiumstaub.

BAADER: Die Aluminiumlunge. Z. Unfallmed. u. Berufskrkh. (Zürich) 42, 79 (1949). —
Gewerbekrankheiten. München u. Berlin 1954. — BAUER: Die entschädigungspflichtigen
Berufskrankheiten. Stuttgart 1953.
EHRISMANN: Über die Schädlichkeit von Aluminiumstaub bei der Aufnahme durch die
Atemwege. Z. Hyg. 122, 166 (1940).
GORALEWSKI: Zur Symptomatologie der Aluminiumstaublunge. Arch. Gewerbepath.
10, 384 (1941). — Die Aluminiumlunge — eine neue Gewerbeerkrankung. Z. inn. Med. 2,
665 (1947).
JAMIN: Über Aluminiumstaublungen. Sitzgsber. physik.-Med. Soz. Erlangen 73, 25 (1942).
JÖTTEN u. EICKHOFF: Zur Frage der Lungengefährlichkeit des Aluminiumstaubes. Arbeits-
schutz 22, 102 (1942).
KAHLAU: Die pathologische Anatomie der Aluminiumlunge (kurze zusammenfassende
Darstellung). Tuberkulosearzt 1/2, 306 (1947/48). — Die pathologisch-anatomischen Lungen-
veränderungen nach gewerblicher Einatmung reinen Aluminiumstaubes. Frankf. Z. Path.
55, 364 (1941). — KOELSCH: Die Lungenerkrankung durch Aluminiumstaub. Beitr. Klin.
Tbk. 97, 688 (1942).
MEYER u. KASPER: Ergebnisse der Untersuchungen von Arbeitern aus einem Aluminium-
stampfwerk. Sitzgsber. physik.-med. Soz. Erlangen 73, 71 (1942).
SCHEIDEMANDEL: Aluminiumstauberkrankungen der Lunge. Einzel-, Verlaufs- und
Schichtbeobachtungen. Tuberkulosearzt 2, 298 (1948).

Die Korundschmelzerlunge.

GÄRTNER u. VAN MARWICK: Lungenfibrose durch Sillimannit. Dtsch. med. Wschr.
1947, 708.
HAGEN: Über Lungenveränderungen bei Korundschmelzern. Dtsch. med. Wschr. 1950,
399. — Schwere Lungenfibrosen bei Korundschmelzern, eine neue Berufskrankheit? Z. inn.
Med. 5, 31 (1950).
JÄGER: Kann Kieselsäure die Lungenschädigungen der Korundschmelzer verursacht
haben? Kolloid-Z. 117, 10 (1950).
KAHLAU: Pathologisch-anatomische Lungenbefunde bei Korundschmelzern. Verh. dtsch.
Ges. Path. 33, 377 (1949).
SCHWELLNUS u. KLEINSORG: Lungenerkrankungen bei Arbeitern in Korundbetrieben.
Dtsch. Z. gerichtl. Med. 39, 577 (1949). — SHAVER: A synopsis of pulmonary charges encoun-
tered in employers engaged in the manufacture of alumina abrasives. Conference on silicosis
and aluminium therapy. Washington 1949. — SHAVER and RIDDELL: Lung charges asso-
ciated with the manufacture of alumina abrasives. J. Ind. Hyg. 29, 145 (1947).
WÄTJEN: Über Lungenbefunde bei Korundschmelzern. Z. inn. Med. 2, 179 (1947). —
WYATT and RIDDELL: The morphology of bauxite-fume pneumoconiosis. Amer. J. Path.
25, 447 (1949).

Die Manganpneumonie.

BAADER: Manganismus eines Trimmers. Zbl. Gewerbehyg. 19, 1 (1932). — Manganvergiftungen in Elementfabriken. Arch. Gewerbepath. 4, 101 (1933). — BAUER: Die entschädigungspflichtigen Berufskrankheiten. Stuttgart 1953. — Erkrankungen von Braunstein-
arbeitern an Lungenentzündung. Diss. Friedr.-Wilh.-Univ. Berlin 1938. — BREZINA: Internationale Übersicht über Gewerbekrankheiten nach den Berichten der Gewerbeaufsichts-
behörden der Kulturländer über die Jahre 1920—1926. Schriften aus dem Gesamtgebiet der
Gewerbehygiene H. 24, VI, Berlin 1929. — BUBAREV: Zit. nach FAIRHALL u. NEAL. —

BÜTTNER: Die Manganpneumonie als Berufskrankheit. Ärztl. Sachverst.ztg 45, 257 (1939). — Die Manganpneumonie. Bericht über den VIII. internat. Kongreß für Unfallmedizin und Berufskrankheiten in Frankfurt a. M. 2, 1022 (1939).

DANTIN GALLEGO: Higiene y patologia del trabajo con manganeso. Publicaciones del Instituto Nacional de Prevision Madrid 1935.

ELSTAD: Beobachtungen über Manganpneumonien. Bericht über den VIII. internat. Kongreß für Unfallmed. und Berufskrankh. in Frankfurt a. M. 2, 1014 (1939).

FAIRHALL u. NEAL: Industrial Manganese Poisoning. Nat. Inst. Health Bult. No 182.

FREISE: Berufskrankheiten von Manganerzbergleuten und Verladern. Beobachtungen aus brasilianischen Betrieben. Arch. Gewerbepath. 4, 1 (1933).

LLOYD DAVIES: Manganese pneumonitis. Brit. J. Industr. Med. 3, III (1946).

RODIER: Considérations sur le manganisme au Maroc. Maroc. Med. 1950, 304. Zit. nach BAADER.

SCHOPPER: Über Lungenentzündungen bei Brauneisenstein-Bergarbeitern. Arch. f. Hyg. 104, 175 (1930).

Die Thomasschlackenpneumonie.

ENDERLIN: Wirkung des Thomasschlackenstaubes auf die Lunge. Münch. med. Wschr. 1892.

GENGOUX: La pneumoconiose des moulins à scories. Arch. méd. soc. Bruxelles. 8, 514 (1950). — GUNDEL u. FISCHER: Untersuchungen über die Ätiologie und Epidemiologie sowie zur Bekämpfung der Lungenentzündungen bei Arbeitern in Thomasschlackenmühlen. Z. Hyg. 120, 1 (1937). — GUNDEL u. HOMANN: Untersuchungen zur Frage der Bekämpfung der Lungenentzündung auf spezifischem Wege mit Hilfe der aktiven Immunisierung bei Arbeitern in Thomasschlackenmühlen. Dtsch. med. Wschr. 1938, 917.

HERZIG: Über einen Fall chronisch verlaufender Erkrankung der Lunge nach Inhalation von Thomasschlackenmehl. Med. Diss. Kiel 1936.

JÖTTEN: Lungenschädigungen durch Mangan- und Thomasschlackenstaub. Dtsch. med. Wschr. 1939, 409.

KAHLSTORF: Die Thomasschlackenmehlpneumonie. Dtsch. Arch. klin. Med. 184, 466 (1939). — KOCH: Plötzlicher Tod eines landwirtschaftlichen Arbeiters nach Streuen von Thomasmehl. Arch. Gewerbepath. 11, 686 (1942).

SILBERKUHL: Erkrankungen der tieferen Luftwege und der Lunge durch Thomasschlackenmehl. In Handbuch der gesamten Unfallheilkunde, herausgeg. von König u. Magnus, Bd. 2, S. 112. 1933.

Lungenerkrankungen durch Berylliumverbindungen.

DENARDY, ORDSTRAND, CURTIS and ZIELINSKI: Berylliosis. Summary and survey of all clinical types observed in a twelve-year period. Arch. of Industr. Hyg. 8, 1 (1953).

EISENBUD, BERGHOUT and STEADMAN: Environmental studies in plants using beryllium. Rp. M 355, US Atomic Energy Commission.

FARRIS: Granuloma sperimentale da sostanze fluorescenti. Minerva dermat. (Torino) 27 (1952).

GELMANN: Poisoning by vapors of beryllium-oxyfluoride. J. Ind. Hyg. 18, 371 (1936). — Beryllium (glucinium) occupation and health supplement. Encyclopedia of Hyg., Path. and Social Welfare. Geneva. Int. Lab. Off. 1938. — GRIER, NASH and FREIMANN: Skin lesions in persons exposed to beryllium compounds. J. Ind. Hyg. 30, 228 (1948).

HARDY and TABERSHAW: Delayed chemical pneumonitis occuring in workers exposed to beryllium compounds. J. Ind. Hyg. 28, 197 (1946). — HIGGINS: Connecticut Med. J. 11, 330 (1947). Zit. nach BAADER. — HUNTER: Berylliosis. Arch. méd. soc. Bruxelles 8, 433 (1950).

KENNEDY, PARC, PUMP and STANFORD: The effect of adrenocorticotropic hormone (ACTH) on beryllium granulomatosis and silicosis. A preliminary Report. Canad. Med. Assoc. J. 62, 426 (1950).

MACHLE, BEYER and TEBROCK: Acute Pneumonitis of beryllium workers and pulmonary granulomatosis of beryllium workers. Proc. IX. Internat. Congr. Ind. Med. London 1949.

ORDSTRAND: Current concepts of beryllium poisoning. Ann. Int. Med. 35, 1203 (1951).

PEYRE and OATWAY: Beryllium granulomatosis, alias miliary sarcoid, Salen sarcoid, miliary sarcoidosis, chronic beryllium poisoning or delayed chemical pneumonitis; description and report. Arizona Med. 4, 21 (1947).

STERNER and EISENBUD: Epidemiology of Beryllium Intoxication. Arch. of Industr. Hyg. 4, 123 (1951).

VIGLIANI: Health hazards in a beryllium fabricating plant. Proc. IX. Internat. Congr. Ind. Med. London 1949, S. 645.

WILSON: Roentgenologic manifestations of pulmonary changes due to exposure to beryllium compounds. Occ. Med. 5, 690 (1948).

Lungenschädigungen durch Chromate und Bichromate.

ALWENS, BAUKE u. JONAS: Auffallende Häufung von Bronchialkrebs bei Arbeitern der chemischen Industrie. Arch. Gewerbepath. **7**, 69 (1936).

BAETJER: The effect of Portland cement dust on the lungs with special reference to susceptibility to lobar pneumonia. Animal experiments. J. Ind. Hyg. **29**, 250 (1947). — Pulmonary Carcinoma in chromate workers. Arch. of Industr. Hyg. **2**, 487 (1950). — BIDSTRUP: Carcinoma of the lung in chromate workers. J. Industr. Med. **8**, 302 (1951). — BLOOMFIELD and BLUM: Health hazards in chromiumplating. Publ. Health Rep. **43**, 2330 (1928). — CUMIN: Edinburgh Med. a. Surg. J. **2**, 137 (1828). Zit. nach SPANNAGEL.

FISCHER-WASELS: Zit. nach BAADER.

GAFAFER u. Mitarb.: Health of workers in chromate producing industry. Publ. Health Service Publ. Nr 192, Washington 1953. — GREGORIUS: Lung cancer in the chromate Industry. Arch. of Industr. Hyg. **5**, 196 (1952).

LEHMANN: Die Bedeutung der Chromate für die Gesundheit der Arbeiter. Schriften aus dem Gesamtgebiet der Gewerbehyg. Berlin 1914. — LETTERER, NEIDHARDT u. KLETT: Arch. Gewerbepath. **9**, 496 (1939). — Chromatlungenkrebs und Chromatstaublunge. Arch. Gewerbepath. **12** (1943). — LUKANIN: Arch. f. Hyg. **104**, 156 (1936).

MACHLE and GREGORIUS: Cancer of respiratory system in United States chromate-producing industry. Publ. Health Rep. **63**, 1114 (1948).

NEWMAN: Zit. nach BAADER.

SPANNAGEL, H.: Lungenkrebs und andere Organschäden durch Chromverbindungen. Arbeitsmed. **1953**, H. 28.

I. Röntgenologische Differentialdiagnostik der Pneumokoniosen gegen andere Lungenerkrankungen.

Von

U. Cocchi.

Mit 12 Abbildungen.

Wie im Kapitel über die Röntgenologie der Pneumokoniosen gezeigt wurde, treffen wir bei diesen auf die verschiedensten Formen von Lungenveränderungen, wie

1. Vermehrung der Lungenzeichnung.
2. Fleckenschatten in der Lunge, und zwar
   a) kleinfleckige, miliare Schatten,
   b) grobfleckige Schatten, und
   c) größere Rundschatten,
3. Flächenschatten,
   a) Lungen- und Pleuraschwarten,
   b) Atelektasen.
4. Hilusvergrößerungen.
5. Lungenaufhellungen, und zwar
   a) diffus, als funktionelles oder substantielles Emphysem,
   b) umschrieben, als bullöse Emphysemblasen und Kavernen.

Diese Veränderungen können, wie die Erfahrung zeigt, oft Schwierigkeiten in der diagnostischen Abgrenzung derselben gegen andere Lungenerkrankungen bieten.

Bei der Vieldeutigkeit der einzelnen Röntgensymptome kann eine genaue Diagnose sehr oft aber nicht aus der gewöhnlichen Röntgenaufnahme in dorso-ventraler Strahlenrichtung allein gestellt werden, sondern es müssen hierzu auch noch die im oben genannten Kapitel erwähnten Spezialuntersuchungen zu Hilfe gezogen werden. Auch Wiederholungen von Aufnahmen nach mehr oder weniger kurzen Zeitintervallen sind von Nutzen, ebenso endoskopische Untersuchungen. Ferner gehören zur endgültigen Diagnosestellung eine genaue Anamnese, speziell die positive *Berufsanamnese*, ohne die eine Staublungenerkrankung nicht in Erwägung gezogen werden kann, sowie die klinischen und Laboratoriumsbefunde. Bei gleichzeitigem Vorkommen von Staublungenerkrankungen und anderen Lungenerkrankungen kann die Differenzierung jedoch nicht selten sehr schwierig, ja ganz unmöglich sein, und nur pathologisch-anatomisch abgeklärt werden.

Im folgenden sind — in der Reihenfolge der oben angeführten morphologischen Lungenveränderungen — kurz die wichtigsten differentialdiagnostisch in Frage kommenden Thoraxveränderungen zusammengestellt, unter Beifügung einer Reihe einschlägiger Röntgenaufnahmen von Patienten, die fast sämtlich nie einer Staubgefährdung ausgesetzt waren.

I. Vermehrte Lungenzeichnung.

a) Einseitiges Vorkommen.

1. Durch *Hilus- und Bronchialtumoren* (tuberkulöse, maligne Prozesse, Fremdkörper), Mediastinalverlagerung, und dadurch bedingtem Druck auf Lungenvenen. Hierbei häufig einseitiger Zwerchfellhochstand.

2. *Lungenfibrose.* Lokalisation nur in basalen Lungenpartien.

3. *Strahlenfibrose.* Im Anschluß an Radium- oder Röntgenbehandlung im Bestrahlungsbereich.

b) Beidseitiges Vorkommen.

4. *Stauungslunge.* Vorkommen in Mittel- und Unterfeldern. Herzvergrößerung. Durch Herzbehandlung kann wieder normale Helligkeit der Lungenfelder erzielt werden.

5. *Akute Entzündungen der Lunge.* Schnelles Befallen der ganzen Lunge und mehr oder weniger schneller Rückgang der Veränderungen nach Behandlung.

6. *Hämatogene Lungentuberkulose.* Ganze Lunge befallen. Vorkommen von extrapulmonaler Organtuberkulose.

7. *Lymphangitis carcinomatosa.* Vorkommen in Mittel- und Unterfeldern. Primärtumor! Krebsalter.

8. *Chronische Bronchitis.* Sehr häufig auch Begleiterscheinung einer Peumokoniose (Berufsanamnese!).

9. *Bronchiektasen.* Vorkommen hauptsächlich in Unterfeldern. Bronchogramm.

10. *Substantielles Emphysem.*

11. *Restzustand nach spezifischen und unspezifischen Entzündungen.* Umschrieben.

12. *Speicherkrankheiten.* Vorkommen in der ganzen Lunge, schon von Jugend an. Äußerst selten. Auftreten von Skeletveränderungen.

II. Fleckenschatten.

a) Kleinfleckige Schatten.

1. Miliartuberkulose. Die akute Form ist röntgenologisch kaum von einer Silikose abzugrenzen, zeigt aber häufig größere Dichte in den basalen Abschnitten (Abb. 1 und 2), ebenso ist die chronische Form mit ihren dichteren, schärfer

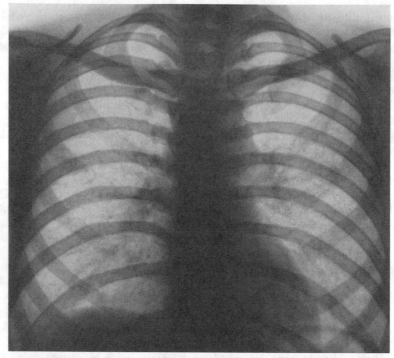

Abb. 1. *Akute Miliartuberkulose* bei 34jähriger Fabrikhilfsarbeiterin.

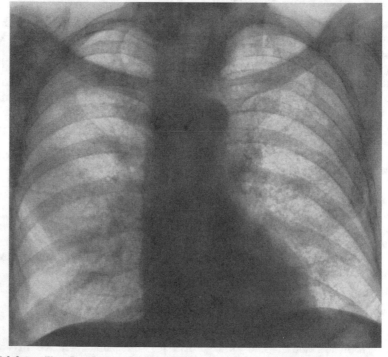

Abb. 2. *Subakute miliare Lungentuberkulose* bei 63jährigem Installateur ohne Staubberuf. Multiple, zum Teil weiche, zum Teil schattendichtere Fleckschatten in beiden Lungen, von den Spitzen abwärts bis zu den Zwerchfellkuppen. Pleuraverschwartung beiderseits. Hilusverdichtung beiderseits.

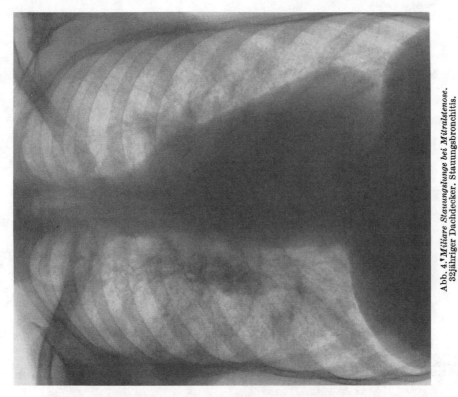

Abb. 4.'*Miliare Stauungslunge bei Mitralstenose.*
32jähriger Dachdecker. Stauungsbronchitis.

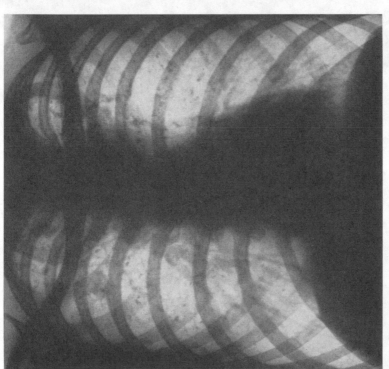

Abb. 3. *Abgeheilte verkalkende Lungentuberkulose* bei 25jährigem Student. Winzige,
unregelmäßig verteilte Kalkschatten bis in die Spitzen hinauf, bei geringem Vorkommen
in den Unterfeldern. Großer Rundschatten infraclaviculär rechts.

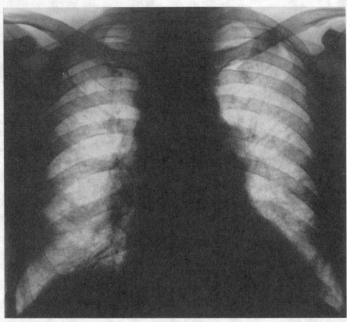

Abb. 5. *Morbus Boeck* bei 51jährigem Gießereiarbeiter mit jahrelanger Staubexposition. Feinkörnige Lungenverschattungen, Hilusverdickungen besonders links. Herzverbreiterung. Befund weitere 8 Jahre lang stationär.
Von Versicherung jahrelang als Silikotiker entschädigt. Erst die Autopsie ergab, daß die Lungenveränderungen
durch granulomatöse Prozesse bedingt waren (Morbus Boeck), keine Anhaltspunkte für silikotische Veränderungen.
(Aufnahme SUVA ,Luzern.)

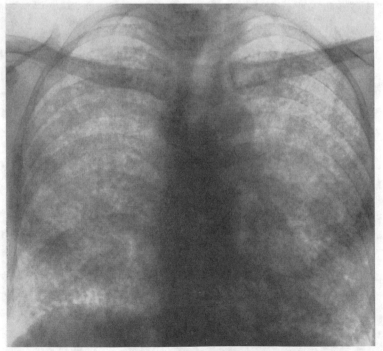

Abb. 6. *Miliare Lungencarcinose* bei 46jährigem Schneider bei primär linksseitigem Bronchialcarcinom (autoptisch
bestätigt). Nie Staubberuf.

begrenzten Knötchen und perifokalem Emphysem schwer differenzierbar. In der ausheilenden, verkalkenden Form spricht die gleichmäßige, außergewöhnlich zahlreiche Aussaat gegen Silikose, mitunter auch die unregelmäßige Verteilung der Kalkschatten ohne Vorhandensein von weichteildichten Flecken (Abb. 3).

2. *Miliare (hämosiderotische) Form der Stauungslunge.* Vorkommen in der ganzen Lunge mit Bevorzugung der perihilären Abschnitte bei Freibleiben der Spitzen. Herzvergrößerung (Abb. 4). Im Einzelfall unterscheiden sich die Fleckschatten oft wenig von einer Miliartuberkulose oder Pneumokoniose.

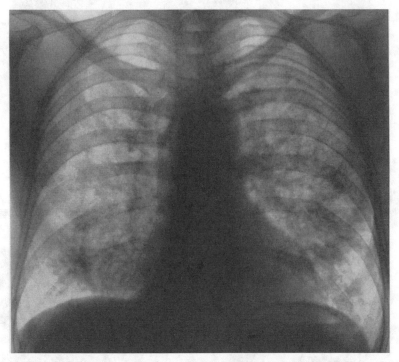

Abb. 7. *Intoxikation durch Einatmen von Salpetersäuredämpfen* bei 48jährigem Arbeiter in Aluminiumschweißwerk. Rasches Zurückgehen der Fleckschatten. Eine Kontrolle nach einem Monat zeigt nur eine feine, streifige Lungenzeichnung in beiden Oberfeldern und vereinzelte winzige Knötchen, wahrscheinlich pneumokoniotischer Natur.

3. *Morbus Boeck (miliare Form).* Röntgenologisch nicht von Pneumokoniosen (Abb. 5) und Miliartuberkulose abgrenzbar. Probeexcision eines cervicalen oder axillären Lymphknotens sichert die Diagnose. Skeletveränderungen.

4. *Miliare Carcinose.* Vorkommen in der ganzen Lunge, oft zusammen mit größeren Knoten (Abb. 6). Primärtumor! Krebsalter.

5. *Miliare septische Pneumonie.*

6. *Miliare Form der Lymphogranulomatose.* Unregelmäßige Verteilung über die Lunge, hauptsächlich perihilär und basal. Äußerst selten. Lymphknoten- und Milzschwellungen!

7. *Leukämische Infiltrate.* Ähnliche Verteilung wie Lymphogranulomatose.

8. *Bronchiolitis* der Erwachsenen, nach Gasvergiftungen (Abb. 7). Akutes Auftreten und rascher Rückgang der Veränderungen.

9. *Speicherkrankheiten.* Äußerst selten. Von Jugend an Skeletveränderungen.

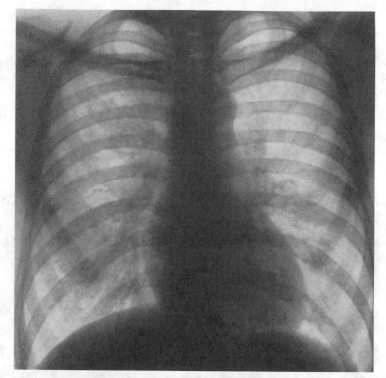

Abb. 8. *Bronchopneumonie* mit multiplen Herden in der rechten Lunge. Akutes Auftreten und langsames Verschwinden der Fleckschatten innerhalb von 3 Monaten, zum größten Teil aber schon nach 2 Wochen. Einseitiges und vornehmlich perihiläres Auftreten. 25jähriger Mechaniker. Kein Staubberuf.

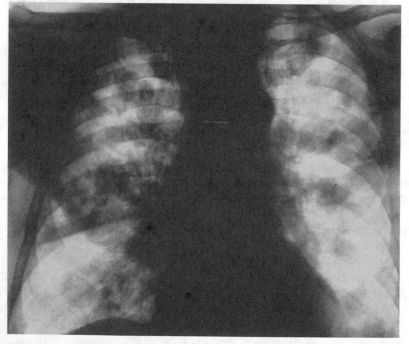

Abb. 9. *Multiple Lungenmetastasen* bei haselnußgroßem Carcinom in einem Oberlappenbronchus bei 67jährigem Handlanger. Nie Staubberuf. Autoptisch bestätigt.

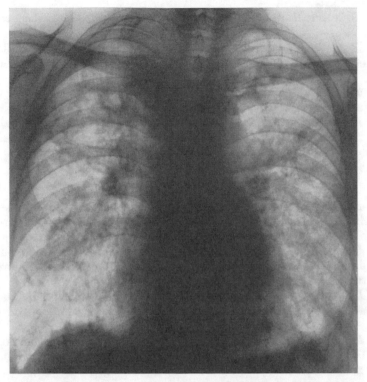

Abb. 10. *Disseminierende Tuberkulose beider Lungen* mit infraclaviculärer Kaverne rechts, Hilusvergrößerungen und Pleuraschwarte links basal. 45jähriger Gasarbeiter.

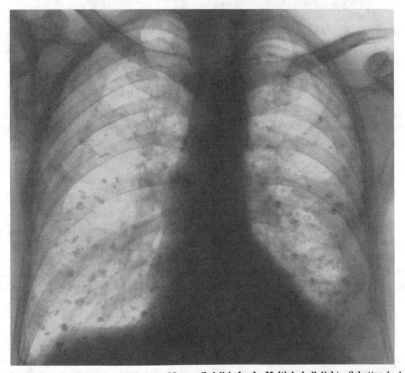

Abb. 11. *Cysticerkose der Lunge* bei 54jährigem Mann. Zufallsbefund. Multiple kalkdichte Schatten in beiden Lungen mit weichteildichtem Kern. Gleichartige Schatten auch in der vergrößerten Leber sichtbar. Pleuraverschwartungen basal beiderseits, besonders links. Kein Staubberuf.

10. *Mykotische Lungenerkrankungen*, wie *Aktinomykose* mit Befallensein nur einzelner Lungenabschnitte, *Aspergillose*, ebenfalls mit unregelmäßigem Auftreten.

11. *Tularämie*, mit Befallen der Mittelfelder.

12. *Toxoplasmose.*

13. *Diffuse interstitielle Lungenfibrose* (HAMMAN-RICH-*Syndrome*). Akuter Beginn mit Husten, Dyspnoe und Cyanose. Sichere Diagnose nur mittels Lungenbiopsie oder Autopsie möglich.

b) Grobfleckige Schatten.

14. *Bronchopneumonie.* Unregelmäßige über die ganze Lunge verteilte weichteildichte Schatten mit unscharfen Rändern. Schnelles Auftreten und ziemlich rasches Verschwinden nach Therapie (Abb. 8).

15. *Lungenödem*, röntgenologisch ähnliches Bild wie Bronchopneumonie.

16. *Lungenmetastasen.* Unregelmäßige Verteilung über die ganze Lunge. Primärtumor. Rasche Progredienz (Abb. 9).

17. *Lungenlymphogranulomatose.* Scharf begrenzte weichteildichte Schatten, oft zusammen mit Mediastinaltumoren. Lymphknotenschwellungen und Milztumor.

18. *Lungenphthise.* Aspirationsherde bei kavernöser Lungentuberkulose (Abb. 10). Weichteildichte Schatten in Mittel- und Obergeschossen. Oft röntgenologisch nicht von silikotischen Fleckschatten abzugrenzen. Positiver Bacillenbefund.

19. *Multiple Lungeninfarkte*, hauptsächlich in Mittel- und Unterfeldern.

20. *Multiple kleine Lungenabscesse.*

21. *Multiple kleine Atelektasen.* Verteilung über die ganze Lunge mit Freibleiben der Spitzen.

22. *Lungencysticerkose.* Unregelmäßig verteilte kalkdichte Rundschatten mit weichteildichtem Kern (Abb. 11).

c) Größere Rundschatten.

Hier kommen differentialdiagnostisch hauptsächlich *Lungenmetastasen* in Frage, seltener *Lungenlymphogranulomatose, Lungenabsceß* oder *Lungengangrän*, sowie *Lungeninfarkte.*

III. Flächenschatten.

Differentialdiagnostisch kommt hier hauptsächlich die *Lungentuberkulose* in Frage, wobei man sich aber, worauf schon früher hingewiesen wurde, immer vor Augen halten muß, daß eine Lungentuberkulose häufig auch mit Pneumokoniosen vergesellschaftet sein kann. Ferner schrumpfende *atelektatische Lungensegmente* oder *-lappen* bei Bronchusstenosen, *chronische Pneumonien, primäre Lungentumoren, Lungenaktinomykose.* Oft sind die Veränderungen im Röntgenbild sehr schwierig zu deuten und die diagnostische Klärung ist allein nach dem Röntgenbild nicht selten unmöglich.

IV. Hilusvergrößerungen.

Hier kommen differentialdiagnostisch *entzündliche* und *neoplastische Prozesse*, die zum größten Teil auch schon oben erwähnt wurden, in Frage. Was die *eierschalenförmigen Verkalkungen* der Hiluslymphknoten anbelangt, so sind dieselben nicht als eindeutige silikotische Symptome aufzufassen, wie der von EGGENSCHWYLER beschriebene Fall einer Arbeiterin in einer Seidenfabrik ohne Staubexposition zeigt (Abb. 12), sowie einige, seltene, persönliche Beobachtungen an lungentuberkulösen Patienten.

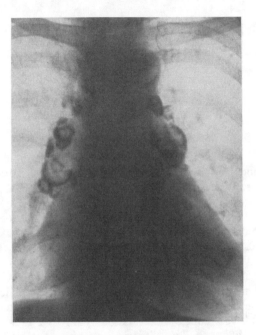

Abb. 12. *Eierschalenförmige Verkalkungen der Hiluslymphknoten* beiderseits bei 73jähriger Frau, die 37 Jahre in staubfreiem Milieu in Seidenfabrik arbeitete. Zufallsbefund bei Schirmbilduntersuchung.

V. Lungenaufhellungen.

Von diesen Veränderungen ist einzig die umschriebene Form, die *tuberkulöse Kaverne* von der silikotischen abzugrenzen, worauf schon im Kapitel f) Röntgenologie eingegangen wurde.

Literatur.

(Siehe hierfür auch das Literaturverzeichnis des Kapitels: Röntgenologie.)

COCCHI, U.: Ein Fall von Zystizerkose der Lungen und Leber. Radiol. Clin. **22**, 54 (1953).

EGGENSCHWYLER, H.: Schalenförmige Hilusverkalkungen ohne Silikose. Radiol. Clin. **19**, 77 (1950).

HAEMMERLI, U.: Diffuse progressive interstitielle Lungenfibrose (Hamman-Rich-Syndrom). Schweiz. med. Wschr. **1955**, 597.

Die Lymphogranulomatose des Mediastinums und der Lunge.

Von

W. Bollag und **E. Schwarz.**

Mit 9 Abbildungen.

Bei der Lymphogranulomatose Hodgkin handelt es sich um eine Wucherung des reticuloendothelialen Anteils des lymphatischen Gewebes, die in der Regel örtlich begrenzt beginnt, sich dann schubweise auf andere Gebiete ausbreitet und schließlich unbehandelt zum Tode führt. Histologisch und cytologisch weisen die wuchernden Reticulumzellen ganz besondere charakteristische Merkmale auf (STERNBERG, REED, MOESCHLIN und Mitarbeiter u. a.), wobei sich, wahrscheinlich als Degenerationsfolgen, die sog. STERNBERG-REEDschen Riesenzellen entwickeln, die man besonders um nekrotische Zonen gehäuft vorfindet. Zu dieser Reticulumzellwucherung hinzu kommt ein eigentliches Granulationsgewebe aus Fibroblasten, Plasmazellen, Lymphocyten, das in wechselndem Maße durchsetzt ist von eosinophilen Leukocyten und eine spontane Neigung zur Fibrose zeigt. Während das klinische, histologische und cytologische Bild dieser Krankheit wohlbekannt ist, sind wir bis heute über die Ätiologie noch im unklaren. Früher vermutete man hauptsächlich auf Grund der entzündlichen Struktur des Granulationsgewebes ein infektiöses Geschehen, ohne allerdings einen spezifischen Erreger gefunden zu haben. Heute neigt man eher zur Annahme eines neoplastischen Prozesses, wodurch die Lymphogranulomatose in die Gruppe der Tumoren des reticuloendothelialen Systems eingereiht wird. JACKSON und PARKER unterscheiden sogar verschiedene Malignitätsstufen. Eine Mittelstellung nimmt neuerdings DEELMAN ein, der vermutet, daß die Gruppe der Reticuloendotheliosen ein Bindeglied zwischen den entzündlichen und den neoplastischen Prozessen darstelle.

Häufig beginnt die Lymphogranulomatose klinisch in einem einzelnen Lymphknoten oder einer Lymphknotengruppe und breitet sich erst sekundär auf andere Lymphdrüsenstationen und Organe aus. Dies wird als ein Beweis für den neoplastischen Charakter der Lymphogranulomatose angesehen. Die zuerst befallene Lymphdrüse gilt als Primärtumor, von dem die Metastasierung ausgeht. Von vielen Klinikern wurden die therapeutischen Konsequenzen aus dieser Arbeitshypothese gezogen. Das zuerst erkrankte Lymphdrüsengebiet wird wie ein Primärtumor so radikal wie möglich mittels chirurgischem Eingriff und Nachbestrahlung ausgeschaltet. Verschiedentlich wurde über Fälle berichtet, die mit dieser Methode geheilt wurden (ROHR, MOESCHLIN, SCHWARZ und WANG, NISSEN, HELLWIG u. a.). Die Nachkontrollen, die sich bis auf 15 Jahre erstreckten, ergaben keine neuen, klinisch erfaßbaren Manifestationen von Lymphogranulomatose. Aus den angeführten Gründen ist es für Prognose und Therapie keineswegs gleichgültig, welche Lymphknotengruppen primär von der Lymphogranulomatose befallen werden. Einzelne Gebiete sind einer chirurgischen

Therapie wie auch einer intensiven Röntgenbestrahlung gut zugänglich, andere weniger oder gar nicht. Die Einteilung der Lymphogranulomatose nach befallenen Regionen entspricht daher nicht nur einem systematischen Bedürfnis der Autoren, sondern auch einer praktischen Notwendigkeit. Unabhängig vom Sitz der primären Lokalisation der Lymphogranulomatose tritt früher oder später eine Generalisation ein. Eine Ausnahme bilden die seltenen Fälle, bei denen der Primärherd frühzeitig erfaßt und ausgeschaltet werden konnte. Bezüglich Einzelheiten der pathologischen Anatomie, Pathogenese, Ätiologie und der klinischen Symptomatologie, Diagnostik, Prognose und Therapie vergleiche den Handbucharartikel von L. Heilmeyer und H. Begemann im Band „Blut und Blutkrankheiten" des Handbuchs der inneren Medizin.

Wenn wir im Handbuch der Lungenkrankheiten den intrathorakalen Formen der Lymphogranulomatose ein eigenes Kapitel widmen, so deshalb, weil diese Formen einige spezielle Probleme der Symptomatologie, Diagnostik, Differentialdiagnostik und Therapie bieten.

Die intrathorakalen Manifestationen sind im Verlaufe einer Lymphogranulomatose keineswegs selten. Dabei lassen sich zwei Hauptgruppen unterscheiden, die mediastinalen und die pulmonalen Formen. Im Einzelfall lassen sie sich jedoch oft nicht streng voneinander abgrenzen. Zusammenfassende Arbeiten, sowie Kasuistik über intrathorakale Formen der Lymphogranulomatose finden sich bei v. Braitenberg, Charr und Wascolonis, Craver und Mitarbeiter, Falconer und Leonard, Held, Hoster und Mitarbeiter, Moolten, Perrier, Sheinmel und Mitarbeiter, Versé, Vieta und Craver, Weber, Wolpaw und Mitarbeiter, Wright u. a.

I. Die Lymphogranulomatose der mediastinalen Lymphknoten.

Pathologische Anatomie, Lokalisation und Häufigkeit.

Sämtliche Lymphdrüsen des Mediastinums können von Lymphogranulomatose befallen sein. Paratracheale, bronchiale und hiläre Lymphknoten werden bald in ihrer Gesamtheit, bald nur in einzelnen Gruppen ergriffen. Manchmal ist die Lymphdrüsenvergrößerung recht einheitlich, oft bestehen jedoch enorme Unterschiede in der Größe der einzelnen Lymphknoten und Lymphknotenpakete, die zwischen Linsen- und Kindskopfgröße schwankt. Sehr selten sind symmetrische Lymphdrüsenvergrößerungen; auch ist das ausschließliche Befallensein einer Seite kaum zu beobachten. Besonders große Mediastinaltumoren sieht man in der Regel bei Jugendlichen (Jackson und Parker). Auf eine Lokalisationsbevorzugung der mediastinalen Lymphdrüsen ist jedoch hinzuweisen. Im Gegensatz zu anderen malignen Affektionen werden mit Vorliebe die Lymphknoten des vorderen Mediastinums, des Retrosternalraums und besonders diejenigen hinter dem Manubrium sterni befallen. Darauf wurde in letzter Zeit hauptsächlich von röntgenologischer Seite aufmerksam gemacht (Zuppinger, Fleischner und Mitarbeiter). Der lymphogranulomatöse Prozeß kann auch von den retrosternalen Lymphknoten direkt per continuitatem auf das Sternum übergreifen. Das Sternum, welches nach Uehlinger in der Häufigkeit der Knochenlokalisation an dritter Stelle steht, wird aber häufiger auf anderen Wegen (hämatogen? lymphogen?) von der Lymphogranulomatose erreicht. Je größer die lymphogranulomatösen Lymphknoten werden, um so eher führen sie zu Verdrängungen und Kompressionen der Trachea und der Bronchien, der großen Gefäße, des Oesophagus oder der Nerven. Darauf kommen wir bei der Symptomatologie zu sprechen.

Die Lymphknotengebiete des Mediastinums werden häufig, sei es primär, oder aber vor allem sekundär, vom lymphogranulomatösen Prozeß ergriffen. Je nach Untersuchungsmethode (Röntgen, Autopsie) oder nach Auswahl des Krankengutes (Frühfälle, Spätfälle) schwanken die diesbezüglichen zahlenmäßigen Angaben von Autor zu Autor. Es ist also in etwa *35—70%* der Fälle im Verlaufe der Krankheit mit einer Mitbeteiligung des Mediastinums zu rechnen. In der Regel treten diese Erscheinungen in den ersten 3 Jahren nach Manifestwerden der Krankheit auf; Kinder sollen dabei nach Kaplan ganz besonders häufig mediastinale Formen zeigen. Nach Heilmeyer und Begemann sind in 8% der Fälle die

Tabelle 1. *Lymphknotenlokalisation-Häufigkeit in %.* (Nach Heilmeyer und Begemann.)

	Buday	Rat-koczy	Heil-meyer	Dell' Acqua
cervical . .	86	95	58	72
axillär . . .	32	70	54	54
mediastinal	42	35	68	60
inguinal . .	36	65	60	32
abdominal .	64	50	46	—

mediastinalen Lymphknoten der primäre Sitz der Erkrankung. Nach Jackson und Parker bestehen innerhalb der verschiedenen Malignitätsstufen gewisse Unterschiede:

Hodgkin-*Granulom* . . . . 63 Fälle
erster Sitz mediastinal . . . . . . 9 Fälle
Mitbeteiligung des Mediastinums . 59 Fälle
Hodgkin-*Sarkom* . . . . 32 Fälle
erster Sitz mediastinal . . . . . . 1 Fall
Mitbeteiligung des Mediastinums . 14 Fälle

Im Gesamtablauf des Lymphogranuloms können häufig folgende zwei Formen der mediastinopulmonalen Lymphogranulomatose unterschieden werden:

1. die *transitorische* Form, wo der Befall der mediastinalen Lymphknoten und der Lungen nur eine Episode in der meist apikocaudal verlaufenden Entwicklung darstellt, mit Beginn in den cervicalen Lymphknoten und Abschluß in Form einer vorwiegend abdominalen Lymphogranulomatose.

2. die vorwiegend *thorakale* Lymphogranulomatose, die außer den Halsausschließlich die Brustorgane befällt und die Zwerchfellgrenze caudalwärts nicht überschreitet.

Von den beiden Verlaufsformen soll je ein Beispiel in extenso wiedergegeben werden:

1. Transitorische mediastinopulmonale Lymphogranulomatose (Abb. 1).

S. Frieda, 44jährige Frau, gestorben am 4. 8. 45 (SN. 640/45; St. Gallen), Krankheitsbeginn Dezember 1937, im 36. Altersjahr, mit Knoten auf der rechten Halsseite, die jeweils während der Menstruation größer wurden. Im Frühjahr 1938 Reizhusten, zunehmende Atemnot, Abmagerung, Nachtschweiße, ausstrahlende Schmerzen in die rechte Schulter. Am 13. 6. 38 erste Hospitalisation im Krankenhaus Rorschach (Chefarzt Dr. Richard): Starke grobknollige Schwellung der Halslymphknoten, besonders linkerseits. Die Probeexcision (MB 3635/38) ergibt ein Lymphogranulom. Auf Bestrahlung rasche Rückbildung der Schwellung. Im Januar 1939 erneut Atembeschwerden und Stechen in der rechten Schulter. Am 23. 1. 39 zweite Hospitalisation: Atmung angestrengt. Mäßige Schwellung des Halses. Im Thoraxröntgenbild knotige Schwellung der Hiluslymphknoten mit Verdrängung der Vena cava superior. Temperatur subfebril. Hämoglobin 84%, weiße Blutkörperchen 7700, mit 2% Eosinophilen. Bestrahlung mit guter Rückbildung. Im Frühjahr 1940 zweites Rezidiv mit Atemnot, Schwitzen und Müdigkeit, Fieberschüben und Gewichtsabnahme. Starkes Jucken auf der Brust- und Rückenhaut. Halslymphknoten erbsgroß, derb. Milz deutlich vergrößert. Bei der Durchleuchtung wiederum großer Mediastinalschatten. Auf Röntgenbestrahlung nur mäßige Rückbildung des Mediastinalschattens. Beim Jahreswechsel 1940/41 wiederum etwas Atemnot. Bei der Durchleuchtung starke Verbreiterung des oberen

Mediastinalschattens. Auf Röntgenbestrahlung Rückbildung der Drüsenschwellung. Hämoglobin 85%. Im März 1942 erneute Schwellung der Halslymphknoten, zunehmender Juckreiz, Schwitzen. Im August starker Hustenreiz. Am 24. 8. 42 Hospitalisation: periodische Fieber, deutliche Stenoseatmung und starker Reizhusten. Lippencyanose. Trommelschlegelfinger

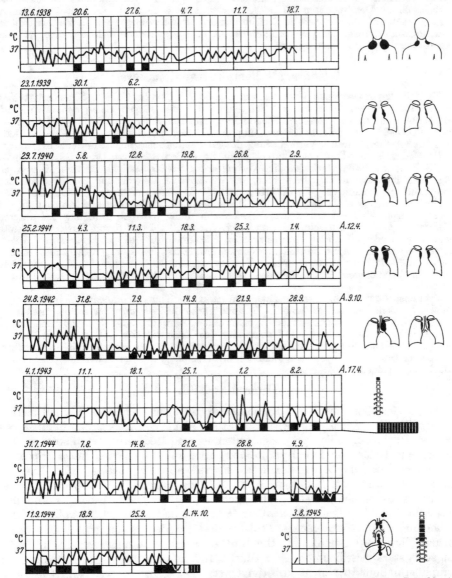

Abb. 1.　Generalisierte Lymphogranulomatose mit transitorischem Befall der mediastinalen Lymphknoten.
S. Frieda, geb. 1901, gest. 1945. Schwarz in den Fieberkurven = Bestrahlung; schwarz in den Körperschemata
= Lymphogranulom. Obere 5 Körperschemata: links vor, rechts nach Bestrahlung.

Mäßige Verbreiterung des Mediastinalschattens. Auf Bestrahlung Rückbildung des Reizhustens. Hämoglobin 75%. Schon im November des gleichen Jahres zunehmende, in das Genick und in den Kopf ausstrahlende Schmerzanfälle, zeitweise Kribbeln in Armen und Händen, besonders tagsüber. Wärme bringt eine gewisse Linderung. Mittelfeldschatten nur mäßig verbreitert. Deutliche Arrosion des 4. Halswirbels. GLISSON-Schlinge und Bestrahlung mit Rückbildung der subjektiven Beschwerden. Patientin kann leichte Arbeiten verrichten. Im Frühsommer 1944 wiederum Schmerzrezidiv und am 24. 7. erneute Hospitalisation. Typisches Fieber vom Typ Pel-Epstein. Starke Bestrahlung. Hämoglobin 60%, weiße

Blutkörperchen 9400, davon nur 6% Lymphocyten. Hydrothorax beidseits. Zunehmende Zerstörung des 4. und 5. Halswirbels mit deutlicher Gibbusbildung. Entlassung Mitte Oktober. Im Juli 1945 schwerste Atemnot. Am 4. 8. 45 Eintritt des Todes.

Sektionsbefund (Prof. Uehlinger). Schwere thorako-abdominale Lymphogranulomatose. Mäßige thorakale Lymphknotenschwellungen. Faustgroßes Lymphknotenpaket links der Wirbelsäule mit Durchwachsen des 1.—4. Hals- und des 5. Brustwirbels. Keil- und Höhlenbildung des 4. und 5. Brustwirbels. Durchbruch des Granulationsgewebes in die Speiseröhre. Lymphogranulomatose der paraaortal-abdominalen Lymphknoten. Hochgradige Anämie. Allgemeiner Hydrops. Stauungsorgane.

2. Thorakale Lymphogranulomatose.

K. Willi, 28jähriger Mann, gestorben am 4. 1. 53 (SN 6/53 St. Gallen). Krankheitsbeginn im Mai 1950, im 25. Altersjahr, mit Schwellung der linksseitigen Halslymphknoten. Auf Röntgenbestrahlung unvollständige Rückbildung. Im Dezember 1950 Rezidiv mit Atemnot. Nach Tonsillektomie geringe Rückbildung der Drüsenschwellungen. Im Februar 1951 vermehrte Atemnot, starke Verbreiterung des Mediastinalschattens. Am 28. 2. 51 Eintritt in die Medizinische Klinik des Kantonsspitals St. Gallen (Chefarzt Dr. O. Gsell): Große knotige Halsschwellung, starke knollige Verbreiterung des Mediastinalschattens, Milzschwellung. Auf intensive Röntgenbestrahlung nur verzögerte Rückbildung der mediastinalen Lymphknotenschwellungen. Herbst 1951 axilläre Drüsenschwellung. Im Oktober 1952 zunehmende Atemnot. Bestrahlung. Im Dezember 1951 Parästhesie und Kältegefühl der unteren Körperhälfte. Während der Strahlenbehandlung plötzlich Lähmung der unteren Gliedmaßen, typische Querschnittsläsion auf Höhe von Th 4 und 5, mit Harn- und Stuhlverhaltung. Geringe Stauung auf der rechten Körperhälfte. Aufgetriebener Hals. Spinooculäres Syndrom. Caput medusae. Pleuraerguß rechts. Im Röntgenbild keine Wirbeldestruktion. Hämoglobin 62%, weiße Blutkörperchen 3600, davon 6% Lymphocyten. Bestrahlung der oberen Brustwirbelsäule; trotzdem Verschlechterung. Am 4. 1. 53 Eintritt des Todes.

Sektionsbefund (Prof. Uehlinger). Destruktive Thoraxlymphogranulomatose mit kindskopfgroßem Mediastinaltumor. Lymphogranulomatose der cervicalen, axillären, tracheobronchialen und mediastinalen Lymphknoten, Einwachsen des Lymphogranuloms in die Brustwirbelsäule Th 1—4 mit Umgreifung des Rückenmarkes auf Höhe von Th 2/3, Querschnittsläsion. Vollständige Durchwachsung der Vena vaca superior mit hochgradiger Stenose der Hals- und Kopfvenen. Einbruch des Lymphogranuloms in den rechten Stammbronchus. Armödem.

Klinisches Bild.

Allgemeinsymptome. Die Allgemeinsymptome unterscheiden sich bei mediastinalen Formen der Lymphogranulomatose nicht von denen bei Befallensein anderer Regionen. Die lymphogranulomatösen Mediastinallymphknoten bewirken eine Reihe von Lokalsymptomen, aber keine speziellen Fernsymptome.

Solange der lymphogranulomatöse Prozeß auf die mediastinalen Lymphdrüsen beschränkt ist, finden wir oft nur ganz vage Allgemeinsymptome wie Müdigkeit, Schwäche, Leistungsabnahme, Appetitlosigkeit, Gewichtsabnahme, Schweiße, Schlaflosigkeit. Manchmal treten jedoch auch schon frühzeitig die pathognomischen Symptome des Pruritus und des Fiebers von intermittierendem Verlauf (Typ Pel-Ebstein) auf. Die Blutkörperchensenkungsgeschwindigkeit ist fast stets stark beschleunigt. Der Blutbefund braucht bei reiner mediastinaler Lymphogranulomatose nicht unbedingt von der Norm abzuweichen. Die absolute und relative Lymphopenie ist jedoch fast ein obligates Symptom. Leichte Leukocytose ist häufig, Leukopenie eher selten. Die Eosinophilie stellt sich nicht immer ein. Eine Anämie wird meist erst nach der Generalisation deutlich. Ebenso wird auch die Diazoreaktion im Urin meist erst nach der Generalisation der Lymphogranulomatose positiv.

Lokalsymptome. Die Lymphogranulomatose des Mediastinums ruft eine Reihe von Lokalsymptomen hervor, die auf eine Erkrankung im Bereich des Mediastinums hinweisen. Diese Symptome sind jedoch nicht für Lymphogranulomatose pathognomonisch, sondern werden durch vergrößerte Lymphknoten bzw. Mediastinaltumoren anderer Genese in gleicher Weise hervorgerufen. Die subjektiven Beschwerden bestehen in unbestimmtem Druckgefühl, das bald mehr hinter das Brustbein lokalisiert wird, bald mehr diffus in der ganzen Brust empfunden wird. Manchmal werden Schmerzen von stechendem Charakter angegeben, die in Rücken und Arme ausstrahlen bzw. sich dorthin projizieren. Ein merkwürdiges Symptom, auf das schon mehrere Autoren aufmerksam machten, und das wir auch bei zwei unserer Fälle beobachten konnten, ist der „Alkoholschmerz". Von VERBEETEN und HOSTER und Mitarbeiter wird er geradezu als pathognomonisch für die Lymphogranulomatose angenommen. Nach Alkoholgenuß kommt es zu einer Exacerbation der Beschwerden. Diese können sich bei mediastinalen Lymphknotenvergrößerungen durch vermehrte stechende Schmerzen auf der Brust, im Rücken oder auch in Ausstrahlungen in die Arme manifestieren. Reizhusten ist ein überaus häufiges Symptom und wurde von ARNDT in 45,5% aller Lymphogranulomatosefälle notiert. Atemnot fand derselbe Autor bei 23% seiner Lymphogranulomatosepatienten. Im Gegensatz zum Reizhusten, der durch Verdrängung, Kompression oder Infiltration von Trachea und Bronchien zustande kommt, kann für die Dyspnoe nicht nur die Affektion des Respirationstraktes, sondern auch die der großen Gefäße verantwortlich sein. Weitere seltenere Symptome sind: Heiserkeit durch Recurrensparese, Herzbeschwerden in Form von Herzklopfen, Herzjagen, Druckgefühl auf dem Herzen, die durch Läsionen des Vagus oder von Sympathicusfasern hervorgerufen werden können, oder mit dem Zwerchfellhochstand bei Phrenicusläsion in Zusammenhang stehen können. Dysphagie durch Druck auf den Oesophagus kommt fast nie vor.

Die Diagnostik der mediastinalen Lymphogranulomatose mittels objektiver Symptome ist — von der Röntgenuntersuchung abgesehen — oft äußerst schwierig. Erst wenn die Lymphdrüsenschwellungen größere Ausmaße angenommen haben und zu Verdrängungs- und Drucksymptomen Anlaß geben, kann man auch mittels Inspektion, Perkussion, Auskultation diese erfassen. Bei der Inspektion der Thoraxvorderwand fällt einem manchmal eine flache Schwellung über der Sternalgegend auf. Diese auch von SICHER beobachtete, in der Subcutis gelegene Infiltration von teigiger Konsistenz haben wir einige Male bei Befallensein retrosternaler Lymphdrüsen beobachtet. Auch bei noch geringer Vergrößerung der mediastinalen Lymphknoten sieht man hin und wieder deutlich das erweiterte subcutane Venennetz an der Thoraxvorderseite. Unter Benützung des Rotlichtes wird dieses noch markanter sichtbar. Bei stärkerem Druck auf die großen Venen springt das erweiterte Venengeäst immer frappanter in die Augen (Abb. 2). Bei Kompression der oberen Hohlvene kommt es zum Bild der oberen Einflußstauung. Die Halsvenen treten hervor, Kopf und Hals werden ödematös aufgetrieben, und die Haut verfärbt sich bläulichrot. Lymphstauungen im Bereich von Kopf und Hals kommen bei alleinigem Ergriffensein der mediastinalen Lymphdrüsen praktisch nicht vor. Der Perkussion werden die mediastinalen Lymphknoten erst von einer bestimmten Größe an zugänglich. Die Dämpfung springt vom Brustbein aus nach links oder rechts gegen die Lunge vor. Das D'ESPINEsche Zeichen kann positiv werden. Perkussion und Auskultation können ferner Pleuraergüsse und Atelektasen aufdecken. Pleuraergüsse werden nicht selten beobachtet. Oft sind sie die Folge einer Kompression der großen Gefäße. Sie können aber auch Ausdruck einer eigentlichen Pleuralymphogranulomatose sein (CRAMER, HEISSEN, HERXHEIMER, VERSÉ). HEILMEYER und BEGEMANN fanden in 37% ihrer Fälle autoptisch eine lymphogranulomatöse Entzündung der Pleura. Der Erguß ist meistens serös, serofibrinös, selten blutig, wobei hin und wieder im Sediment

des Punktates gehäuft eosinophile Zellen zu finden sind. Eigentliche Stern-
berg-Zellen konnten wir bei zahlreichen Untersuchungen nie mit Sicherheit
nachweisen. Durch Kompression des Ductus thoracicus bildet sich in seltenen
Fällen ein Chylothorax (Linke und Stelzel, Versé, Goldman). Recurrens-
paresen werden durch den Nachweis einer Stimmbandlähmung bei der Laryngo-
skopie objektiviert. Bei der Tracheo- und Bronchoskopie stellt man gewöhnlich nichts anderes als eine Verdrängung von Trachea und Bronchien bzw. eine
Eindellung der Wände fest. In selteneren Fällen kann allerdings auch einmal

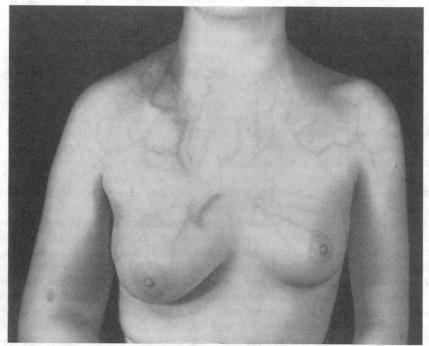

Abb. 2. Deutliche Stauung des subcutanen Venennetzes über der Brust eines 15jährigen Mädchens mit oberer
Einflußstauung infolge eines großen lymphogranulomatösen Mediastinaltumors.

ein lymphogranulomatöser Lymphknoten in die Bronchien einbrechen, so daß
dann das bronchoskopische Bild sehr eindrücklich wird und eine Biopsie die
Diagnose sichern kann.

Röntgenuntersuchung des Thorax.

Alle bisher genannten Untersuchungsmethoden können uns — und tun dies
recht häufig — im Stiche lassen. Die Diagnosestellung einer Lymphogranulomatose des Mediastinums ist ohne Röntgenuntersuchung in einem Großteil
der Fälle unmöglich, da erst bei Kompressionserscheinungen klinische Symptome
manifest werden. Eine weder Allgemein- noch Lokalsymptome hervorrufende
Lymphogranulomatose des Mediastinums kann bei einer Röntgenserienunter-
suchung zufällig entdeckt werden. Für die Lymphogranulomatose typisch ist
eine asymmetrische, ein- oder doppelseitige Vergrößerung der mediastinalen
Lymphknoten ohne Bevorzugung einer bestimmten Seite (Abb. 3 und 4). Lymphknotenvergrößerungen, die hilär liegen, werden schon bei kleinerer Größe erfaßt,
als solche, die in den Bereich des Mediastinalschattens fallen. Nach Zuppinger

ist der röntgenologische Aspekt einigermaßen charakteristisch: „Die große Mehrzahl der lymphogranulomatösen Mediastinaltumoren zeigt also nicht das polycyclische Aussehen, sondern Konturen, die teils glatt sind, teils konvexe oder konkave Bogen beschreiben. Dort wo einzelne Linien aneinanderstoßen, entstehen nach außen stumpfe Winkel, die am Schnittpunkt öfters kleine, gegen das Parenchym hineinragende Spitzen aufweisen, die beim Einbruch in das Lungenparenchym deutlicher werden."

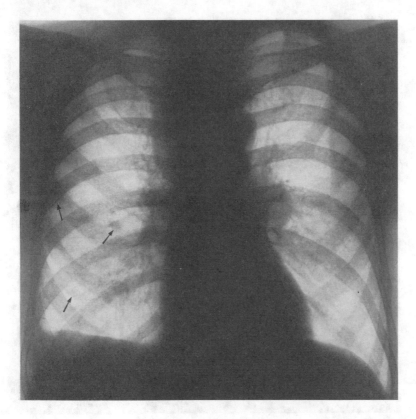

Abb. 3. Thoraxröntgenbild eines 55jährigen Mannes mit generalisierter Lymphogranulomatose. Hilustumor vor allem links. Verbreiterung des oberen Mediastinums nach rechts durch vergrößerte paratracheale Lymphknoten. Vereinzelte Lungenherde im rechten Mittelfeld (Pfeile).

Im allgemeinen zeigen die lymphogranulomatösen Hilustumoren einen homogenen und massiven Tumorschatten, während man z. B. bei den tuberkulösen Hiluslymphomen bei geeigneter Technik noch die einzelnen vergrößerten Lymphknoten durchschimmern sieht (RATKOCZY).

Die von SCHILLING beschriebene Schmetterlingsfigur ist eher selten. Wir konnten sie in unserem Patientengut nie beobachten. Bei unklarem Befund ist stets eine tomographische Aufnahme zu empfehlen, die dann häufig die vergrößerten Lymphdrüsen erkennen läßt. Von oft entscheidender Bedeutung für die Diagnosestellung sind seitliche Thoraxaufnahmen (Abb. 5 und 6). Die im Retrosternalraum liegenden vergrößerten Lymphknoten können dadurch erfaßt werden, während sie einem bei der anterioposterioren Aufnahme entgehen (ZUPPINGER, FLEISCHNER und Mitarbeiter). Zur Erfassung spezieller Fälle mögen auch einmal transversale Tomogramme zur Auffindung und Lokalisation mediastinaler Lymphknoten herangezogen werden. Oft sieht man im Röntgenbild eine verstärkte Gefäßzeichnung der Lunge, die durch Stauung von Venen und Lymphgefäßen im Bereich des Hilus zustande kommt. Atelektasen, sofern sie nicht ganze Lappen betreffen, werden meist nur durch die Röntgenuntersuchung erfaßt. Sie sind relativ häufig; man wundert sich aber trotzdem immer wieder, wie wenig Atelektasen man bei oft riesengroßen bronchialen und hilären Lymphdrüsentumoren sieht. Bei intakter Bronchuswand

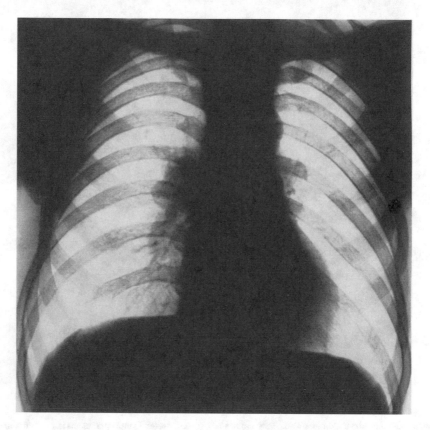

Abb. 4. Thoraxröntgenbild eines 35jährigen Mannes mit generalisierter Lymphogranulomatose. Polycyclischer Hilustumor rechts. Verkalkte tuberkulöse Hiluslymphome links.

und unveränderter Schleimhaut scheint auch ein starker Druck von außen das Lumen oft nicht vollständig verschließen zu können. Bildet sich eine Atelektase im Verlauf einer Röntgenbestrahlung rasch zurück, so ist das meistens nicht auf die Einwirkung der Strahlen auf einen lymphogranulomatösen Prozeß der Bronchien oder Lungen, sondern auf die Rückbildung der Lymphdrüsen und das Freiwerden der gedrosselten Bronchien zurückzuführen.

Die Trachea sieht man im Röntgenbild oft von den Tumormassen verdrängt. Eine stärkere Kompression ist aber eher selten. Bei der Oesophaguspassage mit Kontrast ist der Oesophagus meist auf die Seite bzw. nach hinten geschoben. Der von Ratkoczy beobachtete Fall einer oesophageo-trachealen Fistel ist eine Rarität. Bei Phrenicusparese ist der Zwerchfellhochstand charakteristisch. Die Diaphragmalähmung erfaßt man noch eindrücklicher durch die Durchleuchtung, erkennbar an den paradoxen Atembewegungen des Zwerchfells.

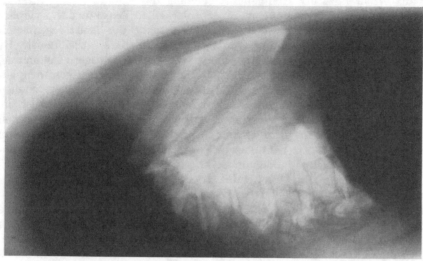

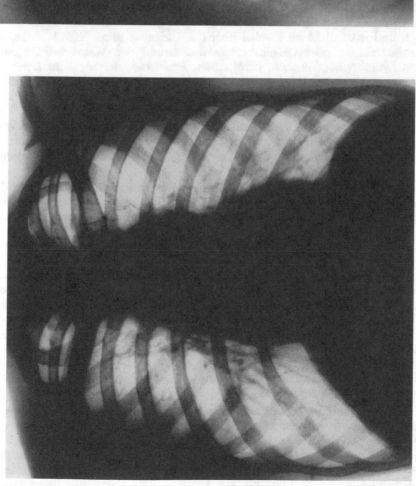

Abb. 6.

Abb. 5.

Abb. 5 u. 6. Thoraxröntgenbilder mit dorsoventralem bzw. seitlichem Strahlengang eines 20jährigen Mannes mit primärem Sitz der Lymphogranulomatose im Mediastinum. Verbreiterung des oberen Mediastinums. Beachte die Verschattung des Retrosternalraumes vor allem hinter dem Manubrium sterni in der seitlichen Aufnahme.

Diagnose.

Auf die Wichtigkeit der Röntgenuntersuchung des Thorax haben wir hingewiesen, ebenso auf die besonderen röntgenologischen Aspekte der Lymphogranulomatose des Mediastinums: besonderes Aussehen der meist asymmetrischen Tumoren, Bevorzugung des vorderen Mediastinums. Gleichzeitig ist natürlich das klinische Gesamtbild gebührend zu berücksichtigen: Anamnese, Pel-Ebstein-Fiebertypus, Senkungsreaktion, Blutbild mit der wichtigen Lymphopenie und der häufigen Eosinophilie, Hautjucken, Alkoholschmerz usw. Stehen uns periphere vergrößerte Lymphdrüsen zur Biopsie zur Verfügung, so ist die Diagnostik leicht. Ist die Milz vergrößert, so kann die Milzpunktion eventuell die Diagnose klären, sofern man eindeutige Sternbergsche Riesenzellen im Punktat findet (Moeschlin). Bei reiner mediastinaler Lokalisation der Lymphogranulomatose ist jedoch die Diagnosestellung sehr erschwert durch die Tatsache, daß die Biopsie der betreffenden Lymphdrüsen ohne größeren chirurgischen Eingriff nicht durchgeführt werden kann. Die Diagnose einer Lymphogranulomatose kann auch bei allergründlichster klinischer Untersuchung ohne Histologie nie mit Sicherheit gestellt werden. Wir sind der Ansicht, daß die Diagnose beim Vorliegen eines Verdachtes auf Lymphogranulomatose erzwungen werden *muß*. Bei der Schwere des Leidens, das eine so eingreifende Therapie verlangt, darf man nicht im Zweifel über die Diagnose sein. Eine leichtfertige Röntgenbestrahlung oder Chemotherapie auf Grund der Wahrscheinlichkeitsdiagnose Lymphogranulomatose kann einem Patienten, der nicht an Lymphogranulomatose leidet, erheblichen Schaden zufügen. Wir lehnen auch die Probebestrahlung ab und beharren auf einer histologischen Diagnostik. Die Thorakotomie mit Probeexcision ist beim jetzigen Stand der Thoraxchirurgie kein lebensgefährdender Eingriff mehr. Außerdem besteht die Möglichkeit in gewissen Fällen, den mediastinalen Herd sogar möglichst radikal chirurgisch zu entfernen. Dies gibt dem Patienten eine, wenn auch geringe Chance, endgültig von seinem Leiden geheilt zu werden.

Bei Vorhandensein von peripheren Lymphdrüsenvergrößerungen neben der Mediastinaldrüsenvergrößerung wird man natürlich eine Probeexcision aus den ersteren, auch wenn diese sehr klein sind, versuchen. Nur das positive Resultat des histologischen Nachweises von Lymphogranulomgewebe bringt eine Klärung der Diagnose. Findet der Pathologe einen Sinuskatarrh, eine einfache Hyperplasie oder eine fibröse Umwandlung des Lymphknotens, bleibt die Diagnose weiter ungeklärt. In eine noch mehr irreführende Situation kommt man, wenn die histologische Diagnose des excidierten Lymphknotens auf Tuberkulose lautet. Bei dem nicht allzu seltenen gleichzeitigen Vorkommen von Lymphogranulomatose und Tuberkulose (Sternberg, Paltauf, Haerle, Bezançon und Mitarbeiter, Dietrich, Jacob und Mitarbeiter u. a.) nebeneinander, ist auch mit dieser histologischen Diagnose ein Lymphogranulom nicht mit Sicherheit ausgeschlossen. Bei allen diesen genannten, allerdings seltenen Fällen kann oft die Diagnose Lymphogranulomatose erst durch die Probeexcision aus den *mediastinalen* Lymphdrüsen gestellt werden.

Die Thorakotomie ist unseres Erachtens die Methode der Wahl für die Gewinnung von Probeexcisionsmaterial. Eine blinde Punktion des Mediastinums scheint uns wegen möglicher Blutungen zu gefährlich und nicht empfehlenswert. Eine andere Methode liegt in der Probepunktion der hilären Lymphknoten bei gezielter Thorakoskopie (Auersbach und Mitarbeiter). Lymphdrüsenmaterial kann auch durch Punktion von Lymphdrüsen durch das Bronchoskop gewonnen werden. Die cytologische Diagnostik aus Punktaten gibt aber selten so zuverlässige Resultate wie die histologische Untersuchung von Excisaten. Die cytologischen Methoden können daher keinesfalls die histologischen ersetzen.

Differentialdiagnose.

Die klinische Differentialdiagnose der Lymphogranulomatose des Mediastinums bestreicht das ganze Gebiet der mediastinalen Schwellungen bzw. Schattenbildungen, vom Hiluspol eines tuberkulösen Primärkomplexes bis zum Aortenaneurysma. Bei sehr großen Tumoren des Mediastinums wird man in erster Linie stets an das Lymphogranulom denken. Jedoch können auch bei mediastinaler Lymphosarkomatose die Lymphdrüsenpakete große Ausmaße erreichen. Wir sahen auch bei einem klinisch nicht diagnostizierbaren Ovarialcarcinom Metastasen von enormer Ausdehnung im Mediastinum. Die Lokalisation der Lymphknotenvergrößerungen im vorderen Mediastinum bzw. im Retrosternalraum spricht eher für Lymphogranulomatose als für andere maligne Erkrankungen.

Tuberkulöse Lymphdrüsen sind meist nicht übermäßig vergrößert. Von REINDELL, BEGEMANN und BERG wurde zwar kürzlich auf die in letzter Zeit häufiger werdende tumorartige Schwellung tuberkulöser Mediastinallymphdrüsen hingewiesen. Der Nachweis des Lungenpols eines Primärkomplexes gibt einen wichtigen Hinweis für die tuberkulöse Ätiologie. Das Positivwerden einer bei der ersten Untersuchung noch negativen Tuberkulinreaktion kann zur Erfassung einer tuberkulösen Primoinfektion verwertet werden. Andererseits treffen wir bei Lymphogranulomatose häufig gerade ein Negativwerden einer früher positiven Tuberkulinreaktion an (ROTTINO und HOFFMANN, DUBLIN). Allgemeinbefinden, Fieber, Blutkörperchensenkungsgeschwindigkeit, Blutbild geben oft weder für Tuberkulose noch für Lymphogranulomatose differentialdiagnostische Anhaltspunkte. Ein allgemeiner Pruritus weist stark auf Lymphogranulomatose hin. Eine ausgesprochene Lymphocytose widerspricht der Annahme einer Lymphogranulomatose.

Welche Schwierigkeiten die Differentialdiagnose Bronchialdrüsentuberkulose-Lymphogranulomatose verursacht, beweisen die vielen uns bekannten Fälle von isolierter Lymphogranulomatose der Hiluslymphdrüsen, die zur Kur in eine Tuberkuloseheilstätte geschickt wurden. Die Diagnose Lymphogranulomatose wird dann sehr oft vom Phthisiologen gestellt, wenn trotz Liegekur und Chemotherapie mit Tuberculostatica die Lymphdrüsen immer größer werden. Manchmal werden aber auch tuberkulöse Hilusdrüsen als Lymphogranulom betrachtet. REINDELL und Mitarbeiter haben besonders auf diese Fehldiagnose hingewiesen. Stellt man bei der Bronchoskopie einen Lymphdrüsendurchbruch in einen Bronchus fest, so ist eine Tuberkulose sehr wahrscheinlich, obschon auch ein lymphogranulomatöser Lymphknoten dies einmal machen kann. Ist eine Probeexcision aus dem betreffenden Gebiet möglich, so entscheidet die histologische Untersuchung über die Diagnose. Auf die Schwierigkeiten der Diagnosestellung bei Zusammentreffen von Lymphogranulomatose und Tuberkulose haben wir schon oben hingewiesen. Darauf wurde im Schrifttum verschiedentlich eingegangen (MÖLLER, WEBER, HELD).

Größere leukämische Infiltrationen des Mediastinums sieht man besonders bei Lymphadenosen. Gleichzeitig sind fast stets auch andere Lymphknoten und die Milz befallen. Eine Untersuchung des peripheren Blutes und des Sternalpunktates vermag diese Fälle abzuklären.

Die Abgrenzung der Lymphogranulomatose gegenüber dem Morbus Besnier-Boeck-Schaumann ist ohne die Möglichkeit einer Biopsie oft nicht leicht. Bei der mediastinalen Form dieser Krankheit liegen die vergrößerten Lymphdrüsen meist hilär, sind kugelig, meist symmetrisch angeordnet. Die nur schwache oder fehlende Tuberkulinreaktion ist zur Differentialdiagnose Lymphogranulomatose-Morbus Boeck unverwertbar. Das Fehlen der beschleunigten Blutkörperchen-senkungsgeschwindigkeit, Lymphocytose, Afebrilität und besonders das Auftreten von typischen Knochenveränderungen (Ostitis cystoides multiplex, Morbus Jüngling), von Augen- und Parotismitbeteiligung (Herfordtsches Syndrom) und die Auffindung von Hautveränderungen oder vergrößerter peripherer Lymphdrüsen und deren Biopsie sichern die Diagnose eines Morbus Boeck.

Substernale Strumen lassen sich durch ihre Lokalisation im oberen Mediastinum, ihre Beweglichkeit beim Schlucken meist leicht abgrenzen. Man erkennt Strumaknoten manchmal an der bizarren Form ihrer Verkalkungen. Ein Jodspeicherungstest mit radioaktivem Jod kann bei einzelnen Fällen die Diagnose auf Schilddrüsengewebe sicherstellen. Thymustumoren sind äußerst selten. Thymuscarcinome können unter dem Bild eines Morbus Cushing manifest werden. Ganglioneurome oder Sympathogoniome, die im Kindesalter nicht allzu selten sind, liegen — im Gegensatz zu Lymphogranulomatose — immer im hinteren Mediastinum.

Eine Reihe von seltenen Mediastinaltumoren wie Lipome, Fibrome, Chondrome, Sarkome, isolierte Reticulosarkome, Myeloblastome und Hygrome können nur durch die chirurgische Exploration erkannt werden. Dermoidcysten und Teratome werden hingegen oft mittels des Röntgenbildes diagnostiziert, da die Schatten von Zähnen oder Skeletelementen sofort in die Augen springen. Mediastinale Metastasen von malignen Tumoren können manchmal ohne Probeexcision nicht abgeklärt werden, nämlich dann, wenn der Primärtumor sehr klein ist und klinisch nicht erfaßt werden kann. Als Primärtumoren im Bereich des Thoraxraumes kommen meist Oesophagus-, Bronchial- und Mammacarcinome in Frage. Oesophaguspassage mit Kontrastbrei und Ösophagoskopie, Bronchoskopie und Bronchographie, bzw. eine gründliche Untersuchung der Mammae helfen in diesen Fällen weiter. Gar nicht so selten können auch Neoplasmen des Magen-Darmtraktes oder des Urogenitaltraktes zuerst durch mediastinale Metastasen manifest werden. Der Nachweis des Primärtumors läßt die Diagnose Lymphogranulomatose ausschließen. Tuberkulöse Senkungsabscesse können auch in Differentialdiagnose zur mediastinalen Lymphogranulomatose treten. Die Entscheidung bringt die klinische Untersuchung der Hals- und Brustwirbelsäule, einschließlich Röntgenbild und eventuell Tomographie der verdächtigen Wirbelsäulepartien.

Der Megaoesophagus kann im Röntgenbild durch seine Kuppenbildung mediastinale Lymphdrüsenpakete vortäuschen. Störungen beim Schluckakt sind nicht immer vorhanden. Füllung des Oesophagus mit Kontrastbrei oder Ösophagoskopie klären die Lage schlagartig.

Ein Aortenaneurysma muß differentialdiagnostisch auch in Betracht gezogen werden. Luische Anamnese, Vorhandensein entsprechender Gefäßsymptome, Kombination mit Aorteninsuffizienz, positive Wa.R. helfen die Diagnose stellen. Wird der Mediastinalschatten von Kalksicheln begrenzt, so spricht das für Aortenaneurysma. Manchmal bringt erst die kymographische Untersuchung von Herz und Aorta die endgültige Entscheidung. Perikardergüsse sind in der Regel nicht schwierig von Lymphdrüsenpaketen abzugrenzen. Sie liegen im unteren Mediastinum.

Die schwierigste Differentialdiagnose liegt zweifellos in der Unterscheidung zwischen mediastinalem Lymphogranulom und Lymphosarkom, und nur die Biopsie kann die Diagnose klären. Beim Lymphosarkom bleibt der Prozeß eher längere Zeit auf das Mediastinum beschränkt, während man beim Lymphogranulom doch in den meisten Fällen periphere Lymphdrüsen eruieren kann. Afebrilität, normales Blutbild, fehlender Pruritus, fehlende Milzschwellung sprechen eher für Lymphosarkom. Das Fehlen jeglicher charakteristischer Symptome läßt jedoch ein Lymphogranulom nicht mit Sicherheit ausschließen. In diesen Fällen wird wiederum nur die Biopsie die Diagnose klären können.

Zum Schluß möchten wir nochmals darauf hinweisen, daß doch in relativ wenigen Fällen eine mediastinale Lymphogranulomatose ohne gleichzeitige, wenn auch oft diskrete Vergrößerung der peripheren Lymphdrüsen besteht. Praktisch sind demnach in den meisten Fällen vergrößerte periphere Lymphknoten einer Probeexcision zugänglich, die in diesen Fällen die sichere Diagnose stellen lassen.

Prognose.

Die Prognose der mediastinalen Lymphogranulomatose nimmt im Rahmen der prognostischen Beurteilung der Lymphogranulomatose keine Sonderstellung ein. Da jedoch die mediastinalen Lymphknoten eher selten der primäre Sitz der Lymphogranulomatose sind (nach HEILMEYER und BEGEMANN 8%), so ergibt sich von selbst, daß das Vorhandensein von mediastinalen Metastasen die Prognose trübt. Ausschlaggebend für die Prognose ist einerseits das klinische Gesamtbild, andererseits das Resultat der Biopsie. Je „maligner" das histologische Bild, um so schlechter die Prognose. Die Einteilung von JACKSON und PARKER — HODGKIN-Granulom-Paragranulom; HODGKIN-Sarkom — ist eine brauchbare Malignitätseinteilung, die mit klinischen Bildern in Parallele gesetzt wurde. Die Schwierigkeit der Prognosestellung liegt allerdings in der Unberechenbarkeit des Überganges einer Malignitätsstufe in eine andere. Wir haben nie einen Fall von primär mediastinaler Lymphogranulomatose gesehen, der bis zum Tode nur mediastinal lokalisiert blieb und bei der Autopsie keine anderen lymphogranulomatösen Manifestationen aufwies. Der Patient kommt eher selten durch Komplikationen, die durch die Lokalisation des lymphogranulomatösen Prozesses im Mediastinum bedingt sind, ad exitum. Einflußstauung und Dyspnoe können, so bedrohlich sie auch im ersten Moment scheinen, meistens durch die Therapie mittels Röntgenbestrahlung und Chemotherapie behoben werden. Der Exitus erfolgt auch bei den vorwiegend mediastinalen Formen der Lymphogranulomatose meist an Kachexie, manchmal auch ohne Kachexie in einer hochfebrilen Phase unter einem septisch anmutenden Krankheitsbild.

Therapie.

Die Richtlinien für die Behandlung der mediastinalen Lymphogranulomatose sind die gleichen wie für andere Lokalisationen der Lymphogranulomatose. Solange die Lymphogranulomatose nicht generalisiert ist, ist die Röntgenbestrahlung mit Tumordosen die Therapie der Wahl. Dies gilt auch für die thorakale Lymphogranulomatose (GILBERT, LUDIN, HOHL und Mitarbeiter, von BRAUN-BEHRENS u. a.). Kommt eine Bestrahlung infolge ausgedehnter Generalisation nicht mehr in Frage, so ist eine Chemotherapie mit cytostatischen Stoffen angezeigt. Die mediastinalen Lymphknoten sprechen auf eine Behandlung mit Nitrogen Mustard, Triäthylenmelamin (TEM) oder Cortison in gleicher Weise wie andere lymphogranulomatöse Lymphknoten an. Auch sehr große Mediastinaltumoren lymphogranulomatöser Natur können sich oft innerhalb weniger Wochen sehr stark verkleinern oder überhaupt nicht mehr nachweisbar sein. Ein besonderes therapeutisches Vorgehen verlangen die großen Mediastinaltumoren, die starke Verdrängungs- und Kompressionserscheinungen verursachen. Bei diesen Tumoren ist eine Röntgenbestrahlung mit hohen Anfangsdosen lebensgefährlich. Durch die starke Röntgenbestrahlung wird eine Gewebsreaktion mit Schwellung und Entzündung im peritumoralen Gebiet hervorgerufen. Zusätzliche Schleimhautschwellungen im Bereich des Respirationstraktes können zur Erstickung führen. Man muß daher mit kleinen Röntgendosen einschleichen. Bei schon bedrohlicher Dyspnoe verliert man mit dieser Behandlungsart jedoch zu viel Zeit. Bei solchen Fällen beginnen wir deshalb immer mit einer kurzdauernden Chemotherapie. Nach einer einmaligen Dosis von 10 mg. TEM wird der Tumor ohne vorausgehende entzündliche Reaktion meist sofort kleiner, und man kann mit Röntgenstrahlen weiterfahren. Noch besser hat sich uns die Cortisontherapie bewährt. Wir verabreichen während etwa 8—10 Tagen 100—200 mg Cortison täglich. Gleichzeitig beginnen wir mit der Röntgenbestrahlung. Cortison hat nicht nur den Vorteil, das lymphogranulomatöse Gewebe zu beeinflussen, sondern es reduziert auch gleichzeitig die durch die Röntgenbestrahlung hervorgerufene entzündliche Schwellung. Butazolidin kann in einzelnen Fällen in gleichem Sinne wirken.

In letzter Zeit scheint mit dem Fortschreiten der operativen Technik die chirurgische Behandlung ausgewählter Fälle an Bedeutung zu gewinnen. In diesem Zusammenhang verweisen wir auf zwei von Nissen beobachtete Fälle, deren Krankengeschichten uns in freundlicher Weise zur Verfügung gestellt wurden.

Fall 1. Eine Patientin wurde eines Mammacarcinoms wegen radikal operiert. Die Durchuntersuchung ergab einen kugeligen Schatten im Mediastinum. Nach Eröffnen des Thorax wurde zusätzlich ein mandarinengroßer, gut ausschälbarer Tumor aus dem Mediastinum entfernt. Die histologische Untersuchung desselben ergab als Überraschungsbefund ein typisches Lymphogranulom. In die vorgeschlagene Nachbestrahlung willigte die Patientin nicht ein. Anläßlich einer Kontrolle 7 Jahre nach der Operation fand sich weder ein Rezidiv des Carcinoms noch des Lymphogranuloms.

Fall 2. Bei einem 37jährigen Arzt, der über unbestimmte Schmerzen in der rechten Schulter klagte, ergab die Röntgenaufnahme als Zufallsbefund einen vom Mediastinum ausgehenden Schatten im rechten Lungenmittelfeld. Man stellte die Diagnose eines soliden, wahrscheinlich malignen Tumors des vorderen Mediastinums. Operation 1949. Die Histologie ergab ein Lymphogranulom. Ohne daß eine Nachbestrahlung durchgeführt wurde, ist heute 1954 der Patient noch völlig beschwerdefrei.

II. Die Lymphogranulomatose der Lungen.

Was die *Häufigkeit* des Lungenbefalles anbetrifft, so bestehen ähnliche Verhältnisse wie bei der Lymphogranulomatose der mediastinalen Lymphknoten, da je nach Untersuchungsmethode die zahlenmäßigen Angaben verschieden sind. Nach Craver und Mitarbeiter beträgt die Häufigkeit der pulmonalen Mitbeteiligung bei den verschiedenen Erkrankungen des lymphatischen Systems:

Tabelle 2.

Autoren und Untersuchungsmethode	Hodg-kin	lympha-tische Leuk-ämie	Lym-pho-sarkom	Autoren und Untersuchungsmethode	Hodg-kin	lympha-tische Leuk-ämie	Lym-pho-sarkom
Kirklin und Hefke Röntgen	15	8	4,6	Moolten Autopsie	50	—	—
Versé Autopsie	33	—	—	Memorial Hospital Röntgen	34	11	12
Falconer u. Leonard Röntgen u. Autopsie	31	30	36	Autopsie	64	—	39

Beim HODGKIN-Granulom fanden JACKSON und PARKER röntgenologisch in 14%, autoptisch aber in 41% eine pulmonale Mitbeteiligung. Unter 273 Lymphogranulomfällen des Röntgeninstitutes der Universität Zürich stellte PERRIER einen Prozentsatz von 26 fest.

Entsprechend dem Vorhandensein von lymphatischem Gewebe im Lungenparenchym (vor allem peribronchial, perivasculär und submukös gelegen) kann der Beginn des lymphogranulomatösen Prozesses in den Lungen selbst liegen. Diese Fälle von *primärer Lungenlymphogranulomatose* werden gelegentlich beschrieben (VERSÉ, MOOLTEN, JARDUMIAN und MYERS, SACHS, JACOB und Mitarbeiter), sind aber äußerst selten. Pathologisch-anatomisch findet man bei fast allen diesen Fällen eine — wenn auch oft nur ganz diskrete — Mitbeteiligung der mediastinalen und bronchialen Lymphknoten, so daß die sicher primäre Entstehung des Lymphogranulomatoseprozesses im Lungenparenchym meist nicht bewiesen werden kann.

In weitaus den meisten Fällen entsteht die Lungenlymphogranulomatose *sekundär*, sei es durch direktes Übergreifen eines Herdes, sei es durch lymphogene Ausbreitung im peribronchialen lymphatischen Gewebe, oder aber durch hämatogene Aussaat von weiter entfernten Krankheitsherden aus. Von pathologisch-anatomischer Seite aus versuchte VERSÉ die verschiedenen Formen des Lungenbefalles zu gliedern. Für klinische und röntgenologische Belange jedoch eignet sich die Einteilung aus dem Lehrbuch der Röntgenologie von SCHINZ besser:

1. Lymphogen mediastino-pulmonale Formen.

a) Mediastinale Lymphogranulomatose mit direktem Übergreifen auf die Lungen;

b) Mediastinale Lymphogranulomatose und selbständige Lungenprozesse.

2. Hämatogene Formen.

3. Pleurale Formen.

Die *Symptomatologie* der Lungenlymphogranulomatose ist ganz uncharakteristisch. In der Regel besteht ein trockener Reizhusten, der dem röntgenologischen Erscheinen der Lungenherde längere Zeit vorausgehen kann. Der Auswurf ist spärlich, meist schleimig, selten eitrig oder blutig tingiert. Gleichzeitig klagt der Patient über Atemnot, Stechen auf der Brust und unter den Schulterblättern verbunden mit Gewichtsabnahme und unregelmäßiger Temperatursteigerung.

Wie oben bereits erwähnt, lassen sich *verschiedene Formen* der Lungenlymphogranulomatose auseinanderhalten, wobei allerdings im Verlaufe der Krankheit bei ein und demselben Patienten die verschiedenen Bilder ineinander übergehen können. Durch sekundäre Begleitprozesse, wie unspezifische Pneumonie, Atelektase, Pleuraergüsse, Bronchiektasenbildung im schrumpfenden Lungengewebe usw. können die Verhältnisse noch weiter kompliziert werden.

1. Perihiläre Infiltration. Unter 70 Fällen pulmonaler Lymphogranulomatose fand PERRIER 24mal eine perihiläre Infiltration. Von den bronchomediastinalen Lymphknoten aus durchbricht der lymphogranulomatöse Prozeß die Kapsel und wächst ins Lungengewebe hinein. Die Begrenzung des Mediastinaltumors wird unscharf und verwischt (Abb. 7). Dieses Übergreifen direkt auf das Lungengewebe ist völlig unabhängig von der Größe der Mediastinaltumoren; oft finden sich riesige Lymphknotenpakete, die das Lungengewebe nur komprimieren, ohne jedoch die Kapsel zu durchbrechen, während hin und wieder von kaum sichtbaren mediastinalen Lymphknotentumoren aus der Prozeß rasch und unaufhaltsam weiterschreitet, ohne sich an anatomische Grenzen zu halten (sog. *destruktive Thoraxlymphogranulomatose*). Werden die Konturen des Mediastinaltumors unscharf, so kann im Röntgenbild der Prozeß kaum von einem hilusnahen Bronchialcarcinom unterschieden werden; zieht das lymphogranulomatöse Gewebe

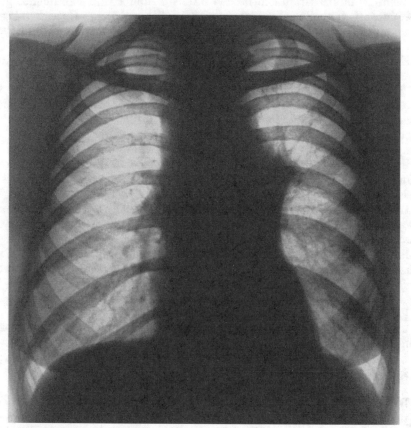

Abb. 7. Thoraxröntgenbild einer 31jährigen Frau mit generalisierter Lymphogranulomatose. Hilusvergrößerung links mit unscharfer Begrenzung gegen das Lungenparenchym (perihiläre Infiltration).

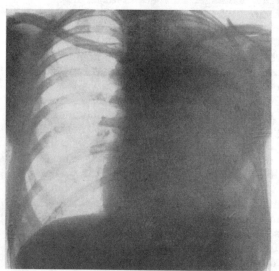

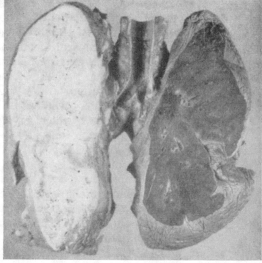

Abb. 8. Lobäre Lungenlymphogranulomatose (Aus Schinz und Mitarbeiter ,Lehrbuch der Röntgendiagnostik 1952).

streifenförmig peribronchial ins Lungengewebe hinein, so entwickeln sich Bilder, die an eine Lymphangiosis carcinomatosa erinnern. Gelegentlich kommt es zu einer eigentümlichen ausgedehnten alveolären exsudativen Reaktion. Es sind dies die lobären Formen der Lungenlymphogranulomatose (Abb. 8).

2. **Isolierte parenchymatöse Infiltrate** sind nach PERRIER etwas häufiger als die perihiläre Infiltration. In bezug auf die Entstehung wird eine lymphogene Aus-

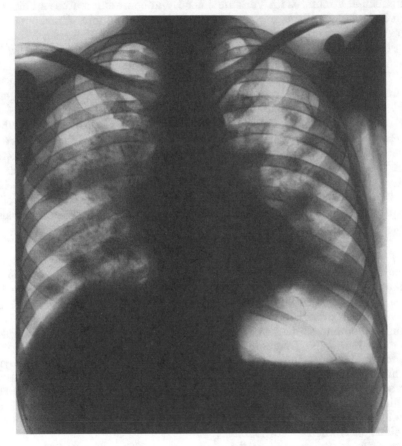

Abb. 9. Thoraxröntgenbild einer 30jährigen Frau mit autoptisch verifiziertem HODGKIN-Sarkom. Hämatogene Metastasierung in beiden Lungen.

breitung von bronchomediastinalen Lymphknoten aus angenommen. Röntgenologisch finden sich in der Regel großknotige, scharf begrenzte, dichte Infiltrate, die eine wechselnde Größe erreichen können und meist in den Mittel- und Unterfeldern liegen.

3. **Hämatogene Formen** zeigen über beide Lungen verstreut zahlreiche Rundherde von wechselnder Größe (Abb. 9). Selten sind die submiliaren und miliaren Formen wie sie von GSELL beschrieben wurden. In diesen Fällen von hämatogener Generalisation des Prozesses bestehen gleichzeitig Metastasen in zahlreichen anderen Organen, wie Milz, Leber und Knochenmark.

Eine interessante Komplikation der Lungenlymphogranulomatose ist die Kavernenbildung (WEBER, VERSÉ, BOUSLOG und WASSON, LICHTENSTEIN, FRANKE und SPRENGER, REINDELL, BEGEMANN und BERG). Ohne Röntgenbestrahlung mit der dadurch bedingten Gewebsnekrose und ohne zusätzliche tuberkulöse Infektion können sich Hohlräume von verschiedener Größe ausbilden. Die Wandung dieser Kavernen besteht pathologisch-anatomisch aus typischem lymphogranulomatösem Gewebe. In unserem Patientengut konnten wir verschiedentlich tomographisch kleine Aufhellungen innerhalb von lymphogranulomatösen Lungeninfiltraten feststellen. Seltener sind große Hohlraumsysteme.

Manchmal kommt es im Verlaufe einer Lymphogranulomatose zu einer manifesten Tuberkulose (Benzançon und Mitarbeiter, Jacob und Mitarbeiter, Sternberg, Paltauf, Haerle u. a.). Dies kann verschiedene Ursachen haben. Lymphogranulomatöses Gewebe in Lymphdrüsen oder Lungen kann in alte Tuberkuloseherde einwuchern und diese reaktivieren. In der Folge können sich hämatogene lymphogene oder bronchogene Streuungen einstellen. Recht häufig sind terminale miliare Aussaaten. Wahrscheinlich spielt aber nicht nur die genannte direkte Beeinflussung von Tuberkuloseherden durch lymphogranulomatöses Gewebe eine Rolle. Durch das völlige Darniederliegen der Abwehrkräfte bei den schwerkranken Lymphogranulomatosepatienten können bis dahin inaktive Herde wieder aufflackern. Das Manifestwerden der Tuberkulose kann andererseits auch durch therapeutische Maßnahmen ausgelöst werden. Die Röntgenbestrahlung von Lymphdrüsen und Lunge trägt das Risiko in sich, auch tuberkulöses Gewebe zu treffen, dieses einzuschmelzen und so das Freiwerden von Tuberkelbacillen zu ermöglichen. Lokale Manifestationen der Tuberkulose und Streuungen sind die Folge.

Diagnose und Differentialdiagnose.

Die Diagnose einer Lymphogranulomatose wird relativ leicht gestellt bei sekundärem Befallensein der Lungen. Die typische Symptomatologie, wie Fieberschübe, Juckreiz, Lymphopenie, Eosinophilie, vergrößerte periphere oder mediastinale Lymphknoten, läßt bei zusätzlichen Lungenveränderungen an eine Lungenlymphogranulomatose denken. Die Probeexcision von peripheren Lymphknoten wird dann meist die Diagnose klären. Differentialdiagnostisch können damit Silikose, Bronchuscarcinom, isolierte Tumormetastasen, Morbus Boeck, Lymphosarkomatose ausgeschlossen werden. In Anbetracht der nicht seltenen Kombination von Lymphogranulomatose mit Tuberkulose kann allerdings oft nicht sicher entschieden werden, ob die Lungenveränderungen lymphogranulomatöser oder tuberkulöser Genese sind, oder ob beide Krankheiten vorliegen. Kavernen können bei beiden Krankheiten vorkommen.

Die größten diagnostischen Schwierigkeiten macht eine Lymphogranulomatose mit primärem bzw. isoliertem Sitz in den Lungen. Unter Berücksichtigung des Gesamtkrankheitsbildes kann die Diagnose einer Lungenlymphogranulomatose postuliert, aber nur schwerlich gesichert werden. Die Lungenlymphogranulomatose ist einer Probeexcision kaum zugänglich. In diesen Fällen kann manchmal die verfeinerte Cytodiagnostik des Sputums eine Entscheidung bringen. Mit Hilfe dieser Methode ist es nach Mitteilungen von Grunze, Lopez Cardozo und Janssen möglich, die Diagnose einer Lungenlymphogranulomatose zu stellen. Die typischen Sternberg-Reedschen Riesenzellen werden direkt im Sputum oder Bronchialschleim nachgewiesen.

Therapie.

Die Therapie der Lungenlymphogranulomatose ist abhängig vom Gesamtbild der Erkrankung. Bei isolierten bzw. lokalisierten Formen ist die Strahlenbehandlung die beste Therapie (Sheinmel und Mitarbeiter, Gilbert u. a.). Kommt eine

Bestrahlung zufolge ausgedehnter Generalisation oder Strahlenresistenz nicht mehr in Frage, so wird man eine Chemotherapie mit Nitrogen Mustard, Triäthylenmelamin oder Cortison durchführen. Die Technik der Cytostaticabehandlung bei der Lungenlymphogranulomatose ist die gleiche wie bei anderen Formen der Lymphogranulomatose.

Anhang.

Leukämien, Lymphosarkomatose und Reticulosarkomatose.

I. Leukämien.

Sowohl Mediastinum wie Lunge werden bei Leukämien öfters befallen. KIRKLIN und HEFKE fanden bei der Röntgenuntersuchung in 20% ihrer Leukämiepatienten intrathorakale Manifestationen; davon entfallen 40% auf Lungen- und 60% auf Mediastinalbeteiligung. CRAVER, BRAUND und TYLER fanden bei 195 Leukämiepatienten in 29 Fällen eine Verbreiterung des Mediastinums, in 46 Fällen eine Vergrößerung der Hili und in 16 Fällen Infiltrationen der Lunge. Sie weisen darauf hin, daß alle genannten Veränderungen vorwiegend bei lymphatischen Formen der Leukämie auftraten. LENK gibt folgende einfache Einteilung der intrathorakalen Manifestationen der Leukämie: 1. Tumoren der Hiluslymphknoten. 2. Leukämische Herde in den Lungen. FALCONER und LEONARD fanden bei ihren Fällen von lymphatischer Leukämie die gleichen Kategorien von pulmonaler Beteiligung, wie sie VERSÉ für die Lymphogranulomatose angab: 1. Beteiligung der mediastinalen und bronchialen Lymphknoten mit direktem Übergreifen auf die Lunge. 2. Beteiligung der mediastinalen und bronchialen Lymphknoten mit Ausbreitung auf peri- oder intrabronchialem Weg. 3. Mehr oder weniger diffuse Infiltrierung der Lunge mit verschiedenem Grad der Beteiligung der bronchomediastinalen Lymphknoten. 4. Isolierte, umschriebene, lobuläre Herde in den Lungen mit verschieden starkem Befall der bronchomediastinalen Lymphknoten. 5. Miliare Herde mit verschiedenem Grad der Beteiligung der bronchomediastinalen Lymphknoten.

Die mediastinalen Lymphknoten werden bei den verschiedenen Leukämiearten in sehr variablem Grade befallen (APITZ, FORKNER, NAEGELI, TOUW und Mitarbeiter, WILLI, HEILMEYER und BEGEMANN).

Bei akuten Leukämien der Erwachsenen finden wir selten größere Lymphdrüsenschwellungen im Mediastinum. Etwas häufiger kommen sie bei Kindern vor. Eigentliche leukämische Tumoren im Mediastinum wurden mehrfach beobachtet. Auf diese Mediastinaltumoren bei akuter Myelose wurde besonders von MOESCHLIN und ROHR hingewiesen. Die als Myeloblastome bezeichneten Tumoren bestehen aus Myeloblasten, meist Mikromyeloblasten. Ein von HEILMEYER und BEGEMANN geschilderter Fall von Mediastinalmyeloblastom sprach vorübergehend gut auf Röntgenbestrahlung an. Häufig wurden auch Geschwulstbildungen des Mediastinums bei akuter lymphatischer Leukämie beschrieben (APITZ, WILLI, TOUW, NIEUWENHUIS und NAUTA). MOESCHLIN und ROHR ziehen zwar in Zweifel, ob es sich bei allen diesen Fällen wirklich um Lymphadenosen handelte. Sie neigen zur Ansicht, daß ein Teil derselben als Mediastinaltumoren bei Myeloblasten- bzw. Mikromyeloblastenleukämien bezeichnet werden müßte. Diese leukämischen Geschwülste können sowohl vom Thymus wie von Lymphdrüsen ausgehen. Ihr Geschwulstcharakter zeigt sich auch im direkten Übergreifen auf Perikard und Pleura. Die Ergüsse in Perikard und Pleura sind bei diesen Fällen meist hämorrhagischer Natur. Blutige Pleuraergüsse sind auch sonst bei akuter Myelose nicht selten, da nicht nur autochthone leukämische Infiltrationen der Pleura, sondern auch die durch Thrombopenie bedingte hämorrhagische Diathese die Bildung von hämorrhagischen Ergüssen begünstigt.

Auch die Lunge kann in selteneren Fällen bei akuten Leukämien leukämische Infiltrationen aufweisen (Joachim und Loewe, Fiessinger und Fauvet, Moeschlin). Dubois-Ferrière beobachtete einen Patienten mit akuter Myelose, bei dem es im Bereich einer leukämischen Infiltration des Lungenoberlappens zu einer Kavernenbildung kam.

Bei der chronisch-myeloischen Leukämie ist eine deutliche Vergrößerung der mediastinalen Lymphknoten sehr selten. Ebenso werden Lungen und Pleura selten von leukämischen Infiltraten ergriffen.

Im Gegensatz zu den akuten Leukosen und den chronisch-myeloischen Leukämien finden wir bei chronisch-lymphatischen Leukämien außerordentlich häufig intrathorakale Manifestationen. Manchmal steht die Schwellung der Mediastinallymphknoten sogar im Vordergrund des klinischen Bildes. Naegeli konnte allerdings bei chronischen Lymphadenosen nie einen isolierten Mediastinaltumor ohne Beteiligung anderer Lymphdrüsenstationen oder der Milz beobachten. Falconer und Leonard registrierten bei ihren Fällen, die entweder röntgenologisch oder autoptisch erfaßt wurden, eine pulmonale Mitbeteiligung in 30%. Kavernöse Einschmelzung von lymphatisch leukämischen Lungeninfiltraten wurde bisher nie gesehen. Pleuraergüsse bei Lymphadenosen können auf leukämische Infiltrationen der Pleura oder auf Stauung durch die großen Mediastinaldrüsenpakete zurückzuführen sein. Patienten mit chronischer Lymphadenose weisen oft eine besondere Neigung zu Infektionen des Respirationstraktes auf. Lenk weist auf die Tatsache hin, daß leukämische Manifestationen der Lungen manchmal bei Bestrahlung anderer leukämischer Herde zurückgehen.

Die Lymphadenosen können richtige Geschwulstbildungen im Mediastinum hervorrufen. Eine echte Durchbrechung der Lymphdrüsenkapsel mit infiltrativem Wachstum in die Umgebung weist auf den Neoplasmacharakter hin. Es finden sich dann alle Übergänge zum Lymphosarkom. Nach Apitz u. a. sind auch histologisch diese lymphadenotischen Tumoren kaum von den Lymphosarkomen zu unterscheiden. Heilmeyer und Begemann berichten über einen Fall von lymphatischer Leukämie mit Tumorbildung im Mediastinum. Auf Röntgenbestrahlung erfolgte rascher Rückgang des Mediastinaltumors. Die Differentialdiagnose kann besonders schwierig sein, wenn es sich um aleukämische Formen handelt. Die Prognose der tumorbildenden Lymphadenosen ist im allgemeinen schlechter als die der benigner verlaufenden, nicht tumorbildenden Fälle.

II. Lymphosarkomatose.

Beim Lymphosarkom (Lymphosarkomatose Kundrath) sind Mediastinum und Lunge recht häufig befallen. Aus der nachfolgenden Tabelle 3 ist die Beteiligung von Mediastinum und Lunge bei Lymphosarkomatose ersichtlich. Die Prozentzahlen schwanken natürlich je nach der Methode der Erfassung (Röntgen oder Autopsie) recht beträchtlich.

Jackson und Parker stellten bei 12 autoptisch untersuchten Fällen von Lymphosarkomatose den primären Sitz 7mal im Mediastinum fest. Falconer und Leonard konnten beim Lymphosarkom die gleichen von Versé für das

Lymphogranulom angegebenen Arten der Beteiligung von Mediastinum und Lunge finden (s. oben bei Leukämien).

Die Mediastinaltumoren sind meist recht groß und röntgenologisch selten ganz scharf begrenzt. Eine Invasion in Lunge, Pleura, Perikard und Diaphragma ist häufig. SUGARBAKER und CRAVER geben in 12% von 196 Fällen von Lymphosarkomatose pleuropulmonale Komplikationen an. CRAVER und Mitarbeiter sahen bei 9 von 23 Autopsien ausgesprochene Knötchen oder Infiltrationen in Lunge oder Pleura. Die klinischen Zeichen intrathorakaler Beteiligung sind die gleichen wie die oben beim intrathorakalen Lymphogranulom beschriebenen. Von 37 von JACKSON und PARKER beobachteten Fällen waren bei 13 Patienten Pleuraergüsse vorhanden, da-

von 8 hämorrhagischer Natur. CRAVER und Mitarbeiter machen ebenfalls auf die Häufigkeit der Pleuraergüsse aufmerksam. Kavernöse Einschmelzungen oder Bronchialfisteln wurden nie beschrieben. Die Therapie mit Röntgenbestrahlung zeitigt oft ganz eklatante, wenn auch nur vorübergehende Erfolge. Bei isoliertem Sitz im Mediastinum hat die radikale operative Entfernung gewisse Heilungsaussichten. Die Diagnose wird in solchen Fällen meist erst bei

Tabelle 3.

	Mediastinum %	Lunge %
KIRKLIN und HEFKE		
Röntgen und Autopsie . . .	15,4	4,6
FALCONER und LEONARD		
Röntgen und Autopsie . . .	—	36
CRAVER und Mitarbeiter		
Röntgen	—	12
Autopsie	—	39
JACKSON und PARKER		
Röntgen	40	5,4
Med. Klinik, Zürich		
Röntgen und Autopsie . . .	44	22

der histologischen Untersuchung des Operationspräparates gestellt. Ein Beispiel für eine klinisch, besonders mediastinal imponierende Form von Lymphosarkomatose ist folgender Fall:

R. Jakob, 64jährig. Lymphosarkomatose. Beginn der Krankheit mit allgemeinem Unwohlsein, leichter Gewichtsabnahme und leicht geschwollenen Beinen. Nach Strophosidtherapie Rückgang der Ödeme. Wegen rascher Verschlechterung des Allgemeinbefindens Einweisung in die Klinik.

Bei Klinikeintritt schlechter Allgemeinzustand. Zahlreiche, bis erbsgroße, derbe Lymphdrüsen axillär und inguinal beidseits. Hämoglobin 78%, Erythrocyten 5,16 Millionen, Leukocyten 10900, wovon 76% Neutrophile, 3% Basophile, 11% Monocyten, 10% Lymphocyten. Thrombocyten 117000. Leber und Milz nicht palpabel. Haut am Stamm etwas gerötet und schuppend. Thorax: Große Hiluslymphome beidseits, besonders rechts. Mittellappensyndrom rechts. Atelektase. Patient zeigte eine Remission auf Triäthylenmelamin, mit Rückgang der vergrößerten Lymphdrüsen und Besserung des Allgemeinzustandes. Diese Remission dauerte 4 Monate, worauf sich eine allmähliche Verschlechterung einstellte; erneute Schwellung der axillären und inguinalen Lymphdrüsenstationen sowie der Hiluslymphknoten, Auftreten von serösen Ergüssen in Pleura und Perikard. Exitus an Kachexie.

Sektion (Prof. ZOLLINGER, Pathologisches Institut Zürich): Generalisierte Lymphosarkomatose, Lokalisationen in den axillären, cervicalen, inguinalen, paratrachealen, parabronchialen, paraaortalen, abdominalen, mesenterialen und parapankreatischen Lymphknoten. Infiltrate in Milz und Leber. Seröse Höhlenergüsse in Pleura, Perikard und Peritonaeum.

III. Reticulosarkomatose.

Beim Reticulosarkom finden wir häufig intrathorakale Manifestationen. Nach JACKSON und PARKER ist der häufigste primäre Sitz in den retroperitonealen Lymphknoten oder im Magendarmtrakt zu suchen. Diese Autoren fanden katamnestisch bei 3 von 28 autoptisch verifizierten Fällen die erste Manifestation der Erkrankung im Mediastinum. Eine sekundäre Beteiligung von

Mediastinum, Lunge und Pleura ist häufig. Jackson und Parker fanden bei 102 klinischen Fällen das Mediastinum bei 15, die Lunge bei 7 Patienten befallen. Wir fanden in unserem Material von 13 Fällen 9mal einen Mediastinaltumor, 8mal eine pulmonale und 2mal eine pleurale Affektion. Die Lunge wird am häufigsten durch Übergreifen vom Mediastinum her in Mitleidenschaft gezogen. Sie kann aber auch metastatisch oder durch infiltrierendes Weiterwachsen eines Magentumors durch das Zwerchfell hindurch erfaßt werden. Die ersten klinischen Symptome des intrathorakalen Reticulosarkoms sind meist Dyspnoe, Husten und periodische Fieberschübe, seltener Brustschmerzen, Pleuraergüsse, Hämoptoen oder Heiserkeit. Die Diagnose kann bei alleiniger mediastinaler Manifestation natürlich nur durch Biopsie bei der Thorakotomie gestellt werden. Die Therapie besteht in Röntgenbestrahlung, eventuell in radikaler Exstirpation des Mediastinaltumors, vorausgesetzt, daß der primäre Sitz sich im Mediastinum befindet und keine Metastasen vorhanden sind. Die Mitbeteiligung von Mediastinum und Lunge trübt die Prognose auffällig. Einen typischen Fall von mediastinalem Reticulosarkom gibt folgende Krankengeschichte wieder:

G. André, 23jährig. Reticulosarkom. Sechs Monate vor Klinikaufnahme subfebrile Temperaturen, Nachtschweiße, etwas Husten, Auswurf, Atemnot bei stärkerer Anstrengung. Bei Durchleuchtung etwas verbreitertes Mediastinum, deshalb Einweisung in die Klinik.

Bei Klinikaufnahme schlechter Allgemeinzustand, keine vergrößerten peripheren Lymphdrüsen, Milz und Leber nicht palpabel. Dyspnoe, Reizhusten, intermittierende Temperatur bis 38,5° C. Thoraxaufnahme: Breiter, knolliger Mediastinaltumor, nach links stärker als nach rechts ausladend. Mäßige Einflußstauung im Gebiet der Halsvenen. Hämoglobin 90%, Erythrocyten 5,2 Millionen, Leukocyten 11100, Lymphopenie von 7%. Nach Bestrahlung vorübergehender Rückgang des Mediastinaltumors, dann erneute Vergrößerung. Im EKG Zeichen von Perikarditis. Zunehmende Pleuraergüsse beiderseits, Atelektase des rechten Lungenunterlappens. Exitus in zunehmender Kachexie.

Sektion (Prof. v. Albertini, Pathologisches Institut Zürich): Ausgedehntes Reticulosarkom des vorderen Mediastinums mit Einwachsen in beide Lungenoberlappen, Perikard, Epikard und Myokard, Kompression der Trachea. Hydrothorax beidseits, hämorrhagischer Perikarderguß, kleinere Tumormetastasen in subklavikulären, axillären, mesenterialen, retroperitonealen und inguinalen Lymphknoten, sowie in Leber, Milz, Nieren und Magenschleimhaut.

Zum Schluß sei noch erwähnt, daß auch einmal eine Retiuclose (Apitz, Cazal), oder ein extramedulläres Plasmocytom (Forster und Moeschlin) mit einem Mediastinaltumor bzw. Lungenveränderungen einhergehen kann. Beim großfollikulären Lymphoblastom (Brill-Symmer) kommt eine mediastinale Beteiligung manchmal vor. Jackson und Parker fanden bei 39 Fällen den primären Sitz der Krankheit nie im Mediastinum. Besonders hervorzuheben sind die häufig auftretenden, oft blutigen Pleuraergüsse (Baggenstoss und Heck).

Betreffend allgemeine Ätiologie, Pathogenese, Diagnostik und Therapie der erwähnten Krankheiten wie Leukämien, Lymphosarkomatose, Reticulosarkomatose sei auf die entsprechenden Kapitel des Handbuches verwiesen, in denen die genannten Krankheitsbilder besprochen werden. Die Differentialdiagnose des Mediastinaltumors wird verschiedentlich in diesem Band diskutiert.

Literatur.

Hauptteil.

Arndt, H.: Diss. med. Jena 1940. — Auersbach, K., H. Grunze u. F. Trautmann: Cytologische Diagnostik unklarer isolierter Hilusveränderungen durch gezielte Punktion. Tuberkulosearzt 7, 123 (1953).

Bernard, J.: Zit. nach S. Moeschlin, E. Schwarz u. H. Wang: Schweiz. med. Wschr. 1950, 1103. — Bezançon, F., P. Ameuille et G. Canetti: Un cas de lymphogranulomatose maligne avec atteinte pulmonaire complexe. Bull. Soc. méd. Hôp. Paris, III. S. 56, 138 (1940). Bouslog, J. S., and W. W. Wasson: Hodgkin's disease with cavity formation in the lung.

Arch. Int. Med. 49, 589 (1932). — BRAITENBERG, H. v.: Beitrag zur pathologischen Anatomie und Histologie der Lymphogranulomatose innerer Organe (mit besonderer Berücksichtigung der Histologie der Lymphogranulomatose der Lunge und der Bauchspeicheldrüse). Virchows Arch. 302, 63 (1938). — BRAUNBEHRENS, H. v.: Die Strahlenbehandlung der Lymphogranulomatose. In Handbuch der inneren Medizin, Bd. II, Blut und Blutkrankheiten. Berlin-Göttingen-Heidelberg: Springer 1951.

CHARR, R., and A. WASCOLONIS: Pulmonary lesions in HODGKIN's disease. J. Amer. Med. Assoc. 116, 2013 (1941). — CRAMER, H.: Zur Diagnose und Therapie des Lymphogranuloms. Verh. dtsch. Röntgen-Ges. 1926, 129. — CRAVER, L. F., R. R. BRAUND and J. J. TYLER: Lesions of the lungs in the lymphomatoid diseases. Amer. J. Roentgenol. 45, 342 (1941).

DEELMAN, H. T.: Lymphogranuloma. Nederl. Tijdschr. Geneesk. 1953, 398. — DIETRICH, A.: Über die Beziehungen der malignen Lymphome zur Tuberkulose. Bruns' Beitr. 16, 377 (1896). — DUBIN, I. N.: Poverty of immunological mechanism in patients with HODGKIN's disease. Ann. Int. Med. 27, 898 (1947).

FALCONER, E. H., and M. E. LEONARD: HODGKIN's disease of the lung. Amer. J. Med. Sci. 191, 780 (1936). — FLEISCHNER, F. G., CH. BERNSTEIN and B. E. LEVINE: Retrosternal infiltration in malignant lymphoma. Radiology 51, 350 (1948). — FRANKE, H., u. W. SPRENGER: Seltene Erscheinungsformen der Lymphogranulomatose und deren klinische Bedeutung. Dtsch. Arch. klin. Med. 193, 489 (1948).

GILBERT, R.: Radiotherapy in HODGKIN's disease (malignant granulomatosis): Anatomic and clinical foundations; governing principles; results. Amer. J. Roentgenol. 41, 198 (1939). — GOLDMAN, L. B.: HODGKIN's disease: an analysis of 212 cases. J. Amer. Med. Assoc. 114, 1611 (1940). — GRUNZE, H.: Klinische Cytologie der Thoraxkrankheiten. Stuttgart: Ferdinand Enke 1955. — GSELL, O.: Miliare generalisierte Granulomatose mit eingelagertem Amyloid (atypische Lymphogranulomatose). Beitr. path. Anat. 81, 426 (1928/29).

HAERLE, T.: Zur Frage der Beziehungen zwischen generalisierter Lymphdrüsentuberkulose und HODGKINscher Krankheit. Frankf. Z. Path. 11, 345 (1912). — HEILMEYER, L., u. H. BEGEMANN: Blut und Blutkrankheiten. In Handbuch der inneren Medizin, Bd. II. Berlin-Göttingen-Heidelberg: Springer 1951. — HEISSEN, F.: Zur Klinik der akuten Lymphogranulomatose. Klin. Wschr. 1923 II, 1640. — HELD, A.: Die HODGKINsche Krankheit der Lungen. Fortschr. Röntgenstr. 41, 191 (1930). — HELLWIG, C. A.: Malignant lymphoma. The value of radical surgery in selected cases. Surg. etc. 84, 950 (1947). — HERXHEIMER, G.: Über die Lymphogranulomatose, besonders vom ätiologischen Standpunkt aus. Beitr. Klin. Inf.krkh. 2, 349 (1914). — HOHL, K., PH. SARASIN u. W. BESSLER: Therapie und Prognose der Lymphogranulomatose. Zürcher Erfahrungen von 1922—1950. Oncologia (Basel) 4, 1 (1951). — HOSTER, H. A.: HODGKIN's disease. Amer. J. Roentgenol. 64, 913 (1950). — HOSTER, H. A., M. B. DRATMAN, L. F. CRAVER and H. A. ROLNICK: HODGKIN's disease. Cancer Res. 8, 1, 49 (1948).

JACKSON, H., and F. PARKER: HODGKIN's disease and allied disorders. New York: Oxford University Press 1947. — JACOB, P., LEBLOIS et CH. MAYER: Lymphogranulomatose à début pulmonaire. Bull. Soc. méd. Hôp. Paris, III. s. 53, 258 (1937). — JARDUMIAN, K., and L. MYERS: Primary HODGKIN's disease of the lung. Arch. Int. Med. 86, 233 (1950).

KAPLAN, I. I.: HODGKIN's disease in childhood. Arch. Pediatrics 51, 325 (1934).

LICHTENSTEIN, H.: Kavernenbildung in der Lunge bei atypischer pulmonaler und ossaler Lymphogranulomatose. Z. Tbk. 64, 429 (1932). — LINKE, A., u. M. STELZEL: Zur Klinik und Therapie von Chylothorax und Chylascites bei Lymphogranulomatose. Münch. med. Wschr. 1952, 1. — LOPES CARDOZO, P., u. C. A. L. JANSSEN: De clinische cytologie van sputum en bronchuscurettement. Nederl. Tijdschr. Geneesk. 1950, 2318. — LUDIN, M.: Innere Krankheiten und Röntgentherapie. Schweiz. Med. Wschr. 1944, 667.

MOELLER, E.: Zur Differentialdiagnose von Lymphogranulomatose und Tuberkulose. Röntgenprax. 4, 432 (1932). — MOESCHLIN, S.: Die Milzpunktion. Basel: Benno Schwabe & Co. 1947. — MOESCHLIN, S., E. SCHWARZ u. H. WANG: Die HODGKIN-Zellen als Tumorzellen. Schweiz. med. Wschr. 1950, 1103. — MOOLTEN, S. E.: HODGKIN's disease of the lung. Amer. J. Canc. 21, 253 (1934).

NISSEN, R.: Persönliche Mitteilung.

PALTAUF, R.: Lokales Lymphogranulom mit Amyloidose. Verh. dtsch. path. Ges. 1912, 59. — Über die Eintrittspforte des Virus der Lymphogranulomatose. Wien. klin. Wschr. 1929 I, 437. — PERRIER, H.: Les manifestations pleuro-pulmonaires de la lymphogranulomatose maligne. Schweiz. med. Wschr. 1945, 1082.

RATKOCZY, N.: Zur Differentialdiagnose der Lymphogranulomatose und der tuberkulösen Lymphadenose. Radiol. clin. 16, 205 (1947). — REED, D. M.: On pathological changes in HODGKIN's disease with special reference to its relation to tuberculosis. Bull. Johns Hopkins Hosp. 10, 133 (1902). — REINDELL, H., H. BEGEMANN u. W. BERG: Zur Differentialdiagnose der intrathorakalen Lymphogranulomatose und Lymphknoten- und Lungentuberkulose.

932 W. Bollag und E. Schwarz: Lymphogranulomatose des Mediastinums und der Lunge.

Med. Mschr. 5, 682 (1951). — Rohr, K.: Morbus Hodgkin von sehr langer Dauer, bzw. mit Dauerheilung. Helvet. med. Acta 16, 224 (1949). — Rottino, A., and G. T. Hoffman: Studies of immunological reactions of patients with Hodgkin's disease: the tuberculin reactions. Amer. J. Med. Sci. 220, 662 (1950).
Sachs, H. W.: Ein Fall von primärer Lymphogranulomatose der Lunge. Med. Klin. 1935 I, 271. — Schinz, H. R., W. E. Baensch, E. Friedl u. E. Uehlinger: Lehrbuch der Röntgendiagnostik, Bd. III, Innere Organe, Teil 1. Stuttgart: Georg Thieme 1952. — Sheinmel, A., B. Roswit and L. R. Lawrence: Hodgkin's disease of the lung: roentgen appearance and therapeutic management. Radiology 54, 165 (1950). — Sicher, K.: Sternal swelling as a presenting sign of Hodgkin's disease. Brit. Med. J. 1948, 824. — Sternberg, C.: Über eine eigenartige unter dem Bilde der Pseudoleukämie verlaufende Tuberkulose dns lymphatischen Apparates. Z. Heilk. 19 (1898). — Primärerkrankungen des lymphatischee und haematopoetischen Apparates. Erg. Path. 3, 360 (1903). — Die Lymphogranulomatose. Klin. Wschr. 1925 I, 528. — Lymphogranulomatose und Reticuloendotheliose. Erg. Path. 33, 1 (1936).
Uehlinger, E.: Über Knochen-Lymphogranulomatose. Virchows Arch. 288, 36 (1933).
Verbeeten, B.: De ziekte van Hodgkin en afkeer van alcohol. Nederl. Tijdschr. Geneesk. 1952, 12. — Verse, M.: Die Lymphogranulomatose der Lunge und des Brustfelles. In Handbuch der speziellen pathologischen Anatomie und Histologie, Bd. III/3, S. 280, 1931. — Vieta, J. O., and L. F. Craver: Intrathoracic manifestations of the lymphomatous diseases. Radiology 37, 138 (1941).
Weber, H.: Lungenlymphogranulome. Beitr. path. Anat. 84, 1 (1930). — Wolpaw, S. E., C. S. Higley and H. Hauser: Intrathoracic Hodgkin's disease. Amer. J. Roentgenol. 52, 374 (1944). — Wright, C. B.: Hodgkin's disease. Sixty cases in which there were intrathoracic lesions. J. Amer. Med. Assoc. 111, 1286 (1938).
Zuppinger, A.: Probleme der Röntgenuntersuchung des Thorax. Helvet. med. Acta 17, 29 (1950). — Erkrankungen des Mittelfells, in Lehrbuch der Röntgendiagnostik von H. R. Schinz, W. E. Baensch, E. Friedl, E. Uehlinger. Stuttgart: Georg Thieme 1952.

Anhang.

Apitz, K.: Die Leukämien als Neubildungen. Virchows Arch. 299, 1 (1937). — Allgemeine Pathologie der menschlichen Leukämien. Erg. Path. 35, 1 (1940).
Baggenstoss, A. H., and F. J. Heck: Follicular lymphoblastoma. Amer. J. Med. Sci. 17, 200 (1940).
Cazal, P.: Les Réticulopathies. Paris: Vigot frères 1942. — Craver, L. F., R. R. Braund and H. Y. Tyler: Lesions of the lungs in the lymphomatoid diseases. Amer. J. Röntgenol. 45, 342 (1941).
Falconer, E. H., and M. E. Leonard: Pulmonary involvement in lymphosarcoma and lymphatic leukemia. Amer. J. Med. Sci. 195, 294 (1938). — Fiessinger, N., et J. Fauvet: Le poumon leucémique. Presse méd. 1941, 449. — Forkner, C. E.: Leukemia and allied disorders. New York: Macmillan & Co. 1938. — Forster, G., u. S. Moeschlin: Extrameduläres, leukämisches Plasmocytom mit Dysproteinämie und erworbener hämolytischer Anämie. Schweiz. med. Wschr. 1954, 1106.
Heilmeyer, L., u. H. Begemann: Blut und Blutkrankheiten. In Handbuch der inneren Medizin, Bd. I. Berlin-Göttingen-Heidelberg: Springer 1951.
Jackson, H., and F. Parker: Hodgkin's disease and allied disorders. New York: Oxford University Press 1947. — Joachim, H., and L. Loewe: Atypical acute myeloid leukemia with unusual pulmonary manifestations. Amer. J. Med. Sci. 174, 215 (1927).
Kirklin, B. R., and H. W. Hefke: Roentgenologic study of intrathoracic lymphoblastoma. Amer. J. Roentgenol. 26, 681 (1931). — Kundrath, H.: Über Lymphosarkomatosis. Wien. klin. Wschr. 1893, 211.
Lenk, R.: Die Lymphogranulomatose der Lunge. In Handbuch der theoretischen und klinischen Röntgenkunde. Wien: Springer 1929.
Moeschlin, S.: Subakute Paramyeloblastenleukämien mit mehrfachen längeren Remissionen. Dtsch. Arch. klin. Med. 191, 213 (1942). — Moeschlin, S., u. K. Rohr: Klinische und morphologische Gesichtspunkte zur Auffassung der Myelose als Neoplasma. Erg. inn. Med. 57, 723 (1940).
Naegeli, O.: Blutkrankheiten und Blutdiagnostik. Berlin: Springer 1931.
Touw, J. F., G. Nieuwenhuis and J. A. Nauta: Two cases of leukemia with tumor formation. Acta med. scand. (Stockh.) 97, 376 (1938).
Versé, M.: Die Lymphogranulomatose der Lunge und des Brustfelles. Henke-Lubarsch, Handbuch der speziellen pathologischen Anatomie und Histologie, Bd. III/3, S. 280, Berlin: Springer 1931.
Willi, H.: Die Leukosen im Kindesalter. Abh. Kinderheilk. 1936, H. 43.

Printed in the United States
By Bookmasters